·中华名医医案集成·

女科医案

主编 罗和古 杜少辉 曾令真
佘更新 李新民

中国医药科技出版社

内 容 提 要

中医医案是历代中医学家灵活运用中医传统的理、法、方、药治病救人的真实记录，是中医理论与临床实践相结合的范例，也是我们学习中医理论和提高临床诊疗水平的最好借鉴。《女科医案》较全面地介绍了历代医家临床诊疗女科疾病的生动案例，内容具系统性、实用性、可读性，可供广大中医临床医师、中医院校师生、科研人员参考阅读。

图书在版编目 (CIP) 数据

女科医案 / 罗和古等主编 . — 北京：中国医药科技出版社，2015.1

（中华名医医案集成）

ISBN 978-7-5067-7003-3

Ⅰ . ①女… Ⅱ . ①罗… Ⅲ . ①中医妇产科学 – 医案 – 汇编 Ⅳ . ① R271

中国版本图书馆 CIP 数据核字 (2014) 第 203486 号

美术编辑 陈君杞

版式设计 郭小平

出版 中国医药科技出版社

地址 北京市海淀区文慧园北路甲 22 号

邮编 100082

电话 发行：010-62227427 邮购：010-62236938

网址 www.cmstp.com

规格 850 × 1168mm $\frac{1}{16}$

印张 58 $\frac{3}{4}$

字数 1988 千字

版次 2015 年 1 月第 1 版

印次 2015 年 1 月第 1 次印刷

印刷 三河市万龙印装有限公司

经销 全国各地新华书店

书号 ISBN 978-7-5067-7003-3

定价 165.00 元

编 委 会

编写说明

章太炎先生曾说："中医之成绩，医案最著，欲求前人之经验心得，医案最有线索可寻，循此钻研，事半功倍。"中医医案是历代医家灵活运用中医药学的理、法、方、药治病救人的真实记录，是中医理论和临床实践相结合的生动范例，是学习中医理论和提高临床诊疗水平的最好借鉴。尤其重要的是，中医药学的许多新创造、新发现，往往是一点一滴渗透在一些医案中，成为历代中医药学家们取之不尽、用之不竭的宝库。

历代名医的学术思想、临床经验、诊疗技术，以医案流传后世者数以千家，我们精选600余家医案编成此套丛书，以飨读者。

一、全套书有内科医案、外科医案、女科医案、儿科医案、伤寒温病医案等五个类别，其中内科医案众多，分为上、下两册，丛书共六册。

二、为保持医案原貌，医案中中药名(如嫩勾尖等)、中药用量及计量单位未按现代要求统一。

三、犀角、虎骨等已禁用，读者可根据原案之意选择代用品。

受中国医药科技出版社委托编写此套丛书，任务重，时间紧，不妥之处，请广大读者斧正，以便再版时修正。

在此向支持此书编写工作的专家、领导及原案的作者、出版者表示衷心感谢！

丛书编委会

2014年7月

目录

女性常见妇科疾病

女性常见内科病证

女性常见妇科疾病

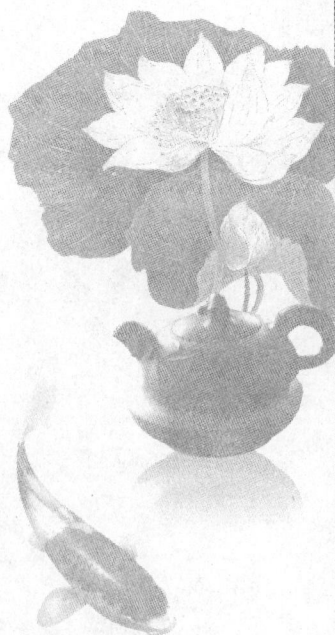

月经病证 ▶▶▶

经前期紧张症

唐吉父医案

○ 马某，女，17岁，未婚。

初诊（1972年10月5日）：末次月经9月14日。15岁月经初潮，经期尚准。近数月来，每于经前一周，先有头晕头痛，同时伴有咽喉红肿疼痛，继而体温逐渐升高到39℃左右，精神极度烦躁不安，甚至神识昏迷、语无伦次；大便闭结不通，少腹拘急而痛，持续3～4天，至经净后精神症状才逐渐消失。如此者反复发作已数月。脉细弦而数，舌苔少、边尖红刺。

辨证：阴虚内热，心肝之火内炽，痰火蒙蔽清窍。

治法：拟清上导下，用釜底抽薪法。

方药：

生大黄9克，龙胆草6克，黑山栀6克，木通6克，生地24克，玄参9克，麦冬6克，地骨皮6克，黄芩6克，竹叶9克。7剂。

二诊（10月12日）：服上方后，大便得以通畅，心肝之火由下而夺，精神上自觉轻松愉快。当此经汛将行之前，极宜预防为主，仍宗原意，佐以清肝宣窍、上下分清之。

生大黄9克，黄芩9克，木通6克，地骨皮9克，生地15克，玄参9克，麦冬6克，姜半夏6克，制南星9克，郁金6克，菖蒲9克，礞石滚痰丸12克（包煎）。服14剂。

三诊（12月28日）：末次月经10月21日。此次经后7天而至，瘀色淡而不艳，但在经行之前，神情尚属稳定；经行期间，发热未作，神识清晰，一如常人。心肝之火已平，然腹部略有胀痛，脉仍细数，舌苔薄、质红，余热未清，当乘胜追击之。

制大黄6克，黄芩6克，木通6克，地骨皮9克，生地18克，麦冬6克，玄参9克，制南星9克，郁金9克，磁石18克（先煎），礞石18克（先煎），菖蒲9克。7剂。

（《上海老中医经验选编》，曹玲仙整理）

○ 何某，女，36岁，已婚。

初诊（1976年1月6日）：末次月经1975年11月30日。月经一向推迟，每届经前2～3天即开始精神失常，情绪抑郁，不悲自泣，烦躁易怒，不能自制，甚则大吵大闹，与人殴斗，打砸家具，至经后恢复如常。月经来潮时四肢浮肿，腰骶酸楚，少腹作痛，大便干结，夜多惊梦。如此反复，已经8年。脉见细弦，舌苔薄黄胖，有齿印。此系气阴两虚之体，肝郁气滞，郁久化火，心肝之火挟同痰热，上蒙清窍，以致语无伦次，不避亲疏。在经行期间，正值肾阴不足、肝阳更旺之时，至此病邪乘虚而作，冲任之气因而失调，导致月经后期。

治法：疏肝开郁、苦寒泄热、升清降浊、涤痰宣窍之法。

方药：仿大柴胡汤意加减之。

柴胡9克，夏枯草12克，黄连3克，黄芩6克，制军6克，菖蒲9克，郁金6克，竹黄9克，制南星9克，姜半夏6克，猪苓9克，白金丸9克（分吞）。

二诊（1月20日）：末次月经1月17日。前方仿大柴胡汤之意。此次经行，瘀下甚多，少腹胀痛，且有血块排出，达到气调郁下之功。虽经前仍感精神紧张，烦躁易怒，夜寐梦多，大便干结，但较前次发作为轻。脉仍细弦，舌苔薄白，质胖大并有齿痕，心火略轻，肝火仍炽，处方当仍宗前意加入镇肝泄热之品。

方药：

柴胡梢9克，夏枯草12克，龙胆草6克，黄芩6克，制军9克，郁金6克，当归9克，苏噜子9克，礞石12克（先煎），珍珠母30克（先煎），钩藤12克（后下），磁石18克（先煎）。日服1剂。

三诊（3月30日）：末次月经3月20日。叠进苦寒泄热而清痰火，月经周期较准。此次经前既不大发雷霆，也未大吵大闹，仅有心烦懊恼及不悲而自泣之感、面部浮肿、中脘作胀、夜寐梦扰、心神不定等轻微现象，既治见效，不必更章。

方药：

柴胡9克，香附6克，郁金9克，菖蒲9克，制南星9

克，天竹黄9克，姜半夏6克，猪苓9克，枳实9克，制军6克，礞石12克（先煎），磁石18克（先煎），珍珠母30克（先煎）。日服1次。

四诊（6月8日）：最近数月，叠进疏肝解郁、涤痰清热、镇肝宣窍之品，经前及经行期间，精神症状未见发作，但经后肢体浮肿，全身乏力。此为肝病传脾，时令之湿乘虚而入，脾之运化失职，水湿为之滞留，脉细、苔腻质胖大，拟标本兼治、上下分消之。

方药：

桂枝6克，防己9克，生黄芪12克，白术6克，带皮苓12克，猪苓9克，泽泻6克，陈皮6克，姜半夏6克，菖蒲9克，郁金6克，枳实9克。7剂。

○龚某，女，20岁，未婚。

初诊（1972年5月20日）：末次月经2月7日。患者月经周期不规则，甚至闭而不行。据述先有精神分裂症，继而影响月经失调，目前闭经3月余，曾用黄体酮促使月经来潮，瘀下甚少而紫黑。在闭经期间，牙龈及鼻孔常有少量衄血，精神忧郁，静默寡言，神情淡漠，夜梦纷绉，且多梦呓。诊其脉弦滑而数，舌苔薄而微胖，中有裂纹，边有齿印，尖有红刺。

辨证：阴虚内热，炼液成痰，痰蒙心窍，以致精神忧郁，影响冲任之气，月经失调。

治法：先以涤痰宣窍，佐以清心宁神之品。

方药：

制南星9克，姜半夏6克，菖蒲9克，丹参9克，橘红6克，磁石18克（先煎），礞石12克（先煎），玄精石12克，猪苓9克，白金丸9克（分吞）。14剂。

二诊（6月10日）：经用涤痰宣窍，佐以宁心安神、平肝和胃。神志尚清，夜寐较安，梦呓也少，脉见细弦，舌苔薄质胖大，边尖红刺，痰热较轻，痰蒙清窍未解，续服前方再进。

方药：

菖蒲12克，玄精石12克，礞石12克（先煎），橘红6克，制南星9克，姜半夏6克，磁石18克（先煎），川贝母9克，竹叶6克，左金丸9克（分吞）。14剂。（《近现代二十五位中医名家妇科经验》）

经前头痛

王子瑜医案

○张某，女，29岁，已婚，工人。

1981年3月18日初诊：患者每值经前2～3天头痛如裂，历时一年余，屡经治疗未效。此次来诊，适值经期即临，头痛异常，痛时喜用头巾紧束额部，测血压160/105毫米汞柱。两胁胀痛，心烦躁急，恶心欲吐，口苦咽干，便干溲黄，腰骶酸痛。月经一贯超前5～7天，色红量多，质稠，挟有小血块，7天始净。舌质暗，苔薄，脉弦滑。

辨证：肾亏肝旺，经前头痛。

治法：滋肾平肝潜阳。

方药：

生地30克，枸杞子15克，白芍12克，菊花10克，钩藤10克，干地龙12克，珍珠母30克（先煎），羚羊粉3克（冲）。6剂。水煎，经前服。

药后经前头痛明显减轻，诸症亦均有改善，血压降至130/85毫米汞柱。再宗前方加减，药用：

枸杞子15克，生熟地各15克，丹参12克，茺蔚子15克，甘菊花10克，白芍12克，功劳叶10克，沙苑子12克，紫贝齿20克（先下），夜交藤15克。6剂，水煎服。

药后来诊，谓经期将临，头痛未作。嘱患者用杞菊地黄丸和芎菊上清丸调理巩固，随访半年未作。（《近现代二十五位中医名家妇科经验》）

经前乳胀

朱小南医案

○ 贾某某，女，30岁。

婚后生一女，迄今已12年未孕。曾患子宫炎，业已治愈。现在经期尚准，惟经前有乳部胀痛，胸闷，纳呆，常有饥嘈，经事时亦有乳部胀痛，脉象细弦，舌苔薄黄，诊断为肝郁脾虚型乳胀不孕。

西医诊断为输卵管阻塞。

经前乳胀时服用方药：

香附、郁金、当归、白术、枳壳、苏罗子、路路通、橘核、乌药、青橘叶、陈皮。

至经来腹痛时，用原方去苏罗子、路路通、橘叶核，加白芍、元胡、净乳没、木香。经治疗9次，越6月怀孕。

○ 程某某，30岁。

婚后5年未孕，经来先后不一，经前一周乳房胀痛，经行时小腹胀痛，平时多秽带，小腹两侧时有隐痛，行经时更有吊痛感，口干内热，胸闷腰酸。脉象细数，舌苔薄黄。

诊断为肝郁火旺型乳胀不孕。

经前乳胀时服用方药：

香附、郁金、当归、苏罗子、路路通、橘叶核、白术、红藤、枳壳、柴胡、陈皮。

平时小腹两侧隐痛，有腥臭黄带。

方药：

白术、茯苓、陈皮、樗根皮、白槿花、川黄柏、红藤、白头翁、山药、山萸肉、白果。

经连续治疗9次，于一年半后怀孕，足月分娩。

○ 马某某，35岁。

婚后8年未孕，月经偏后，经前预感乳房胀痛，经来时小腹冷痛，平时性欲淡漠，带下连绵，腰酸神疲，脉象细迟，舌苔薄白。

诊断为肝郁冲任虚寒型乳胀不孕。

经前乳胀时服用方药：

香附、郁金、橘叶核、白术、陈皮、合欢皮、枳壳、乌药、鹿角霜、陈艾。

经净后10～20天方药：

鹿角霜、肉桂、巴戟天、仙灵脾、当归、川芎、白芍、杜仲、川断、阿胶。

经治疗17次后怀孕。（《近现代二十五位中医名家妇科经验》）

○ 陈某，30岁，已婚，工人。

初诊：1960年8月。

婚后未孕，经前乳胀，有时且有结块，胸闷胁痛，纳谷不香，苔薄黄，脉细弦。一般于行经1～2日后，以上诸症均消失，而于下次行经前3～4日，又告发作，月月如此，已成规律。肝郁胃阻，治用疏肝和胃法。

焦白术6克，新会皮6克，茯苓皮9克，白芍6克，苏梗6克，制香附9克，广郁金6克，合欢皮9克，橘叶、核各6克，路路通9克，炒枳壳4.5克。

上方嘱于经前始感乳胀时服用，直服至行经第一天为止，服药后乳胀已好，半年后怀孕。（《中医当代妇科八大家》）

痛　经

蒲辅周医案

○ 吕某某，女，成年，干部，已婚，于1956年2月初诊。

患者月经不准已十余年。经期或早或迟，血量或多或少，平时小腹重垂作痛，经前半月即痛渐转剧，既行痛止，经后流黄水十余天。结婚九年，从未孕育。近3个月经未行，按脉沉数，舌苔黄腻，面黄不荣，知本体脾湿素重，先予温脾化湿、和血调经。

方药：

白术、桂枝、当归、泽泻、香附各6克，茯苓、益母草9克，川芎、延胡索各4.5克。3剂后舌苔化薄，觉腰腹痛，有月经将行之象。

接予：

当归、白芍、白术各6克，官桂、川芎、苏叶各4.5克，炒干姜、炒木香各3克，吴萸2.4克，益母草9克，温经和血。

服后未见变动，细询病因：冬令严寒，适逢经期，又遇大惊恐，黑夜外出，避居风雪野地，当时经水下行而停止，从此月经不调，或数月一行，血色带黑，常患腰痛，四肢关节痛，白带多等。据此由内外二因成病，受恐怖而气乱，感严寒而血凝。治宜内调气血、外出风寒，遂予虎骨木瓜丸，早晚各6克，不数天月经行而色淡挟块，小腹觉胀，脉象沉迟。方用：金铃子散、四物汤去地黄加桂枝、吴萸、藁木、细辛。经净后仍予虎骨木瓜丸，经行时再予金铃子散和四物汤加减。如此更迭使用，经过三个月的调理，至六月初经行而血色转正常，量亦较多，改用桂枝汤加味调和营卫。因病情基本好转，一段时间用八珍丸调补。此后或因劳动或其他因素，仍有痛经症状，治法不离温经和血。兼见胃痛、腰痛和腹泻等症，则另用温中化浊、活络等法，随证治疗。由于症状复杂，病史较长，经过1年多诊治，逐渐平静，于1957年4月始孕，足月顺产。（《近现代二十五位中医名家妇科经验》）

刘铁庵医案

○ 林氏，20岁。据云每月经来，预先胸骨、乳房胀痛，胃呆作呕，纳食不进。经将至，则小腹发剧烈疼痛，面唇脱色。病已三年，经中西医诊治未效。授以行气化瘀法。

当归6克，白芍6克，香附6克，延胡6克，青皮3克，乌药4.5克，柴胡3克，川楝6克，丹参9克，桃仁6克，牛膝6克。

嘱于月经前七日，服药至行经时，诸疼如失。（《刘铁庵医案》）

冉雪峰医案

○ 冉雪峰治一朝鲜崔某，女性，患痛经，谓当行经时腰腹痛。调经为妇科常见病，经事不调，百病丛生，瘕瘕、风消、息贲多缘于此，最易见、常见者，莫若带下。带下不是带有秽浊，乃秽浊由带脉而下。病者行经时，腰腹痛，量多，有黑块，头晕，心慌，食思不振，此八脉不固、下元空虚。而内有瘀滞，兼往岁曾患咯血、消化性溃疡，病原下而兼中，故腰腹痛，胃有时附带亦痛。带下较多，饮食精汁不化气血而化秽浊，精神安得不萎顿？诊脉虚数，虚为血伤，数则为热。舌尖色赤，为热郁象征；皮肤炕灼，为血虚象征，病理甚为昭显。拟方养血清血，固肾宁心，滋润涵濡，芳香醒豁。药用：全当归、杭白芍各三钱，云茯神四钱，炒杜仲三钱，炒山栀一钱五分，牡丹皮、地骨皮、大浙贝、桑螵蛸、青木香各三钱，薏苡仁五钱，甘草一钱。煎服（此方平时调理）。复诊经事方至，药用：全当归、杭芍、川芎各三钱，云茯神四钱，元胡索、生蒲黄、威灵仙、制香附、青木香各三钱，甘草一钱。煎服（此方系行经时半调半疏）。以上二方，前之一方可常服，亦可稍停不服，标邪或他病时，酌量加减；后之一方限于经来时服，三剂或五剂，亦可酌量病机加减。准上规划，治之三月，经不过多，较前有节度，腹痛亦缓，不似前次剧痛，带下时少时多，不似前次经常多。治之五月，带下显著减少，行经时或无腹痛感，神志渐佳，一般均好。曾因公回国，数月复来，据述病无变化，经事一度正常，不腹痛，但消化不良，有时食后上腹痛（此与经痛另为一证）。予谓经痛虽妇科常有证，要为慢性病，只能培之育之，补之固之，导之宜之，使自宜之，优游以俟之，非若客感标邪，可用大药强制攻除，急切图功。宜增用前法，守服前方，时方青年，身体逐渐成长，附带杂证当亦可逐渐消失。（《冉雪峰医案》）

罗元恺医案

○谭某某，女，28岁，已婚，外县技术员，于1975年6月25日初诊。

患者以往无痛经史，从1973年婚后不久呈渐进性痛经。疼痛时间以经前至经行中期为甚，腰腹及肛门坠痛难忍。剧痛时呕吐，出冷汗，不能坚持上班。月经周期基本正常。从1975年2月开始，经量增多，经期延长达10多天，血块多，块出痛减。大便溏，有时每日大便三次，婚后两年同居未孕。曾在某几家医院检查，均诊为"子宫内膜异位症"，治疗未效。末次月经6月10～24日。检查：外阴阴道正常，宫颈有纳氏囊肿，白带较多，子宫体后倾，活动受限，较正常胀大，宫后壁表面可触及几粒花生米或黄豆大的硬实结节，触痛明显。左侧附件增厚，有压痛，右侧附件可触及索状物，压痛。舌象：舌淡黯，边有小瘀点，苔薄白。脉象：弦细数。

西医诊断：子宫内膜异位症。

辨证：血瘀气滞之痛经。

治法：活血化瘀，行气止痛。

方药：失笑散加味。

五灵脂10克，蒲黄6克，大蓟15克，茜根10克，九香虫10克，台乌药12克，广木香6克（后下），益母草25克，岗稔根30克。3剂，每天1剂。

9月13日二诊：近2个月前服上方数剂，痛经稍减。末次月经8月30日～9月9日，经后仍有血性分泌物，纳差，治疗依前法加强活血化瘀之力。

方药：

田七末3克（冲服），五灵脂10克，蒲黄6克，九香虫10克，橘核15克，干地黄25克，白芍20克，甘草9克。每天1剂。

9月24日三诊：服上药10余剂后，痛经明显减轻，舌淡略黯，脉弦细。照上方去干地黄、木香，加台乌药12克、川断15克、首乌25克、党参15克。调理气血。

10月28日四诊：末次月经10月24日，现经行第5天，腹痛腰酸大减，经量亦减，无甚血块，舌淡黯少苔，脉弦细略数。拟二方予服。（方一）：仍以前法，药物为：田七末3克（分两次冲服），五灵脂10克，蒲黄6克，益母草30克，九香虫10克，鸡血藤25克，山楂子20克，川断15克，桑寄生25克，白芍15克，甘草9克。上方嘱在经前2～3天和经期服，每天1剂。（方二）：大金不换（草药）20克，九香虫10克，当归12克，白芍15克，甘草9克，乌药12克，橘核15克，广木香6克（后下）。嘱在平时服，此方以调理气血为主，佐以缓急止痛，使气血畅行，不致瘀阻积痛。

1976年8月7日五诊：患者回当地依上方按月调治半年，诸症减轻，末次月经7月30日来潮，5天即净，经期无腹痛腰坠，经量中等。仅觉口干苦，睡眠欠佳，多梦，舌稍淡黯，少苔，脉弦细数。仍拟二方。（方一）：五灵脂10克，蒲黄6克，九香虫12克，香附12克，丹参15克，赤芍12克，淮牛膝15克。拟订上方，目的是除去积瘀，以巩固疗效。（方二）：女贞子20克，旱莲草15克，丹参15克，干地黄25克，夜交藤30克，白芍15克，九香虫6克，香附9克。此方平时服，因久用活血化瘀、行气辛燥之品，必伤阴血，致口干苦，失眠多梦。故邪去八九分后，用二至丸加味以滋养肝肾、补益阴血。

12月8日六诊：前症悉除，5个月来无痛经，月经期准，量中等，5天净，末次月经11月16日。现仅觉痰略多，色白清稀，舌淡稍黯，脉弦细略滑。检查：子宫后倾，正常大小，宫后壁未触及明显结节，无触痛，双侧附件略增粗，无压痛。因患者体态肥胖，痰湿稍重，拟芍药甘草汤合二陈汤加味以调理。

方药：

白芍20克，甘草6克，当归12克，九香虫10克，香附12克，陈皮6克，法夏12克，丹参15克，云苓25克。3剂。追踪至今2年，疗效巩固，无复发。（《近现代二十五位中医名家妇科经验》）

王子瑜医案

○李某，女，36岁，干部。已婚。病历号42381，1981年7月6日初诊。

患者自述：1年前因患"十二指肠球部溃疡"出血，经治疗好转，但每次经后少腹疼痛。7月3日行经，腹痛发作，绵绵不休，喜揉喜按。经量少，色淡质稀如水，面色苍白，头晕气短，心悸倦怠，舌质淡，脉虚细弱。

辨证：气血虚弱，胞脉失养。

治法：补气养血，调经止痛。

方药：参芪四物汤加炙甘草、饴糖。

潞党参15克，炙黄芪15克，当归身10克，炒白芍15克，熟地15克（砂仁3克拌），川芎3克，炙甘草10克，饴糖30克（冲）。6剂，水煎服。

二诊：7月15日，服上方3剂后，腹痛轻微，头晕、气短亦见好转。汤剂改为丸剂用八珍益母丸调补气血。并嘱患者在下次月经来潮时再服上方6剂。

8月5日第二次来月经时，腹已不痛，头晕气短亦瘥，惟月经量仍少，色淡。此为气血尚未完全恢复，为了巩固疗效，再拟八珍益母丸、人参养荣丸，连治3月，月经量增多，痛经已愈。（《现代名中医妇科绝技》）

何子淮医案

○鲍某，女，19岁，未婚，职工。

主诉：月经初潮15岁，经期规则，经行下腹胀痛，但不影响日常生活。2年前适值行经，淋雨受寒，当天经水骤停，腹痛较甚，以后逐月加重。近几个月来，经行痛剧，上吐下泄，时伴昏厥。刚届经行第一天，痛厥又作。面色苍白，手足厥冷，额头冷汗滚流，言语支吾不清，经量极少。舌淡白，脉弦紧。

治法：温经散寒，行血调冲。

方药：

附子4.5克，淡吴萸4.5克，艾叶4.5克，干姜4.5克，炙甘草4.5克，肉桂3克，红花9克，制没药9克，延胡索9克，炒当归12克，川芎15克。2剂。

复诊：痛缓血块下，量转多。嘱下月来潮前，即服上方。连服3月，痛经未见复发。（《中医当代妇科八大家》）

夏桂成医案

○宋某某，女，30岁，医师。

患者十年前有月经过多史，历2年，未经治疗而愈。近3年痛经发作，疼痛剧烈，待经行第二三天后，掉下烂肉样血块数枚，疼痛始止。随痛经而伴血压偏高，所在

医院诊刮病理检验报告"膜样痛经"。住院2天，均予激素、子宫收缩剂、抗生素，甚至刮宫等法治疗，效果不显。妇科检查，未见异常。刻下诊得脉象弦细，舌质偏红，经水将来潮，头晕、腰酸、胸闷、烦躁、乳房胀痛、小腹胀满，或有凉感。

辨证：上热下寒，肾虚肝郁化火，夹有瘀浊。

治法：当从急治标，逐瘀脱膜，稍佐清上温下之法调治。

方药：脱膜散。血府逐瘀汤加减。

当归10克，赤芍12克，熟地10克，桃仁10克，红花5克，桔梗5克，柴胡5克，枳壳6克，木香5克，玄胡、钩藤各10克。另服脱膜散，每次服3克，每日2次，经行时改为3次，烂肉样血块掉下后停服。

经上治疗后，经行第2日掉下烂肉样血块2枚，疼痛好转。

第3日法随证变，改法易张，因出血量多，停脱膜散，改投化瘀止血方。

方药：

龟板（炙）30克，当归10克，赤芍10克，炒柴胡3克，炙升麻3克，蒲黄炭（包）10克，五灵脂10克，炒枳壳5克，震灵丹10克（分吞），益母草12克。7日经净，继养血调气以善其后，如此调治2个月，腹痛显著减轻。

○张某某，女，25岁，未婚，工人。

患者18岁初潮后即有痛经史，始则经行量少，第3日量多，下烂肉样血块后腹痛缓解，淋漓10日才净，服益母膏后，淋漓好转，痛经亦轻。3年后，因经期涉水过河，感受寒凉，痛经又作，其痛日剧，又至昏厥，曾用阿托品、安痛定无济于事，转用黄体酮，伍以止痛止血之品，连治3月，未见寸功。素体瘦弱，有胃下垂史（下垂14毫米）。妇科肛诊"子宫略小"，测量基础体温高相上升缓慢，病检烂肉样血块为"子宫内膜"。月经超前，经量始少后多，色略红，质地较稀，但有烂肉样血块，伴有头晕目眩，胸闷心烦，夜寐欠佳，乳胀胁痛，腰疼怕冷，小便频数，纳欠神疲，舌质淡红，苔薄稍黄，脉细弦。

辨证：脾胃不足、气虚血瘀之膜样痛经。

治法：益气补肾，逐瘀脱膜。方用脱膜散加味。

方药：

当归、赤芍、制香附、玄胡、丹皮、三棱、莪术各10克，艾叶5克，续断15克，党参15克，合欢皮10克，益

母草25克。另用琥珀粉3克、肉桂粉3克、五灵脂粉10克配方，每次3克，每日2次。

经后调理脾胃，药用：当归、白芍、生地、熟地、黄芪、党参、炒白术、菟丝子、仙灵脾各10克，陈皮、炙甘草各5克。经上处理后，腹痛有所减轻，但基础体温上升不满意或推迟上升。转予温肾助阳为主，着重经后期、经间期调治，经前、经期仍以脱膜散为主，同时配合针刺，连治3月，症情显著好转，排除烂肉样血块，仅绿豆大小。

○ 徐某某，女，36岁，干部。

患者自28岁结婚后即患痛经，伴月经超前量多、经前胸闷烦躁、乳房胀痛等症。平时黄白带多，4年前经某医院妇科检查，曾行输卵管造影术，诊断为"慢性附件炎、宫颈炎""左侧输卵管不通"，每经行第2～3日疼痛加剧，排出烂肉样血块，块下痛减，出血亦少，舌质红，苔薄黄，脉细弦。

辨证：阴血不足，肝郁气滞，血瘀与湿热交阻。

治法：现值经前，从清肝解郁、逐瘀脱膜论治。

方药：丹栀逍遥散、脱膜散加减。

当归、赤芍、五灵脂、丹皮各10克，三棱、莪术、红花、柴胡各5克，桃仁、香附、刘寄奴、川楝子各10克，琥珀粉10克（分吞）。

经上治疗后，经期烂肉样血块减少，疼痛减轻，经行4天即净，之后服鸡血藤膏、逍遥丸，症情稳定，平时疼痛好转。后转从经间期、经前期论治，首重补肾助阳、清肝通络。药用：当归、赤芍、白芍、川楝子、炒山药、鹿角片、巴戟天、五灵脂各10克，天仙藤15克，菟丝子2克，小茴香3克。药服2个月，症状消失，隔月受孕，转服补肾安胎方。（《近现代二十五位中医名家妇科经验》）

绍经明医案

○ 钟某，女，23岁，未婚，学生。

痛经已10年，患者13岁时，月经初次来潮1～2天小腹作痛，至3天经量增多而痛止。月月如此。由于痛势较轻，不影响学习，故未注意治疗。近3年来痛经加剧，经量少，色黯红，有血块，痛拒按。经常服用镇痛剂，暂时可使痛经缓解，但下月仍然发作，入邀针治。视患者痛苦面容，卧床不能活动，稍动则剧痛难忍，且痛及胸胁乳房，脉象弦数，舌质黯红，苔薄口干，此乃肝郁化

热、气滞血瘀所致。治宜疏肝理气，活血化瘀。即针三阴交、太冲、合谷、中极、阳陵泉，针入得气后，留针20分钟痛止。

本病例由于月经周期不准，针治时间不易掌握，都是经行腹痛时进行针治。每月痛时治疗2～3次，连续针治5个月经周期，痛经得到治愈。至今5年，痛经未再发作。（《现代名中医妇科绝技》）

张寿颐医案

○ 脾虚欠运，湿阻碍化，神阙黄水自滋，时见淡红，经临腹痛，纳减泛恶，潮热进退，脉涩不爽，舌苔白。兹当姑见，先以和肝顺气。

炮姜炭1.2克，台乌药4.5克，制半夏4.5克，广郁金4.5克，茅术炭3克，茺蔚子6克，生楂肉6克，泽兰叶6克，制香附4.5克，生延胡1.5克，广藿梗4.5克，干佩兰4.5克，西茵陈9克，淡吴萸0.9克，同炒川黄连0.6克。

二诊：脾虚积湿，神阙流黄浊之水，汛前则发，汛后则减。脉涩舌红，后根稍腻，再以扶土化湿。

苍白术各4.5克，西茵陈9克，炒车前6克，天台乌药4.5克，四花青皮4.5克，生鸡内金4.5克，汉防己6克，粉萆薢6克，制香附6克，生苡仁9克，干佩兰4.5克，带壳春砂仁1.2克。

○ 营阴不充，肝木偏旺，带脉不摄，只是疏泄太过之咎。临信腹痛头疼，但少安寐，心跳，脉甚弦劲，木焰肆恣何？莫非阴不涵阳？加以灼液凝痰，逗留隧络，项间结块，叁伍杂见，舌滑不腻，阴亏阳扰之病情如绘。经年宿恙，不易旬日藏功。差幸胃纳粗安，拟于平日进以毓阴潜阳、宣络化痰之剂。经事来临，则另拟方药治之。

大元地12克，砂仁末1.8克（同打），净萸肉6克，生打牡蛎9克，生石决明9克，炒竹茹6克，紫背天葵6克，甘杞子4.5克，炙桑螵蛸4.5克，生白芍4.5克，新会皮3克，润元参4.5克，制半夏3克，杏仁泥3克，淡昆布4.5克，台乌药4.5克。

又预定经事将临，腹痛头疼时暂服方，拟以疏肝顺气、潜降和血立法。

台乌药4.5克，楂肉6克，泽兰叶3克，生石决明10.5克，光桃仁3克，生延胡4.5克，小青皮2.4克，广木香2.1克，藏红花3克，炒黑香附4.5克，炒白芍6克，鸡血藤4.5克，全当归3克。

又预定经事将临时第二方，拟以和肝清养、参以调经主治。

炒白芍4.5克，茺蔚子3克，全当归3克，制半夏2.4克，甘杞子6克，泽兰叶3克，生打牡蛎9克，广木香2.4克，台乌药4.5克，藏红花3克，净萸肉6克，炒杜仲6克，焦楂肉9克。（《张山雷专辑》）

沈仲理医案

○ 虞某，女，27岁。

痛经久而不愈，腹痛痛于脐下小腹部，来潮第1天腹痛甚剧，及至发现膜样脱落前又见一阵剧痛，继而血块落下则痛减。舌质红，脉弦。确诊为热性痛经。于经行前以上方，药物组成是：当归10克，川芎10克，赤芍12克，大生地12克，红藤30克，败酱草20克，金铃子10克，炒五灵脂12克，炙乳没各5克。适应证是经行腹痛，往往于经行第1天腹痛甚剧。或见血块落下则痛减。舌质红，苔薄黄，脉弦或弦数。使用该方应从经行腹痛开始，每日1剂，早晚各服1次。若症见膜样痛经，腹痛剧烈兼有呕吐，可加服辅助方：川连5克，川贝母粉10克，公丁香5克，肉桂3克。4味共研细末，分成5包，每日1包，分2次化服，吐止即停服。平日可加服逍遥丸，每服6克，日服2次，服7剂。服用2个月后，痛经减轻。服用3个月，痛经病愈。（《现代名中医妇科绝技》）

闫圣秀医案

○ 丁某，女，21岁，未婚。

自述痛经1年，曾用中西药治疗效果不佳，每月行经即小腹冷痛难忍，月经量少，色黑，有块，块下痛减。诊之舌淡有瘀点，苔白润，脉涩。此乃寒凝血脉、瘀血内阻所致。

取穴（耳穴）：宫、内分泌、皮质下、神门、肝、肾。

操作方法：穴位常规消毒后，用胶布将王不留行籽贴压在穴位上，按压3～5分钟至耳廓发热为度。双耳同时贴压，每天按压3～5次，每5天换一次，行经期间痛甚者隔日换一次，每30天为一疗程。

按上法按压耳廓发热，半小时后疼痛骤减，治疗至月经停止，以后连续治疗3个疗程痊愈。随访1年，未见复发。［针灸临床杂志，1995，11（7）］

裘笑梅医案

○ 朱某某，32岁，已婚，1979年6月20日初诊。

患者痛经十余年，近两年来痛势加剧难忍，伴胸闷烦渴、呕吐、自汗如珠。痛时床上乱滚，撕衣拉被，甚则四肢厥冷，不省人事，约半小时苏醒，屡须急诊，虽用大量止痛药，疼痛不减，卧床数天，直至见肉样组织排除后，腹痛减轻。经色黯，量少，月经周期正常，末次月经1979年5月25日，妇科检查诊断为"膜样痛经"。脉沉涩，舌质偏绛带紫，面色苍白无神，肌肤憔悴。由于每月痛势难忍，其情绪消沉。

辨证：气血瘀滞，脉络受阻。

治法：行气活血，软坚消结。

方药：拟经验方活血祛瘀化癥汤加减。

京三棱9克，苏木9克，五灵脂6克，生蒲黄9克，当归9克，川芎4克，赤芍9克，花蕊石12克，乳香4克，没药4克，延胡索9克，木香9克，小茴香3克，炙鳖甲13克，台乌药9克，红花9克，山楂10克，王不留行9克。服上方3个月（自6～9月）。

月经按期已转3次，量较前增多，腹痛大有减轻，但经色仍黯红，面色如前，食欲不馨。脉沉细，舌质尚润带紫。

改用疏肝健脾、养血软坚：当归9克，丹参15克，肉桂末1.2克（吞），白术9克，山楂9克，茯苓9克，柴胡9克，薄荷4克，炙鳖甲15克，蒲公英12克，木香9克，香附9克，乳香4克，没药4克。服上方20余剂。

末次月经1979年10月20～25日净，经色经量均正常，未现肉样组织，经行无腹痛，既无恶泛自汗，又无胸闷烦渴或畏寒厥逆，精神愉快，略有腰酸。脉细缓，苔薄白，质红润。前方去鳖甲、蒲公英、乳香、没药、肉桂，加菟丝子10克、续断9克、狗脊10克、补骨脂9克。嘱服10剂，隔日1剂。

于1979年12月1日复诊：月经逾期，自觉头晕畏寒，纳减择食，呕吐泛酸，神倦嗜卧。脉沉缓，苔薄白。尿妊娠试验"阳性"。治用健脾和胃安胎，后足月分娩。（《近现代二十五位中医名家妇科经验》）

施今墨医案

○ 施今墨治一16岁武姓女。十三周岁月经初潮，三年间只来五次，每次腹痛甚剧，量少色黑，别无他证。舌苔正常，脉象沉迟。

辨证立法：《诸病源候论》云："妇人月水来腹疼痛者由劳伤血气，以致体虚，受风冷之气，客于胞络，损冲任之脉"。故脉象沉迟，经来腹痛，治以调冲散寒湿为宜。

方药：

盐橘核10克，砂仁5克，桂枝3克，盐荔核10克，生熟地各6克，柴胡3克，祁艾叶6克，醋香附10克，杭白芍10克，酒当归10克，阿胶珠10克，酒川芎5克，益母草12克，台乌药6克，酒元胡10克，炙甘草3克，川楝子6克。

二诊：服药六剂，适届经期，竟然未痛，遂嘱每于经前一周即服此方数剂。

○又治一16岁赫姓女。去岁天癸初行量甚少，经来腹痛，食欲减退，两胁窜痛，情志不舒，时生烦躁，形体瘦弱，面色少华。舌苔腻，脉细缓。

辨证立法：情志不舒，两胁窜痛，均属肝郁。肝为藏血之脏，脾为生血之源。肝病传脾，血亏不得荣养经脉。冲脉为血海，血不充则经水少而腹痛。拟调冲任、理肝脾法。

方药：

醋柴胡5克，春砂仁5克，酒川芎5克，杭白芍10克，生熟地各6克，酒当归10克，醋祁艾5克，阿胶珠10克，炒枳壳5克，香附米6克，酒元胡6克，炙甘草3克，厚朴花5克，月季花5克，紫苏梗5克，玫瑰花5克，代代花5克，苦桔梗5克。

二诊：服药三剂，食欲增，精神好，两胁已不窜痛，月经尚未及期。未知经来腹痛是否有效，嘱于经前三日再服前方，以资观察。

三诊：每届经前均服前方三剂，已用过四个月，均获效。月经量较前多，血色鲜，经期准，及期腰腹不觉酸痛，精神好，食欲强，面色转为红润，拟用丸方巩固。

方药：

每届经前一周，早晚各服艾附暖宫丸1丸。（《施今墨临床经验集》）

周小农医案

○周小农治中桥一查姓妇，年三十余。因其夫为店友作保，需赔千金，大忿。由庚申中秋节起，经行腹痛，图治未瘥。十月经来且多，腹痛攻撑至脘，身热苔黄。医谓经瘀未尽，药方玄胡、吴萸、芦巴温热之剂。便闭，用大黄者已数剂。东延西治，费资三十金，如石投水。吸烟痛减，腹即胀急。十一月来诊：脉伏不见，

苔黄而干，身热口渴，形瘦而长。是肝火内郁，气闭，血脉亦痹，二便亦闭。拟桑叶、丹皮、柴胡、归须、白芍、黑山栀、旋覆、橘叶络、川连、石斛、枸橘李、金铃子、玄胡、茅根，另伽楠香、龙涎香、鸡肉金、黑丑等为末服。二便俱畅，苔黄口渴渐减，腹痛亦轻。原方出入七剂，脉渐起而愈。

○陈仲贤之室腹痛攻撑，乡医狃于经后，用干姜、吴萸、瑶桂等温热之剂，其痛更甚；便秘，亦用大黄直攻，无效。来诊，脉亦伏匿，苔白，木火旺，厥气滞络，亦室痹也。予逍遥散、旋覆花汤、化肝煎、金铃子散出入。另伽楠、藏红花等末服。数剂痛止，脉亦起。查上病即陈家所指引云。（《周小农医案》）

章次公医案

○病者所述，经后期居多半。其经之将行，少腹痛。其痛处不类常人之痛经，自觉从少腹左侧有筋脉斜走入于少腹，隐隐作痛，数年来均如此。既然经色不正常，且经净后再行，赤白相间，少腹不痛而胀，此卵巢、子宫皆病者。少腹痛时，自觉冷感。

生侧柏叶15克，炒丹皮9克，苦参片6克，小茴香6克，杭白芍9克，川黄柏4.5克，苍术9克，萆薢9克，炮姜炭3克，肉桂1.5克（研末分吞），粉草薢9克。

○距离上次经行仅有半月，少腹痛，侧卧则痛更甚，脉有数意。数者，表示某处有炎症。

樗皮12克，黄柏9克，生茜草9克，侧柏叶9克，苦参片6克，象贝母9克，云茯苓9克，琥珀3克（研冲）。

○经行时受寒。少腹绞痛殊甚，按之硬，是内有所积，脉弦苔白。当温通之。

生麻黄3克，莪术9克，五灵脂9克，炮干姜3克，桃仁泥12克，台乌9克，延胡9克，小茴香3克，肉桂末1.8克（分二次吞）。

另：白芷、川草乌各6克，共研细末，葱汁、蜜糖调敷患者痛处。

○经将行，腹先痛，经色紫黑，量少。

川芎9克，丹皮9克，延胡9克，丹参9克，艾叶9克，当归9克，桃仁泥12克，香附9克，泽兰9克，失笑散9克（分二次吞）。

○经后期二日而来，将行，少腹沉坠，且隐隐作

痛，既行，坠与痛皆消失，而小溲频。夫经与溲在生理并无绝对关系，今如此，亦虚故也。

党参9克，绿升麻3克，杜仲9克，五味子4.5克，白芍6克，补骨脂9克，旋覆花9克（包），罂粟壳9克，乌药6克，甘草3克。

○上月经行因郁怒而阻，回下黄水数日。此番经逾旬日而行，将行少腹酸胀，腰酸如折，始则淋漓，继则大血块色黑，腰酸所苦如故。原来经之生理虽在卵巢，亦受神经系之支配。古人调经多用疏肝，即此理也。

醋炒柴胡6克，小茴香6克，香甘松6克，大川芎6克，延胡9克，旋覆花9克（包），川楝子9克，失笑散12克（包），香元皮6克，炒丹皮9克，肉桂末1.8克，分三次吞。半硫丸6克，分二次吞。

二诊：经已净，少腹左侧作痛，其脐下按之痛更甚，此输卵管炎之象。带下多而黏。

生侧柏叶30克（煎汤代水），白芍9克，生麻黄3克，樗皮9克，白薇9克，羌活4.5克，杏仁泥12克，延胡索9克，失笑散12克（包），粉甘草3克。

○经先期，如在旬日左右，是病态；仅二三日，无碍也。八年来，梦熊无征。其主因正在后：面色萎黄，一也；经将行，先腰酸腹痛，二也；带下频频，则头眩目暗，三也。今经将行。

全当归9克，破故纸9克，熟地黄18克，肉豆蔻9克，肉桂末1.2克（分吞），淡吴萸4.5克，大川芎6克，厚杜仲9克，丹皮4.5克，炮姜炭3克。

○以古人之概念，经之色黑而有块者，以为下焦虚寒，多用温药。此类药，刺激卵巢机能一也；流畅血液循环，二也；强壮体力，尚其余事。

淡吴萸6克，炮姜炭4.5克，仙灵脾9克，炒丹皮12克，生艾叶4.5克，肉桂末1.5克，破故纸9克，大川芎6克，党参9克，当归9克，制香附9克，炙甘草3克，来复丹6克（分二次吞）。

○在哺乳期，经居五十余日，少腹痛而沉坠，得按则减，此可通之。头痛脉数，外邪未尽也。

醋炒柴胡9克，当归9克，丹皮12克，泽兰叶9克，荆芥6克，薄荷4.5克（后下），赤芍9克，丹参9克，土牛膝12克。

○五年前，因经停三月，用攻剂，大下如冲；冲

止，体弱而行经量少，色黑，将行腹隐痛。今行经第二日，以温经汤调之。

当归9克，杭白芍6克，肉桂末1.5克（分吞），丹皮6克，吴茱萸4.5克，阿胶珠12克，炮姜炭4.5克，潞党参9克，川芎4.5克，姜半夏6克，炒麦冬6克，清炙草3克。

○麻黄之治痛经，以子宫痉挛为当，如炎症则无效。病者经后凝痛，在腹之右侧，按之亦痛。

生麻黄2.4克，旋覆花9克（包），六轴子1.5克，丹皮9克，制香附9克，粉甘草3克，延胡索9克，羌活6克，香甘松6克，桃仁泥15克。

○经净后之痛，多属实质上变化，如内膜炎、附件炎等。有炎症，多有热。当归芍药散。

当归9克，泽泻9克，生苍术9克，大川芎4.5克，炙乳没各4.5克，杭芍9克，柴胡6克，延胡索9克，粉甘草3克。

○经不以时下，有一月再见者，有四五十日一行者，但行必痛，其痛与经相终始。

全当归9克，粉丹皮9克，官桂皮6克，失笑散12克，大川芎6克，延胡索12克，小茴香4.5克，桃仁泥12克。

○经已行而少腹依然胀痛者，属诸瘀凝，故其色紫黑。凡瘀滞亦有虚实之分，虚者以温运为主，实者以攻瘀为主。今患者喜热按，两脉无力，当着重温运。

淡吴萸4.5克，姜半夏9克，白芍9克，党参9克，全当归9克，阿胶珠15克，川芎4.5克，丹皮9克，肉桂末2.4克（分三次吞），清炙草3克。

○经将行，腹必痛，痛其剧，量多更痛。

炮附块4.5克，全当归9克，川断肉9克，金毛脊9克，菟丝子9克，生艾叶9克，延胡索9克，生麻黄4.5克，全蝎3克。

共研细末，每服3克。日服3次。

○正值经行，骤逢拂逆，从此经少而少腹胀痛。古人谓木不条达，正对此等证候而言。

全当归9克，白芍9克，丹参9克，柴胡9克，云苓12克，薄荷尖3克（后下），甘草2.1克，生姜3片。

另：五灵脂、香附、莪术、肉桂各6克。研末，每服1.5克。

○前人以经后腹痛拒按属诸瘀滞，行气攻瘀，无非使局部之瘀血得以通行。今经已净，因痛而再见淡红

水。

丹皮炭9克，桃仁泥12克，藏红花2.4克，丹参9克，茜草9克，苏木6克，乳没各4.5克，延胡9克，炒条芩4.5克，失笑散12克（包）。（《章次公医案》）

丁甘仁医案

○ 经云：暴痛属寒，久痛属热，暴痛在经，久痛在络。少腹痛阵作，痛甚有汗，已延匝月。形寒纳少，咳嗽泛恶，胸闷不舒，口干引饮，肝热瘀阻，气滞不流，阴伤津少上承，肺虚痰热留恋，舌质红绛，脉细如丝，虚羸太极，恐难完璧。

金铃子二钱，旋覆花（包）一钱五分，朱茯神三钱，赤白芍各一钱五分，全瓜蒌（切）四钱，光杏仁三钱，真新绛八分，川象贝各二钱，焦楂炭三钱，银柴胡八分，失笑散（包）三钱，青橘叶一钱五分，炒山栀一钱五分。

二诊：少腹痛已舒，泛恶渐止，有汗甚多，四肢逆冷，形瘦骨立，口渴欲饮。肝郁化热，热深厥深，阴伤津少上承，肺虚痰热留恋，舌质光，脉细依然。颇虑阴不敛阳，阳不藏阴，致有厥脱之变。皆由虚羸太极，不任攻补使然。

川石斛三钱，朱茯神三钱，川象贝各二钱，花龙骨四钱，乌梅炭八分，炒山栀一钱五分，大白芍二钱，浮小麦四钱，生白术一钱五分，银柴胡八分，紫丹参二钱，生熟谷芽各三钱，清炙枇杷叶（去毛、包）三钱，柿霜八分。

三诊：厥复汗收，胃纳渐进，佳兆也。形瘦骨立，脉细如丝，舌红而绛，咳嗽泛恶。木郁化火，肝病传脾，阴伤津少上承，肺虚痰热留恋。《难经》云：从所不胜来者为贼邪。虽见转机，未足恃也。

前方去朱茯神、紫丹参、柿霜，加生甘草五分、陈木瓜二钱。（《丁甘仁医案》）

陈丹华医案

○ 董某，痛经4年，服药虽有小效，而后常有复发。结婚11年，生育1胎，平时头晕神倦，心悸纳少，腰酸溲黄，手足心热，带多质黏，诊得脉象细弦，舌苔薄尖红，初疑阴虚内夹郁热，但从月经量多着眼，并细询病人，行经第4天腹痛，血块较多，块下痛减，乃知该病系湿热搏气阻血，不通则痛，而前法清肝郁，用药

阴柔，有涩血滞气、增郁助痛之弊，故尔更易治法；经前从实治，立化瘀通经之法，方药不避香附、乌药、灵脂、乳香之温；然后缓图其本，选六味地黄丸加减。二法相辅相成，1月后腹痛轻，再日后腹痛愈。（《现代名中医妇科绝技》）

刘世忠医案

○ 李某，女，41岁，教师，1981年9月20日就诊。

自诉自14岁月经来潮开始有痛经至今，每次经前7天左右出现下腹坠胀，两乳房胀痛不能触摸，直至月经来后第6天才痛止，血色鲜红，夹有血块，量少。诊时为月经来潮前第5天，见舌暗、边有瘀点，苔薄白，脉弦。

取穴（耳穴）：子宫、屏间、脑点、下脚端。

操作方法：将洗净的王不留行籽1粒，置于0.5厘米×0.5厘米的正方形胶布上备用。患者取坐位，耳廓用酒精棉球消毒后，将备好的胶布贴压在所取穴位上。用拇指、食指对压耳穴，手法由轻到重按压，使之产生酸、麻、胀、痛感。如耳廓出现发热效果更佳。每穴按压3～5分钟，嘱患者每日自行按压4～5次。一般慢性患者3天换1次，急性患者隔日1次，双耳交替进行施治，10次为1疗程。

按上法施治，隔日1次，治疗2次后，上述症状均消失。次月月经来潮前第6天，予以前法治疗3次后，月经来潮时，再无痛经。随访5年，未再复发。［中国针灸，1993，（6）］

王文选医案

○ 王文选治一25岁周姓女。

1959年9月9日初诊：自诉每逢经前，少腹疼痛下坠，两股内侧抽痛，腹痛时剧时缓，经量较多，有块，曾服药多剂不效。妇检宫颈一度糜烂，平时白带多，已经二胎，已停三年。现在腹痛，脉紧舌淡。身体一般，面色微青。症系气滞血瘀，当从肝治。

方药：

升麻1.5克，柴胡3克，青皮4.5克，香附4.5克，羌活4.5克，白芷4.5克，山栀3克，桂枝1.5克，苏叶3克，甘草3克，灵脂3克，泽兰3克，益母草6克。

9月16日二诊：服药二剂后痛减，第二天行经，血块增多，血量同前，已六天仍未净；体乏头痛，脉缓。从脾治，以补中益气汤加益肾之品。

方药：

黄芪6克，当归3克，白术4.5克，党参6克，升麻1.5克，柴胡3克，炙草1.5克，远志4.5克，羌活3克，续断4.5克，卷柏3克，杜仲3克，桂枝3克，白芷3克，百草霜6克。

9月20日三诊：服药二剂，月经已净2日，以丹栀逍遥散服一周。以后每月经前腹痛，即服初诊方二至三剂。经净后，再服丹栀逍遥散半月。如此治疗三个月，痛经已止。（《中医医案医话集锦》）

刘继先医案

○金某，女，36岁，已婚，生有1胎，于1983年4月6日就诊。

主诉：少腹痛3年余。以畏寒胀痛为主，随经期发作，经色紫暗有块，胸胁胀闷，遇事急躁，平素纳少，面色苍白，脉弦细，舌质紫暗，苔薄白。

取穴：关元。

操作方法：常规消毒后，用28号2寸毫针垂直刺入1.5寸深，得气后用提插、捻转手法，强刺激1分钟。

以关元穴为中心点，上下左右1寸处，各刺1针，深1.5寸，取1.2厘米长的艾段，套在针柄上点燃，每日1次，每次在每根针上连用2～3个艾段，3次为1疗程。

按上法治疗4次痊愈，随访1年半未见复发。［上海针灸杂志，1987，（1）］

喻喜春医案

○唐某，女，43岁，农民。

1987年2月12日就诊。诉近7年来月经来时小腹疼痛，经后即减。用热水袋敷之稍减，月经色浅量少，腰腿酸软。妇科检查有附件炎症，局部有压痛，无包块，脉细沉，舌苔薄白。此为气血不充所致胞宫不荣而起。治宜调养气血。取次髎及双臀部硬结性反应物，用细三棱针点刺后，共出血约10毫升，每天1次，共3次，疼痛消失。又在月经干净后第10天及下次月经来前2天，开始各治疗3次。共3个月时间，计6个疗程。观察6个月不再痛。（《现代名中医妇科绝技》）

翟青云医案

○翟竹亭治邑西南罗庄李姓幼妇，二十余岁。遭逢不偶，姑悍夫拙，终日诉诅挞楚，渐渐经水不调。每逢行经三日之前，先发寒热，腹疼非常，经水虽下，其色深紫，瘀而成块，七八天后，经水方净。归宁，请余诊治。诊得脾脉虚弱，肝脉沉滞而弦。此因郁怒伤肝，木旺克土。经曰"肝藏血"。经水将行，先发寒热者，肝病却然可知。腹疼者是经水欲下，而肝气不肯疏泄，譬如客欲去而主欲留，不免有牵掣之势。所以每逢经行七八日方净者，即此理也。倘肝气一疏，脾气自旺，饮食日增，何有经水不调之病哉！余用小柴胡汤合四物汤加减，服八帖痊愈。越一年又生一子。方开于后。

小柴胡30克（酒炒），党参10克，半夏10克，当归12克，川芎10克，白芍15克（酒炒），怀生地12克，香附12克（酒炒），陈皮10克，生姜5片，红枣5枚（去核）。

水煎服。（《湖岳村叟医案》）

蔡小荪医案

○高某，36岁，工人。

每值行经，少腹剧痛，严重时可致数次昏厥，常因此急诊注射杜冷丁方得缓解。4周前作腹腔镜检查，确诊为子宫内膜异位症，同时行内膜囊肿剥离术。但1周前仍如期剧烈痛经昏厥，急诊来院请中医治疗。经前3～4天用"内异"Ⅰ方（当归9克，丹参9克，牛膝12克，赤芍12克，香附9克，川芎6克，桂枝4.5克，没药6克，失笑散12克，血竭3克），痛止或经净后改用"内异"Ⅲ方（云茯苓12克，桂枝4.5克，桃仁10克，赤芍10克，丹皮10克，皂角刺20克，鬼箭羽20克，石见穿15克），21剂。如上述周期法调治7个月后停药。随访半年，未见复发。（《现代名中医妇科绝技》）

○谢某，37岁，职员。

痛经逐月增剧1年。半年来，每经行第3天发热，体温在38.3℃～38.6℃之间，屡服西药退热剂无效，至月经净后，其发热也逐渐平复。B超检查，示左侧卵巢见3.4厘米×1.3厘米液性暗区，诊为子宫内膜异位症，辨为瘀血发热。时适月经初净，以"内异"Ⅲ方（云茯苓12克，桂枝4.5克，桃仁10克，赤芍10克，丹皮10克，皂角刺20克，鬼箭羽20克，石见穿15克）加失笑散15克、乳香6克、没药6克，服至26剂后月经来潮，未见发热。效不更方，守法3月，发热若失。患者冀消除病灶，遂再坚持服用"内异"Ⅲ方5月，经B超复查液性暗区为1.2厘米×0.8厘米。停药1年观察，未见异常。（《现代名中医妇科绝技》）

张弘医案

○ 王某，女，22岁，1988年9月10日就诊。

患者自述自月经初潮即每次月经期腹部剧烈疼痛。四肢酸软无力，大汗淋漓，恶心呕吐。每次行经期间必卧床1~2日，非常痛苦。月经周期基本正常，血色黑紫有块，量中等。

查体：舌质有瘀点，脉沉涩。病属气滞血瘀，经脉不通。

取穴：关元、归来、三阴交。

操作方法：用32号1.5寸毫针针刺，遵照"虚则补之，实则泻之"的原则，采用提插、捻转的补泻手法。气滞血瘀加太冲，寒凝血瘀加血海，气血虚弱加足三里。刺关元、归来时，务使针感下传至会阴部。经前3~5天开始针刺治疗，隔日1次，每次留针20分钟。每个月经周期针7~10次。

按上法针1次后疼痛立即减轻，月经期可坚持工作。经针刺治疗5个月经周期，疼痛完全缓解，经色基本正常，无血块。随访3年未复发。［中国针灸，1992，（5）］

钟梅泉医案

○ 贺某，女，18岁，未婚。

每当月经来潮，下腹痛，腰酸痛，持续3~4天，服镇痛片无效，常需卧床休息数天，月经后，症状消失，历时已1年余。14岁初潮，4~5天/24~26天，量中等，白带较多，性情易烦急，食欲尚佳，二便如常。昨日来潮，下腹疼痛而来就诊。检查：一般情况尚可，脸色黄白欠华，脉细稍弦，舌苔薄中腻。腰椎2至骶椎1~2两侧有条索及泡状软性物。症属血虚气滞、冲任失调而致痛经，拟疏肝解郁、调理冲任为治。当即采用梅花针重刺腰部、三阴交和期门。针刺毕，腹痛即消失。

以后加骶部、下腹部、带脉区、中脘、大椎，连续治疗7次，停诊休息，时隔28天后，月经来潮，疼痛消失，量中等，历时6天净。再刺脊柱两侧，重点腰、骶部，下腹部及三阴交、关元、阳性物处，调理5次。以后追踪观察1年8个月，疗效巩固。（《现代名中医妇科绝技》）

沈湘医案

○ 血虚挟瘀，气机阻滞，导致经行不畅，小腹胀痛

拒按，腰疼。宜予和血理气，佐以行瘀温肾。

当归三钱，炒白芍三钱，川芎一钱，木香一钱五分，制香附三钱，三棱一钱，莪术一钱，茜草二钱，炮干姜二钱，补骨脂四钱，杜仲四钱。

○ 经期小腹胀痛，腰腿酸疼，脉沉弦。由于气血失调，不通则痛。证属痛经，应予调理肝脾。

薄荷一钱，柴胡二钱，白术三钱，云茯苓三钱，当归三钱，川芎一钱，炒白芍三钱，制香附二钱，陈皮一钱五分，炒续断四钱，补骨脂四钱，炒杜仲四钱，煨生姜三片。（《沈绍九医案》）

骆方医案

○ 缪某，女，17岁，学生，1983年7月9日就诊。

月经来潮第1天，少腹疼痛剧烈，呈阵发性绞痛，伴恶心呕吐，腰酸，腰痛，持续2小时，由其母搀扶而来就诊。

取穴：十七椎。

操作方法：穴位常规消毒，直刺1寸许，待得气后，快速捻转，予强刺激，使针感向少腹传导，持续行针半分至1分钟，疼痛减轻或消失后，留针10分钟，待面色转红后取针。

按上法针刺十七椎，行针1分钟后疼痛开始缓解，3分钟后疼痛消失。予留针10分钟，面色转红，无痛苦貌，自己走出诊室。［浙江中医杂志，1988，（8）］

刘柄权医案

○ 谢某，女，24岁，未婚。1986年4月15日就诊。

自诉：患痛经3年，经期前下腹疼痛，难以忍受，经色紫暗，夹有血块，经期尚准，伴有腰痛，小腹有冷感，恶寒，食少。舌质淡红，苔薄白，脉细弱。诊为寒邪凝滞经脉，不通则痛。针至阴穴（两侧），刺入1.5分深，留针30分钟，每5分钟行针1次，加艾条悬灸。针灸后15分钟疼痛缓解，30分钟出针，急按其孔穴，已无痛。

次日复诊，疼痛已止，继用上法治疗。三诊时已来月经，并无痛。第2次月经周期再次治疗而愈。1年后随访，未再复发。（《现代名中医妇科绝技》）

贺钧医案

○ 经来腹痛，少腹胀，血块磊磊，寒热呕吐，脉沉涩，舌苔浮黄。血瘀气滞、肝胃失和之候。

当归二钱，五灵脂二钱（醋炒），金香附一钱五分，白蒺藜四钱，大白芍二钱，吴萸五分（拌炒），大丹参二钱，延胡索一钱五分，柴胡八分（醋炒），川郁金二钱，川楝子一钱五分（醋炒），炮姜八分，陈艾绒八分，红枣三个。

○月事先期，色黑且少，腹痛作胀，状如怀子，入夜痛甚，两足为之屈曲不伸，胃呆作恶，便结不通。脉弦细而数，舌红中黄。热结血分，肝胃失和也。

当归二钱，大白芍二钱，吴萸五分（拌炒），宣木瓜一钱五分，刺蒺藜四钱，五灵脂二钱（醋炒），大丹参一钱五分，川楝子一钱五分（醋炒），延胡索一钱五分，金香附一钱五分（醋炒），细青皮一钱，五香丸三钱（开水另服）。

二诊：药后便结已通，少腹痛亦减，惟痛时两足尚屈曲不伸，胃呆作恶，月事先期，色黑且少，脉弦细，舌红中黄。热结血分，肝气横逆而来，当守原意更进。

当归二钱，炙乌梅一钱五分，延胡索一钱五分，金香附一钱五分（醋炒），淮牛膝一钱五分，大白芍二钱（吴萸五分拌炒），川楝子一钱五分（醋炒），白蒺藜四钱，五灵脂二钱（醋炒），宣木瓜一钱五分，细青皮一钱（醋炒），五香丸二钱（开水另下）。

○结缡六载，未兆梦兰，经前腹痛，腹右及腰部酸楚抽掣，月事先期，淡而且少，脘仄胃呆，内热如蒸，心烦口渴，脉弦数，右关尺兼涩，舌红中黄。气瘀凝滞、荣卫失和、冲任不调所致。速效难求。

当归二钱，丹参一钱五分，五灵脂三钱（醋炒），炮姜八分，大生地五钱（红花五分拌炒），川楝子一钱五分（醋炒），金香附一钱五分（醋炒），淮牛膝一钱五分（酒炒），大白芍二钱（吴萸五分拌炒），延胡索一钱五分，云苓三钱，陈艾绒八分，红枣三个。

○经事不调已久，或三月一来，或五月一至，腹胀作痛，少腹尤甚，不时头痛，易于呛咳，脉弦细，舌红无苔。此血虚生热、荣卫不和，加以肝失条达，气火易于升腾，故其十年不育者，即坐斯弊也。

当归二钱，大丹参一钱五分，乌贼骨四钱（炙），大白芍二钱（吴萸三分拌炒），南沙参四钱，粉丹皮一钱五分，云神四钱，白蒺藜四钱，佩泽兰各二钱，冬瓜子四钱，金橘皮三个，藕二两（切片）。（《贺季衡医案》）

吴培生医案

○章某，女，19岁。

月经将行前3～5日，小腹持续性绞痛。血色淡褐而带秽浊，寒热交作，胸中胀痛。舌苔白厚，脉象沉涩，左关微弦。此系肝气郁滞，夹杂寒湿下阻，导致胞宫瘀滞。用基本方加炮姜10克、桃仁10克、乌药12克，服1剂。褐色血下甚多，绞痛减轻，寒热尚作，改用基本方（制香附10～15克，丹参15～20克，大安桂6～12克，川芎5克，泽兰15克，广木香、延胡索、赤芍、红花各10克）加乌药10克、柴胡6克。服2剂，诸症渐除。后取基本方加柴胡6克，于每月行经前服4剂。按法坚持4个月经周期而愈。（《现代名中医妇科绝技》）

叶熙春医案

○叶熙春治一34岁陈姓女，每届经来淋漓不畅。色紫而黯，夹有血块，小腹胀痛，痛甚拒按，手足心内热，五月于兹。舌紫绛，脉细滞。气滞瘀阻，失笑散加味。

酒炒蒲黄5克，酒制玄胡6克，青蒿梗6克，泽兰9克，五灵脂15克，青皮5克，赤白芍各5克，生鳖甲21克，酒炒当归12克，生山楂12克，酒炒柴胡5克，盐水炒川楝子9克。

二诊：经行畅通，痛胀显减，手足心热亦除。治用原方去失笑散、青蒿、鳖甲，加郁金、四制香附续服。（《叶熙春专辑》）

唐吉父医案

○忻某，女，35岁，已婚。

初诊（1976年7月13日）：末次月经6月29日。每届经前3～5天，先感头晕头痛，肢节酸楚，脘闷纳减，继而形寒发热，体温升高达38℃，甚至上升到39℃以上，持续两天不能起床，伴有腹部作痛。逐渐增剧如刀割，同时伴有呕恶，直至经净以后则发热，腹痛逐渐消失，病程已历一年又四月。妇科检查：宫颈中糜、充血。宫体正常大小，宫骶韧带正中水平处扪及0.5厘米结节，触痛明显，质硬。右侧附件增厚，扪及3厘米×3厘米×2厘米块物，压痛，左侧附件尚软。诊其脉细软，舌苔薄白质胖大。此为气血不足、营卫不和、气滞瘀阻、不通则痛之证。治拟温养气血，和营祛瘀。仿补中益气汤合桂枝汤加减，佐以祛瘀行血之品，取其甘温能除大热。

方药：

桂枝6克，升麻6克，柴胡9克，白芍9克，党参12克，炙黄芪12克，白术6克，血竭末3克，蒲黄12克（包煎），五灵脂12克，延胡索9克，制川草乌各3克。14剂。

二诊（7月27日）：末次月经7月24日。服药后，经期尚准，经来体温未见上升，腹痛明显好转，诊脉细软，舌苔薄质胖。显然病机虽已就范，但病根未除，当乘胜追击，冀获全功。

方药：

桂枝6克，党参9克，炙黄芪9克，当归9克，赤白芍各6克，山羊血9克，血竭末3克，五灵脂9克，延胡索9克，刘寄奴12克，制乳没各6克，制川草乌各6克。7剂。

三诊（8月3日）：前方用温通和营，理气化瘀，气血同治，攻补兼施。此次经行热减未清，体温在37.5℃左右，无明显上升趋势。但虚象尚未全复，积瘀也未清彻，经期腹痛虽有明显减轻，但经后则隐约作痛，故再以攻补兼施。

方药：

党参9克，炙黄芪9克，桂枝6克，赤白芍各6克，山羊血12克，三棱9克，莪术9克，血竭末3克，五灵脂12克，延胡索9克，地鳖虫9克，制川草乌各6克。14剂。（《近现代二十五位中医名家妇科经验》）

范文虎医案

〇 行经腹痛，经量很少，淋漓不畅。舌质紫黯，少腹有瘀。经阻使然。

小茴香3克，炮姜3克，官桂3克，元胡9克，五灵脂9克，没药6克，川芎6克，当归9克，蒲黄6克。

〇 张姑娘。经来腹痛，量少色淡，手足不温，舌淡，脉沉。

桂枝6克，白芍15克，甘草3克，生姜3克，大枣6克，饴糖30克，当归9克，川芎9克。（《范文甫专辑》）

曹家达医案

〇 月事将行，必先腹痛，脉左三部虚。此血亏也，宜当归建中汤。

全当归四钱，川桂枝三钱，赤白芍各三钱，生甘草钱半，生姜三片，红枣七枚，饴糖二两（冲服）。

按：当归建中汤，即桂枝汤加味也，姑以本方为例，甘草之不足，故加饴糖。白芍之不足，故加赤芍。桂枝之不足，故加当归。本经表桂枝治上气咳逆，表当归治咳逆上气，然则其差也仅矣。我今用简笔法，略发其义于此，而贻其详畀读者。（《经方实验录》）

刘云鹏医案

〇 李某，女，31岁，已婚，工人。

1979年8月13日初诊：患者近年来月经每25天一行，经期第1～7天量特多，约14天左右才净，每于经前7天开始小腹疼痛，上次经期曾服清经汤加味数剂。本次月经提高7天于8月11日来潮，经量仍多，腰腹疼痛，舌红苔灰黄，脉沉弦，脉率74次/分。

辨证：血热夹瘀。

治法：活血化瘀，佐以清热。

方用：生化汤加减。

当归9克，川芎9克，姜炭6克，桃仁9克，甘草3克，蒲黄炭9克，五灵脂9克，益母草12克，续断9克，炒栀子9克，丹皮9克。4剂。

1979年9月10日复诊：患者服上方2剂后经量即明显减少，腹痛渐止，经行7天即净。本次月经仅提前3天，于9月8日至，经量中等，自感腰和小腹疼痛。舌红，苔薄略黄，脉弦软，74次/分。守上方去丹皮，加丹参18克、白芍18克、贯众炭15克。4剂。

半年后随访。患者诉经以上治疗后，月经不再先期而潮，经量复常，腰腹痛除。（《现代名中医妇科绝技》）

周南医案

〇 周南治沟口长左卫门妻，三十岁。脉沉数而涩。左侧不可卧，卧则气升。右半头痛，鼻中涕结成硬条。时时带下，临经两乳胀痛，小腹痛引腰，月事不调且少，色如烂鱼肠。此肝气有余，肝血不足，冲任虚而有火也。治法当以去瘀为先，方用柴胡、青皮以疏肝，芎、归以养血，丹皮佐之，玄胡、乌药、桃仁、大黄去瘀行滞，官桂、红花佐之。三剂而左侧可卧，八剂而经水大行，瘀积垢污尽去，痛胀全除，脉已大而不涩三日。方止经血已多，通体松快，经后以补中益气调养之剂。即继调经丸药，次月不用通经，自顺流而下矣。（《其慎集》）

王士雄医案

○ 王士雄治里中张君雪沂令正，三十七岁。于乙巳年患经行腹痛。医进胶艾汤多剂，痛乃日盛，而加以呕吐。迄今十载，诸药备尝，迩年经至益频，痛势益剧，满床乱滚，声彻比邻。乞余诊之，脉弦滑而数。曰："巅痛、口渴乎？带多、腰痛乎？汛色紫黑乎？"病者惊以为神，惨容为之一层。余谓雪沂曰："此证不但温燥腻补不可用，即四物汤亦在禁例。"宜乎遍访女科，而竟无一效也。与芩、连、栀、胆、茹、柏、蒿、薇、乌贼、茅根、藕为剂。服至下月经行，即不吐，痛亦大减。此等药服逾半载，各恙悉蠲。

○ 又治赵听樵令妹，每汛至则腹胀呕吐，腰脊酸痛，两腿肿痛，筋掣腕痛，甚至痉厥，多药不效。孟英以金铃子散合左金加"二陈"（橘皮、半夏）、竹茹、枳实、桂、茯，数剂而愈。续用苁蓉、菟丝、淫羊、杜仲、桑椹、木瓜、续断、香附、归、芍、茴、楝调之，汛至如期，略无痛苦。初冬适杨子朴，寻即受孕。（《归砚录》）

曹智涵医案

○ 痛经色紫，少腹胀滞，当气冲兼治。

四制香附一钱半，丹参一钱半，六曲四钱，月月红五朵，延胡索一钱半，泽兰三钱，乌药一钱，丹皮一钱半，苏梗一钱，茺蔚子三钱，金铃子三钱。

○ 经前腹痛，曾经昏晕似厥，脉状带滑。宜和气营，参以涤痰平肝之品。

全当归、制香附、白金丸、石决明、紫贝齿、赤芍、台乌药、制南星、灵磁石、丹参、泽兰、宋半夏、青礞石。

○ 血分不充，气失流畅，癸水先期，每至小腹作痛，痛甚有作寒之状，脉濡。胃纳式微，带下腰痛，三阴内乏，累及奇经，拟先从调气养血。

全当归一钱半，台乌药一钱半，川断三钱，陈皮一钱，四制香附一钱半，延胡索一钱半，杜仲一钱半，鸡血藤膏一钱半，丹参三钱，抱木茯神四钱，宋半夏一钱半，广郁金一钱半，生谷芽五钱（绢包）。

○ 经不多，胸闷口干，少腹痛，脉弦细，拟气营两治。

川桂木四分，枳壳一钱半，丹参三钱，赤芍三钱，

淡吴萸二分（盐水炒），五灵脂一钱半（醋炒），杜仲三钱（盐水炒），白蒺藜三钱（去刺），台乌药一钱半，延胡索一钱半（醋炒），川断三钱（盐水炒），川石斛三钱，陈佛手一钱半。（《吴门曹氏三代医验集》）

林珮琴医案

○ 萧氏。经前腹痛，经后淋沥，胀满食减，脉虚小。系冲任血滞，而主治宜在脾。用香附（姜制）、砂仁、茯苓、白术、炙草、当归、白芍（桂木炒）、木香、延胡（酒炒）、杜仲（姜汁炒）、续断，神曲糊丸。姜汤下，一料宿疴愈而获孕。

○ 徐氏。积年痛经，属血中气滞。用调经饮：当归、牛膝、制香附、茯苓、山楂肉，加乌药、小茴香。痛止后，因挟虚迟早不调，用芎归六君子汤加益母膏、白芍、香附、红枣而经调。（《类证治裁》）

曹南笙医案

○ 初诊：夏令寒热经阻，少腹痛胀，血结洞泻不爽，乃内伤气血不和兼有时令湿邪。

茯苓皮、大腹皮、生益智、厚朴、蓬莪术、青皮子。

二诊：服五剂后，气已略平。

葱白丸。

用生蕲艾、红枣煎汤送丸。

○ 酸涩入里，气血呆钝，痛自心胸，胀及少腹，昔经行三日，今日犹未已，为凝涩所致痛胀，读《内经》遗意，以辛胜酸主治，但辛气最易入表，当求其宣络者宜之。

韭白汁、桃仁、延胡索、小茴、归须、川楝子。（《吴门曾氏三代医验集》）

张聿青医案

○ 谈氏。每至经行，辄块攻痛胀，甚则呕吐。气瘀交阻，姑为宣通。

当归、川芎、延胡、蓬术、乌药、橘络（红花汤炒）、楂炭、桂枝、香附、青皮、猩绛、炒赤芍。

○ 陈氏。经事临期，腹痛难忍。血之下也，未来则胀，将来则痛，既来则痛渐定。血虚气滞，宜补血之不

足，疏气之有余。

炙熟地、炒杞子、香附、全归、乌药、砂仁、川断肉、白芍、楂炭。

○ 陈氏。气上迫肺，心气不能下通，月事不来，所以起居如常，腹无痛胀之苦。用武叔卿加味导痰之法。

中朴一两，云苓三两，制半夏二两，枳实一两，川芎一两二钱，雅连三钱，广皮一两二钱。

研细末，以姜汤泛丸如绿豆大。每晨服三钱。（《张聿青医案》）

陈在山医案

○ 陈在山治戴士富之内人，回教人，经来色黑，腹痛腰酸，脉见弦细，两尺若失。系下虚经寒之征也。拟用平肝健脾调经法治之。

醋柴、茯神、广皮、香附、木香、酒归、炙草、元胡、焦术、山药（炒）、川朴、故脂、杜仲（炒）、生地（炒）、砂仁、川断。

第二方：香附、木香、丹参、缩砂、酒归、焦术、山药、川朴、茴香、皮苓、杜仲、枳壳、柴胡、川断、生姜。

第三方：丹参、薄荷、香附、川芎、广皮、山药、枳壳、当归、甘草、焦术、生地、皮苓、薏米、川朴、灯心。（《云深处医案》）

王旭高医案

○ 痛而经来，肝气横也。经事参前，血分热也。色黑有瘀，和而化之可也。

金铃子、延胡索、香附、当归、丹皮、山楂肉、泽兰叶、白芍、木香、茯苓、砂仁。

○ 形壮，面色紫黑，经事或数月或数十日而后来，来亦色淡不多。今经行后少腹攻痛，痛在左则左股酸而无力，痛在右亦如之。兼有淋带如膏。此瘀凝化浊、冲任失调也，通络泄浊治之。

五灵脂、香附、丹参、金铃子、延胡索、当归尾、冬葵子、吴茱萸、旋覆花、新绛、青葱管。（《王旭高临证医案》）

缪遵义医案

○ 经行速而为日多，冲不摄也；寒热发而腹中痛，营气虚也。病关八脉，阳维、督脉、冲、任皆及也。法以调奇经为主，使河津渐充流于经脉，病可渐愈矣。

熟地炭、羊尾骨（炙）、艾炭、阿胶、杞子炭、沙蒺藜、杜仲、炙螵蛸、丝吐灰、白薇。（《缪氏医案》）

○ 赵氏。经阻不行，肚腹连腰颇痛，从奇脉治。

熟地、杞炭、沙苑、丹皮、香附、楂炭、当归、杜仲、白薇、丹参、麦芽、桑椹、白花蛇、益母草，煎膏丸。

○ 其日积月盛，府库充盈，无乘虚窃发之患矣。脐中痛一剂愈。

熟地一两，炙草五分，辰砂茯神三钱（杞子汁、藕汁浸捣冲），当归一钱（炒），枣仁三钱，紫石英一两，猪肤肉一块，用坎㲩一条、木瓜八分煎汤，瓦上炙干，先去油净。（《吴中珍本医籍四种·缪松心医案》）

邵兰荪医案

○ 先腹痛而后经，气滞为多。脉涩右沉弦，头晕腰酸，姑活血理气调经。

当归二钱，香附三钱，延胡三钱，乌药二钱，川芎一钱，丹参三钱，生牡蛎四钱，佩兰叶一钱五分，杜仲三钱，茺蔚子三钱，鸡血藤三钱。七帖。（《邵氏医案》）

王苏民医案

○ 肢体羸弱，肝脾大伤，八脉皆病，临经周身筋痛，头痛腰痛。咽阻脘痞，腹胀便利，干哕食少。舌心赤，苔积如粉，脉细如丝。恙久防败。

膏方：

土炒秦归身三两，蛤粉炒阿胶珠一两，川续断一两七钱，土炒大白芍三两，土炒冬白术二两，炙甘草四钱，鸡血藤膏三两，抚芎四钱，粉丹皮一两，茯苓三两，延胡索一两七钱，金橘叶五十片，淮山药一两七钱，青皮络一两七钱，川郁金一两七钱，南沙参三两，绿萼梅花七钱，川楝子一两七钱。共熬浓汁，用文冰一两收膏，每晚服三钱。（《王苏民先生脉案》）

张仲华医案

○ 邵氏。痛经数年，不得孕育，经来三日前必腹痛，腹中有块凝滞，状似癥瘕伏梁之类。纳减运迟，形瘦神羸，调经诸法，医者岂曰无之，数载之中，服药亦云无间，何以漠然不应。询知闺阁之时无是痛，既嫁之后有是疾。痛之来源，良有以也。是症考古却无，曾见于《济阴纲目》中载及，姑勿道其名目，宗其意而立方，不必于平时服，俟其痛而进之，经至即止，下期再服。

荆三棱一钱（醋炒），延胡一钱五分（醋炒），香附一钱五分（生杵），制军一钱，蓬莪术一钱（酒炒），桃仁三钱，丹皮一钱五分，炒归身一钱五分，炒枳实七分，川芎四分（炒）。

复诊：前方于第二期经前三剂，经来紫黑，下有似胎非胎长形者一块，迨月不腹痛而经至矣。盖是症亦系凝结于胞中者，今既下矣，复何虑乎？

柴胡三分（醋炒），炒白芍一钱五分，川石斛三钱，川芎五分（炒），白术一钱五分（生炒），归身一钱五分，粉丹皮一钱五分，橘白一钱（炒），炒谷芽一两，汤代水。（《吴中珍本医籍四种·张爱庐临证经验方》）

何书田医案

○ 经不应月，临时腹痛，此肝郁络滞也，恐难于孕育。

炒艾绒、焦茅术、炒归身、炒丹参、茺蔚子、制香附、川郁金、炒白芍、川楝子、陈皮。

○ 温经疏肝主之。

陈阿胶、炒白芍、制香附、牡丹皮、茺蔚子、炒艾绒、炒归须、广陈皮、川楝子。

○ 肝郁气滞，临经腰楚。治以温疏之法。

炒阿胶、当归、枸杞子、紫丹参、怀牛膝、炒艾绒、炒白芍、炒杜仲、制香附、茺蔚子、桑寄生。

○ 偏产后，临经腹痛，兼下血块。此奇经八脉病也。治宜温养冲任、通调癸水主治。

炒艾绒、炒当归、枸杞子、川楝子、炒怀膝、上肉桂、炒白芍、制香附、紫丹参、紫石英。（《斡山草堂医案》）

倒　经

孔伯华医案

○ 湿热过盛，经络被阻，上犯肺络，经停两月，渐致逆经呕血。舌苔白腻，脉象滑数兼弦。宜柔肝降逆、导血归经法。

鲜茅根两，旋覆花三钱，代赭石三钱，炒糊丹皮二钱，知母三钱，鸡血藤五钱，方通草一钱，橘核三钱，桃仁二钱，杏仁二钱，赤小豆五钱，川牛膝三钱，苏子二钱，生滑石块四钱，血余炭三钱，藕两。（《孔伯华医集》）

刘奉五医案

○ 钟某，女，20岁，门诊简易病历。

初诊日期：1974年9月16日。

主诉：行经期间鼻衄已6年。

现病史：患者12岁月经初潮，周期提前10天，量少，色黑，行经2天，经期鼻衄，每遇情志影响则衄血量较多，有血块。经前烦躁易怒，头晕。平素白带量多，腰痛，腹痛，末次月经9月8日行经1天。

舌象：舌淡舌边红。

脉象：弦滑。

辨证：肝旺血热，逆经倒行。

治法：平肝清经。

方药：

白茅根30克，藕节30克，生地15克，丹皮6克，龙胆草9克，牛膝12克，黄芩9克，枳壳6克，麦冬9克，栀子9克。

治疗经过：11月7日，跟上方于10月15日月经来潮，未见倒经，月经正常，未见腹痛。随访半年余未再发生倒经现象。（《中医当代妇科八大家》）

姚寓晨医案

○ 许某，31岁，工人，1989年1月16日初诊。

经行鼻衄半年余。以往月经正常，近半年经事先期而至，周期20天左右，经前1周即见鼻衄，色红量中，经行后稍减，经净时鼻血方休，经血逐渐减少。末次月经1988年12月29日，用纸仅半包。顷月经周期第19天，鼻血复作2天，头目胀痛，性情急躁，腰楚肢乏，口干苦味，舌红苔薄黄，脉细弦数。

辨证：水亏火旺，血热气逆。

治法：养阴清营，平逆镇冲。

方药：

生地黄30克，白芍12克，枸杞子12克，菊花12克，黄芩12克，代赭石30克（先煎），牡丹皮10克，丹参15克，夏枯草12克，茺蔚子12克，怀牛膝12克。

药进2剂，鼻血即止，当月经水应期而潮，量亦正常。翌月经前10日仍服上方5剂，鼻衄未再作。[刘芳，等.姚寓晨运用养阴清热法治疗月经病的经验.广西中医药，1990，13（6）]

哈荔田医案

○ 杨某某，女，21岁，未婚，1972年6月10日初诊。

素日喜食辛辣，近半年来，月事超前，量少色深，行经日少，常一二日即止。经前鼻衄，量色红。常伴胸闷腹胀，神烦寐少。此次经期将届，鼻衄已有三天，量时多时少，服药打针均未得止，且心烦易怒，小腹微胀。体困面白，小溲不爽。脉弦数，舌红，苔薄腻而黄。此为冲气上逆、迫血妄行使然。按气热则血热，气逆则血逆，故治从"热者清之""逆者平之"之旨，予清热凉血之法。

方药：

秦当归、赤芍药、粉丹皮、条黄芩各9克，白茅根30克，淡竹茹6克，广木香4.5克，仙鹤草24克，荷叶炭12克，花蕊石15克，怀牛膝12克，凌霄花4.5克，东白薇15克。3剂，水煎服。

二诊（6月14日）：上方服后，鼻衄得止，烦闷已平，寐亦略安。现月水临潮，惟量少腹胀。脉弦略数，舌渐润，苔薄腻。经血已然下达，治当因势利导，前法继进。

方药：

秦当归12克，赤白芍各9克，白茅根30克，紫丹参9克，广木香4.5克，香附米6克，怀牛膝12克，条黄芩、麦门冬各9克，淡竹茹6克。3剂，水煎服。

三诊（6月18日）：服药后，月经已净。脉弦数之象已平，舌润，苔薄白。此次行经四日，量较前多，曾下少量血块，现觉腰酸神疲。

治法：养血和肝、调理脾胃之法。

方药：

秦当归12克，女贞子、杭白芍、干生地各9克，川芎片4.5克，香附米6克，刘寄奴、云茯苓、炒白术各9克，淡竹茹、广陈皮各6克，炙甘草3克。3剂，水煎服。

服上方后诸症悉除，遂停药，嘱下次经前五天服二诊方3～5剂，并忌食辛辣。（《哈荔田医案医话选》）

李春华医案

○ 王某，月经先期，伴见鼻衄，经量减少半年，近2月经量点滴而下，鼻衄明显加重，血色紫红，头晕烦躁，口苦面赤。舌淡红，苔薄黄，脉细弦。

辨证：肝郁火逆，肺经郁热，血络受损。

方药：泻白散加味。

桑白皮30克，地骨皮、丹皮、白芍、夏枯草、藕节各15克，柴胡10克。月经来前连服3剂。经调治3个月经周期而愈。随访1年未再复发。[云南中医杂志，1996，（12）]

张寿颐医案

○ 及笄年岁，汛事未行，忽尔衄血大涌，渐以面浮足肿，全体俱膨。此血络不疏，挟水汹涌，本非轻恙。再授泄水化瘀，病机稍转，身肿已减，脉弦沉涩。舌不腻，宜踵前意，无事更张。

生延胡6克，全当归4.5克，台乌药4.5克，生紫菀6克，杏仁9克（打），炒车前9克，五加皮9克，茜草6克，小蓟6克，路路通6克，木蝴蝶3克，杜兜铃4.5克，楂肉炭6克。

另：冬瓜皮240克、杉木片30克、丝通草15克，三物先煎代水。

二诊：衄后足肿面浮，是肝肾阴亏，而肺亦失展布之职。脉左弦搏，舌不甚腻，证非易疗，姑再宣肺金以通水道。

杜兜铃4.5克，生桑白皮12克，条子芩6克，肥知母4.5克，生延胡6克，生楂肉6克，生研代赭石12克（包煎），五加皮9克，路路通6克，广郁金6克，干地鳖虫

3枚。

另：兰田三七2.4克（研细末），分二次药汁吞。冬瓜皮15克、大腹皮15克、丝通草12克，三物煎汤代水。（《张山雷专辑》）

汪逢春医案

○张（二十一岁）案。

初诊：九月八日。月事阏黑，鼻干有血，牙痛阵作，两脉细滑而涩，饮食二便如常。病属血凝气滞，拟以调气通络。

鲜怀生地五钱，苦楝子钱五（同炒），四制香附三钱，怀牛膝三钱，鲜佛手三钱，赤芍药钱五，真新绛钱五，枯子芩钱五，嫩桑枝五钱，小青皮钱五，真归须三钱，藕节廿个，丝瓜络三钱。

益母丸二丸，匀两次，药送下。

二诊：九月十二日。月事渐畅，其色瘀鲜不一，鼻血止而牙痛亦愈，两脉细弦而滑。再拟前法加减。

怀生地三钱，苦楝子钱五（同炒），四制香附三钱，枯子芩钱五，鲜佛手三钱，赤芍药钱五，真归须三钱，藕节廿个，怀牛膝三钱，孙青皮钱五，真郁金钱五，延胡索钱五，丝瓜络三钱，嫩桑枝五钱。

益母丸二丸，匀两次，药送下。

○王女（十四岁）案。

二月二十六日年已二七，癸事未通，每月必见鼻衄，流血甚多。衄血不止，则一身疼痛。病属倒经。亟以通利百脉、调达冲任。

鲜金斛一两（先煎），赤芍药钱五，真郁金二钱，藕节廿个，鲜生地一两，苦楝子钱五（同炒），真归须三钱，四制香附三钱，苏子霜钱五，怀生膝三钱，焦山栀二钱，粉丹皮钱五，丝瓜络三钱。（《泊庐医案》）

魏长春医案

○病者：董姑娘，年十四岁。四月二十五日诊。

病名：倒经吐血。

病因：学校读书，体操跑跳受伤，冲气上逆。

证候：咳嗽潮热，经来极少，上逆吐血衄血。

诊断：脉弦滑数，舌红，冲脉上逆咯血，病名倒经。

治法：清热降冲破瘀。

方药：

参三七一钱（研吞），鲜生地八钱，天花粉八钱，赤芍三钱，丹皮炭三钱，大黄炭三钱，玄参八钱，益母草三钱。

次诊：四月廿六日。得泻热从下降。吐血衄血皆止，经来稍多。脉滑舌红，咳嗽未已。仍拟和营降逆法。

次方：

参三七一钱，女贞子三钱，旱莲草三钱，赤芍三钱，丹参三钱，益母草三钱，茯神三钱，米仁八钱，瓜蒌皮三钱，苦杏仁三钱。

三诊：四月廿八日。咳嗽未止，经水仍来，脉滑舌红。拟清肺凉血法。

三方：

桑白皮三钱，枇杷叶五片（去毛），生甘草一钱，杜百合三钱，白芍三钱，瓜蒌皮三钱，白茅根三钱，女贞子三钱，旱莲草三钱，苦杏仁三钱。

效果：服后咳嗽止，胃苏病痊。

炳按：此证初治，用丹栀逍遥散亦极效，倒经即下行。

○病者：陈友富之妻，年十六岁。八月二十七日诊。

病名：伏暑倒经。

病因：伏暑内蕴，新凉外束。

证候：恶寒发热无汗，便闭三日，鼻衄呕吐，经水先期而至。

诊断：脉象滑数，舌红苔薄黄。伏暑热炽，迫血妄行也。

治法：清热凉血通腑，凉膈散合桃仁承气汤加减。

方药：

鲜淡竹叶三钱，薄荷一钱，连翘三钱，黄芩三钱，焦山栀三钱，生大黄四钱，元明粉四钱，桃红三钱，生甘草一钱，鲜生地八钱，银花三钱。

次诊：八月廿八日。昨服药后，下酱类六七次，经水仍行。微有一寒热，咳嗽牵引腹痛，微汗，胃呆，口干。脉象滑数，舌红润，苔薄黄。

用柴胡白虎汤合青蒿鳖甲汤加减，便厥阴伏热，外达少阳。

次方：

柴胡二钱，黄芩三钱，西党参三钱，炙甘草一钱，制半夏三钱，生石膏八钱，知母四钱，鲜生地八钱，银花三钱，青蒿三钱，炙鳖甲八钱。

效果：服后热退病瘥。

炳按：前证伏暑热升，倒经鼻衄，清暑降气，凉血逐瘀，故诸症即平。（《慈溪魏氏验案类编初集》）

王文选医案

○谈某某，18岁。学生。1952年7月21日初诊。

患者于去年冬初，突然流鼻血，量不多，每日午后二三次。三天后月经来潮，量少色红，三天而净，余无不适，嗣后每月如此。自今年来，鼻血逐渐增多，齿龈肿胀出血，五天即止，月经继之而来，量极少，仅数滴即过。每逢经期，胸胀甚，心情悲伤，心神不安，欲坐思行，欲走思坐。如此，等经过后四五日，少觉舒适。身体佳食，面色红润，脉象弦，舌红少苔。虽曾治疗多次，效果不甚显著。脉症合参，此乃年少气血旺盛，秉性倔强，嗜食辛辣，肝气横逆，迫血妄行。治宜泻肝清金。

方药：

天冬4.5克，远志6克，柴胡3克，沙参4.5克，连翘3克，山栀3克，知母3克，羌活3克，白芷3克，胡连1.5克，甘草1.5克。

7月26日二诊：服药三剂，月经已过，以知柏地黄丸，每日2次，每次9克，开水空心服下，连服半月。

8月18日三诊：经前又流鼻血，但经量多色深红，继服初诊方三剂。

8月24日四诊：经净，再以知柏地黄丸如前服之，接着服丹栀逍遥散一周。如此治疗两个月经周期，前后共治四月而愈。（《中医医案医话集锦》）

章次公医案

○月经愆期十日，鼻衄，此为代偿性月经。患者少腹胀痛，是为瘀阻，可用催经剂。

丹皮9克，桃仁2克，当归9克，川芎6克，泽兰9克，茜草6克，苏木6克，生蒲黄6克，台乌6克。

○经停四月，代偿于口鼻而出。比来腹感胀痛，色、脉皆无虚象，可攻。

泽兰叶9克，蓬莪术9克，赤芍9克，川芎6克，王不留行9克，紫丹参9克，桃仁泥12克，当归9克，丹皮9克，粉甘草3克，大黄䗪虫丸12克。

○漏红，见鼻衄而量多，病者自以经停四月为妊娠，故不以鼻衄为倒经。

生地榆9克，干地黄15克，仙鹤草9克，旱莲草9克，生侧柏叶12克，冬青子9克，栀子炭9克，干荷叶6克，白茅根1扎，蛤粉炒阿胶12克，石斛15克，黑木耳12克。（《章次公医案》）

朱小南医案

○高某，23岁，未婚，工人。

患者身体颇为结实，15岁起即有周期性的衄血，迄今已8年余。20岁时始月经来潮，经来1年后经停止，而鼻衄血量日益增加。

初诊：1960年6月。适值衄血之期，患者用棉花塞住一侧鼻腔，据述此鼻孔昨日起出血颇多，迄今未停，所以用棉球塞住，稍缓其势。平时有头晕腰酸，带下，经水2年未来，性情一向急躁，容易动怒。切脉弦数，舌苔薄黄。

辨证：肾虚肝热迫血妄行。因在出血期间，急则治其标。

治法：清肝泻热、引血下行法。

方药：

旱莲草12克，怀牛膝9克，柴胡3克，鲜生地24克，焦山栀9克，淡子芩9克，炒当归6克，炒赤芍6克，焦楂炭9克，丹参9克，茅根15克。

复诊：服药数剂，衄血逐渐减少而后停止。由于经水2年余未来，初潮期又为20岁，平时有腰酸之象，证明身体外表虽然肥胖，而胞宫发育欠佳，肾气虚弱，欲调其经水，必先补气冲任，方是治本之道。拟用养阴调经、填补冲任法。

紫河车9克，女贞子9克，白芍9克，菟丝子9克，巴戟天9克，仙灵脾9克，当归6克，熟地9克，山萸肉9克，泽兰叶9克，青蒿6克。

经上方加减调治后经水已来。（《中医当代妇科八大家》）

贺钧医案

○倒经由鼻口而出，按月以行，血块磊磊，少腹胀满，脘闷厌食，左耳流脂，脉弦细，舌红中黄。肝家气火上升、冲脉不通所致。当清肝泄热，导血下行。

鲜生地八钱，桃仁泥一钱五分，藏红花五分，大丹参二钱，粉丹皮一钱五分，郁金炭二钱，淮牛膝一钱五分，黑山栀二钱，京赤芍二钱，当归二钱，藕二两，佛手八分。

另：八味逍遥丸二两、四物丸二两，和匀。每服三钱，开水下。

○ 倒经数年，每月由左鼻而出，腹中先痛，间吐食物酸水，脉弦细，舌红。当从肝胃两治。

当归二钱，大丹参二钱，川郁金二钱（炒炭），延胡索一钱五分，川楝子一钱五分，白蒺藜四钱，大白芍二钱（吴萸三分拌炒），大生地五钱，生香附一钱五分，新红花八分。

○ 血热，肝失条达，痰气又薄结于中，每值经行，必先鼻衄，遍体痛，两乳痛，少腹结胀，脐突，或音嘶，或胁下痛，脉弦滑，舌苔浮黄。业经数年，难图速效。

当归二钱，大丹参一钱五分，川郁金二钱，青陈皮各一钱，大白芍二钱，川楝子一钱五分（醋炒），旋覆花一钱五分（包），川断肉四钱，白蒺藜四钱，柴胡一钱（醋炒），云苓三钱，金橘叶廿片，红枣三个。（《贺季衡医案》）

林珮琴医案

○ 沈氏，按月倒经，血出鼻口。此由肝火上迫、不循常道，宜抑肝火，导归冲任，可使下行。此即搏跃过颡之理。拟四物汤去川芎，其当时用醋制，加生熟、山栀各二钱，丹皮二钱，黄芩、枳壳各一钱二分，降香、甘草各一钱，郁金五分。每月经前服四剂，后得转逆为顺。（《类证治裁》）

陈蛰庐医案

○ 永嘉贾楚玉尊政，黄漱兰先生令爱也。孕十四月而不产。永瑞医者日从事于养胎诸剂，而胎终不长不产，因乞予以卜产期。脉之两手均见浮洪，惟左手关稍弱。审其胎前并无弄胎试月诸候。惟恶心至今未除，心颇疑之。因自勘曰："以为胎耶，何孕已逾年，屡服补剂，而胎终不长？以为病耶岂有经停年余，而起居食息、步履色泽毫无病状者？"继而思之，孕二三月而呕吐恶心者，盖胚胎初结，血难骤下，故壅而上僭也。迨四五月，则血渐下行荫胎，而恶心愈矣。今十四月而此候尚在，血逆已甚，况脉又浮洪，于法当病，倒经。问向有齿血鼻衄否？皆答以无。忽忆喻江西治杨季登二女

案，因再问曰："比来身常得汗否？"曰："汗虽常有，但不甚沾濡，不以为意也。"予作而起曰："得之矣！此病结瘕而患逆经，医不细察病情，故往往背谬，请竟其说，以解众疑。"按《病源候论》，称癥瘕之病，不动者直名曰瘕，即此病也。故虽十四月，而不动不长，内病瘕而外无病状者，经自行也。凡妇人病，经犹未止，病虽甚可治。今经不行，非果经停也，经逆行旁溢，人自不察耳。盖汗出于心，而心实主血。汗血本属一家，故伤寒家每指血为红汗，若知平时所沁之汗即血，血即是经，则此病不过逆经结瘕，无他故也。盖妇人终身病瘕，而一切如常者，比比皆是，又何独疑于此之经停十四月，而无病状哉？方以木通二钱、莲子带心七枚、正阿胶钱八分、生白芍钱五分、白及末八分、麻黄根七分、浮小麦钱五分，清心敛肺、养血止汗之品，先收其汗，十剂而汗果止。继以当归钱二分、杞子三钱、阿胶二钱、龟胶二钱、生灵脂杵细八分、桃仁二钱、新绛七条，养肝滋肾、活血通经之剂，以通其经，十五剂而月事果来。命将本方分半守服，二十剂，按期而经水又来，于是群疑始释。翌日，予制一破积消瘕之方，令其合丸守服，渠家见皆攻伐猛烈之品，畏不敢服，宁甘带病延年。盖血足经行，瘕已无几，故渠惧攻中止。仆尝谓认症之诀，当于反正疑似处辨别明白，自解自难，久之自有一种真正道理，横飞跃出，焕然于心目之间，特非多读书，多临症者，亦断不能有此境耳。吁！安得潜心医学者，与之参究其间哉！（《蛰庐诊录》）

何其伟医案

○ 癸水自幼未通，鼻衄时作，兼有癥癖。此倒经之候也。若论治法，惟有温养肝肾而已。

上肉桂、炒熟地、山萸肉、枸杞、怀膝、紫石英、炒艾绒、炙龟板、全当归、丹参、乌贼骨（炙）。（《鰤山草堂医案》）

柳谷孙医案

○ 营气不畅，肝火上行，血从清道而溢，脉弦数内热，少腹痛，此倒经病也。当畅气调营、疏泄木火。

金铃子（酒炒）、延胡索（醋炒）、广木香、炒归尾、桃仁泥、长牛膝、红花（煎汁拌炒）、炒丹皮、黑山栀、鲜生地、薄荷（同打）、丹参、青皮、茅根肉。（《柳宝诒医案》）

方仁渊医案

○ 逢癸事至必鼻衄，俗所谓倒经也，脉右尺独大，厥阴之火挟君火上乘，拟熄之降之。

细生地、归身、延胡、香附、砂仁、韭汁、炒大黄、陈皮、丹皮、白术、炙草。

○ 当癸事之期而吐血。厥阴之气逆行也。姑降逆通营以平肝木。勿加咳嗽，尚易图治。

蒲黄、炒阿胶、旋覆花、沉香汁、血珀、醋炒五灵脂、风归尾、姜山栀、香附、韭汁炒大黄、代赭石、风丹皮。

再诊：肝气逆行而吐血，须顺降通营，不可以寒凉遏之。盖木性喜升，愈遏愈逆，其势然也。前方既合，姑且守之。

前方去五灵脂，加醋炒黑大豆、白芍。（《倚云轩医话医案集》）

曹南笙医案

○ 冲年天癸未至，春阳升动，寒热衄血。平昔溺后腰痛，耳目甚聪明，先天质薄，阴本难充易亏，最多倒经之虑。

乌骨鸡、生地、白生芍、茯神、天冬、知母、牛膝、茺蔚子、女贞子、阿胶。

上药除阿胶用水煎汁，乌鸡去毛翅，另以童便一碗、青蒿汁四碗、醇酒两碗、米醋一碗同煮，再加入煎药汁收膏，入阿胶收炖，暖服五钱。（《吴门曹氏三代医验集》）

郭志邃医案

○ 经期发热，鼻血如注，昏迷沉重，肚腹作胀。延余诊之，脉伏，余曰："兼痧而经逆者也。"弘先善放痧，刺腿弯二针，出紫黑毒血，不愈。余用桃仁、红花、独活、细辛、山楂、香附、青皮，加童便饮之，经行，调理而愈。（《痧胀玉衡》）

暗　经

朱小南医案

○ 曹某，17岁。

月经于15岁初潮，以后每逢3个月来一次，属医书上所称的"居经"，民间俗称为"四季经"。共来4次后，即告绝迹，后每逢3个月发生有规律性地腹痛1次，每次持续2~3日，迄今已18个月，家中父母为其担心，乃伴同于1961年底前来就诊。

诊时，观其体形尚属一般，惟面色苍白，神志似觉畏寒。询其经闭前的情况，据答1年半前，经来时，曾食冰棒，后即经水中止，一直不再来临，至期则腹痛，小腹有虚冷感。昨日起腹痛又告发作，迄今未停。其母在旁询问是否会成干血痨，按脉及视其舌苔后，乃解释谓："病属经期饮冷致气血郁滞，所以发生暗经，根据症象属寒凝经阻，并非干血痨。不必担忧，调理后当能恢复来潮。"后经诊疗5次，经水即行来临，现将当时医案记录于下。

初诊：12月31日。居经复又因饮冷而停经一载半，隔3月腹痛一次，昨又发作，绵绵冷痛不休，乃暗经之象，脉细迟，苔薄白。

辨证：冲任虚寒，气滞经阻。

治法：理气温宫。

方药：

陈皮6克，炮姜3克，制香附9克，片郁金9克，乌药6克，川楝子9克，枳壳4.5克，肉桂2.4克，焦山楂9克，牛膝9克，泽兰6克。

二诊：1962年1月2日。服药后腹痛已大好，略感腰酸肢软，精力疲乏。盖气血尚有凝滞，治拟温补冲任。

肉桂2.4克，吴萸2.4克，黄芪9克，制香附9克，川断9克，杜仲9克，枳壳4.5克，白术6克，陈皮6克，川牛膝9克，红花9克。

三诊：5月22日。上次服药后，腹痛已止，3月间曾有腹痛，势缓时短，昨晚又作，盖过3月。

治法：温经暖宫。

陈艾6克，制香附9克，当归9克，大熟地9克，玄胡索6克，台乌药9克，肉桂2.4克，白术6克，陈皮6克，红花9克，泽兰叶9克。

四诊：5月23日。服药后腹痛已愈，头目昏花，经水仍然未来，非温通血海、月隧难能流动也。

上官桂2.4克，鹿角霜9克，巴戟天9克，当归9克，丹参9克，制香附9克，大熟地9克，焦山楂9克，煨木香4.5克，红花9克，陈皮9克。

五诊：6月17日。上月调治后，经水昨晚停2载而来，量少不畅，腰酸腹痛，脉细弦，舌苔薄白，血海虽已流通，经水尚感滞涩。

治法：理气活血。

当归9克，熟地9克，川芎4.5克，制香附9克，巴戟天9克，杜仲9克，广郁金9克，台乌药6克，焦白术6克，五灵脂9克（包），焦山楂9克。（《中医当代妇科八大家》）

经　闭

王渭川医案

○陶某，女，18岁。

症状：行经期内，涉水受寒，经停5月，并无白带，少腹胀痛，精神抑郁，胸痞胁痛，不思饮食。

脉：细涩。

舌：淡红，苔薄白。

辨证：寒凝气滞，血因寒结，瘀阻冲任。

治法：活血温宫，调冲化瘀。

方药：

潞党参24克，生龟板24克，熟附片9克（先熬2小时），鹿角胶15克，桑寄生15克，菟丝子15克，当归9克，丹参9克，地鳖虫9克，槟榔9克，牛膝9克，红泽兰12克。

疗效：上方连服15剂后复诊，经仍未行，腹隐痛，白带已见，属经水将潮之兆。原方去鹿角胶、龟板、丹参、牛膝、桑寄生、菟丝子、槟榔，加于术、川芎各6克，黑故脂、胎盘各12克，女贞子、旱莲草、覆盆子各24克，炒蒲黄15克。每日1剂，连服1月，月经已至，面色转华，体力增强。原方续服1月，诸症获治。（《中医当代妇科八大家》）

刘赤选医案

○梁某，女，30岁，门诊号1081868。

初诊（1978年4月3日）：患者自述婚前经候正常，婚后因病服药不慎，遂至长期经候失调，初起月经2~3月或6~7月一次，经量或多或少。从1971年5月29日起，月经停止。初以为有孕，未加治疗，后经妇检证实为闭经。曾先后用人工周期法及服中药除痰湿、活血通经之剂，均未获效。患者闭经后身体渐见肥胖，时有头疼胸闷心跳。脉细弱，舌胖苔白。

辨证：精血不足，血虚经闭。

治法：滋养精血，调理冲任。

方药：柏子仁丸加味。

卷柏9克，泽兰9克，当归尾9克，川续断9克，淮牛膝9克，熟地21克，柏子仁15克。

水煎服3剂。

二诊（4月7日）：患者服药后，觉少腹微疼有经来之兆。继用前法去归尾。

方药：

柏子仁15克，卷柏9克，泽兰9克，川续断12克，淮牛膝12克，熟地黄24克。

水煎服3剂。

三诊（4月9日）：服前方一剂，月经已通，经色初鲜红，后浓浊，经量正常，脉转细缓，舌红苔白。月经通而经色鲜红，是挟热之象，遂改用四物汤加味。

当归12克，熟地黄24克，川芎9克，白芍15克，丹皮9克，条黄芩6克，川续断9克，炙甘草6克。3剂。

以后经前三日均服柏子仁丸以巩固，经调理数月，月经恢复正常。［新中医，1963，（4）］

蒲辅周医案

○ 白某某，女，27岁，已婚。1956年5月11日初诊。

患者月事不以时下已二年半之久。近一个月来头晕目眩，心跳，胸膈不舒，睡眠不佳，饭后脘胀，消化弱，二便尚调，颈部右侧淋巴腺肿大约一年。现已两年零两个月经水未来潮，自觉脐下有软包块，按之则痛，肌肉日渐消瘦。检查：脉搏82次/分，体温37.4℃，血压104/64毫米汞柱。颈部右侧淋巴腺肿大，约1厘米×1厘米。心、肺正常，肝在肋下能扪到边缘，腹部胀气，子宫体正常大小，后倾能动，左右穹窿无扪痛，子宫颈口有轻度糜烂。脉象两寸微，两关弦，两尺沉涩。此属肝郁脾弱虚、心肾不交。《内经》谓"二阳之病发心脾"，女子不月，治宜先调肝脾。

方药：

抱木茯苓9克，炒白术9克，当归6克，白芍6克，醋炒竹柴胡4.5克，丹皮4.5克，炒栀子4.5克，甘草3克，制香附9克，夏枯草9克，吴萸2.4克，生姜3片。4剂。

复诊：服上方，头晕、目眩略减，饮食渐增，胸膈略舒，大便正常，月事仍未至，颈部淋巴腺仍肿大，脉如前，原方加消瘦之品。

方药：

抱木茯苓9克，炒白术9克，当归6克，白芍9克，醋炒竹柴胡4.5克，甘草3克，炒栀子4.5克，川芎4.5克，制香附9克，夏枯草9克，莪术6克，三棱6克，海藻9克，牡蛎12克。5剂。

三诊：服上方食眠较好，浑身皮肤觉痒，颈淋巴核略软，午后微短气，并见手足心热，脉尚如前。此经闭日久，络脉受阻，气血不和，仍宜调和肝脾，并主通经活络，病程日久，宜以丸剂徐图，兼服下方。

方药：

①当归6克，白芍9克，白术9克，桂枝6克，泽泻6克，川芎6克，茯苓9克，甘草3克，制香附9克，鳖甲15克，鸡内金9克，川楝炭6克。5剂，每日上午服1次。②大黄䗪虫丸10剂，每晚服4丸，开水送下。

四诊：药后腰腹胀，仅下白物，未见红色，午后手足心热减，大便正常，消化稍差，舌苔秽滞，脉象如前，宜原方加减续服。

①当归6克，白芍6克，醋炒柴胡6克，白术6克，川芎4.5克，制香附6克，三棱6克，莪术6克，官桂3克，鸡内金15克，川楝子（炮）6克，炒小茴3克，藕节15克。3剂。②大黄䗪虫丸6丸，服法如前。

五诊：服后三天下少许红液，有似月经，间日又见少许，腰痛，小腹胀痛，二便正常，脉象转为弦滑。此血滞络阻日久，肌肉消瘦，若不通经消瘀，终致经闭血枯，今经有欲通之象，宜乘势续进。

方药：

①当归6克，川芎6克，白芍9克，桂枝9克，三棱9克，莪术9克，丹皮6克，延胡索6克，五灵脂9克，炙鳖甲15克，川楝子6克，鸡内金15克，乳香、没药各3克。3剂。②大黄䗪虫丸6丸。

六诊：三次攻剂之后，下血之量虽不多兼有黏膜及白物，小腹按之痛，脉沉小紧，大积大聚，衰其半而止，改用调胃理气和血之剂。

方药：

茯苓15克，白术6克，当归6克，白芍9克，香附9克，橘核6克，川楝子（炮）9克，泽泻6克，鸡内金15克，官桂3克，木香3克。5剂。

七诊、八诊：病情比较缓解，阴户下气（阴吹），时有黏膜脱出，小腹及腰仍有胀痛，脉弦滑，改用疏肝理脾、疏利积气。

方药：

竹柴胡4.5克，制香附9克，当归6克，川芎4.5克，川楝子6克，五灵脂9克，京三棱6克，莪术6克，鸡内金9克。先后10剂，并送茴香橘核丸，每次6克，日2次。

九诊：月经来潮，量尚不多，有小血块，色紫黑，共行4天，腰亦不痛，食、便正常，脉弦滑，病人至此经事已通，气血初顺，仍以原法调理，再过两月而体力精神渐复，以后又有妊娠。（《近现代二十五位中医名家妇科经验》）

姚寓晨医案

○ 王某，女，36岁。

患者于1年半前进行人流手术后一直闭经，并伴有持续性乳汁分泌。平时情志抑郁，时而急躁易怒，头晕心烦，视物模糊如在雾中，胃脘嘈杂，腹部疼痛，自觉有"胎动"，曾服杞菊地黄丸、逍遥散及西药，疗效欠佳。经妇科检查化验、X线检查及各种辅助检查，诊为闭经溢乳综合征。舌暗红，苔黄腻，脉细弦。

辨证：肝火内积，心肾不济，真阴虚亏，胞脉失养。

治法：时以泻心火、通心气治标，滋肾水、益阴血治本。

方药：

左金丸9克（包煎），大生地15克，细木通5克，竹叶心6克，紫丹参9克，琥珀末3克（研吞），柏子仁9克，淡秋石9克，焦山栀9克。5剂，水煎服，每日1剂。

二诊：诸症减轻，仍经闭溢乳，重在滋养肾水以泻心火。

方药：

炙龟板（先煎）30克，生熟地各15克，山萸肉10克，陈阿胶（烊化）12克，怀牛膝20克，柏子仁10克，卷柏10克，泽兰叶10克，交泰丸10克（包煎）。每周5剂，连服1月。

三诊：溢乳已停，月经未行，应滋阴养血、交通心肾。

方药：

原方8倍量加猪脊髓150克和蜜为丸，每日2次，每次10克。

四诊：丸方服用2月后，月经来潮，但量少，色紫红有块，腰酸腹痛。此为肾虚气滞而致，以补肾理气调冲任为法。

方药：

炙龟板30克（先煎），山萸肉12克，菟丝子12克，生熟地各12克，全当归10克，赤白芍各10克，大川芎10克，紫丹参12克，制香附10克，桑寄生12克。7剂。

五诊：经闭溢乳均愈，惟有时腰酸口干。嘱服六味地黄丸缓调，巩固疗效。妇科及各种化验、检查均正常。

1年后随访，月经正常，溢乳未再复发。（《现代名中医妇科绝技》）

朱小南医案

○ 吴某，31岁，已婚，干部。

月经一向超早，2年前由上海赴外地后环境变迁。月讯杳然无迹，身体羸瘦，头眩目花，小便频数，腰酸畏寒，精神疲惫，乃于1962年2月初返沪就诊。

初诊：2月16日。闭经16个月，面色不华，腰酸神疲，性生活淡漠，眼泡虚浮，脉沉细，舌质淡，苔薄白。证属肝肾虚亏，癸源不足。

治法：补肝肾，益气血。

紫河车9克，紫丹参9克，巴戟天9克，川牛膝9克，木瓜9克，仙灵脾9克，杜仲9克，熟地9克，白芍6克，紫石英9克（先煎），白术9克，黄芪9克。

二诊：2月19日。四肢不温，小腹有虚冷感，冲任虚寒之象也。治宜温肾暖宫。

淡附片6克，肉桂2.4克，玉竹9克，鹿角霜9克，熟地9克，丹参9克，鸡血藤膏9克，香附9克，仙灵脾9克，巴戟天9克，牛膝9克。

三诊：2月21日。小腹虚冷感已瘥，胃口不佳，精力疲乏，脾胃为气血之源，必须重视。

治法：健脾益血，充养癸源。

白术6克，新会皮6克，茯苓9克，黄芪9克，熟地9克（砂仁2.4克拌），丹参9克，巴戟天9克，陈艾6克，炒枳壳4.5克，益母草9克，泽兰叶9克。

四诊：2月23日。服药后小腹冷痛已愈，胃口渐开，刻下小腹坠胀感。盖冲任渐趋流利。

治法：理气调经。

香附9克，郁金6克，白术6克，黄芪6克，当归6克，黄精9克，炒枳壳4.5克，川牛膝9克，陈皮6克，茺蔚子9克，香橼皮4.5克。

五诊：2月25日。腿膝酸软，胸闷不舒，略有白带，腰酸殊甚，肾气不足。

治法：固肾宽胸。

鹿角霜9克，紫河车9克，陈皮9克，香附9克，潞党参9克，白术6克，茯苓9克，黄精9克，巴戟天9克，玫瑰花3克，月季花2.4克。

六诊：2月27日。调理后眼泡虚浮已好，面色渐润，腰酸亦瘥，腿膝健朗，病有转机，再当调补肝肾。

巴戟天9克，黄精9克，丹参9克，党参9克，熟地9克（砂仁2.4克拌），炒阿胶9克，香附9克，焦白术6克，川牛膝9克，炒枳壳4.5克，陈皮6克。

七诊：3月1日。服药后精力已充，带下亦少，经水虽尚未来，身体已渐复原。再养血以充源，健脾以培本，经水毋催，当能自调。

菟丝子9克，蛇床子9克，党参9克，熟地9克，砂仁2.4克（拌），炒阿胶9克，枸杞子9克，五味子4.5克，白术6克，香附9克，枳壳4.5克，陈皮6克。

八诊：3月3日。白带已愈，精神亦好，略有胸闷腹胀。

治法：充养为主，理气为辅。

当归9克，巴戟天9克，丹参9克，焦白术6克，新会皮6克，茯苓9克，香附9克，合欢皮9克，陈香橼3克，玫瑰花2.4克，月季花2.4克。

九诊：3月5日。诸恙次第就愈，经水虽尚未恢复，病因既除，为期当不远焉。治乃滋其源，调其气。

党参9克，黄芪9克，当归9克，紫河草6克，鹿角霜9克，丹参9克，巴戟天9克，香附9克，枳壳4.5克，红花6克。

十诊：3月8日。昨出鼻红，少许即止。此亦吉兆，血贵流通，逆于上则应导于下，经水即将来届。

仙鹤草9克，益母草9克，川牛膝9克，巴戟天9克，狗脊9克，金樱子6克，黄芪9克，白术6克，陈皮6克，首乌9克，玉竹9克。

十一诊：3月12日。经停16月，经20余日之调理昨晚已转，量少不爽，略有腹胀肢软。宜调经疏通。

当归9克，川芎4.5克，熟地9克，焦白术6克，白芍6克，巴戟天9克，狗脊9克，木瓜9克，乌药6克，川牛膝9克，香附9克。

十二诊：3月16日。服药后经来已畅，历4日而净，现略感腿膝软弱。症固痊愈，仍当调补气血，以巩固疗效。

党参9克，黄芪9克，熟地9克，炒阿胶9克，仙灵脾9克，川断9克，玉竹9克，首乌9克，白术6克，木瓜9克，桑枝9克，新会皮6克。

患者经调理后，体力恢复，情绪愉快，停经1个月又来就诊（4月），述近感头眩畏寒，胸闷泛恶，小溲频数，按其脉为滑数。嘱妊娠试验结果2次均为阳性。（《中医当代妇科八大家》）

韩百灵医案
○ 陈某，女，35岁，已婚。

初诊：1985年8月。

主诉：18岁月经初潮，每2～3月1行，经量正常。婚后5孕1产，产后流血较多。此后月经至今未潮，年逾2载，虽治亦无转机。

诊查：平素头眩健忘，目涩耳鸣，腰膝疲软，手足心热，口干不欲饮，夜寐多汗。舌红无苔，脉弦细数。

辨证：证属肾气未充，肝失濡养，精血不足，胞脉虚空，无水舟停。

治法：填精养血，补阴清热。

方药：

炙鳖甲15克，龟板20克，生地25克，当归15克，白芍20克，山萸肉15克，骨皮15克，盐柏10克，白薇15克。水煎服，10剂。

二诊：口干、目涩、盗汗悉减，头眩耳鸣症除。舌脉同前。原方减白薇，加杜仲、川断各20克，继服药10剂。

三诊：腰膝渐觉有力，精神爽慧，小腹、乳房微胀，有经血欲潮之感。脉转弦滑。宗二诊方减炙鳖甲、骨皮、盐柏、阿胶，加巴戟天、牛膝、益母草各15克，白芍易赤芍。嘱服药3剂。

四诊：月经来潮，行经2天，量少，色淡红。舌红苔薄，脉弦缓。

方药：

熟地20克，山药15克，白芍15克，枸杞15克，川断20克，杜仲20克，牛膝15克，寄生15克，女贞15克，旱莲草15克，仙灵脾20克，仙茅20克。水煎隔日1服，经期停药，经后再依法服之。

经过3个月的调治，患者终于月事如期，获得痊愈。（《中医当代妇科八大家》）

徐志华医案
○ 一女工，26岁，闭经5月余，自然流产1胎，至今3年未孕。妇检：宫颈轻糜；宫体正常大小，质硬，活动差；附件：右（－），左侧呈条索状，压痛（－）。印象：①继发性闭经；②继发性不孕；③慢性附件炎。患者以往月经基本正常，流产后月经即量少，以致闭经。诊脉沉弦，舌尖有紫点。

辨证：气结血滞，胞脉瘀阻。

治法：活血化瘀，通经散结。

方药：

化瘀通经散（组成为：当归、赤芍、红花、桃仁、三棱、莪术、川牛膝、乌药、穿山甲、丹参、刘寄奴各10克，川芎5克，肉桂3克。有热象加丹皮10克，去肉桂；积瘀过久，已成干血者，加地鳖虫10克）去肉桂，加丹皮，10剂。

服药后月经来潮，量少色紫红，2天净，经治3月余，共服化瘀通经散60剂，月经恢复流产前正常状态。停药半年怀孕，足月分娩1男婴。（《现代名中医妇科绝技》）

宋光济医案

〇 姚某某，女，29岁，工人。1979年9月27日初诊。

室女闭经4月，大便干结，口渴欲饮，面色不华，心烦腰酸，脉弦细数，舌红绛少苔。

治法：清胃养血调经。

方药：

益母草、川石斛、瓜蒌、泽兰、当归、赤芍、生卷柏各9克，小川连、川芎、杜红花各3克，小生地、鸡血藤、丹参各12克，红枣7枚。7剂。

二诊（10月11日）：服药后，带下稍有夹红，大便仍干，脉舌如前。前方去红枣、瓜蒌，加制军6克，肉苁蓉、仙灵脾各9克。7剂。

三诊（11月1日）：前方又自服7剂，舌红已退，口渴便秘均瘥，脉细苔薄，胃火已清，阴血未复，再拟养血滋肾。

方药：

小生地、淮山药各12克，当归、焦白芍、枸杞子、菟丝子、覆盆子、车前子、桑寄生、炒川断各9克，炒丹皮6克，川芎3克。7剂。至11月4日经转，量偏少，翌日起即转正常，观察数月，疗效巩固。（《近现代二十五位中医名家妇科经验》）

何子淮医案

〇 金某，女，21岁，工人。

初诊：患者先天不足，发育迟缓。17岁月经初潮，且每届衍期，甚至数月1行，量少色淡。经妇科检查，子宫幼小，女性第二性征发育欠佳。曾用西药作人工周期治疗数次，停药即闭，未能奏效。近4个月月经未潮，形体消瘦，腰酸带多，纳食不香，脉来细软无力。此乃禀赋弱于先，将摄失于后，肾气不充，精血内愦，天癸难至。

治法：补肾填精。

方药：

熟地炭12克，石楠叶12克，狗脊12克，白芍12克，仙灵脾15克，菟丝子15克，丹参15克，覆盆子9克，当归9克，陈皮5克，炙甘草5克。

复诊：上方服半月，精神稍振，腰酸减轻，胃纳转增。经水虽未来潮，但小腹时有胀感，此属意中佳兆。前方参理气活血之品，以敦促经下。

熟地炭12克，仙灵脾12克，石楠叶12克，炒川断12克，菟丝子30克，杞子12克，当归12克，丹参12克，川芎9克，月季花9克，香附9克，炙甘草6克。

三诊：屡进补肾调冲及活血行气之剂，经水来潮，色紫，量一般，仍伴腹胀、腰酸乏力，此下焦虚寒之象。再拟温肾调理。

紫石英15克，熟地炭15克，石楠叶15克，仙灵脾15克，菟丝子15克，覆盆子15克，狗脊12克，韭菜子12克，杞子12克，辰麦冬9克，炙甘草6克。

经调理2月余，经水准时而下，色、量均可，精神振作。妇科复查，子宫已趋正常大小，阴毛增多，乳房渐见发育，形体也见转丰。嘱其经前间断服药，可望巩固疗效。（《中医当代妇科八大家》）

刘奉五医案

〇 陈某某，女，27岁。

初诊日期：1962年3月20日。

主诉：闭经5个月。

现病史：患者19岁月经初潮，2至6月行经1次。每次行经3至4天，血量中等，色红无块，伴有痛经。1960年曾因闭经1年余，于1961年住院治疗，作人工周期3至4个月，治疗期间月经来潮，停药后又闭经。曾检查基础体温3个月，均为单相型。取子宫内膜检查为增殖期变化，激素水平低落。子宫发育不良，继续治疗半年，疗效不巩固而来本院。

现症：有时头晕头痛，烦躁多梦，睡眠不实，倦怠健忘，平素白带量多，尿频，夜尿多，食纳尚可，大便正常。

妇科检查：外阴正常，阴道通畅，宫颈轻度糜烂，宫口小，宫体前位，较正常为小，活动好，两侧附件（-）。阴道细胞涂片：激情素水平较低落。宫颈黏液无羊齿结晶。

舌象：舌尖红，有瘀斑，舌苔薄白。

脉象：弦滑，两尺无力。

西医诊断：无排卵性月经，继发性闭经。

辨证：脾肾不足，血虚肝旺，气滞血瘀。

治法：理气活血，平肝清热，补肾调经。

方药：

桃仁6克，红花6克，泽兰9克，益母草12克，丹参12克，郁金9克，川牛膝9克，石决明30克，滁菊花12克，乌药6克，紫河车3克（冲）。

治疗经过：以上方为主，曾加减使用过白芍、丹皮、栀子、黄芩等药，并且配合得生丹、逍遥丸、五子衍宗丸等，治疗约1个月，月经于5月1日来潮，行经4天，色量正常，经行腹痛，继以调经为法，前方加减。月经于6月7日、7月9日、8月10日、9月份规律来潮。在治疗期间，作内分泌功能检查，基础体温测定约4个月，均为单相型。宫颈黏液检查，为不典型之羊齿结晶。阴道分泌物检查：清洁度Ⅲ度。阴道细胞涂片激情素水平持续性低，共做16次，约3个半周期，均无周期性变化。

经治疗后月经来潮约5次，但检查均系无排卵性月经。患者既往有月经不调史，平素白带多，腹痛隐隐，辨为下焦虚寒，10月份在月经周期的第10天开始使用补肾暖下、理气活血调经之丸药，方药如下。

橘核24克，荔枝核45克，川楝子15克，香附15克，桃仁9克，小茴香24克，胡芦巴30克，巴戟天30克，淫羊藿12克。

上药共为细末，炼蜜为丸，每丸重9克，日服2丸，配合隔日针灸1次。穴位采用：气海、关元、中极、三阴交。末次月经为11月30日。于停经45天做尿妊娠试验阳性，妊娠期间，情况良好，于1963年9月6日足月顺产一男孩，母子健康。（《近现代二十五位中医名家妇科经验》）

○刘某，女，29岁。

初诊日期：1975年5月17日。

主诉：闭经半年之久。

现病史：自十六岁初潮起，月经一直稀行，每年来月经1～3次，曾行人工周期治疗，停药后又闭经，现已闭经半年，结婚6年未孕。自觉胸闷不舒，烦急易怒，胃脘胀满，纳减少，少寐多梦，心慌气短，头晕，心烦热，口干，身体逐渐发胖，曾经妇科检查，除子宫较小外，未发现其他异常。舌质红，脉弦滑。

辨证：阴虚胃燥，冲逆经闭［西医诊断：（1）继发性闭经；（2）原发性不孕症］。

治法：清胃化燥，降逆调冲。

方药：

瓜蒌24克，石斛12克，栀子9克，连翘9克，泽兰9克，丹参9克，瞿麦9克，萹蓄12克，牛膝12克，益母草12克，车前子9克。

治疗经过：6月9日服药7剂后，症状减轻，仍有烦热口干，胸闷烦急。上方去栀子、连翘、萹蓄，加枳壳6克、元参9克、麦冬9克、当归9克，继服。6月20日服药6剂后，症状减轻，于6月18日、19日行经2天，血量极少，咖啡样色。7月3日服药7剂后，症状改善不大，仍有心烦热、胸闷，舌质红，脉弦滑兼数，方药如下。

瓜蒌30克，元参9克，麦冬6克，生地12克，白芍12克，瞿麦12克，车前子9克，牛膝12克，益母草12克，栀子9克，连翘9克，泽兰9克，丹参9克。

8月1日：服药后于7月19日行经6天，量仍少，诸症减轻，上方去栀子、连翘，加桃仁、红花各6克。

8月30日：药后诸症消失，按月正常行经3次（6月18日～19日，7月19日～23日，8月13日～20日）。

惟经血量少，加用桃仁、红花后，经量逐渐增多，体胖稍减，现仍感口干、眠差，脉弦滑，舌暗红，仍以前方继服。9月5～9日行经，量较前稍增多，继服前方以巩固疗效。（《刘奉五妇科经验》）

○刘某，女，34岁，门诊简易病历。

初诊日期：1973年6月19日。

主诉：闭经已7年。

现病史：患者于1966年正常产后，哺乳1年余，曾行经5个月，以后开始闭经。作人工周期才能行经，曾经内诊检查称子宫较小，自觉手脚心发热，腰酸痛，下腹发凉。

舌象：舌质暗。

脉象：沉弱。

西医诊断：继发性闭经。

辨证：肝肾不足，血虚经闭。

治法：滋补肝肾，养血通经。

方药：

当归9克，白芍9克，川芎4.5克，熟地12克，仙灵脾15克，仙茅9克，菟丝子9克，枸杞子12克，车前子9克，五味子9克，覆盆子9克，牛膝12克。

治疗经过：8月16日，按上方加减服药1个多月后，上述症状减轻。近日来自感心慌，气短，恶心，胃脘闷胀，纳食不香。改以平肝和胃、养阴清热、补肾调经为法，方药如下。

石斛12克，黄芩9克，马尾连9克，麦冬9克，生地12克，甘草6克，白芍12克，车前子9克，牛膝9克，益母草9克。

药后恶心、心慌等症状明显好转。以后按6月19日与8月16日方交替加减，配合人工周期开始行经。于1973年9月以后，单独取用中药。自1973年9月至1974年3月连续月经来潮7次，并经原医院妇科检查，称子宫恢复正常大小。但是于1974年3月10日行经5天后，于3月24日又有少量阴道出血，伴有心慌、失眠、腰酸痛、白带多。3月29日来诊时，辨为湿热下注，改用清热利湿法，方药如下。

瞿麦12克，萹蓄9克，车前子9克，木通3克，马尾连6克，草薢9克，阿胶珠15克，生龙齿24克。

1974年4月3日：服上方3剂后，阴道出血已止，5月份月经又未来潮，改用瓜石汤加减。于6月13日又行经，行经2天，量少，7月份又闭经。

1974年8月3日：就诊时自诉胃脘堵闷，食纳差，眼干、咽干、腰酸腿酸，下午有低热，白带多，脉沉弦，舌质暗淡，苔薄腻。辨证为湿阻中焦，胃气不降。治以清热化湿、和胃降逆，投以下方。

黄芩9克，马尾连9克，瓜蒌15克，半夏9克，砂仁6克，生薏苡仁12克，陈皮4.5克，六一散12克。

末次随诊8月10日，上述症状已减轻，但是月经尚未来潮。（《中医当代妇科八大家》）

孔伯华医案
○李女（35岁）案。

经闭十四周未通，服药未效，近有臌胀意，口渴喜饮，兼有鼻衄，又不似逆行势，腰腿痛楚颇剧，脉弦涩而实，姑予重剂通经。

石决明（生、研，先煎）30克，生鳖甲（先煎）15克，生石膏（研，先煎）15克，延胡索12克，川牛膝12克，旋覆花（包煎）12克，生赭石15克，大腹绒6克，北细辛4.5克，川郁金12克，桑寄生30克，威灵仙12克，制乳没各9克，桃杏仁泥各9克，鸡内金12克，生知柏各9克。

水煎兑无灰黄酒一杯，落水沉香（研细，冲服）1.5克，大黄䗪虫丸1粒（和入）。

复诊：1剂药后，血遂攻破而潮，腹中骤爽。据云血

色淡，黑块壅下，伴白色黏质，脉候实象已退，六位仍弦，予丸方调治。

按原方量加一倍（去黄酒，䗪虫丸改为5粒），同研细末，炼蜜小丸，早晚各服6克，以稆豆衣15克煎汤分送。[中医杂志，1958，（5）]

○程女案。

五月初八日。血因气结，肝湿亦盛，经停四月，腹部胀痛，兼有痞块拒按，大便滑下，日晡口渴，气机不畅，舌苔白腻，脉弦滑而数。治宜通经化瘀、兼利湿调气之品。

生海蛤一两（布包先煎），生鳖甲钱五分（先煎），石决明一两（生研先煎），川牛膝四钱，鸡血藤四钱，花蕊石四钱，代赭石三钱，生橘核四钱，旋覆花三钱（布包），川草薢五钱，炒黑丑一钱，炒白丑一钱，台乌药三钱，桃仁泥二钱，生知母三钱，小川连一钱，䗪虫二枚，焦麦芽三钱，焦稻芽三钱。

兑黄酒一杯，随汤药冲服二剂。

二诊：五月十一日。服药后腹部胀痛减轻，午后发热亦不似前盛，精神好转，带下颇多，腰肢及小腹有酸楚下坠之感，取脉弦实，瘀血渐活动，再宗原方加减以逐之。

原方加广木香七分（煨）、大腹绒钱五分、红鸡冠花三钱、白鸡冠花三钱。二剂。

三诊：五月十四日，瘀血已下，量颇多，而腹部仍未舒畅，腿肢酸软无力，湿热已下移矣，饮纳二便皆正常，脉弦而有力，气分仍未和也，再变通前方治之。

石决明一两（生研先煎），川楝子四钱（打），醋炒小麦皮三钱，全当归三钱，桑寄生六钱，鸡血藤五钱，煨广木香七分，大腹皮二钱，焦谷芽四钱，焦稻芽四钱，炒黑丑二钱，炒白丑二钱，小木通四钱，生橘核四钱，台乌药三钱，焦栀子四钱，川牛膝五钱，生滑石块五钱，桃仁泥三钱，焦槟榔钱五分，旋覆花三钱（布包），代赭石四钱，川芎钱五分，落水沉香四分（研细粉分两次冲），犀黄丸一钱（研细粉二次冲服）。二剂。

四诊：五月十七日。腹中痞块已消，按之甚平软，胀痛已止，血下减少；仍挟血带，多透明质黏；舌苔白薄，脉弦滑有力，余皆正常，再进调中滋益之品。

生牡蛎五钱（布包先煎），云茯苓四钱，生鳖甲一钱五分，陈皮一钱，珍珠母两半（生研先煎），全当归

四钱，桑寄生五钱，台党参七分，法半夏二钱，土炒白芍一钱五分，乌药三钱，川草薢四钱，益智仁三钱，代赭石二钱，制香附二钱，旋覆花钱半（布包），地黄二钱，何首乌三钱，炒焦稻芽四钱。

○邱女案。

八月十八日。阴分不足，肝家失养，湿乘虚入，夜不能寐，经水四阅月未下，周身麻痹，气机也为湿郁而胸脘阻痛，脉弦滑而数。当滋阴化湿，以交心肾，兼调气机。

生牡蛎四钱（布包，先煎），莲子心一钱，旋覆花钱五分（布包），代赭石钱五分，大腹绒一钱五分，桑寄生五钱，杭芍药三钱，台乌药三钱，竹茹四钱，首乌藤一两，磁朱丸三钱（布包先煎），丝瓜络一钱，稆豆衣六钱（布包煎），鲜藕一两，车前子三钱（布包煎），合欢花四钱，玫瑰花二钱。二剂。

二诊：八月二十一日。晋服前方药，证象略转。第阴分久亏，肝家失养，故气逆阻痛尚不能止，周身麻痹较轻，气血虚滞尚未畅调，闭经无动意，再依前方稍事增减。

生牡蛎五钱（布包先煎），鸡血藤五钱，生鳖甲三钱（先煎），杭芍药四钱，台乌药三钱，大腹绒一钱五分，威灵仙三钱，磁朱丸三钱（布包），川楝子四钱，血余炭一钱五分，杜仲炭二钱，旋覆花二钱（布包），代赭石二钱，六曲三钱，煨肉豆蔻钱五分，厚朴七分，生甘草五钱，炒枳壳二钱，桑寄生八钱，鲜藕一两。二剂。

○吴女案。

七月十八日。情怀悒郁已久，冲任两脉不相和，汛事愆期，近又数月不至，形体渐瘦，腹中满胀，食少，两颧较赤，足肢微有浮肿，周行之气血不通已久，络脉阻塞，血海渐涸，干血之象已露，幸未延误，脉沉弦而细，姑拟逐瘀生新之法以图之。

生鳖甲三钱（先煎），地骨皮三钱，生麦芽四钱，炒黑丑七分，炒白丑七分，川郁金四钱，鸡血藤五钱，生川牛膝四钱，大腹绒二钱，桃仁泥三钱，炒粉丹皮三钱，焦栀子三钱，生海蛤两（先煎），生珍珠母两半（研，先煎），醋制香附二钱，汉防己四钱，元胡三钱，煨广木香七分，旋覆花钱五分（布包），代赭石二钱，落水沉香五分（研细粉，分两次随汤药冲服），大

黄䗪虫丸一粒（煎入药内）。二剂。

二诊：七月二十二日。前方药服后，瘀象较为松动，但经道未通，天癸尚不能复，日来腹中微有潮热，体惫之象较前好转，脉象较数，再以前方稍加清润之品。原方去防己、桃仁，加酒当归四钱、真川芎钱、粉甘草钱、冬葵子三钱。二剂。

三诊：七月二十五日。太冲脉渐充，络脉闭塞之象骤通，是以经水畅至，腹中顿畅，谷化之机亦渐开，纳食颇香，腹胀仍未消除，阴液正气被伤日久，再进滋养之品。

生鳖甲三钱（先煎），金毛狗脊三钱，杭芍药三钱，山萸肉二钱，杜仲炭二钱，生左牡蛎五钱（布包，先煎），天冬二钱，麦冬二钱，大熟地四钱，桑寄生六钱，全当归三钱，云茯苓三钱，地骨皮三钱，炒粉丹皮二钱，大腹绒二钱，甘草一钱，白术钱五分，桃仁泥三钱。（《孔伯华医集》）

哈荔田医案

○马某，女，24岁，未婚。1977年12月2日初诊。

主诉：素性急躁，1年前与其爱人言语相争，争执动怒，致月经行而骤止，从此月事衍期，色深有块，经量逐月递减，终致经闭不行。于兹5月，腹痛如刺，不欲按揉，触似有块，小腹胀硬如墩，烦躁易怒，胁痛胫肿，大便干结，小便时黄，舌质黯红，苔薄腻根部腻黄，脉沉细弦。

辨证：瘀血内阻，气机失宣，病在血分，堪虑成瘕。

治法：气血两疏，重在化瘀。

方药：

赤芍药9克，三棱9克，莪术9克，净苏木9克，桃红泥12克，刘寄奴12克，怀牛膝12克，全当归12克，云茯苓9克，紫厚朴9克，香附米9克，川芎片6克，女贞子12克。3剂，水煎服。

二诊（12月5日）：上方服后，矢气频转，腑行不畅，小腹胀痛略松，胫肿依然，舌脉如前，血仍未至。此系瘀滞日久，上方虽药证不悖，但力有不逮，再依前法，加重攻破之。

方药：

全当归12克，刘寄奴12克，怀牛膝12克，赤芍药12克，紫丹参15克，五灵脂12克，生蒲黄9克，泽兰叶9

克，草红花9克，川茜草9克，三棱9克，莪术9克，川大黄9克（另包，后下，便泄后去此味或减半服），香附米9克，瓦楞子24克。3剂，水煎服。

三诊（12月20日）：药后大便畅行，胁腹胀痛续有缓解，月经来潮，惟量少色晦，夹有血块，脉沉弦关上小滞，舌质渐润，苔薄腻。此胞脉通而未畅，瘀血行而未消，拟养血调经法。

方药：

全当归12克，女贞子12克，鸡血藤12克，旱莲草9克，泽兰叶9克，紫丹参15克，生蒲黄9克，刘寄奴9克，净坤草9克，赤芍药9克，醋柴胡6克，香附米9克，川大黄6克（另包，后下，便泻后去此味）。5剂，水煎服。

四诊（12月27日）：经血畅行，6天而止，腹痛已除，足肿尽消，二便趋常。嘱每日下午服七制香附丸半付，上午服通经甘露丸1付，连服20天。因其特意来津诊治，拟将返里，嘱其下月经前1周，服三诊方4剂。3月后再来复诊，经行如常矣。（《中医当代妇科八大家》）

○ 王某某，女，32岁，已婚。1973年9月13日初诊。

据诉去岁因产后大出血而休克，经抢救脱险。此外乳汁不下，倦怠乏力，气短自汗，继而毛发渐脱，乳房缩瘪，性欲减退，腰酸膝软，畏寒肢厥。白带清稀，淋漓而下，至今年余月事未潮。妇检：外阴经产型，阴毛脱稀，宫体缩小，阴道黏膜轻度萎缩，伴有炎症，化验尿中17羟、17酮水平低于正常值，激素水平轻度低落，诊为席汉氏综合征。阅其舌淡苔薄，按脉沉细无力。

辨证：精血亏损、命火虚衰、冲任不盛之候。

治法：温肾填精，培补气血，调冲任。

方药：

淫羊藿、菟丝子、楮实子、女贞子、甘枸杞各12克，石楠叶、山萸肉、炒白术各9克，淮山药15克，云茯苓12克，吴茱萸、制附子各4.5克。8剂，水煎服。

二诊（10月11日）：上方自服24剂，体力有加，食欲好转，带减少，腰酸亦减轻，惟觉腹胀，下肢酸痛。前方加广木香3克、络石藤9克、嫩桂枝6克，再予7剂。

三诊（10月18日）：腰酸力乏续有减轻，惟仍无性感，小腹冷痛，时觉口干。此乃肾阳不复，气不化津，寒热兼夹，最费筹措。拟温补肾阳，佐以生津。

方药：

楮实子、仙灵脾、女贞子、山萸肉各12克，桑寄生、鹿角霜各15克，胡芦巴、阳起石、小茴香各6克，上肉桂4.5克，北细辛3克，天门冬、干石斛各12克。6剂，水煎服。

四诊（11月25日）：上方连服20剂，月事来潮，量少，色淡红，带经3天，毛发未再脱落。性感偶或萌动，带下已止，食眠均可。四末欠温，面目虚浮，腰酸溲频，舌淡红，苔薄白，脉沉细较前有力，治疗已获效机。再步前法。

方药：

鹿角霜、仙灵脾、楮实子、女贞子、川续断各12克，阳起石9克，胡芦巴6克，上肉桂4.5克，淡吴萸3克，云苓皮、野党参各15克，北细辛3克。6剂，水煎服。

五诊（12月6日）：精神体力渐趋恢复，四末转温，面肿已消，大便得实，小便如常，性欲增加，舌红苔薄，脉沉细。病情虽入坦途，久损难其速复，拟予丸剂缓调，以资巩固。

方药：

全鹿丸、六味地黄丸、七宝美髯丹各1付，每日早、中、晚依次分服。

12月15日，月经再潮，量中色可，带经4天而净。于1974年2月18日经妇科复查：子宫略有后倾，宫体大小正常，阴道黏膜滑润，有少量分泌物。嘱仍服丸剂如前，连服20天。

○ 张某某，女，25岁，未婚。1975年1月16日初诊。

据述17岁月经初潮，兹后或10月一行，或逾年始转，末次月经1974年9月19日。望其面色㿠白，形瘦不充，皮肤干枯，询知素日腰背酸楚，烦热口干，白带量多，质稠气秽，大便数日不行，或有头晕耳鸣，或口舌糜烂，舌质暗红，苔薄腻，脉象沉细而弦。

辨证：此因禀赋不充，肝肾虚损，血海不足，冲任不能通盛，相火失于潜藏。

治法：补益肝肾兼予化湿。

方药：

秦当归15克，杭白芍、山萸肉、女贞子、旱莲草各12克，粉丹皮9克，紫丹参、刘寄奴各15克，车前子10克（布包），苡米仁15克，蜀葵花6克，原寸冬、细生地各9克。5剂，水煎服。

外用：蛇床子9克、吴茱萸3克、黄柏6克、桑螵蛸9

克，布包，泡水，坐浴熏洗。

二诊（1月23日）：腰酸减轻，白带已少，食欲略增，口干欲饮，经仍未行，舌红苔薄白。湿热得化，阴损未复，拟益肝肾、养阴液，兼予通经。

方药：

秦当归、杭白芍、川续断、广寄生各12克，女贞子、三棱、莪术各9克，紫丹参15克，怀牛膝、车前子（布包）各10克，生山楂15克，全瓜蒌20克，川石斛、润元参各15克。5剂，水煎服。外用药同前。

三诊（1月30日）：服上方5剂后，月经来潮，量多，色殷红，带经六天而止，舌苔薄白，脉沉细。嘱日服加味逍遥丸、六味地黄丸各一付，上下午分服，白水送下。下次经前仍服二诊方5剂。治疗3个月经事复常。

（《近现代二十五位中医名家妇科经验》）

施今墨医案

○谢某，女，22岁。

月经一年未至，日形消瘦，精神疲怠，读书过目即忘。下腹坠痛，腰酸，微有白带，形体瘦弱，面色滞晦。舌质暗红，六脉沉涩。

辨证立法：六脉沉涩，舌质暗红，闭经将近一年，是有瘀血之象。但形体瘦弱，不宜峻攻，拟先活血通经，后再调养，使气血充盈，月事即可以时而下。

方药：

两头尖10克，凌霄花6克，茜草根6克，茺蔚子6克（酒炒），酒元胡6克，酒当归6克，酒川芎5克，酒丹参15克，祁艾叶5克，炙甘草3克。

二诊：服药四剂，在第二剂时即稍见红，以后则下黑紫色血，且有块，下腹坠痛及腰酸均见好。

方药：

每日早晚各服八宝坤顺丸1丸。连服一个月。

○张某，女，23岁。

平素行经错后，本年初因家事不顺，心情郁郁，由二月至今五个月经水未来，腰背疼痛，食少，头晕，日渐消瘦，睡眠及二便尚属正常。舌苔薄白质暗，六脉沉涩而细。

辨证立法：情志不舒，气滞血瘀，月经五月未至，应以疏肝活血法治之。

方药：

柴胡5克，砂仁5克，玫瑰花5克，赤白芍各6克，

生熟地各6克，厚朴花5克，益母草12克（酒洗），酒川芎5克，酒当归10克，佛手花6克，佩兰叶10克，炒丹皮6克，月季花6克，泽兰叶10克，炒丹参6克，白蒺藜10克，沙蒺藜10克，炙甘草3克。

二诊：服药4剂，腰背疼痛减轻，食欲好转，惟月经仍未来。

前方加桂枝3克、细辛1.5克，再服四剂。

三诊：前方服4剂，月经已见，量少色暗，少腹坠痛，拟用丸方调理。

方药：

每日早服八宝坤顺丸1丸，晚服玉液金丹1丸。

○褚某，女，30岁。

既往月经基本正常，无任何特殊症状。去夏以来，发现月经延期，量少，且开始周身不适，食欲减退，腰腿酸楚，去年九月凉后一次经行之后，至今十个月迄未再来，但无发热、咳嗽、消瘦等现象。近来则感头晕，腰酸，不思饮食，经仍不至而求诊。舌苔白而微腻，脉象弦涩。

辨证立法：经云："月事不以时者，责之冲任。"冲为血海，隶于阳明，阳明属胃，饮食入胃，游溢精气而化为血；营出中焦，中焦失其变化功能，所生之血日少，上既不能奉生于心脾，下又无以泽冲任，是以经血无从而来。经谓："二阳之病发心脾"。拟以和胃健脾、养血通经之法。

方药：

川杜仲10克，生熟地各6克（砂仁5克同捣），杭白芍10克（柴胡5克同炒），川续断10克，沙蒺藜10克，白蒺藜10克，酒川芎5克，苦丁茶5克，鹿角胶6克（另溶兑服），野于术6克，酒当归10克，金狗脊12克，酒丹参10克，绿萼梅6克，谷麦芽各10克，炙甘草3克。

二诊：服药三剂，诸症如前，原意疏方继服。

方药：

全当归10克，左金丸6克（布包），生熟地各6克（砂仁5克同捣），旋覆花3克（真新绛5克同布包），酒丹参10克，酒川芎5克，鹿角胶6克（另溶兑服），阿胶珠10克，野于术6克，谷麦芽各10克，赤白芍10克（柴胡5克同炒），茺蔚子6克，绿萼梅6克，广陈皮6克，怀牛膝10克，炙甘草3克。

上药嘱服六剂，并于每晚临睡时服玉液金丹1丸，共服15天。

三诊：患者照嘱服完汤药6剂、丸药15天，四日前，月经来潮，量不多，色黑，脉象转趋流利尚带弦意，再本原方加减。

方药：

沙蒺藜10克，桑寄枝12克，白蒺藜10克，桑寄生12克，细辛1.5克（砂仁5克同炒），生熟地各6克，赤芍6克，酒当归10克，柴胡3克（桂枝3克同炒），白芍6克，油松节10克，酒川芎5克，蕲艾叶5克，阿胶珠5克，山楂炭10克，炙草节6克，旋覆花6克（新绛6克同布包），鸡血藤15克。

四诊：上次经行5天而止，三诊处方共服4剂，月事再延两月又来一次，血量仍少，四天而止，食欲已好，困倦酸楚之感大减，脉象沉而有力，恙延已久，拟服丸药，益气生血，以使阳生阴长。

方药：

酒丹参30克，粉丹皮30克，泽兰叶30克，茜草根30克，益母草120克（酒洗），茺蔚子30克（酒炒），南红花30克，沙苑子30克，金毛脊30克，功劳叶30克，酒当归30克，酒炒生熟地各30克，白蒺藜30克，酒川芎30克，酒川军30克，鹿角霜30克，炒枳实30克，野于术30克，海沉香15克，春砂仁15克，炙甘草30克。

上药共为细末，加炼蜜，为小丸，每日早晚各服10克，白开水送服。（《施今墨临床经验集》）

赵光医案

○ 魏某，女，21岁，营业员。

主诉：闭经8月。

初潮15岁，平素月经正常，量中，色暗红，无血块，无腹痛，一般7天干净。舌质淡，苔薄白，脉细。

取穴（耳穴）：子宫、卵巢、内分泌、肝、肾、心。

操作方法：耳廓常规消毒后，将王不留行籽用胶布贴在所选耳穴上，轻轻揉压，3天换1次，10次为1疗程。

按上法治疗1次。第3天月经来潮，量不多，色暗，伴腰酸。随访月经正常。［新疆中医药，1988，（2）］

何子淮医案

○ 金某某，女，21岁，工人。

初诊：患者先天不足，发育迟缓。17岁月经初潮，且每届衍期，甚至数月一行，量少色淡。经妇科检察，子宫幼小，女性第二性征发育欠佳。曾用西药做人工周期治疗数次，停药即闭，未能奏效。近4个月来月经未潮，形体消瘦，腰酸带多，纳食不香，脉来细软无力。

辨证：此乃禀赋弱于先，将摄失于后，肾气不充，精血内匮，天癸难至。

治法：补肾填精。

方药：

熟地炭、石楠叶、狗脊、白芍各12克，仙灵脾、菟丝子、丹参各15克，覆盆子、当归各9克，陈皮、炙甘草各5克。

复诊：上方服半月，精神稍振，腰酸减轻，胃纳转增。经水虽未来潮，但小腹时有胀感，此属意中佳兆。前方参理气活血之品，以敦促经下。

熟地炭、仙灵脾、石楠叶、炒川断各12克，菟丝子30克，枸杞子、当归、丹参各12克，川芎、月季花、香附各9克，炙甘草6克。

三诊：屡进补肾调冲及活血行气之剂，经水来潮，色紫，量一般，仍伴腹胀腰酸乏力，此下焦虚寒之象，再拟温肾调理。

紫石英、熟地炭、石楠叶、仙灵脾、菟丝子、覆盆子各15克，狗脊、韭菜子、枸杞子各12克，辰麦冬9克，炙甘草6克。

经调理二月余，经水准时而下，色、量均可，精神振作。妇科复查，子宫亦趋正常大小，阴毛增多，乳房渐见发育，形体也见转丰。（《近现代二十五位中医名家妇科经验》）

周小农医案

○ 丙辰五月停经，至秋中，腹痛，面白无华。脉细濡，苔白。初就南城孙诊，指为损症。时已不食不饥，服药未应，来诊，脉果细沉，苔白，面白无泽，俨似虚怯。惟询有气忿，否则流涕。直认细沉之脉是气闭之由，气滞则血亦滞，经阻不为无因。知乳子二岁，食少乳不足。因嘱旷怀勿戚，不致成干血痨。初拟苏梗、半夏、厚朴花、茯苓、金铃子、玄胡、香附、乌药、沉香曲、扁豆衣、麦芽、合欢皮、橘叶络、鸡内金。三剂，知饥，稍进食，腹痛减，脉稍振。原方加减，胃已大馨，续拟全当归、川芎、丹参、赤白芍、红花、桃仁、玄胡、金铃子、炙乳香、没药、苏噜子、路路通、郁金、鸡血藤。腹痛大定，经仍不汛，前方增损为丸，嘱其日服。至九月中，经果通行。

○ 经阻四月，腹痛攻撑，胃口不馨，左脉现弦数。肝火化气留阻，宜为疏达。柴胡六分，全当归三钱，丹皮二钱，白芍三钱，香附三钱，乌药三钱，甘松一钱，娑罗子五钱，旋覆花三钱，代赭四钱，苏梗子二钱，郁金三钱，玄胡三钱，陈香橼三钱，鸡内金五钱。左金丸八分，开水下。三剂，经即通行。

○ 经停数月，宿有吐血，咳嗽痰多，脉右大不敛，舌红。经血不循常度。肺有蕴热，常年鼻塞，亦属一征。宜静摄，忌五辛。疏叭杏、象贝母、山栀仁、紫菀、郁金、白归身、赤芍、抚芎、香附、青蛤散、泽兰、芜蔚子、玄胡。一剂经行，乃与射干、瓜蒌、苍耳子、枫果、郁金、甜杏、香附、乌药、芜蔚子、金铃子、玄胡等。咳与鼻塞均得平减，续予调理而安。（《周小农医案》）

赵荣俊医案

○ 刘某，25岁，已婚。1983年2月25日初诊。

闭经3年。患者14岁月经初潮，21岁结婚，婚后半年小产1次，出血较多，从此月经周期紊乱，量少色淡，末次月经为1980年4月。平日经常头晕乏力，失眠多梦，食谷不香，二便尚可。多方治疗未能奏效。

诊见：形体消瘦，面色萎黄，腹部平软，无包块压痛，舌淡嫩红，苔薄润色白，脉细弱。

取穴：三阴交、足三里、血海、关元。

操作方法：腧穴常规消毒后，足三里、三阴交、血海针刺得气后，施以提插捻转补法，关元施平补平泻法。每日1次，留针30分钟，中间运针2次，每次1分钟。

遂按上法治疗，连续治疗12次，月经来潮，继续治疗6次，月经干净。停针20日按上法又治疗10次，月水来潮。［江苏中医杂志，1985，（10）］

章次公医案

○ 舌中抽剥，无胃病便是营养不良。头之眩，经之停，倦怠无力，良有以也。

黄芪15克，党参15克，当归9克，熟地12克，杭白芍9克，天麻6克，沙苑12克，菟丝子12克，秫豆衣15克。

○ 经闭一年有半，形质不消瘦而丰腴，当攻之。

全当归12克，泽兰叶12克，益母草12克，生茜草12克，蓬莪术9克，土牛膝12克，京三棱9克，两头尖12克（包），海南片9克，黑丑9克，大黄䗪虫丸12克（分二次吞）。

二诊：经闭既无虚劳嫌疑，前方重其制。

全当归15克，土牛膝12克，大川芎9克，丹皮12克，蓬莪术12克，制黑丑9克，王不留行9克，紫丹参12克，抵当丸9克。

○ 季春流产后，血大下如崩，曾经晕厥，虽未濒于危殆，以此血液亏耗，难以恢复。夏天经曾一见，迄于今兹，征以面容之惨淡，心之动悸，攻是无益。

全当归9克，阿胶珠15克，枸杞子9克，潞党参12克，山萸肉9克，熟地黄18克，旱莲草9克，抱木神12克，谷麦芽各9克。

另：两仪膏24克，每服1匙，日2次，开水冲服。

○ 冲为血海，任主胞胎。经事久闭，冲任失职也。以汤剂调治之。

当归9克，金毛脊9克，大川芎6克，巴戟天9克，菟丝子9克，杜仲9克，怀牛膝12克，川续断9克，肉桂末3克（分二次吞），吴茱萸4.5克，炮姜炭3克，炙草4.5克。

○ 室女之停经：一、由于内分泌障碍；二、营养不如所需；三、神经系之变化。而第三者为最普遍，《内经》所谓"二阳之病"。

当归12克，云苓9克，白术15克，薄荷6克（后下），白芍9克，柴胡9克，生姜2片，甘草3克，大黄䗪虫丸12克，分2次吞服。

二诊：室女停经，萎黄病、子宫结核、内分泌障碍病，皆可从望、切两诊得之；惟神经系之变化，则少迹象可寻。

生白术9克，黄芪9克，茯神9克，酸枣仁9克，广木香2.4克，潞党参9克，当归9克，远志3克，龙眼肉9克，粉甘草3克，生姜2片，枣4枚。

○ 室女停经，多能引起胃障碍，古人用平胃散通经，即是此理。

春柴胡6克，陈皮6克，官桂皮6克，制香附9克，小青皮6克，生艾叶4.5克，淡吴萸4.5克，薤白头9克，小茴香6克，台乌药6克。

另：平胃丸60克，分10次吞服。

○ 连续3次流产。此番经停四旬余，带下频，孕之与否，不能肯定。但头目晕眩，不能支持，四肢麻，胸次窒闷不得息。经西医诊断为心脏病。以其脉之表现，确实不误。心脏病者，如怀孕，确有危险。

当归9克，制香附9克，怀牛膝12克，紫丹参9克，粉甘草4.5克，川芎9克，吴茱萸4.5克，赤白芍各9克，藏红花6克。

二诊：四药而经见，但头目为之眩晕。心脏患者，原忌猛攻；不攻之，又难达通经之目的。

当归9克，淮牛膝15克，黄肉9克，肉桂0.9克，制首乌12克，党参12克，杜仲9克，泽兰9克，桃仁15克，藏红花9克，炙甘草3克。

三诊：经虽见，其色为桃红而质黏，但淋沥不得充分排泄。以其两脉之不鼓指，虽见腹胀，仍忌猛攻。

当归15克，黑丑6克，山萸肉9克，熟地15克，炮附块6克，炙甘草4.5克，香附9克，三棱9克，巴戟9克，川芎9克，炮姜炭4.5克。（《章次公医案》）

钱伯煊医案

○ 张某某，女，23岁，未婚。

初诊：1971年6月29日。闭经半年，末次月经于去年12月份来潮，量少色褐，以前月经周期30至60天，8天净，量中等，有痛经，经前腰酸，曾服乙烯雌酚、当归浸膏片、白凤丸、艾附暖宫丸等均无效。现感腰痛，少腹寒痛，白带量多气味腥，舌苔淡黄腻，中裂尖刺，脉细软尺弱。

辨证：脉症参合，此属先天肾虚，又因劳倦伤脾，不能运化水谷而生精微，于是营血不足，无以下注于冲脉。冲为血海，血海空虚，以致经闭。

治法：补肝益肾，理气调经。

方药：

茯苓12克，山药12克，当归12克，川芎6克，赤白芍各9克，制香附6克，牛膝9克，焦三仙各12克，川断12克，桑寄生12克。8剂。

二诊（7月13日）：停经半年，服上方8剂，月经于7月9日来潮，今日未净，量多，色始黑后红，经前腹痛，舌苔淡黄，中裂尖刺，脉象细软，月经已行，仍从前法加减。

方药：

茯苓12克，木香6克，山药12克，川断12克，桑寄生12克，艾叶3克，乌药6克，当归9克，制香附6克，郁金6克。8剂。

三诊（10月4日）：8月份月经错后来潮，经期腹痛，9月份月经先期10天，于9月12日来潮，6天净，量少，9月28日月经又行，2天净，色褐，腰酸，口渴思饮，舌苔黄腻，边尖红，脉象细软，自服补肝益肾、理气调经之剂，月经能自动来潮，但最近2次，经行先期，此乃病久阴虚血热，以致血热妄行，治以养阴清热。

方药：

地黄15克，白芍9克，丹皮9克，女贞子12克，旱莲草12克，白薇9克，川断12克，枸杞子12克，藕节12克，茅根30克。6剂。

四诊（11月19日）：服养阴清热之药6剂，月经周期已得正常，于10月29日来潮，6天净，量中色红，有小血块，下腹冷痛，有时腹胀，腰酸，大便晨泻，舌苔白腻微黄、中裂尖刺，脉左软、右细弦。病情虽有所好转，但脾肾两虚，下焦寒凝。治以健脾补肾，佐以温经。

方药：

白术9克，茯苓12克，木香6克，赤白芍各9克，山药12克，五味子6克，川断12克，桑寄生12克，艾叶6克，制首乌12克。8剂。

另：八珍益母丸20丸，每日早服1丸。艾附暖宫丸20丸，每日晚服1丸。（《近现代二十五位中医名家妇科经验》）

丁甘仁医案

○ 恙由抑郁起见，情志不适，气阻血瘀，土受木克，胃乏生化，无血以下注冲任，经闭一载，纳少形瘦，临晚寒热，咳嗽痰沫甚多，脉象左虚弦，右濡涩。《经》所谓"二阳之病发心脾，有不得隐曲，女子不月，其传为风消，再传为息贲，若加气促，则不治矣。"姑拟逍遥合归脾、大黄䗪虫丸，复方图治。

全当归三钱，大白芍二钱，银柴胡一钱，炒潞党二钱，米炒于术一钱五分，清炙草五分，炙远志一钱，紫丹参二钱，茺蔚子三钱，川贝母二钱，甜光杏三钱，北秫米（包）三钱，大黄䗪虫丸一钱（每日吞服，以妊溏分度）。

复诊：临晚寒热，虽则轻减，而咳嗽依然，经闭纳少，舌光无苔，脉左弦右涩，此血室干枯，木火刑金，脾胃生化无权。还须怡情适怀，以助药力。今拟培土生金、养血通经，然亦非旦夕所能图功者信。

蛤粉炒阿胶二钱，茯神三钱，淮山药三钱，川贝二钱，甜光杏三钱，紫丹参二钱，茺蔚子三钱，全当归三钱，怀牛膝二钱，广艾绒六分，西藏红花八分，北秫米（包）三钱，大黄䗪虫丸（吞服）一钱。（《丁甘仁医案》）

〇 肝失疏泄，湿热宿瘀留恋下焦，膀胱宣化失司，少腹作痛，经阻二月，小溲不利。宜泄肝理气、滋肾通关。

银柴胡一钱，炒赤芍二钱，金铃子二钱，延胡索一钱，赤茯苓三钱，制香附钱半，春砂壳八分，细青皮一钱，茺蔚子三钱，紫丹参二钱，绛通草八分，炒谷麦芽各三钱，滋肾通关丸（包）三钱。

〇 头眩眼花，时轻时剧，经闭十月，内热口干。冲任亏损，肝阳易于升腾，姑宜养阴柔肝、和营通经。

阿胶珠二钱，生白芍二钱，熟女贞子三钱，左牡蛎四钱，川石斛三钱，黑芝麻三钱，朱茯神三钱，炒枣仁三钱，月季花八分，潼蒺藜三钱，紫丹参二钱，茺蔚子三钱，怀牛膝二钱。

妇科八珍丸六两，每日服四钱。

〇 右胁下痞块渐消，经事两月不行，胸闷脘胀，肝胃不和，宿瘀留恋，再宜泄肝理气、和营通经。

全当归二钱，紫丹参二钱，金香附钱半，云茯苓三钱，茺蔚子三钱，广艾炭六分，藏红花八分，怀牛膝二钱，桃仁泥钱半，月季花八分，青橘叶钱半。

〇 产后冲任亏损，脾弱不运，经事六载不行，形瘦便溏，脉象弦细，舌苔白腻，已成干血痨重症。姑拟培养中土，而调冲任。

炒潞党参一钱，熟附块八分，炮姜炭五分，清炙草四分，米炒于术二钱，云茯苓三钱，陈广皮一钱，大砂仁八分，范志曲三钱，炙粟壳三钱，紫丹参二钱，炒谷麦芽各三钱，灶心黄土四钱（荷叶包煎）。

二诊：腹痛便溏渐见轻减，形瘦纳少，经事六载不行，头眩神疲，脉象细弱。冲任亏损，脾胃不运，干血痨重症。再宜培养中土，而调奇经。

炒潞党参钱半，熟附块八分，炮姜炭五分，清炙草四分，云茯苓三钱，米炒冬术二钱，炒怀药三钱，带壳砂仁八分，陈广皮一钱，炙粟壳三钱，紫丹参二钱，范志曲二钱，焦谷芽三钱，焦苡仁三钱，干荷叶一角。

三诊：腹胀满，便溏泄，纳少形瘦，经闭六载，呕恶带血，脉象弦细，脾土败坏，肝木来侮，症脉参合，

已入不治之条，勉方冀幸。

炒潞党参三钱，炮姜炭五分，怀山药三钱，米炒于术钱半，云茯苓三钱，炒谷芽三钱，带壳砂仁八分，炒苡仁三钱，陈广皮一钱，炙粟壳三钱，范志曲三钱，清炙草五分，乌梅炭五分，干荷叶一角，金匮肾气丸五钱（包煎）。

〇 咳嗽音声不扬，形瘦经闭，盗汗颧红，脉象细数，腑行溏薄，肺、脾、肾三阴俱亏，无血以下注冲任也。已成损怯，恐难完璧，仍宜培土生金、和营通经。

蛤粉炒阿胶二钱，左牡蛎四钱，花龙骨二钱，川象贝各二钱，怀山药三钱，云茯苓三钱，紫丹参二钱，茺蔚子三钱，米炒于术钱半，炮姜炭三分，诃子皮二钱，御米壳二钱，浮小麦四钱。

〇 冲任亏损，肝胃不和，经闭五月，纳少泛恶，形瘦神疲，此干血痨症也。宜培养气血，和胃平肝。

潞党参二钱，云茯苓三钱，生白术二钱，陈广皮一钱，紫丹参二钱，炒谷麦芽各三钱，茺蔚子三钱，全当归二钱，大白芍二钱，佛手八分。

妇科八珍丸三两，间日服三钱。

〇 血虚脾弱，宿瘀留恋，经事数月不行，腹痛便溏，形瘦潮热，脉象弦细。势成干血痨之重症，姑拟扶土养血、祛瘀通经。

炒潞党参二钱，生白术三钱，云茯苓三钱，紫丹参二钱，炮姜炭五分，清炙草六分，茺蔚子三钱，煨木香八分，延胡索一钱，焦楂炭三钱，杜红花八分，炒怀药三钱，干荷叶一角，红枣五枚。

〇 新寒引动厥气，经行中止，血为气滞，少腹作痛拒按，日晡寒热，稍有咳嗽。姑拟疏邪理气，祛瘀生新。

紫丹参二钱，炒赤芍二钱，金铃子二钱，延胡索一钱，云茯苓三钱，制香附钱半，春砂壳八分，生蒲黄（包）三钱，五灵脂钱半，绛通草八分，光杏仁三钱，象贝母三钱，青橘叶钱半，两头尖（酒浸，包）钱半。

二诊：少腹痛较减，腰脊酸痛，日晡寒热，稍有咳嗽，新寒外束，肝失疏泄，宿瘀交阻，不通则痛。再宜疏邪理气，祛瘀生新。

炒黑荆芥一钱，金铃子二钱，延胡索一钱，赤茯苓三钱，春砂壳八分，制香附钱半，紫丹参二钱，生蒲黄（包）三钱，五灵脂钱半，藏红花八分，光杏仁三钱，

象贝母三钱，绛通草八分，两头尖（酒浸，包）钱半。

○ 吴氏，脐腹胀渐减，胸脘胀依然，屡屡作痛，食入难化，头晕目花。血亏肝气横逆，犯胃克脾，浊气凝聚，经闭四月，气不通则血不行也。羔根已深，非易图治。再宜养血泄肝，健运分消。

全当归二钱，炒赤白芍各钱半，紫丹参三钱，春砂壳八分，连皮苓四钱，陈广皮一钱，大腹皮二钱，茺蔚子三钱，瓜蒌皮三钱，薤白头一钱，仙半夏二钱，炒谷麦芽各三钱，陈葫芦瓢三钱，嫩钩钩（后入）三钱。

○ 类疟后脾胃两伤，无血以下注冲任，经闭三月，面色萎黄，屡屡头痛，脉象弦细。虑成干血痨重症，宜培养中土，以生营血。

炒党参二钱，云茯苓三钱，清炙草五分，全当归二钱，怀牛膝二钱，紫丹参二钱，广芨绒八分，绛通草八分，生于术二钱，大白芍二钱，茺蔚子二钱，藏红花八分，月季花八分。

妇科八珍丸六钱，每早服三钱，米饮汤送下。
（《丁甘仁医案续编》）

祝谌予医案

○ 陈某，女，16岁，学生，病历号：C310727。

1987年2月6日首诊：主诉闭经二年，患者11岁满初潮，12岁开始月经量过多，曾使用多种止血药物进行治疗，半年后出现月经期不规律。14岁开始闭经，并逐渐体重增加，最重至144斤，身高160厘米。在本院内分泌科诊断为"单纯性肥胖"，用黄体酮做人工周期可行经，但停药后又出现闭经。患者除闭经肥胖外，无明显不适，舌暗红，苔白，脉细滑。

祝氏辨证：为气血失调，肝肾不足。首以中成药调气血，妇科得生丸20丸，早晚服1丸；乌鸡白凤丸，晚服1丸。并嘱继用人工周期疗法，配合调整月经周期。

1987年7月24日二诊：仍闭经，肥胖，无白带。舌暗红，苔白，脉细。祝氏变法更方。

辨证：气滞血瘀，肝肾不足。

治法：活血化瘀、滋补肝肾之法。

方药：用血府逐瘀汤加减为主方。

桃仁10克，红花10克，当归10克，川芎30克，赤白芍各10克，生熟地各10克，益母草30克，鸡血藤30克，丹参30克，仙灵脾10克，枸杞子10克，川断19克，女贞子10克。7～14剂。

2周后改用桃红四物汤加香附、艾叶、益母草、生山楂，并配以中成药女金丹同用，效果不显，仍需用黄体酮后行经。

1987年10月9日三诊：祝氏以调气养血、活血补肾为法，自拟组方配成丸药，嘱长期服用。

方药：

广木香30克，益母草90克，当归30克，川芎30克，赤芍30克，丹参30克，鸡血藤90克，王不留行30克，川断30克，女贞子30克，仙茅30克，仙灵脾30克，枸杞子30克，生大黄30克，紫河车60克，桃仁30克，红花30克。共研细末为蜜丸，每丸重10克，日服多次。患者服上方2个月后停用黄体酮可来月经，但月经周期不规律，血量中，7天净，可谓初见成效。

1988年1月29日四诊：月经周期仍无规律，白带多，舌暗红，脉沉弦。祝氏改用疏肝健脾利湿法，以逍遥散加完带汤为主方，加益母草30克。此方服21剂后，又改用活血补肾法，用五子衍宗丸为主方，加制首乌、仙茅、仙灵脾、川断、当归、丹参、王不留行。此方服14剂后。患者月经来潮，血量少，色淡。舌暗红，脉细滑。嘱上方加益母草30克，隔日1剂，继服15剂。月经正常后改用乌鸡白凤丸、安坤赞育丹，早晚各1丸，以补气血、养肝肾。此阶段月经已成正常规律，巩固治疗半年之久。

1988年10月21日五诊：患者因精神紧张，劳累后月经不能按月来，血量不多而白带增多，舌暗红，脉沉弦滑。祝氏从调气养血、滋补肝肾论治，开方配成丸药，嘱长期服用。

方药：

木香30克，当归60克，益母草90克，赤白芍各30克，川芎30克，菟丝子30克，枸杞子30克，女贞子30克，川断50克，鸡血藤90克，仙茅30克，仙灵脾30克，肉苁蓉60克，知母30克，黄柏30克，艾叶30克，香附30克，制首乌50克，菖蒲30克，丹皮30克，菊花50克，连翘30克。共研细末，配蜜丸，每丸重10克，每日3丸。服药期间病情平稳，月经规律。

1989年5月再次来诊：在1月中月经来潮3次，血量少，色红，伴乏力、腿软、困倦。舌淡红，苔白，脉细滑。祝氏先用补中升清法。以补中益气汤为主方，加艾炭、乌贼骨、茜草根、丹皮、生龙牡、白芍、肉苁蓉。治疗取效后改用清热凉血法，以调经八味汤（生地、白芍、女贞子、旱莲草、艾叶、槐花、山药、大小蓟、生蒲黄）为主方，加茜草根、丹皮，嘱服14剂。

1989年8月：患者因腹胀、腰酸、尿频、乏力来诊，此时月经已经正常来潮，血色暗，量少。舌暗，脉细。祝氏改用补肾利湿、活血养血法。选用萆薢分清饮为主方，加桃仁、红花、川芎、当归、益母草、川断、女贞子、石苇、泽泻、茯苓。嘱服2周。

1989年9月再诊：仍诉腹胀、乏力、纳差、易疲劳、月经量少，舌暗淡、脉细。祝氏选用补益气血、养血活血法，以八珍汤加桃仁、红花、王不留行、鸡血藤、橘核、荔枝核组方治疗。

1989年10月再诊：又停经50天，有棕褐色白带，伴腹胀、乏力、气短，舌暗淡、脉沉弦。祝氏用补益气血、活血通络法。以圣愈汤加丹参、鸡血藤、王不留行、苏木、桃仁、红花、益母草、香附、川断、女贞子组方治疗。并配以中成药八宝坤顺丸，服用半年之久，致使月经周期正常规律5~6天/28~30天，量中。患者精神充沛，体重也逐渐降至50.25公斤/163厘米，标准体重范围，至此本例基本治愈。（《近现代二十五位中医名家妇科经验》）

张寿颐医案

○ 向已居经及期，今又四月不行，时见泛恶而脉则两尺甚弱。仍是真阴不足于下，肝胆气浮于上，舌色尚和，姑再潜阳纳气。

大白芍4.5克，宋半夏6克，炒竹茹4.5克，旋覆花9克，四花青皮4.5克，制香附6克，炒杜仲9克，乌梅肉炭2枚，金毛狗脊（去毛）6克，潼蒺藜9克，玫瑰花6克。

二诊：居经四月余，腰脊有胀坠之势，漾漾泛恶，心中懊侬，脉两尺极细，无非阴虚阳浮，未可攻破，舌色㿠白，屡授涵附和阴，尚属相安，姑仍踵步。

大白芍4.5克，炒萸肉4.5克，制半夏4.5克，广郁金4.5克，姜竹茹4.5克，炒杜仲6克，淡吴萸14粒（同炒），川黄连0.6克，炮姜炭1.2克，金毛狗脊6克，甘杞子6克，生延胡4.5克，茺蔚子9克。

○ 阴虚潮热，延经半年，骨节烦疼，汛阻已久，脉弦且数，舌根黄腻。姑先和营活血。

生延胡6克，制半夏4.5克，当归尾4.5克，制香附6克，西赤芍4.5克，地骨皮6克，川断肉6克，炒杜仲6克，广藿梗4.5克，茺蔚子9克，炒川柏6克，大丹参6克，

广郁金4.5克，生鳖甲15克，生牡蛎18克（两物先煎）。

二诊：阴虚潮热，汛事久稽，天柱萎奚，骨酸疲惫，脉细而沉则弦搏，舌亦不腻，昨授和营退热，稍知一二，法宜踵步，不易近功。

苏木屑4.5克，当归尾4.5克，生延胡6克，地骨皮6克，大元地6克，砂仁末1.2克（同打），山萸肉6克，川断9克，桂枝1.2克（同炒），大白芍9克，生鳖甲12克，台乌药4.5克，广郁金4.5克，四花青皮4.5克，生鸡内金4.5克，生牡蛎6克。

三诊：阴虚潮热，经事久居，两拟和荣，其势稍减，脉弦。舌润色正，带脉不固，再以固摄养阴。

砂仁末1.2克（同打），大元地9克，广藿梗4.5克，生鸡内金4.5克，地骨皮6克，甘杞子4.5克，生延胡9克，制女贞9克，旱莲草6克，大白芍6克，生山萸肉6克，生紫草9克，生鳖甲12克，生牡蛎12克。二物先煎。

四诊：阴液久虚，信事久阻，带脉不摄，脉小涩。前授和营摄纳，未始不应，舌尚不腻，且能引饮，近因灸法，夜热弥加，所谓火气虽微，内攻有力。阴虚得此，其效见矣，姑再滋潜，请质明哲。

大白芍6克，山萸肉9克，生延胡6克，苏方木6克，生鸡内金6克，青蒿子4.5克，银柴胡4.5克，地骨皮6克，茺蔚子9克，熟女贞12克，旱莲草9克，台乌药4.5克。

另：生苍龙齿6克、生打牡蛎24克、生鳖甲15克，三物先煎。（《张山雷专辑》）

陈筱宝医案

○ 何立三太太，形体壮实而经停三月，某医投破血行经药不应，反觉腹中胀满，就诊于陈老先生处。视其面色，枯索无泽；问其生活情况，知其操劳过甚；诊其脉细弱无力。证系积劳内损，虽外形壮硕，所谓外强中干之质，不宜峻攻，以损元气，改以香草汤投之（香附、益母草、鸡血藤、当归、泽兰叶、大川芎、柏子仁、红糖）。服三剂后，腹部胀满得除，再服三剂，月经遂行。

○ 陈桂春太太，病伤寒之后，超半年而经水不至，手足烦热，肌肤枯索。一日经忽来临不多而有瘀块，医者以为必有停经，方用桃仁、红花、当归等药，五六剂后，经水仍不至，见胸腹胀满，认定瘀不下，更加京三棱、蓬莪术，病者遂见潮热、心悸、不寐等等。陈老先生诊之，谓此犯虚虚实实之戒，化源先竭、恣意通利

之法，无怪病日增重，乃予回天大补膏（人参、茯苓、当归、白芍、川芎、生熟地、陈阿胶、知母、红花、山药、玄参、丹皮、龟板胶、牛羊乳、人乳、柿霜、梨汁、天门冬、银柴胡、鳖甲胶、八制香附丸）。嘱每日进服，二月后诸恙渐瘥，三月后经行正常，病痊愈。

○ 谢毓英小姐，年届标梅，经停三月，日渐消瘦，手足掌心烦热，胃纳衰败，心悸失眠。医者咸认为劳损已成，议用补益。陈老先生诊视，目眶黧黑，抚其肌肤，枯索而燥，告之曰："凡少女正如好花初放，面容必有光彩，肌肤亦必润泽。今色泽适得其反，此即《金匮》所谓肌肤甲错、两目黧黑之证。是正气内伤，血瘀凝积，宜缓中补虚、和血化瘀。"以四物汤合乌贼骨丸投之，二月后经行，病渐向愈。（《近现代二十五位中医名家妇科经验》）

张锡纯医案
○ 月闭兼温疹靥急。

天津城里丁家胡同，杨氏女，年十五岁，先患月闭，继又染温疹靥急。

病因：自十四岁月信已通，后因肝气不舒，致月信半载不至，继又感发温疹，初见点即靥。

证候：初因月信久闭，已发热瘦弱，懒于饮食，恒倦卧终日不起，继受温疹，寒热往来，其寒时觉体热减轻，至热时较从前之热增加数倍，又加以疹初见点即靥，其毒热内攻，心中烦躁怔忡，剧时精神昏愦，恒作谵语，舌苔白而中心已黄，毫无津液。大便数日未行，其脉觉寒时似近闭塞，觉热时又似洪大而重按不实，一息五至强。

诊断：此证因阴分亏损将成劳瘵，又兼外感内侵，病连少阳，是以寒热往来，又加以疹毒之热，不能外透而内攻，是以烦躁怔忡，神昏谵语。此乃内伤外感两剧之证也。宜用大剂滋其真阴、清其毒热，更佐以托疹透表之品当能奏效。

处方：

生石膏（捣细）二两，野台参三钱，玄参一两，生怀山药一两，大甘枸杞六钱，知母四钱，连翘三钱，蝉蜕二钱，茵陈二钱，僵蚕钱半，鲜芦根四钱。

共煎汤三盅，分三次温饮下。嘱其服一剂热不退时，可即原方再服，若服至大便通下且微溏时，即宜停药勿服。

复诊：将药煎服两剂，大热始退，不复寒热往来，疹未表出而心已不烦躁怔忡。知其毒由内消，当不变生他故。大便通下一次亦未见溏，再诊其脉已近和平，惟至数仍数，知其外感已愈十之八九，而真阴犹未复也。拟再滋补其真阴，培养其血脉，俾其真阴充足，血脉调和，月信自然通顺而不愆期矣。

处方：

生怀山药一两，大甘枸杞一两，玄参五钱，地骨皮五钱，龙眼肉五钱，北沙参五钱，生杭芍三钱，生鸡内金（黄色的捣）钱半，甘草二钱。

共煎汤一大盅，温服。

三诊：将药连服四剂，饮食增加，精神较前振作，自觉诸病皆无，惟腹中间有疼时，此月信欲通而未能即通也。再诊其脉已和平四至矣。知方中凉药宜减，再少加活血化瘀之品。

处方：

生怀山药一两，大甘枸杞一两，龙眼肉六钱，当归五钱，玄参三钱，地骨皮三钱，生杭芍三钱，生鸡内金（黄色的捣）钱半，土鳖虫五个大者（捣），甘草钱半，生姜三片。

共煎汤一大盅，温服。

效果：此药连服十剂，腹已不疼，身形已渐胖壮，惟月信仍未至，俾停药静候旬日后月信遂见，因将原方略为加减，再服数剂，以善其后。

或问：方书治温疹之方，未见有用参者。开首之方原以治温疹为急务，即有内伤亦当从缓治之，而方中用野台参者其义何居？答曰：《伤寒论》用白虎汤之例，汗吐下后加人参以其虚也，渴者加人参以其气虚不能助津液上潮也。今此证当久病内亏之余，不但其血分虚损，其气分亦必虚损。若但知用白虎汤以清其热，不知加参以助之，而热转不清，且更有病转加剧之时。此证之用人参，实欲其热之速退。且此证疹靥之急，亦气分不足之故。用参助石膏以清外感之热，即藉其力以托疹毒外出，更可藉之以补从前之虚劳。是此方中之用参，诚为内伤外感兼顾之要药也。

或问：凡病见寒热往来者，多系病兼少阳，是以治之者恒用柴胡以和解之。今方中未用柴胡，而寒热往来亦愈何也？答曰：柴胡虽能和解少阳，而其升提之力甚大。此证根本已虚，实不任柴胡之升提。方中茵陈乃青蒿之嫩者，经冬不枯，饱沃霜雪，至春得少阳最初之气，即萌动发生，是以其性凉而能散，最能宣通少阳之郁热，可为柴胡之代用品，实为少阳病兼虚者无尚之妙药也。况又有芦根亦少阳药，更可与之相助为理乎，此所以不用柴胡亦能愈其寒热往来也。

○ 处女经闭。

天津南开中学旁，陈氏女，年十七岁，经通忽又半载不至。

病因：项侧生有瘰疬，服药疗治，过于咸寒，致伤脾胃，饮食减少，遂至经闭。

证候：午前微觉寒凉日加，申时又复潮热，然不甚剧。黎明时或微出汗，咳嗽有痰，夜间略甚，然仍无妨于安眠。饮食消化不良，较寻常减半。心中恒觉发热思食凉食，大便干燥，三四日一行。其脉左部弦而微硬，右部脉亦近弦，而重诊无力，一息搏逾五至。

诊断：此因饮食减少，生血不足以至经闭也。其午前觉凉者，其气分亦有不足，不能乘阳气上升之时而宣布也。至其晚间之觉热，则显为血虚之象。至于心中发热，是因阴虚生内热也。其热上升伤肺易生咳嗽，胃中消化不良易生痰涎，此咳嗽之多痰也。其大便燥结者，因脾胃伤损失传送之力，而血虚阴亏又不能润其肠也。左脉弦而兼硬者，心血虚损不能润肝滋肾也。右脉弦而无力者，肺之津液胃之酸汁皆亏，又兼肺胃之气分皆不足也。拟治以资生通脉汤，复即原方略为加减，俾与证相宜。

处方：

白术（炒）三钱，生怀山药八钱，大甘枸杞六钱，龙眼肉五钱，生怀地黄五钱，玄参四钱，生杭芍四钱，生赭石（轧细）四钱，当归四钱，桃仁二钱，红花钱半，甘草二钱。

共煎汤一大盅，温服。

复诊：将药连服二十余剂（随时略有加减），饮食增多，身形健壮，诸病皆愈。惟月信犹未通，宜再注意通其月信。

处方：

生水蛭车（轧为细末）一两，生怀山药（轧为细末）半斤。

每用山药末七钱，凉水调和煮作茶汤，加红蔗糖融化，令其适口，以之送服水蛭末六分，一日再服，当点心用之，久则月信必通。

效果：按方服过旬日，月信果通下，从此经血调和无病。

方解：按水蛭《本经》原无炙用之文，而后世本草谓若不炙即用之，得水即活，殊为荒唐之言。尝试用此药，先用炙者无效，后改用生者，见效甚速，其性并不猛烈，惟稍有刺激性。屡服恐于胃不宜，用山药煮粥送服，此即《金匮》硝石矾石散送以大麦粥之义也。且山药饶有补益之力，又为寻常服食之品，以其粥送水蛭，既可防其开破伤正，且又善于调和胃腑也。

○ 民国二年，客居大名。治一室女，劳瘵年余，月信不见，羸弱不起。询方于愚，为拟此汤〔资生汤：治劳瘵羸弱已甚，饮食减少，喘促咳嗽，身热脉虚数者。亦治女子血枯不月。生山药一两，玄参五钱，于术三钱，生鸡内金（捣碎）二钱，牛蒡子（炒捣）三钱。热甚者，加生地黄五六钱〕。连服数剂，饮食增多。身犹发热，加生地黄五钱，五六剂后，热退渐能起床，而腿疼不能行动又加丹参、当归各三钱，服至十剂腿愈，月信亦见。又言有白带甚剧，向忘言及。遂去丹参加生牡蛎六钱，又将于术加倍，连服十剂带证亦愈。遂将此方邮寄家中，月余门人高如璧来函云："邻村赵芝林病劳瘵数年不愈，经医不知凡几，服药皆无效。今春骤然咳嗽，喘促异常，饮食减少，脉甚虚数，投以资生汤十剂痊愈。"审斯则知此方治劳瘵，无论男女，服之皆有捷效也。

女子月信，若日久不见，其血海必有坚结之血。治此等证者，但知用破血通血之药，往往病犹未去，而人已先受其伤。鸡内金性甚和平，而善消有形郁积，服之既久，瘀血之坚结者，自然融化。矧此方与健脾滋阴之药同用，新血活泼滋长，生新自能化瘀也。（《医学衷中参西录》）

叶熙春医案

○ 叶熙春治一32岁杨姓女。五月，上海。情志抑郁，肝失疏泄，经停年余，饮食日减，头晕目眩，腰楚跗软，脘腹而且痛，脉来细涩，舌苔白薄。气机失调，冲任不和，治拟疏肝调经。

炒娑罗子9克，制玄胡6克，三角胡麻9克，炙当归9克，炒小茴2.4克（包），炒川芎5克，杭白芍8克，泽兰9克，炒金铃子9克，酒炒丹参9克，决明子12克，四制香附5克，青陈皮各5克。

二诊：前方服后，脘腹痛减，纳食见增，而头目晕眩如故，腰酸虽减未除，脉细苔薄。仍守原法出入。

炒娑罗子9克，炙当归9克，三角胡麻9克，制玄胡6克，酒炒丹参12克，炙川芎5克，制牛膝9克，炒赤芍9克，四制香附6克，泽兰6克，青陈皮各5克。

三诊：前方连续服十剂后，脘腹之痛已止，月经昨日已临，但量少色淡，脉转缓滑。再拟养血调经。

炒当归9克，酒炒丹参12克，炙川芎5克，炒赤芍9克，泽兰6克，炒小茴香2.4克，制川断9克，炒娑罗子9克，制续断9克，四制香附8克，煅石决明12克，炒川楝子9克。

○又治一20岁盛姓女。七月。东岳。室女经停三月未转，少腹冷痛，四肢不暖，脉来紧细。寒客胞宫，冲任失调，治当温通奇经。

紫石英12克，桂心1.8克（研粉，饭丸，吞），三角胡麻9克，桃仁6克，当归尾6克，红花5克，酒炒白芍8克，卷柏9克，四制香附6克，川芎5克，炙地鳖虫12克，泽兰9克，盐水炒牛膝9克。

二诊：前方服后，腹痛减轻，脉见弦滑。寒气得温而散，瘀滞有下达之渐。仍守原法出入。

紫石英12克，桃仁9克，三角胡麻9克，卷柏9克，酒炒蓬术8克，泽兰9克，酒炒川牛膝9克，制香附6克，路路通9克。

三诊：经泛已转，色量亦属正常。再拟调经继之。

炙当归9克，川芎5克，炒白芍12克，泽兰6克，杜红花5克，路路通9克，制香附6克，酒炒牛膝9克，益母草9克。（《叶熙春专辑》）

萧琢如医案

○病者：族侄媳陈氏，年近四十岁，住本乡。

病名：寒燥阴结。

病因：先患大便不利，医者予玉竹、麻仁、牛膝等药，驯至小溲难涩，久之月事亦不通，身微热，已五月，更数医，率用滋润破气及行血之品。一日雇舆至余馆所迎诊。

证候：大腹满胀，胸膈时痞时宽，饮食减少，困倦嗜卧。

诊断：脉沉迟而涩，舌苔湿滑而暗。心念疾木阴寒，今因误药，由气分而累及血分，气血交病，药当气血并治，方能有济。继悟气为血帅，气行则血行，毋庸多惹葛藤。倘气治而血不和，转方调血，正自易易。

治法：单从气分斩关夺隘，疏方用大剂通脉四逆汤冷服，嘱其每日必服二剂，并用半硫丸二两，分作七日，每早食前淡姜汤送下，许以服完即愈而去。

方药：

黑附块八钱，川干姜五钱，炙甘草三钱，清童便两酒盅（冲）。

半硫丸方：半夏一两（汤洗七次，焙干，为细末），硫黄一两（明净好者，研令极细，用柳木槌子杀过）。

上以生姜自然汁同熬入干蒸饼末，搅和匀，入臼内杵数百下，丸如梧子大，每服十五丸至二十丸，无灰温酒或生姜汤任下，妇人醋汤下，俱空心服。

效果：嗣后不十日，遣丁来云，药完而疾愈，请善后方。即授通脉四逆加人参，令其守服十余剂。后余以他事至其家，云后方仅服十剂，即平复如常矣。族侄媳愈后，隔数日，即有邵阳周某妻，年才三十，病症大抵相同，但为日不多，药误亦少，势较轻，即上方减轻分量，授之而愈。厥后上症验案甚多，以无甚出入，不复赘云。

廉按：此案方法，与前案大同小异，惟用量较为轻减，其效力终在半硫。盖硫黄热而不燥，能疏利大肠；半夏辛下气，温开郁，三焦通而大便自利矣。惟修制此丸，必须用倭硫黄。吴鞠通曰：硫黄有三种，土黄、水黄、石黄也。入药必须用产于石者，土黄土纹，水黄直丝，色皆滞暗而臭，惟石硫黄方棱石纹，而有宝光不臭，谓之黄矾，其形大势如矾，按硫黄感日之精，聚土之液，相结而成，生于艮土者佳。艮土者少土也，其色晶莹，其气清而毒小，生于坤土者恶，坤土者老土也，秽浊之所归也，其色板滞，其气浊而毒不堪入药，只可作火药用。石黄产于外洋，来自舶上，入莱菔内煮六时则毒去。观此则石黄即析出毒质之纯硫黄，俗称松花硫黄，即日医所谓金硫黄也。（《全国名医验案类编》）

何其伟医案

○产后两载，癸水不至，时有鼻红、咳嗽，久而不止，火炎咽干，脉象弦细而数。此即干血痨之候也。防吐血。

西洋参、麦冬肉、牡丹皮、制女贞、橘白、川斛、清阿胶、甜杏仁、肥知母、天花粉、枇杷叶。

复诊：服前方咳嗽已止，大象安妥，惟经水两载不至，病由产后而起，总以调营通经最善之策。

上肉桂、炒归身、制香附、川芎、怀膝炭、大熟地、炒白芍、紫丹参、丹皮、海螵蛸、月月红。

○ 潮热干咳，经水断而左胁结癖。本元薄弱，干血痨之象也，夏令防其加剧。

西洋参、炒白芍、地骨皮、甜杏仁、天花粉、炙鳖甲、冬桑叶、香青蒿、川贝母、广橘白。

○ 哀感内伤，经阻腹痛，满甚则呕吐作酸，脉弦而紧，防成臌胀。以疏理营络为主。

上肉桂、制香附、法半夏、炒归尾、炒怀膝、炒艾绒、川郁金、广陈皮、紫丹参、茺蔚子。

○ 经阻腹胀，肝郁络滞也。不易治。

炒白芍、焦茅术、川芎、炒青皮、炒怀膝、归须、制香附、川郁金、陈皮、茯苓皮、冬瓜皮。

○ 产后数月，营分失调，神倦经阻。久防肿满，以和脾调营主治。

炒阿胶、炒归身、川断肉、制香附、丹参、炒艾绒、炒白芍、生杜仲、广陈皮、乌贼骨（炙）。

○ 产后疟疾，肝肾两亏，经阻数载，以致少腹作痛。久之，恐其结癖成臌。以温养奇经主治。

炒阿胶、炒归身、枸杞子、川芎、炒怀膝、炒艾绒、炒白芍、紫丹参、陈皮、上肉桂。（《斡山草堂医案》）

俞道生医案

○ 经水停行，蕴蓄为患，内留于脾膀胱二肠之间，外滞于经络肌表之分，败血尽变为水，泛滥妄行，肚腹胀大，呆滞，泛逆，病势之危已可概见矣。脉左细涩，右弦紧，舌苔黄腻，口燥而干。盖肝脾肾气血凝滞已甚，排泄之功用失常，津液不得上承也。考《金匮》肿胀一证，本有血分水分之分，则血行可知气亦病也，勉拟调气通瘀，佐以行水之品。观其动静。

川桂枝1.8克，桃仁泥9克，制锦纹9克，制川朴4.5克，生蒲黄4.5克，五灵脂9克，炒泽兰9克，西麻黄1.5克，带皮苓9克，酒炒淮牛膝6克，炒归尾9克，炒车前9克，引真西珀末1.2克（冲服）。

复诊：经水停瘀为患，肿胀因之发生，两足亦然，按之坚急。盖血滞则气不通行，气阻则血化为水，内则充塞于脏腑膀胱，外则泛滥于肌腠经络也。按脉弦涩，弦为水饮之充盈，涩乃气血之凝注。舌苔黄腻而存灰影，水流湿，湿气上熏于胃，胃气不得下行，泛逆，纳呆故也。昨进调气通瘀行水之剂，病情颇有效机，再宗原方进步。未识然否留候，请方家匡正。

西麻黄1.5克，酒炒东白芍4.5克，炒桃仁9克，炙䗪虫9克，淡附子4.5克，川桂枝2.1克，炒泽兰9克，生蒲黄4.5克，元红花4.5克，炒归尾9克，酒炒淮牛膝9克，京三棱2.4克，引带壳砂仁3克（后入），炒车前9克。

三诊：肿胀业经渐退，腹中气响甚喧，可知内蕴之气血得有流行之势，惟病情来势甚猛，非一朝一夕所能铲除尽净断根截株者也。营卫不和，微寒微热，脉左细软右弦大，舌苔仍黄腻，浊气上熏于胃，胃中亦未肃清，嗳气纳呆，职此之由也。前方既妥，毋庸更张，依方进步再投，必得经水通行，庶几病根拔出，方保万全。

处方同前。除桂枝、蒲黄、红花、归尾、带壳砂仁、车前，加安桂丸1.5克（吞下）、小茴香1.5克（同炒）、白归身9克、延胡索4.5克、茺蔚子12克、大川芎4.5克，云茯苓12克、桃仁（用酒炒）9克。（《俞道生医案》）

魏长春医案

○ 病者：魏庆增之妻俞氏，年约三十余岁。九月三日诊。

病名：停经似孕。

原因：经停十月，腹大微胀，病者自拟为孕，初则惮于服药，嗣因时届足月，绝无分娩之象。始悟为病，乃进城求治。

证候：经停十月，腹大微胀，按之坚硬，起居如常。

诊断：脉象沉弦，舌红。证系寒气夹瘀经闭，非妊娠也。

疗法：宗仲景法，用桂枝茯苓丸作汤。

方药：

桂枝一钱，生白芍四钱，桃仁三钱，丹皮三钱，茯苓四钱。

次诊：九月十七日。服桂枝茯苓丸方三剂，经行五日颇多，腹胀逐消。脉弦滑，舌红。用温暖子宫法。

次方：

当归三钱，白芍三钱，川芎三钱，香附三钱，茯神四钱，艾叶一钱，小茴香二钱，大生地三钱，淮牛膝三钱，桃仁三钱，杜红花三钱，吴茱萸三钱。

效果：服后身健，嗣后经水调畅。

炳按：停经腹胀，当通瘀活血以行经，得经水畅行，瘀滞尽去，胀无不退矣。

○病者：许妇，年二十一岁。三月二十三日诊。

病名：虚寒经停带下。

原因：体寒宫冷，风寒内袭。

证候：少腹气下注，带多腰酸，腹痛畏寒，经停四十余日。

诊断：脉迟软，舌淡红，子宫寒冷证也。盖肺感寒则流涕，肠受寒则下利，子宫受寒则流带，同一病理。惟所受之地不同，故所发之病亦异也。

疗法：温暖子宫。

方药：

西归身三钱，炒白芍三钱，川芎一钱，阳春砂五分，白术三钱，香附三钱，杜仲三钱，芡实三钱，吴茱萸五分，艾叶一钱。

次诊：三月廿七日。腹痛止，畏寒罢，脉软缓，舌淡红，苔薄黄。下元不足，带下未断，用温养子宫法。

次方：

西归身三钱，生白芍三钱，川芎一钱，大生地四钱，阳春砂五分（冲），杜仲三钱，川断三钱，陈皮一钱，木瓜一钱，制首乌三钱，艾叶一钱。

三诊：四月二日。脉软，舌淡，胫酸带下，虚寒之证，再进温养。

三方：

西归身三钱，川芎二钱，大熟地八钱，白芍三钱，阳春砂五分（冲），杜仲三钱，艾叶一钱，白术三钱，炙甘草一钱，吴茱萸一钱，阿胶三钱，龙骨四钱，淡附子一钱。

效果：服药后，经水通调，胃强带止。

炳按：子宫寒，带下经断，用紫石英八钱、鹿角霜三钱、醋炒艾叶六分、菟丝子三钱、丹参二钱、炒白芍三钱、海螵蛸三钱、阳春砂二颗、炒臭椿皮三钱、炒杜仲三钱，服三四帖，带止，经来，病自愈。（《慈溪魏氏验案类编初集》）

袁鹤侪医案

○邵某，女，18岁。

经水6月未行，身倦无力，食欲不振，大便秘结。脉象：左关弦数而大，右寸小数，右关脉濡弱。此为气滞血凝兼脾胃虚弱之闭经，以和肝化瘀健脾为大法。

方药：

当归10克，莪术4.5克，酒赤芍6克，元胡10克，川贝6克，藿香10克，云苓12克，枳实3克，炒白术12克，半夏曲10克，生姜3片。

二诊：服药1剂，症情略见减轻，脉象左寸略弱，两关脉均见好转，前方化裁。

方药：

当归10克，远志10克，酒赤芍10克，云苓12克，浙贝12克，炒白术10克，南红花10克，桃仁（研）4.5克，枳实3克，半夏曲10克，藿香6克。

三诊：经水已通，诸症均已渐愈，惟身体疲乏，小有劳则不支，以健脾益气兼和肝养血为治法，改为丸剂，缓缓图功。

方药：

当归18克，炒白术15克，川贝12克，佩兰12克，川芎10克，元胡10克，姜半夏12克，远志12克，陈皮12克，云苓12克，生白芍12克，枳实6克，炙草10克。

上药共为细面，蜜丸，如绿豆大，每早晚各服20丸。（《现代名中医妇科绝技》）

王敏之医案

○秦某，女，27岁，已婚。

患者1年前做人工流产后闭经。常感心下痞塞，烦躁易怒，腹胀纳呆，白带量多，腰痛，体重渐增，曾注射黄体酮，经至点滴即净。舌苔白腻，脉弦滑。

辨证：肝郁痰阻型闭经。

治法：疏肝健脾，化痰通经。

方药：导痰汤加味。

陈皮9克，半夏9克，茯苓15克，甘草6克，枳壳6克，竹茹15克，香附15克，苍术9克，胆南星9克，鳖甲15克，内金9克，焦三仙30克，丹参15克，桃仁、红花各9克，益母膏30克（冲服）。

服12剂后，心下痞塞见轻，胃纳渐增，脘腹胀闷消失，带下量减，经至但血量少。经血虽通，湿浊渐化，仍宜宣畅气机。以原方加凌霄花、龟板、七制香附丸调理。

随访半年，月事如期而至，经量正常。（《现代名

中医妇科绝技》)

陆正斋医案

○ 治一19岁王姓女。停经半载，时有低热、咳嗽、痰中带血，僻瘦神倦，慎防成痨。

水炙前胡5克，当归4.5克，白薇6克，杏仁6克，炒山栀6克，丹皮6克，广橘红、络各6克，炙甘草1.5克，藕节（洗）4克，慈姑芽（洗拍）5克。

○ 又治一30岁祝姓女。

一诊：婚后八年未育，体丰，胸闷，咳嗽多痰，纳谷不香，带下频频，苔腻。痰湿素盛，胞宫受阻。

冬瓜子10克，莱菔子10克，白芥子（炒）10克，苏子梗各6克，光杏仁10克，法半夏（杵）6克，化橘红6克，粉甘草3克。

二诊：咳嗽减，痰未净，经仍未通，时腹胀。

原方加川厚朴6克、泽兰6克。

三诊：诸恙减，经未至，少腹隐痛。

原方减杏仁，加香附6克、茺蔚子6克。

四诊：昨日经至，量少色淡，夹有紫块，腹部冷痛，方转温通。

当归10克，香附6克，姜半夏6克，陈皮6克，小茴香2克，川桂枝3克，茺蔚子10克，焦山楂10克，陈艾叶2片。（《陆正斋医疗经验》）

曹家达医案

○ 曹颖甫治一王姓女士。

初诊：经停九月，咳呛四月，屡医未效。按诊脉象虚数，舌苔薄腻，每日上午盗汗淋漓，头晕，心悸，胸闷，胁痛，腹痛喜按，食少喜呕，夜寐不安，咳则并多涎沫。证延已久，自属缠绵。拟先治其盗汗，得效再议。

川桂枝一钱，大白芍二钱，生甘草八分，生姜一片，红枣四枚，粽子糖四枚，全当归二钱，花龙骨四钱（先煎），煅牡蛎四钱（先煎）。

二诊：三进轻剂当归建中汤加龙骨、牡蛎，盗汗已除十之三四，腹痛大减，恶风已罢，胸中舒适，脉数由百四十次减为百二十次，由起伏不定转为调匀有序，大便较畅，咳嗽亦较稀，头晕心悸略瘥。前方尚合，惟量究嫌轻。今加重与之，俟盗汗悉除，续谋通经。

炙黄芪三钱，川桂枝钱半，肉桂心二分，炙甘草钱半，大白芍三钱，全当归四钱，生姜二片，红枣八枚，粽子糖六枚，龙骨六钱（先煎），牡蛎八钱（先煎）。（《经方实验录》）

○ 年约十八九，经事三月未行，面色萎黄，少腹微胀，证似干血痨初起。因嘱其吞服大黄䗪虫丸，每服三钱，日三次，尽月可愈。自是之后，遂不复来，意其差矣。越三月，忽一中年妇人扶一女子来请医。顾视此女，而颊以下几瘦不成人，背驼腹胀，两手自按，呻吟不绝。余怪而问之，病已至此，何不早治？妇泣而告曰：此吾女也，三月之前，曾就诊于先生，先生令服丸药，腹胀加，四肢日削，背骨突出，经仍不行，故再求诊。余闻而骇然，深悔前药之误。然病已奄奄，尤不能不一尽心力。第察其情状，皮骨仅存，少腹胀硬，重按痛益甚。此瘀积内结，不攻其瘀，病焉能除？又虑其元气已伤，恐不胜攻，思先补之。然补能恋邪，尤为不可。于是决以抵当汤予之。

虻虫一钱，水蛭一钱，大黄五钱，桃仁五十粒。

明日母女复偕来，知女下黑瘀甚多，胀减痛平。惟脉虚甚，不宜再下，乃以生地、黄芪、当归、潞党、川芎、白芍、陈皮、茺蔚子活血行气，导其瘀积。一剂之后，遂不复来。后六年，值于途，已生子，年四五岁矣。

按：丸药之效否，与其原料之是否道地，修合之是否如法，储茂之是否妥善，在在有关，故服大黄䗪虫丸而未效者，不能即谓此丸竟无用也。（《经方实验录》）

王耀廷医案

○ 王某，女，38岁，工人。

患者22岁结婚，3胎2产，6年前人工流产后月经即不规则，周期时长时短，经量时多时少，以后常觉心烦易怒，经前乳房胀痛。近1年来月经闭止不行，且有乳汁流出，量较多，不经挤压，即可自溢湿透衬衣，用黄体酮可有少量阴道流血，但溢乳如常，如不用药月经即不来潮，经某医院X线蝶鞍射影未见异常。乳房钼靶射影亦属正常，曾服通经活血中药及维生素B6等均未效。现症：腰酸骨楚，胸闷心烦，大便不爽，小便清长，白带少，舌淡红，舌心隐青、苔薄白，脉象弦细。妇检：外阴阴道正常，子宫后位稍小，附件（－），宫颈轻度糜烂，分泌物白色少量，阴道细胞片激情素轻度影响。

诊断：闭经溢乳综合征。

辨证：此属肾虚肝旺、封藏失职、疏泄无度、气血逆行紊乱之证。

治法：补肾清肝，调补奇经。

方药：

熟地40克，山萸肉15克，丹皮15克，玄精石15克，紫石英50克，牡蛎50克（先煎），石菖蒲20克，龟板50克（先煎），当归15克，牛膝15克，白芍20克。

上方连服10剂后溢乳减少，带下量增多，自觉气力增加，腰酸心烦等症均减轻。又进10剂，溢乳止，月经行，但经量少，色黯，持续3天净。后以五子衍宗丸合逍遥丸以善其后。（《现代名中医妇科绝技》）

贺钧医案

○ 经居年余，并无腹痛结痞等患，惟食少或作胀，右腿麻痹，足底火燎。痰多难出，或眩晕，夜分多梦，脉沉滑，舌苔腐腻。此痰热阻络，荣卫无以流行，际此秋令，不宜增咳。

当归二钱，大丹参二钱，大白芍二钱，粉丹皮二钱，云神四钱，净橘络八分，淮牛膝一钱五分，茺蔚子三钱，藏红花五分，刺蒺藜四钱，月季花七朵，红枣三个。

○ 顾女。去冬丧失所天，怨哀郁结，气血凝滞不行，经居半载有余，右少腹结痞，日以益大，按之痛，甚则攻窜呕吐，寒热头痛，脉弦细，舌黄。气郁化火，柔调为先。

当归二钱，大白芍二钱，左金丸八分，川郁金二钱，金香附一钱五分，大丹参二钱，醋炒川楝子二钱，延胡索一钱五分，醋炒小青皮一钱，旋覆花（包）一钱五分，刺蒺藜四钱，佛手花八分。

另：八味逍遥丸二两、四制香附丸一两，和匀。每服三钱，开水下。

○ 年已三十有三，水源一经未通，而每月必腹痛，腹左痞硬，食少作恶，或吐痰水，脉弦细，舌白。荣卫不调，斯为得天地之偏者，收效不易。

当归二钱，大丹参二钱，炮姜五分，上肉桂五分，大白芍二钱（吴萸五分拌炒），金香附一钱五分，醋炒青皮一钱，姜半夏一钱五分，旋覆花一钱五分（包），刺蒺藜四钱，佛手八分，红枣三个。

另：四制香附丸三两，每服三钱，开水下。

二诊：年已三十有三，地道一经未通，而每月必腹痛者数年，少腹痞硬，脘闷作恶，口碎，舌白转黄，脉弦数。冲带不通，斯得天地之偏者。刻下当疏肝和胃，以调荣卫。

左金丸八分，大白芍二钱，当归二钱，大丹参二钱，白蒺藜四钱，细青皮一钱，五灵脂三钱（醋炒），川楝子一钱五分（醋炒），云苓三钱，延胡索一钱五分，月季花四朵。

○ 经居五年，不时腹痛，心悬，内热，脘庆，头眩，不时恶寒，脉弦细，舌光。血虚气滞，营卫不和。先以调畅为事，非血瘀经闭者比也。

当归二钱，大丹参一钱五分，大生地五钱（红花五分拌炒），金香附一钱五分，大白芍二钱，白蒺藜四钱，大川芎八分，云神四钱，女贞子三钱，粉丹皮一钱五分，金橘皮三个，红枣三个。

○ 经居年半，腹大有形，状如怀子，不时攻痛，溲后沥浊，咽梗呕吐，头昏眩晕，脉滑，舌苔腐腻。湿痰气瘀，互结不化之候。速效难求。

当归二钱，金香附二钱，青陈皮各一钱，延胡索二钱，大白芍二钱（吴萸三分拌炒），大丹参二钱，炙乌贼骨四钱，云苓三钱，川郁金二钱，炮姜八分，陈艾绒八分，佛手八分。

改方：加白蒺藜四钱。

另：菩提丸二十粒，每服五粒，开水下。

二诊：药后下利痰浊颇多，经居年半遂通，腹大如怀子已十去其六，溲后沥浊亦少，惟腹痛不已，咽梗或呕吐，脉弦滑，舌苔腐腻。气瘀初化，肝胃未和之候。

当归二钱，大丹参二钱，青陈皮各一钱，金香附二钱，白蒺藜四钱，黑山栀二钱，姜半夏一钱五分，炙乌贼骨四钱，大白芍二钱（吴萸五分拌炒），云神四钱，冬瓜子四钱，佛手八分。

另：二陈丸、四物丸各二两，和匀，每服三钱，开水下。

○ 始而停经六月，即猝然崩血甚多，既止后，又年余不行，腹大有形，状如怀子，按之痞硬，脉沉数，舌苔黄腻满布。湿热窜入血分可知，非血枯经闭可比。

当归二钱，大丹参二钱，川郁金二钱，中生地五钱（红花五分合炒），炒茅术一钱五分，小青皮一钱，赤苓四钱，大白芍二钱，桃仁泥二钱，马鞭草一钱五分。

另：菩提丸二十四粒，每服六粒，开水下。

○ 经期落后已久，甚则二三月一行，出阁之后，更入阁月不行，腹中既不胀痛，又无痞硬，饮食如恒，形体日丰，脉弦滑，舌苔白腻。一派痰阻气运、冲脉不行之象。于生育最有关系。亟为化痰理气、和血调经。

当归二钱，大丹参三钱，生香附二钱五分，法半夏二钱五分，乌贼骨四钱（炙），块苓四钱，大白芍二钱，延胡索一钱五分，淮牛膝一钱五分，橘皮络各一钱，川郁金二钱，降香片八分。

○ 经居六年，每值春秋两委，前阴必肿痛，不得移动，自溃流血及黑污而后退，内热脘痞，舌质光绛，脉弦滑。肝阳挟湿热下注冲海而来，此症诚少见之候，拟龙胆泻肝法。

龙胆草二钱，细木通一钱五分，淮牛膝一钱五分，当归二钱，柴胡梢八分，泽泻一钱五分，川楝子一钱五分，生甘草八分，粉丹皮一钱五分，中生地五钱，赤苓四钱，藕二两。

二诊：进龙胆泻肝汤，前阴肿痛及流脓血虽减，而发时反勤，二便不利。据述经居六年，每年必发数次。结瘀积湿，久结下焦，冲脉不通，假此而泄也。症属仅见。

生军五钱（后入），中生地六钱，当归二钱，淮牛膝一钱五分，桃仁二钱（杵），黑山栀二钱，延胡索一钱五分，赤芍二钱，川楝子一钱五分，赤苓四钱，粉丹皮一钱五分。（《贺季衡医案》）

沈湘医案

○ 治一妇，年三十余岁，平时月经正常，因肝气抑郁引起经闭，随即吐血，吐血后胃痛甚剧，舌苔薄白而润，脉象沉弦。治以调肝解郁温胃之剂。

方用：

丹参、当归、砂仁、炒白芍、黑豆、薄荷、柴胡、广陈皮、甘草、煨生姜。

此人因肝气抑郁、气血不调，导致经闭。胃为多气、多血之腑，肝病及胃，发生吐血，故以逍遥散加减，调肝解郁为主，并兼治阳明，不必急于止血通经。以丹参、归、芍和血，薄荷、柴胡疏肝解郁，广陈皮、砂仁、煨生姜温胃，而去白术之守补。

再诊：胃痛减轻，吐血亦止。原方去砂仁加蔻壳，又服数剂，月经来潮，吐血胃痛皆愈。（《沈绍九医话》）

张汝伟医案

○ 治一35岁姚姓女。肝郁气滞，湿热中阻，营血凝聚，经停四月，少腹结块作痛，腰脊腿足酸楚。脉弦细而濡。此痃癖之渐，初起宜疏肝理气、通瘀止痛治之。

北柴胡、龙胆草各一钱，炒赤芍二钱，炒归尾、细生地、粉萆薢、制香附各三钱，川楝子、炒延胡、佩泽兰、炙乳没各钱半。

二诊：进龙胆泻肝合四物加味法后，经事微来点滴，大便下出如涕，小溲则短少而黄，少腹结块作痛略减，再写通瘀止痛、柔肝泻热法治之。

炒粉归须三钱，炒小茴香一钱，延胡索二钱（打），广木香五分（打），细生地、藏红花、单桃仁各三钱，细柴胡一钱，赤白芍各二钱，佩泽兰各钱半，制乳没各钱半，更衣丸一钱（吞）。

三诊：连进数剂，经事有欲行之势，少腹之块，化如弓弦状，上升至胁，下注至腿，时痛时止，但偏于左，右面不痛。此肝气入络，积瘀成块，犹之男子的疝。前法已经见效，兹进一步今经通即愈，块亦自消化于无形也。

醋炒柴胡、川楝子各钱半，荔枝核、川萆薢、威灵仙、桑寄生、生熟香附、炒赤芍、茺蔚子、当归须各三钱，小茴香一钱，酒独活二钱，娑婆子三钱，白螺蛳壳三钱。

本证始末：此证，月经素不准确，上次患倒经，经伟治愈后，经停四月，受气后发生此证。服第三方后，经事畅行，痃块消散而愈。

方义说明：女子之病，不离乎肝，三方用药，亦不离乎肝。上行下挈，知有消散之可能。倘用手术，亦无何物之可割。方药之义，不再一一写出，审证之法，已尽见于案语之中。（《临症一得》）

方公溥医案

○ 居经二月，头眩，呕逆，胸闷，纳呆，伤寒初愈，余邪未清，微有寒热，先拟清理化湿、养血调经。

鲜藿香9克，赤茯苓9克，制半夏6克，生白芍9克，新会皮4.5克，香青蒿9克，粉丹皮6克，川黄柏6克，焦山栀9克，春柴胡4.5克，盐水洗白当归9克，六一散12克（包）。

复诊：寒热已清，少腹酸坠，经行不畅，有瘀块，脉弦数，舌苔薄白，再进清经凉血。

炒延胡9克，制香附9克，粉丹皮4.5克，赤茯苓9克，白芍药9克，地骨皮9克，盐黄柏6克，大生地9克，炒栀子9克，香青蒿9克，盐水洗白当归9克。

三诊：月事渐净，少腹酸坠渐平，腰部酸楚，再从前法出入。

处方同前，除延胡、栀子，加淮牛膝9克、桑寄生9克、厚杜仲9克。

四诊：天癸已净，腰腹酸坠亦平，头脑微见眩晕，再与平肝潜阳。

白芍药9克，杭菊花9克，生甘草3克，石决明12克（打），川天麻9克，嫩勾尖9克，炒天虫9克，冬桑叶9克，炒蒺藜9克，大生地9克，生牡蛎12克（打），云茯神9克。

五诊：投以平肝潜阳之剂，头昏眩晕好转，而头脑作胀，药既应手，再从前议出入。

处方同前，除桑叶、天虫，加制川芎4.5克、制香附9克。

六诊：诸恙渐平，精神亦好，再与调理之方。

处方同前，除川芎，加霜桑叶9克。（《方公溥医案》）

陈蛰庐医案

〇 经停三月，小腹胀大。杭城医者投以试胎药，腹中辄动，于是诸医皆注意养胎，而胀满日加，遂渐不思食矣。时予适应试在省，慕名求医。诊脉，两尺迟涩，左寸关弦长，上出鱼际，右关沉结无神，沉思良久而告之曰："《阴阳别论》曰：阴搏阳别，谓之有子。王启玄注：阴，谓尺中也；搏，谓搏触于手也。尺脉搏击，与寸脉殊别，阳气挺然，则为有妊之兆。《平人气象篇》曰：少阴脉动甚者，妊子也。虽各家解少阴为心脉，而全元起古注原作足少阴解。今两足迟涩，法为虚寒血少，其非胎脉灼然无疑。但每投试胎药，何以辄验？此事正自费解，向所以狐疑不决者，端为此耳。近思《巢氏诸病源候论》称癥瘕之病，不动者直名为瘕，若病虽有结瘕，而可推移者，名为癥瘕。按癥瘕之起，皆因气血凝阻，而试胎之药，不外破气活血，故每投辄应。既知确非胎脉，则据脉论症，当系忧思损脾、郁怒伤肝所致，未悉果否？"曰："身惟一子，垂长而夭，

忧思容或有之，若郁怒则无也。"予以左关弦出鱼际，显有别故，今既症无确据，向未草率疏方，乃弃笔而回。迨予归寓，则一老姬已在寓许久矣，曰："先生真名医也。五月乐师爷新置一妾，乐奶奶在家已嚷吵百余遭，病当由此。"因乞施剂，遂授以大剂逍遥散，四服而弦脉少减。乃再以当归四钱、川芎二钱、白芍三钱、牛膝二钱、桃仁五钱、肉桂三分、川连五分、醋炒锦纹四钱。下瘀血如猪肝色，而反腹痛异常。盖瘀血方行也，仍取原方半剂，而加青皮五分，以下尽瘀血为度。于是胃开思食。非复从前之胀满，命服归脾汤十五剂，而望后旋报信水来矣。（《蛰庐诊录》）

王汉皋医案

〇 经闭六年，左关沉，结块疼甚也；左尺沉微，白带多也；右关弱细，食少也；右尺虚大，相火盛也。用四君子、桂、附、炮姜、丹参、当归、萸肉、牛膝、制鳖甲。大剂，二服疼止，能食。原方用酒炒丹参五钱、炮姜二钱，连服四剂而经通。原方去牛膝、肉桂，因其经既通，不再引下，不再疏泄，加牡蛎三钱、龙骨二钱，四剂白带止。又去龙骨、附子，加首乌五钱、杜仲三钱，十剂后块消。又去鳖甲，加黄芪二钱，十剂后痊愈，经又行矣。（《王氏医存》）

陈在山医案

〇 产后三月经不来行，忽然感受风寒，周身骨节酸痛，多饮少食，六脉沉缓，舌苔淡黄而厚，询其素有腿之疾，腹湿血寒等病，早已成矣。今可舍现在之外感，仍从旧症治之，先用温通法，拟服数剂，效后再议补血。

茅术、皮苓、泽兰、木香、缩砂、车前、厚朴、甘草、坤草、薏米、川断、香附、广皮、生姜。

服前方，颇见功效，周身疼解，惟午后头项微觉疼痛，舌生红刺。此湿邪外散之故也，仍用前方加减进之。

西参、茅术、皮苓、甘草、川芎、香附、泽兰、坤草、薄荷、菊花、川断、生地、广皮、木香。

又拟加减逍遥散，服数付，必获痊愈。

当归、茯神、枣仁、焦术、薄荷、节蒲、菊花、汾草、丹参、川芎、青皮、柴胡、香附、醋芍、生地、灯心。

○ 因去春产后，满月后经血即断，至秋又增吐血之症。觉两胁疼痛，今春咳嗽甚重，恶食烦渴，四肢无力，头眩目昏，六脉全虚，细弦少神，都缘血虚气不通畅之所至也，用调补兼施法。

香附、广皮、木香、当归、紫朴、甘草、皮苓、丹参、醋芍、橘红、杏仁、花粉、生地、寄奴、节蒲。

第二方：

白术、木香、醋柴、香附、当归、紫朴、丹参、醋芍、郁金、汾草、节蒲、茯神、薏苡、山药、泽兰。

第三方：

西参、茯神、贡术、木香、紫朴、香附、炙草、熟地、当归、酒芍、山药、枳壳、橘皮、薏米、灯心。

第四方：

茯神、远志、当归、白术、酒芍、芡实、薏米、山药、汾草、节蒲、枣仁、郁金、香附、丹参、广皮、大枣。

第五方：

西参、炙芪、茯神、枣仁、芡实、炙草、酒芍、熟地、当归、白术、香附、薏米、山药、广皮紫朴、大枣。

服以上数方，每用两剂，自觉诸症皆效，惟四肢虚软无力，余再酌拟丸药一料。

人参、贡术、当归、酒芍、熟地、厚朴、茯神、枣仁、炙芪、炙草、山药、莲子、芡实、香附、木香、郁金、仁米、丹参、陈皮。

共末，蜜丸，三钱重。

○ 胀满不食，经不来行，延他医调治，用调经药治之，不效，问治于余。余曰：此脾胃虚寒所致，先以香砂六君子汤加三消饮二剂，病觉大愈，稍有心悸之症，再去三消，加四物、远志、枣仁、节蒲等药，一剂痊愈。（《云深处医案》）

抱灵居士医案

○ 抱灵居士治一妇，经闭，发热、心悸，干呕作泻，吐白沫多于平日，以败毒散、正气饮不应，以二陈汤加荆芥、防风、枳实、竹茹、柿蒂、桑半夏用三钱二剂，呕止，热悸在；以小青龙汤一剂，两耳气冲。以前方加白术、丁香不纳药，询之，乃行经后饮冷茶一碗，经行一日止，心悸，发热，泻黑尿，脉浮滑。以百顺丸三钱，泻三次黑尿；以小柴胡汤加生地、全归、桃仁、

丹皮一剂，小腹微痛，此蓄血症也；以生地、赤芍、桃仁、红花、香附、肉桂、茯苓、枳壳、归尾、甘草、干姜，酒为引。一剂，大汗热退。三剂，两月经行而愈。

○ 又治一女，笄期，春月吐血咳嗽，至秋经闭，夜热恶寒，白带，盗汗冷，脉浮数，肝甚。以茯苓补心汤二剂，热退，咳减，胁痛，头昏心慌，口渴，以八味逍遥散加知、贝、麦冬、骨皮三剂，热退汗止，渴减，咳甚。脐上痛，为血滞；足夜肿，为血坠。以四物合小柴胡汤加香附、栀子、元胡、双皮一剂。咳减，胁痛止，头昏除，腹下痛，脉弦数。以前方去栀、芩，加桃、红、牛膝、韭汁、酒，三剂。白物大下而不变红，胁腹腰俱痛，脉弦数。此血热有瘀也，宜玉烛下之。或代抵当汤，或以药峻厉阻之。以四物汤加知、柏、元胡、香附平剂，大黄、牵牛、桃、红、归、芍、滑、青散，两进而脐腰痛止，则血停不动矣，咳甚则火又上炎矣。虽用清热和血、润肺理气之品，不过养虎为患，岂能回生哉？（《李氏医案》）

王润园医案

○ 相国之长媳，子禾之夫人也。性颇暴，而相国家法素严，郁而腹胀，月事不至者两度，众以为孕，置而不问。且子禾未获嗣，转为服保胎药，则胀而增痛。一日子禾公退，偕与往视，诊其左关弦急，乃肝热郁血。以逍遥散合左金丸处之，子禾恐其是胎，疑不欲服。余曰：必非胎，若胎则两月何至如是，请放心服之，勿为成见所误。乃服二帖，腹减气顺，惟月事不至。继以加味乌药汤，两日而潮来，身爽然矣，至是每病必延余，虽婢仆乳媪染微恙，皆施治矣。

○ 友人王福友之妻，少以贫寒致痞疾，适王数年，面黄肌瘦，月事不至，至或淡少，久而腹痛增胀。延医视之，见其形症，皆以为虚，补之不应，而王固粗质，亦任之。半年腹大如鼓，见食辄吐，渐至不起，乃邀余治，诊其六脉坚大而迟，知为寒凝食积。问曰：胃中按之有坚块否？病者曰：然。告曰：此自幼生冷风寒伤胃气，故其则增痛，且四肢发厥，盖虚人实症也。不温胃以散其结，则气凝而血必闭，无怪补之增剧。乃以五积散投之，两服而腹稍舒，又以香砂平胃散合乌药散并用。有邻人素看医书，见方诧曰：病属经闭，治当行血，乃用消食之剂，无乃非法。余曰：君自不信，看药后效验何如。王命其妻服之，越两日而下秽物，腹膈顿

舒。又命常服香砂养胃丸，廿日余而月事至矣。

邻人请其故，告曰：人身之气血，相须而行。若置气而理血，断无效验。且人以胃气为主，乃一身生化之源，而胃经多气多血。气舒则血行，气结则血滞，气热则血凝，气寒则血少。前人调经诸方，理血无非理气也。今王某之妻，气为寒食凝滞，故血亦不行，非血本亏也。若用四物等类血药多凉性，转于胃气有碍而愈不行。今以祛寒消食之品投之，气温则行，食消则通。气行而通，血不通者，未之有也。闻者首肯再三，凡有疑，辄质问焉。

○ 又邻人李寿昌之妻，年四十余。忽患经闭，其夫素务农，日用颇窘，兼无酒德，醉后辄加诟厉，妻久而郁结，遂成病。适夏间阴雨，李忽踏泥而至。问：何为？曰：家人病甚，拟请诊视。余问：何病？则曰：经闭数月矣，此时腹中胀痛，饮食不下，人皆以为蛊。请一视之，果不可治，亦听之矣。问身体肿否？曰：不肿。乃曰：不肿则非蛊也。问痛多乎？胀多乎？对曰：痛有止时，胀则时时如此，几乎大便不利。余曰：此气滞碍血也，无须诊脉，但服药三四付，则病愈。李曰：不如一诊，较为稳当。余曰：此病显而易见，何在诊脉，尔无非愿病愈，但能病愈，何必诊也。乃处以《本事》琥珀散，命服四付。李持而去，余亦忘之。至中秋晚餐无事，余巡行田垅间，李忽携镰自禾黍中出而叩首，余惊问：何故？对曰：内人服君药一服，即胸膈雷鸣下气而胀减，再服之，病全失矣。余以其病已愈，不必再服，至今月事不愆，饮食壮健，真仙方也。以农忙未得叩谢，兹遇君敢申意。余笑而扶之起。说麻问稷，日暝而归。

○ 里中钮某之妻，体素壮，忽患月事不至，始以为胎。久而腹痛，又以为虚，补之益甚。留连数月，腹大如鼓，饮食不思，迎余治之。诊其脉，两关坚劲。问：发渴乎？曰：前半日多渴，后半日方可。余曰："此胃热血结也。寻常必患胃热，发则胸膈如烧。甚则发咳，痰必稠。病者曰：良是。先以三黄四物汤破之，二服后下紫块十余，腹少减。又以两地地黄汤加山栀、连翘、通草，叠进之。逾月而潮至，然前后尚不齐也。命常服归芍地黄汤，数月后，如期血至，久而受孕矣。

妇人经闭一症，其因多端，而各有虚实之分。审其实而攻之，察其虚而补之。偶一不慎，致祸尤速。

（《醉花窗医案》）

陈廷儒医案

○ 女子二七而天癸至，天一所生，自然之水也，随气流行，一月一见，其行有常，故名曰"经"。经至于闭，失其常矣。其病有外因六气而成者，有内伤七情而成者。乙未，上海有陈姓闺媛，天癸数月不至，迭饮通经之剂，以致形瘦食少，咳嗽吐红，心中烦懊，夜寐不安。冬初，来速余诊，切其脉，滑而疾，盖是年六月酷热异常，人感其气，蕴久不化，真阴销灼，阳气上蒸，血亦随之，有升无降，经由是闭。余用羚膏清血汤，二剂，症减；再用羚地益血汤，二剂，症平。后参调经方意治之，天癸即至。丙申春，上海有刘姓妇，血闭不行，恶寒发热，五心烦躁，口苦舌干，面色青黄，病情颇重，来延余诊。切其脉，缓而大，审是经行时过食生冷所致，以逍遥饮、紫金丸意合为一方，数剂即愈。

按：此二症，一系火邪外感，一系生冷内伤，随症治之，病去而经自来，以是知专事通经无济也。且女子与妇人异，妇人与师尼异，师尼与娼妓异。随人而治，因症而施，庶乎可耳！（《珍本医书集成·诊余举隅录》）

王九峰医案

○ 《经》以女子二七天癸至，任脉通，太冲脉盛，月事以时下。又二阳之病发心脾，有不得隐曲，女子不月，其传为风消，为息贲者危。经闭年余，饮食日少，形体日羸，脉来弦劲，乃郁损心脾、木乘土位所致。心为生血之源，肝为藏血之脏，脾为统血之经。心境不畅，肝不条达，脾失斡旋，气阻血滞，痞满生焉。五志不和，俱从火化，火烁真阴，血海渐涸，故月事不以时下，必至血枯经闭而后已。将治心乎？有形之血难培。苟治脾乎？守补中州易钝。抑治肝乎？条达滋柔均皆不受。当以斡运中枢为主，使脾胃渐开，将逍遥养肝郁，再以归芍地补阴养血、调和冲任，冀其经通为吉。

人参、茯神、枣仁、远志、于术、归身、广皮、木香、桂圆、阿胶。

○ 左脉弦出寸口，志意隐曲不仲，郁损心阴，阴虚血少，血不养脾，脾伤不能为胃行其津液，胃病不能容受水谷而化精微，精血日以益衰，脉络为之枯涩，经闭半载有余，腹中虚胀作痛，容色憔悴，饮食减少。

《经》言：二阳之病发心脾，有不得隐曲，女子不月是也。其传为风消，再传为息贲，则不治。

四君子汤加归身、远志、枣仁、木香、阿胶、泽泻、柏子仁、桂圆。

○ 曾经服药五剂，病势似有退机，因循怠治，停药月余，遂致䐃肉渐消，喘鸣肩息。症本隐情曲意，郁损心脾，病传于胃，所谓二阳之病发心脾是也。心为生血之源，胃为水谷之海，脾为生化之本。海竭源枯，化机衰惫，血枯经闭，气郁化火，火疾风生，消灼脱肉，故削瘦如暴风之驰速。金伤火灼，气无依附，故喘息如流水之奔逝。犯经旨风消息贲之忌，虽仓扁复生，无如之何！勉拟一方，以副远涉就医之望。

生地、洋参、麦冬、泽泻、柏子仁、归身、茯苓、阿胶。

○ 经乃水谷之精气，和调于五脏，洒陈于六腑，源源而来，生化于心，统摄于脾，藏受于肝，宣布于肺，施泄于肾，上为乳汁，下为月水。经闭五载有余，饮食起居如故，无骨蒸、痰嗽等症，乃任脉经隧滞塞，非血枯可比。手指肿胀色紫，不时鼻衄，经血错行可知。营气不从，逆于肉里，遍身疮疡，脉来滑数而长，有痈疽肿满之虑。拟子和玉烛散行之，冀其经通为吉。病势深远，药性暴悍，多酌明哲，再服可也。

生地、当归、赤芍、川芎、生军、玄明粉、炙草。

○ 经闭半载，肝郁气滞，气滞血凝，血结成瘕，下寓天枢寸许，正当冲脉之道，是以跳跃如梭，攻痛如咬，按有头足，疑生血鳖。肝乘土位食减，木击金鸣为咳。中虚营卫不和，寒热往来如疟，从日午至寅初，汗出而退。脾伤血不化赤，白带淋漓，脉象空弦，虚劳已著。第情志郁结之病，必得心境开舒，服药方克有济。

四物汤加五灵脂、生蒲黄、茜草根、牛膝。

昨暮进药，三更腹痛，四更经行，淡红而少，五更紫黑而多，少腹胀坠而痛，停瘀未尽。前方加青皮、延胡索。（《王九峰医案》）

方仁渊医案

○ 经停脉数，舌碎口疮，心脾之蕴热也。防涉痨损。

细生地、薄荷叶、盐水炒柴胡、丹皮、五灵脂、川芎、归尾、蒲黄、左金丸、香附、赤芍。

再诊：口疮略好，脉仍数疾，腹痛，厥阴之气滞血凝矣。不易治。

原方加山栀、青皮、木香，去蒲黄、左金丸。（《倚云轩医话医案集》）

王士雄医案

○ 盛泽王西泉丈仲郎巽斋刑部夫人，年未四旬，而十八年前诞子之后，汛即不行，医以为虚，频年温补，略无小效。董味青茂才嘱就余诊。脉弦滑而体甚丰，乃气郁生热，热烁津液以成痰，痰复阻其气道，不能化血以流行，以致行度愆期，腹形胀痛，肢背不舒，骨疼痹惕，渴不欲饮，间或吐酸，二便不宜，苔黄口苦，皆风阳浮动，治节横斜之故也。与沙参、蛤粉各四钱，丝瓜络、石菖蒲各一钱，紫菀、仙夏、旋覆、蒺藜各一钱五分，茯苓三钱，丹参二钱，黄连四分，海蛇二两，凫茈一两服十余剂，来转方云：胀满蠲而腹背皆舒，夜寐安而二便亦畅，酸水不吐，痰出已松，是肝已渐柔，惟食少无味，骨节酸疼尤甚，乃阳明虚无以束骨利机关也。拟通养法。参须、石菖蒲各一钱，茯神、络石各三钱，薏苡四钱，仙夏、竹茹各一钱五分，木瓜八分，姜汁炒黄连三分，十大功劳一两。仲冬招余往游复视，则诸恙皆安，惟右腿尚疼耳，即于通养方内加黄柏、仙灵脾，服之遂愈。

○ 管君幼斋令正，汛停七月，至仲秋经行不多，腹乃微胀，继则胸闷不饥，身有寒热。吕某以桂枝、黄连等药进，而痞闷转加，二便不行，口糜而渴，得饮即吐，夜不能寐，五内如焚。余诊之，脉弦而细，面赤足冷，神惫不支。是营阴素亏，气机多郁，郁久生热，辛燥忌投。授沙参、蒌、薤、栀、茹、旋、菀、冬瓜子、枇杷叶，二剂而燥矢行。胸腹舒，知饥，吐止，继以宜养而瘳。其汛停良由血不足，非有血不行而阻也。

○ 钱塘张君簏伯令郎韵梅茂才之室，自去年夏间娩后，虽不自乳，经亦未行。方疑其劳也，四月间患感，医进升散药。遂腹膨气逆，肢痉欲厥，或又疑其娠也。延余诊之，脉弦巅痛，乃营虚肝郁，微挟客邪，误投提表耳。以清解轻宣之品数剂而愈，继参养荣，月事亦至，人皆诧为神治，其实非大病也。（《归砚录》）

齐秉慧医案

○ 曾治龚云从之妇，经信两月未行，医用胶艾四物汤加红花二十余剂，则芒刺满生舌苔，腹膨作泄，人事困倦，身重恶寒，云从来寓求治。予曰：饮食减少，腹膨作泄，属太阴；人事困倦，身重恶寒，属少阴；苔刺干黑者，阳虚不能熏腾津液之所致也。方用芪、术、姜、附、砂、半、桂、苓、故纸，服六剂而身发大热，吾知其泄旦夕必自止。再三剂，其泄止矣，身热渐微，而腹中又觉大热，其夫恐附子太过。予曰：里阳来复，佳兆也，积阴可化，经当自通。又十余剂，而人事康复，饮食加健，膨胀俱消，舌苔尽退，经信行通如故。（《齐氏医案》）

缪遵义医案

○ 经闭半年，腹肿未消，脾虚，肝乘中焦，营气失职，经何由而至？今又客邪侵肺，咳嗽间作，宜兼理之。

当归、白薇、丹参、丹皮、川贝、桔梗、楂炭、生麦芽。

○ 诊脉小而弱，经阻四月，脉不见滑象，未可即以妊断，但体质素虚之人，往往脉形有不见滑利者，以气血不充故也。治法不妨为子莫执中之说，则于本体有益无损，可无畸重畸轻之弊。

苏梗汁、陈皮、金柑皮、藕、归身、砂仁、炒锅巴。（《缪氏医案》）

姚龙光医案

○ 产后经水止，乳汁甚多，二年断乳，经仍不行，乳间结核而痛，间又吐血，血色鲜红，幸不甚多，余因内人病故，由鄂返里，至蒋宅有事，其姑邀予为诊，余告以脉象不佳，宜善调摄，且切勿断乳为要，至季冬，病者卧床不起矣，复请予诊，见其干咳无痰，汗多不敛，下午潮热，饮食不思，脉则弦数而疾，私谓其姑曰：法在不治，其在来年春分前后乎？殁于来年春分前三日。盖此人体弱性傲，肝木本旺，产后乳多，非血气有余，乃肝脾两经之血为肝火鼓而上行，逼化为乳，循厥阴经至乳间而出血，虽暗伤而肝木转遂其疏泄之性，故经不行而反无病，及断乳后，其肝木上冲如故也，逼血化乳如故也，而乳窍已闭，欲泄不得，故乳中结核胀痛矣，其未化为乳之血，肝火逼而上出，故吐血见诸口矣。血久上行，便成熟路，以化乳上出为顺，转以化经下行为逆，故欲经行必不可得矣。医者不察，以乳痛常

法治之，木火愈旺，金气伤则干咳无痰，土气败则饮食不思，血不化乳，乃化为汗，则上身大汗淋漓，脉又弦疾劲强，是胃气将绝，阳越于上、阴竭于下矣。有阳无阴，有升无降，《内经》曰：出入废则神机化灭，升降息则气立孤危。卯月木气发生，下无真阴以济之，何以为生身之本乎？故必死于春分前后也。在断乳胀痛时，脉弦数尚未搏指，舌鲜红尚有薄苔，若用苦剂敛其血以入内，而下通于冲脉，则经自行，血自止，乳核自消，再以和平养阴之剂，植其根本，肝自柔和，何至及此乎？医者能不认症乎？

○ 产后失调，迁延年余，服药罔效。时时畏寒，咳嗽痰清，肢体倦怠，夜不欲寐，口不欲食，神疲不离枕席，时吐白沫，胸中闷塞，经水久闭。诊其脉两寸弦紧搏指，两尺俱微弱，舌本淡紫，苔白厚而干。余曰："此上实下虚之候也。上实者，腹中之痰湿壅于上焦；下虚者，阴中之真阳虚于下焦。惟下焦真阳不足，不能蒸水上潮，肺气无权，脾湿又将窍隧阻塞，故舌干而白沫时吐，血不能生，气不能利，故经闭而倦怠也。"为用丸剂清上，膏剂补下，以白术、炙草、枳壳、橘红、贝母、桑白皮等。水叠丸，食后服之。以肉苁蓉、枸杞、杜仲、鹿角胶、鹿角霜等熬膏，空心服之。一月余，颇见安好。忽又延毕医诊视，服滋阴降火两帖，反觉沉困，因仍服吾之丸剂、膏剂，八月余，经水始通，诸症皆瘳，饮食渐加，吾嘱令多服为是。（《崇实堂医案》）

柳谷孙医案

○ 内热较前得减，而月信杳然，少腹渐觉块痛。病蒂在于营分，非通畅不能为功。

当归、桃仁、丹参、醋炒延胡索、川芎炭、山楂炭、橘核、炙甘草、胡桃肉、大黄（红花酒拌透，烘干，炒微黑）。

○ 经停内热，由乎营气虚损。下焦本无瘀热，与血痹致损者不同。血生于肝脾，而统摄于冲任。今脉象虽见虚数，幸纳谷尚佳，营血之源未竭。拟与滋养肝脾、通调奇脉。

洋参（元米拌炒）、黄芪、炒当归、炒大生地、枣仁、茯神、春砂仁、煨木香、酒炒菟丝子、川断（炒）、川怀牛膝（各酒炒）、丹皮、白薇、酒炒木瓜、龙眼肉。

○ 经甫至即停，其停也无因。并无瘀阻见证。一载以来，并无疾苦，此属血少而停，自无疑义。近日渐有午后寒热，入夜愈重，脉象虽数，而与劳热之虚数有异。窃思经候久愆，营气之流行必滞，冬寒因而内着，得春气而邪气外发；又苦营阴先馁，不能鼓托而达，以致缠绵不已，无汗，经月不愈。若任其留恋，转恐阴气日耗，本非损证，而延成损证者，亦往往有之。兹拟养阴和营、透邪清热，必先使邪机尽达，乃可续用养阴，以善其后。

酒炙大生地、酒炒当归、苏叶、制香附、丹参、青蒿、炒丹皮、嫩白薇、广陈皮、秦艽、鳖甲、茅根肉、益母草。

○ 先患五更泄泻，是脾肾阳虚之病。近日胀满，甚于脐下，朝宽暮急，亦属阳气被困、转输无力所致。上脘与少腹，时有块撑。肝气乘虚内扰，致腑气不得通降。大便秘结不爽，迟至半月有余，而无燥象，其非实热阻结可知。经停数月，而脉象弱细微数。既非妊象，亦无瘀阻确证，乃肝脾不营、冲任血少而然。病情纷错，大旨在脾肾虚寒，肝经血少气滞。姑与温养脾肾、疏达肝木，以举其大纲，其余诸病，只可随时兼治，不能一一缕及也。

参须、于术、白芍（桂枝煎汁，拌炒）、炒当归身、漂淡肉苁蓉、长牛膝（吴萸煎汁，拌炒）、醋炒小青皮、酒炒金铃子、醋炒川郁金、茯苓皮、陈香橼皮。

另：桂心、制白附等分，二味为细末，饭为丸。每次三分，药汁下。

○ 经停数载，少腹胀硬而痛，上及于脘，其为血积无疑。甚则青筋脐突，冲气上逆。幸得通瘀之剂，胀势稍松。但所行者，仅得黄水，未见瘀积，则病根未拔，胀必复剧。惟久病未可急攻，拟改用缓法，再与疏泄。

归尾、酒炒白芍、醋炒延胡索、广木香、乌药、桃仁泥、长牛膝（红花酒炙拌炒）、酒炒京三棱、醋炒蓬莪术、丹皮（炒）、川芎炭、川断、香橼皮。

另：大黄䗪虫丸。

○ 少阳木火之气，上窜经络则齿痛，内犯中土则脘胀，下阻冲任则经停。阴血虚则木火甚，气机窒则营络阻，病绪纷纭，顾此失彼。姑先上清木火，佐以和肝畅营。

制香附、炒丹皮、黑山栀、滁菊花、川连（吴萸煎汁，拌炒）、广木香、醋炒青皮、沉香、姜醋炒半夏、乌药、夏枯草、竹茹。

○ 肝气挟痰浊犯胃，则脘搅呕恶；挟风火上扰，则眩晕耳鸣。本属脏气偏胜之病，况癸信久羁，肝营不畅，又宜兼顾为稳。

羚羊角、炒丹皮、黑山栀、刺蒺藜、杭菊花、煨天麻、东白芍、枳实、炒长牛膝、苡米、广陈皮、石决明、茺蔚子、竹茹。（《柳宝诒医案》）

林珮琴医案

○ 李氏妾，年二十以来天癸未通，其夫惧不能孕育。予谓此禀受阴气不足也，但多服六味地黄丸，阴气充经脉自行，后生数子。

○ 陈氏，性偏不育，脉沉涩，气急痰闷，经闭三载。当先调畅肝郁，三因七气汤：半、朴、苓、苏，加当归、香附、郁金，合欢、玫瑰二花煎。随用平调肝肾：甘杞子、沙苑子、补骨脂、牛膝、当归、制首乌、益母霜，意取温行，不十服经行矣。

○ 吴氏，结病数载，经闭年余。入夏气泄，脉微弦少力，肌削神疲。平昔胃纳不多，而冲脉隶于阳明，谓之血海。因阳明生化不足，故月事不以时下也，症成下损，并无瘀阻，切忌通经。治先调补胃阴以生液。潞参三钱，山药（炒）、茯神、枣仁、白芍、当归、杞子（俱炒）各二钱，五味（焙）五分，麦冬一钱，湘莲、南枣（各）十枚。十服，食味颇甘，精神较爽。前剂去麦、味，参入泽兰。汤用潞参、山药、茯神各三钱，熟地（炒）一钱，白芍、当归各二钱，泽兰、甘草各一钱，牛膝（酒蒸）六分，益母膏三钱（冲），服甚适，所虑节交夏至，症必变重耳。（《类证治裁》）

张聿青医案

○ 董某，少腹作痛，经事不行，脉形不爽，面部丹赤成片，不时发露。营气不宣，宜为宣通。

全当归（酒炒）二钱，台乌药一钱五分，延胡索（酒炒）一钱五分，制香附二钱，杭白芍（酒炒）一钱，茺蔚子三钱，炒桃仁（去皮尖，打）三钱，降香片七分，楂炭三钱。

二诊：经停少腹作痛，营气滞而不宣，当通和奇脉。

川桂枝四分，当归（酒炒）二钱，制香附二钱，乌药一钱五分，芫蔚子三钱，泽兰二钱，延胡索（酒炒）一钱五分，川芎一钱，炒赤芍一钱五分，楂炭三钱。

三诊：宣通营滞，而理气机，腹仍作痛。血中气滞，气行则血行，故曰调经以理气为先也。

制香附三钱，紫丹参二钱，台乌药一钱五分，川芎一钱，炒枳壳一钱，全当归（酒炒）三钱，延胡索（酒炒）一钱五分，鸡血藤膏一钱五分，桂枝四分，白芍（酒炒）一钱五分，红花（酒炒）七分。

四诊：血虚气滞，经阻不行，面发瘰疬，腹中疼痛。宣通气滞，以望经行，再商调理。

当归（酒炒）二钱，牛膝三钱，卷柏二钱，丹参二钱，苏梗三钱，红花（酒炒）一钱，川芎一钱，炒川断三钱，泽兰二钱，香附二钱，鸡血藤膏一钱五分，杏仁三钱。

○ 王某，木旺脾虚，肝木克土，土不运旋，以致腹笥板硬，时为痛泄，月事不来，胸次痞闷。脉象弦硬。气血郁滞。拟宣畅气血，必得月事通行，方为稳妥也。用严氏抑气散合逍遥法。

制香附二钱，花槟榔八分，广皮一钱，川断三钱，砂仁五分，卷柏三钱，生牛膝三钱，炒枳壳一钱，紫丹参二钱，逍遥散（先服）三钱。

○ 某某，经停十五月之久，而起居如常，脉缓苔薄白。此名为歇，不治自愈，但须徐以待之耳。全当归、橘白、土炒白芍、白蒺藜、制香附、半夏曲、茯苓、生熟谷芽、甜杏仁（炒香）。

○ 奚某，由脘痛而致腹中胀满，得泄则松。肝脾不和，气湿不运。气为血帅，月事因而不行。以调气为先。

制香附二钱，砂仁五分，丹参二钱，苏木一钱五分，枳壳一钱，茯苓三钱，鲜佛手一钱，上广皮一钱，木香三分，降香五分。

二诊：腹满较舒，中脘窒痛。再从肝脾胃主治。不来，且勿过问。

制香附二钱，陈皮一钱，金铃子（切）一钱五分，前胡一钱，鲜佛手一钱，缩砂仁五分，延胡索（酒炒）一钱五分，光杏仁三钱（打），紫丹参二钱，苏梗二钱。（《张聿青医案》）

温裁之医案

○ 年三十余，偶患经闭，腹起痞块。医用顺气通经之药不效，愈形困惫，痛楚难堪，势甚危殆。延余诊视。审其两关脉沉迟。症必由寒而起，以致血凝，非利气药所能愈。渠云："实因前日母故，正值天癸欲来之期，一媪云热血喷丧于家不利，可服冷水以止之。殊室人无知，竟从其教。再三究诘，今方吐实。君曰是寒，果然不谬。"余闻之，哑然而笑，曰："真奇谈也。天地间宁有是理乎？"妇女忌讳实多，不知妄作。观此，轻信单方者均可引以为戒。余遂用驱寒逐瘀之品，经通块消，三剂而愈。（《温病浅说温氏医案》）

陈莲舫医案

○ 经阻不行，脘胀，舌剥。营亏气痹，治以和养。

西洋参、炒香附、佛手花、抱茯神、沙苑子、川石斛、淮小麦、银柴胡、广陈皮、绿萼梅、制丹参、川杜仲、生白芍、红月季。（《莲舫秘旨》）

○ （泻泄月经不行）（俞山太太，甲辰十月初四日），屡诊脉情，细清为多，且泄泻频仍，胃纳不开，气虚于阴，确是明证。但肺气已弱，肺阴亦亏，气阴两伤，遂至月事失行，明热形重，喉音不亮，损怯情形已见一斑。目前吃紧总在脾胃两经，而咳嗽尤为此症之纲领。拟阴气并调，养阴不用滋腻，补气不用湿渗，用药不求有功，但求无过。

吉林参、人乳拌于术、炒夏曲、炒丹参、川贝母、西芪皮、枇杷叶、米粉炒阿胶、生白芍、炙甘草、新会白、冬虫草、黄防风、竹二青。（《陈莲舫医案秘钞》）

费绳甫医案

○ 患呛咳气喘，内热汗多，时常咯血，精神萎顿，四肢软弱无力，行动需人扶持。居经不行，已经半载。予诊其脉细弱。此气液皆虚，阴血不注冲任，肝阳上灼肺阴，气失清肃，渐成干血痨症。治必培阴养气液，兼清肝益肺。月事能通，方有转机。

吉林参须五分，西洋参一钱五分，女贞子三钱，生杜仲三钱，蛤蚧尾三分，白芍一钱半，川贝三钱，天花粉三钱，川石斛三钱，广皮白五分，毛燕（绢包煎汤）三钱。

连服十剂，经血即行。再照方加大生地二钱、麦冬三钱。咳嗽止而饮食增，内热清而精神振。不过月余痊安。

○佚名。营血久虚，肝阳上亢，销灼胃阴，胃失降令，胸脘不舒，内热口干，甚则头眩。居经不行，已三阅月，脉来沉弦而滑。治宜养血清肝，兼和胃气。

北沙参五钱，生甘草五分，云茯苓三钱，女贞子三钱，陈皮白五分，冬瓜子四钱，川贝母三钱，川石斛三钱，大麦冬二钱，钩藤钩一钱五分，生谷芽四钱，熟谷芽四钱。

二诊：肝阳升腾之势渐平，胃气下降。内热口干，较前已减。惟呛咳头眩，卧难着右。居经不行，已三阅月。肺阴久虚，清肃无权。脉弦略退，细数未改。宜宗前法进治。

北沙参三钱，生白芍一钱五分，生甘草一钱五分，白茯苓四钱，生淮药三钱，黑料豆三钱，生杜仲三钱，川贝母三钱，川石斛三钱，陈皮白三钱，冬瓜子四钱，生谷芽四钱，炒谷芽四钱，莲子十粒。（《费绳甫医话医案》）

王旭高医案

○赵某，寒入肺底，咳喘而呕，水饮停于心下也。腰胁痛而经停，肝肾已虚。拟开上、温中、补下。

麻黄、细辛、淡干姜、五味子、茯苓、陈皮、杏仁、炙甘草、大熟地（海浮石拌）、半夏、沉香、枇杷叶。

复诊：痰饮咳呕清水，而致停经发热，带下淋漓，营阴虚而肝肾亏矣。脘腹胀满，大便偶利则胀觉松，仍是饮邪见症。夫痰饮宜温宜化，而阴虚宜补宜清。所虑热久停经，恐成干血痨损。

半夏、陈皮、茯苓（细辛拌炒）、生地（姜汁炒）、干姜（五味子同炒）、沙苑子、白芍、当归、川芎、款冬花。

渊按：经停发热，未必即属虚证，惟带下过多，营液虚矣。脘胀便通则松，乃肺脾气分不化也。

○孙某，经期一载不来，大便时常秘结，每月胸中不舒数日，此肝血虚而胃气不和也。理气之方，不在乎肝而在养血；和胃之法，不在破气而在补气。气血充而肝胃自和矣。

西党参、熟地（砂仁拌）、枣仁、陈皮、归身、

制半夏、丹参、于术（人乳拌炒）、茯苓、白芍、沙苑子、橘饼、谷芽。

复诊：肝肾素亏，气郁胃气不舒，脾阴不足，饮食知味而不能多进，经事不来，二便时常不利，肩膝酸疼。舌苔或黄或白，此有湿热夹杂其中。补养气血之方虽稳当，然无理气化浊之品，未能奏效。今拟一方，以观验否。

制首乌、怀山药、枣仁、牛膝、焦山栀、柏子仁、茅术炭、陈皮、半夏、建莲肉。常服苡仁、红枣（煮食）。

○某某，经停少腹痛，小溲淋塞有血缕。此肝火与瘀凝交阻，当通而导之。

龙胆草、小蓟炭、车前子、丹皮、桃仁、大黄（酒炒）、冬葵子、海金沙、延胡索、焦山栀。

○陆某，惊恐饥饱劳碌，内伤气血。血凝气滞，经停不来，已及八月。内热食少，虑成干血痨损。

肉桂一钱二分，桃仁二钱三分，川断一钱，麝香五厘，当归二钱五分，大黄（醋炒）一钱三分，砂仁四分，牛膝（酒炒）三钱，乳香（去油）五分，没药一钱，五灵脂（醋炒）一钱五分。共研细末，分五服。每日一服，陈酒送下。

渊按：此调经散加减法，颇得古人遗意，元气可支者用之。（《王旭高临证医案》）

王寿芝医案

○喻嘉言《寓意草》载：杨季登女经闭，汗出如蒸笼气水，先生治愈，谓此证可治处，全在汗出，以汗出则表里通达，不致逼热内燔，使其阴烁尽而死也。方用当归龙荟汤，数服后，变汤为丸，缓缓调理，汗敛经通而愈。学医时阅之。喜其一点灵光，炯炯纸上，悬壶后，每遇此证，必究其源，绝不敢以通套药，模棱了事，误人性命。道光三十年庚戌，大邑县青霞镇卢晋山之女，抱病延诊，二日始至其处。晤晋山，见其修洁有静气，询之，学而未成，一巾不及焉。谈吐之余，彼此浃洽，乃询令媛何病，远道招诊。曰："闭经三月，医谓成劳，待其死而不忍。敦请先生，冀出奇制胜，或有疗也。""几何岁？"曰："十五岁。""起病何状？"曰："小女十四经通，今年时令不时，忽发寒热，本地医投十神汤，得大汗病解，三四日复作，以为

复感，又饮神术散，是夜大渴。更医，谓脉微细，且发汗后宜补气血，由是忽轻忽重，似疟非疟，寒热总不脱体，而月事竟不来矣。因循至今，奄奄一息。惟尚思食，不即死耳。"引予内室诊脉，沉数有力，面询发寒热否？心里发烦，心下硬痛否？口苦咽干否？腹痛便闭否？咳嗽呕吐否？女云："心口下一块抵住胀痛，思食而不敢食，食即欲吐，勉强忍住，大腹即痛，发寒发热，终日不休，咳嗽近日才有，痰咳不出。"予思沉数有力，为实热当下，合之外证，一大柴胡汤可愈。乃服补药，究竟补者何药，不可不阅其方。出，令将此三月来所服方，备出予观。观之，左右不离八珍、六味、五福饮、七福饮、决津煎、养营煎，张景岳新方中，庸滥伎俩。予笑曰："可惜此人全副精神，一腔心血，皆为炙《景岳全书》所蔽，而以误己者误人也。然犹幸其胆量尚小，未用桂附，燥干津液，或可一救。"濡墨伸纸，即以大柴胡汤与之。晋山哑然，谓："前已表过，又经三月，体气羸弱，柴胡散其外，大黄攻其内，恐病久不耐，阴阳两脱奈何？"予婉告曰："十神、神术两方，燥劫伤阴，所以汗出而寒热不解。后医知脉细弱为虚，而不知由骤伤津液所致，一味呆补，营卫不和，初感之时邪，终无由去，现在少阳、阳明实证未罢，不乘此时，元气未溃，表里两解，一鼓荡涤净尽，再为稽迟，将外而经气，内而脏腑，久久壅闭，迨至脾阴干槁，附丽于阳明之冲任亦枯，阳明以下行为顺，愈枯愈逆，愈逆愈枯。经之源头既绝，则万万无生路矣。此时人虽瘦削，而肌肤尚润，可见胃阴尚存，以柴胡启发清气，而开少阳门户，少阳一开，枢转有力，则上下升降，一齐灵活；又得枳实之形圆臭香者，直达三焦；大黄之逐瘀涤热者，推陈致新，一举而三善备，病必减去八九，继为清补，即可望痊，何惧之有。"晋山观予言之娓娓，似非毫无把鼻者，撮药与服。是夜子正敲门，告予，谓服药后，心下硬块，滚入腹中，大痛几阵，大解两次。遍体津注而睡，睡亦安适。予曰："燥结既去，宿热必挟粪水大下，阳退阴进，月信亦可望通，可喜之至。"次日续服两煎，果如言寒热顿减，自谓倦极思卧，甚不欲食。晋山恐其胃败，予又告曰："前之食者，胃之阳气有余，食之究亦不安，今不食者，脾之阴气不足，不食可免膜胀，且睡而安适，则阴亦易长，此中消息，非久于医者不知也。停药以俟化机，有我在此，必不致误乃事。"伊复促诊，沉数尽去，脉甚缓

小，令无惊醒，反侧数次，干后乃醒，精神清爽，进粥二盂。次日，晋山欣欣喜色，谓月信已动，予诊其脉如昨。改用麦门冬汤，连服四剂，月信大至，初下紫黑，自云觉其大热，渐次调适，六日乃毕。留予小住半月，所服不地栀子豆豉炙草汤、白芍甘草汤而已，而体已元复，眠食如常。别务求丸方，与炙甘草汤，令煎作膏服之，而去是役也。病之外象，全似虚劳，所幸脉得沉数，实为外邪未解之候。若易沉数有力，为细数无神，则阴气枯涸，百不一生，卢扁束手矣。生死之机，辨于毫忽，医道岂真易为乎哉！

大柴胡汤。

柴胡八钱，枳实四钱，生姜五钱，黄芩三钱，白芍三钱，大黄二钱，法夏三钱，大枣十二枚。

陈古愚曰：凡太阳之气，逆而内干，必藉少阳之枢，转而外出者，仲景名为柴胡证，但小柴胡证，心烦或心下悸，重在于胁下苦满；而大柴胡证，不在胁下，而在心下，曰"心下结"；郁郁微烦，曰"心下痞硬"，以此为别。小柴胡证曰"喜呕"，曰"胸中烦而不呕"，而大柴胡不独呕，而且呕吐，不独喜呕，而且呕不止，又以此为别。所以然者，太阳之气，不从枢外出，反从枢内入，干于心主之分，视小柴胡证颇深也。方用芍药、黄芩、枳实、大黄者，以病势内入，必取苦泄之品，以解在内之烦急也。又取柴胡、半夏，以启一阴一阳之气；生姜、大枣，以宜中焦之气。盖病势虽已内入，而病情仍欲外达，故制此汤，还藉少阳之枢而外出，非若承气之上承热气也。汪讱庵谓加减小柴胡、小承气为一气，未免以流俗见测之也。

方解为太阳病未解，便传入阳明，大便不通，热实心烦，或寒热往来者说法。予治此证，即从心下硬痛、寒热往来悟入。不用小柴胡而用大柴胡者，以其脉沉数有力，知有实热，非黄芩一味泻里热所能了也。三阳以少阳为门户，三阴以少阴为门户，柴胡为转枢大药，得之则一开而无不开，一阖一辟谓之变，往来不穷谓之通。人身中经隧血脉，流行不息。今寒气入而稽迟之，热气入而燔灼之，津液受伤，脾不能升，胃不能降，以致胆气热郁，挟心肺之阳而上亢，心烦、口苦、咽干、肌肤灼热之证作矣。肝气寒郁，逼膀胱之水而下凝，振战鼓栗、手足寒冷之证作矣。不于此批谷口导窍，而妄投补剂，必蹈壅满增气之弊，有升无降，月事焉能以时下？后医之呆滞，怀前医之燥劫，厥罪均也。予用大柴

胡汤，看似峻厉，其实表里上下，一齐开解，外邪净而内自安也。麦门冬汤，女科要药，陈徽庵讲解最明，另录于后。

麦门冬汤。

麦门冬四钱（不去心），法夏二钱，大枣二枚，炙甘草一钱，粳米二钱五分，西洋参三钱。

陈徽庵曰：此方可治妇女返经上逆吐衄等证。盖以此方专入阳明。阳明之脉，以下行为顺，上行为逆，冲任之脉，丽于阳明，三经主之，故以此方为正治之法。若去粳米加蜂蜜八钱，取百花之菁华，以既亡之胃阴，更为周到，观此则知燥烈劫阴，月经不行，以此治之，无余蕴也。（《寿芝医案》）

余景和医案

○ 王姓妇，因其夫私有外遇，不顾家事。有儿女各一，男六岁，女三岁。夫妻反目，吵扰不休，气郁日久，左项坚硬，呕吐腹痛，经阻三月，医皆疑为妊。就余诊之，按脉坚硬而涩，面色青黯无华，断无妊娠之理。彼细述家事。余曰："气血久郁，防延变内热咳嗽，则难治矣。"问其夫偕来否。曰："在寺前买物，使之先来，稍停即至也。"其夫来寓。余曰："症由郁怒伤肝，非妊娠，干血痨，难治矣。"察其夫面色略变，有彷徨之状，尚有不忍之心。余曰："若能依我三事，尚可挽回，若不能依，延他医治之。"其夫问故。余曰："一要三月不出外，在家代其劳。二要顺其性，倘有加怒，不可违拗。三要殷勤服侍汤药，调理饮食寒暖。如能依此，一方可瘳。"其夫一一遵之。早服归脾丸三钱，晚服逍遥丸三钱，再用归芍六君汤加二陈、香附、柴胡。一月服十剂，用海蜇、紫菜等作羹食。调理三月余，项间肿硬已消，月事以时下，夫妻反好如初。后偕至余寓，拟一膏方。余见之欣喜。若七情郁症，不顺其性，十难愈一二耳。（《余听鸿医案》）

○ 常熟旱北门吴姓女，十九岁，经停四月余，饮食如常，脉亦不涩，肌肉不削，不内热，不咳嗽。其父母恐停经而成干血，余曰：饮食如常，肌肉不削，少腹胀硬，此乃水寒与血，互相胶结于血室之中。若不趁其正气旺时攻之，待至日久，正虚难以再攻。即以瞿麦、桃仁、红花之类，罔效。再以归尾、红花、肉桂、山棱、莪术、元胡、五灵、炮姜、桃仁等品，服百余剂，不效。自六月至十月，少腹渐硬，诸药不效。至十二月，余适回孟河度岁，请某姓妇科，服以四物等汤，恐其血虚，经不能济，先养其血，少腹更硬。又延某医治之，曰：被余某破血太甚，急宜补之。进以四君、补中益气之类，少腹仍然。二月，余回琴，仍邀余诊，少腹胀硬，令其母扪之，其冷如冰，痛不可言，肢冷面青。余曰：水与血互结血室，下之亦死，不下亦死，既是血虚，岂有服山棱、莪术、归尾、桃仁等百余剂而不死者耶？余即进桃核承气汤：大黄四钱，桂枝一钱，炙草一钱，芒硝二钱，桃仁三钱，陈酒和水煎，分三次服。初次服下，小便中即下黄腻水。连服三次，连下三次，腹痛稍缓，神气极疲，少腹稍软。明晨，余恐其过下气脱，即进以活血理气之品，血仍不下，腹痛更甚。再进以桃仁承气汤，送下抵当丸，不料腹痛欲厥，即以艾味煎汤洗熨少腹，下黄腻水更多，又下紫血块数枚，而痛即止。两月后信水如常。至九月出阁，强健如昔。余读《金匮》，仲圣有瘀血在少腹，或水与血结于血室，大黄甘遂汤、下瘀血汤、抵当汤，皆非大黄不可，因大黄是血分之下药也。此证若不遵古训，而不用大黄，虽山棱、莪术千剂，亦徒然耳。所以仲景之书，不可不读也。（《诊余集》）

妇人有年未至七七之期，经水先断者，人以为血枯经闭，谁知是心肝脾之气郁乎？人若血枯，安能久延人世？医见其经水不行，谓其血枯，其实非血枯，乃血闭也。且经水非血也，乃天一之水，出之肾经之中，至阴之精，而有至阳之气，故其色红赤，似血而非血也。世人以经水为血，此千古之误，倘果是血，何不名之曰血水？古昔至圣，创呼经水者，以出于肾经，故以经名之。然则经水早断，似乎肾水之衰涸，吾以为心肝脾之气郁者何？盖肾水之生，不由于三经，而肾水之化，实关于三经也。肾非肝气之相通，则肾气不能开；肾非心气之相交，则肾气不能上；肾非脾气之相养，则肾气不能成。倘三经有一经之郁，则气不入于肾之中，肾之气即闭塞而不宣，况三经齐郁，纵肾水真足，尚有格格难出之状，而肾气原虚，何以媾精盈满，化经水而外泄耶！此经之所以闭，有似乎血枯耳。治之法，必须散三经之郁，大补其肾，补肾之中，仍补其三经之气，则精溢而经自通也。方用溢经汤。

熟地一两，白术一两，山药五钱，生枣仁三钱，白芍三钱，当归五钱，丹皮二钱，沙参三钱，柴胡一钱，杜仲一钱，人参二钱。

水煎服。连服八剂，而经通矣。服一月人健，不再经闭，兼易受孕。

此方心肝脾肾四经同治之药，补以通之，散以开之也。倘徒补则郁不开而生火，倘徒散则气益衰而耗精，设或用攻坚之味、辛热之品，不特无益，而反害之也。

此证用续补汤亦效。人参二钱，当归五钱，白芍三钱，柴胡五分，麦冬五钱，北五味十粒，白术一两，巴戟天五钱，炒枣仁五钱，红花五分，牛膝一钱，沙参三钱。水煎服。十剂必通。

人有在室未嫁者，月经不来，腹大如娠，面色乍赤乍白，脉乍大乍小，以为血枯经闭也，谁知是灵鬼凭身乎！大凡人心正则邪不能侵，心邪则邪自来犯。或精神恍惚，梦里求亲，或眼目昏花，日中相狎，或假戚属，暗处贪欢，或明言仙人，静地取乐，起先未尝不惊诧为奇遇，而不肯告人，其后则羞报为淫亵，而不敢告人矣。年深月久，人之精血，仅足以供腹中之邪，邪日旺而正日衰，势必至经闭血枯，死而后已。欲导其经，邪据其腹而经难通，欲生其血，邪饮其精而血难长。医以为胎而非胎，医以为瘕而非瘕，往往有因循等待，成为痨瘵之症，至死不悟，不重可悲乎！治法，似宜补正以祛邪，然而邪之不去，补正亦无益也，必先去其邪，而后补正为得耳。方用荡邪丹。

雷丸三钱，桃仁三十粒，大黄三钱，当归五钱，丹皮五钱，生甘草二钱。

水煎服。一剂必下秽物半桶。再用调正汤治之。

白术五钱，苍术五钱，茯苓三钱，陈皮一钱，甘草一钱，薏仁五钱，贝母一钱。

水煎服。连用四剂，脾胃之气转，经血渐行矣。

前方荡邪，后方补正，实有次第也。或疑身怀鬼胎，必伤其血，所以血枯而后经闭也，今既坠其胎，乃不补血，反补胃气者，何故？盖鬼气中人，其正气之虚可知，且血不能骤生，补气自易生血。二术善补阳气，阳气旺而阴气难犯，尤善后之妙法也。倘服补血之药，则阴以招阴，吾恐鬼胎虽下，鬼气未必不再种矣，故不若补其阳气，使鬼祟难侵，生血愈速耳。

此证用杀鬼破胎汤亦效。水蛭（炒黑，研为细末）三钱，丹皮五钱，当归尾五钱，大黄三钱，厚朴二钱，红花五钱，牛膝三钱，生地五钱，桃仁三十粒（去尖，研碎）。水与酒同煎一碗，空腹服。一剂即下胎。如不下，再服二剂，无不下者，不必用三剂也。（《临证医案伤寒辨证录》）

邵杏泉医案

○ 病后天癸不行，腹中膨胀，防成血鼓。

鸡金散、白芍、川断、丹参、归身、杜仲、泽兰、延胡索。（《三折肱医案》）

曹智涵医案

○ 产育之后，经居半年，肝气攻心，痛甚则厥，易于寒热火升，脉细弦，理之不易。

旋覆花、丹参、当归、沉香片、瓦楞粉、五灵脂（醋焙）、赤芍、川石斛、代赭石、延胡索（醋炒）、川楝子、朱茯神、真水獭肝七分（研，温酒调服）。（《吴门曹氏三代医验集》）

程杏轩医案

○ 病逾四载，起初呕吐，渐致经期不行，温清攻下遍投无验，医乃视为痨瘵，弃而不治。诊脉不数，亦无风消、息贲、寒热、咳嗽兼证，似与痨瘵有间。果真损怯已成，病入膏肓，焉能久延岁月乎？经云：治病必求其本。又云：先病为本，后病为标。恙由呕吐而起，自当以呕吐为病之本也。苟能止其呕吐，则仓廪得藏，生生有赖，气血周流，诸证不治而自安矣。考诸方书，论吐证非止一途。斯病既非真寒，又非实火，所以温清俱不投机。至于下法，乃治伤寒暴急之方，施于内伤久病，殊属悖谬。询其饮食下嗌，停住膈间，不肯下行，旋即呕出，冲逆不平，时时嗳噫。所以然者，乃肝为受病之源，胃为传病之所。胃宜降则和。肝气横逆，阻胃之降，致失其和而为患也。夫脾为湿土，胃为燥土，六君、异功，止可健运脾阳。今病在胃，而不在脾，湿燥异歧，不容笼统而论矣。再按肝为将军之官，脏刚性急，木喜条达，最嫌抑郁。古人治肝病，辛散、酸收、甘缓，与夫补水生木、培土御木，方法多端，非仅伐之、泻之而已。治宜安胃制肝，厥阴、阳明两调。王道无近功，戒怒舒怀，以佐药力为要。（《杏轩医案》）

吴简庵医案

○ 京卿查小山述，大女经水久已不通，迩来骨蒸发热气饮食少思，百治罔效。予云：脉大弦数，由于阴虚血燥，胞络火盛。因过服温补阳药以致火炎水竭，真阴消烁，故血枯经闭使然。即用清骨散先清肌骨劳热，再论活血调经之法，遂服十剂，甚效。易以八味逍遥散及调卫养荣汤、泽兰汤，逐日随证更方。调治两月，诸证悉退，惟经水不通，遂为定此丸方，服之未及三月，不惟血活经行，而体气饮食俱胜常矣。

柏子仁、牛膝、卷柏、泽兰叶、续断、熟地黄、归尾、赤芍、阿胶、丹参、延胡索、刘寄奴、红花。

炒研为末，用益母膏炼蜜为丸，桐子大，每空心服三五钱，开水送下。

○ 官詹秦易堂云：女儿自幼性傲多病。出阁后月信杳然。夜热盗汗，形气羸弱，饮食日减。余曰：脉弦细数，乃思虑过度，血虚肝燥。盖忧愁则伤心而血逆气滞，神色先散，故月水先闭，阻隔不通也。宜服八味逍遥散，加牡蛎、贝母，先抑肝气，兼以解郁行经。服数剂甚效，改用加味柏子仁丸，服之而愈。

○ 佟氏经水不行，腰酸腹疼，带浊频下，瘦弱不孕，饮食不甘，脉沉迟细，系气血虚寒，肝郁气滞，冲任经伤，不能滋养百骸，以致劳怯经闭不行。当投毓麟珠加补骨脂、肉桂、沉香，温补下元、益气养血，使雪消则春水自来，血盈则经脉自至，而诸疾悉瘳矣。（《临证医案笔记》）

俞世球医案

○ 绍兴王杰臣君夫人膏滋方医案。

初诊：脉如悬丝，由本质虚寒。年前经来颇多，嗣渐短少，厥后则经年不至，且白带淋漓，其色或黄或白，当脐胀痛，两耳时鸣。肝无血养，肠液亦亏，致大便闭塞，数日方解，解时胀痛。若徒伐肝，必伤其气，当为柔肝润肺并养心肝两脏之血，自然肺畅肝平。其呃逆亦由肝阳上升之见症。拟用逍遥散，以银柴胡易北柴胡，以茯神易茯苓，去白术，加龙骨、山药、松子仁、新会皮、更衣丸。

二诊：加肉苁蓉、沉香曲。

三四诊：去更衣丸，加地骨皮、火麻仁、女贞子。

五诊：加纹党参、西洋参（米合炒），又加牡蛎粉、粉丹皮、鸡头肉。即脉转大，大便逐日轮解，白带全止，胃口亦开，两耳不鸣，肝阳亦静，食入不胀。夜能睡，心不跳，神气太和。至夜亦不发然，各症俱痊。此已拔出虚门矣。惟经尚未行，佐以益母胜金丹法，是为合方。若能宽怀静养，俾血足经自行，无不天降石麟，预贺预贺。

纹党参二两（去芦蜜炙），地骨皮一两（酒蒸），薏苡仁一两（炒），西洋参一两四钱（去芦米炒），白芍药一两五钱（酒炒），牡蛎粉一两五钱（煅，有左纹者佳），陈阿胶四两（蛤粉炒珠后入），净蚕沙一两（洗净），甘枸杞一两（勿见火），银柴胡九钱（醋炒），肉苁蓉一两五钱（酒洗四次），香附末六钱（姜酒醋制），当归身三两（酒浸），抱茯神一两（去木，辰砂拌），粉甘草四钱（蜜炙），真龙骨一两二钱（酥），粉丹皮九钱，益母膏二两五钱（后入），女贞子一两九钱（盐水炒），大生地一两（酒洗），淮牛膝五钱（酒炒），鸡头肉一两（焙），茺蔚子一两（盐酒炒），大熟地八钱（砂仁末拌），紫丹参一两四钱（酒浸），广化红八钱（去白），于潜术四钱（蒸），淮山药二两（焙），川芎八钱（酒洗）。

以上依方炮制后再熬膏，其阿胶珠、益母膏，候各药将收膏时，再将二味合入，不必再熬。用磁罐收好，退火一二日。每早空心炖热，服下四钱。如经来停服，经净仍可服完。（《摘录经验医案》）

薛雪医案

○ 泄泻减食，经水不来，而寒热咳嗽日无间断。据说嗔怒病起，其象已是劳怯。郁劳经闭，最不易治。

人参、蒸冬术、广皮、茯苓、炙甘草、白芍。

○ 自雍正八年八月间生产，血晕成疾。当七八朝后，减食，断乳，发渴，恶心，便难。至今经水不通，饮食减少，每交节候，常觉倦怠。或稍劳碌，及偶着寒，即手面浮肿，喉痛，面赤腰酸。服温补之剂，稍得效验，兼有带症，容易恼怒。今年饮食略好，小腹膨痛，便燥有血，或便溏不爽。

紫石英、乌贼骨、人参、当归身、卷柏、桑寄生、川石斛、淡苁蓉、天冬、柏子霜、桂心、禹余粮、枯黄芩、远志肉、川椒。蜜丸服。（《扫叶庄一瓢老人医案》）

何昌福医案

○ 月事停止，少腹胀及脚肿，脉来细软。属中焦寒湿所阻。温通分理治。

茅术、于术、统归、块苓、炮姜、防己、香附、猪苓、艾绒、冬瓜子、橘叶。

复诊：西党参、茅术、于术、茯苓、肉桂、统归、红花、香附、焦谷芽、荷蒂、橘叶。

○ 经阻腹胀，清窍不利，以调气渗湿，自然腹松。

瓜蒌皮、青皮、苏梗、厚朴、车前子、法半夏、细香附、黑山栀、赤苓、冬瓜子、淡姜皮。

接方：白归身、川石斛、茯苓、炮姜、泽泻、炒白芍、细香附、川楝子、于术、焦谷芽。

复：月事已通，腹胀亦愈，现在气血两虚，法当温补。

焦于术、茯苓、白芍、车前、菟丝子、上肉桂、香附、腹皮、泽泻、冬瓜子、煨姜。

○ 经停半载，腹胀浮肿，气郁挟温也。分理破瘀治。

归须、元胡索、青皮、桃仁、瓜蒌皮、苏木、细香附、赤苓、法夏、泽泻。

又方：全归、香附、苏梗、赤苓、川郁金、泽泻、木香、茺蔚、冬瓜子、紫石英、橘叶。

复诊：瓜蒌皮、单桃仁、归须、元胡索、淮膝炭、炒厚朴、细香附、瓦楞子、大腹皮、元明粉。（《壶春丹房医案》）

李修之医案

○ 血枯经闭已年余矣，大肉去半，饮食减少，日晡寒热，至夜半微汗而解。予诊其脉，两手细数，证属难疗。《素问》曰：二阳之病发心脾，有不得隐曲，女子不月。夫心统各经之血，脾为诸阴之首，二经乃子母之脏，其气恒相通也。病则二脏之气乘涩，荣血无以资生，故地道之不行，由心脾之气不充也。张洁古师弟首重《内经》，一以调荣培土为主，而薛新甫将逍遥、归脾二方为用，使气血旺而经自通，若不培补其源，反以消坚破硬，苦寒伤胃，通道癸水为捷径。殊不知愈攻则虚，而愈闭其生生之源。从此剥削殆尽，直至风消贲闭，虽有神丹，难为治矣。不信予言，专行通道，竟至不起。（《旧德堂医案》）

陈修园医案

○ 经水百日不至，脐下瘕聚有形，逆气上冲，胸脘痞闷，咽喉不利，后攻背部胀痛，口渴引饮不止，食入胀闷尤甚，小便通利如常，大便不爽。由情志抑郁，肝胆木火内炽，气血瘀滞不行，冲任奇脉内损为病。拟用苦辛清降一法。

芦荟一钱，山楂肉三钱，山栀一钱五分（炒黑），胡黄连八分，鸡内金五钱（瓦上焙），水煎服。

另服回生丹半丸。

○ 经闭已久，脉上出鱼际，此情怀失旷，郁而成热，少火化为壮火。形瘦食减，久嗽，已俱损象，奈何？急养心脾营血，疏肝胆郁结，图尚未迟。然必俟通经纳谷，始佳。

柴胡一钱，当归身二钱，炒白芍二钱，炙甘草五分，炒白术二钱，白茯苓二钱，粉丹皮一钱五分，钩藤一钱五分，陈皮五分，大枣二钱。

○ 久咳不已，发热汗出，食减腹痛便溏，脉弱无力，经阻近半年。虑其内损成劳，治之匪易。若再以寒凉清肺治嗽，徒然克伐生气，势必增剧。今与以建中汤法，必须经行纳谷，方可进图。

桂枝五分，当归身一钱五分，生白芍一钱五分，炙甘草五分，饴糖二钱，大枣十二枚（去核）。（《南雅堂医案》）

黄云台医案

○ 黄堂治一30岁陆姓妇。孕育既多，营阴必亏，而舌苔腻浊，嗳酸，腹痛溏泄。脾元乏运，由是生化无权，经旨营出中焦，当宗此议。

归芍六君汤加丹皮、砂仁、十大功劳叶。

二诊：前议调中法，诸恙皆减，且喜经通，最为佳处；惟寒热未已，营卫之虚，难骤复也。

潞党参、归身、半夏曲、丹皮、于术、桂枝拌炒白芍、白薇、白砂仁、白茯苓、广皮、十大功劳叶。

三诊：经通，诸恙俱减，惟内热未清，舌苔未化，渴而不欲饮。阴虚之中，而胃家挟湿也。

西洋参、于术、金石斛、丹皮、砂仁、制半夏、橘红、茯苓、薏仁。（《黄氏纪效新书》）

杨爵臣医案

○ 治一姚姓妇。据述：素本血虚肝旺，偶因闪跌，初亦不甚痛楚，逾半月，右腿自体枢以下至足拘挛痛甚，不能移动，串肿时起时消。医经十二人，凡烧针、围药、汤丸，内外杂治七十余日，更加痛楚，夜不能寝，饮食日减，牙战心烦，身重经阻，三月有奇，每汗至颈而还。

按：舌上滑底粗，面色青淡，脉结微毛，乃久痛入络，伤气耗营，治节之令不行，筋脉凝结，不能流通所致。误作外证治，烧针、围药重伤筋络血脉，未易复矣。握少阳阳明，先调其筋脉，有效再议。时已丑四月二十八日初诊。

归、红花、桑寄生、首乌藤、白芍、山茱萸、苡仁、茯神、炙甘草、谷芽、饴糖。

二十九日：脉左滑右弦，寸上鱼际尺弱，防厥逆之变。

前方去当归、山茱萸，加牡蛎、陈皮、芪皮。

三十日：汗下透至胸，痛减，卧较安。

生芪皮、桂枝、白芍、炙草、桑枝、红花、茯苓、陈皮、首乌藤、谷芽。

汗透下至小腹，大便难。阴液不足。

芪皮、白芍、当归、炙草、红花、茯神、菟丝饼、阿胶、知母、苁蓉。

初二日：经水大来，饮食有加。是拨转气血流通之效。

当归身、阿胶、炙草、桂枝、炮姜炭、桑寄生、菟丝饼、炙黄芪、鳖血炒柴胡、谷芽、饴糖。

初三日：据述，昨早服药后，一日痛大减，心神较畅。至晚因洗濯劳动，感风湿气，入夜半后，忽壮热、神昏、语乱、人事不省。按脉弦数而浮，重按全软；舌苔薄白，中分适当。经至血行过多，心肝之阳易扰。《金匮》云：妇人经至，中风发热，昼则明了，暮则谵语，此为热入血室。今昼并不能明了，大暑伤气，湿动风生火扰。颇防猝变，治以先清心体为要。

竹叶卷心二钱，朱砂伴茯神三钱，酒洗白薇一钱五分，龙骨二钱，蛤粉炒阿胶二钱，鳖血炒柴胡一钱，炒枯芩一钱五分，炙草一钱。

初四日：神识清，烦闷，右脚跟热痛，小便短赤。脉左参伍不调，右弦细。阳气下陷于阴，佐以开提通调。

竹叶卷心、瓜蒌根、黄郁金、砂茯神、酒洗白薇、牡蛎、龙齿、杏仁、柏子仁、木通、生草。

诸症俱平，惟痰多胸闷，苔白，不思食，立方两服愈。

姜汁炒竹茹、姜半夏、朱茯神、炒贝母、陈皮、炙草、焦谷芽。

十六日：喉齿间觉有浮热，右腿动则仍痛，因事触恼气逆，腹膨食不香。

菊花、霍斛、刀豆子、砂仁、炙草、白芍、当归。

二十二日：大便难，右腿腹痛。

前方去砂仁、陈皮，加生地、续断、胡麻。

二十六日：诸恙痊愈，请立膏方，以调养之。乃健旺逾常，惟右腿稍跛，系前烧针所伤，然不为患矣。

膏方：炙芪、炙草、归身、炒杜仲、桑寄生、黑芝麻、苁蓉、丹参、陈皮、木瓜、须谷芽、饴糖。

〇 又治陶谨之妇，两年来叠见经阻，刻又停经三月，向右半头面耳，下至颈臂时觉烧热蒸蒸。医用苦寒泄火，清血热及通经化瘀之品不验。予按脉微弱，欠神，查无血热之征。当属冲任虚而失调，以致少阳胆火不靖，肝胃之恙杂见。冲为血海，丽于胃而附于肝者，既非瘀热为患，恣用苦寒破血，未免诛伐无辜，致蹈虚虚之失。自以温养为宜，从冲任奇经，调气活血消息之。症见经年，难期骤效，先用煎剂，觉有验，继以丸缓调，寻愈。

汤药方：醋炒当归身三钱，桂心三分，牡蛎四钱，乌贼骨四钱，朱茯神三钱，紫丹参二钱，黄芪二钱，生甘草一钱五分，小香附（人乳炒）二钱，生姜一片，饴糖三钱。

丸方：炙黄芪三两，当归身一两，乌贼骨一两五钱，蛤粉炒阿胶二两，紫丹参一两五钱，酒洗白薇一两，茜草六钱，桂心二钱，香附二钱，朱拌茯神二两，炙甘草一两，牡蛎三两，龙骨二两，煨生姜二钱，大麦糖为丸。（《治验论案》）

孔云湄医案

〇 族剪桐公之女，姊妹行也。病经闭发热，饮食不下，强进少许，亦苦不快，甚则嗳醋吞酸，积有日也，肌肉困以大损。予时自滕赴曲阜，枉道过其居，为其兄病也。比至，族婶杜孺人呼令出见，并求诊视，为道其病甚详。问所服药，大都补益之品。予诊视之，见六脉沉细欲绝，而右关隐隐犹带涩结之象。予曰：此为停滞积食病也，正在胃中，非泻不可。杜孺人疑曰：积食病乎？何以发热？予曰：内伤饮食，本应发热，而此症之热，非但饮食伤也。以脉觇之，久已病及阴分矣。夫胃中氤氲冲和之气，人之所以生也，气血津液，胥由此化。胃为食伤，本气先失其和，而饮食减少，谷精不继，又无以化气而生血，则血之亏有日矣。血亏则内无以养脏腑，中无以润筋脉，外无以溉皮肤，风消、息贲、索泽、急挛等症，往往由此而起。发热，其先见者也，其又何疑？曰：何以经闭？予曰：此亦血亏为之也。经虽应月有常，实皆妇女有余之血。故血之旺者，或一月而再经；血不足，或数月而一经，非病也，实有余不足之分耳。不足之极，而后发热，热盛伤阴，血愈不足，荣身且苦弗给，岂复更有余血溢于冲任，人于胞宫，而下注为经水乎？是其由来，亦胃伤食少之所致，标病也，非病之本。若系本病，则年来遏闭之经血，久以结为癥瘕，而其热亦日增月盛，不勾作何景象矣，容能至今日乎？杜孺人犹未释然。予曰：无疑也。由经病而发热，以致热盛经闭，而后渐不能食者，病在血分。由食少而经少，以致发热经闭，而益大不能食者，病在胃家。病究属何先？曰：是也。其始心腹疼闷，不思饮食，厌厌数月，诸症乃作，由今思之，必有停滞。然病久矣，向来皆补，敢议泻乎？泻或不支，将奈何？予曰：向来皆补，何以至今犹病？可见补之失治也，何所惮而不敢泻？且补与泻亦顾其当否何如耳，原不拘乎病之久近。补不当而助热增滞，补反是泻。泻之当而邪退正复，泻即是补。故补而不及于病者误矣，泻不及于病者失矣。吾观妹肌肉虽不丰，而神色不败，行立如常，可以用泻，无庸疑者。若果泻而不支，再补抑又何妨？遂以枳、术、香砂、大黄、橘皮等攻消之药服之。一剂未泻，而胸膈顿宽，饮食大进矣。喜求再诊，脉亦顿起有神。连用数剂，泻下积滞一二升。视之，皆生李也，形色犹鲜，距食时已期年矣。自是，病遂如失，经亦自通。

○姻妻王姓之女，出阁半载而经不至，发热食减，以为妊也。逾三月，经忽见，阅月复闭，热亦日盛，精神颓败。其母少寡，止此女，忧惧甚，求予诊视，并决病之吉凶。予视其脉，寸大而尺小，往来不畅，两手皆然，曰：此气病也，勿忧勿躁，心宽则病减矣。其母急问吉凶。予曰：无关生死，有何吉凶之可说。其母曰：发热经闭，妇女大症也。且日止一餐，餐止稀粥碗许，多则欲呕欲吐矣。倘病久不愈，可无恐乎？予曰：病有标本，难以皮相。凡此诸症，俱非本病，更有急于此者，君家特未知耳。其母惊问：何病？予曰：其胸膈闷否，真否？常苦烦热闷闷不清否？曰：是则然矣。予曰：是其所以病也。夫人身之气，虽升降出入，周流无间，然清常居上，浊常居下，有三焦以为之部署，有脏腑以为之管领，必不混乱杂揉，合为一处，故经曰：清气在下，则生飧泄；浊气在上，则生䐜胀。清浊之不可倒置，犹高下之不可易位也。今脉来上大下小，而自

关以上，浑然壅郁，则知下部浊阴之气，皆升腾而上填于胸膈矣。夫胸膈清阳之分，心肺之所居也。心为生血之主，肺为司气之官，浊阴填之，心肺俱病，则气之运者不运，而矿闷日亟；血者生者不生，而真阴日亏矣。此饮食不进，经闭发热诸症之所由来也。虽然，此时此症，虽勉强饮食，阴血日生，亦不免于经闭而发热。所以然者，血与气相附而不相离者也。气顺则血亦顺，气逆则血亦逆。以此症之气壅上膈，若使内有余血，非激而为吐为衄，则停而为症为结。吐衄则血从上逆，不复下注而为经；症结则血与气搏，益将郁闭而增热。故经闭发热之症，气病者，类皆不免。如此症之经闭发热，犹是血少阴亏之故，顺而常者也。其余诸症，更是标中之标，无足道者矣。匪气之急，而顾他症，此病何以能愈？曰：由是言之，病本决在气分矣。顾气何以病，遂遽重如此？予曰：此则非予之所能知矣。以理论之，大约郁怒忧思之故。夫情之为病，于气者六，而莫甚于怒，其次则忧思。经曰：怒则气上，谓肝气应心，怒则肝之气上奔也。思则气结，谓脾气应心，思则脾之气内结也。脾气结则不能食，肝气上则胸胁胀，参之此症，合乎否乎？且夫小女子之性情，好为不平者也，亦多不知自爱，偶遇拂情之事，则蕴怒蓄憾，隐而不言；遭非义之忤，则积忿萦思，势不复解。甚且私叹其生命之不时，甚且自废其饮食，直至郁结已成，且膜且胀且烦闷，则亦知为切身之灾，然而饮食已膜不能下、而经闭发热等症，无不丛起而并见矣。此予所得于阅历，亦习闻而习见者，非真以力此症之起，亦如是也。毋抑小同大异，微有相类者乎？其母熟知女病，因积怒废食而得，大以予言为神，恳求坐治。予用理气药，而仍以和胃健脾之药主之，一剂大效，十余剂，诸症痊瘳。

○从妹适于郭，以病召予，适不获暇，阅月往视。问其病，曰：连月以来，大患发热，昼轻夜重，下身尤甚，腿足如蒸，左胁偏下有块，时觉膜胀，饮食减少，腰腿无力。诊其脉，不数不涩亦不和，右关微弦而劲。视所服方，则皆清热和血破滞之品。予曰：此非发热症，何为遽用此药？妹夫争曰：现在发热，何言非也？左胁有块，非积血而何？吾家以此病死者二人矣。予曰：君家死者，以不药死乎，抑用药不痊而后死乎？曰：用药多矣，皆以不痊死。予曰：用药不痊，君知其死于病乎，死于药乎？使病皆如此，而日用骨蒸虚劳之治，鲜有不死者矣。吾为君言其故。夫块有气积、血

积、痰积、水积种种之不同，热有外感、内伤、阴虚、阳陷纷纷之各异。此症虽云有块，而脉来不涩，则不得指为血积矣。且血积之起，亦必有因，非经行不顺、经闭不通，则产后败血稽留之故。今吾妹产后年余无病，迩来方觉有块，其非败血可知。甥男方在食乳，冲任例不下通，其非经病可知，何所依据而必指块为血积乎？块非血积之块，热亦自非阴虚之热，其所以昼轻夜重者，脾胃有受伤之处，阳气下陷于阴中也。夫脾胃之脉弦而劲，此非肝气乘脾，即是寒邪伤胃。脾胃伤而饮食减，中焦失健运之权，而下陷之阳气，随阴气而同时并动，此所以过午则热，入夜尤热，而腿足下体之热亦复倍重于上身也。此症久而失治，自当转于阴虚发热之一途，目下犹系阳陷之热，阴分未为甚虚也。曰：左胁之块，究系何物？予曰：以脉觇之，则气病耳。脉来不和，气分未尝不郁，而又无停痰、积水、积血之脉，不属之气，则将何属？夫左为肝部，肝之气最不平者也，过怒则病，过燥则病，血不足以濡润则亦病。今脾胃受伤，饮食日减，气之输于上者少，血之生于心者亦少矣。血少则肝不濡，燥气内动，结为硬块，肝之难调，往往如是。今但温中和胃，少加理气之药以治之，可必效也。清热养阴之物，不宜于虚寒之脾胃，用之何为？遂以补中益气汤，参用附子、桂心、芍药、白蔻、砂仁之属，增减调治，未及一月而瘳。

○予在王牖民家时，牖民之子妇病，以乃翁之病方剧，未遑理也。牖民病瘥，乃延诊。问何病？得自几时？症形若何？曰：因惊闭经，逾数月矣。日渐发热，饮食减少，头晕心跳，腰腿无力，予乃入诊。见腕肉充盛，而六脉沉弱，无数象。疑曰：此症不应脉弱，此脉不应发热，又形体甚充，不似有如此脉症之人，何也？岂脉为病痼，病有别因乎？乃疏方用活血之药，少加大黄以开之。次日，晕不能起，脉更弱矣。予曰：此先天不足，脉症俱是真弱，不当从形体论，昨日大黄误也。乃用活血之药，加六君子为主治，而参至一两，服四五剂，饮食健进，神气俱爽。七八剂，热止，诸症俱退。至十剂，经血大下，淋漓数日，病全痊矣。乃伯某翁喜曰：吾素不信医药，据此翁媳二病，乃知草木根皮，真能起死。然此症之用参，何也？予曰：此症数月之前，因惊闭经，两月之前，复殇一男。经曰：惊则气乱，恐则气下，悲则气消。惊恐与悲哀交侵，而正气日耗，不能载血以行矣，此所以非参不可也。虽然，此亦确有可凭，使其脉少带数象，或微有滞

机，猝投参、术，便属孟浪。吾前日见其腕肉充盛，曾疑脉症不真，乃用大黄，而弱愈甚，乃知此症之弱，本乎先天，重以后因，固不当与他症同治也。盖凡内因发热之症，多属阴虚，而此症之发热，其虚不在阴，而在阳，迹其饮食减少，头晕心跳，腰腿无力，何尝不似阴阳两亏？然阴主形，阳主气，从古及今，未有血亏而肌肉不减者。此症形体充盛，则发热之故，断断不可归之阴虚，而又别无偏盛之邪阳，何者？无面赤、口干、䐜胀、喘满之症，无浮数、洪大充盛有余之脉也。然则此症之热，不归之阳虚则无屑矣。夫阳虚生外寒，阴虚生内热，阴阳之定理，轩岐之明训也。阳既虚矣，其现症宜皮寒、肢冷、多凉、少温，何得反而为热？不知天地之阴阳互根。人身之气血交资，血既不亏，气未有虚至已甚者，其所以虚者，因恐而乱，因惊而下，因悲而消，更或因思而结，乃至郁于血中，而运行之权不伸。夫人之一身，血主濡之，气主煦之者也。气郁而不能运，而其阳煦之本性，始骎骎乎蒸腾于肉腠，浮溢于肌表，而发热之症作矣。若使其气沛然充足，何至郁而不宣如此哉？因虚而郁，因郁而热，故此症之热，确乎以阳虚为断，本是而立治法，则所以清热，所以通经者，举不外是矣。盖他症之清热，先养其阴；此症之清热，先宜其阳。他症之通经，先利其气；此症之通经，未助其气，以经之闭，由于气滞。气之滞，本于不足也。然则此症虽有惊恐悲思之众因，而真气不足，得自本来，溯流穷源，止此昆仑一脉。吾借六君之中和，大补脾胃中宫之阳，而芎、归以和其血，枳、橘以开其滞，参之晕、悸诸症无不合，衡之沉弱之脉恰相符，虽不必清热通经，而所以清热通经者，莫捷于此矣。此所以十剂而获全效也。若拘拘于参、术助热之见，而改用清凉则失之远矣，岂从脉断症、随症立治之理也哉？是症也，自后遂不药，越月，乃孕。孕后复病，胎病也，家人不察，以为经复闭，延医调治，恣用破块通经之药，卒坠其胎，男也，孕七月矣。胎下而命亦殒。牖民悔恨，以为未逢高手，遂受庸医之害。嗟乎！胎未三月，不现于脉，况此妇禀赋本弱，自受孕之后，即服通利之药，其胎形必不充，胎脉必不旺，迨至将坠未坠之时，料胎脉尽变为病脉，即高明遇之，亦难辨其为胎，况庸庸者乎？然则业医者其慎哉！

○经曰：二阳之病发心脾，有不得隐曲，女子不月。夫不月者，经闭也。二阳者，阳明也，胃之经也。病起于胃，发于心脾，而经因以闭，可知病源不在血分。有识者于此，可以得师矣。姻戚李君某之室，病经

闭发热，块结满腹，日服攻坚破块之药，病日以剧，饮食不进，形体肉削，殆将不起矣。予诊其脉，细涩无力，症系积血，无可疑者，幸脉来不数，犹尚可为。疏方用六君子合当归、芍药、红花、鳖甲、元胡、青皮与之，再进而饮食进。五剂而经血通，块减大半，余悉柔和。乃翁喜曰：此病治经数月，三棱、莪术、大黄不能动，君之方，吾以为无益也，何神如是？予曰：此非神，治法应尔，君自不察耳。夫人之气血，非坏然不动之物也。其留而为积，结而为块者，固经隧有阻碍之处，亦生息有不续之机。若使留者未结，生者已来，其冲激鼓荡，先有涣然冰消之势，安得如盂如拳，结聚满腹哉！然虽形症如此，亦非本来病势之自致，所以然者，积之始起，气滞而后血凝，及其久也，血凝而气腹散。以气本属阳，性复善动，不能凝然长伏也，是所积者，离气之死血耳。夫天下有死血满腹，而人不即死者乎？夫又用抱病之人，形神俱羸，犹能日生余血，渐盈渐结，充然腹者乎？必不然矣。吾以理断此症，又复参之于脉，以其细涩无力，知有积亦不多，所以坚大如此者，药致之耳。夫久闭之血积如瓦砾泥块然，非有新血滋润涤荡于其间，虽以正气领之亦不动，而欲以独行之药力劫之使下，必不得之数也。故大黄、莪术等物，频服未能破其血，余力先以伤其气。气为药逼，涣散无归，窜入积血之窟，复与败血相抟，则胶结固护，病乃石坚而铁硬，腹亦箕张而盆鼓矣。吾以活血理气之药，从容宣导，勿令气血再伤，而重借六君之中和，养其脾胃，胃气一复，饮食自进。由此而气有所生，血有所化，渐积渐充，渐通渐洽。而已结之滞气，自与正气相合；久积之死血，亦随新血以动。其流通之源，其势逆也；导之而自下者，授以领载之资，其机顺也。逆其势者难为力，顺其机者易为功。凡事皆然，病亦如是，何神之有哉！李君称善，复求诊视。乃于煎剂外，疏丸药一方，服未尽而病痊。次年，遂生子矣。

○胡俊亭女病，俊亭馆于外，不及内顾。乃翁鲁玉闻予在其邻舍，延往诊视。问系何病？曰：癥瘕发热经闭，二年余矣。问饮食何如？曰：现苦膜胀，自胸迄小腹，两胁尤甚，饮食晨进少许，不能多也。过午必发热，热则呕吐痰水，连食俱出。问嗽乎？曰：嗽甚，呕因嗽起。问二便何如？曰：前曾大泻数日，今止矣，小便甚无多也。予偕姻亲赵君往视。既诊脉，谓赵君曰：此病有假，出议之。出谓鲁玉曰：令孙女病，非真癥瘕也，必先有块，而后经闭。曰：然。腹中块积年余，然后经闭。问今腿足肿乎？曰：自足而上，迄胸腹皆肿。问头面肿乎？曰：目窠下微肿，余则否，然两颧皆红。问赎胀自几时？曰：久矣，日甚一日，以至于今，尚可治否？予曰：可治，然作癥瘕发热治，不可也。因为案曰：此症发热、咳嗽、经闭有块，极似阴虚痨瘵症。然六脉不细不涩，沉数而滑，过指流利。夫滑非癥瘕之脉，痰饮之脉也。且癥瘕之起，必由于血气之阻留，血不阴，不能有积，积不久，不能成块。故经闭而后成积，积成而后块现。发热颧红，应有之症也，何有于肿胀？咳嗽、食减，应有之症也，何有于呕吐？即呕矣，呕食呕血，犹属应有，痰水自何而来？日日呕痰呕水，何得如许之多？由此参之，即无滑脉，此症亦当别观，况明明有滑脉可据乎？经曰：腹满肠胀，支膈胠胁，下厥上冒，过在足太阴、阳明。故知此症本始于停饮，饮停不去，则熏蒸而为痰，痰饮日盛，与气相抟，旧者坚结内着，新者散布四出，于是外溢皮肤而为肿，内阻血隧而经闭，此先有块而后经闭之由也。然则此症也，痰饮为本，经闭为标。发热，经闭所致也；咳嗽，热所熏也；颧红，热所蒸也，皆标病也。呕吐，痰饮上溢也；胸腹胀痛，痰饮多而不能容也；其呕必于过午者，痰饮阴邪，故时交阴分，随阴气而冲激内动，又其出由于胃，故必俟阳明用事之时也，皆本病也。《金匮》论妇女之病，有水分，有血分。此病因痰饮而闭经，正属水分，故当先祛痰饮，痰饮一减，膜胀自除，呕吐自止，饮食亦自进，此目下之效也。俟痰饮全消，隧道无阻，经将不药而自通。设或不通，再用清热之药，鲜不愈矣。病有标本，治有先后，谓不可与寻常发热症同治者，此也。案出，鲁玉疑未决。予曰：愚见如此，亦不敢必以为是，不立方可也。赵君力赞，乃请方。既见重用大黄，又疑不决。予曰：无妨，今晚一服，当下痰水数次。明日，胀膜减，呕吐止，饮食进，发热亦轻，此所谓目前之效，可旋至而立见也。次日，果然。欲再服，予曰：法当攻补互用，但此症形气不甚弱，无需乎补，补反增热，间日一用可也。及再用，而予适北旋，越二十日，再往前处，问其症，已大重矣。盖更方用养阴药，助湿生痰故也。再请往视，谆辞不得已，复与调理，复前效，而已止药不用矣。噫！主病者本不在意，予故为之谆谆辨症，多乎哉？（《孔氏医案》）

邹趾痕医案

○ 年三十七岁，月经不至半年矣，腹中有硬块，时现时隐。现则腹胀硬，痛剧，瘀热上冲心，则心烦乱欲死，面赤目昏，手心脚心潮烧，隐则诸证不作。食量极少，衰惫困乏。愚曰：此干血痨瘵也。其初因月经当下不下，或下不尽净，余血留中，停蓄为瘀，被肝火之烘灼，始而结为稀薄之黏液，或为软小之涩渣，久则合成大块大团，又久则液干涩竭，大块大团缩小，为干血块，为干血团。以手按其腹中，触指坚硬如石块者，干血成矣。干血既成，每日午正，肾阳上交于心之时，干血块中烈火冲出，直上攻心，则心热如焚，面红耳热，五心潮烧，心中烦躁欲死。午后烈火返回干血块中，诸病悉除。每夜子正，心阳下交于肾之时，干血块中烈火冲出，病状一如午正。因其病由腹有干血坚块而起，故名干血痨。《金匮·妇人杂病篇》第九节曰：妇人之病，因虚积冷结气，为诸经水断绝，至有历年，血寒积结，胞门寒伤，经络凝坚。在上呕吐涎唾，久成肺痈，形体损分；在中盘结，绕脐寒疝，或两胁疼痛，与脏相连，或结热中，痛在关元，脉数无疮，肌若鱼鳞。时著男子，非止女身。此《金匮》原文也。盖言妇人之病，其病因约有三端：曰虚，曰积冷，曰结气。盖血脉贵充悦，而地道喜温和，生气欲条达也。否则血寒积结，胞门闭而经水断绝矣。而其变证，则有在上在中在下之异。在上眷，肺胃受之，为呕吐涎唾，为肺痈，而形体消损，病自下而上，从炎上之化也；在中者，肝脾受之，或寒疝绕脐，或胁痛连脏，此病为阴，或结热中，痛在关元，或脉数肌干，皮肤若鱼鳞。有时著于男子，非止着于女身。此病为热中，为阴阳之交，故或从寒化，或从热化也。今观病人，两手皮肤已有鱼鳞，则痨瘵已成，不能治疗矣，请辞而退。妇坚求救治，姐之夫亦再三请求，且致词曰："明知敝内病已不治，非寻常医所能挽救，今以先生，非寻常医可比，故为此或可挽救之请求焉。"愚感其诚。语之曰："请与主人约，此死证也，不治必死，治之或可不死，本无期必之把握。治之而愈，愚不任功，不愈愚不任过。"该夫妇皆允许。愚曰："既蒙信任之专，理当着手治疗。然犹有虑，不可不与主人先告之。今欲治愈此种大病，当先知医有医之责任，主人有主人之责任。如诊察病状，详询病情，斟酌缓急，开方用药，预告饮食宜忌，起居调摄之法者，医之责任也。而遵守医之预告，宜忌不误，调

摄合法者，主人之责任也。必也，医与主人，各尽职责，庶几可冀转危为安。倘有一着不慎，以致不救，不惟主人不甘，医亦败兴。再将此病之始因，说与主人知之，必先知始因之误，然后乃知今日救误之目的。必须主人知此目的，方可收同心协力之效。其始因之误者何也？服热药过多，忌食生冷是也。当月经初不至时，俗医必投以热剂，必戒食生冷，此俗医之定例，最不成理由，最瞎说之例也。他们的医书云：血不宜凉。凡一切血病，皆不可投以凉药。他们的医书又说：血之性质，得热则行，得寒则凝。血能流行，则百病不生；血一凝结，则诸病丛集。他们的医书，又设一比喻曰：试观血在肌肉之内，流行不息，倘遇肌肉破损，血溢于外，流在地面，立时凝为血块，此得寒则凝之明证也。这个说法，巧极妙极，易学之极，只要会用热药，便可医一切血病。因为易学，遂把一切俗医，都造成血病禁用凉药的公例了。究其实，医圣之道，哪有这样害人的公例？这个公例，不知害了多少患血病的人。不说远了，只说愚亲眼看见，无法挽救的，也有十几人。民国十三年，愚著有《会谭日记》，曾将此邪说极力排黜，无如崇尚此邪说者太多，愚一人孤掌难鸣，终不能挽此狂澜。今主人病，亦是受了血不宜凉、忌食生冷之害，今欲于受害无法挽救者而挽救之，请先与主人约，必须破除成见，大胆多食生冷，大胆专服愚方，勿求速效，勿畏艰难。服愚方既多，倘值腹痛且涨，瘀血上冲，壅塞胸胁，眩晕濒危，不须惊惶，更不可乱投别方，耐心看护，自有转机。此中消息，只在出脏则生，入脏则死，一线之间耳。倘一乱投别方，令大功垂成失败，后悔何及！再有告者，愚医此病的最要宗旨，也有先与主人言明之必要。经云：瘀血不去，新血不生。今病人所以枯瘦柴瘠、不生新血者，因瘀血不去之故也，是故法常攻其瘀血。今瘀血既已结成干硬之巨块，倘贸然攻之，试问坚硬巨块，从何觅巨大之出路？必至痛胀难支，血室破裂而死。因为干血出路计必先投以破瘀之剂，使坚硬巨块，破为细碎砂粒，然后攻之，乃得顺流而下也。然破瘀之药，舍水蛭、虻虫不为功，而水蛭、虻虫，药铺所售之品无效力，因为办药之人，徒具形式，不知用药之宗旨故也。当俟夏月，特派人到四乡农村畜牛之家，入牛栏中，视有飞嘈牛肤之蚊虻，大如小指头者，捕之，去其翅足，以石灰细末保存之，以一千二百个为率，此为牛虻，方可入药。其他虻虫，不

足用也。又觅水田中有水蛭之处，水蛭四川名蚂蟥，北乎名水鳖，长者五寸六寸，短者一寸半寸，取其一寸半寸者，亦以石灰细末保存之，以一千二百个为率，此一寸或半寸之水蛭，名钻脚蛭，因农人以脚入水中，此等水蛭，便爬在脚上，钻入肉内，嘬血故也。若长一寸以上之水蛭，虽捉置脚上，亦不钻脚矣。今药铺所售之水蛭，乃长二三寸之水蛭，此种水蛭，不能钻脚嘬血，安能破瘀？药铺所售之虻虫，不纯是牛虻，乃羼有粪虻、尿虻在内，毫无破血之用。以上各节，主人深信不疑否？果能照办蛭虻否？果能吉凶无悔否？"病人自言："贱病受庸医热药行血之害，造成干血坚症，无可挽救之病，危殆至此，无人能知从前之非，今蒙一语道破，使我豁然醒悟，方恨受害太深，回头不早，敢不倾心倚任？幸而生，君之赐也。不幸而危，乃前医误，我不敢疑君也。"愚信其言，于是着手主方，用黄连阿胶鸡子黄汤，加生地、西洋参，服之而安。愚曰：凡治大病，不以小效为可靠，亦不以危殆而生惧，当有坚忍耐苦之决心，临乱不惑之认识。于是或以小柴胡汤加黄连、生栀子，或以竹叶石膏汤加黄连、生地榆，间有心烦躁扰，或胸胁痞满，不能卧反复颠倒之发现，然皆大黄黄连泻心汤，或栀子豉汤，或大小柴胡汤等方可解，尚无大虑。三四月后，瘀血冲心，心中疼热，热上冲头，则面红目赤，热窜四肢，则手心脚心灼热，心神恍惚。初犹能食，渐至于饥而不能食，病剧时烦躁欲死，手足躁扰，捻衣摸床，昏愦不识人，举家惊惶，愚曰："病本不治，初诊时已言之，徒以请旗之殷，姑且勉力为之，既欲治疗，必经此险，见险而无损，然后乃可脱险。今察此证险象毕呈，尚有一线生机，慎毋乱投别方，当一心一意，倚靠愚方，选派勤慎、晓事妇二人，轮流看护，每日午前十钟，灌药一次，三钟二次，七钟三次，只要药能下咽，便可挽救。"方用桃仁、赤芍、莪术、牛虻、钻脚蛭、生大黄，以降冲气；黄连、黄芩、阿胶、犀角以保心气；西洋参、生地、当归、黄芪以补血益气。第一日，神识稍清；第二日，烦躁不作，手脚安宁；第三日，大便通泻，出黑粪极多，乃能食。又历二个月余，腹痛且胀，有气窜走，上下冲突，愚曰："此痛因愚用破癥之剂，攻破坚癥，分裂癥块之故，虽痛当耐心受之。"既而痛益勤，既而痛极胀极，愚皆令忍

受，病人呻吟曰："痛胀厉害之极，断难忍受。"愚曰："若不忍受，前功尽废。"入夜，更加胀痛，至于昏晕不知人，愚命用食盐二两，吴茱萸、小茴香各一两，地榆、槐花、桃仁、茜草各五钱，研为细末，和匀，入锅内微火炒热，布包四五包，以一包取温度适宜，熨其腹，从上而下，冷则换二包，如法换熨，一刻之顷，则有血块血渣大泻而下，泻一次腹胀腹痛减轻一次，连泻三次，痛胀大减，病人亦大安舒。从此随时皆有瘀血从腹中泻出，病人遂如生产后恶露不尽之情形，设油布于单褥，病人藉油布而坐。三四日后，瘀下减少，然犹点滴不尽，五六日后，乃无下降之瘀，从此胸腹宽舒，食量大增，月事以时下，遂为无病之人。

论曰：作医难，作医书更难。作医不良，则草菅人命，终其身而害乃止作医书不良，则造不良之医千百，其书永传，则不良之医永造，其草菅人命之害，遂至于无穷。然愚思俗医之邪说极多，其他种邪说，只能造庸医，不能普及于不知医之妇孺，惟此"血热则行"之邪说，能遍全国，能使家喻户晓，能使妇孺皆知。凡富贵家之妇女，莫不互相严戒曰：经期至，毋食生冷，毋洗浴冷水，毋服凉药。何以若是其普遍也？以其邪说易知易行故也，以其所造之理由，足以蛊惑愚而自智之庸医，又足以蛊惑愚而自智之妇孺故也。其邪说云：血之为性，得热则行，得寒则凝，如是说法，颇近于理，而实无理，庸医无辨伪之知识，又喜其易学，妇孺又喜其易行，于是天下之吐血、衄血、便血、妇女之经期崩带，皆不得服凉药，皆必死于温热行血之公例而不悟，邪说之魄力大矣。再论此证本是死证，因病人救生心切，有虽死不怨之请求，因而姑救之，虽救得生，然已险矣。回忆病人当腹痛且胀，至于昏晕时，未尝不自悔孟浪，几蹈冯妇攘臂之消，至今思之犹有余悸，今而后慎毋为第二冯妇也。（《圣方治验录》）

其他医案

一室女，年十七，病久未愈，天癸不通，发热咳嗽，饮食少思，欲用通经丸。薛曰：此盖因禀气不足，阴血未充故耳。但养血气，益津液，其经可自行。彼惑于速效，仍用之。余曰：非其治也。此乃剽悍之剂，大助阳火，阴血得之则妄行，脾胃得之则消耗。后果经血不止，饮食不入，遂致不救。

一妇人，月事不行，寒热往来，口干颊赤，饮食少进，至暮间咳二三声。诸医皆用虻虫、水蛭、干漆、硇砂、芫青、红娘子、没药、血竭之类。惟余不然，曰：古方虽有此法，奈病人服之必脐腹发痛，饮食不甘，乃命止药。《内经》曰：二阳之病发心脾，心受之则血不流，故女子不月。既心受积热，宜抑火升水，流湿润燥，开胃诱食，乃涌出痰一二升，下泄水五六行，水湿上下皆去，血气自然溜流，月事不为水湿所隔，自可依期而至矣。亦不用虻虫等有毒之药，如用之则月经纵来，小溲反闭，他症生焉。凡精血不足者，宜补之以味，大忌有毒之药，性偏气悍，而致夭枉多矣。

一妇人，年二十四岁，经水不行，寒热往来，面黄颊赤，口燥唇焦，时咳二三声。视其所服之药，黑神散、乌金丸、四物汤、烧肝散、鳖甲散、建中汤、宁肺散，针灸千百，转剧。家人意倦，不欲求治。余悯之，先涌痰五六升，午前涌毕，午后病除。后二日，复轻涌之，又去痰一二升，食益进。不数日，又下通经散，泻讫一二升。数日后去死皮数重，小者如麸片，大者如膜皮。不月余，经水自行，神气大康矣。（徐灵胎《女科医案》）

月经不调

刘奉五医案

○ 赵某，女，26岁，未婚，门诊手册。

初诊日期：1975年4月21日。

主诉：月经先期量多已4年。

现病史：月经初期年龄为16岁，开始数年月经正常。于1971年曾有月经量多，行经20余天不止，服中药后见好。但自此之后，月经周期提前7～10天，行经7～8天。最近最长行经15天，量多，色黑红，有血块。本次月经为3月底。患者平日身倦无力，心慌气短，头晕，腰痛，白带量多，色白质稀，小腹有时发胀，下肢轻度浮肿。食纳尚可，大便溏薄，小便正常。1974年8月发现有低烧。曾检查：抗"O"、血沉、肝功能、"OT"试验，均属正常。胸透：心肺未见异常。

舌象：舌质淡红。脉象：沉细涩。

西医诊断：①月经不调。②低热待查。

辨证：脾虚气弱，下焦湿热。

治法：健脾益气，清热除湿。

方药：

山药15克，石莲9克，焦白术9克，炙甘草6克，生地9克，白芍9克，瞿麦6克，萹蓄9克，车前子9克，草薢12克，黄芩9克，柴胡4.5克，炒荆芥穗4.5克。

治疗经过：4月29日复诊时称：当天（4月21日）下午即来月经，行经7天血量仍较多，诸症变化不大，苔脉同前。改用健脾补肾、固冲调经之剂，方药如下：

党参6克，白术9克，山药15克，莲肉9克，川断9克，熟地9克，菟丝子9克，椿根白皮9克，旱莲草9克，乌贼骨12克。

5月21日：服上药7剂后，月经今日来潮，周期正常，诸症均略有好转，但仍有低热，脉沉细涩，舌暗淡。前方加青蒿9克、地骨皮9克，再服7剂。

6月14日复诊：月经于5月21至27日来潮，血量减少，血色正常。最近曾晕倒过3次，血压偏高。今日测血压力140/90毫米汞柱。白带变稠，色黄，仍有腰酸痛。脉沉涩，舌暗红。方药如下：

桑叶9克，菊花9克，黄芩9克，瞿麦9克，萹蓄9克，车前子9克，滑石12克，川楝子9克，延胡索9克。

7月3日，服上方5剂后，月经于6月21日来潮，量、色均正常。今日测血压110/70毫米汞柱，仍有低烧。舌暗红，脉沉细。加服加味逍遥丸每日9克，早晚各4.5克，以巩固疗效。患者原为月经先期量多，经治后4月21日、5月21日、6月21日、7月22日、8月27日各来月经1次，诸症均见好转。血量减少。月经于7月22日来潮带经，自感腰腹痛，头晕，低烧未愈。继服丸药。

滋补肝肾丸每日1丸。加味逍遥丸每日9克，早晚各服4.5克。

9月27日复诊时称：月经8月27日来潮，行经7天，白带多，低烧已退，头晕，气短，有时腰痛，小腹胀，纳食尚可，二便自调，舌淡红，脉沉细。方药如下：

党参9克，焦白术9克，山药15克，莲肉9克，川断9克，熟地9克，菟丝子9克，椿根白皮9克，乌贼骨12克，柴胡4.5克，炒芥穗4.5克，地骨皮6克。

○ 王某，女，26岁，门诊简易病历。

初诊日期：1975年5月21日。

主诉：月经频至量多已4年。

现病史：患者月经初潮为13岁，先后周期不定。4年来月经频至而量多，每隔12天至23天行经1次，行经5～7天，色黑稠有块，有时淋漓不断，腰腿酸痛，偶有小腹坠痛，心胸烦闷，气短，急躁，白带量多，有时色黄。近3个月以来的月经周期为：4月20日，5月3日，5月15日。妇科检查未发现异常。

舌象：舌质暗，苔白。

脉象：弦细滑。

西医诊断：月经失调。

辨证：阴虚血热，冲任失调。

治法：滋阴清热，安冲固经。

方药：

生地12克，黄芩9克，马尾连9克，瓜蒌皮15克，石斛9克，麦冬9克，玄参9克，女贞子9克，旱莲草9克，丹皮9克，阿胶珠15克。

治疗经过：7月13日复诊时称：服上方20剂，6月11日、7月11日各来月经1次，周期正常，血量中等，行经3天。（《中医当代妇科八大家》）

郑季医案

○ 马某，女，35岁，1987年5月17日初诊。

月经后期，量少色暗，行经前乳房胀痛，少腹胀满，苔薄脉弦。此次来治疗时月经已后期半月。

取穴（耳穴）：神门、肝、肾、皮质下、内分泌。

操作方法：耳廓常规消毒后，以王不留行同适当大小的方块胶布贴附在选好的耳穴上，再用拇食指在胶布和药粒处夹压，使稍有压痛感，并嘱患者每天自行按压3～5次，每次5分钟。两耳交替使用，7次为1疗程。

按上法贴压耳穴治疗，4天后来诊，诉治疗后当天即月经来潮，量中偏少，经色仍暗，但乳房、少腹胀满

减轻。继续治疗3个疗程，月经周期、经色、经量均转正常。为巩固疗效，仍继续耳压半年。1年后随访，月经正常。［浙江中医学院学报，1989，（3）］

谢利恒医案

○ 佛裴女。

初诊：阴虚血少，不能养肝，肝火上升，头昏心悸，胸闷食少，月事不调，大便艰结，舌中干黄，脉来弦数。先与调和肝胃。

稆豆衣9克，杭白芍9克，左金丸1.5克（包），炒川贝9克，橘白络各3克，炒枳壳4.5克，嫩钩尖6克，绿萼梅3克，鲜柠檬9克。

二诊：调和肝胃，腻苔略薄，头昏心跳，食少，便坚未除。以前法加味。

稆豆衣9克，焦白芍9克，左金丸1.5克（包），江枳壳4.5克，炒川贝9克，橘白络各3克，姜汁炒竹茹9克，绿萼梅3克，方通草3克，鲜柠檬9克。

三诊：调和肝胃已见效机。头昏、心跳诸恙均减，经水来临，血瘀并见；阴虚血亏之质，须防肝强肆疟，冲任不调。治以柔肝为法。

当归身9克，杭白芍9克，牡丹皮6克，稆豆衣9克，醋炒柴胡2.4克，栀子仁9克，广郁金4.5克，香附末6克，炒白术6克。［中医杂志，1964，（10）］

孔伯华医案

○ 孔伯华治一刘姓妇。湿热郁阻，经水失调，带下黄而多，经色黑，少腹酸痛，舌苔黄腻，呕逆泛酸，脾家湿象较盛，脉滑弦而数，宜调经化湿郁。

石决明六钱，炒秫米三钱，元胡三钱，桑寄生五钱，白蒺藜二钱，土炒乌药三钱，旋覆花二钱，代赭石二钱，炒丹皮钱半，云苓皮四钱，赤小豆四钱（布包），川草薢三钱，川黄柏三钱，益元散四钱，盐橘核三钱，川牛膝三钱，藕两。（《孔伯华医集》）

蔡小荪医案

○ 徐某，女，15岁。

初诊（1976年8月19日）：去春癸水初潮，先后不定，上月曾狂行，兹又逾期半月未至，面黄少华，色素沉着，目有虫斑，纳食差减，情绪沉闷，脉略迟少力。苔薄白，中微腻，边有齿印。脾虚不足，胃亦违和，生化之源既乖，营卫有以亏虚，冲任失调，虫积堪虞。姑

先和养调经，再予健脾驱虫。

方药：

炒当归9克，炒白术9克，川芎4.5克，白芍9克，丹参9克，广郁金9克，制香附9克，合欢皮9克，淮牛膝9克，玫瑰花0.9克。4剂。

复诊（8月25日）：症如前述，虫积经闭堪虞，脉细，苔薄中略腻，边有齿印。拟健脾杀虫。

方药：

炒当归9克，炒白术9克，茯苓12克，花槟榔9克，炒枳实4.5克，使君肉9克，雷丸4.5克，贯众9克，胡黄连4.5克，木香4.5克，乌梅3克。3剂。

三诊（9月1日）：药后下虫约百条，长二寸许，细似线状，经水已通，脉细，苔白，边有齿印。效虽事半功倍，犹恐余虫未尽，再拟健脾调理，以杜反复。

方药：

炒当归9克，炒白术9克，茯苓12克，炒淮山药9克，槟榔9克，使君肉9克，贯众9克，胡黄连4.5克，木香3克，乌梅3克。2剂。

四诊（9月3日）：经犹未净，纳呆，乏力，脉细，苔白，边有齿印。气血不足，脾虚失统，再拟健脾和胃。

方药：

炒党参9克，炒白术9克，炒当归9克，姜半夏4.5克，茯苓12克，川芎4.5克，香谷芽15克，大枣15克。5剂。

五诊（9月11日）：经行10天，药后始净，纳呆乏力，大便间日，气营亏虚，脾胃不和，脉细，苔淡白边有齿印。再拟和养调中。

方药：

炒党参9克，炙黄芪9克，炒白术9克，炒当归9克，茯苓12克，玫瑰花0.9克，陈皮4.5克，香谷芽15克，大枣15克。5剂。（《近现代二十五位中医名家妇科经验》）

张寿颐医案

○ 产后年余，汛水见过两次，淡黄不赤，寒热往来，畏风日久，五心烦热，夜央少寐，脉数，舌淡无苔，神萎色衰。昨议补养，诸恙皆减，胃纳知味。

党参4.5克，黄芪4.5克，白术4.5克，桑螵蛸9克，乌贼骨9克，杜仲9克，炮姜2.4克，木香3克，青陈皮各2.4克，乌药6克，归身4.5克，白芍6克，砂仁2.4克，枸杞子4.5克，银柴胡4.5克。（《张山雷专辑》）

祝谌予医案

○ 王某，女，30岁，干部。1988年10月开始在祝氏门诊就诊。

自诉月经周期不规律6～7/15～60天，量中，排卵期有少量出血，经常腹痛，测基础体温单相，颜面色素斑。怕冷恶寒，腰酸腿软，白带多，B超提示多囊卵巢。已婚5年，1989年9月曾怀孕40天时自然流产，此后未孕。曾查输卵管通液正常，爱人查精液正常范围。祝氏对本例的辨证论治大致分为两个阶段：第一阶段治法以补气血、养肝肾为主，重在调理月经（1988年10月～1991年12月）。此间患者月经失调，周期无规律，排卵期出血，怕冷畏寒，腰酸腿软乏力，舌暗红，脉沉细弦为主症。辨证为气血失调，肝肾不足。祝氏采取多种治法进行调理。除先后采用艾附四物、调血八味汤（女贞子、旱莲草、大小蓟、茜草根、生蒲黄、槐花、生地、白芍）等方为主方加减组方治疗外，并选用女金丹、乌鸡白凤丸、茴香橘核丸、安坤赞育丹、五子衍宗丸等中成药综合调理。治疗重在理气血、补肝肾，收到较好的效果，至1991年12月。患者月经周期正常，血量适中，6～7天干净，排卵期已无出血。第二阶段治法以调气补肾，重在促孕保胎为主（1992年1月～7月）。在此间患者虽然月经正常，但妊1产0，自1989年9月孕40天自然流产后未孕。舌暗红，脉细滑。辨证为肝肾不足、气血失调，以经验方调气养血汤（木香、当归、川芎、益母草、赤芍）为主方，加补肾八子汤（女贞子、菟丝子、枸杞子、车前子、蛇床子、韭菜子、五味子、覆盆子）补肾促孕，再加紫河车、肉苁蓉、川断补肾养血。全方配制成丸药，每丸10克，每日3次，每次1丸。月经期停服。经用此方调理治疗半年之久。1992年7月28日来诊，已怀孕2月左右，晨起有早孕反应，恶心未吐，腰酸，小便黄，舌暗淡，脉细滑。祝氏辨证为胎气不安。治以安胎和胃，以保胎八味为主方，拟方如下：黄芩10克，白术10克，砂仁3克，苏叶3克，扁豆15克，川断10克，寄生10克，菟丝子10克，竹茹10克，陈皮10克。水煎服，7～14剂，并嘱患者注意孕期休息、避免劳累等事项。（《近现代二十五位中医名家妇科经验》）

唐吉父医案

○ 洪某，女，27岁。1977年10月14日初诊。

月经失调2年，前次月经历时26天方净，量多，基础体温单相（无排卵）。此次月经于5日前来潮，量多，至今未净，基础体温单相，头晕目眩，形寒畏冷，四肢欠温，腰脊酸楚，神疲乏力，面浮跗肿，舌苔薄、质胖大有齿印。

辨证：气阳不足，清气不升，浊阴上扰。

治法：益气升阳，固经摄血。

方药：

柴胡、升麻、党参、炙黄芪、女贞子各9克，旱莲草、蒲黄、槐花、茜草、莲房、补骨脂、赤石脂各12克。

二诊：服上药后，月经量旋即减少，历9日而净，其余诸症虽减未彻，仍续前意参入益肾温阳之品。柴胡、升麻、党参、炙芪、当归、杞子、熟地各9克，淮山药、菟丝子、覆盆子、楮实子、紫石英各12克。本方用21剂，气阳下陷之症渐见减轻而释，基础体温也得以上升排卵。

三诊：此次月经于2天前来潮，经前乳头胀痛，情绪紧张，烦躁易怒，大便干结。肝郁气滞，积郁化火。

治法：疏肝理气，清解郁火。用丹栀逍遥散出入：柴胡、当归、白芍、郁金、香附、娑罗子、条芩、枳壳各9克，夏枯草12克，丹皮、山栀各6克。

上方连续服用28剂，诸症逐渐消失，月经按月来潮，基础体温双相，但经来量多，经期仍达9天，故再以益气养阴、固经摄血之品以收功。随访1年，月经周期准，经量中等，经期6天，情况良好。（《现代名中医妇科绝技》）

方公溥医案

○ 月事失调，经行不爽，头昏眩晕，心悸频频，脉弦郁，法当养血调经。

全当归9克，大川芎6克，白芍药9克，制香杞9克，熟地黄9克，益母草9克，光桃仁9克，生甘草3克，元红花4.5克，朱茯神12克，柏子仁9克。

复诊：经行较爽，心跳亦轻，头眩未痊，再进一步调理。

处方同前，除茯神、益母草、乌药。加生绵芪9克、关沙苑9克、嫩勾尖9克、生草为炙甘草3克。（《方公溥医案》）

陈修园医案

○ 月事不调，头晕，胸脘胀满，心腹隐隐作痛，脉形两寸浮数，左关弦。乃阴虚内热，肝郁血滞所致。宜养血舒气，佐以解郁平肝。

当归身三钱（酒炒），大熟地三钱，炒白芍二钱，川芎一钱，阿胶二钱，黄芩二钱，郁金一钱，制香附八分，泽兰叶二钱，粉丹皮二钱，艾叶七分（炒）。（《南雅堂医案》）

何其伟医案

○ 癸水不调，时欲腹痛，纳食脘次不舒，脉形弦细而数。此肝络不和，气郁、血郁为患也。急切不能奏效，以疏郁调营主治。

制香附、煨木香、白归身、炒黄芩、川楝子、小郁金、新会皮、炒白芍、牡丹皮、鲜橘叶。（《簳山草堂医案》）

李铎医案

○ 李铎治一聂姓妇，年三旬，寸脉浮数，左关带弦，两尺细涩。面目浮黄，咳嗽痰鸣，气逆头眩，经候不调，证属血虚肝燥。书云：肝病则血病，血病则经不调，经不调则诸症蜂起矣。拟宜平肝清肺，仿木郁达之之义。

当归、白芍、白术、柴胡、川贝母、丹参、茯苓、薄荷、桑叶、甘草，兼服九制香附丸。

又诊：连进加味逍遥之剂，嗽痰稍减，诸症亦渐缓，显是肝气逆行、内风乘肺之征。治以疏肝，故火散而肺宁也。惟久嗽损及中州，脾失输化之职，以致食减神倦，气逆不舒，肺无所资，久嗽仍是难愈。且停乳不月，足见真阴亏损，合之脾肾两脉濡弱，自当从脾肾子母相生主治，勿用见嗽治嗽泥法。议八珍汤加减，并宜薄味节气、静养心神。

北沙参、冬术、云苓、木香、熟地、当归、鹿角胶、陈皮、炙草。

晚间服六味丸五钱，五味子汤下。

○ 徐姓妇，年二十余，腹内患一气块，不时上攻，或痛而有声，吞酸痞满，常发寒热，月经不调，小溲频数，面色青黄，年余服药无效。余诊之，两关弦实，此肝脾气滞，兼有郁恼，用归芍六君加柴胡、木香，水煎，吞左金丸一钱。四剂气稍舒，痛亦减，即与归脾汤下龙荟丸二钱，月余而诸症退，痞块消，再与调中益气加茯苓、牡丹皮，俾中气旺而月经自调。若再失治，成

瘀成鼓，难免后忧。是即脉之弦实处究出病源，故诸症自除。（《医案偶存》）

王九峰医案

○ 脉来滑数，无神而空，似有胎而不果，腹无坚硬之处，非停瘀可比。素本月事不调，晡热巅疼，时作时止，阴亏血少，病在肝脾，木不条达，土运郁抑。崇土培木，宣补中州，观其动静。

于术、砂仁、陈皮、茯苓、香附、归身、川芎、黄芩。

○ 坤道重在调经，经调方可受孕。经本失期，少腹胀痛，不时呕哕，脉象双弦无力，少腹主于肝，肝病善痛，肝传脾，脾病善胀；脾及胃，胃病善呕，饮食不甘。肝、脾、胃并病，有妨孕育。

八珍汤去白芍，加木香、艾绒、益母花煎水泛丸。

○ 年逾四旬，产育过多，气血双亏，形丰脉软，饮食不甘，精神慵倦，夜来少寐，清晨坐起必呕，胃有留饮，经失期色紫，腹右有癥，由气郁伤肝、怒哀动中所致，有血崩之虑。先以解郁疏肝，以畅心脾主治。

洋参、于术、归身、白芍、柴胡、香附、木香、远志、枣仁、茯苓、炙草、佩兰。（《王九峰医案》）

齐秉慧医案

○ 一妇人晡热，肢体瘦倦，食少无味，月经不行，或鼻衄，或血崩半载矣，医用清热、止血、顺气不应，更加寒热，且时欲作呕。余曰：此郁怒亏损脾胃，虚火错经妄行而然耳。朝用补中益气汤，夕用六味地黄丸，半载而痊。

○ 一妇人素沉静，晡热，内热，月经不调，或一月、二月一行，或齿缝出血，或舌下，或咽喉出血碗许，如此年余，医与清热凉散药益甚。问治于余，余曰：此肝脾血热上行。先用加味归脾汤，后用加味逍遥散，兼用补中益气汤加麦、味、茯神、远志、山药、熟地摄血归源而经自调，前证如失。（《齐氏医案》）

林珮琴医案

○ 李氏，月事兼旬再至，小腹痛胀，面黄食减，手足心热，口微渴，脉虚促。此脾肝肾阴液亏损症也，延成劳热则难治。暂用阿胶四物汤：潞参、熟地（砂仁末炒）各三钱，当归、白芍（酒炒）各二钱，川芎八分，

阿胶（水煨）二钱，麦冬、山栀、续断（俱炒）各钱半，香附（童便炒）二钱，四服诸症俱减。改用八珍汤去白术，仍加阿胶、麦冬。脉较和，食较进。后专用潞参五钱、龙眼肉二钱，煎服，味甘生液。又用归脾丸加白芍、香附常服，经始调。（《类证治裁》）

徐渡渔医案

○ 血海空虚，肝血乏贮，每每天癸定期二三月之久，脉细如丝，面浮肢肿厥少，真阴枯耗，是以枯槁五载，从未孕育。

熟地、白芍、丹皮、杜仲、杞子、山药、归身、川断、橘白、香附、炙草。（《三三医书·徐渡渔先生医案》）

王润园医案

○ 越数月，余送堂儿府试，与观察日日见面。

谈及其如君云，癸水不调，脐腹常疼，精神萎顿，饮食不思，偶受孕，三四月辄坠。前在崞，曾服药无数，兹又请教授齐老师治之，又请府幕钱老夫子治之，病仍不愈。皆以为痨矣，请一决之。如君出则荆钗布裙、寒素依然，向余展拜，余答之。诊其脉则六脉俱虚，而无数象，右关尤甚。告观察曰："此乃脾虚土衰之证，故精神少，饮食滞。至月事不调，怀孕辄坠，则中气不能健固之故。极可治。但须积日累月，非旦夕可愈之病也。若迟延不治，则久而泄泻，或久而咳嗽发热，面赤恶寒，真痨症矣。"余先进以六君子汤加益智、干姜、芡实，命服八剂后，服资生健脾丸。观察问，丸药服几斤？余曰："多多益善。"后余归介，观察解账归崞。二年后，在会垣见其长子，问前病状，则曰："迩来体甚壮硕，去年冬，竟举一女，家父犹时时道及而铭感焉。"（《醉花窗医案》）

张聿青医案

○ 谢某，中脘作痛，腹中不舒，经事一月再至，腰酸带下。气血不固，肝胃失和。先调气和胃，再商培补。

金铃子一钱五分，香附一钱五分，砂仁五分，炒白芍一钱五分，佛手一钱，乌贼骨三钱，炙茯苓三钱，当归炭二钱，八珍丸（绢包，入煎）四钱，广皮一钱。

○ 陈某，久痛久呕，中脘板硬，月事两月不来。此

必有形之滞，郁阻胃中。拟宣通气血。

延胡索（酒炒）一钱五分，瓦楞子四钱（煅），炒赤芍一钱，台乌药一钱五分，楂肉二钱，土鳖虫（去头足，炙）三枚，单桃仁去皮尖（打）三钱，归须（酒炒）二钱，降香片五分。

二诊：宣通营卫，大便解出，凝而色红，脘痛势减，板硬较软，呕吐未发。再为宣通。

五灵脂（酒炒）三钱，制香附二钱，炒枳壳一钱，焦麦芽三钱，陈皮一钱，薤白头二钱，延胡索（酒炒）一钱五分，砂仁末五分，土鳖虫（去头足）二枚，广郁金一钱五分。

三诊：宣通营滞，大解带黑，脘痛呕吐俱减。然咽中常觉哽阻，中脘仍然坚硬。脉象弦紧。效方扩充，再望应手。

上桂心五分，炒桃仁三钱，薤白头二钱，干漆（炒烟尽）三分，橘红一钱，土鳖虫三枚，延胡索（酒炒）一钱五分，制半夏一钱五分，湘军（酒炒）八分。

○龚某，每至将寐，辄觉震痉，头昏作胀，时易汗出，中脘胀满。肝风鸱张，木强土弱。拟养血熄肝，参以凉营，盖经愈前则血愈虚也。

阿胶三钱，丹皮二钱，大生地四钱，黄芩（酒炒）一钱五分，女贞子（酒炒）三钱，朱茯神三钱，白芍（酒炒）一钱五分，香附二钱，金铃子一钱五分，橘叶二钱，黑豆衣三钱，生决明六钱。

二诊：咽中如阻，中脘不舒，筋脉跳动，甚至欲厥，经一月再行。营血久亏，风阳震动。再育阴以涵肝木。

阿胶珠三钱，天冬三钱，豆蔻花四分，潼沙苑（盐水炒）三钱，丹皮二钱，大生地四钱，干橘叶一钱五分，炒白芍一钱五分，煅牡蛎三钱，生山药三钱，茯苓神各二钱，淮小麦五钱。

三诊：每至气冲，中脘胀满，按之作痛，甚则汗出。冲气逆上，拟镇坠滋养柔和。

代赭石四钱（煅），炙鳖甲四钱，生熟草各二分，金铃子一钱五分，火麻仁三钱，煅牡蛎五钱，淮小麦五钱，橘皮一钱，糯稻根四钱，白芍（酒炒）一钱五分，大南枣四枚。

四诊：火从上升，则溱溱汗出，头面为甚，足心烙热，经不及期，左肩臂酸痛。冲阳逆上，皆由阴虚木失滋涵。

阿胶珠三钱，柏子霜三钱，炙甘草四分，地骨皮二钱，旱莲草三钱，煅牡蛎五钱，生白芍一钱五分，乌贼骨三钱，淮小麦五钱，南枣三枚，女贞子（酒炒）三钱，糯稻根五钱。

五诊：经事一月再期。肝阴愈虚，肝气愈旺，肝阳愈盛，头昏作胀，寐则头汗溱溱，心中震痉，胸膺作胀，咽中如阻，肩臂作酸。宜滋肾养肝，参以凉营。

大生地十两，粉丹皮二两，生牡蛎八两，大天冬三两，黑豆衣三两，朱茯神三两，奎党参四两，白归身二两，旱莲草三两，炙鳖甲十两，炒枣仁二两，肥玉竹三两，炒木瓜二两，制首乌五两，炒萸肉二两，火麻仁三两，柏子霜三两，甘杞子二两，干橘叶二两，香附（醋炒）二两，杭白芍（酒炒）三两，生熟草各三钱，淡黄芩一两五钱，女贞子（酒炒）三两。

加阿胶四两、龟板胶三两、鹿角胶一两，溶化收膏。每晨服一调羹。

○陈某，结块坚硬稍软，咽中梗阻略舒。然仍气时上冲，冲则头胀。木郁土中，气阻营滞。再调气化痰，以宣营滞。

制半夏一钱五分，橘皮一钱，薤白头三钱，缩砂仁五分，瓦楞子四钱，香附二钱，茯苓三钱，焦麦芽四钱，鳖甲煎丸（另服）一钱五分。

○张某，每至经行，辄先少腹作胀，初来色淡，渐次转红。气滞不宣，则营血从而失和。宜调气和营。

制香附二钱，苏梗二钱，丹参三钱，乌药一钱五分，川芎一钱，楂炭二钱，全当归二钱，川断一钱五分，藿香正气丸（先服）三钱。

○陈某，火从上升，升则头晕且痛，目涩肌热，经事一月数至。皆由木郁生火，姑清以泄之。

龟甲心、粉丹皮、黑豆衣、女贞子、石决明、白归身、杭白芍、乌贼骨、左牡蛎（盐水炒）、炒白薇。

○席某，经事一月数至，至则如涌。营热之甚，恐致血崩。

大生地、当归炭、制香附、丹皮炭、细子芩、乌贼骨、老苏梗、元参、鲜藕（煎汤代水）。

二诊：经不及期，色鲜甚多，头胀作痛，风热袭入营分也。

细子芩、炒防风、当归炭、丹皮炭、茯神、制香附、生地炭、旱莲草、炙乌贼骨。

○某某，经来淋沥，少腹作痛，腿股牵引不舒，冲瘀未清，则冲脉转难固摄，恐壅极而致崩败。

淡吴萸三分，炒当归、苏梗、延胡索、降香、生熟蒲黄各四分，南楂炭、香附、炒赤芍。

○张某，经来淋沥，脘痛，少腹滞坠，辄成块作片而下。气乱则血亦乱，不能循行经络。

制香附、生熟蒲黄、白芷、川朴、大腹皮、茜草炭、藿香、乌贼骨、茯苓、广皮、苏梗、半夏曲。

○朱某，经来淋沥，少腹作痛。脉弦尺涩。冲气不调，则冲脉不固矣。

制香附、生熟蒲黄各四分，砂仁、当归炭、茯神、乌贼骨、茜草炭、磨苏梗、广皮、台乌药。

二诊：调气和营，未尝止血而止痛也。然淋沥已定，腹痛亦止。可见血为气之配，气和则妄行者循经而不乱矣。前法再参养营。

磨苏梗、杭白芍、首乌、当归、广皮、香附、炒枣仁、砂仁、茯神。

○姚某，气为血之帅，经前胀满，经至淋沥，皆气滞不宣。调经以理气为先，旨哉斯言也。

全归、白芍、制半夏、上广皮、川断、香附、紫丹参、老苏梗、藿香正气丸。

○林某，诸经之血会于冲脉，从冲脉而下者，谓之月经。冲气不调，经来血聚，冲气不通，所以胀势每甚。仿《金匮》温经法。

人参须一钱，泽泻一钱五分，炙黑草三分，粉丹皮二钱，炒麦冬三钱，粉归身二钱，炮姜四分，真阿胶一钱五分，上瑶桂二分（研末，饭丸，烘干，先服）。

○某，每至经行，辄腰腹作痛。迩来中脘不舒，食入泛漾，头痛眩晕，凛热无时。此气滞血虚，肝胃失协，先从肝胃两和。

制半夏、朱茯神、制香附、白蒺藜、香橼皮、滁菊花、广皮、杜仲、桑叶、丹皮、干荷叶边、盐水炒竹茹。

○解某，产后血虚气滞，腹时胀满，每至经来，血行甚多。气为血帅，宜调其气。

当归二钱，炒枣仁二钱，黑豆衣三钱，厚杜仲三钱，茜草炭一钱五分，潼沙苑三钱，池菊花一钱五分，乌贼骨三钱，藿香正气丸（先服）三钱，茯神三钱。

二诊：此次经来未至过多，然腹中尚觉胀满，有时气冲至脘。还是冲气未平，缓商调补。

制香附三钱，土炒白芍一钱五分，炒枳壳一钱，广皮一钱，茯神三钱，炒枣仁三钱，金铃子三钱，砂仁壳五分，四制香附丸（清晨服）二钱，木瓜皮一钱（炒）。

三诊：一阳将复，肝阳不平，腹满中脘作痛，头昏眩晕，平日经事过多。皆肝经气火有余，再熄肝木。

川楝子一钱五分，土炒白芍一钱五分，黑豆衣三钱，黑山栀一钱五分，制香附二钱，菊花一钱五分，橘皮一钱，炒枳壳一钱，干荷叶边三钱，女贞子三钱。

○朱某，经前腹胀，带下腰酸，悸眩少寐，心中作痛。气滞血少，血不养肝。奇经之脉，隶于肝木，木旺则阳气升浮于上，带脉不固于下。拟补血之不足，疏气之有余。

奎党参五两，黑豆衣二两，炙生地三两，大天冬二两，新会皮一两，全当归三两，炙黑草七钱，川石斛三两，池菊花一两，川断肉三两，炒山药三两，潼沙苑三两，厚杜仲三两，川芎片一两，云茯神三两，大熟地（砂仁炒）五两，菟丝子（盐水炒）三两，野于术二两，木香五钱（煎汁，炒），炒苁肉一两五钱，鸡头子一两五钱，杭白芍一两五钱，干苁蓉一两五钱，制香附三两（另煎冲入），泽泻片一两，炒枣仁一两（研），甘杞子三两，砂仁末七钱（研细，收膏时和入），鹿角胶一两，龟板胶三两，真阿胶三两。

上药煎净浓汁，加三胶溶化收成老膏。每晨服一调羹。

○周某，经来甚畅，瘀露得以通化，少腹痛坠已止。然积瘀虽通，而新血与之并下，自不免于玉石俱焚，所以风阳上升，耳鸣头晕。良莠既去，当植嘉禾。

白归身二钱，乌贼骨三钱，川断肉三钱，女贞子三钱，旱莲草三钱，黑豆衣三钱，阿胶珠二钱，潼沙苑（盐水炒）三钱，茯神三钱，苏梗二钱，蒲黄炭五分，生于术二钱。

○朱某，天癸当至而不至，适当久热，营血干涩，以致内热火升，肌肉羸瘦，为干血痨重证也。

炒全当归二钱，银柴胡五分，炒赤芍一钱五分，炙鳖甲四钱，桑叶一钱，紫丹参一钱五分，延胡索一钱五分，炒白薇一钱五分，粉丹皮一钱五分。

○ 朱某，经来淋沥不止，少腹酸痛，偏右痞块攻筑，血色紫殷。卫脉气滞，宜调冲任而宣气滞。

阿胶珠三钱，川芎一钱五分，炙艾叶七分，制香附二钱，川断肉三钱，生地炭三钱（酒炒），白芍一钱五分，干橘叶一钱五分，酒炒当归二钱，公丁香三分。

二诊：淋沥仍然不止，中脘痞闷，少腹酸坠。冲气不和，冲脉不固。拟和营平木。

乌贼骨三钱，鸡血藤膏三钱（冲），阿胶珠二钱，土炒白芍一钱五分，橘皮一钱，茜草炭一钱五分，干橘叶一钱五分，半夏曲一钱五分（盐水炒），制香附二钱，左金丸（二次服）五分。（《张聿青医案》）

王士雄医案

○ 饮食如常而肌肤消瘦，汛事如期而紫淡不恒，两腓发热而别处仍和，面色青黄而隐隐有黑气（色）。俨似虚寒，多药不效。始延孟英诊之，脉似虚细，而沉分略形弦滑。曰：此阳明有余，少阴不足，土燥水涸。仲圣有急下存阴之法，然彼外感也；有余之邪，可以直泄，此内伤也。无形之热，宜以甘寒，义虽同而药则异。赠以西洋参、生地、生白芍、生石膏、知（母）、（黄）柏、（茯）苓、栀（子）、麦冬、花粉、楝实、丹皮、（麦）门冬、木通诸品，服至数斤，黑气退而肌渐充，腓热去而经亦调矣。（《王氏医案》）

陈莲舫医案

○ 经事不调数日，必发盗汗，脘胀，神疲头蒙，脉数。营亏气痹，治以和养。

鸡血藤膏、白蒺藜、抱茯神、大丹参、厚朴花、代代花、生白芍、杭甘菊、远志肉、柔白薇、焦米仁。（《莲舫秘旨》）

○ 经事向来后期，忽又先期，总由冲任不摄，未能生育。脉见细弦。治宜和养。

四制香附、炒夏曲、焦艾绒、炒川断、黑料豆、炒川芎、东白芍、炒当归、炒杜仲、银柴胡、炒丹参、新会皮、丝瓜络。

○ 尊年奇脉不摄，月事转旺，带脉不固，皆由肺虚而发，肝脾为损，虚火有升少降，吐血频作，渐至口干头蒙，心悸足瘰。牵连者均属虚而偏热，拟以清养。

○ 大生地、黑料豆、东白芍、新会红、桑寄生、白

茅花、北沙参、淡乌贼（炙）、抱木神、金石斛、煅龙齿、炒扁柏、制女贞、红枣。

○ 昔肥今瘦，中有痰饮，遂至肝升肺降，两失所司。久有脘痛，经事又艰，咳呛沉弦，形寒潮热。恐转入怯门，拟从调降。

左金丸、玉蝴蝶、远志肉、炒杜仲、炒淮膝、代代花、绿萼梅、抱木神、桑寄生、法半夏、全福花（包）、新会皮、合欢皮、枇杷叶。

○ 气痹营滞，腹部胀满，经事五月未行，脉弦。治以疏和。

制香附、焦建曲、鸡血藤膏、远志肉、新会皮、法半夏、炒丹参、茺蔚子、抱木神、鲜佛手、陈橼皮、西砂仁。

○ 经事不调，或一二月一行，或四五月一行，营滞由于气痹，脘胀腰楚，形黄肢肿，脉来濡细。拟用疏和。

制香附、炒延胡、炒当归、炒川断、炒川芎、新会皮、炒夏曲、制丹参、茺蔚子、炒杜仲、抱茯神、月季花、远志肉、西砂仁。

○ 形寒潮热，纳少咳呛，由营卫而兼肺脾，虚非旦夕，脉细弦。治以和养。

北沙参、炒当归、川石斛、西芪皮、冬瓜子、光杏仁、银柴胡、炒丹参、抱木神、黄防风、东白芍、淮小麦、元红枣。

○ 腹痛减而未止，欲除痛根，庶几通经。脉沉弦。拟以疏和。

炒香附、九香虫、茺蔚子、炒川楝子、炒当归、新会皮、元红花、炒延胡、陈橼皮、炒丹参、炒淮膝、东白芍、西砂仁。

○ 月事虽属准期，色淡后块，到时少腹坠痛，到后当脘作胀，纳呆泛水，脉濡。治以疏和。

炒香附、炒当归、炒丹参、新会皮、炒杜仲、桑寄生、川扶芎、抱茯神、远志肉、法半夏、炒川断、炒延胡、东白芍、西砂仁。

○ 肝阴不足，中气不和，脘痛腹胀，瘕筑上攻，作恶纳少，经行不畅，脉来紧滞。治宜辛养和中。

左秦艽、炒丹参、茺蔚子、左金丸、炒川楝、砂仁壳、当归身（小茴同炒）、东白芍、炒延胡、台乌药、四制香附、代代花、白茯苓、陈香橼、姜竹茹。（《陈

莲舫医案秘钞》）

黄凯钧医案

○ 黄凯钧治一19岁俞姓女，患月信不调，不时气逆冲胸，迷闷呕吐，甚至神昏发厥，脉大而涩，证似木乘土。因脉不合症，视其面色，并无忧怒之形，缘询病起几时，自述前岁饮井水停经，旋起腹胀，后经通而气冲之病作矣。予既得其情，即处一方，以温经、逐瘀、利气三法并施。

炮姜八分，归尾二钱（酒润），艾叶一钱五分，大黄三钱（酒润迟入），枳实一钱五分，延胡索一钱五分，香附二钱，橘皮一钱，桃仁二钱，红花一钱。

时适行经之期，服两剂，所下瘀块甚多，胸宽腹和，不知病之去向矣；惟觉形软，诊其脉无涩大之象，三载沉疴，应手取效，下法不可不知。改调补气血方，母女不胜欣悦而返。（《肘后偶钞》）

蒋宝素医案

○ 天癸二七而至，七七而止，此其常也。先期为热，后期为寒，或先或后，从乎中治。

大生地、当归身、大白芍、虑茹（茜草乃虑茹，鸡血藤膏可代）、川芎、人参、冬白术、云茯苓、炙甘草、乌贼鱼骨、鲍鱼肉、麻雀卵。

○ 经血乃至阴之精，上应于月，月以三十日而一盈。经血三旬而一至，应月满则亏，亏极则病。先期为热，治当补阴。

大熟地、当归身、女贞子、乌贼骨、玄武板、熟枣仁、白茯神、大丹参、旱莲草、济水阿胶。

○ 诸血藏受于肝，肝脉络于少腹，木不条达，气滞血凝。经闭，少腹常疼。暂以调畅气机为主。

四制香附、生木香、蛀青皮、黄郁金、佩兰叶、当归身、大白芍、陈橘皮、抚糖炒山楂肉。

○ 经以女子二七而经通，七七而经断，此其常也。反此者病。年逾五十，经不犹行，一月双至，其来甚涌，鲜瘀不一，腹胀心嘈，巅痛时作时止，四肢或冷或热，或痛。显系血不归经，无以敷荣四末，上潮巅顶。素昔思虑烦劳过度，常有手足麻痹、懊恼、气胀、气噎、气疼、气厥诸症，互相隐见，于兹三十余载。脉来弦数无神。法当培补化源，引血归经为主。

大生地、醋炒黄芩、三七、海螵蛸、当归身、大白芍、绿升麻、川续断、云茯苓、东洋参、冬白术。

○ 年当四九，经水犹来。肝不潜藏，脾失统摄。素昔经前作痛，肝木久失条舒，木必克土，健运失常，饮食减少，口中无味。脾为生痰之源，痰饮留于心下，心中懊恼，脾不化血，血不荣筋，遍身疼痛。便溏、浮肿者，脾虚湿热不化也。夜间痰多者，水泛为痰也。酸水上泛，曲直作酸，非停寒可比。形丰脉软，外强中干。良由少壮抑郁忧思过当，所以致病如前。今精力始衰，病从虚见，非一朝一夕之故。其所由来者，渐矣。有类中、风痱之虑。

大熟地、当归身、川黄连、柏子仁、海螵蛸、熟枣仁、抱木茯神、人参、远志肉、炙甘草、制陈半夏、于潜野白术。

○ 左脉弦出寸口，志意隐曲不伸，郁损心脾，脾伤不能为胃行其津液而化精微，精血日以益衰，脉络为之枯涩。经闭半载有余，腹中虚胀作痛，容色憔悴，饮食减少。经言：二阳之病发心脾，有不得隐曲，女子不月，其传为风消、息贲者危。

东洋参、白茯神、当归身、大远志、酸枣仁、冬白术、煨木香、炙甘草、陈阿胶、佩兰叶、柏子仁。

○ 经候愆期，胸腹相引而痛，痛时手足逆冷，食生冷寒凉即发。腹中雷鸣，脉卫沉细，显是命火中阳不足以煦和五内，敷荣四末。由产后气血双亏，虚寒为祟。治宜益火之源，以消阴翳。

大熟地、粉丹皮、福泽泻、怀山药、山萸肉、云茯苓、制附子、油肉桂、当归身、人参、川芎、炮姜。

○ 经以女子七七则天癸竭，地道不通。盖人年至半百而衰，则生发之气少，而和平之血当蕴于五内，荣养百骸，所以奉生而周于性命。年甫四九，经水犹来，一月数次，真阴不固，冲任受亏，血为热迫，失其宁谧，目得血而能视，血少，故目视不明。血不华色，形容憔悴。水不济火，潮热往来。脉为血府，血实脉实，血虚脉虚，脉来虚数而空。法当静补真阴为主，加以介属潜阳之意，冀其气血各守其乡，诸恙自然平复。

大生地、大熟地、人参、大麦冬、大沙参、天门冬、生甘草、酸枣仁、玄武板、鳖甲、当归身、大白芍、左牡蛎、女贞子、旱莲草。

○ 奇经下损，冲任无权，经水非时而下。

大生地、东洋参、云茯苓、冬白术、嫩黄芪、当归身、酸枣仁、炙甘草、五倍子、绿升麻、龙眼肉。

○曾经疟后失于调摄，驯致经水不以时下，色黑，腰背相引胀痛，偏于左侧，每交秋令，舌苔中黑而润，舌尖赤而疼，痰嗽不舒，晡热作渴，胸胁且胀且疼，脉象且弦且数，逢阴雨较爽。显系阴亏水不济火，木失敷荣，木乘土位，土不生金。木击金鸣为咳，肾水上泛为痰。肝病善痛，脾病善胀。暑氛不靖，则经秋舌苔黧黑。治当求本。

大生地、粉丹皮、福泽泻、当归身、川芎、杜仲、西洋参、大麦冬、五味子、云茯苓、白芍药。

○经水先期，经前胀痛，食少作呕，夜热心烦，巅眩，带下，便泻，脉软。阴亏水不涵木，土为木克，损及奇经。心为生血之源，脾为统血之脏，胃为水谷之海，大肠为传道之官。心火暴甚则烦，脾失健运则胀，胃虚则呕，肠虚则泻，上虚则眩，气血源流不畅则痛，带脉失其约束则带下，冲任无权则经来不能应月盈亏。经所谓二阳之病发心脾是矣。有风消、息贲之虑。

大熟地、白茯神、当归身、人参、冬白术、云茯苓、绵州黄芪、炙甘草、广木香、酸枣仁、四制香附、龙眼肉。

○年甫十五，经尚未通，曾患伤食、恶食之病。去秋落发重生。饮食素少，性情多怒，脉来弦细。脾虚延伤八脉，有二阳之病发心脾之虑。

大生地、柏子仁、当归身、人参、佩兰叶、大丹参、雀脑芎、大白芍、女贞子、冬白术、济水阿胶。

○年逾五十，经行不断，奇经八脉本亏，素有巅疼、腰痛、身热宿疾。自前次经来涌后，其热益甚，今乃更剧，竟夜不退。显系阴亏水不制火，饮食减少，虚火不能消谷可知。脾闭，则舌苔非积食可比。至于耳啸心烦，唇燥颊赤，虚里穴动，寤寐不安，梦境迷离，头目眩晕，无非阴不敛阳、不水济火所致。六脉软数兼弦，静补三阴为主。

大生地、玄武板、大丹参、五味子、炙鳖甲、大麦冬、地骨皮、酸枣仁、青蒿梗、济水阿胶、龙眼肉。

○月以三十日而一圆。经血三旬而一至，象月满则亏，此其常也。反此者病。经不及期，十余日一至，经前作痛，内热食减，形神不振，脉细如丝，按之无力。

气血双亏，冲任并损，由郁怒烦劳所致。有虚劳之虑。拟八珍加减主之。

大生地、人参、冬白术、炙甘草、川芎、当归身、大白芍、佩兰叶、煨木香、熟枣仁、远志肉、济水阿胶。

○年甫稚六，经尚未通，饮食不甘，形神不振。二天不足，脾肾双亏。肾不藏精，脾不化血，驯致奇经下损，冲任无权。冲为血海，任主胞胎。源头不畅，生气不来，以故不孕。非暗经可比。脉来弦数无神。不可忧劳动怒。治此大法，脾肾双培，二天兼补。

大生地、人参、冬白术、炙甘草、当归身、大白芍、川芎、怀牛膝、柏子仁、怀山药、山萸肉、云茯苓。

○经以二阳之病发心脾，有不得隐曲，女子不月。经闭年余，饮食日减，化源不足以荣养心脾，驯致形容枯槁，如风干之物。喘鸣肩息似奔走之人，犯经旨风消、息贲之忌。虽扁、仓复起，难以挽回。姑拟一方，以慰远涉就医之望。

何首乌、陈阿胶、紫河车、大熟地、人参、冬白术、当归身、艾叶、鸡血藤膏。

○经不及期，一月双至，阴亏血热可知。壮水潜阳为主。

大生地、牡丹皮、大白芍、犀角尖、海螵蛸、玄武板、九肋鳖甲、左顾牡蛎。

○经过期色淡，血虚可据。宜归脾合四物汤。

东洋参、云茯苓、冬白术、炙甘草、绵黄芪、当归身、酸枣仁、远志肉、广木香、大熟地、川芎、大白芍。

○经血乃水谷之精气，和调五脏，洒陈六腑，生于心，藏于肝，统于脾，布于肺，泄于肾，灌溉一身，荣养八脉，上为乳汁，下为月水，上应于月，月以三十日而一盈。经水三旬而一至，应月满则亏，亏极则病。症本阴亏血少，无以荣胎。三经半产，血少不能应月盈亏，经来不一，经前作痛。血不养心则怔忡，血不化赤则白带。血不濡润阳明则乳房隐痛，大便燥结。血热则盗汗。总是阴亏血少，损及奇经。任行一身之阴，督行一身之阳。任督犹天之子午，子午不交，以故不孕。脉来细弱无神，治病必求其本。无阳则阴无以生，无阴则阳无以化。法当从阴引阳，从阳引阴，阴平阳秘，精神乃治。

大熟地、人参、玄武胶、女贞子、旱莲草、鹿角胶、当归身、白芍药、冬白术、云茯苓、海螵蛸、鸡血藤膏。

○ 经前作痛为气滞，经后作痛乃血虚。带脉不固，带下或少或多。肝不条达，胸腹时宽时胀，食少运迟，脉来弦数。由抑郁伤肝，烦劳伤心，思虑伤脾所致。调畅心脾为主。

东洋参、云茯苓、冬白术、炙甘草、陈橘皮、当归身、熟枣仁、远志肉、煨木香、大白芍、益母花、四制香附。

○ 经闭五十日而行，甚涌，少腹右角反疼，上攻于乳，舌苔中黄，六脉弦数。显系肝气郁结不伸，奇经八脉源头不畅。经以任脉为病，男子内结七疝，女子带下瘕聚。盖血瘕气聚，乃妇人女子之疝。疝亦肝经所主。治宜调血中之气，和气中之血。

全当归、川芎、四制香附、生木香、延胡索、川楝子、大白芍、小青皮、抚糖炒山楂。

○ 经闭三月，血结成癥，下离天枢寸许，正当冲脉上冲之道，是以跳跃如梭，攻痛如咬，自按有头足，凝生血鳖。肝乘脾位食减，木击金鸣为咳。中虚营卫不和，寒热往来如疟，从日晡至寅初，汗出而退。脾伤血不化，赤白带淋漓。脉象空弦，虚劳渐著。第情志郁结之病，必得心境开舒，方能有效。

大生地、当归身、小川芎、大白芍、五灵脂、生蒲黄、怀牛膝、茜草根。

昨暮进药，三更腹痛，四更经行，淡红而少，五更紫色而多，小腹胀坠而痛，停窃未尽。依方进步。

大生地、当归身、小川芎、大白芍、五灵脂、生蒲黄、怀牛膝、茜草根、蛀青皮、延胡索。

经通，瘀紫之血迤逦而行，诸症俱解。小腹犹疼，瘀尚未尽，癥势稍减，跳动如初。盖所下之血，乃子宫停瘀癥结，盘踞肠胃之外，膜原之间，无能骤下。癥本不动，跳动者，正当冲脉上冲之道故也。幸借冲脉上升之气，可以逐渐消磨。若癥踞脉络幽潜之处，则终身之累矣。交加散主之。

大生地、老生姜。

等分，捣汁互炒为末。茶调服三钱。

○ 素本经前作痛，今次经来甚涌，痛乃不休，延经二十余日。痛在经前为实，痛在经后为虚。始焉气郁不宣，近乃血虚失养，右肋左腿俱疼，肺降肝升失度。脉来软数而空。益气养荣为主。

东洋参、云茯苓、冬白术、炙甘草、当归身、酸枣仁、大熟地、煨木香、小川芎、大远志、四制香附。

○ 年甫稔三，病延九载，经候不调，尚未妊子。喉干不渴，腹中沉坠，脉来软数。肝脾肾气血交伤，气郁无以煦和，血燥不能濡润。沉痼之疴，殊难奏效。益母八珍合胶艾，徐徐培养。

益母花、大熟地、当归身、川芎、大白芍、东洋参、云茯苓、冬白术、炙甘草、陈阿胶、真艾叶。

为末，水叠丸。早晚各服三钱。

○ 经以齿乃骨之所终。手足阳明之脉上循于齿。地癸主于冲脉，冲为血海，并足阳明经而行。阴虚无以配阳，水弱不能济火。经事先期，不时齿痛。当从阳明有余、少阳不足论治。

大生地、粉丹皮、福泽泻、白知母、当归身、鲜石斛、大麦冬、黑山栀。

○ 气不卫外则寒，血失中营则热，经无约束则愆期。二气素虚，奇经亦损。督行一身之阳，任行一身之阴，冲脉从中直上，任督犹天之子午，子午不交，乌能受孕。

大熟地、人参、黄鱼鳔、山萸肉、五味子、怀山药、大麦冬、当归身、左牡蛎。

○ 经来作痛名痛经。乃任脉之病，即妇女之疝。不能受孕。

川楝子、小茴香、制香附、当归身、川芎、上肉桂、延胡索、乳香、乌药、广木香。

○ 居经行，四季可服八珍汤。

大熟地、当归身、川芎、东洋参、云茯苓、大白芍、冬白术、炙甘草。

○ 经前作痛为气滞，经后作痛为血虚。经来前后俱痛，乃血中之气滞，气中之血虚。宜调血中之气，和气中之血。

制香附、当归身、川芎、延胡索、丹参、佩兰叶、海螵蛸、鲍鱼汁。

○ 年逾五十，经行甚涌，眠不竟夕，食不甘味，目汗头眩，脉来濡弱。七情不适，肝郁脾伤，慎防汗脱。拟进《医话》五参汤。

人参、丹参、元参、南北沙参、东西洋参。

○ 素昔经前作痛，肝木久失条舒，木必克土。健运失常，饮食减少。脾为生痰之源，痰饮留中，心下懊恼。脾不化血，血不荣筋则痛。便溏浮肿，湿甚脾虚，酸水上泛，曲直作酸，非停寒可比。年过五十，经来不断，奇经八脉亦损。良由少壮抑郁，忧劳过当，所以致病于前，精力就衰，病从虚见，岂旦夕之故，所从来远矣。有类中、风痱之虑。宜乎恬淡无为，返观内守。

大熟地、人参、云茯苓、冬白术、炙甘草、当归身、海螵蛸、鲍鱼汁。

○ 经水愆期，胸腹相引而痛，痛时手足逆冷，食生冷、寒凉即发。显是命火中阳不足，治宜益火之源。

大熟地、怀山药、山萸肉、当归身、制附子、油肉桂、炮姜炭、炙甘草。（《问斋医案》）

柳宝诒医案

○ 经水先期而淡，此肝经有火，血不能藏，血少则淡，理固然也。平日纳谷不多，则血无生长之源。头晕内热，皆肝无血养所致。调治之法，当滋养肝木以为藏血之地；培养脾土以开生血之源；而调补奇经之法，亦当并用。

生地、全当归、白芍、丹皮、于术、砂仁、木香、刺蒺藜、石决明、枣仁、茯神、菟丝子、甘杞子、龙眼肉。

○ 癸水停阻，但内热而不腹痛，脉象虚细数碎。此由营阴不充，本有枯涩之机。复值酸敛，因而虚涩生热，病虽初起，而根蒂颇深。先宜疏营散热，冀得畅调为主。

生地、全当归、白芍、丹参、丹皮炭、茜草根、石决明、青蒿子、白薇、川断、红绿梅花、芜蔚子。

○ 肝血因经漏而发，营虚则内热所由生也。无如胃液久伤，舌光少纳，脾运不及，不能输化，后天少生化之源，营阴何由而复？拟方肝脾两补，兼参养胃之意。

生地、归身、白芍、于术、砂仁、鸡内金、木香、丹皮、白薇、牡蛎、麦冬、谷芽。

○ 脾气虚弱，不能统血，气病则纳谷胀满，血病则经水淋沥。气宜疏通，血宜固摄。当两意并治。

于术、广皮、木香、砂仁、归身、白芍、丹皮、茜草炭、石决明、稆豆衣、甘菊炭、远志炭、枣仁、乌贼骨。

藕汤代水。

○ 癸期迟而淋沥不爽，少腹气滞，奇经之气不得疏畅也。而脘闷纳少，头晕偏痛，则肝阴虚而肝阳上越矣。小便坠痛而涩，兼有血丝，病在气淋血淋之间。腰痠带下，又属脾虚湿陷，奇经不能固摄所致。纳谷作胀，肝脾不和。脉象虚细弦数，气虚而窒，血虚而瘀。病情虚实纷错，调治甚难得手。姑与气血两调，佐以上熄风阳、下疏瘀湿，冀其渐得向松。

香附、乌药、归须、白芍、丹参、砂仁、苡仁、川断、杜仲、菟丝子、沙苑子、石决明、杭菊、马料豆、银杏肉、香橼皮。

方按：细绎案语，宜加和瘀。如琥珀、大黄炭，似不可少。

再诊病情虚实纷错，而大纲不外肝脾肾三经主持。刻下肝阳不静，肝气未舒，纳谷作胀，少腹块痛。仍当熄肝和阳、气血两调之法。

香附、全当归、白芍、丹参、川楝子、延胡、茯苓、砂仁、川断、杜仲、菟丝子、石决明、杭菊、车前子、香橼、橘叶。

改方：去延胡、川楝子，加丹皮、黑山栀。

○ 起由疟邪内陷，渐致寒热往来，经停盗汗。刻诊脉软细而数，右手带弦，脐右瘕痛日作，舌尖红苔黄，泄泻少纳，脉浮。统观脉证，因邪陷而伤阴，因阴伤而营损。最重者，刻已损及中焦，不能多进滋浓。用药殊难为力耳。

全当归、生地炭、白芍（吴萸一分炒）、丹参、丹皮、青蒿、鳖甲、于术、砂仁、青皮、白薇、生谷芽、荷叶。

方按：顾此碍彼，用药颇难着手。此方观似平淡无奇，实则斟酌尽善。西洋参不妨进用。

○ 晚热盗汗，气撑胁痛，病历一年，脉象虚数。刻下足冷颧红，气促不卧。肝气上逆于肺，木郁化火，阴血被耗，近来月事不通，即其验也。证属郁损。姑与熄肝肃肺。

旋覆花、代赭石、归须、白芍、丹皮、白薇、青皮、川广郁金、瓦楞子、橘络、左金丸、枇杷叶、木蝴蝶。

方按：宜加牡蛎、沉香，一以潜阳，一以降气。

○ 向来肝气不和，近患疟疾，肝脾兼病，经停一载，而无瘀阻见证，想因营血涩少所致。近日纳谷胀闷作呕，中土为木气所乘，脾胃交病。先与泄木和脾，疏通气分。

香附、丹参、半夏、广皮、茯苓、桂枝、白芍、全归、青皮、左金丸、砂仁、竹茹、香橼。

○ 停经一载，而无块痛之证，脉象细弱，左手微弦，纳谷甚少，兼作胀闷。先天营气本弱，加以肝木失调，气窒而血液不畅，与瘀阻者不同。先拟畅肝和脾，纳谷渐旺，乃可渐进营分。

归身、白芍、党参、于术、茯神、枣仁、半夏、麦冬、青皮、木香、鸡内金、砂仁、丹参、香附、秫米、谷麦芽。

再诊：经阻内热，而无瘀阻见证，其为营虚血少无疑。前因肝胃不和，不能纳谷，是病不在血而在气。当于养血中兼调脾胃。但病关情志，须畅怀调摄，乃能奏效。

归身、白芍、于术、青皮、半夏、木香、党参、枣仁、茯神、远志、麦冬、枳实炭、左金丸、谷麦芽、枇杷叶。

方按：此归脾合左金、温胆法也。

○ 向患肝木不和，今则肝火偏甚，不能藏血，癸水淋沥不调，时复逆行为衄。脉象虚，左弱右弦，遇节发热，营阴为木火所烁，阴血日亏，肝阳日亢，有延及营损之虑。拟用养血熄肝、调畅肝营之法。

生地、白芍、归身、丹皮、丹参、白薇、牡蛎、郁金、牛膝炭、茜草炭、稆豆衣、阿胶（青黛拌炒）、月季花。

再诊：衄血虽止，而营热未清，左脉涩数，右脉弦数，营血不充，肝火不静。再与养血潜肝，苟得营阴充足，则经自调而痛自止。

生地、归身、白芍、丹皮、丹参、白薇、牡蛎、黑山栀、牛膝、枣仁、阿胶（蛤粉炒）、茺蔚子、月季花。

方按：此痛字大约是热字之谬，否则与方药不合。

○ 经水先期，左脉弦数。此肝气不和，木郁生热，故血不能藏耳。当与凉肝泄木，清养营分。

生地、归身、白芍、赤芍、丹皮、丹参、黑山栀、香附、茜草、稆豆衣、瓦楞子、藕节、玫瑰花。

○ 寒湿之邪，乘虚袭于奇脉，腰脊酸疼，癸期愈甚。法当温调奇脉。

厚杜仲、川断肉、长牛膝、菟丝子、全当归、茯苓、金毛脊、补骨脂（酒炒）、白术、砂仁、胡桃肉。

再诊：经来腰脊酸疼，上引头痛，寒湿之邪，乘虚陷于奇脉。法当温经调营，兼和肝气。

厚杜仲、川断肉、长牛膝、全当归、丹参、香附、金毛脊、砂仁、川芎、秦艽、胡桃肉。（《吴中珍本医籍四种·柳宝诒医论医案》）

叶桂医案

○ 张，二九。经先期色变，肤腠刺痛无定所，晨泄不爽利，从来不生育。由情怀少欢悦，多愁闷，郁则周行之气血不通，而脉络间亦致间断蒙痹。例以通剂。愁郁气血滞。

川芎、当归、肉桂、生艾、小茴、茯苓、生香附、南山楂、益母膏丸。

○ 姚，二二。久嗽背寒，晨汗，右卧咳甚，经事日迟，脉如数而虚，谷减不欲食。此情志郁伤，延成损怯，非清寒肺药所宜。后期，郁伤久嗽肺气虚。

黄芪、桂枝、白芍、炙草、南枣、饴糖。

肺为气出入之道，内有所伤，五脏之邪上逆于肺则咳嗽，此则久嗽背寒、晨汗，全是肺气受伤。而经事日迟，不但气血不流行，血枯肝闭，可想而知。脉数，虚火也。虚则不可以清寒，况谷减不欲食，中气之馁已甚，可复以苦寒损胃乎？与黄芪建中，损其肺者益其气；而桂枝、白芍，非敛阴和血之妙品乎？

○ 秦，二一。气冲心痛呕涎，气坠，少腹为泻，经来后期，其色或淡或紫。病在冲脉，从厥阴、阳明两治。肝犯胃。

川连、小茴、川楝子、归尾、炒半夏、茯苓、桂枝、橘红。

○ 华，二三。郁伤肝脾，是因怀抱不畅，致气血不和。逍遥散减白术，加山楂、香附，不欲其守中，务在宣通气血耳。今经来日迟，郁痹宜通，而气弱不主统血，况春深泄气之候，必佐益气之属，方为合法。郁伤肝脾。

归脾汤。

又诊：向有郁伤肝脾，用逍遥散、归脾汤甚合。今因动怒，少腹气冲，过胃上膈，咽喉肿痹，四肢逆冷，遂令昏迷。此皆肝木拂逆，甚则为厥。夫肝脏相火内寄，病来迅速，皆动极之征，为肝用太过，宜制其用，前此芪术守补，不可用矣。安胃理中丸去黄柏、细辛。

〇钱，脉涩，脘闷减食，经水来迟，腹痛坠。

柴胡、炒白芍、黄芩、郁金、香附、茯苓、苏梗、神曲。

又诊：诸恙未减，腹但痛不坠。

逍遥散去白术、甘草，加郁金、香附、神曲。

〇许，十八。经闭寒热，便溏腹痛。加味逍遥散去山栀。

〇某。血虚内热，经不至。加味逍遥散去术。

〇某。经迟腹痛，风疹。络血不宁，久郁成热，法当通利。血络郁热腹痛。

凉膈去芒硝加丹皮、赤芍。

〇孙，二九。奇脉下损，经迟腹痛。先用当归建中汤，续商八脉治法。奇脉虚寒滞。

归芪建中汤。

又诊：久嗽，遇劳寒热。归芪建中去姜。

〇谢，三十。能食不运，瘕泄，经事愆期，少腹中干涸而痛，下焦麻痹，冲心呕逆，腹鸣心辣。八脉奇经交病。

人参、茯苓、艾叶、制香附、淡苁蓉、淡骨脂、肉桂、当归、鹿角霜、小茴香、紫石英。

益母膏丸。

〇王，三一。脉右缓左涩，经水色淡后期，呕吐痰水食物，毕姻三载余不孕。此久郁凝痰滞气，务宜宣通，从阳明厥阴立方。

半夏、广皮、茯苓、厚朴、茅术、淡吴萸、小香附、山楂肉。

姜汁法丸。

又诊：三月中，用辛温宣郁方，痰瘀自下，胸次宽，呕逆缓。今喜暖食恶寒，经迟至五十余日，来必色淡且少。议用温养冲任、栽培生气方法。

八珍去术、草、地，加小茴、肉桂、蕲艾、香附、紫石英、河车胶丸。

〇朱，二六。经水一月两至，或几月不来，五年来并不孕育，下焦肢体常冷。是冲任脉损，无有贮蓄。暖益肾肝主之。肝肾虚寒。

人参、河车、胶、熟地、砂仁、制归身、白芍、川芎、香附、茯神、肉桂、艾炭、小茴香、紫石英。

益母膏丸。

〇程，三七。十三年不孕育，其中幻病非一。病人述经期迟至，来期预先三日，周身筋骨脉络牵掣酸楚，不得舒展。凡女人月水，诸络之血，必汇集血海而下。血海者，即冲脉也。男子藏精，女子系胞。不孕、经不调，冲脉病也。腹为阴，阴虚生热；肢背为阳，阳虚生寒。究竟全是产后不复之虚损，惑见病治病之误，有终身不育、淹淹之累。肝血阴虚，木火内寄，古人温养下焦，必佐凉肝坚阴，勿执经后期为气滞，乱投破气刚药劫阴。冲脉肝阴虚。

河车胶、生地、枸杞、沙苑、杜仲、白薇、山楂、黄柏、白花、益母草。

〇朱。经云："阳维为病，苦寒热。"缘上年冰雪甚少，冬失其藏，春半潮湿，地气升泄，以肝肾血液久亏之质，春生力浅，八脉隶乎肝肾，一身纲维，八脉乏束固之司，阴弱内热，阳微外寒矣。脊脊常痛，经事愆期，血海渐涸，久延虚怯，情景已露。局方逍遥散，固女科圣药，大意重在肝脾二经，因郁致损，木土交伤，气血痹阻，和气血之中，佐柴胡微升，以引少阳生气，上中二焦之郁勃，可使条畅。今则入暮病剧，天晓安然，显是肝肾至阴损伤，八脉不为约束，故热无汗，至阴深远。古人谓阴病不得有汗也。当宗仲景甘药之例，勿取气辛助阳可矣。肝肾奇脉阴虚。

炙甘草、阿胶、细生地、生白芍、麦冬、牡蛎。

〇某，阴亏内热，经事愆期。阴虚。

雄乌骨鸡、小生地、阿胶、白芍、枸杞、天冬、茯苓、茺蔚子、女贞子、桂圆。

上十味，用青蒿汁、童便、醇酒熬膏，加蜜丸。

〇张，四三。寒热间日，经来腹痛。痛经，郁伤气血滞。

小生地、丹皮、知母、花粉、生鳖甲、泽兰。

〇某，二十。先腹痛而后经至，气滞为多。晨泄腹鸣，亦脾胃之病，与下焦瘕泄则异。

川芎、当归、香附、煨广木香、楂肉、茯苓。

○某，二六。寒热无汗，经先腹痛，喉中燥痒咳逆，食物不思。此郁伤气血，八脉主病，姑先与泽兰汤。

归身、泽兰、丹参、白芍、柏子仁、茯神。

○周，十七。室女，经水不调，先后非一，来期必先腹痛，较之平日为重，饮食大减。始于初夏，入秋下焦常冷，腹鸣，忽泻忽结。究脉察色，是居室易于郁怒，肝气偏横，胃先受戕，而奇经冲任跷维诸脉，皆肝胃属隶，脉不循序流行，气血日加阻痹，失治必结瘕聚疝瘕之累。

南山楂、生香附、延胡、当归、青皮、三棱、蓬术、牛膝、川楝子、泽兰、肉桂、炒小茴。

葱白汁丸。

○顾。经来筋掣腹痛，常有心痛干呕。此肝气厥逆，冲任皆病。务在宣通气血以调经，温燥忌用，自可得效。

川楝一钱，丹皮三钱，炒楂二钱，胡连八分，延胡一钱，泽兰二钱，归须二钱，生白芍一钱半。

又柏子仁丸。

○吴。郁伤络脉，痛经。

川芎、当归、香附、小茴、乌药、茯苓、红枣。

○费。经水紫黑，来时嘈杂，脉络收引而痛，经过带下不断，形瘦日减，脉来右大左弱。上部火升，下焦冷彻骨中，阴阳乖违，焉得孕育？阅医都以补血涩剂，宜乎鲜效。议通阳摄阴法。

鲍鱼、生地、淡苁蓉、天冬、当归、柏子仁、炒山楂、牛膝、茯苓。

红枣薪艾汤法丸。

○朱。脉数，右肩痛痿，经不调，经来气攻触。皆性躁，气分有热。清气分热。

细子芩、白芍、黑山栀、钩藤、茯苓、当归须、香附、茺蔚子、桑枝。

○李。酸涩入里，气血呆钝，痛自心胸，胀及少腹。昔经行三日，今四日犹未已，为凝涩所致，痛胀何疑？读《内经》遗意，以辛胜酸主治，但辛气最易入表，当求其宣络者宜之。食酸气血滞。

韭白汁、桃仁、延胡、小茴、当归须、川楝子。

○王，三八。苦辛泄降，胸脘胀闷已舒。此嗽血，皆肝胆气火上逆，必经来可安。经闭，木火郁热。

南山楂、桃仁、黑山栀、丹皮、橘叶、降香末、老韭白汁。

○朱。当节令呵欠烦倦，秋深进食，微有恶心，病起至今，月事不来。夫冲任血海，皆属阳明主司，见症胃弱，此阴柔腻滞当停，以理胃阳为务。胃阳虚。

人参、半夏曲、广皮、白茯苓、生益智仁、煨姜。

○某，脉数，形疲，咳，经闭半年，已经食减，便溏浮肿。无清嗽通经之理，扶持中土，望其加谷。脾胃阳虚。

四君子汤。

○某，三六。经闭两月，脘痹呕恶。此气窒不宜，胃阳碍钝使然。当用和中为主。胃阳不运。

半夏曲、老苏梗、茯苓、广皮、枳壳、川斛。

○某，夏令寒热经阻，少腹痛胀，血结洞泻不爽。乃内伤气血不和，兼有时令湿邪。湿滞腹痛泻。

茯苓皮三钱，大腹皮一钱半，生益智一钱，厚朴一钱，蓬莪术五分，青皮子五分（炒研）。

又服五剂后，气已略平。

葱白丸，用生薪艾三分、红枣十五枚，煎清汤送。

○某。脉数，经闭，腹胀足肿。气滞湿凝肿胀。

茯苓皮、大腹皮、青皮、小香附、延胡、炒山楂、茺蔚子、炒砂仁。

○顾。经停四月，腹满，尻臀足肢尽肿，食纳胀闷不化，大便溏泻不实。女科认为胎气，恐未必然。方书谓先经断而后肿胀者，治在血分。

生白术、厚朴、大腹皮、茺蔚子、椒目、小黑稆豆皮。

○傅。大凡痞满在气，燥实在血，腹胀，经水仍来，大便微溏，固是气分病也。下之暂愈，气得泄也。继而腹胀，经水不来，气与血俱病也。病非轻渺。议中满分消方法。

生于术、猪苓、泽泻、椒目、鸡内金、青皮汁、厚朴。

○邹，十八。腰以下肿，经闭四月，腹痛泻不爽。

议开太阳，导其气阻水湿。

牡蛎、泽泻、猪苓、茯苓、生白术、防己、厚朴、椒目。

〇 何。经阻腹满，泻后变痢。

温中丸。

〇 王，三一。居经三月，痞闷膨胀，无妊脉发现。询知劳碌致病，必属脾胃阳伤，中气愈馁，冲脉乏血贮注，洵有诸矣。气血虚滞兼湿。

大腹皮绒、半夏曲、老苏梗、橘红、炒山楂、茺蔚子。

又：经停，腹满便秘。

郁李仁、冬葵子、柏子仁、当归须、鲜杜牛膝。

〇 王，十九。服阿魏丸，高突已平，痛未全止，经闭已有十余月，腹微膨。全属气血凝滞，若不经通，病何以去？气滞血涩。

川芎、当归、延胡、桃仁、楂肉、香附、青皮、牛膝。

益母膏丸。

〇 石，二二。入肝必麻木，诸厥皆厥阴，心痛，便燥。气痹血枯，乃劳怒情志不遂起见。

桃仁、当归须、炒延胡、生香附、茺蔚子、南山楂。

又：辛润气药病减，血虚气滞，当以调经为要，见病理病为非。

桃仁、当归、山楂、茺蔚子、泽兰、柏子仁。

〇 某，二二。心下有形不饥，经水涩少渐闭，由气滞渐至血结，左右隧道不行，大便坚秘不爽。当与通络。

炒桃仁、炒五灵脂、延胡、苏梗、生香附、木香汁、半夏、姜汁。

〇 姚。经闭一年，腹渐大，恐延血蛊沉疴。况聚瘕日久，形寒跗肿。议用大针砂丸，每服一钱二分，六服。血蛊。

〇 金。面无华色，脉右弦左涩，经阻三月，冲气攻左胁而痛，腹时胀，两足跗肿。是血蛊症，勿得小视。

桂枝、茯苓、泽泻、牡蛎、金铃子、延胡。

〇 吴，三九。经阻两载，少腹坚硬，大便不爽，不

时咯出紫血块。此属血蛊之象。

鲜生地汁五钱，熟大黄一钱半，浔桂心五分，老生姜渣炒桃仁三钱，郁李仁一钱半。

四服。

〇 某，经闭腹胀，渐成蛊。

香附、木香、青皮、乌药、赤芍、五灵脂、延胡、当归、郁金。

〇 王，二十。脉右虚，左虚弦数，腹痛两月，胸痹咽阻，冷汗，周身刺痛，寒栗。此属内损，有经闭成劳之事。郁损营阴。

桂枝汤加茯苓。

又诊：照前方加当归、肉桂。

又诊：内损情怀少畅，非偏寒偏热可以攻病。方中温养气血，以使条达，非因寒投热之谓，开怀安养为宜，勿徒恃药。继此可进养营法。

归桂枝去姜加茯苓。

〇 潘，二七。经水不来，少腹刺痛鸣胀，大便不爽，心中热痛，食辛辣及酒，其病更甚。不敢通经，姑与甘缓。脏燥。

甘麦大枣汤。

〇 某，阳升风动，眩晕心悸，鼻衄，经停两月。阴虚风阳动。

生地、阿胶、麦冬、白芍、柏子仁、枣仁、茯神、炙草。

〇 顾，二八。病起经阻。形容日瘦，嘈杂刻饥，心腹常热。此乃悲惋离愁，内损而成劳，阴脏受伤，阳脉不流，难治之症。必得恬院情怀，经来可挽。但通经败血，断不可用。郁劳阴虚。

生地、人参、茯苓、沉香汁、琥珀末（调入）。

〇 陈。自经阻寒热，延及浮肿腹膨，小溲日少，入暮心腹中热。此脏阴已涸，腑阳日痹，内因悒郁成劳，情志为病。当收肃司令，而病日加增，料难入冬。无成法可遵，勉拟回生丹，每次服半丸，冀通其壅痹气血，漫言治病也。

〇 徐，二三。经水久不来，寒热喉痛痹。郁劳，药难取效。清阿胶丸，鸡子黄汤送。

〇 董。脉数色夺，久嗽经闭，寒从背起，热过无

汗。此非疟邪，由乎阴阳并损，营卫循行失其常度，经云"阳维为病，苦寒热"矣。症属血痹成劳。臣为难治。痹阻气分，务宜宣通。血痹成劳匮。

生鹿角、川桂枝木、当归、茯苓、炙草、姜、枣。

另回生丹二服。

〇 仲，二三。先因经阻，继以五心烦热，咳吐涎沫，食减微呕，面肿色痿。乃肝阳化风，旋动不息，干血痹病，医治无益。阴虚肝风动，干血痹。

阿胶、生地、麦冬、牡蛎、小麦。

〇 王。面色㿠白，脉来细促，久嗽不已，减食腹痛便溏，经闭半载。此三焦脏真皆损，干血痹怯之痼，极难调治。俗医见嗽见热，多投清肺寒凉。生气断尽，何以挽回？营虚干血痹。

归芪建中汤去姜。

〇 尼，十七。少年形色衰夺，侧眠咳血，天柱骨垂，经水已闭，皆不治见症。

归芪建中汤去姜。

〇 某，脉弱无力，发热汗出，久咳形冷，减食过半。显然内损成劳，大忌寒凉清热治嗽。姑与建中法，冀得加谷经行，犹可调摄。

桂枝五分，生白芍一钱半，炙草五分，枣肉三钱，饴糖二钱，归身一钱半。

〇 程，十九。干血痹病，百脉枯槁，渐至危笃，三月间诊脉一次，当面告辞。余非愦愦医流，不肯因循误事。

益母丸早晚服二三钱。

〇 某，营虚寒热，咳血，经闭。

当归、炒白芍、丹参、枣仁、远志、茯苓、炙草、广皮、桂圆肉。

〇 顾，三一。潮热经阻，脉来弦数。营血被寒热交蒸，断其流行之机，即为干血痹瘵，非小恙也。

桂枝三分，白芍一钱半，阿胶一钱半，生地三钱，炙草四分，麦冬一钱半，大麻仁一钱。

〇 张，十七岁。天癸不至，咳嗽失血。乃倒经重症，先以顺气导血。

降香末、郁金、钩藤、丹皮、苏子、炒山楂、黑山栀。

又：震动气冲，咳呛失血。

鸡子黄、阿胶、鲜生地、天冬、生白芍、炒牛膝。

又：脉细数，腹痛，营热，经不通。

人参、天冬、鲜生地、白芍、丹参。

调入琥珀末三分。

《易》曰："乾道成男，坤道成女。"女子属阴，以血为主，故女科治法，首重调经。经，常也，如潮汐之有信，如月之盈亏，不愆其期，故曰经水，又曰月事，又曰月信。《内经》云："太冲脉盛，月事以时下。"景岳云："冲为五脏六腑之海，脏腑之血皆归冲脉。"可见冲脉为月经之本也。然血气之化，由于水谷。水谷盛，则血气亦盛；水谷衰，则血气亦衰。是水谷之海，又在阳明。可见冲脉之血，又总由阳明水谷所化；而阳明胃气，又为冲脉之本也。故月经之本，所重在冲脉，所重在胃气，所重在心脾生化之源耳。心主血，脾统血，肝藏血，凡伤心、伤脾、伤肝者，均能为经脉之病。《内经》曰："二阳之病发心脾。有不得隐曲，女子不月。其传为风消，其传为息贲者，死不治。"不得隐曲，言情欲不遂，而病发心脾也。风消者，发热消瘦，胃主肌肉也。息贲者，喘息上奔，胃气上逆也。此虽言病发心脾，而实重在胃气。因心为胃之母，胃为脾之腑也。《内经》又曰："有病胸胁支满者，妨于食，病至则先闻腥臊臭，出清液，先唾血，四肢清，目眩，时时前后血，病名血枯。此得之年少时，有所大脱血，若醉入房中，气竭肝伤，故月事衰少不来也。治之以四乌贼骨、一芦茹，二物并合之，丸以雀卵，大如小豆，以五丸为后饭，饮以鲍鱼汁，利肠中及伤肝也。"此段经文，全重在"气竭肝伤"四字，为通节之纲旨。胸胁，肝部也；支满，肝病也；妨于食，木邪凌土也。病则先闻腥臊臭，脾喜芳香，今脾土为木邪凌虐，病则先闻腥臊，乃肝之旺气也；出清液，脾虚不能敷化水精也；先唾血，脾伤不能统运营血也；四肢清，阳衰不能傍达四末也；目眩，阳不充而水上溢于经也；前后血，阴受伤而血内溢于络也；血枯，内有干血，血不归经，而结胞门也。良由年少不禁，气竭肝伤而致月事衰少，或不来也。治以乌贼骨四分，取其味咸走肾，性温达肝，配以芦茹一分，取其辛散内风，温去恶血，二物并合，功专破宿生新；丸以雀卵，取其温补助阳，能调子脏精血；以五丸为后饭者，先药后饭，使药徐行下焦，力贵专功，五丸不为少也；饮以鲍鱼汁，利肠垢，和肝伤，取其臭秽之味，佐乌贼骨而辟宿积之血也。《金匮要略》言调经之法甚详，后世如王节斋、薛立斋诸贤，论症透彻，用方精切，俱可为程式，兹不具赘。今观叶先生案，奇经八脉，固属扼要；其次最重调肝，因女子以肝为先天，阴性凝结，易于拂郁，郁则气滞血亦滞；木病必妨土，故次重脾胃；余则血虚者养之，血热者凉之，血瘀者通之，气滞者疏之，气弱者补之。其不治之症，直言以告之。诚一代之良工，女科之明鉴，学者当奉为典型。更能参考《内经》、仲景及诸贤案论，自然学业日进，登峰造极矣。（秦天一）（《临证指南医案》）

费晋卿医案

○ 经停两月，诊脉虽滑，而痰饮亦为滑，更兼乳儿之期，经本无常，是以难定弄璋。刻下寒热咳嗽，胸阻气呛，倦怠无力。急宜疏解平肝。

苏梗二钱，炒枳壳一钱，杏仁三钱，乌药二钱，茯苓三钱，姜半夏一钱半，神曲三钱，生草五分，郁金二钱，桔梗一钱，青陈皮各一钱，竹茹二钱。

复诊：加沉香曲一钱半、南沙参三钱、丹皮二钱，去苏梗。（《费伯雄医案》）

邵兰荪医案

○ 某，便泻已除，六脉涩细，癸来涩少，脘中胀闷，皆缘肝横气滞，仍遵前法损益。八月初三日。

左金丸八分，乌药二钱，茯苓四钱，鸡血藤钱半，厚朴一钱，佩兰三钱，丹参三钱，绿萼梅钱半，通草钱半，炒谷芽四钱，大腹皮三钱。

清煎四帖。

介按：秦天一曰：血气之化，由于水谷，水谷盛则血气亦盛，水谷衰则血气亦衰。是水谷之海，即是阳明胃气，又是冲脉之本。故月经之本，所重在冲脉，所重在胃气，所重在心脾生化之源耳。今以胃被肝乘，失其生化之源，是癸来涩少。脘中胀闷，此方清肝和胃以养血，庶几肝逆稍平，太冲脉盛，则月事以时下矣。

○ 瓜沥王。头晕心泛已差，六脉细涩，癸来腰腹联痛如刺，宜和营卫为主。五月四号甲辰十八日。

当归二钱，小茴香五分（拌炒），制香附三钱，鸡血藤三钱，炒白芍钱半，杜仲三钱，茯神四钱，延胡二钱，川芎一钱，小胡麻三钱，丹参三钱，玫瑰花五朵。

清煎五帖。

介按：血积不散，为气所冲，新血与故血相搏，引动冲任，以致经来腰腹刺痛。此方养血理气、调和营卫之意。

○ 西庄俞。潮热不清，右脉涩，左关沉弦，大便忽泻，经停，腹中有瘕，脐下痛较缓，气转至咽，舌微黄，宜清热、养胃、和肝。

银柴胡一钱，扁豆衣三钱，制香附三钱，乌药钱半，地骨皮三钱，茯苓四钱，杜仲三钱，绿萼梅钱半，青蒿梗钱半，丹参三钱，广木香七分。

清煎五帖。

又诊：寒热较差，胃纳已和，右脉虚，左弦细，经停，腹中有瘕，脐下偶痛，肝木抑郁。仍宜逍遥散加减。十一月初四日。

柴胡八分，当归钱半，青木香五分，木蝴蝶四分，炒白芍钱半，制香附二钱，杜仲三钱，川楝子钱半，茯苓四钱，生地三钱，炒青皮八分。

清煎四帖。

介按：肝郁不畅，血气凝滞，以致脐下偶痛，而经停成瘕。然大便作泻，又是肝阳侮脾之候，治以理气疏肝、健脾清热，而寒热较差，胃气稍和。次以泄肝热而解肝郁，逍遥散为对症之方。因其既和气血，又佐柴胡以微升，藉引少阳之生气。如是治疗，俾郁勃之气，由此可以条畅。

○ 某，冲任内损，腰疼背掣，脉涩细，头疼心悸，癸涩。宜柔肝、补心、调经。

桑寄生三钱，炒杜仲三钱，煅龙齿三钱，煨天麻八分，白茯神四钱，甘菊钱半，远志肉八分，稻豆衣钱半，炒枣仁三钱，丹参三钱，鸡血藤胶钱半。

清煎四帖。

介按：肝为风木之脏，内寄相火，体阴用阳，其性主升，全赖肾水之涵，血液之养，庶得遂其条达之性。兹以肝肾并亏。血液已虚，因而内风时动，即觉头晕心悸，腰背酸痛，癸水涩少。此方治法，系是缓肝熄风、滋肾退热之意。

○ 某，脘闷气滞，癸涩，脉涩细，右弦，带下腰酸。宜养血和中。又月初三日。

鸡血藤三钱，制香附钱半，大腹皮三钱，丹皮三钱，冬瓜子四钱，小胡麻三钱，丹参三钱。

清煎五帖。

介按：湿热蕴蓄，因而气滞血阻，以致带下腰酸，故治以理气和血、清热渗湿。

○安昌包，闺女月事仍闭，脉沉涩，腹痛脘闷，肢体浮肿，顷经少安。

当归钱半，泽泻钱半，通草钱半，冬瓜皮三钱，川芎一钱，制香附三钱，车前三钱，鸡血藤三钱，延胡三钱，大腹皮三钱，杜赤豆四钱。

清煎四帖。

介按：此因血液被湿热逼出，旁流膈膜，以致肢体浮肿。经来之时，湿热乘虚而入，阻碍血脉之周流。血既凝滞，自然经闭腹痛，利水活血以行气。方法面面顾到。

○某，带下腰疼，脉虚细，癸涩，腹左有瘕，病在冲任。宜柔肝调经。

桑寄生三钱，炒杜仲三钱，炒白芍钱半，生牡蛎四钱，全当归二钱，覆盆子三钱，木蝴蝶四分，绿萼梅钱半，茺蔚子三钱，香附三钱，鸡血藤三钱。

清煎八帖。

介按：冲任并虚，肝郁成瘕，故以柔肝固肾、理气活血为治。

○安昌顾。气郁成痹，脉涩，右寸关弦，音嘶，腹痛有瘕。癸水早期。宜泄降清肝。三月廿七日。

瓜蒌皮三钱，石决明六钱（生打），川楝子三钱，茺蔚子三钱，薤白一钱，丹皮三钱，木蝴蝶四分，绿萼梅钱半，霍斛三钱，炒延胡钱半，新会皮钱半。

清煎四帖。

介按：情怀不畅，肝郁化热，以致癸水早期，气逆上升，则胸脘阻痹，腹中瘕痛。故治以泄肝养胃。

○某。便泻未除，舌色左边厚，癸水早期，脘闷气滞，右脉虚细，左关沉弦，肝木偏横。宜养胃、平肝、调经。六月七号。

霍斛三钱，鸡血藤三钱，通草钱半，紫香附钱半，佩兰三钱，谷芽四钱，石莲子三钱，生米仁四钱，丹皮二钱，木蝴蝶四分，丹参三钱。

清煎四帖。

介按：便泻未除，是挟时令之湿热。癸水早期，是属肝热而不藏血之征。肝阳横逆，则脘闷气滞，而左脉沉弦。胃被肝乘，未能与冲脉生化血液，则右脉虚细，

治宜双方顾到，故以养胃和血、平肝渗湿之剂。

○安昌寿。血虚木旺，脉弦，右虚细，项背掣痛，癸水先后不一，脘中偶痛，夜寐少安。宜补心平肝为主。

丹参三钱，当归钱半，生牡蛎四钱，小胡麻三钱，茯神四钱，炒白芍钱半，木蝴蝶四分，鸡血藤钱半，枣仁三钱，炒杜仲三钱，川楝子三钱。

清煎五帖。

介按：肝主筋而藏魂，肾主五液而恶燥，兹以肾液不能上承，则心不生血而癸水愆期。肝不藏魂，则夜寐不安，又不养筋，则项背掣痛而联及脘中。故治以补肾养心，柔肝和血。

○瓜沥王。癸涩后期，脉虚左涩，腰酸带下，胃纳不旺。姑宜养胃、调经、涩下。

钗斛三钱，鸡血藤钱半，覆盆子三钱，小胡麻三钱，省头草三钱，炒杜仲三钱，川断三钱，丹参三钱，生牡蛎四钱，谷芽四钱，制香附三钱。

清煎十帖。

介按：月经之本，所重在冲脉，而冲脉隶于阳明。今以胃纳不旺而血海渐涸，是以癸涩后期，肾虚而带脉不固，则腰酸带下。治以养胃补肾，庶几经调带止。

○瓜沥王。癸涩迟滞，气冲脘闷，脉左涩，右弦滑，痰湿下注为带。宜养血理气为主。四月廿三号。

归身二钱，仙半夏钱半，鸡血藤三钱，制香附三钱，炒白芍钱半，新会皮钱半，茺蔚子三钱，沉香四分，川芎一钱，生牡蛎四钱，杜仲三钱。

清煎四帖。

介按：湿痰下注于带脉，带脉不能约束而下浊液。但带脉又通于冲任，冲任并亏，则气冲癸涩，治以补脾肾之气。又佐疏肝之品，俾血旺气和，则诸恙自愈。

○安昌顾。心悸带下，癸涩过滞，腰酸、脐下痛，脉濡涩细，迩有头疼，龈起胀泡。宜胜金丹加减。五月二十日。

生地三钱，小胡麻三钱，远志肉八分，炒杜仲三钱，当归钱半，钗斛三钱，茯神四钱，石决明四钱，白芍钱半，香附三钱，鸡血藤胶钱半。

清煎五帖。

介按：傅青主曰：带脉横生，通于任脉，任脉直上，走于唇齿。唇齿之间，原有不断之泉，下贯任脉以

化精，使任脉无热气之绕，则口中之津液，尽化为精，以入于肾矣。惟有热邪存下焦之间，则津液不能化精而反化湿也。今此案系是带任两脉，液虚热炽之象，故用胜金丹加减，借以养血清热、柔肝安神。（《中国医学大成·邵兰荪医案》）

吴瑭医案

○杨室女，二十一岁。经停一年，腹有癥瘕，寒热往来，食少，肝阳郁勃下陷，木来克土。先与提少阳生发之气。

姜半夏五钱，桂枝三钱，全当归二钱，焦白芍三钱，青蒿一钱，白蔻仁二钱，生薏仁五钱，广皮二钱，黄芩炭二钱。

煮三杯，分三次服。服三四帖，而寒热尽退。

再与天台乌药散，每日早晚各服一钱。驱脏中之浊阴，即所以通下焦之阳气，不惟通下焦之阳，亦且大通胃阳。胃阳得开而健食，健食而生血，所谓受气（谓谷气）取汁（取胃汁），变化而赤，是为血。此血也，心主之，脾统之，肝藏之。由脉下注浊脉，在男子上潮于唇，生须髭，在女子下泄为经。故此方服二十余日，而瘕散经通矣。盖巴豆多用则杀人，少用则和胃。此方中用巴豆之气，而不用其质，少之又少，既能祛下焦之浊阴，又能通胃中之真阳，以胃虽受浊而最恶浊，驱阴正所以护阳，通阳正所以驱浊，一笔文字，而两面俱醒，此其所以见效若神也。伏暑门中医王氏之方，亦同此义。

○乙酉八月十九日，余氏，二十三岁。无论半产与暴崩，六脉沉软而细如伏，阳虚体质，产后漏经半年，经止后一年有余，忽来如崩，又疑半产。一以温经为要。

阿胶四钱（去渣后化入），小茴香（炒炭）四钱，干姜炭三钱，艾四钱，全当归二钱，炙甘草二钱。

煮两大茶杯，分二次服。

二十三日。经停年余始行，故多若暴崩，脉沉细若伏，少腹痛甚，故用胶艾汤温经。兹又感受燥金寒湿，面肿胸痛而泄，少腹痛拒按，舌上白苔满布。仍与温法，去守补之阿胶、甘草。

艾叶炭五钱，炮姜五钱，小茴香（炒炭）三钱，姜半夏五钱，云苓五钱，淡吴萸三钱，生薏仁五钱，全归二钱，川椒炭三钱，降香末三钱。

煮三杯，分三次服。

二十七日。经色全然不赤，面肿已消，似当用补。但六脉滑甚，舌苔较前虽薄，仍然纯白，腹中按之则胀，少腹仍痛，湿邪之归下焦者未消。仍与温经行湿。

艾叶炭五钱，薏仁五钱，车前子五钱，姜半夏五钱，白通草一钱，炮姜三钱，大腹皮三钱，云苓皮五钱，厚朴二钱，小茴香（炒炭）三钱，广皮二钱，益母膏二钱。

煮三杯，分三次服。

九月初一日。停经一年有余，经通后舌白滑，五日前面肿腹痛，带下特甚，其为带脉之寒湿下注无疑。

艾叶炭五钱，薏仁五钱，车前子三钱，小茴香（炒炭）五钱，草薢五钱，白通草一钱，姜半夏三钱，全归三钱，益母膏二钱，大腹皮三钱，炮姜三钱。

煮三杯，分三次服。

十六日。湿多成五泄，兼之口糜。与五苓散法加薏仁、木通。

猪苓五钱，云苓皮五钱，桂枝一钱，泽泻五钱，苍术炭一钱，木通二钱，薏仁五钱。

煮三杯，分三次服。服二帖痊愈。

十一月十四日。带症已少，不时举发；经不调，六脉阳微之极，皆产后受伤，虚不肯复之故。治在八脉，非通补奇经丸不可。且与汤剂行湿而温经，体厚脉细易肿者湿多，此方不妨多服。

云苓皮六钱，全归三钱，紫石英三钱，川草薢六钱，艾叶炭三钱，莲子（去心，连皮）五钱，炒杞子三钱，小茴香三钱，芡实五钱。

煮三杯，分三次服。

通补奇经丸方：带下本系八脉虚寒之病，久带则下焦愈虚，古人所以有漏卮之喻也。一以通补八脉为要。此证阳虚兼湿，一用熟地、黄肉阴柔之品，断无生理。

鹿角胶四两，鹿茸八两，沙蒺藜四两，肉苁蓉六两，小茴香（炒炭）六两，人参四两，补骨脂四两，川草薢六两，当归六两，炙龟板四两，乌贼骨四两，桑螵蛸六两，生牡蛎六两，杜仲炭二两，紫石英（生研）二两，枸杞子四两。

上为细末，益母膏和丸，如小梧子大。每服三钱，早晚各服一次，不知午刻加一次。暂戒猪肉，永戒生冷，若不能戒，不必服药。间服震灵丸四五十丸。

丙戌正月初六日。大凡胞宫累及阳明者，治在胞宫；阳明累及胞宫者，治在阳明。此症兼而有之。病起产后，漏经半年，胞宫之损可知。体厚湿重易肿，纳食不旺，阳明之虚又可知矣。当兼治之。每日空心服奇经丸三钱，以补胞宫。午间、晚间各服一碗，汤药以理阳明为主。

姜半夏六钱，云苓六钱，益智仁三钱，川草薢六钱，广皮四钱，川椒炭三钱，生薏仁八钱，生姜三钱。

水八碗，煮取两碗，午服一碗，临卧服一碗。纳食渐旺，形体稍瘦，则不必服；食减不瘦，则再服。

○丁亥二月十二日。阮氏，三十七岁。六脉俱细，左兼弦紧，下焦虚寒，八脉不固，阳气不摄之病，岂纯阴所能静守！虽暂用固涩，不旋踵而仍复崩溃。古谓初崩宜温，现在且用温经，将来非峻补八脉不可，以兼有带症故也。

鹿角霜五钱，艾炭三钱，小茴香（黄酒炒）三钱，真刚胶四钱，全归二钱，干姜炭三钱。煮二杯，分二次服。二帖。

十四日。《金匮》谓：脉双弦者寒也。又谓：大则为虚，弦则为减，女子半产漏下，主以小建中。其意盖以中焦阳气为要，令营卫调和，胃旺自能生血。前以崩漏而用温下焦之阳，现在虽止，脉仍弦紧，阳未复也；况又自汗，纳食不旺。今日仍宗前法，兼与建中，以卫阳虚故也。

鹿角霜三钱，桂枝二钱，黑杞子二钱，焦白芍四钱，全归三钱，真阿胶二钱，艾炭二钱，炙甘草一钱（加黄酒湿透，炒半黑），小茴香三钱，川草薢三钱。

煮三杯，分三次服。服此方四肢畏寒解，纳食旺。

十六日。崩带脉弦，左手更紧，四肢畏寒，纳食不旺，皆误用阴药之故。昨与温补下焦，兼用建中调中焦，现在四肢畏寒解，纳食稍旺，左脉之紧亦解，崩止而带未除。与通补八脉法。

鹿角霜五钱，草薢四钱，小茴香三钱，云苓块三钱，全归三钱，紫石英（生研细）三钱，炙龟板四钱，杞子（炒黑）三钱，生姜炭一钱。煮三杯，分三次服。

十九日。于前方内去生姜炭，加桑螵蛸三钱。

廿二日。崩止而带未除，于前方内加人参、海螵蛸、鲍鱼。

二十三日。八脉虚寒，脉弦紧，与通补奇经丸。

鹿角胶四两，黄毛鹿茸十二两（加黄酒湿透，炒黑），小茴香六两，鹿角霜四两，云苓六两，补骨脂六

两，生牡蛎六两，杞子（炒黑）六两，肉苁蓉四两，炙龟板八两，草薢六两，菟丝子四两，高丽参四两，全归六两，紫石英（生研水飞）四两。

上为细末，老蜜丸，加小梧子大。每服二钱，日三服。若服三钱，早晚各一次。

○丁亥闰五月初四日。池氏。前因中下焦有寒，服霹雳散已效，惟月事总不应期。经云：二阳之病发心脾，女子不月。二阳者，阳明也。阳明阳气受伤，肝来克土，故常吐白沫，胃虚而肝乘之，故时发呕逆。现在受病，确与经文相合。议与和胃盖胃，和则不呕，肝不来克，纳食旺，自然生血。经所谓：中焦受气取汁，变化而赤，是为血。又谓：营出中焦，阳气充满，则血无阻滞。此等调经法，世人绝不知之。

姜半夏五钱，薏仁五钱，生香附三钱，云苓块三钱，广皮三钱，降香末三钱，生姜五大片。煮成三杯，分三次服。以至不呕，不吐沫，纳食旺为度。（《吴鞠通医案》）

杨爵臣医案

○方书谓：经多为热，经多妄行亦为热。医家率用滋阴凉血之品，由是久而变成骨蒸、怯损、痨嗽者比比矣。而不知此证多因土湿卑监，不能堤防所致。盖脾主统血，脾病则血无所统故也。前贤谓：血得温则归经。又谓：运之者，其阳和乎。斯言诚得治血调经三昧。尊恙兼症，时觉虚烦，两腿板肿，时胀时痛。脉右寸关来盛去悠，显露芤革之象，右尺沉弦而微，左三部虚弱。阴血固伤，阳气亦殊欠振运，病已多日，姑仿归脾汤意加减，以消息之，三剂后果验。原方出入十余帖。遂瘳。附存初方：

炙黄芪、炙野白术、醋炒当归身、盐水炒陈皮、水炙甘草、首乌藤、宣木瓜、川续断、煨木香、白茯苓、生谷芽。

○胃弱纳谷不香，腰痛，溏泄，天癸不调，延经半载，叩治。为拟温养脾肾、和肝调经，制方四五服，竟痊瘳。

当归身四钱，生白芍三钱，真阿胶三钱，糯米炒杜仲二钱，盐水炒补骨脂二钱，山茱萸二钱，潞党参三钱，乌贼骨三钱，怀山药三钱，茯苓三钱，炮姜二钱，煨木香一钱，炙甘草二钱，生姜一钱，饴糖三钱。（《治验论案》）

金子久医案

○ 先天不足而水亏，相火有余而金燥，不独此也；下焦冲海亦亏，月事为此不正，遂使逆而上行，或有咳呛，每至傍晚，烦冒冷热，喉间自觉梗痛，蒂丁已见下坠。右手脉象，独见弦数，右手寸脉，颇形虚数。法当壮水以涵木，参用潜火以清金。

淮牛膝、芜蔚子、旋覆花、橘红、枇杷叶、粉丹皮、白茅根、冬桑叶、玄参、蛤壳、冬虫、夏草、藕节。（《金子久专辑》）

经行过多

朱小南医案

○ 范某，11岁。

患者发育甚早，9岁时乳部已发育，现年11岁零6个月，在2月前经水初转，量颇多，5日净。此次经来，不仅月经过多，而且口鼻出血。

初诊：1959年9月21日。诊时由其母陪来，患者年小害羞，其母代为陈述：为小学五年级学生，身材高长，为班中最高者，现已发育。初潮后每次经来太多，此次更为增加，口鼻亦流出鲜血，内热心烦，脾气急躁，按脉为滑数，舌苔薄黄。此为冲任伏热，月经过多。

治法：经期内用调经清热法。

生地12克，蒲黄、炒阿胶各9克，仙鹤草9克，荆芥炭9克，赤芍6克，丹皮6克，白术6克，茯苓6克，盐水炒川柏9克，青蒿9克，地骨皮12克，旱莲草9克。

上方服后，口鼻出血首先停止，经量亦渐减少，于第五日经净。

复诊：由于经水太多，故经停后感觉头晕目眩，腰酸，肢软，精神疲乏，脉象细软，苔薄。采用补肝肾，益气血法。

黄芪9克，白术6克，陈皮6克，白芍9克，炒阿胶9克，茯苓9克，杜仲9克，续断9克，女贞子9克，金樱子9克，制黄精9克，五味子4.5克。

上方调理后，月经过多症象已经好转。（《中医当代妇科八大家》）

何子淮医案

○ 冯某，40岁，工人，人工流产。1983年10月5日初诊。

经来量多或淋漓不净，已历2年。面色憔悴，头昏懒言，纳少寐劣，今经行3天，量多如注。苔薄脉细。

辨证：脾虚气陷，冲任脉虚，失其固守之力。

治法：益气升提，固摄奇经。

方药：

炙黄芪、党参各18克，焦冬术、鹿含草各15克，淮小麦、煅牡蛎、赤石脂、淮山药各30克，升麻炭9克，狗脊炭10克，乌贼骨24克，炙甘草4.5克。3剂后，量日渐减少，继进健脾益气调冲任之品善后。（《现代名中医妇科绝技》）

姚寓晨医案

○ 高某，女，27岁，1986年1月5日诊。

平素月经周期经量均正常，1984年6月顺产1男婴。因1982年患过肝炎，故未用口服避孕片，于1985年8月放置宫内不锈钢单环，后遂致月经量增多，由原来的用纸2刀增至5刀半，伴见血块，色鲜红，同时出现腰酸口干，心烦胁痛。曾给予安络血等，出血量虽略少，但停用出血量又复增多。经多方检查，认为出血量增多系放环所致。乃来我院治疗，症如上述，察其苔薄舌红，脉细弦。

辨证：血热夹瘀，凝滞胞宫。

治法：清宫凉血，化瘀和营。

方药：

炒黄芩10克，琥珀末3克（分冲），煅花蕊石15克（先煎），血竭2克，桑寄生20克，生地15克，全当归12克，参三七末3克（分冲）。

上方连服4剂，出血即止，心烦腰酸等症亦减，惟仍口干，胁痛阵作。再予育阴填精，参以凉血养营。

方药：

北沙参15克，麦冬10克，甘杞子10克，炒黄芩10克，乌梅肉10克，玉竹10克，天花粉12克，丹皮10克，川芎6克，熟地黄12克，炙甘草6克。每周服3剂，连服3月后，经量正常，现仍采用宫内节育器避孕，无任何不适。（《现代名中医妇科绝技》）

○ 汪某，38岁，1989年1月10日初诊。

主诉：月经量多5月，每潮色红夹块，量多如冲，历时十一二日方净，用纸6刀许，周期尚正常。妇科检查：子宫体正常大小。诊刮后病理报告：子宫内膜剥脱不全。时经将临，头昏腰楚，胸闷乳胀，小腹隐痛，倦怠乏力，口干舌红，苔薄白，脉细弦。

辨证：气虚营热，肝郁夹瘀。

治法：益气清营，疏肝化瘀。

方药：炙黄芪30克，太子参15克，大生地15克，炒黄芩10克，贯众炭15克，乌贼骨15克，炒当归10克，制香附12克，煅花蕊石12克。

药进5剂，经量骤减，块下亦少，经水7天净，用纸2刀许。宗法调治2月，经行转常。（《近现代二十五位中医名家妇科经验》）

王旭高医案

○ 曹。经事来多去少，似崩非崩，是血虚有热也。所谓天暑地热，则经水沸溢。用白薇汤加阿胶主之。

女贞子、白薇、阿胶（米粉炒）、淡芩炭（醋炒）、黄柏、沙苑子（盐水炒）、白芍、莲心、归身炭、旱莲草。

月经先期

孔伯华医案

○ 孔伯华治一丁姓妇。

阴虚血燥，肝家阳盛，经事先期，行不自己，脉弦数兼滑，左关较盛。宜滋柔摄化。生牡蛎八钱，血余炭三钱，川萆薢四钱，知母三钱，石决明六钱，生侧柏叶三钱，莲子心二钱，川黄柏三钱，赤小豆六钱（炒），丹皮钱半，元胡三钱，橘核三钱，生滑石块四钱，旋覆花钱半，生赭石钱半，藕一两（切片）。

○ 又治一高姓女。肝家抑郁，水不涵木，三焦为水所蓄，不得右侧卧，经不当期两至，舌赤糙，小溲短黄，脉滑弦而数大。治当解郁，抑肝以畅三焦。

石决明两（生研先煎），旋覆花钱半（布包），血余炭钱半，知母三钱，黛蛤粉一两（包，先煎），生赭石钱半，郁李仁二钱，川黄柏三钱，川郁金三钱（生白矾水浸），盐橘核四钱，朱莲心一钱，乌药二钱，益元散四钱（包），藕一两（切片）。（《孔伯华医集》）

丁甘仁医案

○ 血室有热，经事超前，行而不多，带下绵绵。宜清营祛瘀，而化湿热。

小生地二钱，粉丹皮钱半，生赤芍钱半，赤茯苓三钱，生苡仁四钱，乌贼骨三钱，侧柏叶钱半，紫丹参二钱，茺蔚子三钱，藕节两枚，青橘叶钱半。

○ 肺阴已伤，燥邪痰热留恋，咳嗽已久，时轻进剧，经事超前，血室有热也。宜清肺化痰而调奇经。

霜桑叶三钱，光杏仁三钱，川象贝各二钱，瓜蒌皮三钱，抱茯神三钱，炙远志一钱，嫩白薇钱半，丹皮炭钱半，冬瓜子三钱，鲜藕二两，枇杷叶膏三钱（冲服）。

○ 血虚有热，脾弱积湿下注，经事超前，行而甚多，纳少便溏，腿足浮肿，朝轻暮重，宜养血调经，崇土化痰。

白归身（盐炒）二钱，大白芍二钱，连皮苓四钱，生白术三钱，陈广皮二钱，大腹皮二钱，陈木瓜二钱，川牛膝二钱，汉防己二钱，冬瓜皮四钱，生熟苡仁各五钱。

○ 黄右，经事超前，淋漓不止，腑行燥结，冲任亏损，血室有热也。拟芩荆四物汤加减。

炒荆芥一钱，炒条芩一钱，白归身二钱，生白芍二钱，生地黄炒三钱，阿胶珠钱半，侧柏炭二钱，川石斛三钱，抱茯神三钱，莲蓬炭三钱，节炭三枚，贯众炭三钱。

○ 血虚有热，带脉不固，经行超前，腰酸带下，肢节酸楚，宜养血清热、崇土束带。

全当归二钱，大白芍二钱，生地炭三钱，抱茯神三钱，炒丹皮钱半，嫩白薇钱半，厚杜仲三钱，乌贼骨三钱，西秦艽二钱，生白术钱半，陈广皮一钱，焦谷芽三钱。（《丁甘仁医案续编》）

何子淮医案

○ 患者陈某，女，38岁，工人。

主诉：近几年来月经早期，且每每淋沥拖延10余日。时有经前少量出血，平日带多绵绵，伴有血性黏液。经妇科检查，诊断为宫颈糜烂，作宫颈刮片检查，病理诊断为"Ⅱ级良性变异细胞"。患者腰酸背痛，下腹隐痛，面色不华。脉滑数，苔薄白，舌根黄腻。

辨证：下元湿热蕴蒸，淋带难分。

治法：清热解毒，分清淋带。

方药：赤白分清饮方。

黄连3克，黄柏4.5克，红藤30克，丹皮9克，银花9克，槐米炭12克，苦参12克，川楝子12克，狗脊12克，川草薢12克，制大黄6克，生甘草6克。

上方连服1个月，带下赤白分清，经水准期，少腹吊痛得缓，腰酸乏力未除。原方去槐米炭、苦参，加生地15克、川断12克、桑寄生12克。5剂。

上方服后精神稍振，胃纳多味，腰背酸痛好转，改拟消糜汤清热化湿、去秽生肌。药用土茯苓、鱼腥草、白英各30克，狗脊12克，白槿花、炒扁豆花、臭椿皮各9克，制大黄、生甘草各6克。

上方连服2月，脓带减除，月经正常而至，自觉良好。妇科检查，子宫颈糜烂基本痊愈。（《中医当代妇科八大家》）

班秀文医案

○ 龙某，19岁，未婚。

14岁初潮则经行欠规则，1991年3月出现经量增多、经行超前半月以上，曾用西药卵巢素片及黄体酮治疗无效，末次月经1991年6月14日，未及半月经水又行，迄今仍淋漓未净，心烦难眠，大便干结，舌淡红，苔薄黄，

脉细数。

辨证：肝肾不足，阴虚血热，迫血妄行。

治法：凉血清热，固冲调经。

方药：

生地、丹参各15克，当归、白芍、丹皮、地骨皮、益母草、荷叶各10克，甘草5克，水煎服。

药进3剂后血止，大便软，守方与归芍地黄汤、二至丸交替服用。共服药10余剂后经水如期，诸症消失，随访1年，疗效巩固。［陕西中医，1993，14（6）］

叶熙春医案

○ 叶熙春治一孟姓女，21岁。3月。上海。

肝郁气滞，冲任失调，经来超前，量少色竭，乳房作胀，少腹疼痛，腰膂酸楚，五心烦热，脉弦小数，口苦苔黄。

治法：养血疏肝调经。丹栀逍遥散加减。

炙当归9克，炒赤芍9克，柴胡3克，茯苓12克，丹皮6克，黑山栀9克，炙青皮5克，川郁金6克，甘草2.4克，四制香附8克，薄荷纯梗5克。

二诊：此届经来，瘀滞减少，量亦较多，乳胀腹痛，不若前甚，脉象弦滑。再拟疏肝调经。

炙当归9克，丹参9克，赤白芍各6克，柴胡2.4克，炙青皮5克，丹皮6克，川郁金6克，制香附5克，益母草9克，路路通6克，炙甘草2.4克。（《叶熙春专辑》）

方公溥医案

○ 湿热内阻，月事超前，带下颇多，腹痛频频，法当清经化湿、理气止痛。

生白芍9克，盐水炒黄柏9克，粉丹皮6克，地骨皮9克，云茯苓9克，全当归9克，益母草9克，延胡索9克，香青蒿9克，制香附9克，荆芥炭9克。

复诊：月事已净，带下黏白尚多，腹痛减而未痊，再拟清理之方。

处方同前，除香附、丹皮、地骨皮、青蒿、当归、延胡、益母草，加炒淮山药9克、生甘草3克、车前子9克、新会皮4.5克、象贝母9克、光杏仁9克、软柴胡3克、全福花（包）9克、瓜蒌皮9克。

三诊：腹痛已止，带下尚多，咳嗽痰黏。再与理肺束带。

冬桑叶9克，粉前胡6克，光杏仁9克，象山贝9克，

云茯苓9克，白芍药9克，瓜蒌皮9克，生甘草3克，炒淮山药9克，黄柏皮4.5克，南芡实12克，新会皮4.5克，全福花9克（包）。

〇 天癸先期而下，少腹疼痛，腰部酸楚，胸次闷闷，经量较多，色带紫黯，脉滑数，舌苔薄黄。姑拟凉血调经。

粉丹皮6克，地骨皮9克，炒栀子9克，制香附9克，生白芍9克，白当归9克，香青蒿9克，盐黄柏6克，炒延胡9克，炒荆芥6克，云茯苓6克。

复诊：进凉血调经法。腹痛腰酸，已见好转，经行已按时而下，色泽亦见正常，证势已大有转机，药既应手，再从前意化裁调之。

处方同前，加益母草9克。

〇 月事先期，经带紫瘀，入夜寒热交作，脉象沉滞。先与凉血调经。

白当归9克，地骨皮9克，香青蒿9克，云茯苓9克，生甘草3克，制香附9克，白芍药9克，盐黄柏6克，大生地9克，生牡蛎15克（打碎），软柴胡3克，黑荆芥9克。

复诊：进凉血调经。入夜寒热已解，头眩、腹胀减而未痊，再进一步治之。

盐水炒全当归9克，白芍药9克，制香附9克，盐水炒黄柏皮6克，炙鳖甲9克，炒荆芥9克，大生地9克，瓜蒌皮9克，麦门冬9克，生甘草3克，紫丹参9克，黑芝麻9克，地熏草4.5克。（注：地熏草系柴胡之别名。）

三诊：月事已净，腹痛已平，惟左少腹胀结，旧恙未痊，再拟益气补血。

白当归9克，蛤粉炒东阿胶9克，熟地黄9克，白芍药9克，制川芎4.5克，制香附9克，荆芥炭6克，新会皮4.5克，宋半夏9克，云茯苓9克，清炙草3克，引香谷芽9克，另别直参3克（另炖服）。（《方公溥医案》）

章次公医案

〇 据现代研究，经先期者反量多，多属于卵巢黄体之变化，治之以脏器疗法。今两脉细数。所谓阴虚火旺，血热妄行。

生熟地各12克，苎麻根12克，仙鹤草18克，女贞子9克，旱莲草12克，潼沙苑9克，杭白芍9克，黑山栀9克，黑大豆24克，柏子仁12克（打，包）。

〇 经行先期而少腹胀，色淡如赤豆水，手足不温。

先期属血热之说不可泥。

淡吴萸4.5克，山萸肉9克，阿胶珠15克，菟丝子9克，巴戟9克，制香附9克，补骨脂9克，艾叶9克，台乌药9克，炙甘草3克。

〇 平素经先期，掌心热，阴虚肝热不能藏血也。

地黄12克，牛膝9克，山药9克，萸肉9克，阿胶9克，丹皮9克，泽泻9克，赤苓9克，车前子12克，炒续断9克，女贞子12克，旱莲草15克。

〇 经先期，淋沥半月，其量多，其色或鲜或紫。此症起于产后，已历数年。腹不痛而腰脊酸，加凝固血液与收缩子宫之属。

益母草12克，生茜草9克，仙鹤草12克，熟地15克，大川芎6克，藏红花4.5克，苎麻根12克，桑寄生12克。

另：乌贼骨18克研末，分三次吞。

〇 经先期而量多，一来复，仍色鲜不净，面容与脉皆不足。古人有肝脾不能藏统之说。

当归6克，阿胶珠12克，潞党参9克，五味子4.5克，川芎6克，熟地12克，炮姜炭3克，川断肉9克，桑寄生12克，茯神12克，震灵丹6克（分二次吞）。（《章次公医案》）

陈丹华医案

〇 张某，女，40岁。

身体丰腴，月经先期，甚时一月三潮，色鲜量多，夹有血块，证见心烦易躁。前医辨作痰热入扰冲任，迫血妄行。立清热化痰、凉血固经之法，不效。屡次易医，病延半载，来院门诊。望形虽丰，但脉不滑实而细弱，经血虽鲜，质不浓厚而清薄；虽见烦躁，而不思饮；舌质淡白，伴形寒肢冷。细询病情，得知患者素有劳则气短、白带清稀之症，近日食纳渐减，强食则脘胀，凉药下腹，即少腹拘急，肠鸣便溏。脉证相参。

辨证：中气虚陷、气不摄血所致。

治法：益气摄血、化瘀固冲之法。

方药：

党参15克，生黄芪20克，白术10克，柴胡5克，升麻炭5克，仙鹤草20克，乌贼骨20克，荆芥炭10克，茜草炭10克，禹余粮15克，炮姜炭3克。

服药5剂，经量减少，再进3剂，月水退净。嘱平时进服补中益气丸以厚土升阳，经水将至，化裁上方以防微杜渐。调治3月，经水应月而汛，经量趋于正常。（《现代名中医妇科绝技》）

王士雄医案

○ 半产之后，汛事先期，淋漓不断，时且痛胀，齦䶌减餐，苦渴苔黄，脉弦而数。频服补剂，久不能瘳。余投沙参、龟板、制香附、丝瓜络、茹、楝、萱、蒿、栀、薇、柏、藕十余剂，次月经即调，复来求诊，与柔养善其后。（《归砚录》）

王旭高医案

○ 经事参前而色淡，淡则为虚，参前属热，是血虚而有热也。

四物汤、香附、阿胶、党参、冬术、丹皮、炮姜炭、玫瑰花。

渊按：佐炮姜以行四物之滞，非温经也，可谓得旨。（《王旭高临证医案》）

张聿青医案

○ 王氏，屡次滑胎，兹则经事先期，色紫不泽，临行痛楚。姑宣畅营卫。

全当归（酒炒）二钱，白蒺藜三钱，紫丹参二钱，杭白芍（酒炒）一钱五分，橘络（红花汤炒）一钱，蕲艾炭四分，炒川断三钱，菟丝子（盐水炒）三钱，炒牛膝三钱，制香附二钱。

二诊：气血不固，屡屡滑胎。治法惟有调气养营，作日就月将之计。

大熟地（砂仁拌，炙成炭）一钱五分，泽泻一钱五分，细子芩（酒炒）一钱五分，橘皮一钱，白芍（酒炒）二钱五分，黄肉炭一钱五分，茯苓神各四钱，炒山药三钱，生熟谷芽三钱，粉丹皮二钱，制香附二钱。

○ 某氏，经事先期，至则淋漓。冲任不固，不能急切从事。

生地炭四钱，当归炭二钱，茯神三钱，远志肉五分，乌贼骨三钱（炙），西潞党（元米炒）三钱，炒冬术二钱，炒枣仁二钱，龙眼肉四粒，老姜二片，补中益气丸三钱（晨服）。

○ 某氏，经事先期，寒凛火升，嗳噫眩晕。苔黄，脉弦尺涩。此肝阴不足，胆胃之气少降。拟通降阳明，参泄肝木。

制半夏、云茯神、煅决明、生山栀、炙鳖甲、钩钩、丹皮、广皮、盐水炒竹茹。（《张聿青医案》）

横柳病鸿医案

○ 肝郁气滞，致胁胀腰楚，寒热，经事超前，脉弦。法以疏肝清营，佐以理气。

乌贼骨三钱，白芍钱半，丹皮钱半，香附三钱，泽泻钱半，茜草钱半，川芎八分，山栀钱半，川断三钱，青皮钱半。（《何鸿舫医案》）

费晋卿医案

○ 心脾有亏，肝胆郁热，化火入血，经行先期而至，预作头晕，气撑胸闷，懒倦减食，皆属肝胆不和。宜和营平肝。

川楝子三钱，当归二钱，郁金二钱，炙草五分，川断三钱，茯苓二钱，小胡麻二钱，蒺藜四钱，赤芍二钱，丹皮二钱，藕三片。（《费伯雄医案》）

陈莲舫医案

○ 心脾两虚，肝气失调，致奇经不得禀丽，月事愆度超前，而复绵延，渐至腹痛足肿，脉见濡细。属气亏于营，补气为主，和营次之。

吉林须、抱茯神、沙苑子、制女贞、桑寄生、广陈皮、阿胶珠、花龙骨、川杜仲、焦艾绒、法半夏、荷蒂、红枣。

○ 肝脾不协，营虚气痹，久产未复，腹膨结痞，致奇经无从禀丽，每每超前，腰腹俱酸且痛，脉象细涩。体禀气亏，营阴亦为不足。拟调气和营，兼和八脉。

吉林须、抱茯神、沙苑子、菟丝子、炒夏曲、玉蝴蝶、制香附、花龙骨、川杜仲、淡乌贼、广陈皮、生白芍、红月季。（《莲舫秘旨》）

○ （头痛腹痛月经超前）（小姐膏方）禀体素虚，中西之学兼营并进，心气心阴未免受伤，主宰为虚，肝肺因之亦弱，头痛腹痛属肝，涕多色㿠属肺。前诊脉弦数，月事趱前，必致肝升太过、肺降无权，日后防潮热咳嗽。拟气阴并调。

元生地、潞党参、炒丹参、川贝母、沙苑子、白蛤壳、野于术、炒延胡、湘莲肉、怀熟地、四制香附、抱茯神、佛手柑、川杜仲、苍龙齿、西绵芪皮、炙草、燕窝、阿胶、西洋参、合欢皮、生白芍、寸麦冬、制女贞、制黄肉、黄防风、陈皮、南枣。（《陈莲舫医案秘钞》）

何其伟医案

○ 产后营阴失养，经至先期而少。此奇经病也，家用滋清之剂。

炒阿胶、全当归、生杜仲、淮山药、桑螵蛸（炙）、炒生地、牡丹皮、沙苑子、煅牡蛎、赤茯苓。（《幹山草堂医案》）

柳谷孙医案

○ 每值小溲淋闭，必因经水先期而起。此必有瘀热流注膀胱，偶因劳动肝肾之火内炎，与膀胱瘀热相合，有升无降，故上则呕恶不止，下则点滴不能，此病发之情形也。刻下病势暂平，而仍觉气陷溲浊。膀胱之瘀热犹恋，将来势必复发。拟方疏利瘀热、清调肝肾，务使瘀热得清，病根乃拔。

小生地、赤白茯苓、猪苓、血余炭、飞滑石（红花同研）、泽兰、甘草梢、川柏、淡竹叶、大蓟炭、牛膝、丹皮炭、木通。

○ 寒热早晚间作，胀闷呕恶，邪由少阳阳明而发。病已经旬，汗出不多，舌尖将干，经水先期而来，热之内蕴者已重。便溏不爽，胃气下流。法当表里两解。

葛根、淡芩、川连（姜汁炒）、青蒿、豆卷、苏叶、槟榔、青皮、郁金、黑山栀、丹皮、竹二青。

二诊：内蕴之热，尚未畅达。脉象弦而不畅，胀呕仍作。拟清少阳而通阳明，仍兼表里两解之意。

川连、半夏、广皮、茯苓、枳实、郁金、青皮、淡芩、滑石、蔻仁、苏叶、青蒿、竹茹、茅根。

三诊：阴分邪热未清，太阴之气，因而不化。胸脘浮满。于清阴中，兼和脾胃。

青蒿、丹皮、白薇、银花、荆芥、滑石（薄荷同研）、大腹皮、茯苓皮、广皮、砂仁壳、通草、薄荷叶露、香稻叶露（冲服）。

四诊：阴分留热未清，便溏减而未止。清热和中两法，均宜轻用。

藿梗、广皮、六神曲、茯苓皮、奎砂仁、青蒿、白扁豆、银花炭、丹皮炭、益元散、香稻叶露（冲服）。（《柳宝诒医案》）

王仲奇医案

○ 杜氏，龙吉里，七月初六。月经事趱前，数月来色紫黑，将行之际掌跖灼热，头眩胸闷，腰酸肢麻，脉弦。治以调营可也。

石决明（煅，先煎）四钱，粉丹皮（炒）钱半，丹参二钱，茺蔚子（炒）二钱，全当归二钱，杭白芍（炒）二钱，条芩（酒炒）一钱二分，白蒺藜三钱，续断（炒）二钱，桑寄生二钱，海桐皮三钱，乌贼骨（炙黄）三钱，红月季两朵。

二诊：七月十一日。经事已净，热亦获愈，惟营热肝亢，耳鸣目花，腰酸肢麻，带频色黄，胸闷心烦善怒。仍以清肝调营可也。

石决明（煅，先煎）四钱，左牡蛎（煅，先煎）三钱，丹参二钱，茺蔚子（炒）二钱，白芍（炒）二钱，白蒺藜三钱，甘菊花钱半，金钗斛二钱，当归身蒸二钱，续断（炒）二钱，茯苓三钱，绿萼梅八分，红月季花两朵。

○ 赵氏，老靶子路，七月廿七日。流产胞脉暗损，经常趱前，色紫而为日多，腰疼，少腹痛，头眩体酸，脉弦涩。以温煦调养之。

紫石英煅（先煎）三钱，龟板（炙黄，先煎）五钱，全当归三钱，白芍（炒）二钱，丹参二钱，泽兰三钱，川杜仲三钱，续断（炒）二钱，海桐皮三钱，白蒺藜三钱，菟丝饼三钱，陈艾叶（炒）八分。

二诊：七月晦，经仍超前，惟色较正，非若前之黄紫相杂，腰疼，腹业已获愈，脉弦涩。胞脉因流产暗伤，以湿煦调养之。

紫石英（煅，先煎）三钱，龟板（炙黄，先煎）五钱，全当归三钱，白芍（炒）二钱，白蒺藜三钱，续断（炒）二钱，川杜仲三钱，菟丝饼三钱，枸杞（炒）二钱，条芩（酒炒）一钱二分，海桐皮三钱，陈艾叶（炒）八分。（《王仲奇医案》）

金子久医案

○ 肝肾二脏不振，奇经八脉不固。月事早期，来如崩漏，甚而有块，净后带下，少腹作痛，腰脊亦痛，木乘于中，屡患脘痛，当用固摄下元八脉，参入两和肝胃。

菟丝子、芡实、牛膝、白芍、茺蔚子、归身、丹参、丹皮、栀子、杜仲、牡蛎、海螵蛸。（《金子久专辑》）

贺钧医案

○ 女性以肝为先天，肝藏血，肝旺则气火内灼，藏守无权，血不安乡。于是月事先期，延绵时日不净，少腹或胀痛，血色不正，或内热，或肢冷，口渴，舌红，胃呆便结。一派热象，最忌增咳。先当柔肝调经，而安血络。

当归二钱，紫丹参一钱五分，川郁金二钱，佩兰一钱五分，云苓三钱，炙甘草五分，大白芍二钱（桂枝三分拌炒），大生地四钱（炙松），金香附一钱五分（醋炒），炒谷芽四钱，金橘皮四个，红枣三个。

另：八味逍遥丸二两、四物丸一两，和匀，每服三钱，开水下。

○ 月事先期，甚则一月两至，且延绵时日，赤白带淋漓，腰痛，少腹胀，加以久咳，痰难出，入夜内热，脉弦滑而数，舌苔苍黄。血虚肝旺，湿热乘入血分，冲带不调，先当清肝葆肺、凉血化湿。

大生地五钱（炙），煅牡蛎八钱（先煎），乌贼骨四钱（炙），大白芍二钱，白归身二钱，北沙参三钱，清阿胶二钱（蒲黄五分拌炒珠），白蒺藜四钱，丹皮一钱五分（炒黑），冬桑叶一钱五分，炒苡仁五钱，莲房二钱（炙）。

另：乌鸡白凤丸四粒，每以一粒去壳陈酒化，开水过口。

○ 冲为血海，任主胞胎，二脉隶乎肝肾。阴亏血少，虚而生热。肝火易升，土受木制，阳明不和，以致胸膺不命，巅顶掣痛。肝热则血无归，冲任之气亦复不摄，经事先期，色紫，平素谷食不旺。夫胃为五脏六腑之海，经脉之大源，一身气皆赖乎此。血为心之主，心荣大亏，少寐易惊。经谓诸痛发心脾二经者是也。拟从心脾二经立法调治。

白归身二钱，生白术二钱（芝麻拌炒），淮山药三钱（炒），川断肉四钱，柏子仁四钱，合欢皮四钱，煅龙齿五钱（先煎），大白芍二钱，佩兰一钱五分，陈橘皮一钱，红枣三个。

常服方：培养心脾，以调冲任。

潞党参三钱，炒于术一钱五分，潼沙苑四钱（盐水炒），白归身二钱，炒枣仁四钱，柏子仁四钱，川杜仲三钱，川续断三钱，云神三钱，紫石英三钱（煅），红枣三个。

○ 湿热窜入血分，血不归经，屡次便血，间或脱肛，月事先期且多，胸胁气痛，或咽痒，呛咳多痰。两足若痿软，则不能安卧。心中筑筑，午后腹胀，舌苔不时黄腻满布，左脉浮弦，右手沉数。血热肝旺，藏守无权，暴崩可虑。先当清肝肃肺，以安血络。

大生地五钱（炙炭），当归二钱（土炒），阿胶二钱（蒲黄八分炒），淮牛膝一钱五分，云苓神各三钱，南沙参四钱，川贝母一钱五分，炒苡仁五钱，大白芍二钱，地榆炭四钱，橘红八分（盐水炒），冬瓜子四钱，藕二两（切）。（《贺季衡医案》）

月经后期

刘奉五医案

○ 李某，女，27岁。

初诊日期：1972年5月19日。

主诉：月经后错、行经腹痛二年余。

现病史：1970年底开始月经后错8、9天，色黑紫有血块，经行小腹疼痛，下肢瘦软。结婚1年多未孕，测基础体温为单相型，西医诊断为无排卵性月经。妇科检查：子宫前倾前屈，大小、活动均正常。苔薄白，脉细缓。

辨证：血虚肾亏，下焦寒冷。

治法：养血补肾，温暖下焦。

方药：

当归9克，炒白芍9克，川芎3克，熟地12克，覆盆12克，菟丝子12克，山药15克，巴戟天9克，荔枝核9克。

7月5日复诊时称：于5～6月间共服上方20剂。6月27日行经，血量增多，基础体温为双相，说明已有排卵现象，月经周期正常，量中等，色正，血块减少，无腹痛。（《刘奉五妇科经验》）

孙浩铭医案

○ 陈某，女，39岁。1973年5月24日初诊。

1963年起月经后期却余天一行，经量涩少，历程三天，伴有凝块，每行经前一二天自觉寒热，腹痛恶心。现月经逾数天未行，寒热又作，少腹疼痛，腰酸，脉细弦，舌质淡，苔薄白。

辨证：厥阴气滞，寒温不化，营卫不调。

治法：和血调营。

方药：

毛柴胡4.5克，小桂枝6克（后入），枯黄芩6克，泡吴萸4.5克，北干姜4.5克，香藁本6克，元胡索9克，煮半夏9克，秦当归6克（后入），川芎6克，淡茯苓12克，京丹参12克。

次诊：服3剂后，于5月30日月经来潮，量中等，未见寒热。今值经行第三天，少腹微痛，舌脉如上。上方加苏梗4.5克、香附9克，服3剂后，观察三个月，经期均无寒热发作。（《孙浩铭妇科临床经验》）

张寿颐医案

○ 痰热未楚，咳嗽减而未净，姅事逾期，腹筒稍膜胀。此气火上行，致令经尚未行。舌根黄腻，脉则左弦，是宜柔肝泄降、化滞通经。

生延胡6克，四花青皮4.5克，制半夏（打）6克，当归尾4.5克，生打光桃仁9克，泽兰叶6克，生楂肉6克，生紫菀9克，杜兜铃4.5克，炒荆芥4.5克，芫蔚子9克，瓜蒌皮6克。

二诊：经事未净，腹胀已蠲，胃纳已醒，鼻流浊涕，脉左弦搏，舌心薄黄，是肺肝郁热。再以毓阴培本，清肺治标。

炒萸肉4.5克，甘杞子6克，厚杜仲6克，象贝母9克，杜兜铃3克，生桑白皮6克，霜桑叶6克，鲜竹茹4.5克，炒荆芥4.5克，泽兰叶9克，生紫菀12克，天台乌药4.5克。

○ 汛期已届，姅尚未行，腹胀满闷，饱嗳恶心，脉涩且小，舌滑无苔。是宜泄降和肝。

炮姜炭1.8克，广郁金4.5克，制半夏4.5克，姜炒竹茹4.5克，桃仁泥6克，生延胡6克，生楂肉6克，泽兰9克，益母草9克，厚朴花4.5克，天台乌药4.5克，大腹皮6克，小青皮4.5克，淡吴萸0.6克。

○ 二三月间汛事阻隔，本月已如常而至，虽有泛恶，纳食无味，脉亦滑利，挟痰也恒如是。舌有腻苔。姑先和调肝胃，未可轻以妊论。

淡吴萸20粒，川黄连0.5克，宋半夏4.5克，乌药4.5克，益智仁3克，川椒红10粒，广木香1.8克，陈橘红3克，炒鲜竹茹4.5克，紫苏叶0.6克，带壳砂仁（打）2粒，象贝母4.5克。（《张山雷专辑》）

章次公医案

○ 经愆期，甚则二三月一行。此番闭止，将及三月。行而量少色淡，腰部酸楚特甚。此症法当温补。

当归9克，川芎4.5克，粉丹皮9克，吴萸2.4克，肉桂末1.2克（分两次冲入），紫丹参9克，山萸肉9克，金毛脊9克，胡芦巴6克，炙乳没各2.4克。

○ 经过期不潮，辄有胃症状，如消化不良、吞酸甚。今拟散剂调治。

苍术12克，陈皮6克，杭白芍9克，厚朴3克，当归12克，柴胡9克，云茯苓18克，薄荷6克，生白术15克，粉甘草3克，大黄䗪虫丸18克。

共研细末，饭后吞服4.5克。

○ 经居将及五十日，少腹胀痛，洒然恶寒，予桂枝茯苓丸；苔白，食入则胀，复入平胃散。

川桂枝4.5克（后下），粉丹皮9克，赤芍9克，云苓9克，桃仁9克，生苍术6克，川朴2.4克（后下），陈皮6克，粉草3克。

二诊：药后腹胀瘥减，而胸胁攻筑作痛。古人有治血先治气之说。

制香附9克，苏梗9克，旋覆花9克（包），青皮6克，川楝子9克，香甘松9克，刺蒺藜9克，沉香曲9克，佛手6克，延胡索9克，婆罗子9克。

○ 经停将及两月，色脉皆现虚象，曾经两足肿，其肿在停经以后。通经药不可孟浪，寓养血于健脾之中。

黄芪皮9克，潞党参9克，生白术9克，云苓12克，黑大豆18克，木瓜9克，杏仁泥9克，生熟苡仁各12克，杭芍9克，大枣9枚，熟地黄12克（砂仁2.4克拌），连皮生姜2.4克。

○ 经恒二月一行，有三月一行者，且无所苦，头眩、目花而已。据其目光少神，可以测知内分泌之障碍。古人以肾开窍于目，亦有理由。

生熟地各9克，淮牛膝9克，潼蒺藜9克，女贞子9

克，稆豆衣12克，菟丝子9克，苎麻根12克，桑麻丸9克（分二次吞）。

○ 经后期，将行先下白物，既行其色淡，平居洒洒然有寒意。古人之概念，为虚寒之象。

肉豆蔻9克，炮附片6克，炮姜炭4.5克，白芍9克，补骨脂9克，北细辛3克，川桂枝4.5克，黄芪9克，青防风9克，炙甘草3克。

二诊：药后凛寒大定。

○ 平素经多后期，每月递减。距离经期不远，以此方催其早行。

全当归9克，山萸肉9克，北细辛3克，制香附9克，丹皮9克，大川芎6克，补骨脂9克，官桂皮4.5克，炮姜炭3克，两头尖9克（包）。

○ 经过期旬日，不见腰酸腹胀，即无攻之征候。登高则呼吸为之不平匀，而心动悸，脉虽不细，但甚数，凡此皆一派虚象。

全当归12克，潞党参9克，白术9克，云苓9克，阿胶珠15克，熟地黄18克，白芍6克，炙甘草3克，川芎6克，杞子9克。

二诊：经已见，腹痛则其色淡，腹不痛则色正常，而其腹胀殊甚。

全当归9克，制香附9克，青皮9克，破故纸9克，大川芎6克，吴萸4.5克，延胡9克，肉豆蔻9克，炮姜炭4.5克。

○ 脉有弦意，此种脉主拂逆恚怒。经行后期，将行乳房作胀，少腹尤甚，今经将行。

醋炒柴胡4.5克，杭白芍9克，丹皮9克，薄荷4.5克，全当归9克，生白术9克，赤苓9克，延胡9克，泽兰9克，生姜2片。

二诊：经已见，所苦如故，必待经净而后已。

当归9克，延胡9克，小茴香9克，旋覆花9克（包），川芎6克，泽兰叶9克，炒丹皮9克，粉甘草3克。

三诊：凡经行乳房作胀者，此与经之多少无绝对关系。其少腹之胀，如经量增多则稍舒，药后其量仍少。

全当归9克，泽兰叶9克，卷柏9克，土牛膝12克，大川芎6克，粉丹皮15克，苏木6克，桃仁泥12克，香附9克。

○ 每月经多后期，将行每觉倦怠食减，既行色紫量多，少腹痛。今经期已届而来就诊。

全当归9克，川芎6克，上肉桂末1.2克（分二次吞），制香附9克，淡吴萸2.4克，丹皮6克，山楂肉12克。

二诊：投温经汤加减，经水届期而至，色转鲜红，精神亦较前为佳，惟少腹痛依然阵作。予前法再进。

全当归9克，川芎9克，上肉桂1.2克（冲），郁金9克，制香附9克，白芍9克，山楂肉9克，丹皮9克，绿萼梅2.4克，艾叶9克。

○ 平素经多后期，但其量多，上月后期如故，而其量少。今又过期旬日以上，量较多而俄顷即止，自后头眩，饮食不消，月经不正常，恒能引起胃证候。

香附9克，苍术9克，薤白头12克，黑山栀9克，谷麦芽各9克，川芎6克，枳实9克，沉香曲9克，山楂肉15克。

○ 主症在神经衰弱，易恚怒，多齿痛，皆其候也。虽最近数月，经后期旬日，其色淡而量少；比日正值经行，不但量少，其色且黑，少腹胀满不舒。此当攻补兼施之法。

当归9克，熟地15克，淮牛膝9克，泽兰叶9克，五灵脂12克，紫丹参9克，炒丹皮9克，卷柏9克，桃仁泥9克，制香附9克，炮姜炭3克，川芎4.5克。

○ 经事不以时下，多能影响胃障碍，今拟加味越鞠丸予之。

当归9克，川芎5.4克，苍术9克，制香附9克，神曲12克，黑山栀9克，陈皮6克，山楂12克，厚朴2.1克（后下），苏梗6克。

○ 经后期已历多年，频年以体弱而更甚，既行腰酸特甚，腹亦胀，其量少，约五日而净。此卵巢实质病，可攻，但必复入营养药。

全当归12克，泽兰叶9克，熟地18克，粉丹皮9克，制香附9克，杜仲9克，菟丝子9克，淮牛膝9克，独活6克，桑寄生12克。

二诊：大致经先期量多，后期者量反少。上者卵巢黄体疾患，下者卵巢实质疾患。今少腹酸楚则经下少许，盖卵子无力分裂，催经药即使无力转为有力耳。

全当归12克，粉丹皮9克，紫丹参9克，淡吴萸4.5克，桃仁泥12克，泽兰叶9克，淮牛膝12克，延胡9克，大川芎6克，苏木4.5克，阿胶24克（烊冲），潞党参9

克，炙草3克，红枣5枚。

○ 属于内分泌患者之经后期，植物性药，本无大效。仲景多用动物、虫类。

熟地黄18克，杭白芍9克，醋炒柴胡9克，泽兰9克，全当归12克，大川芎6克，川桂枝4.5克，粉丹皮9克。

另立丸方于下：

地鳖虫15克（连头足翅），藏红花6克，晚蚕沙12克，蛀虫9克（连头足翅），两头尖15克，当归30克，五灵脂15克，炙鳖甲24克，鸡血藤24克。

上药共研细末，蜜泛为丸，如桐子大，每服二十粒，日二次。

○ 经过期不至，少腹隐痛，得温罨则雷鸣，此寒与气相搏。

台乌药9克，制香附9克，海南片9克，川楝子6克，官桂皮6克，淡吴萸2.4克，半硫丸4.5克，五灵脂9克，薤白头9克，佛手片6克。（《章次公医案》）

孔伯华医案

○ 孔伯华治一张姓妇。痛经已久，针后渐至轻缓，而癸水愆期，色黑而少，气血失调，复有湿邪之象，脉弦数兼滑。治宜调经渗化、兼柔肝经。

鸡血藤膏三钱（黄酒蒸化，去渣兑服），连皮苓三钱，生石决明二钱，川芎钱半，炒苡仁一钱，川郁金二钱，桃仁钱半，炒丝瓜络一钱，旋覆花一钱，代赭石一钱，陈皮钱半，制稆衣三钱，乌药二钱，酒丹皮二钱，当归三钱。

○ 又治一苏姓妇。脾湿气郁，业经日久，经来腹痛，且愆期至，胸膺闷损，时作痛疼，脉象弦滑而数，亟宜清柔渗湿。

石决明六钱，川萆薢四钱，制香附三钱，生橘核四钱，台乌药三钱，旋覆花四钱（布包），代赭石四钱，佛手片二钱，生知母三钱，生黄柏三钱，炒枳壳三钱，元胡三钱，川郁金三钱，川厚朴二钱，川牛膝三钱，荷叶一个，藕一两，制乳香一钱，制没药一钱。（《孔伯华医集》）

冉雪峰医案

○ 冉雪峰治一苏联医学专家某女同志，任某医院内科主任，体颇丰健。自近年患经事愆期以来，常三个月来经血一次，头脑晕闷，心膈微痛感，上下肢时或麻痹，不安寐，自为治疗，一切状况均好，惟经事仍不准期。遂来中医研究院门诊部诊察，一则实地研究我国医学，二则商讨治疗问题。予诊得脉劲数中带滞涩象，劲则阴伤，数则为热（前此经色过赤，即是血热象征），滞涩为热壅气滞、经隧痹阻（此即血分有热，经事不提前而反趱后原因），惟其血热，所以有头晕、胸痹、腹胀、不安寐等现象，惟其热壅，所以有肢节麻痹、颜面烘热等现象。拟方养血宁心，通络导滞，半调半疏，亦清亦和，药用：全当归、杭白芍各五钱，云茯神四钱，酸枣仁三钱，威灵仙、玄胡索、刺蒺藜、泽兰叶、青木香各三钱，甘草一钱。

次月，经事趱近（前为三月始至，此为四十日即至），量数、潮期比较正常，头晕、胸痹、腹胀、不安寐轻减，但仍存在，拟方：全当归、杭白芍、去皮茯神各四钱，川芎、泽兰叶、生蒲黄、玄胡索、牡丹皮、金铃子各三钱，甘草一钱。再下月，经事按期一月而至，头晕、胸痹、腹胀、不安寐等证逐渐向愈，拟方：全当归、杭白芍各四钱，川芎三钱，云茯神、酸枣仁各四钱，玄胡索、金铃子、泽兰叶、桑寄生各三钱，甘草一钱，缓调。后回国时，来我处辞谢，并赠影印名人画象数张，情意恳挚。便中复诊，为拟归脾丸缓调，善后。查调经为妇科常有证，特普通经事不调多虚证，此为实证，经趱后多寒证，此为热证。治疗共历三月，第二月即效著，第三月向愈，颇顺利效速。（《冉雪峰医案》）

丁甘仁医案

○ 血虚受寒，肝脾气滞，经事愆期，腰腹痛，腿足酸楚，舌苔薄腻，脉弦小而紧。宜温营理气，而调奇经。

全当归二钱，茺蔚子三钱，怀牛膝二钱，杜红花八分，紫丹参二钱，广艾绒八分，云茯苓三钱，青橘叶钱半，制香附钱半，春砂壳八分，绛通草八分。

○ 胸闷纳少，腹痛便溏，脾胃不和，经事愆期，脉象濡迟。宜疏邪和中，祛瘀通经。

炒黑荆芥一钱，紫苏梗一钱半，清水豆卷四钱，紫丹参二钱，赤茯苓三钱，炒扁豆衣三钱，陈广皮一钱，炒苡仁三钱，炒谷芽三钱，焦楂炭三钱，春砂壳八分，茺蔚子二钱，干荷叶一角。

○ 沈氏。脉象左弦右涩，舌质红绛，苔薄黄。见症气升呕吐，屡次举发，内热口干，经事愆期，行而不多，夜不安寐。此抑郁伤肝，肝气横逆，脾胃受制，中焦所生之血，既无以养心，又不能下注冲任也。《经》云："二阳之病发心脾，有不得隐曲，一传为风消，再传为息贲也"。肝为刚脏，非柔不克，胃以通为补，当宜柔肝通胃，养血调经。

生白芍二钱，紫丹参三钱，银柴胡一钱，茯神三钱，仙半夏二钱，左牡蛎三钱，左金丸（包）七分，川石斛三钱，炒枣仁三钱，青龙齿三钱，茺蔚子三钱，广橘白一钱，生熟谷芽各三钱。（《丁甘仁医案续编》）

叶熙春医案

○ 陆，女，三十岁。十月。杭州。去岁血崩，气血俱虚，经行愆期，色淡量少，拖延时日，头昏心悸，腰楚蹒软，面色少华，舌淡红，苔淡白，脉涩无力。证属冲任两伤，治当调摄奇经。

大熟地24克，炙当归9克，炒阿胶珠12克，炒枣仁9克，制远志6克，炙黄芪9克，炒柏子仁6克，炒白芍9克，猪心血炒丹参9克，炒川断9克，炙川芎1.5克。

二诊：前方服后，头昏心悸，腰酸均减；但寐况欠佳，纳食乏味。续以心脾两顾。

米炒上潞参9克，炒冬术6克，炙当归9克，炒枣仁12克，制远志6克，炙黄芪9克，清炙甘草2.4克，广木香5克，炒杜仲9克，潼蒺藜9克，炒川断9克，炒阿胶珠12克。

三诊：寐况好转，面色较前红润，经汛将临，腰酸又甚，脉缓滑，苔白薄。原法出入。

炒上潞参9克，丹参12克，炙当归9克，茯苓12克，炒菟丝子9克，制川断9克，炒枣仁12克，炒白芍12克，炙川芎2.4克，大熟地12克，炒杜仲12克。

四诊：此届经来如期，色量正常，脉缓，苔白薄。再拟养血调经。

炙当归9克，炒丹参12克，益母草9克，炒白芍9克，炙川芎3克，炒菟丝子9克，炒杜仲12克，炒阿胶珠9克，炒白术5克，新会皮5克。

○ 沈，女，三十三岁。八月。杭州。前次月经愆期五月方来，此届又逾期未行，小腹胀痛。昨见鼻衄，量多色红，颜面烘热，头痛而胀，神烦寐劣，大便燥结，舌白薄黄，脉象滑数。此血热逆行故也。

丹皮9克，赤白芍各6克，益母草12克，泽兰9克（炒杵），桃仁8克，生卷柏9克，川牛膝8克，杜红花5克，全当归9克，茅根30克，川芎5克。

二诊：前方服后，衄止寐安，月经未行，少腹胀痛如故。上行之血已有下达之渐，原方仍可续进。

全当归9克，泽兰9克，生卷柏9克，炒桃仁5克，益母草12克，川牛膝5克，赤芍9克，杜红花5克，丹参9克，凌霄花9克，陈茅根30克。

三诊：月经已行，色鲜量少，小腹胀痛已除，再拟气血两顾，以调冲任。

米炒上潞参9克，炒晒白术5克，云茯苓9克，炙当归9克，炒白芍9克，大生地12克，清炙甘草2.4克，陈皮5克，阿胶珠9克。

○ 王，女，四十一岁。十一月。杭州。生育过多，又复流产，阴血耗伤，冲任攸亏，经来愆期，色淡量少。平时带淋甚多，头晕目眩，心悸寐劣，腰酸足软，不耐步履之劳。旧冬服膏滋方后，今春以来，诸恙悉减，经水已能按期，惟量不多。近因劳累，腰酸复甚，头晕乏力，脉细，苔薄白。冬令调补，当予滋阴养血、填补肝肾，使肾气充沛，冲任得养，诸症自可向愈。

炙当归120克，制川断120克，制女贞子90克，炙甘菊45克，炒香玉竹90克，炙川芎45克，茜草决明60克，米炒怀山药90克，炒丹参120克，鸡血藤120克，天麻45克，米炒上潞参180克，生地黄180克，秦艽60克，川郁金45克（打），米炒白术90克，大熟地180克，千年健90克，炙青皮45克，潼蒺藜90克，制首乌90克，煨狗脊150克，夏枯草60克，炒杜仲90克，炒白芍60克，炙甘草45克，炙陈皮90克，龙眼肉、红枣、白果肉各120克，阿胶180克，霞天胶120克（另炖烊，收膏入），冰糖500克（收膏入）。

○ 程，女，二十六岁。二月。上海。经水每每逾期而来，色淡量少，少腹冷痛，得温则舒，四肢不暖，面色苍白，脉来涩迟。证属冲任虚寒，气滞血阻，仿长沙法。

炙桂枝5克，炒白芍9克，酒炒当归12克，炒川芎5克，炙甘草5克，炙艾叶5克（包），酒炒丹参15克，桂心2.4克（研粉，饭和丸，吞），制香附9克，郁金5克，制川断9克，炮姜5克，红枣5只。

二诊：前方服后，腹痛减轻，肢冷转暖，脉象迟缓，苔薄白。前方既效，仍守原法出入。

炙桂枝5克，炒白芍9克，酒炒当归12克，酒炒丹参15克，炙川芎5克，炙艾叶5克（包），制香附9克，郁金5克，制川断9克，炮姜5克，益母草9克，桂心2.1克（研粉，饭和丸，吞）。

三诊：两进温通行血，胞宫寒凝，得暖而散，腹痛若查，脉缓苔白。再拟益气养血。

炙当归9克，炙川芎5克，炒杭芍6克，郁金9克，制川断9克，炙桂枝3克，炙甘草6克，炙黄芪9克（砂仁2.4克拌），熟地18克，米炒上潞参9克，制香附9克，红枣5只。

○ 冯，女，四十三岁。七月。乌镇。情志抑郁，肝失疏泄，月经数月一转，量少色紫，年余于兹，自觉少腹有块不时攻痛，面色暗滞，肌肤甲错，舌紫，脉象弦涩。气滞血瘀，任脉为病。治拟疏肝理气，活血行瘀。

抵当丸6克（分二次吞），丹参15克，生苡仁15克，泽泻6克，小青皮5克，芸茯苓15克，广木香2.4克（拌炒），白芍5克，制香附6克，小茴2.4克（拌炒），当归9克，郁金5克，白术5克，桑海螵蛸各9克。

二诊：前方服后，少腹攻痛不若前甚，而月经仍然未行，脉象弦涩，舌紫。仍守原法出入。

抵当丸6克（二次吞），参15克，木香2.4克，拌炒白芍5克，炒川芎5克，炒金铃子6克，郁金5克，小茴2.4克（炒），当归9克，炒白术5克，杜红花2.4克，小青皮5克，制香附6克，桑海螵蛸各9克。

三诊：昨日月经来临，量多色紫，夹有血块，少腹之痛已除，肌肤甲错如前。再拟养血调经。

炒当归9克，炙川芎3克，炒丹参15克，炒白芍9克，茜草9克，藏红花3克，云茯苓12克，郁金6克，炒川楝子9克，青皮5克，制香附6克。（《叶熙春专辑》）

方公溥医案

○ 月事后期而下，腹痛，腰酸，头昏眩晕。法当温经养血行滞。

全当归9克，制香附9克，白芍药9克，大川芎6克，熟地黄9克，生甘草3克，淮牛膝9克，桑寄生9克，益母草9克，淡桂枝4.5克，紫丹参9克，台乌药9克，炒延胡9克。

复诊：月事后期，腰痛、腹痛、乳胀。经量仍少，再进一步治之。

处方同前，除熟地、生草、桂枝、寄生，加单桃仁9克、杜红花4.5克、厚杜仲9克、炙甘草3克。

三诊：月事后期，经少难净，头眩，腹痛，乳胀均有好转。药既应手，再与调治。

处方同前，除杜仲，加益智仁9克。

四诊：月事逾期而下，头昏眩晕，腰部酸楚，再进理血调经。

白当归9克，白芍药9克，益母草9克，熟地黄9克，制川芎4.5克，荆芥炭9克，炒厚杜仲9克，炒川续断9克，桑寄生9克，制香附9克，炒祈艾绒4.5克。

五诊：进理血调经。头昏眩晕，腰酸较瘥，经行已止，再与调理之方同前，加新会皮4.5克。

六诊：诸恙渐平，腰酸未复，再进养血固肾强腰。

白当归9克，白芍药9克，桑寄生9克，炒厚杜仲12克，炙甘草3克，炒淮山药9克，炒川续断9克，熟地黄9克，山萸肉9克，淮牛膝9克，制狗脊9克。（《方公溥医案》）

王仲奇医案

○ 顾氏，昆山，五月廿一日。胞脉为病，肠回失舒，恶露瘀黑有块，缠绵日多。少腹胀痛，作坠，左边益甚。左腿肢酸麻，腰俞作酸，淋溲作胀不爽，头痛，山根眉棱亦胀，脉弦。治以舒肠调荣，冀弭隐患。

柴胡（炙）钱半，茯苓三钱，生于术二钱，全当归（炒发）三钱，白芍（炒焦）二钱，香白芷三钱，海桐皮三钱，络石藤三钱，白蔹三钱，柏子仁（杵）三钱，续断（炒）二钱，五灵脂（炒去砂石）二钱，乌贼骨（炙黄）三钱，凌霄花二钱。

二诊：六月十日。肠回较舒，少腹胀痛作坠稍愈，垒块数平，腰脊得伸，左腿肢酸麻较瘥，右腿肢酸痛又起，月事过期不来，山根眉棱仍然酸胀，纳食则胸脘痞闷，不食又作嘈难受，脉濡弦。仍取阳明，用调奇恒可矣。

柴胡（炙）钱半，茯苓三钱，生于术二钱，全当归三钱，白芍（炒）二钱，白蒺藜三钱，海桐皮三钱，鹿衔草三钱，络石藤三钱，白蔹三钱，柏子仁（杵）三钱，凌霄花二钱，乌贼骨（炙黄）三钱。

三诊：六月廿四日。肠回较舒，垒块数平，少腹胀痛作坠较瘥，眉棱酸胀亦愈；惟经事五十日未至，右腿髀疼痛，脊膂难伸，脉弦滑。脑、髓、骨、脉同为奇恒之府也，小溲绯红，喉干咽燥，亦与胞脉有关。仍取阳明，以调奇恒。

柏子仁（杵）三钱，茯苓三钱，金钗斛三钱，潼沙苑三钱，鹿衔草三钱，鸡血藤二钱，续断（炒）二钱，瓜蒌根三钱，海桐皮三钱，白蔹三钱，石楠叶二钱，十大功劳二钱，乌贼骨（炙黄）三钱。

○朱氏，北火车站，八月初一日。连年产育，营血大亏，悲伤忧愁，气分郁结，是心头眩耳鸣，肢酸乏力，面黄肢黄唇淡，殊少津泽，胸脘痞闷而痛，脉濡弦。治以养血调营，参以舒气宣郁。但宜怡悦逸乐，庶几有治。

当归（蒸）二钱，白芍（炒）二钱，金钗斛二钱，白蒺藜三钱，茯苓三钱，丹参二钱，黄郁金钱半，绿萼梅八分，甘菊花钱半，旋覆花（布包）二钱，甘枸杞（炒）二钱，代代花七朵。

二诊：八月十四日。悲愁损神，产育耗血，遂致体弱不振，头眩愧闷，侘傺不乐，脘腹间作痛，食难运化，大便近日溏泻，经事愆期，脉濡弦。更从心脾治。

于术（蒸）钱半，白芍（炒）二钱，益智仁一钱，茯苓三钱，白蒺藜三钱，续断（炒）三钱，金钗斛二钱，橘红衣一钱，丹参二钱，陈六神曲（炒）三钱，代代花七朵。

三诊：八月廿一日。经事已行，便溏转实，忧愁郁闷较舒，少腹环脐作痛，脉濡弦，仍从心脾调治，稍佐疏肝。

于术（蒸）钱半，白芍（炒）二钱，益智仁一钱，茯苓三钱，白蒺藜三钱，续断（炒）二钱，丹参二钱，绿萼梅八分，广木香六分，肉果（煨）一钱，陈六神曲（炒）三钱，代代花七朵。

四诊：九月朔。经行已净，精神较爽，唇舌亦转红润，日来腹又作痛，大便仍溏，脉濡弦。仍从心脾治，参以疏肝可也。

于术（炒）一钱二分，陈六神曲（炒）三钱，广木香六分，益智仁一钱，肉果（煨）一钱，法半夏钱半，白芍（炒）二钱，佛手柑一钱，青防风（炙）一钱，佩兰三钱，茯苓三钱。（《王仲奇医案》）

陈丹华医案

○钱某，女，39岁。

月经后期，量多色淡，腰酸，少腹冷痛，舌淡苔

薄，脉象细弦。曾在外院以寒凝胞脉之痛经论治，痛减而经反增；又以气不摄血施治，经减而痛又剧，遂来门诊。细析证因：小腹畏冷疗痛，虽为寒湿瘀阻胞宫常见之证，但经水不当量多。经多色淡，虽脾不摄血者有之，但施芪归而不效，足证胞脉失于温煦、奇经固摄无力使然。或曰：冲任失于固摄经水何以后期？此乃素体阳虚，脏腑气化迟缓，血海不能应时盈满之故，化瘀、固涩均非所宜。审因论治，立补中温散之法，方用傅青主温经摄血汤加味。

方药：

熟地12克，白芍10克，五味子5克，续断10克，川芎3克，白术10克，肉桂2克，柴胡3克，党参、巴戟天各10克，香附5克。

守方，随证增易，调治2月，经汛正常。（《现代名中医妇科绝技》）

李铎医案

○余氏，年廿一，寸脉微弱而涩，两关带弦，月经或二三月一行，或月余一行，极无常候。舌赤唇红，口臭喉腥，嗽痰常带红，明是阴虚肝燥之故。夫血属阴，阴虚则生内热，阴主水，水亏则不能涵木，木火乘肺则嗽痰带血，口臭喉腥也。兹先与逍遥散，以木郁达之。

逍遥去术加生地、麦冬、川贝母、黄芩。

又诊：连进加味逍遥法，嗽痰带红已止，四肢麻木已解，木喜条达之征，且经候愆期多由气结血虚所致，法宜益阴补土，兼调其气。沙参、冬术、茯苓、熟地、白芍、当归、丹参、木香、鹿胶、甘草。

○熊姓妇，年二十五，形体丰软，脉象迟细，毕烟九载不孕，经事后期，此阳虚血寒之质。古人谓：血寒经必后期而至。然血何以知其寒也？以其阳气不足，则寒从中生，而生化失职，是即所谓寒也。且血寒则凝滞，故经来必先腹痛也。大凡阳气不足，血寒经迟者，色多不鲜而黯黑，又非热也。治宜温经，舍姜、桂、附子不用，而以泛泛四物、逍遥调经生血，率循常法，非其治也。再论常苦头痛眩晕，是痰厥之患。按头为诸阳之首，其为阳虚。又属显然体肥多痰，痰厥是脾阳不运，寒痰停阻于中，而上厥也。诸宗古圣之旨，非杜撰耳。

半夏、附子、干姜、桂心、吴萸、云苓、香附、橘红。

此方服十剂，接服温经汤一月，必有大效。

温经汤：半夏、吴萸、文党、麦冬、桂心、当归、白芍、丹皮、阿胶、甘草、生姜、大枣。

血寒则经水后期，气滞亦经水后期，能于脉象兼症上辨得的确，试不致误。

○ 寿山周氏，年十九，两寸脉数，肝脉弦，脾脉细迟，两尺沉细而弱。症见骨蒸潮热，日晡而发，五心烦热，咳嗽痰血，气逆喘急，头目昏重，经候衍期，鼻红舌黄，口渴咽干。细按书属血虚肝燥、火盛克金之所致也。盖肺有郁热则咳嗽，甚则逼血上行，故吐衄咳血。又肺受害之本也。治宜养血平肝、清金泻火，拟方以俟高明裁之。

当归、白芍、柴胡、香附、丹皮、知母、贝母、炒芩、薄荷、甘草。

又诊：日晡潮热已退，各候渐减，足征清燥养血平肝之验。肝脉瘥平，余脉仍是火旺克金之象，知病源已深，非易奏效也。一切辛热动火之品，生冷凝痰之物，概不可进。拟生脉合逍遥散，日服一剂，庶内葆清金而渐平火亢。

洋参、麦冬、枯芩、柴胡、白芍、当归、阿胶、桑叶、甘草、白茅根。

又诊：据述食鱼又发咳血，实为不节饮食之故。经曰多食鱼令人瘅中，况为火亢金燥之病，犯之恶得不剧也。脉虽略平，症虽略减而精神倦怠，咳嗽头晕，以及左胁微痛，经候衍期，仍是肝气不调、内燥未清之故，务宜慎口息气、静养心神，庶使肝气调畅，木不侮金，髀关清运，土不壅火，否则肝病而经不调，经不调而诸症蜂起矣，拟方仍从清降佐以辛平。

杏仁、郁金、枳壳、香附、白芍、黄芩、知母、贝母、茜草、侧柏炭。

又诊：进清降法甚效，咳红已除。惟咳嗽心烦，掌心灼灼，议喻氏清燥救肺汤。

经霜桑叶、杏仁、麦冬、石膏、阿胶、高丽参、麻仁、甘草、枇杷叶。

水一碗煎六分，食远服。

又诊：廿六日，拟补阴退阳、养血调经之则，以善其后。

当归、生地黄、川芎、茺蔚子、石斛、龟板、丹皮、白芍、沙参、甘草。

相病有识，始焉平肝舒郁，继观清金润燥，周围打算处处不失，然后拟以调经一法，非同草率者比。寿山。

○ 傅氏，年二十余。左关弦数，右脉洪滑，医者以为妊，用补剂养胎，致泛愆两月，色紫而少。据述天癸素属过期，每临期先两日必腹痛，牵及两腿骨，痛不能举步。平日口多燥渴，喜饮食物，乃血实气滞之候。书云：阳太过则先期而至，阴不足则后期而来。是以经候愆期，总由阴阳盛衰而致也。夫过期紫黑者，血热也；将行而痛者，气滞也。故《内经》云：百病皆生于气。盖人身血随气行，气一壅滞则血热气郁，故月事不调，心腹作痛也。治宜凉血调气，仿加味逍遥法，兼进越鞠丸。

当归、白芍、柴胡、茯苓、丹皮、山栀、元胡、泽兰、益母草、吴萸炒黄连。

又（缺数字）三日，另与一逐瘀通经之法，二三剂。

归须、桂心、元胡、牛膝、蒲黄、灵芝、卷柏、母草。

又诊：连进逐瘀通经法，心腹腿痛如失，经水亦行，足征通瘀之功。盖气滞积瘀，与日生新血相搏，故作痛也。今瘀血既去，必当补生新血，便能对经孕育矣。

熟地、当归、川芎、柏子仁、白芍、龟鹿胶、丹参、甘草。

经病误作妊象，用补养剂，则血愈实而气愈滞，久则必有干血成痨之累。用凉血调气、逐瘀通经主治甚合。寿山。（《医案偶存》）

曹南笙医案

○ 十三年不孕育，其中患病非一。病人述经期迟至，来期预先三日，周身筋骨脉络，牵掣酸楚，不得舒展。凡女人月水诸络之血，必汇集血海而下。血海者即冲脉也，男子藏精，女子系胞，不孕、经不调，冲脉病也。腹为阴，阴虚生热，肢背为阳，阳虚生寒，皆产后不复之虚损，肝血阴虚，木火内寄。古人温养下焦必佐凉肝坚阴，勿执经后期为气滞，乱投破气刚药。

河车胶、生地、枸杞、沙苑、生杜仲、白薇、山楂、黄柏、白花益母草。（《吴门曹氏三代医验集》）

王九峰医案

○ 气不外卫则寒，血失中营则热，经无约束则愆期。二气素虚，奇经复梗，督行一身之阳，任行一身之阴。任督犹天之子午，冲脉从中直上，合地之云升。法当静补真阴，以充八脉。

洋参、熟地、黄鱼鳔、茰肉、五味、山药、麦冬、当归、牡蛎、白莲花。

长流水、桑柴火熬膏。

○ 经候愆期，胸腹相引而痛，痛时手足厥冷，过食生冷、寒冻即发，腹中雷鸣，脉来沉细。显是命火中伤，不足以煦和五内而敷四末。皆由产后气血双亏，虚寒为祟。治宜益水之源，以消阴翳。

附桂八味加归身、川芎。（《王九峰医案》）

方仁渊医案

○ 从肝胃不和而为经事愆期，为寒热往来，无非木邪侮土所致。先从平肝和胃着手。

柴胡、于术、归身、白芍、茯苓、肉桂、醋炒延胡、香附、砂仁、炙黄芪。（《倚云轩医话医案集》）

林珮琴医案

○ 殷氏，年少脉匀，主无病，尺中虚，必月信后期，溺后白淫，非不孕之体。据述经前不痛，但迟，后色淡，平时白带耳。治宜补气以培营之源，摄下以固肾之滑。用秘元煎：人参、茯苓、白术、炙草、枣仁、山药、芡实，加当归、白芍、杜仲、何首乌，服之可孕。

○ 印氏，脉细涩，营卫素亏，秋冬背寒胫冷，经事愆期，从未孕育，乃冲、任、督经虚，宿恙延为劳怯重症。近日咳嗽，唾痰多，在夜半及清晨为剧。想脾聚宿痰，寐时为呼吸引动，因呛咳不已，先服平嗽煎剂，再订膏方，专理奇脉。川贝、甜杏仁、蒌皮（俱炒研）、茯苓、前胡、橘红、白术、炙草、潞参、桑皮（蜜炙）、姜、枣，煎。三服嗽定，去蒌皮、前胡，加莲子、山药、五味、杞子（俱炒），再服数剂。俟嗽愈，服膏方：骨脂、杞子、沙苑、归身、杜仲、菟丝饼、核桃肉、芡实（炒）、牛膝（酒蒸）、首乌（制）、茯神、玉竹同熬，用鹿角胶加倍收胶。日服五钱，宿恙渐瘳。（《类证治裁》）

沈湘医案

○ 经行后期，十余日不净，胃痛，腰疼，畏寒肢冷，舌苔白，脉沉迟，迟则为寒，沉为在里。由于素禀

阳虚，寒湿阻滞气血运行，不通则痛，法当温中通阳，佐以补下。

制附片三钱（先煎），茯苓三钱，西砂仁二钱，荜茇二钱，高良姜一钱，制香附二钱，当归三钱，艾炭一钱五分，补骨脂四钱，炒杜仲四钱。（《沈绍九医话》）

杨爵臣医案

○ 治一王姓妇，骨蒸盗汗，时作寒热，小腹结块，时时隐痛，月信过期不调，欲食颇健。症逾两年，杂治不效，叩治于予。

按：此必内有瘀血结伏，诸症皆由于此瘀，其他可不治而愈。但为患已久，峻猛之剂恐不能受，且饮食虽健，而人殊瘦损。用扶正化瘀法，为丸方以授之，尽丸两料，寻愈。

丸方：连皮、生炙黄芪各一两，怀山药一两，白术五钱，甘草五钱。

牡蛎一两，当归尾五钱，海螵蛸一两，鳖甲八钱，霜桑叶五钱，浮小麦八钱，粉丹皮八钱，地骨皮八钱，杭白芍五钱，桂心三钱，延胡索三钱，茜草五钱，桃仁一两。（《治验论案》）

王旭高医案

○ 张。营虚不足，经事愆期。肝气有余，瘀凝停滞。心荡头眩，腹鸣胀满，是其征也。胀满能食，病在肝而不在脾。拟疏肝化瘀、和营养阴方法。

金铃子、吴茱萸、当归、延胡索、陈皮、沙苑子、茯苓、香附、大麦芽、青皮。

○ 何。漏下淋沥不断。少腹板痛，微寒微热，口渴不欲饮。此有瘀血着于脐下，拟化瘀生新法。

小生地、当归、丹参、桃仁泥、泽泻、延胡索、旋覆花、柴胡、大黄炭（酒炒）、地鳖虫（酒浸）。

复诊：漏下淋漓，少腹板痛。化瘀和营，未能奏效。食少无力，微寒微热。治在肝脾，缓之调之。

柴胡、当归、丹参、茯苓、泽泻、赤芍、白术、香附、地鳖虫、山楂炭。（《王旭高临证医案》）

柳谷孙医案

○ 癸水迟期，色带黄紫，是肝木不调、营气阻窒之病。时复冒眩，乃木郁化风，挟瘀结之火，上窜于厥

阴之路也。纳谷作呕，胃为木克，不能清降也。病在肝脏，木气不达，非旦夕可效。先与和营泄木，佐以化瘀清风。

归尾、白芍、桂枝、瓦楞子、川雅连（吴萸煎汁拌炒）、紫丹参、川广郁金、制半夏、小青皮、刺蒺藜、丹皮、稆豆衣、夜交藤、竹茹。

○武。肝主血，肝病则不特气窒，而血络亦不调畅矣。经迟，胀闷腹痛，皆由乎此。木郁化火，内耗胃阴，或嘈或胀，或作头眩，悉属风木之化。当气营两调，参以泄木安胃。

青皮（醋炒）、川郁金（醋炒）、炒当归、白芍（土炒）、丹参、制香附、刺蒺藜、黑山栀（姜汁炒）、广陈皮、砂仁、左金丸（包）、乌药、陈佛手。（《柳宝诒医案》）

张聿青医案

○沈氏。阴虚气弱，脾不运旋，封藏不固。每至冬令，辄易感风，大便或结或溏，经事愆期，不时带下。脉濡细，苔薄白。拟气阴并调。

党参三钱，茯苓三钱，炒山药三钱，白芍（酒炒）一钱五分，炒扁豆三钱（研），潼沙苑（盐水炒）三钱，于术一钱，炒木瓜皮二钱，菟丝子（盐水炒）三钱，杞子三钱，六味地黄丸（晨服）一钱五分。

二诊：脾虚则大便或结或溏，肾虚则封藏不固。收藏之令，辄易感冒咳嗽，经不应期，时为带下。脉象濡细，气阴并调，从前法扩充。

炒萸肉一钱五分，大熟地（砂仁炙）四钱，杭白芍（酒炒）一钱五分，橘白一钱，奎党参三钱，炒于术二钱，生山药三钱，炙甘草三分，茯苓三钱，潼沙苑（盐水炒）三钱。

三诊：脾虚则不运，肾虚则不藏。脾不运则大便时溏，肾不藏则封固不密。每至冬令，易召外感，而为喘咳，经事遂不应期，带脉从而不固，宜从脾肾并调。

炙绵芪三两，炒萸肉一两，炒山药二两，奎党参四两，远志肉五钱，炒扁豆二两，川断肉二两，炒于术二两，白茯苓三两，炙黑草五钱，制首乌四两，菟丝子二两，破故纸二两，巴戟肉二两，甘杞子二两，制香附一两五分，潼沙苑（盐水炒）三两，广皮一两，大熟地（砂仁炙）四两，制半夏一两五分，粉归身（酒炒）一两五分，杜仲三两，杭白芍（酒炒）一两五分，紫丹参

一两五分，钱泽泻一两，大生地（姜汁炙）四两，炒枣仁一两（研）。

清阿胶三两、鹿角胶二两、龟板胶二两，以上三胶溶化收膏。晨服七八钱。

○胡氏。十二经之血，注于冲脉，从冲脉而下者，谓之月经。冲为肝之隶脉，情怀抑郁，木土失和，中脘作痛。冲脉之气，因而阻滞，经事数月方行，面色浮黄。唇白舌淡无华，脉象细涩。气血皆滞，当为宣通。

川桂枝五分，制香附二钱，炒枳壳一钱，紫丹参二钱，单桃仁二钱，白芍（酒炒）一钱五分，全当归（酒炒）二钱，砂仁末五分，茺蔚子三钱，香橼皮一钱。

二诊：宣通营滞。脉细稍起，经事未来，脘腹作痛，久病营血必滞。仍为宣通。

川桂枝五分，单桃仁二钱，制香附二钱，紫丹参二钱，川断肉三钱，延胡索（酒炒）一钱五分，台乌药一钱五分，炒赤芍一钱五分，茺蔚子三钱，归身二钱，川芎一钱。

○某氏。肝肾素亏，风阳上升，时为头痛。经事迟行，将至之前，足酸腹胀，既至之后，淋沥不止。此皆营气不主宣畅，所谓气滞则血亦滞也。故调血以理气为先。

粉全归、砂仁、制香附、川断肉、老苏梗、降香、丹参、川芎、广皮。

○钱氏，经事愆期，腹痛脐下滞坠，按之尤痛。冲脉气滞，姑为宣通。

熟地炭三钱，赤白芍（酒炒）各一钱，制香附二钱（打），台乌药一钱五分，南楂炭三钱，全当归二钱，川芎一钱，降香片七分，上瑶桂四分，饭丸。

二诊：少腹作痛未止，经事未行。再宣通气血。

制香附二钱，乌药一钱五分，川桂木五分，茺蔚子三钱，小茴香五分，延胡索（酒炒）一钱五分，缩砂仁五分，泽兰叶二钱，降香片七分，楂炭三钱。

三诊：经来而仍未畅，少腹仍然作痛。营气阻滞，再为宣通。

全当归（酒炒）二钱，乌药一钱五分，炒小茴香五分，炮姜五分，川芎一钱，川桂枝三分，香附二钱，紫丹参二钱，茺蔚子三钱，益母草六钱。

○王氏，经事愆期，腰酸带下，形体恶寒，血色淡白不泽。气血不足，宜养血温经。

全当归二钱，川断肉三钱，煅牡蛎四钱，紫丹参二钱，白芍一钱五分，厚杜仲三钱，炒山药三钱，川芎一钱，十全大补丸三钱（开水分二服）。

〇 丁氏，经事愆期，虚寒为多。然虚则肢体必形软弱，或微微身热。寒则腹中痛，脉必沉细。今经来日迟，诸如平人，惟四肢作酸。脉象濡滑。此痰湿占于血海，营卫之气不得宣通。宜理气化痰驱湿，不治血而治其所以病血者。

粉全归、秦艽、制半夏、独活、川断肉、白蒺藜、泽泻、制香附、茯苓、川芎。（《张聿青医案》）

翟青云医案

〇 翟竹亭治一妇，年三十有二。患泄泻三年余，每日夜三四次不等。由此经水三五月一行，面黄肌瘦，短气无力，十指甲均秕，奄奄卧床。迎余诊视，诊得脾脉虚极，肝脉细急。此因泻伤脾肾，肝木为贼，耗肾水而克脾土。男精女血，乃五谷之宝秀。饮食既减，血从何生，所以经水三五月一行也。看某医方，作经水不调治之，用破血开郁诸方，经水仍旧，泄泻更甚。余曰："洁古谓决干河求长流何得也。"余用景岳先生左右归饮加减治之，服五帖稍效，二十余帖痊愈。待三月之后，经度如常矣。

左右归饮加减：

熟地18克，山药12克，茯苓10克，山茱萸6克，白术10克，破故纸10克，当归身10克，附子6克，油桂6克，炮姜6克，芡实12克，砂仁6克，白芍10克，五味子6克，炙甘草10克（水煎服）。（《湖岳村叟医案》）

王士雄医案

〇 患汛愆，而饮食渐减。于某予通经药，服之尤恶谷。请孟英诊之：脉缓滑。曰：此痰气凝滞，经隧不宣，病由安坐不劳，法以豁痰流气，勿投血药，经自流通。于某闻而笑曰：其人从不吐痰，血有病而妄治其气，胀病可立待也。及服孟英药，果渐吐痰，而病遂愈，养之大为折服。予谓世人头痛治头，脚痛疗脚，偶中而愈贪为己功，误药而亡，冤将奚白？此（寓意草）之所以首列议病之训也。孟英深得力于喻氏，故其议病，迥出凡流，安知见识之超，总由读书而得，虽然人存政举，未易言也。

〇 壬寅春，邵小墀室，患汛愆，释医诊以为妊，广服保胎药，渐至腹胀跗肿，气逆碍卧，饮食不进。入夏延孟英视之，曰：血虚气滞，误补成胀也。先以黄连、厚朴、山楂、鸡内金、橘皮、大腹皮、枳实、茯苓、栀子、楝实、杏仁、紫菀、旋覆等药，稍佐参、术服之。气机旋运，胀去食安。渐入滋阴养血之治，数月经行而愈。（《王氏医案》）

陈莲舫医案

〇 先期属热，后期者往往属虚。惟愈虚愈热，月事退后，两月三月不定，腹腰略有酸痛，将尽又有块下。诸经营亏，气痹不能会聚冲海，致虚则愆后，热则凝结成瘀。脉右浮濡，屡体偏气虚；左脉细涩，属营分不充。大致肝气失调，心脾不得荣养，久则病及奇经。拟清营调气，以理心肝脾，而八脉不治自治。

西洋参、抱茯神、炒归身、红藤膏、川杜仲、柔白薇、野于术、远志肉、生白芍、淡乌贼、菟丝子、泽兰叶、代代花。

复方：吉林须（人乳拌）、抱茯神、全当归、元生地、厚杜仲、宋半夏、姜竹茹、西绵芪、制丹参、生白芍、制女贞、沙苑子、橘叶、红枣。

〇 三阴素禀不足，致八脉无从统丽，期退于后，腰痛带下。营阴既虚，必至气痹，当脘胀满，脉息濡细，治以和养。

吉林须、白蒺藜、全当归、阿胶珠、沙苑子、新会皮、制香附、绿萼梅、大丹参、淡乌贼、川杜仲、红月季花。

〇 经愆带多，八脉受伤非浅，渐至腰脊如折。肢清潮热，头蒙目花，心悸神疲，脉见濡细，纳微脘胀。如此食少病多，必至有虚成损有损、成劳之势，治以固养。

吉林须、金石斛、抱茯神、淡乌贼、川杜仲、佛手花、西砂仁、鸡血藤膏、生白芍、花龙骨、潼蒺藜、金狗脊、新会皮、代代花。

〇 两足浮肿，晡作寒热，头痛呕吐，当脘有时作痛，皆产虚未复，属升降不调，致表里偏痹。月事退后，五旬未至，奇经亦有所伤。治以和养。

吉林须、红藤膏、抱茯神、法半夏、木防己、厚朴花、银柴胡、全当归、川杜仲、新会皮、焦米仁、姜竹茹。

○ 产育太早，营阴受伤，心肝两经失养，心悸少寐，头眩腰酸。婚经遂失禀丽，愆期不育，脉象细涩，久防怔忡。治以和养。

西洋参、绿萼梅、抱茯神、法半夏、川杜仲、生白芍、细香附、玉蝴蝶、苍龙齿、陈秫米、合欢皮、新会皮、姜竹茹。

○ 奇经内亏，月事愆期而未育，渐至头眩气逆，肢腰酸痛，脉象细涩。属营亏气痹，治以和养。

西洋参、沙苑子、黑料豆、川石斛、乌沉香、陈阿胶、川杜仲、制女贞、生白芍、杭菊花（酒炒）。

○ 肝气侮中，吞酸吐沫，渐至奇经失丽，愆期太过，三五月一至，腰酸心悸，淋漓数日，甚至寒热频来，治以和养。

红藤膏、绿萼梅、抱茯神、炒归身、法半夏、川郁金、制香附、佛手花、远志肉、川杜仲、广陈皮、姜竹茹、檀香。

复方：月事愆期，三五月或半载一至，至则淋漓数日，冲海不固，诸经又失会归，脉息濡细，治以和养。

阿胶珠、抱茯神、炒归身、沙苑子、姜半夏、桑椹子、代代花、制香附、制丹参、生白芍、川杜仲、新会皮、北柴胡（鳖血炒），竹茹。

○ 结瘕攻动，且胀且痛，形黄肢倦，渐至肝脾统藏失职，月事愆期太远。治宜兼顾。

北柴胡、沉香曲、西洋参、川杜仲、炒当归、制丹参、制香附、鲜佛手、九香虫、川郁金、生白芍、新会皮、枇杷叶。

○ 气虚扶湿，产后足跗肿，肿久未退，且有脘痛，痛甚为厥，致心脾两虚，肝失所养，奇经遂失禀丽，月事愆期不准，脉息细涩，关部浮弦。拟用温养。

吉林须、制香附、全当归、川杜仲、抱茯神、炒夏曲、野于术、白蒺藜、生白芍、沙苑子、白茯苓、广陈皮、红月季花。（《莲舫秘旨》）

金子久医案

○ 冲任积受寒湿，气街欠通，腹筩为之作痛。气郁及营，月事为之愆期。近加形寒身热，发作无序，似非外感，良由营卫失和所致。诊得左右弦涩，法当两和肝脾、双调营卫。

白归身、白芍、软柴胡、川芎、制香附、牛膝、炒

枳壳、冬术、桂枝、芜蔚子、小茴、煨老姜、红枣。

○ 汛事愆期，带下无常，关系均在八脉。八脉隶于肝肾，欲调八脉，须养肝肾。

熟地、川芎、杞子、鹿角霜、当归、党参、杜仲、龟板、白芍、冬术、苁蓉、牡蛎、香附、绵黄芪。（《金子久专辑》）

贺钧医案

○ 迭经小产五次，冲带二脉暗伤，任脉复损。少腹筋梗作痛，月事后期，色淡如水，内热轧牙，脉弦细而数，舌红无苔。血愈少而肝木愈旺。先当养荣清肝，再调八脉。

白归身二钱，大丹参一钱五分，川杜仲四钱，女贞子四钱，大生地五钱（藏红花五分合炒），旱莲草四钱，大白芍二钱（吴萸三分拌炒），细青皮一钱（醋炒），川楝子一钱五分（醋炒），炙甘草八分，桑寄生三钱，红枣三个。

另：益母八珍丸三两，每服三钱，开水下。

○ 月事后期已久，刻下已年余不行，腹胀作痛，惟腰俞酸楚，五年不育，脉滑舌白。痰浊久羁下焦，冲任不调也，非血虚经闭可比。

当归二钱，大白芍二钱（吴萸五分拌炒），金香附一钱五分（醋炒），五灵脂三钱（醋炒），青陈皮各一钱，川断肉四钱，云苓三钱，法半夏一钱五分，藏红花五分，延胡索一钱五分（酒炒），川楝子一钱五分（醋炒），佛手花八分。

另：四制香附丸二两、二陈丸一两，和匀，每服三钱，开水下。

○ 屡惯半产，冲带两伤，血不荣肝，气火交迫。经事愆期，少腹筋梗作痛，牵及乳部，不时内热，食少脘仄，带下淋漓，头眩腰酸，脉弦细小数，舌红苔黄。虚而生热，当养血和肝，以调冲带。

当归二钱，大丹参一钱五分，乌贼骨四钱（炙），大白芍二钱，白蒺藜四钱，大川芎八分，大生地五钱，云神四钱，粉丹皮二钱，芜蔚子四钱，川楝子一钱五分，金橘皮三个，红枣三个。（《贺季衡医案》）

曹家达医案

○ 产后，月事每四十日一行。饭后则心下胀痛，日

来行经，腹及少腹俱痛，痛必大下，下后忽然中止，或至明日午后再痛，痛则经水又来，又中止，至明日却又来又去，两脉俱弦。此为肝胆乘脾脏之虚，宜小建中加柴芩。

桂枝三钱，生白芍五钱，炙草二钱，软柴胡三钱，酒芩一钱，台乌药钱半，生姜五片，红枣十二枚，饴糖三两。

拙巢注：一剂痛止，经停，病家因连服二剂，痊愈。

○ 无表证，脉缓，月事后期而少，时时微恶寒，背部为甚，纳谷减，此为血运迟滞、胃肠虚弱故也。宜桂枝汤以和之。

川桂枝三钱，大白芍三钱（酒炒），炙甘草三钱，生姜三片，大枣十二枚。（《经方实验录》）

崩　漏

俞慎初医案
○ 林某，女，45岁。

素体虚弱，月经量较多，因操劳以致崩漏。

辨证：中气不足，气虚而下陷所成。

治法：补气摄血为主。

方药：

补中益气汤加阿胶10克（后入）、山萸肉10克、龙骨30克（先煎）、牡蛎30克（先煎），水煎服。

服五剂后，崩漏渐止，嘱其再服3剂，以竟全功。

［福建中医药，1981，（1）］

哈荔田医案
○ 贾某，女，未婚。

月事先期，行经时间延长，迄今年余。妇科检查（肛诊）：外阴发育正常，宫体较小，水平位，附件阴性。查血红蛋白80克/升。诊断为功能性子宫出血，贫血。曾用激素并服中药，治疗三月无显效，末次月经在2月18日，行经约40天始止。刻诊又值经期。已二月，量多如涌，色红有块，少腹微痛，腰背酸楚，倦软无力，头目眩晕，入暮烦热，口干少饮，纳差便干，脉细数，苔薄黄。

辨证：阴虚血热，兼夹瘀血。

治法：育阴清热，凉血化瘀之法。

方药：

女贞子、旱莲草（各）9克，当归身12克，川续断9克，桑寄生9克，东白薇12克，炒丹皮、炒黄芩各9克，炒地榆15克，川茜草、赤芍药各9克，刘寄奴15克，香附米9克，凌霄花4.5克。3剂，水煎服。

二诊（4月21日）：药后经量显减，尚滴沥未净，暮热已平，口亦生津，腰背酸楚视前减轻。惟仍疲倦无力，时感头晕，脉细软，苔薄白。虚热得戢，气液未复，拟仍前法佐益气之品。

方药：

川续断、炒杜仲、桑寄生各9克，秦当归12克，山萸肉18克，五味子6克，太子参15克，黄芩炭6克，川茜草9克，炒地榆15克，棕榈炭、海螵蛸各9克，刘寄奴12克。6剂，水煎服。

三诊（4月27日）：服上方3剂血已止，共带经8天，患者喜谓：此种情况为前所未有。眩晕未作，食纳有加，二便如常，潮热亦无复发，惟稍劳仍有腰酸神疲，舌脉如前。再议补气血，开胃气，滋化源，以复其血。

方药：

生黄芪、太子参各15克，净萸肉、川续断、桑寄生、炒杜仲、金狗脊各9克，广陈皮6克，炒神曲12克，炒黄芩4.5克，生侧柏、川茜草各9克。5剂，水煎服。

药后诸恙悉平，嘱每日上午服归脾丸1剂，下午服六味地黄丸1剂，半个月。并加强营养，调摄精神，勿过于劳。此后，又三次经潮，周期色量均已复常，查血红蛋白130克/升。（《近现代二十五位中医名家妇科经验》）

郗霈龄医案

○ 王某，女，32岁。

初诊日期：1963年7月23日。病历号：357565。

患者一年来，月经先期而至，量多，一般约隔15～20天一潮。此次经来10日未净，量多，色鲜红有血块，伴有头晕、身倦无力、胸闷心悸、两手至肘麻木、胃纳不佳、腹胀腰酸、身腰畏寒、下肢浮肿等症状，面色㿠白，舌质淡，苔薄白，脉沉缓无力。经×医院取子宫内膜检查，为增殖期子宫内膜。西医诊断为功能性子宫出血。

辨证：四肢麻木，责之血虚，乃肝不养筋所致；脾阳不能制水，故见下肢浮肿；肾之精气不足，故腰冷腰瘦，真阳不足，不能温运脾土，故胃纳少；脾不统血而致血不循经，故经来量多时久。先予健脾固冲，柔肝化瘀。

方药：

茯苓15克，白术9克，山药15克，砂仁4.5克，川断15克，杜仲15克，白芍24克，艾叶炭9克，棕炭9克，香附9克，泽兰9克。

本方以茯苓、山药、白术、砂仁健脾养胃，川断、杜仲、白芍强肝肾，重用白芍24克，有柔肝敛阴之功，并予艾叶炭、棕炭以止血；香附、泽兰以收祛瘀生新之功。

二诊（7月26日）：药后经血止，身背畏寒、全身无力，纳食有所好转，微感腰酸腰疼，腹胀，下腹有时作疼。舌质灰白，苔薄白，脉沉细缓，再以温补肾阳、养血化瘀为法。

方药：

当归9克，白芍24克，香附9克，川断15克，吴萸6克，官桂3克，杜仲9克，牛膝9克，桃仁6克，赤芍9克。

三诊（8月16日）：前方进服12剂后，四肢麻木、腰酸、身畏寒、全身无力诸症，均有明显减轻。少腹两侧疼痛已不明显。月经周期已到，本月无经期提前现象。白带量中等，色白。舌质淡，苔薄白，脉沉缓。仍以强肝肾、活血化瘀为法。

当归9克，赤芍12克，茯苓9克，香附6克，坤草12克，川断9克，寄生12克，山药12克，桃仁6克。

8月27日：月经于8月18日来潮，周期为35天，经来五日即止，血量、颜色均属正常。经期腹胀腹痛不明显，腰酸、肢肿已消。再以前方去桃仁、坤草，加檀香

1.5克、腹皮9克。

9月27日：月经已过期9日尚未来潮，微有腹胀。近三日微有恶心不适，纳可，二便如常，舌质正常，苔薄白，脉沉缓。予健脾和胃之法治之。

10月15日：停经57天，恶心呕吐，尿青蛙试验阳性。舌质正常，苔薄白，脉滑。乃停药观察。后经随访，于1964年5月分娩一女婴。［中医杂志，1964，（10）］

蒲辅周医案

○ 汪某某，女，39岁，已婚，干部，于1957年10月30日初诊。

患者月经紊乱，淋漓不止已4年。因4年前生育第三胎之后，阴道一直流血，量多，有时色淡，有时深紫，夹有小血块，每次持续流血七八天，停三五天再发。1年后出国，期间曾稍有好转，经期无腹痛，惟有小腹坠胀和腰酸。今年5月，经妇科检查，认为子宫纤维变形可能为子宫瘤之前期。本次月经为10月9日，16日已净，19日又来潮6天，量不多，呈褐色样。有时心悸头晕，口渴思饮不多，食欲、睡眠及二便均正常。脉象迟而缓，尺无力，舌淡无苔。

辨证：冲任损伤，久则成漏。

治法：调补冲任。

方药：

醋制龟板30克，鹿角霜30克，生龙骨18克，破故纸9克，生杜仲12克，续断6克，杭巴戟9克，山萸肉9克，怀山药12克，龙眼肉12克，莲房（微炒焦）1个，川牛膝6克。10剂。

二诊：距上次月经刚20天而又来潮，量多，色鲜红夹有小血块，腰酸，睡眠易惊醒，食欲及二便正常，脉象寸尺俱沉，两关微弦，舌淡无苔。正值经期，治宜益气和血，兼化瘀滞。

方药：

生黄芪12克，当归6克，干地黄12克，白芍9克，川芎4.5克，炒丹皮4.5克，炒黑豆15克，藕节15克，茜草根9克。10剂。

三诊：本次月经共行5天，来去俱畅，无腹痛。近半月来白带稍多，质稀无气味，腰不痛。月经将至，食欲佳，二便正常，睡眠好，头晕及心悸消失，六脉缓和，此漏证基本向愈，惟宜善养。月经来潮进服第二次方剂

以调和气血。月经停止之后，再服第一次方3剂，以固护冲任。

四诊：经治疗约半年，月经已正常。最近月经又稍紊乱，经行不畅，量少，腰酸痛，食欲不佳，大便干，两三日一次，因上夜班，睡眠至多5～6小时，头晕，目倦，少精神，平时白带多，脉象左关迟缓，右关沉弦，舌淡无苔。此属血滞，由情志过急所致，治宜活血行瘀。

方药：

当归6克，川芎4.5克，赤芍6克，干地黄9克，桃仁4.5克，红花4.5克，酒军3克，桂枝6克，泽兰6克，刘寄奴9克，炮姜3克，炒黑豆15克，鸡血藤6克。2剂。

五诊：服上方后，虽然月经量稍增多，但较正常仍明显为少，仍然不畅，头晕腰酸，五心烦躁，精神非常兴奋，不能睡眠，食欲不振，大便不干，脉舌同前。原方去大黄、炮姜，加炒丹皮6克，再服3剂。

六诊：月经刚净，腰酸痛减轻，头已不晕，精神亦不太兴奋。比较安静，睡眠转好，食欲亦有增进，二便正常，脉象左沉迟，右沉弦细，舌淡无苔，拟养营益气以善其后。

方药：

人参养荣丸180克，每日早晚各服6克，开水送服。自此月经周期复准，经行畅，每次5～6天，量中等。

（《近现代二十五位中医名家妇科经验》）

王渭川医案

○杨某，女，49岁。

症状：患者近更年之期，暑月行经时，卧风处，突然大量崩下，数日不减，黑污成块。嗅觉失灵，不辨香臭。食欲极差，思热饮，体力萎顿。自觉腹中如有物下坠，遍体疼痛。

脉：弦大而芤，独左寸显有滑象。

舌：质淡，苔薄白。

辨证：风入脑门，冲任失固。

治法：疏风降逆，通厥络，调冲任。

方药：钩藤9克，青蒿穗9克，制旋覆花9克，炒川楝9克，血余炭9克，苍耳子9克，辛夷花9克，香薷1.5克，枸杞24克，首乌24克，蒲公英24克，女贞子24克，旱莲草4克，秦艽6克，琥珀末6克，仙鹤草60克，茺蔚子15克。

疗效：上方连服6剂后复诊，血已显著减少，身痛止，食欲略振，体力渐复。尚感眩晕气紧，呕逆，服食均瘥。

脉：弦缓。

苔：白。

仍守前方疏风降逆之法，略予变更如下：刺蒺藜18克，钩藤9克，炒川楝9克，制旋覆花9克，阿胶珠9克，鸡内金9克，夜交藤60克，生白芍12克，仙鹤草24克，广藿香6克。

上方每日1剂，连取10日痊愈。

○汪某，女，31岁。

症状：病发以前，胸乳时时作痛。突然崩中暴发，历时6月，由崩转漏，时作时止，绵绵不绝，血色深褐，口苦，舌燥，溲黄。

脉：弦涩。

舌：质深红，苔光薄，舌边青。

辨证：阴虚阳亢，由崩转漏。

治法：凉血清肝，滋肾固冲。

方药：

沙参9克，川楝子9克，生地12克，枸杞12克，阿胶珠9克，地榆9克，川贝9克，槐花9克，生白芍12克，地骨皮12克，女贞子24克，旱莲草24克，仙鹤草60克。

疗效：上方连服6剂后复诊，漏下已止。原方续服半月痊愈。（《中医当代妇科八大家》）

徐荣斋医案

○姜某，女，24岁。1976年4月24日初诊。

15岁月事初潮，经期及血量尚正常。半年多来，每于经净后十三四天阴道有少量出血，色红，量不多，三天能净。平时夜卧不宁，心情易烦，上燥咽干，腰酸，带下色白如涕。诊为排卵期出血。面色潮红，舌尖红，苔薄白，脉弦数。现经潮第四天。

辨证：肝经郁热，热扰冲任而失于固摄。

治法：清肝疏肝为主。

方药：

炒丹皮4.5克，炒荆芥4.5克，青蒿梗4.5克，柴胡4.5克，炒当归6克，制香附6克，茜草根6克，海螵蛸10克，夜交藤15克，忍冬藤15克，淡子芩9克，白芍9克。

5剂。

嘱经净后开始服。

二诊（5月8日）：自照原方又服5剂。夜卧已安，带下减少，少腹隐痛已瘥，面色仍潮红，上方去忍冬藤、夜交藤，加川楝子、地骨皮各9克。5剂。

三诊（5月15日）：本月未见经中期出血，心烦渐瘥，少腹偶有酸痛，入夜尚觉咽喉干燥。证系肝经郁热，久而伤阴之候。宗前法加滋养肝肾之品。

青蒿梗、粉丹皮、茜草根、软柴胡各4.5克，全当归、杭白芍、香附各6克，海螵蛸、川楝子、地骨皮各9克，陈萸肉6克，细生地15克。

5剂。

五诊（6月5日）。本月经中期无出血，带下已除，续服逍遥丸、杞菊地黄丸以资巩固。［浙江中医学院报，1981，（2）］

姚寓晨医案

○ 王某，38岁。1989年5月19日初诊。

主诉：经事或多或少迄今20余日未净，色红质稠气秽，面色少华，头昏乏力，胸闷气短，腰脊酸软，心烦口干，小便黄少，舌偏红，苔薄中剥，脉细数。

辨证：气虚营热，肝肾亏损之候。

治法：益气清营，滋养肝肾。

方药：

炙黄芪30克，太子参25克，大生地15克，炒黄芩12克，贯众炭15克，乌贼骨15克，重楼30克，熟女贞12克，墨旱莲30克，炒川断12克，煅牡蛎30克（先煎）。

服药5剂，血止收功。随访3月，月经期、量均正常。（《近现代二十五位中医名家妇科经验》）

蔡小荪医案

○ 黄某某，女，31岁，未婚。

初诊（1977年2月25日）：月经每先期一周而兹行过多如注，屡治未愈，迄逾二旬，色淡质稀，眩晕腰酸，神疲畏寒，面色萎黄。有肾病史，妇科肛诊无异常，脉细，苔薄质淡红。

辨证：气血两亏，阴损及阳。

治法：益气养血，助阳调固。

方药：

党参15克，炙黄芪9克，当归9克，白芍9克，生地炭30克，炮姜炭4.5克，陈棕炭9克，阿胶珠9克。3剂。

经崩二旬余，血红蛋白50克/升，面黄似蜡，神疲畏寒，气血大亏显见一斑。经色淡而质稀，且绵延日久，中气更趋衰陷，阳虚自当难免。若再贻误，虚脱堪虞。鉴于当时症势，有形之血不能速生，无形之气须当急固。因用参、芪佐姜，附以益气助阳为主，辅四物去川芎，增阿胶、蒲黄、陈棕、仙鹤草以养血固冲任。一诊即应手取效，复诊从原法去姜、附及蒲黄、陈棕，增二至丸法并和中理气以巩固之。三诊血常规亦趋好转。此后届期经转，色量正常。

○ 周某，女，52岁。

初诊（1976年7月19日）：曾育五胎，1958年结扎输卵管。去秋10月起经行过多，绵延至春节后，住院治疗始净。越3月，今夏6月1日又行经过多如注，目前已甫48天，腰酸似折，右少腹胀痛迄将五月，脉细弦略涩，苔薄紫暗。

辨证：冲任失固，瘀滞未清。

治法：调固冲任，祛瘀生新。

方药：

炒当归9克，丹参9克，生地炭30克，炮姜炭2.4克，焦白芍9克，炒蒲黄9克，川断肉12克，狗脊12克，香附炭9克，熟军炭9克，仙鹤草30克，参三七末1.5克（吞）。

二诊（7月22日）：据云药后经量见减三分之一，腰酸亦瘥，脉细，苔薄略紫暗。再予原法出入。

方药：

炒当归9克，生地炭30克，炮姜炭2.4克，焦白芍9克，炒蒲黄9克，焦丹参9克，淮牛膝9克，仙鹤草30克，柴胡炭4.5克，川断肉12克，丹皮炭9克，黑芥穗9克，参三七末1.5克（吞）。3剂。

三诊（7月26日）：症势续减轻，经量又减大半，脉微弦，苔薄白微青。再拟前方加减。

方药：

炒当归9克，生地炭30克，炮姜炭2.4克，焦白芍9克，蒲黄炭9克，香附炭9克，丹皮炭9克，仙鹤草30克，怀牛膝炭9克，震灵丹9克（包），参三七末1.5克（吞）。3剂。

四诊（7月29日）：症显减，十去八九，色鲜。脉细微弦，苔薄稍暗，中略腻，仍宗前法增易，以冀全效。

方药：

炒党参9克，炒白术9克，炒当归9克，焦白芍9克，蒲黄9克，香附炭9克，丹皮炭9克，淮牛膝炭9克，仙鹤草

15克，震灵丹9克（包），参三七末1.5克（吞）。3剂。

五诊（8月7日）：淋漓已止，头晕乏力，主症虽除，体虚难免，脉细微弦，苔薄边有齿印。拟予和养调理，慎防反复。

方药：

炒党参9克，炒白术9克，炒当归9克，白芍9克，熟女贞9克，旱莲草9克，枸杞子12克，大生地9克，茯苓12克，陈皮4.5克。4剂。二至丸45克，5日分服。（《近现代二十五位中医名家妇科经验》）

朱南山医案

○ 陈东升太太，经水淋漓，经二月不已，审其病从盛怒而得，症见头晕、胸闷、泛恶，自服人参五钱许，胸闷窒塞更甚，两目昏黑，视物都作蓝色。先君曰："此肝木亢旺于上，冲任亏虚下也。"以黑蒲黄散〔蒲黄（炒黑）、棕皮（炒黄）、川芎、丹皮、香附（醋炒）、白芍、阿胶、当归、地榆（炒炭）、熟地、荆芥、血余炭〕加龙胆草、芦荟各五分治之，三剂获痊。（《近代中医流派经验选集》）

○ 姜姓，年42岁，生8胎，末次用人工流产手术后，月经初尚正常，四个月后，忽然行经过多，形成崩漏，持续五六个月，淋漓不断，形瘦、心跳、失眠、腰瘦、心中懊恼。复刮子宫二次，崩量更多。西医认为必须切除子宫，方能止血，患者不愿，转请中医治疗。补气益血止涩药多剂，未见功效，乃来先君处求治。所述症状，如头晕眼花、腰酸肢软、精神疲倦等，多属虚象。惟按其小腹，则坠隐作痛，切其脉则虚细而涩。先君认为久病血出甚多，固属虚亏，但其内尚有残余瘀滞未化，因此新血未能归经，前服补养因涩剂未能见效，关键即在虚中有实，遂处将军斩关汤方：

熟军炭3克，巴戟天9克，仙鹤草18克，茯神9克，蒲黄炒阿胶9克，黄芪4.5克，炒当归9克，白术4.5克，生熟地各9克，焦谷芽9克。

另用藏红花0.9克、三七末0.9克，上两味用红茶汁送服。甫服1剂，崩即停止，再经调理，恢复健康。［上海中医药杂志，1962，（8）］

刘惠民医案

○ 王某，女，17岁。1970年1月8日初诊。

月经来潮前，不慎饮冷水，致使经血不止，已三天，有大血块，浸透衣被，伴有少腹疼痛，面色苍白，四肢冰冷，卧床不起。平素月经量少。

方药：

当归15克，炮姜9克，五灵脂12克，蒲黄12克，生地炭12克，地榆炭15克，白术15克，仙鹤草12克，百草霜12克，灶心土24克。

水煎两遍，兑一起，一次服下。

另取好墨一块，用木炭火烧红，放醋中淬后取出，将墨用水研匀，加炮姜9克、红糖少许为引，一次服下。

服药一剂，墨汁一次，流血即止，腹痛也除，又服一剂而愈。（《刘惠民医案》）

钱伯煊医案

○ 丛某，女，25岁，未婚。

初诊：1976年2月23日。

主诉：末次月经1月28日来潮，5天净，量色正常，净后3天，阴道淋沥出血，量少色褐，至今17天未止。诉是由于春节劳累失眠引起，余均正常。

诊查：舌苔中剥尖刺，脉象细弦。

辨证：病属劳伤心脾，冲任不固。

治法：治以补心脾，固冲任。

方药：

党参16克，白术9克，茯苓12克，玉竹12克，阿胶珠12克，生白芍12克，麦冬9克，夜交藤12克，五倍子3克，侧柏炭12克。6剂。

二诊：3月4日。服药3剂后，阴道出血于2月26日得止，后又出血1天，现无不适。舌苔薄腻、边尖刺，两边略有齿痕，脉象细弦。治以补心益肾。

方药：

党参15克，白术9克，茯苓12克，玉竹12克，地黄15克，生白芍12克，阿胶珠12克，生牡蛎15克，麦冬9克，侧柏叶12克。6剂。

三诊：4月5日。阴道出血净后1周，月经于3月4日又来潮，5天净，量中等，色正常，下腹隐痛。月经净后7天，阴道又淋沥出血，9天始净，现小便频数，余均正常。舌根黄腻、中剥边尖刺，脉象细弦。仍从前法。

方药：

党参12克，茯苓12克，山药12克，制香附8克，黄芩6克，地黄12克，白芍8克，阿胶珠12克，麦冬9克，覆盆子9克。6剂。

四诊：4月15日。此次月经延期9天，于4月13日来潮，今日行经第3天，量中等，于4月5日感受外邪，至今未愈。舌苔薄白、边尖刺，脉细微浮。治当先祛风热，兼顾冲任。

方药：

桑叶9克，薄荷3克，荆芥6克，生甘草6克，桔梗8克，杏仁12克，丹皮9克，橘皮6克，益母草12克。6剂。（《中医当代妇科八大家》）

○ 患者宛某，女，17岁，未婚。病历号47257（广安门医院）。

初诊（1962年8月18日）：月经过多已三年，十四岁月经初潮时，参加剧烈运动，遂致月经淋沥不止，持续五个月之久。尔后又复停经五个月复来，周期40～60天。末次月经7月5日，量多，下大血块，头晕目花，心慌失眠，倦怠无力，口干纳差。流血二十天时，曾服补气养血、止血之剂，出血至今已43天，仍未得止。面色苍白无神，舌苔薄、尖刺，脉细微数。

辨证：劳伤气血，损伤冲任，不能约制经血。病久气血两虚，当防暴下而致气从血脱。

治法：急以大补元气，固摄冲任。

方药：

朝鲜人参6克，白术6克，山药9克，炙甘草3克，熟地12克，萸肉6克，菟丝子9克，五味子6克，乌梅炭6克，生龙骨15克，禹余粮15克，赤石脂15克，伏龙肝30克（煎汤代水）。6剂。

另：河车粉9克，早晚各服1.5克。

二诊（8月24日）：药后，次日血止，诸恙悉减，舌苔薄白、尖刺，脉细微数。药即应病，仍从前法加减。

人参6克，白术6克，山药9克，炙甘草3克，熟地12克，萸肉6克，五味子8克，赤石脂15克，禹余粮15克。6剂。

三诊（8月30日）：症状日见好转，舌苔薄白，脉象细软，治以补气养阴。

人参6克，白术6克，山药9克，炙甘草3克，熟地12克，萸肉6克，五味子6克，阿胶12克，生牡蛎15克，白芍9克。

5剂。后以此方加减。

另：河车粉60克，每日早晚各服1.5克。

以后月经按期来潮，色量正常，余无不适。（《钱伯煊妇科医案》）

○ 任某某，女，19岁，未婚。病历号：46184（广安门医院）。

初诊（1962年6月28日）：主诉月经不调，流血过多，已逾五年。14岁初潮开始，月经即不规律，周期7至10天，量多，多时顺腿流，少腹痛甚且胀。16岁时适值经期参加剧烈运动后，月经量更多，出血持续50余天，后刮宫血止，行人工周期，月经比较规律。近三年来，大出血三次，前两次仍采用刮宫止血，此次流血50余天，曾服中药汤剂、云南白药、三七粉，注射止血针等均无效。现头晕心悸、面色㿠白。心烦自汗，纳差口渴，腰酸疲乏，舌苔淡黄腻，中微剥尖刺，脉象细数。

辨证：由于素体肾气虚弱，又复经期努力伤气，遂致崩漏不止，血去过多，气阴更耗。

治法：补气养阴，固摄冲任。故先采用补中益气汤加减。

方药：

炙黄芪15克，人参6克，白术9克，炙甘草6克，升麻3克，生地12克，白芍9克，阿胶12克，赤石脂15克，禹余粮15克，生牡蛎15克，河车粉3克（冲服）。8剂。

二诊（7月7日）：服上药3剂血止，后又连服5剂，头晕心悸气短减轻，口干喜饮，舌苔白稍腻，质淡尖红刺，脉细滑数尺弱。再从前法加减。

方药：

黄芪15克，炙甘草6克，升麻3克，大生地12克，白芍9克，阿胶12克，生牡蛎15克，赤石脂15克，禹余粮15克，川石斛12克，河车粉3克（冲服）。6剂。

三诊（7月28日）：头部痛晕渐平，时觉目眩，舌苔根薄白、质淡中微裂。脉左细微滑、尺沉细，右细弦微数。症属气阴两虚、脾肾尤亏，治以补气阴，强脾肾，以固冲任。

方药：

党参9克，白术9克，炙甘草3克，山药9克，熟地12克，山萸肉6克，阿胶9克，艾叶4.5克，生杜仲9克，川断12克，女贞子9克，禹余粮15克。6剂。

另：河车粉90克，每日3克，分2次服。

四诊（9月14日）：月经于9月14日来潮，量多，状如小便，不能控制，色鲜红，挟有少许血块，少腹冷痛，口干腰酸，舌苔薄白腻、中裂，脉象细数。症属气阴重伤、冲任不固，治以益气养阴、固摄冲任。

方药：

人参6克，白术9克，炙甘草3克，熟地12克，白芍9

克，阿胶12克，艾叶4.5克，龟板胶12克，赤石脂15克，禹余粮15克，生龙骨15克，生牡蛎15克，海螵蛸15克，河车粉3克（冲服），仙鹤草9克。7剂。

五诊（9月20日）：药后出血止，经行9天，精神尚好，略感头晕目花，口干，舌苔薄黄腻，脉象细数。病延日久，流血过多，气血两虚，治以补气血、强冲任。

方药：

人参归脾丸10丸，每晚服1丸。河车粉30克，早晚各服1.5克。

六诊（9月29日）：精神渐振，余无不适，舌苔中裂、根黄腻，脉细微。治以补肝肾，固冲任。

方药：

地黄12克，白芍9克，女贞子9克，沙苑子9克，桑寄生12克，龟板胶6克，生龙骨15克，生牡蛎15克，砂仁1.8克，橘皮3克，夜交藤12克。6剂。

另：河车粉30克，早晚各服1.5克。

七诊（10月13日）：近三天来，阴道流水样分泌物，量多，腰酸溲频，舌苔薄黄、中裂，脉象细弦。气阴两虚，冲任不固，仍守前法加减。

方药：

地黄12克，白芍9克，女贞子9克，金樱子9克，桑螵蛸12克，川断12克，生牡蛎15克，制香附6克，阿胶珠9克，橘皮3克。6剂。

另：河车粉30克，早晚各服1.5克。

八诊（10月23日）：月经于10月20日来潮，量中等，色红。腰酸减轻，腹部尚舒，小溲仍多，舌苔薄黄、中裂，脉象细弦，仍从前法加减。

方药：

地黄12克，白芍9克，女贞子9克，金樱子98，桑螵蛸12克，川断12克，生牡蛎15克，阿胶珠9克，橘皮3克，赤石脂15克，禹余粮15克。6剂。

九诊（10月26日）：此次行经5天净，色量正常。今日又挟感冒。头痛，咽喉干痛，舌苔薄黄、中裂，脉象细数。拟急则治其标，先祛风热。

方药：

银翘解毒丸4丸，每日上下午各服1丸。（《近现代二十五位中医名家妇科经验》）

刘奉五医案

○ 孙某，女，29岁，门诊简易病历。

初诊日期：1974年3月2日。

近10年来月经行经日久，每次约持续15～20天，周期也不规律，先后不定（间隔20～70天）。末前经为1月13日至1月28日。末次月经为2月21日，至今未净、量多，色红有血块，伴有头晕，多梦，烦急，胸闷，手足心热，口干。近5个月来曾测基础体温均为单相型。某医院确诊为功能性子宫出血。舌质暗、尖红，脉弦滑。

辨证：阴虚血热，冲任不固。

治法：养阴清热，安冲调经。

方药：

青蒿9克，地骨皮9克，黄芩9克，丹皮9克，白芍9克，旱莲草9克，椿根白皮9克，煅牡蛎24克，阿胶15克，侧柏炭9克。

治疗经过：3月13日，服药3剂后阴道出血已止。继服3付，于3月23日月经复来潮，行经6天，周期血量均恢复正常。测基础体温示双相型（提示已有排卵）。持久疗效有待观察。（《刘奉五妇科经验》）

宋光济医案

○ 陈某某，女，48岁，教师。1988年9月12日初诊。

自述平素月经提前，量多淋漓。近几个月来月经较乱，先后无定，末次月经8月20日，淋漓10天净后，昨日因家务劳累，阴道又见出血量多色淡红，并伴有头晕，腰酸，神疲乏力，纳呆寐劣，时有肛门坠感，口干，脉细缓，苔薄边缺。

治法：益气健脾固摄。方用自拟经验方益气止崩汤加减。

方药：

炙黄芪、炒赤石脂、小生地炭、杜仲炭、十灰丸、川断炭、陈棕炭各12克，炒党参、炒白术、朱茯神、侧柏炭各9克，升麻炭、炙甘草各3克。5剂。

9月17日复诊：上药服后，出血明显减少，惟胃纳仍欠佳。原方去炭药加焦谷芽9克，炒陈皮、焦六曲各6克，继服5剂。

9月22日再诊：服3剂药血即止，5剂后纳振，诸症瘥。以后在原方基础上进入调服，而经准崩愈，未再复发。

○ 郑某某，女，18岁，学生。1983年6月11日初诊。

患者初潮17岁。月经不规则，潮期五度，经期延长，量多淋漓，平素带多色白，末次月经6月2日，量多淋漓至今未净。曾经某医院检查而诊断为无排卵型功血。神疲乏力，舌淡苔薄，证属肾气虚衰、冲任不固。

治法：温肾调冲，益气摄血。

方药：

熟地炭、炒淮山药、杜仲炭、煅龙牡、炒赤石脂、炙黄芪各12克，狗脊炭、川断炭、菟丝子、覆盆子、枸杞子、炒阿胶各9克，陈萸肉6克，艾叶炭3克。5剂。6月18日其母来代其复诊，谓药后出血已止，精神亦振。惟胃纳欠佳，便溏，时感畏寒。

治法：原方去龙牡和炭药，加焦谷芽、补骨脂、煨肉果、鹿角胶。继服5剂。以后按原方调服数月，经期建立，崩漏未复。（《近现代二十五位中医名家妇科经验》）

汪逢春医案

○李某，女，35岁。初诊：12月12日。

经行一月有余，迄今不止。面黄无华，两脉细弦而滑，心跳不安，胸闷气滞。病由肝气太盛，冲犯络分。拟以先和厥太二阴，补涩之剂，宜乎暂缓。

逍遥丸四钱（布包），枯子芩钱五，抱茯神四钱，干荷叶三钱，杭白芍五钱，青皮一钱（同炒），玫瑰花一钱，合欢皮三钱，陈棕炭三钱，淡吴萸钱五，川连七分（同炒），制半夏三钱，粉草钱五（同炒），橘子络钱五，藕节炭三钱，鲜柠檬皮三钱，生熟麦谷芽各三钱，香砂壳一钱。

二诊：十二月十四日。

经行已止，胸闷亦舒，腹胀且瘦，阵阵作痛，带下如注，两脉弦滑。再以和肝运脾，兼治八脉。

逍遥丸四钱（布包），炮姜炭一钱，首乌藤一两，延胡索钱五，杭白芍五钱，青皮一钱（同炒），淡附片钱五，秋石一钱（同拌），抱茯神四钱，七制香附三钱，淡吴萸钱五，川连七分（同炒），乌贼骨四钱（洗净），金狗脊五钱，合欢皮三钱。

新鲜紫河车三分，去毛，研细末，以小胶管装好，匀两次进下。（《泊庐医案》）

祝谌予医案

○王某，女，71岁。1985年1月28日初诊。

患者绝经17年，间断阴道出血4年。自1981年起，无明显诱因出现阴道流血，1个月中可发生4～6次。1981年10月起，出血量增多，每月必有4天，多如月经，曾经服用健脾补肾之药不效。诊断性刮宫，病理诊断为"凝血炎性渗出物及少许破碎的增殖期宫内膜，伺断中有淋巴细胞浸润"。

辨证：阴虚内热，迫血妄行。

方药：

生地10克，白芍30克，茜草根10克，槐花10克，大小蓟各10克，女贞子10克，旱莲草10克，生蒲黄10克，艾叶炭10克，血余炭10克，乌贼骨10克，煅龙牡各30克。7～14剂，水煎服。

2月15日二诊：服上方4剂后，阴道流血止，坚持服药14剂，因手指有麻木感，上方加葛根15克，15剂，隔日1剂。1985年11月追访，药服完，至今未再出现阴道流血。（《近现代二十五位中医名家妇科经验》）

罗元恺医案

○易某，女，12岁。初诊：1975年3月2日。

主诉：11岁初潮，周期紊乱，经量偏多。某医院诊为青春期功能失调性子宫出血。近3个月来月经过频过多，时间延长。2月28日月经来潮，势如泉涌，昨天曾服凉血止血中药，药后流血更多（1天用1包卫生纸并很多棉花），不能坐立，经色鲜红夹有血块，腹微痛，汗多，疲乏，腰酸，自觉烦热，口干，小便微黄。

诊查：面色苍白，精神不振。舌淡红略胖，舌尖稍红，苔薄白润，脉细滑略弦。

辨证：血崩。肾阴未固，阴虚内热。

治法：滋养肝肾，固气摄血。

方药：

党参18克，白术15克，岗稔根30克，地稔根30克，制首乌30克，干地黄18克，桑寄生15克，续断15克，煅牡蛎24克，甘草9克，蒲黄炭9克。2剂，每日1剂。并嘱用艾卷悬灸隐白穴（双）及大敦穴（双），交替选用，每次15分钟，每日2次。

二诊：3月3日。药后经量已减少大半，精神明显好转，但仍有腹部隐痛，睡后多汗，口干。舌淡红，舌尖稍赤，苔薄白，脉细滑略数。仍遵前法，佐以祛瘀止血。

方药：

岗稔根30克，地稔根30克，党参18克，黄芪15克，白术19克，制首乌30克，益母草15克，血余炭9克，桑寄生15克。5剂，每日1剂。

服药后月经于3月8日完全干净，以后用滋养肝肾兼以补气为主法，月经期则仍加入岗稔根、地稔根，经量多时则加入蒲黄炭、血余炭、紫珠草等。经过3个月的调治，月经已恢复正常，观察1年，已无复发。（《中医当代妇科八大家》）

赵友琴医案

〇 赵文魁治一46岁褚姓妇。

癸事淋漓不止，发已半载有余，面色萎黄，指爪无华，左寸关细小且滑，按之弦而急躁，右脉弦小略数，舌红口干，心烦，夜不安寐。全是失血过多，冲任失和，肝气横逆，厥阴失和。养血育阴以治其本，升和疏化少佐止红。辛辣宜忌，切不可恼怒动气，防其成崩。

醋柴胡一钱，醋升麻一钱，当归二钱，白芍四钱，细生地四钱，清阿胶三钱（烊化），黄芩二钱半，生牡蛎四钱。

按：患者癸事淋漓不止，病延半年有余，失血过多，阴亏血少，冲任不固，血不上荣则面色萎黄。肝藏血，司血海，冲脉附于肝肾，失血过多，血海空虚则肝血亦虚。肝血为魂之所寄，肝血虚则无以制肝阳。肝阳上亢，魂不守舍，而见心烦，夜寐不安。肝阳上亢，肝气横逆，又可扰动气机，使血不循常道而外溢，加重出血。肝主筋，其华在爪，肝血不足则爪指无华。左寸关脉细小而滑，说明心肝阴血不足而有热；按之弦而急躁，说明肝阳偏亢。右脉弦小略数，舌红口干，均为血虚阳旺之征。综观本案，以阴亏血少、冲任不和为本，以肝阳偏亢、厥阴失调为标。治当养血育阴、调理冲任以治其本，抑肝潜阳、升和止血以治其标。

方中当归甘辛而温，补血和血，调经止痛。白芍甘苦酸而气寒，入厥阴肝经，味酸则能柔肝止痛、敛阴止血，味苦则能降泻、平抑肝火，味甘则补血养阴，故崩中漏下、心烦不寐、月经不调等症，白芍为必用之品。阿胶甘平，为血肉有情之物，能补血养阴而润燥，且因胶质黏腻，能凝固血络，故又善于止血。生地甘苦且寒，能滋阴养血、清热凉血止血。柴胡辛苦且微寒，性升散而疏泄，"为肝之所喜"，疏肝解郁以防肝气横逆。柴胡与白芍相配，柴胡理肝之用，白芍补肝之体，

一散一敛，一补一泻，刚柔相济，以复肝木曲直升降和条达之性。冲任不固，血液下泄日久，清阳亦随之下陷，出血愈发难止，故用升麻配柴胡，升阳举陷，又可清热解毒，流通气机，且能防止生地、阿胶等滋腻碍胃，醋制者，即能引药入肝，又可防其升散太过。生牡蛎咸涩而微寒，育阴潜阳以平肝气之横逆，收敛固涩以止血液之淋漓。诸药合用，使阴血充足，肝气条达，冲任调和，则漏下难疾可望向愈。

辛辣之品可以动火助热，恼怒恚恨可使肝气逆乱、肝阳鸱张，均可使气血运行逆乱，迫血妄行，恐有成崩之虞，慎之戒之！（《赵文魁医案选》）

何子淮医案

〇 姚某某，女，37岁。1974年8月25日初诊。

生育第二胎，又行人工流产术二次（末次于1972年12月），以后渐见经来量多，夹块，作痛。曾用中西医药治疗，可取一时效果，停药后仍复原样。行经拖延十余日以上，有时净后带来夹红。妇科检查：诊断为子宫内膜增生症（不规则成熟）。本次经行第二天，量多，小腹按之痛，血块大，色紫褐，舌边紫黯，脉来弦涩。

辨证：瘀热蕴滞下元。

治法：活血化瘀，荡涤胞络。

方药：自拟血竭祛瘀生新汤。

血竭4.5克，大黄炭9克，元胡9克，椿木花9克，血余炭9克，赤白芍各9克，失笑散9克，丹参15克，当归炭24克，藕节30克。

8月27日复诊：药后块下更多，腹痛时或减缓，仍以祛瘀生新渐进。

方药：

血竭9克，大黄炭9克，小蓟9克，地榆9克，当归炭15克，炒白芍15克，仙鹤草30克，藕节30克，炙甘草6克。

8月31日三诊：服药块下仍多，血量减少似有净状，按之腹不痛，精神也转佳。块下痛除，瘀阻已去，继以养血调冲。

方药：

炒当归15克，焦白术15克，补骨脂15克，炒白芍12克，狗脊12克，党参12克，炙黄芪9克，怀山药24克，川断24克，炙甘草6克。

9月19日四诊：月经已有来潮之感，慎防量多崩下，

再以养血调冲观察。上方去党参、黄芪、白术、山药、补骨脂，加丹参、仙鹤草各15克、艾炭2.4克。

9月22日五诊：服药二天，经来量不甚多，未见块下，色鲜红，无腹痛，仍以益气养血调经巩固。

方药：

党参15克，炙黄芪15克，焦白术15克，旱莲草15克，炒白芍24克，侧柏叶24克，炒丹皮9克，炙甘草6克。（《近现代二十五位中医名家妇科经验》）

冉雪峰医案

○ 宦某之爱人案：体素薄弱，经事不调，赤白带下，饮食精汁不变气血而化秽浊，出来者久，近年加剧，崩漏频频，暴下如注，色黑成块，肌肉瘦削，皮肤反浮肿，足腿面部肿尤显著，色夭不泽，唇口惨白，喘气矢气，四末清冷，脊膂腰骶酸楚，俨近下痨。抗日战争时期，住重庆某院治疗，时历半载，所费不资，后虽小愈，尚不了了。胜利后回权，病又复作，鉴于前此迁延，心殊惧惧，来我处商治。问：中医能疗此病乎？答：带下崩漏，乃妇科常有病，不过此病延久，病重，渐近痨瘵，五液俱涸，八脉不固，精竭髓枯，下元败坏，阴病及阳，气不统血，不仅虚证，且为虚证之甚者，中法当可治愈。诊脉沉迟细弱，血脱气泄，阴阳俱竭，诸虚百不足。拟方重味填补，升固八脉，不刚不腻，半调半摄，方用：当归四钱，杭芍四钱，茯神五钱，杜仲三钱，鹿角霜三钱，桑螵蛸三钱，蒲黄炒半黑三钱，广木香一钱，升麻一钱五分，甘草一钱。三剂略安，精神较好。二诊，去蒲黄加蕲艾炭三钱，又三剂，崩减，气渐平调。三诊，加炮姜炭一钱、侧柏炭三钱，四剂崩止。四诊，去姜炭、艾炭、鹿角霜、升麻，加枸杞子、覆盆子、女贞子各三钱，守服二星期，漏下亦愈。治疗历程共计不过一月，后以复脉汤加：桑螵蛸、龟胶、鹿胶、紫河车，膏剂收功。此病养血不用芎、地，补气不用参、术，温下不用桂、附，固涩不用赤石脂、禹余粮，均值得探索，盖参、术呆滞，芎、地滋腻，桂、附刚烈，二石顽钝，要非奇经之妥善治法。妇科此证甚多，学者注意。

○ 武昌张某之媳案：患血崩，邀往诊视。见病者一身尽肿，喘逆上气，在床头迭厚被坐靠，不得卧，血崩，前后逾半年，剧时每日多至一、二碗，或半痰盂，脉微弱兼带慢而时有结止象，色夭不泽，唇色惨白，指

头冷，皮肤亦减冷沁，近月已晕厥数次，因所服方系六味重用熟地加凉血、止血、利小便、消肿之品。予曰：上竭下厥，阴阳离绝，八脉不固，肾阳式微。因拟：黄芪一两，当归二钱，芍药三钱，桂枝一钱五分，附子三钱，蒲黄三钱（炒半黑），甘草一钱。时病人母亲在座，曰：小女从未服桂附等药，气喘用黄芪，血崩用蒲黄，是何深意？予曰：此病气不统血，气血两不维系。当归合黄芪为当归补血汤，乃补气以摄血，桂枝协芍药则暖营建中，桂枝协附子则化气温下，固护真元。此病服阴柔药太多，阴气用事，经隧滋滞凝泣，血不归经。用蒲黄者，在本药性能是以止血者行血，而本方意义则是以行血者止血，合之为补气摄血，温固八脉，以升为降，以通为止。药煎好，迟迟未敢服，入暮，又晕厥一次，无已，及以予药姑试。初服二调羹，越二时许，无恙，再服二调羹，又越二时，气喘略平，因将余药大半盅服下。夜半，病者曰：我倦甚，可将靠被撤去，令我稍平。睡下后，熟眠一小时，月来未平卧者，居然平卧，未熟眠者，居然熟眠。醒后气渐平，崩渐少。翌日复诊，原方桂枝加为三钱，芍药加为六钱，去蒲黄，加桑螵蛸三钱、鹿角霜一钱，一星期气平崩止，后以当归内补建中汤、复脉汤等收功痊愈。（《冉雪峰医案》）

何少山医案

○ 陈某，女，40岁，1982年3月15日初诊。

患者大产一胎，人流二次，平素行经量多。2月30日经水来潮，淋漓不净，迄今旬余，血量反增，昨始出血如注，卧不能动，动辄大下，色质清稀，厂医予以凉血止血药并加止血针未效，今晨由家属搀扶来院。诊查所见：按脉沉微小，舌淡苔白，脸色无华，面浮睑肿，心悸气短，腰酸倦怠，纳呆便溏。

辨证：证系崩漏，"人年四十，阴气自半"。失血妄行，经久不愈，真阴日亏，阳气不化，复用寒凉，重伤脾阳，脉证合参，脾肾阳虚，冲任不摄。

治法：拟投温补之品急塞其流。

方药：

红参10克，熟附炭6克，炮姜炭5克，甘草5克，清芪炭20克，炒白术10克，鹿角胶12克，炒补骨脂10克，炒赤石脂10克，肉果仁炭6克，血余炭10克。1剂。

次诊由家属续方，诉药后崩势已减，精神稍振，亦能进食，原方不更，复进2剂而方安。（《现代名中医妇

科绝技》)

张锡纯医案

○天津二区，徐姓妇人，年十八岁，得血崩证。

病因：家庭不和，激动肝火，因致下血不止。

证候：初时下血甚多，屡经医治，月余血虽见少，而终不能止。脉象濡弱，而搏近五至，呼吸短气，自觉当呼气外出之时，稍须努力，不能顺呼吸之自然，过午潮热，然不甚剧。

诊断：此胸中大气下陷，其阴分兼亏损也。为其大气下陷，所以呼气努力，下血不止。为其阴分亏损，所以过午潮热。宜补其大气，滋其真阴，而兼用升举固涩之品方能治愈。

处方：

生箭芪一两，白术（炒）五钱，大生地一两，龙骨（煅捣）一两，牡蛎（煅捣）一两，天花粉六钱，苦参四钱，黄柏四钱，柴胡三钱，海螵蛸（去甲）三钱，茜草二钱。

西药麦角中者一个、搀乳糖五分，共研细，将中药煎汤两大盅，分两次服，麦角末亦分两次送服。

效果：煎服一剂，其血顿止，分毫皆无，短气与潮热皆愈。再为开调补气血之剂，俾服数剂以善其后。（《医学衷中参西录》）

施今墨医案

○董某某，女，22岁。

初诊：平素月经尚属正常，十日前因事急怒，又届经期，竟然暴下如注，十日未净，少腹时痛，别无其他症状。脉象大而软。

辨证：急怒伤肝，肝为藏血之脏，适届经期，遂致暴下如注。

治法：急拟疏肝理血法治之。

方药：

鹿角胶10克（另烊化兑服），砂仁3克，醋柴胡5克，阿胶珠10克，生熟地各6克，杭白芍10克，酒川芎5克，当归身6克，醋祁艾6克，白蒺藜12克，炒远志10克，炙甘草3克。

二诊：连服6剂，服至第三剂时血量大为减少，现症只余带下粉色，嘱再服2剂，即可停药。

○高某某，女，47岁。

初诊：近一年来，经期不准，忽前忽后，忽多忽少。本月来潮二十余日未净，量多且有血块，背痛腰酸，头晕耳鸣，心跳气短，食欲不振，四肢无力。舌苔薄白，脉象虚弱。

辨证立法：时届更年之期，忽呈崩下之症，血气大伤，统摄无力。血不达于四肢则酸软倦怠；上不荣于头脑则头晕耳鸣；心血不足则气短心跳。肝不藏血，脾不统血，经期延绵二十余日。心肝脾皆为掌管阴血之脏。治此三脏，当可恢复。

方药：

野党参10克，野于术6克，炙甘草5克，炒远志10克，土杭芍10克，柏子仁10克，山萸炭15克，莲房炭12克，鹿角胶10克，川续断6克，沙蒺藜10克，春砂仁5克，川杜仲6克，白蒺藜10克，生熟地各10克，五味子6克，五倍子6克。

二诊：前方服4剂，血已减少，精神好转，食欲增，酸楚减，睡眠甚安，心跳头昏显著减轻，仍有少量血块。

原方去莲房炭，加玫瑰花、月季花各5克，再服4剂。

三诊：血已止，症状除，但昨日突然眩晕，恶心。血压为80/60毫米汞柱。遂又觉心跳，仍是血不上荣之症，拟补虚养血法。

方药：

党参10克，当归身6克，明天麻5克，白薇6克，鹿角胶6克，阿胶珠10克，远志6克，沙蒺藜10克，生龙骨10克，狗脊15克，白蒺藜10克，生牡蛎10克，菖蒲5克，野于术5克。

○靳某某，女，29岁。

初诊：三年前由于过劳，适届经期，遂致淋漓不断，时少时多，日无间断，色黑紫有血块。腰腿酸楚，少腹坠痛，头晕气短，倦怠无力，经协和医院检查诊断为子宫黏膜下肌瘤，本人不愿手术，故求诊中医设法。舌质淡并有齿痕，六脉沉迟而弱。

辨证：月经淋漓不断，业已三年，气血双损，虚寒为祟，血色黑紫有块，非热结之瘀，实系出血缓慢，稽留时久，凝结所致。察其脉沉迟而弱，舌质淡红，均非热证可知。

治法：升阳补中固涩。

方药：

米党参10克，干姜炭3克，祁艾炭10克，苍术炭6克，川续断10克，黑升麻5克，白术炭6克，川杜仲10克，黑芥穗5克，生地炭15克，五味子5克，熟地炭15克，赤石脂10克（血余炭10克同布包），五倍子5克，山萸炭18克，鹿角胶10克，陈阿胶10克，紫厚朴5克，炙甘草3克。

二诊：服药十剂，此间曾血止两日，为三年来未有之现象，而后血又再来，量甚少，色亦转淡红，头晕渐好，仍觉倦怠。

前方照服，另用仙鹤草60克、荷叶30克、红鸡冠花炭60克、伏龙肝90克，煮汤澄清代水煎药。

三诊：又服十剂，出血大为减少，有时如红带，气短心跳、头晕均效，精神亦转佳，腰腿酸楚减轻，拟用丸方巩固。

方药：

每日早服定坤丹1丸，晚服玉液金丹1丸。

○ 余某某，女，31岁。

初诊：经期不准，常有淋漓不断之象，此次月经已二十日不止，仍呈淋漓之状，血色淡，且有异味。腰腹时作酸痛，心跳，头昏，身倦，睡眠不稳。阴道时常出血，性交时亦出血，前由市立医院检查为子宫颈息肉，建议手术，患者愿求中医治疗。舌苔薄白，脉象缓弦。

辨证立法：阴道常有出血现象，且性交亦见出血，必属阴道子宫局部疾患，并非月经问题可知，但长久失血，气血两虚，病情将日就缠绵。综观脉证，冲任亏损，不能藏血，血去则阴伤。先贤谓暴崩宜补，久漏宜清，因有未尽之宿瘀潴留于冲任之处，宜去瘀生新、养阴清热。

处方：

贯仲炭6克，陈阿胶6克（另溶，分二次兑服），龟板胶6克（另溶，分二次兑服），老棕炭10克，黑升麻5克，生地炭12克，黑芥穗10克，熟地炭12克，杭白芍10克，柴胡5克（同炒），茅苍术6克，川黄柏6克，黑山栀6克，川杜仲10克，川续断10克，熟女贞2克。

二诊：服药三剂，血已减少，惟稀液异味分泌仍多，脉弦转平。前方加煅刺猬皮6克，再服三剂。

三诊：前方服二剂之后，感觉腹部不适，旋于阴道中脱出如拇指大之黯红色软质肉块，但未见出血增多，仅有血性稀薄分泌物，精神紧张，身倦无力，食眠仍不佳，脱出之组织已送医院作病理检查，嘱仍将第三剂服完，俟检查结果再行复诊。

四诊：一周后携来检查结果，脱落物为子宫息肉，未见癌细胞，经妇科细检，宫颈正常，未再发现息肉，患者体力已弱，拟进调气理血之剂，并嘱注意调摄。

处方：

杭白芍10克，柴胡5克（同炒），生熟地各6克（酒炒），陈阿胶10克（另溶，分二次兑服），酒当归10克，酒川芎5克，粉丹皮10克，熟女贞12克，朱茯神10克，朱寸冬10克，玫瑰花6克，代代花6克。

五诊：患者服前方四剂后，精神体力均见好转，食眠俱佳，阴道血液及异味分泌完全停止，脉象平稳，本元日复，冲任渐充，嘱其注意调摄，可不服药矣。

（《施今墨临床经验集》）

周小农医案

○ 小产后将近三月，漏下不止。又自服尤渡泻药，大下如崩，盖苏木、大黄锉散云。头晕目花，心悸，子宫下堕。气血大亏，速宜调补。党参、黄芪、于术、当归、醋炙升麻、醋炙柴胡、茯神、枣仁、地榆炭、生地炭、阿胶蛤粉炒、侧柏炭、鳔胶。另牛角鳃二钱，煅研细末，空腹开水下。数剂愈。

○ 崩经数年，不时举发。今且血崩，头晕，心悸，少寐，腰酸，汗多，胃钝，便溏不固，面黄失华。心脾冲任均虚。兹宗匮药丸法，缮固血室，兼顾中州。生地蛤粉炒四两，首乌四两，阿胶三两，血余灰一两五钱，白及二两，海参开水浸糖盐擦净四两（炙），乌梅二两，杜仲四两，茜草二两，川断二两，黑木耳二两，乌贼骨二两，牛角鳃二两，丝茧壳二两（炙炭），鳔胶三两，醋炒五灵脂二两，墓头回三两，干河车二具。研末，水泛如秫米，晒。别直参二两，于术三两，炒枣仁二两，麦冬二两，龙骨二两，石莲二两，香附二两，北箭芪三两，菟丝二两，臣鹿角二两，百草霜二两，杞子三两，五味一两，牡蛎二两，禹余粮二两，潼蒺藜二两。研米，先用炼蜜水洒湿前丸，将后药泛上。晒。早晚：各服四钱。崩愈。

○ 自丁巳冬大病复原之后，起居如常。乃庚申夏经来饮冷，后即经少，自谓体虚应少，不之异也。辛酉停经三月，至五月初二日经至而少腹痛气滞，服红花、桃仁、归尾。初三日经下如崩，紫色成块似猪肝状。知其积瘀下行，然恐变脱。初进香附、茜草、归身、党参、升麻、醋炒白芍、续断、血余灰、茺蔚子、合欢皮、狗脊、震灵丹。初四日夜续崩更多，夜不能寐，其势防脱。初五日早诊：脉象散弱，神情倦怠。急备人参汤，并定风固脱之龟甲、牡蛎、枣仁、阿胶、山萸肉、白芍、乌贼骨、龙骨、香附、党参、干地炭、丹皮炭，已购未煎，巳初忽气散阳飞，腹痛，上呕下泄，肢厥，冷汗自出，瞬即口鼻气冷，舌冷目暗，面色如灰，脉急止歇。赶于五分钟内进以参汤。将已配之药去干地、丹皮炭，加制附子、桂枝、伏龙肝、淮小麦、炒麦冬、鸡内金等，煎而急进。吐泻冷汗旋止，身渐温，脉渐出，惟肢尚厥。下午续进芪皮、龙、牡、龟甲、山萸肉、白芍、香附、当归炭、党参、炒麦冬、枣仁、淮小麦、川断肉、乌贼骨、熟地炭、合欢皮之类。肢温，神转振，遂得起九死于一生，险哉！以后瘀仍续行，日进人参、阿胶、白芍、当归炭，扶其正气，久而方瘳。

〇 素多气恼，以夫有外遇也。旧曾血崩。戊寅三月四日诊：经停二月方通，滞而不爽。自服黄糖烧酒，崩血不止，防其下脱。潞党参一两、山萸肉一两、生于术三钱、当归头醋炒三钱、炒枣仁四钱、生地炭四钱、地榆炭三钱、茜草炭四钱、醋炒五灵脂四钱、鳔胶三钱、川断五钱、狗脊五钱、丝吐灰四钱、蒲黄炭二钱、制香附二钱。至九日复诊：述知大崩时药尚未进，冷汗晕脱，险甚。药中自加芪、仲，崩渐减。又变便溏，肢寒，仍欲晕跌，腹痛未止。脉虚，舌淡白，口苦。兹又阳虚欲脱，中兼肝气凤咳，再为补救。生于术五钱、炮黑姜三钱、熟附片钱半、山萸肉一两、川断五钱、生鹿角四钱、炒枣仁四钱、五味子二钱、款冬花四钱、龟板一两、制香附三钱、百草霜五钱、煨木香钱半、乌梅炭二拽、罂粟壳一两。服二剂即泻，而漏血未楚，自服芪、参、仲、膝等。至四月二日又大崩，服参六元不止。来诊。仍投效方出入，并嘱制丸常服。

〇 生育多，营血虚，历久少寐。丁巳十一月中旬，血崩鲜红兼紫黑，头晕腰酸，脉弦虚大。询知血去过多，神乏力疲，须防下脱。拟潞党参、于术、远志、生地、白芍、醋炒当归身、枣仁、棕榈炭、茜草炭、侧柏炭、血余炭、百草霜、川断、桂圆肉，以金马兰一味，煎汤代水。另研牛角鳃冲服。一剂，血崩顿止，续予调摄愈。

〇 其妻即聿师之女，年约四旬外。丙子夏，崩漏将及二月，延诊。面唇萎黄无血色，脉虚带弦，苔薄黄，腹中有气攻撑，血去气无归宿。余拟滋血止崩，敛肝潜阳法。嘱服三剂，二剂而血已止。方为当归头（醋炒）、白芍、生地炭、龙骨、牡蛎、山萸肉、金铃子、川断肉、狗脊、女贞、旱莲、白薇、丝吐灰、鳔胶而已。习俗遇久崩，每月蕲艾、炮姜等，与血去阴伤忌燥之例相抵触。又拘定血脱益气而用参，不知参为硫矾栽培，辽医亦云性亦燥烈也。

〇 血崩至漏一百五十日，脉虚神惫，气力衰弱，治以固下补奇经法，当归头（醋炒）、生地炭、白芍、鳔胶、丝吐灰、地榆、川断、龟甲、狗脊、绵芪、白术、茜草炭、炒枣仁。另黑木耳、牛角鳃（煅），研末，开水冲服。数剂，漏血已止。嘱其必服丸方以善其后，渠以力乏辞。越半月，经来如崩，又来治愈。代拟丸方，案：久病崩漏，一再反复，心悸无力，脉虚不振，诚恐每月行经过多，不能复原。潞党参三两、绵芪三两、白术二两、枣仁二两、鳔胶四两（蛤粉炒）、乌贼骨二两、龟甲心三两、白及四两、女贞二两、菟丝三两、广木香一两、熟地六两、山萸肉六两、川断三两、黄精三两、杜仲三两、河车二具、禹余粮二两、旱莲草二两、百草霜三两、血余灰三两、牛角鳃三两、茧壳炭二两、茜草灰二两、狗脊三两、当归头二两、地榆炭二两、莲蓬壳二两。研末，用桑椹膏八两、鸡血藤膏四两，溶开水泛丸，晒。早晚各服四钱。（《周小农医案》）

张寿颐医案

〇 冲任不摄，经漏绵延，所失不少，真阴伤矣。腰酸脊痛，脉细爽，体伟年弱，治宜固摄。

炒潞党4.5克、制于术4.5克、生打牡蛎15克、炙桑螵蛸4.5克、血余炭4.5克、生延胡4.5克、炒厚杜仲6克、蕲艾叶1.2克、广木香1.8克、带壳春砂仁4粒。

二诊：经漏日久，昨议补中固摄，仍是鲜瘀杂下。脉细弦涩，舌滑无苔。阴虚本质，虚阳不摄，且有干咳，宜摄纳固护奇经。

西洋参4.5克（另熬调冲）、甘杞子6克、苍龙齿6克、生牡蛎4克、炙乌贼骨6克、炙桑螵蛸6克、炒山萸肉6克、生杜仲6克、大生地12克、石榴皮炭6克、侧柏炭6克、小蓟炭9克、丹皮炭7.5克、带壳春砂仁1.2克（杵）。

〇 崩后血虚，投摄纳补中，带脉渐固、纳谷渐醒。

惟脉尚见弦，头空欲眩，仍是阴不涵阳之征。舌滑无苔，色稍绛，仍须一路滋填，果能静养，可许康复。

炒贡潞党6克，炒净萸肉6克，桑螵蛸（炙）4.5克，炒杜仲6克，甘杞子6克，生白芍9克，生芪皮9克，佛手花3克，绿萼梅2.1克，生牡蛎9克，生鳖甲9克，乌药4.5克，大元地5克，砂仁末1.5克（同打）。（《张山雷专辑》）

赵松泉医案

○ 王某某，37岁。

主诉：患者月经期先后不准，量多已十余年，原发不孕症三年。现病史：初潮14岁7～10/20～25天，量多，曾因出血量多，合并失血性贫血，血红蛋白30克/升，住外院及我院四次，输血两次。此次出血淋漓不止已月余，转本组治疗。

主证：崩漏持续40天，自觉头晕，身倦，心慌，气短，腰酸肢肿，腹冷便溏，小便清长，面色萎黄，唇围有短须，舌质淡，有齿痕，苔少，脉沉细无力。

辨证：脾肾阳虚，封藏失固。

治法：健脾补肾，固摄冲任。

方药：

煅龙骨25克，煅牡蛎25克，赤石脂25克（前三味先煎），乌贼骨15克，川续断10克，仙鹤草10克，旱莲草10克，地榆炭15克，侧柏炭15克，贯众炭15克，棕榈炭15克，黄芪10克，党参10克，炒白术6克，山药15克，仙茅10克，仙灵脾10克，茯苓12克，首乌12克，茜草炭3克，鹿角镑10克，补骨脂10克，胡芦巴10克，菟丝子10克，枸杞子10克。

经服上方药3剂后，出血止，便溏已除，月经周期准。只经期及中期各服3剂。在治疗三个月中只有一次极少量中期出血，且基础体温可见有排卵征象。血红蛋白上升97克/升，随后停经并怀孕。

○ 陈某某，31岁。

主诉：患者月经频至，一月二至三次，血崩量多，病已三年。病史：从1963年起，每经劳累生气即出血量多，有血块。此次因出血二十天不止，在外院作诊断性刮宫，病理检查为子宫内膜增殖型，初潮12岁7～10/20天，合并原发不孕症三年。主证：面色苍白，头晕耳鸣，失眠多梦，腰酸身倦，血崩量多，白带亦多（血红蛋白60克/升），舌略淡、苔白，脉象沉弦细。妇科检查：

宫颈重度糜烂，子宫体前位稍小。

辨证：阴虚血亏、冲任虚损引起崩中漏下。

治法：育阴养血，固摄冲任。

方药：

煅龙骨25克，煅牡蛎25克，煅石脂25克（前三味药先煎），川续断10克，仙鹤草10克，旱莲草10克，白芍药10克，生地炭10克，熟地炭10克，女贞子10克，覆盆子10克，枸杞子10克，仙灵脾10克，怀山药12克，茯苓12克，首乌12克，升麻炭6克，荆芥炭6克，地榆炭15克，侧柏炭15克，棕榈炭15克，阿胶块12克（烊化）。

服上方药每月6剂（经期、中期各服3剂）；在经期另服荷叶丸，每次2丸，日服2次，服5天。复诊：服上方药后诸症皆减轻，月经周期已准。1月30日、2月29日、3月28日各行经一次，已正常3个月，且量多不止。曾续服前方药去地榆炭等炭类药，减去荷叶丸。经行周期准，已无不规则崩漏之患，末次月经10月27日，基础体温上升25天未降，妊免试验阳性。

○ 王某某，31岁。

主诉：患者自婚后月经提前，半月至二十天一次，量多，色淡红，合并原发不孕6年。

主证：痛经，头晕，腰膝酸软，五心灼热，失眠多梦，纳少，面色萎黄不泽，消瘦，四肢多毛，舌红，少苔，脉象弦细。初潮14岁4～5/15～20天。妇科检查：子宫发育不良，取内膜病理检查为腺体分泌不足。

辨证：肝肾阴虚，冲任不摄。

治法：滋水涵木，固摄冲任。

方药：

生龙骨25克，生牡蛎25克，赤石脂15克（前三味药先煎），乌贼骨15克，生地10克，熟地10克，白芍药10克，川续断10克，青蒿10克，地骨皮10克，远志10克，石莲子10克，女贞子10克，覆盆子10克，枸杞子10克，山药15克，首乌15克，茜草炭6克，蒲黄炭6克。

每月6剂（经期、中期各服3剂）。平时服胎盘片，每次5片，日3次。复诊：服上方药半年，月经26～28天1次，月经量中等，血色由淡转红，停经45天，妊免试验阳性。

○ 满某某，34岁。

主诉：病人患功血5年，月经过频，经行7～9天，血停3～5天，又见量多，由崩转漏，经常出血1～3个月不止，久治未愈。合并不孕症7年，本院刮宫检查：内膜增殖期部分呈息肉状。妇科检查：宫颈轻度糜烂，子宫后位。

主证：心烦急躁，生气或劳累后即有不规则出血，由漏转量多，此次已19日未止，症见身倦多梦，时有腹胀痛，口干不欲饮。乳房胀，有泌乳。脱发，白带多，尿频黄。面色晦暗，舌苔黄，尖有瘀斑，脉象弦滑。

辨证：肝郁血热，血不循经。

治法：疏肝清热，凉血化瘀。

方药：

生龙骨25克，生牡蛎25克，茯苓12克，乌贼骨15克，柴胡6克，白芍药10克，赤芍药10克，牡丹皮10克，黄芩10克，佛手10克，广郁金10克，黄芩10克，椿皮10克，炒知母6克，炒黄柏6克，茜草6克，车前子10克（布包）。

方首2味药先煎。出血多时加荷叶丸1～2丸。

复诊：服上方药后诸症好转，2剂出血即止，腹痛已除。2个月之中按时每月服药6剂（经期、中期各服3剂），药后月经周期准，已无崩漏之患。次月停经43天，妊免试验阳性。

○姚某某，36岁。

主诉：患者自结婚后即患功血症，已四年。外院妇科检查为无排卵性功血症，合并多囊卵巢及原发性不孕症，月经初潮18岁7～11/15～90天，血量多，色淡红。

主证：身倦神疲，面色萎黄，心慌气短，腰酸，肢冷，浮肿，带下，便溏，前曾连续出血3月余。此次血崩量多，已10天未减，又两目眶青，毛发重，乳晕有色，舌边齿痕，苔白，脉沉细而缓。

辨证：心脾两虚，血失统摄。

治法：健脾益气，固摄冲任。

方药：

煅龙骨25克，煅牡蛎25克，煅石脂25克（前三味先煎），乌贼骨15克，黄芪10克，党参10克，仙灵脾10克，川续断10克，补骨脂10克，枸杞子10克，覆盆子10克，白术10克，山药10克，蔻仁6克，五味子6克，五倍子6克，升麻炭6克。

赵老指出若出血多时加侧柏炭、贯众炭、棕榈炭、地榆炭。停汤药时服四神丸或人参归脾丸，每日2丸。复诊：患者每月在行经初期、中期各服汤药3剂，共用药5个月，周期已准，血崩已止，诸症皆除而痊愈。停经80天，妊免试验阳性。足月分娩，母女健康。（《近现代二十五位中医名家妇科经验》）

韩百灵医案

○邓某，女，16岁。

主诉：患崩漏2年之久，初潮即有此疾，月经三五月一潮，潮则崩淋不止，延续月余，非药不止。止则停久不行，行而其崩益甚，多方求医，治皆罔效。形消体瘦，弱不禁风，唯借输血苟全性命。市某医院无奈，劝其手术切除子宫，邓某不从。途经人介绍前来舍下就医。

诊查：余见其言语断续，气力不接，体瘦如柴，面白如纸，唇淡无泽，想是沉疴重症，堪难治愈。然医乃仁术，扶困救危，在所不辞，遂问之曰："诊断若何？"答曰："功能性子宫出血。"余喜而慰之："吾能治之，勿急。"

辨证：诊脉验舌，一派阴亏之象。

治法：予以育阴止崩汤加味。

方药：

生地25克，白芍20克，鹿角胶25克，山药15克，川断20克，寄生20克，杜仲20克，海螵蛸25克，蒲黄炭20克，炒地榆50克，黄芪15克，当归16克，山萸肉15克。水煎服，10剂。

二诊：半月后邓某与其母来舍复诊，告曰：病势大转，虽流血未止，但其量减半，精神口振，饮食知味，经诊脉辨证，处以原方倍炒地榆，嘱再服药数剂，其血当止。

三诊：1周后复诊，果如所言，遂减去塞流之品，加入五味子、龟板、巴戟天各15克，令其连服药月余后，配成丸药久服。

经1年余，邓某月经以时而下，量质正常，病体康复，重返学校。（《中医当代妇科八大家》）

王文选医案

○徐某某，30岁。

1956年7月19日初诊：患者病已三月，月经来而不去，止则二三日，时多时少，淋漓不断。小腹下坠，头昏目花，体乏无力，畏冷，口干，脉缓，舌淡白。此系中气不固所致。拟升提中气，兼调肝法。

方药：

白术4.5克，茯神4.5克，远志6克，茜草3克，沙参4.5克，羌活3克，白芷3克，续断4.5克，升麻3克，柴胡3克，白芍3克，青皮3克，知母3克，甘草1.5克，鸡冠花6克。

三剂，水煎。食后服。

7月25日二诊：服第三剂药时，血已止，自觉身体有力。恐其反复，继续调治。以归脾丸、六味地黄丸各1丸，日服二次，服至一月，再未复发。

○ 任某某，30岁，农民。

1957年8月5日初诊：自诉劳累过度，经来不去，淋漓不止，业经半年之久。虽曾治疗，休息亦少，效果甚微。近来疲倦不堪，常欲静卧，有时少腹痛、腰酸痛，腹痛时即流血增多。脉象虚带弦，舌质微青，面色㿠白，唇干。此乃脾虚不摄、冲任不固之证。拟用补中益气汤加减治疗。

方药：

黄芪4.5克，沙参6克，党参6克，白术4.5克，当归4.5克，川芎4.5克，升麻1.5克，柴胡3克，杜仲6克，续断4.5克，炙草1.5克，香附4.5克，青皮4.5克，桂枝3克。

8月12日二诊：服第二剂时血减少，服第三剂后血已止。以补中益气丸，早晚各服1丸（9克），用乌梅、巴戟、菟丝子各等分量，煎汤冲服。连服一周。

8月25日三诊：近来自觉不倦，脉缓舌淡。八珍汤加减服之半月，告诫经期避免劳累，忌房事。事隔半年，患者告诉，自服药后病愈，现身体健康。

○ 张某某，48岁，农民。

1960年10月初诊：患者月经落后十日而来，至第五天突然血崩如注，一日内曾服补涩之药二剂未止，时多时少。诊时精神困倦，心情恐慌，时有微恶寒，思睡，发渴，脉沉紧，舌苔滑质淡红，唇燥。按年龄病情为天癸将绝之兆。脉症合参，拟以升清阳、疏风热之法。

方药：

荆芥4.5克，防风4.5克，升麻1.5克，柴胡1.5克，黄连3克，茯神4.5克，白芷3克，续断4.5克，羌活3克，沙参4.5克，黄芪3克，甘草1.5克，百草霜6克（冲服）。

第二日二诊：服药二剂后，当晚血陆续而止，脉缓舌淡。此为风热已解。鉴于大失血身体虚弱，气血双补继服八珍汤，每隔日服一剂，服十天。再改服六味地黄丸半月，每天二次，每次1丸（9克）。于十二月初，来潮一次后，遂经绝。

○ 茹某某，27岁，农民。

1957年7月1日初诊：患者半年来，月经淋漓不止，多少不定，时有紫块，胁满，少腹痛下坠，腰困酸，面色萎黄，精神萎靡不振，食欲尚佳，气短。曾服药多剂不效，故请治治。脉象弦而无力，舌质淡红苔白不润。

辨证：脾肝肾俱虚，冲任不固。

治法：益气补脾，佐以补肝肾，兼以收敛，固冲任。

方药：

白术4.5克，茯神4.5克，升麻3克，柴胡3克，青皮4.5克，黄芪4.5克，沙参6克，黑姜3克，茜草3克，胡连1.5克，甘草1.5克，续断4.5克，杜仲4.5克，乌梅4.5克。

7月19日二诊：服药二剂，经血大为减少，再以逍遥散加味治之。

方药：

白术4.5克，柴胡3克，白芍4.5克，茯苓3克，薄荷2克，陈皮3克，当归3克，山药3克，炙草3克，续断4.5克，生姜3克。三剂。

7月24日三诊：经血已止，以圣愈汤服四剂，再服逍遥丸120克，日服二次，每次9克，开水冲服。嘱以后月经来时，服补中益气汤三剂。如此调理二个月经周期，腊月专程来告，病已痊愈。（《中医医案医话集锦》）

何子淮医案

○ 姚某，女，37岁，已婚，工人。1974年8月25日初诊。

主诉：行人工流产两次，以后渐见经来量多，夹块作痛。曾用丙酸睾丸酮、维生素K、安络血和凉血止血、益气摄血等中西药物治疗，可取一时效果，停药后仍复原样，常拖延10余日以上，有时净后带下夹红。妇科病理切片诊断为子宫内膜增生症（不规则成熟）。此届经行第二天，量多，块大，色紫黯，下腹按痛。舌边紫黯，脉弦涩。

辨证：瘀热蕴滞下元。

治法：活血化瘀，荡涤胞络。

方药：（自拟血竭化癥汤加减）

血竭4.5克，制军炭9克，延胡索9克，血余炭9克，赤芍9克，白芍9克，失笑散9克，丹参15克，当归炭24克，藕节30克。3剂。

复诊：药后块下更多，腹痛时或减缓，仍以化瘀生新续进。

血竭9克，制军炭9克，小蓟9克，地榆9克，当归炭

15克，炒白芍15克，仙鹤草30克，藕节30克，炙甘草6克。3剂。

三诊：服药块下仍多，今已量减，似有净状，按之腹不痛，精神也转佳。块下痛除，瘀阻已去，继以养血调冲。

炒当归15克，焦白术15克，补骨脂15克，炒白芍12克，狗脊12克，党参12克，炙黄芪9克，淮山药24克，川断24克，炙甘草6克。

四诊：经期未至，已有来潮之感，慎防量多崩下。再以养血调冲观察，上方去参、芪、术、淮山、补骨脂，加丹参、仙鹤草各15克，艾炭2.4克。

五诊：服药2天，经来量不甚多，未见块下，色鲜红，无腹痛。仍以益气养血调经巩固。

党参、炙黄芪、焦白术、墨旱莲各15克，炒白芍、侧柏叶各24克，炒丹皮9克，炙甘草6克。（《中医当代妇科八大家》）

陈源生医案

○ 左某，女，38岁，搬运工人。

平素月经衍期，40～50日一行，经行腹痛，常有冷感，经血量少。时值隆冬严寒，劳动淋雨，入夜困倦难支。翌日，月经来潮，血量甚多，色泽紫红，间夹血块。少腹疼痛不移，如针刺样，喜热而拒按。就医诊治，予补中益气汤加生地、槐花，出血如故，腹痛有增无减。并觉头昏乏力，手足厥冷，纳少，喜热饮。面色晦黯，脉沉弦，舌淡有瘀斑，苔薄白。

辨证：寒凝血瘀，阳虚血弱，本虚标实之候。

治法：当先祛瘀，温而通之，稍佐养血固本。

方法：取阿胶四物汤化裁。

白芍10克，当归10克，川芎10克，阿胶10克，炒艾叶10克，炮干姜6克，官桂6克，炒五灵脂12克，小茴9克。

服药2剂，出血渐少，腹痛已不著。改用胶艾四物汤加吴萸、炮干姜、棉籽，另拟当归生姜羊肉汤加附子炖服，药食并进，养血温经，扶正摄血，3剂而血止痛蠲。惟饮食稍差，遂以四君子汤加黄芪、当归、砂仁等健脾益气，养血善后。（《现代名中医妇科绝技》）

裘笑梅医案

○ 王某某，39岁。

1977年3月27日初诊：婚后足月生产一胎，曾于1966

年和1969年人工流产各一次。自第二次人工流产后注射避孕药针，经期不准，渐至月经淋漓不已，病情缠绵至今未愈。经妇科检查：宫颈尚光滑；宫体大小正常，后倾，活动有压痛；附件阴性。诊断为月经不调，子宫内膜炎（？）。曾经多方治疗无明显效果。经淋九载，经律不规，末次月经1977年2月24日。伴腰酸，头晕，大便溏薄，胸腹胀痛，脉弦细，舌质带紫。

辨证：肝郁脾虚，气滞血瘀。

治法：疏肝健脾，祛瘀生新。

方药：

焦冬术9克，炒蒲黄9克，益母草9克，炒当归9克，柴胡4.5克，白蒺藜9克，山楂炭12克，大麦芽12克，槐米炭30克，川芎2.4克，薄荷梗4.5克。5剂。

二诊（1977年3月28日）：服药后，1977年3月24日月经来潮量多，大便转正，腰酸减轻。脉细，舌红润。治宜固涩之剂，以防经淋。

方药：

煅牡蛎、孩儿参、煅牛角鳃各30克，续断炭、狗脊炭、赤石脂、补骨脂各9克，陈山萸肉12克，白及末4.5克，煅龙骨15克。5剂。

三诊（1977年4月4日）：服上方后，纳差，带多，面色苍黄，脉细，苔薄。再拟健脾固涩。

方药：

焦冬术、补骨脂、煨诃子、赤石脂、狗脊炭、续断炭9克，炒谷芽12克，槐米炭、煅龙牡各30克，白及末4.5克。5剂。

此后月经前均以疏肝健脾、祛瘀生新为治，经期或经后则以健脾固涩为法，相继治疗三月余，月经恢复正常。（《近现代二十五位中医名家妇科经验》）

孔伯华医案

○ 梁姓妇案。八月初五日。

血分湿热，肝家阳盛，迫血下行，不能自已，晋前方药后尚未能止，脉仍弦滑，再依法加减之。

生龙齿四钱，生牡蛎六钱，血余炭三钱，生石决明两，川柴胡三分，赤小豆六钱，川草薢四钱，旋覆花二钱，代赭石二钱，炒湖丹三钱，台乌药三钱，盐知母三钱，盐黄柏三钱，鲜茅根一两，蒲黄炭三钱，藕两（带节须），芡实米三钱，犀黄丸四分（分吞）。

○ 何姓女案。

初诊：三月十九日。

据述经水不常，往往一二月淋漓不断，胁痛气短，腰胀且酸，体倦怠，胃纳板顿，食后发恶，脉弦不匀，法当调理脾经，兼和肝气。

当归身四钱，川芎二钱，桑寄生五钱，炒五灵脂三钱，血余炭三钱，炒栀子三钱，赤芍药二钱，细生地四钱，元胡二钱，阿胶珠三钱，艾炭二钱，甘草一钱，生藕节三钱。

二诊：三月二十三日。

服前方药两剂，经水已止，停药后又淋漓如故，而头痛心烦，胁痛腹胀，肢体酸软。此乃肝脾两虚，肾精又亏，不易治也。脉见弦虚，依前方加减再进。

桑寄生五钱，当归须五钱，川芎二钱，赤芍药四钱，细生地四钱，炒灵脂三钱，木瓜三钱，云苓块四钱，盐泽泻三钱，炒栀子三钱，四制香附二钱，甘草一钱，生藕节三枚。

○ 杨姓妇案。

初诊：十月十四日。

经血淋漓，三月不已，遂致崩下，血块颇多，脉数大尚不甚弦。盖湿热素重，乘血分而迫之下行也，当清滋摄止之。

生龙齿四钱，生牡蛎五钱（布包先煎），血余炭三钱，醋柴胡三钱，龙胆草炭三钱，鲜石斛五钱（劈，先煎），蒲黄炭三钱，白茅根两，炙升麻二钱，侧柏炭三钱，煨广木香一钱，芡实米三钱（盐水炒），泽兰叶三钱，莲房一个。

二诊：十月十八日。

崩已较止，带下尚多，近两日又为邪袭而发寒热，脉大而伏数，当先以标解之。

鲜石斛四钱（劈，先煎），薄荷钱二分，地骨皮三钱，冬桑叶三钱，白茅根一两，杏仁三钱（去皮尖），杭菊花三钱，枯黄芩三钱，生侧柏叶三钱，黄梗一钱，栀子炭三钱，知母三钱，干藕节五枚。

○ 薛姓妇案。

初诊：九月十六日。

阴虚血燥，肝热脾湿，迫血下行，淋漓不绝，杂有血块。曾服补涩之品，津液较伤，口干，脉细数而伏，宜滋摄育阴。

生牡蛎六钱，赤小豆三钱，石斛四钱，桑寄生六钱，石决明八钱，炒湖丹皮三钱，天花粉三钱，盐黄柏三钱，盐知母三钱，白蒺藜三钱，旋覆花二钱，代赭石二钱，血余炭三钱，芡实米三钱，地骨皮三钱，干藕节七枚，川萆薢四钱，莲子心二钱，耳环石斛二钱（另煎，兑服）。

二诊：九月二十二日。

症象渐转，加减前方。

生牡蛎八钱，石决明一两，血余炭四钱，旋覆花三钱，代赭石三钱，桑寄生八钱，赤小豆一两（布包），川萆薢四钱，蒲公英三钱，湖丹皮钱半，白蒺藜三钱，天花粉三钱，盐橘核三钱，芡实米三钱（盐水炒），莲子心二钱，钗石斛四钱（先煎），炒谷芽三钱，炒稻芽三钱，干藕节七枚（带须），耳环石斛二钱（另煎，兑），犀黄丸六分（分吞）。（《孔伯华医集》）

章次公医案

○ 盛姓女案。

初诊：经净后，淋沥迄今二十余日，腰为之酸，酸甚量亦频。古人于此，一用固涩法，一用祛瘀法。其揆一也。

益母草9克，藏红花6克，肉桂末1.5克（吞），炮姜炭4.5克，瞿麦穗12克，小蓟12克，大川芎6克，生艾叶4.5克，仙鹤草12克，桑椹子12克，震灵丹6克。分二次吞服。

二诊：生理之经行，与病理之出血连续不断，只能经量多而褐者，知为经行，色鲜而淋沥者，为漏下。今经行之第二日。

熟地黄24克，阿胶珠18克，荆芥穗6克，川断9克，厚杜仲9克，瞿麦穗12克，桑寄生12克，小蓟9克，乌贼骨24克，十灰丸12克。分二次吞服。

○ 姚姓女案。

初诊：经淋沥三周之久，曾三度量多如冲，其色鲜红。此为子宫出血，非一般月经可比。

阿胶30克（烊冲），干地黄18克，小蓟炭12克，山萸肉9克，炒黑蒲黄12克，牛角鳃炭9克，仙鹤草12克，川断9克，金毛脊9克，陈棕炭9克，苎麻根12克。

二诊：崩漏之量较前大减，而总不能根除。脉不整调，其人平素有心悸之疾，是血少使然。

阿胶24克（烊冲），熟地24克，杜仲9克，金毛脊9克，桑寄生9克，炒黑蒲黄9克，山萸肉9克，五味子4.5

克，金樱子9克，震灵丹9克。分二次吞服。

○李姓女案。

正常月经是生理性出血，崩漏是病理性出血。病者面色㿠白，爪甲无华，舌淡脉细。古籍以为脾不统血，当气血两补。

黄芪18克，党参9克，熟地18克，旱莲草9克，升麻3克，炮附块9克，炮姜炭2.4克，杜仲9克，牛角鳃炭9克，煅乌贼骨24克，苎麻根24克，阿胶30克（烊冲），仙鹤草15克。

○陈姓女案。

去年流产后，腹部较平素胀大，且有沉坠感。近来经淋沥不净，当予收缩子宫之属。

益母草12克，制香附9克，五味子4克，川芎9克，山萸肉9克，瞿麦穗9克，生艾叶4.5克，苏木4.5克，台乌药9克，失笑散9克（分吞）。

○吴姓女案。

行经量多如冲，经历八日，量虽减少，但淋沥不易尽，腰痛如折，良以为苦。今拟收缩子宫与增加血液凝固合剂。

藏红花3克，瞿麦穗12克，杜仲9克，大川芎6克，益母草9克，川断肉9克，熟地18克，金樱子9克，生阿胶15克，藕节5只，震灵丹6克（分二次吞服）。

○张女姓女案。

经曾停二月。既至，淋沥不易净，迄今一月有余，腹痛则其量更加，此症据其舌、脉，当用补涩；但痛，又当和瘀。二者并用可矣。

益母草9克，瞿麦穗9克，仙鹤草18克，大川芎6克，干地黄12克，生阿胶24克（烊冲），五味子3克，金樱子9克，陈棕炭30克（煎汤代水）。

○周姓女案。

初诊：虽静卧，亦有少量之经淋沥。治此症之条件有五，而麻醉亦能止血，镇静其血管，使血行不致过速之意。

罂粟壳12克，诃子肉9克，五味子4.5克，阿胶24克，牛角鳃12克，熟地18克，苎麻根12克，炮附片6克，延胡索9克，香甘松9克。

二诊：进药三剂，经淋沥者，静卧则止，起行复见，量仍少。药见其效，仍守原意。

罂粟壳9克，五味子4.5克，阿胶18克，熟地18克，苎麻根9克，牛角鳃12克，炮附片6克，仙鹤草15克。

三诊：淋沥已净，稍感心悸、神疲，夜不安寐，予归脾丸以调之。

○石姓女案。

初诊：病较重之时症后，而经见淋沥不易净，为时已及两旬，腹部微痛，痛则下。此宜古人久漏当攻之法。

藏红花9克，桃仁泥12克，黑荆芥6克，瞿麦9克，大川芎4.5克，延胡索9克，益母草9克，生蒲黄9克（包），赤白芍各6克，来复丹6克（吞服）。

二诊：以通为止，经淋沥者量已少，亦不感腰酸、腹胀，此可固摄之。

绵杜仲12克，熟地黄15克，生黄芪9克，升麻4.5克，乌贼骨30克，金毛脊9克，阿胶珠18克，川继肉9克，核桃肉9克。

另：常服二仪膏。

○徐姓女案。

初诊：经淋沥五十余日，精神食量称是，疲劳则量多，腹痛亦然。

益母草12克，大川芎6克，仙鹤草15克，藏红花6克，瞿麦穗12克，苎麻根12克。

二诊：药后经量反多，多后逐渐减少，此必然者。

熟地12克，阿胶12克，金毛脊9克，瞿麦12克，川断9克，苎麻根12克，仙鹤草30克，乌贼骨30克，月季花2.4克，震灵丹9克（分吞）。

○张姓女案。

初诊：经曾停止三月有余，因登楼闪动而下血块，从此淋沥不净，四月有余。

熟地12克，炒当归6克，阿胶珠12克，金毛脊9克，仙鹤草15克，苎麻根12克，藏红花6克，川断9克，震灵丹6克（分二次吞）。

二诊：漏红止，腰酸，上膈隐痛，入夜微有惊惕，皆贫血使然也。

熟地12克，川断9克，党参9克，枸杞9克，酸枣仁9克，黄芪皮12克，龙眼肉9克，菟丝子12克，仙鹤草15克。

○周女案。

往日经过期不至，恒见崩中。今腹胀而腰酸，攻之不可；调整卵巢功能，斯可矣。

全当归9克，补骨脂9克，炮姜炭3克，官桂皮4.5克，大川芎6克，巴戟天9克，淡吴萸4.5克，升麻4.5克，清炙草4.5克，来复丹6克（分二次吞）。

二诊：强壮剂只能间接恢复卵巢功能，假使经之须通者，则其力缓。往日经后时，大崩，攻补兼施可矣。桃仁承气加参归法。

党参9克，川桂枝3克，生枳实9克，制川朴3克，全当归9克，桃仁泥12克，生川军6克。

○ 姚姓女案。

初诊：一月经三见，小腹胀，胀甚量益多。据其色脉，胶艾汤不相当。

炒丹皮9克，生地12克，小蓟15克，旱莲草15克，生茜草9克，地榆炭9克，冬青子9克，炒银花12克，藕节炭4只，黑荆芥6克，川黄柏3克，夏枯草9克。

二诊：服药后，经色仍鲜，腹胀，量多亦如故，今易其法。

阿胶珠12克，益母草9克，小蓟12克，瞿麦9克，生蒲黄9克，生艾叶6克，生茜草9克，干地黄12克，黑荆芥6克。

○ 夏姓女案。

初诊：经淋沥，增加血液凝固之药无效。再拟通涩并进之法。

益母草12克，川芎6克，藏红花6克，桃仁9克，乌贼骨18克（研细末，分吞），瞿麦9克，罂粟壳12克，五味子4.5克，仙鹤草12克。

二诊：药后经淋沥已净，神疲色萎，气血不足，调补之可矣。

潞党参9克，全当归6克，熟地9克，陈阿胶9克，绵黄芪9克，仙鹤草12克，五味子3克，炙甘草4.5克。（《章次公医案》）

刘云鹏医案

○ 陈某某，女，23岁，未婚，住沙市崇文街。

初诊：1977年9月17日。患者既往有崩漏史，曾两次在本院妇科住院治疗，血止出院。本次月经于9月3日来潮，至今未尽，现出血量特多，色红，常神疲乏力，腰膝酸痛，纳食差，大便稀，每日1次，小便正常。脉软弱，80次/分。舌质略淡略暗，舌苔黄色。

辨证：气虚血脱，冲任损伤。

治法：益气固脱，固涩冲任。

方药：固本止崩汤加减。

党参15克，黄芪30克，白术30克，姜炭6克，甘草3克，地黄炭9克，熟地1.2克，阿胶（兑）9克，枸杞30克，炒杜仲9克，续断12克，牡蛎30克，棕炭9克，赤石脂30克。共2剂。

二诊：1979年9月19日。患者服上方后，阴道出血明显减少，经色较淡，有时深红，仍觉全身软，腰膝酸软，四肢乏力，活动后心慌。脉弦软，80次/分。舌质淡红，舌苔薄白。继守上方2剂。

三诊：1979年9月21日。患者服上方后，阴道出血基本停止，大便已正常，心慌较前减轻，仍感四肢乏力，腰酸痛，脉弦缓软，68次/分。舌质淡红，舌苔薄，舌边有齿印。此证属冲任渐固，脾肾阳虚未复。治宜继守前法增强疗效。仍守上方，共3剂。

四诊：1979年9月24日。患者服上诸方后，于两天前阴道出血完全停止，纳食、二便、睡眠尚可。现觉尾闾骨处酸痛，四肢乏力，稍畏冷。脉沉软缓，66次/分。舌质淡红，舌苔薄，舌边有齿印。此证属脾肾阳气未复。治宜温补脾肾两阳，益精气，固冲任。继守前方化裁。

方药：

黄芪15克，党参15克，茯苓9克，白术15克，甘草3克，姜炭6克，补骨脂9克，杜仲15克，枸杞30克，熟地12克，五味子9克，鹿角胶9克，阿胶（兑）9克。共4剂。

随访：患者服上方后，各症续减，再服上方8剂，腰及尾闾骨疼痛愈，心慌、气短等症亦逐渐消失。（《近现代二十五位中医名家妇科经验》）

丁甘仁医案

○ 经事淋漓不止，腰酸头眩，冲任亏损，血不归经，肝阳易于上升，兼之咳嗽。宜调摄奇经，清肺化痰。

阿胶珠三钱，左牡蛎四钱，花龙骨三钱，黑穞豆衣三钱，抱茯神三钱，厚杜仲三钱，炒杭菊三钱，冬瓜子三钱，冬桑叶二钱，光杏仁二钱，象贝母三钱，贯众炭三钱，藕节炭三枚。

○ 产后冲任亏损，经事淋漓不止，腰酸腹痛，脉象细弱。宜调摄冲任，而潜浮阳。

吉林参须一钱，抱茯神三钱，米炒白术二钱，清炙草六分，白归身二钱，大白芍二钱，生地炭三钱，厚杜仲三钱，川断肉三钱，阿胶珠二钱，春砂壳八分，乌贼骨三钱，藕节炭二枚。

○ 经事淋漓，头眩眼花，脉象细数。冲任亏损，血不归经。宜胶艾四物汤加减。

阿胶珠三钱，侧柏炭钱半，生白芍二钱，白归身二钱，朱茯神三钱，生地炭三钱，花龙骨三钱，左牡蛎四钱，黑稆豆衣三钱，贯众炭三钱，藕节炭二枚。

○ 冲任亏损，血不归经，经事淋漓，行而太多，有似崩漏之状，目白红赤，肝火升腾。姑拟调摄奇经而清肝火。

阿胶珠三钱，蒲黄四分（同炒），白归身二钱，大白芍二钱，左牡蛎四钱，抱茯神三钱，荆芥炭一钱，花龙骨三钱，象贝母三钱，滁菊花二钱，青葙子钱半，陈棕炭三钱，血余炭（包）三钱，藕节炭二枚，活贯众炭三钱。

二诊：经行太过，似有崩漏之象，头眩心悸，胸闷纳少，脉象左弦、右细，舌苔白腻。此冲任亏损，血不归经，肝气肝阳上升，胃失降和，仍宜养血柔肝、调摄奇经。

生白芍二钱，白归身二钱，阿胶珠二钱，朱茯神三钱，左牡蛎四钱，花龙骨三钱，黑稆豆衣三钱，潼蒺藜三钱，厚杜仲三钱，活贯众炭三钱，广橘皮一钱，生熟谷芽各三钱，藕节炭二枚，嫩钩钩（后入）三钱。

三诊：目白红赤已见轻减，崩漏虽减，未能尽止。冲任亏损，血不归经，仍宜调摄奇经，而清肝热。

清阿胶三钱（蒲黄炭同炒），白归身二钱，大白芍二钱，抱茯神三钱，左牡蛎四钱，花龙骨三钱，厚杜仲三钱，陈棕炭三钱，血余炭（包）钱半，乌贼骨三钱，贯众炭三钱，嫩白薇钱半，藕节炭三枚。

○ 经事淋漓太多，有似崩漏之状，脉象弦细。冲任亏损，血不归经，宜胶艾四物合三甲饮加减。

阿胶珠三钱，广绒炭八分，白归身二钱，大白芍二钱，抱茯神三钱，生地炭三钱，活贯众炭三钱，左牡蛎四钱，花龙骨三钱，炙鳖甲三钱，陈棕炭三钱，莲蓬炭三钱，藕节炭三枚。

○ 肝虚不能藏血，脾虚不能统血。经行太多，似有崩漏之象，腰酸骨楚，头眩少寐，脉象细弱。拟归脾汤合胶姜饮加减。

潞党参二钱，生黄芪三钱，白归身二钱，陈广皮一钱，朱茯神三钱，炒枣仁三钱，生白术二钱，厚杜仲三钱，阿胶珠三钱，炮姜炭六分，大白芍二钱，活贯众炭三钱，红枣四枚，藕节炭三枚。（《丁甘仁医案续编》）

李春华医案

○ 陈某，35岁，已婚，1997年4月6日初诊。

患者阴道流血50余天，量增多5天。平素月经5/28天，本次月经1997年2月8日，经行第2天因搬家劳累致月经量增多，此后淋漓未净，量时多时少，色暗红，有少量瘀块，曾服中药数剂无效。5天前量突增，色红，有大血块，每天用卫生巾近2包，伴见头昏头晕，疲倦乏力，面色苍白，口干，舌质偏红，脉沉细。

辨证：肝郁化热血瘀之暴崩。

治法：疏肝理气，活血化瘀，凉血止血。

方药：投自拟仙乌五草汤加参芪失笑散。

生黄芪、红参、仙鹤草、仙桃草、旱莲草、夏枯草、乌梅、海螵蛸各30克，生五灵脂、生蒲黄、益母草各15克。3剂，每天1剂，水煎服。

4月13日复诊：患者服药1剂后流血量明显减少，后连服2剂血止。现感头晕乏力，腰酸，小腹隐痛，纳差，寐差，舌质淡、苔薄白，脉沉细。治以疏肝理气、补肝肾调经之法，方用逍遥失笑散加味。

方药：

柴胡、续断、制何首乌、鸡血藤各15克，白术、当归、蒲黄、五灵脂各12克，茯苓、桑寄生、白芍、败酱草、仙鹤草、生黄芪各30克。续服4剂以巩固疗效。［闫继兰等. 李春华老师妇科运用药对经验的介绍. 新中医，1999，31（11）：10-11］

班秀文医案

○ 王某，女，12岁，学生。1973年3月10日初诊。

去年春月经初潮，周期紊乱，前后不定，每次经行量多，色红，均用止血药或打止血针始止。现为第6次经行，已来潮15天，未净。开始头3天，量多，色淡红，从第4天起，逐渐量少，但仍淋漓点滴，每天换卫生纸1～2次。无其他自觉症状，能正常上学，纳食良好，二便调和。脉沉细而略数，舌苔薄白，舌尖红。

辨证：肾气未充，冲任发育未全，过早成熟而引起的病变。

治法：滋阴补肾，调养冲任。

方药：

何首乌18克，旱莲草15克，熟地黄12克，覆盆子9克，菟丝子9克，五味子5克，川杞子9克，女贞子9克，怀山药15克，白茯苓12克，益母草9克，香附5克，柴胡2克，生甘草5克。每天清水煎服1剂，连服5~10剂。

5月3日二诊：上方共服9剂，服第3剂之后，阴道出血即止。于3月26日月经来潮，周期已对，色量一般，持续5天干净。现逾期一周，经水未来，脉细数（90次/分），舌苔薄白，舌质尖红。拟用补养经水之源以行之，待阴充血旺，其经自潮。

方药：

黄精18克，菟丝子9克，川杞子9克，女贞子9克，覆盆子9克，怀山15克，生潞党15克，北柴胡5克，甘草3克。每天清水煎服1剂，连服3剂。

5月10日三诊：上方服后，经水来潮，量多色红，持续5天干净。除少腹微胀疼之外，余无不适。脉象细缓，舌苔薄白，舌质尖红。仍以调养冲任之法治之。

方药：

归身6克，川芎5克，白芍9克，熟地12克，艾叶5克，阿胶9克（烊化），生潞党16克，益母草9克，旱莲草16克，北荆芥2克，炙甘草5克。每天清水煎服1剂，连服6剂。

一年后追访，经行周期正常。（班秀文著。妇科奇难病论治。南宁：广西科学技术出版社，1989，32-37）

沈仲理医案

○ 陈某，43岁，已婚。

初诊（1976年12月14日）：月经过多，来则如崩，已十余年，血色鲜红，夹有大血块，无腹痛，经前头面烘热，此次经期将临，舌胖，苔薄白，脉沉细。

辨证：病久气血两亏，气虚血脱，冲任不固。

治法：益气摄血，补肾平肝。

方药：

党参12克，黄芪12克，生白术9克，生贯众30克，花蕊石30克，益母草9克，升麻6克，槐花12克，生炙甘草各4.5克，侧柏叶30克，山药15克，川断12克，钩藤12克（后下）。7剂。另：震灵丹18克，每日9克（分两次吞服），连服2天。雉子筵浸膏2瓶，每日2次，每次3片。

二诊（12月21日）：月经15日来潮，经量较前为少，淋漓未净，头晕腰酸，周身烘热，夜寐不安，苔薄白，舌胖，脉细弦。气血两亏，冲任不固，阴虚则生内热，肝、脾、肾三经同病。再拟益气摄血，健脾柔肝。

方药：

党参12克，黄芪12克，生白术9克，白芍12克，炙甘草4.5克，贯众炭12克，升麻6克，侧柏叶30克，功劳叶12克，槐花12克，山药15克，川断12克，白蒺藜12克。7剂。

三诊（1977年1月11日）：月经将近来潮，腹部气坠，心烦不安，四肢酸软，苔薄，脉弦细。肝脾不足，冲任失调。治宜益气养血，健脾柔肝，固摄冲任，以防冲血之患。

方药：

党参15克，黄芪12克，升麻6克，白术芍各9克，生炙甘草各4.5克，花蕊石60克，贯众30克，苎麻根30克，侧柏叶30克，菟丝子9克，橘叶核各9克，震灵丹12克（分2次吞服）。7剂。

四诊（1月18日）：月经14日来潮，血崩之象较前好转，血块亦少，头胀不适，两腿皮肤灼热，心烦失眠，苔薄，脉沉细，弦象已平。气血两亏，气虚不能摄血，阴虚则生内热。再拟益气固摄，养血平肝。

方药：

党参15克，黄芪12克，升麻4.5克，山药15克，白术芍各9克，生炙甘草各4.5克，贯众炭15克，旱莲草30克，侧柏叶30克，槐花12克，地骨皮9克，功劳叶12克，钩藤12克（后下）。7剂。

五诊（1月25日）：月经21日净，血崩之象已明显减轻。面目虚浮，下肢皮肤灼热未退。气虚脾病则面浮，血虚肝亢则肤热。苔薄，脉沉细。再拟益气养血，健脾柔肝，以治其本。

方药：

党参12克，黄芪9克，白术、白芍各9克，升麻4.5克，炙甘草4.5克，陈皮3克，旱莲草15克，功劳叶12克，地骨皮9克，炙龟板12克，淮牛膝12克，生麦芽12克。7剂。（《近现代二十五位中医名家妇科经验》）

岑观海医案

○ 王某，女，28岁，已婚，1965年4月18日初诊。

患者因上避孕环后阴道流血30余天，淋漓不净，色鲜红、质稀，无腹痛，神疲乏力，面色㿠白，头晕心悸，略感腰酸，纳食欠佳，口渴喜甜饮，二便正常，舌质淡，脉细弱。妇科检查无其他疾患，环位正常，既往月经正常。证属上环崩漏。审其因系手术损伤子宫血络，出血既久，气血俱损，气不摄血，治以益气止血之法。

方药：益气止血汤。

人参9克，黄芪30克，白术10克，阿胶12克，海螵蛸、茜草根各15克，荆芥炭6克。3剂血止，获效甚速。后以归脾汤调治，月经恢复正常。（《现代名中医妇科绝技》）

张汝伟医案

○陶月娟（年四十四，余杭，住余姚路一七六弄286号）案。

初诊：肝肾两亏，湿热下注，经漏不止，已达一月有余。腰脊酸楚，胃呆少纳。脉濡弦，苔薄白腻。拟止漏养营，兼化湿热治之。

紫丹参、细生地、炒白芍、原杜仲、川续断、制女贞各三钱，炒川芎一钱，丹皮炭二钱，炮姜炭五分，煅牡蛎八钱（先煎），赤石脂四钱。

二诊：服前方二剂，漏下已净，胃气略醒，湿热未除，白带淋漓，腰仍酸楚，苔白脉濡，再宜化湿而益肝肾。

厚杜仲、川续断、桑寄生、乌贼骨、椿根皮、炒苡仁、炒泽泻、威喜丸（包）各三钱，酒炒桑枝五钱，炒赤芍二钱，煅牡蛎一两（先煎）。

三诊：带下已减六七，腰酸亦愈，前方增损。

前方去桑枝、威喜丸、椿根皮，加炒潞党、生淮药、朱茯神各三钱。

本证始末：此证由漏而带，非常严重。三方共服十二剂，能得痊愈。（《临症一得》）

贺钧医案

○崩漏已久，八脉皆伤，气从下陷，肛坠，尾闾胀，便结，不寐，少腹急胀，脉沉滑细数，舌红苔白。业经已久，势无速效可图。

淡苁蓉三钱，当归二钱，大生地五钱（炙炭），旱莲草三钱，鹿角霜三钱，大白芍二钱，臭荑三分（拌炒），炙黄芪三钱，炮姜炭五分，大丹参一钱五分，炙甘草八分，香附炭一钱五分，紫石英三钱。

另：补中益气丸二两、黑归脾丸二两，和匀。每服三钱，开水下。

○年甫十三，月事初行，血块磊磊，入夜尤甚，月余不已，脉弦数鼓指，舌苔腐白。冲海积热不清，不宜入延。

当归二钱，大丹参一钱五分，大生地五钱（炙炭），京赤芍一钱五分，蒲黄炭一钱五分，香附炭一钱五分，阿胶珠二钱，粉丹皮一钱五分，荆芥炭一钱，炙甘草八分，旱莲草三钱，血余炭一钱五分，红枣三个。

二诊：月事淋漓已止，腹中尚或作痛，舌白口干。年甫十三，患此症者亦仅见。当再和荣调经，以善其后。

大生地五钱（炙炭），当归二钱，川郁金二钱，大丹参一钱五分（炒），金香附一钱五分（炙炭），白蒺藜四钱，炒丹皮一钱五分，炙甘草五分，荆芥炭一钱，大白芍二钱，莲房三钱（炙），红枣三个。

另：四物丸三两，每服三钱，开水下。

○始而经居五月，刻下猝然崩漏如注，血块磊磊，腹大虽减，右畔尚结痞有形，按之痛，外痔肿突作痛，两足肿，日来又增左半头痛，脉虚弦右芤，舌苔腐白满布。积瘀未清，肝阳暴升，风湿乘袭也，症殊挟杂。

荆芥炭一钱，大生地五钱（炙炭），大川芎一钱五分，大白芍二钱，当归二钱，大丹参一钱五分，白蒺藜四钱，川楝子一钱五分（醋炒），清阿胶二钱（蒲黄六分拌炒珠），香附炭一钱五分，荷蒂四个。

改方：加炮姜五分。

二诊：经治来漏红虽少，秽水如鱼肠者尚多，前阴坠胀已退，逐日寒热将清，头痛十去其七，舌苔亦化，脉转虚滑小数，湿瘀日化，营卫未和，腰前痛，下元暗亏矣。不宜生枝。

当归二钱，大川芎一钱，大白芍二钱，白蒺藜四钱，川断肉四钱，云苓神各三钱，乌贼骨四钱（炙），大丹参一钱五分，厚杜仲五钱，焦白术二钱，佛手八分，红枣三个。

○荣阴久亏，肝乏藏守之职，血不归经，不时崩漏，或杂血块，少腹痛，心悬头昏，脉弦细而数，舌质光绛。当清荣柔肝，调其冲任。

大生地六钱（炙炭），当归二钱，大白芍二钱，阿胶珠二钱，血余炭一钱五分，云神四钱，五灵脂二钱（醋炒），炙甘草七分，旱莲草四钱，煅牡蛎六钱（先煎），香附炭一钱五分，莲房三钱（炙）。

○漏红数年，或多或少，血块磊磊，或带下，少腹坠痛，脘闷冷涩上泛，脉沉细，舌红根白。冲带两伤，年已四旬有六，暴崩可虑。

当归三钱，大白芍二钱（吴萸三分拌炒），香附炭一钱五分，炮姜炭八分，大丹参一钱五分，大生地炭五钱，五灵脂二钱（醋炒），炙甘草八分，旱莲草四钱，云神四钱，血余炭一钱五分，红枣三个。

另：黑归脾丸二两，每服三钱，开水下。

○漏红三月，或带黄水，脘闷作恶，面黄厌食，日晡潮热，口渴，舌苔糙黄满布，脉沉细无力。血虚湿热乘之，血不安位，肝脾失调，冲任无以约束也。

大生地五钱（炙炭），乌贼骨三钱，炮姜炭五分，乌梅炭一钱，旱莲草三钱，大白芍二钱，香附炭一钱五分（醋炒），煅牡蛎五钱。先煎当归二钱，阿胶珠二钱（蒲黄五分拌炒），莲房二钱（炙）。

另：乌贼骨丸一两，每服二钱，开水下。

二诊：今日潮热未来，脘次尚水畅，腻痰上泛则作呕，加之漏红三月，或带黄水，今又化为赤白带，淋漓且多，脉仍沉细无力，重取小数，舌苔仍糙黄满布。阴血久亏，湿热乘虚袭入血分所致，未宜滋补，清养分渗为先。

当归二钱，香白薇三钱，地骨皮三钱，大白芍二钱（桂枝三分拌炒），银柴胡一钱，炙鳖甲八钱（先煎），粉丹皮一钱五分，青蒿一钱五分，炙甘草七分，云苓三钱，青荷叶一角，炒竹茹一钱五分。

三诊：日来潮热已清，赤白带淋漓亦少，惟又复漏红，或带黄水，脘仄不畅，黏痰上泛则作恶，胃纳不甘，切脉沉细少力，舌苔满布已宣。血分之湿热初清，肝胃未和，阴土日伤之候。刻当和胃清肝，以涤余热。

南沙参三钱，川石斛三钱，地骨皮四钱，粉丹皮二钱，乌贼骨四钱（炙），香白薇四钱，当归二钱，大白芍二钱，焦谷芽四钱，陈橘白一钱，云苓三钱，金橘皮四个。

四诊：经治来，潮热大清，赤白带及漏红亦已，惟黄水尚多，脘仄胃呆，黏痰上泛则作恶，脉沉细而滑，

舌苔已化，舌心尚腻。阴分之热虽清，冲带湿浊未净，肝胃未和也。

潞党参三钱，当归二钱，乌贼骨四钱（炙），大白芍二钱，焦白术三钱，粉丹皮一钱五分，川石斛三钱，陈橘白一钱，云苓三钱，焦谷芽四钱，干荷叶一角，红枣三个。（《贺季衡医案》）

宋光济医案

○周某，女，51岁，工人。1983年5月18日初诊。

因恼怒后月经提前，经行量多如注，半月未净，头晕头胀，口燥咽干，胸胁作胀，大便秘结，小便黄赤，舌红，脉弦数。

治法：养阴清肝，凉血固经。

方药：

桑叶、甘菊花、旱莲草、熟军炭、熟女贞、焦白芍、川石斛、侧柏炭、炒丹皮各9克，生地炭、炙龟板、煅牡蛎、十灰丸各12克，麦冬6克，生甘草3克。5剂。

5月23日复诊：前方服后，出血已减，经色转淡，面潮，大便不爽，小便尚赤，脉舌如前。

治法：清热凉血固经。细生地、十灰丸、藕节炭、瓜蒌仁各12克，女贞子、旱莲草、侧柏炭、焦白芍各9克，麦冬、木通各6克。

○陈某，女，48岁，教师。1978年9月12日初诊。

自述平素月经提前量多淋漓，近几个月来月经较乱，先后无定。本次月经8月20日，淋漓10天净后，昨日因家务劳累，阴道又出血，量多，色淡红，并伴有头晕，腰酸，神疲乏力，纳呆寐差，时有肛门坠感，口干，脉细缓，苔薄边缺。

治法：益气健脾固摄。

方药：验方益气止崩汤加减。

炙黄芪、炒赤石脂、小生地炭、杜仲炭、十灰丸、川断炭、陈棕炭各12克，炒党参、炒白术、朱茯神、侧柏炭各9克，升麻炭、炙甘草各3克。5剂。

9月17日复诊：上药服后，出血明显减少，唯纳仍欠佳。原方去炭药加焦谷芽9克，炒陈皮、焦六曲各6克，继服5剂。

9月22日再诊：服3剂药后血即止，5剂后纳振，诸症瘥。以后在原方基础上出入调服数月而经准崩愈。

○张某，女，35岁。工人。1980年3月13日初诊。

月经不调，经期延长2年余。阴道不规则出血已3月，量时多时少，淋漓至今未净，有紫血块排出，腹痛拒按，胸闷胁胀。

妇检：子宫增大如3月孕。脉弦涩，苔薄边有瘀点。

诊断：崩漏伴子宫肌瘤。

辨证：气血瘀滞，血不归经。

治法：逐瘀止血，理气消癥。

方药：

炒当归、焦白芍、生熟五灵脂、香附炭、炒阿胶、元参、贝母各9克，茜根炭、丹参炭、牡蛎各12克，枳壳炭、青陈皮各6克，柴胡、参三七各3克。5剂。

复诊：上药服10剂后，痛减血止，以后改服逍遥散至4月16日来诊，经期已准，痛止，经B超检查肌瘤已消失。

○郑某，女，18岁，学生。1983年6月11日初诊。

潮期五度，经期延长，量多淋漓。平素带多色白，末次月经6月2日，量多淋漓，至今未净。曾经某医院检查而诊断为无排卵型宫血。神疲乏力，腰酸腿软，畏寒肢冷，尿频，脉沉细而弱，舌淡苔薄。

辨证：肾气虚衰，冲任不固。

治法：温肾调冲，益气止血。

方药：

熟地炭、炒淮山、杜仲炭、煅龙牡、炒赤石脂、炙黄芪各12克，狗脊炭、川断炭、菟丝子、覆盆子、杞子、炒阿胶各9克，陈萸肉6克，艾叶炭3克。5剂。

6月18日其母带来复诊：药后出血已止，精神亦振，唯纳欠佳，便溏，时感畏寒。

治法：原方去龙牡和炭药，加焦谷芽、补骨脂、煨肉果、鹿角胶。继服5剂。以后按原方调服数日，经期建立，崩漏未复。（《现代名中医妇科绝技》）

叶熙春医案

○师女（十二岁。上海。）案。

初诊（九月）：年未二七，经汛已临，量多色鲜，延已五旬未净，面容少华，午后有虚潮之热，唇色淡红。冲任已损，有入怯途之虑，亟拟固摄奇经。

熟地炭18克，萸肉5克，煅龙骨12克，清炙黄芪9克，炒白芍9克，炒阿胶珠12克，炙侧柏叶9克，艾叶炭6克，旱莲草15克，陈棕炭9克，煅牡蛎30克，小蓟炭9克。

二诊：前方服后，经漏顿止，而潮热未清，脉虚无力。血去阴伤，再拟滋养肝肾，以丽八脉。

熟地炭18克，阿胶珠12克，炒白芍9克，炙侧柏叶9克，旱莲草15克，清炙黄芪9克，小蓟炭9克，黄芩炭5克，制女贞子9克。

○王女（三十八岁。富阳。）案。

初诊（七月）：经行半月未止，量多色殷，午后潮热，掌心如灼，心悸头晕，夜寐不安，口干心烦，足跟隐痛，脉来虚数，舌红中有裂纹。肝肾之阴不足，虚火内扰，冲任失固。

治法：固经汤化裁。

炒白芍9克，黄柏炭3克，醋炙香附6克，炙樗皮9克，炙龟板15克，炒黄芩6克，侧柏炭9克，地榆炭9克，仙鹤草30克，生地炭15克，地骨皮12克。

二诊：经漏已止，心悸头晕减轻，夜寐较安。治以前方去侧柏、地榆、仙鹤草，加旱莲草、女贞子，续服六剂。（《叶熙春专辑》）

丁叔度医案

○姓女案：19岁，已婚。小产后漏血，两个月未止，腹痛，腰酸，四肢无力，小溲疼痛，脉弦数。

方药：

生地炭15克，当归9克，炒祁艾4.5克，棕榈炭6克，杜仲6克，炒阿胶9克，丹参6克，元胡6克，炮姜1.5克，甘草1.5克，山药9克，黄芩4.5克，生芪9克，生姜1.5克，乌梅1.5克。

服上方后漏血大减，腹痛已愈。

二诊方药：

生地炭15克，归身12克，祁艾6克，川杜仲6克，续断6克，阿胶9克，茯苓9克，白术6克，砂仁2.1克，甘草4.5克，山药12克，生芪12克，生姜15克，乌梅1.5克。

服此药两剂后，漏血已止。又连服三剂，诸症悉退而痊愈。（《津门医粹》）

翟竹亭医案

○翟竹亭治王明升妻案：因经水适来，夫妇闹气，大怒之后，天癸遂停，由此腹疼，亦不甚重。至五月急下败血臭物，如梅杏者二十余块，立时昏晕欲绝，急迎余疗。诊得六脉如丝，余知气随血奔。时珍曰："血脱补气。"遂用黄芪补血汤：炙黄芪180克，当归30克。日连二剂，病去四五，后改十全大补，服八帖方收全功。

○ 又治其友索文萃令正，因郁怒伤肝，天癸四月不行。一日忽大下死血成块者十余枚，立刻昏倒于地，四肢厥冷，目闭口开，急迎余往治。诊得六脉极细欲脱。张洁古云："血脱者补气。"急用炙黄芪30克，当归10克，白术15克，茯苓12克，油桂10克，乌梅5个，炮姜12克，川芎10克，白芍12克，熟地18克，山萸肉10克。水煎服。一帖神清，二贴血止，四帖痊愈。

○ 彭庄宗得玉妻，年三十余，二月经行，于坑边洗衣，此时天气尚寒，及归寒热似疟，天癸停止，亦无痛苦。又二月余，经水暴来，一时许，昏晕数次。某医用十灰散加收涩之药，两剂而止。经血虽住，少腹苦疼，饮食不进，身发寒热，夜间谵语。迎余治疗诊得六脉沉涩，少腹拒按。此瘀血不尽，补益之害。张景岳先生云："实其实而死者"即此类也。余用攻血汤服一帖，瘀血下两碗许，诸症少轻，腹疼如故。原方又投一帖，又下死血，如桃李者四五枚。共服二帖，诸症皆痊。

攻血汤

当归尾15克，川芎10克，生地12克，赤芍10克，川牛膝10克，桃仁12克，红花6克，三棱6克，莪术6克，丹皮10克，五灵脂10克，生蒲黄10克，栀子6克，香附6克，甘草6克。

水煎服。（《湖岳村叟医案》）

范文虎医案

○ 范文甫治一冯姓妇案：血崩为日已久，淋漓不净，色淡质薄，面色㿠白，舌淡，脉细滑，血虚已极。

白术9克，党参9克，黄芪30克，当归9克，甘草3克，茯神9克，远志3克，木香3克，大枣6枚，龙眼肉9克，侧柏炭9克。

二诊：崩漏止。体倦，面虚浮肿。脉细。

当归9克，桂枝3克，白芍12克，炙甘草6克，生姜3克，大枣6枚，饴糖30克。

○ 又治戴师母案：苦血崩。

西党参30克，生于术24克，炙甘草6克，炮姜炭6克，淡附子9克，真阿胶9克，童便1杯。

二诊：原方淡附子易厚附子，加桑叶9克。

○ 陈师母。苦血崩，量多色淡，面色无华，舌淡脉细，尺脉尤甚。

厚附子9克，西党参30克，生冬术12克，姜炭6克，炙甘草9克，真阿胶9克，黄芪9克。

二诊：厚附子9克，西党参30克，生冬术12克，姜炭9克，炙甘草9克，真阿胶9克，桑叶9克。

三诊：血崩已止，气血两亏。

厚附子9克，归身9克，茯苓9克，党参30克，川芎6克，炙甘草3克，炒冬术12克，黄芪30克，真阿胶9克。（《范文甫专辑》）

李玉奇医案

○ 李某，女，31岁。1985年10月上旬来诊。

因经期参加运动会，月经来潮10余天仍淋漓不断。伴乏力，头晕耳鸣，五心烦热，月经量少色红，舌红少苔，脉细无力。诊为经漏，服用此方（组成：乌贼骨20克，莲房炭50克，生地炭50克，当归10克，胡黄连10克，知母15克，升麻10克，白芍20克，木香10克，牡蛎20克，甘草20克，大枣10枚）3剂即停，1个月后，月经如期而至，身无不适，7天干净。（《现代名中医妇科绝技》）

魏长春医案

○ 病者：杨阿金之妻，年四十三岁。

初诊：七月二十六日。

病名：湿温挟崩漏。

病因：湿温热炽，下逼血室。

证候：壮热口渴有汗，寒热往来，经水崩漏颇多，淋漓不绝，呕吐不纳，便闭六日未解除。

诊断：脉弦数，舌红苔黄黏。湿温热逼血室，血液妄行，下溢而为崩漏证也。

治法：用大柴胡汤合桃仁承气汤，清解少阳阳明。

方药：

柴胡二钱，黄芩三钱，制半夏三钱，炙甘草一钱，生姜一钱，红枣四个，赤芍三钱，元明粉三钱，桃仁三钱，枳壳一钱，醋炒大黄三钱，天花粉三钱。

炳按：生姜、红枣宜易荆芥炭一钱五分、海螵蛸三钱，大黄、元明粉宜减半。

次诊：七月廿七日。昨服药后，便下六次，身热稍减，经来未断，胸满气逆呕吐。脉细，舌红糙苔黄。用葛根芩连汤加味，清透伏邪。

次方：葛根三钱，川连一钱，黄芩三钱，炙甘草一钱，益元散五钱，天花粉三钱，白薇三钱，青蒿三钱，银花三钱，淡豆豉三钱（同打），鲜生地五钱。

三诊：七月廿八日。脉细涩，舌中剥边苔黄腻。胸闷气逆呕吐，经漏未止，寒热晡发甚剧。拟清血分伏湿。

三方：鲜藿香二钱，川朴五分，制半夏三钱，带皮苓四钱，丹皮炭三钱，陈棕炭三钱，侧柏炭三钱，淡豆豉三钱，荆芥炭一钱，升麻炭二钱，益元散五钱，黄芩炭三钱。

四诊：七月廿九日。脉软缓，舌红中剥，苔黄腻。吐止气平，崩漏渐少，寒热减轻，便下赤色，咽干。用清热止崩法。

四方：白头翁三钱，北秦皮三钱，川连八分，茯苓三钱，白芍炭三钱，川柏炭三钱，丹皮炭三钱，陈棕炭三钱，侧柏炭三钱，黄芩炭三钱，升麻炭二钱，银花炭三钱。

五诊：八月一日。脉弦涩，舌红绛无苔，寒热已退，腹痛泄泻，咽干寐安。用钱氏白术散去藿香，参入育阴止崩。

五方：葛根三钱，广木香五分，西党参三钱，炒于术三钱，茯苓三钱，炙甘草一钱，焦白芍三钱，银花炭三钱，熟地炭三钱，阿胶三钱，煅牡蛎五钱。

六诊：八月三日。脉缓，舌红中剥，边苔薄。腹痛崩漏未已，呕吐痰涎，用胶艾汤合左金丸加味。

六方：当归三钱，白芍三钱，川芎八分，竹茹三钱，大熟地炭四钱，阳春砂五分，艾叶一钱，茯神三钱，阿胶三钱，煅牡蛎四钱，吴茱萸二分，川连三分，乌梅一钱。

七诊：八月五日。吐止崩愈，腹痛未已。脉弦清，舌红润。胃苏病瘥，进调和肝胃方。

七方：乌梅安胃丸三钱（吞），丹皮二钱，桑叶三钱，橘皮一钱，竹茹三钱，西党参二钱，制半夏二钱，泽泻二钱，白芍三钱，炙甘草一钱，陈棕炭三钱。

效果：服药后，腹痛止，病愈。

炳按：经崩不止，多血中有热，必清血热，兼化瘀清络热之法，则热退崩止，自然瘥矣。

○病者：刘阿毛之母，年四十五岁。

初诊：二月十五日。

病名：春温血崩。

病因：平素积劳，冬伤于寒，至春发为温病。

证候：形寒内热，耳聋，神昏谵语，咳嗽气促，痰黏，二便稀少，纳钝渴饮。

诊断：脉象沉数，舌红。证系伏气温病。

治法：用沈尧封六神汤加减，透热化痰，佐以紫雪丹，芳香开窍。

方药：紫雪丹三分（灌），旋覆花三钱（包煎），茯神四钱，鲜竹叶三钱，鲜石菖蒲二钱，益元散五钱，制半夏三钱，淡竹沥一两（冲），黄郁金三钱，象贝母三钱。

炳按：半夏太燥宜去之，用白薇四钱，再加淡豆豉二钱、鲜生地四钱，合透营热。

次诊：二月十六日。咳逆痰黏，渴饮，神识稍清，二便不畅，寐安，纳钝。脉滑，右尺泽滑数，舌苔黄色。热痰蒙蔽，肺炎叶举。用麻杏石甘汤加味清下之。

次方：礞石滚痰丸四钱（吞），朱茯神四钱，竹茹三钱，制半夏三钱，苦杏仁四钱，全瓜蒌四钱，炙麻黄一钱，生石膏八钱，浙贝母三钱，炙甘草一钱，旋覆花三钱（包煎）。

三诊：二月十七日。便下二次，伏热外扬，目赤颧红，咳痰不爽，气乎，神识清楚，胃呆，渴饮，微有寒热。脉滑数，舌苔黄腻。体温38.9℃。治用人参白虎汤加减合凉膈去硝黄。清降痰火。

三方：鲜淡竹叶三钱，连翘三钱，薄荷一钱，黄芩三钱，焦山栀三钱，炙甘草一钱，生石膏一两，知母四钱，玄参八钱，天花粉八分，鲜生地八分。

四诊：二月十八日。便下一次，身热已减，体温37.8℃，神昏渴饮。脉数，舌红润苔黄。肺热未清，证防变端。

四方：桑叶三钱，枇杷叶五片（去毛），玄参八钱，原麦冬四钱，炙甘草一钱，苦杏仁三钱，生石膏一两，鲜生地八钱，天花粉八钱，万氏牛黄清心丸一粒（去壳研吞）。

五诊：二月十九日。昨夜陡然崩血，汗出淋漓，肢冷面白，气喘促，脉沉细，舌干燥。证象剧变，厥脱堪虞，亟拟纳气敛汗镇逆法，以希转机。

炳按：热伏营分血分，治以清气分之热，以致营血热极，逼而下溢，为大崩。凡伏热多在营血，苟能早用清透营分伏热之药，或无此崩也。

五方：化龙骨八钱，煅牡蛎八钱，原麦冬四钱，五味子一钱，高丽参二钱，陈山萸肉一两。

六诊：二月二十日。崩止汗敛，肢温神清，胃呆，呕逆不渴。脉缓，舌苔黄白灰，杂色满辅。用调营和胃法治之。

六方：当归二钱，生白芍三钱，炙甘草一钱，钗石斛一钱五分，原麦冬三钱，制半夏三钱，乌梅肉一钱，陈山萸肉四钱，紫石英四钱，冰糖一两。

七诊：二月廿一日。面色萎白，口渴思饮，时欲呕吐。脉滑，舌红中灰。用养胃镇逆法。旋覆代赭汤合千金生脉散加减。

七方：原麦冬三钱，五味子三分，北沙参三钱，金石斛二钱，旋覆花三钱（包煎），代赭石四钱，炙甘草一钱，制半夏三钱。

效果：服药后病瘥。惟记忆力弱，言词瞆瞆，令服天王补心丸渐愈。

炳按：营分早有伏热，若早用生地、豆豉等，透营之药，营热外透，不致逼血妄行，而为崩下也。（《慈溪魏氏验案类编初集》）

蔡小荪医案

○ 沈某，34岁，营业员。

1984年因子宫内膜异位症伴右侧卵巢切除，左侧剥离。1年后妇检及B超检查，又发现右侧有2厘米×2厘米×3厘米囊性肿块。经行量多如注，色紫有块，过二三日，量渐转少，每淋漓旬余始净。屡用安宫黄体酮等，病势依然。面黄少华，舌边齿印。经前3天用"内异"Ⅱ方〔当归9克，牛膝12克，赤芍12克，香附9克，熟军炭12克，生蒲黄9～60克，丹参12克，花蕊石15克，血竭3克，震灵丹（包）15克〕加三七粉（吞）2克、茜草15克，10剂。经净后以"内异"Ⅱ方加生黄芪15克、潞党参15克、熟地15克、杭白芍10克，20剂。循环调治，诸症递减。计治3月又10天，已月事准期，经量正常。随访3月，未见异常。（《现代名中医妇科绝技》）

周慕丹医案

○ 章某，女，42岁。

患者始漏后崩，崩缓而淋漓不尽，或夹紫块而下，已3月余。面足浮肿，腰酸较甚，头昏寐差，纳少脘痞。舌淡、苔白根腻，脉来细软。

辨证：肾中阴阳俱亏，肝脾营气郁滞。

治法：三脏同调，固本止漏。

方药：

制附片3克，大生地炭15克，潼刺蒺藜各6克，肥知母6克，川断肉12克，炙乌贼骨10克，煨天麻5克，赤白茯苓各10克，炒黑丹参10克，香附炭6克，荆芥炭5克，炒陈皮6克，焦神曲10克，瓜蒌皮10克。3剂。

二诊：药后诸恙递减，根苔渐化，脉亦稍振，从前法再进。原方去瓜蒌皮、焦神曲，加女贞子15克。续服5剂。

此后，漏下量少无块，更进15剂而获痊。（《现代名中医妇科绝技》）

陆正斋医案

○ 陆正斋治冯华珍案：

一诊：跌仆后小产，经治获愈。此次经来涌行之后，淋沥旬余不净，时淡时浑，多少不等，头昏，乏力，腰酸，腹隐痛。下元不足，冲任不固。法拟固摄奇经。

左牡蛎15克，全当归10克，阿胶（蒲黄炒）10克，乌贼骨10克，云茯神10克，侧柏炭10克，广橘皮3克，红枣4克，陈棕炭（研末和服）3克，炒川断10克。

二诊：传红虽少，血中夹有小紫块，质稠，腹时痛，脉濡细。似有旧瘀不去，新血不生之象。古人云"不行不止，不塞不流"。改用胶艾四物汤加味。

阿胶（蒲黄炒）10克（烊化和服），全当归6克，赤白芍各6克，益母草10克，紫丹参10克，熟枣仁6克，茜草根10克，大枣3枚。

○ 杨姓女案：

漏下淋漓不净多日，腰膝软酸无力，舌淡苔净，脉细。冲任不固，血不归经，当究奇经。

阿胶（蛤粉炒）10克，乌贼骨10克，炒白芍10克，炒枣仁6克，陈棕炭6克，煅龙牡各12克，覆盆子10克，鹿角霜10克，川续断10克，桑寄生10克，炙甘草3克。

○ 王姓女案：

一诊：月经初潮，量多如涌，色鲜红，头昏神倦，内热口干，形体消瘦。气阴未充，血热妄行。治宜益气养阴，凉血固经。

大麦（冬米炒）6克，软白薇6克，炒白芍6克，炒黄芩5克，炒丹皮5克，阿胶蛤粉（炒）10克，云茯神10克，侧柏炭5克，乌贼骨10克，左牡蛎12克，炙甘草5

克，栀子炭5克。

二诊：经量减少，头昏内热减轻，惟心悸、自汗、少寐，原方减乌贼骨、栀子炭，加酸枣仁6克、莲心2克、白茅根12克。

三诊：崩漏止，诸恙减。

六味地黄丸、养血归脾丸间服。（《陆正斋医疗经验》）

范宜斋医案

○ 范宜斋治杨某妻案：52岁。住岐山县麦禾营公社朱家坞大队。1965年4月15日就诊。自诉：经停已三年有余，今年3月24日因家事不和，与儿媳争吵，遂致经水来潮，量甚多。曾住入某地段医院，诊断为功能性子宫出血，因疗效不佳，又转入某县医院诊治，经过17天住院治疗，血量虽减而始终不净，院方恐为癌性病变，嘱其家属赴外地作进一步检查，以免贻误病情。来宝后，患者本人坚决要服中药，遂商治于余。根据经色淡，淋漓不断，形体削瘦，面色萎黄，食欲不振，倦怠无力，睡眠不稳，头晕眼花，心神恍惚。舌苔白，脉虚软。综观脉证，显系由崩漏而致心脾血虚之证，遂处以下方。

地锦草一两半，棕炭一两，茜草四钱，棉籽炭一两，醪糟粕子半斤，红糖二两。

先将前四味连煎两次去渣，共取药汁两大碗半，再将醪糟柏子、红糖下入，用文火熬至两大碗，分两天四次空心喝完。

一剂而止，并嘱其购服归脾丸一月，以巩固疗效。（《宝鸡市老中医经验选编》）

周鸣岐医案

○ 林某，女，25岁。

1年来经行量多，此次行经20余日未净。经某医院诊断为"功能性子宫出血"，用大量止血剂，一度经量减少，但仍淋漓不断。8天前经量又突然增多，连续用卫生纸10余包，色紫成块，少腹胀痛，腰酸头晕，五心烦热，精神疲惫，饮食不佳，脉虚滑而数，舌质淡红，面色少华。

辨证：经崩。由于肝热有余，阴血不足，冲任不固，血瘀胞宫所致。

治法：养阴清热。

方药：

地榆炭20克，龟板30克，黄柏10克，焦栀子10克，黄芩10克，白芍20克。

二诊：上方服3剂后，烦热已减，血量减少。但少腹仍痛且拒按，经来夹有紫黑色血块，乃血瘀经脉，不通则痛。以活血化瘀为其治疗大法。血府逐瘀汤加减。

方药：

赤芍15克，桃仁10克，当归15克，红花10克，川芎10克，生地20克，柴胡10克，枳壳10克，元胡10克，艾炭10克。

三诊：服上方2剂后，经量增多，先下紫黑色血块，后来鲜红色经血，量虽减少，但仍未净。少腹胀痛悉除，腰痛头晕，动则心悸气短，寐而不宁，纳谷欠佳，尚有神疲乏力，脉沉细无力，舌淡苔薄。此乃心脾两虚之故。人参归脾汤服之。

连服10余剂后，经血已净，食欲增进，睡眠良好，精力较前充沛而痊。6月后随访，经期、经量均正常。（《现代名中医妇科绝技》）

孔云湄医案

○ 孔继菼治赵仁趾夫人，年四十余。暴崩失血，三日不止，呼救于予。予问其因，虚耶？劳耶？气耶？火耶？其有所伤而损耶？赵君曰：损则无，其余数者似皆有之，难以确指也。问：何不早治？曰：医欲用十灰散，以未得棕，尚在寻觅。予曰：固哉！灰虽有十，迫急之时，得一则用一，得二则用二，至十备其九，亦云全矣。乌有因一味不备，而令人忍死以待者。此无他。殆恐服不效，而又别无他法，故为此藏拙之计耳。目下病势如何？曰：现在时下时止。其下也，周身经络处处作响，自四肢宛转而内，渐达于胸膈，渐下于胁腹，渐及于脐下，则血大下矣。下已，周身又响。予曰：此脏腑血尽，转而挹之外体。外体又尽，转而挹之四肢，至四肢之血尽，则更无余矣。此时必心热烦躁，气逆而喘，头面一阵大汗，阳从上脱，不可复挽矣。及其未脱也。当重用养阴敛气之药，但资十灰无益也。十灰仅能止血，不能复阴，阴已将尽，无以续之，则危矣。归与医商，时不可缓。赵君急归，则医已潜踪去矣。于是，飞舆延予。予至，则病人头汗津津，心中烦热，兼之呕逆，势危甚。入诊其脉，浮数无根，谓赵君曰：此惟人参可救，乡僻安从得此？重用党参，合诸养阴之品，可也。乃用党参、生地、白芍各一两，麦冬、萸肉、黄芩、元参各六钱，阿胶四钱，石斛五钱，五味子钱半，煎汤二升，加十灰散二钱服之。服后稍寝，头汗渐止，呕逆不作，复以稀粥服之。遂熟睡。次日，更进一剂，连啜稀粥数次，心中始不复热，脉之浮者渐沉，数者渐退矣。乃少减前药，去黄肉、黄芩，加山药、芡实，嘱令日进一剂，而续续分服，必与稀粥更迭间进。赵君请问其故，予曰：君不知乎？食以养阳。夫阴阳互根者也，大失血后，固属阴亏，然血去而气亦随之，阳亦几于无余矣。此症重用阴药以养阴，即当并用阳药以养阳。养阴之味，地黄、芍药之属，足以胜任矣。养阳之味，止一薄劣无力之党参，其堪恃乎？舍党参而他求，性味又不相宜，不得已借资于粥，不过奏功稍缓，其实为用无弊。所以然者，粥之气味，粹然精醇，易食易消，能升能降，与胃中清和之气最相得者也。胃有谷力，正气不馁，药之人于胃中者，各自从容散布于各经。是参力不及之处，而谷精以为之续，则阳生阴化，血之复也可望矣。曰：古人养血，皆用四物，兹何以不用芎、归？又去黄肉、黄芩，而用山药、芡实，何也？予曰：芎、归诚能养血，然性动而气温，其行之阴也，滞者可使之流，静者能使之动。夫惟阴血不静，乃至崩而大下，又可以流走窜动之品，助其动而引之下乎？去黄肉者，已有芍药，恐酸敛之太过也。去黄芩者，已有元参，恐苦寒之伤胃也。用山药、芡实，正与用党参、稀粥同义。然党参合稀粥，生发胃气，宣通之意多，恐阴药之滞腻不行也。山药合芡实，填补胃气，固涩之意多，恐阴药之沉滑作泻也。夫病至危迫之时，治法亦极为逼仄，岂一意孤行，遂能安全无弊乎哉？赵君称善。予将归，复嘱之曰：此病全在保养，慎勿妄动，起坐行立即能，亦勿遽耳。目下血止不下，仅有得生之意而已，可保无虞则未也。更历一载不犯，则气血重固，乃更生之日矣。复指其幼子曰：当为此子，善觑其母。盖赵君之于室家，多有不甚平处，故因以规之云。（《孔氏医案》）

沈湘医案

○ 经行无定期，量多质清，血色淡红，十余日不净，气短心悸，体倦乏力，舌体胖，脉虚大。此脾虚不能统血，冲任不固所致。议益气摄血，兼固冲任。

别直参三钱（先煎），白术三钱，炙黄芪五钱，茯苓三钱，炙甘草一钱，炒枣仁三钱，当归三钱，炒白芍

三钱，炒黑豆四钱，炮干姜一钱，乌贼骨五钱，茜草根炭三钱。（《沈绍九医话》）

王九峰医案

○ 经以应月，月以三十日而一盈，经以三旬而一至，象月满则亏也。亏极则病，阴亏则火盛，火盛则逼血妄行。《经》以阴亏阳搏谓之崩是也。服药以来，崩漏虽止，巅顶犹疼，腹中膜胀。厥阴之脉，上出于额，与督脉会于巅顶，下络少腹。水不涵木，阴不敛阳，巅疼腹胀，脉软数无神。仍以壮水潜阳为主，冀其气血各守其乡，方无来复之虑。

生地、洋参、麦冬、五味、当归、白芍、芦茹（即茜草）、乌贼骨、生牡蛎、玉竹、枣仁，蜜水为丸。

○《经》以阴虚阳搏谓之崩。血得热则宣流，气与火不两立，壮火食气，气无以帅，血不归经，致令经水妄行，遂成崩症。防其汗脱，先取化源。

熟地、冬术、洋参、炙草、乌贼骨、芦茹、三七、血余炭。

○ 崩漏日久，《经》云：暴崩当温涩，久漏宜宣通。因久则血去阴虚，而生内热，必有瘀滞停积。若用芪术保守，归艾辛温，守则气壅，辛则阳动，失其旨矣。

乌贼骨、茜草、生地、阿胶（蛤粉炒）、白芍，水泛丸。每朝服三钱，先饮淡鲍鱼肉一小杯为引导。（《王九峰医案》）

齐秉慧医案

○ 曾治友人周大有之妾，性多欲，忽暴崩不止，昏晕床褥。适余在渝回，彼知请诊。按其脉小无力，乍有乍无，乃血脱之象。大有曰：敝妾还可治否？余曰：幸脉小身凉，可有救。危乃与安崩汤。用黄芪、白术各一两，另用人参二钱，煎汤调三七末三钱冲服，可反危为安也。夫血崩之后，惟气独存，不补气而单补血，缓不济事，今亟固其欲脱之气，佐之三七末三钱以涩其血，真气固而血自不脱也。果服一剂而崩止。吾意男女好色，均皆所同，遂与补中益气汤合六味地黄汤，大剂煎饮十余剂，顿愈。又与六味地黄丸加龟胶、鹿茸、鹿鞭三味，配服一料而元气大复。

○ 曾治李符山之妻，午膳后闻夫舟覆，怒气填胸，

忽患血崩，四肢作逆，痰涎上涌，促骑求诊。按之六脉沉小，惟左关尺细数无伦。乃与逍遥散加黑山栀、黑侧柏、黑姜灰各三钱，炒黑马通（即干马粪，收贮经年者佳）五钱，桔梗、枳壳、半夏各二钱，白蔻一钱，为细末，调药水服一剂，吐出痰涎碗许，神思稍清，明晨进稀粥一碗。惟左乳胁胀痛，寒热往来，欲呕不呕，四肢困倦。予曰：此肝火炽盛，中州不运。遂与六君子汤加柴胡、栀仁、芥穗，而诸证顿退，惟血崩时下。其吉归家谢曰：拙荆恐肝火未熄，先生用凉血之药可乎？予曰：不可，此乃心、肝、脾三经血弱气虚，宜服补中益气汤补脾土，脾统血也。连服四剂而崩止。乃与鹿茸、鹿鞭加于六味地黄丸内，兼服前汤而元气复，明年四十八双生。（《齐氏医案》）

退庵居士医案

○治一沈姓妇，二八，小产后一月，血崩不止。

党参二钱，蒸于术一钱五分，枸杞二钱，白芍一钱五分（酒炒），山药二钱（炒），菟丝子饼二钱，杜仲一钱五分（盐水炒），荆芥灰一钱，炙草三分。

服两剂即愈，此方治挟虚崩漏多效。（《肘后偶钞》）

方仁渊医案

○由脾不统血而为癸事淋漓，致血舍空虚，手足麻木，腰如束带，胸中嘈杂，阴血既亏，跷维督带，俱不用事。病关八脉，未能急于建功。

制首乌、白芍、冬术、鹿角霜、朱麦冬、当归须、升麻、杞子、朱茯神、天麻、枣仁、木香。

○肝脾两伤，脾伤则气陷，为癸事淋漓。肝伤则气逆，为脘腹作痛。病延日久，脉细而弦。由肝脾而及冲任矣。舌苔光剥，乃阴亏，进以腻补恐伤胃气。今先平其肝逆，举其陷气，使木气条达，土气和煦。苟能谷食日增，虽不补阴补血，自能潜滋默长。

于术、炙草、吴萸、肉桂炒、白芍、归身、柴胡、砂仁、鹿角霜、艾绒、川断肉、防风。

○寒热往来而见灰腻湿伴之苔，湿遏热伏于太阴阳明耳。汗多不解，恶露淋漓，脉浮虚数。小产既伤其血，汗出复夺其营，病涉虚虚，但一候有余，伏邪未化，更属正虚邪实，殊难措手。

黄芪桂枝汤去炙草，合小柴胡汤去参枣，加茯神、竹茹。

二诊：昨晓寒热来时瘀露又大行，几至气逆昏厥。今冷热未作，口渴较减，舌苔较化，伏邪已有化机。但左脉空大，正气营液虚极，若再寒战汗出，恐有厥脱之变。拟方同承之先生酌议。

黄芪桂枝汤合小柴胡汤加阿胶、陈皮、竹茹。

三诊：伏邪解后，漏止胃醒，颇为佳象。惟白带未净，少腹作痛。乃小产元虚，气不固摄，八脉失护所致，再养血益气以摄之。

熟地、白芍、艾绒、归身、小茴、黄芪、防风、阿胶、炮姜、黄柏炭、炙草、牡蛎。

○营虚气弱，冲任失固，经事淋漓，腰酸带下，头目晕眩，肝肾两伤，脾不能统，延防崩漏，宜肝脾肾三脏并治，兼摄奇经。

土炒当归钱半，苏梗（盐水炒）钱半，生甘草三分，紫丹参（盐水炒）钱半，乌贼骨三钱，煅牡蛎（先煎）七钱，赤白芍（土炒）各钱半，黑料豆三钱，云茯苓三钱，沉香曲（包）三钱，大砂仁盐（水炒）一钱，青陈皮各一钱，震灵丹（包）钱半，潼白蒺藜（盐水炒）各三钱，薄荷梗（后下）五分。

○胞门虚冷，督脉不固，带浊频漏不已，脉细弱。拟温下元以摄之。

补骨脂（甜桃肉炒）、川断、菟丝子、杜仲、鹿角霜、益智仁、大茴香、杞子、五味、覆盆子、牡蛎、龙骨。

○气虚营热，木火易张，肺经受刑，为咳嗽经事淋漓。拟凉营益气，佐以调固奇经。

细生地、黄芪、牡蛎、蒌皮、百合、升麻、南北沙参、茜草炭、浮麦、风白芍、桑叶、川贝、红枣，冲入鲜藕汁一杯。

二诊：经漏已止，咳嗽亦松，再养血清肺。

熟地、当归、赤白芍、川续断、黄芪、乌贼骨、牡蛎、川贝、前胡、桑皮、砂仁。

三诊：带止咳瘥，议益气以生血。

四物汤加黄芪、艾绒、蒲黄炒阿胶、陈皮、川续断、砂仁。（《倚云轩医话医案集》）

林珮琴医案

○杭氏，崩漏日久，近添腹痛。医疑孀居气悒失调，用失笑散破血中气滞，加阿胶、归、芍熄风和营。究竟腹痛未止，淋漓益加，血如豆汁。晡时神倦火升，阴络既伤，奇脉不固，虚阳易炎，左部虚不受按，右部浮大少力。治宜固摄冲任，兼镇虚阳。赤石脂二钱，五味五分，龙骨（煅）、丹皮各一钱二分，杜仲（盐水炒）、熟地（砂仁蒸）、白芍、山药（俱炒）各二钱，钗石斛、茯神各三钱，莲子十五粒，鸡血藤膏二钱，四服淋痛已止。去石脂、龙骨，加杞子（焙）。一钱五分，龟甲心（炙）三钱，虚火亦除。冲任为奇经，崩久不止，必固奇经之药，鸡血藤膏用以引入阴络也。

○ 邹氏，五旬外。暴崩成块，晕绝而苏，脉虚芤。此虚风扰动阴络也。用阿胶三钱，水煨服，血止。仍用熟地、茯神、白芍、荆芥（醋炒）、续断、杞子、甘草（炙黑）、乌梅，取甘酸化阴熄风之旨，寻愈。

○ 贡氏，小水闭涩，服导赤散加归尾、赤芍、赤苓、牛膝，得利。尺脉犹坚搏。知必经闭血瘀为患，逾旬寒热腹痛；暴崩紫黑成块，继而鲜红如注，后则淡红如水，或红白相间，淋漓匝月不止，头晕脘痞，粥饮不入，神惫肢冷，脉细欲绝。此阳衰不能摄阴，滑而将脱也。急用四维散加半夏、砂仁、茯神，脉症乃定，后用大补汤而安。

○ 吴氏，胎漏半产已匝月，崩带未止。用补气摄血之剂，犹淋沥不断，延至怔忡不安，腰腿酸痛。《脉诀》所谓崩中日久，为白带漏下多时，骨髓枯也。急须摄固奇经，仿徐之才涩以止脱意，用金锁匙丹。龙骨（煅研）、牡蛎（醋煅研）、茯神、远志（炒）、赤石脂（研）、杞子（酒焙），加杜仲、枣仁（俱炒）、乌梅。一服漏止，怔忡亦减。又加减前方而安。

○ 王氏，七七之期，经断半载，忽又崩淋不已，虽血海亏虚，但宜续、杜摄血，兼艾、附调气足矣。医辄以棕灰、黑蒲黄止涩，乃至小腹胀满硬痛拒按，头疼脘痞，热渴心烦，小水短涩，脉左弦右数，此络瘀阻痹攻痛。宜主理瘀，佐通络，乃奇经治法，非失笑散决津煎之比。五灵脂、郁金汁各八分，牛膝、瓜蒌、橘络各钱半，延胡、桃仁、赤芍、木通各一钱，当归须、降香末各二钱，三服瘀行腹软。但口干微渴，头仍不清，必由液虚风动。改用阿胶、甘菊（炒）、麦冬、石斛、荆芥（醋炒）、枣仁、茯神、白芍、莲子、龙眼肉。血止，诸症亦退。又下白带，为气虚陷。用党参、玉竹、茯

苓、续断、杜仲（盐水炒）、生地炭、芡实、杞子（俱焙）。三服痊愈。

○ 许氏，中年血脱，延为带浊，必冲任脉虚。夫冲为血海，任主担受，而冲脉隶于阳明，阳明先衰，胃纳不旺，致血海不固，担任失司，此淋漏根由也。近则食后脘腹不爽，或嗳腐宵胀，必由脾肾阳虚。法摄阴先在益阳，以崇生气，以纳谷味。且脉来左右缓弱，温通为宜。制附子三分，益智仁（煨）八分，沙苑子、白芍、归身、制半夏各二钱，破故纸、杞子（俱焙）、乌贼骨（醋炙）、续断（酒炒）各一钱半，胡桃肉二枚，煨姜三钱，三服漏止食进，去附子、故纸、半夏，加芡实、杜仲、菟丝子（俱炒）。又数服乃固。

○ 包氏，经闭疑胎，血下每谓胎漏，忽然崩注，杂下脂膜甚多，身热头晕，面赤心烦，咳呕绿沫。上咳则下漏，呕作则晕频，汤饮不纳，急用煨姜汁止呕，咳逆定，神渐苏。脉虚小而数，沉候如无，两尺空空，显非胎象。良由起居不时，生冷失节，气血阻滞，一时暴下阴虚，阳失依附，变化内风，眩冒呕逆，如风翔浪翻。当知阴虚阳搏，崩漏乃成。血海空乏，虚阳升逆，乃气不摄血之咎，况阴从阳长，宜宗立斋、景岳两先生治法，敛阳以摄阴。用洋参（焙）、茯神、白芍（炒）各一钱，炮姜一钱，五味五分，制半夏、焦白术、甘草（炙黑）、续断、杜仲（盐水炒）各二钱。二服漏止热退，稍恶寒，阳气尚虚。前剂加制川附五分，遂愈。

○ 谢氏，天癸当断之年屡患崩漏，近兼利血白带，头震耳鸣，项麻面赤。症由任带两亏，火升风煽，致心神浮越，怔悸不安。治以镇阳摄阴，务使阳下交阴，阴上恋阳，震麻暂已。再血海存贮，阴络不伤，下元重振，专在静摄。勿以操持扰动厥阳，则宵瘝汗泄渐安矣。熟地、山药、五味（焙）、杞子（焙）、龟板、龙骨、阿胶、牡蛎（煅研）、杜仲（盐水炒）、龙眼肉。数服甚适。去龙骨、牡蛎、杜仲，加羚羊角、丹皮、白芍、茯神、莲子、芡实、续断等熬膏，即用阿胶收，小麦煎汤和服。渐愈。

○ 王氏，崩漏成带，至小溲如泔如涕，髀骨痛，腰膝酸。从未饵药，势必沥枯髓液，延成不治。近又春温气泄，身热食少，口渴颧红，液涸阳升，脉右弦左弱，急摄阴固下。熟地（炒）、阿胶（烊）、石斛各二钱，洋参三钱，麦冬、茯神、赤石脂各钱半，白芍、杜

仲（青盐炒）、甘杞子、续断各三钱，加莲、枣煎。数服症渐减，去石脂再服。又去阿胶，加芡实、山药（俱炒）各三钱。又数十服得效。

○ 魏氏，经阻暴崩，疑为胎漏，按脉无孕象，乃聚瘀日久致患，曾经调治得安。今暑湿令行，头晕呕恶，晡后骨蒸，寤不成寐，忽又暴崩，脉虚疾。症属内因，必由阳明脉亏，木火乘侮，是以贯膈犯巅，震及血海，血海一空，则骨骱生热。治宜和阳安胃，佐以镇络。嫩桑叶、甘菊（炒）、天麻、白芍、钗斛、枣仁、茯神、牡蛎（煅研）、海螵蛸（醋炙）、橘红、半夏曲（炒）、续断。数服诸症悉平。惟左关尺尪弱，乃肝肾阴伤。用熟地、萸肉、山药、白芍（俱炒）、茯苓、杜仲（盐水炒）、海螵蛸、鳖甲（俱炙）、阿胶（烊）。数十服得痊。又接服鸡血藤膏而经固。（《类证治裁》）

王润园医案

○ 戊午秋，张七兄亲家之夫人，继室也。年未四旬，得血崩疾。其家富甲下乡，因距城颇远，恐有仓猝病，医药不便，乃设药肆于家。而乡中贫苦者，辄造而请视疾，故亦时时观医书。以夫人病崩，自用血余散止之不效。更一医，又以为热，用寒凉清之，转益甚。乃嘱张偓求余治，余以路远辞，而张哀恳至再，不得已，随之去。入而视之，见病者面如石灰，唇指皆白。知为血虚之极。乃诊其脉，则微弱特甚。乃曰：此中气下陷，脾虚不能摄血，故崩不止。再服寒凉恐血脱也。此时不宜峻补，但提其中气，气能统血，则崩自止。涩之、截之皆非法。因为开补中益气汤。宋似嫌其平平无奇。乃告之曰："君曾读医书，不闻士材先生之言乎？"其云："补气有行血之功，补血无行气之理"。二语极为明确，可见血随气行，气升则血升，气降则血降。若不摄其气而徒止其血，所谓扬汤止沸也。今升其气，使摄血而不下降，然后再用圣愈、养荣之类补其虚，气血相调，并可受孕，治病犹余事耳。"宋豁然悟，首肯者数四。更为开大剂圣愈汤，告曰："服补中汤不四帖血当止，后以圣愈汤继之，如恐其烦，可易汤以丸。余去矣，不必再视也。"归不数日，时将春夏之交，宋遣人担过牡丹二本，并道病已痊愈，再三申谢，余受而栽于盆。培植灌溉，以吾乡水土杂盐卤，其性极恶。除石榴、葡萄而外，凡花果皆不宜此水，宋所送之牡丹，来时正含苞欲吐，余遣人灌溉，不数日，苞痿而枝渐枯，拔而弃之，增惜焉尔。

○ 邻人刘锡庆之姊，三醮而仍寡，年近五旬，忽患血崩。村医以为蹉跌，用发灰、地榆类涩之而不效。经月余，来邀余治。见其面白如灰，气息仅属，甚不堪视，其脉则沉细迟弱，凡虚象无所不有。乃曰："此病危如朝露，过半月，恐不救也。"又贫寒难事药饵，急欲辞归，其婿忽止之曰：岳母病如可愈，药钱我任之，万一不救，则不必矣。余感其义，乃告之曰：君热肠如是，余当竭力，虽无旦夕效，然性命或无碍也。投以大剂六味回阳饮，二日而精神起，然崩则如故。其婿来曰："命似可救，而血崩不止。"余曰：君无虑，止血崩实易事，但岳母阳阴两虚，不固其气，血崩难止。今有回阳饮以作其气，再用提补，靡不效矣。"又投人参养荣丸，加柴胡、升麻以提之，又加芡实、龙骨以涩之。凡五进而血止。因命专服人参养荣丸。两月后，偕其婿来敛衽拜谢。就内人取针线数事而去。越数日精心密缕，封而呈焉。并云贫无可酬，聊以手指答救命之恩云耳。（《醉花窗医案》）

刘子维医案

○ 刘子维治一妇，年三十余，于岁前三日经净，今正月初一日复来，即十余日不止，左脉有力。往常经期大约二十六七日一至。

紫草三钱，秦归二钱，泡参三钱，地骨皮二钱，杭芍三钱，黄芩一钱（酒炒），甘草三分。

二付。

李俊注：此经漏也。月事术时而至，谓之经漏。经漏者，血崩之渐也。宿昔皆先期至者，血分素有热也。冬尽春来，由寒生温，寒温相搏，郁而生热，则血分较往时尤热，故离经妄行而为经漏。正月建寅，肝木渐旺，至而太过，则满于经，故左脉有力也。本旺宜平，故平以白芍；血热宜凉，故凉以紫草、地骨皮；寒温相搏而生热，热宜凉而寒宜散，故散以当归；五行消长之序，木旺则金衰，金愈衰则木愈旺，故用酒芩泡参，清金益肺以生水养木，四时皆不离土，故微用甘草以和中也。

毕血止，惟右胁窜痛，又方正月下旬。

秦归三钱，泡参三钱，杭芍四钱，苡仁三钱，木通二钱，甘草五分。

一付痊愈。

李俊注：肝脉布胁，助脾之用在右，右胁窜痛者，木旺克土也。白芍平肝之有余，当归散寒活血，木通行经络以止痛，泡参益气生血，苡仁健脾除湿，甘草和中则补土生金以胜本也。

《至真要大论》曰：风气大来，木之胜也，土湿受邪，脾病生焉。夫木有余则土不足而生湿，本方之用苡仁、木通者，此也。然白术为补脾燥湿要药，授《金匮要略》肝病当先实脾之例，正中窍要，而竟不用者，盖病之本由于血热，血热则燥胜，白术温燥，利于脾则不利于肝，故仅用苡仁平淡之品以为治，而免顾此失彼也。前后两方皆平淡无奇，惟上工能以平淡无奇之药治大病。孙子曰：善用兵者，无赫赫之功，此之谓矣。（《圣余医案诠解》）

徐渡渔医案

○ 奇经失调而致经漏，久延则崩厥，少太三阴皆空也。宜坚圣法。

艾、归身、川断、阿胶、白芍、杜仲、熟地、炙草、白术、乌贼。

○ 血崩之后，腹痛未止两月矣。经又至，淋漓不断，又为经漏暴崩，宜胶艾汤主之。

胶艾四物汤加山药、杞子、甘草、陈皮。（《三三医书·徐渡渔先生医案》）

孙采邻医案

○ 孙采邻治海盐张铁珊乃室，道光丙戌十二月二十四日诊。经停两月余，忽于是月十七，经行三日，至二十日，骤然大崩，以致神倦乏力，食少汗多，怕明喜暗。服药后经水仍频出不止，于是始告治于余。余至，适前医周半池兄诊完疏方，用人参、黄芪、于术、熟地、龟板、鹿角霜、牛角腮、枣仁、棕灰、龙齿、牡蛎、阿胶、续断、杜仲等。观其方意，却是固气统血之法，第熟地、阿胶辈，可以从缓。一嫌其腻，又嫌其食饮未贪者，恐不利于脾胃也。余于方中去此二味，加丹参三钱，血余炭五分（冲），五味子三分（临服），冲入童便一酒杯。佐此四味，取其安神定志，亦固纳止崩之一助耳。

二诊：进昨议方，崩血渐减。因欲贪食，稍唉荤味，便泄随至，脉象细软。滋腻之剂究宜缓投，宜以益气扶脾，希其坤土得令，庶几无妨。用党参、山药、芡实、茯苓、益智仁、煨木香、炙草、陈皮、南枣等。煎服三四剂，漏下已停，而便泄仍日四五次，皆缘脾土之不足耳。拟异功法，加建莲、芡实、砂仁、归、芍、陈皮、南枣等。治之服两贴，便溏日一次，再二帖而止矣。（《竹亭医案》）

袁桂生医案

○ 袁焯治叶姓妇，年二十余。因事烦劳过度，经水淋漓不止，头晕，心悸，咽痛，脉息虚小，舌红无苔。此劳神太过，阴虚血热妄行。热上升则咽痛。其头晕心悸者，血虚而心无血养，脑筋衰弱也。先宜养血调经以止血。方用干地黄四钱，元参、阿胶、枣仁、牡蛎、麦冬、白芍各三钱，炒熟地炭二钱，香橼皮一线五分，接服两剂。水已止，惟咽痛头晕，饮食不多，舌红无苔，左脉较小。前方加鳖甲三钱，珍珠母五钱，桑叶三分，枸杞子、女贞子各二钱。接服四剂痊愈。

○ 又治李姓妇，年逾四旬，素患血崩症。遇劳则发，思虑恼怒亦发。每发时，予皆以养阴止血之法奏效。壬子正月，病大剧，下血成斗。头晕心悸，奄奄一息，两脉虚弱，面色无华。盖失血过多，势将脱矣。因师魏柳洲治宋申甫室人之法，用熟地黄八钱，枸杞子五钱，阿胶四钱，枣仁四钱，潞党参三钱。作一煎剂，一日服尽。服后心悸稍定，血下亦稍缓。接服三剂而血止。复以此方加麦冬、柏子仁等作膏剂，常服而痊。（《丛桂草堂医案》）

张聿青医案

○ 袁某，经来淋漓，满腹痛胀，甚则四肢肩背攻注作痛。厥气纵横，气行入络。当正其气。

橘皮一钱，砂仁五分，香橼皮一钱，川朴一钱，大腹皮二钱，枳壳一钱，香附二钱，藿香三钱，苏梗三钱。

○ 金某，淋带漏下，少腹自觉冷气结聚，气分攻撑。此冲气不和，冲脉不固，为崩败之先声也。

党参、阿胶、吴萸、炮姜、炙草、茯神、当归、白芍、香附。

○ 某，崩下之势，尚算和平，而呕吐恶心，滴水不能容纳。脉细弦，苔浊质腻。此由血去过多，木失涵养，致厥阳冲侮胃土，胃中之浊阻而不降，恐致痉厥。

台参须、炒竹茹、茯苓神、干姜、川连（连姜同炒）、血余炭（包）、陈皮、制半夏、旱莲草、茜草炭、炙乌贼骨、炒黑蒲黄一钱五分、藕节。

○ 徐某，崩带日久，脉形濡大。年近花甲，中气虚而不摄。恐难以草木奏功。

党参、黄芪、冬术、生地炭、茯神、当归炭、阿胶、炙枣仁、炙椿皮、蕲艾炭三分、公丁香三分。

○ 严某，久咳痰多气逆，脉象沉弦，苔白黏腻。此饮邪阻肺。而天癸当止反多，恐有崩坏之虞。

党参、茯苓神、炙乌贼骨、土炒于术、炙黄芪、茜草炭、蒲黄炭、当归炭、远志肉、炒苏子、枣仁、藕节。

○ 某右，经至如崩，腹胀已舒，心悸头晕。统藏失职，再益心脾。

炙黄芪二钱、野于术一钱五分、血余炭一钱、阿胶珠三钱、党参三钱、炒枣仁三钱、乌贼骨三钱、蒲黄炭八分、朱茯神三钱、龙眼肉三枚。

○ 某右，崩淋不止，腰府作酸，其血即下。奇脉暗损，再参固摄。

生地炭四钱、乌贼骨四钱、茜草炭一钱、厚杜仲三钱、旱莲草三钱、地榆炭二钱、丹皮炭二钱、血余炭一钱、百草霜一钱（与血余炭同包）、藕二两（煎汤代水）。

○ 刘某，经积九月而崩，崩后又停年余，腹满不和，脐下气坠，胸脘灼热，脉形沉滞。此血因气滞，冲脉阻闭。若壅极而决，必至复崩，不可不慎。

延胡索、粉全归、茺蔚子、炒赤芍、粉丹皮、制香附、降香片、丹参、川芎、郁金。

○ 某，半产之后，淋漓不止，去冬竟至崩败，崩止而漏下咳频。冲任俱损，兼感风邪，宜为兼顾。

当归炭二钱、炙乌贼骨四钱、前胡一钱、沙苑子三钱、震灵丹二钱、象贝母二钱、川断肉一钱五分、杜仲三钱、杏仁泥三钱。

○ 某，屡次血崩，由崩成漏，少腹作痛。冲任奇经失束，恐复崩致厥。

蕲艾炭、真阿胶、制香附、厚杜仲、公丁香、乌贼骨、沙苑子、菟丝子、川断肉、震灵丹二钱。

○ 范某，崩漏数日不止，始则少腹作痛，今则痛止而觉作酸，间数日辄成块作片而下，头晕耳鸣，面色浮黄，饮食少思，中脘不舒，脉数濡软，舌苔浮白无华。此久崩之下，肝脾并亏，统藏失职，恐血复下而致晕厥。

台参须（另煎，冲）七分、远志肉（甘草汤拌炒）五分、朱茯神三钱、炮姜四分、炒山药三钱、血余炭一钱、熟附片三分、野于术一钱五分、木香四分、当归（炒透）一钱五分、潼沙苑（盐水炒）三钱、川断肉三钱、震灵丹（莲子汤送下）。

○ 张某，漏经不止，成块作片而下。迄则胸脘不舒，涎涌作恶，气撑腹满。脉细，关部弦劲。此由阴血失营，致厥气冲侮胃土。恐虚中生变，不可不慎。

广皮、制半夏、茯苓、旋覆花、煅赭石、金铃子、金石斛、砂仁、盐水炒竹茹、左金丸。

又：调气镇逆，而和肝胃之阴，作恶较定，复下血块，气撑胸满，由此而松。良以冲为血海，其脉从气街夹脐上行，而散于胸中，冲瘀既行，则胸中之气自展。特口中黏腻，津液悉成涎沫，不能下咽，频吐之余，喉舌转燥。舌边白糜星布。脉虚左大，右关无情。胃阴耗残之甚，恐虚火挟浊上蒸，而糜腐大布，所谓虚中生变者，即此而是。

西洋参、麦冬、赤苓神、制半夏、橘皮、乌贼骨、茜草炭、赭石、竹茹、枇杷叶。

又：昨进降胃之逆、和胃之阴，口腻恶心顿减。其为胃阴耗残，略见一斑。脉象较敛，舌糜已化。药既应手，宜再扩充。

前方去赭石，加细子芩、北沙参、金石斛。（《张聿青医案》）

金子久医案

○ 肝脾肾脏阴虚，奇经八脉交亏，下焦固摄失权，腹痛漏红带下，左脉关部弦涩，右部虚大。当用滋填三阴足经，参入固纳下元，以充冲任。

茜草根、炙龟板、白芍、海螵蛸、粉丹皮、大生地、紫丹参、枣仁、甘杞子、淮牛膝、腺鱼胶。

○ 先由白带，继而赤带，益以经水淋漓，甚而色紫成块，少腹抽痛，牵及经络，形寒头痛，脘满食少，脉象弦芤，舌苔腻白。病在奇经八脉，兼挟寒湿阻遏。治法益气血之虚，参用通气血之滞。

丹参、白芍、牛膝、新绛、丹皮、茺蔚子、驴皮胶、海螵蛸、紫石英、法半夏、橘络、甘草。

二诊：肝肾阴虚，冲任失固，自白带而转赤带，由经漏而致成块，血去气无所附，气逆乘于络脉，少腹掣痛，面目浮肿，冷热头晕，耳鸣盗汗，脉象弦芤而滑，舌苔薄腻而白。脾胃为湿所困。治法缓投滋腻。

旋覆花、归须、白蒺藜、杜仲、丹参、炒白芍、新绛、甘草、茯苓皮、海螵蛸、丹皮、枳壳、炒白术。

○ 妇人以肝为先天，肝藏血而脾统之。肝有宿热，则肝阳偏强，藏失其职，则疏泄太过，经水来时不能摄止，且脾脏有湿，阴分日亏，而带下不止矣。益以悲愁交集，抑郁不舒，肝木失条达之性，而心神亦耗。心肾失交，不能主血，此崩漏所以日盛也。腰痛腿酸，眩晕耳鸣，胃纯口苦，面浮腹痛，动辄气喘。脉左关独弦，余部濡细，拟治当以柔肝凉血为主，而以养心滋肾辅之。

生地炭、乌贼骨、柏子仁、炒白芍、炙龟板、丹皮、黑茜根、龙齿、九孔石决明、佩兰叶、生谷芽、焦山栀、黑地榆、左金丸、茯苓、砂仁、棕榈炭。（《金子久专辑》）

王仲奇医案

○ 方某。霞飞路，七月廿三日。

上月经行浃旬方净，现来两来复未弭，初起盆涌色深有块，日来则淋沥色黄，气殊恶浊，少腹坠胀。子脏为病，消弭隐患于未然，斯为上策。

禹余粮（制，先煎）三钱，紫贝齿（煅，先煎）三钱，条芩（酒炒）钱半，白蔹三钱，贯众（炒）二钱，白蒺藜三钱，凌霄花三钱，忍冬藤三钱，卷柏（炒）钱半，乌贼骨（炙黄）三钱，海桐皮三钱，红、白鸡冠花各一钱。

二诊：七月卅日。

恶露已弭，少腹胀坠获舒，隐患可冀潜消。仍守原意为之，以期除恶务尽。

禹余粮（制，先煎）三钱，紫贝齿（煅，先煎）三钱，石决明（煅，先煎）四钱，龟板（炙黄，先煎）六钱，白蔹三钱，条芩（酒炒）一钱，忍冬藤三钱，海桐皮三钱，乌贼骨（炙黄，刮去皮）三钱，凌霄花二钱，红、白鸡冠花各一钱，白芍（炒）二钱。

○ 陈某。广西路，嘉平初七日。

经来时断时续已经匝月，头眩，脉濡弦涩。夜寐太迟，营血内耗，脉海失固，防崩漏。

龟板（炙黄，先煎）六钱，石决明（煅，先煎）四钱，左牡蛎（煅，先煎）三钱，禹余粮（制，先煎）三钱，地榆（炒）三钱，贯众（炒）二钱，续断（炒）二钱，白芍（炒）二钱，白蒺藜三钱，海桐皮三钱，条芩（酒炒）一钱二分，乌贼骨（炙黄）三钱，红鸡冠花钱半。

二诊：十二月二十日。

胞脉既固，时断时续缠绵匝月之经水得以见止，带下仍多，脉濡弦。守原意调其奇经可矣。

龟板（炙黄，先煎）六钱，石决明（煅，先煎）四钱，左牡蛎（煅，先煎）三钱，甘枸杞（炒）二钱，白芍（炒）二钱，续断（炒）二钱，潼沙苑三钱，丹参二钱，野茯苓三钱，乌贼骨（炙）三钱，白鸡冠花一钱。

○ 汪某，三月经停不行。四月忽盆涌如崩漏，头眩目花，筋骸酸痛，心悸脉数，夜寐不安，治以调摄冲海。但素有水肿之患，今足胫尚微肿，亦宜兼顾也。

龟板（炙焦黄，先煎）五钱，石决明（煅，先煎）四钱，生牡蛎（先煎）三钱，茯苓三钱，丹参二钱，白蒺藜二钱，续断（炒）二钱，金钗斛二钱，桑寄生二钱，丝瓜络三钱，条芩（炒）一钱，夜交藤三钱。

二诊：调摄冲海，以和络血，络血通行，方免跗肿之患，冲海镇摄，庶无崩漏之虞。

紫石英（煅，醋淬）一两二钱，牡蛎（煅）两半，禹余粮（制）二两，乌贼骨（炙黄，刮去皮）二两，全当归两半，白芍（炒）两半，续断（炒）二两，于术（蒸）一两，茯苓二两，川桂枝六钱，白蒺藜二两，丹参两半，桑寄生两半，条芩（炒）八钱，海桐皮两半。

上药研末，用益母草二两熬水法丸。每早、晚以开水送下二钱。

○ 张某，周家咀路，七月廿一日。

经来四十余日，或淋漓缠绵，或盆涌而至，是为崩漏。但少腹有所膨胀而痛，乍起乍伏，痛剧欲坠，便溺不爽，腰酸心悸，脉弦涩而数。不仅气结血耗，脉海弗固，殊防隐疾也。

龟板（炙焦黄，先煎）六钱，石决明（煅，先煎）四钱，地榆（炒）三钱，卷柏（炒）钱半，贯众（炒）钱半，忍冬藤二钱，络石藤三钱，续断（炒）二钱，凌霄花三钱，茯苓三钱，粉丹皮（炒）钱半，乌贼骨（炙黄）三钱，红鸡冠花一钱二分，震灵丹（吞）二钱。

二诊：八月初六日。

恶露红已见净，白仍未弭，少腹膨胀有癖，卧则扪之可得，便溺不利，脉弦滑。日来感受伤风，咳嗽痰多。仍以原意消弭隐患，参以化风豁痰。

法半夏钱半，生苡仁三钱，玉苏子二钱，桑白皮（炙）钱半，杏仁（去皮尖，杵）三钱，紫菀钱半，茯苓三钱，青皮（炒）一钱二分，厚朴花钱半，凌霄花三钱，白薇三钱，卷柏（炒）钱半，乌贼骨（炙黄）三钱，白鸡冠花一钱二分。

三诊：八月十七日。

恶露弭已三日，小溲较畅，少腹膨胀气癖亦瘥，精神稍振。仍有咳嗽，胃纳未强。守原意变通之。

白蒺藜三钱，茯苓三钱，贯众（炒）钱半，杏仁（去皮尖，杵）三钱，橘红衣一钱，紫菀钱半，忍冬藤三钱，绿萼梅八分，卷柏（炒）一钱，乌贼骨（炙黄）三钱，凌霄花二钱，白鸡冠花一钱二分。

○ 帅某，侯家浜，一月中经来三转，淋漓继续弗爽，乍寒乍热，夜难安寐，入寐多梦，腹乍痛，大便不调，脉濡弦。心藏神，主血属营，营行脉中，脾为营之源，心神失宁，脾运呆钝，营弱不共卫气谐和。姑以本事方意。

青龙齿（煅，先煎）、香白薇（炒）、青蒿、全当归、柴胡（炙）、生于术、茯苓、丹参、远志肉（炙）、橘红衣、绿萼梅、鸡冠花、乌贼骨（炙黄）。

二诊：恶露已断，大便欲解弗爽，少腹两旁暨腰胁作痛且胀，偏左较甚，胸闷欠适，时或嗳噫，夜寐多梦弗宁，或有汗出，脉濡滑。仍以心脾两治，参以疏肝。

青龙齿（煅，先煎）、远志肉（炙）、茯苓、全当归、白芍（炒）、柴胡（炙）、生于术、香白薇（炒）、续断（炒）、绿萼梅、白蒺藜、鸡冠花、乌贼骨（炙黄）。

○ 于女士，爱麦虞根路。流产之后胞脉损伤，久未平复，恶露忽行忽止，劳顿吃力较甚，神思失宁，胃纳弗旺，喜麦恶谷，脉潘滑，且以调营镇摄。

左牡蛎（煅，先煎）、龙骨（煅，先煎）、茯苓、生于术、当归头、白芍（炒焦）、菟丝饼、白薇、刺猬皮（炙）、乌贼骨（炙黄）、鸡冠花、椿樗白皮、赤石

脂（煅，先煎）、震灵丹（分吞）。

二诊：胞脉已固，恶露获止，惟四肢仍酸软乏力。缘流产奇恒有亏，精血难复，脉濡滑微弦。仍以原法出入。

左牡蛎（煅，先煎）、赤石脂（煅，先煎）、生于术、当归头、白芍（炒焦）、菟丝饼、潼沙苑、淡苁蓉、甘枸杞（炒）、续断（炒）、茯苓、乌贼骨（炙黄）、鸡冠花。

○ 胡某，建平，二月廿九日。

去夏坐蓐之后，曾作血晕，久不吮乳，胞脉仍闭，当脐动跃，按之以手抗力甚大，日前忽漏下盈盘，今尚未净，面浮，肌肤萎黄，耳鸣头眩，脉空弦。此子脏病，涉及心脾也。从崩漏治法，以防晕厥。

紫石英（煅，先煎）四钱，代赭石（煅，先煎）三钱，灵磁石（制，先煎）三钱，龟板（炙黄，先煎）六钱，续断（炒）二钱，地榆（炒）三钱，贯众（炒）钱半，当归（炒炭）三钱，白蒺藜三钱，茯苓六钱，乌贼骨（炙黄）三钱，震灵丹（吞）二钱。

二诊：三月二日。

当脐动跃，按之以手反抗力稍平，头眩耳鸣、面浮、肌肤萎黄较愈，惟漏下未止，昨仍盆涌而至，腰酸，稍有咳嗽。仍从崩漏治法，摄冲海以养心脾。

紫石英（煅，先煎）四钱，左牡蛎（煅，先煎）三钱，龟板（炙焦黄，先煎）六钱，当归（炒炭）三钱，贯众（炒）二钱，地榆（炒）三钱，续断（炒）二钱，条芩（酒炒）一钱二分，白蒺藜三钱，海桐皮三钱，紫菀钱半，乌贼骨（炙）三钱，红鸡冠花一钱二分，震灵丹（吞）二钱。

三诊：三月初四日。

脐间动跃虽未静息，然不似前之刚劲强硬。头眩耳鸣、面浮、肌肤萎黄较瘥。漏下未住，腰酸，忽而形寒，忽而温热。盖血去多，营卫不相谐也。再以镇摄冲海，养心脾，调营卫。

紫石英（煅，先煎）三钱，左牡蛎（煅，先煎）三钱，淮芪三钱，当归（炒炭）二钱，白芍（炒）三钱，白蒺藜三钱，地榆（炒）三钱，续断（炒）二钱，海桐皮三钱，条芩（酒炒）一钱二分，甘枸杞二钱，乌贼骨（炙黄）三钱，红鸡冠花一钱二分，震灵丹（吞）二钱。

四诊：三月廿七日。

证药相安，腰酸耳鸣见愈，脐间筑筑而动稍减，然未平息。有时气升，胸脘作胀，未食则思，既食则厌，虽食欲较前增加，而轻微之寒热日作未止，是皆崩漏之后，冲海之镇摄、营卫之循行尚未恢复也。仍拟摄冲海，养心脾，调营卫。

左牡蛎（煅，先煎）三钱，鳖甲（炙，先煎）三钱，淮芪三钱，当归（炒炭）二钱，白芍（炒）二钱，青蒿三钱，香白薇（炒）二钱，法半夏钱半，茯苓三钱，白蒺藜三钱，橘红衣一钱，条芩（酒炒）一钱，乌贼骨（炙黄）三钱。

〇吴某，贝勒路，九月廿六日。

经行淋漓，缠绵月余不住，今见盆涌而至，有瘀块甚多。始为漏下，延为崩中。少腹痛，头眩，腰疼腿酸，脉弦涩而数。子脏内伤，恐成隐疾。

龟板（炙焦黄，先煎）六钱，禹余粮（制，先煎）三钱，贯众（炒）二钱，地榆（炒）三钱，条芩（炒）钱半，续断（炒）二钱，川芎（炒）八分，当归（炒）二钱，阿胶珠三钱，乌贼骨（炙黄）三钱，陈艾叶（炒）八分，红、白鸡冠花各一钱二分。

二诊：十月初七日。

崩漏缠绵四十余日，前已稍减，时断时续。日来则又盆涌而至，腰疼腿酸，头脑昏闷不清，惟少腹痛较愈，脉弦涩。再以清泄固摄互施，防啎隐患。

紫贝齿（煅，先煎）三钱，左牡蛎（煅，先煎）三钱，禹余粮（制，先煎）三钱，条芩（炒）钱半，贯众（炒）二钱，地榆（炒）二钱，旱莲草三钱，白薇三钱，续断（炒）二钱，刘寄奴钱半，凌霄花三钱，红、白鸡冠花各一钱，乌贼骨（炙黄）三钱，震灵丹（吞）二钱。

三诊：十月十四日。

崩漏两月，进清泄固摄互施，业已见啎，头痛、腰疼、腿酸获愈，已得安寐，脉来濡涩。守原意出入可也。

左牡蛎（煅，先煎）三钱，龙骨（煅，先煎）三钱，禹余粮（制，先煎）三钱，桑螵蛸（炒）二钱，淮芪三钱，旱莲草三钱，冬青子三钱，菟丝饼二钱，续断（炒）二钱，潼沙苑三钱，白芍酒（炒）二钱，条芩（酒炒）一钱二分，红、白鸡冠花各钱半，震灵丹（吞）钱半。

四诊：十月廿六日。

崩漏已愈，带淋未住，不能劳事，脉濡弦。冲任脉海未固，再以补摄。

石决明（煅，先煎）四钱，左牡蛎（煅，先煎）三钱，甘枸杞（炒）二钱，杭白芍（酒炒）二钱，制首乌四钱，川杜仲三钱，续断（炒）二钱，菟丝饼二钱，潼沙苑三钱，冬青子三钱，淮芪二钱，金钗斛二钱，白鸡冠花钱半。

〇杨某，高昌庙，九月廿四日。

崩漏缠绵三月，有瘀块而秽恶，少腹胀痛，腰酸时欲作坠，便溺不爽，头眩腑酸，面黄肌瘦，脉弦涩。子脏已伤，隐患难消啎也。

贯众（炒）二钱，地榆（炒）三钱，刘寄奴钱半，续断（炒）二钱，忍冬藤三钱，络石藤三钱，条芩（酒炒）钱半，茯苓三钱，白薇三钱，乌贼骨（炙）三钱，红、白鸡冠花各一钱二分，凌霄花三钱，震灵丹（吞）二钱。

二诊：九月廿七日。

崩漏缠绵三月，有瘀块而秽恶，前与清通镇摄，恶露已啎，少腹仍然胀痛，腰酸时欲作坠，数大便而不爽，头眩肢酸，面黄肌瘦，脉弦涩。子脏久伤，隐患难消啎也。

禹余粮（制，先煎）三钱，条芩（酒炒）一钱二分，贯众（炒）二钱，续断（炒）二钱，全当归三钱，茯苓三钱，白薇三钱，陈枳壳（炒）钱半，杏仁（去皮尖）三钱，乌贼骨（炙黄）三钱，霄花三钱，红、白鸡冠花各一钱。

三诊：十月十九日。

崩漏瘀块业已见啎，面黄肌黄稍有津泽。少腹胀痛，腰酸作坠，便溺仍不爽适，纳食胸脘闷痛，脉弦涩。隐疾之萌蘖未除，宜慎毋忽。

刘寄奴钱半，凌霄花三钱，白薇三钱，杏仁（去皮尖）三钱，条芩（酒炒）一钱二分，厚朴花钱半，陈枳壳（炒）钱半，茯苓三钱，青皮（炒）一钱，续断（炒）二钱，台乌药钱半，乌贼骨（炙黄）三钱，白鸡冠花一钱。

四诊：十月廿三日。

恶露瘀块啎经已久，便溺已畅，腰酸略减，四肢仍酸，头痛容黄，纳食胸脘依然胀闷，脉弦。守原意出入。

刘寄奴钱半，凌霄花一钱，续断（炒）二钱，佛手柑一钱，泽兰三钱，白蒺藜三钱，马鞭草二钱，蒲公英三钱，厚朴花一钱，青皮（炒）一钱二分，乌贼骨（炙黄）三钱，陈枳壳（炒）钱半，白鸡冠花一钱二分。

○孙某，汉口，六月廿二日。

冲为血海，女子系胞即系于此。结婚十一载，未尝孕育，经事缠绵日多，少腹胀坠，或一月而两至，头脑眩晕，脉来弦涩。恐崩漏之渐，治以镇摄。

龟板（炙枯黄，先煎）六钱，石决明（煅，先煎）四钱，炒续断二钱，白蒺藜三钱，金钗斛二钱，条芩（酒炒）一钱二分，白芍（酒炒）二钱，炒贯众钱半，海桐皮三钱，凌霄花二钱，山茶花一两，红月季花三朵，红鸡冠花一钱二分。

二诊：七月初六日。

胞脉为病，经事缠绵日多，前以镇摄即止，睡眠亦颇安逸。惟头眩，目珠胀，少腹时仍作坠，肌肤中隐有青黄色。仍守原意，参用调营，力防崩漏。

紫贝齿（煅，先煎）三钱，石决明（煅，先煎）四钱，龟板（炙焦黄，先煎）六钱，条芩（酒炒）一钱二分，当归头（炒）三钱，杭白芍（炒）二钱，金钗斛三钱，续断（炒）二钱，白蒺藜三钱，卷柏（炒）钱半，地榆（炒）三钱，红鸡冠花钱半。

三诊：七月十一日。

经水适来，少腹酸胀作坠，往常来甚多而淋沥日多。胞脉为病，冲海失摄，头眩目珠胀，冲海通脑海故也。肌肤及面容色黄，则血虚之过。

左牡蛎（煅，先煎）三钱，石决明（煅，先煎）四钱，龟板（炙焦黄，先煎）六钱，禹余粮（制，先煎）三钱，白蒺藜三钱，炒白芍三钱，炒续断二钱，炒地榆二钱，炒卷柏钱半，阿胶珠二钱，条芩（酒炒）钱半，甘枸杞（炒）二钱，红鸡冠花一钱二分。

四诊：七月廿七日。

上月经行颇爽，少腹痛瘥，惟既净以后复见淋沥少许始已，头眩、目珠胀向安，形色亦稍充旺，脉濡滑。仍以调营、固奇恒之府可也。

紫贝齿（煅，先煎）三钱，石决明（煅，先煎）四钱，龟板（炙焦黄，先煎）六钱，青防风（炙）一钱，淮芪二钱，续断（炒）二钱，白蒺藜三钱，白芍（炒）二钱，地榆（炒）三钱，卷柏（炒）钱半，条芩（酒炒）一钱，红鸡冠花一钱二分，山茶花三朵。

○舒某，山西路。胞脉损伤，奇恒失藏，恶露淋漓缠绵月余不住，紫黑红黄杂见，且有瘀块，腰俞尾骶作酸，少腹关元作痛，头疼心悸，脉弦涩而濡。治以清泄镇摄互施。

左牡蛎（煅，先煎）、龙骨（煅，先煎）、赤石脂（煅，先煎）、大有芪、当归头、刺猬皮（炙）、柴胡（炙）、升麻（炙）、香白芷、白薇、乌贼骨（炙黄）、凌霄花、鸡冠花、木莲（烧炭研末冲）。

二诊：恶露淋漓缠绵业已见止，惟少腹关元间仍作痛，尾骶腰俞作酸，头眩心悸，脉软弦。仍守原意，冀弭隐患。

左牡蛎（煅，先煎）、龙骨（煅，先煎）、赤石脂（煅，先煎）、大有芪、当归头、川杜仲（炒）、续断（炒）、菟丝饼、益智仁、茯苓、白薇、刺猬皮（炙）、椿樗白皮、乌贼骨（炙黄）。

○阮某，九亩地。胞脉为病，恶露始初，盆涌有块，既而淋漓缠绵，将近四十日弗住，少腹胀痛有症结，脉弦。从崩漏治法。

左牡蛎（煅，先煎）、全当归、白芍（炒焦）、紫胡（炙）、条芩（炒）、生于术、茯苓、续断（炒）、香白芷、白薇、刺猬皮（炙）、乌贼骨（炙）、红白鸡冠花。

二诊：恶露淋漓缠绵，紫黑红黄杂见，今已获止，惟少腹症结未消，有时胀痛，头眩腑酸，脉濡弦。守原意出入。

赤石脂（制，先煎）、当归头、白芍（炒焦）、柴胡（炙）、生于术、制川朴、条芩（酒炒）、远志肉（炙）、茯苓、白蒺藜、香白芷、白薇、五灵脂（炒去砂石）、凌霄花。（《王仲奇医案》）

○刘奶奶。初诊：九月四日。

胞脉损伤，恶露淋漓缠绵，或时断时续，或崩涌而下，紫黑红黄杂见，头痛目眩，时有心悸，已三阅月之久。脉濡弦涩。治以镇摄，冀弭隐患。

生于术二钱，当归头（炒炭）三钱，煅牡蛎四钱，赤石脂二钱（包），草河车二钱，茯苓三钱，炒焦白芍二钱，白蒺藜三钱，白敛三钱，炙刺猬二钱，乌贼骨三钱，鸡冠花一钱五分，震灵丹三钱，桂圆肉七枚（同包煎）。

复诊：九月七日。

冲任之脉，并起胞中，胞脉损伤，冲少镇摄，恶露淋漓缠绵,紫黑红黄杂见,已三阅月之久。时有心悸,寐觉喉舌干燥,腰胯作酸。脉濡弦。前以镇摄颇安,守原意出入之。

煅牡蛎四钱,炙龟板八钱,白蒺藜三钱,煅龙骨四钱,金钗斛三钱,天花粉三钱,赤石脂(包)三钱,白敛三钱,草河车二钱,乌贼骨三钱,鸡冠花一钱五分,震灵丹三钱,桂圆肉七枚(同包煎)。

三诊:九月十日。

胞脉稍固,奇恒较藏,恶露淋漓缠绵,紫黑红黄杂见,经三阅月之久,日来将净未净,似带非带。喉舌作干较瘥,惟心胸曾觉嵌下欠适,脉濡滑而弦。守原意为之可矣。

煅牡蛎四钱,炙龟板八钱,白蒺藜三钱,煅龙骨四钱,金钗斛三钱,炙远志肉一钱,白敛三钱,凌霄花二钱,生地黄五钱,草河车二钱,乌贼骨三钱,鸡冠花一钱五分,震灵丹二钱,桂圆肉七枚(同包煎)。

四诊:九月十五日。

冲为血海,阳明隶属。冲海失摄,肠胃腑气又复失和,恶露淋漓缠绵,经三阅月之久,日前,已渐见水,昨今又较见多,且腹筩欠适,便溺觉热,胸宇气闷,时欲泛呕,脉濡弦。肛有痔患,治当两顾。

白蒺藜三钱,生于术二钱,炙远志肉一钱,茯苓三钱,制川朴一钱二分,炒条芩一钱五分,炒陈枳壳一钱五分,凌霄花二钱,白敛三钱,草河车二钱,乌贼骨三钱,红鸡冠花一钱五分,木莲一钱(烧炭研末冲)。

五诊:九月廿五日。

恶露已弭,肠急失舒,腑气不通,大便里急,欲下不下,殊觉吃力。且肛有痔患,尤感觉不快,时或眩晕。脉弦滑而濡。治以通腑利便,参以清脑可也。

柏子仁四钱,油当归三钱,瓜蒌仁四钱,炒麻仁四钱,冬葵子四钱,杏仁三钱,玉苏子二钱,炒陈枳壳一钱五分,无花果三钱,紫菀一钱五分,玄明粉三钱(冲),白蜜三钱(冲)。(《近代中医流派经验选集》)

沈国良医案

○朱某,女,29岁,教员,1985年4月15日初诊。

3月6日患者因胎漏,经保胎无效而入院清宫。术后阴道一直流血,时多时少,伴有少量紫暗血块,曾内服或注射止血药,疗效不明显。迄今月余,腹痛腰酸,时有寒感,舌质暗淡,苔薄,脉沉涩无力。

辨证:奇经内损,冲任气伤,血分有寒挟瘀。

治法:益气活血,暖宫散寒。

方药:三七粉(分冲)6克,党参30克,肉桂6克,人中白4克。炖汤,分3次冲三七粉服,隔2小时服1次。

二诊(6月17日):连进2剂,病退血止。

方药:党参12克,茯苓9克,白术6克,炙甘草5克,熟地12克,川芎3克,当归5克,白芍6克,续断6克,菟丝子6克,砂仁3克,炒故纸3克,小茴香2克,杜仲6克。

4剂。益气血,调固冲任,以善其后。(《现代名中医妇科绝技》)

陈廷儒医案

○非时下血,淋漓不止,谓之漏下;忽然暴下,若山崩然,谓之崩中。其症有虚实之分,实者易治,虚者难治,虚中有实者尤难治。丙申冬,余客天津,刘君伟齐之侄妇,月水淋漓不尽,已经数月,并见胸腹胀闷等症。余诊之,脉数,右盛于左,知是温邪内蕴、血不归经所致。用芩栀二物汤、槐榆清血汤加减治之,两旬而愈。愈后,匝月即孕。盖《经》所谓:阴阳和而后万物生也。此实证易治之一证也。

○癸巳春,余客都门,水部主政周君涤峰之室,病血崩,每阅五日,必崩一次,崩后第一日,腹中稍宽,后又逐日胀满,至五日必复崩如故。缠延两月,夜寐不安,饮食尤微,面舌、唇口并手指,俱萎白无色。医投补气摄血一剂,病势如剧。来速余诊,脉象虚微,惟按左尺,细数有力。余思此症,系温邪袭入血室,血得热而妄行,以致浑身之血,不能归经,久则血尽,气亦脱矣。人第知血脱益气,不知气有余即是火,不去其火,但补其气,非惟关门捉贼,抑且助纣为虐,何以望愈?因用桃仁承气汤加味。嘱仅服一剂,服后,泻两次,腹中快甚。病者以其效也,又服一剂,仍泻两次,明日再诊,六脉虚微已甚。改用大补气血之剂,并加桂附,调养而痊。盖此症正气虽虚,阴分深处,尚有邪热未净,所谓虚中有实证也,非用下夺法,邪不得去,正无可扶,先泻后补,实常法耳。然药味太峻,不宜多服,接服二剂,未免过矣。幸速温补,始能复元,不然,转而为危,谁执其咎,且不惟硝、黄峻药,不可或过,即寻常之味,亦以适病为宜。盖虚怯之人,陈皮多用数分,即嫌耗气;甘草多用数分,即嫌满中;藿香多用数分,亦嫌其热；白芍多用数分，亦嫌其寒。而况寒于白芍，热于藿香，满中甚于甘草，耗气甚于陈皮者乎？是不可以不谨。（《珍本医书集成·诊余举隅录》）

张伯龙医案

○ 平时肝胃虚寒，每病厥寒上逆，头巅痛疼，呕吐不止，脉迟虚。大进吴萸汤加减，二剂即愈。此次暴崩如注，身寒战栗，头痛筋掣，吐泻并至，腿与尾闾刺痛欲裂，脉沉两关紧甚。寒邪伤及血分，应以血脱益气法主之，参入温中之品。

炒白术一两，高丽参三钱，鹿角霜四钱，炙黄芪八钱，炮干姜二钱，川附片二钱，全当归四钱，阿胶珠三钱，血余炭四钱，炙甘草二钱，艾叶炭五钱，伏龙肝一两。

再诊：脉滑大数急，右关迟紧，各症略减。因去血过多，仍以前意加以养血之品。

生白术五钱，阿胶珠四钱，熟地炭五钱，炒白芍四钱，米党参八钱，炮姜炭二钱，牡丹皮钱半，炙黄芪五钱，乌梅炭一钱，炙甘草二钱，淡吴萸六分，血余炭三钱。

再诊：各症递减，呕止，周身筋痛，尾闾刺痛，脉已静，紧形犹存。当于血中补气，参入温寒之品。

生白术五钱，米党参八钱，炮姜炭钱半，炒白芍四钱，炙甘草钱半，乌梅炭一钱，阿胶珠四钱，炙黄芪五钱，血余炭三钱，茯苓片三钱，当归身四钱，大枣肉三枚。

又诊：炮吴萸二钱，米党参八钱，当归身三钱，半夏三钱，炒白术四钱，阿胶珠三钱，炙甘草钱半，干姜二钱，蕲艾叶二钱，焦白芍三钱，代赭石四钱。

再诊：脉沉紧，无神，腰与尾闾刺痛欲裂，心空无主岌岌，温补督冲为要。

川附子三钱，炒杞子五钱，黑归身三钱，川杜仲四钱，破故纸二钱，炙黄芪五钱，鹿角霜三钱，巴戟天三钱，高丽参三钱，鹿茸末一钱。（《雪雅堂医案》）

程茂先医案

○ 程茂先治一女，年十八时，经事五日一行，或十日一行，抑且过多，淋漓不断，五六日方止。平素性躁，君锡以前症告予，余曰："何不为其调治？"曰："荆室于归未久，不肯服药，且畏其姑嫜，煎饮不便。"予曰："丸药侵晨私服，其谁曰不可？"彼乃喜托予制药。予思此症，虽未见脉，详其所云，乃是怒动肝火，复伤其脾。且肝主藏血，又主风，风动则木扬，故血不能潜藏。盖脾主摄血，虽具坤静之德，而有乾健之运。脾气既亏，不能束摄运行，因而流注血海。血海充溢，亦不能如期而下矣，理宜健脾疏肝，清热养血，仍复升举其阳，使气血各守其乡。又何患经之不信矣？遂用参、术、芎、归、升麻、柴胡、子芩、白芍、生地、香附、甘草、黑蒲黄、玄胡索、陈皮、青皮之剂，蜜丸空腹吞之。服药五日经即止。后越二十日方行。次月至二十八日方行。第三月经事不行，而且孕矣。后十月足乃产一女。（《程茂先医案》）

顾鬘云医案

○ 思虑伤脾，郁怒伤肝。血崩之下，气营大虚，彻夜不寐，神不自持，触事惊疑，此乃怔忡疑虑之症，并非癫痫类也。脉症合参，脾藏气血大伤。脾为营之源，虽云心主生血，然血不自生，须得脾气运液，中焦取汁，变化而成。心虚而不知补脾，绝其生血之源矣。且大便亦溏，胆怯异常，显属不足之症，切勿执定痰火有余也。

大生地、炒白芍、炒枣仁、云苓、制冬术、广郁金、元眼肉、麦冬、莲肉、川贝。

又诊：脉象细而带弦，微见虚数。血崩本属气虚下陷，血去阴液亦亏，心中悸惕，惊疑无主。寻源求本之计，宜补立中气为先，倘专清痰火，必有延成痼疾者也。

党参、制冬术、大麦冬、归身、黄芪、炙黑草、血余炭、白芍、云苓、枣仁、川贝母，加龙眼肉、大黑枣。

又诊：日来脉象，颇形起色，元气渐振，故恐惧忧疑之象，已可支持。肝郁日畅，寡有恼怒，诚佳机也，心脾血液未充，尚须怡养为佳。

制洋参、云茯神、五味子、川贝、制冬术、左牡蛎、元眼肉、苡仁、枣仁、生甘草，加金橘饼、野蔷薇露，临卧服白金丸三分。

又诊：不寐阳升，脾气下陷，风阳游行无定，肾志少液，当引阳潜藏之法。

党参、大熟地、左牡蛎、白芍、黄芪、制附子、池菊瓣、枣仁、橘白、炙草、川石斛、元眼肉，加鸡子黄。

又诊：大便得实，肾液藏而脾气运矣。神情渐复，惟或感心事，肝阳犹易扰及包络，亦由心营血气未能充足耳。

党参、元参心、远志炭、炒枣仁、黄芪、川贝母、大熟地、柏子仁、山药、炙甘草、龙眼肉。

又诊：行动步履有力，眠食亦均匀适中。中气虽复，血虚犹少营养，血不养肝，肝经郁火，欲达未达。现值暑令，当于补剂之中，参入清畅之品，秋凉肃降时，可冀无恙，仿许学士法加减。

大生地、党参、赤芍、川贝、乌犀尖、云苓、玳瑁、山药、麦冬、橘白，加圆眼鸡子黄、白荷花露。

○ 经居三月之余，骤然腹痛，酸坠不已，曾经小产。手厥阴经络受伤，脉胎已至脱根，气从下陷，深恐血崩之虑。仿东垣法。

人参三钱，柴胡二分，新会皮五分，云苓二钱，黄芪二钱，枣仁三钱，春砂仁五分，炙草三分，冬术一钱五分。

又诊：昨进补中益气汤，酸坠之势虽缓，而瘀下如崩，肢冷发痉。幸元气尚属扶住，未知厥脱，然胎尚未下，须防气陷血脱，浊瘀下泛。

人参须七分，老苏梗一钱五分，炮姜炭四分，陈皮五分，炒冬术一钱五分，春砂仁三分，枣仁三钱，茯苓三钱，归身一钱五分，胎产金丹半粒。

又诊：血崩止之后，自觉胎元跃跃如常而动。肝升烦热，寅卯更衣，感冒寒邪，形冷发搐，郁木内扰，悲从中来，骤然哭泣，面色泛㿠，神志模糊，脉细无神。此属血去胎伤，又失于调养，胎殒腹中，浊向上蒙，至危至险候也。

人参须一钱，大腹皮一钱五分，陈皮七分，老苏梗一钱，炮姜炭一钱，江枳壳一钱，砂仁五分，赤苓三钱，广郁金五分，胎产金丹半粒。

又诊：药后得寐，神志渐清，面㿠略转，少腹酸楚，急坠极甚，如欲大便而便闭。盖小产胎殒，重于大产，或有气衰血热，或因内外感触，损其根柢。漏红之后，本当调养气血，听其自然，但血去已多，胎涸难于下行，不得已，用平胃法，宜佐保本为要。

人参须七分，元武板五钱，大腹绒三钱，炙陈皮五分，炮姜炭一钱，元明粉七分，江枳壳一钱五分，焦白芍一钱五分，老苏梗一钱五分，归身一钱五分。

又诊：昨投平胃散加元明以下瘀浊，佛手散温通气血。刻间腹中酸坠异常，秽水下行极多，即觉舒和，因知人立方之神妙也。但瘀浊尚有未净，胞衣或有留顿，亦宜留意虚阳上冒，慎调至嘱。

熟地炭四钱，炮姜五分，陈皮七分，归身一钱，炒于术二钱，丹皮三钱，云苓二钱，白芍一钱，炒枣仁三钱，青皮五分，谷芽三钱。

益母草煎汤代水。

又诊：瘀露下而黑色，停瘀留顿未化，胃纳渐安，寐亦稳贴，神脉皆涉和平。但恐有胎元未化，仍宜留意也。

熟地炭四钱，川石斛三钱，煨枣仁三钱，川贝母二钱，生冬术一钱五分，白蒺藜三钱，净归身一钱五分，粉丹皮一钱五分，西琥珀五分，陈皮一钱，云苓三钱，桃仁七粒。

又诊：益阴通瘀之下，夜寐得安，脉息稍静，正气渐醒，今晨瘀中虽下茄蒂之象，此即胞胎之根柢也。前日或指停经，或指崩漏，定可剖析分明而无惑矣，仍守昨法。

熟地炭四钱，怀牛膝一钱五分，川贝二钱，炒冬术一钱五分，紫石英三钱，枣仁三钱，白芍一钱五分，旋覆花三钱，西琥珀五分，益母膏三钱。

又诊：小产后，肝肾阴虚，虚阳易升，逆胃为汗泄气急，脉见矵数。阳衰已复，阴血尚难速长，眠食何安，自可日臻佳境，百日内务宜慎养。

生洋参一钱五分，制首乌四钱，川贝母二钱，归身一钱五分，生冬术一钱五分，金石斛三钱，茺蔚子三钱，白芍一钱五分，西琥珀五分，枣仁三钱，茯苓三钱，小红枣三枚。

又诊：日来色㿠已转，脉惟右寸关尚弦数。由于盗汗自汗互伤营液，故易于心悸也。今瘀已净，可以补中，寓以收摄法矣。

党参三钱，熟地炭四钱，甘枸子一钱五分，炒白芍一钱五分，炒冬术一钱五分，五味子三分，炒枣仁三钱，生甘草三分，炒竹茹一钱五分，菟丝子三钱，炒香谷芽三钱。

○ 小产之后，血崩月余，音低气怯，寐少咽干，而目浮肿，干呛阵作。良由血去过多，一派虚象猥集矣。古人以血崩为之崩中。中者，即脾胃也。前方纯用滋纳固涩，久服不效，何以尚不悟其理耶？盖肝主藏血，脾主摄血，脾失统血之司，血从内渗不已，由于滋之涩之，凝滞络中。所以时或淋漓若净，忽又瘀块如掌大者络绎而下，自觉心神无依，肢冷泄汗。《经》云：阴阳互根，如环无端。阴从下渗，阳从上冒，其中枢纽，能无虑其不续耶？急进归脾法以为砥柱中流之计。

大有党参三钱，九制于术一钱，新会皮七分，丹皮炭一钱五分，大有黄芪一钱，大熟地炭五钱，地榆炭三钱，元眼肉三钱，归身一钱，白芍一钱五分，枣仁三钱。

用藕肉二两、湘莲肉五钱，煎汤代水。

又诊：前进血脱益气法，兼清营分。虚火崩决之阵顿止，胸脘乃觉舒和，略思纳谷，可知从前谬执黄芪闭气之误。然肝肾空乏，八脉交虚，最虑腹膨漏带，干呛寒热，此四者崩后极易见之，不可不为预防。

人参须一钱五分，大有芪一钱五分，陈阿胶二钱，地榆皮三钱，西党参三钱，制于术一钱五分，炒丹皮一钱五分，枣仁三钱，白芍一钱五分，云苓三钱，元眼肉三钱，湘莲肉四钱。

又诊：崩止三日，神脉皆振，头晕烘热，时仍有之。必得营阴恢复，风阳游行之象，方可全熄耳。

人参一钱，制冬术一钱五分，陈阿胶二钱，牡蛎五钱，枣仁三钱，黄芪二钱，西党参三钱，熟地炭四钱，川贝三钱，白芍一钱五分，加鲜藕肉一两。

又诊：肝风渐定，诸症较平，夜寐渐安。惟面色指爪㿠白不堪，胃气虽醒，脾少健运，知饥不任油腻。须得屏除烦劳，静养百日，气血充复可期也。

人参须一钱五分，制于术一钱五分，甘枸子三钱，炒枣子三钱，绵黄芪三钱，炙甘草四分，陈阿胶二钱，炙陈皮七分，元眼肉三钱，大黑枣二枚，加建莲三钱。

又诊：日来精神大胜于前，唇渐转红，眠食颇佳，阳明血液日长矣。

党参三钱，炒枣仁三钱，炒米仁三钱，九制于术一钱五分，黄芪二钱，炒白芍一钱五分，炙陈皮五分，炙黑甘草三分，陈阿胶二钱（蛤粉炒），元眼肉三钱，大黑枣两枚。（《花韵楼医案》）

陈莲舫医案

○ 脘腹攻痛，腰脊酸疼，痛甚似经似带，淋漓不断，治以和养。

制香附、全当归、抱茯神、沙苑子、新会皮、生白芍、九香虫、花龙骨、川杜仲、侧柏叶。

○ 崩止仍漏，劳顿即甚，致心脾失养，肝阳转旺，遂至头眩颧红，腰脊酸楚。营愈亏则气偏独用，当脘胀满，腹痞上升。再以和养。

吉林须、真獭肝、玉蝴蝶、制香附、抱茯神、川杜仲、柔白薇、阿胶珠、绿萼梅、代代花、广橘叶、花龙骨、生白芍、乌沉香、丝瓜络。

○ 妇科以肝为先天。肝气偏旺，肝营有摄，牵引心脾两经，如崩如漏，绵延月余，腹角作痛，于下更多。渐至头眩心悸，腰腿酸软，脉息濡细。治以和养，接以摄纳。

安肉桂、吉林须、元生地、抱茯神、川杜仲、炒侧柏、制香附、陈阿胶、生白芍、花龙骨、沙苑子、广陈皮、红枣。

复方：红藤膏、吉林须、西洋参、抱茯神、川杜仲、陈棕炭、制香附、陈阿胶、生白芍、川楝子（炒）、花龙骨、沙苑子、小蓟炭、荷蒂。

○ 崩漏受伤，致营虚气痹，腹间结瘕，攻动痛胀，遂至上实下虚，头眩耳鸣，肢腰酸冷。上下不协，中焦乃为胀满作痛。脉息沉弦，拟用调气和营。

制香附、广橘叶、大丹参、川石斛、九香虫、洋佩兰、绿萼梅、小青皮、抱茯神、川杜仲、生白芍。

复方：吉林须、制香附、旋覆梗、抱茯神、川杜仲、柔白薇、新会皮、红藤膏、真獭肝、丝瓜络、远志肉、沙苑子、生白芍、伽南香。

○ 偏产后，月事参差淋漓太多。近复如漏绵延，腰酸，色恍，多食则每为飧泄。脉息细涩，左弦。拟和心脾，而兼厥阴。

吉林须、抱茯神、补骨脂、川杜仲、陈棕炭、煨木香、佛手花、阿胶珠、花龙骨、淡吴萸、艾绒炭、炒侧柏、生白芍、南枣。

○ 心脾两虚未复，肝气转旺，得食胀满，两足浮肿，脉象细弦。八脉亦失充养，以致气无以摄，营无以补，再从固养。

吉林须、抱茯神、元生地（蒲黄同打）、川杜仲、炒夏曲、细香附（秋石炒）、炒侧柏、炒于术、白芍、花龙骨、炮姜炭、新会皮、绿萼梅、红枣。

复方：月事淋漓已止，脘胀足肿亦渐减轻。再培心脾，而和肝气。

吉林参、抱茯神、元生地、川杜仲、法半夏、制香附、炒侧柏、野于术、陈阿胶、生白芍、菟丝子、新会皮、炮姜炭、红枣。

○ 肝脾统藏失司，连年转月，如崩如漏。春夏交崩而尤甚，遂至肢体浮肿，头眩心悸，肢节俱酸。腹痞减而仍留。带下不颧赤，脉细涩。营阴过伤，气无依附。防气不归原，拟用温养。

吉林须、抱茯神、大生地（蒲黄炒炭）、菟丝子、沉香屑、炒夏曲、侧柏叶、安肉桂、花龙骨、生白芍、川杜仲、北五味、广陈皮、红枣。

复方：台参须、抱茯神、丹参炭、血余炭、柔白薇、炒夏曲、侧柏叶、生于术、花龙骨、归身炭、生白芍、沙苑子、广陈皮、红枣。（《莲舫秘旨》）

○ 连次崩放，现在头眩肢酸，脉息细弦，治以和养。又产后久肿，亦宜兼顾。

西羌活、制小朴、陈棕炭、东白芍、炒苡米、炒扁柏、川郁金、焦荷蒂、黄防风、法半夏、新会皮、炒当归、佛手柑、红枣。

○ 操劳过度，有伤奇经，经漏三月，绵延不止，以致统藏不摄，血海愈涸。脉见细弦。当温养八脉，兼补气血；栽培火土，以固其根本；涵养乙癸，以充其渊源。俾得阴顺阳和，天癸有恒。拟以温养。

安肉桂（去粗皮）、西党参、蕲艾炭、炒杜仲、煅龙骨、陈阿胶、蒲黄炭（炒）、东白芍、新会皮、抱木神、赤石脂（醋煅，包）、陈棕炭、血余炭、红枣。

○ 崩热少停，零零落落，红白交见，奇经大损，肢腰酸痛。和养主之。

炒阿胶、沙苑子、煅龙骨、陈棕炭、制香附、西党参、炒夏曲、炒白芍、新会皮、艾绒炭、煅牡蛎、炒侧柏、红枣。

○ 停经见红，数日未止，似小产而不下，头眩腰痛，腹亦进痛。治以和养。

大生地、东白芍、炒川楝、炒艾绒、炒荆芥、新会皮、炒丹参、炒荷蒂、鸡血藤膏、黑料豆、炒当归、炒苑子、抱木神、红枣。

○ 小产后血放不止，牙痛亦宜兼顾。

蒲黄炒阿胶、羚羊尖、陈棕炭、扁柏炭、蜜炙桑叶、西洋参、血余炭、池菊炭、荆芥炭、炒丹参、法半夏、新会皮、炒藕节。

○ 停经见红，每日不止，恐非偏产，而为崩漏。治宜和养。

制香附、炒当归、炒杜仲、炒苑子、川石斛、抱木神、大生地、鸡血藤膏、炒艾绒、黑料豆、东白芍、新会皮、藕节炭。

○ 经漏三月，腰酸腹痛，心跳头蒙，种种营亏气痹。脉沉弦。治以和补。

炒党参、炒阿胶、陈棕炭、炒丹参、炒莲房、东白芍、制香附、血余灰、焦楂炭、煅龙骨、炒侧柏、炒川断、抱木神、焦荷蒂。

○ 小产后少腹攻痛，且带下赤白，脉弦滑。营亏气痹，治宜调养。

左金丸、炒杜仲、炒当归、九香虫、沉香曲、新会皮、炒丹参、炒白芍、制香附、炒川断、真獭肝、合欢皮、丝瓜络。

○ 奇经不摄，崩放后又为经漏，应月淋漓多日，遂至营阴受伤，诸虚杂出，头眩耳鸣，心悸腰楚。脉见弦滑。治宜和养。

炒党参、炮姜炭、煅龙骨、陈棕炭、炒莲房、炒侧柏、炒阿胶、炒白芍、血余炭、川杜仲、抱木神、广陈皮、炒香附、吉林须（另煎）。

○ 老年崩放，绵延不止，脉见濡细，冲海不摄，气营两亏，脘胀气怯，咳呛纳呆。和养主之。

炒党参、炒香附、抱茯神、沙苑子、血余炭、炒白芍、炒阿胶、莲房炭、煅龙骨、炒杜仲、炒侧柏、陈棕炭、新会皮。

复诊：崩放减而未止，向有失血，老年营阴不摄，内络已损，脉见芤细。炎夏最宜调和。

炒阿胶、莲房炭、煅龙骨、炒香附、炒杜仲、炒侧柏、炒党参、抱木神、蚕茧炭、陈棕炭、血余炭、新会络、炒白芍、藕节炭。（《陈莲舫医案秘钞》）

郑在辛医案

○ 郑在辛治吴翰臣令眷。清明夜，门首看城隍会，甫入堂，忽昏仆于地，不能言语，抬上床一刻，即大吐，口出妄言，谓城隍夫人需侍者，已得三人，令其入庙服役，语毕，仍闭目昏睡。其家惊畏，暮夜迎余，自门首至寝所，皆烧冥资，观其色无青黑鬼气，切其脉两手相同，至止不乱，但虚大无力。余询其声变否，家人对以如常，如殊不似中恶之证也。又问："前有病否？"家人云："经水行有半月未止，数日前，即燃灯通夜不熄，翰臣外出，要人作伴，似有畏惧之状。"盖邪之所凑，其气必虚。因脱血心虚，夜看城隍会，见扮鬼形，心怖而神乱矣，即成中恶，亦因其虚也。以人参五钱、桂心一钱、银一锭煎熟灌下，又将渣再煎灌下，片刻即醒，问其前事，全然不知，惟记门首看会，不知何由在床，但称心慌手麻而已。随用归脾汤数服，经止病愈。

○ 又治容翁令眷，年近四十，戊辰夏月，胸胁胀满，吐血涎血片，两三日一发，饮食衰少而经水时或大行不止，有似崩漏。初真州时道，皆以凉血滋阴为主，以致脾胃益虚，竟不能食，来扬就医。脉之细濡不任寻按，有时忽大，此思虑伤心，脾血不归经，非真阴虚损。丹溪云："胃虚则血出上窍，脾虚不裹血，则血下崩。"此非血热妄行之证，用人参、白术、茯苓、炮黑姜、香附温补中宫，用当归、白芍、枣仁、丹皮以和营血，重用人参。服一月，吐血先止，下血暂少。后脾胃得温而胀减，再加黄芪、龙眼肉，合归脾汤以收功。（《素圃医案》）

陈在山医案

○ 陈在山治张子声之内人，患漏血之症，脉来虚数无力，腰酸头晕，精神不足，四肢软，减食，以归脾汤加减治之。

人参、蜜芪、远志、艾炭、龙骨、元肉、焦术、芡实、炙草、当归、地榆炭、枣仁、灯心、大枣。

第二方去元肉、枣仁，加酒芍、熟地。前后服五剂，痊愈。

○ 又治张慎堂内人，脉来沉缓而弦，独两尺微弱至甚，必是怒伤肝脾，又不能统血归源矣。较夏令之脉尤为难治，只可免拟一方服之，有效再为斟酌。

人参、炙芪、当归、枣仁、远志（蜜）、茯神、杜仲炭、枸杞、熟地、贡术、棕炭、牡蛎（煅）、莲须、炙草、元肉、大枣。

内慎堂服前方二剂，未能见其大功，脉来两尺稍有升腾之象，脱血亦必轻些，小效而已，再遵前方加减治之。

何首乌、人参、炙芪、苁蓉、茯神、远志（蜜）、枣仁（炒）、芡实（炒）、山药（炒）、牡蛎、杜仲炭、香附（炒）、炙草、焦术、当归。

内慎堂服前方，病已见功，因怒又致经血复脱，六脉甚来微弱，只缘伤血过多，肾气必然不固，再用涩精秘气之品，多服则佳。

茯神、远志（蜜）、莲肉、山药（炒）、芡实（炒）、人参、炙芪、焦术、炙草、龙骨、牡蛎、当归、杜仲炭、芥穗炭、熟地炭、元肉。（《云深处医案》）

李培生医案

○ 某年5月，李氏在大悟县办中医学习班时曾被邀诊治一患者，年龄30岁。至时见患者经水来而不止，血注如崩，全身出现斑点多处，口鼻亦见衄血，身发热。曾经输血治疗，血略止，倏忽又大发。并有心烦不寐、口干、溲赤、脉数、舌红等症状，血热之证显然，遂用上方（由黄芩10克、白芍10克、生地15克、丹皮6克、旱莲草15克、白茅根15克、乌贼骨10克、血余6克、茜草根6克组成）加阿胶，药量加倍，药取浓煎，不分昼夜，时时频服。

3剂后发烧已退，斑点渐少，血亦渐止。后仍以此方略作加减，又服6剂，直至病愈，后未再发。（《现代名中医妇科绝技》）

王旭高医案

○ 何某，漏下淋沥不断。少腹板痛，微寒微热，口渴不欲饮。此有瘀血着于脐下。拟化瘀生新法。

小生地、当归、丹参、桃仁泥、泽泻、延胡索、旋覆花、柴胡、大黄炭（酒炒）、地鳖虫（酒浸）。

复诊：漏下淋漓，少腹板痛。化瘀和营，未能奏效。食少无力，微寒微热。治在肝脾，缓之调之。

柴胡、当归、丹参、茯苓、泽泻、赤芍、白术、香附、地鳖虫、山楂炭。

○ 陆某，营分有热，则经至淋漓；卫分有寒，则脉小而迟缓。脾为营之本，胃为卫之源。经至而舌苔反布，胸无痞闷，是胃阳虚而无气以化浊也。拟醒胃阳以摄脾阴为法。

归芍六君子加神曲。

复诊：经行过多，血气两衰，肝肾失固，丽翁所论包括尽矣。然治病之道，有相机从事之权。夫舌白多痰，胃有浊也；咽干色红，阴虚而火浮也；脉细迟缓，中气不足也。考古人肾虚有痰浊者，金水六君煎；气虚而上有浮火者，生脉四君子。合而参之，似觉不可擅易，还祈晒政。

大熟地、半夏、五味子、归身炭、陈皮、于术、茯苓、麦冬、人参、谷芽、建莲肉。

三诊：肝肾与脾胃同治，经漏仍然不止。左脉稍觉有力，原得归、地之功；右脉更觉细微，脾气虚衰不振。许学士谓补肾不若补脾，盖谓脾胃虚者言之。今心跳食少，心脾不足可知。经血如漏卮不息，冲任不得不固；腹中微痛，气虚且滞，不得不补，不得不通。

仿黑归脾法。

熟地炭、黄芪（炒焦）、茯神、枣仁、白芍、广木香、归身炭、冬术、人参、陈皮、炙甘草。

渊按：既云固冲任，而无固冲任之药。仍用归脾，恐漏仍不止。古人治崩漏急证，自有专方，如血余、棕炭、百草霜、倒挂尘等，殊有效验。且脉小迟缓，其漏未必属热，或脾肾阳虚，不能固摄其血，尤非固而兼温不效，未可见血即以为热也。（《王旭高临证医案》）

王士雄医案

○ 王士雄治郎氏妇，崩后淋带，五内如焚，溲热口干，不饥脘闷，腰疼肌削，卧榻呻吟，头晕耳鸣，夜不能寐，脉来细数，少腹不舒，滋补杂投，皆不见效。余以沙参、菖蒲、斛、柏、薇、苓、蛤壳、冬瓜子、藕、十大功劳先为清展，服五剂，热退渴和，脘舒安谷，且能起坐，夜亦能眠，其气机已调畅矣。参入潜阳养血而瘥。

○ 周光远妻，因悲郁而患崩漏，面黄腹胀，寝食皆废。孟英用龟板、海螵蛸、女贞、旱莲、贝母、柏叶、青蒿、白薇、小麦、茯苓、藕肉、莲子心而康。（《王氏医案》）

巢渭芳医案

○ 小河，王某，三十五岁。崩下，因多服化湿药，以致胃脘疼痛，血仍不止，食物不多，服此方效：炮姜、归身、五味子、香砂仁、炙草、川断、炒白芍、川杜仲、黄芪、丹参、延胡索、枸杞子、南枣。

○ 王某，四十四岁。血崩已久，前曾经治愈。近来气虚血弱，温摄兼酸缓微甘法进治，以白归身、川杜仲、五味子、卷柏炭、鹿角胶、茯苓、川续断、炙黑草、大白芍、大丹参、生黄芪、炒防风、龙眼肉。三剂已效。

○ 夏墅，某右，二十六岁。崩漏屡作，面黄带红，并不腰痛，脉来弦滑无力，此乃肝虚湿痰阻经。宜调肝化湿法。

以藿梗、炒白芍、炒黑杜仲、法半夏、杭甘菊炭、大丹参、炮黑姜、制香附、茯苓、橘红、佩兰、川续断、红枣等治之而痊。（《巢渭芳医话》）

谢星焕医案

○ 丁桂兰内人，年近五十，得崩漏之病，始则白带淫溢，继则经行不止，甚则红白黄黑各色注下，绵绵不绝，迁延五载。肌肤干瘦，面浮跗肿，胸胁作胀，谷食艰进，所下已有腥秽，自分必死。所喜脉无弦大，可进补剂。然阅前方十全、归脾之药，毫无一效。窃思妇人久崩，调补气血不应，必是冲脉损伤。考《内经·逆顺篇》以冲称血海，又为五脏六腑之海，又云：冲脉起于胞中，而胞中原属命门，因推人身自头至足，腹前背后无不禀承于命门，以海为百脉之宗，经络发源之地，然非独血海为然也。即气海、髓海、水谷之海，亦皆禀承于命门，与人身气血之盛衰，大有关系。再考《内经》于胸胁支满、妨于食、时时前后血，必因少时有所大脱血，或醉入房，气竭肝伤。此症虽非醉犯房劳，必当年产后胞户未届，房室不慎，损伤冲脉可知。夫冲既不蓄，则诸脉皆废不用，有职无权。由是任脉不为之承任，带脉不为之带束，督脉不为之统督，阴阳跷维不为之拥护。故身中之精华，散漫无统，无所禀承，不及变化，所以诸般颜色之物，注于冲路而下，譬之漏卮，木竭不已也。所服参、芪、归、术，计非不善，但甘温守补，岂能趋入奇经。仿《内经》血枯血脱方法，特制乌贼丸，义取咸味就下，通以济涩，更以秽浊气味为之引导，参入填下之品，立成一方，似于奇经八脉，毫无遗义。且令其买闽产墨鱼，间日煮服，亦是同气相求之意。如此调理两月，按日不辍，五载痼疾，一方告痊。后黄鼎翁之内，悉同此症，但多有少腹下坠，未劳思索，遂取前方加黄芪而痊。

附方：

熟地、枸杞、苁蓉、鹿角霜、故纸、茜草、牡蛎、锁阳、海螵蛸、桑螵蛸，鲍鱼汤煎。

按《内经》四乌贼骨一芦茹丸，《素问》治气结肝伤，脱血血枯，妇人血枯经闭，丈夫阴痿精伤。

乌贼骨四两，芦茹一两（《本草》作茹藘，即茜草），丸以雀卵，大如小豆，以五丸为饭，后饮以鲍鱼汁，利肠中及伤肝也。窃忆《内经》之方不多见，除此方外，惟有治心腹满、旦食则不能暮食、名曰鼓胀之鸡矢醴，一剂知，二剂已。其方用羯鸡矢干者八合，炒香，以无灰酒三碗，煎至一合，滤汁，五更热饮，则腹鸣，辰巳时行黑水二三次。次日觉足面渐有皱纹。又饮一次，渐皱至膝上，则愈。及阳气盛、阳跷之脉、不得入于阴、阴虚故目不暝之半夏汤以千里长流水扬万遍，取五升，半夏五合，煮为升半，饮一小杯，稍益，以知为度，覆杯则卧，汗出则已。一剂知，谓药病相知，犹言药与病合。二剂已，谓病已除也。男澍谨识。（《得心集医案》）

蒋宝素医案

○《经》以阴虚阳搏谓之崩。血热则横流，气火不两立，壮火食气。气虚不能帅血归经，致有妄行之患。

大熟地、人参、乌贼骨、当归身、玄武板、左牡蛎、冬白术、陈阿胶、灵犀角、大白芍。

○崩证有五。有心、肝、脾、肺、肾之分，青、黄、赤、白、黑之异，金、木、水、火、土之属，阴阳、寒热、虚实之别，外因、内因、不内外之因。宿患带下如涌泉，色白属金，主肺，乃白崩，非带下也。脉来迟缓，寒也，阴也；腰痛可按，虚也；五志不治，内因也。肺司百脉之气，气不帅血，血不化赤，白崩甚于赤崩，乃大虚之证，有汗喘之虑。当以固气摄血为主，崇土生金辅之，更益以升清之品。《内经》所谓陷者举之是矣。《医话》宝元煎加减主之。

人参、冬白术、绵州黄芪、乌贼骨、蘆茹、椿根白皮、炙甘草、绿升麻、当归身。

○脾为统血之经，肝为藏血之脏。血随气行，气赖血辅。肝虚不能藏血，脾虚不能统血，以故崩淋屡发。脉来软数无神。治宜崇土培木，冀其中州气健，方能噎血归经。

人参、云茯苓、冬白术、炙甘草、当归身、煨木香、嫩黄芪、酸枣仁、大远志、绿升麻、五倍子。

○妇人崩症，与男子溲血一体。《经》以悲衰动中发为心崩。数溲血，当先治心。

犀角片、大生地、粉丹皮、大白芍、乌贼骨、蘆茹、藕汁、童便。

昨进犀角地黄汤合乌贼骨鱼丸，崩势减半，依方进步可也。

犀角片、大生地、大白芍、乌贼骨、蘆茹、大丹参、熟枣仁、当归身、五倍子、藕汁、童便。

○经行不止，阴血常亏，阴亏阳搏成崩。崩久成漏。然诸血皆统于脾，当以治脾为主。拟归脾加减主之，冀其新生之血统属于脾，方无妄行之患，否则有停瘀变成中满之虑。

大熟地、人参、冬白术、炙甘草、当归身、酸枣仁、远志肉、煨木香、大白芍、大丹参、海螵蛸、五倍子。

《经》以阴虚阳搏谓之崩，阴络伤则血内溢。经血乃水谷之精气，和调于五脏，洒陈于六腑，源源而来，生化于心，统摄于脾，藏受于肝，宣布于肺，施泄于肾，灌溉一身，所在皆是。上为乳汁，下为月水。上以应月，月以三旬而一盈，经以三旬而一至。应月满则亏，亏极则病。阴亏无以配阳，阳盛则搏阴络，络伤则血妄行，血去则气随以散，气散则不能摄血，必至气血散亡而后已。现在年逾四十，素患崩淋，数载以来，屡发不已，至今益甚。其色或紫或鲜，腹无胀满，非停瘀可比。血去后必继之呕吐，中虚可知。甚至心烦虑乱，不知所从，动作云为异乎平昔。人年四十，阴气自半矣。当阴气减半之年，值屡崩亡血之后，阴液愈亏。木失滋荣，必乘土位，胃虚不能容受水谷，脾虚不能运化精微，故呕。肾阴虚无以配阳，胞络之火入心为笑。脉来软数而空，有喘汗痉厥之虑。

大熟地、怀山药、山萸肉、人参、野三七、五倍子、北五味、大麦冬、嫩黄芪、煅牡蛎、桑螵蛸、冬白术、五色龙骨。（《问斋医案》）

横柳病鸿医案

○崩漏后，右臀发瘘已久，近溃出水如豆渣，兼黄水，脉细数无力。系郁思伤肝，瘀凝结毒也。拟和肝理气为先。

当归身二钱，抚芎八分，香乌药钱半，赤茯苓三钱，炒山栀钱半，生甘草四分，酒炒白芍钱半，炒青皮钱半，广木香五分，香附炭三钱，广陈皮八分，加酒炒细桑枝三钱，海藻四钱。

○ 咳呛多痰，骨蒸，经漏。肺肝同病也。

生地三钱，归身二钱，苏梗钱半，山药三钱，酒炒黄芩钱半，甘草四分，川贝二钱，茯苓三钱，冬瓜子三钱。（《何鸿舫医案》）

黄云台医案

○ 治一40岁陆姓妇。经漏四十余日，脉海空亏，怔忡阴吹。《金匮》云：胃气下泄也。更兼呕吐不止，脉虚芤弦，风木来乘，变端有不可测者。姑宗妙香意，参辛香两和肝胃法，冀呕止再商。

党参、益智仁、茯苓、龙齿、姜渣、乌梅、枣仁、紫石英。

二诊：瘀血频下，而漏得止，余恙亦稍安适。所患阴吹，于未小便时仍然，脉虚芤弦。冲任空匮，本宜补摄，而呕伤胃气，滋腻难投。姑以扶胃安神法。

西洋参、归身、乌贼骨、丹皮、砂仁、紫丹参、白芍、白薇、茯苓、谷芽。

三诊：诸恙向安，惟少腹微痛，阴吹未除。原方去茯苓、白薇，加香附（制）。（《黄氏纪效新书》）

李修之医案

○ 治携李孝廉沈天生夫人。血崩不止，势如涌泉。医谓血热则行，血寒则止。四物加芩、柏等剂，两昼夜不减，延家君往治。诊其脉息，安静全无病象，肌体清癯，原非壮实，知为脾胃气虚，不能摄血。苦寒杂进，反以潜消阳气，须用甘温之品，以回生长之令。乃以补中益气汤加阿胶、炮姜大补脾元，升举阳气。二剂而崩止，以后调理渐安。

○ 又治大场张公享内正，年逾四旬，伤子悲悯，崩涌如泉。用四物、胶艾或增棕榈、棉灰毫不可遏。医颇明义理，谓阳生阴长，无阳则阴不能生。用补中益气以调脾培本，势虽稍缓，然半载以来，仍数日一崩，大如拳块，彻夜不卧，胸膈胀满，势甚危殆。邀予诊视，面色青黄，唇爪失泽，四肢麻木，遍体酸疼，六脉芤虚，时或见涩。此病久生郁，大虚挟寒之象。夫脾喜歌乐，而恶忧思，喜温燥而恶寒湿。若投胶艾止涩之剂，则隧

道壅塞，而郁结作矣。若专用升、柴提举之法，则元气衰耗，而生发无由也。乃以归脾汤加益智、炮姜大剂，与服四贴而势缓，便能夜寐，胸膈顿宽，饮食增进，调理两月，天癸始正。记前后服人参十六斤，贫者奈何？（《旧德堂医案》）

傅松元医案

○ 傅松元医治吴姓妇，年三十许，自正月血崩后，漏不止，至十二月初，始邀余诊。谓自春至冬，计大崩六次，至漏下则未尝有一日净。凡昆山、太仓、嘉定、娄塘、茜泾、刘河有名妇科，遍诊无效。余切其脉，沉细紧急如刀刃，唇舌熟白，肌色恍然，小溲热痛，大便燥结，惟粥饭尚可每餐一碗。余思崩漏日久，失血已多，理当色白声萎而脉芤弱，今声音洪亮，脉细紧急，便燥溲痛，非火而何？阴血日少，相火日炽。治宜泻火凉血，火去则阴不沸溢，乃用龙胆泻肝汤，加芦荟、地榆、知母、黄柏两剂，而大便润小便不痛。继以生地、归、芍、地榆、龟板、知母、川柏及血余、蒲黄等炭，又二剂而漏渐减。再以前方去黄柏、血余，加阿胶、丝绵炭，四剂而漏止，便调，食增。又与人参、黄芪、当归、地黄、龟板、阿胶、知母、续断、地榆、首乌等六剂，适因年关节近而药止。卅年后复遇之，据云，自此即未再发也。（《医案摘奇》）

薛雪医案

○ 天癸当绝，今屡次崩漏，乃冲任脉衰，久漏成带。延绵之病，且固其下。

乌贼骨、小生地、鲍鱼、茜草、阿胶、续断。（《扫叶庄一瓢老人医案》）

何书田医案

○ 带下血崩，奇经内损所致。治在肝肾，兼须节劳戒气为嘱。

炒阿胶、沙苑子、炒杜仲、紫石英、山药、茯苓、炙龟板、全当归、川断肉、煅牡蛎、桑螵蛸。

○ 年逾五旬，经漏不止，崩证间作，兼有带下，显系肝肾八脉俱亏。皆多劳多郁所积而来，不易痊愈。

大熟地、枸杞子、炙甘草、山药、远志肉、炒归身、鹿角霜、紫石英、茯神、棕榈灰、杜仲、乌贼骨、桑螵蛸。（《簳山草堂医案》）

赵廷玉医案

○ 崩漏夹外感寒热，恶浊行之不已，胸寒痰多，木郁亦重，形体消瘦损怯之象，防生枝节，拟方斟酌服。

蒲黄炒阿胶三钱，紫丹参三钱，焦谷芽三钱，小青皮钱半，全当归三钱，抚川芎钱半，黄郁金钱半，省头草钱半，白茯苓三钱，广陈皮钱半，大白芍三钱，益母花三钱，沉香片四分（水炒），鲜金橘叶七片。（《医案》）

凤实夫医案

○ 经停三月，骤然崩冲，越五日而犹若漏卮。询系暴崩属虚，虚阳无附。额汗头震，闻声惊惕，多语神烦，脉微虚软。势将二气脱离，其危且速。拟以回阳摄阴法急奠安其气血。

人参（另煎）一钱，制附子五分，鹿角霜二钱，熟地七钱，生白芍二钱，元武板一两（炙），天冬钱半，怀山药三钱，杞子炭钱半，五味子七粒。

复诊：脱象既除，经漏较稀，脉犹濡细，神思尚怯。气血乍得依附，再宗暴崩属虚之例，拟以温补。

人参（另煎）一钱，巴戟肉钱半，鹿角胶（烊入）钱半，熟地一两，杞子炭钱半，清阿胶（烊入）钱半，天冬钱半，炒杜仲三钱，炒白芍二钱，加醋炒归身炭钱半。（《凤氏医案》）

戚云门医案

○ 戚云门治许公安令媳，脉数弦芤，肝肾真阴内损，阴虚阳搏，血动下溢淋漓，固当滋益肾阴，引血归肝，但肝病必然乘脾，又当佐以植土。又脉缓弱，火渐降，血自得引归经，但汗多食减色夺，此阴虚阳无所附也。急宜补气以通血，勿徒见血投凉。（《珍本医书集成·龙砂八家医案》）

叶桂医案

○ 徐三三，肝脾郁损，血崩。（郁损肝脾。）

人参逍遥散去柴、术、炙草，加桑螵蛸、杜仲。

○ 某，经漏不止，久风餐泄。（肝风胃虚。）

人参、茯苓、木瓜、炒乌梅、赤石脂、余粮石。

○ 龚，脉数，寒热汗出，腹胁痛，病起经漏崩淋之后。是阴伤阳乘，消渴喜凉饮，不可纯以外邪论。和营卫调中，甘缓主治。（营阴伤脏燥热。）

当归、白芍、淮小麦、炙草、南枣、茯神。

○ 文五五，产育频多，冲任脉虚，天癸当止之年，有紫黑血如豚肝，暴下之后，黄水绵绵不断。三年来所服归脾益气，但调脾胃补虚，未尝齿及奇经为病。论女科冲脉即是血海，今紫黑成块，几月一下，必积贮之血，久而瘀浊，有不得不下之理。此属奇经络病，与脏腑无与。考古云："久崩久带，宜清宜通。"仿此为法。（奇脉虚血滞。）

柏子仁、细生地、青蒿根、淡黄芩、泽兰、樗根皮。

接服斑龙丸。

○ 张，五十五，旬天癸当止，而经淋周身牵掣，右肢渐不能举。不但冲任督带损伤，阳明胃脉衰微少气，乃最难向安之病，冲任胃皆虚。

人参、生黄芪、炙草、炒沙苑、炒杞子、炒归身。

○ 朱，崩漏两年，先有带下，始而半月发病。今夏季，每交申酉，其漏必至。思下午为阳中之阴，阴虚阳动，冲脉任脉皆动，下无堤防约束。夫奇经肝肾主司为多，而冲脉隶于阳明，阳明久虚，脉不固摄，有开无阖矣。医但以涩剂图旦夕苟安，未及按经论病，宜毫无一效。

海螵蛸、鲍鱼、茜草、生菟丝子、石壳、广莲肉。

接服乌贼鱼骨丸。

○ 顾，髓虚，崩淋不止，筋掣痛，不能行。（髓虚筋痛。）

苁蓉、枸杞、柏子仁、茯神、川斛、紫石英、羊内肾、青盐。

○ 成，冲任二脉损伤，经漏经年不痊，形瘦肤干畏冷。由阴气走乎阳位。益气以培生阳，温摄以固下真。（冲任阳虚。）

人参、鹿角霜、归身、蕲艾炭、茯神、炮姜、紫石英、桂心。

○ 张四三，经漏十二年，五液皆涸，冲任不用，冬令稍安，夏季病加，心摇动，腹中热，腰膝胻骨皆热。此皆枯槁日著，方书谓"暴崩宜温，久崩宜清"，以血去阴耗耳。（冲任阴虚。）

人参、生地、阿胶、天冬、人乳粉、柏子仁、茯神、枣仁、白芍、知母。

蜜丸。

〇张，固补冲任，凉肝宁血。

丸方：人参二两，生地二两，阿胶二两，白芍二两，茯苓二两，鲜河车胶一两，石壳建莲肉四两。

二胶如少，可加蒸熟山药捣浆为丸，早服四钱，参汤送，晚服二钱。

〇沈，天癸当止之年，经来淋漓不断，乃阴衰阳动。入秋深，夜寐甚少，汗泄四肢胸臆。夫冲脉隶于阳明，其气行乎身前。阳明脉空，阳越卫疏，阴火升举，当宗丹溪补阴丸或虎潜丸之属。久病投汤太过，恐妨胃耳。每早服丹溪补阴丸四钱，十服。

〇黄，长斋有年，脾胃久虚，疟由四末，必犯中宫。血海隶于阳明，苦味辛散，皆伤胃系。虽天癸久绝，病邪药味，扰动血络，是为暴崩欲脱。阅医童便、阿胶味咸润滑，大便溏泻，岂宜润下？即熟地、五味补敛阴液，咽汤停脘，顷欲吐净。滋腻酸浊之药，下焦未得其益，脘中已受戕。议以仲景理中汤。血脱有益气之法，坤土阳和旋转，喜其中流砥柱，倘得知味纳谷，是为转机。重症之尤，勿得忽视，苦寒辛散伤中阳。

理中汤。

〇某，停经三月，下漏成块，少腹膨痛。议通和奇脉。（奇脉不和。）

鹿角霜、生杜仲、桂枝木、生沙苑、当归、茯苓、红枣。

〇罗，二四，病属下焦，肝肾内损，延及冲任奇脉，遂至经漏淋漓，腰脊瘘弱，脉络交空，有终身不得孕育之事。（肝肾冲任虚寒。）

制熟地（砂仁制）、河车胶、当归、白芍、人参、茯苓、于术、炙草、蕲艾炭、香附、小茴、紫石英。

〇陈，五十，五旬年岁，经漏如崩，继以白带绵绵。昔形充，今瘦损，当年饮酒湿胜，大便久溏，自病经年，便于不爽，夜热多汗，四肢皆冷，气短腹鸣，上噫气，下泄气，腰足瘘酸软无力，食物日减，不知其味。此阳明脉衰，厥阴风木由乎血去液伤，冲任交损，内风旋转而为风消之象。病在乎络，故令久延。《金匮》谓"络热则瘘"矣。（液伤络热风消。）

人参、黄芪、苦参、茯神、牡蛎、小麦。

滤清，人参汤收。

〇张，外冷内热，食过如饥，唇燥裂，渴饮下漏，漏多则阴虚阳亢，便溏不实，不可寒润。（阴虚阳亢。）

生地炭、阿胶、炒白芍、湖莲、樗根皮、茯神、蕲艾炭。

又消渴心悸。

阿胶、生鸡子黄、生地、天冬、生白芍、茯神。

〇胡，心痛如饥，口吐腻涎浊沫，值经来甚多。因惊动肝，阳化内风，欲厥之象。治以咸苦，佐以微辛，使入阴和阳。

阿胶二钱，牡蛎三钱，川楝子一钱，小川连三分，川芎二分，当归一钱。

又诊：和阳固阴，诸病大减。因经漏阴伤，阳易浮越，心忡悸，肢末痛。内风未熄，药以甘柔，使胃汁日充，则砥柱中流矣。

人参、阿胶、麦冬、生白芍、炙草、茯神。

〇邱，四四。经漏成带，年余医疗无功。乃冲任督带交病。古称久带久崩宜清，视其体丰松软，阳气久亏，与《内经》血脱方法。乌贼鱼丸、鲍鱼汁丸。

又诊：照前方加阿胶、人中白。

〇某，经漏三年，诊色脉俱夺，面浮跗肿，肌乏华色，纳谷日减，便坚不爽，自脊膂腰髀酸楚如堕，入夏以来，形神日羸。思经水必诸络之血，贮于血海而下，其不致崩决淋漓者，任脉为之担任，带脉为之约束，刚维跷脉之拥护，督脉以总督其统摄。今者但以冲脉之动而血下，诸脉皆失其司，症固是虚。日饵补阳不应，未达奇经之理耳。考《内经》于胸胁支满妨食，时时前后血，特制乌贼丸，咸味就下，通以济涩，更以秒浊气味为之导引，同气相需。后贤谓暴崩暴漏，宜温宜补，久漏久崩，宜清宜通，正与圣经相符。况乎芪术皆守，不能入奇脉，无病用之，诚是好药，藉以调病，焉克有济？夏之月，大气正在泄越，脾胃主令，岁气天和，保之最要。议以早进通阴以理奇经。午余天热气泄，必加烦倦，随用清暑益气之剂，顺天之气，以扶生生。安稳百日，秋半收肃令行，可望其藏聚气交，而奇络渐固。此久损难复，非幸试速功矣。（奇脉阴虚风阳动。）

早上汤药议以通阴潜阳方法，早服。

龟甲心（秋石水浸）、鹿角霜、真阿胶、柏子霜、生牡蛎、锁阳。

另煎清人参汤入清药，煎取五十沸。

鹿性阳，入督脉；龟体阴，走任脉；阿胶得济水沉伏，味咸色黑，熄肝风，养肾水；柏子芳香滑润，养血理燥；牡蛎去湿消肿，咸固下。仲景云："病人腰以下肿者，牡蛎泽泻汤。"锁阳固下焦之阳气，乃治八脉之大意。

乌贼丸方：乌贼骨四分（米醋炙，去甲，另研，水飞），芦茹一分。

上为细末，用雀卵量捣为丸，每服三钱。用药前先饮淡鲍鱼汤一小杯为导引。

又诊：进潜阳颇投，但左耳鸣甚，肠中亦鸣。肝阳内风升动未熄，减气刚用柔。

早服：

龟甲心（照前制）、真阿胶、柏子霜、天冬、女贞实、旱莲草。

另煎人参汤二钱，加入滤清药内，再煎五十余沸。

又诊：两进柔润清补颇投，询知病由乎悲哀烦劳，调理向愈。继因目病，服苦辛寒散太过，遂经漏淋带，年前七八日始净，今则两旬而止。此奇脉内乏，前议非诬。据述周身累现瘾疹瘰累，瘙痒不宁。想脂液久渗，阴不内营，阳气浮越，卫怯少固，客气外乘。凡六淫客邪，无有不从热化，《内经》以疮痍诸病皆属于火，然内症为急，正不必以肌腠见病为治。刻下两三日间，又值经至之期，议进固脉实下，佐以东垣泻阴火意，经至之先用此方：

龟甲心、真阿胶、人参、桑螵蛸、生白龙骨、旱莲草、茯神、知母。

早上服。

又诊：当经行，周身寒凛，腰酸腹膨，白疹大发。议用固气和血方。

人参、熟地、阿胶、川芎、当归、白芍、南山楂、蕲艾。

早上服。

又诊：经来腹坠腰酸，疹现肌痒，鼻孔耳窍皆然。想阴血下注，必阳气鼓动，内风沸起，风非外来，乃阳之化气耳。昨因经至，用胶艾四物汤和补固经。今午诊脉，右大而涩，左小数，中有坚疾如刃之象。洵乎液枯风动，初定乌贼鱼丸当进，其早上汤药，凡气味之辛裁去，虽为补剂，勿取动阳耗液也。

人参、生地、天冬、阿胶、生白芍、女贞子、旱莲膏、地榆。

早上服。

又诊：两日早进清补柔剂，夕用通固下焦冲任，是月经来甚少，起居颇安，与先哲云"暴崩当温涩，久漏宜宣通"若合符节矣。连次候脉，必小弱为少安，则知阳动不息，内风必旋。芪、术呆守，归、艾辛温，守则气壅，辛则阳动，皆不知变化之旨，坐失机宜耳。余未能久候，焉有经年经月之恙，骤期速愈？故丸药创自《内经》七方之一，世多渺忽，实出轩岐秘奥。再议理阴熄风早用，谅不致误。拟长夏调理二法：晚服乌贼丸三钱，晨进养肝阴和阳熄风以安胃。盖冲脉即血海，隶于阳明胃脉。乃仿经旨立方：

人参、阿胶、白芍、生地、旱莲膏、女贞子、桑寄生、咸秋石、细子芩、三角胡麻。

药末，胶膏，再加熟蜜三两，捣千余杵，丸，宜细光。早上服四钱，小暑至处暑，生脉散送。

又诊：此番经后，带下仍有，久漏奇脉少固。前案申说已著，丸剂专司通摄冲任，恪守定然必效。但外来寒暄易御，内因劳嗔难调，余谆谆相告者为此。

人参、生地、阿胶、白芍、茯神、女贞子、旱莲膏、小黑稆豆皮。

早上服。初十日。

又诊：昨晚烦冗，阳动气升，头额震痛，经再下注。更定镇摄一法，久后亦可备用。

人参、生地、阿胶、龟甲心、生牡蛎、天冬、黑壳建莲。

又诊：十二日午，诊脉，仍用初十日早服方法，去稆豆皮加生牡蛎。交小暑后骤热，午后另煎生脉散，微温，服一次。

○卢，停经半载，雨水节后忽然暴崩，交春分节血止，黄白淋漓自下，寒则周身拘束，热时烦躁口干，晡至天明，汗出乃止，寐必身麻如虫行，四肢骨节皆痛。盖血既大去，冲任之脉伤损，而为寒为热，阴损及乎阳位矣。书云："崩中日久为白带，漏下多时骨髓枯。"由脂液荡尽，致形骸枯槁，延为瘵疾矣。天热气暖，所当谨慎。

乌贼骨、阿胶、生地、生白芍、茜草、小麦。

○程，暴冷阳微后崩。（阳虚。）

附子理中汤。

崩如山冢崒崩，言其血之横决莫制也；漏如漏卮难塞，言其血之漫无关防也。经云："阴在内，阳之守也"。气得之以和，神得之以安，毛发得之以润，经脉得之以行，身形之中，不可斯须离也。去血过多，则诸病丛生矣。原其致病之由，有因冲任不能摄血者，有因肝不藏血者；有因脾不统血者；有因热在下焦，迫血妄行者；有因元气大虚，不能收敛其血者；又有瘀血内阻，新血不能归经而下者。医者依此类推，仿叶氏用笔灵活，于崩漏治法，无余蕴矣（秦天一）。（《临证指南医案》）

曹智涵医案

○ 崩漏两年，先有带下，始而半月发病。今夏季每交申酉其漏必至，思下午为阳中之阴，阴虚阳动，冲脉任脉皆动，下无提防约束。夫奇经肝肾主司为多，而冲脉隶于阳明，阳明久虚，脉不固摄，有开无合矣，但以涩剂苟安旦夕，未乃按经论病，毫无一效。

海螵蛸、鲍鱼、茜草、生菟丝子、石壳广莲肉。

接服乌贼鱼骨丸。

○ 气不化水，水下血亦随之而来，今午冲晕，较上次为剧，当时恶心嗳气，呵欠并作，左手足时麻且冷，惊惕，手振，脉不敛静。

熟地炭、左牡蛎、紫石英、陈棕炭、制首乌、辰茯神、杜仲、白芍、苍龙齿、香枣仁、台乌药、漂白术。

○ 经漏十二年，五液皆涸，冲任不用，冬令稍安，夏季病加必摇动，腹中热，腰膝骱骨皆热，此皆枯槁日著。古谓暴崩宜温，久崩宜清，以血去阴耗耳。

人参、生地、天冬、人乳粉、柏子仁、茯神、枣仁、白芍、知母、阿胶，蜜丸。

○ 腰酸带下经漏，便溏，牙疳肿腐，病绪杂出，当治新急。

青蒿子一钱半，白蒺藜四钱，怀山药三钱，杜仲三钱，桑叶一钱半，石决明一两，茯苓四钱，金樱子三钱，川石斛四钱，飞中白一钱半，扁豆衣三钱，六曲三钱，焦麦芽五钱（绢包）。

○ 正月间小产大脱血，旋下红血带，经又大至，今每来多而超前，腹胀骨酸，块从少腹上冲，声如以石激水，块攻血下，少寐心悸，晨咳，脘膈胁刺，其胀不一，善移，此皆肝不敛血，乘脾犯胃，病愈沉则块愈

盛，血崩虚情，皆属可虑。

水炙鳖甲心五钱，陈清阿胶一钱半（蛤粉炒珠），生白芍三钱，牛角腮炭一钱半，煅牡蛎一两，朱茯神四钱，怀山药三钱（炒焦杵），川楝子一钱半（炒），枯芩炭一钱半，炒枣仁三钱，厚杜仲三钱（盐水炒），藕节炭五钱，生熟谷芽五钱（布包）。

○ 带脉久陷，气营并乏，崩漏带下互缠，遂致气不化湿，湿郁蒸热，少腹满而痛，牵连腿膝，面浮色㿠，脉虚细而数，近又咳嗽，夜易不寐火升，正气日损，病根日深，延恐喘汗，理之竟非易易。

西洋参、盐半夏、杜仲、甘草梢、丝瓜络、生地炭、败酱草、川断、知母、藕节、生蛤壳、川楝子、淡竹叶、白薇。（《吴门曹氏三代医验集》）

李铎医案

○ 李铎治一吴姓妇，年近四十，崩漏三年。诊色脉俱夺，面浮胕肿，肌乏华色，饮食日减，精神困惫，气逆上冲，腰如束带，肠鸣出声，耳鸣作嘘，两年来医药无功，乃冲任督带交病。阅诸医用药，都是参、地、芪、术，呆守补法，宜乎不效，是未达奇经之理。古人谓暴崩暴漏，宜温宜补；久漏久崩，宜清宜通。又考《内经》于胸胁支满妨食，时时前后血，特制乌贼丸咸味就下，通以济涩，更以秽浊气味为之引导，同气相求，圣语昭然。当宗是论立法，议早进通阴潜阳方，晚服乌贼丸。

龟板、鹿角霜、鹿角胶、阿胶、牡蛎、柏子霜、琐阳、苁蓉、紫石英、续断、乌贼丸、乌贼骨半斤、鹿角霜四两、茜草二两、即闽茹卵廿枚，和鲍鱼汁泛丸。

又诊：进潜阳通阴颇验，显是奇经内损，足征前案非诬，正与先哲云暴崩宜温涩，久漏宜宜通若合符节矣。盖久漏久崩则血去阴耗，是以宜清宜通，故饵补阳不应，况乎芪、术固守中焦，不能入奇经，无病用之诚是好药，藉以调病，焉克有济。且肠鸣声出溺孔，上噫气，下泄气，皆属挟热之象。然证固属虚，当有阳虚阴虚之别，书曰阴虚生内热也。又《素问》诸病有声，皆属于热，足见阴虚挟热无疑。但非可清可降之比，当从柔润清补兼施之法。

龟胶、驴胶、洋参、天冬、茯神、龙骨、桑螵蛸、旱莲、女贞、棕榈炭，仍服乌贼丸。

崩漏经年，内阴必损，损则热生，故古人云：宜清

宜通兼济，以扶阴祛热，拟法极是，医专用芪、术呆补阳药，于病不合，于理亦背。

○ 又治一老妇，年六十余，患血崩不止，脉数形瘦，唇红口燥，舌干心烦，胸满便结。询知因家难悲哀过甚，以致心闷气急，肺布叶举而上焦不通，热气在中，血不禁而下崩。此正《内经》所谓阴虚阳搏谓之崩，实非虚损之证，是以杂投补剂，固经止血不效。余用子和法，以四物合凉膈散四帖，后服四物加香附、炒黑黄柏，十余剂而愈。

按：经漏、崩、淋，并由精窍出，惟溺血从溺窍而下，妇女虽自知，然赖于细述，医者不知分别，往往误治，更有因病泛愆，而冲脉之血改从大肠而下者，人亦但知为便血也，临证均须细审。（《医案偶存》）

柳谷孙医案

○ 漏血不止，血不归经所致。脉左弦右弱，肝木不调，腹中撑坠。法当条木摄营，兼固奇脉。

全当归、东白芍、小青皮、木香、砂仁、炙草、川断肉、厚杜仲、蕲艾、陈阿胶（蒲黄束一钱拌炒）、茜草炭、荷叶炭、益母草。

○ 癸停三月而作崩漏，下焦有瘀可知。三四日来，崩势已减，尚觉淋沥不断，从前上中焦肝气撑迫块痛，因此均得畅泄。则不特肝瘀从此疏达，并肝气亦从此泄降，于病机颇为顺利。惟少腹尚觉牵掣不和，此必有余瘀留滞，致营络之气未得调畅。宜养营固奇，和络调气，乘此营血松动之机，加意调理，可使从前宿疾一切扫除矣。其善自调摄为主。

全当归、白芍、生地炭、丹参、丹皮、川断、杜仲、茜草炭、阿胶（蒲黄炒）、橘核、橘络、石决明、砂仁、香附。

另：参须、鸡血藤膏各一钱，二味另煎冲服。

○ 经漏数月不已，由瘀紫而转为鲜淡。脉象细软带数，腹痛止而腰脊疫，病象由实而虚。当滋养营血，固摄奇脉。

生地炭、归身、白芍、茜草炭、牡蛎、阿胶（蒲黄炒）、川断肉、菟丝饼、乌贼骨、甘杞子、沙苑子、陈棕炭、荷叶炭。

再诊崩漏已止，而腰尚酸，营血亏损，未能遽复也。

党参、茯苓、生地、归身、白芍、川断、杜仲、木香、砂仁、沙苑、菟丝饼、枣仁、红枣。

○ 经水淋沥不断，腰脊酸疼，奇脉不调，经络不畅，而痞块撑痛，兼见虚窒之象。用调畅奇经，兼疏血络。

生地炭、全当归、白芍、青皮、广皮、川郁金、茜草炭、阿胶（蛤粉炒）、川断、海螵蛸、橘核、橘络、枇杷叶。

方按：宜加木香。

○ 崩漏屡发不止，右关脉弦数壅结，肝火内扰，血不能安。据述起由经阻，营络先已不畅，当熄肝和营，勿遽用涩。

生地、白芍、归身、丹皮、丹参、白薇、黑山栀、阿胶（蒲黄炒）、茜根炭、刺蒺藜、牡蛎、乌贼骨、稆豆衣、侧柏叶炭、藕节。

再诊：血漏未止，稍劳即发，下部经络不舒，奇脉不畅，肝火不平。宜以摄营法内，佐以清肝和奇。其上部之痰浊不清，当另化之。

生地、全当归、白芍、川断、菟丝子、杜仲、乌贼骨、阿胶（蒲黄一钱拌炒）、丹皮、白薇、石决明、砂仁、苡仁、太子参、茜草。

藕煎汤代水。

○ 经停数月而作崩。六七日来崩势已定，而少腹酸楚，经漏淋沥，脉数疾微弦，右寸关尤觉锐快，舌苔满白，舌质不华，营血大伤，脾阳不振，而痰浊因之阻壅，故纳谷不旺也。形寒发热，是营阴之气，虚散不摄，乃失血后常有之证。所虑脾阳就损，恐其虚热淹缠，一时不能清复耳。拟方用养血摄营、温脾和中之法。

绵芪、新会皮、砂仁、木香、炮姜炭、丹皮、生地炭、归身、白芍、白薇、阿胶（蒲黄炒）、茜草炭、川断肉、侧柏叶。

○ 先经停而后崩漏，腰脊酸痛，奇脉不调，冲任不固，头晕少纳，肝胃不和。当固摄奇脉，兼和肝胃。

归身、生地、白芍、砂仁、川断、杜仲、菟丝子、金毛脊、川郁金、木香、青皮、杭菊、阿胶（蒲黄炒）、藕。

再诊：崩漏之后，肝血必虚，其头晕嘈绞，乃肝阳上扰之病；脘块攻撑，木气不和也；带下腰酸，中气虚陷也。总以调补肝脾，固摄奇脉为主。

生地炭、归身炭、丹皮、白芍、石决明、刺蒺藜、于术、苓皮、砂仁、川广郁金、茜草炭、菟丝子、杜仲、乌贼骨、银杏肉、鲜藕（煎汤代水）。

○奇脉不固，为木火所冲激，经漏不止，腰酸色瘀。法当清肝固奇，疏畅营络。

生地、归身、白芍、丹皮、川断、杜仲、菟丝子、乌贼骨、杞子、沙苑、砂仁、阿胶（蒲黄一钱炒）、稻豆衣、茜草炭、藕节、茺蔚子。

○崩漏后，晚热盗汗，脉象细数而弦。此必有微邪乘虚袭于营分，留恋日久，即为营损。舌心黄厚，兼有食滞不化。拟方养阴泄邪，稍兼化滞之意。

细生地、归身、白芍、丹皮、青蒿、白薇、延胡、荆芥炭、生鳖甲、枳实炭、焦六曲、茅根肉。

方按：用青蒿鳖甲煎加归、芍、薇、荆，从阴分泄邪。延胡、枳、曲，以化食滞，面面周到。左脉浮数，右脉虚细，经漏淋沥，腰酸嘈运，血不养肝，木燥生风，血不能藏，愈漏愈虚。当清肝摄营，用滋熄法。

生地炭、归身炭、东白芍、茜草炭、乌贼骨、丹皮炭、黑山栀、左牡蛎、刺蒺藜、女贞子、旱莲草、十灰丸（绢包）、藕节。

另：归脾丸，每服三钱，藕汤送下。

方按：既云滋熄，何不用蒲黄炒阿胶。（《吴中珍本医籍四种·柳宝诒医案》）

○病情繁变，大略是血虚气滞、木燥火浮所致。刻下心悸不寐，头晕呕恶，是风阳扰胃也；而少腹块痛，经漏紫而不畅，营虚热恋，最易延成阴损之候，切宜小心静养。

大生地（炒）、白芍、枣仁（川连煎汁，拌炒）、滁菊花、西洋参（元米炒）、刺蒺藜、石决明、丹参、丹皮（炒）、醋炒延胡索、乌药、金铃子、归身（炒黑）、佛手片、竹茹。

○归。崩漏不止，腹胀色浮。肝脾两病，失藏统之职，血不归经，转为瘀滞，而木燥生风，兼见眩响。或通或涩，均属碍手，姑与通摄法。

归身炭、白芍、石决明、丹参、乌贼骨、茜草根、茯神、稻豆衣、炒丹参、于术、煨木香、荷叶炭、龙眼肉。

二诊：血漏不已，而腹满肢浮，无非血不统于脾土

所致。再与归脾法，佐以清肝。

于术（炒）、当归（土炒）、白芍（土炒）、茜草炭、乌贼骨、砂仁（炒）、炙鸡金、石决明、煨木香、稻豆衣、刺蒺藜、丹皮炭、夜交藤、荷叶炭。

○肝气不和，营络因之窒塞。癸期迟速不匀，停阻两月，忽作崩漏，血色鲜瘀杂下，少腹时痛，兼旬不止。血去阴伤，渐增内热，舌红脉数，两关带弦。理宜疏肝和络，滋养营血。所嫌肝气横逆，上自肺胃，下及少腹，气之所在，无所不窒，不独下焦营络，宜通不宜塞也。而肝失所养，风阳浮扰，又标病中之最要者。刻下肝血宜养，络血宜通，于养阴和络中，参而疏肝畅气之选，必得血随气运，则诸恙乃就绪，无治丝而纷之虑矣。

大生地（炒）、白芍、炒当归、丹参、制香附、炒丹皮、石决明、乌贼骨、茜草炭、橘络、川断、鸡血藤膏、枇杷叶、藕节。

二诊：瘀块畅行，营血得以疏运，本属至顺之境。惟少腹尚觉撑痛，余瘀未净，而正气先伤，恐其不克支持，自宜以扶助本原为要。今早形寒发热，其来势似挟新凉，与寻常虚热不同。扶正以固本，畅气以和营，此两层必须并重，而表热一层，亦须顾及为稳。

洋参、参须、大生地（炙）、炒当归、醋炒延胡、乌药、酒炒金铃子、茜草根炭、沉香（磨）、青蒿、鲜藕（煎汤代水）。

加减：如少腹不痛，去延胡、金铃子、乌药、沉香，加丹参；鲜血不止，去当归，加童便、赤芍、阿胶（蒲黄炒）、丹皮、枣仁；寒热止，去青蒿；胃纳不佳，加霍加斛、春砂仁、扁豆、宜木瓜。

○崩漏屡发而多，兼有瘀块。而经之来，仍如期不爽。此平日曲柏之性，助其肝火冲扰，营血不能归经，遂使崩久致虚，延成剧候。

大生地（炒）、归身、白芍、炒丹皮、黑山栀、滁菊花（炒）、石决明、茜草炭、阿胶（蒲黄粉拌炒）、侧柏炭、陈棕炭、藕节炭。（《柳宝诒医案》）

张仲华医案

○郑某，经停三月，骤然崩冲，越五日而犹若漏卮。询系暴崩属虚，虚阳无附，额汗头震，闻声惊惕，多语神烦，脉微虚软，势将二气脱离，其危且速。拟回阳摄阴法，急安其气血。

人参一钱（另煎冲），制附子五分，鹿角霜一钱五分，杞子炭一钱，熟地七钱（切片），生白芍一钱五分，炙龟板一两，北五味七粒，天冬一钱五分，怀山药三钱。

复诊：脱象既除，经漏较稀，脉犹濡细，神思尚怯，气血乍得依附，再宗暴崩属虚之例。拟温补法。

人参一钱（另煎冲），巴戟肉一钱五分，鹿角胶一钱五分（烊入），白芍一钱五分（炒），熟地片一两，炒杞子一钱五分，清阿胶一钱五分（烊入），归身一钱五分（炒），天冬一钱五分，杜仲三钱。（《吴中珍本医籍四种·张爱庐临证经验方》）

费晋卿医案

〇 心生血，肝藏血，脾统血，郁怒伤肝，思虑伤脾，肝脾气郁化火，火旺血动，则肝不能藏，脾不能统，是以荣血下趋，崩漏不止。阴血既已下流，心失荣养，以致悸惕不宁，夜寐不酣。脉来虚弦而数，舌无苔而尖绛。姑拟养血柔肝，扶土摄纳。

当身、白芍、茯神、柏子仁、炒枣仁、乌贼骨、丹皮、阿胶、杜仲、川断、陈皮、莲蓬炭、牡蛎、棕炭。

〇 崩漏已久，荣血大亏，气色痿疲，纳少头眩，入夜潮热，势已成损。法宗经旨，久崩久漏，宜清宜通。

生地、丹皮、知母、白芍、茜草、甘草、丹参、侧柏、牡蛎、橘络、生石决。

另补中益气丸。

〇 寒热久延，经水淋漓，腰腹腿酸，头眩胸闷，两关俱弦。黑逍遥散。

炒柴胡八分，炒薄荷二钱，炙生地三钱，香独活一钱，炙草五分，毛脊四钱，赤白芍各一钱半，丹皮二钱，橘红八分，酒炒川断三钱，当归二钱，桑枝三钱，核桃二枚。

〇 经停两月忽行，淋漓旬余不止，胸阻作恶，乳肿腹痛。宜黑逍遥散加减。

潞党三钱，当归二钱，炒川楝子三钱，炙生地三钱，炒柴胡八分，丹皮二钱，川芎八分，乌药二钱，青皮一钱，赤白芍各一钱半，炒冬术一钱，炒荷叶一钱，金橘饼三枚，藕节三枚。

〇 心生血，肝藏血，脾统血。今肝不能藏，脾不能统，是以荣血妄下行趋，崩漏不止。宜养血柔肝，补土

收纳。

当归二钱，川断三钱，真潞党三钱，炮姜炭八分，茯苓二钱，金毛脊三钱，砂仁一钱，炒枣仁三钱，木香五分，陈皮一钱，莲子十粒，甜冬术（炒）一钱，杜仲三钱，红枣三钱。（《费伯雄医家》）

其他医案

一妇人，年四十余，久患血崩，面色萎黄，倦怠无力，或健忘怔忡，惊悸不寐，或心脾伤痛，饮食不思。薛诊之脉大软涩。曰：此思虑伤脾，不能摄血，以致经血妄行，故屡崩不已焉。归脾汤加熟地、白芍，投百余剂，而永不再发，健旺如常。

一产妇，血崩，小腹痛胀，服破气行血之剂，其崩如泉涌，四肢不收，恶寒呕吐，大便泄泻，势濒于危。脉涩弦细。此脾胃虚寒，不能摄血归原也。余投六君子汤加黑附、炮姜、白芍、熟地，四剂稍减。又以十全大补汤黑附易肉桂加炮姜，三十余剂，而诸症悉痊矣。

一产妇，因怒血崩，其血如潮涌，至神气昏沉，手足抽搐。脉数弦浮，按之不振。此肝经血耗生风，而不能藏血归经也。余以六味地黄丸一剂，诸症稍减，但食少晡热。又以四君子汤加柴胡、归、芍、丹皮、熟地数剂，而病悉痊愈。（徐灵胎《女科医案》）

西园公治妇人，年六十二岁，血崩不止，投黄连解毒汤四剂，后服凉膈散合四物汤六剂后即愈。此妇因悲哀太过，则心系急，肺布叶举，而上焦不通，热气在中，迫血而崩，故效。

薛氏治一妇人，年将七十，素有脾肺之症，每发则饮食不进，胸膈不利，或中脘作痛，或大便泄泻，或小便不利，投以逍遥散加山栀、木香、香附，换茯神而愈。后忧女嫠居，不时崩下紫黑血。其病每作，先倦怠而后发热。经曰：积犹伤肺，积思伤脾，肺伤则肝木无制，脾伤则木愈来乘，脾肺两伤，则肝阳独旺，不能摄血归经而发也。随以前方加炒黑黄连五分、炒黑吴萸三分。一服顿止，数服而康。

一妇人，年六十四岁，素多郁怒，每患必头痛寒热，春间乳内作痛，服流气饮之类益甚，不时有血如经行。又大惊恐，则伤食不进，夜寐不宁，乳肿及两胁焮痛如炙，午后赤甚。余以为肝脾郁火血燥，先以逍遥散加醋浸炒黑龙胆草一钱、炒黑山栀一钱半。二剂，肿痛顿退，又二剂而全消。改用归脾汤，加黑山栀、川贝

母，诸症悉痊。

一妇，因怒崩血，久不能止，面色青黄或赤，此肝木制脾土而血虚也。用小柴胡合四物汤，以清肝火生肝血。又用归脾、补中二汤，以益脾气生肝血而痊。此症若因肝经风热而血不宁者，以防风一味为丸，以兼症之药煎送。或肝经火动而迫血者，用条芩炒黑为丸，以兼症之药煎送，无有不效。

一妇人，性急多怒，每怒非耳、项、喉、齿、胸、乳作痛，即胸满、吞酸、吐泻、崩下不止。此皆肝火之症。肝自病则外证见，土受克则内证作。治外证用四物汤加白术、茯苓、柴胡、炒山栀、炒龙胆。治内证用四君汤加柴胡、白芍、木香、吴茱、炒黄连。内外证先后迭治悉平，惟血崩不净，是血分有热，脾气尚虚，以逍遥散倍用白术、茯苓，又以补中益气汤加醋炒白芍、炒松生地。一月之间，血止而经亦调矣。

戴同父治一妇，血大至，曰崩中。或清或浊，或纯下块血瘀腐，势不可遏，甚则头目昏晕，四肢厥冷。并宜胶艾汤吞灵砂丸，佐以三灰散，或以童子小便煎理中汤，或以沉香降气汤加入百草霜。血崩甚而腹又痛，人多疑为恶血未尽，又见血色瘀黑，愈信恶血之说，不敢止截。大凡血之为患，欲出未出之际，停在腹中，即成瘀色，固难尽以瘀色之血为恶，又焉知瘀之不为虚冷乎？若必待瘀去之后截之，恐并与人无之矣。此腹痛更有说，瘀血腹痛，血通则痛止；崩下腹痛，血住则痛止。宜芎归汤加炮姜、黑附，止其血而痛自止矣。

薛新甫表弟方健甫内，年五十，辛丑患血崩，诸药罔效。壬寅八月，身热体痛，头眩涕出，吐痰少食，众作火治，辗转发热，绝粒数日。余诊之曰：脾胃久虚，过服寒药，虚病未已，寒病复起。遂用八味丸料，一服翌早遂索粥数匙，再服食倍，热减痛止，乃服八味丸而愈。癸卯秋，因劳役忧怒病，虽幸不大发。甲辰忧怒复作，胸闷发热，脊痛腰疼，神气怫郁。或作中暑，遂崩血便血，烦渴引饮，粒米不进，昏愦有时，脉洪大，按之微弱，此无根之火，内虚寒而外假热也。十全大补汤加附子一剂，食粥三四匙，仍服八味丸而始愈。

大尹王天成之内，血崩。自服四物凉血之剂，或作或止，因怒发热，其血大下，服前药不应，更主降火，腹胁大痛，手足俱冷。余曰：此脾胃虚寒所致。先用附子理中汤，痛止肢热；又用补中益气、归脾二汤，崩血顿止，热亦解而食进神康矣。

锦衣杨永兴之内，血崩。过服寒凉之剂，其症益甚，肚腹痞闷，饮食不入，发热烦躁。脉洪大而虚。余诊之曰：此脾经气血虚而发热也。当即用八珍汤加炮姜以温补之，稍迟则不救。彼不信，仍服止血降火之剂，虚症蜂起，始信余言为不谬，但惜缓不及治矣。

东垣治郭大方内，经血暴崩，曾殒身失血，以后经数日一来，今次大下不止。脉沉细而间有数象。九窍微不利，四肢无力气，气喘短促，口鼻气皆不调。此心气不足，饮食失节，脾胃虚弱不化，故胃脘当心下作痛。胁下急，当脐有动气，虚症毕集，惟拟治本，余症可以皆去。制黄芪当归人参汤，三啜而安。

薛新甫治一妇人，血崩兼心痛，已三年矣，诸药不应。每痛甚，虚症悉具，面色萎黄。此心主血，血去过多，心无所养，以致作痛。宜十全大补汤倍参、术，三十余剂稍愈，百余剂痊安。（《名医类案》）

徽州盐商汪姓，始富终贫，其夫人年四十六，以忧劳患崩证，服参附诸药，而病益剧。延余治之，处以养血清火之剂，而病稍衰，盖此病本难除根也。越三年夫卒，欲往武林依其亲戚，过吴江求方且泣曰：我遇先生而得生，今远去病发必死耳。令为立长服方，且赠以应用丸散而去。阅十数年，郡中有洋客请治其室人，一白头老妪出拜余，余惊问，曰：我即汪某妻也，服先生所赠方药，至五十二而崩证绝。今已六十余，强健逾昔，我婿迎我于此，病者即我女也，不但求治我女，必欲面谢，故相屈耳。盖崩证往往在五十岁以前，天癸将绝之时，而冲任有火，不能摄纳，横决为害。至五十以后，天癸自绝，有不药而愈者，亦有气旺血热，过时而仍有此证者。当因时消息，总不外填阴补血之法。不知者，以温热峻补，气愈旺而阴愈耗，祸不旋踵矣。此极易治之病，而往往不治，盖未能深考其理，而误杀之耳。（《洄溪医案》）

妇人有一时血崩，双目黑暗，昏晕于地者，人以为火盛动血也，然此火非实火也，乃虚火耳。世人一见血崩，往往用止涩之药，虽亦能取效于一时，而虚火未补，易于冲击，随止随发，终年终月，不能愈者。是止崩之药，断不可用，必须于补之中行其止之法。方用固本止崩汤。

熟地一两，白术一两，黄芪三钱，人参三钱，当归五钱，炒黑干姜二钱。

水煎服。一剂崩止，十剂永不再发。倘畏药味之重，减去其半，则力量甚薄，不能止矣。

方中全不去止血，惟去补血，且不仅补血，更去补气，非惟补气，兼且补火，何也？夫血崩至于黑暗昏晕，则血已尽去，仅存一线之气，若不急补气，而先补血，则有形之血不能速生，无形之气必且尽散，此所以不补血而先救气也。然而补气而不补血，则血又不能易生，补血而不补火，则血且凝滞，不能随气而速生也，况干姜引血归经，补中有收，所以闻补气血之药，并用之耳。

此症亦可用补虚宁血汤。当归五钱，熟地一两，黄芪一两，甘草一钱，炒黑荆芥三钱。水煎服。一剂即止崩，四剂痊愈。

老妇血崩，目暗晕地，人以为老妇虚极，因不慎房劳之故也，谁知多言伤气，不节饮食之故乎！夫老妇原宜节损饮食，复加闭口，始气不伤而神旺。无奈老妇闻喜事而心开称誉，不肯闭口，未免有不宜言而言者，况原有宿疾，安肯无言，故一发而不可救。夫老妇血衰，因气虚之极而不能生也，况加之多言耗气，又安能助气以生血乎。气益衰而血难长矣，故任冲大开，欲不崩而不可得者。

治法：必止其血也。谁知血愈止而愈多，以气衰不能摄血耳。

方用助气敛血汤。

白术二两（土炒），黄芪四两（醋炒），三七末三钱。

水煎服。一剂血少，二剂血止，四剂痊愈。

此方补气不补血，以气能止血也，加之醋炒芪术，专以酸能救血也，加之三七者，以其能断血也。然必多服始能愈者，以老妇血亏气衰，不大补何以止其耗散之元阳，使气旺以生血乎！然此方可以暂止老妇之血，不能久旺老妇之气也，另用上方去三七而多加当归，用补血汤朝夕吞服，并行为之得到。

有老妇血崩者，其症亦与上同，人以为老妇之虚耳，谁知因虚又不慎房帏之故哉！妇人至五十之外者，天癸匮乏，原已闭关，不宜出战。苟或适兴，草草了事，尚不致肾火大动。倘兴酣浪斗，一如少年时，鲜不血室大开，崩决而坠矣。方用当归补血汤加味。

黄芪一两，当归一两，三七根末三钱，桑叶十四片。

水煎服。二剂而血止，四剂不再发。然必须断欲也，设再犯忌，未有不重病者也。

夫补血汤乃气血双补之神剂，三七根乃止血之圣药，加入桑叶，滋其肾中之阴，又有收敛之妙耳。但老妇阴精既亏，用此方以止其暂时之漏，实有奇功，不可责其永远之绩者，以补精之味尚少也。服此方四剂之后，增入白术五钱、熟地一两、山药四钱、麦冬三钱、北五味一钱，服三月，则崩漏可以尽除矣。

此症用闭血汤亦效。人参、白术各一两，三七根末三钱，北五味子二钱。

水煎服。一剂即止崩。减人参五钱，加熟地一两、山茱萸五钱、麦冬五钱。再服四剂，痊愈。

有少妇甫受孕三月，即便血崩，胎亦随坠，人以为闪挫受伤而血崩也，谁知是行房不慎哉！少年妇人行房，亦事之常也，何便血崩？亦因其气之衰耳。凡妇人气衰者，不耐久战，战久则必泄精，精泄太多，则气益不能收摄夫血矣。况且久战，则虚火内动，精门不关，而血室亦不能闭，于是胎不能固。内外齐动，而胎又何能固哉！治法自当以补气为主，而少佐之止血之味。方用固气汤。

人参五钱，白术五钱，当归三钱，熟地五钱，茯苓二钱，甘草一钱，杜仲三钱，山茱萸二钱，远志一钱，五味子十粒。

水煎服。一剂血止，连服十剂痊愈。

此方固气而兼补其血，已去之血可以速生，将脱之血可以尽摄，凡因虚血崩者，此方最宜通治，非仅治小产之血崩也。兹方去止血，而止血之味已含于中，所以可通治耳。

人参三钱，白术五钱，茯苓、山药、麦冬各三钱，远志五分，杜仲、山茱萸各二钱，阿胶三钱，甘草一钱。水煎服。一剂则愈。

有妇人一交感流血不止者，虽不至血崩之甚，然至终年不愈，未免气血两伤，久则有血枯经闭之忧。此等之病，成于月经来时，贪欢交感，精冲血管也。夫血管不可精伤。凡妇人受孕，乃血管已净之时，倘经初来，其血正旺，彼欲出而精射之，则所泄之血，尽退而缩入，既不能受孕成胎，势必至积精化血。遇交感之时，淫气触动其旧日之精，则两气相感，精欲出而血即随之俱出矣。治法须通其胞胎之气，引精外出，益之填精补气之药，则血管之伤，可以再补。方用引精止血汤。

人参五钱，白术一两，茯神三钱，车前子三钱，黄柏五分，炒黑干姜一钱，熟地一两，山茱萸五钱，炒黑荆芥三钱。

水煎服。连服四剂即愈，十剂不再发。

此方用参术补气，用熟地、山药补精，精气既旺，则血管自然流动。加入茯神、车前利其尿窍，尿窍利而血窍亦利矣。加入黄柏直入于血管之中，引败精出于血管之口。再加荆芥引败血出于血管之外，益之炒黑干姜止其血管之口。一方之中，实有调停曲折之妙，故能除旧疾而去陈疴也。然既服此药，必须慎房帏三月，则破者不至重伤，补者不至再损，否则亦止可取目前之效耳。慎之哉！

此症用截流丹亦甚效。茯苓、炒黑荆芥、车前子各三钱，牛膝、人参各三钱，熟地一两，白术一两，蕲艾一钱，肉桂三分。水煎服。十剂痊愈。

妇人有怀抱甚郁，口干作渴，呕吐吞酸，而血下崩者，人以火治之，时而效时而不效者，盖肝气之结也。夫肝主藏血，气结宜血结矣，何仅至崩漏？不知肝性甚急，气结，其性更急矣，急则血不能藏矣。

治法：宜开郁为主，然徒开其郁，不用平肝之药，则肝气大开，肝火更炽，血亦何能止遏也。方用平肝止血汤。

白芍二两，白术一两，当归一两，柴胡一钱，三七根末三钱，甘草二钱，丹皮三钱，荆芥二钱，生地三钱。

水煎服。一剂呕吐止，二剂干渴除，四剂血崩自愈。

白芍平肝，得柴胡而郁气尽解；白术利腰脐，血无积住之虑；荆芥通经络，血有归还之乐；丹皮凉其骨髓之热，生地清其脏腑之炎；当归、三七，于补血之中行止血之法，自郁散而血止也。

此症用舒肝藏血汤亦佳。白芍一两，香附、荆芥、三七根末各三钱，陈皮五分，甘草一钱，当归、白术各五钱，白芥子一钱。水煎调服。

妇人有升高坠下，或闪跌受伤，以致恶血下冲，有如血崩者，若作血崩治之，用止涩之药，适所以害之也。其症必然按之疼痛，久则面目痿黄，形容枯槁。

治法：须行血去瘀，活血止痛，则其血自止。苟不解其瘀痛，即用补涩之品，则瘀血内攻，痛不能止，反致新血不生，旧血作祟也。方用逐瘀止崩汤。

大黄三钱，生地一两，当归尾五钱，败龟板三钱，芍药二钱，丹皮一钱，枳壳五分，桃仁十粒。

水煎服。一剂痛轻，再剂痛止，三剂血亦全止矣，不必服四剂也。

此方于活血之中佐以下治之药，故逐瘀如扫，止血亦如神也。

此跌闪升坠，非由内伤而致，其本实不拨，去标之病可耳，何必顾其本而补其内哉！

此症用灵龟散血汤亦甚效。败龟板一两，生地一两，大黄一钱，丹皮三钱，红花二钱，桃仁十四个。水煎服。一剂轻，二剂愈。

人有每行入道，经水即来，一如血崩，人以为胞胎有伤，触之以动其血也，谁知子宫血海因热不固之故乎！夫子宫即在胞胎之下，而血海又在胞胎之上。血海者，冲脉也，冲脉寒而血亏，冲脉热而血沸，血崩之病，正冲脉之热也。然而冲脉既热，宜血之日崩矣，何必交接而始血来？盖脾与肝之无恙也。脾健则能摄血，肝平则能藏血，人未入房，则君相二火寂然不动，虽冲脉独热，血不外泄。及至交接，子宫大开，君相之火，翕然齐动，鼓其精房，而血海泛溢，有不可止遏之势。肝欲藏血而不能，脾欲摄血而不得，故经水随交而至，若有声应之捷焉。治法：必须绝欲者三月，然后用滋阴降火之药凉其血海，则终身之病，可半载而愈也。方用清海丸。

熟地一斤，桑叶一斤，白术一斤，玄参一斤，山茱萸八两，北五味三两，麦冬十两，沙参十两，地骨皮十两，丹皮十两，白芍一斤，龙骨（醋焠）二两，山药十两，石斛八两。

各为细末，蜜为丸。每日早晚白滚水送下五钱。服半年痊愈。

此方补阴而无浮动之虞，缩血而无寒冷之害，日计不足，月计有余，潜移默夺，子宫清凉，血海自固也。倘不治其本源，止以发灰、白矾、黄连、五倍子外治其幽隐之处，吾恐愈寒愈流也。

此症用清火归经汤亦效。人参、白芍各一两，旧棕榈（炒炭）二钱，黄柏末二钱，甘草一钱，三七根末三钱。水煎调服。十剂可愈，二十剂痊愈。然必须绝欲事三月，否则要犯也。（《临证医案伤寒辨证录》）

东垣治一妇，时冬患暴崩不止，先因损身失血，自后一次缩一十日而来，其后暴崩不止。其人心窄，性急多惊，必因心气不足，饮食不节得之。诊得掌中寒，脉沉细而缓，间带数，九窍微不利，四肢无力，上喘，气短促不调，果有心气不足、脾胃虚弱之症。胃脘当心而痛，左胁下缩急，当脐有动气，腹中鸣，下气，大便难。虚证极多，且先治其本，余症可去，安心定志，镇坠其惊，调和脾胃，大益元气，补血养神，以大热之剂，去其寒凝在皮肤，少加生地，去命门相火，不令四肢痿弱。以黄连二分，生三分，炒曲、陈皮、桂枝各五分，草豆蔻仁六分，黄芪、人参、麻黄带节各一钱，当归一钱五分，杏仁五个（另研），一服而愈。胃脘痛者，客寒犯胃也。以草豆蔻丸十五丸，痛立止，再与肝之积药，以除其根，遂愈。

一妇人血崩不止，以当归、莲花心、白棉子、红花、茅花各一两，锉细，以白皮纸裹定，泥固，烧存性为末，加血竭为引，用酒下，不止，加轻粉一钱，又不止，加麝香为引，酒下遂止。

一妇患崩漏，医莫能效，数其症，有四十余种，以调经升阳除湿汤治之，愈。汤见《医学集成》。

丹溪治一妇，三十余岁，堕胎后，血不止，食少，中满，倦怠烦躁，脉沉大而数，重取微弦，作怒气伤肝，感动胃气，以二陈汤加川芎、白术、砂仁，二十帖安。（琇按：烦躁脉数，用燥窜而愈。费解。）

王汝言治一妇，患胎漏，忽血崩甚，晕去，服童便而醒，少顷复晕，包服荆芥，随醒随晕。服止血止晕之药不效，忽又呕吐。王以其童便药汁满于胸膈也，即以手探吐之，未后，吐出饮食及菜碗许。询之，曰：适饭后著恼，少顷遂崩不止。因悟曰：因饱食，胃气不行，故崩甚。血既大崩，胃气益虚，而不能运化，宜乎崩晕不止，而血药无效也。急宜调理脾胃，遂用白术五钱，陈皮、麦芽各二钱。煎一服，晕止，再服崩止。遂专理脾胃，药服十数服，胃气始还。后加血药服之而安。若不审知食滞，而专用血崩血晕之药，岂不误哉。

一妇年逾五十，血崩久不止，诸药不效。以橡斗、苍耳草根，二物烧存性，用四物汤加白芷、茅花、干姜，煎汤调服，其经血自此止，再不行矣。

子和治一妇，年五十余，血崩一载，今用泽兰丸、黑神散、保安丸、白薇散，补之不效。戴人曰：天癸已尽，本不当下血，盖血待热而流散，非寒也。夫女子血崩，多因大悲哭，悲哭过甚，则肺叶布，心系为之急，血不禁而下崩。《内经》曰：阴虚阳搏谓之崩，阴脉不足，阳脉有余，数则内崩，血乃下流。举世以虚损治之，莫有知其非者，可服火齐。（琇按：火齐即火剂。）火齐者，黄连解毒汤是也。次以拣香附子二两，炒白芍药二两，焙当归一两。将三味同为细末，水调下。又服槟榔丸，不旬日安。

一老妇血崩不止，滔滔不绝，满床皆血，伏枕三月矣，腹满如孕。作虚挟痰积污血治之，用四物四两，参、术各一两，甘草五钱以治虚，香附三两，半夏半两，茯苓、陈皮、枳实、缩砂、元胡各一两，以破痰积污血，分二十帖，每帖煎干荷叶、侧柏叶汤，再煎服之。服尽良愈，不复发。

汪石山治一妇，年逾四十，形色苍紫，忽病血崩。医者或用凉血，或用止涩，俱罔效。诊其六脉皆沉濡而缓，按之无力，以脉论之，乃气病，非血病也，当用甘温之剂，健脾理胃，庶几胃气上腾，血循经络，无复崩矣。遂用补中益气汤，多加参、芪，兼服参苓白术散，崩果愈。

一妇身瘦面黄，旧有白带，产后忧劳，经水不止，五旬余，间或带下，心前热，上身麻，（气不运。）下身冷，背心胀，口鼻干，额角冷，小便频而多，大便溏而少，食则呕吐，素厌肉味。以书来问，汪曰：虽未见脉，详其所示，多属脾胃不足，令服四君子汤，加黄芩、陈皮、神曲、当归身二帖，红止白减，继服十余剂，诸症悉除。

江汝洁治叶延杰之内，十月病眼若合即麻痹，甚至不敢睡。屡易医，渐成崩疾。江诊得左手三部，举之略弦，按之略大而无力，右手三部，曰：大而无力为血虚。又曰：诸弦为饮。又曰：弦为劳。据脉观症，盖由气血俱虚，以致气不周运而成麻痹。时医不悟而作火治，药用寒凉过多，损伤脾胃，阳气失陷而成崩矣。以岁运言之，今岁天冲主运，（少角东宫震位，乃天冲司也，九星分野之名。）风木在泉，两木符合，木盛而脾土受亏，是以土陷而行秋冬之令。以时候言之，小雪至大雪之末，（冬至小寒。）六十日有奇，太阳寒水主令，（少阴君火）厥阴风木客气加临，其上水火胜矣。经曰：甚则胜而不复也，其脾大虚，安得血不大下乎？且脾裹血，脾虚则血不归经而妄下矣。法当大补脾为先，次宜补气祛湿，可得渐愈矣。以人参三钱，黄芪二钱，甘草四分，防风、荆芥、白术各一钱，陈皮八分，水煎，食远服，一剂分作三服，不数剂而安。

薛己治一妇人，久患血崩，肢体消瘦，饮食到口，但闻腥臊，口出清液，强食少许，腹中作胀，此血枯之症，肺肝脾胃亏损之患。用八珍汤、乌贼鱼骨丸，兼服两月而经行，百余剂而康宁如旧矣。

一妇人面黄或赤，时觉腰间或脐下作痛，四肢困倦，烦热不安，其经若行，先发寒热，两胁如束，其血如崩。此脾胃亏损，元气下陷与相火湿热所致。（元气下陷，人间有知之者，相火湿热，知之者寡矣。）用补中益气加防风、芍药、炒黑黄柏，间以归脾汤，调补化源，血自归经矣。

一妇年五十岁，辛丑患崩，诸药罔效。壬寅八月，身热肢痛，头晕涕出，吐痰少食。众作火治，转炽，绝粒数日，淹淹伏枕，仅存呼吸。薛诊之，谓脾胃虚寒，用八味丸料一剂，使急煎服，然胃虚久，始下咽。翌早遂索粥数匙，再剂食倍，热减痛止，兼服八味丸，良愈。

归大化之内，患月事不期，崩血昏愦，发热不寐。（虚极。）或谓血热妄行，投以寒剂益甚。或谓胎成受伤，投以止血，亦不效。乃延薛诊之，曰：此脾虚气弱无以统摄故耳，法当补脾而血自止矣。用补中益气加炮姜，不数剂而效。惟终诊少睡，惊悸，另服八物汤，更不效。复叩诸先生，曰：杂矣，乃与归脾汤加炮姜，以补心脾，遂如初。

西园公，不知何郡人。曾治一妇人，年六十二岁，患血崩不止，以黄连解毒汤四帖，后服凉膈散合四物，六帖即愈。此妇因悲哀太过，则心闷急，肺布叶举而上焦不通，（妙论。）热气在中，血走而崩，故效。（用张子和法。）《医鉴》

江篁南治一妇，血崩两月余，服诸寒凉止血之药不效，且痰喘，乃以人参、黄芪各五钱，防风、麦冬各一钱，更加荆芥穗、升麻、五味、附子，（投附子，人所难。）一服喘崩减半，二服减十之八，断以豁痰调经之剂，治之愈。

江应宿治昆山顾氏，年四十余，患崩漏两月余，形瘦唇白。诊得气口紧实，乃食伤太阴中焦，气郁阴滞而然，化食行滞乃愈。

龚水部宜人，年四十余，患崩漏，泄泻发热，头痛盗汗自汗，倦怠羸瘦，已逾二年，医药无功。逆予诊视，六脉浮滑弦数，重按豁然无力。此气血俱虚，元气下隐，脾虚不能摄血归源，内虚寒而外假热，投补中益气。人参三钱，黄芪五钱（蜜炙），加炮姜、蔓荆子、

川芎、蒲黄、阿胶数剂，汗与头痛俱止，五十余剂良愈。（《名医类案》）

薛立斋治一妇人性急，每怒非太阳、耳、项、喉、齿、胸、乳作痛，则胸满吞酸，吐泻少食，经行不止。此皆肝火之症，肝自病则外症见，土受克则内症作。先以四物加白术、茯苓、柴胡、栀子、炒龙胆，清肺养血，次用四君加柴胡、白芍、神曲、吴茱萸、炒黄连以培土制肝，渐愈。惟月经不止，是血分有热，脾气尚虚。以逍遥散倍用白术、茯苓、陈皮。又以补中益气汤加酒芍，兼服而愈。

一妇人怀抱不舒，腹胀少寐，饮食素少，痰涎上涌，月经频数。薛曰：脾统血而主涎，此郁闷伤脾，不能摄血归源耳。用补中益气、济生、归脾而愈。

一妇人血崩兼心痛，三年矣，诸药不应。每痛甚，虚症悉俱，面色痿黄。薛曰：心主血。盖由去血过多，心无所养，以致作痛。宜用十全大补汤，参、术倍之，三十余剂稍愈，百余剂乃痊愈。

大尹王天成之内，久患崩。自服四物凉血之剂，或作或辍。因怒发热，其血不止，服前药不应。乃主降火，更加胁腹大痛，手足俱冷。薛曰：此脾胃虚寒所致。先用附子理中汤，体热痛止。又用济生归脾、补中益气二汤，崩血渐愈。若泥痛无补法则误矣。

锦衣杨永兴之内患血崩，过服寒凉之剂，其症益甚，更加肚腹闷痞，饮食不入，发热烦躁，脉洪大而虚。薛曰：此脾经气血虚而发躁也，当急用八珍汤加炮姜以温补之，缓则不救。不信，仍服止血降火之剂，虚症蜂起，始信其言，缓不及泊矣。

一妇人因怒崩血久不已，面青黄而或赤。此肝木制脾土而血虚。用小柴胡合四物。清肝火，生肝血。又用归脾、补中二汤。益脾气，生肝血而瘥。此症若因肝气风热而血不宁者，防风为丸，以兼症之药煎送。或肝经火动而血不宁者，炒条芩为丸，以兼症之药送下。若瘀血为患，用五灵脂为末，烧铁器埠酒调服，无不效者。周晖内入病血大崩，诸医皆危之。刘春斋用当归一两、荆芥一两、酒一盏、水一盏，煎服，立止如神。《续金陵琐事》

易思兰治一妇患崩，昼夜十余次，每次去血升许，用止血药愈甚，卧床月余，羸瘦食少，面青爪黑，气促痰喘。诊之心脉平和，肝脉弦大，时一结，肺脉沉而大且有力，脾胃脉沉涩，两尺沉而无力，曰：此气郁病

也。询之果因，午餐小婢忤意，发怒构疾。随以四神散与之。苏梗五分，甘草三分，抚芎三分，白芷五分，加当归二分、白术三分、神曲三分、香附一钱、乌药一钱。服药半盂，未及一时，顿觉神爽。易曰：未也。明日子时分指甲变桃红色方可救。至期甲色过红。复诊之，左三部如前，肺脉微起，脾胃虽沉缓而不涩，二尺仍旧。谓其家曰：午时血当大崩，毋得惊惶，以骇病者。至期果然下紫黑血块数枚，自此遂止。后用壮真五和丸，醋炒香附二两，乌药一两，汉防己五钱，归身二两，酒炒白芍二两，熟地四两，续断四两，甘草五钱，秦艽一两，藿香一两，白茯苓一两，山药二两，砂仁五钱。蜜丸，调理月余痊愈。次年生子。或问曰：崩，血症也。诸医用血药不效，公用气药而愈何也？易曰：崩虽在血，其源在气。气有一息不运，则血有一息不行。欲治其血，先调其气。或曰：是固然矣，然尝见有调气。而血不愈者，有不调气而治血亦愈者，何也？易曰：此所因不同也，有因血而病气者，有因气而病血者。能以脉症辨之，而气血之先后定矣。如人有禀来血弱者，有偶伤力失血者，假使血虚气必盛，阴虚火必炽。其症咳血、咯血、便血作渴，日晡潮热，五心烦热，甚则咽喉肿痛，此因血而气病者也。治宜养阴降火，而以气药兼之。此症右肺主气，时值正秋，肺气当令，脉宜浮短，今反沉大，失其令矣。大者火也，沉者气也。沉而且大，是血郁而不运也。肝木至秋当微弱，今反弦大而结，肝木结者，血积于内也。此病原因怒气伤肝，肝火郁结，血不归经而妄行，乃因气而病血也。惟其所因气，而所以治气为先也。夫血活则红，血凝则黑，爪甲黑者，血凝而不散也。今用药以行其气，至子时一阳初动，气行则血行，肝血一行，其血即活，斯黑变而红矣。至午时一阴复生，肝乃乙木，乙木生于午，肝气得令，邪不能容，故积血于此时尽出，积出则气运血行，而病已矣。药不在多，贵得其宜。四神散虽数味常药，然以香附行气为之君，乌药助香附行气为之臣，苏梗通十二经之关窍，白芷化腐血生新血为佐，加当归引气入心而生新血，抚芎引气入肝，疏肝之郁而去旧纳新，神曲引气入脾，畅脾结而统新血，白术健脾胃而和中气为使。以行气为主，活血辅之，此活血先调气之法也。

吴孚先治俞氏妇，血淋稔载，已成痼疾。因幼孙出痘危险，忽下血两昼夜不止，汗泻交作，晕数次。

（思虑恐惧，三阴并伤也。）脉向弦大而革者，忽变而数疾，欲脱奄奄一息。用人参、黄芪各一两，制附、炮姜、枣仁各三钱，五味、龙骨各一钱。或疑附子太热，且谓何不用血药。曰：血脱补气，古人精义。谓有形之血，不能速生，几微之气，所当急固。又脾胃气血，俱喜温而恶寒，姜、附宜服也。二剂脉渐转。前方加归、芍等药，血症已除，然脉气不和，非三年调摄，未易复也。自后参、芪不辍，计服补剂六百余帖，膏丸数料而起，并宿疾亦瘳。

一妇半月前小产，继以血崩舌硬，心摇汗出发润，日夜俱热，耳闭不闻，目视不见，身浮浮如在舟车，六脉细数欲脱。用人参二两，黄芪二两，白术一两，熟地二两，当归五钱，炮姜、制附、枣仁各三钱，龙骨一钱五分。一剂顿减，二剂精神爽慧。

陆养愚治王笠云母，年四十九，经事已止半年。一日忽暴崩不止，昏晕厥逆。脉之两手沉微如丝，急以八物汤加附子、姜炭灌之，半时方醒。连进二大剂，乃止十之七八，至十剂后方能止。后数月复崩，亦昏晕。或以犀角地黄汤加藕节、阿胶之属，不止。脉仍沉弱，以附子、干姜、鹿茸俱烧存性，同釜底墨酒调服之，即止。后以六味加四物料服之，约二斤，一年不作。次年八月间又暴至，昏晕更久，脉之如旧。仍以八物汤加附子，连进二剂，昏晕自晡至晚未苏，咸谓必死。诊之，决其必苏。盖气血暴脱，一时补力未能与胃气相迎耳。或投以牛黄丸，至半夜人事稍省，而血尚未止。明早陆诊后，仍锉八物汤，少加姜、附二剂。或适至云：昨夜之苏，乃牛黄丸之功，公实不知也。向日屡服参、附，致屡崩，今人事既省，断宜顺气行瘀，去其病本，岂可复蹈前辙。曰：昨早投大补之药，即不服牛黄丸亦苏，此等脉症，急宜续投参、芪，少缓恐成不救，况可更以他药乎？或乃怫然而去。曰：读父书坑赵卒，天下每多此人。陆令先服煎剂，随制存性附子等灰。午后人事更爽，进粥。晚投末药一服，夜间血少止。明日又汤散并投，血遂止。再服前汤十剂而瘳。

立斋治一妇人，饮食因怒，忽患血崩，四肢逆冷，抽搐口噤如发痉然，吐痰如涌。灌以二陈、柴胡、山栀、枳壳。吐出酸味，神思稍醒，药止。次日进薄粥少许，但乳胁胀痛，此悉属肝火炽盛，致脾气不能运化。先用六君、柴胡、山栀、钩藤，诸症顿退，惟四肢不遂，血崩如初。或又为肝火未熄，欲投清肝凉血之剂，此肝脾气血俱弱，先用补中益气汤，培其脾土，而血气归经。又用四物、参、术、柴胡，养肝筋，而四肢便利。（余见异症名要。）

一妇人月经淋漓无期，作郁怒伤肝，脾虚火动，而血不归经，乃肝不能藏，脾不能摄也。当清肝火，补脾气。与归脾汤、逍遥散二药。四剂而愈。

一妇人因怒，经事淋沥半月方竭，遇怒其经即至，甚则口噤筋挛，头痛痰喘，抽搐上视，作肝火炽盛。以小柴胡加钩藤、黄连、熟地、山栀而愈。

王执中治皮匠妻，患血崩两月，饮食不进，与镇灵丹服，少减而未断。因检得《耆域方》如圣散，用棕榈、乌梅、干姜各二两，令烧存性为末，每服二钱，食前乌梅汤调下。合一剂与服而疾平。患甚者不过三服。《资生经》。

有巡捕之妻年逾五十，因伤寒而血崩，胶艾四物汤一服渐愈。后因劳，复大作，与镇灵丹十五丸而止。或无此丹，烧鹿角存性末，酒调服亦佳。屡验。同上。

陈良甫治一妇人崩漏暴下，诸医投姜、附、桂等药，服之愈甚。诊之六脉紧数。遂用金华散兼局方龙脑鸡苏丸，数服即安。《本事》单用黄芩者，亦此意也。《良方》。

一亲戚妇人，年四十五，经年病崩漏不止，面黄肌瘦，发黄枯槁，语言声嘶，服诸药无效。诊之六脉微濡。问服何药，云：凡是当归、川芎涩血诸品丹药，服之皆不作效。遂合《溥济方》伏龙肝散兼白矾丸服之愈。

缪仲淳治董清山夫人，患血崩，由于中年郁怒，百药不效。用大剂参、芪，令觅胎发百余丸，火煅调入药服，久之渐愈。煅发用小砂罐，盐泥炼极熟，将发入罐中封固阴干，以炭火围之，俟黑烟将尽即起，若青烟出，发枯不可用矣。非细心人不可任，盖火候不可过也。

王肯堂曰：徐朝奉传其内人有血崩症，服诸药不效，用香附炒为末，每服二钱，米饮调下，服后遂痊。（未选入。）

一亲戚黄卿内子凌夫人，忽苦血崩，百药不效。用五灵脂一味，不拘多少，炒令烟尽，研末。每服一钱，温酒调下，旋服遂安。

蒋仲芳治毛氏妇，经来淋沥不已，已经三月。凉血止血之药服至五六十剂罔效。而口干唇燥愈甚。脉来微涩。询其大便必泻，果然。即以四君子汤加熟附、炮姜、熟地、血余，二剂而止。盖寒客于中，火浮于上，脾虚而不摄血，故淋沥不已也。

聂久吾妇，年三十九，生子月内调养未善，次年春，其经两月余不行。一日忽暴至不止，一二饭久，即昏晕不省人事。急用十全大补汤，去桂，倍加参、芪，又加熟附子、炒干姜各一钱，灌之苏醒后，连服二大帖，遂止其七八。又十余日共服二十余剂，乃得全止。次年春，崩又大作，比前尤甚，昏晕更久，又服前方三十余帖，尚未痊安。后用鹿茸炒烧存性研末，酒调二钱，服数次而血止。继服峻补丸药，幸年余不发，然病根未除。次中秋，忽又暴至，前方连服二大帖，血流如水涌，吐冷痰，至日晡昏晕，初更而气绝，惟胸次微温，至三更用灶心土研细。水调灌一二酒杯，冷痰少开，遂饮滚汤一钱，苏省渐安。岂初发时，服大补二剂，能令生意不绝耶？后又服峻补之剂而血止。因思三年之内，尝服峻补丸药矣，而其病仍大作者何也？或谓补血太过，是以积而成崩，或谓不宜用桂、附等热药，推动其血，遂至于崩。（此说极是，惜聂君未及明。）抑知土虚不固，然后山崩，今既血崩，则是血大虚且血气相依附，气虚甚则降令多，升令少，是以不能摄血，致血不归经而妄下。不惟大补血，而尤当大补气也。前丸方虽峻补，不合搀入香附、益母、砂仁、元胡等损气之品，乃令病根不除，而屡作也。因纯用补气血药，一料而神气爽健，二料而病根除，次年遂孕，而生第八儿矣。（既云血太虚，忽又转云气太虚，总为要用桂、附，故支离其词，可见所传之派不清。虽绝世聪明，无往而不误也。）

魏玉横曰：刘氏媪年七十，病血行如壮年，月事久之，淋漓不断两月余。耳鸣心跳，头晕目眩，恶食罕眠，奄奄就毙。医者不一，有与归脾、补中者，六味、四物者，十全、八珍者，诸治未为无见。然服归脾补中，则上膈胀而面肿，似不宜于补气。服六味、四物，则少腹胀而足肿，似不宜于补血。服八珍、十全，则中脘胀而气急，似气血兼补又不宜。延诊，先告以不宜用补，以症皆缘补而增也。脉之沉小而涩，两关尤甚，且无神。曰：此肝脾两伤之候也。以七旬之年，两月之病，非补何以能瘳。第余之补，异乎人之补，无虑也。与熟地二两，以一两炒炭，杞子一两，白芍（炒）、枣仁（炒）各五钱，酒连三分，四剂而淋漓止。去连四剂，而肿胀消，诸症亦愈。

姚氏妇早寡，年三十余，因月事暴至，遂崩漏不止，势甚猛。脉之两寸上溢，两尺甚弱。据脉不可与补中益气，据症又不可不暂升提，以挽其下陷。先与熟地、杞子、白芍、枣仁，重剂服之，果不应。急以蓖麻仁十数粒（去壳研），入麝一分，捏作饼子，用绿云膏贴脐上。再服前药，血去渐缓，少顷再服药，觉血不行。即令揭去之，又服数剂痊愈。

裴兆期治一富室妇，崩晕交作，已三逾日。诸医治法，不外阿胶、地黄、当归、白术、山药、人参及止崩止晕之药益剧。裴诊之，六脉小而坚，右关细滑有力。且多呃呃欲吐之状，心下按之硬满而痛，饮食不进，大便不通。此正与王节斋夫人崩晕证相类，受病在肠胃无疑。法当先行肠胃中积滞，使真气流行，脾得健运而统血，则崩自止，晕自宁矣。遂屏去诸药，先用导滞丸，一服不动，再服大便始通，神少清，而崩亦可止。改服开胃醒脾药，崩晕顿减。继服大补脾丸，甫半月，饮啖起居如故。若泥血病而专用血药，其与刻舟求剑者何以异。

张飞畴治郭孝闻室，暑月经行时，凉卧风中，先下淋漓，加以恼怒跌哭，遂崩脱不止。小腹中如线下垂，贯心掣痛，常发热头痛，遍体烦疼。服止血药不应，而进参、芪，忽昏愦不省，崩脱愈甚。深夜忽剧，邀往。脉得弦大而芤，独左寸尤滑，知冲任二脉受病，明是风入胞门所致。久之风从木化，血愈伤而火愈炽，非旋覆花汤、金铃子散兼进，不能清其风热，降其逆气也。况此症多有火淫血室，湿结子户，及郁结伤脾，怒动肝火，及惊恐失跌，种种不同。若用通达升发补敛之药，乌能获效哉？遂如法治之而愈。

妇人崩中下血，多因湿热伤脾胃而致。盖脾统血，伤则失守也。医不知其脾湿宜化，与固脱之剂，血虽止而湿转郁矣。是以崩中之后，多成胀满黄病。医多不能识此。

沈尧封曰：崩证热多寒少，若血大至，色赤者是热非寒，倘色紫黑，出络而凝，其中有阳虚一证。经云：阳气者，卫外而为固也。营行脉中，卫行脉外。脉外之阳虚，失于护卫，则脉中之营血漏泄。既出经络，脉凝而不流，渐渐变紫变黑，然必须少腹恶寒，方可投温。

一妇血崩，日服人参、阿胶血不止。用地榆二钱，生地四钱，生白芍三钱，川黄连五分，黄芩一钱五分，炒甘草八分，莲须一钱，丹皮一钱五分，黑栀子一钱，生牡蛎二钱，煎服即效。因其带多，偶以苦参易芩，血复至，用芩即止。去连血又至，加连即止。一妇患崩月余，发晕几脱。是方加参一钱，用之即定，十剂而安。

一妇患崩，年五旬，投人参、阿胶不效，一二日用黄连五分，甚不相安。一医云：是气病。用酒炒香附、归、芍、丹皮、黄芩、牡蛎、枣仁、黑荆芥各二钱，郁金一钱五分，橘皮一钱，上沉香（磨冲）三分，柴胡五分，棕榈炭八分，煎服一剂崩止。去柴胡、棕榈、荆芥，数剂食进，后加白术为散，服之作胀，减去即安。

一崩证少腹恶寒，用桂附八味丸收全效。

毛达可妇人，迈年骤然血海大崩不止，名曰倒经。用胶红饮神效。其方陈阿胶（米粉拌炒成珠）一两，全当归一两，红花八钱，冬瓜子五钱，以天泉水煎服，一剂即止。如犹发热，再以六安茶叶三钱，煎服一次，身热即退。后用六君子汤加归、芍，调理而安。昔当中丞幕友王遇伯母，年愈七旬，偶患此症，诸药不应。李廉访治运转此方投之即愈。叶天士云：初崩宜塞，久崩宜通。即此义也。予每治老妪倒经，极多神应。后见少妇大崩不止，屡服大料补剂不效，血流反多，昏晕几危。予取此方，减去红花一半，投之立效。如法调理，康复如常。

薛立斋治一产妇血崩。小腹胀痛，用破气行血之剂，其血崩如涌，四肢不收，恶寒呕吐，大便频泻。用六君、炮姜四剂，稍愈。又十全大补三十余剂，痊安。

一产妇因怒血崩，其血如涌，仆地口噤目斜，手足抽搐。此肝经血耗生风，用六味丸料一剂，诸症悉退，但食少晡热，佐以四君、柴胡、丹皮而愈。

孙文垣治黄氏妇，产未弥月，醉犯房事，血来如崩，发热头晕，大小便俱热，六脉洪大。以竹茹、蒲黄、白芍各一钱，香附、茯苓、侧柏叶各七分，甘草、炮姜、艾叶各三分，血止大半，腰犹胀痛，下午胸膈饱闷，改以川芎五分，当归、茯苓、补骨脂、蒲黄、香附各八分，姜炭、甘草各一分，陈皮七分，人参一钱而愈。

吕东庄治从子在公妇半产，恶露稀少，胸腹胀甚，脉之濡数，当重用参、芪，不然必崩。因力艰未服，已而果崩溃不止，下血块如拳如碗者无数，神气昏愦，两足厥冷至小腹，两手厥冷至肩，额鼻俱如冰，头上汗如油，旋拭旋出，按其脉至骨不得见。乃投大剂补中益气汤，加人参一两，未效。（如无一两之参，单服补中益气汤，则立脱矣，不可不知。）急用人参一两、附子一两、炮姜二钱，浓煎灌之，至暮渐减。戒曰：俟其手足温即停药。至三鼓手足尽温，崩亦止，家人忘戒，又煎前药进之。比晓视之，脉已出而无伦，痰忽上涌，点水不能饮，入口即呕吐，并独参汤不能下。曰：过剂所致也。即投生地黄五钱，熟地黄一两，当归、白芍，枸杞各三钱，甘草一钱，浓煎与饮。病者意参饮尚吐，况药乎？不肯服，乃强之。曰：试少饮，必不吐。进半瓯殊安，遂全与之。尽药而痰无半点，神气顿清矣。午后体发热，曰：此血虚热，恒理也。后用十全大补调理而瘥。（雄按：人参虽重，幸不即脱，而治法大谬。能掉头设法，其聪敏有过人处也。）

张飞畴治陈子厚媳，八月间因产不顺，去血过多，产后恶露稀少，服益母汤不行，身热汗血。产科用发散行血更剧。自用蕉糖酒一碗，遂周身络脉篓楚难堪，恶露大下，面赤戴眼，出汗如浴，但言心痛不可名状。（即杀血心痛也。）此去血过多，心失其养，故痛。肝主筋，为藏血之地，肝失其荣，故脉络篓楚不堪。且汗为产后之大禁，非急用人参，恐难挽也。用四君合保元汤，加白芍、五味一剂汗止。因其语言如祟，疑为瘀血未尽，更欲通利。曰：音怯无神，此属郑声，且腹不瘀痛，瘀从何有，此神气散乱不收之故。前方入枣仁、龙齿，诸症悉平，后服独参汤，至弥月而安。

薛立斋治一产妇月经不调，内热燥渴，服寒凉之剂，其血如崩，腹肿痛，寒热作呕，少食。用六君子二十余剂，诸症悉愈，以加味逍遥散，调理而安。

一产妇月经年余不通，内热晡热，服分气丸，经行不正，恶寒作渴，食少倦怠，胸满气寒。朝用加味逍遥散，夕用四君子汤，月许诸症悉愈，佐以八珍汤，兼服两月而愈。

马元仪治金氏妇，产后一月，血来不已，厥逆自汗不止。或与养血补阴不效。诊之，两尺空大无神。曰：褚氏有云：血虽阴类，运之者其阳和乎？今厥逆自汗，脉大无根，为脾肾之真阳内弱，故血无所附而溢，所谓阳虚阴必走也。法当大补真阳，以摄虚阴，若养血补阴，恐血未必生，而转伤阳气，则阴血愈不守矣。以人参三两，白术一两，附子三钱，茯苓、炙甘草各一钱，一剂知，二剂已，数剂精神胜常矣。

缪仲淳治贺函伯乃正，小产后阴血暴崩，作晕恶心，牙龈浮肿，喉咙作痛，日夜叫号不绝。曰：此因失血过多，阴气暴亏，阳无所附，火空则发，故炎上。胸中觉烦热，所谓上盛下虚之候也。法当降气，气降则火自降矣，火降则气归元，而上焦不烦热，齿龈肿消，喉咙痛止，阳交于阴，而诸病自已耳。用苏子（研）、青蒿子各二钱半，麦冬、白芍、鳖甲、牛膝、生地、枸杞各四钱，五味五分，枣仁五钱，续断、橘红各二钱，枇杷叶三片，河水煎，加童便一大杯，金汁十二匙，空心服时进童便一杯。

魏玉横曰：许竹溪夫人，年三十余，产后自巳至酉，血暴下如注，呵欠连连，遂目闭口张，面色青惨白悴，汗出不止，发根尽湿，六脉全无，势欲脱矣。其初亦以童便灌之，韭醋熏之，殊不应。乃用熟地二两，杞子、枣仁各一两，令煎汤，候药至投入，不待稠浓，即徐徐灌之。才尽一盏，汗止目开口闭，渐知人事。再与之，血止而睡。醒后进粥，次日仍以前方，今日服一剂，四日痊瘳。当其亟予诊也，时方与人会饮，掷杯而往，疏方而返。坐有业医者数人，询其症，咸曰：犹与药乎？用何方？曰：与某某。咸诧笑曰：君真买干鱼放生也，咎将谁任？余笑而不言。

宋申甫室人妊数月，时长夏归宁母家，召医诊之，以为经阻也。投破瘀辛热之剂，四帖，遂半产，血行如泻。亟余诊，至则大汗淋漓，脉将脱矣，伏几上，去床数步不能就寝，以血行之猛也。时惟亲戚之朱某在，乃属其母煮水待药，煎百余沸即与服，再煎再与，不及稠浓也。急借朱就近铺买熟地四两，杞子、枣仁炒各二两，如法服立瘥。

张建东室人，年三十余，妊娠五月，素有肝病，偶不快，邻医与荆、防、广、半、香、砂、郁金、元胡之类，五剂，遂见红，腰腹酸坠，气促面红。诊之脉不接续。曰：胎已难保。第与滋养三阴，以防其崩耳。其产必在子夜，若待崩而延诊，服药恐缓不及事，先疏方与之。熟地二两，杞子一两，枣仁一两。令察其面，若加赤，气若加喘，血必暴下，宜急饮之。至时一一如言，果获无事。次日就前方减半，入人参一钱，二剂而痊。后数年复孕，因肝虚发厥，余用生地、杞子之剂，不敢服，遂至变症百出。产后上咳下利，余与杞子、生地、沙参、麦冬，病少退。次日仍前方，告以必用蒌仁，乃可以服。参、术、姜、附既多，热郁甚，非此莫能解也。遂不复邀，后闻其日进参、芪、术、附，卒致不起。人之生死，岂皆命乎！（《续名医类案》）

经行发热

朱小南医案

○ 于某,21岁,未婚,工人。门诊号:38017。

初诊:1962年2月9日。患者平素娴静寡言,月经向来超早,拖延日期颇长。1961年8月开始,经水20天一转,经行时兼发高热,并有胸满、胁胀,甚至呕吐的症状。经历10日,经净后发热亦退,每月如此,成为规律。发烧渐次加重,在安徽宿东某医院诊治时,曾测得体温高至40℃,心烦头眩,面红目赤,甚则昏厥,隔时方醒。曾经医治无效,精神颇受威胁。1962年2月间返沪来治,初诊时已届临经前期,症见精神不舒,胸闷胁胀,口鼻干燥,脉象弦数。根据证象,诊断为肝热型的经行发热。

推敲本症病机是:患者素来性格沉静,有不如意事抑郁于怀,肝郁则气滞。在经期中这种现象更为显著,肝脉络于胆,散布于胁间,所以常见胁胀,木郁则横逆,逆则克土,因此兼见胸闷呕吐,相火附于肝木,木郁日久易于化火,引起高烧,火性上炎,故头目眩晕,甚则昏厥。治以疏肝清热法。

柴胡4.5克,青陈皮(各)4.5克,归身6克,赤芍6克,枳壳4.5克,制香附9克,炙甘草3克,白术6克,川朴2.4克,青蒿6克,黄芩9克。(《中医当代妇科八大家》)

经行吐衄

钱伯煊医案

○ 马某,女,16岁,未婚。

初诊:1958年12月2日。

主诉:初潮15岁,周期尚准,行经11天始净,血量多,色正常,经期腹痛,并常有鼻衄,衄血多时经血即减少,曾闭经6个月,但每月衄血甚多,末次月经于11月15日来潮,量少,仅2天。经后时感头痛,全身疲软,心中烦热,少腹胀滞,腰痛,纳食尚可,二便正常。诊查:舌苔薄白,脉左细弦、右细弦数。

辨证:病属肝火上逆,血热妄行,而致逆经。

治法:治以平肝凉血,引血归经。

方药:

生地9克,丹皮6克,白芍9克,泽兰9克,黑山栀6克,菊花6克,制香附9克,当归9克,川楝子9克,益母草12克,荆芥炭4.5克,生牛膝6克。

二诊:12月6日。3剂后头痛及腹胀渐减,但仍觉全身酸楚,疲惫无力,腰痛,食后腹胀,嗳气时作,大便溏薄,日4至5次。舌光,脉细弦数。治以疏肝益肾,健脾运中。

方药:

干地黄9克,丹皮6克,白芍9克,泽兰6克,制香附6克,党参9克,白术9克,茯苓9克,益母草12克,荆芥炭4.5克,枳壳6克。4剂。

三诊:1959年1月15日。近2个月来,月经未至,曾经鼻衄2至3次,胃脘尚舒,二便正常。舌苔薄白,脉象沉弦。治以养血清热。

方药:

干地黄12克,当归9克,白芍9克,泽兰9克,丹皮9克,女贞子9克,藕节12克,生牛膝9克,益母草12克,地骨皮9克。6剂。

四诊：1月24日。月经于1月19日来潮，量不多，色黑无血块，持续3天净，腹部微痛，未有鼻血，遍体酸痛。舌苔薄白，脉象细数。治以养血清营，导热下行。

方药：

生地12克，当归9克，白芍9克，丹参9克，地骨皮9克，生牛膝6克，茅根15克，藕节12克。

五诊：1月31日。4剂后诸症均减，鼻衄未作。舌尖有刺，脉弦细数。治以养阴清热。

方药：

知柏地黄丸120克，每晚服6克。（《中医当代妇科八大家》）

罗元恺医案

○ 蔡某某，女，25岁，未婚，工人。

1975年12月17日初诊。

患者13岁月经初潮后，周期基本正常，但有痛经史。自23岁至24岁，偶有几次经前鼻衄，几滴而止，诊为"倒经"，经服中药而愈。

1975年9月25日（经前）下夜班午睡后，突然大量鼻衄，从口鼻中涌出，色鲜红夹有血块，即到广州某医院急诊。一昼夜中注射药物和填塞鼻腔处理未能止血，入该院五官科住院。检查所见"鼻中膈右侧前下方有糜烂面，有多量血液流出"。内科会诊认为鼻出血与内科关系不大，入院后6天，共鼻衄约2000毫升，输血600毫升。住院18天鼻衄暂止而出院，出院诊断为"倒经"。出院后不久来我院妇科门诊治疗，自诉从9月大量鼻衄后至今未愈，月经周期不定，经量减少，经色深红，痛经，昨天（12月16日）下午鼻衄少量，月经现未净，量不多。睡眠欠佳，纳差，疲倦，面色晦黄，唇黯，边有瘀斑，苔白微黄厚腻，脉弦滑。

辨证：此为"经行吐衄"，属肝郁化火，火气上逆，兼有脾虚湿郁所致。

治法：引血下行为主，佐以健脾化湿。

方药：

丹参12克，淮牛膝15克，丹皮9克，赤芍9克，生地15克，佛手12克，山楂肉15克，黑栀子9克，藿香6克，绵茵陈15克。3剂，每天1剂。

12月27日二诊：服药后胃纳转佳，睡眠好。月经12月25日来潮。暗红色，量与前次差不多。自觉头晕、舌黯红稍淡，苔薄白、唇黯、脉滑略弦。服上方脾湿稍化，除继续引血下行外，并兼养血和肝。

方药：

丹参12克，淮牛膝15克，黑栀子12克，干地黄25克，白芍15克，山楂子15克，赤芍9克，云苓20克，桑寄生20克，香附9克。4剂。

1976年1月14日三诊：月经9日来潮，现未净，12日衄血20毫升左右。面色仍稍晦黄，唇黯红，舌有瘀斑，苔白微黄腻，脉弦滑，仍守前法，并加强疏肝之品。

方药：

柴胡6克，白芍12克，云苓25克，白术12克，黑栀子9克，丹皮9克，丹参12克，淮牛膝12克，桑寄生15克。3剂。

2月11日四诊：末次月经2月6日至10日，量较前几次稍多，色暗红，有血块，经期中仅有少许血丝从鼻孔流出，心烦不安，胃纳欠佳，舌尖红，边有瘀点，苔白略厚，脉弦滑，治则如前。

方药：

淮牛膝15克，丹参15克，云苓20克，淮山药20克，白术12克，黑栀子9克，白芍12克，佛手12克，桑寄生15克，干地黄20克。4剂。

3月15日五诊：月经将潮，近日来自觉喉中有血腥味，但未见鼻衄，自觉胸膺和小腹胀痛，夜寐不宁，小便短赤，舌淡黯，边有瘀点，苔白略腻，脉弦滑。肝气尚郁，兼有瘀滞，治法除继续引血下行外，加强解郁行气化瘀之品，以巩固疗效。

方药：

丹参12克，川牛膝15克，黑栀子12克，郁金12克，白芍15克，云苓20克，山楂肉15克，桃仁12克，丹皮12克，青皮9克。4剂。

6月12日六诊：末次月经5月25日，五天干净，量中等，色鲜红，痛经减轻，无鼻衄，仅于经后自觉喉中有血腥味。舌尖红，质淡黯，苔白，脉细弦略滑数。守前法为治。

方药：

丹参12克，淮牛膝15克，黑栀子9克，云苓25克，白芍20克，淮山药15克，车前子5克，生地20克，香附9克。5剂。

9月22日七诊：近几个月来已无鼻衄，亦无自觉喉中血腥味，痛经减，已无腰痛，精神好，胃纳可，月经正常。末次月经9月16日，量中等，面色已较红润，舌质淡黯尖稍红，苔白略腻，脉弦滑。

方药：

丹参15克，淮牛膝15克，黑栀子9克，云苓25克，淮

山药15克，甘草3克，北沙参15克，女贞子15克，旱莲草15克。4剂。（《近现代二十五位中医名家妇科经验》）

经间出血

哈荔田医案

○ 杨某，女，27岁，未婚，1973年4月初诊。

主诉：2年来每于月经过后10天左右，阴道即见有少量出血，色褐，约持续4~5天始止。经期前错，色红，量多，间有小血块，经前小腹胀痛，月经前后，带多质稠，腰酸乏力，眠食俱差，舌红，苔黄薄腻，脉弦滑无力。

辨证：证属肝热血虚，湿热下注。刻诊经期方过，头晕腰酸，带下量多。

治法：清热利湿，养血平肝。

方药：

秦当归9克，杭白芍9克，女贞子9克，旱莲草9克，桑寄生15克，白蒺藜9克，杭菊花（后下）9克，车前子（包煎）12克，椿根白皮15克，瞿麦15克，黄芩9克，粉甘草6克。3剂，水煎服。

另用蛇床子9克，川黄柏6克，淡吴萸3克（布包，泡水，坐浴），日2次。

二诊（5月6日）：

上方续服8剂，带下止，经间亦未见出血，腰膝乏力诸皆轻减。今晨月事来潮，量较多，并见腰酸腹坠，脉弦滑略数。再予养阴清热，凉血固经法。

方药：

秦当归15克，杭白芍9克，大生地15克，川芎片4.5克，粉丹皮9克，炒地榆15克，川茜草6克，刘寄奴9克，制香附6克，生侧柏9克，乌贼骨15克，条黄芩6克，陈阿胶9克（烊化冲服）。3剂，水煎服。

三诊（5月20日）：

上方服5剂，月经已止，此次经量较上次为少，用纸不足两包。舌红苔薄白，脉弦缓。

嘱每日上午服加味逍遥丸1付，下午服二至丸20粒，7天后仍服一诊方5剂。并于下次经潮时服二诊方3至5剂。恪守此法调理4个月，经期、经量近常，经间未再出血。（《中医当代妇科八大家》）

经来手背起泡发痒

朱小南医案

○ 樊某，38岁，已婚，营业员，丧夫。

患者经来除腹部胀痛外，更有一特殊现象，即是两手的掌背起泡发痒，经净后即退，近10月来每月如此。

初诊：1963年7月4日。察其体格颇为结实，精神不舒。据其自述，上次经水为上月8日来，现又将届临，已有预兆，感觉胸闷胁胀，纳谷不香，腰酸神疲。按其腹

则略有作胀，切脉为虚弦，舌苔薄黄，又述发作时瘙痒难堪，夜寐不安。

辨证：肝木郁结，湿热内蕴。

治法：疏肝解郁，健脾清热。

方药：

柴胡4.5克，当归9克，白芍6克，白术6克，茯苓9克，甘草2.4克，桂枝4.5克，钩藤12克（后下），制香附

9克，郁金6克，苏梗4.5克，乌药9克。

服后胸胁较宽，腰酸腹痛已好，唯感食欲不振，小腹坠胀，仍用上方去甘草加鸡内金，服后经水即来。此次腹痛缓和而掌背亦未起泡，为10个月来第一次出现的好现象，复用上方改为鸡内金、合欢皮，再连服2剂，后经3个月的观察，经来腹痛现象已好转，而且掌背起泡等症状，未见发作。（《中医当代妇科八大家》）

经行后期

齐秉慧医案

○ 曾治一妇，患奇证，每当经期，腹中痛连少腹，引入阴中，其经血不行于前阴，反从后阴而行，三日则腹痛诸证自已。次月当期，亦复如是。延予诊视曰：此太阴脾气虚弱，不能统摄少阴，真阳素虚，阴寒内结而为腹痛，侵入厥阴，则痛连少腹，引入阴中。其证总为三阴寒结，阻截前阴，经血不能归于冲任，而直趋大肠。宜用芪、术、参、苓大补中气，附、桂、姜、砂以驱少阴之寒，吴萸、川椒以散厥阴寒结，更加山药、芡实兜涩大肠，香附、万年霜（老瓦房前半面瓦缝内黑阳尘条，取来炒用，妙）引导前阴，一定之理也。其夫依法调理数月，则经自调，乃未几而自受孕矣。（《齐氏医案》）

经后腹痛

王子瑜医案

○ 李某，女，36岁，干部，已婚。病历号42381。

1981年6月初诊。患者自述一年前因患"十二指肠球部溃疡"出血，经治疗好转，但每次经后少腹疼痛。7月3日行经，腹痛发作，绵绵不休，喜揉喜按，经量少，色淡质稀如水，面色苍白，头晕气短，心悸倦怠，舌质淡，脉虚细弱。

辨证：气血虚弱，胞脉失养，经后作痛。

治法：当以补气养血，调经止痛。

方药：选参芪四物汤加炙甘草、饴糖。

潞党参15克，炙黄芪15克，当归身10克，炒白芍15克，熟地15克（砂仁3克拌），川芎3克，炙甘草10克，饴糖30克（冲）。6剂，水煎服。

二诊（7月15日）：服上方3剂后，腹痛轻微，头晕、气短亦见好转，汤剂改为丸剂用八珍益母丸调补气血，并嘱患者在下次月经来潮时再服上方6剂。8月5日第二次来月经时，腹已不痛，头晕气短亦瘥，惟月经量仍少，色淡。此为气血尚未完全恢复，为了巩固疗效，再拟八珍益母丸、人参养荣丸，连治3个月，月经量增多，痛经已愈。（《近现代二十五位中医名家妇科经验》）

绝经期综合征

罗元恺医案

○ 孙某，女，49岁，中学教师。于1973年9月5日初诊。

主诉：几年来月经过频过多，每月来潮2次，周期7~20天，每次持续时间9~10天，用卫生纸4~5包。经色淡红，夹有紫血块。经常头目晕眩，胃纳睡眠均差，经前后面部虚浮，自觉掌心烦热。

患者身体消瘦，面色晦黄，额部和颊部有明显黯黑斑。舌淡无苔，脉细弱略弦。末次月经：8月16日。

血压：90/60毫米汞柱。

血检：红细胞：3.61×10^{12}/升；白细胞：2.9×10^9/升；血红蛋白：105克/升；血小板：64×10^9/升。

诊断：绝经期前月经过多（气血两虚型）。

治法：补气健脾，养血涩血。

方药：

党参30克，白术15克，炙甘草9克，制首乌30克，黄精30克，川断15克，岗稔根30克，地稔根30克，藕节25克。4剂。

二诊：9月10日。

月经昨天来潮，周期较前有所推迟，量仍多，头晕，睡眠差，经色由淡转红，舌光少苔，脉细弱。

方药：按上方去黄精加黄芪20克、姜炭6克。4剂。

三诊：9月20日。

本次月经持续6天净（9月15日），总量较前减少，用卫生纸3包。仍觉头晕，浮肿不明显，舌淡少苔，脉细弱。月经净后，要着重健脾滋肾养血，以资调补。

方药：

党参20克，淮山药20克，炙甘草9克，熟地20克，黄精25克，金樱子20克，首乌25克，岗稔子20克，白术15克。

以后按上方加减化裁，以枸杞、女贞子、金狗脊调配其间，月经期则加入乌梅、五味子等酸涩之品，服药至11月底，月经周期已推迟至30~36天，持续时间5天，量比前减少一半，约用2包卫生纸左右。面部浮肿减，体重增加4市斤，面色较润泽，黯黑斑亦减退。

血检：血红蛋白：115克/升；红细胞：4.95×10^{12}/升；白细胞：3.9×10^9/升；血小板：90×10^9/升。（《中医当代妇科八大家》）

其他月经病证

周小农医案

○ 辛亥夏仲腹中气滞，少腹痛，左旁有形，经来甚少如无，体灼内热。审系血虚气郁，虚而有瘀。拟方当归、白芍、丹参、远志、鳖甲、香附、生地、香橼、乳香、功劳子、预知子，研细。每服三钱，空腹服。至半月，腹痛大定，经来如墨且多，轰热陡退，胃口大馨。然头眩目花带下，虚象大着。转服四物、六味、杜仲、龟板以养肝肾，即觉有孕。此可证病因虚者必先顾正，若虚而因悲郁，气滞而血瘀少，以至体灼轰热，即宜通宜，亦一效也。（《周小农医案》）

冉雪峰医案

○ 治一陈姓泰国人。往岁曾患甲状腺功能亢进。有心跳、眼珠突出、易倦等证象，经手术后，症状转好，不久又出现容易疲倦、食欲不振及眼眶浮肿、皮肤干燥、月事减少、色黑等症。在某医院治疗，认为甲状腺大部切除，功能低减，治以甲状腺制剂（轻量），谓宜久服，半年余转来中医研究院门诊部诊治。查询如上经过，此病前为甲状腺功能亢进，后为甲状腺功能减退，根据现有证象为基础，调摄整个机体为斡旋，润液育阴，凉营沃燥，随病机出入加减于其间。初拟方系人参养荣丸和五子衍宗丸加昆布、海藻、桑螵蛸等，似效不效。继拟方：当归、白芍、川芎各三钱，茯神四钱，枣仁三钱，元胡索、丹皮、茅根、泽兰叶各三钱，生谷芽四钱。煎服。二星期有效，四星期效著，心跳胸痹未发，手不颤，各症大半转好（前药中，或加栀子、地骨皮、山萸肉、牡蛎及威灵仙、元胡索等）。继续拟方，宗前法，加重培育扶正，又四星期，一般状况甚佳，基础代谢率由−15至−20升为−2。病已向愈，体重增加，自觉无不适。末后拟方，仍守前法，轻其制而减其量，半清半调，隔日服一剂，阅四月无变化，即偶有不适或附带他病，随治随愈，时值夏热，赴青岛避暑，病大体已愈，为拟调摄方：人参归脾丸一斤，每服一钱至二钱，日二次。秋凉回京，尚来诊一次，一般良好，嘱仍服归脾丸缓调善后。（《冉雪峰医案》）

章次公医案

○ 行经量多如冲，面色不华，头眩。即当固摄，先治其急。

大熟地15克，阿胶9克（烊冲），金毛脊9克，川断9克，瞿麦9克，苎麻根12克，仙鹤草15克，党参9克，黄芪9克，陈棕12克。

二诊：前方不能止，经之大下如冲，予加味胶红饮。

生阿胶9克，藏红花6克，全当归9克，瞿麦9克，冬瓜子9克，仙鹤草15克，乌贼骨60克，威喜丸15克（泡煎）。

三诊：经多如血冲，以胶红饮而暂止。

大熟地12克，金毛脊9克，川断9克，仙鹤草15克，乌贼骨30克，元武板15克，威喜丸15克（入煎）。（《章次公医案》）

○ 每值经之将行，身心总感不快，头痛，脘闷乳胀，此症古人称为木不条达。一其实神经过敏者，受经期影响每作此状。此方为疏肝理气而设，亦调畅其神经

之意。

醋柴胡3克，白芍9克，川芎4.5克，明天麻3克，延胡索9克，川楝子9克，老苏梗6克，制香附6克，香甘松3克，旋覆花（包）9克，香橼皮9克。（《章次公医案》）

丁甘仁医案

○ 气升呕吐，止发不常，口干内热，经事愆期，行而不多，夜不安寐，舌质红，苔薄黄。脉象左弦右涩，弦为肝旺，涩为血少。良由中怀抑塞，木郁不达，郁极化火，火性炎上，上冲则为呕吐。《经》所谓：诸逆冲上，皆属于火是也。肝胆同宫，肝郁则清净之府岂能无动，挟胆火以上升，则气升呕逆，尤为必有之象。口干内热，可以类推矣。治肝之病，知肝传脾。肝气横逆，不得疏泄，顺乘中土，脾胃受制。胃者，二阳也。经云：二阳之病发心脾，有不得隐曲，女子不月。以心生血，脾统血，肝藏血，而细推营血之化源，实由二阳所出。经云：饮食入胃，游溢精气，上输于脾。又云：中焦受气取汁，变化而赤，是谓血。又云：营出中焦。木克土虚，中焦失其变化之功能，所生之血日少，上既不能奉生于心脾，下又无以泽灌乎冲任，经来愆期而少，已有不月之渐，一传再传，便有风消息贲之变，蚊穴溃堤，积羽折轴，岂能无虚。先哲云：肝为刚脏，非柔养不克；胃为阳土，非清通不和。拟进养血柔肝、和胃通经之法，不治心脾，而治肝胃，穷源返本之谋也。第是症属七情，人非太上，尤当怡养和悦，庶使药达病所，即奏肤功，不致缠绵为要耳。

生白芍二钱，朱茯神三钱，仙半夏一钱五分，川石斛二钱，炒枣仁三钱，代赭石（煅）二钱，旋覆花（包）一钱五分，银柴胡一钱，青龙齿三钱，广橘白一钱，茺蔚子三钱，丹参二钱，鲜竹茹一钱五分，生熟谷芽各三钱，左金丸（包）七分。

二诊：气升呕吐未发，夜寐不安，经事行而不多，苔灰黄。按脉弦细而涩。皆由营血亏耗，肝失条达，脾失健运，胃失和降为病。昨投养血柔肝、和胃降逆，助以调经之剂，尚觉获效。仍拟逍遥合覆赭二陈加减，但得木土不争，则诸恙可愈。

白归身二钱，朱茯神三钱，炒枣仁三钱，炒竹茹一钱五分，生白芍二钱，仙半夏一钱五分，青龙齿三钱，广橘白一钱五分，银柴胡八分，北秫米（包）三钱，代

赭石（煅）三钱，茺蔚子三钱，川石斛三钱，旋覆花（包）一钱五分，青橘叶一钱五分。（《丁甘仁医案》）

○ 营阴不足，肝阳上升，冲任不调，经行腹痛，或前或后，头眩眼花。宜养血柔肝，理气调经。

生白芍三钱，黑稆豆衣三钱，川石斛三钱，生石决六钱，朱茯神三钱，炒杭菊钱半，薄荷炭八分，茺蔚子三钱，紫丹参二钱，生香附钱半，炒怀膝二钱，嫩钩钩（后入）三钱，青橘叶钱半。

○ 经事超前落后，腹痛隐隐，多年不育，冲任亏损，肝脾不和，宜养血调经。

潞党参二钱，云茯苓三钱，生白术二钱，清炙草六分，全当归二钱，大白芍二钱，大熟地三钱，抚川芎八分，紫丹参二钱，茺蔚子三钱，月季花八分，红枣五枚。

妇科八珍丸六两，间日服三钱。（《丁甘仁医案续编》）

施今墨医案

○ 施今墨治一53岁龙姓妇。年逾五旬，经水未断，反而淋漓不绝，量不多，有白带，全身酸软，头晕腰疼，患者不能服汤药，要求以丸药治之。舌苔薄白，六脉细弱。

辨证立法：更年之期，月经断绝是属正常，反而淋漓不绝者，本体素虚，气血不足，统摄无力也。拟调理冲任、补其本元治之。

方药：

每日早服人参归脾丸10克，午服紫河车粉3克，晚服强心丹12粒。

二诊：服药十日后，诸症均减，血已少，白带不多，头晕心跳好转，精神亦佳，仍以丸药治之。

方药：

每日早服参茸卫生丸1丸，午服强心丹12粒，晚服玉液金丹1丸。

三诊：服丸药二十日经水已止，白带微量，腰痛头晕均大见好，精神较佳，两胁有时窜痛，心跳气短较前好转。

方药：

每日早服逍遥丸6克，午服强心丹8粒，晚服参苓白术丸10克。

四诊：前诊三次，共服药二个月，诸症皆失，要求巩固疗效，防止再发。

方药：

每日早服紫河车粉6克，晚服参茸卫生丸1丸。

○ 又治一20岁臧姓女。十六岁初潮，经期尚准，半年以来经行虽按期。但时间逐渐延长。每来一周多始完，最近两个月竟淋漓不止，头晕目眩，心悸气短，胸闷胀，食不香，腰酸神疲，二便、睡眠正常。舌苔薄白，脉象沉细有力。

辨证立法：素日体弱，又复早婚，气血未充，是以经行时间延长，脾胃不健，食欲减退，后天补给不足，肝气郁结，头晕目眩，胸闷胀满，气不摄血，冲任失固，渐趋淋漓。拟助气摄血、扶脾健中、疏肝解郁之法。

方药：

黑升麻3克，生牡蛎10克，生龙齿10克（同打同布包），五倍子3克（五味子3克同捣），黑芥穗6克，白蒺藜10克，沙蒺藜10克，生熟地各6克，砂仁3克（同捣），杭白芍10克（柴胡5克同炒），鹿角胶6克（另溶兑服），阿胶珠10克，山萸炭15克，茅根炭15克，米参党6克，厚朴花6克，玫瑰花6克，柏叶炭10克，莲房炭10克，炒建曲10克。

二诊：服药两剂，月经显著减少，但仍未断，心跳气短，头晕依旧，食不香，胸胀闷，脉象如前，仍按上方加减。

方药：

黑升麻3克，川杜仲10克（炒炭），黑芥穗6克，川续断10克，生牡蛎10克，生龙齿10克（同打同布包），阿胶珠10克，生熟地各6克（砂仁5克同捣），杭白芍10克（醋柴胡5克同炒），山萸炭15克，厚朴花6克，莱菔子6克（炒），仙鹤草12克（炒），玫瑰花6克，莱菔英6克（炒），茅根炭15克，谷麦芽各10克，酒黄连3克，沙蒺藜10克，炒远志6克，酒黄芩6克，白蒺藜10克。

三诊：服药三剂月经已止，食欲转佳，胸腹闷胀已愈，惟仍头晕目眩，心悸气短，下午感觉烦热，脉象不似从前之沉细。气血已亏，来复需时，改服丸剂以善后。

方药：

每日早午各服人参归脾丸1丸，夜晚服玉液金丹1丸。共服30日。（《施今墨临床经验集》）

孔伯华医案

○ 血虚肝旺，以致经水较多，脾湿亦重，经络失畅，腰腿酸疼，腹胀，脉盛两关，亟宜育阴渗化。

石决明八钱，旋覆花三钱，代赭石三钱，威灵仙四钱，知母三钱，云苓皮四钱，桑寄生八钱，炒乌药三钱，杜仲炭三钱，橘核四钱，宣木瓜三钱，生牡蛎一两，大腹绒三钱，川牛膝四钱，莲子心二钱。

○ 劳损伤湿，经无定期，时或并月而下，兼有瘀块，周身经络亦为湿郁，渐有周身关节痛楚之患，脉弦滑不和，亟宜渗化达络、兼事和血为法。

生牡蛎四钱（布包先煎），桑寄生六钱，生海蛤八钱（布包先煎），川牛膝三钱，威灵仙三钱，生滑石块四钱，代赭石三钱，元胡三钱，旋覆花三钱（布包），杜仲炭三钱，土炒台乌药三钱，焦麦芽三钱，生知母三钱，生黄柏三钱，生橘核四钱，赤小豆五钱（布包），犀黄丸八分（分二次冲服），二剂。（《孔伯华医集》）

叶熙春医案

○ 叶熙春治一36岁王姓女。每次经来，色鲜量多，拖延时日，面色萎黄，心悸不宁，纳差便溏，脉象细小，舌苔白薄。心脾两亏，主统无权，拟补益心脾。

米炒上潞参9克，清炙黄芪9克，炒晒白术6克，炒归身5克，炙甘草2.4克，炒杵枣仁9克，制远志6克，炮姜1.5克，炒阿胶珠9克，砂仁1.5克（拌炒），大熟地12克，煨广木香6克。

二诊：前方连服十剂，经漏即止，胃纳亦增，接服归脾丸，以善其后。（《叶熙春专辑》）

王士雄医案

○ 久患汛行太速，头痛神疲，形瘦内烦，渴喜热饮，纳食滞膈，络胀少眠，脉至软滑虚弦，腿酸而有赤块甚痛，乃阴亏水不涵木，风阳内炽，气郁痰凝。议宣养清潜互用法：沙参六钱，鳖甲八钱，首乌三钱，茯神、菊花各二钱，栀炭、竹茹、桑叶各一钱五分，白薇、黄柏、丝瓜络各一钱，以藕二两、十大功劳一两，煮汤煎药。外用葱白杵烂，蜜调，涂腿上赤块，仲冬复视，烦减能眠，汛行较缓，头疼腿块均已渐瘥，乃与通补柔潜之剂。后信来知其服甚效。（《归砚录》）

○ 汛愆寒热，医以为损，辄投温补。驯至腹胀不饥，带淋便闭，溲涩而痛。孟英诊脉，弦劲而数，乃热伏厥阴，误治而肺亦壅塞也。与清肃开上之剂，吞当归龙荟丸，两服，寒热不作而知饥。旬日后，诸恙悉安。

○ 禀质素弱，幼时，凤山诊之，许其不秀。癸巳失其怙恃，情怀悒悒，汛事渐愆，寝食皆废，肌瘦吞酸，势极可畏。孟英以高丽参、盐水炒黄连、甘草、小麦、红枣、百合、茯苓、白芍、旋覆花、新绛、牡蛎等药治之，各恙渐已。继以（高丽）参、（当）归、（熟）地滋阴，康强竟胜于昔。（《王氏医案》）

费晋卿医案

○ 经乱腰腹酸痛，气撑胸阻，乳房掣痛，过期则寒热气滞。肝胆失和，郁热不化。拟逍遥散平肝理气。

当归二钱，白芍一钱半，制香附二钱，丹参二钱，沉香一钱半，炙草五分，青蒿二钱，茯苓二钱，薄荷一钱，乌药一钱半，郁金二钱，柴胡四分，佛手五分，橘饼，桑枝。《费伯雄医案》

○ 男以肾为先天，女以肝为先天。盖缘肝为血海，又当冲脉，故尤为女科所重。营血久亏，肝气偏胜，冲脉受伤，每遇行经尻胯作痛。抱恙日久，不易速瘳。急宜养血柔肝，和中解郁。

全当归、杭白芍、茺蔚子、大丹参、玫瑰花、制香附、黄郁金、台乌药、云茯苓、冬白术、怀牛膝、蕲艾绒、合欢皮、降香片、荞饼。（《费伯雄医案》）

陈莲舫医案

○ 产后虚弱，经事愆期，腰酸腹痛，治以和养。

制香附、红藤膏、炒当归、川杜仲、补骨脂、广陈皮、杭甘菊、沙苑子、生白芍、菟丝子、焦艾绒、沉香曲、檀香。

○ 奇经内亏，期愆色淡。诸经之营，难于汇聚冲海，以致腰腹痛胀。盖下虚每为上实，遂为两目痛痒发干，口内碎痛种种。经不调则百病丛集，或肢热背寒，或背热肢寒，逢劳则又觉头眩脘泛。大约营卫不和、气虚血为偏也。序案代扎，附以方，请鉴政。吉林须、红藤膏、元生地、抱茯神（辰砂拌）、煅牡蛎、金石斛、制香附、全当归、生白芍、远志肉、川杜仲、广声红马。

○ 奇经失养，月事不准，腰酸股痛，并五色泽，心悸头眩，诸虚皆由八脉而来。治以和养。阿胶珠、抱茯神、全当归、沙苑子、陈艾绒、制丹参、制香附、花龙骨、生白芍、川杜仲、淡乌贼、新会皮、红月季。

○ 奇经内亏，早通而期愆，色淡，脉弦，头疼，营阴内亏，气痹不宣，治以和养。

西洋参、红藤膏、炒当归、川杜仲、淮牛膝、广陈皮、制香附、抱茯神、生白芍、沙苑子、佛手花、代代花。（《莲舫秘旨》）

金子久医案

○ 丰腴之体，脂膏充满，子宫满塞，故难孕育。询知月事准期，来而甚少，脉象滑大，病关八脉。治当温养下元，以涵奇经。

炙绵芪、党参、熟冬术、广皮、茺蔚子、杜仲、鹿角霜、白芍、潼蒺藜、归身、刺猬皮、菟丝子。

○ 肝肾营虚气滞，月事不以时下，奇经冲任少摄，带下频频不止，肾为胃关，肾虚关室，腰酸脘胀，纳谷呆钝，脉象弦数，当益乙癸之虚，兼调八脉之滞。

小茴、当归、桂枝、白芍、防风炒绵芪、柴胡、茺蔚子、杞子、冬术、云茯苓、杜仲、佛手、青皮、砂壳。（《金子久专辑》）

贺钧医案

○ 气血凝滞，肝胃不和，气逆善噫，月事不调，或先或后，少腹痛，或作胀，白带多，头眩肢困，脉弦细，舌红。得于小产后，冲带二脉已伤，先当和理。

当归二钱，大丹参二钱，大白芍二钱，吴萸五分（拌炒），金香附一钱五分（醋炒），白蒺藜四钱，大川芎八分，云神四钱，茺蔚子三钱，大生地五钱，红花四分（炒），乌贼骨四钱（炙）、佛手花八分，红枣三个。

○ 荣卫不调，积湿化水，水与气搏，腹部膨胀，不时水声漉漉，搅扰不安，月事或先或后，切脉沉弦而滑，舌苔腐而黄。业经一年，难收速效，调畅为先。

当归二钱，大丹参一钱五分，旋覆花一钱五分（包），蒺藜四钱，大白芍二钱，沉香曲一钱五分，泽泻一钱五分，云苓三钱，台乌药一钱，大腹皮四钱，降香片八分，香橼皮一钱五分。

另：沉香顺气丸二两，每服二钱，开水下。（《贺季衡医案》）

抱灵居士医案

○ 手指麻木，身腰胀痛，子午发热，背恶寒，五心热，口干，腹胀，经行淋漓不断，脉浮濡。以八味逍遥散，热退；以二陈汤加黄连、丹、栀一剂，经止。二十日发热，身腰股胀痛，以逍遥散合四物汤加香附二剂，热胀止，经来二日止，以四乌散加元胡一剂，经来些少；又加桃、红一剂，经来些少。夜微热，头昏，肢节痛，以八味逍遥散加香附病减；以六味加归、芍二剂，热退。至四十日，五心热，夜热口干，白带，胸胁饱胀，经不至，脉沉涩，以四乌散加法夏、云苓二剂而孕已成矣。（《李氏医案》）

王旭高医案

○ 经来半月不止，有紫血块，少腹疼痛，气坠阴门，诊脉沉涩，下午恶寒。阳陷入阴，营虚失守。法以升阳，收摄其阴。

党参、熟地、黄芪、升麻、归身、阿胶（蒲黄炒）、冬术、白芍、柴胡、淡芩、血余炭。（《王旭高临证医案》）

柳谷孙医案

○ 养血托邪，疏通奇经，两法迭用，咳热均减，惟少腹滞痛转甚，经速而少。此下焦瘀热内阻，奇络不能疏畅之故。脉象细数带弦，虚中挟实，但与滋养，恐难愈病。仍拟于清养中，佐以疏导。

当归、白芍（土炒）、小生地（炒）、川芎炭、炒丹皮、延胡索（醋炒）、金铃子（酒炒）、长牛膝、红花（酒煎拌炒）、乌药、沉香片、青广木香、川断（肉炒）、白薇、佛手。（《柳宝诒医案》）

○ 向患经行之前，两乳核痛，已属肝气不和之病。此次脘腹撑胀块痛，经行后少腹板滞，酸痛愈剧，营络瘀阻，恐其郁久暴崩。拟与通络和瘀。

金铃子肉（小茴香煎汁，炒）、延胡索（醋炒）、归尾、桃仁、长牛膝（红花酒拌炒）、橘络、丝瓜络（乳香酒煎拌炒）、丹参、青广木香（桂枝煎汁拌炒）、益母草、香橼皮、白芍。（《柳宝诒医案》）

王仲奇医案

○ 经来日多，盆涌有块，带淋缠绵，头眩耳鸣，胸闷腰酸，腹胀痛，有垒块起伏，时有寒热，间有牙宣，脉濡弦，奇恒有亏，防崩漏。

左牡蛎（煅，先煎）三钱，香白薇（炒）二钱，白蒺藜三钱，绿萼梅八分，续断（炒）二钱，丹参二钱，全当归三钱，白芍（炒）二钱，五灵脂（炒去砂石）二钱，乌贼骨（炙）三钱，白蔹三钱，鸡冠花钱半。

二诊：七月廿九日。胞脉为病，肠回失舒，经来盆涌有块，带淋缠绵，腹胀痛有垒块起伏，头眩耳鸣腰酸，间有牙宣，脉濡滞而弦。治以舒气调营，用防崩漏。

柏子仁（杵）三钱，川楝子（煨）钱半，刘寄奴二钱，全当归三钱，白芍（炒）二钱，白蒺藜三钱，续断（炒）二钱，白蔹三钱，乌贼骨（炙）三钱，五灵脂（炒去砂石）二钱，茜根二钱，凌霄花二钱，鸡冠花钱半。

三诊：八月九日。腹痛见愈，少腹膨胀未消，垒块亦未消弭；头眩耳鸣较安；经常愆期，带淋缠绵，脉濡弦。仍以舒气调经，用防崩漏。

柏子仁（杵）三钱，川楝子（煨）钱半，刘寄奴钱半，青皮（炒）钱半，制川朴钱半，台乌药钱半，缩砂仁钱半，泽兰三钱，五灵脂（炒去砂石）二钱，乌贼骨（炙）三钱，红花八分，白蔹三钱，鸡冠花钱半。（《王仲奇医案》）

朱小南医案

〇 王某某，21岁，初诊：1968年7月11日。

14岁初潮，经期尚准，1971年因精神刺激遂致闭经，嗣后月经不调，近又闭经3个月，精神抑郁，腑行艰结，头痛口干，脉细，舌质光红起刺，苔根白腻。

辨证：心肝火旺，冲任失调。

治法：清心养血，柔肝调冲。

方药：

川连1.2克，莲子心4.5克，钩藤12克，生地12克，赤芍9克，白芍9克，柏子仁9克，黄芩6克，菊花6克，枸杞子6克，玫瑰花2.4克，龙胆泻肝丸9克（吞）。3剂。

3剂药后，经水即行，精神症状亦减。

〇 董某某，女，18岁。初诊：1975年8月13日。

月经17岁初潮，临经受惊，以后每次行经神志不清，胡言乱语，狂笑喊叫。饮食起居不能自理，四肢厥冷，时吐涎沫，约发作1周，经期过后自行恢复正常。脉弦数，舌红。

辨证：营阴不足，火燔作狂。

治法：养心清镇。

方药：

鲜生地30克，生牡蛎30克（打，先煎），鲜沙参9克，磁石9克（先煎），生龙骨18克（打，先煎），钩藤12克（后下）。4剂。

服药4帖，神志清朗，次月行经，未见神志症状。（《近现代二十五位中医名家妇科经验》）

魏长春医案

〇 病者：陆吉人君夫人，年二十一岁。五月二十五日诊。

病名：寒客胞中。

病因：经来之后，血府空虚，风寒客之，遂患寒热，头痛肢酸，病已二旬。前医杂进凉药，风寒被遏内闭。

证候：肢冷足痹，不能行动，结胸腹满，胃呆，耳聋，沉眠，神识日清夜昏。

辨证：脉弦软，舌淡红。脉症合参，是寒客胞中。即樊星环先生，所谓寒入血室证也。

治法：用当归四逆汤加减，温通血海寒闭，藉以外达少阳。

方药：

当归三钱，桂枝一钱，赤芍三钱，炙甘草一钱，北细辛三分，通草一钱，荆芥二钱，丹皮二钱，朱茯神四钱，杜红花二钱，鲜桑枝一尺。

次诊：五月廿六日。神识清楚，沉迷已醒，胸胁满闷亦舒，耳聋稍聪，四肢未知，畏寒不渴，便闭。脉象迟缓，舌色红润，血海被寒所袭，不能温养肢体，故肢厥畏寒也。再拟温养血分。

次方：当归四钱，桂枝一钱，生白芍三钱，炙甘草一钱，荆芥一钱，防风一钱，秦艽二钱，丹参三钱，朱茯神四钱，川芎一钱，鲜石菖蒲一钱，明天麻一钱，杜红花二钱，鲜桑枝一尺。

三诊：五月廿七日。血得温养，神清肢暖，便闭不渴。脉象迟软，舌淡红润。迟脉为寒，软脉属虚。血因寒凝，肠滞便闭。当和活血行滞润肠法。

三方：当归四钱，生白芍三钱，桂枝一钱，广地龙二钱，炙甘草一钱，丝瓜络二钱，橘红络各一钱半，川贝二钱，秦艽三钱，防风一钱，杜红花三钱，桃仁三钱，柏子仁三钱，朱茯神四钱。

四诊：五月廿九日。大便解后，四肢和暖，稍得行动，身倦乏力。左脉滑，右脉缓，舌红。按厥阴中风，脉微浮为欲愈。今左脉滑，即属浮象。右脉缓，为脾胃失和，营卫渐调。真气未复，腠理不实，还宜善自颐养，尚防变端。

四方：西归身三钱，生白芍四钱，川芎一钱，黄菊花三钱，钩藤三钱，柏子仁三钱，橘红一钱，明天麻一钱，秦艽二钱，桑叶二钱，茯神四钱，丹皮二钱，丹参三钱。

效果：服药后病愈。

炳按：经后血府空虚，风寒客之，乘虚袭入，仍宜温通血脉，宣行滞气，俾寒气行，诸疾自失。

○病者：冯尚高之女，年十六岁。住和尚桥。

病名：经期潮热。

病因：血热气郁，每月经水届期，身必发热。

证候：潮热，腹痛便闭。夜梦不宁，兹值经来，身热更盛。

辨证：脉弦，舌红。血热瘀留，子宫炎之证也。

治法：清热疏滞破瘀。

方药：

柴胡二钱，薄荷一钱，丹皮二钱，焦山栀三钱，赤苓三钱，元明粉三钱，白薇三钱，桃仁三钱，杜红花三钱，制大黄三钱，竹茹三钱。

效果：服药后，得泻，经行痛止，热退病痊。

炳按：此症若体强者，用此方效更速。若怯弱者，易丹栀逍遥散，服四五帖亦效，即逍遥散加焦山栀、丹皮。（《慈溪魏氏验案类编初集》）

钱伯煊医案

○韩某某，女，21岁，未婚。

初诊（1974年12月16日）：初潮13岁，月经正常，1968年起月经失调，周期1至3个月，6天净，量不多，色淡，行经期间，少腹作痛，突然昏倒，冷汗淋漓，自觉全身有下沉感，大小便欲解不得。最近3次昏倒，每发于经前，发作后即来潮，现月经1至2个月来1次，6天净，量不多，色淡，经期情绪不宁，急躁欲哭，纳差少寐，大便干结，2至3天1行。末次月经11月28日来潮，6天净，舌苔淡黄腻质红，脉象沉迟。

辨证：血虚肝郁，阳气亢逆。

治法：养血平肝，调气解郁。

方药：

地黄12克，白芍9克，川芎3克，远志6克，合欢皮12克，郁金6克，制香附6克，白薇9克，丹皮9克，鸡血藤12克。6剂。

二诊（12月23日）：服上方4剂，情绪较宁，纳食增加，舌苔淡黄，质红尖刺，脉细。经期将临。

治法：以养血调气。

方药：

地黄15克，当归9克，白芍9克，川芎3克，制香附6克，泽兰12克，甘草6克，鸡血藤12克，丹皮9克，远志6克，牛膝9克。6剂。

三诊（12月30日）：昨晨少腹剧痛，冷汗淋漓，胸痞泛恶，自觉全身下沉无力，但未昏厥，1小时后月经来潮，量不多，色初黑后红，无血块。今日少腹痛止，但觉腰酸，头痛面浮，胃不思纳，大便干结，三日一行，舌苔灰黄垢腻，脉左沉细，右细弦。现值经期，治以疏肝益肾，清热和胃。

方药：

地黄15克，当归9克，赤白芍各9g，川楝子9克，丹皮9克，橘皮6克，竹茹9克，川石斛12克，川断12克，桑寄生15克。6剂。

四诊（1975年1月3日）：末次月经1974年12月29日来潮，5天净，血量较前增多，全身自觉下沉无力，较前减轻，时间亦缩短，大便得畅，神疲乏力，浮肿依然，四肢发冷，胃纳仍差，舌苔薄黄腻，边尖略红，脉左沉细，右细弦。治以健脾和胃为主，兼益肝肾。

方药：

党参12克，白术9克，扁豆9克，甘草6克，橘皮6克，山药12克，白芍9克，地黄12克，生谷芽15克。6剂。

五诊（1月10日）：服上方5剂后，精神较振，胃纳渐增，劳则面浮肿肢，大便干结，三日一行，舌苔薄黄腻，脉沉细微滑。治以益气养阴，佐以清热。

方药：

北沙参12克，麦冬9克，玉竹12克，茯苓12克，扁豆9克，花粉12克，知母9克，地黄12克，白芍9克。6剂。

六诊（2月24日）：末次月经1月30日来潮，6天净，周期已准，且性情急躁、四肢发冷、冷汗淋漓、全身下沉等症状均已消失。但行经期间，面浮肢肿依然，舌苔淡黄腻有刺，脉沉细滑，现值经前，治以养血平肝、理气清热之法。

方药：

地黄12克，白芍9克，生龙骨15克，生牡蛎15克，丹皮9克，制香附6克，川楝子9克，青橘皮各6克，鸡血藤12克，牛膝9克，茯苓12克。6剂。

七诊（3月7日）：月经于3月2日来潮，3天净，量较前多，色红，少腹稍痛，昏厥未作，浮肿减轻，舌苔薄黄腻，脉细。仍从前法加减。

方药：

地黄12克，白芍9克，生龙骨15克，生牡蛎15克，丹皮9克，制香附6克，川楝子9克，鸡血藤12克，茯苓12克，瓜蒌15克，知母9克。6剂。（《近现代二十五位中医名家妇科经验》）

张汝伟医案

○ 张汝伟治季妇（年三十，宁波）案：肝气郁滞，胃受其侮，荣血滞而流行不畅，经事愆期，乳中结核胀痛，头晕目花，白带淋漓，屡服平肝养血通瘀之品，胀痛依然，拟柔肝和胃治之。

逍遥丸（包）、粉归身、阿胶珠（包）、云茯苓、制女贞子各三钱，土炒白芍、土炒白术、炒枳壳、制香附各钱半，炒川芎一钱，淡吴萸六分，绿萼梅五分。

本证治末：季妇之夫，为中药肆职员，因经停，自服莪蒺、延胡、三棱、莪术之品，经不至而乳愈胀痛，服前方二剂，经通乳块亦消。

方义说明：大凡血之不通，气为之滞也。经曰：气为血帅，气行则血亦行。经之不来，血之郁也。乳之作胀，气之结也。徒攻其血，愈伤其气。今用逍遥丸，解肝之郁，以理其气，四物去地加阿胶，以养其血，云苓、白术、枳壳、香附和气化湿，用吴萸以温养之，萼梅以疏达之，自然取效。（《临症一得》）

王敏之医案

○ 王某，31岁，女，1985年3月19日初诊。

患者经行头痛1年余，每见经行即头痛难忍，双目畏光，嗜睡，呕恶，1天后可自行缓解。平素除带下量多之外，无其他不适，舌淡红，苔薄白，脉沉弦细。王老辨证属湿阻冲任，清阳不升。

治法：完带汤加白芷、草决明、蔓荆炭、焦稻芽、糖谷老、白蒺藜。于经前5天服用3剂，当月即见治效，

至今未见复发。

○ 杨某，22岁，1983年7月8日初诊。

患者月经先期而至，每行经则便溏日数次，伴有腹痛、腹胀，纳差，乏力，平素带下量多，舌淡红，脉弦细。王老认为此属脾虚肝郁，水湿不得运化，并行于大肠所致。

治法：完带汤加香附、莱菔子、陈香橼以健脾疏肝，渗湿止泻，服药3剂症减，又3剂病愈，月经亦遂调理。（《现代名中医妇科绝技》）

王子瑜医案

○ 张某，女，29岁，已婚，工人。1981年3月18日初诊。

患者每值经前2～3天头痛如裂，历时1年余，屡经治疗未效。此次来诊，适值经期将临，头痛异常，痛甚时喜用头巾紧束额部，血压160/105毫米汞柱。两乳胀痛，心烦躁急，恶心欲吐，口苦咽干，便干溲黄，腰骶酸痛。月经一贯超前5～7天，色红量多，质稠夹有小血块，7天始净。舌质暗，苔薄，脉弦滑。

辨证：肾亏肝旺头痛。

治法：滋肾平肝潜阳。

方药：

生地30克，枸杞子15克，白芍12克，菊花10克，钩藤10克，干地龙12克，珍珠母30克（先煎），羚羊粉3克（冲）。6剂，水煎，经前服。

药后经前头痛明显减轻，诸症亦均有改善，血压降至130/85毫米汞柱。再宗前方加减。

方药：

枸杞子15克，生熟地各15克，丹参12克，茺蔚子15克，甘菊花10克，白芍12克，功劳叶10克，沙苑子12克，紫贝齿20克（先下），夜交藤15克。6剂，水煎服。

药后来诊，谓经期将临，头痛未作。嘱患者用杞菊地黄丸和芎菊上清丸调理巩固，随访半年未作。（《现代名中医妇科绝技》）

方公溥医案

○ 刘女案。

七月五日初诊：月事将净，寒热微见，咳嗽缠绵，法当清经理肺。

白当归9克，粉丹皮4.5克，地骨皮9克，白芍药9

克，大生地9克，云茯苓9克，炙甘草4.5克，仙半夏4.5克，川贝母9克（去心，炙），冬花9克，香青蒿9克，枇杷叶（去毛，包）9克。

七月七日复诊：经净热解，带下颇多，咳嗽未愈，再与理肺束带。

处方同前，除粉丹皮、生地、枇杷叶、青蒿，加炙紫菀9克、淮山药9克、左牡蛎10克、花龙骨15克。

七月二十八日又诊：月事将近，寒热乍发，胸闷，气逆，咳嗽痰阻，法当理肺调经。

全当归9克，香青蒿9克，白芍药9克，冬桑叶9克，紫菀肉9克，生甘草3克，瓜蒌皮9克，象山贝9克，广桔络9克，全福花（包）9克，光杏仁9克，枇杷叶（去毛，包）9克。（《方公溥医案》）

张文礼医案

○宋某，女，21岁，未婚。

1年来每次经来呕吐，不能饮食，于1980年2月21日来诊。追询其证，言初起原因不明，自去年春季开始，常感胸闷不舒，纳食不香，至2月10日月经来潮时即恶心呕吐，吐出胃内容物，有酸味，少腹隐隐作痛，按之尤甚。月经色暗，时夹血块，淋漓不断，持续7～8天，恶心呕吐渐止。平日饮食尚可，参加重体力劳动，从未觉体乏倦怠。病后曾多方医治，时而减轻，时而加重。近3月来，每次经来恶心呕吐大作，吐出大量饮食物，随即头晕目眩，振摇欲仆，卧床休息即可。昨日月经方来，食已即吐，少腹作痛，经少色暗，淋漓不断，大便如常，胸胁胀满不舒，急来诊治。望之面色苍黄，舌晦暗苔黄，脉弦涩而尺脉沉。

辨证：瘀血内阻，经气不通，上逆犯胃，胃气上逆所致。

治法：活血通经，下气降逆。

方药：桃红四物汤合旋覆花汤加减。

当归尾12克，桃仁12克，川芎9克，红花12克，赤芍15克，旋覆花12克（另包后下），炒大黄9克（后下），生姜3片，葱1节（引）。3剂。

2诊（2月24日）：服药3剂，暴吐已止，恶心头晕不已，间或有嗳气吐酸，月经下血块甚多，少腹疼痛有减，胸胁不畅，舌质暗，苔薄黄。然胃气上逆有减，惟肝气横逆不除，瘀血除而未尽，仍守前方加减治之。

方药：

当归尾12克，川芎9克，桃仁12克，红花9克，赤芍9克，香附9克，陈皮10克，旋覆花（包后下）15克，生姜3片。3剂。

3诊（2月27日）：月经停止，少腹疼痛悉平，头晕目眩皆又除，但仍偶有恶心，舌淡红，苔薄，治当调冲任，和肝胃，方用疏肝散加减。

方药：

当归15克，白芍12克，柴胡9克，川芎6克，陈皮6克，甘草3克，生姜3片。3剂。

4诊：嘱其停药，待下月月经来潮前10天服药。

5诊（3月10日）：

方药：

当归12克，白芍9克，柴胡6克，川芎6克，陈皮9克，香附9克，甘草3克，生姜3片。3剂。

6诊（3月14日）：今晨月经始来，量色质均正常，未见恶心呕吐，饮食大便如故，停药观察3月，经来呕吐未再发生。（《现代名中医妇科绝技》）

黄云台医案

○翁，女，五十三岁。

初诊：八脉交虚，恙久阴阳偏胜，正值经行，水愈亏而阳愈亢，热势转甚，腰楚怯弱，良有以也。年逾五旬，冲任八脉交虚，脉形芤数，宜育阴和阳。

金石斛、女贞子、白芍、茯神、大枣、细生地、旱莲草、牡蛎、杜仲、湖藕。

复诊：前方颇适，但久虚不复为之损，幸胃纳稍振，所谓精生于谷，亦有生长之机，望其一阴来复如何？

三才汤加茯神、牡蛎、川石斛、女贞子、枣仁、白芍、玫瑰露、藕肉。（《黄氏纪效新书》）

陈廷儒医案

○ 经来作痛，有腹痛，有遍身痛，有小腹痛，有经前痛，有经后痛，有经未尽作痛，有经已尽作痛，有吊阴痛，有小便痛，其形不一，所因亦殊。壬辰，余寓都门，有王姓妇，经来月迟一月，遍身疼痛，形色不鲜，恶寒喜暖，症情颇重，来延余诊。切其脉，虚而迟，知是阴血素亏，复感寒邪所致。用当归、川芎、乌药、白芷、干姜、川椒、陈皮、柴胡、炙草、白术为方，数剂，经来渐早，痛势亦轻，后去川椒，加熟地、白芍，调治而愈。乙未，上海有李姓妇，每月经水先期而至，淋漓不尽，腹中攻痛不堪，余诊之，脉数舌绛，知是性躁多气伤肝，而动冲任之脉，合九味四物汤、滋阴丸意为方，数剂，经来少缓，痛势亦平，后仍前方加减调治而痊。或问："经水者，阴血也。妇人以血为主，而中气多郁，郁斯滞，滞斯痛，始治宜耗气益血。"余曰："不然，当随时论证耳。夫气为血配，气热则血热，气寒则血寒，气升则血升，气降则血降，气行则血行，气滞则血滞。果系郁火，气盛于血，不妨用香附散、肝气散与木香、枳壳、槟榔之类，行气开郁，若夫气乱须调，气冷须温，气虚须补。男女一般。阳生则阴自长，气耗则血亦涸耳。岂可专耗其气哉！"（《珍本医书集成·诊余举隅录》）

黄谵翁医案

○ 杨姓妇人案：感冒时邪，适当经到，去血甚多，血没于初，七日服他医之药，自顶至足，大汗淋漓，神昏谵语，直视摇头，肉瞤筋惕。予按：经水当期而到，因客热动血，大损其荣，与不当期而到，及方到而忽止。列于血室条者，大有间别。其客邪混于三焦者，固已随血而去，乃因荣液亏虚，阴阳未复。此时若给以浆粥，兼进和荣养血之剂，一二日可愈，医者不察，仍用时邪通套之剂，以致汗出不止，复伤其卫。《内经》谓"血夺忌汗"之是矣，乃投以枣仁三钱，佐以麦冬、五味、远志、归、地之品，二服人事俱清，瞤惕皆止。询其年三十六岁，幸体强血富，而获效耳。（《黄谵翁医案》）

李铎医案

○ 李铎治一妇，年二十余，患奇证。每当泛期，腹中痛连少腹，引入阴中，小便淋沥，其经血不行于前阴，反从后阴而行，二三日腹痛已，淋沥亦稍愈，然淋沥则常发，次月当期亦如是。余窃议此症与交肠相似。而淋证有五，多属热，交肠症是阴阳失于传送，大小二便易位而出，若交肠然。古用五苓散，专为通前阴而设也，虽淋证亦可通用，而此症经血不行于前阴，又与交肠似是而非者也。检诸书，惟丹溪治一妇嗜酒，痛饮不醉，忽糟粕出前窍，溲溺出后窍，此则前窍患淋，后窍行经，又似可相通者也。彼用四物加海金沙、木香、槟榔、桃仁而愈。余以此方去槟榔加元胡、牛膝、车前、甘草梢。欲通经于前阴，兼可治淋，淋虽小效，讵经血仍复如是，再四思维，情实难解。后偶阅《伤寒集注》

舒诏答门人论云：此太阴脾气虚弱，不能统摄，少阴真阴素亏，阴寒内结而为腹痛，侵入厥阴则痛连少腹，引入阴中，其证总为三阴寒极，阻截前阴，经血不能归于冲任，而直趋大肠，宜用参、芪、苓、术大补中气，附、桂、姜、砂以驱少阴之寒。吴萸、川椒以散厥阴寒结，更加山药、芡实兜涩大肠，香附、万年霜引导前阴，一定之理。余始得其法而进退之，调理数月，果经调而孕叶，连产二女一子。世俗所谓得来全不费功夫，可见业医者不可，不博览群书，以广其见识。

此的系奇症，吾兄此方施治，立奏奇效，余亦见未到此，斯可为留心医学者开一法门。寿山。（《医案偶存》）

王九峰医案

○ 女子以肝为先天，盖肝藏血，且为血海，又当冲脉，此汪讱庵创论，实千古之确论也。肝藏血，情怀不遂，气动于中。人身气血，譬如权衡，一胜则一负，气旺则阴愈伤，阴伤而络血不注冲脉，此月事稀少所由来也。既肝无血养，而肝木愈燥，则化气化火。气火妄动，则血络不安，两胁或胀或痛。离经之血，必赖雷火以上升，由肺胃而出，咯呕夹红，止后觉头眩心悸，津津汗出。心主血，汗为心液，液耗阴伤，故精神萎顿，肢面虚浮，下体气坠，眼皮倦于开阖。木旺则土衰，脾失转输，清阳下陷，不能达于肢腠，故见症若此。刻当先养心脾，兼柔肝木，后议乙癸同源之法。鄙见加斯，敢质明眼。山药，当归，丹参，白芍，龙齿，柏子仁，茯苓，沙苑，洋参，莲子，料豆，夜合花。（《王九峰医案》）

其他医案

妇人有先期经来者，其经水甚多，人以为血热之极也，谁知肾中之水火旺乎！夫火旺则血热，水旺则血多，此有余之病，非不足之症也。似不药有喜，但过于有余，则子宫大热，亦难受孕，恐有烁干男精之虑。太过者损之，亦既济之道也，然而火不可任其有余，水断不可使之不足。

治法：但少清其火，不必泻水也。

方药：

丹皮三钱，地骨皮五钱，白芍三钱，青蒿二钱，黄柏五分，熟地三钱，茯苓二钱。

水煎服。此方名为清经散。服二剂自平也。

方中虽是清火之品，然仍是滋水之味，火泻而水不与之俱泻，则两不损而两有益也。

此证用损余汤亦效。

地骨皮一两，茯苓五钱，黄柏二钱，生地五钱，炒黑荆芥三钱，玄参五钱。水煎服。四剂而经调矣。

妇人有先期经来，其经水止有一二点，人亦以为血热之极也，谁知肾中火旺、而阴水虚乎！先期者火气之冲，多寡者水气之验，故先期之来多，火热而水有余；先期之来少，火热而水不足。倘一见先期，俱以为有余之热，但泻火而不补水，或水火两泻，如何不增病哉！

治法：不必泻火，专补其水，水足而火气自消。

方用：

玄参一两，生地一两，白芍五钱，麦冬五钱，阿胶三钱，地骨皮三钱

水煎服。连服四剂，而经调矣。

方名两地汤，以地骨、生地同用耳，二味俱能凉骨中之热也。

骨中之热，由于肾中之热，凉其骨髓，则肾气自寒，又不损伤胃气，此治之巧也。况所用诸药，纯是补水之味，水盛而火安得不平乎。此条与上条并观，断无误治先期之病矣。

此证用加味纯阴汤亦效：

熟地、玄参、麦冬各五钱，山茱萸二钱，北五味子一钱，丹皮五钱。

水煎服。可用十剂，经水自多。

妇人有经来后期而甚多者，人以为血虚之病也，谁知非血虚也！盖后期之多少实有不同，后期来少，血寒而不足；后期来多，血寒而有余。夫经水虽本于肾，而其流则五脏六腑之血皆归之，故经一来，而诸血尽来附益，以经开而门启，不遑迅阖，诸血乘其隙而皆出也。但血既出矣，则成不足之症。

治法：宜于补中温之，非日后期者俱不足也。

方用：温经摄血汤。

白芍一两，川芎五钱，肉桂五分，熟地一两，白术五钱，续断一钱，五味子三分，柴胡五分。

水煎服。二十剂，经调矣。

此方大补肾肝脾之精血，加肉桂以祛其寒，加柴胡以解其郁，是补中有散而散非耗气，补中有泻而泻非损阴，所以受补之益、收温之功也。是方凡经来后期者俱可用，诚调经之妙药、摄血之仙丹也。倘人元气虚，加入人参一二钱，未为不可耳。

此证用温带益经汤亦效。

熟地一两，白术、杜仲各五钱，肉桂一钱，茯苓、人参各三钱。

水煎服。

妇人有经来断续，或前或后，无一定之期者，人以为气血之虚，谁知是肝气之郁结乎！夫经水出诸肾经，肝为肾之子，肝郁则肾亦郁，肾郁而气自不宣，前后之或断或续，正肾气之或通或闭耳。虽然，肝气郁而肾不应，未必至于如此？然子母关切之病，而母必有顾复之情，肝泄而肾自有缱绻之谊，肝气之或藏或闭，即肾气之或去或留，有相因而至者矣。然则治法，疏肝之郁，即所以开肾之郁也，即所以定经水之流也。方用定经汤。

白芍一两，当归一两，熟地五钱，山药五钱，菟丝子一两，柴胡五分，荆芥（炒黑）一钱，茯苓三钱。

水煎服。二剂经水净，四剂经期定矣。

此方疏肾肝之气，非通经之药也；补肝肾之津，非利水之品也。肾肝气舒而经通，肝肾经旺而水利，不治之治，正妙于治也。

此证用顺经汤亦效。

香附、生地、茯苓、白芥子各三钱，当归一两，白芍一两，车前子二钱，神曲、甘草各一钱。

水煎服。十剂自调。

妇人有数月一行经者，每以为常，且无或先或后之异，又无或多或少之殊，人以为异，而不知非异。此乃无病之人，气血两不亏损耳。妇人之中，有天生仙骨者，经水必四季一行，盖以季为数，不以月为盈虚也。妇人之经水不泄，则黄河便可逆流，真气内藏，则坎中之阳不损。倘加以炼形之法，一年之内，便易飞升。无如世人不知炼形之法，见经水之不来，误认作病，妄用药饵，往往无病而成病。余闻异人之教，特为阐扬，使世人见此等行经，在不必治之列，万勿疑为气血之不足，而径施医疗也。虽然，天生仙骨之妇，世正不少，而嗜欲深者，天分损也，又不可不立一救疗之方。方名助仙丹。

白术三钱，茯苓五钱，甘草一钱，山药三钱，陈皮五分，白芍三钱，杜仲一钱，菟丝子二钱。

水煎服。二四剂而仍如其旧，不可再服。

此方平补，健脾益肾，解郁消痰，不损天然之气血，便是调经之大益，何必用重剂以助火，用热药以通经哉！

此证用肝肾双治汤亦佳。

白芍三钱，当归、山药、熟地各五钱，甘草五分，陈皮三分，茯苓、山茱萸各二钱，神曲一钱。水煎服。自然如期矣。

妇人至五十之外，或六七十岁者，忽然行经，或如紫血之块，或如红血之淋，人以为老妇行经是还少之期，谁知乃血崩之渐乎！妇人至七七之外，天癸已穷，又不服补阴济阳之药，如何能使精满化经，一如少妇乎！不宜行经而行经者，乃肝不藏血脾不统血也。非泄精而动命门之火，必气郁而发龙雷之炎，二火发动，血乃奔失，有似行经而实非行经也。遇此等之病，非大补脾肝，则血不能骤止，然而补肝脾者，不可全补血以止血，尤当兼补气以止血。方用安老丹。

人参一两，黄芪一两，熟地一两，山茱萸五钱，甘草一钱，木耳灰一钱，当归五钱，阿胶一钱，香附五分，荆芥一钱，白术五钱。

水煎服。一剂少减，二剂又减，四剂全止，十剂痊愈。

此方补益肝脾之气，气足自然生血，且能摄血也。况且大补肾水，肾水足而肝气益舒，肝气舒而脾气得养，肝藏血，脾统血，安有漏泄乎！血既无漏泄之失，何虑于血崩乎！

此证亦可用芪术调经散治之。人参、三七根末各三钱，白术、当归、黄芪各一两，生地五钱。

水煎调服。一剂即止，四剂愈。

妇人有经水忽来忽断，时痛时止，往来寒热，人以为血结之故，不知乃肝气不舒耳。夫肝属木，最恶者寒风也。妇人行经，则腠理大开，适逢风吹，则肝气闭塞，经水之门，亦随之而俱闭，于是腠理经络，各皆不宣，而作寒热。气行于阳而热生，气行于阴而寒生也。然此犹感寒之轻者，倘外寒更甚，则内热益深，往往有热入血室、变为倾狂之症，一如遇鬼之状。今但往来寒热，是寒未甚而热未深耳。

治法：补肝中之血，通郁而散其风，则病随手而效也。

方用加味四物汤。

熟地一两，川芎三钱，白芍五钱，当归五钱，白术五钱，甘草一钱，延胡索一钱，丹皮三钱，柴胡一钱。

水煎服。

此方用四物以滋脾肾，用柴胡、白芍、丹皮以宣扬风郁，用甘草、白术、延胡利腰脐以和腹痛。入于表里之间，通于经络之内，用之得宜，自然奏功如响也。

此证用开结汤亦佳。

柴胡、续断、神曲各一钱，香附、川芎、丹皮各三钱，当归、熟地各一两，白术五钱，甘草一钱。水煎服。十剂痊愈。

妇人有经前疼痛，数日后行经者，其经水多是紫黑之块，人以为热极也，谁知郁极而火不能化乎！夫肝中有火，郁则不扬，经欲行而肝气不应，则拂抑其气而痛生。然经满则不能内藏，肝中火气焚烧，内逼经出，而火亦随之而怒泄。其色紫黑者，水火两战之象也。成块者，火煎成形之状也。经失其为经，正郁火内夺其权耳。

治法：似宜大泻肝中之火矣，然泻肝之火，不解肝之郁，则热之标可去，热之本未除也。

方用宣郁调经汤。

白芍五钱，当归五钱，柴胡一钱，香附一钱，郁金一钱，丹皮五钱，白芥子二钱，甘草一钱，黄芩一钱，炒栀子三钱。

水煎服。连服四剂，下月断不先腹痛而后行经也。

此方补肝之血又解肝之郁，利肝之气又退肝之火，所以奏功如神耳。

此证用香草散亦佳。

香附、茯神各三钱，玄胡索、甘草、神曲、天花粉各一钱，炒栀子、黄芩各二钱，白术、生地、麦冬各五钱，陈皮五分。

水煎服。

妇人有经后小腹作痛，人以为气血之虚，谁知是肾气之涸乎！夫经水乃天一之水，满则溢，空则虚，亦其常也，何以虚能作痛哉？盖肾水一虚，则水不能生肝，而肝必下克于脾土，土木相争而气逆，故作痛也。

治法：亦须疏肝气为主，而益之补肾之味，则水足而肝气益安矣。

方用后调汤。

阿胶三钱，荆芥三钱，巴戟天一钱，山药五钱，白芍三钱，当归三钱，甘草一钱，山茱萸三钱。

水煎服。

此方平调肝肾，既能转逆于须臾，尤善止郁痛于顷刻，经后以此方调理最佳，不只治经后腹痛也。

此证用填经止痛丹亦神。

熟地二两，山茱萸五钱，山药三钱，甘草一钱，肉桂五分。

水煎服。

妇人有行经之前一二日，忽然腹痛而吐血，人以为火盛之极也，谁知肝气之逆而不顺行，而上吐乎！夫肝之气最急，宜顺不宜逆，顺则气安，逆则气动，血随气而俱行。若经逆从口上出，乃少阴之火，急如奔马，得肝中龙雷之气，直冲而上，其势最捷，反经为血，又至便也。不必肝不藏血，始成吐血之症。但此等吐血，不同各经之吐血，各经吐血乃内伤而成，此逆经吐血者，乃内溢而激之使出也。其症绝有异同，而逆气则一也。

治法：似乎治逆以平肝，不必益精以补肾。虽然，逆经而吐血，虽不损夫血，而反复颠倒，未免伤肾之气，而血又上泄过多，则肾水亦亏，必须于补肾之中，以行其顺气之法也。

方用顺经汤。

当归五钱，白芍三钱，熟地五钱，茯苓三钱，牛膝三钱，丹皮五钱，沙参三钱，荆芥（炒黑）三钱。

水煎服。一剂吐血止，二剂经顺，连服十剂，不再逆经也。

此方于补肾补肝之中，用引血归经之药，肝气不逆，肾气自顺也。肾气既顺，何经能逆哉！

此证用顺肝藏血丹亦效。

白芍、当归、熟地各一两，荆芥（炒黑）三钱，牛膝、人参、茯苓各二钱，柴胡五分，乌药五分，泽泻一钱。

水煎服。二剂即顺行矣。

人有经水将来三五日前，脐下疼痛，状如刀割，寒热交作，下如黑豆汁，既而经来，因之无娠，人以为血热之故，谁知是下焦寒湿相争耶！夫寒湿之气，乃邪气也。妇人有任冲之脉，居于下焦，冲脉为血海，任脉主胞胎，为血室，皆喜正气之相通，最恶邪气之相犯，经水由二经而外出。若寒湿之气，弥漫于二经之外，势必两相争，而作疼痛矣。邪感正衰，寒气生浊，下如豆汁之黑者，现北方寒水之象也。

治法：利其湿而温其寒，冲任无邪，何至搏结作痛哉！

方用温脐化湿汤。

白术一两，茯苓三钱，巴戟天五钱，山药五钱，扁豆三钱，白果十枚，莲子三十粒（连心用）。

水煎服。然必须经未来前十日服之。四剂而邪去经调，兼可种子也。

此方用白术以利腰脐，更用巴戟、白果以通任脉，再用山药、扁豆、莲子以卫冲脉，故寒湿尽去，经水自调矣。倘疑腹痛为热邪之作祟，妄用寒凉，则冲任虚冷，血海变为冰海，血室成为冰室，毋论难于生育，疼痛何有止日哉！

此证可用术桂草玄丹。

白术二两，肉桂一钱，甘草一钱，玄胡索一钱。水煎服。一剂愈。

妇人有经水过多，行后复行，面色萎黄，人倦无力，人以为血热之故也，谁知是血虚而不归经乎！夫血旺则经多，血少则经缩。然血归于经，虽血旺而经亦不多；血不归经，虽血衰而经亦不少。世人以经水过多为是血旺，此治之所以错也。惟多是虚，故再行而不胜其困乏。血损精散，骨中髓空，不能华于面也。

治法：大补其血之不足，引其归经，宁有经后再行之病哉！

方用四物汤加味。

熟地一两，川芎五钱，白芍三钱，当归五钱，荆芥三钱，山茱萸三钱，白术五钱，续断一钱，甘草一钱。

水煎服。四剂血归经矣。十剂之后，加人参三钱，再服十剂。下月行经，适可而止，不再行也。

四物汤乃补血之神药，加白术、荆芥，行中有利；加山茱萸、续断，止中有补；加甘草而调和得宜。所以血足而归经，经归而血净也。

此证用加味补血汤亦佳。

当归、黄芪各一两，荆芥三钱，白术五钱。

水煎服。四剂人健，十剂痊愈。

妇人有行经前先泻三日而后行经，人以为血旺之故也，谁知是脾气之虚乎！夫脾统血，脾虚则气不能摄血矣。且脾属湿土，脾虚则土不实而湿更甚，经水将动，而脾气先不能固，脾血欲流注于血海，而湿气先乘之，所以先泻水而后行经也。调经之法，在先补其气，盖气旺而血自能固，亦气旺而湿自能泻。

方用健固汤。

人参五钱，茯苓三钱，白术一两，巴戟五钱，薏仁三钱。

水煎服。连服十剂，而经行不泻矣。

此方补脾气以固脾血，则血摄于气之中，脾血日盛，自能运化其湿，湿既化为乌有，何能作泻哉！

此证用术苓固脾饮亦佳。

白术一两，茯苓、人参、山药、芡实各五钱，肉桂五分，肉豆蔻一枚。

水煎服。经未泻前服此，则不泻矣。多服为妙。

妇人有行经之前一日大便出血者，人以为血崩之症也，谁知是经入于大肠乎！夫大肠与行经之路径各别，何以能入于其中乎？盖胞脉之系，上通心而下通肾。心肾不交，则胞胎之血，两无可归。心肾二经之气，不来照摄，听其自便，血乃不走小便，而走大便矣。

治法：单止其大便之血，则愈止而愈多，反击动三焦之气，拂乱而不可止。盖经之妄行，原因心肾之不交，今不使心肾之既济，而徒安其胞胎，则胞胎之气无所归，而血又安有归经之日哉！故必须大补心肾，使心肾之气接，而胞胎之气不散，则大肠之血，自不妄行也。

方用归经两安汤。

人参三钱，当归五钱，白芍五钱，熟地五钱，山茱萸二钱，巴戟天一钱，白术五钱，麦冬五钱，荆芥（炒黑）三钱，升麻四分。

水煎服。一剂血止，三剂经止，兼可受娠。

此方大补心肝肾三经之药，全不去顾胞胎，而胞胎有所归者，以心肾之气合也。心肾虚而气乃两分，心肾足而气乃两合，心肾不离，而胞胎之气听令于二经之静摄，安有乱动之形哉！然则补心肾可也，何兼补夫肝木耶？不知肝乃肾之子、心之母也，补其肝血，则肝气往来于心肾之间，自然上引心而入于肾，下引肾而入于心，不啻如介绍之欢也。

此证用加味归芎散亦神效。当归、白术、生地各一两，川芎五钱，升麻一钱。

一剂即止血而经行矣。二剂痊愈。（《临证医案伤寒辨证录》）

太仓公治一女。病腰背痛（少阴病兼太阳），寒热（厥阴病兼少阳）。众医皆以寒热治，公诊之曰：内寒（内寒当作阴病解）月事不下也。即窜以药，旋下，病已。病得之欲男子不可得也。所以知其病者，诊其脉时，切之肾脉也啬丽不属。啬而不属者，其来难坚（气郁血滞而脉结）。故曰：月不下。肝脉弦出左日（相火炽盛，脉乃上溢），故曰：欲男子不可得也。（琇按：以上《史记》本文，下所增入，只泛论无病之人，乃以弦出左口为血盛之脉，与原文相背，何耶？）盖男子以精为主，妇人以血为主，男子精盛则思室，女子血盛则怀胎，夫肝摄血者也，厥阴弦出寸部，又上鱼际，则阴血盛可知矣。（琇按：此案已见腰痛门。）

东垣治一夫人。病寒热，月事不至者数年矣，又加喘嗽。医者悉以蛤蚧、桂、附等投之。李曰：不然。夫人病，阴为阳所搏，大忌温剂，以凉血和血之药服自愈。已而果然。

一妇人，年三十岁，临经预先脐腰痛，甚则腹中亦痛，经缩二三日，以柴胡钱半，羌活一钱，丁香四分，蝎一个，当归身一钱，生地一钱，都作一服，水二盏，煎至一盏，去渣，食前稍热服。（丁香，《本草》言其辛散苦降养阴，治阴痛诸气。）

一妇年三十余，因每洗浴后，必有冷水淋通身，又尝大惊，遂患经来时必先小腹大痛，口吐涎水。经行后，又吐水三日，其痛又倍，至六七日，经水止时方住。百药不效。（久痛）诊其脉，寸滑大而弦，关尺皆弦大急，尺小于关，关小于寸，所谓前大后小也。（前大后小之故，恐有表邪。）遂用香附三两，半夏二两，茯苓、黄芩各一两半，枳实、元胡索、牡丹皮、人参、当归、白术、桃仁各一两，黄连七钱，川楝、远志、甘草各半两，桂三钱，吴茱萸钱半，分十五帖，入姜汁两蚬壳，热服之。后用热汤洗浴，得微汗乃已。忌当风坐卧，手足见水，并吃生冷。服三十帖痊愈。半年后，因惊忧其病复举，（新发故不用参、术。）腰腹时痛，小便淋痛，心惕惕惊悸。意其表已解，（冷水淋身之表。）病独在里，先为灸少冲（手少阴心）、劳宫（心包络）、昆仑（膀胱）、三阴交（足太阴脾），止悸定痛。次用桃仁承气汤大下之。下后用醋香附三两，醋蓬术、当归身各一两半，醋三棱、元胡索、醋大黄、醋青皮、青木香、茴香、滑石、木通、桃仁各一两，乌药、甘草、砂仁、槟榔、苦楝各半两，木香、吴茱萸各二钱，分作二十帖，入新取牛膝湿者二钱、生姜五片，用荷叶汤煎服，愈。

一妇头痛口干，经行后身痛，腰甚痛。以生地黄一钱，白术、芍药各一钱，川芎、归身尾各五分，炒柏、炙甘草各三分。

一妇年二十余，经闭二年，食少乏力。以黄连二钱，白术钱半，陈皮、滑石各一钱，黄芩五分，木通三分，桃仁十一个，炙甘草少许。

滑伯仁治一妇年三十，每经水将来三五日前，脐下疞痛如刀刺状，寒热交作，下如黑豆汁，既而水下。因之无娠，脉二尺沉涩欲绝，余部皆弦急。曰：此由下焦寒湿（尺沉涩属下焦寒湿），邪气搏于冲任（冲任俱奇经），冲为血海，任主胞胎，为血室，故经事将来。邪与血争而作疞痛，寒气生浊，下如豆汁，宜治下焦。遂以辛散苦温理血药为剂。令先经期十日服之，凡三次而邪去经调，是年有孕。

吕沧洲治一女在室，病不月，诸医疗皆不得其状，视之腹大如娠，求其色脉即怪，语之曰：汝病非有异梦，则鬼灵所凭耳。女不答，趋入卧内，密语其侍妪曰：我去夏追凉庙庑下，薄暮，过木神心动，是夕梦一男子，如暮间所见者，即我寝亲狎，由是感病。我惭赧不敢以告人，医言是也。妪以告吕，吕曰：女面色乍赤乍白者，愧也。脉乍大乍小者，祟也。病因与色脉符，虽剧无苦。乃以桃仁煎，下血类豚肝者六七枚，俱有窍如鱼目，病已。

汪石山治一妇，年逾三十无子，诊视其脉近和，惟尺部觉洪滑耳。曰：子宫有热，血海不固也。其夫曰：然，每行人道，经水即来。乃喻以丹溪大补丸加山茱萸、白龙骨止涩之药以治其内。再以乳发灰、白矾灰、黄连、五倍子为末，以治其隐处，果愈且孕。

丹溪治一妇，年二十岁，而月经不行，忽行，小腹痛有块血紫色。以白芍、白术、陈皮各五钱，黄芩、川芎、木通各二钱，炙甘草少许。

一妇气滞血涩，脉不涩，经不调，或前或后，紫色，苦两大腿外臁（少阳经）麻木，有时痒生疮，大便秘滞。以麻子仁、桃仁（去皮尖）、芍药各二两，生枳壳、白术、归头、威灵仙、诃子肉、生地、陈皮各五钱，大黄（治血涩）煨七钱，（大黄配诃子，亦可。）为末，粥丸。

一妇年四十八岁，因有白带，口渴，月经多，初来血黑色。后来血淡，倦怠食少，脐上急。以白术钱半，红花豆大，陈皮、白芍各一钱，木通、枳壳各五分，黄芩、砂仁、炙甘草各三分，共九味，煎汤下保和丸三十粒，抑青丸二十粒。

一女年十五，脉弦而大，不数。形肥，初夏时倦

怠，月经来时多。此禀受弱，气不足摄血也。以白术钱半，生芪、陈皮各一钱，人参五钱，炒柏三分。（虚而协热。）

一妇年四十余，月经不调，行时腹疼，行后又有三四日淋沥，皆积水，口渴面黄，倦怠无力。以白术一两，归身尾六钱，陈皮七钱，黄连三钱，木通二钱，生芪、黄芩各二钱，炙甘草一钱，分作八帖，下五灵脂丸四十粒，食前服。

一妇月经不匀，血紫色，来作痛，倦怠恶寒，为人性急。以青皮五分，川芎、黄芩、牡丹皮、茯苓各二钱，干姜一钱，炙甘草五分。

一妇年二十岁，月事不匀，来时先腹隐疼。血紫色，食少无力。以白术四钱，黄连、陈皮各二钱半，牡丹皮二钱，木通、黄芩、人参、茱萸各钱半，炙甘草五分。分作四帖，水二盏，煎取小盏，食前服。

一妇年二十余，形肥，痞塞不食，每日卧至未。饮薄粥一盏，粥后，必吐水半碗。仍复卧，经不通三月矣。前番通时，黑色。脉辰时寸关滑有力，午后关滑寸则否。询之，因乘怒食而然。遂以白术两半，厚朴、黄连、枳实各一两，半夏、茯苓、陈皮、山楂、人参、滑石各八钱，砂仁、香附、桃仁各半两，红花二钱，分作十帖，每日服一帖，各入姜汁二蚬壳，间三日以神佑丸、神秘沉香丸微下之。至十二日，吐止，食渐进，四十日平复如故。

一妇年三十余，形瘦，亦痞不食，吐水，经不通。以前药方加参、术、归，为君煎熟。入竹沥半盏，姜汁服。但不用神佑丸下之，亦平复。或咳嗽寒热而经闭者，当于咳门湿痰条求之。《医学纲目》

子和治一妇人，月事不行，寒热往来，口干颊赤，喜饮，且暮间咳一二声。诸医皆用虻虫、水蛭、干漆、卤砂、芫青、红娘子、没药、血竭之类。子和不然，曰：古方虽有此法，奈病人服之，必脐腹发痛，饮食不进，乃命止药，饮食稍进。《内经》曰：二阳之病发心脾。心受之则血不流，故不月也。既心受积热，宜抑火升水、流湿润燥、开胃进食。乃涌出痰一二升，下泄水五六行，湿水上下皆去，血气自然周流，月事不为水湿所隔，自依期而至矣，不用虻虫、水蛭有毒之药。如用之，则月经纵来，小便反闭，他证生矣。凡精血不足宜补之以食，大忌有毒之药，偏胜而成夭阏。

一妇人年三十余，经水不行，寒热往来（痰能作寒

热），面色痿黄（表无症），唇焦颊赤，时咳三两声。向者所服之药，黑神散、乌金丸、四物汤、烧肝散、鳖甲散、建中汤、宁肺散、针艾。百计转剧，家人意倦，不欲求治。子和悯之，先涌痰五六升，午前涌毕，午后食进，余症悉除。后三日复轻涌之，又去痰一二升，食益进，不数日，又下通经散，泻讫一二升，数日，去死皮数重，小者如麸片，大者如苇膜，不一月，经水行，神气清健。

吴茭山治一妇，行经时着气恼，经过半月后，得心腹腰胁痛不可忍。医作气治，以香燥止痛之剂服之，愈不安。诊其脉弦急不匀。早间行经着恼，乃瘀血作痛也。遂以四物入桃仁、红花、延胡索、莪术、青皮之类，数服血通，其患已矣。

一女子经水过多，行后复行，面色痿黄，人倦无力。遂以归身、炒芍、熟地、川芎、荆芥、续断、煨干姜、炙甘草，数服而安。

一妇经事欲行，脐腹绞痛，临行血涩。以四物入延胡索、槟榔、青皮、香附子之类，数服痛除。

一妇行经色淡若黄浆，心腹嘈杂（嘈杂为痰饮）。此脾胃湿痰故也。以二陈汤合四物入细辛、苍术，数服即止。

一女子经水下如黑豆汁，此络中风热也。（经如黑豆汁，络中风热，妙断。亦有下焦寒湿而经水如豆汁者。但症当寒热腹痛，尺沉涩，寸关弦。一为寒湿，一为风热，须细辨。）以四物加黄芩、川连、荆芥穗、蔓荆子（治以辛凉苦寒理血之剂）。数服，血清色转。

一妇经来适断，寒热往来。以小柴胡汤二服，寒热即止。断以四物汤，数服而安。

一妇经血过多，得五心烦热，日晡潮热，诸药不效。以四物加胡黄连，三服而愈。

俞子容治一妇，寡居，郁结成疾，经事不行，体热如炙，忽吐血若泉涌。医用止血药不效。俞以茅草根捣汁，浓磨沉香，服至五钱许，以酽醋贮瓶内，火上炙，热气冲两鼻孔（外治法佳）。血始得降下，吐血不复作，经事乃行。（吐血如泉，止而不效，他人必用血脱益气之说。今用降而愈。亦以寡居而经不行，气升而不降。治法甚奇，当玩体热如炙四字。盖吐血涌泉，当四肢冷，未有体热如炙者。）

莫强中一侍人，久病经阻，发热咳嗽，倦怠不食，憔悴骨立。医往往作瘵疾治之，势甚危。莫曰：妇人以血为本，血荣自然有生理。因谢众医，专服四物汤。其法吹咀，每慢火煮取清汁，带热以啜之。空腹日三四服，两月余，经通，疾如失。

潘璟字温叟，名医也。诊屯田郎中张湮妻，年四十余而天癸不至，潘察其脉，曰：明年血溃乃死。既而果然。（博按：此条已见积块门。）

石山治一妇，瘦小，年二十余，经水紫色，或前或后，临行腹痛，恶寒喜热，或时感寒，腹亦作痛，脉皆细濡近滑，两尺重按，略洪而滑。汪曰：血热也。或谓恶寒如此，何谓为热？曰：热极似寒也。遂用酒煮黄连四两，香附、归身尾各二两，五灵脂一两，为末，粥丸，空腹吞之而愈。

一妇经行必泻三日，然后行。诊其脉皆濡弱，曰：此脾虚也。脾属血，属湿。经水将动，脾血已先流注血海，然后下流为经。脾血既亏则虚，而不能运行其湿。令作茯苓白术散，每服二钱，一日米饮调下二三次，月余经行不泻矣。

一妇产后经行不止，或红或白或淡，病逾八月，面色黄白，性躁，头眩，脚软。医用参芪补药，病益加，用止涩药不效。汪诊之，右脉濡弱无力，左脉略洪而快，曰：右脉弱者，非病也，左脉偏盛，遂觉右脉弱耳。宜主左脉，治以凉血之剂。遂以生地、白芍、白术各一钱，黄芩、阿胶、归身各八分，陈皮、香附、川芎、椿根皮、茯苓各六分，柴胡、甘草各五分，煎服二十余剂而愈。

一妇年逾四十，形长色脆，病经不调。右脉浮软而大（虚），左脉虚软而小，近快。（以症合脉，所以用参、术。）尝时经前作泄，今年四月感风咳嗽，用汤洗浴汗多，因泄一月，六月复因洗浴，发疟六七次。疟虽止而神思不爽。至八月尽而经水过多，白带时下，泄泻，遂觉右脚疼痛，旧曾闪肭脚跟，今则假此延痛，（阳虚不能健运）。臀腿腰胁、尻骨、胫项、左边筋皆掣痛（血凝滞而作痛）。或咳嗽一声，则腰眼痛如刀扎，日轻夜重，叫号不已。幸痛稍止，饮食如常（胃气在）。今详月水过多，白带时下，日轻夜重，泻泄无时，亦属下多亡阴，宜作血虚治。然服四物止痛之剂，益甚。九月，汪复诊视，如悟此病，乃合仲景所谓阳生则阴长之法矣。夫经水多，白带下，常泄泻，皆由阳虚陷下而然。命曰阳脱是也。日轻夜重，盖日阳旺而得健运之职，故血亦无凝滞之患，而日故轻也。夜则阴旺而阳不得其任，失其健运之常，血亦随滞，故夜重也。遂以参术助阳之药，煎服五七帖痛减。此亦病症之变，治法殊常，故记之。

一妇年二十一岁，六月经行，腹痛如刮难忍，求死。脉得细软而快，尺则沉弱而近快。汪曰：细软属湿，数则为热，尺沉属郁滞也。（妙断。）以酒煮黄连半斤、炒香附六两、五灵脂（半炒半生）三两、归身尾二两，为末，粥丸，空心汤下三四钱。服至五六料，（琇按：黄连服至三斤，亦仅见此。要之后来病情实由苦寒偏胜，救以桂附而愈。）越九年，得子。又越四年，经行两月不断，腹中微痛，又服前丸而愈。续后经行六七日，经止则流清水，腹中微痛。又服前丸而痛亦止。又经住，只有七八日，若至行时，或大行五六日，续则适来适断，或微红，或淡红，红后常流清水，小腹大痛，渐连遍身，胸背腰腿骨里皆痛。自巳（脾）至酉（肾）乃止。痛则遍身冷热，汗大出，（脾肾虚行而大汗出，则气虚而不能运行血滞，用桂以行瘀血，而用参补气。）汗止痛减，尚能饮食。自始痛至今历十五年，前药屡服屡效，今罔效者，何也？汪复诊之，脉皆洪滑无力，幸其尚有精神。汪曰：此非旧日比矣。旧乃郁热，今则虚寒。（断尤妙。洪大为虚者有之，若洪滑为实，今以无力断为虚寒，可见滑而无力，亦虚症所有，不得滑宜从实治也。然必合外症神情。然有脉滑为血聚者，不得作痰与食积断。）东垣曰：始为热中，终为寒中是也。经曰：脉至而从，按之不鼓，乃阴盛格阳，当作寒治。且始病时而形敛小，今则形肥大矣。医书曰：瘦人血热，肥人气虚，岂可同一治耶。所可虑者，汗大泄而脉不为汗衰，血大崩而脉不为血减耳。其痛日重（投温在此）夜轻，知由阴虚不能健运，故亦凝滞而作痛，以症参脉。宜用助阳。若得脉减痛轻，方为佳兆。遂投参、芪、归、术大剂，加桂、附一帖，来早再诊，脉皆稍宁，服至二三十帖，时当二月至五月，病且愈。盖病有始终寒热之异，药有前后用舍不同，形有肥瘦壮少不等，岂可以一方而通治哉！（此症石翁先生投桂、附，人所不知亦不能。）

一妇年逾四十，形色颇实，常患产难倒生，经水不调，或时遍身骨节疼痛，食少倦怠，自汗。汪诊之，两手脉皆不应，惟右关轻按，隐隐然微觉动也。疑脉出部，以指寻按经渠、列缺穴分亦不应，甚怪之。乃叩其夫，曰：有孕时医诊亦言无脉。后服八物汤，幸尔易产

而得一子。汪曰：此由禀赋本来脉不应也，无足怪。可见天下事变出无穷，果难一一以常理测也。如《脉经》所谓但道其常而已。两手无脉，不伤其生，又不妨丁胎孕，岂《脉经》所能尽耶？脉或两手出部，或一手出部，见之多矣。两手无脉，而人如故，此亦理之所无。事之大变，故记之。

一妇有病，汪诊之，右脉缓濡而弱，左手无脉，再三寻之，动于腕臂外廉，阳溪（大肠穴）偏历之分，乃语之曰：左脉离其部位，其病难以脉知。以右脉言之，似属于脾胃不足也，尚当言其病焉。告曰：每遇经未行前，咯血数口，心嘈不安，食少懒倦。汪以四君子加山栀、陈皮、麦冬、牡丹皮，煎服数帖而安。

薛己治一妇人，发热口干，月经不调，两腿无力，服祛风渗湿之剂，腿痛体倦，二膝浮肿，经事不通。薛作肝脾肾三经血虚火燥（妙断），症名鹤膝风。用六味、八味二丸兼服两月，形体渐健，饮食渐进，膝肿渐消，不半载而痊。前症若脾肾虚寒，腿足软痛，或足膝枯细，用八味丸。若饮食过多，腿足或臀内酸胀，或浮肿作痛。用补中益气加茯苓、半夏主之。

一妇人经候过期，发热倦怠，或用四物、黄连之类，反两月一度，且少而成块。又用峻药通之，两目如帛所蔽。薛曰：脾为诸阴之首，目为血脉之宗，此脾伤五脏皆为失所，不能归于目矣。遂用补中益气、济生、归脾二汤，专主脾胃，年余寻愈。

一妇人年四十，素性急。先因饮食难化，月经不调，服理气化痰药，反肚腹膨胀，大便泄泻。又加乌药、蓬术，肚腹肿胀，小便不利。加猪苓、泽泻，痰喘气急，手足厥冷，头面肢体肿胀，指按成窟。（此症今人指为不治。）脉沉细，右寸为甚。（若脉洪大，又当作虚中有实治。）薛曰：此脾肺之气虚寒，不能通调水道，下输膀胱，渗泄之令不行，生化之气不运，即东垣所云，水饮留积。若土之在雨中，则为泥矣。得和风暖日，水湿去而阳化，自然万物生长，喜其脉相应。遂以金匮加减痛气丸料服之，小便即退。数剂，肿胀消半，四肢渐温，自能转侧。又与六君加木香、肉桂、炮姜治之痊愈。后不戒七情，饮食即为泄泻，仍用前药加附子五分（博按：旧刻误香附子）而安。

一妇人素有头晕，不时而作，月经迟而少。薛以中气虚，不能上升而头晕，不能下化而经少，用补中益气汤而愈。后因劳而仆，月经如涌，此劳伤火动，用前汤

加五味子一剂，服之即愈。前症虽云亡血过多，气无所附，实因脾气虚损耳。

一妇人年四十，劳则足跟热痛。薛以阴血虚极，急用圣愈汤而痊。（生、熟地、归、芎、参、芪。）后遍身瘙痒，误服风药，发热抽搐，肝脉洪数，此乃肝家血虚火盛而生风。以天竺、胆星为丸，用四物、麦冬、五味、芩、连、炙草、山栀、柴胡，煎送而愈。

一妇人两足发热（阴虚），日晡益甚，小便自遗，或时不利。薛以为肝热阴挺不能约制。午前用白术、茯苓、丹皮、泽泻各五分，干山药、山茱、麦冬各一钱，熟地四钱，酒炒黑黄柏七分，知母五分，不数剂而诸症悉愈。若用分利之剂，益损真阴，必致不起。

一妇人月事未期而至，发热自汗，服清热止汗之剂，反作渴头痛，手掉身麻。此因肝经风热，用柴胡、炒芩、连、炒山栀、归、芍、生地、丹皮各一钱，参、芪、芩、术各一钱五分，川芎七分，甘草五分。二剂其汗全止，更以补中益气而愈。凡发热久者，阳气亦自病，须调补之。

一妇人经行后，劳役失调，忽然昏愦，面赤吐痰。此元气虚，火妄动，急饮童便，神思渐爽。更用参、芪各五钱，芎、归各三钱，元参、柴胡、山栀、炙甘草各一钱，一剂。又用逍遥散加五味、麦冬稍定，但体倦面黄，此脾土真虚之色也。又以十全大补加五味、麦冬治之而愈。若投以发散之剂，祸在反掌，慎之。

一妇人多怒，经行或数日，或半月即止。三年后，淋沥无期，（虚证可知）肌体倦瘦，口干内热，（虚而协热）盗汗如洗，日晒热甚。用参、芪、归、术、茯神、远志、枣仁、麦冬、五味、丹皮、龙眼肉、炙草、柴胡、升麻治之（归脾、补中二方合用）获愈。此症先因怒动肝火，血热妄行，后乃脾气下陷，不能摄血归源，故用前药。若胃热亡津液而经不行，宜清胃。若心火亢甚者，宜清心。若服燥药过多者，宜养血。若病久气血衰，宜健脾胃。

一妇性善怒，产后唇肿，内热，用清热败毒。唇口肿胀，日晡热甚，月水不调，用降火化痰。食少作呕，大便不实，唇出血水，用理气消导。胸膈痞满，头目不清，唇肿经闭，用清胃行血。肢体倦怠，发热烦躁，涎水涌出，欲用通经之剂。薛曰：病本七情，肝脾虚损，数行攻伐，元气益虚故耳。法当补阴益阳，遂以加味归脾汤、加味逍遥散、补中益气汤，如法调治，元气渐复，唇疮亦愈。后因怒，寒热耳痛，胸膈胀闷，唇煘肿甚。此是怒动肝火而血伤，遂用四物合小柴胡加山栀，顿愈。后又怒，胁乳作胀，肚腹作痛，呕吐酸涩，饮食不入，小水不利。此是怒动肝木克脾土，乃用补脾气养脾血而愈。又因劳役怒气，饮食失时，发热喘渴，体倦不食，去血如崩，唇肿炽甚。此是肝经有火，脾经气虚，遂用补中益气加炒黑山栀、芍药、丹皮而愈。此症每见但治其疮，不固其本，而死者多矣。

一妇人停食饱闷发热，或用人参养胃汤，益甚。（以此汤送保和丸则愈。）再用木香槟榔丸，泄泻吐痰，腹中成块，饮食少思。又用二陈、黄连、厚朴之类，前症益甚，腹胀不食，月经不至。此中气亏损。用补中益气加茯苓、半夏三十余剂，脾胃健而诸症愈。又二十余剂而经自行。前症若脾虚不能消化饮食者，宜用六君子汤补而消之。虚寒者加砂仁、木香、炮姜温而补之。其食积成形者，以前药煎送保和丸。（此法妙。）大抵食积痞块，症为有形，所谓邪气胜则实，真气夺则虚。惟当养正辟邪而积自除矣。虽然，坚者削之（削之必以渐）。客者除之，胃气未虚，或可少用，病久虚乏者，则不宜用。（以东垣消痞丸相间服之。）

一妇人饮食后，或腹胀，或吞酸。服枳术丸，吞酸益甚，饮食日少，胸膈痞满，腿内酸痛，畏见风寒。又服养胃汤一剂，腿内作痛，又二剂，腿浮肿，月经不行。此郁结所伤，脾虚湿热下注，侵晨用四君、芎、归、二陈，午后以前汤送越鞠丸，饮食渐进，诸症渐愈。又用归脾、八珍二汤，兼服两月余而经行。

一妇人月经不调，晡热内热，饮食少思，肌体消瘦，小便频数。（在前。）服济阴丸（济阴丸亦不远，但专用归脾而愈者，乌知脾为太阴之经耶？然必以椒仁丸佐之）。月经不行，四肢浮肿，小便不通。（在后）曰：此血分也。朝用椒仁丸，夕用归脾汤，渐愈，乃以人参丸代椒仁丸，（人参丸较椒仁之药品峻毒少减。）两月余将愈，专用归脾汤五十余剂而痊。（椒仁丸计十六味，见《济阴纲目》卷七浮肿门。）

一妇月经不调，小便短少，（在前）或用清热分利之剂，小便不利，（在后）三月余，身面浮肿，月经不通。曰：此水分也。遂朝用葶苈丸，夕用归脾汤，渐愈，乃用人参丸间服而愈。以上二症作脾虚水气，用分利等药而没者多矣。（以上二案，小便分在血在水。）

一妇内热作渴，饮食少思，腹内近左，初如鸡卵，渐大四寸许，经水三月一至，肢体消瘦，齿颊似疮，脉洪数而虚，左关尤甚。此肝脾郁结之症。外贴阿魏膏，午前用补中益气汤，午后以加味归脾汤。两月许，肝火少退，脾土少健，仍与前汤送下六味地黄丸，午后又用逍遥散送归脾丸。又月余日用芦荟丸（芦荟丸方：大皂角、青黛、芦荟研，朱砂研、麝香研各一钱，干蛤蟆用皂角各等分，烧存性为末一两，入前项药。上为末，蒸饼为丸，麻子大，每服七十丸，米饮下。）二服，空腹以逍遥散下，日晡以归脾汤下。嘉其谨疾，调理年余而愈。（看他用药缓急先后，毫不假借，当深思而熟玩之。）

一妇人腹内一块，不时上攻，或痛作声，吞酸痞闷，月经不调，小溲不利，二年余矣（久病），面色青黄。此肝脾气滞，以六君子加芍、归、柴胡、炒连、木香、吴茱各少许，二剂，却与归脾汤下芦荟丸三月余，肝脾和而诸症退。又与调中益气加茯苓、牡丹皮，中气健而经自调。（《名医类案》）

徐灵胎曰：妇人之疾，与男子无异，惟经期胎产之疾不同，且多癥瘕之疾。其所以多癥瘕之故，亦以经带胎产之血，易于凝滞，故较之男子为多。故古人名妇科谓之带下医。以其病总属于带下也。凡治妇人必先明冲任之脉。冲脉起于气冲（在毛际两旁），并少阴之经，挟脐上行，至胸中而散。任脉起于中极之下（脐旁四寸），以上毛际，循腹里，上关元。又云：冲任皆起于胞中，上循背里，为经脉之海，此皆血之所从生，而胎之所由系也；明于冲任之故，则本原洞悉，而后其所生之病，千条万绪，可以知其所从起。更参合古人所用之方，而神明变化之，则每症必有传受，不概治以男子泛用之药，自能所治辄效矣。至如世俗相传之说，如产前宜凉、产后宜温等论。夫胎前宜凉，理或有之。若产后宜温，则脱血之后阴气大伤，孤阳独炽。又瘀血未净，结为蕴热，乃反用姜、桂等药，我见时医以此杀人无数。观仲景于产后之疾，以石膏、白薇、竹茹等药治之，无不神效。或云：产后瘀血，得寒则凝，得热则行，此大谬也。凡瘀血结凝，因热而凝者，得寒降而解，因寒而凝者，得热降而解。如桃仁承气汤，非寒散而何？未闻此汤能凝血也。盖产后瘀血，热结为多，热瘀成块，更益以热，则炼成干血，永无解散之日。其重者阴涸而即死，轻者或坚痞褥劳等疾。惟实见其真属寒气所结之瘀，则宜用温散。故凡治病之法，不本于古

圣，而反宗后人之邪说，皆足以害人。诸科皆然，不独妇科也。

裴兆期治一妇，头眩耳鸣，肉瞤筋惕，恍惚不得寐，乍作乍止，半载矣。后乃阻经四月，小腹如怀孕状。医疑其妊而安之，忽一日下紫黑血少许，始知为经闭。改用通经药数剂，腹不减，反增恶心呕哕，粥饮下咽，旋即越出，咽喉焦痛，舌黑无津。医不知何故。裴诊之，六脉弦细而滑，两关尤甚。曰：此顽痰闭滞，血海壅瘀，月事乃阻耳。其脉细而滑者，痰脉也。头眩耳鸣恍惚者，痰证也。呕吐不食者，痰客中焦也。舌黑无津，咽喉焦痛者，痰生热也。《经》谓治病必求其本，今病本于痰，必以治痰为首务。遂投滚痰丸八十粒不动，再投七十粒，小腹微痛。次日又服如数，小腹痛不可忍。将夜半，下如猪肝者四五块，每块几盈尺，更下如破絮、脂膜者无数。又累累若石榴子，红白攒缀，连络而下者，不啻二三斗。小腹顿平，痛亦如失。最异者，吐痰碗许，俱如绿草汁色，口角流涎，不断如琴弦之坚。丹溪谓怪病是痰，十居八九，良然。时胸次未平，饮食少进，用橘红、茯苓各一钱，枳实、黄连、半夏曲各八分，水煎，入姜汁二匙、竹沥半酒杯，二剂。后以六君子汤加减，更服加味润下丸，调理百余日而愈，逾年生一子。

沈尧封曰：《素问》云"二阳之病发心脾，有不得隐曲，女子不月，其传为风消，其传为息贲者，死不治。"二阳指阳明经言，不指脏腑言。二阳之病发心脾者，阳明为多血之经，血乃水谷之精气，藉心火煅炼而成，忧愁思虑伤心，困及其子，不嗜饮食，血无以资生，阳明病矣。《经》云：前阴总宗筋之所会。会于气冲，而阳明为之长，故阳明病则阳事衰，而不得隐曲也。太冲为血海，并阳明之经而行，故阳明病则冲脉衰，而女子不月也。又寇宗奭曰：童年情窦早开，积想在心，月水先闭。盖忧愁思虑则伤心，心伤则血耗竭，故经水闭也。火既受病，不能荣养其子，故不嗜食。脾既虚则金气亏，故发嗽。嗽既作则水气竭，故四肢干，木气不充，故多怒、发鬓焦、筋痿。五脏以次传遍，故不卒死，然终死也。比于诸证最为难治。按此条亦从《金匮》虚字内分出。但所愿不遂，相火必炽，非补水无以制之。六味地黄丸、汤，补阴泻阳固是妙法，然脾虚食减，尚嫌地黄腻膈，炒枯可也，不然以女贞易之。

雄按：此证最难治。六味碍脾，归脾助火，惟薛一

瓢滋营养液膏，加小麦、大枣、远志，庶几合法。一瓢又有心脾双补丸，亦可酌用。滋营养液膏方：女贞子、广陈皮、干桑叶、大熟地、旱莲草、白芍药、黑芝麻、枸杞子、甘菊花、当归身、黑稆豆、玉竹、南烛叶、白茯神、沙苑蒺藜、炙甘草，以上共十六味，前十四味各四两，后二味各二两，天泉水，桑柴火熬膏收。入真阿胶三两、炼净白蜜三两，磁瓶收贮。每日卯时挑服五六钱，开水送下。心脾双补丸方：人参、元参、五味子、远志肉、麦冬、茯神、酸枣仁、柏子仁、于潜术、川贝母、生甘草、苦桔梗、丹参、生地、川黄连、制香附，上为末，用桂圆肉熬膏代蜜捣丸，如弹子大，朱砂为衣。每晨嚼服一丸，开水送下。

沈尧封治一妇，热多寒少，谵语夜甚，经水来三日，病发而止。本家亦知热入血室，用小柴胡数帖，病增。舌色黄燥，上下齿俱是干血。沈用生地、丹皮、麦冬等药不应，药入则干呕，脉象弱而不大。因思弱脉多火，胃液干燥，所以作呕。遂用白虎汤加生地、麦冬二剂，热退神清。惟二十余日不大便，与麻仁丸三服，得便而安。

一室女发热经来，医用表散药增剧，谵语夜甚。投小柴胡不应，夜起如狂。或疑蓄血，投凉血消瘀药，亦不应。左关脉弦硬鼓指。询知病从怒起，因用胆草、黄芩、山栀、丹皮、羚羊角、芦荟、甘草、归身等药一剂知，四剂愈。

张仪表令爱发热，经水来，昏夜谵语，如见鬼状，投小柴胡增剧。询其病情，云：醒时下体恶寒，即惯时亦尝牵被敛衣。因语此证平素必患带下，且完姻未久，隐曲之事，未免过当，复值经水过多，精血两亏，阴阳并竭。其恶寒发热，由阴阳相乘所致，非外感邪热深入也。投发散清热，证同亡阳。《伤寒论》云：亡阳则谵语。《内经》云：脱阳者见鬼是也。用肾气丸早晚各二钱，神气即清，随以苁蓉易桂、附，数剂痊愈。

参香八珍膏丹：参（去头尾，酒洗，蒸熟）、四制香附各四钱，熟地、炙黄芪、白芍（酒炒蒸熟）、白术、归身（酒炒）、茯苓各三两，八味熬膏。每服三钱，开水调下。薛一瓢曰：此女方调理方之首选也，气味和平，功能相称，虚人可以久服。

青附金丹：治妇女癥瘕。青皮四两（用消石五钱化水浸），香附四两（童便浸），郁金二两（用生矾五钱化水浸），丹参二两（姜汁浸），四味研细末，醋丸麻子大，晒干洒上阿胶水，摇令光泽，再用人参、当归、川芎各一两，白术、茯苓、制半夏各二两，陈皮、炙草各五钱，研极细末，以米饮泛在光泽小丸上，作外廓，晒干。每服三钱，开水下。此薛一瓢方。缘虚弱人患癥瘕、疢癖有形之病，不可任施攻下，故用此为缓消之计。其妙在以六君、芎、归为外廓，便药入胃，将不知有攻削之味而胃气不伤。迨其渐化，则对症之药，已至病所。俾病去而正不伤，诚女科要方也。

五香丸：治同上。五灵脂一斤，香附一斤，水浸一日，黑牵牛、白牵牛各取头末二两。上四味一半微火炒熟，一半生用，共研细末和匀，醋糊为丸，莱菔子大。每服七八分或一钱，临卧姜汤下，次早再一服即愈。孕妇忌服，小儿减半。五灵脂破瘀生新，香附调气舒郁，牵牛开结行痰、逐饮通水，合为消癥散癖之方，不为不峻。然每服钱计，用治实证，尚为善药。即痰积、食积，气滞成瘕，虫膈肿胀，实痢初起，审属痞聚，在腹有形攻痛之证，皆可治之。虚人或以六君子加归、芍作煎剂送服亦可。

王氏云：一妇人有女年十五，请诊。言女年十四时，经水自下乃忽断，其母甚恐怖。师曰：此女为是夫人亲女非也。若亲女者，当相为说之。妇人因答言：是自女尔。师曰：所以问者无他，夫人年十四时，亦以经水下，所以女至此而断，是为避年。勿怪，当自下。《东垣十书》

张子和曰：一妇人年二十余岁，病经闭不行，寒热往来，咳嗽潮热。庸医禁切，无物可食。一日当暑出门。忽见卖凉粉者，冰水和饮，大为一食，顿觉神清骨健，数月经水自下。（雄按：世人但知血寒则凝，而不知血热则结也。）

滑伯仁治龙君泽室人，暑月中病，经事沉滞，寒热自汗，咳嗽有痰，体瘦，痒，脐腹刺痛，脉弦数，六至有余。曰：此二阳病也。《素问》云：二阳之病发心脾，女子得之则不月。二阳，阳明也，阳明为金，为燥化。今其所以不月者，因其所遭也。阳明本为燥金，适遭于暑。暑，火也，以火烁金则愈燥矣。血者水类，金为化源，宜月事沉滞不来也。他医方制归茸桂附丸，以温经而未进。滑曰：夫血得寒则止，得温则行，热则搏，搏则燥，复加燥药，血益干，则病必甚。亟令却之。更以当归柴胡饮子为清金泻火、流湿润燥，三五进而经事通，余病悉除。龙君曰：微生几为人所误也。

薛立斋诊一室女，年十七，疠久不愈，天癸未通，发热咳嗽，饮食不思。欲用通经丸。薛曰：此盖因禀气不足、阴血未充故耳。"但养气血，益津液，其经自行。彼惑予速效，仍用之。薛曰：非其治也，此乃剽悍之剂，大助阳火，阴血得之则妄行，脾胃得之则愈虚。后果经血妄行，饮食愈少，遂致不救。

一妇人素有胃火，或用凉胃散而安。后因劳役，躁渴内热，肌肉消瘦，月经不行。薛谓：此胃火消铄阴血。用逍遥散加丹皮、炒栀以清胃热，用八珍汤加茯苓、远志以养脾血，而经自行矣。

一病妇少寐，经水两月余一至。误服通经丸，辗转无寐。午前恶寒，午后发热。薛以为思虑亏损脾血。用归脾汤作丸，午前以六君送下，午后以逍遥散送下。两月余得寐，半载经行如期，年余而痊愈。

龚子才治魏宪副妻，患逆经吐血不止，六脉微涩有力。此血虚火盛也。以四物去熟地，用生地共一两，加酒蒸大黄一钱（钱刻本作两，疑误），同煎，童便服之，服后血止而经通。

魏宪副妾患经闭，人皆拟有孕。七八月来渐觉黄瘦，腹中左右块如鼓，发热面赤，不思饮食。诊之六脉微涩，此血枯气郁也。以四物汤加香附、丹皮、白术之类，（白术何以加入？）十数服。又加桃仁、红花数服，下血块多许乃愈。

孙文垣治吴北海内人，每月经期之前，四肢累累发块，红紫胀痛，不思饮食，胃脘亦常痛（肝火上逆）。经水多不及期而至（肝火下迫）。脉之，两手皆快，以症参观，肝脾二经郁火也。盖肝主怒，脾主思，多思多怒，隐而不发，郁滞于中，故临经累累红肿于四肢也（脾主四肢）。以青皮、香附、柴胡、川芎、乌药、白芍、丹参、元胡索、郁金、酒炒黄连、栀子治之而愈。（青皮、乌药宜酌用。）

潘氏媳因经水不行，医投安胎之剂。越七日，经忽暴至，内有血块筋膜如手大者一二块，昏冒困惫。其脉右关洪滑，左寸洪数，两尺皆洪大。夜分咬牙乱语（状如热入血室）。手心热，口噤，手足皆冷，心胸胀闷不快，面色青。孙曰：此浊痰流滞血海，以误服安胎之剂，益加其滞。由血去多，故神魂无定；痰迷心窍，故神昏乱语。急为调气开痰、安神养血可生也。即以温胆汤，加石菖蒲、酒芩、天麻、枣仁、丹皮与服。其夜子丑时，咬牙、乱语皆减半。仍与前药，每帖加竹茹五钱，临睡又与黑虎丹数粒，诸症悉愈。或问：病每盛于夜半何也？曰：此心包络与胆经有痰热故也。专治此两经，痰既消，神魂自安矣。

程好吾子妇，腹中微疼，经行不畅，喉痛，四肢麻木作胀，不知饥饿。孙诊之，右脉洪大如豌豆，以川芎、香附、麦芽、山楂、乌梅、甘草、桔梗、酒芩、防风、荆芥、白术、茯苓，四剂而安。次月经水大行，十日不止。以黄芪、阿胶、蒲黄各一钱，白芍二钱，甘草三分，一帖而安。此后但觉浊气下坠，屁从子户中出。（即阴吹病。）以补中益气汤，用酒炒黄连，调养而平。

胡氏女及笄，后患吐血，每吐碗余。下午倦怠，夜分潮热，呕恶不食，便秘。时师谓：阴虚火动，投滋阴之剂，反加饱闷，背心胀痛。脉之，两寸洪大，两尺弱，知其有瘀血凝滞，致新血不得归经，故满而倒溢也。先以龙荟丸通之，更以石膏、橘红、半夏、神曲、黄连、茜根、竹茹、枳壳各一钱，茯苓八分，甘草三分，服后大便行三次，吐止食进。后用二陈汤加滑石、丹参、丹皮、茜根、白芍、香附，二十帖经调而愈。（此吐血亦经逆也。当与龚子才治魏宪副妾案参阅。）（雄按：今春，余治朱生甫五令媳，患证与此略同，医皆作损治，广服滋阴之药，反咳嗽便溏，卧床已匝月矣。余用沙参、丹参、竹茹、石斛、滑石、茜根、海螵蛸、桃仁、丝瓜络、苇茎、茅根、蛤壳治之愈矣。）

喻嘉言治杨季登长女及笄，经闭年余，发热食少，肌削多汗，而成劳怯。医见汗多，误谓虚也，投以参、术，其血愈锢。喻诊时见汗出如蒸笼气水，谓曰：此症可疗处，全在有汗。盖经血内闭，止有皮毛透出一路，以汗亦血也。设无汗而血不流，则皮毛干槁而死矣。宜有极苦之药，以引其血入内，但下通于冲脉，则热退经行，而汗自止，非补药所能效也。以龙荟丸，日进三次，月余经止，汗热稍轻。前丸日进一次，又一月大至，淋漓五日，症痊瘳矣。

王肯堂治一妇寡居，郁结成疾，经事不行，体热如炙，忽吐血若泉涌，或用止血药不效。令以韭花根捣汁，浓磨沉香，服至五钱许。日以酽醋贮瓶内，火上炙热，气熏两鼻孔，血始得降下，吐血不复作，经事乃行。（此亦逆经症。）（雄按：沉香岂可服至钱，不若以童便、桃仁、醋制大黄下之。）

吕东庄治曹远思内人，月水不至四月矣，腹痛不止，饮食少进，医作胎火治。吕曰：此郁血也。然气禀怯弱，当补而行之。用八珍汤三大剂，果下血块升许，腹痛犹未除也，以大剂养荣等药调理，而痛除食进。（与立斋一案略同。）

黄履素曰：予媳申氏多郁怒，忽患不月，腹渐大，疑有妊。医者视之，亦为妊也。十余月弗产，诸症渐见，乃始疑之。医者亦以为蓄血之症。时有欲下之者，众议以为体弱不能胜，正可暗消。于是久用行血、调血之剂，而不敢用下血之药，竟勿效。厥后医药杂投，遂致不起。一日偶阅《震泽纪闻》载盛启东治东宫妃一案，大为悔悼。（案载江篁南《名医类案》血门。）

南山妇人年三十八，于九月廿三日月经行，比前过后十日，得草药以败血海，为下胎之谋。数服血下，因此腹痛，小腹下有块如碗大，不可按，汤熨则痛定。大小便抽痛，小便涩，大便略下少赤积垢。食不进，口略渴，发热。此胃气为草药所败，加以受伤之血，妄行而不得泄，所以为病。砂仁、甘草、川芎、黄芩各三分，滑石一钱五分，牛膝二钱，桃仁七粒。水酒煎服。

黄师文治子才婢子，得面热病，每一面热至赤且痒闷绝。曰：此经候来时，当为火所逼也。问之曰：无之。已而思曰：昨者经候来，适为孺人粘衣服，伛偻曝日中，其昏如烈火炙，以孺人趣其物，不敢已，由是面遂热。黄曰：是也。以四物汤加防风获瘥。

孙文垣治一妇经不行者三月，大便泻，腹胀嘈杂，吐酸水，时下白带，常恶心，自谓有孕。脉之曰：此脾经有湿热，心经有瘀血也。与二陈汤加白术、泽泻、猪苓、酒连、茱萸、滑石、麦芽、山楂，泻止胀宽。经行腰腹作痛，以川芎三钱，当归五钱，香附、丹参、桃仁各一钱，服之。口中吐黑血甚多，且有如脓者，改用四物汤加丹皮、丹参、桃仁、红花、滑石，调理而痊。

从孙妇程氏，年甫三旬，产五次。今则经闭不行者八年，肌肉则丰肥于昔，饮食又倍于昔，精采则绝美于昔，腹柔不坚，略无所谓病者。或用四物汤、元胡、丹皮之剂，千余服矣，至三棱、莪术、干漆、桃仁、苏木之类，遍尝不应。诊之六脉缓大有力，曰：此脾湿生痰，脂满子宫，徒行血、活血、破血无益也。以平胃散，加滑石、桃仁、黄连、姜黄、丹参、南星、半夏，作丸服之，半年而经行。次年生子，后又连生一子一女。（雄按：此等证如脉平和者，不必服药。）

薛立斋治一妇人性善怒，发热，经水非过期则不

及，肢体倦怠，饮食少思而颤振。此脾气不足、肝经血少而火盛也。午前，以调中益气汤加茯苓、贝母，送六味丸，午后以逍遥散送六味丸，两月余而愈。

一妇人年五十，内热晡热，经水两三月一至。此血虚有热，用逍遥散加山茱萸治之而愈。后有痰作渴，或小便不调，或头晕、白带，用六味而安。琇按：五十之年，经宜止矣。此不当在经水血虚之门。或五字乃四字讹耳。

一妇人月经不调，晡热内热，饮食少思，肌体消瘦，小便频数。或用清热生血之剂，月经不行，四肢浮肿，小便淋沥。朝用金匮加减肾气丸，夕用归脾汤，渐愈。又用八珍汤，两月痊愈。

陆养愚治董龙山夫人，胸膈不舒，大便不实，或时去血，或时去积。经期或先或后，或多或少，参差作痛，养血健脾俱不效。饮食既少，肌肉亦瘦，晚不能食，食则饱胀，不能安卧。脉之沉弦而滑，右关尤甚。曰：沉为气滞，弦为留饮，滑为痰凝，经之不调，便之不实，腹之胀痛，皆痰积为之也。乃合清气化痰丸，二陈汤送下，数剂，大便去痰积若干，遂不胀不疼。改用六君子汤数剂，而大便坚。后以调气养荣汤间服，经调而孕。

施凤岗室人，素嗜五辛，三孕皆不育。年三十，即月事不行，将及二载。胸腹作痛，行走无定，或数日一发，或一日二三发。服养血、行血之药，身体时热，肌肤渐瘦。或谓补血不补气，无阳则独阴不生，用参、芪、白术、肉桂、芎、归数剂，痰中见血，便燥兼血。脉之两手举按皆数，左关散而弦，右关数而实，两尺数而沉涩。曰：此血虚不待言，然脉症皆火象也。惟清其热，则血得所养，而经自行矣。或谓：寒则凝，热则行，今以清火疗血闭何也？曰：寒凝热行者，盖谓无大病者言之也。《经》不云乎二阳之病发心脾，有不得隐曲，女子不月，其传为风消，传为息贲者死。王太仆曰：二阳，胃与大肠也。二经有热，心脾受之，以致消肌烁肉，上气喘逆。今病者素嗜辛辣，岂非肠胃有热乎？今已移之心脾，月久不行，肌肉消削，是传为风消。幸不喘咳，未至息贲耳。复投温热，是抱薪救火。《经》所谓赞其复，翼其胜生也。法当先清脾胃积热，使心气下降，续以养血滋阴济之，则水泉通而流不绝也。用三黄汤加山栀、丹皮、生地、白芍，十剂痰红便血俱减。更以前方加芎、归，十剂而月事通矣。后以六

味丸料，加知、柏、紫河车一具，服之即孕。

陆祖愚治吴君采室，平日血虚有火，生一女，已七岁，不再孕。忽经候两月不行，以为孕也。偶胸腹不快，投安胎养血之剂，反小肚作痛，经行如崩，去血多而痛不止，足膝逆冷，气短奄奄。或以为小产，用芎、归、元胡、姜、桂等，血不止而痛愈甚，咽喉燥痛，吞吐有妨。脉之，沉细而实，按之有力。用炒莲、白芍、丹皮、花粉、当归、炒栀、楂肉、阿胶，煎，令徐徐吞下。次早，喉腹之痛俱愈，足膝反温暖。后用归、芍、参、苓、地黄、丹皮、木香，以行其滞而渐愈。

一妇经后凝血成块在左，泄泻不止，完谷不化，血块暴下如注，臭秽难堪。经候不调，脾胃因而下损。且经漏不止，前阴之气血已脱。泄泻不止，后阴之气血下陷。总是热症，而下焦久脱，亦化于寒矣，泻寒以热，泻湿以燥，宜大升大举，以助肝木生发升长。遂以柴胡、升麻各五分，炙草、陈皮、归身、黄芪各一钱，人参、神曲各钱半，白术二钱，黄芩少许，进二帖。水煎，热服而愈。

一妇经水不调，未来先痛，行后又痛。用人参、炙草、川芎、肉桂、丹皮（酒洗）各五钱，白术、茯苓各一两半，当归（酒洗）、白芍（酒炒）、益母草（酒洗蜜拌）各一两，白芷、木香各三钱，糊丸。

一妇经前作痛，且有白带，用十全大补汤、元胡索、益母草、木香而安。

张路玉治薛氏妇，每经行必先作泻二三日。其脉左关尺弦细如丝，右关上小快而滑。服姜、桂、萸、附，则大渴泄泻转剧。服苓、泽、车前，则目暗如盲。此肝血虚寒，而脾胃有伏火也。俟经将行作泻时，朝用理中加黄连作汤，服五六剂，暮与加减八味丸，加紫石英作丸，常服。不终剂而数年之疾顿除。

立斋治一妇人晡热，肢体瘦倦，食少无味，月经不行，或鼻衄，或血崩，半载矣。或用顺气、清热、止血等剂不应，更加寒热，且时欲作呕。此为郁怒亏损，脾胃虚火，错经妄行而然耳。遂朝用补中益气汤，夕用六味地黄丸，各数帖，半载而痊。

一妇人素沉静，晡热内热，月经不调。后每一二月，或齿缝、或舌下、或咽间出血碗许，如此年余。服清热凉血、调理之药益甚。此肝脾气郁，血热上行，先用加味归脾汤，后用加味逍遥散，摄血归源，而经自调，前症顿愈。

陈自明治一妇人，月经过期不至，腹内作痛。服破血行气之剂不效。与神仙追毒丸一粒，服之而瘥。（方见蛊门。）

立斋治一妇人因经水多，服涩药止之，致腹作痛。以失笑散二服而瘥。五灵脂、蒲黄俱炒，等分，每服二三钱，醋一合熬成膏，入水一盏煎七分，食前热服。又用加味逍遥散，数剂而经调。

妇人经水不调，两月一至，或三月一至，四肢微肿，饮食少思，日晡发热。此脾土气血皆虚也。须先用壮脾胃、养气血之剂。饮食进，则浮肿自消；气血充，则经自调矣。彼以为缓，乃用峻剂，先通月经，果腹疼泻不止，致遍身浮肿，饮食愈少，殁于木旺之月。

褚氏云：月水不通，久则血结于内生块，变为血瘕，亦作血癥。血水相并，壅塞不通，脾胃虚弱，变为水肿。所以然者，脾候身之肌肉，象于土，土主克于水，水血既并，脾气衰弱，不能克消，致水气流溢，浸渍肌肉，故肿满也。观此，岂宜用克伐之剂？

有女人月事退出，皆作禽兽之形，欲来伤人，先将绵塞阴户，乃顿服没药末一两，白汤调下，即愈。《奇疾方》

朱丹溪治一妇人，积痰经不行，夜则谵妄。以瓜蒌子一钱，黄连半钱，吴茱萸十粒，桃仁五个，红曲末些少，砂仁三钱，山楂一钱，上末之，以生姜研炊饼丸。《治法》

一妇人阴虚，经脉不通，小便短涩，身体疼痛。以四物汤加苍术、牛膝、陈皮、生甘草。又用苍莎丸加苍耳、酒芍为丸，煎前汤送下。《治法》

一妇人两月经不行，腹痛发热，但行血凉血，经行自愈。用四物汤加黄芩、红花、桃仁、香附、元胡索之类。《治法》

一妇人寡居，经事久不行，腹满少食，小腹时痛，形弱身热。当归（酒浸）、熟地（姜炒）、香附各一钱，白芍、川芎、陈皮各七分半，黄柏（炒）、知母（炒）、厚朴（姜制）、元胡索各半钱，白术二钱，生甘草、大腹皮各三钱，红花豆（酒浸）、桃仁各九个，上㕮咀，水煎。《治法》

陈良甫治罗姓女人，每遇经行时，则脐与小腹下痛不可忍，服药无效。以桂枝桃仁汤愈。自后再发，一

投而瘥。桂枝、白芍、生地黄各二钱，桃仁七枚（去皮尖），甘草一钱，姜水煎。《大全良方》

立斋治一妇人性沉多虑，月经不行，胸满少食，或作胀，或吞酸。以为中气虚寒，用补中益气加砂仁、香附、煨姜，二剂胸膈和而饮食进。更以六君加芎、归、贝母、桔梗、生姜、大枣，数剂，脾胃健而经自调矣。

一妇人因怒伤，不思饮食，发热倦息，骨肉酸疼赢瘦，面黄，经水积渐不行，颈间结核。以逍遥散、八珍汤治之，少可。彼自误服水蛭等药，血气愈虚，遂致不起。良甫云：忧愁思虑则伤心，心伤则血逆竭。血逆竭则神色先散，而月水闭。火既受病，不能荣养其子，故不嗜食。子虚则金气亏，故咳。咳则水气绝，木气不充，故四肢干。又云：经候微少，渐渐不通，手足骨肉烦痛，日渐赢瘦，潮热，其脉微数。此由气虚血弱，阳往乘之，少水不能减盛火，故火逼水涸亡津液。当养血益阴，用柏子丸、泽兰汤为主，勿遽通之。

钱国宾曰：吴江黄启元妻刘氏，生平洁净，自十七行经，每年一度，生二子一女。又武林陈氏媳，每季行经一次，七年方受一胎，生二子二女。皆尝诊治之，此发禀赋之异，非按月而行之。

徐孟阳母叶氏，八九经仍不断，体厚无病，然甚忧之，以问钱。钱曰：经云阴生于阳，阳之数七，故妇人七七经断无子。汝母禀厚之极，经出理之外矣。后寿至九九而终。（雄按：余治许培之大母，年逾七秩，沉水仍行，亦血气充盈，而非病也。后寿亦愈大耆。）

钱国宾云：余游兰溪，时逢端阳。友人宴于花园，谈及邑中篾匠孙二之妻，年三十，生四子一女，自来无经。余以戏言未信。适妇货篮至，客皆笑曰：此妇是也。余即问之。妇云：不知经为何物。夫妇人经候，经者常也，候者，候一月之阴阳也。若潮候应乎天时，真气相与流通，所以女子二七天癸至，月水如期。凡女人受孕经止者，平日所生气血，以养积而为经，血热则经早，血少则经迟，血盛则七七仍经，血衰则五七外经止，受孕则所生气血皆以养胎。胎生血上为乳，乳止血下为经，元门采真，返经为乳两说，则经乳一耳。经本于肾，旺于冲任二脉，冲为血海，任为胞胎。此妇无经者，乃冲脉与人禀赋不同，任脉与人，乳子则一样。《素问》曰：人心偏则作事不定，人之下眼眶窄则胆小，五脏各有禀赋外候，以此理推自明。（尝观书云：

人之道根深厚者，其元关坚固。男子则不易输泄，女子则月事不行。此皆久修苦炼之徒，功行未成，复生人道，而仗宿世修养之力，故禀赋之厚，不与常人同。此说最为有理。钱公反复说，究未指明其所以然，殊为可笑。）

蒋仲芳治姚生妇，年二十五，其月事或半年，或三月，方得一至，温补调治二载转剧。诊之脉来微涩，外症口干唇燥，手足心热。曰：后期古法主寒，然其兼症热也。因热耗血，血少，故后期耳。遂用大剂生地、当归为主，佐以条芩、山栀、白芍、川芎、丹皮、泽兰、知母、鳖甲，六剂后则经准，一月后而孕矣。（雄按：古法难执，岂经迟一证为然乎？医者宜究心焉。）

魏玉横曰：徐德滋女，年近二十，素有胁痛肝病，常时月事先期而至，近忽逾数日。脉之两关躁疾，两寸上溢，察其面有如疹者数十点，其色或青或紫，询其身亦有，至舌上亦有数点，绝类阳气热症。然并无头痛寒热，且能进饭二瓯，良由肝火内炽、上乘肺胃而然。与生地、杞子、麦冬、丹皮、山栀、当归、白芍、甘草、元参令服一剂。次日哺后始至，见其偃卧，上半俯着床沿，呕血盆许。询之则自巳脾血出如涌，既而心下若有一块上攻，故必偃伏，以床沿抵住稍可，否则上顶闷绝。脉之若有若无。意其经水过期，乘肝火上逆而出，即俗之倒经是也。然其急暴如此，兼之地气上攻，其症危矣。非大剂纯阴，何以挽回。与熟地二两、杞子一两，令连进二服。服下即能仰卧，血止脉回。次日忽咳嗽无痰，此肺金燥而肝火未平也。前方减半，加麦冬、沙参、生地，八剂而愈。愈后面上之疹乃消，舌上之疹，褪下如痘靥云。又顾下周内人失血，奄奄垂毙，亦以前药数剂而愈。（雄按：水火风皆地气也，姜、附、白通治地中水气上逆，以阳刚之品，扫除浊阴也。此症风动火升，故以纯阴之品镇息为治也。）

范氏女年及笄矣，忽病夜卧小便自遗，晨起昏昏如醉，神气与人了不相当，晡后渐清爽，皮肤瘾疹，胸膈迷闷，食亦少，初起觉咽痛头晕，已十余日矣。诊之脉弦小而数。此属血虚火盛。询其天癸云何，则自前月大行，去血甚多，至七日乃已。谓为肝木过盛，克脾侮胃乘肺而然。克脾则脾不摄血，故经水去多，侮胃则胃之络溢，故胀闷食减，乘肺则肺热，故瘾疹咽痛。又肝藏魂，肺藏魄，二脏不和，是以小便自遗，而神气昧也。

与生地、杞子、羚羊角、黑山栀、麦冬、萎仁、黄连、丹皮、沙参、牛蒡之属，出入加减，六帖而安。后经水数月不行，则以前者去血过多也。仍用生地、杞子、当归、白芍、丹皮、麦冬，少加红花，八剂而月事下。（《续名医类案》）

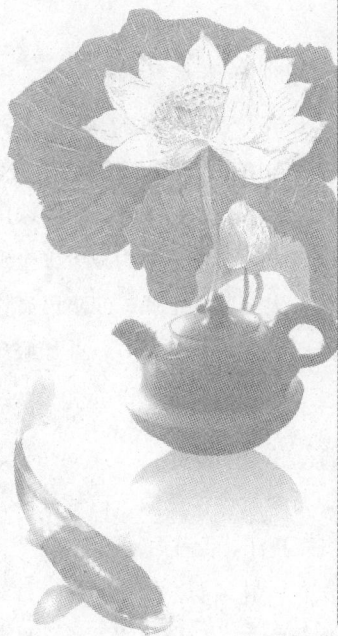

带下病证 ▶▶▶

带 下

刘奉五医案

○ 李某，女，27岁，门诊简易病历。

初诊日期：1975年12月25日。

主诉：阴道经常流血性黏液已数年。

现病史：患者数年来阴道经常有血性黏液，自认为是带经日久，月经周期提前，经后血量少挟白带黏稠物，有时心慌气短，平时倦怠乏力，纳食不香，本次月经12月7日（提前10天），行经11天。曾经按湿热治疗未效。

舌象：舌质淡红。

脉象：细缓。

西医诊断：阴道出血待查，疑诊为宫颈息肉。

辨证：脾虚湿盛，热蕴血分（赤带）。

治法：健脾除湿，解热化带。

方药：

炒荆芥穗9克，柴胡6克，藁本9克，山药15克，焦白术12克，莲肉12克，椿根白皮12克，川断12克，乌贼骨12克，牛膝9克。

治疗经过：12月30日，本方服6剂后赤带已除，再给原方7剂以巩固疗效。（《中医当代妇科八大家》）

罗元恺医案

○ 余某，女，32岁，搬运工人。

初诊日期：1975年5月21日。

患者服长效避孕药已一年，近月来白带增多为水样。胃纳差，口淡，睡眠欠佳，尿量减少，大便两天一次，面部色素沉着明显，舌淡白，唇色亦淡，脉沉滑略弦。

辨证：脾肾虚损带下。

治法：健脾固肾，收敛止带。

方药：

菟丝子25克，白术15克，炙甘草10克，白芍10克，海螵蛸15克，白芷10克，岗稔根30克。4剂。

5月28日二诊：服药后带下较前大减，胃纳增进，面部色素沉着亦减轻，睡眠仍欠佳，尿正常，舌淡红，苔薄微黄，脉细滑。药已见效，按法照上方加首乌20克，续服6剂后，白带已净。（《罗元恺医著选》）

施今墨医案

○ 曲某某，女，69岁。

天癸已断20年，近岁带下日甚，时红时白，经年不绝，颇以为苦。腰酸楚，全身乏力，大便结，小便失禁，食少，睡不安。舌苔滑白，六脉濡弱。

辨证立法：年将七旬，脉现濡弱，气血虚损之象；任脉主胞胎，其为病，带下瘕聚。更年期后时患带下者，任脉不充之故耳。腰为肾府，肾司二便，肾气虚则腰酸楚而二便失常，拟补肾固气养血法为治。

方药：

砂仁5克，川杜仲10克，五味子5克，大熟地10克，川续断10克，五倍子5克，覆盆子10克，益智仁5克，山萸肉12克，炒远志10克，鹿角胶6克，米党参10克，桑螵蛸10克，生白果12枚，炙甘草3克，阿胶珠10克。

二诊：服药十剂，带下大为减少，全身亦感有力，小便失禁好转，大便则尚干燥，年事已高，气血非一时可恢复。服药既效，可作常用方，并加服参茸卫生丸，每日1丸服之。

○ 师某某，女，27岁。

两年来，月经量少，色淡，白带甚多，腿疼足肿，食欲不振，气短自汗。舌苔白，脉细弱。

辨证立法：六脉细弱，气血不足，月经量少，职是之故。气虚提摄无力，白带绵绵不绝，易汗气短。因之而生。肾阳不振，水不化气，而致跗肿，血不荣筋，经脉不充而现腿疼。拟调理气血、补中通阳法治之。

方药：

桂枝5克，砂仁5克，嫩桑枝15克，杭白芍10克，细辛1.5克，桑寄生15克，米党参10克，大熟地10克，野于术5克，当归身10克，炙黄芪12克，益智仁5克，五味子3克，宣木瓜10克，白薏仁12克，炙甘草3克，炒远志10克。

二诊：服药四剂，诸症均有所减轻，但非显效，病已两年，气血双亏，绝非数剂可愈。前方去桑枝、桑寄生，加功劳叶10克、金狗脊15克，再服10剂。

三诊：前方服十二剂，精神渐旺，白带大减，月经尚未及期，然腿痛足肿均效，气短自汗亦好，仍遵前方加力。

方药：

桂枝5克，米党参10克，砂仁5克，杭白芍10克，当归身10克，大熟地10克，炙黄芪12克，川附片5克，野于术5克，益智仁5克，汉防己10克，功劳叶12克，宣木瓜6克，炙甘草3克。

四诊：服药八剂，期间月经已来，量较多，色亦鲜，白带甚少，食欲增强，腿已不痛，足肿亦消，前方可以常服。（《施今墨临床经验集》）

庞泮池医案

○乌某，女，36岁。

初诊：1977年7月12日。

剖腹产产后38天，腹痛腹胀，恶露甚少，黄白带下黏稠而腥，经外院诊断为子宫内膜炎，曾服用四环素、红霉素，并注射麦角及催产素等治疗，疗效不显，脉细数，苔薄白腻，边尖红。

辨证：产后气血两亏，邪气湿毒乘虚而入，阻滞下焦，气机失畅。

治法：益气养血，以固其本；清热解毒，以祛其邪；化瘀生新，复其胞宫。

方药：

党参9克，当归9克，川芎9克，甘草3克，白术9克，银花9克，红藤15克，败酱草15克，苡米仁9克，桃仁9克，赤白芍各9克，生地12克，益母草30克。5剂。

二诊（1977年7月18日）：带下减少，腹痛亦瘥，腰酸，脉左细数，右弦滑，苔薄腻。湿毒瘀热未清，流注带脉，仍以清解湿毒、化瘀生新。

方药：

银花9克，连翘15克，红藤30克，败酱草30克，苡米仁9克，桃仁9克，党参9克，赤芍9克，丹皮9克，当归9克，川芎9克，炮姜3克，益母草15克。5剂。

三诊（1977年7月25日）：服药10剂，黄白黏物大减，腹痛显缓，腰仍酸，脉小滑带数，苔薄腻。湿毒瘀露，减而未净，仍宗前法。但病久肾气受损，增以益肾。

方药：

党参9克，当归9克，白术9克，白芍9克，陈皮6克，川芎9克，炮姜9克，黄芩9克，败酱草30克，苡米仁9克，桃仁9克，丹皮9克，川断9克，桑寄生9克。7剂。

四诊（1977年8月2日）：恶露已净，少腹亦舒，但大便溏薄，日行三次，脉细，苔薄腻。治宗前法，以善其后。原方加淮山药9克。10剂。（《近现代二十五位中医名家妇科经验》）

丁甘仁医案

○血室有热，脾弱生湿，带下夹红，经事超前，大腹作胀，腑行燥结，头眩内热。宜养血清热，化湿束带。

阿胶珠钱半，白归身钱半，生白芍二钱，生地炭三钱，朱茯神三钱，炙远志一钱，炒枣仁三钱，象贝母三钱，左牡蛎四钱，光杏仁三钱，乌贼骨三钱，贯众炭三钱，炒黑荆芥炭一钱，炒竹茹钱半。

二诊：带下夹红已止，纳谷减少，内热苔黄，血虚有热，脾虚有湿。仍宜养血清热，化湿束带。

阿胶珠钱半，朱茯神三钱，生地炭三钱，黄柏炭钱半，生白芍钱半，生苡仁三钱，白归身二钱，怀山药三钱，乌贼骨三钱，广橘白一钱，厚杜仲三钱，生熟谷芽各三钱，藕节二枚。

○营血亏，肝火旺，挟湿热入扰带脉，带下赤白，头眩腰酸。与养肝化湿束带。

白归身二钱，云茯苓三钱，厚杜仲二钱，鲜藕（切片）二两，生苡仁四钱，乌贼骨三钱，生白芍二钱，嫩白薇一钱五分，川断肉二钱，黄柏炭八分，粉丹皮一钱五分，福泽泻一钱五分，生白术三钱，震灵丹（包）三钱。

复诊：赤白带下，已见轻减。经事超前，营阴不足，肝火有余，冲任不调。再拟养血柔肝，而调奇经。

前方去白薇，加炙鳖甲三钱。

○血虚肝火内炽，脾虚湿热入于带脉，带下绵绵，赤白相杂。宜养血清热，崇土束带。

白归身二钱，赤白芍各二钱，生地炭三钱，云茯苓三钱，生白术二钱，怀山药三钱，乌贼骨三钱，生苡仁四钱，黄柏炭一钱，粉草薢三钱，藕节炭三枚。（《丁甘仁医案》）

○ 痰饮逗留肺络，咳嗽已久，入夜更甚，带下绵绵，下部患疡痒痛。此脾肾本亏、湿热下注也，宜标本同治。

炙白苏子钱半，光杏仁三钱，象贝母三钱，云茯苓三钱，炙远志一钱，炙款冬钱半，生苡仁四钱，乌贼骨三钱，北秫米（包）三钱，怀山药三钱，冬瓜子、皮各三钱，核桃肉（去紫衣）二枚。

洗方：

地肤子三钱，豨莶草三钱，白藓皮三钱，苦参片钱半，六一散（包）三钱。

煎水洗痒处。

另用八宝月华丹掺疡上。

○ 洪某，湿热宿瘀留恋下焦，膀胱宣化失司，经事行而复止，带下混浊，少腹作痛。宜祛瘀化湿，滋肾通关。

紫丹参二钱，茺蔚子三钱，清水豆卷四钱，赤茯苓三钱，金铃子二钱，延胡索一钱，杜红花八分，绛通草八分（两头尖包）钱半，青橘叶钱半，京赤芍二钱，通天草钱半，滋肾通关丸钱半（包煎）。（《丁甘仁医案续编》）

何少山医案

○ 陆某某，女，42岁。

人工流产后2月内，阴道流血，量多如崩四次。在第四次大出血时行刮宫术后，出血控制，诊断为：胎盘残留感染引起盆腔炎。二年来曾经多处治疗，就诊时诉：经前后腹正中痛，两侧腰骶痛，动则痛甚，带下赤白，绵绵不断。月经超前，一月二行，且延日不净（8～10天），面部色素沉着，全身浮肿，午后潮热，纳差，神疲，卧床不起。舌质黯红紫痕，苔白，脉弦细数。

辨证：胞络损伤，肝郁化火，冲任失守。

治法：凉血清肝，活血祛瘀。

方药：

七叶一枝花、蒲公英、细生地、豨莶草各12克，当归、赤芍、土茯苓、地骨皮、丹皮各9克，鸡血藤15克，

参三七2.1克，红藤30克。

服10余剂后，诸症明显减轻，经过2个月余的治疗，经汛渐趋正常，量小渐少，肿退，热除，体力恢复。以后仍服原方，一年后随访，经汛恢复正常。（《近现代二十五位中医名家妇科经验》）

王渭川医案

○ 徐某，女，32岁。

症状：体素虚弱，妊娠9月，行将分娩，忽发腰酸痛，带下如注，量多如崩，气虚欲脱，腹胀痛，食欲不振。

脉：沉迟。

舌：质正常，苔薄白。

辨证：脾肾两虚，冲任不固。

治法：补气固中，健脾益肾。

方药：

潞党参60克，生箭芪60克，桑寄生15克，菟丝子15克，鹿角胶15克，茯苓9克，厚朴9克，杜仲9克，蔻仁12克，扁豆12克，枸杞12克，桂圆肉30克，首乌24克。

疗效：上方连服15剂后复诊，精神恢复，饮食增进。带下极微，津津自润，界期平安分娩。（《中医当代妇科八大家》）

宋光济医案

○ 吴某某，18岁。

1978年11月2日初诊：室女月经不调，量少，渐至3月未转。近来头昏纳少，精神疲倦，白带多而稀，脉细，苔薄白。

治法：先调脾胃，化湿止带。

方药：

米炒党参、焦冬术、焦谷芽、茯神、炒当归、焦白芍各9克，炒淮山、鸡冠花、芡实、煅海螵蛸各12克，夜交藤15克，川芎、柴胡各3克。5剂。

二诊（11月9日）：带下减，腰酸头晕，脉细苔薄。拟健脾滋肾，养血调经。

方药：

西党参、炒冬术、焦谷芽、当归、泽兰、丹参、仙灵脾各9克，鸡血藤12克，桃仁6克，陈皮3克。5剂。

三诊（11月27日）：前方服后带下已瘥，胃纳亦开，经水仍未转，脉细带弦，舌有红点，苔薄。

治法：调气养血，佐以通经。

方药：

炒当归、赤芍、川楝子、桃仁、鸡血藤、泽兰、制香附、仙灵脾、肉苁蓉各9克，丹参12克，苏术、丹皮各6克。5剂。药后经水即转，后因他疾来诊。询知月事一直正常。（《近现代二十五位中医名家妇科经验》）

朱小南医案

○ 沃某，48岁，已婚。

初诊：1959年12月。

经水偏早，近几月来有黄白色带下，连绵不断，腰酸神疲。最近带下增多，质黏，色黄白，有腥味，纳呆，切脉细濡而稍数，舌质淡、苔薄白。

辨证：脾虚肾亏，湿热内蕴。

治法：补脾肾、清湿热法。

方药：

焦白术9克，茯苓9克，菟丝子9克，蛇床子12克，盐水炒黄柏9克，青蒿6克，鸡冠花9克，石莲肉9克，白槿花9克，墓头回9克。

复诊：上方服数剂后，带下已大好，不仅量渐减少，且气味亦减，胃口稍开，惟仍有腰酸肢软，久带后脾肾两亏，非调补两脏，清解余邪，不能收功。处方以培补先后二天，并清带余邪为旨。

川断9克，狗脊9克，巴戟天9克，党参3克，焦白术6克，茯苓9克，陈皮6克，盐水炒川柏9克，蛇床子12克，薏苡仁12克。（《中医当代妇科八大家》）

陆正斋医案

○ 汤某某，女，50岁。

带下色黄，下部痒痛，周身亦瘙痒难忍，口苦，胁痛。

带皮苓9克，焦山栀4.5克，黄郁金3克，福泽泻6克，粉丹皮4.5克，金铃子4.5克，生牡蛎15克，苦黄柏4.5克，龙胆草4.5克，生甘草1.5克，车前子（包）9克。

○ 王某某，女，23岁。

经漏甫止，带黄，溲痛，拟方通摄并施。

炒小蓟6克，黑山栀6克，丹皮参各6克，当归身6克，生地黄8克，炒蒲黄3克，细木通6克，椿根皮9克，生牡蛎15克，车前子9克（包），沙苑子9克。

○ 张某某，女。

带浊，食少，头晕不支，腰酸如折。其责在脾，肝肾左右之。

土炒白术4.5克，广橘皮5克，春砂仁2.5克，法半夏4.5克，赤茯苓9克，当归身6克，炒白芍6克，沙苑子9克，川杜仲9克，芡实米9克，煅龙牡各12克。

○ 周某某，女，48岁。

停经数月，带下如注，少腹坠胀，时或瘕块攒动，汗多肢冷，麻瞀舌寒，奇经损伤显然矣。食少，苔腻。奈何生化之源告竭，颇感棘手。

当归身4克，吴萸水炒白芍10克，广橘皮8克，朱茯神10克，半夏曲4克，左牡蛎24克，建泽泻8克，菟丝子10克，沙苑子10克，炒枳壳5克，台乌药6克，土炒白术5克。

二诊：药后已能进食薄糜，苔腻渐化，中土生化已见转机，着力通补奇经为要。

鹿角霜10克，菟丝子10克，当归身4克，熟地炭10克，淡苁蓉10克，朱茯神10克，沙苑子（盐水炒）10克，甘杞子10克，炙玄武板18克，阿胶（蛤粉炒）4克，茺蔚子8克，白莲须3克，淡菜（洗）9克，二陈丸（分吞）6克。

○ 崔某某，女，28岁。

胎中呕恶颇甚，产后食欲不振，带下绵白，面黄足肿，便溏，腹微胀痛，苔薄，脉濡。

辨证：脾虚湿胜，气机不利。

治法：首理脾，次调气，此寻常之法也。

白术（土炒）6克，带皮苓10克，炒苡仁10克，福泽泻6克，当归6克，抚川芎3克，佩兰梗3克，香橼皮3克，广橘皮3克，炒谷芽10克，车前子10克。（《陆正斋医疗经验》）

叶熙春医案

○ 王，女，37岁。

带下青色，腥臭稠黏，头胀目眩，口苦胁痛，脉来弦数，舌质红，苔黄腻。

辨证：肝经湿火下注。

治法：泻厥阴之火，化膀胱之湿。

方药：

龙胆草6克，黑栀9克，炒白芍9克，生甘草3克，黄芩4.5克，青陈皮各3克，茯苓12克，绵茵陈15克，柴胡4.5克，川草薢9克，炙白鸡冠花12克。

三诊：带下不多，胁痛间或有之，脉弦，苔薄黄。再拟疏肝和营，兼清余热。

炒柴胡4.5克，丹皮4.5克，黑山栀9克，当归9克，制苍术4.5克，茯苓12克，炒白芍6克，甘草2.4克，薄荷纯梗4.5克，郁金6克，炙白鸡冠花12克。（《叶熙春医案》）

○诸葛，女，四十六岁。十月。兰溪。

去秋以来，白带清稀，绵绵不已，面色苍白，形寒肢冷，腰背酸坠，大便溏薄，舌淡红，苔薄白，脉见沉细。

辨证：脾肾虚寒，带脉失约。

治法：温补固摄。

方药：

鹿角胶5克，制巴戟9克，菟丝饼9克，清炙黄芪9克，米炒上潞参9克，煅牡蛎18克，生龙骨9克，淡附块9克，潼蒺藜9克，炙陈皮5克，茯苓12克，桂心2.4克（上诸药研粉饭和丸，吞）。

二诊：腰酸背痛减轻，白带亦少，大便已不溏薄。前方既有效机，原意毋庸更改。

鹿角胶5克，淡苁蓉6克，菟丝饼6克，制巴戟9克，清炙黄芪9克，淡熟附块9克，米炒上潞参9克，煨益智仁6克，炒杜仲9克，茯苓12克，陈皮5克，米炒怀山药9克。

三诊：带净，腰酸已除，四肢亦暖，嘱服内补丸每日6克（吞）。

○沈，女，38岁。宁波。

带下黄稠，胸腹闷胀，食无馨味，神倦乏力，腰膂酸楚，小溲赤热，脉滑苔黄。

辨证：脾虚不能运湿，湿蕴化热，下注成带。

治法：清热化湿。

方药：

制苍术6克，猪苓6克，淡竹叶8克，制川柏5克，飞滑石9克（包），草薢9克，赤白苓各9克，炒苡仁9克，甘草梢5克，炙白鸡冠花15克，炙新会皮6克。

二诊：前方服后，带下显减，腰膂酸楚，胸腹胀闷，均不若前甚。使服二妙丸，每日9克，淡盐汤吞送。

○马，女，32岁。

冲任失调，每次经行愆期，湿火下注，带下赤白，腰酸两腿重滞，食少，神倦乏力，脉象弦滑，舌苔薄黄。二妙散加味。

炒苍术6克，炒黄柏5克，飞滑石9克（包），炙樗白皮9克，赤苓12克，川草薢9克，苡仁12克，炙海螵蛸12克，炒赤芍6克，炙地榆9克，炙侧柏叶9克，丹皮6克。

二诊：带下赤白已除，腰酸腿重不若前甚。胃气渐振，原法加减。

炒苍术6克，炒于术6克，炒丹参9克，炒芡实12克，炒苡仁12克，炒白芍6克，炙地榆9克，川草薢9克，赤苓9克，新会皮6克，炒当归9克。（《叶熙春专辑》）

周兰若医案

○吴某，35岁，职工。

素嗜辛辣，房室不节，以致形肉日消，迩日易怒，咽痒干咳，入夜少睡，多梦纷纭，心悸惊惕，赤白带下，头晕腰酸，便艰，溲赤，舌质红，苔白糙，切脉二尺沉细，寸关弦数。

女贞子、旱莲草、麦冬、远志、金樱子各9克，阿胶、茯神、生地、杞子各12克，黄连1.8克，莲肉15克，鸡子黄1枚。5剂。

嘱忌辛辣，禁房事。

复诊：带净，寐安，惟腰膂仍感酸楚。上方去黄连，加川断9克。继投六剂，所患诸恙尽瘳。[江苏中医，1965，（8）]

王芹生医案

○张某，肝燥血虚，气机失调。干呕嗳气，且少腹作痛，赤白带下，食入乏味。舌白胖。以和中调气治之。

焦白术9克，旋覆花4.5克，生白芍9克，煨木香2.4克，云苓15克，当归身6克，生石决明18克，代赭石12克，绿梅花3克，厚杜仲12克，竹茹4.5克（沉香0.9克拌炒），橘叶4.5克，陈皮4.5克，佛手4.5克。[上海中医药杂志，1963，（8）]

朱小南医案

○胡某，38岁，已婚。

初诊（6月23日）：曾生三胎，小产两次。1963年2月间第二次小产后，发热四月余未退，经医院注射抗菌素治疗无效。刻下胸闷潮热，腰酸肢楚，精力疲乏，带下似脓，有秽味，并时带红。经检查为盆腔炎，据述此次小产后即行避孕，月经三个月未来，小腹隐痛，阴道流出脓汁带有臭味，小便中亦混有血丝，口干潮热。脉细数，舌苔薄黄。

辨证：湿热内蕴，阴虚火旺。

治法：养阴清热。

方药：

鲜生地30克，红藤15克，川柏9克，知母9克，甘草梢4.5克，淮山药9克，丹皮9克，茯苓9克，山萸肉9克，椿根皮12克。

复诊：上方加减，自9月底至10月15日，服用半月后，潮热消失，秽带减少，尿血亦止，腹部已感轻快，惟尚感精神疲惫，大便燥结不畅。

治法：健脾固肾，兼清余邪。

黄芪9克，白术6克，陈皮6克，生地12克，菟丝饼9克，山萸肉9克，苁蓉9克，黄柏9克，茯苓9克，白槿花9克，甘草梢4.5克。（《上海老中医经验选编》）

张寿颐医案

○ 营阴久虚，肝气横逆，胃纳知饥而碍于运化，汛期转为带下。此奇经暗伤，不能化赤也。舌滑而光，夜寐不酣，目花耳鸣，无一非阴虚阳扰。先宜滋填潜阳，非可旦夕近效。

潞党参6克，枣仁泥6克，生淮山药9克，制白术4.5克，沙苑蒺藜6克，金钗斛6克，旱莲草9克，净萸肉6克，生鸡内金4.5克，朱茯神4.5克，生石决明9克，西藏青果2.4克（打），带壳春砂仁1.8克。（《张山雷专辑》）

周小农医案

○ 口腻胃呆，内热，带下如崩，日必易裤三次，足重无力。脉濡，苔白。脾虚湿蕴，带脉不固，宜丸以缓调。于术三两，茯苓三两，牡蛎三两，山药三两，石莲一两五钱，芡实二两，狗脊二两，川断一两五钱，樗白皮二两，墓头回五两，丹皮一两，白果肉三两，薏仁二两，扁豆花一两五钱，黄柏一两五钱，豆腐饭滞四两，菟丝子二两，砂仁一两，鸡内金二两，制苍术一两，研末山药粉糊丸。早晚服三钱。竟愈。

○ 口渴不止，烦懑，心中空虚，带下如泔。按其脉弦数，见其舌无苔光剥，以为阴液大耗大征，当有造因。再三询问，方述向有瘰疬，某医录予芋艿丸一方，以生者数斤为丸，服数月后，胸中如刮，口渴夜甚，且带浊异常之多。因思生芋辛辣麻口，亦伤气液，是必肠胃津液一齐剥蚀，以致由孔窍而泄，如膏如泔，其消耗之酷可知。嘱急停服芋艿丸，疏方金石斛、大麦冬、元参、生地、玉竹、知母、竹茹、花粉、白芍、梨肉、芦根。服三剂，口渴渐愈，苔即重生，惟带浊犹未全已。询其瘰疬，毫未消去。本病未驱，旁症蜂起，抑亦授方者之不及料耳。

○ 前有小产，症患带下溲频而已。所以紧胞胎者，带脉也；带脉解，子宫下，则胎堕。夫带脉起于少腹之侧，季胁之下，环身一周，络腰而过，如束带然。平日带多则液耗，脉虚则腰酸，阴亏阳僭，头晕以之。矧冲任二脉流于气街，皆归于带脉，冲气上逆，似乎干咳，以夜甚者，非六气之外袭也。阴阳维紧之脉牵连而病，则内热生焉。合之脉象濡小，重按无力，而左部更弱，是肝肾精血既亏，奇经病证显然。且苔少胃薄，生化之源亦衰。拟长服丸方以调摄焉。冬虫夏草、苁蓉、归身、白芍、紫石英（醋煅水飞）、大生地、首乌、沙苑、杞子、菟丝、牡蛎、杜仲、狗脊、丹皮、五味、白薇、茯苓、山药、山萸肉、芡实、乌贼骨，研末；用阿胶、龟板胶溶化丸。空腹盐汤下。服之应效。（《周小农医案》）

张又良医案

○ 李某，女，32岁。

带下2年余，色白有时微黄，量多，腰酸肢重，时感头胀，舌苔薄腻，脉浮濡。此为风湿入于胞宫，应祛风化湿。

方药：

防风9克，白芷9克，羌独活各6克，炒僵蚕9克，陈皮6克，焦冬术12克，薏苡仁15克，茯苓15克，蛤壳15克。

3剂后，带下大减，诸症好转。继服3剂而愈，随访1年未复发。（《现代名中医妇科绝技》）

方公溥医案

○ 曹女案。

八月三十日诊：胃纳较增，带下仍多，再与健脾养血固涩。

白当归9克，白芍药9克，制香附9克，漂冬术9克，制川芎4.5克，淮山药9克，清炙草3克，炒荆芥9克，炒竹茹9克，新会皮4.5克，香谷芽9克，花龙骨15克（打，先煎），左牡蛎24克（打，先煎）。

九月二日复诊：带下已大见减轻，胃纳亦增，脉象精神均有进步，药既应手，再与调理善后。

处方同前，除制川芎、炒竹茹。

○吴女案。

十二月十一日诊：带下颇多，头晕眼倦，腰部酸楚，四肢乏力，嗳逆时见，治当调中束带。

白当归9克，漂冬术9克，淮山药9克，炙甘草3克，白芍药9克，潞党参9克，炒竹茹9克，云茯苓9克，新会皮4.5克，炒香谷芽9克，宋半夏（打）6克，左牡蛎24克。

十二月十五日复诊：进束带调中，胃气较平，带下渐减，惟头眩、腰酸未平，再从前法出入。

处方同前，除白当归、宋半夏、云茯苓，加厚杜仲9克、嫩勾尖9克、九节菖蒲4.5克、粉萆薢9克、车前子9克。

十二月十八日三诊：腰楚、带下均见轻减，右肋下微感不适，小溲欲解不畅，湿浊下注，再进分清化浊，参以补肾固涩。

处方同前，除牡蛎、党参、勾尖、冬术、谷芽，加赤茯苓9克、白莲须6克、乌药4.5克、桑寄生9克。

○马女案。

头昏眩晕，胃纳呆钝，咳嗽痰阻，经行色滞，带下颇多。法当调经束带，佐以宣肺化痰。

全当归9克，白芍药9克，制香附9克，生甘草3克，淮山药9克，南芡实9克，赤茯苓9克，光杏仁9克，象贝母9克，香谷芽9克，新会皮4.5克，生牡蛎12克（打），车前子9克。

复诊：经行已净，带下减而未痊，头眩，腰酸，胃纳呆钝如前，再与束带调中。

处方同前，除牡蛎、香附、象贝、芡实，加漂冬术9克、软柴胡3克、炒荆芥4.5克、冬瓜仁（打碎）9克、黄柏皮4.5克。

三诊：头昏眩晕、腰部酸楚已见轻减，带下渐平，药既见效，再从前议出入。

处方同前，除光杏仁、生甘草。（《方公溥医案》）

陈尚志医案

○马某，女，28岁。1980年8月25日诊。

产后感染，经抗生素治疗症状缓而未解。带下黄白兼赤，其气臭秽，前阴坠痛，小便热赤不畅，大便秘结，少腹疼痛，腰臀酸疼，外阴灼热红肿。舌苔黄腻，脉濡滑数。

辨证：冲任虚损，湿毒下注。

治法：当祛邪为先。

方药：

龙胆草、蒲公英、地丁草、败酱草、土茯苓、黄柏、焦山栀、墓头回、制大黄、知母、车前子、苦参、椿根皮、甘草梢。

7剂后带下减少，气秽亦除，舌尖红绛、苔腻渐退，邪去阴伤，参入清滋。药用蒲公英、黄柏、甘草梢、生地、丹皮、全当归、炒白芍、怀牛膝、忍冬藤、川草薢。连服7剂，诸症明显好转。外阴红肿灼热亦退，惟食欲欠佳，再用原法，佐以健脾之品，服10余剂而愈。（《现代名中医妇科绝技》）

翟青云医案

○邑痒生步苑仙令堂，年七十余，禀纯阳之脉，脏腑多热，可知屡患病热，后因郁怒伤肝。经曰"肝藏血"，肝属木，木喜条达而恶抑郁，郁则肝叶开张，血不能藏，赤带成矣。此证自三月起九月方剧，止血之药服数十剂，殊无效。迎余诊治，诊得六脉洪大且数，肝脉弦急，余用完带汤加减治之。二帖少效，六帖痊愈。

加减完带汤：当归30克，生地30克，白芍60克，川芎10克，柴胡60克，香附15克，栀子6克，酒龙胆草10克，丹皮10克，甘草6克。

水煎服。

○北门内陈姓老媪（年六十余）案。

患白带，所下之物如稀脓，少腹疼如锥刺，饮食日减，每天午后潮热燥渴，日轻夜重，卧床半载余。利湿清热之药，服过无数，均罔效，奄奄待毙。伊子请余往诊，六脉极虚无力，幸脉神不脱，或者生机在斯。看服过之药，均系逆治，不知从治之理。

方药：

生白术45克，茯苓15克，芡实24克，薏苡仁21克，油桂10克，附子15克，炮姜12克。煎成冷服。

一帖有效，二帖腹疼去有四五。原方去附子又服八帖，诸症如失。又调养两月余，元气复旧矣。

○邑西林庄林玉升妻案。

患白带三年余，屡治不愈，迎余诊疗。诊得：脾肾脉虚而兼缓，肝脉弦劲。此因肾水不养肝木，木旺土衰，脾不传变，五谷之精不能化血，反协同脾胃湿下走膀胱，所以白滑之物时下也。治宜大补脾土，兼养肾水，水足而肝木自平，脾土无克饮食之实秀，自然化为血矣。不治白带而白带不绝者，余不信也。因制一方，名曰化带汤。

焦白术45克，茯苓30克，芡实24克，熟地18克，银杏15克，黄柏10克，黄连6克，山药18克。水煎服。此方服十六帖，诸症如失。（《湖岳村叟医案》）

章文庚医案

○王某，女，39岁。

素体肺虚，每遇劳累或外感辄易咳嗽发热，近周来带下量多，黄白相兼，气短多汗，面色少华，遍身关节酸楚不适，纳食不佳，舌淡苔薄白腻，脉濡。

辨证：肺虚卫弱，湿浊下注，渍于带脉，胞宫失洁。

治法：宣补。

方药：补肺汤合玉屏风散出入。

黄芪30克，党参、白术、茯苓、桔梗各10克，防风5克，羌活、炙紫菀、枳壳、车前子（包）各10克，薏苡仁20克，银花藤30克。服9剂诸恙悉平，续予桂枝加黄芪汤调理善后。（《现代名中医妇科绝技》）

杨兆勤医案

○李某，女，50岁，1985年9月25日就诊。

自诉带下已9年，量多而稀，如米泔水，重时如解小便，伴腰部冷痛，四肢无力，头晕，心悸。虽经治疗，病情时轻时重。辨证诊断为寒湿型带下，治以温经散寒祛湿。

取穴：主穴：次髎、白环俞。配穴：寒湿型配肾俞，湿热型配三阴交、阴陵泉。

操作方法：患者取俯卧位，穴位常规消毒后用30号2寸毫针，进针1.5寸深，使针感直达小腹或前阴部。寒湿型用平补平泻法，留针40分钟，带针加灸30分钟；湿热型用泻法，留针30分钟，加火罐5分钟。每天治疗1次，7天为1疗程，间隔3天，再行下一疗程。

按上法治疗1次后带下稍减，腰痛大为减轻，治疗3次后带下基本消失。为巩固疗效，继续治疗6次而愈。1年后复诊，未见复发。［中医研究，1988，（2）］

章次公医案

○黄带多属湿热下注，其质虽黏，却无腥臭。

粉萆薢9克，泽泻9克，云苓12克，冬葵子9克，瞿麦9克，白薇9克，三妙丸12克，小生地12克，剪芡实9克，萹蓄草9克。

另：海金沙9克、飞滑石12克，二味同泡代茶。

据其所述之情态，腹痛之原因仍是在带下，中脘之痛乃放散性。

杭白芍12克，樗白皮9克，萆薢9克，生侧柏叶18克，泽泻9克，瞿麦9克，象贝母9克，云苓18克，甘草梢4.5克。

○经后四月，腹痛而有热，洒淅恶寒，其痛得按更甚，带下频。寒热之来源，痛使然也。

桑白皮12克，生侧柏叶30克，台乌药6克，杭白芍9克，象贝母9克，苦参片9克，飞滑石12克（包），粉萆薢9克，炙乳没各4.5克，桃仁泥9克。

二诊：药后，带下减而腹痛之势杀，可见带下与痛有联系。

生苍术9克，川黄柏9克，马鞭草9克，苦参片9克，生侧柏叶30克（煎汤带水），荜澄茄9克，炙乳没各4.5克，小茴香4.5克。

据其面色，可用补剂去其带。

绵杜仲9克，玉蜀黍须15克，杭白芍9克，云茯苓9克，淮山药9克，山萸肉9克，金樱子9克，芡实9克，金毛脊9克。

二诊：用补药除带，天然恢复体力之衰弱，间接使其带减少而已。

熟地黄18克，杜仲9克，云茯苓9克，冬青子9克，山药9克，金毛脊9克，金樱子9克，龙眼肉9克。

○主症在腹痛，因痛而带下频，手不可近，自觉有寒热。

小茴香6克，延胡索9克，白芍12克，苦参片9克，当归9克，象贝母12克，柴胡9克，桃仁15克，白薇9克。

○带下色淡如水，且无臭气，其脉弱，补之可愈。

杜仲9克，金毛脊9克，山药9克，怀牛膝9克，金樱子9克，五味子4.5克，芡实9克，鹿角霜15克，震灵丹9克（分三次吞服）。

○ 经先期始则量多如冲，继则淋沥不绝，淡红中夹有白带，自觉有腥臭。既是腥臭，则非生理之出血；既有寒热，便有炎症。小溲频而短，炎症在泌尿系。

樗皮9克，瞿麦9克，杭芍9克，生侧柏叶8克，旱莲草12克，白薇9克，苦参4.5克，象贝母9克，猪苓9克，飞滑石12克，白茅根1扎。

二诊：凡子宫附属器炎症，内服剂本难发生直接作用。药后带与腥臭皆差减，吾人当据事实而确定药理。

樗皮12克，黄柏3克，白薇9克，苦参片4.5克，白芍12克，柏子仁9克（打），炙乳没各2.4克，荜澄茄9克，制香附9克，老苏梗6克，生侧柏叶30克（煎汤代水）。

三诊：带下腥臭者固涩法虽能暂止，但非根治，故古人以清化湿热为主。

生地榆9克，粉草薢9克，生苍术6克，瞿麦9克，萹蓄草9克，黄柏2.4克，香白芷6克，赤苓9克，荜澄茄9克，樗皮12克，生侧柏叶30克（煎汤代水）。

○ 以带下为主症，少腹痛，痛在两侧。此卵巢部分，大致是子宫附属器发生炎症。

生侧柏叶12克，象贝母12克，杭白芍9克，樗白皮9克，苦参片6克，泽泻9克，生山栀9克，黄柏3克，小蓟12克，粉草4.5克，马鞭草9克，凤尾草9克。

○ 下赤白带，总是炎症。日来其量加多。改予古人清化湿热之法。

黄柏9克，苦参6克，草薢9克，白芍9克，泽泻9克，瞿麦9克，象贝9克，旱莲草9克，滑石12克，干地黄12克。

○ 半月以来，白带与经相间，连续不断；最近数日，驯至经带不分，有腥味，腰为之酸楚。

生侧柏叶15克，樗根白皮12克，怀牛膝9克，泽泻9克，川黄柏9克，生苍术9克，小茴香2.4克，荜澄茄9克。

二诊：宗樗皮侧柏叶汤加减，二服后带下腥臭霍然若失。

小蓟12克，川黄柏6克，杭白芍9克，粉草薢9克，生苡仁15克，紫花地丁9克，苦参片9克，制香附9克，小茴香2.4克，象贝母9克。

○ 现在之虚弱，基于往日之积劳，产后二月，带下

赤白，腰痛如折。

杜仲9克，怀山药9克，小蓟炭12克，扁豆衣9克，续断9克，芡实9克，仙鹤草15克，怀牛膝9克，白芍12克，五味子4.5克。

二诊：头晕眩，带下如注。

生芪9克，怀山药15克，甘杞子9克，杜仲9克，煅牡蛎30克，党参9克，升麻4.5克，白芍9克，云苓9克。

○ 其主要证候，可划分两部分：①子宫内膜炎症引起经之先期与带有腥味；②四肢麻，腱反射降低。上者古人属于湿热下注，下者属于血虚。

苦参片9克，香白芷9克，象贝母9克，淮牛膝12克，宣木瓜9克，北细辛2.4克，豨莶草9克，杜赤豆30克。

○ 经将行之旬日，下赤白带，质黏而腥，腰酸而腹胀痛，其痛偏向少腹之左方。其为炎症无疑也。

马鞭草12克，旱莲草12克，生侧柏叶24克，荜澄茄9克，桑白皮12克，川黄柏9克，小茴香4.5克，小蓟12克，瞿麦穗12克，甘草梢4.5克。

另：刘氏猪肚丸240克，日二服，每服4.5克。

○ 九年来，经虽以时下，而时有淋沥；其色或淡或紫，与带下混合，少腹痛。凡痛与带下总是炎症。

樗皮9克，侧柏叶9克，象贝9克，苦参片9克，杭白芍9克，瞿麦9克，威喜丸9克（分吞），象牙屑4.5克（分三次吞）。

○ 带下频仍，少腹两侧痛，按之痛益甚，放散于两腿。多属子宫附件有炎症，古人则属诸湿热下注。

川黄柏4.5克，苦参片9克，白芍9克，樗白皮9克，生侧柏叶9克，小茴香2.4克（后下），炙乳没各9克，马鞭草9克，凤尾草9克（二帖）。

二诊：药后腹痛大定，带下频仍，黏而腥。

原方加丹皮9克、小蓟12克、大贝母9克、甘草梢4.5克。（《章次公医案》）

徐志华医案

○ 李某，35岁，因白带多，伴阴痒半年就诊。患者3个月前白带涂片，见有霉菌感染，诊断为"霉菌性阴道炎"。用碱性溶液冲洗阴道，外用制霉菌素，经治2月余，复查白带阴性，但带多，阴痒症状依然存在。妇科检查：阴道黏膜充血；宫颈中糜，宫体正常大小，活动；附件（-）。宫颈刮片，未见癌细胞。查血糖阴性。

诊脉濡数，舌苔薄黄。带下量多色黄绿，质稠黏气臭秽，外阴瘙痒有灼热痛感，素有尿路感染，时有尿频、急。

辨证：湿热下注，蕴结成带。

治法：清热利湿解毒。

方药：

苓药芡苡汤（由土茯苓、山药、芡实、薏苡仁、莲须、粔豆衣、樗白皮组成）加苍术、黄柏、木通、萆薢。每日1剂，水煎服。外用苦参洗剂，煎汤熏洗坐浴。

经治2周，白带复常，阴痒消失。（《现代名中医妇科绝技》）

王本元医案

○马某，女，28岁，已婚。

自诉带下量多伴腰痛已5年。5年前因受寒致带下量增多，黄白带下，质黏稠，有秽臭味，重时每日内裤湿透，并伴有腰痛、腿酸软无力。曾经中西医治疗未见明显好转。妇科检查诊断：宫颈炎、宫颈糜烂Ⅲ度，宫颈刮片细胞学检查巴氏Ⅲ级。

查体：舌质淡红，苔薄白，脉沉细。

辨证：肾虚带下。

取穴：主穴：关元、气海、归来。配穴：肝郁加肝俞，脾虚加脾俞，肾虚加肾俞。

操作方法：穴位常规消毒后，快速进针行补法，得气后不留针。每日1次，10次为1疗程。

按上法治疗4次，带下量明显减少，治疗8次带下腰痛症状消失，1疗程后宫颈刮片复查为正常。随访8年未复发。[中国针灸，1990，（5）]

张汝伟医案

○何美娟，年三十三，宁波，住北京路庆余里九号。

多产伤阴，剧劳伤气，经来点滴，赤白带淋漓，如屋檐水之直流，神消肉削，面青，气促，音低，腰脊酸楚，有欲断之象。脉来细弱而微，夜有盗汗，已有一月余。未经调治，将成痨瘵。初起尚可图治，进以养血止带，以化湿热。

紫丹参、乌贼骨、川续断、当归身、炒赤芍、桑寄生、厚杜仲、威喜丸（包）各三钱，炒川芎一钱，莲蓬壳一只（炒剪），煅牡蛎（先煎）一两。

本证始末：何美娟，年三十三，已生八胎，加之经济困难，心烦力瘁，以致猝然而起。月事三月未至，来而点滴。诊时，神消肉脱。虽大力调补，又无能力，孰料此方仅服三剂，未曾复诊，即告痊愈。往后三月，他荐人诊治，已面红神爽，云又受妊矣。

方义说明：此方偏重止带外，丹参、当归、赤芍养血。得力在固摄奇经。桑寄生、杜仲、续断之强筋骨，而和肝肾也。

○朱某，年三十三，镇海。

初诊：暑热之令，大产以后，赤足短裤，袭凉入络，瘀凝不运。先患乳痈，溃至传囊，延及三月，迨乳痈稍软，忽为下体痿软，两足酸痛，如锥刺，不能行步，又不能立，加之子宫滞下不摄，白淫如水之流，少腹有瘕块作痛，诊脉濡弦而数，苔剥舌绛，已成血痹虚劳之证，宜养血熄风、通络化湿之法。

当归须（酒炒）、牛膝梢（盐水炒）、生熟苡仁、海螵蛸（炙）、夜交藤、晚蚕沙（包）、甘枸杞、炒白芍各三钱，防风已（酒炒）、川独活（酒炒）、炙乳香、丝瓜络（炒）各钱半。

二诊：进熄风通络、化湿理气之法二剂后，胃气已醒而能食，疼痛亦大减，血虚不能奉养心神，动则头汗如雨，白带仍多，再与安神养血、熄风化湿治之。

全当归（炒）、桑螵蛸、淮小麦、甘枸杞、椿根皮、桑寄生、炒赤芍、海螵蛸、茯苓、茯神各三钱，紫丹参、炙木瓜各钱半，酒炒川芎一钱。

三诊：心脾肾三脏均虚，湿热夹瘀，留恋于大络，足跗胫股酸痛，进前二方以后，痛已全蠲，带浊亦少，能立而不能步，筋骨不和，血不足也，再进温肾育阴、舒筋健骨法。

制熟地、灵磁石（同打）、淮牛膝、菟丝子、络石藤、炒白芍、鸡血藤膏、桑寄生、全当归、覆盆子、首乌藤各三钱，煅牡蛎一两（先煎），宣木瓜（炙）钱半。

本证始末：此证为虹口资生钱庄朱梅祥之夫人徐香美女士，平日向由伟诊治，此次因乳肿，以伟不擅外科，故就外科，因乳痈绵延腐烂至三月，乃转成此证。共诊五次，三方以后，即能步履，精神如常，中药效之伟大，洵乎其不可磨灭也。

方义说明：第一方养血熄风、化湿通络止痛，第二方侧重止带安神，第三方加重补血、兼固奇经。女子以

血用事，产后而起，百脉空虚，所以专主补血，不用补气者，即此理也。（《临症一得》）

费晋卿医案

○ 脾肾两亏，湿热下注，以致腰疼带下。宜培脾肾，利湿束带。

杜仲、川断、金毛脊、全当归、新会皮、丹皮、茯苓、制香附、统车前、银杏仁（去壳）三十粒、苍术。

○ 内热伤阴，肝木侮土，遂成赤白带下。纳少体倦，脉细少神，此乃内伤劳倦之候。宜培养脾肾，以抑肝木。

炒党参二钱，淮山药三钱，冬术一钱，归身二钱，桑寄生三钱，白芍一钱，炙草五分，莲肉十粒，红枣五枚，桑枝三钱。（《费伯雄医案》）

王九峰医案

○ 带下赤白如漏卮。脉虚弦，舌绛中有红巢，大便坚结难解，小腹左角作痛，遍体关节酸痛，咳嗽震动，按摩其痛下止，甚至呼吸往来俱觉牵引痛处。此皆血液脂膏耗损，不能荣养一身，经隧滞涩，络脉乖分，二气无能流贯连络交经之处。前哲谓久漏久崩，非堵塞可止，升提可愈。法当协和二气，调护双维，宜补中寓以收涩之意。

生地、洋参、阿胶、海螵蛸、鲍鱼肉、白薇、金樱子、橘红、杜仲。

○ 宜补之中，寓以收涩之法，取通以济塞之意。盖带下日久，液道虚滑，卒然堵塞，陡障狂澜，其势必溃。故以宣通之品，为之向导，同气相求也。服后带下较减，痛楚渐舒，大便仍结，舌心无苔，一条红滑，乃真阴亏损之征也。脉来弦数无神。原方加减。

生地、洋参、杜仲、海螵蛸、川断、阿胶、黄芪、白薇、鲍鱼肉。

○ 连进通以济塞，带下十减二三，小腹关节酸痛俱缓，大便燥结未润，弦数之脉未静，舌心红滑如故。症本血液脂膏耗损，复延奇经，任行身前，督行身后，冲脉从中直上，带脉环周一身，如束带然。阴维阳维，阴阳相维。阴跷阳跷，阴阳相交。八脉俱亏，百骸俱损，岂铢两之丸散，所能窥其藩篱乎！爰以一通一塞，大封大固之品，共煎浓汁，如膏如饴，每以二两，开水和服，下咽之后，入胃输脾，融化营卫，濡枯泽槁，则欣欣向荣，营气充满一身，庶乎二气协和，奇经复振。

生熟地、洋参、砂仁、杜仲、川断、阿胶、龟板、鳖甲、白薇、黄柏、鲍鱼肉、海桑螵蛸、黄鱼螵。长流水、桑柴火熬膏，再入胶熔化为膏。

○ 脾肾两亏，湿热下注，阴虚发热，腰痛带下，年逾五旬，真阴久衰。宜培补脾肾，补益真阴，佐利湿热，以冀缓效。

熟地、黄芪、归身、泽泻、萆薢、茯苓、苡仁、杜仲、石斛、扁豆。

○ 带下不止，所有皆淡黄色，腹痛筋如抽掣。此精血内枯，脂液尽涸，冲任交病，非肝木乘脾也。从奇经八脉主治。

紫石英（醋煅）、桂心、龟板、归身、菟丝、小茴香、杜仲、杞子、苁蓉。

○ 经漏成带，医疗无功，乃冲、任、督、带交病，所与归脾等剂，未尝齿及奇经。议通阳补阴，从奇经八脉主治。

鹿角霜、紫石英（醋煅）、阿胶、牡蛎、杜仲、杞子、柏子霜、桑螵蛸、蒲黄、龟板、建莲。

○ 奇经之脉，隶于肝肾。冲任不足，血复虚寒，经来色淡且少，带下腰痛，骨节酸痛，当乙癸同源主治。

当归、白芍（桂枝炒）、川芎、生地炭、杜仲、寄生、黄芪、香附、茯苓、乌贼骨、秦艽、枣。（《王九峰医案》）

林珮琴医案

○ 徐氏，血崩后继以溺血，溺血后继以白带，淋沥不已。冲任虚滑，治在固摄下元，培养奇脉。阿胶、牡蛎、茯神、杞子、菟丝子、白芍、杜仲、续断、熟地（俱炒），蜜丸，数服而固。赤带属热兼火，白带属湿兼痰，带久不止，须补脾肾兼升提。此症由崩漏而成淋带。《脉诀》所谓崩中日久为白带，漏下干时骨髓枯也。夫肝肾内损，自必渐及奇经，至带脉不司束固，任脉不司担承，非用摄纳。冲为血海，虚滑曷止。李先知所谓下焦有病人难会，须用余粮、赤石脂，亦镇固之旨。

○ 侄女，中年崩漏久愈，近忽身麻心悸，自汗肤冷，带多肢颤。阅所服方，数用阿胶、熟地。遂致食入呕满，大便频滑，不知症属阳虚气陷，胶地滋滑，大与病情凿枘不入。拟方用半夏曲（炒）、于术（生）、牡蛎（煅）、鹿角霜、潞参、茯苓、枣仁、砂仁、小麦。四服诸症悉减，去半夏曲，加杜仲、芡实、莲子、白芍、山药俱炒用，又数服得安。

○ 徐氏，脉沉小数，体羸久嗽，损象已成，惊蛰后重加喘嗽，带下如注。医用补涩太过，致小溲短少，小腹满闷，是病上加病，法在通摄兼用。潞参、茯苓、灯心、湖莲、薏米、杞子、杜仲、沙苑子（俱生用）、山药（炒）、橘红、五味，数服诸症平，带止食加。但饥则嗽频，劳则体热，知由中气馁怯。去灯心、薏米、杜仲、沙苑子，加黄芪（炙）、甘草、饴糖、贝母、百合，数服而起。

○ 何氏，五旬。外寒从背起，督脉阳虚，带下经旬，肾真失固，多奇经主病。脉象两尺虚涩，右关滑，左寸强，系操劳扰动心阳，中脘停痰，时闷时热，烦嘈干呕，恍惚失寐。先用温胆汤去枳实，加茯神、栀子（炒），一服能寐。子后便泻，怯冷有年，阳分素亏，急须温摄。鹿角霜、杞子炭、茯神、杜仲（炒）、砂仁、潞参、龙眼肉、莲子（炒）。一啜寒止，三剂诸症痊瘳。（《类证治裁》）

李铎医案

○ 邓姓妇（年二十）案：两关弦劲，知肝阳偏亢，木火乘胃也。喜两尺滑利，为宜男之兆，据述常有带下，依脉而论，非下元虚损，乃湿热下流，谓之带浊也。前进加味逍遥散以疏肝而散郁火，乃木郁达之法，果见胸膈舒畅，为有效也。多服保阴煎，诸病自愈耳。

生地、熟地、白芍、山药、黄芩（炒）、黄柏（炒黑）、甘草。（《医案偶存》）

贺钧医案

○ 产后带下如注，腰俞酸楚，月事后期且少，内热多汗，脉弦数，舌苔浮黄满腻。血虚积湿下注，冲带不调而来。治当摄化并施。

大生地四钱（炙）、川杜仲三钱、焦白术二钱、泽泻一钱五分、白归身二钱、煅牡蛎五钱（先煎）、云苓三钱、乌贼骨三钱（炙）、车前子二钱（盐水炒）、大丹参一钱五分、女贞子三钱、桑寄生二钱、红枣三个。

○ 每值经之前后，则头目眩痛，遍体抽掣酸楚，腰俞痛，白带多，气逆咽梗，胸背痛，或仄满，右脉弦数，舌红苔白。荣卫两亏，冲带二脉失职，肝胃不和而来。难收速效。

当归二钱、大丹参一钱五分、川断肉四钱、白蒺藜四钱、大生地五钱（红花四分拌炒）、大白芍二钱（桂枝三分拌炒）、大川芎一钱、鸡血藤胶一钱五分（或酒冲化）、旋覆花一钱五分（包）、乌贼骨四钱（炙）、川杜仲四钱、桑寄生二钱、红枣三个。

另：八味逍遥丸一两、四物丸三两，和匀。每服三钱，开水下。

○ 不时干呕者十余年，遍体酸楚作痛，赤白带甚多，且有秽臭味，经来腹痛，口黏痰腻，脉小数而滑，血虚肝旺。湿热侵入血分，冲带不调而来。

当归二钱、大白芍二钱、大生地五钱（炙炭）、乌贼骨四钱（炙）、焦白术二钱、泽泻一钱五分、阿胶珠二钱、大丹参一钱五分、女贞子四钱、云苓二钱、炙莲房三钱、红枣三个。

另：八味逍遥丸二两、四物丸二两，和匀。每服三钱，开水下。

○ 六旬老年，始患赤白带交杂，继沥黄浊甚多，溲勤数而作痛，气从下坠，少腹胀，尾闾酸楚，脉虚数，舌红中黄。肝肾之阴气久亏，湿浊乘虚下注，冲带二脉不调也。久延非宜。

大生地五钱、白归身二钱、川杜仲四钱、煅牡蛎五钱（先煎）、大白芍二钱、泽泻一钱五分、川草薢四钱、云苓三钱、乌贼骨四钱（炙）、焦白术二钱、川楝子一钱五分、莲子七粒。

二诊：高年赤白带，化为黄水，淋浊不已，小溲勤数，点滴作痛，少腹胀，气坠，下及尾闾，脉虚细小数，舌心浮黄。肝肾久亏，湿热乘虚下注，冲带不调，最难速效之候。

大生地五钱（炙炭）、鹿角霜二钱、大白芍二钱、青升麻六分、炙黄芪二钱、大麦冬二钱、白归身二钱、川楝子一钱五分、云苓三钱、泽泻二钱、莲子十粒（连心）。

另：补中益气丸二两、滋肾丸一两，和匀。每服三钱，开水下。

○ 赤白带如注，少腹攻窜，或作痛，腰俞酸楚，头痛，心悬，内热，少寐，脉沉细而弦，舌苔浮黄。冲带两亏，湿热下注也。

大生地五钱（炙炭），当归二钱，川楝子一钱五分，川萆薢四钱，乌贼骨四钱（炙），清阿胶二钱，蒲黄八分（拌炒），大白芍二钱，云苓神各三钱，川杜仲四钱，粉丹皮一钱五分，香附炭一钱五分（童便炒），石莲肉二钱。

另：松石猪肚丸二两、乌贼骨丸四两，和匀。每服三钱，开水下。白带淋漓已久，色黄如脓，或带赤色，腰俞痛，脉滑舌黄。湿浊久结下焦，冲带二脉失司所致。

焦白术二钱，乌贼骨四钱（炙），川萆薢四钱，泽泻一钱五分，川杜仲四钱，云苓三钱，川断肉四钱，煅牡蛎八钱（先煎），白归身二钱，桑螵蛸三钱，桑寄生二钱，红枣三钱。（《贺季衡医案》）

徐渡渔医案

○ 任脉为病带下瘕聚。

熟地、杞子、白芍、紫石英、山药、杜仲、菟丝子、芡实、川断。（《三三医书·徐渡渔先生医案》）

徐守愚医案

○ 城同道喻晓人令媛。年二十余，字乡间农家，操作过度，患带证逾年未愈。饮食日减，起居坐卧无力以胜，至今加足胫肿，腰胁酸，少腹左边有一块，痛楚不堪，似症非症，似瘕非瘕。兼且气急咳嗽，每日午后潮热如焚，粒米不进。询其带下，如鸡子清，淋沥不断，如是者已月余矣。从前诸医皆谓漏底劳损，莫可救药。晓人骨肉情深，不忍遽舍，接归自家，亲自邀诊。其脉两手沉迟，舌苔薄白。小腹块痛喜按。余曰："此脾肾虚寒已极，寻常升提固摄之药不能胜任，惟崔氏八味加杜仲、五味子始中病情。"晓人素信余医有理，欣然与服。才投一剂而腹痛块减一半，而带下如鸡子清者变为微黄，一日之间不过点滴而已。后晓人自行调治收功，不知其药用何方。方中桂心以桂枝易之，与附子并用，茯苓、熟地各六钱，余照本方。（《医案梦记》）

张聿青医案

○ 江某，曾经血崩，营血亏损，不能养肝，肝木克土。不时便泄，脐下气聚不舒，四肢节骱痰核结聚，咽中如阻，心悸带下。脉虚弦，舌心光剥。水亏木旺，土弱肝强。养血柔肝，为治本之道。

阿胶珠二钱，土炒白芍一钱五分，炒黄川贝一钱

五分，生山药三钱，炒木瓜皮一钱，海蛤粉三钱，炙甘草三分，生牡蛎五钱，杜仲三钱，潼沙苑（盐水炒）三钱，盐水炒竹茹一钱。

○ 梁某，带下腰酸，小便不禁，心悸火升。带脉不固，肝肾空虚，阳气上逆也。

奎党参三钱，生山药三钱，潼沙苑（盐水炒）三钱，菟丝子（盐水炒）三钱，阿胶珠二钱，生牡蛎五钱，桑螵蛸二钱（炙），杜仲三钱，杞子三钱，芡实三钱。

二诊：带下大减，小便亦能约束，心悸火升的是阳升而奇脉不固。效方进退。

阿胶珠三钱，潼沙苑（盐水炒）三钱，甘杞子（盐水炒）三钱，煅牡蛎五钱，厚杜仲三钱，桑螵蛸三钱（炙），莲须八分，菟丝子三钱，于术一钱五分，肥玉竹三钱。

三诊：带脉渐能约束，火升亦定。然寐醒舌干口燥，阴液耗损不复。前法参入甘凉。

石斛四钱，牡蛎五钱，天冬二钱，山药三钱，莲须八分，炒阿胶二钱，沙苑三钱，杞子三钱，桑螵蛸（炙）一钱五分，菟丝子（盐水炒）三钱，杜仲三钱。

○ 莫某，从少腹作痛，以致带下腰痛。冲气不和，带脉因而不固矣。

公丁香三分，炙艾叶七分，潼沙苑（盐水炒）三钱，酒炒白芍一钱五分，香附（盐水炒）二钱，菟丝子（盐水炒）三钱，炒小茴香五分，炒山药三钱，杜仲三钱，干橘叶一钱五分。

○ 王某，淋带不止，气撑腹痛，里急而欲解不解，冲任损伤，不能固摄，图治不易也。

白芍一钱五分，乌贼骨四钱，阿胶珠二钱，川断肉三钱，当归炭二钱，生地四钱，茯苓三钱，艾炭五分，丁香三分，砂仁五分。

二诊：带下不止，气撑而下坠则痛，大便闭阻。再温润大腑，疏泄肝木，略参固涩法。

乌贼骨四钱，金铃子一钱五分，当归炭二钱，香附三钱，光杏仁三钱，炒椿皮一钱五分，鲜苁蓉六钱（洗），瓜蒌仁四钱（打），磨沉香五分，砂仁五分。

○ 顾某，赤带绵下，遍体作痛，小便烙热，甚则微痛，头空昏晕。脉象带数，肝火湿热沦陷于下，带脉从而不固矣。

吉林参五分（研末，麦冬汤下），白茯苓三钱，川雅连三分，池菊花一钱五分，生于术二钱，车前子（盐火炒）二钱，黑豆衣三钱，酒炒白芍一钱五分，愈带丸（二次服）三钱。

○ 刘某，带下色黄，恶心欲呕，脾胃湿热沦陷，拟和中而化痰湿。

制半夏一钱五分，广皮一钱，赤白芍各二钱，草薢一钱五分，竹茹一钱，炙艾叶五分，公丁香三分，白蔻仁七分。

○ 汪某，带下如注，腹满不舒。脾胃湿热，尽行下流。深恐元气难支。

制半夏、金铃子、海蛤粉、赤白苓、炒椿皮、广皮、泽泻、草薢、生薏仁，伏龙肝一两（煎汤代水），愈带丸。

二诊：和中分利湿热，带下仍然不减，遍体作痛。

虚肝纵横，脾胃亏损，不能收摄。勉拟柔和肝木，双培脾肾。

当归、川断肉（盐水炒）、菟丝子、芡实、醋炒青皮、白芍、潼沙苑（盐水炒）、破故纸、莲子、伏龙肝。

三诊：带下稍减，而肝气纵横胀满，右乳作痛。再益脾肾而疏肝木。

香附、破故纸、白芍、菟丝子（盐水炒）、潼沙苑（盐水炒）、枳壳、川断肉、木香、金铃子、杜仲，伏龙肝八钱（煎汤代水）。

○ 张某，肝火时升时降，头胀目涩，带下赤白相兼。再清化湿热，兼泄肝火。

元参、川雅连（吴萸二分，煎汁炒）、香附、白芍、柴胡（盐水炒）、丹参、龟甲心（先煎）、椿根皮（炒黑）、青皮、泽泻、牡蛎（盐水炒）。

○ 严某，肝脾肾并亏，摄纳无权，经淋带下，血虚阳升，腰酸悸眩，湿热尽下溜，不能急切图功。

西潞党（元米炒）、茯苓神、炒椿皮、厚杜仲、香附（醋炒）、菟丝子（盐水炒）、女贞子、金毛脊、于术炭、愈带丸。

○ 某，久带不止，腰府酸楚，脉形滑大。此肝火湿热沦下，恐损而难复。

法半夏二钱，川石斛四钱，海蛤粉四钱（包），女贞子三钱，橘白一钱，茯苓神各二钱，潼沙苑（盐水炒）三钱，椿根皮三钱（炒），稆豆衣三钱，愈带丸（先服）三钱。

○ 某，久带液虚，头晕心悸腰楚。惟有暂时调理而已。

炒于术二钱，潼沙苑（盐水炒）三钱，椿白皮（炒黑）二钱，炒菊花一钱五分，炒枣仁二钱，研钩钩（后下）三钱，朱茯神三钱，煨天麻一钱五分，厚杜仲三钱。

○ 汤某，带下腰楚，中脘作痛，脉象濡软。八脉不固，湿热沦下也。

海蛤壳四钱，川草薢二钱，泽泻一钱五分，厚杜仲三钱，煅决明四钱，茯苓神各二钱，炒菊花一钱五分，钩钩（后下）二钱，椿根皮（炒黑）三钱，伏龙肝一两（煎汤代水）。

○ 某，淋带不止，小溲作痒，肝火湿热内郁也。

龙胆草、泽泻、细生地炭、川草薢、当归炭、车前子、黑山栀、甘草梢、赤白苓。

○ 某，带下稍减。血不热，何至淋沥，而且先期。木无火，何至生风。凉营熄肝为法。

桑叶一钱，炒白薇二钱，樗白皮（炒黑）二钱，煅决明四钱，黑豆衣四钱，金铃子一钱五分，女贞子（酒炒）三钱，炒菊花一钱五分，炒地骨皮二钱，丹皮二钱，愈带丸三钱。

○ 某，不时气喘，喘则欲厥。偏右头痛，带浊绵下。脉象弦滑。此饮阻肺下，痰水之气上则逆射于肺，下则沦陷于脾。用丹溪法。

于术炭、枳实、柴胡、焦苍术、制半夏、炙升麻、猪苓、广陈皮。

○ 某，半产之后，继以血崩，崩则八脉损伤。带脉不固，带下连绵。按月经来甚多，维护皆失其职，不能急切从事也。

西党参、乌贼骨（炙）、破故纸（盐水炒）、茯苓神、莲子、阿胶珠、菟丝子（盐水炒）、潼沙苑（盐水炒）、巴戟肉。（《张聿青医案》）

陈莲舫医案

○ （积饮气痛，经阻带下）（某太太）大腹膨满，属气痹阴伤，中有积饮，挟肝气为扰，痛则块见，不痛块隐，面浮目糊，小溲短少，如气痛作甚，一饮一食，俱不能下，种种虚不受补，而食补又难复元。现在经水涸阻，带下不断，未识向春能有减无增否？再拟调气和营。

制香附、陈橼皮、白茯苓、生杜仲、沉香曲、福泽泻、鸡血藤胶、生白芍、炒怀膝、淡乌贼、佛手花、海桐皮。

试服金匮肾气丸。每日二钱。

○ 奇经内亏，大约三阴为损，经崩带多，连连不止，肢酸腰楚，平常又为胀满，脉细弦。治以和养。

吉参须、东白芍、沙苑子、炒丹参、玉蝴蝶、制香附、炒杜仲、焦建曲、抱木神、陈棕炭、新会皮、佛手花、焦荷蒂。

○ 水湿入于营分，经漏之后，又放白带，前阴翻大，遂至膨胀，有增无减。脉见细弦。宜虚实兼顾。

生于术、煅牡蛎、炙乌贼、葫芦巴、黑车前、野赤豆、新会皮、炒川楝、酒桑梗、冬葵子、凤凰衣、陈橼皮、炒泽泻、川草薢、玫瑰露、炒竹茹。

复诊：经漏兼带，零零落落，甚至子宫下坠，外翻有形，膨胀依然。攻补两难措手。

生白术、陈橼皮、东白芍、炒当归、九香虫、金铃子、西洋参、姜竹茹、炒夏曲、白茯苓、炒杜仲、柔白薇、制香附、酒桑梗。

○ 带下致虚，腰酸肢倦，脉见沉弦。治以和养。

生白术、抱木神、炒夏曲、东白芍、炒杜仲、淡乌贼、煅龙骨、炒川断、沙苑子、川石斛、桑寄生、新会皮、玫瑰露、炒竹茹。（《陈莲舫医案秘钞》）

○ 脘腹痛甚，经带夹杂而下，老年防其发肿。

左金丸、全当归、抱茯神、沙苑子、柔白薇、生白芍、焦米仁、制香附、九香虫、花龙骨、川杜仲、炒侧柏、荷蒂、红枣。

○ 奇经虚损，赤白似带，每溺作痛，大便后亦为血溢，渐至腰背酸痛，皆出八脉损乏而来，脉息细涩，拟以清阴利窍。

西洋参、沙苑子、凤凰衣、金石斛、抱茯神、小蓟炭、阿胶珠、淡乌贼、大丹参、黑料豆、白茯苓、甘草梢、灯心（青黛拌）。（《莲舫秘旨》）

陈渭卿医案

○ 滑胎两次，肝脾营虚气滞，病及奇经，临期腹痛，腰酸带注，腿踹酸软异常。胃钝食减，阳明生化之源不振，无以充养八脉，厥阴肝木，益生其条达。脉左关弦软，右细涩，舌绛无苔。拟养营阴调气，兼顾冲任，千金白薇汤主之。

白薇、香附、菟丝、大生地、丹参、白沙蒺藜、白芍、阿胶、杜仲、白莲子、艾绒、益母草、女贞。
（《陈氏医案》）

刘子维医案

○ 刘子维治鲜金氏（年二十余）案：为鞠育多劳，病带下，心烧多烦，减形。

干姜三钱，胆草三钱，桂圆肉八钱，生地五钱，白果仁三钱，甘葛五钱，白术一两，灯心五钱，香附三钱（酒炒）。五付。

李俊注：此火在上也。五行以水火为主，水火不调，则百病丛生。心烧多烦者，火在上而不降也；带下者，水在下而不升也；减形者，火在上，则不生土而消烁肌肉也。

火不生土，则土湿，故用干姜、白术暖之于中。木者，火之母，母能令子实，故用胆草凉之于肝。血为阴而属于心，心烧则阳盛而阴虚，故用生地、元肉凉血养血，合之灯心降心火，甘葛起阴气，则水升火降之功成，而病可愈矣。白果仁温饮肺气以治带浊，病在下取之上也，肺有热者忌之。此症火虽在上，犹未克金，故不忌香附，则开郁利气、补中有通也。

服前方病愈两月余，带病复发，就近医治无效，今手足心发烧，面黄瘦。

益母草八钱，龟板五钱（酒池），干姜三钱，桂圆肉八钱，熟地八分，台乌五钱，制附片一两，艾叶五钱。五付。

李俊注：此带下也。人身身半以上为阳，身半以下为阴，带脉当脐环绕一周，适在身之半。《金匮要略·妇人杂病篇》言：妇人因虚、积冷、结气，或历久血寒，积结胞门，寒伤经络，凝坚为诸杂病，共三十六，皆称带下。盖病起于带脉之下，故总名曰带下也。其矾石丸证，言妇人经水闭不利，脏坚癖不止，中有干血，下白物，则与时俗所称白带无异。温经汤证，则以暮即发热，手掌烦热，唇口干燥，为有瘀血在少腹。合二者而观之，则此症无遁情矣。带病复发者，血海少腹之地有瘀血以阻，新血得寒湿则腐化为白物，浸淫而下也。手足心发热者，手足背为阳，手足心为阴，少腹有瘀血，则阳结于阴而血脉不通，历久生热而独治于阴也。面黄瘦者，心之华在面，土在体为肉，心脾之气血虚于内，则色与形自不足于外也。

艾叶治积冷，台乌治结气，益母草、龟板治瘀血、血热；至面黄瘦由于心脾气血虚，故以圆肉补之，干姜运之；熟地则阴以化阳，润以和燥也。

上焦主降，下焦主升，脾胃居中斡运，此人身气化之常也。带病者，土湿水寒，湿蒸之化不行于下焦也。然土湿水寒，湿蒸不行于下焦，虽为带症所同，而其源则不尽同，此症之初由于火不降，而病源在上；续则瘀血在少腹，而病源在下。据《金匮要略》命名之义，必病源在下者，乃谓之带下也。

服第二方后，病虽愈而羸瘦如故，以人参养荣汤加减调理之。

陈皮二钱，远志一钱，生姜三钱，大枣二枚，生地二钱，白芍三钱，当归五钱，党参八钱，白术八钱，茯苓三钱，甘草五钱，黄芪八钱，肉桂五钱，柴胡二钱。

八付，服毕身体复原。

李俊注：此补土生金、补气生血之方也。病由心烧之后，继以瘀血，故用生地护心阴，当归、肉桂活血通脉，白芍、柴胡则和肝达木以培土，陈皮、远志、生姜、茯苓则通气化以成参、芪、术、甘、枣补益之功者也。

心恶热，热则阴虚，惟生地能凉血补阴。脾恶湿，湿则阳虚，惟白术能燥湿扶阳。二脏各病其本气，则各随所喜而用之，如第一方是也。若心烧而脾不湿，则宜生地不宜白术；脾湿而心不烧，则宜白术不宜生地。再调养之方，则阳不离阴，阴不离阳，故有补阳而和以生地，或补阴而和以白术者，第三方即微用生地以和白术之一例也。四隅皆得气之偏，故寒热补泻每有并用之，时医者举一反三，凡二脏以上杂合之病，均可类推矣。（《圣余医案诠解》）

王旭高医案

○某，寒热无序，脉促数，下有淋带，上则心跳，又少腹痛，大便坚，面色痿黄，血瘀之候也。虑延劳损。

大生地、桃仁、茯苓、冬葵子、当归、柏子仁、丹参、白芍、稆豆衣、玫瑰花。

○王某，向有淋带，月前血崩，崩止淋带不断，少腹板痛，脉象细数，身发寒热。脾胃大虚。此血瘀未尽，复兼肝气夹寒也。法当通补。

鲜生地渣（姜汁炒焦）、当归炭、荆芥炭、杜仲、陈皮、生姜渣（鲜地汁炒焦）、香附炭、醋炒香谷芽。

渊按：鲜生地、生姜互炒，名交加散。能通瘀调气，和寒热，而不伤血耗气。女科之妙方也。（《王旭高临证医案》）

王仲奇医案

○朱女（义袋角）案。

首诊：七月十九日。

经来恒迟，带下频多，上月曾见流产，胞脉益伤，经带更加失调，亦势所必然，然流产易成习惯，调摄不可缓也。

丹参二钱，泽兰三钱，茺蔚子（炒）二钱，白蒺藜三钱，续断（炒）二钱，于术（蒸）一钱，菟丝饼二钱，白芍（炒）二钱，归身（蒸）三钱，条芩（酒炒）一钱，乌贼骨（炙黄）三钱，白鸡冠花一钱二分。

二诊：七月廿八日。流产血耗，胞脉益伤，前以补摄，带下稍为清淡，虚则一时难复，气痛旧恙萌发，惟未如往常之剧。守原意，参以疏肝。

泽兰三钱，玄胡索（炒）钱半，娑罗子二钱，瓦楞子（煅）三钱，茺蔚子（炒）二钱，白蒺藜二钱，乌贼骨（炙黄）三钱，续断（炒）二钱，旋覆花（布包）二钱，獭肝（研冲）六分，伽楠香剑（研冲）一分，白鸡冠花一钱。

三诊：八月初六日。心胃气痛获愈，胸膈愧闷未舒，带下较前已减，惟腰酸头眩。盖流产血耗，胞脉弗固也。补摄中参以疏肝流气。

左牡蛎（煅，先煎）三钱，续断（炒）二钱，潼沙苑三钱，覆盆子二钱，金钗斛二钱，茯苓三钱，茺蔚子（炒）二钱，白芍（炒）二钱，绿萼梅八分，乌贼骨（炙黄）三钱，白鸡冠花一钱二分。

四诊：八月十五日。冲脉为经脉之海，经水适来，百脉俱不安，腰疼腿酸，头眩胸闷，遍身尽欠舒适，带下频多，脉濡。治以摄养冲任，用调经带。

左牡蛎（煅，先煎）三钱，紫石英（煅，先煎）三钱，龟板（炙焦黄，先煎）五钱，甘枸杞（炒）二钱，丹参二钱，续断（炒）二钱，茺蔚子（炒）二钱，潼沙苑三钱，野茯苓三钱，甘菊花钱半，新降一钱二分，乌贼骨（炙黄）三钱，白鸡冠花一钱二分。

五诊：八月十九日。经水已净，带也减，惟阳明络脉空虚。筋骨失所营养，腰疼腿酸，体仍欠适，胃纳不健，脉濡缓而滑。仍以温煦补养可也。

左牡蛎（煅，先煎）三钱，紫石英（煅，先煎）三钱，龟板（炙焦黄，先煎）六钱，甘枸杞（炒）二钱，潼沙苑三钱，菟丝饼三钱，川杜仲三钱，续断（炒）二钱，骨碎补钱半，金钗斛二钱，新绛钱半，乌贼骨（炙黄）三钱，白鸡冠花一钱二分。

六诊：九月初七日。带下已减，日来又感伤风，天庭眉棱之间胀闷欠爽，胸宇气闷喜太息，脉濡缓。以轻宣治上，兼舒胸膈。

冬桑叶二钱，甘菊花钱半，薄荷四分，橘络八分，夏枯草三钱，白蒺藜三钱，茯苓三钱，绿萼梅八分，金钗斛二钱，续断（炒）二钱，白鸡冠花一钱二分。

七诊：九月十六日。经水适来，色淡不艳，少腹作痛，腰俞亦酸；带频已减，天庭眉棱胀闷亦爽，但觉时有火升；脉濡缓。清肝养营，参以温经。

丹参二钱，茺蔚子（炒）二钱，白蒺藜三钱，全当归三钱，白芍（炒）二钱，续断（炒）二钱，泽兰三钱，蛇床子一钱，乌贼骨（炙）三钱，茜根（炒）一钱二分，白鸡冠花一钱。

○朱女（白克路）案。

首诊：七月廿八日。

冲任脉海虚滑，筋骨宗脉失养，头眩耳鸣，腰脊痛，肢体酸，带下频仍，气力虚乏，脉濡涩。治以温煦补养。

左牡蛎（煅，先煎）三钱，白龙骨（煅，先煎）三钱，紫石英（煅，先煎）三钱，甘枸杞（炒）二钱，淡苁蓉二钱，菟丝饼三钱，潼沙苑三钱，当归（蒸）二钱，川杜仲三钱，续断（炒）二钱，茯神三钱，桑螵蛸（炒）二钱。

二诊：八月初六日。头眩稍宁，耳鸣未静，腰脊肢体酸痛，左胁络中难得欠适，带下频仍，脉濡弦涩。脉海虚滑，奇恒为病。仍以温煦补养。

左牡蛎（煅，先煎）三钱，白龙骨（煅，先煎）三钱，石决明（煅，先煎）四钱，龟板（炙焦黄，先煎）五钱，紫石英（煅，先煎）三钱，甘枸杞（炒）二钱，

菟丝饼三钱，潼沙苑三钱，川杜仲三钱，续断（炒）二钱，金钗斛二钱，鹿角霜钱半，桑螵蛸（炒）二钱，骨碎补二钱。（《王仲奇医案》）

秦景明医案

○患淋带，头作眩晕，腰痛如折，尪羸倦怠，六脉虚涩。当作血虚证治，为血少不能荣肝，肝木根虚，安得不动摇耶？宜调其淋带则眩自止，所谓培其本也。四物加续断、茯苓、白术、牛膝、杜仲、甘菊、椿皮。（《秦景明先生医案》）

曹南笙医案

○产后漏淋成带，入暮溺频不爽，惊恐神呆，骨骱疼痛，是肝肾内损，渐及奇经不司束固，是产后虚在下，甘辛润以补肝肾。不与燥药者，肾恶燥、肝忌刚也。

枸杞子、鹿角霜、归身、菟丝子、生杜仲、沙苑子、茯苓、补骨脂。

○褥损八脉，经水不来，带下频频。产后下焦先虚，继及中宫，乃血液脂膏之涸，桂附热燥更助劫烁，此温药是温养之意，非温热之谓。

人参、河车、鹿茸、鹿角霜、归身、茯苓、紫石英。

○女科病多，倍于男子，而胎产调经为主要。淋带瘕泄，奇脉虚空，腰背脊骶牵掣似坠，而热气反升于上，从左而起，女人以肝为先天也。医者不晓八脉之理，但指其虚，刚如桂附，柔和地味，皆非奇经治法，先以震灵丹固之，每服一钱五分。

二诊：淋带瘕泄，诸液耗必伤阴，此参附姜桂劫阴不效，而胶地阴柔亦不能效。盖脉隧气散不摄，阴药沉降徒扰其滑耳，必行之收之固之。震灵丹意通则达下，涩则固下，惟不偏寒偏热，期能效灵。

煎方：人参、鹿角霜、沙苑、桑螵蛸、杞子、茯神、炙草。

丸方：人参、鹿茸、生菟丝子、淡补骨脂、生紫石英、生余粮石、茯苓、炒黑小茴、炒黑远志，晚服妙香三钱。（《吴门曹氏三代医验集》）

薛雪医案

○带下赤白，气血俱伤。肥人多痰，瘦人多火。昔

肥今瘦，痰火互扰，由带脉出于精道，极难奏效。

赤石脂、禹余粮、海石粉、制半夏、制南星、炒黄柏、制苍术、椿根皮、赤白葵花、川黄连、赤芍药。

○河间、丹溪谓带下犹诸痢也，以赤白脓血相同，亦内痈之属，解作交肠之理，凿矣。新病宜攻，久则宜补、宜固。带下腥臭，少腹痛，经迟，食少，形盛脉细，延今三载之久，托补何凝。

大熟地、人参、冬白术、怀山药、山萸肉、云茯苓、当归身、海螵蛸、鸡血藤膏、凌霄花。

○经闭血瘀，化为带下。

赤芍药、当归身、茜草根、红花、大生地、川芎、五灵脂、生黄芪、桃仁、炮姜炭。

○《金匮要略》谓妇人经断下痢，晡热，腹满，少腹里急，掌心烦热，唇口干燥，属带下。故河间、丹溪俱以痢带同法。今诸恙相符，当以《金匮》法参入河间意。

当归身、大白芍、人参、陈阿胶、炙甘草、油肉桂、制半夏、广木香、制大黄、鸡心槟榔、川黄连、艾叶。

○经以脾传之肾，少腹冤热而痛，出白。其带下之理，犹诸痢也。

赤芍药、制苍术、白扁豆、赤茯苓、冬瓜子、猪苓、夏枯草、椿根白皮。

○经以任脉为病，女子带下瘕聚。客秋溲血后，带见五色，溲痛如淋，夜寐不安，饮食少进，往来寒热。心移热于小肠，损及奇经八脉，湿热、肝火内扰所致也。

大生地、赤茯苓、白通草、粉丹皮、当归身、生甘草梢、福泽泻、萹蓄、瞿麦、龙胆草、川黄柏。

服煎四剂，带下白减赤多，寒热已轻，溲痛已缓，夜卧渐安，饮食亦进。原方去黄柏，加银柴胡。

原方加减又服四剂，寒热已解，溲痛亦除，饮食畅进，赤带仍多，原方加椿根白皮。

原方加椿根白皮又服四剂，赤带亦除，诸症悉退。但二气久伤未复，当以阴阳两补，脾肾双培，以善其后。

大熟地、怀山药、山萸肉、粉丹皮、福泽泻、赤茯苓、人参、冬白术、炙甘草、绵黄芪、当归身、酸枣仁、远志肉、广木香。

生姜、大枣、龙眼肉煎水叠丸。早晚各服三钱。

○带兼赤白，下如漏卮，舌有红槽，大便结燥，少腹左角作痛，遍体关节亦疼。咳嗽振动，呼吸往来，俱觉牵引痛处。此皆血液、脂膏耗损，不能荣养一身，隧道滞涩，脉络乖分，二气不足以流贯连络交经之处。宜于温补法中，寓以收涩之意。

大熟地、人参、陈阿胶、赤石脂、禹余粮、厚杜仲、海螵蛸、鲍鱼肉、金樱子、芡实、艾叶。

温补法中寓收涩之意，取通以济塞，服后带下竟减，痛楚渐舒。舌上红槽未退，乃真阴亏损之据。药获效机，依方进步可也。

大熟地、人参、赤石脂、禹余粮、海螵蛸、鲍鱼肉、三七、白蔹、蒲黄、陈阿胶、艾叶、赤白鸡冠花。

连进温补收涩之方，带下十减八九，少腹关节酸疼俱缓。症本血液、脂膏耗损，奇经八脉俱伤，岂铢两之丸散所能窥其繁牖。再以一通一塞、大封大固之品，共煎浓汁，如膏如饴，下咽之后，入胃舒脾。上归于肺，下注州都，若雨露之溉，濡枯泽槁，则晬然之气充满一身，自能勿药有喜。

大熟地、人参、陈阿胶、何首乌、当归身、川芎、黄鱼鳔、绵黄芪、椿根白皮、石菖蒲、牡蛎粉、龙眼肉。桑柴火熬膏。

○带下即崩漏之类，固属带脉失其约束，然任脉为病，带下瘕聚，则任脉不胜其任，亦能带下。总是阴亏肝郁，脾伤损及奇经八脉。《内经》有八脉之论，无治八脉之方，前贤未有成法，《本草》又无专入奇经之品，此奇经八脉中病，所以调治不易也。然湿热盘踞，亦能下带，故河间、丹溪言痢带同法，从湿热论治，亦不入奇经。思入八脉之方，惟《内经》乌贼骨鱼丸可入冲脉。丸中有菇茹，今人不识，谬言即茜草根，然茜草根名虑茹。或以鸡血藤膏代之近是。

乌贼鱼骨、鸡血藤膏、大生地、玄武板、九肋鳖甲、灵犀角、川黄柏、制苍术、川黄连、广木香、雀卵、鲍鱼肉。

五进《内经》七法加味，病势退而复进，药浅病深，经以冲脉起于肾下，出下气街，并足阳明之经夹脐上行，至胸中而散，为十二经脉之海。自觉胸中一嘈，带即下溜，显是冲脉之血散而为带。且带下、瘕聚、淋漏赤白互见，任脉亦损，非调八脉，乌能奏效。仍以《内经》七法加味主之。

乌贼鱼骨、鸡血藤膏、灵犀角、大生地、大白芍、粉丹皮、五色龙骨、玄武板、生牡蛎、当归身、线鱼鳔、麻雀卵、鲍鱼肉。

《内经》七法加味又服五剂，带下未见退机，良由八脉满溢。八脉者，冲脉从中直上，任脉行于身前，督脉行于身后真，带脉环周一身如束带。然阴跷、阳跷，阴阳相交；阴维、阳维，阴阳相维。有病则见，无病则隐。故自《内经》以下至于今，皆无一定成法，惟在见病详情，察其所以，可入奇经，且有意会于心，口不能言之处，神明变化，则又存乎其人。此所以调治不易也。

乌贼鱼骨、鸡血藤膏、紫河车、灵犀角、大生地、五倍子、玄武板、九肋鳖甲、桑螵蛸、鹿角霜、线鱼鳔、鲍鱼肉、制陈半夏、雀卵、黄小米。

前方加减又服五剂，带下稍退。带出经道，即天癸之变，属于奇经，有病则见，无病则隐，如天雨下降，沟渠满溢，雨后则平。又似济水伏行地下，时或上泛，或见或隐，或上或下，故难以专方主治。惟乌贼骨鱼丸能入冲脉血分，半夏秫米汤能入跷脉气分。思河间、丹溪有痢带同法之语，仍以《内经》七法为主，参入治痢之品，观其进退。

乌贼鱼骨、鸡血藤膏、灵犀角、紫河车、线鱼鳔、五倍子、桑螵蛸、赤芍药、当归身、川黄连、鸦胆子、赤石脂、人参、椿根白皮、麻雀卵、鲍鱼肉。

深思治痢之品，以副《内经》七法，又服五剂，未见退机，总是药力难入奇经故也。经以任脉为病，内结七疝，女子带下瘕聚。然则七疝、瘕聚诸方，亦可通用。任脉不胜其任，延伤带脉而下，犹男子败精为浊之理。赤带甚于白带，化不及白也。诊脉日见其起，论症由于肝郁在数十年前，其势已深，故难速效。仍以《内经》七法为主，参入七疝、瘕聚诸方之意。

乌贼鱼骨、鸡血藤膏、桑螵蛸、五倍子、线鱼鳔、赤石脂、川楝子、小茴香、当归身、白芍药、云茯苓、福泽泻、冬白术、麻雀卵、鲍鱼肉。

《内经》七法为主，参入疝瘕诸方，又服五剂，未见进退。乃因巳月乾卦纯阳，又值明日立夏，带浊又是阴亏；八脉中病自古又无专主之方。然八脉在中，亦赖先后二天脾肾之气以荣养，能使脾肾气充，水土调平，

亦可潜入奇经八脉。仍以《内经》七法为主，加以脾肾双培之品。

乌贼鱼骨、鸡血藤、大生地、怀山药、山萸肉、人参、云茯苓、冬白术、炙甘草、当归身、酸枣仁、麻雀卵、线鱼鳔、鲍鱼肉。

双补脾肾，以副《内经》七法，共服十剂，赤带暂止，冲脉扃固有机。白带犹存，任脉湿热，化之不尽。腹中雷鸣，龙雷之火与肝木化风，风雷搏击有声，幻作阴吹之症。按脉六部，浮、中、沉三取虽和，时有弦数之象，风雷鼓动可知。现值纯阳之月，天地之阴亏极，况于人乎。阴亏无以潜阳，水弱何能济火，火烁金伤，不能平木，木复生火，阴分重亏。再以大补真阴，以副七法。

乌贼鱼骨、鸡血藤膏、大生地、玄武板、川黄柏、白知母、九肋鳖甲、石决明、雀卵、线鱼鳔、鲍鱼肉。

大补真阴，以副七法，今晨诊脉如昨，夜来赤带未下，白带中有黄色。白属肺金，黄属脾土，二经不固之使然也。仍以《内经》七法，佐以培土生金。

乌贼鱼骨、鸡血藤膏、人参、冬白术、云茯苓、炙甘草、当归身、酸枣仁、远志肉、麻雀卵、线鱼鳔、鲍鱼肉。

昨进《内经》七法，佐以培土生金，今晨诊脉，六部三取，均皆和缓，两尺尤觉调平。人之有尺，犹树之有根，枝叶虽枯槁，根本将自生，根本坚固，最是佳征。然白带之中又见粉红之色，总是血不归经，肝少潜藏，脾失统摄，而八脉支流不固。仍以七法为主，辅以肝脾两和之品，令其气血各守其乡，又何赤白带下之有。

乌贼鱼骨、鸡血藤膏、大生地、当归身、白芍药、人参、冬白术、炙甘草、云茯苓、酸枣仁、雀卵、鲍鱼肉、线鱼鳔。

肝脾两和，以佐《内经》七法，颇合机宜。五日以来，六脉更觉和平，尺部尤好，根本坚固，佳征。赤带鲜红虽止，白带中有粉红。此乃五脏六腑、奇经八脉相通流，脉损伤，如痈疡陷脉为漏之理。仍以七法为主，辅以固涩之品。

乌贼鱼骨、鸡血藤膏、人参、冬白术、赤石脂、禹余粮、五倍子、绵州黄芪、血余炭、田三七、雀卵、乌梅肉、鲍鱼肉。

昨进《内经》七法，加以固涩之品，反见鲜红数

点，陷脉为漏无凝。盖暴崩、久漏一体，崩如山崩，为重，漏如卮漏，为轻。赤属冲脉，白属任脉，皆假道于带脉而下，故名带下。自觉心下懊恢，即见赤漏，亦心下崩之类。现在脉神、形色俱起，眠食俱安，舌光如镜生苔，面色戴阳亦退。崩患殊属多虞，漏下频仍难断，前贤未立专主之方，缓缓设法图痊可也。

乌贼鱼骨、鸡血藤膏、大生地、人参、赤石脂、五倍子、象牙末、思州田三七、血余炭、丹参、乌梅肉、雀卵、鲍鱼肉、线鱼鳔。

设法缓图之方，已服十剂，望色湿润，闻声清爽，问食畅进，诊脉和平。惟赤带浸漏不止，总是血不归冲，冲脉支流脉络损伤成漏。引血归于脏腑，皆有成法，引血归于冲脉，竟少专方，惟《内经》乌贼骨鱼丸能入冲脉。方中所用蒮茹，谬为茜草，非是。雀卵非时难得。半夏秫米汤能入阳跷，不能治带，以故浸漏不止。然血统于脾，藏于肝，布于肺，生于心，施于肾，能使五脏气血充盈，自可潜通八脉。仍以《内经》七法为主，益以五福、十灰等品为丸，缓图痊济可也。

乌贼鱼骨、鸡血藤膏、大熟地、人参、当归身、冬白术、绵州黄芪、炙甘草、血余炭、陈阿胶、线鱼鳔、麻雀卵、陈棕灰、莲房灰、故锦灰、乌梅灰、地榆灰、石榴皮灰、槐蕊灰、百草霜、败蒲灰。

为末，鲍鱼煎水，叠丸。早晚各服三钱，温水下。（《问斋医案》）

傅松元医案

○ 余初习医时，偶赴表姊丈陈桂堂续胶喜筵，见帘内一妇人，面色如金黄。乃询桂堂："此妇为贵府何人，似有大病，何以不为医治？"桂堂云："此我二姊也，嫁湖州唐氏，其病绝奇，恐非人力所能施治。"余知其有隐怪也，以言恬之。始曰："病已三月余，白昼明了如常人，入夜即昏瞀，而带下赤白，近来更甚。日将落即神昏，日兴绝则带频下而不自知，至黎明心渐清楚，身尚不能动，东方白，手足方能举，日出乃起，如无病矣。故卧床常垫大灰褥以渗之。君现习医学，曾闻有此奇症乎？"余曰："有。莫问病名，先试医法可乎？"答曰："可。"遂为疏生脉散一方，三味各重二钱，加桂圆十枚，暮饮其汤，晨服其滓，十剂后再商别治。后五日遇桂堂，谓五剂而病已大愈，是否需再服五剂？但方中用五味子至二钱之多，酸味实难下咽，肆中

为我分三次用之，然已酸极矣。余曰："病者，不平也。医者，平其不平而已。今病已平，当然改辙。"遂嘱日服高丽参三钱。十日而病根悉除。盖其病昼明而夜昏，是阳气之衰残。赤沃漏下，是病名也。妇人属阴体，有邪魅之凭，采其阴中之阳精，阳神无主，故昏；阳气无制，故乱；精血之阳不守，故漏。缘梦与鬼交之故，与男子梦遗同。是以大剂酸甘法滋敛之，更以独参扶其阳而育其阴，故能有效。后见方书，五味子只用三分，是初学之误。但此症必遵古方，恐无如是之速效也。（《医案摘奇》）

余景和医案

○ （黄带）常熟东乡某姓妇，就寓诊。云：带下黄腻水，终日淋漓甚多，且臭秽不可近。诊后椅垫皆湿，腥臭不堪。余思五脏五带，黄带属脾经湿热，清气下陷，不能固摄。然病已半年，亦难速效。姑拟补中益气法。原方去当归，加菟丝、龙骨、牡蛎，使其清气上升，脾有约束；以菟丝、龙骨、牡蛎堵截其下焦，亦杜撰不经之见。不料服三剂，病已霍然。余亦不解其妙。（《诊余集》）

何其伟医案

○ 劳力内伤，赤白带下，八脉伤矣。

小生地、全当归、生杜仲、淮山药、秦艽肉、炙龟板、沙苑子、川断肉、白茯神、桑螵蛸。

○ 带下腰疼，临经腹痛。此奇经之病，不易愈也。

炒阿胶、炒归身、生杜仲、山药、牡蛎（煅）、桑螵蛸、炒艾绒、沙苑子、紫丹参、茯苓、乌贼骨（炙）。

○ 冲任脉伤，腰瘘带下。治在肝肾。

炙黄芪、全当归、沙苑子、山药、芡实、煅牡蛎、炒熟地、炒萸肉、枸杞子、茯苓、胡桃肉。

○ 腰痛带下，奇经八脉病也。当用滋补。

鹿角霜、熟地、沙苑子、川断肉、山药、桑螵蛸、炙龟板、萸肉、生杜仲、煅牡蛎、茯苓。

○ 产后失调，肝肾八脉俱亏，腰瘘带下，神倦面黄，脉形沉细。已近怯门。

大熟地、炒当归、杜仲、柏子仁、茯苓、桑螵蛸、山萸肉、料豆衣、麦冬、煅牡蛎、山药。（《幹山草堂

医案》）

叶桂医案

○某，温邪劫阴，带下火升，胸痞，脉小数。（温邪伤阴。）

生地、阿胶、牡蛎、川斛、小麦、茯苓。

○某，阳明脉虚，手麻足冷，身动，带下如注。用通摄方。（胃虚。）

人参、桂枝木、桑螵蛸、生杜仲、归身、茯苓。

又诊：胸中似冷，热饮乃爽。

照前方去杜仲加白芍、炮姜。

○陈，二七。色苍脉数，是阴不足，心中泛泛，即头晕腹痛，经水仍来，兼有带下。肝阳内扰，风木乘土，法当酸以和阳，咸苦坚阴。（风阳乘土。）

生白芍、细生地、清阿胶、牡蛎、樗根皮、黄柏。

又诊：乌骨鸡、生地、阿胶、牡蛎、天冬、白芍、白薇、杜仲、川断、湖莲。

○蒋，带下不止，少腹内踝连痛，至不能伸缩。络脉不宣，最有结瘕绵缠，不可不虑。医云肝气，岂有是理！（血虚脉络滞痛。）

桂枝、生沙苑、远志、当归、鹿角霜、杞子、茯苓。

○龚，带淋日久，脂液垂涸，奇脉俱伤，营卫亦偏，内风自动，则中焦气夺，浮肿腹膨，为寒为热矣。暂以咸缓和阴。（液涸风动。）

阿胶、牡蛎、苁蓉、柏子霜、郁李仁。

○袁，舌光赤，头胀身热，带下如注。此五液走泄，阳浮热蒸，当用摄剂。若与鹿角霜、沙苑，仍是升举动阳，则无效矣。（阴虚阳浮。）

熟地炭、阿胶、芡实、茯苓、湖莲肉、炒山药。

又诊：照前方去阿胶、山药，加桑螵蛸、黄肉炭。

○吴，崩带淋漓，阴从下走。晕厥汗出，阳从上冒。逢谷雨暴凶，身中阴阳不相接续，怕延虚脱，戊亥时为剧。肝肾病治。

人参、阿胶、生龙骨、生牡蛎、五味、茯神。

又诊：血液去则脏阴失守，神不内附，致目中妄见。非鬼祟也。当先镇阳神为主。若骤用阴药，则有妨胃纳矣。

人参、龙骨、五味、茯苓、芡实、建莲肉。

又诊：淋带黄白未净，五更心悸汗出。

人参、炒枸杞、五味、茯苓、芡实、湖莲肉。

○某，二五，脉左细，前用通补，据述痛起，得按痛缓。八脉空虚昭然。舍此补养，恐反增剧矣。（奇脉虚。）

当归、乌贼骨、紫石英、杜仲、杞子、柏子仁、沙苑、茯神。

○某，女科病，多倍于男子，而胎产调经为主要。淋带瘕泄，奇脉虚空，腰背脊膂牵掣似坠，而热气反升于上。从左而起，女人以肝为先天也。医人不晓八脉之理，但指其虚，刚如桂、附，柔如地、味，皆非奇经治法。先以震灵丹固之，每服一钱五分。

又诊：淋带瘕泄，诸液耗，必阴伤。此参、附、姜、桂，劫阴不效，而胶、地阴柔，亦不能效。盖脉隧气散不摄，阴药沉降，徒扰其滑耳。必引之、收之、固之，震灵丹意，通则达下，涩则固下，惟其不受偏寒偏热，是法效灵矣。后方常用。

人参一钱，鹿角霜一钱半，沙苑一钱半，桑螵蛸三钱，炒杞子一钱半，茯神三钱，炙草五分。

丸方：人参二两（隔纸烘研），鹿茸二两（切，烘研），生菟丝子二两（研淡），补骨脂一两半（炒），生紫石英一两二钱，生余粮石一两二钱，茯苓一两半（炒黑），小茴五钱，炒黑远志五钱。

晚服妙香三钱。

○姚，二三。自乳血耗，脉络空豁，脊膂椎髀酸软，带下不已。问下部已冷。阴虚及阳，速速断乳，不致延劳。

人参、鹿角霜、枸杞、桑螵蛸壳、杜仲、茯苓、沙苑、白薇。

○徐，四十，经漏成带，下焦畏冷，眩晕。（肝脏阳升，八脉空乏。）

当归、炒白芍、炒黑枸杞、杜仲、海螵蛸、炒沙苑。

○杨，三七，寡居，独阴，自多愁烦思郁，加以针黹，目注凝神，阳上巅为眩晕。八脉无气，自带下下冷，内风日动，痹疹麻木，常为隐现。以暖下柔剂和其阴阳，可得小效。

制首乌、三角胡麻、枸杞、甘菊花炭。

用红枣捣丸，早上服四钱。

○ 王，二七，产后漏淋成带，入暮溺频不爽，惊恐神呆，骨骱尽痛。是肝肾内损，渐及奇经，不司束固，是产后虚在下。甘辛润补肝肾，不与燥药。以肾恶燥，肝忌刚也。

枸杞子（炒黑）、鹿角霜、归身、菟丝子（炒香）、生杜仲、沙苑子、茯苓、补骨脂（盐水煎淡）。

○ 某，少腹拘急，大便燥艰，淋带赤白。此属液涸。（阴阳并虚。）

肉苁蓉、枸杞子、河车、当归、柏子仁、郁李仁。

又诊：淋带年久，少腹拘急胀痛，溲不爽，大便艰涩，得泄气则胀宽，食物少纳，脘中不降，必抚摩始下。此病久脏阴腑阳皆伤，热药难受，以通阳固阴兼之。

早服：人参、归身、炒杞子、茯苓、麋茸、河车。

暮服：震灵丹二十粒。

带下者，由湿痰流注于带脉，而下浊液，故曰带下。妇女多有之。赤者属热，兼虚兼火治之。白者属湿，兼虚兼痰治之。年久不止，补脾肾兼升提。大抵瘦人多火，肥人多痰，最要分辨。白带、白浊、白淫三种，三者相似，而迥然各别。白带者，时常流出清冷稠黏，此下元虚损也。白浊者，浊随小便而来，浑浊如泔，此胃中浊气，渗入膀胱也。白淫者，常在小便之后，而来亦不多，此男精不摄，滑而自出也。至于淋症，由肾虚膀胱积热所致。肾虚则小便数，膀胱热则小便涩。淋有气、血、砂、膏、劳五者之殊，皆属湿热。气淋为病，小便涩滞，常有余沥不尽。血淋为病，遇热即发，甚则溺血，痛者为血淋，不痛者为尿血。砂淋为病，阴茎中有砂石而痛，溺不得卒出，砂出痛止是也。膏淋为病，溺浊如膏，败精结者为砂，精结散者为膏，又煮海为盐之义。劳淋遇劳即发，痛引气冲。大约带病惟女子有之，淋浊男女俱有。景岳云："妇人淋带，其因有六。心旌摇，心火不静而带下者，先当清火，宜朱砂安神丸、清心莲子饮之类；若无邪火，但心虚带下，宜秘元煎、人参丸、茯菟丸之类。欲事过度，滑泄不固而带下者，宜秘元煎、苓术菟丝丸、济生固精丸之类。人事不畅，精道逆而为浊为带者，初宜威喜丸，久宜固阴煎之类，湿热下流而为浊带，脉必滑数，烦渴多热，

宜保阴煎、加味逍遥散；若热甚兼淋而赤者，宜龙胆泻肝汤。元气虚而带下者，宜寿脾煎、七福饮、十全大补汤。若阳气虚寒，脉微涩，腹痛多寒，宜加姜附、家韭子丸。脾肾气虚下陷多带者，宜归脾汤、补中益气汤之类。"上淋带辨症论治，仿佛已备。语云："鸳鸯绣出从君看，莫把金针度与人。"若求金针暗度，全凭叶案搜寻（秦天一）。（《临证指南医案》）

袁桂生医案

○ 袁焯治孟姓妇（年逾四旬）案：素患白带，庚戌秋间卧病，服药不效，遂延予治。病者烦躁不安，彻夜不寐，稍进汤饮则呕吐不已，脐左有动气，白带频流，自觉烧热异常，扪其身凉如平人，脉亦弦小不数，舌红赤光，毫无苔垢。问其家人，病者性情素躁，且已产育十二胎。盖血液亏竭，阳热偏胜，加以所服药饵，皆辛散苦寒之品，以致胃气益虚、胃液益竭而神不守舍也。乃与黄连阿胶汤加沙参、麦冬、熟地、枣仁、茯神、牡蛎、龙齿、珍珠母、朱砂块、磁石、蒌仁等药，芩、连只用数分，熟地、阿胶等则用三钱，以鸡子黄一枚生搅冲服。一剂烦躁定，能安睡，二剂后眠食俱安，但精神疲惫，遂以前方去芩、连，加苁蓉、枸杞填补精血，接服数日而痊。（《丛桂草堂医案》）

柳谷孙医案

○ 向患淋带，今春剧发。渐觉少腹胀满，刺痛酸坠，大便不爽，小溲淋数，所不带浊，杂色黏厚如脓。推其病情，先因肝气不调，致营血瘀阻；更因脾运不旺，致湿浊流陷，瘀湿内壅，下注于奇经，蒸蕴而为秽浊，此带下之所由来也。病久正伤，不特肝营就损，即脾土亦形困惫。面跗浮肿，虚热上烘，脉象细弱无神，舌尖红而碎，肝脾两脏，损象已深；而两便窒滞，奇经中之瘀浊，仍未清畅。虚实两面，均难偏顾，调治颇为棘手。姑拟培补肝脾，舒气养营，仍兼疏通瘀浊之意，冀得气营两畅，方可专意培补，以收全功。

于术、茯苓、全当归、白芍、木香、砂仁、苡仁、丹皮、川怀牛膝（红花煎汁，炒）、茜草炭、牡蛎、川断、车前子。

另：西珀屑四分（研，水飞）、乳香二分（去净油），二味为末作丸，吞。

○ 脾土虚陷，湿热下注于奇经，则带下不止。病

经数载，髓液均伤，腰脊酸楚，内热形寒，皆由乎此。刻诊脉象左手带数，右部虚软。少腹瘕撑脘腹，气闷作痛。癸水参差不期，又属肝脾不调、营气损窒之象。总之，肝肾奇脉，均因病久而虚。而脾胃气机，又因肝气不和而窒。愈延愈虚，势且渐入营损之途。刻下急当和畅肝脾，冀其痛止纳旺，再议调补下焦。

归身（炒黑）、东白芍（吴萸煎汁，拌炒）、炒丹皮、稆豆衣、煨木香、砂仁（盐水炒）、连皮苓、菟丝饼、制香附、于术、牡蛎、刺蒺藜、谷麦芽、香橼皮。

二诊：带脉属脾，土虚湿陷者，每致带下不止。久则奇经髓液下注，故八脉均亏。况肝气不畅，则营气不调，而脾土愈困。刻诊脉象渐和，而瘕气不化。拟方和肝培脾，调固奇经。

于术（土炒）、归身（蒸熟炒黑）、东白芍（吴萸煎汁，拌炒）、川断（酒炒）、山药（土炒）、菟丝饼、茯苓、杞子（蒸炒）、车前子（盐水炒）、潼蒺藜、刺蒺藜、春砂仁（盐水炒）、制香附（醋炒）、煨木香、丹皮炭。

上药为末，用大生地煎浓膏，打糊为丸。

○ 眩晕肢酸，内热惊惕少寐，皆肝失血养、木燥化火之病。血藏于肝，而生于脾。脾土先虚，湿热下注于奇脉之中，饮食所化之津液，皆变为带下之浊脂，则血无来源，肝阴焉得不虚？调治之法，固当滋养肝阴，尤宜兼培脾土，以补营血之源。拟膏方以归脾、养荣，两法增损。

党参、归身（炒黑）、白芍（土炒）、炙甘草、于术、制首乌、茯苓、淮山药、大生熟地、枣仁（炒）、春砂仁、远志炭、煨木香、菟丝子（盐水炒）、潼沙苑（盐水炒）、刺蒺藜、黄柏（盐水炒炭）、牡蛎（盐水煅）、墓头回（此味不入煎剂，只可丸膏内用）。

上药煎汁滤清，熬，烊入阿胶四两，炼蜜收膏。

○ 脾土先虚，湿邪留滞，水谷之液，不能化为营血，乘奇脉之褛，下注而带下。其发于经水之前者，因冲任气动，则奇脉亦因之下陷也。右关脉弦，中气不旺。左脉软弱，右见数大，舌质偏红，乃营血不足、虚火易动之体。滋养肝肾，统摄奇经，此调经固本一定之法。惟此证宜培脾利湿，兼固带脉，乃与病机有神。

党参、于术、茯苓、炙甘草、生地、白芍、归身、淮山药、木香、砂仁、川柏、苡仁、牡蛎、沙苑、

杞子、川断、菟丝子、银杏（炒香，打碎，绞汁，冲入）。

煎汁熬收，烊入阿胶三两、白蜜十两收膏。空心陈皮汤送下。

另：威喜丸、封髓丹等分，空心开水送下。

○ 脾虚湿陷，乘虚下注奇脉。带下不已，阴液枯损，渐生内热，神倦纳少，脉象虚细。有肝脾两损之虑。当清阴健脾，两法兼用。

野于术、炙柏片、砂仁、苡仁、白茯苓、广陈皮、牡蛎、生地炭、菟丝子、金狗脊、白薇、银杏、椿白皮。

○ 所见经水不匀，带下腰脊酸痛，头晕筋惕，上热下寒，诸症均属肝肾不足、奇脉不调所致，法当潜摄；惟脉象弱细而涩，舌苔晦浊，纳谷不舒，气机窒于脘膈，此不特肝气逆行，肺气痹阻，并有痰浊阻于胃中，断难遽投滋补。况大疟初至，寒多热少，似乎牝疟，亦属阳微痰阻之病。刻当善后之际，尤不能遽与柔腻，拟先用调气通痹、温运中宫法，俟气分疏达，再议调补可耳。

瓜蒌皮（姜汁炒）、薤白头、广郁金、姜半夏、蔻仁、于术、桂枝、茯苓、白芍、淡干姜、枳实、姜竹茹、广陈皮。

二诊：前与调气通阳十剂后，牝疟得止。但时觉烘热，胸闷气迫，脘中嘈胀，兼作纳少便艰，甚则作呕，脉象较前稍畅，右关独弦，舌苔黄腻。胃中痰气窒阻，木火郁而不达，逆行于上，则膈阻气痹，凡此皆气分病也。从前经候愆迟，带白腰酸，营分虚而不畅，亦因气阻所致。气为血帅，自当以调气为先，观古人调经一门，未有脱却气分者，可以识其意矣。拟方再与疏肝安胃，化痰通痹。

姜半夏、干姜（盐水炒）、川连（姜汁炒）、瓜蒌皮（姜汁炒）、枳实、旋覆花、连白头、郁金、黑山栀（姜汁炒）、青皮（醋炒）、橘红、竹茹、制香附、木蝴蝶（炙研），冲服。

○ 病后营阴不复，肝阳易于浮动，加以劳倦，脾土亦少健运，带下不已，阴液愈耗。平时见证，阴虚火动者居多。调理之法，以滋养潜熄为主，佐以培脾。

党参、洋参、大生地、归身炭、白芍、于术、龙齿、牡蛎、丹皮（炒）、黑山栀（姜汁炒）、杜仲（酒

炒）、茯神、净枣仁（川连煎汁，拌炒）、广陈皮、菟丝子（盐水炒）、淮山药（土炒）、潼沙苑、春砂仁。

煎汁滤清熬收，烊入阿胶三两、炼蜜八两，酌和冰糖收膏。

加减：如带下不止，另用新制白带丸，盐花汤送下。

○ 种玉必先调经，兹经水如期，营分并无疾疴。前人谓痰阻子宫，奇脉气滞者，均于受胎有碍，用药即仿其意。

香附一斤（须用九制）、当归（炒）、川芎、川断（酒炒）、茯苓、菟丝子（酒炒）、枳壳（醋炒）、春砂仁、川郁金、丹参、法半夏、长牛膝（酒炒）、杜仲（酒炒）、桂心。

上药共为细末，用益母膏化水泛丸，每服四钱。

○ 肝血虚则生热，而经速腹痛，脾气虚则湿陷，而腰酸带下。脉象濡细，肝脾两虚。法当培养，参入调营固下之品。

全当归、白芍、生地炭、于术、茯苓、炙甘草、丹皮、香附、砂仁、木香、牡蛎、川断、菟丝子、乌药、银杏肉、胡桃肉。

二诊：肝有郁热，营血因之不畅。经速腹痛，血不归经。当以清肝和营为主，其带下之病，宜另从肝脾调治。

全当归、白芍、生地炭、丹皮、丹参、香附、黑山栀、金铃子、延胡索、橘核、木香、砂仁、茺蔚子、月季花。

○ 素质阴虚，兼有带下之疾，故足三阴均形亏损。春间时感咳嗽，历今未愈。阴气不得上承，则肺金虚而不降，故稍感微邪，辄复咳甚。脉象软细，左手尤虚。论治自当以补养为主，但舌苔微黄而浊，当于养阴中，佐以清降肃肺。

北沙参、麦冬、白芍、蛤壳、菟丝子、茯苓、苡米、桑白皮（炙）、大生地（炒炭）、砂仁、紫菀（蜜炙）、银杏肉、枇杷叶。

○ 患带下红白，脾脏湿热下渗，奇经不能固摄。近日肝火郁燔，内犯于胃，则嘈杂眩晕；下注冲任，则经水淋沥，甚则少腹滞痛，经与带杂下不止。稍投补涩，则木火湿热无外泄之路，愈觉郁闷不舒。况嗳哕并作，气分本失疏畅，尤不可专投血药。夫气为血帅，气滞则

血亦滞。肝主藏血，肝不和，则血不能藏。然则调治之道，自当以疏肝和气为治血之本。若补之、涩之，窃恐肝脾滞陷，愈增其病矣。愚见如此，未识有当病机否？

当归炭、白芍、丹参、炒丹皮、川郁金（醋炒）、春砂仁、黑山栀、制香附、川断肉（炒）、菟丝子（盐水炒）、广木香、川黄柏（盐水炒）、干荷叶（炒）、鲜藕。

二诊：改方，去黄柏、丹皮、菟丝子，加金铃子、延胡索、炒生地。

○ 带下赤白兼行，而腰不甚痛。湿热伤脾，不能化血，遂下注于奇经。当培脾清湿。

白术炭、炙柏片、砂仁、苡仁、赤白苓、广陈皮、牡蛎、归身、淮山药、桑白皮、樗白皮、炙甘草、沙苑、银杏仁。（《柳宝诒医案》）

抱灵居士医案

○ 白带，常胃痛。嫁后初冬，头腰胁痛，恶风，脉浮紧，左甚，以逍遥散不应；以枳壳二陈汤加芎、归、芍、前、苏二剂，头痛减，内热，食生莱菔，头痛恶风，盗汗，颐赤；以黄芪建中汤加防风、丹皮、桔梗三剂，进食，胁痛止。数日夜热恶寒，头胁痛，脉弦，以枳桔二陈汤加芎、归、芍、苏、柴，三剂愈。两月头昏心慌，咳嗽吐清水，经行期甚少，脉滑数，以八味逍遥散不应，以茯苓补心汤，咳止。太阳痛，头闷，心悸，颐赤，以逍遥散二剂而愈。

○ 许成月，妇，发热头痛，干呕，泻十回黄水，间有白带，素有淋痛、太阳痛之羔，或以正气、败毒、五苓、小柴、补中益气之类不应春十数日矣。呕逆身痛，恶风，五心热，下体时厥，舌边黄、旁紫、中灰黑，渴喜热饮，小腹坠痛，脉长细。以黄连汤，术代参，加吴萸、生姜一剂。惟五心热，舌燥作呕，二便秘。以凉膈散去硝，加灯心、生军一剂，泻二次黄恭，胸宽，呕止，溺利，足冷。以前方加枳、朴一剂，泻五回，足温。以凉膈散去硝、黄，加白芍、黄连、夏、瓜、桔、姜一剂，便秘。以导赤合凉膈散去硝、黄，加法夏、枳实、黄连二剂，热退，饱胀。以香附、枳壳、陈皮、瓜、通、连、芎、归、芍数剂而愈。数日食肉，小腹痛，恶寒发热，以双解散去硝、黄一剂而热退。以小承气汤一剂，利一回，小腹痛，以龙胆泻肝汤三剂而愈。（《李氏医案》）

方仁渊医案

○ 白带属气虚，亦有属湿热者，既见兼象，须兼治之。

黄芪、当归、柴胡、白芍、陈皮、半夏、黄柏、茯苓、泽泻、白术、砂仁、椿根皮。

○ 便血十余年，血止而转为带下，又已经年。畏寒脉小，此肾液亏也。夫肝为藏血之脏，过事疏泄，肾亦失其闭藏，下焦有开无阖矣。取血肉有情之品，以养厥阴；涩敛镇摄之物，以蛰少阴。是为高年王道之治。

鹿角胶一钱，龟板胶七分，牡蛎四钱，补骨脂一钱半，龙骨四钱，冬术一钱半，白芍一钱半，胡桃肉三钱，归身炭七分，升麻四分，砂仁五分，炮姜五分，精羊肉两（羊肉、胡桃二味先煎去油）。（《倚云轩医话医案集》）

邵兰荪医案

○ 黄公溇徐。小产后带下如注，脉弦细涩，脘中有形，攻触而痛，癸水不调。姑宜涩下平肝。六月七号乙巳廿二日。

生牡蛎四钱，草豆蔻一钱，仙半夏钱半，丹皮钱半，化龙骨钱半，制香附二钱，广皮钱半，玫瑰花五朵，炒杜仲二钱，左金丸八分，木蝴蝶四分。

清煎五帖。

介按：刘宗厚曰：带下多本于阴虚阳竭，营气不升，经脉凝涩，冲气下陷，精气积滞于下焦而成。今此案系是肝经抑郁，耗及营液，以致带脉失固，冲气下陷。故小产之后，而带下如注，冲任虚气挟肝阳上逆，则脘腹作痛，治宜平肝补肾为先。

○ 遗风庞。血虚嘈杂，知饥少纳，脉虚细，腰酸带下，舌色灰厚。姑宜养血和中、平肝。

当归身钱半，仙半夏钱半，遍金钗三钱，鸡血藤三钱，茯神四钱，左金丸八分，木蝴蝶四分，佩兰钱半，丹参三钱，炒谷芽四钱，生牡蛎四钱。

清煎五帖。

介按：冲脉之血，系是阳明水谷所化，兹以胃液已虚，未能容纳水谷，而致知饥嘈杂。且肝肾并亏，而致腰酸带下，故以柔肝、和胃、养血为治。

○ 遗风庞。带下腰酸，脉关尺涩细。经停七月，腹中有形，病在冲任。宜柔肝、涩下。三月廿三日。

桑螵蛸三钱，归身钱半，菟丝子三钱，生香附钱半，炒杜仲三钱，木蝴蝶四分，川断三钱，绿萼梅钱半，生牡蛎四钱，大腹绒三钱，覆盆子三钱。

清煎四帖。

介按：任脉通，太冲脉盛，则月事以时下。兹以冲任并亏，而经停七月，肝郁不畅，则腹中有形，肾虚而带脉不固，则酸下腰带。治以柔肝涩下，即是摄冲任之意。

○ 黄公溇徐。小腹仍属滞痛，脉尚涩，白带未除，冲任腰胯酸痛。宜和肝涩下为稳。六月七号乙巳廿二日。

当归钱半（小茴香炒拌），省头草三钱，覆盆子三钱，杜仲三钱，延胡钱半，九香虫一钱，乌药钱半，香附三钱，炒小胡麻三钱，生牡蛎四钱，玫瑰花五朵。

清煎七帖。

介按：王叔和曰：带脉为病，左右绕脐，腰脊痛，冲阴股也。据是以观，则此症系是带脉失司、肝逆未平之候。

○ 盛陵徐。冲任内怯，腰疼背掣，带下，脉涩细，癸涩不调，头疼。姑宜养血、调经、涩下。八月廿二号戊申十四日。

全当归三钱，茺蔚子三钱，鸡血藤三钱，豨莶草三钱，炒白芍钱半，炒杜仲三钱，覆盆子三钱，化龙骨三钱，川芎钱半，生牡蛎四钱，桑寄生三钱。

清煎七帖。

介按：女人月水，由诸络之血，汇集血海而下，兹以冲任内怯，肝肾液虚，是以头疼腰痛，背掣带下，养血补肾以调经，深得《内经》先其所因，伏其所主之旨。

○ 安昌马。带下如注，小腹滞痛，脉涩左弦细，癸涩不调，舌厚腻，汗出溅溅。宜疏泄厥阴为主。四月廿八日。

川楝子三钱，当归钱半，桑螵蛸钱半，柏子仁三钱，延胡三钱，麻子仁四钱，生香附钱半，海金沙四钱，省头草三钱，车前子三钱，青木香八分。

清煎三帖。

介按：此系肝郁侵脾，湿热下陷，是以脾精不守，未能化为经水，反变白滑之物，直下而为带。故治以疏泄厥阴，兼渗湿热而涩下。（《中国医学大成·邵兰荪医案》）

徐灵胎医案

〇 息城李左卫之妻，病白带如水窍漏，绵绵不断，臭秽之气不可近身，面黄食减已三年矣。诸医皆云积冷，阳起石、石硫黄、姜、附之药，重重燥补，污水转多。余断之曰：此带浊水，本热乘太阳经，其寒水不能禁固，故如此也。夫水自高而趋下，宜先竭上源。乃涌痰二三升，次日复下污水十余行，至三遍，汗出周身。明旦病人云：污水已不下矣。改用寒凉之剂，清涤子室，服至半载，后产一男。

〇 一妇人，久疟患带，发热口渴，体倦食少，用七味白术散加麦冬、五味。大剂煎与恣饮，疟发稍可，渴亦大减。又用补中益气汤加茯苓、半夏，而带与疟疾悉瘥。

〇 一妇人，眩晕吐痰，胸满气喘，得食消缓，苦于白带淫溢，已二十余年矣，诸药不应。脉滑而软。此气虚挟痰饮也，痰饮去而带自愈矣。遂朝用六君子汤，夕用六味地黄丸，不一月而带下诸症悉瘥。

〇 一妇人，胸痞内热，口干耳鸣，喉中若有一核，吞吐不利，月经不调，带下淫溢不止。六脉软涩微数。此肝脾郁结，痰热不化而流注也。余以归脾汤加半夏、山栀、升麻、柴胡，间以四七汤下白丸子而愈。

〇 一妇人，吞酸饱满，食少便泄，月经不调。服清气化痰丸，两膝渐肿，寒热往来，带下黄白不止，色萎体倦。脉滑而软。此脾胃两虚，湿热下注。用补中益气汤倍参、术，加半夏、茯苓、炮姜而愈。

〇 一妇，带下赤白，四肢无力。余诊之曰：四肢者，土也。脉软而滑，此脾胃虚弱，湿热下注也。以补中益气、济生归脾汤，并加白芍、生地，不一月而带愈身康矣。

〇 一妇人，带下赤白，怒则胸膈不利，饮食少思，或用消导理气之剂，痰喘胸满，大便下血。脉涩缓大。余曰：脾气亏损，挟湿热而不能摄血归经，故二阴俱有所下也。先用补中益气汤加炮姜、白芍、茯苓、半夏，化其湿热，以安营气，随用八珍汤加柴胡、山栀，而诸症悉瘥矣。（徐灵胎《女科医案》）

吴鞠通医案

〇 李氏，三十五岁，久带，甚至流入跗踵，可谓狂带矣。脉弦数，下焦阴阳八脉皆虚。与天根月窟膏，每日一两，分早中晚三次服。服至百日外而愈。

〇 戊子二月初十日，达女，十七岁，初因内伤生冷，又加伏暑中之湿热，去冬寒热频仍可知，以致经闭淋带腹痛等症；现在食太少，大便溏。议先与和腑，《经》谓：二阳之病发心脾，女子不月。应从此处入手，近世罕知之；再补土者必先行湿，土恶湿故也。

姜半夏五钱，薏仁五钱，川椒炭二钱，云苓块五钱，萆薢五钱，白蔻仁一钱，益智仁二钱，广皮二钱。

煮三杯，分三次服。

十三日：照前方再服三帖。

十七日：瘕气绕脐痛，少腹亦时痛。

天台乌药散二两，每服一钱，分早中晚夜四次服，淡姜汤和。如痛甚服二钱，服二三日再商。

二十一日：腹痛已减，胃亦渐开，脉仍弦数，肢倦。与宣肝络之中兼两和肝胃。

新绛纱三钱，归须二钱，姜半夏五钱，郁金二钱，旋覆花（包）三钱，降香末三钱，云苓块五钱，广皮三钱，益智仁三钱，生薏仁五钱。

煮三杯，分三次服。每日空心服天台乌药散五六分。此方服十二帖，胃渐开，腹痛止，肢倦减，面色稍红。（《吴鞠通医案》）

其他医案

妇人有终年累月，下流白物，如涕如唾，不能禁止，甚则臭秽，所谓白带也。夫带是湿病，以带名者，因妇人有带脉不能约束，故以带名之。带脉通于任督之脉，任督病而带脉亦病。带脉者，所以束带胎之系也，妇人无此，则难以系胎，故带脉弱而胎易坠。若损伤带脉，则胎必不牢，然带脉损伤，非独跌闪挫气也，行房过于纵送，饮酒出于癫狂，虽无疼痛之苦，其中暗耗，则白物自下。故带病，尼师、寡妇、出嫁之女多。处子在阁，未破瓜之女少也。然室女天禀虚弱者，亦有此病。况加之脾气之虚，肝气之郁，湿气之侵，火气之逼，安得不患此症哉！夫湿盛火衰，肝郁脾虚，则脾土受伤，湿土之气下陷，是以脾精不守，不能化为营血，变成白滑之物，由阴门直下，欲自禁止而不可得也。

治法：宜大补脾胃之气，少佐之舒郁之味，使风水不闭塞于地中，则地气自升腾于天上，脾气健而湿气自消。方用完带汤。

白术一两，苍术三钱，甘草一钱，车前子三钱，山药一两，陈皮五分，人参二钱，白芍五钱，柴胡六分，荆芥五分，半夏一钱。

水煎服。二剂轻，四剂止，六剂痊愈。

此方脾胃肝三经同治之法，寓补于升，寄消于散。升提肝木之气，则肝血不燥，何致下克于脾土，补益脾土之元，则脾经不湿，何难分消夫水气？至于补脾而兼补胃者，脾胃表里也，脾非胃气之强，则脾不能旺，补胃正所以补脾耳。

此症用束带汤亦效。鸡冠花两（鲜鸡冠花三两），白术一两。水煎，二剂即愈。

妇人有带下色红者，似血非血，所谓赤带也。赤带亦湿病，火热之故也。惟是带脉系于腰脐之间，近于至阴之地，不宜有火。不知带脉不通肾而通肝，妇人忧思以伤脾，又加郁怒以伤肝，于是肝火内炽，下克脾土。而脾土不能运化湿热之气，蕴结于带脉之间，肝火焚烧，肝血不藏，亦渗入于带脉之内。带脉因脾气之伤，约束无力，湿热之气，因之下陷，同血俱下。观其形象，似血非血。其实血与湿，俱不能两分之也，世人以赤带属之心火者，误耳！治法：清肝中之火，扶其脾气，则赤带庶几少愈乎。方用清肝止淋汤。

芍药一两，当归一两，阿胶三钱，生地五钱，丹皮三钱，黄柏一钱，牛膝二钱，黑豆一两，香附一钱，红枣十枚。水煎服。一剂少止，二剂又少止，四剂全止，十剂不再发。

此方但去补肝之血，全不利脾之湿者，以赤带之病，火重而湿轻也。夫火之所以旺者，由于血之衰也，补血足以制火矣。且水与血，合成赤带，竟不能辨其是湿而非湿，则湿尽化为血矣。所以治血可也，何必利湿哉！此方纯治血，少加清火之味，故奏功独奇。倘一利其湿，反引火下行，转难遽效耳。或问：先前言助其脾土，今但补肝木之血，绝不补脾土之气，何也？不知用芍药以平肝，则肝气得舒，自不去克脾土，是补肝正所以扶脾，何必加人参、白术之多事哉！

此症用黄白牛车散亦效。牛膝一两，车前子三钱，黄柏二钱，白芍一两。水煎服。四剂愈。

妇人有带下而色黑者，甚则下如墨汁，其气最腥，人以为下寒之极也，谁知是火热之极乎！夫火色宜红，何成黑色？不知火极似水，乃假象也。其症必然腹痛，小便时必如刀触，阴门必发肿，面色必红，久则黄瘦，

饮食兼入口必大渴，饮水少觉宽快。此命门之火与膀胱三焦之火合，胃火又旺，四火同煎，安得不熬干成炭色耶！此等之症，不致发狂者，以肾水与肺金之气涓涓不绝，足以润心而济胃耳。所以饮水下胃，但成带下之症，火结于下，而不炎于上也。

治法：惟以泻火为主，火退而湿热自舒也。方用利火汤。

大黄三钱，白术五钱，茯苓三钱，车前子三钱，王不留行三钱，寄奴三钱，黄连三钱，炒栀子三钱，石膏五钱，知母二钱。

水煎服。一剂小便大利，二剂黑带变为白带矣。三剂白带亦少减去一半，再服三剂痊愈。

此方未免过于迅利，殊不知火盛之时，用不得依违之法，救焚而少为迁缓，则火势延烧，不尽不止。今用黄连、石膏、知母、栀子，一派寒凉泻火之味，入于大黄之中，则迅速扫除，又得王不留行与寄奴之味，利湿甚急，俱无停住之机，佐白术、车前子、茯苓，成既济之功也。

此症用清带汤亦效。炒栀子三钱，黄柏三钱，甘草一钱，白芍一两，车前子二钱，王不留行二钱，麦冬一两，玄参二两。水煎服。四剂愈。

妇人有带下色黄者，宛如黄茶浓汁，其气带腥，人以为脾经之湿热，谁知是任脉之湿热乎！夫任脉本不能容水，如何湿气入于中，而化为黄带乎？不知带脉通于任脉，任脉直上，走于唇齿。唇齿之间，原有不断之泉，下灌于任脉，使任脉无热，则口中津液，尽化为精，以入于肾中矣。惟有热以存于下焦之间，则津不化精而化湿。夫水，色白；火，色红。今湿与热合，欲变红而不能，欲返白而不得，煎熬成汁，因变为黄色矣。黄乃土之色也，真水真火合而成丹，邪水邪火合而成带。世人以黄带为脾之湿热，单去治脾，此黄带之所以难痊也。方用退黄汤。

山药一两，芡实一两，黄柏二钱，车前子一钱，白果一枚。

水煎服。连用四剂，无不痊愈。

凡有白带者，俱可以此方治之，而治黄带，尤奏奇功。盖山药、芡实，专补任脉之虚，又能利水，加之白果引入任脉之中，更为便捷，所以奏功甚速。至所用黄柏，清肾中之火。肾与任脉相通，同群共济，解肾中之火，即解任脉之热矣。

此症亦可用解带利湿汤治之。白果、茯苓各一两，泽泻、车前子、炒栀子各二钱。水煎服。

妇人有带下色青者，甚则色绿，如绿豆汁，稠黏不断，其气亦腥，此肝经之湿热也。夫肝属木，木之色属青，带下流如绿豆之汁，明是肝木之病，但肝最喜水，湿亦水也，何以竟成青带之症？不知水虽为肝之所喜，热实为肝之所恶，以所恶者合之所喜，必有违其性者矣。肝之性既违，则肝之气必逆，气欲上升，湿欲下降，两相牵制，必停住于中焦之间，于是走于带脉，从阴门而出。其色青绿者，正乘肝木之气也。逆轻者热必轻而色青，逆重者热必重而色绿，似乎治青者易，治绿者难。然而解其肝中之火，利其膀胱之水，则带病自愈也。方用逍遥散加减。

茯苓五钱，白术五钱，甘草五分，陈皮一钱，柴胡一钱，白芍五钱，茵陈三钱，炒栀子三钱。

水煎服。二剂色淡，四剂青绿之带绝，不必多剂也。

夫逍遥散，解郁之方也，何取之以治青带如是之神耶？盖肝经湿热留之者，因肝气之逆也，逍遥散最解肝之逆气，逆气平则湿热难留，况益之茵陈之利湿，栀子清热，肝气清凉，青绿之带，何自来乎？此方之所以奇而可用也。倘仅治青带，惟以利湿清热为事，置肝气于不问，亦安有止带之日哉！

此症用利肝解湿汤亦效。白芍二两，茯苓一两，干鸡冠花五钱，炒栀子三钱。水煎服。（《临证医案伤寒辨证录》）

东垣治一妇，白带常下久矣，诸药不效。诊得心胞尺脉极微。白带寻流而不止，叔和八里脉微。《脉经》云：崩中日久为白带，漏下多时骨亦枯，言崩中者，始病血崩不已，久下则血少，复亡其阳，故白滑之物，下流不止。是本经血海将枯，津液复亡，枯干不能滋养筋骨。以本部行经药为引，用为使，以大甘油腻之药，润其枯燥，而滋益津液；以大辛热之气味，补其阳道，生其血；以苦寒之药，泄其肺而救其上。热伤气，以人参补之，以微苦温之药为佐而益元气，名曰补经固真汤。其方柴胡根一钱，炙甘草一钱，干姜（细末）三钱，陈皮二钱，人参二钱，白葵花七个（剪碎），郁李仁（去皮尖，另研如泥）一钱（同煎），生黄芩一钱（另入）。上件除黄芩外，以水二盏，煎至一盏七分，再入黄芩同煎，至一盏，空心带热服之，候少时，早膳压之，一服而愈。

韩飞霞治一妇，年三十余。十八胎九殇八夭，又惊忧过甚，遂昏不省人事，口唇舌皆疮，或至封喉，下部虚脱，白带如注，如此四十余日，或时少醒，至欲自缢，悲不能堪。医或投凉剂解其上，则下部疾愈甚；或投热剂，及以汤药熏蒸其下，则热晕欲绝。韩诊之曰：此亡阳证也。急以盐煮大附子九钱为君，制以薄荷、防风，佐以姜、桂、芎、归之属，水煎，入井水冷与之，未尽剂，鼾鼻熟睡通宵，觉即能识人。众诘其获效之故。韩曰：方书有之，假对假，真对真耳。上乃假热，故以假冷之药从之；下乃真冷，故以真热之药反之，斯上下和而病解矣。继后主以女金丹，错综以二三方，不但去疾，且调元气。后生二子。所谓女金丹，即胜金丸也，得之异人，倍加香附，而视气血之偏者，又加姜黄、条芩，倍川芎之属，取效甚多。（江云：此案治病有法，用药有权，可谓知通变者也。）《韩氏医通》

丹溪治一老妇，患赤白带一年半，只是头晕，坐立不久，睡之则安。专治带愈，其眩自止。

一老妇好湿面，至此时，得带下病，亦恶寒淋沥。医与荷花须等药，发热，所下愈甚。又与砂仁、豆蔻药，以其食少也，腹胀满气喘。又与葶苈，不应。又与禹余粮丸，增剧。又与崇土散，脉两手洪涩，轻则弦长而滑实。至是喘甚，不得卧。此是湿面酿成，湿在足太阴阳明二经（湿在里），水谷之气，为湿所抑。不得上升，遂成带下淋沥。理用升举之剂以补气，和血次之，而工反与燥湿（非燥可愈），宜其辗转成病。遂与人参生肺之阴，以拒火毒，白术以补胃气、除湿热、行水道，桃仁去污生新，郁李行积水，以通草佐之，犀角解食毒、消肿满，槟榔治最高之气，作浓汤，调下保和丸。又以素豢养，有肉积，加阿魏小丸同咽之。四五日后，气渐消，肿渐下，又加补肾丸以生肾水之真阴，渐有向安之势，得睡食有味，乃加与点丸，驱逐肺家积热而愈。（湿症之脉，沉散濡者居多，今脉洪涩，洪为胃虚，涩为血虚，轻取弦长而滑脉，有痰可知，喘不得眠，泻肺不应，皆由胃病。用升阳补胃，配行瘀行积之品，甚佳可法。）

子和治一妇病带下，连绵不绝，已三年矣。诊其两手脉俱滑大而有力，约六七至，常上热口干眩运，时呕酢水。知其实有寒痰在胸中，以瓜蒂散，吐出冷痰二三升，皆酢水也，间有黄涎，状如烂胶。次以浆粥养其胃气。又次用导水禹功，以泻其下，然后以淡剂涌泄之药利其小便，数日而愈。（以滑大数而有力之脉，兼之三年之病，其脉非阴盛格阳可知，又非欲脱之脉又可知。治以实痰，张从正之法也，使非三年之病，此等脉从实治，还须细审。）

吴荍山治一妇人，久患白带，瘦削无力，倦怠欲睡，腰酸腿痛，饮食无味，面黄，日晡烦热，小便淋沥。以归身、茯苓各一钱，炒芍药、地骨皮、白术、川芎、人参各八分，黄芩、鹿角胶各一钱，其胶若湿者，入五茶匙，炙甘草、熟地黄、车前子各五分，枣二枚，入水煎服，数服而愈。（八珍配芩、胶、车前、骨皮，精妙。）后治数妇皆验。

程明卒占治一妇，病带下不止。医投调经剂，血愈下。复投寒凉药，遂下泄，肌肉如削，不能言，四肢厥逆。程诊其脉细如丝，曰：阳气微而不能营阴，法当温补，阳生则阴长，而血不下漏。遂以人参二两、附子三片，浓煎一服，手足微温，再服思食，继服八珍四十剂愈。

薛立斋治一妇人，年逾六十，内热口干，劳则头晕，吐痰带下，或用化痰行气，前症益甚，饮食愈少，肢体或麻。恪服祛风化痰散，肢体常麻，手足或冷或热，日渐消瘦。薛曰：症属脾气虚弱而不能生肺，祛风之剂，复损诸经也，当滋化源。遂用补中益气加茯苓、半夏、炮姜二十余剂，脾气渐复，饮食渐加，诸症顿愈。

一孀妇，腹胀胁痛，内热晡热，月经不调，肢体酸麻，不时吐痰。或用清气化痰，喉间不利，带下青黄，腹胁膨胀。用行气之剂，胸膈不利，肢体时麻。此郁怒伤损肝脾，前药益甚也。朝用归脾汤以解脾郁，生脾气，夕用加味逍遥散以生肝血，清肝火，兼服百余剂而诸症愈。

一妇人头晕吐痰，胸满气喘，得食稍缓，苦于白带，二十余年矣，诸药不应。薛曰：此气虚而痰饮也，（气虚有饮，用肾气补而逐之。）饮愈而带始愈。遂用六味地黄丸，不月而验。

一妇耳鸣胸痞，内热口干，喉中若有一脾郁结，用归脾汤加半夏、山栀、升麻、柴胡，间以四七汤下白丸子而愈。

一妇人吞酸胸满，食少便泄，月经不调，服法制清气化痰丸，两膝渐肿，寒热往来，带下黄白，面黄体倦。此脾胃虚，湿热下注，用补中益气，倍用参、术，加茯苓、半夏、炮姜而愈。若因怒发热少食，或两腿赤肿，或指缝常湿，用六君加柴胡、升麻，及补中益气。

一妇年逾六十，带下黄白，因怒胸膈不利，饮食少思，服消导利气之药。（正治法。）反痰喘胸满，大便下血。薛曰：此脾气亏损，不能摄血归源，用补中益气，（从治法。）加茯苓、半夏、炮姜四剂。诸症顿愈，又用八珍加柴胡、炒栀子而安。

仲问曰：妇人年五十所，病下利数十日不止，暮积热，小腹里急，腹满，手掌烦热，唇口干燥，何也？师曰：此病属带下。何以知，曾经半产瘀血在小腹不去，何以知之，其症唇口干燥，故知之。以温经汤主之。以吴茱萸三两，当归、川芎、芍药、人参、桂枝、阿胶、牡丹皮、生姜、甘草各二两，半夏半升，麦冬一升，（不用地黄，妙。）以水一斗，煎取三升，分温三服，亦主妇人少腹寒，久不受胎，兼取崩中去血，或月水来过多，及至期不来。（《名医类案》）

朱丹溪治陶遵外姑，年七十。形瘦善啖，患白带。食前姜汤吞大补丸五十丸，一二次，午膳后及卧睡时，各与小胃丹十五丸愈。

胡安人白带下，月经甚多，食少倦怠，面黄，经中血块，有如筋膜者。与参、术等补血气调脾胃后，诸症皆除退，惟带不止，以樗皮丸主之。

薛立斋治一妇，带下，四肢无力。薛曰：四肢者土也，此脾胃虚弱，湿痰下注。以补中益气、济生归脾，二药治之而愈。（雄按：湿痰何以不治？）

孙文垣治吴涌澜母，年六十余，久患白带，历治不效，变为自崩。诊得右寸滑左寸弱，两关濡，两尺软弱。据脉心肾俱不足，中焦有湿。古云：崩中日久为淋带，漏下多时骨髓枯。今白物下多，气血日败，法当燥脾，兼补心肾。以既济丹补其心肾，以断下丸燥中宫之湿，则万全矣。果未终剂而愈。

一僧治蔡大尹内人，崩中赤白带下，用暮头灰一把、酒水各半盏、童便半盏、新红花一捻，煎七分，卧时服，日近一服，久则三服愈。董炳《集验方》

一妇人小腹瘀胀，小便时下白带，小水淋沥。此肝经湿热下注，用龙胆泻肝汤而愈。

一女人赤带腰痛，以四君子加干姜、肉桂、地榆而愈。男子腰痛亦效。

一妇人赤白浊腰痛，四君子加当归、杜仲、续断、干姜、地榆而愈。

王海藏云：李知府妻梅氏，带下病七年，血崩不止，骨痿着床。日服紫菀丸五丸、十丸、十五丸服，下脓血五升，黄水一升，肉块如鸡子状始愈。（方见瘀血门）

王教授云：有来觅赤白带药者，予以震灵丹与之。震灵丹能活血温中故也，以其神效，故书于此。但有孕不可服，若灸带脉穴，尤奇。《资生经》

一妇人白带，兼病痛风，半夏、茯苓、川芎、陈皮、甘草、苍术（米泔浸）、黄柏（酒洗晒干炒）、南星、牛膝（酒洗），煎服。同上。

萧万舆治龚氏妾，年三十。娩未百日，恣啖生冷，呕吐脐痛，病白带月余。行经冲任冒寒，发热烦渴，赤带频下。脉沉迟无力，此内真寒而外假热症也。用四物、二陈，加炮姜、肉桂、木香，少佐升麻丸服，月余而愈。

一寡妇年三旬，时或憎寒发热，通宵不寐，时或白昼昏睡，喃喃独语，遇劳肢体厥冷。每用姜葱解表，遂致热停脾胃，乘虚下注，而患赤带。脉沉伏，重按搏指。以为相火蕴结，外假寒而内真热也。用四物加黄连、龙胆、炒栀、知母、茯苓、木通，投八剂，诸症悉安。

来天培治一妇，年四旬外。苦于白带朝夕常流不止，已十余日矣。外症头晕腰痛。诊其脉涩，此肝肾阴亏、气虚下陷所致。法宜以十剂中，涩可去脱之剂治之。否则因循，虑成弱症矣。以六味饮去萸肉、泽泻，加牡蛎、龙骨、川断续、肉桂、杜仲、白芍、鹿角胶，不数剂而瘳。（雄按：今秋许兰屿室患腰腹左痛，诸药罔瘳。黄某询其汛愆，进肾气汤多剂，痛益剧。痛甚则白带如注。犹曰：虚寒已极，药不能胜。附、桂日增，痛无停晷。病家谓服此大补而无功，已绝望矣。陈雪舫荐余诊之，左关尺弦数无伦，形消舌赤，夜不成眠，与龟板、乌贼、苁蓉、楝实、枸杞、黄柏、归身、白薇、

竹茹、丝瓜络、蒲、桃、干藕，一剂即安，数剂后加熟地、阿胶补之，汛行而愈。）

一闺女年十五岁，夏间患白带月余，更兼腹痛。诊之六脉俱弦细而数，按之中指下时沉。此属脾气下陷、肝脏湿热为患。用升麻、柴胡、苍术、白术、茯苓、半夏、广皮、甘草、黄柏、黄芩，二剂而霍然。

沈尧封曰：带下有主风冷入于胞络者，巢元方、孙思邈、严用和、杨仁斋、娄全善，诸人是也。有主湿热者，刘河间、张洁古、张戴人、罗周彦，诸人是也。有主脾虚、气虚者，赵养葵、薛立斋，诸人是也。有主湿痰者，朱丹溪是也。有主脾虚肾虚者，张景岳、冯兆张是也。又有主木郁地中者，方约之、缪仲淳是也。其所下之物，严主血不化而成，张主血积日久而成，刘主热极则津液自出。其治法有用大辛热者，有用大苦寒者，有用大攻伐者，有用大填补者。虽立论制方，各有意义，然其所下之物，究竟不知为何物。惟丹溪云：妇人带下与男子梦遗同，显然指着女精言。千古疑窦，一言道破。但精滑一症，所因不同，惜其所制之方，囿于痰火二字中耳。由是言之，白带即同白浊，赤带即同赤浊，此皆滑腻如精者。至若状如米泔，或臭水不黏者，此乃脾家之物，气虚下陷。然高年亦有患此者，非精气之病，不可混治。

雄按：带下一症，湿热下注者为实，精液不守者为虚，体强气旺之人，不甚为害，惟干燥则病甚。盖营津枯槁，即是虚劳，凡汛愆而带盛者，内热逼液而不及化赤也，并带而枯燥全无者，则为干血痨之候矣。汇而观之，精也，液也，痰也，湿也，血也，皆可由任脉下行而为带。然有虚寒，有虚热，有实热，三者之分治，遗精亦然，而虚寒证较少。故叶天士治带，必以黄柏为佐也。又任脉虚而带下不摄者，往往投滋补而不应。余以海螵蛸二味为粉，广鱼鳔煮烂杵丸绿豆大，淡菜汤下，久服无不收功，真妙法也。（《续名医类案》）

白　淫

○ 一妇人，性急善怒，小腹时常痞闷，小便涩痛，频下白物，淫溢甚于白带。或面青口苦，寒热往来。脉得弦洪涩大。余以为积愤不发，湿热伤阴而致。先用龙胆泻肝汤，三啜而小便清利，涩痛顿释。改用加味逍遥四剂，而寒热亦解。补以八珍汤加知、柏数剂，而康复如常。（徐灵胎《女科医案》）

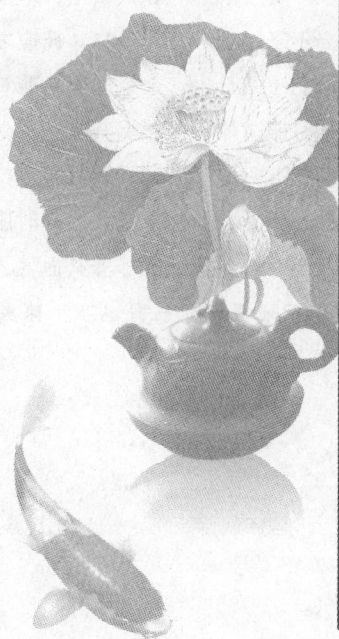

妊娠病证

胎　前

邵兰荪医案

○瓜沥谢。经停二月余，右脉滑数。脘格呕恶，食入即吐。宜防妊育。

钗斛三钱，藿梗二钱，桑寄生三钱，生香附钱半，苏梗二钱，阳春砂六分，杜仲三钱，焦栀子钱半，新会皮钱半，炒谷芽四钱，条芩钱半。

清煎二帖。

介按：妇人受妊，全赖肾气之旺，肾气旺则容易摄精而荫胎。兹由肝热挟胎气上冲，致妊娠二月，呕吐恶阻，故于平肝养胃之中，参以补肾之品，确治恶阻之良方。

○头蓬胡。肝风犯胃，头疼晕眩，呕恶，脉左虚细，右稍滑，经停厌食。宜防孕育，未知然否，候正。

桑寄生三钱，扁金钗三钱，新会皮钱半，炒杜仲三钱，炒驴胶钱半，苏梗钱半，藿梗钱半，阳春砂六分（冲），稆豆皮三钱，明天麻八分，甘菊钱半。

清煎四帖。

介按：胃虚而肝风内震，以致眩晕呕恶。治以滋肝和胃而理气，是恶阻而兼肝风之良法。

○渔庄沈，妊育头胀，腹中气机不和，脉弦濡滑，溲溺短数，呕恶涎沫，胃钝。宜和中、理气、护胎（五月初四日）。

大腹皮三钱，江西术一钱，桑螵蛸钱半，藿梗二钱，苏梗钱半，新会皮钱半，车前子三钱，焦栀子二钱，天仙藤钱半，阳春砂七分（冲），条芩钱半。

清煎二帖。

介按：肝阳横逆，阻滞气机，挟湿而侵侮脾胃，是以呕恶头胀，故治以安胎为主，兼清湿热以佐之。（《中国医学大成·邵兰荪医案》）

其他医案

一妇人，年二十七。月经不行已三月矣，或疑经闭。命余脉之，脉数冲和，尺部滑疾，谓非经病乃妊子也。令服芎归汤，腹中微动，为有孕。越数月后，果产一子。

一妇人领一女子来诊。脉数微弦，举按似有冲和之象。谓其天癸不来，必一月有余矣。彼应之曰：然，自经净至今，恰三十二日也。余令即服乌雌鸡汤，二月时服紫苏汤；三月服黄雌鸡汤，保其成孕，勿使消散；四月时服菊花汤；五月服阿胶汤；六月服麦门冬汤；七月服葱白汤，护其胎元，勿使下坠；八月时服芍药汤；九月服安胎饮；十月服冬葵子汤，养其血气，使之顺产。后果生一男，神旺气充而易育也。（徐灵胎《女科医案》）

试　胎

徐大椿医案

○余往候族兄龙友，坐谈之际，有老妪惶遽来曰：无救矣。余骇问故，龙友曰：我侄妇产二日不下，稳婆已回绝矣。问何在？曰：即在前巷。余曰：试往诊之。

龙友大喜，即同往，浆水已涸，疲极不能出声，稳婆犹令用力进下。余曰：无恐，此试胎也，尚未产，勿强之，扶令安卧，一月后始产，产必顺，且生男。稳婆闻之微哂，作不然之态，且曰：此何人？说此大话。我收生数十年，从未见有如此而可生者。其家亦半信半疑。余乃处以养血安胎之方，一饮而胎气安和，全无产意。越一月，果生一男，而产极易，众以为神。龙友请申其说，曰：凡胎旺而母有风寒劳碌等感，动则胎坠下如欲生之象，安之即愈。不知而以为真产，强之用力，则胎浆破而胎不能安矣。余诊其胎脉甚旺，而月分未足，故知不产。今已摇动其胎，将来产时必易脱，故知易产。左脉甚旺，故知男胎。此极浅近之理，人自不知耳。（《洄溪医案》）

妊　娠

徐渡渔医案

○ 经阻三月，脉数滑搏，呕吐妨谷，妊象也，当安之。

生地、砂仁、子芩、归身、陈皮、白芍、白术、半夏曲、甘草、白芋。

○ 妊娠七月，手太阴胎之际，脉浮滑数，胎元自在长养，虽有汗不宽舒者，火不胎静也。无妨。

熟地、白芍、子芩、阿胶、甘草、砂仁、归身、橘白、白芋。（《三三医书·徐渡渔先生医案》）

防胎自坠

○ 一贾氏妇人，怀孕至三个月左右，其胎必坠。丹溪诊其脉，左手大而无力，重取则涩。知其血少不能养胎也。以其妙年，只补中气，使血自滋荣。时当初夏，教以浓煎白术汤下黄芩末一钱，服四十帖，遂得保全，而生一子。

○ 一妇，年三十余。或二三月，或三四月，其胎必坠。察其性情多怒，色黑气实。脉象沉数。此相火太盛，不能生气育胎，反食气伤精故也。因令住经第二个月，即煎黄芩、白术、当归、甘草。服至三个月尽，果得胎成而生一子。

○ 一妇，住经三月后。尺脉或软涩，或微弱。知是子宫真气不全，故阳不施而阴不化，精血虽凝，终难成胎，至产血块，或产血胞。令服十全大补汤加附子、紫石英，五六十剂而果生一子。

○ 一妇，腹渐大如怀子状，至十月，求易产药。察其神困脉弱，决非好胎，难与之药。不数日，果生白虫半桶。盖由此妇元气太虚，精血虽凝，不能成胎，而为腐秽，蕴积之久，反从湿化为热，湿热生虫，而似怀孕也。其妇不及一月而死。

○ 一妇，形长瘦，色黄白，性躁急，年三十余。常患堕胎病，已七八见矣。汪诊其脉，皆软弱无力，两尺虽浮，不任寻按。曰：此胎堕太多，气血耗甚，胎无滋养，故频堕耳。譬之水涸而木枯，土削而木倒也。况三五个月，正少阳火动之时，加以性躁而急，发动炎威，故胎多堕于此际也。宜大补阴煎加黄柏、黄芩，煎服。仍以此药研末，蜜丸，服半年，则胎固而连生二子。

○ 一孕妇，病，医言胎防其堕。钱仲阳诊之，脉偏弱。曰：娠者五脏传养，率六旬乃更候其用，当偏补之，何必堕已而母子皆全。

○ 一妇，有胎，四月堕下。逾旬腹肿气喘，发热面赤，舌青，口鼻俱疮。陈斗岩诊之，脉洪盛。曰：胎未坠，面赤口鼻疮，心火盛而液干也。舌青气喘，肝热亦枯而胎死矣。内外人皆曰：胎堕已久。复诊色脉如前。以蛇蜕煎汤下平胃散三钱，加芒硝、归尾一倍，服之须臾，腹鸣如雷，阵痛引腰，痛甚则复下一死胎，病亦寻愈。

○ 一妇，年近四十，禀气素弱，自去其胎。五月内渐渐腹胀如鼓，至心前吐不能食，用补不效。程仁甫诊之，六脉微弱。但只叫胀死。此乃损伤脾气而胀甚。然急则治标，以桃仁承气汤加枳实、厚朴，倍硝、黄，

煎服。四分中吐其一。次早仍胀急不通，又服琥珀丸三钱。至申时，大便通而胀减。但倦怠无力，发热口淡，再用参、芪、归、芍、楂、术、陈皮，八剂而渐安。

○ 一汪镐妻三十五岁，厌产，误服打胎药，下血如崩。旬余，腹痛一阵即行，或时鼻衄，诸药不效。江应宿诊，六脉数而微弦。乃厥阴之火泛逆，迫血上下妄行。投以四物汤换生地，加阿胶、石脂粉炒，及炒黑山栀、炒黑蒲黄，一剂而减，四剂而痊瘳矣。（徐灵胎《女科医案》）

羊水过多

罗元恺医案

○ 沈某，女，30岁，部队干部。

初诊日期：1974年7月8日。

患者妊娠六个半月，脚肿已一个月，腹部胀满特甚，胀满至剑突部，气喘促，坐卧不宁。已在某部队医院住院二十多天，诊为羊水过多。用救护车送来门诊中药治疗。查患者体格较肥胖，足部浮肿明显，腹部膨隆如妊娠九个月状，气喘多汗，尿少纳呆，舌质淡胖，苔白，脉沉滑。

辨证：属脾虚湿重之胎水肿满。

治法：健脾燥湿，行气利水。

方药：全生白术散加减。

白术25克，苍术6克，白茯苓30克，茯苓皮30克，陈皮6克，姜皮9克，大腹皮15克，泽泻15克，北杏仁12克，生牡蛎25克。4剂。

7月12日再诊：服药后腹胀明显减轻，水肿亦减退，尿量稍增，喘促已基本平复，坐卧已无不适感。仍守前法，按上方加减。

白术25克，白茯苓30克，茯苓皮30克，大腹皮15克，芡实30克，姜皮6克，桑寄生15克，苏叶9克。7剂。

服药后肿满已完全消除。后军医院为了巩固疗效，照上方减量再配服七剂，至足月时顺产一男孩，体重六斤半。（《罗元恺医著选》）

裘笑梅医案

○ 杨某某，31岁，1979年5月10日初诊。

早孕二月，恶心呕吐较剧，头晕，胸闷，纳差，腰酸若折。既往怀孕曾两次羊水过多，第一胎7个月夭，第二胎5个半月亡。脉细缓，苔薄白。

辨证：脾肾两虚，胎气不和，慎防水气不化而成胎水之症。

治法：补益脾肾，理气安胎，佐以和胃止呕。

方药：

孩儿参15克，绿萼梅4.5克，炒白芍9克，淮山药12克，扁豆9克，熟地15克，茯苓9克，炒白术9克，橘红4.5克，陈山萸肉9克，淡竹茹9克，炙鸡内金9克，红枣12克。5剂。

二诊（1977年5月29日）：腰酸减轻，呕恶未止，厌食，脉细滑，苔薄白。拟健脾和胃、理气安胎之法。

方药：炒党参9克，炒白术9克，橘红4.5克，茯苓9克，泽泻9克，绿萼梅4.5克，炒白芍9克，炙鸡内金9克，黄芩9克，苏梗9克。7剂。

三诊（1979年6月27日）：早孕三月余。脉细滑，苔薄。慎防胎元肿满，再拟健脾和胃利水，理气安胎。

方药：

茯苓9克，地骨皮9克，绿萼梅4.5克，炒白芍9克，炒白术9克，陈皮4.5克，苏梗6克，桑白皮9克，黄芩9克，孩儿参15克。5剂。

四诊（1979年7月2日）：胎动不宁，两脉弦滑，舌质偏红。证用三豆饮加味。

炒扁豆12克，绿豆12克，黑豆12克，白术9克，桑寄生9克，茯苓15克，北沙参9克，炒白术9克，淮山药12克，炙甘草3克。7剂。

五诊（1979年9月17日）：已孕六月余，自觉胎动，脉细滑，苔薄白。再拟健脾安胎。

方药：

白术9克，孩儿参15克，陈皮4.5克，茯苓12克，炒白芍15克，苏梗4.5克，炒扁豆12克，淮山药12克，炙甘草3克，红枣15克。7剂。后足月顺产。（《近现代二十五位中医名家妇科经验》）

恶 阻

何子淮医案

○ 周某，女，27岁，已婚。

主诉：婚后1年，月经无常，本月过期18天，尿妊娠试验阳性，拣食厌食，呕恶纳呆，胸脘胀满，胁间隐痛。苔微黄，脉弦滑。

辨证：肝胆失司，木火内扰，血不养肝，肝阳亢盛，横逆犯胃。

治法：养血清肝。

方药：

当归9克，炒白芍12克，桑叶12克，焦白术9克，子芩9克，桑寄生9克，苏梗6克，绿梅花5克，玫瑰花3克，砂仁3克。3剂。

复诊：服药后呕恶转剧，食入即吐，伴有苦水，大便五六天未解，昨起腹痛腰酸，有先兆流产之势。前方略嫌香燥，致气阴更耗，肝火横逆，腑气不下，呕恶转剧，且见精神不支，嗜睡，脉滑无力，急宜降逆清肝和胃，佐以润腑。

石决明24克，桑叶15克，炒白芍12克，归身12克，瓜蒌仁12克，枇杷叶12克，姜竹茹9克，茯苓9克，子芩9克，陈皮5克，砂仁2克。3剂。

嘱服药前先蘸酱油数滴于舌上，再服药不使呕吐。

三诊：胃气和降则顺，纳谷便下，呕恶随平，小腹仍痛，防先兆流产，拟予养血清肝再进。

当归身12克，桑寄生12克，苎麻根12克，炒白芍12克，桑叶12克，竹茹9克，陈皮5克，苏梗6克，绿梅花6克。5剂。

四诊：呕恶已除，胃纳转香，精神亦振，小腹痛而有腰酸坠感，脉弦滑。宜养血益气安胎调理善后。

归身12克，苎麻根12克，川断12克，炒白芍12克，狗脊12克，桑寄生12克，子芩9克，焦白术9克，绿梅花6克，陈皮5克。（《中医当代妇科八大家》）

朱小南医案

○ 黄某，34岁，已婚。

平时胃气素弱，食欲不旺，现怀孕70日，头目晕眩，恶闻食气，胸闷气逆，恶心呕吐已30余日。近日呕吐加剧，甚至呕出鲜血。乃于1962年2月来诊。

初诊：2月22日。怀孕2月余，恶阻呕血，头晕心烦，性情急躁，脉象滑数，舌苔薄黄。此乃脾虚胃热，呕吐伤络。治拟宽胸健脾，降逆止血。

鲜生地12克，淡子芩9克，焦白术9克，新会皮6克，砂仁4.5克（后下），姜竹茹9克，老苏梗6克，伏龙肝12克（包），藕节炭9克，左金丸3克（包）。

复诊：2月24日。服药2剂后，呕血已停。泛恶亦瘥，渐能进食，现略感头晕腰酸，脉象细滑，舌苔薄黄。腰为肾之府，妊娠忌见此部酸痛。治拟固肾健脾、顺气宽中。

姜半夏6克，姜竹茹9克，焦白术6克，新会皮6克，鲜生地12克，杜仲9克，续断9克，藕节炭9克，左金丸2.4克（包），乌梅1枚。

服后恶阻渐止。（《中医当代妇科八大家》）

钱伯煊医案

○ 郭某，女，成人，已婚。病历号38817（301医院）。

初诊日期：1959年6月18日。现妊娠一个半月，停经30天即有泛恶呕吐，近四天加重，不能进饮食，呕吐黄水，头晕，大便干燥，舌苔薄腻，根微黄垢，脉软滑微数。

辨证：肝胃气逆，痰浊不降。

治法：和肝胃，降痰浊。

方药：

北秫米12克，清半夏9克。2剂。

6月20日二诊：入院后，服药仍吐，心中烦热，口干且苦，但喜热饮，胃脘作痛，少腹胀坠，舌苔淡黄腻，根微垢，脉左细弦数，右滑数，病因痰湿中阻，胃浊不克下降，治以益气温中、化痰降浊。

党参3克，干姜3克，清半夏3克。

三味研末，早晚各服1.5克，服前再加生姜汁四滴，调和徐服。

服上药后，呕吐止，诸恙渐安，以后未再服药。（《钱伯煊妇科医案》）

施今墨医案

○妊娠已四月，仍是食后即吐，甚则呕出血液，困怠不堪，急来求治。舌红少津，六脉滑数。

辨证立法：恶阻本属妊娠常见之证，但已四阅月仍行呕吐，且有血液，六脉滑数，舌红少津。一派阴虚胃热之象，即予养阴清热和胃法治之。

方药：

金石斛6克，砂仁壳3克，旋覆花6克，半夏曲6克（同布包），鲜石斛6克，豆蔻壳3克，白扁豆25克，姜竹茹10克，酒条芩6克，炒吴萸1克，炒黄连2.5克，紫苏叶1.5克，炒陈皮5克，生甘草3克。

二诊：服药四剂，呕血已止，且能略进饮食，去金、鲜石斛，加北沙参10克，再服数剂。妊娠三月，有饥饿感而不欲食，饭后胸间堵闷欲吐，口干不喜多饮。舌苔薄微黄，脉滑数。

辨证立法：妊娠恶阻，多见于怀孕初期，若已三月，仍不欲食，则为郁热结滞，脉滑数亦足证明。拟用和胃清热法为治。

方药：

白扁豆30克，北沙参12克，酒条芩6克，金石斛10克，香稻芽10克，炒枳壳5克，砂仁壳5克，厚朴花5克，豆蔻壳5克，玫瑰花5克，旋覆花6克（炒），半夏曲6克

（同布包）。（《施今墨临床经验集》）

刘奉五医案

○姜某，女，31岁。门诊简易病历。

初诊日期：1974年8月21日。

患者闭经50天，近日来恶心、呕吐、厌食，胸闷腹胀，妊娠试验阳性，血压100/60毫米汞柱（过去有血压偏低史）。舌质尖红，周边有齿痕。脉沉细弦。

辨证：妊娠恶阻（脾胃虚弱，冲气上逆）。

治法：健脾和胃，降逆止呕。

方药：

霍香9克，苏梗6克，陈皮6克，砂仁4.5克，半夏6克，白术9克，木香3克，生姜汁20滴。

上方服3剂后，恶心呕吐已止，食纳增加，基本痊愈。（《刘奉五妇科经验》）

丁甘仁医案

○经居两月，脉象弦滑，妊娠恶阻之象。宜保生汤加减。

生白术二钱，炒条芩一钱，全当归二钱，云茯苓三钱，陈广皮一钱，大白芍二钱，制香附钱半，春砂壳八分，焦谷芽三钱，佛手八分，桑寄生二钱。

○经居二月，胸闷泛恶，不思饮食，恶阻浊气上干，胃失降和，脉象弦小而滑，似妊娠之象。姑宜平肝和胃，辛开苦降。

仙半夏钱半，左金丸七分，陈广皮一钱，赤茯苓三钱，枳实炭八分，姜竹茹钱半，炒谷麦芽各三钱，佩兰梗钱半，白蔻壳八分，佛手八分，柿蒂五枚。

○经居五旬，胸闷泛恶，头眩且胀，脘胀纳少，恶阻，浊气上干，胃气不能降和。先宜泄肝理气，和胃畅中。

生白芍钱半，黑稆豆衣三钱，仙半夏钱半，左金丸（包）七分，赤茯苓三钱，炒杭菊钱半，薄荷炭八分，制香附钱半，陈广皮一钱，炒竹茹钱半，炒谷麦芽各三钱，春砂壳八分，嫩钩钩（后入）三钱，荷叶边一圈。（《丁甘仁医案续编》）

韩百灵医案

○许某，女，25岁，已婚。

初诊：1975年秋。

主诉：婚后半年，停经50余日，尿妊娠试验（+），诊为早孕。近10日内，呕恶懒食，不欲闻食臭，食入即吐，不食亦呕，口泛酸苦，吐黄绿色水，带有血丝。病后痛苦异常，虽延医数人而病势不减。

诊查：余见其神疲体瘦，面红唇干，善作太息，舌红苔黄燥，脉呈弦滑数象。询知胸胁胀满，心烦易怒，大便秘结，小溲黄赤。

辨证：实属肝胃郁热之证。

治法：遂拟清肝和胃法治之。

方药：

黄连15克，芦根15克，麦冬15克，竹茹16克，茯苓15克，橘红15克，枳实15克，大黄3.5克。水煎服，2剂。

二诊：服药已，呕吐稍止，大便通，可口进碗许粥汤。舌红苔微黄，脉息稍转平和，不似前者有力。前方加白芍、生地各15克。继服药4剂。

三诊：呕吐已止，饮食如常。脉滑而缓，此肝胃平复之象。勿需服药，嘱其调养情志，慎戒房事，可保万全。（《中医当代妇科八大家》）

○ 许某某，女，28岁，某中学教员，1975年秋初诊。

该患者妊娠二个月左右开始恶心呕吐，逐渐发展到食入即吐，不食亦吐酸苦，呕吐黄绿或挟有血液，虽经中西医多方治疗，然病势不减。中医多以为是脾虚胃弱、中阳不振、痰水潴留所致，投以健脾和胃、祛痰降逆之方药。亦有诊为肝气郁滞，升降失常，冲气上逆而为呕吐，投以调肝理气降逆之品，治疗数日，呕吐反而加剧。该患者痛苦难忍，欲求人工流产，其婆母不允，经人介绍前来求诊。余望其神情郁闷，形体消瘦，面红，舌赤，苔黄燥，闻其语声高亮，又时时叹息，问其病情，经闭二月余，半月前开始呕吐酸苦，心烦易怒，胸胁胀满。喜冷饮和酸咸果食，经治疗无效，又服偏方藕汁、白梨汁等，服后暂安，但不过半日，仍然呕吐。十余日米粥不下，大便秘结，小便短赤，切其脉弦滑有力。根据四诊分析，该患者属性躁多火，肝经血燥且失条达，肝气益急，气火越上而致呕吐，非脾虚痰滞之呕吐。施以调肝清热、通秘降逆之方。

黄连9克，麦冬9克，竹茹9克，芦根9克，黄芩9克，陈皮9克，枳实9克，大黄2.1克。嘱其水煎服2剂。

3日后复诊：服药后呕吐稍止，大便已通，小便红赤，日进半碗米粥，脉弦滑稍缓，其病势渐退，仍以上方加白芍9克、生地9克以敛阴生血，嘱其再服3剂。

1周后又复诊：现其精神如常，问其现状，诸症消失，饮食如常，察其脉象弦滑和缓，知其胃气亦复，勿需服药，告戒房事，司保万全。于1976年安然分娩一男婴。（《近现代二十五位中医名家妇科经验》）

方公溥医案

○ 叶女案。

五月五日初诊：经停两月，呕逆殊剧，胸闷不舒。恶寒怕冷，纳呆化迟，似有妊娠之象，先与顺气降逆和中。

伏龙肝15克（包），宋半夏9克，炒竹茹9克，新会皮4.5克，云茯苓9克，紫苏梗4.5克，炒枳壳4.5克，香佛手4.5克，香谷芽9克，藿香梗6克，缩砂仁3克。

五月六日复诊：进顺气降逆和中，呕逆已平，胸脘渐舒，惟大便秘结，口干，苔黄。再从前法出入。

处方同前，除伏龙肝、藿香梗、云茯苓，加制川朴3克、白芍药9克、麦门冬9克、象山贝9克。

五月七日三诊：胸次尚有时闷塞，大便通而未畅，再从前意化裁之。处方同前，除佛手、苏梗，加盐水洗当归9克、黑芝麻12克。

五月九日四诊：胸次闷塞渐舒，食欲渐增，精神日有进步，脉滑。药既奏效仍宗原意增损之。

处方同前，除香谷芽、象贝，加子黄芩6克、云茯苓9克。

五月十五日五诊：胃纳较香，腰肢有酸楚，大便坚涩，再进安孕润肠。

处方同前，除砂仁、川朴、陈皮、茯苓，加桑寄生9克、厚杜仲9克、地榆炭4.5克、香谷芽12克。

○ 郑女案。

八月一日初诊：头昏眩晕，体倦神疲，食欲呆滞，泛恶呕逆，畏寒怕冷，脉虚滑，舌苔白滑。治以和胃降逆安胎。

炒当归9克，白芍药9克，仙半夏6克，新会皮4.5克，漂白术9克，子黄芩4.5克，炒竹茹9克，清炙草3克，苎麻根9克，香谷芽9克，缩砂仁2.4克（后入）。

八月四日复诊：泛恶呕逆已止，头昏眩晕亦轻，食欲较香，神疲无力。再拟益气养血安胎。

别直参4.5克（另外冲），生绵芪9克，漂冬术9克，云茯苓9克，炒当归9克，东白芍9克，制半夏6克，新会皮4.5克，清炙草3克，香谷芽9克，炒竹茹9克，桑寄生9

克。（《方公溥医案》）

顾兆农医案

○ 陈某某，女，27岁，护士。

患妊娠恶阻历时近月。初始好酸厌油，偶发恶心，其后进食则吐，纳谷锐减，以至精神困顿，卧床不支。多经中西医治疗，少见应药。据忆：惟服"安胃饮"收效尚好，但停药一二日后，病复如旧。昨因情怀不畅，症状迭又加重，特来院求顾老予以诊治。

初诊：1984年11月14日。疲怠倦卧，面苍无华，神情颇为颓丧，常觉胃气上犯，间发恶心呕吐，动辄哕声连连，时或亦感脘腹饥饿，但胃腑拒不存谷，纳后常原食呕出，惟间饮清汤淡水，尚可安受。病后睡眠不稳，心绪欠宁。素往脾胃不健，时见溏便。现经事逾期70天未至，带下清稀。舌质淡，苔薄白，脉滑无力。综合脉证，此属妊娠恶阻之患无疑，其病机当责脾不健运，胃失和降。治以培土和中，降逆止呕。

党参12克，白术9克，清半夏9克，陈皮10克，藿香9克，茯苓6克，苏梗9克，枇杷叶6克，竹茹6克，黄芩4.5克，甘草6克，砂仁4.5克（后下），生姜汁20滴（加入已煎就之药液中）。2剂。每剂药两煎相混，不拘时少量频服，12小时尽剂。如药后恶心欲吐，可含嚼生姜少许。

四诊：11月21日。初诊首帖药进后，即见疗效。其后两诊原方稍事进退继用，现已服药六剂，症情逐渐轻减，纳谷显见增加，精神有所好转。目前仍觉困顿乏力，食后脘部稍满，时感头晕，晚睡多梦，二便自调。舌质淡，苔薄白，脉滑无力。大病已除，气血生化之源气复未健。法当缓药培补，善理其后。

炙甘草9克，怀山药6克，莲子肉6克，陈皮4.5克，桑寄生9克，白术4.5克，黄芩3克，阿胶9克（烊化，兑服），大枣8枚（去核），砂仁4.5克（后下）。4剂。每剂药两煎相混，早、中、晚3次分服。

上药尽后，精神再见进步，病体迅速康复。又经周日，上班工作，精力一复如旧。（《顾兆农医案选》）

陈抱一医案

○ 章某某，女，28岁。

妊娠56天，开始恶心呕吐，渐至食入即吐，不食也吐酸苦水，昼夜不停。呕吐时偶夹血丝。曾经中西医多方治疗无效，遂求陈老诊治。

刻诊：症如上述，伴见形体消瘦，形寒怯冷，倦怠不能坐，水谷点滴不进，舌红、苔薄腻，脉细滑无力。治宜清肝和胃降逆。

方药：

广藿香、姜半夏、茯苓各9克，苏梗4.5克，陈皮、砂仁（后下）各3克，川黄连、淡吴茱萸各1.5克，姜竹茹、炙桑螵蛸各10克，公丁香3克，乌梅1枚，炒香枇杷叶（包煎）15克，活水芦根（先煎代水）30克。2剂。日1剂，水煎，分次少量频服。

二诊：服上药后呕吐减轻，能进稀薄米粥，惟神疲头昏，心泛未除，大便四五日未下。上方去砂仁、丁香、半夏、陈皮、茯苓，加玄参、麦冬各9克，炒枳壳6克，人中白黄各30克，生地15克。又服2剂后大便已下，泛恶亦除。

三诊：病有转机，仍以前法治之。

方药：

广藿香、炙桑螵蛸、炒知母、姜半夏、麦冬各9克，苏梗6克，炒香枇杷叶（包煎）15克，北沙参12克，鲜石斛30克，砂仁3克，杜仲24克。3剂而愈。后顺产1男婴。

［新中医，1995，（12）］

张锡纯医案

○ 天津一区，王氏妇，年二十六岁，受妊后，呕吐不止。

病因：素有肝气病，偶有拂意，激动肝气，恒作呕吐。至受妊后，则呕吐连连不止。

证候：受妊至四十日时，每日必吐，然犹可受饮食，后则吐浸加重，迨至两月以后勺水不存。及愚诊视时，不能食者已数日矣。困顿已极，不能起床。诊其脉虽甚虚弱，仍现滑象，至数未改，惟左关微浮，稍似有力。

诊断：恶阻呕吐，原妊妇之常，兹因左关独浮而有力，知系肝气、胆火上冲，是以呕吐特甚。有谓恶阻呕吐虽甚剧无碍者，此未有阅历之言。愚自行道以来，耳闻目睹，因此证偾事者已有多人，甚勿忽视。此宜急治以镇肝降胃之品，不可因其受妊而不敢放胆用药也。

方药：

生赭石（轧细）两半，潞党参三钱，生怀山药一两，生怀地黄八钱，生杭芍六钱，大甘枸杞五钱，净萸肉四钱，青黛三钱，清半夏六钱。

药共九味，先将半夏用温水淘三次，将矾味淘净，用做饭小锅煮取清汤一盅，调以面粉煮作茶汤，和以白糖令其适口，服下其吐可止。再将余药八味煎汤一大盅，分三次温服。

复诊：将药连服两剂，呕吐即止。精神气力稍振，可以起坐，其脉左关之浮已去，六部皆近和平。惟仍有恶心之时，懒于饮食，拟再治以开胃理肝、滋阴清热之剂。

方药：

生怀山药一两，生杭芍五钱，冬瓜仁（捣碎）四钱，北沙参四钱，碎竹茹三钱，净青黛二钱，甘草二钱。

共煎汤一大盅，分两次温服下。

效果：将药连服三剂，病遂痊愈，体渐复原，能起床矣。

或问：赭石《别录》称其能坠胎，原为催生要药，今重用之以治恶阻呕吐，独不虑其有坠胎之弊乎？答曰：《别录》谓其能坠胎者，为赭石之质重坠，可坠已成形之胎也。若胎至五六月时诚然忌之。若在三月以前之胎，虽名为胎不过血脉一团凝聚耳。此时惟忌用破血之品，而赭石毫无破血之性。且《本经》谓治赤沃漏下，李氏《纲目》谓治妇人血崩，则其性可知。且其质虽重坠，不过镇降其肝胃上逆之气使归于平，是重坠之力上逆之气当之，即病当之非人当之也。况又与潞参、萸肉、山药诸补益之药并用，此所谓节制之师，是以战则必胜也。（《医学衷中参西录》）

叶熙春医案

○ 经停三月，纳减择食，呕吐泛酸，胸闷作胀，神倦乏力，苔色薄白，脉来弦滑。此妊娠恶阻耳。

苏梗9克，姜半夏6克，姜汁炒竹茹9克，炒白术5克，盐水炒刀豆子9克，茯苓9克，玫瑰花8朵，煅石决明18克，盐水炒橘红6克，阳春砂3克（杵，后下），左金丸1.8克（吞）。

二诊：前服调气和胃之剂，脘闷得舒，呕吐泛酸减少；惟倦怠思睡，舌淡苔白，脉较无力，再以调气健脾。

米炒上潞参9克，炒白术5克，茯苓9克，姜半夏9克，炒橘红5克，炙甘草2.4克，阳春砂3克（杵，后下），绿萼梅5克，盐水炒刀豆子9克，左金丸2.4克（吞），生姜2片，红枣4个。

三诊：呕吐泛酸已除，渐思纳食，苔白，脉缓滑。

再以香砂六君加减，前方去左金丸、刀豆子，加桑寄生9克。（《叶熙春医案》）

张寿颐医案

○ 汛阻三月，纳谷碍化，时有泛恶，亦或作呕，神稍疲困，脉右三部尚有为流利，当宜怀娠论处。舌薄黄而燥，阴液素薄，法宜养液而助运，兼以调肝。

润玄参6克，苏半夏4.5克，淡吴萸0.6克（同炒），川黄连0.9克，天花粉6克，象贝母6克，米炒贡潞党4.5克，炒白芍4.5克，山萸肉4.5克，川续断9克，带壳春砂仁0.9克，生鸡内金2.4克。

○ 经阻五月，泛恶呕吐，颇似怀娠。但腹胀且疼，有时形块震动，情势却非娠状。脉又无神，舌则如恒，姑与和肝顺气以觇动静。

金铃子4.5克，炒橘核4.5克，生延胡3克，制半夏4.5克（淡吴萸0.6克同炒），川黄连0.9克，川郁金4.5克，象贝母6克，旋覆花6克，大腹皮6克，姜炒竹茹4.5克，生代赭石4.5克，苏梗3克。

○ 肝胃宿恙，兹以信阻四月，痛势颇剧，呕吐频仍。痛时四肢厥冷，肩背掣疼，脉尚流利而带弦劲，舌质不腻。顺气温燥，非可恣投，暂且摄纳肝胃。

炒山萸肉4.5克，炮姜炭1.2克，台乌药4.5克，川雅连0.9克（淡吴萸1粒，同炒），川椒红7粒（去目炒），紫苏叶0.9克，制半夏2.4克，甘杞子4.5克，金铃子4.5克，川断9克，木瓜4.5克，川朴花3克，白砂壳0.9克。

二诊：麟体四月，素有肝胃宿恙，近稍加甚。但此数日来，痛已不作，惟清涎未免上泛。昨议温养，两和肝胃，益养肾阴，今天胃纳尚安。仍守昨意踵步，不妨多服数剂。真液渐充，可冀肝气驯服。

砂仁末1.2克（同炒生地4.5克），生萸肉6克，女贞子6克，煨姜炭0.9克，台乌药3克，制半夏2.1克，川黄连0.3克（同炒，淡吴萸7粒），益智仁2.4克，甘杞子6克，金铃子4.5克，宣木瓜3克，川断肉4.5克，广木香4.5克，广藿梗3克，绿萼梅2.4克。（《张山雷专辑》）

陈艮山医案

○ 病者：吴尧耕之女，年十九岁，住省城。

病名：伤风兼恶阻。

病因：体弱多痰，腊月行经。后感冒风寒，咳嗽发热，因食贝母蒸梨，以致寒痰凝结胸中。延医调治，投以滋阴降痰之品。复患呕吐，饮食下咽，顷刻倾出。更换多方，暂止复吐。病者辗转床褥，已越三月，骨瘦皮黄，奄奄一息。友人萧孟伯力荐余治，吴君乃延余往。

证候：呕吐不止，饮食罕进，咯痰稀白，大便干燥。

辨证：细按脉象，滑数有力，两尺不断，此孕脉也。何以有此久病？盖因受孕不知，旋因伤风咳嗽，以为贝母蒸梨可以治咳，不知适以凝痰。而医者不察脉情，泛用治痰通用之轻剂以治之，痰不下而气反上逆，遂成呕吐。所幸腹中有孕，虽呕吐数月，尚无大碍，否则殆矣。

治法：用大半夏汤，先治其标以止呕，盖非半夏不能降胃气之逆，非人参不韶补中气之虚，非白蜜不能润大肠之燥。开方后，吴曰：孕有征乎？余曰：安得无征！征之于脉，脉象显然；征之于病，若非有孕，君见有呕吐数月少纳饮食而不毙者乎？吴固知医，见余执方不疑，欣然曰：君可谓得此中三昧，余亦爱岐黄，略识一二，曩亦曾拟用半夏汤，群医非之而止。乃急以药进，至夜呕止酣睡。次早吴见余曰：非君独见，吾女几殆。乃立保胎和气之方，以善其后。

方药：

仙半夏三两，白蜜三两，人参两半，河水扬二百四。十遍煎服。

又方：安胎。

净归身三钱，抚川芎八分，高丽参三钱，漂于术二钱，酒条芩钱半，真阿胶三钱，大熟地二钱，法半夏钱半，蜜甘草钱半，墨鱼一两（熬水，去鱼）为引。水煎服。

效果：初方服一剂，呕吐即止，便亦略润，并无痰嗽，乃服次方四剂而胎安。嘱用饮食调养，而体健生子。

廉按：风寒咳嗽，必先辛散轻开、宣肺豁痰，使病从表入者仍从表出，则肺气自复清肃之常而咳嗽自痊。乃病家误服贝母蒸梨，医又不究病源，误用滋阴清补，酿成实证似虚。幸而病人中气尚实，故大便干燥，阴精未损，故受孕恶阻，犹可用大半夏汤救误，一击而中，应手奏功。惟用量究嫌太重，尚可酌减。安胎一方，系遵丹溪方加减，引用墨鱼，颇觉新奇。（《全国名医验案类编》）

赵松泉医案

○ 杨某，女，27岁，护士，1980年8月15日初诊。

恶心厌食，呕吐痰涎，纳少不欲饮。因孕吐较剧，尿酮体阳性而住院。素有胆囊炎史，常身热口干、失眠多梦、五心灼热，带下绵绵。脉弦滑，舌苔根黄，舌质稍紫，舌尖红无苔。

辨证：痰湿壅遏夹热之候。

治法：化痰蠲饮，清热降逆止呕。

方药：

竹茹10克，陈皮10克，茯苓12克，清半夏10克，苏子6克，薏苡仁10克，白扁豆12克，石莲肉10克，生地12克，麦冬10克，元参10克，芦根18克，石斛10克，黄芩10克，代代花6克。水煎服，每日1剂，配合输液3天。

服药3剂恶心呕吐缓解，尿酮体（—），前方续进5剂，诸症皆平，痊愈出院。（《现代名中医妇科绝技》）

汪逢春医案

○ 经居三月余，得食呕吐，烦杂不安，坐卧不宁，舌苔白，两脉细弦而滑。恶阻停饮之证。拟以疏和安中。

紫苏叶一钱，姜竹茹三钱，四制香附三钱，嫩桑枝四钱，枯子芩钱五，新会皮钱五，香砂仁钱五，丝瓜络三钱，左金丸钱五（布包），麸枳壳钱五，煨姜一钱，赤苓四钱。

恶阻甚时，用生白矾如米粒大七枚，白水送下即安。因白矾有分解水分湿浊之功也。（《泊庐医案》）

陆正斋医案

○ 木火犯胃，头晕而痛，呕逆口渴，经停两月，脉象弦滑，恶阻证也。

老苏梗4克，淡黄芩4.5克，炒枳壳4.5克，川黄连1.5克，淡吴萸0.3克，旋覆花3克，广陈皮3克，制半夏4克，朱茯神9克，姜竹茹4.5克，粉甘草1.5克。

○ 肝逆犯胃，肺失清肃，咳呕痰涎，月经二月未至，两尺脉有滑意。恶阻证也。

香苏梗4.5克，旋覆花4.5克，桔梗3克，广陈皮3克，云茯苓3克，炒白芍10克，甜杏仁6克，制半夏4.5克，霜桑叶4.5克，丝瓜络4.5克，北秫米10克。

○ 经停两月，呕吐清水，胸脘满闷，纳少神疲，苔白润，脉滑而弱。虚人恶阻，未可小视。

潞党参4.5克，土炒白术4克，白茯苓9克，广陈皮3

克，制半夏4.5克，旋覆花4.5克，佛手花2.5克，北秫米9克，西砂仁1.5克，煨姜1片。（《陆正斋医疗经验》）

裘笑梅医案

○ 曾治一汪姓病员，妊娠50余天，呕吐少食，脘部作胀，神倦便溏，脉细滑，苔薄白，舌质淡红，边有齿印。服健脾和胃饮（党参12克，白术9克，淡竹茹9克，炙枇杷叶9克，砂仁3克，苏梗2.4克，陈皮3克，法半夏9克，茯苓9克，煅石决明30克）3剂及配内关埋针1天，脘部舒适，呕减思食，再宗前方，续服2剂，呕吐止，纳谷香。（《现代名中医妇科绝技》）

朱兰台医案

○ 患恶阻证。投以止吐温中之剂而更甚。肌肉消瘦，已卧不能起矣。床头枕边呕吐清涎，水谷不进将近一月。青以为决弗治，不过延余以尽其力。余思温中止呕之剂服而不愈者，乃胃气不能统摄。听津液之消亡，故呕吐清涎，肌肉日就消瘦。不补胃养液，鲜克有济。遂用人参、山药、芡实、炙草专补胃中气液，煨姜畅胃调中。一服呕止，十余服而体复。此与王朱氏案争在引用一味，治法判若天渊。（《疫证治例》）

何昌福医案

○ 胎前：入春来肝火内炽，呛甚呕恶，脾不输津，以致烦渴不止。暂拟甘寒平胃法。

自注：面赤舌黑。

蛤粉炒阿胶、熟石膏、黑山栀、橘红、茯苓、鲜石斛、大麦冬、广藿、川贝、竹茹。（《赤春丹房医案》）

程茂先医案

○ 一妇，肌白而黄，体素屡弱，曾育数胎，近复持斋，不茹荤者数年矣。经事一向欠调，今则过期一月，偶因怒气所伤，呕吐不已，延医诊治，日渐沉困，无力以动，动即恶心之极，反增胸膈不宽。延余过诊，六脉浮滑，而两尺更觉流利，曰："此孕而恶阻病也，必欲治之，何难之有？"其尊人李邓林文学向余曰："小女吃斋而体弱，今已数年不育，安得平空有孕乎？"余曰："据脉系胎，非病也。即胎而兼病，带病而受胎者，世岂无之？"于是，主以安胎健脾，不数剂而吐止。调治两月，腹渐大，胎渐动，方信余言非谬，后月

足而正产无虞。大都胎前吐症，体弱者居多，或亦禀赋殊常，故多呕吐，有吐一两月者，有吐半年不止者，有吐至分娩而后已者，有绝不能谷食而稍食诸果者，有小产之后随而吐止者，有小产之后即能饮食者。总之，中气不足，胎亦不旺，因而胎堕比比皆然。由此观之，当预用参术补中，兼以养胃安胎之药，乃为先务也。（《程茂先医案》）

袁桂生医案

○ 李姓妇案。

年约四旬，天癸两月未来，呕吐不能饮食，茶汤入口便吐，略有恶寒、发热等症。予诊其脉，缓滑有神，乃告之曰："孕也。"病家疑信参半，急欲止吐，屡服药而呕吐偏不能止，复延他医诊治，议论纷纭，方药亦各不同。数日后呕吐如故，日渐瘦弱。一月后，其家复来邀诊。入其室，则病人方痉厥未苏，两手紧握，两膝亦蜷，面色黄瘦。问之，则诸医之药皆无效，而病人又不原服药，故缠延多日，并问究其何病，死生何如，盖其家已议备后事矣。予曰："人虽瘦弱、痉厥可畏，而脉则缓滑有生气，非病也。孕也。"因嘱其不必服药，但以粥汤及鸡鸭汤与饮。盖以妇人恶阻，有过六十日或八十日始愈者，不可妄以药治也。又月余，其侄来诊病，问之则已渐愈，稍能饮食矣。乃至腊月，其婿送诊金来，复问之，则已饮食步履如平人矣。至今年三月，果生一女。《金匮》论妇人恶阻，有绝之之戒，不图于今日见之也。（《丛桂草堂医案》）

金子久医案

○ 左脉弦涩，血虚肝旺也；右关流滑，湿胜痰滞也。经事愆期，得食欲吐，系是恶阻之兆，原非经阻之候；心悸艰寐，腰痛带下，此由肝肾阴亏，冲任欠摄；时或温温腹痛，虽由腑气失和，延防小产之患。治当和肝胃以止吐，参入养肝肾以固下，而中焦略有痰浊者亦须顾及。

米炒党参、枳壳、炒于术、广皮、云茯神、白芍、酒炒归身、盐水炒杜仲、绿萼梅、煅牡蛎、公丁香、盐水炒吴萸、潼蒺藜。（《金子久专辑》）

沈湘医案

○ 病恶阻，呕吐少食，精神欠佳，形体消瘦，医治二月余，热药服至干姜、附片，凉药服至石膏、大黄，

愈治愈重。病人舌干苔薄，脉象软弱。投以五汁饮加沙参，一剂呕吐即止，续服数剂而愈。盖胃久为药物所困，气阴俱伤，药重必不受，故以甘寒之药养胃获效。

○ 妊娠二月余，冲脉之气失调，挟胃气上逆，导致恶心呕吐，肾气不足，故腰酸疼，应予和胃降逆，佐以温养肝肾。

藿香三钱，紫苏梗二钱，陈皮一钱五分，法半夏三钱，白术三钱，炒白芍三钱，西砂仁一钱，黄芩二钱，广木香一钱，桑寄生四钱，炒杜仲四钱，补骨脂四钱。（《沈绍九医话》）

李铎医案

○ 王氏妇，年十八，结缡仅三月，呕吐不能食，眩晕体倦，无寒热。请余脉之，两手脉皆细数，询得停经两月，忆《金匮》论怀孕六十日，当有此证，以恶阻病治之，用《千金》半夏茯苓汤加减，水煎服，一剂吐止，四剂痊愈。后以此法治恶阻，良验。

上党参、半夏、茯苓、旋覆花、橘红、生姜、甘草（炒）、干生地（捣汁冲服）、竹茹。

如脉不见细数去生地，脉虚加白术、砂仁。

○ 黄氏妇，年二十，妊娠三月，脉弱而呕，谓之恶阻，本脾胃虚弱之病。《大全》云：妊娠禀质怯弱，便有是症。法宜益脾和胃，与六君加白蔻、竹茹、姜汁，六剂而愈。

按：妊娠之脉，诸家之论固有至理，然皆有验有不验。余业医有年，专心究此，阅历多矣。尝见有甫受胎而脉即显呈于指下者，有半月一月后而见于脉者，有始终不见于脉者，有受孕后反见弦涩细数者，甚至有两脉反沉伏难寻者，古人所论亦不尽然也。以是知天下事皆不可以成迹拘也。予诊斯病，直未见孕脉，因询得停经两月，又无他病，以意会之。所谓医者，意也。

平素非博究医书，鲜不为细数脉起疑焉，能悟到病由恶阻，所治无不验，洵得于心者应之手。寿山。（《医案偶存》）

徐渡渔医案

○ 经阻四月余，脉虽小而滑数，纳谷辄吐，形色华泽，微有寒热，此非停经，乃有恶阻之甚者也，和之安之。

香砂六君子丸去参，加归身、子芩、竹茹、白芍、白芋治之。（《三三医书·徐渡渔先生医案》）

方仁渊医案

○ 吴妇案。

古人造字，以义成文，二火加疾为痰。可见痰之为物，非火不生，痰能为患，故治痰先治火，求本之道也。今呕哕痰多，成盆盈盏，脉数而滑，舌绛而剥，彻夜不寐，面色光红，无非痰火上逆之征。丹溪云：上升之火，皆从肝出。妇女经事既停，肝热必盛，姑从凉肝降逆一法，以治痰呕之源。

姜川连、黄芩、瓜蒌皮、半夏、川贝、玄胡、旋覆花、竹黄、杏仁、黛蛤散。

二诊：服药后痰火少平，仍然舌红苔剥，大便匝月不行，欲思通腑泄热，尤恐有碍胎元，姑仍昨议，再得转机，方有把握。

前方去半夏、竹黄，加火麻仁、山栀。雪羹汤代水。

三诊：肝火痰呕居然平静，大便未行，舌苔未化，前次小效，不过得凉降之药，痰火未敢肆行无忌耳。究竟肝胃两经之郁热未清，故尚口渴喜凉，夜不安寐也。今锋锐已挫，勿以小胜而忽诸。

鲜石斛、川连、生草、木瓜、枣仁、麻仁、蒌皮、半夏、旋覆花、黄芩、川贝、姜竹茹、黛蛤散。

四诊：舌苔渐化，颇欲思食，胃道已得转顺之机。渴饮虽减，夜寐少安，心阳肝火退而未静。前方苦降凉润，平炎上之火，养既灼之阴，今津液已润，再参濡阴血以宁天君，仿朱砂安神意。

生地、辰拌川连、麻仁、半夏、黄芩、川贝、麦冬、旋覆花、枣仁、玄参、生草、竹茹、枇杷叶。（《倚云轩医话医案集》）

抱灵居士医案

○ 娠有七月，头昏作渴作呕，舌净，偏身痛。以生地四物汤加羌、防、西砂、生草、竹茹、生姜一剂，呕止，痛好，咳嗽，头昏；以达生散加白术、黄芩、川芎、桔梗二剂，昏好，渴喜冷，早咳；以参苏散去半、壳、葛、参、术，加黄芩、白术、归、芍、杏仁、生姜、灯心二剂而愈。

○ 有娠两月，患伤寒。十余日后，胸痞，呕吐酸涎，溺赤，便秘八日，舌净不渴，脉弦紧。或以正气散、小柴胡汤之类。予以栀子、黄连、苍、枳、通、芎、香附一剂，呕少止；以小承气合陷胸汤，用生军二钱利之，胸宽，微呕吐酸，齿痛，左胁扯痛；以小陷胸汤加白芍、木通、竹茹、生姜、茯苓、陈皮、枳壳、白鲜皮一剂，痛减，呕涩，便坠，拒食；以黄连、石膏、青皮、枳壳、木通、麻仁、油归、玉金、半夏、茯苓一剂，坠好，仍呕；以附子理中汤愈。

○ 体肥，饱胀，食少，头昏不渴，白带，经期过二月，脉浮大左甚，尺沉涩，难辨是胎。以逍遥散加贝母、香附一剂，热退，昏甚；以四七汤加陈皮、香附、天麻、白术、生草一剂，进食，腹内微痛；以前方加栀子一剂而愈。两月胎形着矣。生一男。（《李氏医案》）

曹南笙医案

○ 血下，殒胎未下，浊气扰动，晕厥呕吐，腹满，少腹硬，二便窒塞不通，此皆有形有质之阻，若不急为攻治，浊瘀上冒必致败坏，仿子和玉烛散意。

川芎、当归、大黄、芒硝、茺蔚子、大腹皮、青皮、黑豆皮。

调服回生丹。

○ 脉右涩小数，左弦促，纳食脘胀，常有甘酸浊味，微呕吐清涎，旬朝始终，更衣仍不通爽，询知病起情怀抑郁，由气郁化热，如《内经》五志过极皆从火化，就怀妊恶阻，按徐之才逐月养胎亦在足少阳经，正取清热养胎，况肝胆相火内寄，非凉剂无以和平，古人治病以偏救偏，幸勿畏虚以贻患。

金石斛、黑山栀、茯苓、半夏曲、橘红、竹茹、枳实。

○ 停经三月，无寒热，诊脉大，系恶阻减食。

细子芩、知母、苏梗、砂仁、橘红、当归、生白芍。（《吴门曹氏三代医验集》）

吴简庵医案

○ 怀孕三月，患恶心，呕吐不止，烦闷胀满，吐痰水甚多，粥浆不入。诸医无效，形困势危。余诊之曰：脉洪滑数，此脾虚气滞，胃火多热，中脘停痰所致。即用竹茹汤加知母、黄芩、麦冬以止呕清痰。遂连进二剂，次日呕减神舒，脉洪亦缓。以原方加人参、枇杷叶，其呕恶全止，并思饮食。继以六君子加竹茹、黄芩、归、芍，调摄乃安。

○ 经闭不行，恶心呕吐。余诊六脉滑疾不散，心部独动而甚，其胎已结三月。伊云：内子续娶十载，从未坐喜，近服通经行血之药，尚且不行，其非胎可知，余答以脉见滑数，证见恶阻，且左手脉大于右，必是男胎无疑，通经破血之药切不可服。即用二陈汤，加竹茹、砂仁、姜汁以胃止呕。遂服数剂，甚效。继以养血安胎调理而愈。嗣获男喜，母子安然。

○ 受胎三月，呕吐痰水，胸腹胀满，见食即恶。按脉滑疾不散，系脾胃虚弱，气滞而致恶阻也。宜服人参橘皮汤以益胃和中，则呕恶自止。服之甚效。嗣伊问：如将来呕恶复发，此方可常服否？余曰：凡胎妊三月余而呕吐渐止者，盖胎元渐大，则脏气仅供胎气，故无暇上逆矣，无须过虑。（《临证医案笔记》）

徐守愚医案

○ 徐守愚治嵊城朱茂盛店主妇（瑞英年三十有奇）案：妊娠六七月，一闻谷气即呕恶，连声不断，不得饮食者二十余日。其间有谓胎气上逆，以安胎为主，用苏梗、枳壳、砂仁、白术、黄芩等味者；有谓脾胃虚弱不能容受而然，以安胃为主，用参术苓甘四君加广皮者；有谓阴中火虚，气不归元，用景岳理阴煎者。杂投无效，求治于余。诊脉两手弦数，谓曰："此乃体质虚弱，触动肝气，所以木郁生火，心阳因之上亢。治宜半夏泻心汤加乌梅，取其辛以开之，苦以降之，补以运之，酸以收之，始中病情。"有同道某不读圣经，谓妊娠可用半夏乎？余固争之曰："此证当重用半夏！以痰气阻塞中脘，阴阳拂逆，非半夏不除。经曰：有故无殒，亦无殒也。先生岂未之知耶？"彼无从辨，但云："且看服后何如。"余谓："一剂而呕立止，二剂而进米饮，三剂而能食粥，效可预。"必服之果如所言，心以为喜而已。不意越十余日，两足渐肿至腿膝，状似子气。前医私自趋承，谓："听吾施治，一剂而愈。"彼遂信之，背余服药。谁知一剂而胎动气急，咳嗽痰壅，自午至酉时甚。伊夫夜半叩门求救，说如此如此，总由吾辈无知故耳，望先生恕罪。余阅其方，乃方仙藤散，《胎产心法》中治子气方耳。此非子气，恶得用之噫？医之贻害大矣哉！窃思此系脾气虚弱，不能制水，是以发肿。肺金失其母气则无土以生，是以气促满闷，谓为子气，似是实非。用苓桂术甘汤合干姜、五味子、细辛四剂，而诸症霍然。五日后忽尔小水不通，阴户中有鸡子大一块，胀闷脱坠，苦楚不堪。时师聚讼，纷纷金曰："非阴挺即阴菌。"余乃从而辨之曰："妇人七情郁火，损伤肝脾，湿热下注则生阴菌。但阴菌翻出如饼而小便淋沥，此则横踞如栏而小便热闭，判然不同，顾可以张冠李戴耶？"细绎病情，乃太阳府气不化，以致于斯，五苓散重用桂枝、仙居术，二、三剂可愈。有疡医某趾高气扬，妄自炫能云："此胞痛，下一针，其愈较速，不然一至溃烂，不可救药。"余戏之曰："先生真神乎技矣！窃恐用针一法，即俗所云石板医驼背耳，背直而命将奈何？"举座大笑，余亦哑然而退。次日清晨伊夫趋寓而告余曰："昨服药后，终夜熟睡。至天明，小水一通，而块自觉小些，是药已验矣。"余曰："然须复诊处方。"少顷，新昌吕南棠忏来，余将至新，过伊家一诊，嘱原方再服数剂。不意南棠固留四日，比余归得，服药八剂，而病竟霍然！由是观之，凡疾痛疴痒，悉委之于命。而见医即请者，可废然返矣。（《医案梦记》）

其他医案

妇人怀妊之后，恶心呕吐，思酸解渴，见食则憎，困倦欲卧，人以为妊娠之恶阻也，谁知肝血之太燥乎！夫肾一受精，则肾水生胎，不能分润于他脏。肝为肾之子，日食肾母之气，一旦无津液之养，则肝气燥而益急，火动而气乃逆也，于是恶心呕吐之症生。虽呕吐不至太甚，而伤气则一也，气伤则肝血愈耗，世人以四物治产前诸症，正以其能生肝血也。然补肝以生血，未为不佳，但恐生血不能生气，则脾胃衰微，不胜频呕。吾恐气虚血不易生也，故治法平肝补血之中，宜用健脾开胃之药，以生阳气，则气能生血，尤益胎气耳。虽然，气逆而用补气之药，气旺不益助其逆耶？不知怀妊恶阻，其逆不甚，且逆亦因虚而逆，非因邪而逆也。因邪而逆者，助其气而逆增；因虚而逆者，补其气而逆转。况补气于补血之中，则阴足以制阳，何患于逆乎！方用顺肝益气汤。

白芍三钱，当归一钱，白术三钱，人参一钱，茯苓二钱，熟地五钱，苏子一钱，麦冬三钱，砂仁一粒，神曲一钱，陈皮三分。

水煎服。一剂恶阻轻，再剂而平，三剂痊愈。

此方肝肾脾胃肺五经同调之法，其意专主于肝肾，肝平则气不逆，肾旺则血易生。凡胎不动而少带恶阻者，俱以此方投之，无不安静如故，有益于孕妇不浅，实胜于四物之汤也。盖四物汤专治肝，此方不止治肝，所以奏功尤神耳。

用润肝安娠汤亦佳。人参、茯苓、扁豆、山药各三钱，半夏、熟地、白术各五钱，川芎、麦冬、丹皮、苏子、神曲各二钱，白豆蔻一粒，陈皮三分。水煎服。连服四剂，而恶阻止矣。

妊娠每至五月，肢体倦怠，饮食无味，先两足肿，渐至遍身，后及头面俱肿，人以为犯湿而然也，谁知是脾肺之气虚乎！夫妊娠虽有按月养胎之分，其实不可拘于月数，总以健脾补肺为主，盖脾统血而肺通气也。胎非血不荫，儿非气不生，脾健则血旺而荫胎，肺清则气壮而生子。苟肺衰则气馁，即不能运气于皮肤矣，脾虚则血少，即不能运化于肢体矣。气血两衰，脾肺失令，饮食难消，精微不化，势必气血下陷，不能升举，而湿邪即乘其所虚之处，聚湿而浮肿矣。治法，当补其脾肺之虚，不必以去湿为事。方用补中益气汤加减。

人参五钱，白术五钱，当归三钱，黄芪三钱，陈皮三分，甘草一分，柴胡一钱，升麻三分，茯苓一两。水煎服。

一剂少胀，二剂即宽，三剂渐消，四剂即愈，十剂不再犯也。

补中益气汤原是升提脾肺之药，似益气而不益血也。不知血非气不生，况湿气相犯，未便补血，故补气而助之利湿之味，则气升而水尤易散耳。然则少用利水之味可也，何重用茯苓至一两，不几以利水为君乎？夫重用茯苓于补气之中，虽是利水，仍是健脾清肺。凡利水之药，多耗气血，茯苓与白术补多于利，所以重用以分湿邪，即所以补气血耳。

此症用土金双培汤亦效甚。人参、苏子、茯苓、谷芽、巴戟天、菟丝子、白芍各三钱，白术、薏仁各五钱，山药五钱，神曲二钱，砂仁一粒，甘草二分，柴胡五分。水煎服。四剂全消。（《临证医案伤寒辨证录》）

一娠妇，二三月间，恶心呕吐，气逆痰多，胸满食少。脉滞数滑。此胎壅痰滞，邪遏肤浮。与陈皮半夏汤，一啜而安。

一孕妇，三四月间，头目眩晕，呕吐痰涎，恶闻食气，嗜好酸咸，多卧少起，肢体烦疼。脉虚浮滑。此气血虚而痰饮不化也。与半夏茯苓汤，三啜而诸症皆退，饮食亦进，而神气健旺如常。

一妇人，妊娠烦心，眩晕呕涎沫，或时胸满恶食，或时心嘈易饥。脉数弦滑。此胎气上壅，痰热随之升降。与青竹茹汤，三啜而病如失。

一妇，怀孕，气逆呕吐，烦热心嘈。脉滞沉数。此胎热气逆，胃火上冲也。与芦根汁汤，一啜而安，再剂而病不复作。后以加味逍遥散去丹加地，或倍术加连，直至胎成顺产，无病勿药。（徐灵胎《女科医案》）

丹溪治一妇，孕两月，呕吐头眩。医以参、术、川芎、陈皮、茯苓，服之愈重。脉弦，左为甚，而且弱，此恶阻病，必怒气所激。问之果然。肝气既逆，又挟胎气，参术之补，大非所宜。以茯苓汤下抑青丸二十四粒，五服稍安。脉略数，口干苦，食则口酸，意其膈间滞气未尽行，以川芎、陈皮、山栀、生姜、茯苓煎汤，下抑青丸十五粒而愈。但口酸易饥，此肝热未平，（凡肝气未平参、术宜缓），以热汤下抑青丸二十粒，至二十日而愈。后两手脉平和，而右甚弱，其胎必坠（右脉弱，主胎坠），此时肝气既平，可用参、术，遂以初方参、术等补之，预防坠胎以后之虚，服一月而胎自坠，却得平安矣。（琇按：不知滋水生木，治法欠妥。）

一妇孕三月，吐痰水并饮食，每日寅卯作，作时觉小腹有气冲上，然后膈满而吐，面赤微躁，头弦，卧不能起，肢疼微渴。盖肝火挟冲脉之火冲上也，一日甚，二日轻，脉和，右手寸高，药不效者，斜二月余。偶用沉香磨水化抱龙丸（抱龙丸方：人参、天竺黄、琥珀、檀香，茯苓、甘草、枳壳、枳实、南星、金箔、山药、辰砂）。一服膈宽，气不上冲，二三服吐止，眩减食进而安。

一孕妇七月，嘈杂吐食，眩聋，心下满塞，气攻肩背，两肘皆痛，要人不住手以热物摩熨，得吐稍舒，脉大。以炒条芩二钱半、白术、半夏各二钱，炒黄连、炒栀子、炒枳壳、当归、陈皮、香附、苍术各一钱，人参、茯苓各钱半，砂仁、炙甘草各五分，生姜七片。服二帖后，嘈杂吐止，心满塞退。但于夜间背肘之痛，用摩熨，遂与抱龙丸，水化服之，其疾如失。

汪石山治一妇，形质瘦小，面色近紫，产后年余，经水不通。首夏忽病呕吐，手指麻痹，挛拳不能伸展，声音哑小，哕不出声。医皆视为风病，危之。汪诊脉皆细微近滑（和滑为孕），曰：此妊娠恶阻病也。众谓经水不通，安有妊理。（琇按：产生经未行而孕者，尝屡见之。）汪曰：天下之事有常有变，此乃事之变也。脉虽细微，似近于滑，又尺按不绝，乃妊娠也。遂以四君子加二陈治之，诸症俱减，尚畏粥汤，惟食干糕香燥之物，而有生意。

给事游让溪夫人病新愈。月余经事不行，呕秽眩晕，饮食艰进。医以为二阳之病发心脾，女子不月，法在不治。篁南诊之，尺脉虽小，按之滑而不绝，此妊而恶阻，非凶候也。六君加砂仁数服而安，后产一女。

薛己治一妇，孕三月，呕吐恶食，体倦嗜卧，此恶阻之症。用人参橘皮汤，二剂渐愈，又用六君加紫苏二剂而安。

妊娠吞酸恶心，欲作呕吐。此饮食停滞，用六君加曲柏、炒黑子芩、枳壳、香附治之而愈。（《名医类案》）

龚子才治刘尚书妾有孕，患恶阻，呕吐不止，饮食不下，心中烦躁，头目眩晕。咸以二陈汤、藿香正气散、保生汤之类遍投不效。诊之，左脉微数，气口数，此血虚气盛有火也。若不养血，则火不降；火不降，则呕不止。以茯苓补心汤加姜汁炒黄连、竹茹，二服痊愈。

卢不远治史氏妇，呕吐之声，远闻百步。脉之左关鼓指，不连于寸，两尺滑搏，于左独加。水饮不入唇七日矣。与透肝之剂，断其必男。药进而呕定，月足果产男。是证初寒热大作，呕吐不食，人皆以为伤寒。卢以尺中脉搏，知其为妊，其关不连寸者，盖肝郁善怒而不能发也。顺其性而伸之调之，肝舒气平，恶自无阻，而呕自定耳。

冯楚瞻治一妇，臣娠三月，而大吐两月有余，药食俱不能受，六脉沉微已极。竟依脉立方，以人参五钱，炙甘草一钱，炮姜、制附各一钱五分，数剂而愈，胎亦安然。《经》曰：有故无殒，亦无殒也。

柴屿青治翁氏家人沈泰女，怀娠三月，患恶阻，医以感冒治之。方中用半夏二钱，连投二剂，腹痛异常，身盗汗，历有二旬。求诊，柴谓半夏乃孕妇所禁，如何可用二钱，无怪乎腹痛之甚也。其胎不堕幸矣。遂与养阴之剂，半月而瘥。并令其八月后服达生散十余剂，至临产生理甚顺而速，得举一子。

张路玉治钱氏妇，去秋疟久大虚，饮食大减，经水不调，季冬略行一度。今春时发寒热，腹满不食，服宽肠利水药不应，拟进破血通经之剂。张诊之，其脉左手厥厥动摇，右关与两尺虽微弦，而重按久按却滑实流利，惟右寸左关虚濡而数，寻之涩涩少力。此阴中伏阳之象，洵为胎脉无疑。良由中气虚乏，不能转运其胎，故作胀耳。前医曰：自结缡至今，距十二载，从未受孕，病后元气大虚，安有怀孕之理。张曰：向之不孕，必有其故，今病后余热留于血室，因而得孕，亦恒有之理。细推病机每粥食到口，辄欲作呕，惟向晚寒热之际，得热饮入胃，其寒热顿减，岂非胃气虚寒，水精不能四布，留为涎液，汪洋心下乎？俗名恶阻是也。其腹满便难之虚实，尤当明辨。《金匮》云：趺阳脉微弦，法当腹满，不满必便难，乃虚寒从下上也，当以温柔药服之。况大便之后，每加胀急，以里气下通，浊阴乘之上扰，与得下暂时宽快迥殊，其治虽当以安胎为主，但浊阴之气，非藉辛温，不能开导其结。遂疏六君子汤，益入归、芍以收营血之散，稍借肉桂为浊阴之向导，使母气得温中健运之力，胎息无浊阴侵犯之虞。桂不伤胎，庞安常先有明试，余尝屡验之矣。服后寒热渐止，腹胀渐宽，饮食渐进，胎息亦渐形着。至仲夏因起居不慎，而胎漏下血，前医犹认石瘕，欲进破积。喻以左寸动滑，断属干象。与扶脾药得安。后产一子。陈三农治恶阻，诸药不纳，以苏梗三钱、砂仁一钱，煎服。

或乌药为君，沉香次之，人参、甘草又次之，为细末，以姜切片粘药末咬嚼，咽津液送至丹田。过一时又如此嚼即愈。

一孕妇呕吐酸水，胸满不食，此脾土虚为肝木所侮，用六君子加白芍而愈。又用四君子加枳、桔而安。

万密斋治徽商吴俨妻，年三十余，少子二岁尚食乳，月水未行。因反目激怒，得呕逆病，食入随吐，凡所食物，鼻中即作其臭，医俱作反胃法不效。其脉左三部沉实搏手，右三部平和。曰：此有孕也，当生二男。汪曰：前生三子，皆三岁而后孕，今儿方二岁，经水未动，宜非孕也。曰：身自有孕，且不知之，况医人乎，宜其治之不效。盖怒伤肝，肝传心，诸臭皆属于心，心传脾，故随所食物，即作其气而出也。呕逆食臭，皆肝心二脏之火炎上也。以黄芩一两，黄连、白术、陈皮、香附、茯苓各五钱，炒砂仁二钱为末，神曲糊丸绿豆大，每服五十丸，白汤下，未五日而安。后生双男。

又蔡姓妇恶阻，水药俱吐，松君医用抑青丸立效。黄连一味为末，粥糊丸麻子大，每服二三十丸。按肝阳上升，补阴吸阳，原属治本正理。至肝阳亢甚，滴水吐出，即有滋阴药亦无所用，不得不用黄连之苦寒，先折其太甚，然后以滋阴药调之，以收全效。（雄按：左金丸亦妙。）

沈姓妇恶阻，水浆下咽即吐，医药杂投不应。身体骨立，精神困倦。自料必死，医亦束手。一老妇云：急停药八十日当愈。后果如其言。停药者，即《金匮》绝之之义也。至八十日当愈一语，岂《金匮》六十日当有此证之误耶？不然何其言之验耶。（《续名医类案》）

怀妊受温病

张锡纯医案

○ 怀妊受温病。

长安县尹，何麟皋君夫人，年三十二岁，受妊五月，于孟秋感受温病。

病因：怀妊畏热，夜眠当窗，未上窗幔，自窗纱透风，感冒成温。

证候：初病时调治失宜，温热传里，阳明腑实，延

医数人皆言病原当用大凉之药，因怀妊实不敢轻用，继延愚为诊视，见其面红气粗，舌苔白厚，中心已黄，大便干燥，小便短赤。诊其脉左右皆洪滑而实，一息五至强。

诊断：据此症状脉象观之，不但阳明胃腑之热甚实，即肝胆之热亦甚盛。想其未病之前必曾怒动肝火，若不急清其热，势将迫血妄行，危险即在目前。病家

曰：先生之言诚然。今听先生用药，不知可保无虞否？

答曰：此当治以白虎加人参汤，以白虎汤解其热，加参以保其胎，听吾用药可保万全无虞。病家闻此言深相信服，遂为疏方俾急服之。

方药：

生石膏（捣细）三两，野党参四钱，生怀地黄一两，生怀山药一两，生杭芍五钱，甘草三钱。

共煎汤三盅，分三次温服下。

方解：按：此方虽非白虎加人参汤原方，而实以生地黄代知母，以生山药代粳米，而外加芍药也。盖知母、地黄同能滋阴退热，而知母性滑，地黄则饶有补肾之力（八味丸中干地黄即药房中之生地黄）；粳米与山药皆有浓汁能和胃，而粳米汁浓而不黏，山药之汁浓而且黏，大有固肾之力。如此通变原方，自于胎妊大有益也。外加芍药者，欲藉之以清肝胆之热也。

复诊：将药分三次服完，翌日午前大便通下一次，热已退十之七八，脉象已非洪实，仍然有力，心中仍觉发热，拟再用凉润滋阴之品清之。

方药：

玄参一两，生怀地黄一两，天花粉五钱，生杭芍五钱，鲜茅根四钱，甘草二钱。

共煎汤两盅，分两次温服下。

效果：将药煎服两剂，病遂霍然痊愈。

说明：凡外感有热之证，皆右部之脉盛于左部之脉，至阳明腑实之证，尤必显然于右部见之。因胃腑之脉原候于右关也。今此证为阳明腑实，其右部之脉洪滑而实宜矣。而左部之脉亦现此象，是以知其未病之先。肝中先有郁热，继为外感之热所激，则勃然发动而亦现洪滑而实之脉象也。

○怀妊得温病兼痰喘。

天津北阁西，董绍轩街长之夫人，年三十四岁，怀妊，感受温病兼有痰作喘。

病因：受妊已逾八月，心中常常发热。时当季春，喜在院中乘凉，为风袭遂成此证。

证候：喘息有声，呼吸迫促异常，昼夜不能少卧，心中烦躁，舌苔白厚欲黄，左右寸脉皆洪实异常，两尺则按之不实，其数八至，大便干燥，小便赤涩。

诊断：此证前因医者欲治其喘，屡次用麻黄发之，致其元气将脱，又兼外感之热已入阳明。其实热与外感之气相并上冲，是以其脉上盛下虚，喘逆若斯迫使，脉

七至即为绝脉，今竟八至恐难挽回。欲辞不治而病家再三恳求，遂勉为拟方。以清其热、止其喘，挽救其气化之将脱。

方药：

净萸肉一两，生怀地黄一两，生龙骨（捣碎）一两，生牡蛎（捣碎）一两。

将四味煎汤，送服生石膏细末三钱，迟五点钟若热犹不退，煎渣再服，仍送服生石膏细末三钱。

复诊：服药头煎、次煎后，喘愈强半，遂能卧眠，迨至黎明胎忽滑下，且系死胎。再诊其脉较前更数，一息九至，然不若从前之滑实，而尺脉则按之即无。其喘似又稍剧，其心中烦躁依旧，且觉怔忡，不能支持。此乃肝肾阴分大亏，不能维系阳分而气化欲涣散也。当峻补肝肾之阴，兼清外感未尽之余热。

方药：

生怀山药六两，玄参两半，熟鸡子黄（捻碎）六个，真西洋参（捣为粗末）二钱。

先将山药煎十余沸，再入玄参、鸡子黄煎汤一大碗，分多次徐徐温饮下。每饮一次，送服洋参末少许，饮完再煎渣取汤接续饮之，洋参末亦分多次送服，勿令余剩。

国产之参，皆有热性，惟西洋参则补而不热，以治温热病气分虚者甚宜。然此参伪者极多，其性甚热，误用之足以偾事。惟其皮色黄，皮上皆系横纹，密而且细，其质甚坚者方真。若无真西洋参，可权用潞党参代之，剪成小块用药汤送服。

三诊：翌日又为诊视，其脉已减去三至为六至，尺脉按之有根，知其病已回生。问其心中已不怔忡，惟其心中犹觉发热，此非外感之热，乃真阴未复之热也。当纯用大滋真阴之品以复其阴。

方药：

玄参三两，生怀山药两半，当归四钱，真西洋参（捣为粗末）二钱。

将前三味共煎汤一大碗，分多次温饮下，每饮一次送服洋参末少许。

四诊：前方服一剂，心中已不觉热，惟腹中作疼，问其恶露所下甚少，当系瘀血作疼。治以化瘀血之品，其疼当自愈。

方药：

生怀山药一两，当归五钱，怀牛膝五钱，生鸡内

金（黄色的捣）二钱，桃仁二钱，红花钱半，真西洋参（捣为粗末）二钱。

将前六味共煎汤一大盅，送服洋参末一半，至煎渣服时再送服余一半。

效果：前方日服一剂，服两日病遂痊愈。

或问：他方用石膏皆与诸药同煎，此证何以独将石膏为末送服？答曰：石膏原为石质重坠之品，此证之喘息迫促，呼吸惟在喉间，分毫不能下达，几有将脱之势。石膏为末服之，欲借其重坠之力以引气下达也。且石膏末服，其退热之力一钱可抵半两，此乃屡经自服以试验之，而确能知其如斯。此证一日服石膏末至六钱，大热始退。若用生石膏三两，同诸药煎汤，病家将不敢服，此为救人计，不得不委曲以行其术也。或问：产后忌用寒凉，第三方用于流产之后，方中玄参重用三两，独不虑其过于苦寒乎？答曰：玄参细嚼之其味甘而微苦，原甘凉滋阴之品，实非苦寒之药。是以《本经》谓其微寒，善治产乳余疾，故产后忌用凉药而玄参则毫无所忌。且后世本草谓大便滑泻者忌之，因误认其为苦寒也。而此证服过三两玄参之后，大便仍然干燥，则玄参之性可知矣。或问此证之胎已逾八月，即系流产，其胎应活，何以产下竟为死胎？答曰：胎在腹中，原有脐呼吸，实藉母之呼吸以为呼吸，是以凡受妊者其吸入之气，可由任脉以达于胎儿脐中。此证因吸入之气分毫不能下达，则胎失所荫，所以不能资生也。为其不能资生，所以卜降，此非因服药而下降也。

○怀妊得温病兼下痢。

天津一区橘街，张氏妇，年近三旬，怀妊，受温病兼下痢。

病因：受妊已六个月，心中恒觉发热，继因其夫本为显宦，时事变革，骤尔赋闲。遂致激动肝火，其热益甚，又薄为外感所束，遂致温而兼痢。

证候：表里俱壮热无汗，心中热极，思饮冰水，其家人不敢予。舌苔干而黄，频饮水不濡润，腹中常觉疼坠，下痢赤多白少，间杂以鲜血，一昼夜十余次。其脉左部弦长，右部洪滑，皆重诊有力，一息五至。

诊断：其脉左部弦长有力者，肝胆之火炽盛也。惟其肝胆之火炽盛下迫，是以不但下痢赤白，且又兼下鲜血，腹疼下坠。为其右部洪滑有力，知温热已入阳明之腑，是以舌苔干黄，心为热迫，思饮冰水。所犹喜者脉象虽热，不至甚数，且又流利无滞，胎气可保无恙也。

宜治以白虎加人参汤以解温病之热，而更重用芍药以代方中知母，则肝热能清而痢亦可愈矣。

方药：

生石膏（捣细）二两，大潞参五钱，生杭芍一两，粳米五钱，甘草三钱。

共煎汤三盅，分三次温饮下。

复诊：将药分三次服完，表里之热已退强半，痢愈十之七八，腹中疼坠亦大轻减，舌苔由黄变白，已有津液，脉象仍然有力而较前则和缓矣。遂即原方为之加减，俾再服之。

方药：

生石膏（捣细）三两，大潞参三钱，生怀山药八钱，生杭芍六钱，白头翁四钱，秦皮三钱，甘草二钱。

共煎汤三盅，分三次温饮下。

方解：按此方即白虎加人参汤与白头翁汤相并为一方也。为方中有芍药、山药，是以白虎加人参汤中可省去知母、粳米；为白虎加人参汤中之石膏可抵黄连、黄柏，是以白头翁汤中止用白头翁、秦皮，合用之则一半治温，一半治痢，安排周匝，步伍整齐，当可奏效。

效果：将药如法服两剂，病遂痊愈。

或问：《伤寒论》用白虎汤之方定例，汗吐下后加人参，渴者加人参。此案之证非当汗吐下后，亦未言渴，何以案中两次用白虎皆加人参乎？答曰：此案证兼下痢，下痢亦下之类也。其舌苔干黄毫无津液，舌干无液亦渴之类也。且其温病之热，不但入胃，更随下痢陷至下焦永无出路。惟人参与石膏并用，实能升举其下陷之温热而清解消散之，不至久留下焦以耗真阴。况此证温病与下痢相助为疟，实有累于胎气，几至于莫能支。加人参于白虎汤中，亦所以保其胎气使无意外之虞也。

（《医学衷中参西录》）

何元长医案

○陈某，女，24岁。

症自十一日始，寒热如疟，每晚必至，渐致神思昏乱，连次发厥。现在心志稍清，而耳不聪听，懒言目瞪，舌苔黄而带黑，脉象弦。此温邪由少阳而传入厥、少二阴，今势颇棘手，且在怀妊之体，尤可慎也，且晚防痉厥，此方勉拟。

犀角、黄芩、山栀、赤苓、石决、生草、川连、鲜地、丹皮、广红、菖蒲、竹心。

复：昨用清心泻热之法，夜间热势稍轻，神志略觉清楚，舌根黑色未退，脘闷烦躁，脉象右大于左，而不甚数，可见时邪尚盛，阳明宿垢未得通达，转而为呃，逆昏不可不防。姑照前方略参承气，未知效否？

川连、赤苓、知母、柴胡、生草、犀角、鲜地、石决、丹皮、青麟。

复：昨用清通之法，宿垢已下，神思渐清，似属转机，但温邪尚盛，未退未净，安危尚难决也。再与清润法，以图渐入佳境为幸。

犀尖、鲜地、生苡仁、花粉、丹皮、羚羊、知母、生归身、赤苓、芦根。

复：日来热势渐退，疟疾已止，舌黑十去八九，此佳兆也。但时邪去而真阴内亏，神志烦躁而夜卧不安，脉形弦大，此属三阴证之见象，不可以小效遂视为稳境也。

原地、羚羊、知母、枣仁、茯苓、竹心、龟板、麦冬、鲜斛、元参、丹皮。（《清代名医何元长医案》）

沈奉江医案

○ 一媳怀妊六月，夏日多啖西瓜，至九月重九前，

寒热交作，未得畅汗，湿遏热郁，已服开泄芳香表散等剂，并有见退，反谵语，风动痉厥，胸闷，循衣摸床。两旬后，延先生诊治，脉左弦数，右尺不应，舌苔背黑润而带青灰，语謇而不能抵齿，神情时迷，呼之目微张，顷又似睡，面色㿠白，淡黄稍有齿垢。先生曰："此邪热遏伏，痰浊蒙闭，内陷之象也。幸脉不沉细。有娠用药，殊形棘手，若因碍胎而不用，恐难保其生命。"方用皂荚子、制胆星、省头草、竹黄、川贝母、煅石决明、钩钩、郁金、藿梗、苏梗、荷蒂，另制胆星、石菖蒲、礞石、伽南香研末。服后下转矢气，胸膈顿宽，神情清楚，不似前日之似睡，苔亦稍化，略能吩咐家务。明日加茅术，川朴，生、熟薏米，鲜佩兰，而舌苔更化，惟仍潮，而浮黑更觉蔓延。先生以为湿松热欲外达，仍为湿遏之象也。再加重制茅术，佐以芳香泄化渗湿等品，渠翁亦知医，调理而愈。（《三三医书·沈鲌翁医验随笔》）

妊娠发热

薛雪医案

○ 怀妊五月，昼夜身热。据述病起恶阻呕吐，吐止热来。思五月足太阴司胎，木火犯中，营卫自怯，必致胎不育长。滋养血液，佐以清肝胆气中之热。

小生地、白芍、麦冬、阿胶、条芩、胡黄连。（《扫叶庄一瓢老人医案》）

妊娠腹痛

○ 一妇，受孕之后，时常腹痛，延至四五个月，其痛尤甚，其举发靡宁。时召予脉之，脉虚弦数微涩。此血虚气滞，不能运化以养胎也。投以香砂四物汤，三剂而痛减。后以黑逍遥散加木香、香附，四剂而痊安。

○一妇，妊娠六七个月，忽然腹痛，其胎近下欲坠。召予脉之，软大而涩。此冲任血气大虚，不能承载其胎也。投以补中益气汤加熟地、当归，数剂而胎安痛减。后以八珍汤加木香、香附，服一月而痊安。（徐灵胎《女科医案》）

转 胞

朱丹溪医案

○ 丹溪治一妇，年四旬，孕九月，转胞，小便闭三日矣，脚肿形瘁，左脉稍和而右涩。此必饱食气伤，胎系弱，不能自举而下坠，压膀胱，偏在一边，气急为其所闭，所以水窍不能出也。当补血养气，血气一正，系胎自举，以参、术、归尾、芍药、带白陈皮、炙甘草、半夏、生姜浓煎，服四帖，任其叫号。次早以四帖渣作一服煎顿饮，探吐之。（吐法妙，上窍通则下窍通。）小便大通，皆黑水。后遂就此方加大腹皮、炒枳壳、青葱叶、砂仁，作二十帖与之，以防产前后之虚，果得平安，产后亦健。

○ 一孕妇七月，小便不通，百医不得利，转加急胀，脉细弱。乃气血虚，不能乘载其胎，故胎压膀胱下口，所以溺不得出。用补药升起恐迟，反加急满。遂令稳婆以香油抹手入产户托起其胎，（托起胎之说，无此治法。）溺出如注，胀急顿解。却以参、芪、升麻大剂服之，或少有急满，再托如前。（江云：予闻一法，将孕妇倒竖起，胎自坠转，其溺溅出，胜于手托多矣。）

○ 丹溪曰：转胞病，胎妇之禀受弱者，忧闷多者，性急躁者，食味厚者，大率有之。古方皆用滑利疏导药，鲜有应效。因思胞不自转，为胎所压，展在一边，胞系了戾不通耳。胎若举起，悬在中央，胞系得疏，水道自行。然胎之坠下，必有其由。一日，吴氏宠人患此，脉之，两手似涩，重取则弦，然左手稍和。曰：此得之忧患，涩为血少气多，弦为有饮，血少则胞弱而不能自举，气多有饮，中焦不清而溢，则胞知所避而就下，故坠。遂以四物加参、术、半夏、陈皮、生甘草、生姜，空心饮。随以指探喉中吐出药汁，候少顷气定，又与一帖，次早亦然，如是与八帖而安。此法初疑偶中，后屡用皆效。仲景云：妇人本肌肥盛，头举身满，今反羸瘦，头举中空，胞系了戾，亦致胞转，但利小便则愈。宜服肾气丸，以中有茯苓故也。地黄为君，功在补胞。（江云：转胞或腰腹痛，亦属肾虚，宜减牡丹皮服之。）（《名医类案》）

胞 阻

余景和医案

○ 常熟长田岸某姓妇，妊娠四月，小溲点滴不通。某妇科进以鲜生地、龙胆草、青麟丸等寒凉之品，小溲秘之更甚，已有三日。余诊其脉，沉细而涩，少腹胀痛。余曰：此胞阻也。被寒凉凝滞膀胱，无阳不能化气而出。即将葱二斤，煎水熨洗少腹，略能小便，即进五苓散：桂枝一钱，猪苓、赤苓各二钱，泽泻二钱，白术二钱，研粗末，煎沸，滤清饮之。仍不能通畅，而少腹痛势稍减，将前方去桂枝，易肉桂一钱，服法依前，服后小便大畅而愈。如曰胎前忌热，专用寒凉，杀人在反掌矣。（《诊余集》）

胞压膀胱

余景和医案

○ 常熟花园浜王姓妇，妊娠九月，胞浆水已破之后，腹痛，浆水沥尽，小溲不通，已有三日，少腹不动，稳婆谓胎死腹中，或欲试手法，或欲下死胎方。邀余诊之，见产妇神情恬淡，并无所苦，唇舌均红，使稳婆按其少腹，温而不寒，脉来流利，软而无力。诊毕，稳婆问腹中小儿能保全否？余曰："腹中小儿，酣睡未醒。"稳婆曰："何以不动？"余曰："因睡而未醒，故不动也。"主人曰："腹痛三日，小便不通，小孩不动，恐胎已死矣，请先生一断之。"余曰："此名胎压膀胱，此方书所不载，必定是负重，或跌仆而损胎元，又因坐蓐太早，气挣于下，胞压膀胱，小溲不能出，溲阻而胀，兼之胎元下坠，两相挤轧，不能转动。如果子死，当唇红舌黑，少腹作冷。按脉未离经，未至临产之时，胎元断断不死。"即问产妇："曾否有负重、跌仆之事？"妇曰："三日前因有安息香两支在地，俯之不能拾，乃跪而拾之，起时胞浆已破。"余曰："胞压膀胱无疑矣。可先将灯草刺鼻中，令产妇喷嚏，嚏则肺气开，上窍通则下窍泄，而小便可通。再吸洋烟三筒，将其胎提起，以免挤轧子门。小便通后，可让出地面，使小儿可以转身，临盆即不难矣。"问服何药？余曰："不须服药。"主人曰："可服催生药否？"余乃进以胃苓汤加苏梗，利水行气而已。喷嚏之后，吸洋烟三筒，果然小便通畅，药将沾唇，小儿已下矣。若依稳婆手法，或服下死胎方，母子岂能保全？主人曰："君之催生方极灵，将来可传之于人。"余曰："胃苓汤，是受湿泄泻之方，作催生方，误事不小。其功不在药，而在灯草、洋烟耳。"（《诊余集》）

异 胎

○ 庄氏妇怀妊三年不产，有医者诊之曰："脉象颇异，疑必异物，当以药下之。"服毕觉腹中奇痛，产一胞堕地而裂，中有小蛇蜿蜒盘屈，以次而出，急扑之。沈布衣麟亲见其事。《三冈识略》

○ 张路玉治一妇怀孕六月，因丧子悲哭动胎。医用黄芩、白术等二服不应，改用香附、紫苏、枳壳、砂仁，一服胎遂上逼，心膈下胀闷喘急，口鼻出血。第三日薄暮往诊，其脉急疾如狂风骤雨，十余至则不至，顷之复至如前。因喻之曰：此孕本非好胎，安之无益，不若去之，以存母命。因思此胎必感震气所结，震属木，惟金可制。令以铁斧烧红醋淬，乘热调芒硝一两灌之，夜半果下异胎。下后脉息微和，神思恍惚，所去恶露甚多。又与安神调血之剂，数服而安。

○ 孙文垣治张氏妇，年二十一，诊之左寸关短弱，尺滑，右寸亦滑，关濡弱，尺沉微。诊毕其夫问曰：脉何如？（不告原病。）曰：心神脾志，皆大不足，（囫囵得妙。）肺经有痰，（孙君平生多以一痰揣病。）左寸短弱如此，安得有孕？曰：已七十日矣。问：曾经孕育否？曰：已二次，此其三也。问：二产皆足月否？男耶女耶？曰：始产仅九月，手足面目俱全，第无啼声，抱起已身冷矣。细检之，乃知其无水火也。（水火，前后阴也。）次亦九月而产，亦无啼声，验之口中无舌。二胎之异如此。乃为制方，以补心脾为主，令多服以百帖为率。枣仁、茯神、远志各一钱，白术二钱，白芍、当归、枸杞各一钱五分，甘草五分，生地八分，艾絮二分，龙眼肉五个，水煎服。足月产一子。次年又有身，不以前事为意，至九月产下，形体俱备，外有脂膜一片，包其面不能去即殒。因思上年所产获痊，药之力也。乃以前方粘壁间，才见有身，即照方服之，后生子女皆无恙。（凡小儿有不足之症，皆缘父母有虚损处，观此当举一反三。）

○ 郭茂恂嫂金华君，产七日不食。始言头痛，头痛已，又作心痛，既而目痛如割如刺，更作更止，相去无瞬息间。每头痛欲取大石压，良久渐定。心痛作则以十指抓壁，血流满掌。痛定目复痛，又以两手自剜取之。如是十日不已，众医无计。进黑龙丹半粒，疾少间。中夜再服，乃瞑目寝如平时。至清晨下一行，约三升许，如蝗虫子，三疾减半。已刻又行如前，则顿愈矣。《济阴纲目》

○ 钱国宾云：山西大同军人朱刘禄，娶妻孔氏，七年始孕，其腹极大，七月不能行，八月不能动，仰卧于床。延诊右寸及两尺脉，加别部一倍。经断当生双女，其怀胎之状，主难产。令服易产汤剂以救其母。至十月期足而产，产下一女，其腹不减。至三日腹阵痛，再产一女，其腹仍大。咸谓怪异，必伤其母矣。次日腹又阵痛，又产一女，腹始如故。初生二女存，三生之女毙。（雄按：此不为异也。余里中故老张氏兄弟三人同产，皆寿而母亦无恙。又见王成衣之妻一产三子并育，而母产毕即晕脱。《随园诗话》载有一乳而生四子者，异事也。）（《续名医类案》）

胎不长

沈耀先医案

○ 方某，女，25岁，小学教师。1970年8月22日初诊。

妊娠5个月20天，久患肠炎泄泻，大便日3~4次，经年不愈，伴有痔疮脱肛，肛门胀痛，兼两膝类风湿性关节炎。于3日前忽觉胎动停止，即往产科检查，发现胎儿心音不闻，认为胎死。察患者容色虽苍白而唇舌未现青紫，舌淡薄，脉细滑不涩，腰酸腹痛，但无下垂感，症属胎儿失养，由母体气血不足，呆胎是也，尚可救治。

方药：

当归9克，川芎3克，焦白术6克，苏梗9克，陈皮4.5克，砂仁2.4克，云苓9克，炒白芍4.5克，南瓜蒂3只，苎麻根12克，玫瑰花1.5克。2剂。

2诊（8月24日）：胎不动兼有肠炎便泄，因母体失养，气血未足以养胎，再予补气养血。

方药：炒党参9克，炙黄芪9克，当归9克，焦白术6克，苏梗9克，新会皮4.5克，砂仁2.4克，川芎2.4克，南瓜蒂5只，苎麻根12克，云苓9克，玫瑰花1.5克。3剂。

服第2方第2剂药后，胎微动，第3剂服完后再经产科复查，已闻胎心音，以后续给养胎益气方调治而愈。（《现代名中医妇科绝技》）

其他医案

一妇，妊娠六个月，体倦怠，面黄，晡热，而胎不长，因稍劳欲坠。脉软虚数。此气血虚而不能固护其胎也。投八珍汤倍加参、术，二十余剂，使脾健旺，则血气日足，胎得所养，而无不长矣。

一娠妇，因怒胁痛，寒热呕吐，胎至八个月而不长。脉数弦软而滑。此肝脾郁结，邪遏不解，血气不能荣运养胎也。投以六君子汤加柴胡、紫苏、山栀、枳壳、桔梗，而诸症悉愈，胎亦渐长矣。（徐灵胎《女科医案》）

胎动不安

章次公医案

○ 朱女案。

经停三月有余，数日来带下较多，继以漏红，少腹及腰沉坠。急起直追，犹恐不及。

熟地24克，黄芪12克，续断9克，杜仲9克，阿胶24克（烊冲），陈棕炭12克，苎麻根15克，金毛脊12克，仙鹤草15克，升麻3克，牛角鳃炭9克。

○ 谢女案。

经居三月，其脉滑。脉滑者，孕象也。所虑不在恶阻，而在腰酸、带下，此为重身者所不应有，有之则须防其流产。

春砂仁2.4克（后下），沉香曲9克，云茯苓9克，陈皮4.5克，乌梅肉7.5克，伏龙肝24克（煎汤代水），五味子4.5克，金毛脊9克，杜仲9克，桑寄生12克。（《章次公医案》）

罗元恺医案

○ 黄某，32岁。

初诊日期：1978年10月8日。

患者停经两个多月，月经过期20多天，曾做小便青蛙妊娠试验为阳性。现阴道有少量流血已5天，色鲜红，腹隐痛及下坠感，腰微酸。一年前曾自然流产二次，也是早孕2个多月，未有小孩。

患者形体稍瘦，常有头晕腰酸，本次孕后有轻度妊娠反应，且感疲倦，近日没有注意适当休息，数日前出现阴道流血。舌色稍淡，但尖边较红，脉细滑、略弦。

辨证：胎动不安（肾阴不足兼有肝经虚热）。

治法：滋肾健脾，益气安胎，佐以养肝清热止血。

方药：

菟丝子25克，川断15克，桑寄生15克，阿胶12克（烊化），旱莲草15克，女贞子15克，白芍10克，生甘草6克，荆芥炭6克。4剂。

每日1剂，留渣再煎，并嘱卧床休息。

服药3剂后，阴道流血和腹痛已逐渐停止，但仍有腰酸和大便干结，后按上方去荆芥炭、白芍，改用桑椹15克、肉苁蓉15克，4剂。

药后诸症已基本消失，舌脉亦正常，后按二诊方去旱莲草，改用淮山药15克，续服6剂，嗣后每周服药三剂，以资巩固。至妊娠5个月后停药，后足月顺产一男孩。（《罗元恺医著选》）

陆正斋医案

○ 李女（27岁）案。

湿痰内阻气机，脘胁腰部窜痛，呼吸不利，时感恶风，胎动不安。拟顺气安胎，并治客邪。

香苏梗8克，大腹皮8克，带皮苓9克，当归身8克，炒白芍9克，川芎4.5克，春砂仁1.5克，橘皮络各3克，天仙藤8克，制香附6克，桑寄生12克，丝瓜络8克。（《陆正斋医疗经验》）

周小农医案

○ 小产后今又经居三月，气滞小腹，腰酸，溲小疼，头痛，白带。奇经已虚，仍恐流产，速宜安胎。必服丸至足月，方可保。照服，竟获一男。大生地、杜仲、川断、山萸肉、归头、白芍、潼蒺藜、牛角鳃、黄芪、茧壳炭、菟丝、黄精、稆豆、芡实、合欢皮、骨碎补、巴戟、狗脊、白术、故纸、五味、野苎麻根、鳔胶、莲房，研末，龟板胶二两、淮小麦八两，煮糊，为丸如桐子大，晒干，贮。每晨晚餐前各服四钱，盐汤送服。

○ 经事一月三次，色紫且黑，易患暗产。近娠二月，恶心欲吐，忽崩成块，阴液大伤，奇经大虚，头晕目花，心悸畏寒，肉瞤，少寐，子宫下坠，白带连绵，足软无力，种种虚象。今补其不足，填其漏卮，病愈育麟，仍宜补托也。生地、萸肉、丹皮、首乌、五味、杜仲、川断、当归头、白芍、菟丝、狗脊、功劳、巴戟、合欢皮、阿胶、枣仁、黄芪、柏子、潼沙苑、鳔胶、丝头灰、血余、子芩、二至、天冬、牛角鳃、鹿角、墓头回、百草霜、鸡冠花、黑木耳、金樱、龟板胶、石莲、莲房、白及，研末，用桑椹膏（八两）、猪脊髓八两（蒸捣）、龟板胶二两溶化，和丸如桐子大（晒）。早晚各服四钱。一料后，经毕获妊，愈。（《周小农医案》）

叶熙春医案

○ 施女案。

二十九岁。十月，临安。气阴两虚，冲任失固。迩又妊娠三月。漏红旬日未止，腰膂酸楚，小腹下坠，头晕耳鸣，两腿软弱，小便频数，脉细滑无力，舌淡苔白，亟宜气阴两顾之法。

米炒上潞参9克，炒白术5克，清炙黄芪9克，桑寄生9克，炒杜仲12克，川断炭9克，艾绒3克，炒阿胶12克，小蓟炭9克，炙侧柏叶9克，炒菟丝子9克（包），大生地18克。

二诊：前方服后，漏红已止，小腹下坠，腰膂酸楚均瘥，小便频数亦减。仍步原意再进。

米炒上潞参9克，炒白术5克，盐水炒菟丝子9克（包），煨狗脊12克，炒川断9克，艾绒2.4克（炒），阿胶12克，清炙黄芪9克，炙甘草2.4克，大生地18克，炒杜仲12克，炒陈皮5克。

二诊：诸恙悉减，胎气得安，脉亦较前有力，舌淡苔白。续服泰山磐石散，每隔五日进服一剂。（《叶熙春专辑》）

温载之医案

○ 温载之治友人章虚谷之妇（年二十余）案：怀孕每至三月而堕。此次有娠恰至三月，又复腹痛动红，延余诊视。审其六脉沉迟，四肢酸软。余曰：“此乃元阳不足，中气太虚。腹痛动红乃阴气下坠。急宜温中固气以保胎元。”其人略知医理，深为诧异。遂曰：“昔人云胎前宜凉，黄芩、白术为安胎之圣药。今已，动红，想系热灼于中，温药恐非所宜，请申其说，以解疑惑。”余曰：“夫医之一道，不可执一。万病俱有阴阳，胎孕何独不然？子不观夫种苗乎？视地之寒燠以为种植之准，则有用灰粪者，有不用灰粪者。甚至有用牛骨烧灰，石灰插苗，此乃补地气之偏倚也。尊阃六脉沉细，四肢酸软，乃真阳不足之象。胎气不固，因此腹痛动红，名曰胎漏。皆由气不能统之故。若系因热动胎，必然脉现洪数，口渴心烦。此症宜用六君子汤加杜仲、续断、菟丝、姜附以温之。其人疑释，信而服之。次日复诊。欣然告曰：“服君之药，果然痛止红收。今日腹饥思食。今而后方知医乃活法。前此余自用黄芩安胎，反以堕胎。可见，读书要在得间，医道贵辨寒热。”余曰：“君可取陈修园《妇科要旨》熟读，自得其详，余不复赘。”嗣后，并未小产，连举三子矣。矧时当季世阳衰之候，人秉天地之气而生。胎寒者，十之八九；胎热者，十之一二。临症之人，务当详辨。不可以胎前宜凉一语奉为圭臬，则是望嗣者之大幸也。（《温病浅说温氏医案》）

费绳甫医案

○ 怀孕七月，发热有汗不解，已经三候。咳嗽咯血，口渴引饮，舌苔黄腻。右乳生痈，块大如盘，外科敷以药，痛不可忍，自觉胎气下迫，儿足将近产门，有下坠之势。急延余诊，脉来浮洪弦滑。此邪热为痰所遏抑，无从外泄，势必深入，耗气灼营，致生外疡。阳明痰热蕴结已著，痰火交煽，伤及胎元，胎必下坠。夫胎元全赖母气安和，豁痰清热，以泄外邪，治母病正以保胎，舍此别无良法。

川石斛三钱，天花粉三钱，银花三钱，连翘一钱五分，生石膏八钱，生甘草五分，薄荷叶一钱，牛蒡子一钱五分，冬桑叶一钱，南沙参四钱，川贝母二钱，钱竹沥四两，鲜芦根四两。

二诊：连进二剂，汗出热退，咳嗽咯血已止，乳痈痛减块消，胎气亦安。惟口干苔黄，溲赤便结。邪热外解，而痰火未清，消烁津液，宣布无权。照前方去牛蒡、薄荷，加甘蔗四两。接服两剂，乳痈结块全消，渴止苔退，溲清便通，服前方去石膏、桑叶、银花、连翘、竹沥、芦根，加麦冬三钱、广皮五分。连服三剂而痊愈。（《费绳甫医话医案》）

翟青云医案

○ 潘传国妇案。

余毗邻潘传国妇，怀孕四月，请某医诊断，某曰：“此是气滞经闭之症，决非孕脉，通经破血药，十剂即可痊愈”。服至四剂而腹疼下坠，饮食大减，头晕目眩，不敢再服，迎余往诊。诊得左关滑数极虚细，两尺重取虽无力亦不绝，孕脉无疑，丑男也。倘作病治，恐母子不祥，当急服安胎药，三帖孕妇饮食大进，诸症均瘥。十月胎足，果生一男，今已十八岁矣。

○协盛布行伙计妻案。

开封曹门内路北，协盛布行伙计，长垣人，伊妻三十六岁，天癸三月不行。请本城第一名医诊断，言是经闭证，非破血通经弗愈，服药二帖，腹疼下坠，适逢余有事往伊号内，恳于决断，诊寸洪关滑，两尺不绝，真胎妇脉也。左手大于右手，确属男也。令勿药善调养，十月胎足，果产一男，今已十岁矣。笔此，并祈同道君子，倘遇少妇经闭，慎之！慎之！不为过也。

○李玉琴妻案。

邑西七里岗李玉琴妻，三十岁禀赋甚弱，怀孕五月，时常有病，最后又患泄泻，饮食日减，胎动不安。某医用凉血安胎之药治之，不只胎不能安，反泄泻加重，腹疼难忍，似有小产之兆。急迎余往治之，诊得六脉极虚细欲脱，此因某医泥于胎前不宜用热之说，以至于此。只知养阴凉血即是安胎之法，而不知孤阴不化之为害；只知有母而不知有父者也。余遂用十全大补汤加减治之，服二帖有效，五帖痊瘳。

十全大补汤加减。

党参15克，茯苓15克，白术10克，炙甘草10克，当归身15克，白芍12克，熟地18克，油桂10克，炮姜15克，附子12克，炙黄芪15克，五味子10克，川断12克，升麻6克，杜仲10克，砂仁6克。水煎服。（《湖岳村叟医案》）

李振声医案

○方廷琥之服真武汤而势始定，其妻忽大呼遍体麻木不知人，腹中胎上逼，喘促。或曰：宜投紫苏饮。时三鼓，翁方去，闻此复至。诊良久，曰：非子悬也。病得之悲伤、惊恐，气血虚且乱。治其虚则胎即安。署：熟地黄、白术、炙甘草、当归，重其剂投之而胎果定。（《李翁医记》）

齐秉慧医案

○曾医房姉，怀孕三月而患热病，求予药。吾见其口燥心烦，渴欲饮冷者，阳明里热也，法宜白虎汤以撤其热；汗出恶热，大便闭结者，胃实也，法宜调胃承气汤以荡其实；口苦咽干者，少阳腑证也，法宜黄芩以泻腑热，舌苔干黑，芒刺满口者，内火烁干津液，阴欲竭

之征也；腹微痛而胎欲动者，热邪逼及胞胎者。若不急行驱阳救阴之法，胞胎立坏，不可为矣。即用白虎汤合调胃承气汤加黄芩，一剂而热势略杀。再投一剂，泄下二次，结去津回，诸证皆愈，其胎立安。此但治其病，不必安胎而胎自无不安也。（《齐氏医案》）

方仁渊医案

○经居两月余，忽然腹痛经行，业已数日。左右脉颇滑利，大似怀麟之象。

熟地、当归、川芎、黄芪、杜仲、羌活、升麻、陈皮、阿胶、贝母、风茯苓。（《倚云轩医话医案集》）

陈莲舫医案

○营阴素亏，亏则生热，大肠为津液之腑，遂为结燥艰行，每每五六日一解，解时脱而外翻。脉见细滑。怀孕值脾胃司胎，拟以清养。

西洋参、郁李仁、生当归、炒地榆、桑寄生、陈广皮、火麻仁、脏连丸、炒蒌皮、炒槐米、原金斛、制女贞、松子肉。（《陈莲舫医案秘钞》）

沈湘医案

○重身五月，脾肾气虚不能载胎，胎动不安，气短神疲，腰痛腰酸，脉象沉弱，法当益气补肾。

西洋参三钱（另煎兑），炙黄芪三钱，白术三钱，广木香一钱，砂仁一钱，炒白芍三钱，炙甘草一钱，补骨脂四钱，炒杜仲四钱，桑寄生四钱，炒菟丝四钱。（《沈绍九医话》）

沈奉江医案

○沈祖复治邹姓妇案：怀妊六月，七月中旬，腹痛，下红两次，极多。延陈君诊治，不效。先生诊其脉，并不离经，舌苔白腻。用人参、白术、荷叶蒂、桑寄生、白芍、苏梗、陈皮、砂仁、黄芪等安胎之品，血止，而大便下血块，日二三次，红紫不一。先生曰："此肠胃有湿热也。虽与胎漏有别，子怀妊终属不宜。"用槐花炭、川连、黄柏、子芩、木香、苏梗分化湿热、调气之品，便红减而未止。再用槐花炭、地榆炭、子芩、野苎根、鲜藕节、荷蒂、苏梗、砂仁、陈皮、桑寄生、佛手等而愈。（《三三医书·沈鲐翁医验随笔》）

许珊林医案

○ 许琏治定海巡捕魏小隐夫人（年三十余）案：前曾有孕四月，因腰疼腹痛，医误认血积，破血殒胎，年余。原医复用前药，致殒。丙戌秋停经四月，腰腹如旧疼痛，乃邀余诊。脉弦虚滑数，尺脉躁动不安。余曰：此胎脉也。问：几月矣。曰：将及四月。余曰：脉已离经，胎将堕矣。伊备述前因。余曰：前堕两胎，皆在四月，今届其时，瓜弱蒂脱，又欲堕也。曰：腰腹虽痛，血尚未下。余曰：脉象如此，势必漏下，姑用安胎之法。以四物汤加桑寄生、杜仲、川断、胶艾、砂仁，药未服而血已下。持方来问。余曰：此方正治胎漏，然胎之能保与否，难以预决，而又不得不服。次日下血更多，余复诊之，脉数已减，尺脉稍安。余曰：脉似有根，胎可保矣。渠云：胎既可保，何以下血反多？腰腹仍痛？余曰：此凭脉不凭症也。昨血未下，余断必下者，盖离经之血，自然当下，若只涩之，将来瘀血为患，变症百出矣。已离之血，必当尽下，则未离之血自止。但产期须补一、两月耳。复于前方加参、芪、白术。又服二剂而血始止，胎卒不堕。噫嘻！天下之误药而殒胎者，不知凡几，岂非医之造孽耶？（《清代名医医话精华》）

其他医案

一孕妇，心烦口燥，胎动不安，饮食少进，倦怠乏力。脉虚弦虚。此血虚挟热，而胎失所养也。令服安胎饮加生地、白芍，三剂而稍减；继以金匮当归散加生地、牡蛎，四剂而痊安。切戒登高举重，庶免堕胎之患。

一孕妇，房劳过度，冲任有伤，胎失所养，而胎动不安。脉数弦细。令服胶艾八珍汤，数剂稍减，丸服而痊安。（徐灵胎《女科医案》）

妇人小腹作痛，胎动不安，如下坠之状，人以为带脉之无力也，谁知脾肾两亏乎！夫胞胎虽系于带脉，而带脉实关于脾肾，二经亏损，则带脉力微，胞胎何能胜任乎！然人致脾肾之亏者，非因于饮食之过多，即由于色欲之太甚，不补脾补肾，而带脉迫急，胞胎所以下坠也。第胞胎通于心肾，不通于脾，补肾可也，何必补脾？不知脾胃为后天，肾为先天，脾非先天之气不能化，肾非后天之气不能生，补肾不补脾，则肾之精，正不能遽生也。补后天之脾，正所以补先天之肾，补先后

天之脾肾，正所以固胞胎之气，盖胞胎原备先后天之气，安可不兼补先后天脾肾哉！方用安奠二天汤。

人参一两，白术一两，熟地一两，山茱萸五钱，山药五钱，炙甘草一钱，杜仲三钱，枸杞子二钱，扁豆二钱。

水煎服。一剂痛定，二剂胎定，不必三剂。

夫胎动乃脾肾双亏之证，必须大用参术熟地补阴补阳之味，始能挽回于顷刻。世人往往畏用参术，或少用以冀建功，反致寡效，此方正妙在多用也。

此证用娱亲汤亦效。熟地一两，白术一两，甘草一钱，人参五钱，杜仲五钱，山药五钱。水煎服。

妇人怀妊至三四月，自觉口干舌燥，咽喉微痛，无津以润，以致胎动不安，甚则血流如经水，人以为火动之故也，谁知水虚之故乎！夫胎非男精不结，亦非女精不成，逐月养胎，古人每分经络，其实不能离肾水以养之也，故肾水足而胎安，肾水缺而胎动，不必肾火动而胎始不宁。盖火之有余，仍是水之不足，火旺胎动，补肾水则足以安之矣。惟是肾水不能遽生，必须上补肺金，则金能生水，而水有化源，无根之火，何难制乎，方中少加清热之品，则胎气易安。方用润燥安胎汤。

熟地一两，山茱萸五钱，益母草二钱，黄芩一两，麦冬五钱，生地三钱，阿胶二钱，五味子二分。

水煎服。二剂燥减，又二剂胎安，连服十剂，胎不再动矣。

此方专填肾中之精，虽兼于治肺，然补肺无非补肾，故肾精不燥，火不烁胎，安得而不宁静乎！

此证用遏炎散亦效。熟地一两，玄参、地骨皮、麦冬各五钱，北五味子、甘草各一钱，贝母五分，炒枣仁五钱。水煎服。

妇人有上吐下泻，以致胎动下坠，疼痛难忍，急不可缓，人以为脾胃之寒极也，谁知脾胃之虚极乎！夫脾胃气虚，则胞胎无力，必有崩坠之虞。

况加之上吐下泻，则脾胃愈虚，欲胞胎无恙，得乎！然而胞胎疼痛，而犹不下者，盖脾胃虽损，而肾气尚固也。胞胎系于肾而连于心，肾未损则肾气交于心，心气通于胞胎，所以未至于胎坠也。且肾气能固，则肾之气必来生脾，心气能通，则心之气必来援胃，脾胃虽虚而未绝，则胞胎虽动而未落耳。治法，可不急救其脾胃乎，然而脾胃将绝，止救脾胃而土气难生，更补助其心肾之炎，则火能生土，尤易接续也。方用援土固

胎汤。

人参一两，白术二两，肉桂二钱，山药一两，附子五分，炙甘草一钱，杜仲三钱，续断三钱，枸杞子三钱，山茱萸一两，菟丝子三钱，砂仁三粒。

水煎服。一剂泻止，二剂吐止，腹中疼痛急迫无不尽止也。

此方救脾胃之土十之八，救心肾之火十之二，救火轻于治土者，岂土欲绝而火未绝乎？不知土崩非重剂不能援，火熄虽小剂亦可助，热药多用，必有太燥之虞，不比温补之品，可以多用。况怀妊胎动，原系土衰，非系火衰也，何必用大热之剂，过于助土，以伤胎气哉！

此证用脾胃两安汤亦效。白术五钱，白茯苓、人参各三钱，陈皮五分，砂仁一粒，山药一两，薏仁五钱。水煎服。

妇人有怀抱忧郁，以致胎动不安，两胁闷痛，如子上悬，人以为子悬之病，谁知是肝气之不通乎！夫养胎半系肾水，然非肝血相助，则肾水亦必有独力难支之势。使肝经不郁，则肝气不闭，而肝血亦舒，自然灌注于胞胎，以助肾水之不足，今肝因忧郁，则肝且闭塞不通，子无血荫，安褥不上升以觅食乎，此子悬之所必至。乃气使之升，非子之欲自悬也。治法，不必治子悬以泻子，但开肝气之郁结，补肝血之燥干，则子悬自定。方用解悬汤。

白芍一两，当归一两，炒栀子三钱，枳壳五分，砂仁三粒，白术五钱，人参一钱，茯苓三钱，薄荷二钱。

水煎服。一剂闷痛除，二剂子悬定，三剂痊安。去栀子，多服数剂，尤妙。

此方乃平肝解郁之圣药，郁开而肝不去克土，肝平而木不去生火。况方中又有健脾生胃之药，自然水谷生精，四布各脏。肝肾有润泽之机，则胞胎自无干涩之患，何至婴儿之上悬哉！

此证用通肝散亦佳。白芍一两，归身、川芎、茯苓各三钱，郁金、薄荷各一钱，香附、神曲各二钱，陈皮三分，苏叶五分，白术五钱。水煎服。

妇人有跌闪失足，以致伤损胎元，因而疼痛，人以为外伤之故也，谁知仍是内伤之故乎！凡人跌仆闪挫，亦能动胎，若作跌闪外治，未能奏功，且有因治反堕者。必须大补气血，少加行动之味，则瘀血自散，胎又得安，然补血宜多，补气宜少。方用救损汤。

归身五钱，白芍三钱，白术五钱，人参一钱，生地一两，甘草一钱，苏木三钱，乳香（末）一钱，没药（末）一钱。

水酒煎服。一剂疼痛止，二剂胎不堕矣，不必三剂。

此方既能去瘀，又不伤胎，盖补血补气，复无停滞之忧，更少通滑之害，治无胎之跌闪，可建奇功，治有胎之跌闪，尤有殊绩者也。

此证亦可用救伤散治之。归身、熟地各一两，白术、白芍、生地、杜仲各五钱，甘草一钱，丹皮二钱。水煎服。

妇人有胎虽不动，腹亦不痛，然时常有血流出，人以为血虚胎漏也，谁知气虚不能摄血乎！夫血能荫胎，胎中之血，必藉气以包之，气虚下陷，血乃随气亦陷矣。夫气虚则血必旺，血旺则血必热，血寒则静，血热则动，动则必有跃跃欲出之兆，况加气虚，安得不漏泄乎！犹幸其气之虚也，倘气旺血热，则血必大崩不止，些些之漏出矣。治法，补气之不足，泻火之有余，则血不必止而自止。方用助气补漏汤。

人参一两，甘草一钱，白芍五钱，黄芩三钱，生地三钱，益母草二钱，续断二钱。

水煎服。一剂血止，再剂不再漏也。

此方用人参以补阳气，用黄芩以泻阴火，火泻则血不热，无欲动之机，气补则血能包，无可漏之窍，自然气摄血而血归经，宁有漏泄之患哉！

此证用摄血丹亦效。黄芪、白术各五钱，人参二钱，甘草、荆芥、破故纸各一钱，续断二钱，肉果一枚。水煎服。

妇人有怀妊至七八月，忽然儿啼腹中，腹亦隐隐作痛，人以为胎热之故也，谁知气虚之故乎！夫儿在胎中，母呼亦呼，母吸亦吸，未尝有一刻之间断也。然婴儿至七八月，母之气必虚，儿不能随母之气以呼吸，则子失母气，而作啼矣。腹中声啼，似乎可异，其实不必异也。治法，大补其气，使母之气能哺于子，则子之气既安，而子之啼亦息。方用止啼汤。

人参一两，黄芪一两，当归五钱，麦冬一两，橘红五分，甘草一钱，天花粉一钱。

水煎服。一服即止啼，二服断不再啼也。

此方用参芪归冬以补肺气，以肺主气也，肺气旺而胞胎之气不弱，胞中之子自安矣，所以一二剂而奏功耳。

此证用接气饮亦效。人参、白术、黄芪、麦冬各五钱，茯苓三钱，当归三钱，贝母、神曲各一钱，炮姜五分。水煎服。一剂即止啼，四剂不发。

妇人有口渴出汗，大饮凉水，烦躁发狂，腹痛腰疼，以致胎动欲堕，此乃胃火炽炎，熬干胞胎之水故耳。夫胃为水谷之海，多气多血，以养各脏腑者也。万物皆生于土，土气厚而物生，因土中有火也。然则火在胃中，宜乎生土，何以火盛反致太干以害土乎？不知无火难以生土，而多火又能烁水也。土中有火则土不死，土中无水则为焦土，使胃火过旺，必致先烁肾水，而土中燥裂，何以分润于胞胎哉！土烁之极，火势炎蒸，犯心而神越，以致婴儿逼迫，安得不下堕乎。治法，必须急泻其火，济之以水，水旺而火自衰，火衰而胎自定也。方用止焚定胎饮。

玄参二两，甘菊三钱，青蒿五钱，茯苓三钱，生地一两，知母二钱，白术五钱，人参三钱，天花粉二钱。

水煎服。一剂狂少平，二剂狂大定，三剂火尽解，胎亦安也，不必四剂。

此方药料颇大，恐有不胜之忧，第怀妊而火盛若此，非用大剂之药，火不肯熄，狂不肯止，而胎不肯宁也。然而药料虽多，均是补水之味，亦正有益无损，不必顾忌耳。

此证用滋胎饮亦效。麦冬二两，黄芩三钱，生地、归身各一两，天花粉二钱，甘草一钱。水煎服。二剂狂定，四剂愈。

妇人怀子在身，痰多吐涎，偶遇鬼祟，忽然腹痛，胎向上顶，人以为子悬之病也，谁知亦有中恶而胎不宁乎！凡不正之气，最能伤胎。盖阴邪阳祟，多在神宇，潜踪幽阴岩洞，实其往来之所，触之最易相犯，故孕妇不可不戒也。治法，似宜治痰为主，然而治痰，必至耗气之虚，则痰虽消化，胎必动摇，必须补气以生血，补血以治痰，少加消痰之味，则气血不亏，痰又易化。方用消恶安胎汤。

白术五钱，甘草一钱，白芍一钱，陈皮五分，苏叶一钱，沉香（末）一钱，乳香（末）一钱，天花粉三分，当归一两，人参三钱，茯苓五钱。

水煎调服。一剂腹痛定，鬼神亦远矣。

此方大补气血，惟图固本，正足而邪自消，痰清而胎自定也。

此证用散恶护胎汤亦效。人参三钱，茯苓五钱，白术五钱，半夏一钱，贝母一钱，甘草一钱，白薇一钱，管仲三钱。水煎服。一服胎安。

妇人怀妊之后，未至成形，或已成形，其胎必堕，而性又甚急，时多怒气，人以为气血之衰，不能固胎，谁知肝火之盛，常动而不静乎！盖木中实有相火也，相火宜静不宜动，静则安，动则炽。然而木中之火，又最易动而难静，况加大怒，则火更动而不可止遏。火势飞扬，不能生气化胎，反致食气伤精，自然难荫而易堕。治法，必须平其肝中之火，大利其腰脐之气，使气生血而血清其火也。方用利气泻火汤。

白术一两，当归三钱，甘草一钱，黄芩二钱，人参三钱，白芍五钱，熟地五钱，芡实三钱。

水煎服。服二月，胎不堕矣。

此方名为利气，其实乃补气也。补气而不加之泻火之药，则气旺而火不能平，转害夫气矣。加黄芩于补气之中，益以熟地归芍之滋肝，则血不燥而气益和。气血既和，不必利气而无不利矣。

此证用息怒养妊汤亦佳。白芍二两，茯苓五钱，人参三钱，陈皮五分，甘草一钱，熟地一两，生地五钱，白术五钱，神曲一钱。水煎服。（《临证医案伤寒辨证录》）

薛立斋治鸿胪张淑人，痢疾后胎动，心神不安，肢体殊倦。用八珍散二十余剂渐愈。因劳加烦热头痛，以大剂补中益气汤，加蔓荆子治之，热痛顿止。仍用前散又五十余剂而安。其后生产甚易。

一妊妇八月胎欲坠如产，卧久稍安，日晡益甚。此气血虚弱，用补中益气汤加茯苓、半夏随愈。更以八珍汤调理而安。

一妊妇小便作痛，其胎不安，气攻左右，或晨逆上，小便不利。用小柴胡汤加青皮、山栀，清肝火而愈。后因怒小腹胀满，小便不利，水道重坠，胎仍不安。此亦肝木炽盛所致，用龙胆泻肝汤一剂，诸症顿愈。乃以四君子加柴胡、升麻以培脾土而安。

孙文垣治张溪亭子室，娠已七月，梦见亡过祖母挥拳在背打一下，即觉胎动不安，血已下，大小便皆急，腰与小腹胀痛者五日。诊之两寸俱短弱，此上焦元气大虚，当骤补之。人参、阿胶、黄芪、白术各二钱，当归、白芍、条芩、杜仲各一钱，砂仁、香附各五分，苎根嫩皮三钱，葱白六钱，一剂而血止，再剂诸症悉除。四剂后减去葱白、苎根，调理旬日，足月产一女。

吴孚先治孙氏妊妇，六月作泻欲小产。诊之曰：此水胎也。四君子加炮姜、制附，十余剂而安。

陈三农治一孕妇，腰痛甚如欲小产。用杜仲一两（姜汁拌炒）、续断一两，二味为丸，白汤送下遂安。

薛立斋治一妇人胎下坠，或动，身体倦，饮食少思。此脾气虚弱。用补中益气汤，倍白术，加苏梗，三十余剂而安。产后眩晕，胸满咳嗽，用四物加茯苓、半夏、桔梗而愈。

一妊妇内热晡热或兼寒热，食饮少思，其胎或下坠，或上攻。此肝经血虚而火动耳。先用加味逍遥散数剂，次用六君子加柴胡、枳壳各数剂而愈。

一妇人每受胎三四月作痛欲坠，此为胎痛。用当归二钱、熟地黄三钱而愈。

张飞畴曰：古人用条芩安胎，惟形瘦血热，营行过疾，胎常上逼者相宜。若形盛气衰，胎常下坠，非人参举之不安。形实气盛，胎常不运者，非香、砂耗之不安。血虚火旺，腹常急痛者，非归、芍养之不安。体肥痰盛，呕逆眩晕者，非二陈豁之不安。此皆治母气之偏盛也。若有外邪，仍宜表散伏邪，时气尤宜急下，惟忌芒硝切不可犯。

雄按：条芩，但宜于血热之人，若血虚有火者，余以竹茹、桑叶、丝瓜络为君，而辅以他药，极有效。盖三物皆养血清热，而熄内风也。物之坚强莫如竹，皮肉之紧贴亦莫如竹，实为诸血证之要药，观其塞舟不漏可知矣。桑叶，蚕食之以成丝。丝瓜络筋膜联络，质韧子坚，具包罗维系之形，且皆色青入肝，肝虚而胎系不牢者，胜于四物、阿胶多矣。（《续名医类案》）

肝风胎痫

谢星焕医案

○ 傅海翁之媳，于归匝月，时值暮春，忽然仆地，眼翻口噤，两手握固，半晌方醒，已而复发。他医认为痰火闭窍，进大黄、槟榔、菖蒲、桃仁之属。治经半月不痊，人皆束手，延余诊治，见其唇红面赤，脉沉实而滑，问得饮食间微若有呕，因称贺。海翁惊问。余曰：令媳之症乃胎痫，怀孕使然。因其体素有火，即误服破泻之药，而体坚病实，亦无大碍，不治并亦无妨，但得药早愈，免合室惊惶耳。因以四物加枯芩、半夏与之，仍然发闭。病者瞑目，口中呓语曰：我要银子还，不然，我要索尔命。众议此必邪祟所侵。又见其两手撮空，循衣摸床，皆曰：昨谢某在此，妄言胎痫，今已将危，何不延他广视。慌忙来寓，急延余往。余曰：早言胎痫小恙，何必如此大惊。此女肝家枯燥，此刻胎中正

肝经主事，肝藏魂，血燥神魂不安，所以目中见鬼，口中乱语。又肝属木，木喜摇，所以手循摸耳。今吾以收魂药招之镇之，即可痊愈，疏方与服，数日未发。然不可停药，停药数日，往往复发如前，竟服至足月方已。后获弄璋，肥大之甚，母子均安，众称良治。

附方：

首乌、胡麻、茯神、枣仁、钩藤、小麦、菊花、法夏、麦冬、金银（汤代水煎）。

大凡中风、中痰、气厥、血厥，病虽起于仓卒，决无屡发不愈。兼之妇科患此，即不论脉与症，亦当拟度其胎。况有脉可凭，有症可据，有因可问。是以预许为胎痫之疾。今方中具有收魂、养神、镇惊、消痰、补虚、润燥种种妙用，全无方书所用胎药，一概出乎心裁。男澍谨识。（《得心集医案》）

胎中毒火

徐大椿医案

○ 南门陈昂发夫人，怀娠三月。胎气上逆，舌肿如蛋，色紫黑，粒米不能下，医者束手。延余治，余曰："此胎中有毒火冲心，舌为心苗，故毒聚于舌，肿塞满口，则饮食绝矣。"乃用珠黄散，及解毒软坚之药，屡涂其舌，肿渐消而纳食，复用清凉通气之方，消息治之。或谓解毒清火，与胎有害。余曰："不然，胎气旺甚，愈凉愈安，但热毒伤阴，当滋养其血气耳。"乃专服余药，孪生二子。后询其得病之故，乃曾听邪人之言，服不经之药，几致伤生，可为戒也。（《洄溪医案》）

胎　热

○ 一妇将临月，两日忽然失明，不见灯火，头痛眩晕，项腮肿满，不能转颈。诸治不瘥，反加危困。偶得消风散服之，出《胎产须知》。病减七八，获安分娩，其眼吊起，人物不辨，乃以四物汤加荆芥、防风，更服眼科天门冬饮子。二方间服，目渐稍明，大忌酒、面、煎、炙、鸡、羊、鹅、鸭、豆腐、辛辣热物，并房劳。盖此症因怀妊多居火间，衣着太暖，伏热在内，或酒面炙煿热物太过，以致胎热也。

○ 石山治一妇，怀妊八月，尝病腰痛不能转侧，大便燥结。医用人参等补剂，痛益加，用硝、黄通利之药，燥结虽行，而痛如故。汪诊之，脉稍洪近快，曰：血热血滞也。宜用四物加木香、乳、没、黄柏、火麻仁，煎服四五帖，痛稍减，燥结润。复加发热面赤，或时恶寒，仍用前方，去乳、没、黄柏，加柴胡、黄芩，服二帖而寒热除。又背心觉寒、腰痛复作，汪曰：血已利矣，可于前方加人参一钱，服之而安。

○ 汪篁南治一妇妊娠二月，因闪挫伤胎，腰痛，小腹疼，下血，内有热。用当归、白术、黄芩、熟地、川芎、防风、砂仁（中）、艾叶（上）、香附（下）。（上下之分，即君臣佐使之法。）上用水煎服，血止，小腹不痛。去砂仁，又用鸡子黄三个，以酒搅化，煮熟食之，即痊。（《本草》：鸡子黄，治胎漏。）（《名医类案》）

痰臌胎

汪朴斋医案

○ 昔于庚辰岁，海宁万家渡金姓。娶妻十载未孕，忽月事过期，长安医者谓之孕，遂以熟地、阿胶、苓、术之类补安。延至十月，尚不见产。腹日大，妇日病，及至十五月，人不起床，食不过喉，腹大异常。偶一腹痛，即肠鸣如踏水车之响，门外俱闻其声。危急之甚，斯时喆因朱敷文、吴大成兄相请在彼，邀往诊之。其人已奄奄一息，诸医袖手待毙。有曰鬼胎，曰经阻，予诊之，六脉滑大无伦，按之坚实，乃曰非孕也，此痰臌胎也。由思多伤脾，脾不为胃行其津液而化痰。初误为孕，服滋腻寒凉之药，致痰不行，积久而成斯症。若不攻之，必无生理。随用二陈汤加南星、厚朴、槟榔、三棱、莪术、桂、姜，二三剂即下行，病家恐致痢，急复请。视脉稍和，所下者赭色成块，挑开内白色。予曰：此血裹痰也。即于前方加大黄、礞石。又数剂，日下二三十行，腹渐消而进糜粥矣。十日后，转用姜桂六君子汤、枳实理中丸、煎丸并进，而病人起矣。众皆敬服。彼时若再姑息不攻，安得不胀死？所以药贵得当，何妨破格用之？以救此垂危之人，因存是案以备后人之用。

喆读吴菱山先生辨疑书中治一妇，乃痰饮血癥症，为前医作胎之误，与此症相似。

滑本胎脉，若至滑大无伦，按之坚实，非胎之脉明矣。奈何诸医之不悟也。见所下赭色，而痰裹于内，即于前方又加大黄攻瘀，礞石攻痰，此所谓随机应变不泥于方也。（《三三医书·评注产科心法》）

骈　胎

齐秉慧医案

○ 黎明入曙，有洪元正薄莫问曰：吾姊于午间产一女，胞衣未下，特来求方。予问：此刻人事何如？曰：其腹仍大，不作胀痛，饮食有味，嗜卧懒言，别无所苦。予曰：此骈胎也。还有一个在内，故腹大而无所苦。若为胞衣灌血，势必浊气上干，而为胀痛闷乱，莫可名状。欲其饮食有味而安静，何可得也？此为气虚不能运送，观嗜卧懒言，骈胎显然矣。吾用黄芪、白术、苡仁各三钱，肉桂、半夏、益智各二钱，生姜一片，令即煎服，明早再看。次日元正来云：吾姊服药后即熟睡，至半夜又产一女，胞衣随落无恙。可见用药必当详察，不可忽略，此明验也。（《齐氏医案》）

胎 死

严继春医案

○ 病者：范蔚卿之侄媳陈氏，年三十余，住范家埭。

病名：热病损胎。

病因：仲夏热自内发，身不甚热。晋城就产科钱某诊视，用四物汤去芎，加子芩、白术、苏梗、砂壳、阿胶、杜仲、川断等出入为方，专以补血安胎。旬日势已垂危，不克坐船改延予诊。

证候：面红齿燥，耕目弄舌，神识昏厥，口秽喷人，手足瘛疭，腹热如烙，舌伸出口，约有半寸，便秘溺无。

辨证：脉两寸关洪数，两尺如无，舌青紫而燥，边尖鲜红如朱。予断之曰：此伏热盘踞腹中，内蒸殒胎，胎已早腐。欲保胎而胎反不保者，由不知清透伏热，徒以滋补助其热，热遏久灼，则胎白腐也。

治法：宜急下之，或可冀幸。若犹欲保胎，非但胎不可保，即孕妇生命亦可立倾。其家力恳堕胎方，疗以调胃承气合犀角地黄汤加味。

方药：

生川军四钱，元明粉三钱（后入），生赤芍三钱，毛西参三钱，黑犀角五分（磨冲），鲜生地八钱，粉丹皮三钱，生甘草一钱。

先用生淮牛膝一两、益母草一两、灯心五分，煎汤代水。

次诊：连服两煎，胎落果已臭烂，形色青紫，而神气即清，诸症大减，腹热亦轻，舌青，尺脉已起，余亦小数，当通络瘀以清余热。

次方：

益母草五钱，苏丹参三钱，丹皮三钱，鲜生地三钱，童便一杯（冲），异西珀八分，拌研飞滑石四钱（包煎），净楂肉三钱，鲜茅根八钱（去皮）。

效果：三剂后，瘀行胃动，粥食日加。后以生藕肉四两、红枣四枚，煎汤代茶，调理旬余而瘳。

廉按：昝氏《产宝》谓："面赤舌青，则其子必死；面青舌赤，则其母必亡；若面舌俱见青色，口角两边流涎沫者，则子母二命俱不能保也。"就余所验，亦不足然。此案热病系实邪，误补则助热殒胎，必然之势。所云急下，或可冀幸，语亦圆活。往往所见胎下之后，母命随之而殒者亦甚多，必窝胎下后，热退神清，别无变症，方可许入坦途。虽然，凡一应殇胎、子死腹中者，须当急下，勿使上奔心胸，然必验其舌青面赤，肚腹胀大，腹冷如冰，口中有秽气者，方可议下。然犹必审其人之虚实寒热，或宜寒下，或宜温下，或宜峻下，或宜轻下，随其宜而施之，方免贻误。（《全国名医验案类编》）

其他医案

章虚谷治陈姓妇，年未三十，怀妊已六月，腹满及胸，饮食不进，大便艰燥，小便不利，左胯间与小腹掣痛如锥刺，日夜坐不能寐。医用五苓散方。章诊之，左脉弦强，关尤甚，右关弦滞。曰：凡湿邪脉必濡细。今象如是，乃血少，肝气犯脾胃也。彼以小便不利，故认为湿邪，不知《经》云：肝主遗溺癃闭。此肝火郁结之癃闭也。风火煽动，故胯间刺痛。若用利水药，反伤津液，其燥愈甚，必致痉厥之变矣。乃重用大生地为君，佐以当归、白芍、黄芩、紫苏、生甘草梢，加厚朴、木香等，服两剂脉稍和，满略减。惟小便仍涩，犹有刺痛，于前方加黄柏、车前，服两剂小便畅行，其痛若失。乃去黄柏、紫苏，又服两剂，胸宽食进，惟腹满不能全消。至第三夜，忽于睡梦中震响一声，落下死胎一个，满床皆水。始悟水在胞中，其胎早经泡死。利水之药，断不能泄胞中之水，反耗其阴，必致痉厥而死。病情变幻，有非常理所能测者。同时，章侄女亦患此症，为医用利水药而致痉厥。又妄认为中寒，用附子理中汤，一剂乃至阴阳脱离。章用大剂滋阴摄阳之药，昼夜急进，竟不能救。延三日而卒。

许裕卿治邵涵贞内子，孕十七月不产。不敢执意凭脉，问诸情况，果孕非病。但云：孕五月以后不动。心窃讶之，为主丹参一味，令日服七钱，两旬余胎下，已死而枯。其胎之死，料在五月不动时，经十三月在腹，不腐而枯。如果实在树，败者必腐，亦有不腐者则枯。胎之理可推也。（雄按：此由结胎之后，生气不旺未能长养，萎于胞中，又名僵胎。余治过数人矣。若胎已长成，岂能死于腹中而不为大患哉？惜许君言之未详也，故及之。）

张路玉治马云生妇，孕十三月不产，脉来微结。为处十全大补汤，服至二十余剂而下，胎枯色白。治虽异，而胎枯则一也。

喻嘉言治顾季掖乃室，仲夏时孕已五月，偶尔下血。医以病经一月，用阿胶勉固其胎。又身肿气胀，血逆上奔，结聚于会厌胸膈间，饮食才人，触之痛楚，转下甚难，稍急即呕出，全似噎症。数更医皆谓胎气上逼，延至秋，计孕已八月，病已造极中之极，呼吸将绝。诊之不云病状。其脉尺部微涩难推，独肺部洪大无伦，其喘声如曳锯，其手臂青紫肿亮，一如殴伤色，乃骇曰：似此凶症，何不早商。然不必明言，以滋惊恐，姑以善药投之，通其下闭上壅可也。季掖必求病名，曰：上壅者，以肺脉之洪大，合于会厌之结塞，知其肺当生痈也。下闭者，以尺脉之微涩，合于肉色之青肿，知其胎已久坏也。善药者，泻白散加芩、桔之苦以开之，不用硝、黄等厉药也。服一剂，腹即努痛，如欲产状。问：欲产乎？曰：肺气开即下行，多时闭拒恶秽得出可也。奚产之云。再进一剂，身肿稍退，上气稍平，下自污如脓者数斗，裹朽胎而出，旬余尚去白污，并无点血相间。可知胎朽腹中，已近百日，荫胎之血和胎，俱化为脓也。病人当时胸膈即开，连连进粥，神思清爽。然朽胎虽去，而秽气充斥，周身为青，肿者未去也，胸膈虽宽，而肺气壅遏，为寒热咳嗽者未除也。乃

一以清肺为主，旬余获痊。（然则肺痈未成，乃秽浊之气上攻而然耳。）

立斋治一稳婆之女，勤苦负重，妊娠腹中阴气重坠，口中甚秽，意其胎必死。令视其舌，果青黑，与朴硝半两许服之，随下秽水而愈。《济阴纲目》薛案。

一妇胎死，服朴硝而下秽水，肢体倦怠，气息奄奄。用四君子为主，佐以四物、姜、桂，调补而愈。（雄按：未可即投大补，恐秽浊逗留，反生他变也。）

李将军妻病甚，呼华佗视脉曰：伤娠而胎不去。将军言：间实伤娠，胎已去矣。佗曰：按脉胎未去也。将军以为不然，佗舍去。妇稍小瘥，百余日复动，更呼佗。佗曰：此脉故是有胎，前当生两儿，一儿先出，血出甚多，后儿不及生，母不自觉，旁人亦不寤，不复迎，遂不得生。胎死血脉不复归，必燥着母脊，故使多脊痛。今当与汤并针一处，此死胎必出。汤针既加，痛急如欲生者。佗曰：此死胎久枯，不能自出，宜使人探之。果得一死男，手足完具，黑长可尺许。佗之绝技，凡此类也。《三国志》

陈斗岩治一妇，孕四月而堕，堕后肿胀，发热气喘，脉洪盛，面赤，口鼻舌青黑。陈曰：脉洪盛者，胎未坠也。面赤者，心火盛而且干也，口鼻舌青黑，肝气绝而胎死也。以蛇蜕煎汤，调平胃散，加芒硝、归尾服之，下死胎而安。

华佗甘陵相夫人有妊六月，腹痛不安。华佗视脉曰：胎已死矣。使下之，果下男形即愈。《三国志》

陈良甫治僴宅厥媳孺人杜氏，生产不下，坐婆魂童救疗皆无效。召诊之曰：产前脉不可考，但当察色而知之。遂揭帐明烛以察之，其面色赤，舌色青。如此色者，知胎已死，母却无忧矣。或问曰：何以知之？答曰：面赤舌青，子死母活明矣。躬自合至宝丹三粒服之，胎即落矣。此以见古人处方神速。《良方》（《续名医类案》）

胎 漏

汪逢春医案

○ 董妇案。

二十六岁，五月二十六日。经居五十余日，忽然见红色淡而少，两脉弦滑，泛呕食少，曾经小产。拟以安和中焦，宜乎静养，毋劳为要。

紫苏叶一钱，四制香附三钱，桑寄生一两，姜竹茹二钱，枯子芩钱五（炒），土炒白术四钱，丝瓜络三钱，左金丸钱五（布包），香砂仁钱五（打），香稻芽四钱。

玉液金丹一丸，匀两次，药送下。

二诊：五月二十八日。漏红已止，中心虚弱，胃纳渐开，气逆作嗳，左脉弦滑，右细濡。拟再以安和调气。

紫苏叶七分，土炒白术四钱，制半夏二钱，四制香附三钱，枯子芩钱五，香砂仁一钱，桑寄生一两，丝瓜络三钱，左金丸钱五（布包），姜竹茹二钱，香稻芽四钱，抱茯神四钱，深黄连衣桂圆二枚。

玉液金丹一丸，药遇下。（《泊庐医案》）

钱伯煊医案

○ 孙某，女，31岁，已婚。病历号129830。

初诊（1976年2月18日）：结婚四年不孕。功能性子宫出血十年余，经治疗后，现已孕二月余，怀孕四十天时，曾见红七天。目前腹痛腰酸，胸闷心慌，带多色黄，有时泛恶，寐差便艰，舌苔白腻、尖有瘀点，脉象沉细。

辨证：肝气逆，脾气弱，心肾又虚。

治法：调益心肾。

方药：

党参12克，白术9克，茯苓12克，山药12克，麦冬9克，橘红6克，苏梗6克，川断12克，桑寄生15克，大枣4枚。6剂。

2月26日二诊：服上药六剂，诸恙均见减轻，劳则午后少腹隐痛，腰酸，胃纳正常，空腹仍欲泛恶。舌苔白腻、尖有瘀点。脉左软微数，右细软微数。病由脾胃不健，肝肾又虚，治以健脾胃、补肝肾。

方药：

党参12克，白术9克，茯苓12克，山药12克，玉竹12克，橘皮6克，木香6克，川断12克，桑寄生15克，狗脊12克。6剂。

3月11日三诊：妊娠三月，服上药后，少腹痛止，有时腰酸，咽干，鼻干如塞，胃纳二便如常，舌苔薄白腻，尖有瘀点，脉左软滑。病由肺气弱，肾阴虚，治以补气养阴，以固胎元。

方药：

党参12克，白术9克，山药12克，麦冬9克，橘皮6克，川断12克，桑寄生15克，玉竹12克。6剂。（《钱伯煊妇科医案》）

魏长春医案

○ 病者：徐炳昌君，夫人冯氏，年二十七岁。民国二十三年六月二十一日诊。

病名：妊娠虚热。

病因：怀孕三月，阴虚发热，西医误诊为劳，迭治无效。

证候：妊娠胎漏，养胎之血下泄，潮热眩晕，形瘦肢酸，便闭。

辨证：脉象滑疾，舌红。妊娠阴虚发热，经来乃是漏胎，勿疑损证，而致误治。

治法：育阴清热安胎，仿罗谦甫法。

方药：

西归身二钱，生白芍三钱，大生地四钱，秦艽三钱，青蒿二钱，银柴胡二钱，地骨皮三钱，知母三钱，黄芩三钱，瓜蒌皮三钱，天花粉三钱，炙甘草一钱。

次诊：六月廿三日。潮热较清，漏血已止，头眩肢倦，腰背酸楚。脉滑，舌红润。宗朱丹溪法，育阴凉血。

次方：

知母三钱，川柏三钱，生龟板五钱，大生地五钱，黄芩一钱，西归身二钱，白芍三钱，青蒿梗三钱。

三诊：六月廿五日。烦热尚未退尽，腰酸已愈，背脊拘挛，左脉弦滑，右脉缓和，口润。宗叶天士调和肝胃法。

三方：

桑叶三钱，苦丁茶三钱，真滁菊三钱，西秦艽三钱，玄参五钱，银柴胡一钱，地骨皮三钱，生白芍三钱，黄芩三钱，生龟板四钱，石决明四钱，左金丸五分（吞）。

四诊：六月廿七日。脉缓，舌红，热退，背似拘挛，头痛，孕妇阴虚血热。再仿罗谦甫法。

四方：

玄参五钱，黄芩三钱，炙鳖甲五钱，青蒿三钱，知母三钱，鲜首乌四钱，炙甘草一钱，天花粉四钱，银柴胡二钱，秦艽三钱，地骨皮三钱，瓜蒌皮三钱。

效果：病愈，足月分娩。

炳按：妊娠阴虚血热，胎漏，养胎之血下泄，胎失所养，则扰动不安，退热止漏，以固下泄，热退胎安，自无半产之患。（《慈溪魏氏验案类编初集》）

孙浩铭医案

○ 林某，女，20岁，已婚。

妊娠已五个月，近二月来阴道又流血。色红质稠，心烦齿衄，口干腥臭，尿少而黄，舌质红，舌质薄黄，脉弦滑数。服西药，血未已。

辨证：肝火内炽，热扰冲任。

治法：清肝泻火安胎。

方药：

龙胆草9克，枯黄芩9克，生栀子16克，软毛柴3克，杭白芍9克，生地黄15克（大），乌豆24克，白茅根15克，车前草15克，干地榆15克。2剂。

次诊：药后阴中流血已止，口干齿衄亦愈，继以清热凉血安胎之剂续进，以资巩固。

枯黄芩9克，杭白芍6克，生甘草3克，大乌豆30克，生地黄15克，川续断9克，白茅根15克。服3剂。（《孙浩铭妇科临床经验》）

丁甘仁医案

○ 腰酸骨楚，漏红已延四五月，时轻时剧，脉象细弱，小便不利，冲任亏损，气化不及州都。宜益气摄血，滋肾通关。

生黄芪三钱，阿胶珠二钱，生地炭三钱，乌贼骨三钱，北沙参米（炒）三钱，白归身二钱，厚杜仲三钱，桑寄生三钱，生白术二钱，生白芍二钱，川断肉三钱，黑芝麻三钱，滋肾通关丸（包）钱半。

○ 怀麟三月，屡屡漏红，肝肾两亏，血室有热也。虑其堕胎，姑宜养血清热，以保胎元。

白归身二钱，大白芍二钱，生地炭三钱，阿胶珠二钱，侧柏炭二钱半，生白术二钱，炒条芩钱半，厚杜仲三钱，川断肉三钱，桑寄生三钱，鲜藕（去皮入煎）二两。

○ 怀麟二十月，屡屡漏红，过期不产，此漏胎也。迩因风邪袭肺，形寒头胀，咳嗽则遗溺，本虚标实显然可见，先宜祛风化痰。

炒荆芥一钱，嫩前胡钱半，冬桑叶三钱，光杏仁三钱，象贝母三钱，炙远志一钱，苦桔梗一钱，薄橘红一钱，净蝉蜕八分，冬瓜子三钱，荷叶边一圈。（《丁甘仁医案续编》）

姚寓晨医案

○ 王某，28岁，1989年5月9日初诊。

患者妊娠3月余，阴道出血10天，色红量少无块，头昏乏力，胸闷气短，腰脊酸楚，小腹坠痛隐隐，心烦口干，舌红苔薄，脉细滑数。

辨证：脾肾虚亏、气阴不足、血热伤胎之证。

治法：益气清营，滋肾安胎。

方药：

炙黄芪30克，太子参24克，生熟地各12克，炒黄芩12克，贯众炭15克，乌贼骨15克，苎麻根30克，熟女贞12克，墨旱莲30克，陈阿胶12克（烊冲），菟丝子15克，杜仲15克，桑寄生15克。

药进5剂，漏红即止，腰楚腹痛亦缓。继投5剂。奏得全功。（《近现代二十五位中医名家妇科经验》）

宋光济医案

○ 王某，女，27岁。

有2次自然流产史，现早孕2月半。3天前因持重致小腹阵发疼痛甚剧，阴道出血量多色鲜，未见血块落下，伴腰酸不寐。大便不通已有3天，经服镇静、止痛药无效，延宋氏诊治。患者脉细滑数，舌红苔薄黄，腹痛腰酸，小便黄赤，大便秘结。

辨证：根据上述脉症诊为阴虚血热、胞络受损、冲任不固之胎漏致胎动不安。

治法：养阴清热，止血安胎。

方药：生脉安胎饮加减。

生地12克，麦冬6克，甘草3克，苎麻根12克，黄芩6克，杜仲12克，续断9克，桑寄生9克，白芍9克，瓜蒌仁12克，白茯神9克，石斛9克，夜交藤12克。4剂，水煎服。

二诊：即腹痛漏红止，二便通，夜寐转安，惟纳差恶呕，脉细滑数，黄苔退，舌略红，再予养阴清热、顺气安胎。

原方去夜交藤、瓜蒌仁、白芍、白茯神，加苏梗6克、白术9克、姜半夏6克、姜竹茹9克。

4剂药后热清胎安，足月平产1男婴，母子俱安。（《现代名中医妇科绝技》）

任瞻山医案

○ 怀孕五六个月，间下血水，此漏胎也。其人食强神健，举动快捷，脉六至有力。夫食强者脾健，神健者气足，脉有力者孕娠最宜，本似无病，何致漏胎？惟举动轻快，乃阳火之象，必有内热，迫血漏下，与四物汤加黄芩、阿胶，七八剂漏止胎安。

凡胎不安者，惟气虚、脾虚者最多，若火热者却少。余经医四十年，因火者只此一个。（《瞻山医案》）

倪复贞医案

○ 有娠六阅月，偶下血不止。诸医以为气虚，每日进人参饮，血下更甚。孕妇如风中旋转，诸方家言匪啻胎不可保，即怀者安全亦难。召余诊之，按得左寸沉微而涩，右寸数大而滑，左关微涩，右关浮大，两尺弱甚，因思经曰：女人贵乎血盛气衰是为从，从则百病不生。血衰气盛是为逆，逆则诸病皆至。今此脉病是气有余血不足，人参乃补气之剂，多服参使气益有余，血益不足矣。丹溪云：气有余便是火。眩晕不能立，火之象也。只以补血药君之，安胎药佐之，眩晕可除而血可止，胎亦可安矣。法用当归头一两，南芎三钱，熟地三钱，阿胶、白术、黄芩各一钱，水用大茶盂二盏，半浓煎一盏，空心温服。一剂血止半，二剂血止其七，三剂

血尽止，而眩晕尽蠲矣。于是子母俱康，因血漏多而胎少滋，怀十二个月，生一男子。明乎气血之虚实，补泻各得其宜。此二命所以克全也。（《两都医案》）

郑在辛医案

○ 郑在辛治许寥齐太守令眷案。

中寒痰饮，姜附时服，平素皆然，产后十年不孕。甲申秋自称怀孕，下血，胎脉不现，用补气安胎药三四剂随止。隔一月，又下血，又如前药，又随止。隔一月，又大便下血甚多，以平常时有之症，不服药而饮灯心汤，又服凉药，不但血不止，更增腹胀不食、头眩身麻、冷痰上壅、大便下迫、不能坐立，诊脉弦细而紧，胎脉不见。余遵《内经》阴络结则血上溢治法，用人参、白术、桂枝、当归、赤芍、炮姜、甘草，少加附子，四剂血随止。即现中寒凤疾，胸腹胀大，呕吐痰涎，喘促不能卧，脉更沉小。此证必须姜附，然恐伤胎，而令尊汪闲先翁主持谓："大人要紧，遑顾其胎，且怀胎四月，三见血下，脉不又旺，姜附素常服惯，竟用无妨。"遂用姜、附、茯苓、半夏、吴萸、橘红，日服三剂颇安而胀呕不减，换生附子连服七剂，始得不胀、不喘、不呕，方改用熟附、炮姜，加参术，胀满然后全消。未几又气虚似脱，心内怔忡，令人抱按，方能卧，又非痰证怔忡，余暂用人参三钱、归脾汤三五日，正气虚回，痰饮又发，仍用前剂，但以干姜、熟附，兼用参术，而对夏苓，将一月。年终病退，即不药矣。乙酉之春，因痰咳嗽相招，胎脉始见，腹大有形，至六月大产男胎，产后本日血不下，小便一日夜不通，脉两尺沉迟无力，此产后下焦虚冷，不能小便而病人自云旧年病急，多服姜附，致内热小便不通。余亦不与辨，至更余则腹胀如鼓，直坐于床，不能转动，腹中冷气上冲，彼方知尚属虚冷，向余云："内热之说误言耳，惟求急救，若迟则痛胀死矣。"其时亦汪闲先翁主持，用附子一两，肉桂、干姜、当归、茯苓各三钱，大铫急煎顿服，少刻腹内肠鸣，尿血大下，至五更方得平卧，后用温补而愈。怀孕服姜桂附子药百剂而不伤胎，产后一夜，服附子一两亦不觉热。此证世不多见，《经》云：有故无殒。其斯之谓欤！（《素圃医案》）

李铎医案

○ 年四旬，妊五月。患胎漏下血，医以动胎治，

用大补气血安胎药，而血下更多。更医谓非孕，拟调经血之剂，未敢遽进。适余在邻家诊病，邀余脉之。诊得寸口脉滑大，两关皆弦，两尺俱实，此因肝脾二经风邪搏激，挟热而致。盖血得风而流散，挟热则妄行不能归经，强以药补之，乃不胆实实虚虚也。余用疏风清热法数剂，血止胎安。

白术、防风、黄芩（炒）、桑寄生、续断、蕲艾、当归、白芍。

凡胎动，胎漏皆下血，而胎动有腹痛，胎漏无腹痛为异耳。故胎动宜调气，胎漏宜清热，最宜分辨。若辨证不明，混杂以治，以致药不克专，无有不失。自记。

○ 一妇，年三十八岁，临月骤然血下不止，其老姑以为下胎浆，当临盆也。因其血下过多，胎仍未动。而人事沉困，神气顿夺。召余诊视，脉沉微无力，又捏其手中指节，亦未见跳动，又腰腹并无痛苦，及询其又未伤动，此非果产也，实名海底漏。此由元气大虚、冲脉不摄而营脱于下，急煎大剂参芪鹿茸与服，血遂止，人亦渐安，逾月产一女，母女皆无恙。此证若误用催生下胎药，胎孕一下，产母必顷刻告殒矣。

此证若非吾兄识见超卓，亟投大补元气，十不救一矣。寿山。（《医案偶存》）

程茂先医案

○ 体素孱弱，生育多胎，而小产数次，且一受孕便恶阻不堪，闻谷气以呕，日用诸果品杂物而已。至六七月上始觉稍定，以故一产一虚，其来非一日矣，因而不敢再望生育。年至四旬，经事忽过期一两日，恐其是孕，即用通经药二三剂，绝无响应。由斯不敢再进，姑俟之以待将来。既而果系妊娠。三月上，经事忽尔大行，意谓其孱弱之躯不能复孕，而小产必矣。正惧其坐蓐艰难，若果小产，不幸而幸，且势又不能安，莫若以桃仁、红花、玄胡、归尾破血之剂而逐之。服药一剂而经止矣。予大惊愕曰：“用此药而经反止，岂有命之儿不宜驱逐耶？”复用参芪止血之剂，血反大行，予曰：“此真不可安矣！”再进桃仁、红花之药一两剂，而血又止，不得已，复用补中之法，血又大行如注者五日。余暗忖曰：“去血如此，胎岂磐石耶？据脉系胎，据症必无有胎之理。然而，胎与不胎，且治病为急。”乃用参术大补之剂，调理半月，渐渐向安。十月足乃得一子，三儿汉标是也，先男女数人皆不足月，独此儿月份

既充，禀赋稍异。于理母气大虚，而胎亦宜弱，今反月足而体不同，岂真天意有在焉？吁！吾道中误用行血药一两味，或胎不存，而病家不免归咎于医。若以吾内子观之，则此儿安然无事者，岂人力也哉！书此一则俾吾之同道者，藉以解嘲，二则俾汉标他日有成，庶几知母氏之万状艰难，不独劬劳顾复而已矣！（《程茂先医案》）

王士雄医案

○ 怀妊漏血。诸医投以补药，漏如故。间或不漏则吐血。延逾两载，腹中渐动，孕已无疑。然血久溢于上下，甚至纳食即吐，多医不能治。孟英诊之，脉滑数有力，是气实而血热也。证不属虚，补药反能助病。愈补愈漏，胎无血荫而不长，其所以不坠者，气分坚实耳。予大剂清营药，血溢遂止。而稀沫频吐，得饮即呕，口渴心忡，气短似促。乃用西洋参、麦冬、知母、石斛、枇杷叶、竹茹、柿蒂、生白芍、木瓜，重用乌梅，投之，复杯即安，次日能吃饭矣。（《王氏医案》）

其他医案

一妇人，怀孕四五个月，经血忽下，腰腹疼痛。脉数虚弦。此肝经风热血燥，不能荣养其胎，而经血渗漏也。令服加味逍遥散去丹皮，加生地、杜仲、血余炭，数服而安。

一孕妇，房劳太过，冲任脉伤，经血漏泄，故胎动下血，势不可遏。脉软涩数，重按无神。令急服补阴益气煎加血余炭、赤石脂、炒黑荷叶炭、棕炭，数服血止胎安。（徐灵胎《女科医案》）

丹溪治一妇人，年二十余，三个月孕，发疟疾后，淡血水下，腹满口渴。以白术、白芍、茯苓各一钱，黄芩、归尾、川芎、陈皮各五分，炙甘草二分。

一妇年三十余，孕八九个月，漏胎不止，胎比前时稍宽收小，血色微紫有块，食减平时三之一二，腹微痛，无情绪。以人参、白术、白芍各一钱，陈皮、川芎、茯苓、缩砂、大腹皮各三分，香莲藤七叶，同煎，食前下三胜丸五十粒。

江哲，字明远，婺人，以医名家。先是城东有一古木，鹳巢其巅，有年矣。明远一日，见人缘。木得所伏二卵而下，就买之，且饮食之，俾复以归于巢，微伤矣。其鹳每归，雄鸣雌和，忽连日无声，江登楼望，惟

见雌伏，又越二三日，闻其和鸣，则雄归矣。越月而雏生，忽二鹳俱飞至药局，遗一草而去，江取视之，红藤缠绕，根味犹润，乃植之。适夏四月香会，有云游道人见所植，惊曰：此漏胎药也，海外方有之，竟昕得此乎？及宝祐间诊御脉，公主下嫁后，得漏胎疾，江以藤和剂，果效。先是鹳远取，以缠破卵也。

江应宿治王祠部安人，孕三月，腰腹递痛，漏下不止，气涌胀闷。速予诊视，六脉弦数，平昔脉极沉细，此必怒动，肝火挟相火而生内热，喜脉不滑，未至离经，犹可保也。以条芩、白术、枳壳、香附、茯苓、阿胶、白芍、当归、陈皮煎，调鹿角（酒淬细末）一钱，更进柳青丸。一服痛已，数服平复。

一妊娠六月，体倦食少，劳役见血。用六君加当归、熟地、升麻、柴胡而愈。（用升、柴，人所不知。）（《名医类案》）

下　胎

○ 大中丞许慎微公，向令金坛时，夫人胎漏，医治不止。公欲因其势遂令下之，议于余。余令服佛手散，以为可安即安，不可安即下，顺其自然而已。既服，公犹疑不决。女科医者，检方以进。用牛膝一两，乃令酒煎服。公遂信而服之，胎果下。余时有从母之戚未及知此，知而驰至，则闻盈庭皆桂、麝气。盖因胞衣不下，女医又进香桂散矣，血遂暴下，如大河决，不可复止。急煎独参汤未成而卒。公哀伤痛恨无已，记之以为世戒。（徐灵胎《女科医案》）

滑胎诸症

蒲辅周医案

○ 姚某，女，35岁，已婚。

初诊日期：1958年5月30日。

婚后十二年，先后流产或早产五次。其中一次是妊娠四个月时流产，余均为五个月和六个月。每于妊娠一个月后必漏血十余天，并同时出现血压降低，引起头晕，至三四个月左腿及左腰疼痛，虽屡次积极进行保胎措施，仍不能避免妊娠之中断。在第四次妊娠时，曾服胎产金丹，亦未获效。

现已怀孕两个多月，近二十天内恶心呕吐，择食，大便稍干，小便正常，精神较差，睡眠尚可。诊其脉左关沉弦短、右沉滑，舌正无苔。

辨证：滑胎（西医辨证：习惯性流产）。

治法：宜先调脾胃，次固肝肾。待脾胃健强，续予补肝肾以固胎本，并建中气以养胎元。

方药：

（1）台党参6克，白术6克，茯苓6克，炙甘草3克，广陈皮4.5克，砂仁3克，藿香6克，山药9克，生姜3片，大枣3枚。

此方缓服3剂，恶阻止后，继服下方。

以泰山磐石饮与安胎银苎酒加减合方。

（2）熟地黄12克，白术6克，制黑川附子3克，别直参3克，杜仲9克，当归3克，桑寄生9克，杭巴戟9克，苁蓉9克，川续断6克，麻根9克。

此方每剂煎两次，每次煎1小时，共取400毫升，分2次温服。一周服1剂，并绝对控制性生活，以免扰动胎元。

患者按法服之，直至足月顺利分娩。（《蒲辅周医案》）

张锡纯医案

○ 天津一区，张氏妇，年二十六岁，流产之后胃脘满闷，不能进食。

病因：孕已四月，自觉胃口满闷，请人以手为之下推，因用力下推至脐，遂至流产。

证候：流产之后，忽觉气血上涌充塞胃口，三日之间分毫不能进食。动则作喘，头目眩晕，心中怔忡，脉象微弱，两尺无根。其夫张耀华，曾因肺病吐脓血，经愚治愈，因相信复急延为诊治。

诊断：此证因流产后下焦暴虚，肾气不能固摄冲气，遂因之上冲。夫冲脉原上隶阳明胃腑，其气上冲胃气即不能下降（胃气以息息下行为顺），是以胃中胀满，不能进食。治此等证者，若用开破之药开之，胀满去而其人或至于虚脱。宜投以峻补之剂，更用重镇之药辅以引之下行，则上之郁开而下焦之虚亦即受此补剂之培养矣。

方药：

大潞参四钱，生赭石（轧细）一两，生怀山药一两，熟怀地黄一两，玄参八钱，净萸肉八钱，紫苏子（炒捣）三钱，生麦芽三钱。

共煎汤一大盅，分两次温服下。

方解：按方中用生麦芽，非取其化食消胀也。诚以人之肝气宜升，胃气宜降，凡用重剂降胃，必须少用升肝之药佐之，以防其肝气不舒。麦芽生用原善疏肝，况其性能补益胃中酸汁，兼为化食消胀之妙品乎！

效果：将药煎服一剂，胃中豁然顿开，能进饮食，又连服两剂，喘与怔忡皆愈。（《医学衷中参西录》）

刘奉五医案

○ 耿某，女，27岁。

初诊日期：1975年6月19日。

患者于5月13日自然流产，7天后血止。5月30日又开始阴道出血，持续约30天之久，血量逐渐增多，最多时有半痰盂。伴有腹痛。过去曾有两次流产史。舌紫暗，脉沉涩。

辨证：血虚血瘀，血不归经。

治法：活血化瘀，养血温通。

方药：

当归9克，川芎3克，红花3克，益母草3克，桃仁4.5克，炙甘草3克，五灵脂6克，蒲黄6克，炮姜1.5克，生龙齿（包，先煎）12克，芥穗炭1.5克，代赭石9克。

治疗经过：6月21日，服药1剂后，血量大减，服3剂后出血已止。（《刘奉五妇科经验》）

○ 艾某，女，32岁，外院会诊病历，住院号166629。会诊日期：1975年8月29日。

主诉：闭经82天，近3天来阴道少量流血。

现病史：患者于1970年结婚，婚后曾流产4次，每次皆因劳累所诱发。时间均在闭经3个月以内。末次流产为1975年6月9日。以后未来月经。闭经40天后出现恶心、呕吐，尿妊娠免疫试验阳性。7月26日阴道有少量流血。即开始每日肌注黄体酮，迄今未停。8月26日因早妊2$^+$月，过去有习惯性流产史，住院保胎。入院后，除原有治疗外，并加用绒毛膜促性腺激素500单位肌注、口服维生素及镇静剂等。但患者仍有腰酸、腹部下坠、头晕及出汗、阴道少量出血等症。食纳少，二便自调。

舌象：舌质淡红。

脉象：沉细稍数。

西医辨证：①先兆流产。②习惯性流产。

辨证：气血两亏，脾肾不足。

治法：补气养血，健脾益肾。

方药：

山药15克，莲肉9克，菟丝子9克，川断9克，桑寄生15克，当归6克，白术9克，阿胶块15克（烊化）。

治疗经过：9月5日，服上方5剂后，腰酸及下腹坠感减轻，尿频。上方去白术、当归，加杜仲9克、桑寄生12克，继服。

9月9日：服上方3剂后，小便次数减少，腰酸减轻，仍稍有下腹坠感，上方黄芪加至24克。

9月16日：服上方1剂后，症状基本消失，活动后稍有腹坠感。

9月19日：服上方3剂，腹坠感已消失。近2天感冒，身倦，流涕，腰酸。

方药：

荆芥穗6克，薄荷3克，山药15克，莲肉9克，桑寄生15克，阿胶块15克（烊化）。

9月26日：服上方3剂后，感冒已愈，上方去荆芥穗、薄荷，加白术9克、菟丝子9克，继服。

10月3日：患者因准备出院，由于洗澡及上下楼梯活动量增加，于10月4日又感腹痛、腰酸并偶有宫缩，舌淡白，脉右弦滑，左沉滑。

方药：

山药24克，石莲24克，白芍9克，黄芩9克，椿根白皮9克，阿胶块15克。

10月7日：服上方2剂后，腹痛消失，腰痛减轻，仍有腹部下坠感，纳少，继服上方。

10月9日：服上方2剂后，宫缩消失，仍有腰痛，纳差。

方药：

山药15克，石莲12克，菟丝子9克，杜仲9克，阿胶块15克（烊化），桑寄生12克，川断9克。

目前宫底已平脐，胎心于右下腹可听到144次/分，妊娠已达5个月。后经随访自然分娩。《中医当代妇科八大家》

章次公医案

○ 据其证候十之八九是小产。少腹右侧作痛，凡痛多是子宫黏膜有胎盘残余瘀着，当排而去之。

生蒲黄12克，粉丹皮9克，苏木9克，藏红花3克（另煎冲），五灵脂9克，赤芍9克，生茜草9克，制首乌9克，川芎6克，全当归9克，炙乳没各9克。

二诊：再予胶红饮加味以通之。

阿胶珠15克，藏红花3克，蒲黄12克（半生半炒），小蓟12克，茜草9克，干地黄18克，当归6克，冬瓜仁30克，藕节12克。

○ 流产后，体力迄今未复，稍疲劳，则有热。予补中益气，呕加健胃剂。

黄芪9克，潞党参9克，云苓9克，陈皮6克，白术9克，升麻3克，当归9克，柴胡3克，姜半夏6克，旋覆花12克（包），省头草6克，炙甘草4.5克，生姜2片，大枣5枚。

○ 流产十余日，经即见，故一月中曾数下，其色紫。无论其下与否，少腹皆痛，其痛游走无定。

延胡索9克，桃仁9克，益母草15克，瞿麦9克，荆芥惠4.5克，炒丹皮9克，全当归9克，官桂皮2.4克，炮姜炭2.4克，来复丹6克（吞服）。（《章次公医案》）

韩百灵医案

○ 陆某，女，28岁，已婚。

初诊：1973年夏。

主诉：结婚5年，妊娠4次，每当受孕3月左右，即无

故流产。经医屡治不效，其邻人张某介绍余所就医。

诊查：询问病由，陆称：婚前身体健康，月经正常。婚后初好，未足3月，胎儿自堕。此后再孕，即求医调治，然流产连发，众医束手。虽服汤丸百余剂，均枉费心机，形体日羸，似属不治。索其服药之方，有从气血虚弱论治者，有从脾虚气陷论治者，有从血海伏热论治者，有从肾不荫胎论治者，不一而足。

诊察所见：精神疲惫，头眩健忘，面色晦暗，腰膝疲软，形寒肢冷，夜尿清频，唇舌淡润，六脉沉弱。

辨证：据四诊合参，当属肾阳不足，命火虚衰，冲任不固。

治法：予以温阳益肾、调补冲任之方。

方药：

熟地15克，山药15克，五味子10克，菟丝子15克，巴戟天15克，补骨脂15克，杜仲15克，川断15克，寄生15克。嘱水煎服数剂。

二诊：服药10剂后，诸症皆减，脉象沉缓。此阳气已生，肾气渐复。宗前方加人参10克、白术15克，嘱其配成丸药久服。

三诊：时陆某已怀孕50余日，常感头眩倦怠，心烦呃逆。嘱其按原方每周服药2剂，分房静心，可保无虞。后于翌年秋顺产一男婴。（《中医当代妇科八大家》）

魏长春医案

○ 病者：张阿林之妻，年四十三岁。九月四日初诊。

病名：半产蓐劳。

病因：半产三次，冲任早已受伤，血液空虚，内风因之旋动。

证候：头眩耳鸣，月事先期，来且甚多，脘痛胃呆，盗汗不寐，营卫失调，洒淅寒热。

辨证：脉象细弱，舌色淡红。证系半产之后，阴血亏耗，加以情志抑郁，肝胆之气化火，虚中挟实之证也。

治法：用养营和血、纳气潜阳法。

方药：

当归三钱，白芍三钱，大生地炭三钱，黄菊花二钱，女贞子三钱，枣仁三钱，炙桂枝五分，焦甘草一钱，血余炭三钱，炙龟板四钱，丹参二钱。

次诊：九月六日。脉象细弱，舌红苔黄。营虚血

热，寒热，口干，胃呆。拟清厥阴阳明。

次方：

桑叶二钱，稆豆衣三钱，柴胡一钱，茯苓一钱，枳壳一钱，炒白芍三钱，泽泻三钱，青蒿二钱，焦甘草一钱，当归三钱，通草八分。

三诊：九月八日。寒热虽止，胃呆不寐，脉细，舌红苔黄糙。虚中挟实，肝胃未和，阴虚内热，治宜柔肝和胃。

三方：

桑叶二钱，稆豆衣三钱，黄菊花二钱，钩藤三钱，茯神四钱，川连三分，北秫米三钱，橘白一钱，制半夏三钱，焦甘草一钱，夜交藤四钱。

四诊：九月十日。寒热止后，胃苏胸畅，夜寐得安，身力渐健。脉细，舌红苔化。肝胆风火已平，肠胃宿滞亦清，用养血和中善后。

四方：

西归身三钱，炒白芍三钱，茯神四钱，焦甘草一钱，夜交藤三钱，黄菊二钱，桑叶二钱，川芎一钱，制半夏二钱，北秫米三钱，炙龟板四钱，川石斛二钱。

效果：服调理方，病愈身健。

炳按：半产后，营虚成劳，宜调养营卫、健运脾胃，俾有复原机会。（《慈溪魏氏验案类编初集》）

侯锡五医案

○ 孙某，女，28岁。

1981年4月6日入院，住院号96613。既往曾3次流产，均发生于停经后2～3个月之间。末次月经为1981年2月21日，现停经48天，因腹痛伴阴道出血3天入院。妇检：阴道有少量出血，宫口未开，宫体鸭卵大、软，双附件正常，尿妊娠试验阳性，B型超声显像已见胎心反射。入院辨证：滑胎（习惯性流产）。结合四诊，患者腹痛、胀坠，阴道流血色红，心烦少眠，口渴咽干喜冷饮，小便短赤，大便秘结，舌红少津，脉滑数。

辨证：血热阴伤，热损胎元。

治法：清热凉血安胎。

方药：用泰山磐石散增减。

黄芪25克，党参15克，生地25克，玄参15克，当归15克，白芍20克，续断15克，白术15克，黄芩15克，甘草10克，大黄8克。

服药1剂，自觉腹中窜气，矢气频频，2剂后，腹痛止，阴道出血停。大便通利，腹胀完全消失，食增。于方中去大黄。不料2天后腹胀下坠症状复发，又于方中加大黄5克，使上症缓解。后续服药6周，停药前1周开始大黄减量，停药后未再复发。后期妊娠经过良好，已于1981年11月25日分娩足月活婴，母婴均安。（《现代名中医妇科绝技》）

刘云鹏医案

○ 关某某，女，25岁，已婚，沙市市机床电器厂工人。

初诊：1981年2月10日。

患者平素月经正常，末次月经1980年10月2日来潮，4天干净，至今4月月经未潮，妇科检查为早孕。5天前阴道开始出血，量较多，色呈淡红，未见血块，腰腹疼痛有下坠感。现阴道出血未止，腰腹痛，小腹及外阴部有下坠感，伴恶心欲呕，脉弦滑，68次/分，舌质红略暗，舌苔灰，舌边有齿印。

辨证：血虚冲任不固，清阳下陷，胎动不安。

治法：养血固冲，举陷安胎。

方药：胶艾四物汤加味。

当归6克，川芎6克，地黄炭9克，白芍18克，甘草6克，阿胶（兑）12克，艾叶炭9克，续断9克，桑寄生15克，菟丝子9克，升麻6克，柴胡6克，棕炭9克。服1剂。

二诊：1981年2月11日。患者服药后阴道出血较前减少，腰腹疼痛减轻，腹坠亦减。脉弦滑，舌质红略暗，舌苔灰，舌边有齿印。治疗继续养血固冲，举陷安胎。

方药：胶艾四物汤加味。即守前方共3剂。

三诊：1981年2月14日。患者服药后阴道出血已止2天。腰腹有时略感疼痛，小腹及外阴部已不感下坠，只略有腹胀。脉弦滑。舌质暗红，舌苔薄。

辨证：冲任渐固，清阳得升。

治法：继续养血，固冲安胎，佐以和胃。

方药：胶艾四物汤加味。

当归6克，川芎6克，地黄炭9克，白芍18克，甘草6克，阿胶（兑）9克，艾叶炭9克，续断9克，桑寄生15克，菟丝子9克，陈皮9克。共2剂。

四诊：1981年2月16日。患者现感腰及小腹胀痛。纳食尚可，大便稀溏。脉弦滑，舌质淡红，舌苔薄，舌边有齿痕。现已孕4月余，宫底脐下二指，可触及。申请超声波探查，了解胎儿存活情况。超声波耻上探查：耻骨联合上可见一胎心反射，并可见胎动反射。揭示：妊娠子宫（胎儿存活）。治疗宜健脾补肾安胎，巩固疗效。

方药：安奠二天汤加味。

党参30克，白术30克，甘草3克，熟地30克，山药15克，山茱萸15克，炒扁豆9克，杜仲15克，枸杞子9克，续断9克，桑寄生15克，白芍30克，枳壳9克，陈皮9克。带药5剂出院。（《近现代二十五位中医名家妇科经验》）

哈荔田医案

○赵某，女，28岁，已婚，1975年7月30日初诊。

主诉：婚后两年，3孕3殇，末次小产1975年元月份。兹后月事不调，经期落后，量少色浅，行经腹痛，曾予养血和血，调理匝月，末次月经在6月23日，现已超期8天未行。妇科检查：宫颈轻糜，宫体无明显增大。伴有头晕腰酸，纳谷不馨，神疲乏力，小腹微胀，脉象细弦，舌淡苔薄。此乃肝肾不足，气血虚损。拟两补肝肾，益气养血。虑其怀孕，嘱经停月半后，再作妇检。

方药：

秦当归12克，杭白芍12克，女贞子9克，旱莲草9克，枸杞子9克，炒杜仲9克，太子参9克，炒白术9克，香附米6克，台乌药6克，紫丹参12克，粉甘草4.5克。4剂，水煎服。

服药后如无不良反应，可续服4剂，停药观察。

二诊（10月2日）：复诊已妊娠3月余，腰脊酸楚，肢软乏力，小腹坠感，胸脘痞闷，口微干苦，偶有泛漾，脉滑略数，舌润苔薄。证属脾肾两虚，气滞失和。虑其结而不实，重蹈覆辙。亟以固肾安胎，益气畅中。

方药：

炒杜仲9克，菟丝子9克，金狗脊（去毛）9克，桑寄生9克，太子参9克，炒白术9克，云茯苓9克，山药15克，广陈皮6克，香佩兰6克，原寸冬8克，肥知母8克。4剂，水煎服。

三诊（10月15日）：前方共服8剂，腰酸背楚较前减轻，腹坠肢软亦轻。日前偶犯寒凉，身楚不适，头晕耳鸣，漾漾欲呕，腿或抽筋，苔薄脉滑。治宜气阴两顾，和胃安胎。

方药：

太子参10克，绵黄芪8克，白扁豆12克，云茯苓10克，霍石斛9克，原寸冬9克，女贞子9克，炒杜仲9克，

桑寄生9克，菟丝子9克，淡竹茹6克，紫苏4克。4剂，水煎服。

四诊（12月16日）：孕将6月，腰酸大减，腹坠已除，惟纳谷不馨，食后腹胀，矢气频转，腑行不畅，苔薄腻，根部较厚，脉滑缓。胎气虽安，但营阴未复，纳运不健，再步原法出入。

方药：

太子参10克，云茯苓9克，炒白术9克，广陈皮9克，炒神曲9克，香佩兰6克，桑寄生9克，炒杜仲9克，菟丝子9克，原寸冬9克，霍石斛9克。4剂，水煎服。

五诊（1976年2月21日）：孕将8月，行动略感乏力，余无特殊不适，脉滑匀，舌质淡红，苔薄。嘱勿服药，慎寒温，适劳逸，禁生冷，调摄可也。嗣后足月而产，母女康健。（《中医当代妇科八大家》）

郑天松医案

○杨某，女，33岁，1975年10月29日诊。

该患31天前人工流产，术后下血未止。刻下忽见大下，挟有血块，并伴头晕眼花，少腹阵痛，腰酸腿软，手足心热。诊见面容憔悴，形神不爽，舌赤苔少，脉象弦细。审其证，乃属瘀滞蓄留、肝肾阴虚之候。遂以活血化瘀汤。

益母草30克，当归30克，赤白芍各20克，川芎20克，炒桃仁15克，蒲黄（布包）10克，五灵脂（布包）10克，炮姜6克，木香6克，肉桂（后下）3克，生甘草3克，加生地黄30克。

煎服2剂后，下血止，腰腹舒。

又宗原方减川芎、桃仁、炮姜、木香、肉桂，加桑寄生5克、女贞子15克、乌梅12克、五味子9克。继进2剂，诸症若失。（《现代名中医妇科绝技》）

祝谌予医案

○张某，女，30岁，已婚，干部。

初诊日期：1981年3月18日。

现病史：患者婚后3年，3次早孕流产。每次闭经后到妇科检查均确诊为早孕。孕期至第6～8周便出血流产，且无早孕反应。经北京某医院妇科检查为"习惯性流产"，未经特殊治疗。遂到复兴医院遗传门诊检查，其夫、其母均正常。患者本人两次查染色体均异常，有1/3畸型、断裂、3倍体。医生劝其不要再孕。患者遂求

医于祝氏。来诊时既往月经正常，平时白带多。末次流产于1981年2月8日至今已月余，未见月经来潮，无腹胀痛。舌苔薄白，质暗红，舌下静脉瘀血，脉沉细。

辨证：肾虚血瘀。

治法：补益为法。

方药：

川断10克，杜仲10克，菟丝子15克，女贞子10克，枸杞子10克，五味子10克，黄精10克，黑芥穗10克，苍白术各10克。

二诊：1981年4月10日。患者连服上方24剂后，月经来潮，本次行经血量较多，色暗。祝氏嘱其经期后交替服用妇女养血丸、河车大造丸各1丸，共20天，继续调补肝肾之精血。

三诊：1982年6月5日。此时患者月经当行仍未行，主诉无不适。祝氏辨证为经血不调，瘀滞在内，以血府逐瘀汤为主方加味。

方药：

丹参30克，红花10克，当归10克，赤芍10克，川芎6克，桔梗10克，柴胡10克，枳壳10克，牛膝10克，菟丝子10克，枸杞子10克。嘱连服14剂后，改用成药"益仙救苦金丹"进行调治。

四诊：1982年10月10日。患者服上药2个月后经正常，基础体温呈有排卵图形。末次月经8月6日。9月10日经妇科检查确认早孕。10月初出现恶心、纳差、乏力等证候，故祝氏以安胎止呕为治法。

方药：

黄芩10克，白术10克，砂仁3克，苏叶3克，寄生10克，竹茹10克，川断10克，菟丝子15克，山药10克，白扁豆30克，陈皮10克。

连用4剂后诸症减轻。此胎妊娠过程顺利，后足月顺产一女婴。（《近现代二十五位中医名家妇科经验》）

刘熙政医案

○冯某，女，31岁，工人。1982年3月初诊。

因屡孕屡坠，要求治疗。患者28岁结婚，夫健，1980年9月因2个多月妊娠自然堕胎刮宫。1982年2月，孕后住院保胎，但至妊娠2个多月又自然堕胎刮宫。自觉气短，心慌，腰酸腿软，纳谷不馨，腹胀便溏。初潮17岁，月经后期。形体较胖，面色㿠白，气短懒言，舌淡苔白微腻，舌边有齿印，脉细软，尺弱。妇科检查无

器质性病变，印象：堕胎。综观脉征，证属脾肾两虚之证，患者先天不足，反复堕胎伤肾，面色㿠白，腹胀便溏，苔白边有齿印，脉细软。

辨证：脾气虚，脾虚中气亏损，化源匮乏，不能摄养胎元，故屡孕屡堕。

治法：补肾健脾，调冲固本。

方药：补肾固本汤加味。

菟丝子15克，覆盆子10克，枸杞子10克，车前子6克，川断10克，紫河车10克，党参15克，茯苓10克，白术10克，甘草6克，黄芪10克，木香6克，砂仁6克，陈皮10克，半夏10克，扁豆10克，山药10克。调理期间避孕养生。

二诊：患者诸症悉减，面色较前红润，月经按期而至，基础体温双相型，黄体期12～14天，但仍有轻度腰酸，食欲好转，仍从前法，上方去半夏、扁豆、山药，每周服3～4剂，每剂3服。

三诊：1983年1月，主诉精力充沛，无任何不适，月经过期2月未至，有偏食现象，妇科检查子宫增大，尿妊娠试验阳性，诊断早期妊娠。

四诊：患者已妊娠5个月，工作较忙，自觉疲倦，偶有心慌气短，苔薄白，边有齿印，脉小滑，仍从前法以固胎元。

菟丝子10克，川断10克，杜仲10克，白芍10克，熟地10克，党参10克，黄芪12克，茯苓10克，白术10克，甘草6克，桑寄生12克。

1983年8月正常分娩1健康男婴，体重4100克，追访男孩已上小学，身体健康，学习成绩优异。（《现代名中医妇科绝技》）

赵松泉医案

○范某，女，26岁。

妊娠4个月，近半月以来腹痛，阴道连续出血，血色粉红、量多，腰腿酸软，少腹坠痛，曾多次服药无效。昨夜腹痛转甚，血量增多，某医院建议刮宫，因患者不愿手术，转来治疗。患者面色苍白，体弱羸瘦，精神萎顿，头目晕眩，心慌气短，食欲不佳，腰痛如折，两腿酸软，少腹坠痛，阴道连续出血3天，血色暗红、量多，舌淡红，苔薄白，脉沉细而滑、尺脉无力。

辨证：气虚血衰，冲任失养，不能摄血载胎。

治法：补气养荣，固肾安胎。

方药：

野台参9克，黄芪24克，白术15克，炒白芍9克，菟丝子9克，杜仲9克，桑寄生9克，炒川断9克，生地炭9克，条芩炭9克，阿胶（烊化）18克，炙甘草3克，升麻9克，山萸肉18克。5剂。

二诊：阴道出血已停3天，腰腹疼痛已除，余症亦减。予原方去条芩炭，加怀山药15克、芡实18克、白扁豆18克，3剂以善其后。

药后诸症痊愈，足月分娩1女婴。（《现代名中医妇科绝技》）

罗元恺医案

○ 胡某，女，39岁，干部。

初诊：1973年6月22日。

结婚10多年，先后滑胎5次，每次妊娠两月余必滑胎，过去虽经积极保胎而无效，屡孕屡滑（配偶体检无特殊）。末次受孕为1年前。当时在月经过期20天后进行妇科检查，诊断为早孕。但妇检后出现阴道流血，最后终至早期流产。现觉神疲，腰痛，尿频，小腹坠痛，月经后期量少。舌黯红，苔微黄腻，脉沉细尺弱。

辨证：肾气亏损、冲任不固、气血虚弱之滑胎。

治法：因月经后期量少，治宜补肾养血调经为先。

方药：

桑寄生25克，续断15克，当归12克，白芍15克，杜仲25克，淮山25克，乌药12克。4剂，每天1剂。

8月24日二诊：按上方加减已服2个月。精神好转，月经恢复正常，尿频减少，但仍腰痛，小腹坠痛，口干渴。末次月经5月8日。舌尖红，苔微黄腻，脉沉细弱。在前法基础上加强补肾。

方药：

覆盆子15克，黄精30克，菟丝子12克，女贞子15克，熟地20克，淮山药25克，莲须9克，乌药12克，益智仁12克。4剂，每天1剂。

9月7日三诊：月经逾期4天，小腹坠痛，疲倦，纳呆，尿清长，舌淡有红点，苔微黄腻，脉沉细。守前法。

方药：

乌药12克，益智仁15克，覆盆子15克，杜仲25克，黄精30克，续断15克，菟丝子15克。4剂，每天1剂。

10月12日五诊：停经2个多月，纳呆，恶心呕吐，乳房胀，昨天尿妊娠试验阳性。9月21日阴道流血少许，色黯红，伴腰酸下腹坠，照上方加减连服几剂后，流血1周停止。舌淡黯，脉细滑。曾有胎漏见证，必须继续固肾补气、养血安胎。

方药：寿胎丸加减。

菟丝子30克，覆盆子12克，续断15克，杜仲20克，桑寄生15克，党参20克，白术12克，黄芪15克，祈艾12克。6剂，每天1剂。

以后依此方加减，每天1剂，服至妊娠4个月。嘱禁绝房事。腰痛时，炖服吉林参6克。

12月28日六诊：妊娠4个多月，心悸，胃纳增，时觉膀胱胀，午后尤甚，每见腰痛、腹坠时，即遵医嘱服吉林参6克，服后自觉下腹有升提之感，腰痛、腹坠等症随之消失。舌淡黯，苔薄白，脉滑数。仍按前方加减。

方药：

菟丝子25克，桑寄生15克，川断15克，覆盆子15克，党参25克，黄精30克，炙甘草6克，陈皮8克，生龙骨20克，肉苁蓉12克。6剂，每天1剂。

后依上方加减间服至妊娠足月。于1974年5月8日产一男婴，体壮无恙。（《中医当代妇科八大家》）

周小农医案

○ 典桥头。丙辰季夏小产之后，不时淋漓腹痛，病经月余，久沥精血防竭。

当归身、白芍、香附、乌药、金铃炭、黑山栀、百草霜、生地炭、左牡蛎、丹皮炭、泽兰、震灵丹。数剂，淋沥即止。

○ 癸亥三月廿八日诊：不时身热，由于怀胎未足月即产，产后五旬，咳热屡作，羸瘦腹痛，脉弦数，苔薄。脏阴不足，肝火刑金，蓐劳之证。

紫菀、百部、粉沙参、黛蛤散、甜杏仁、象川贝母、白芍、黑山栀、银柴胡、白薇、瓜瓣、金铃子、天竹子。服数剂，身热较减，即疏丸方服之而愈。

丸方案云：不时身热，怀胎未足月即产，产后屡热，咳逆呕吐，腹痛，得吐乃减，夜则足腓转筋。经事产后经年方行者，二月即行，淋漓腰酸，面浮足肿。脉象有热时弦数，无热时虚。良由久热伤阴，气郁动肝，冲逆为吐，伤脾则肿。拟敛肝纳冲，大补黄庭出入。

潞党参二两，怀山药三两，芡实肉二两，干河车一具，制香附一两，木瓜皮一两，山萸肉二两，獭肝二两，杞子二两，麦冬二两，银柴胡一两，当归头二两，青蛤散二两，黄荆子一两，乌贼骨二两，乌梅五钱，五加皮一两（研末），四仪膏八两（溶化）。为丸，如绿豆大。每服四钱，晨、晚餐前盐汤下。

○因跌仆半产，延至十一月，已百日矣。小腹痛，溲淋便艰，纳食亦呆。此因瘀滞凝塞子宫，气机亦滞。

全当归、金铃子、玄胡、小茴、乌药、乳香、牛膝、蒲黄、五灵脂、两头尖、山甲片、刘寄奴。另用血竭、琥珀、没药，研服。

二剂，小腹板滞已松，痛犹未退，溺淋仍滞，脉甚细涩。瘀滞阻塞，水道不通。复拟全当归、抚芎、玄胡、蒲黄、五灵脂、枫果、木通、乳香、橘络、红花、桃仁、花蕊石、琥珀、没药、甲片，另润肠丸。二便渐通，小腹痛偏于左，溺尚不爽。复用归尾、蓬术、赤芍、橘核、玄胡、炙乳没、蒲黄、鼠矢、乌药、川楝、鸡血藤、海金沙、石韦。渐愈。

○陈阿根，舆业，子福，媳孙氏，廿岁，住慧山要货公所。新婚后怀孕八月，己未正月五日，与夫归宁，酒饭竹战后返家。半夜寒战，陡呼腹内剧痛，口涌痰沫，继即人事不知，遂即小产，恶露不多，目闭，口噤咬牙，两手狂动，气逆痰上而至晕厥。其家以病起于骤，疑鬼祟也，进巫延道禳祷，不减；延医进至宝丹、竹沥等，无效。五日内厥去三次，撤帐含银，尸寝三日，将入木矣。因犹未气绝，其父痛女情深，初十晨来延急诊，往则见殓衣着身，脉沉不起，右部更微，舌淡红，面灰白，肢厥，两手劲而自举，目闭痰涌，谛思病困，瞥见床之右有隙孔，寸许阔而三尺长。询其夫病夜曾否入房，不应，经其友再四详问乃得。是寒邪由子宫而入厥阴，痉挛腹痛，胎堕以之。口噤咬牙，风痰上涌，瘀血停阻，气塞肝横，痉厥不醒，危险已极。勉拟桂枝、防风、僵蚕、川芎、钩藤、天麻、赤茯苓、菖蒲、全当归、泽兰、五灵脂、蒲黄、鼠矢、鬼箭羽，用益母草、苏木，煎代水。另西血珀、荆芥、血竭、没药，研细，参须汤调灌，外治用雄鸽剖开，麝香一分放病者脐内，将鸽覆盖，布扎。三时许，产妇腹热觉痛，有呻吟声。其父俯而细察，闻腹中攻动。其家以病者难过，揭而去之。得此寒邪提出，转回阳分，煎未续进，涌吐痰涎半盅，并下恶露，神识陡省，目珠活动。翌晨已初，即招呼父坐，手足转暖，无力举物，微有咳嗽，

问腹中犹痛。因风卧三日，迨醒即悬帐矣。十一日复诊：神识已省，手狂举已定，呕吐痰涎，微咳，腹痛，恶露大爽，脉沉已起。寒邪内袭，动肝犯心，与平常产恙大异，势虽挽回，尚宜温通化瘀。旋覆、前胡、荆芥、细辛、独活、乌贼骨、当归、赤白芍、抚芎、僵蚕、玄胡、鼠矢、灵脂。另血珀、没药、血竭，研服。并嘱备麝、鸽剖而重罨。厥去五日，得庆更生，将养数旬而健。越一年，又生育矣。

○三十余岁，已育六胎。壬戌六月诊：天暑且旱，所饮山涧，伏热挟积，蕴于盲肠，兼症肝气撑胀。怀妊七月，白痢日夜八十次，临圊后重，胎气动甚，腰部作酸，通宵不寐。脉数如沸，苔黄口燥（询知曾饮大烟过笼水）。湿热积滞闭塞，后重，子宫亦滞，深恐流产。益元散三钱（荷叶包）、扁豆花三钱、银花五钱、归身五钱、白芍五钱、石斛三钱、白头翁三钱、黄柏二钱、荠菜花一钱、黄芩二钱、山楂二钱（赤沙糖炒炭）、生于术二钱、贯仲四钱、荷蒂五枚。用野苎麻根二两，煎代水。香连丸钱半、苦参子五十粗取不碎者，用冰糖汤送服（因病者腰酸神乏，日夜下床八十次，必致小产。故嘱卧而便解，不可下床。下积用润导，不用攻伏）。

复诊：服药后便粪较白痢为多，腰酸畏烦，里热易汗，肛灼溲热，下积极秒。热毒深沉，兼挟肝气撑胀，妊娠患此，势属重险。

白头翁五钱，秦皮一钱，黄柏二钱，银花五钱，扁豆花三钱，大青八分，归身四钱，白芍五钱，续断五钱，石斛四钱，于术三钱，子芩二钱，川楝二钱，防风根七分。另备山黄土二两（包）、野苎麻根一两，煎代水。香连丸二钱，加苦参子不碎者五十粒，冰糖汤吞服。又伽楠香八厘、上雄黄一分、鸡内金一具，研末冲服。

三诊：下痢便秒为多，次数已减，右脉极濡，左脉尚形数疾，腰酸气滞即痢，烘热口燥。暑热积滞连阻，气阴均伤，有流产虚脱之险。再扶元达邪，清热化积，兼和肝气。

鲜石斛七钱，北沙参五钱，地榆三钱，桑寄生五钱，竹茹三钱，金铃子炭三钱，子芩三钱，鲜青蒿五钱，白头翁五钱，白芍五钱，秦皮一钱，银花一两，黄柏三钱。另葎草一两、山黄土四两、野苎麻根二两，煎代水。另香连丸钱半、苦参子五十粒，冰糖汤下。清晨另服山栀仁末二钱，冰糖汤调服。

四诊：子痫大减，白腻已少，便解秽臭已轻，口渴腰酸均觉减轻，得醋痳后形神亦振，脉左数疾亦减。虚体伏热挟积未撤，还宜慎游。

鲜石斛五钱，知母三钱，花粉三钱，竹茹三钱，桑寄生五钱，丝瓜络五钱，白槿花二钱，白头翁五钱，秦皮一钱，白芍五钱，金铃子三钱，黄柏三钱，黄芩二钱，白薇二钱。外用陈关蛇二两、野苎麻根二两、山黄土三两、葎草一两，煎代水。香连丸钱半、苦参子五十粒，冰糖汤送服。翌晨另服黑山栀末二钱、荷蒂（炙）四钱（研末），冰糖汤下。

痳日夜仅数次，乡人以为大幸，辍药不延医，迟延月余，流产，服三剂调理而康。（《周小农医案》）

○ 怀娠三月，腹痛见红，逢儒往诊，因脉软弱，进补剂安胎。讵越日自用保产无忧散，内有厚朴、枳壳，服后痛滞一夜。十三日晨即血下如崩，大汗淋漓，畏寒。上午急诊。案云：小产血下如崩，汗多肤冷，脉微苔浊，腹痛不止，恐其虚脱。

吉林参条八分，麦冬三钱，五味子八分，生地炭五钱，阿胶三钱，牡蛎一两，龟板七钱，龙骨七钱，冬虫夏草一钱，炒枣仁三钱，甘杞子六钱，山萸肉四钱，乌贼骨三钱，生黄芪三钱。上下午两剂。

翌日诊：服药后，汗止肢软，神情转振，惟少腹偏左时或作痛，胞络均伤，下血过多。脉象已起，苔撮不加。再益元化浊，兼涤余瘀。

潞党参五钱，于术二钱，茯苓三钱，全当归二钱，抚芎一钱，生地炭三钱，金铃子二钱，橘核络一钱，醋炒玄胡三钱，鳔胶三钱，制香附三钱，冬虫夏草八分，甘杞子四钱，益母膏三钱冲。

十六日逢儒诊：昨夜腹中攻撑，呕吐酸涎，胃纳不旺，少腹微滞，时或作痛，脉软，苔白微撮。肝木犯胃，拟和胃肝兼去瘀。

金铃子三钱，玄胡三钱（醋炒），茯苓三钱，制香附三钱，郁金三钱，绿萼梅八分，全当归三钱，党参五钱，乌药一钱，冬虫夏草七分，甘杞子三钱，野蔷薇花一钱，益母膏二钱。

十七日：去冬虫、乌药，加白术二钱、扁豆衣五钱、益元散五钱、佛手八分。渐愈。

○ 怀孕三月，元月廿五日因服劳太甚，黄昏小产，血崩至廿六日午犹不止。来电招诊。知曾昏晕，目瞪自汗，肢强。即嘱先服人参末一钱。追醒，诊：脉虚大而

革，舌白无华。血去阴伤，阳无附丽，欲脱。拟扶元振阳，益阴止血。

山萸肉一两（甄权止月水不定），甘杞子五钱，当归头（醋炒）一钱，川断五钱，杜仲四钱，稆豆四钱，冬虫夏草三钱，生地炭三钱，台参条一钱，生于术三钱，潼沙苑三钱，紫石英三钱，泽兰一钱，益母草汤代水（此方煎时，又烦躁冷汗一次）。

廿七日晨诊：服药未汗，崩又循止，心神未安，足厥颧红，脉仍大而不敛，脱势犹在。

吉林参条一钱，于术三钱，茯苓神三钱，制附片二钱，生芪皮五钱，川断五钱，杜仲四钱，炒枣仁四钱，当归头（醋炒）一钱，龟甲一两，冬虫夏草三钱，杞子三钱，料豆三钱，丹参钱半，泽兰一钱。服药后如再冷汗，嘱连服二剂。

廿八日晨诊：面戴阳减，足厥已暖，脉大略减。

疏方：

参条一钱，芪皮三钱，生于术三钱，当归头一钱，白芍六钱，阿胶三钱，杜仲四钱，龟板一两，川断五钱，炒牛膝三钱，茯苓四钱，炒枣仁四钱，首乌四钱。

十剂后，嘱续配十剂，研末，为丸，晒干，每服三钱。竟愈。（《周小农医案》）

黄宗勖医案

○ 患者马某某，女，30岁。

因婚后5年，妊娠3次均滑胎，月经不调2年就诊。患者于1985年元旦结婚，妊娠3次均因不明原因阴道出血而滑胎，经服中药与乙酰酚、甲状腺素、维生素E等治疗保胎措施仍未效，于1989年8月24日治疗。

诊见头晕目眩，耳鸣心悸，腰酸肢楚，稍劳则神疲乏力，关节疼痛，面目虚浮不华，纳少，时有脘胀，口干不欲饮，嗜坐卧，便溏，月经不调，多延期10天以上，带少。脉沉细无力，左脉小弦，舌质淡红，边略暗，苔薄白。

辨证：血虚肾亏，宫寒不孕，久病肝气郁滞。

治法：养血补肾，温暖胞宫，疏理肝气。

针灸取穴：关元、中极、子宫、三阴交。

针刺手法：三阴交用平补平泻，其余各穴用补法，得气后留针30分钟，日针1次。并服中药。

方药：

当归、香附、玫瑰花各9克，川芎7克，白芍12克，

生熟地、覆盆子各15克，柴胡6克，合欢皮10克，菟丝子18克，甘草3克。3剂。水煎2次，日服2次。

症状随着改善，中药加巴戟天、麦冬各12克，川芎6克，杜仲、桑寄生、山药各15克，熟地20克等加减。经17次诊治，诸症明显改善，月经正常，于1990年7月20日足月顺产1男婴。[福建中医药，1993，（5）]

丛春雨医案

○ 王某，女，28岁。

人工流产10天后自觉腰骶隐痛，尾间有重坠感，下床活动加重。小腹坠胀，恶露少许，色浅，味腥不臭。头晕气短，乏力汗出，舌质淡润，苔薄白，脉沉缓无力。

辨证：肾督气虚。

治法：补肾益督固冲。

方药：以自拟人流益冲补肾汤（组成：炒山药30克，海螵蛸10克，坤草10克，生黄芪30克，党参15克，土炒白术10克，川续断10克，羌活9克，鹿角霜10克，炙甘草6克）7剂，水煎服。

药后腰骶痛减，可下床活动，小腹及尾间下坠感消失，恶露已尽。惟感乏力汗出，心悸不寐，时发烦闷，舌质淡红，苔微薄白，脉沉缓。前方去党参、白术，加浮小麦30克、大枣3枚、合欢皮4.5克。服上方6剂后，诸症明显好转，腰骶隐痛基本消失。2月后患者再次来诊，诉说经净后即感腰骶隐痛酸楚，舌质红少苔，脉缓，嘱病人每次月经后1周内炖服鹿角胶，每日6克，睡前服，连续治疗3个月。1年后随访其人，月经后腰骶疼痛未再复发。

○ 董某，女，27岁。

半年来腰骶刺痛，小腹胀痛下坠。经某医院诊为盆腔炎，曾用抗生素、理疗等方法治疗，其症状有所缓解，但腰骶酸痛未除，稍劳便酸痛加重。平日白带多，质清稀。少腹凉，此次做完人流术后，腰痛，小腹胀痛加重，伴有阴道出血，量少色暗。妇科检查：双侧附件增厚。舌质暗红，薄白苔，脉见沉弦。

西医诊断：①慢性盆腔炎；②人流术后阴道出血原因待查。

辨证：人流产创，瘀血内着。

治法：化瘀理气，温宫散寒。

方药：人流生化汤。

全当归9克，川芎3克，桃仁3克，红花3克，炮姜3克，泽兰6克，益母草6克，盐炒茴香6克，炙甘草3克，炒荆芥穗6克，焦山楂6克，老黄酒15克。6剂，水煎服。

药后阴道出血止，腰骶刺痛减，少腹胀痛轻，无下坠感。再以上方为基础，去炒荆芥穗、焦楂，加荔枝核30克（捣碎）、川楝子9克、酒制元胡9克、黄酒15克，加水煎服。6剂。

再诊：经服药后，腰腹疼痛消失。妇科检查：右侧附件略增厚，左侧附件正常。嘱病人月经前半月口服"软坚化滞粉"：醋制香附60克，酒制元胡60克，盐浸荔枝核90克，共研为粉。每日2次，每次3克，连续治疗2个月经周期。经1年后随访，腰腹痛未再复发。妇科多次检查双侧附件基本正常。（《现代名中医妇科绝技》）

许润三医案

○ 刘某，女，34岁，工人。自然流产4次。因妊娠见红于1989年5月29日入院。末次月经为1989年4月23日，既往月经规律，现停经36天，感腰酸小腹坠痛，伴有少量阴道出血，查：尿妊娠试验（＋）。体温36.9℃，脉细滑无力。早孕反应不明显，予保胎方。

菟丝子30克，桑寄生20克，川断10克，阿胶10克（烊化），党参15克，山药30克，生白芍15克，甘草10克。

服用7剂后，阴道出血停止，并出现早孕反应，尿妊娠试验（＋），体温在37℃～37.2℃之间，脉细滑有力。后继续服药保胎，至妊娠3个月时，B超检查胎儿符合孕周，胎心正常。痊愈出院，足月产1男婴。（《现代名中医妇科绝技》）

郑在辛医案

○ 张渭光兄令眷，年逾二十，怀孕三月，时值仲秋，胎动见紫血水。前医犹用生地黄、黄芩保胎，一二日紫血下不止，腹胀痛甚，延予托诊，脉沉紧，坚而搏手，此下焦冷极，胎已无气，所以血紫也，再用凉血，是益其冷矣。用芎、归、炮姜、砂仁温中活血之药，腐胎始下，痛止而胀不消，腹坚如石，胁肋胀满，上冲于心，滴水难下，哕呃烦躁，坐不能卧，卧则气喘，两尺脉皆伏，他部弦细而紧，不任寻按，据症脉竟是肝脏中寒，须作厥阴伤寒治法，其产后芎归套剂，一片不能入口矣，此暑月贪凉食冷，不慎起居，积冷下焦之病。一医犹用参术补中，病家因胀甚不与，病状危笃，力辞不治，坚托无奈，用半硫丸一钱，以开膈上之寒痰，方能纳药。继用生附子、生干姜、肉桂、赤芍、吴萸、半夏、茯苓，每日三剂，兼服半硫丸三十丸，如此三日，方就枕不喘，能下谷汤而胀呃犹然不退，肋下有形而痛。前药换熟附子，又服六、七日，胸口稍软，哕呃始减，而少腹犹坚，再加当归，以和厥阴之血，腹内碍冰，幸而不利，服半硫丸半月，大便通，色皆青绿，终无一点血下，而腹亦消。扬俗满月洗浴，以致受寒病复，前症皆集，但不喘能卧耳，仍用前药治半月方回，胎前积冷，产后中寒，竟与前孙案相同，但此证不大虚，惟不用人参差异也。怀孕内眷，当以此示警。

○ 王蔚园兄令眷，山右先生六媳也。怀孕八月，忽下血不止，其胎欲堕，又值秋暑，呕吐非常。医士沈目南，与余同道，主以固气防脱，用大剂参附汤，频灌一夜，服参三两、熟附两许，天明胎堕，而产母幸全。惟虚惫之极，脉微似脱，饮食就枕匙进，扬俗产后例不用参。次日不免大减，至第三日忽然床上跳下，满房乱走，或笑或哭，竟似癫狂，而沈医先生，认为瘀血发狂，用芎归汤加童便，煎成将服矣。余适至，急止之，诊其脉散大无伦，面赤气促，不避亲疏，予曰："前夜血脱于下，今复阳亡于上，不急救瞬息脱矣。此亡阳证也。"仍用前法，以人参五钱、附子二钱，急煎与服，随又一剂方定，令人抬上床，闭目一刻，及醒，前事皆忘。仍复卧床，头不能举，继用参、芪、归、术、炮姜等药，医治七日，忽腹大痛，先泻后痢，红白频下，便不禁，势更危笃，因询夏月食瓜果否，若曾恣食反果，尚为寒痢，不然，此即五脏之气绝于内，为下脱证，万无生理矣。家人答以日食西瓜，于是告以必须姜附，王兄首允，即用附子理中汤加肉桂、赤芍、茯苓、砂仁，七日痢止，转变呕呃，吐痰眩晕，大便频而溏，不能登桶，全不欲食。盖子素胃冷多痰，元气稍振，本病复萌，其呕吐眩晕，皆痰饮也。屏去血药，专用附子理中汤加茯苓、半夏、天麻、白豆蔻，每剂人参三钱，医治百日，计服人参数斤，床上方能坐，若其狂跳时，倘无灼见，则差之毫厘，便失千里矣。

○ 孙思睿翁令眷，壬戌年怀孕丧子，悲泣过伤，因而咳嗽，自秋至冬，渐至喘不能卧，两足水肿，腹胎六月，诸医治咳分利罔效。最后召予，水势泛滥，腹大如鼓，其面反瘦，脉细如丝，两尺全无，此肾水也。孕妇患水，其胎必伤，况两尺脉全无，胎已息矣。宜急治其水，以全孕妇，惟金匮肾气汤可救。遂以本方加人参一钱、附子、肉桂各一钱。如此半月，水忽大下，尽湿被褥，流溢床下而腐胎随堕。有时气脱昏厥，令急服参附汤，而稳婆诸妇，争论不肯煎，盖以扬俗产后，禁用人参故也。幸思翁自主，推诸妇出房，用大铫自煎频灌，半日半夜，通服人参六两、附子两余，夜半回苏，而余咳余水未尽，仍用金匮肾气汤一月，始水尽咳止。

○ 李子立兄令眷，年三十外，频次半产，产后未及满月，便乘凉食瓜果，中秋夜乘凉，外感风寒，即咳嗽恶寒，呕吐痰水，又当经水大行之后。前医不辨外感风寒，犹用调经养血补剂，见咳嗽益甚，又疑去血过多，阴虚咳嗽，再用麦冬、贝母，以致表邪不解，内冷益深，恶寒发热，汗出咳喘，坐不能卧，吐不能食，腹胀作泻，遍身麻木，筋骨冷疼，自疑必死，促备终事。急迎救疗，脉浮细而紧，余曰："风寒积冷，表里皆邪，须重剂方解，无足虚也。"以小青龙汤加减，用桂枝、细辛、防风、赤芍、附子、干姜、半夏、茯苓、杏仁、厚朴，二剂得冷汗一身，遂喘定得平卧，如斯八剂，表邪解后，咳喘身痛甫退。旋即里冷发作，腹痛下痢白脓，转用附子、干姜、肉桂，合胃芦汤八剂，冷积消，胃气本厚，故易效也。（《素圃医案》）

程茂先医案

○ 吕渭源表姊年四十余，面色黄白，形瘦而长，素勤女红，维持家务。二月间，患咳嗽咯红，背胀盗汗，夜卧不宁，邀余诊候。左手寸关二部五至无力，右脉则沉而濡缓，两尺沉微至骨，云是妊娠二月矣。余曰："脉不似妊，恐经闭耶。"彼谓其生育多胎，可拟是妊，余曰："前症乃因过劳，有伤心血，火邪侵肺，故令咳嗽而咯红，右脉濡缓良由忧思伤脾，脾虚则盗母气以自养，故令夜卧不安，而盗汗者，亦阴虚而然也。"乃用归脾汤，加天冬、麦冬、浮小麦一撮煎服，二剂盗汗止，而即小产。余始悟，曰："前日脉不应于两尺者，胞胎脉络已先悬绝于内。今因此药以助新血流动，故胎滑利而下，乃从前方加减，服十余剂而瘳。后因恼怒，仍服前方而愈。又尝诊一妊妇，脉亦不应，越一日即小产，意与此症颇同，故附录之。大都妊脉阴搏阳别，两尺滑而流利，纵禀赋敛小，脉虽沉微，亦自带滑可别。然亦

有尺脉沉微而孕者，详论于后。（《程茂先医案》）

张汝伟医案

○ 年二十六，怀麟五月，有故而堕。既感气郁，复受风寒，频进通瘀，致伤营血，肝不条达，咽中如有炙脔，吞之不下，吐之不出。涎多泛酸，胃呆口苦，绕脐腹痛。苔腻，脉弦硬无情，夜不安眠，神情销削，便坚溲黄，已成损证之象。宜先柔肝解郁、理气化痰、泄热安神治之。勿拘于通瘀养血。

竹半夏、大腹皮各二钱，生香附、广郁金、新会皮、姜竹茹各钱半，生枣仁、茯苓神（辰砂拌）、山栀仁、地枯萝、猪赤苓、砂翘心各钱半，小川连三分，北秫米（包）、紫石英各四钱，生蛤壳八钱（先煎）。

二诊：肝肺不和，痰气阻滞，进解郁理气、化痰泄热之法后，咽中炙脔已化，微觉梗梗，咳窒，痰吐其坚，大便更而极少，小溲短赤，腹中鸣鸣作响，气从上逆。仍宜宣肺疏肝，养阴清热，兼化痰理气之品治之。

原金斛（先煎）、天花粉、光杏仁、川贝母、肥知母、炒蒌仁、鲜荷叶筋各三钱，鲜沙参、珍珠母（先煎）、石决明（先煎）各六钱，橘白络、佩兰梗、鲜竹茹、线瓜络各钱半。

本证始末：此大中华橡胶厂吴正麟之爱人，已诊治月余，无效。

神情销削，气短音低，有八损之象。上列二方服后，诸恙渐平，调理一月，共诊七次，完全健康。此为产后证之特辟蹊径治法。

方义说明：按证中，有咽中有如炙脔，吞之不下，吐之不出，似乎如梅核气。宜四七越鞠逍遥等法，今因痰多泛酸，胃呆口苦，知属于痰热，绕脐腹痛，夜不安眠，知属于有滞。而心脾之阴不和，故用半夏、秫米，以和阴阳之枢纽。枣仁、川连，以安神宁心。腹皮、枯萝以化滞，其余用香附、郁金以理气，茯苓、陈皮以化湿。妙在用石英、蛤壳，温凉平降，佐以山栀、翘心以清心热，有如乱丝一把，徐徐地分头顺解。第二方注重清热化痰，热清则痰不生，痰少则阴自复，真不必养血化瘀之刻板死法也。（《临症一得》）

陈莲舫医案

○ 小产后气阴未复，肢楚气怯，腰部酸软，脉见濡细，治以和养。

制香附、炒当归、炒丹参、川杜仲、法半夏、甘草梢、青黛、拌灯心、炒冬术、生白芍、菟丝子、沙苑子、广陈皮。（《莲舫秘旨》）

顾晓澜医案

○ 脉见两尺虚数，重按欲又涩而带缓。怀孕六月，肝胃两气举发，致胎坠不固，且前此交三月即坠。今番已六见矣。虽由肝胃不和，湿热久积，实因八脉受伤、肝无血养之故。趁时半产，气血两亏，正可修补亏缺，议养营聚精法，兼顾奇经为治。

炙黄芪一钱五分，归身一钱五分，炒白芍一钱，西党参一钱五分，大熟地五钱（砂仁炒），茯苓三钱，鱼膘胶二钱（蛤粉炒），沙苑子三钱（盐水炒），阿胶一钱五分（蛤粉炒）。

又：照前方加龟胶三钱（蛤粉炒）、鹿胶三钱（蛤粉炒）。

又：调治月余，精神寝食复旧。脉亦渐有起色，肝胃旧疾亦未举发，可以丸药缓调，即照前方加十倍，以猪脊髓十条，煨烂同捣为丸，如桐子大，每空心，开水送三钱。

又：服丸药两月，经期不至，脉象见滑，怀妊之兆，但向有三月半产之证，不可不防，丸药仍服，另用。白丝毛鸡蛋四十九枚，每蛋用丝棉一张，重重包裹，以苎麻丝缚满，用水煮熟，空心吃一枚，蛋尽而止。

问半产连见六次，前医屡用安胎不效，今服丸未几，即得生女，且连接二男三女，岂前此安胎，俱不得其法欤？曰：女子以奇经为本，虽素有肝胃旧疾，实由肝无血养，胎系不固，故每逢厥阴养胎时，便脘痛胎坠，治者但治其标，未固其本，此半产所以六次也。今趁其气血大虚之候，即进血肉有情以填补空乏，追受胎两月，即用固胎法，预为提防，自然无碍。即《内经》不治已病、治未病之法也。若待腰痛下红，胞系已动，即仙丹恐亦难救矣。（《吴门治验录》）

许恩普医案

○ 李实之太史放甘肃主考时，夫人住京，系朱相国之孙女，湖北廉访之女，内阁章京伯平之妹。产后病剧，延余诊视，脉沉细，四肢拘挛瘫痪，溺黑，知受风寒化热为痹，拟以独活寄生汤加减。见效，断为加减数服而愈。朱即请，以夫人小产数胎为忧。余诊视，脉沉无力，气血两虚。拟以泰山磐石散、千金保胎丸合参，令有孕时服三十剂。果胎安矣，连举二子。（《三三医书·许氏医案》）

薛雪医案

○ 三月小产，宜凉营固下。

雄乌鸡一只、青蒿汁熬膏、生地黄、阿胶、天冬、知母、白芍、子芩、建莲、桑寄生。

○ 连次小产，初伤冲任，久而督带跷维皆伤，八脉不匀约束。阴不下固，阳乃上浮。如经后期、淋滞、晨泄、上热下冷、浮肿、脊酸腰垂、耳鸣、不寐等症。久损不复，必以从阴引阳，通固兼用。若非积累工夫，未得旦晚得效。

人参、炒焦当归、补骨脂、茯苓、青盐、紫石英、鹿茸、炒黑小茴香、生蕲艾。

蒸饼丸服三四钱。

○ 小产未复，继为血崩二次，腹中刺痛，带下不已。当固冲任，使络血生聚，可望经调。

鹿角霜、当归身、紫石英、炒黑小茴香、沙苑蒺藜、枸杞子、炒黑蕲艾。（《扫叶庄一瓢老人医案》）

陈廷儒医案

○ 妊娠至三月，最易堕胎。其说已详于前，然能调护如法，胎动无有不安者。某年月日，余与人治一胎动不安，腹痛见红症，有乙以胎动为气虚，重用党参、于术等药。初诊时，余令加入条芩、生地以佐之，服后，痛止胎安，惟血未净，有癸在暗中，以冷语恐主人，谓生地、条芩苦寒不可服，迨复诊时，乙与知癸谋，迎合主人意，专任参术等味，概置地芩不用。余曰："芩、地属苦寒，然合之参、术，一为两仪膏，一为安胎饮，以寒佐热，以阴济阳，实尽制方之妙。使去芩地而偏用参术，是如有昼无夜，有火无水，有春夏而无秋冬，有风日而无雨露，岂造化补偏救弊之道欤！"余虽力辨，乙固不从，服药后，腹果大胀，血亦大下，盖参、术等药，补气太过，气有余，即是火，火迫血而妄行，西医所谓"有炭气无养气"也，胎由是不安而堕。主人因是咎乙，乙谓戊曰："我辈被陈修园书所误。"噫！是非古人误今人，直今人诬古人耳！夫古之医书，汗牛充栋，大抵为补偏救弊设也，如伤寒书重发表，所以救

发表之失；温病书重清里，所以救不清里之失。东垣书重补阳，所以救不补阳之失；丹溪书重滋阴，所以救不滋阴之失。而且重发表者，未尝不清里；重清里者，未尝不发表。重补阳者，未尝不滋阴；重滋阴者，未尝不补阳。可合众书为一书，可分一书作众书。默而识之，会而通之，酌而用之，化而裁之，是盖存乎其人，乃俗人祇知取巧，读书不竟，取古人一二笼罩语、别致语，执守以论千变万化之病，是犹胶柱而鼓瑟，坐井而观天，不通甚矣。关尹子曰："遇微言妙行，慎弗执之。执之者，腹心之疾，无药可疗。然则执一不通者，腹心先成痼疾，不暇自疗，而欲疗人之疾焉？乌乎能？"（《珍本医书集成·诊余举偶录》）

王九峰医案

○ 服壮水潜阳之剂，胎元竟过离宫，半载以来，阴平阳秘，脉象和调。曾经受孕，即觉体倦神疲，由渐而甚，至产育后方平。现在形神拘倦，甚于畴昔，皆缘火甚阴亏，仍以壮水潜阳为主。

大生地、归身、冬术、黄芩、枣仁、杜仲、黄柏、益母草、龟胶，长流水、桑柴火熬膏。

○ 胎元本于气血，盛则胎旺，虚则胎怯。气主生胎，血主成胎，气血平调则胎固，气血偏盛则胎坠。曾经半产五次，俱在三月之间。三月手心主胞络司胎，心主一名膻中，为阳气之海。阳气者，若天与日，离照当空，化生万物，故生化著于神明，长养由于阳土，君火以明，相火以位，天非此火，不能生长万物，人非此火，不能生长胎元，人与天地间参日月相应，天一生理也。但此火平则为恩，亢则为害。胎三月则坠，正属离火暴甚，阴液耗虚，木失滋营，势必憔悴，譬如久旱，赤日凭空，泉源干涸，林木枯槁，安能不坠。脉来滑数无神，证见咽干舌绛。法当壮水之主，以制阳光。

生地、冬术、黄芩、龟板、甘草、归身、白芍、川断、杜仲、元参、知母、沙参，熬膏。

○ 素本阴虚火盛，近则有妊三月有奇。三月手厥阴胞络离火司胎，离火暴甚，阴被潜消，无以灌溉胎元，殊为可虑。非独子在胞中受制，即异日之强弱，未必不由乎此。血为热迫，吐血一次，胎欠荣养可知。伐下者必枯其上，滋苗者必灌其根。法当峻补真阴，以培其本。

生熟地、山药、茯苓、冬术、杜仲、龟板、归身、牡蛎、白芍、白蔹、黄芩，蜜水为丸。

○ 产后百脉空虚，气血俱伤，冲任不振，半月血来甚涌，所谓冲伤血崩是也。斯时宜宗前哲暴崩暴漏，温之补之之法。蔓延不已，奇经大损，营卫乃伤，任虚不能外卫，冲虚无以内营，致寒热如感，冲脉并足阳明经而行，阳阴不和，乳房作痛，上气不足，头为之旋，水不济火，五心燔热，诸虚叠见，日以益甚。脉来弦数无神，先从太阴、阳明进步，冀其胃开进食，诸虚可复。

人参、黄芪、冬术、茯苓、炙草、归身、枣仁、远志、杞子、熟地、龙眼肉。

○ 大产后阴伤未复，内热目涩羞明，形神慵倦，脉象虚弦。水不涵木，火灼金伤，清肃不降。咳吐痰腥，有肺痈之虑。清上实下主之。

生地、茯苓、泽泻、丹皮、天冬、麦冬、儿参、五味、归身、阿胶、石决，蜜为丸。

○ 半产后亡血过多，木失敷荣，素多抑郁，中枢少运。胃者卫之源，脾乃营之本。胃虚卫不外护则寒，脾虚营失中守则热。脾为统血之经，肝为藏血之脏，肝脾俱困，经候愆期，宗气上浮，虚里穴动，脉来弦数无神。治宜滋肾补肝为主，解郁崇土辅之。

八珍汤加远志、枣仁、萸肉、山药，蜜丸。

○ 有妊至三月则坠，三月手厥阴胞络离火司胎。素本阴亏，水不济火，离火暴甚，阴液消耗，无以灌溉胎元，譬如草木萌芽，无雨露滋营，被阳光消灼，安能不坠？经今二次，任失偏固，虑胎至离宫，永为滑例。拟《局方》磐石散，取补阴制火、益气养营之意。

熟地、当归、川芎、白芍、洋参、冬术、茯苓、炙草、川断、黄芩、砂仁、粳米，蜜丸。

○ 有妊至七月则坠。七月手太阴肺脉司胎，肺司百脉之气，气与火不两立，壮火食气，肺脏乃伤，无以奉秋收之令。金水同源，肺与大肠相为表里，肾开窍于二阴，大便坚结难解，阴亏火盛可知。治宜壮水潜阳为主，辅以清肃上焦之意。

洋参、麦冬、生地、知母、归身、冬术、龟板、杜仲、川断、黄芩，蜜丸。（《王九峰医案》）

巢渭芳医案

○ 腊月，本城，屠氏媳怀孕，如月足分娩，尚少半月之数，因而劳力数天，腹中作痛，人人知产矣。而婆云未足月，乞先生细为切脉。邀余时，有二鼓后，诊其脉左大右无，重按细丝若脱。当命该媳急速服药，恐痛甚有扪胎之患，小儿决难保矣。随书方用荆芥、菟丝、当归、木香、炮姜、川断、橘红、法夏、川芎、茺蔚、红花、肉桂，一剂。及四更产一死儿，举家惶而反喜，喻为先生之赐矣。是症稍有不治，两命难全，全在乎神而明之，存乎其人也。（《巢渭芳医话》）

汪朴斋医案

○ 常山许思载翁孙媳，孕五月，医者谓经阻，而用红花、桃仁、香附、益母行血药，夜半血崩，予适在西街，叩门请治，随往视之，形脉俱脱，不知人事。即用人参二钱、炙芪一两、阿胶二钱、熟地八钱、附子一钱，煎好灌入。至五更脉出入苏，袴内见胞胎，方知服药错误而小产，斯时若迟延不敢峻补，安能有命？杭城项理问夫人小产崩脱，诸医不敢举方，乃请予视诊之。已无脉，胸膈满闷，气促汗出，危急之际。予制加味两仪汤：人参二钱，熟地一两，阿胶三钱，艾叶一钱，附子一钱，炙芪一两，当归三钱。速令煎服，本家畏补，服半帖，气仍闷促，复问于予。予曰：急与服之。随复再进，胸闷顿舒，呼吸调匀，脉亦续至。次早又进原方，适前医至，仍不敢用药。及见予方，沉吟良久，乃曰：脉脱气促，度其必死。先生胆大，用此大补，吾不敢也。予曰：此即《内经》所谓塞因塞用也。缘气不归原，下不纳气，致浮于上。又即下虚上实，血既亡矣。阳无所附，若非大补，少顷脱去，无可救矣，焉得回生？诸医不胜佩服。（《三三医书·评注产科心法》）

李修之医案

○ 半产后，血崩如注，头晕眼暗，饮食少进，面色青黄，六脉虚大无力，甚至昏晕不苏，一日数次，延予治之。予曰：血脱益气，阳生阴长，《灵枢》之旨也。况阳为阴之使，阴为阳之守。今久患崩中，宜乎几微之时而欲绝，奚能固其内守之阴？所以经流不竭，皆阳气不能卫外故也。若徒事养阴止涩，是人已入井而又投之以石耳。用补中益气汤加五味、艾叶服之，势不稍衰。予思古语云：大虚必挟寒。再以人参一两、熟附一钱煎成呷下。乃熟睡片时，醒来晕减神清，后以养荣汤去肉桂，加附子调理而安。

○ 怀孕三月，忽崩涌如泉，胎堕而胞息，胀闷昏沉，发热谵语，上视见鬼，面黑流涎已三日矣。此皆瘀血灌满胞中、上掩心肺，故恶证毕现。治法须分先后，用肉桂、归尾、泽兰、香附、红花、牛膝、元胡索煎成，调失笑散去其胞中垢秽，使不上升。继以参、芪、芎、归、肉桂助其传送，庶或有救。如方修服，神志稍清，觉痛阵连腰，恍恍如下坠。将鹅翎探入喉中一呕，而胞下胀闷诸苦若失。

○ 日晡潮热，经候不至，治者皆云：血枯经闭，用通经之品，寒热愈甚，呕吐恶心。予诊两手滑利，为结胎之兆，非经闭也。寒热者，乃气血护养胎元，不能滋荣肌肤耳。至五六月后，胎元已充，气血自盛，则寒热自止。时以予言为谬，延原医调理，仍加破血之剂，忽夜半崩如泉，痛势频，逼下一肉块而形已成矣，此时尚未得子，悔恨不逮，染成产蓐，逾年而卒。（《旧德堂医案》）

陈修园医案

○ 小产后奇经八脉交损，气冲，内有结瘕。病已逡巡半载，肌肉消瘦，食入脘腹觉痛，内热咯痰见血。明是产后阴分已虚，阴虚必生内热，经有明训。乃医者误以有形之故，多从瘀血例治，攻之消之清之，纯是一派苦辛。药既无中病情，反致伤及胃气，重犯虚虚之戒，渐至延成蓐劳，日来食渐减少，气逆心烦尤甚，防其反复增剧，治属棘手之症。拟先两和肝胃为法，俟能加谷，庶几可图。

当归身一钱，紫石英五钱，枸杞子三钱（炒），柏子仁三钱，白茯神一钱五分，沙苑蒺藜一钱，小茴香七分（炒）。（《南雅堂医案》）

方略医案

○ 弟妇洪氏黄昏小产，失血过多，元气将脱，魂不守舍，大呼邪魔相招，家叔亦以为祟。余因尔时乏药，用鹿角（切片，酒炒）八钱、结洋参（切片，米炒）四钱、龙眼肉十二枚、煨姜四片、黑大豆一盏（醇酒炒焦），煎汤热服，血止神清。若非消息病情，御之以理，鲜不以为祟矣。（《尚友堂医案》）

王励斋医案

○ 陈良友妻案。

每三月堕胎，兹堕双胎。信老妪言："以胎焙灰酒调服，可永不堕，不令人知，知则不灵"。故家人医

生，皆不知也。予诊脉大有力，以为胃有积滞，因产后不敢大克伐，微与消导，不效。后更请吴克宪先生兼治，始言此事，兹后方敢大胆克伐。盖最补有毒之物，兼以双胎之多，济以火煅酒下，其热可知。因痰火不能逐清，年余方愈。郭育材婢，因疟堕胎，亦三月。盖三月堕胎不致大虚，且疟未止，不敢遽补。惟以小柴胡汤兼四物汤加减治之，不效。后朱体云以附、桂而愈。是知此二证，缘三月堕胎，一虚一实，相悬天壤。

○ 缪妇案。

妇人科以四物汤为通套之药，随证加减治之，称家传而贵妥当，殊不知其不然也。缪妇，怀孕两月，值太姑去世，悲泣过度，遂致饮食不进，胎坠痛。予以调脾理气消痰之品治之。年幼不遵调摄，又时着气恼，故不效。往母家就医，医惟治以四物汤兼保胎之药，饮食愈减，血渐下，小腹坠痛愈甚。复回延予诊视，脾胃之脉弱极，然胃口壅塞作呕，以香砂六君子汤加枳、桔开提之。二帖思食，减去枳、桔，又二帖，饮食大进，下焦痛止，而血板反下，继下一物，大如鹅卵，内如蛋白状，是知胎已久坏，因胃气痞结，以致下焦气亦不通，故坠痛不下。服此药得胃气运行，而瘀血死胎，有不与之俱下乎？若再服四物保胎等药，予不知其变为何证也。（《医权初编》）

程杏轩医案

○ 召翁夫人怀孕三月，胎动血崩发晕。促往诊视，乃告翁曰："妊娠胎下血晕，已为重险，今胎未下而晕先见，倘胎下晕脱奈何？"翁嘱立方。予曰："血脱益气，舍独参汤别无良药。"翁问所需若干？予曰："数非一两不可。"翁出取参。予闻房内雇妇私语，胎产服参不宜。亟呼之出，语曰："尔何知，勿妄言以乱人意。"少顷翁持参至，予欲辞回，思适才雇妇所言，恐病人闻之疑而不服，岂不偾事，只得俟之。翁持参汤，予随入房，病人果不肯服，翁无如何。予正色言曰："性命安危，在此一举，今若不服此汤，胎下晕脱莫救。俗见胎产忌服人参，无非恐其补住恶露。在胎下后，犹或可言，今胎未下，与平常临产无异，岂平常临产可以服参，今昏晕欲脱，反不可服乎？予治此症颇多，勿为旁言所惑。"病人疑释，一饮而罄。予曰："有此砥柱中流，大势可守，尚防胎下复晕，其参粗再煎与服为妙。"诘朝复诊，翁云："昨遵谕，仍将参相

煎服。薄暮胎下，恶露无多，晕亦未作。"令多服培养气血之剂而痊。

○ 续翁媳升治兄令政半产，胎下血晕，时值寒冬，夤夜招诊，两脉已脱，面白肢冷，亟以参附汤灌苏。一家两证，势俱危险，皆伏参力保全。胎产不可服参，殊属谬语。

○ 汪心涤兄夫人，体羸多病，怀孕三月，腹痛见血，势欲小产，延予至时，胎已下矣。血来如崩，昏晕汗淋，面白如纸，身冷脉伏，予曰："事急矣，非参附汤莫挽。"金谓："用参恐阻恶露。"予曰："人将死矣，何远虑为。"亟煎参附汤灌之，少苏，旋复晕去，随晕随灌，终夕渐定。续用参、术、芪、草、归、地、枸杞，大剂浓煎，与粥饮肉汁间服，旬日始安。再投归脾汤数十剂乃愈。

○ 后张效伊翁夫人证同，亦照此法治验。乾隆甲寅秋，予室人叶孕三月，胎堕血晕，日进参芪十数两乃定。后仍半产数次，势皆危险，均赖补剂挽回，倘惑于浮议，并殆矣。（《杏轩医案》）

汪廷元医案

○ 小产后，外寒内热，头痛食少，恶露淋漓，不断溏泄，日夜多次，汗出不寐，腰脊酸疼，左脉濡小，而右更软弱。予谓："心脾内虚，奇经失职，延绵时日，必成蓐劳。察症凭脉，则血病，由于气病，皆中气下陷不能升举其阳也。惟用甘温以补气，气旺则清升浊降，阳生阴长，而诸病皆可愈矣。此李东垣补中益气之识，所以超出群贤也。今即用此汤，加枣仁以宁心，赤石脂以固下，鹿角霜以通奇。三味亦皆甘温补气妙品，可以相得益彰矣。"数服而效，半月复初。（《广陵医案摘录》）

沈奉江医案

○ 迎迓亭某茶肆主，苏人也，其妻怀孕八月，患伏邪，烦躁不安，神情倦怠，面色青晦，两脉沉伏，舌苔焦黑，腹中不动者半月矣，无力延医。先生诊之曰："此邪热内燔，胎元恐已不保。若顾其胎，命在旦夕。"用寒凉香开之剂，服之胎下，已半体溃烂。后用去瘀等剂化险为夷。（《三三医书·沈鲐翁医验随笔》）

余景和医案

○ 余在师处，见一施姓妇，年未三旬。每受妊至三月，即小产，已经三次。是年受妊，近三月，恐其又滑，就诊吾师。此妇面色㿠白，而略兼青色，口淡不渴，饮食不能克化，脉细濡而形寒。吾师进以附桂八味汤，服十余剂，面色稍红，饮食稍进。谓其夫曰：不必服药，惟每日服附桂八味丸三钱，服至临产，自然母子俱安。后果无恙。余问师曰：方书所载：胎前忌热，产后忌凉；胎前忌泄，产后忌补。何以此妇胎前，反多服热药？师曰：譬如瓜果结实，贵在天气之温和。人之养胎，亦贵阴阳调和。人之体热火旺而滑胎者，如瓜果方结，曝日亢旱，雨露少滋，自然叶萎而果落，故宜用凉药以润之，使热去而果自可保。寒体滑胎，如花后结果，阴雨日久，天气寒凉，无阳和之气，果亦不克长成，故服热药，使其阳气舒发，阴寒去而果乃可保。若拘于成书治病，即无从下手矣。况安胎本无成方，热者清之，寒者温之，气血不足者固之、补之，气血有余者理之、和之。所谓大匠诲人，能与人规矩，不能使人巧也。（《诊余集》）

方耕霞医案

○ 始而疟疾，继而小产。产后寒热接连，及今已涉三候，尚然胸痞渴不多饮，时而恶心，舌腻带灰，脉数无力。此血舍空虚，而湿热之邪留恋太阴、阳明未化也。至于咳无痰，乃挟秋燥使然，际此金囚木将亢，再延防邪犯厥阴而昏厥，姑拟泻心温胆合方，佐以宣化肺邪，慎勿犯下焦耳。

干姜、陈皮、枳壳、杏仁、竹茹、川贝、川连、半夏、茯苓、蔻仁、桑皮、前胡。（《倚云轩医话医案集》）

王士雄医案

○ 自春间半产后，发热有时，迄于季秋，广服滋阴之药，竟不能愈。其大父陈霭山延孟英诊脉，按之豁然。投以当归补血汤而热退，继以小建中愈之。

○ 半产后，因吃饭脘痛。人以为停食也，进以消导。痛甚发热，卧则右胁筋掣难忍。孟英曰：此非发散攻消可疗。与旋覆、丝瓜络、冬瓜子、莲秆、苇茎、竹茹、贝母、枇杷叶、兰叶、通草为方，一剂知，二剂已。

○ 胎前产后，疑似极多，号曰专科，尚难措手。陈肖岩孝廉之媳，屠仲如之女也。汛愆一度，次月仍行，方疑其病也。孟英诊曰：尺虽小弱，来去缓和，是娠也。继而果然。

○ 屠仲如令弟子缘之室，经事稍迟，孟英偶诊，亦发妊断，寻验。甫三月，患胎漏，适孟英丁内艰，遂不克保而堕。堕后恶露虽行，而寒热头痛，时或自汗，且觉冷自心中出。医谓类疟，与温化之药，病日甚。交八日，孟英始出门，即延诊之，脉来沉实而数，舌苔紫黯，乃瘀血为患耳，与桃仁、泽兰、山楂、茺蔚、旋覆、红花、丹参、通草、琥珀、蛤壳、丝瓜络之剂，服之，腹痛大减，下瘀血如肺者一枚。次日，诸恙较减，乳汁大流，再以前方去通草，加麦蘖投之，服后仍腹痛，复下瘀块累累，而诸恙若失。

或问曰：先生尝言，产后腹无痛苦者，不可妄行其血。此证恶露已行，腹无痛胀，何以断为瘀阻，而再行其血耶？孟英答曰：正产如瓜熟蒂落，诸经荫胎之血，贯患流通，苟有瘀停，必形痛胀，堕胎如疡痈未熟，强挤其脓，尚有未化之根绊，不能一剂尽出。所以胎虽堕，而诸经荫胎之血，萃而未涣，浅者虽出，深者尚留，况是血旺之躯。加以温升之药，挽其顺流之路，窒其欲出之机，未到腹中，胀痛奚作？吾以循经通络、宣气行瘀之法，导使下行，故出路始通，而后腹痛瘀来，必然有脉可征。非谓凡属堕胎，皆有是证也。

○ 金畹香令媳，半产后，营分不摄，淋漓数月，治之勿瘳。孟英于季夏诊视，两尺皆浮，左寸关弦，与"三甲"、"二至"、"二地"、蒿、薇、柏叶、（海）螵蛸、黄柏为方，服之渐愈。

仲秋，诊其脉，即断受孕，渠谓怀孕，必无病矣。而不知病久初瘥，正须培养，虽即受孕，涵蓄无权，果至仲冬而胎堕矣。

○ 李华甫继室，娠三月而崩，孟英按脉，弦洪而数。予大剂生地、银花、茅根、柏叶、青蒿、白薇、黄芩、续断、驴皮胶、藕节、胎发灰、海螵蛸而安。奈不能安逸，越数日，胎堕复崩。孟英于前方去后六味，加犀角、竹茹、元参为治。

或谓胎前宜凉，产后则否，乃招专科及萧山竹林寺僧治之。咸用温药，且执"暴崩宜补"。服药数剂，虚象日著，时时汗出昏晕，畏闻人声，懒言息微，不食不眠，间有呃忒，崩仍不止，皆束手待毙矣。复邀孟英视之，曰：此执死书以治活病也。夫血因热而崩，胎因崩而堕。岂胎堕之后，热即化为寒乎？参、术、姜、桂、棕灰、五味之类，温补酸涩，既助其热，血亦奔流。又窒其气，津液潜消。至现以上诸证，脉或不知，而苔黄黑燥，岂不见乎？因与犀角、石膏、元参、知母、花粉、竹沥、麦冬、银花、栀子、石斛、旋覆、青蒿、白薇等，大剂投之，神气渐清，旬日后，各恙始平。继去犀角，加生地，服二月，痊愈。（《王氏医案》）

袁桂生医案

○ 癸丑冬月，裕大昌木行。伊君夫人年二十六岁，怀孕三月，骤然腹痛下血，既痛且胀。痛甚则头出冷汗，手冷鼻冷，胸闷呕吐，前后阴皆阻胀不堪。左手脉伏不现，右脉弱小，面色淡黄白而无光彩，舌色淡无苔，此气血虚寒之象，殆由劳力受寒使然。盖中下焦阳气不足，腹部受寒，则血脉流行阻滞而为痛胀；胃脏受寒，则消化停阻而呕吐；子宫之血管破裂则下血。左手脉伏者，血为寒凝，营卫之功用失常度也；右脉弱小者，气血虚寒之本相也。前后阴与腹部阻胀拒按者，血为寒凝，阳气不能运行也。额冷、鼻冷、手冷、面色无神者，亦皆虚寒之本色也。其病殆与伤寒直中阴经无异。特孕妇之病，又兼漏下，与常人异耳。问之，果因送其伯父之殡，夜间操麻雀牌未眠，黎明乘舆登山，饱受风寒，归家即病，拟方以胶艾汤合建中汤法。当归、地黄各四钱，川芎二钱，阿胶三钱以止血安胎。肉桂八分、制附子一钱五分、桂枝二钱、炒白芍三钱以回阳止痛而散寒邪。砂仁一钱、木香一钱五分以温胃消滞而通阻胀。党参三钱、红枣三枚、生姜三片以扶元气而和营卫。作煎剂服。明日复诊，痛胀均大退，呕吐亦止，能对予发言，亦能进粥，左脉亦现，面色亦较有生气，但下血未止，心内常觉空虚。乃以原方去木香、砂仁、桂枝、川芎，并稍减桂附，改地黄为熟地，而当归亦减用二钱，加枸杞子三钱、茴香二钱，接服三剂，饮食起居，略如平人矣。一月后，始强健，而胎则杳然，盖下血时已随波而堕矣。

小产后，心慌不寐，发热恶寒，头晕汗多，口干，舌苔少，舌尖破皮，脉息虚数，此临产时去血过多，气血两虚之象。盖阳虚则恶寒，阴虚则发热，阴阳俱虚，则恶寒发热也。问之，果下血三日而胎始堕，胎堕时，又极艰苦，晕厥数次，而体质又瘦弱。遂以补养气血、安神敛汗之方，一剂而安寐汗收，寒热俱退，能起床行立，进粥半碗，一剂而痊愈矣。方用熟地、阿胶、麦冬、牡蛎、枣仁、茯神各三钱，干地黄四钱，黄芪二钱，红枣三枚，水煎。（《丛桂草堂医案》）

蒋宝素医案

○ 胎气系于脾，脾虚则蒂无所附，故易落。

连胎半产，八脉皆空。内热燔蒸，阴亏可据。由郁怒伤肝、火灼金伤所致，极难奏效。

大生地、当归身、大白芍、抚川芎、潞党参、冬白术、炙甘草、川续断、黄芩、大砂仁、益母草、粳米。

○ 半产后恶露未尽，瘀停络脉之间，腹痛且胀。宜生化汤加味主之。

大熟地、当归身、抚芎、炮姜炭、桃仁泥、生木香、藿香梗、制香附。

○ 连胎半产，去血过多，无以荣肝，虚里穴动，六脉弦数少神。爰以《医统》养心汤，观其进退。

大生地、白茯神、当归身、柏子仁、酸枣仁、炙甘草、人参、大麦冬、五味子。

○ 三经半产，阴伤未复。经来色淡，血虚可知。阴亏，水不济火。血少，木失敷荣。肝病传脾，脾伤不能为胃行其津液，荣养诸经，以故形神不振，脉来软数无神。有血枯经闭之虑，法当静补真阴为主。

大熟地、当归身、左牡蛎、大麦冬、怀山药、山萸肉、粉丹皮、福泽泻、女贞子、旱莲草、玄武胶。

○ 有妊至七月则堕。七月手太阴肺脉司胎。肺司百脉之气，气火不两立。壮火蚀气，肺脏乃伤，无以奉秋收之令。金水同源，肺与大肠相为表里，肾开窍于二阴，大便坚结难解，阴亏火盛可知。治宜壮水潜阳为主，加以清肃上焦之意。

大生地、玄武板、大麦冬、大白芍、西洋参、云茯苓、冬白术、炙甘草、川续断、黄芩。

○ 曾经半产，去血过多，无以滋荣五内，流贯诸经。舌有红槽，时觉头眩、心悸，饮食减少，经来不能应月盈亏。清气不升，肛痔下坠。久延有二阳之病发心脾，传为风消、息贲之虑。

大熟地、东洋参、云茯苓、炙甘草、冬白术、当归身、大白芍、五味子、龙眼肉。

○ 流水、武火熬膏。早晚各服四钱。

○ 半产后停瘀虽化，胀痛虽痊，往来寒热犹存，饮食迟于运化，血色不华，形神不振，六脉弦数，按之无力。良由肝郁不伸，土为木克，化机不健，营卫乖分，有虚劳之虑。宜补阴益气为主。

大熟地、东洋参、当归身、抚芎、陈橘皮、柴胡根、绿升麻、怀山药。

○ 半产后，百脉空虚，阴阳并损，气不生血，血不华色。阴亏，舌有红槽。脾虚，大便不实。良由怒郁伤肝，土为木克，值辛苦悲劳之际，静不胜动，脏阴营液愈亏，以故精气形神不振。不可烦劳动怒，当思静则生阴之理。拟益母八珍加减主之。

东洋参、云茯苓、冬白术、炙甘草、当归身、抚芎、大熟地、益母花、佩兰叶。

○ 经淋二十余日不断，败胎可知。腰不痛者，胎本不固也。脉来滑数而空，阴亏水不制火，血热无以荣胎，有覆辙相寻之虑。宜静养真阴，以清营热为主。

大生地、当归身、大丹参、冬白术、生甘草、陈阿胶、东洋参、奎白芍、川续断、枯黄芩、肥玉竹。

○ 三经半产，八脉俱伤。任主胞胎，冲为血海，任行身前，督行身后，冲脉从中直上。冲虚血不荣胎，任弱不胜其任，督脉不能总督诸阳，以故胎孕不育，有终身之累，拟磐石散加减主之。

大熟地、当归身、抚芎、炙甘草、云茯苓、冬白术、人参、肥玉竹、煅牡蛎、川续断、酒炒黄芩、蛤粉炒阿胶。

○ 连胎半产，八脉俱亏，食少运迟，血不华色。冲为血海，任主胞胎。至哉坤元，万物资生。当以治脾为主，每早晚服十九味资生丸。

○ 半产后，血去阴亏，水不济火，木失敷荣，脾失健运。饮食少思，怔忡，眩晕。现在春木司权，中州益困，脉来弦数而空。拟六味、六君加减，从水能生木、土能安木论治。

大生地、粉丹皮、建泽泻、怀山药、云茯苓、东洋参、冬白术、炙甘草、远志肉、福橘皮、酸枣仁、法制陈半夏。

○ 有妊至三月则堕。三月，手厥阴胞络离火司胎。素本阴亏，水不济火，离光暴甚，阴液潜消，无以灌溉胎元。譬如草木萌芽，无雨露滋荣，被阳光消烁，安能不萎。已经二次，冲任失其肩固，恐胎至离宫，永为滑例。拟《局方》磐石散主之。

大熟地、全当归、川芎、大白芍、人参、云茯苓、冬白术、炙甘草、川续断、黄芩、缩砂仁。

为末，粳米四两煎水叠丸。早服三钱，晚服三钱。

〇 半产甚于大产，为其非出自然，多在三月、七月之间。以三月离火司胎，二火相济。七月肺金司胎，金为火烁。至哉坤元，万物资生，物生于土，胎亦宜然。欲杜半产之患，法当崇土为先。

每食后，服十九味资生丸三钱。（《问斋医案》）

徐鳞医案

〇 同乡八石板旧友斯福庆室人，怀孕十月，偶染暑邪，口渴舌红，身热腹痛，当时不即服药，延至六七日，腹大痛拒按。福庆自忖将产，忙催稳婆坐待三日，痛极而厥。厥后崩下血水血块以数斗计，亦色紫黑，腹顿收如平人，痛犹乍作乍止，稳婆不解，妄进血臌之说以惑之。福庆未之深信，旋叩余扉，邀诊是否血臌。随诊六脉数实有力，右关洪大而芤，干苔青紫，张口一嘘，臭秽之气弥漫一室，病者蜷卧似脱命，按其小腹，冷若冰凝，以证合脉，显系胎死腹中，危险之至。若用寻常下胎套方，产妇命必不保，跋前疐后始得治法，拟十全大补汤大剂与服，方未写就，福庆急止而问曰："素知足下于医一道究心有年，胎产腹痛未已，遽用峻补，于意云何？"余曰："尊痈体质本属虚寒，热充表里三焦，熏蒸互中，胎受热逼，热极胎伤，而热挟胞胎污秽之气升腾于上，所以痛极而厥也，验其苔色青而少腹冷，又兼口臭，如此知其胎已朽败。据述所下之血色紫而秽，明知下焦阴寒之气。与朽败之秽浊互相感召而凝结。况其人中宫素寒，人身犹小天，暑月六阳尽出乎地上，凡阳气有余于外者，必不足于中，若不急投温补之剂，则所凝之秽从何而化？若不峻补其气血，则朽败之胎必不能送之使下。吾虽初学知理，大旨知不越此，兄其不必过于慎谨，速进汤药，毋自延误。"于是福庆命侄速去配药，服之约二时许，产妇腹痛大作，狂呼踊跃，促余再诊。刚及暗房室内，止余快退，余遂还座少顷，而福庆侄妇向余欣欣称贺曰："先生果有先见之明，药进之后，产下一物，头青腹破，四体筋连骨脱，想在母腹中死已多日耳。"余亦不之遑答，嘱福庆即服

生化汤加丹参一剂，可保无忧。旁又一人诘余而言曰："如热毒逼胎，而方中之肉桂辛热，不啻火上添油，用之反收奇功，此中之义还敢质之。"余乃从容示之曰："如此证初起能用祛暑解热之品，本可母子双全其命。任其暑热散漫，不即医治，以致热伤胞胎，胎伤热犹未得出路，直待崩决而下。热随崩泄，犹譬诸伤寒热邪传里，用承气汤相仿，热得下而已除，所留者仅血液凝聚，并本然之阴寒，胶滞于子宫，又有腐朽之胞胎，横逆倒置，步位迁移，非肉桂之辛热，焉能散其寒而化其胶结。更藉参芪归芍地术之多脂多津，以襄助之，则肉桂方能尽其长而神其技也。上古神农医药三品，义只如是。"众座称善。福庆又曰："假如当时听信稳婆，命岂能保乎？然则善后又当如何？"余思产后百会疼痛，因虚所致，以生化汤加参芪接服五剂，按照常产调护，百会痛止，腹中疼减，药可止矣。外宜谷肉果菜食养，两致无使过焉。百日工夫，庶克夏元。福庆一切领纳，余亦窃喜，初次临证，得成侥幸之功，而红汗已透襟褥矣！（《医案梦记附棠》）

许恩普医案

〇 庚寅年，户部员外宝源局监督胡吕瑞少君瀹生齾尹壶相小产，胎不下者十余日，诸医均以攻伐之药，胎更不下，而疼以绞，命在旦夕。延余诊视，脉潘以体素弱，加以小产误服攻伐，重伤气血，以致血竭而胎不下。以十全大补汤加重，以助气血，加朴硝一钱以化死胎，即下。去硝，用生化汤加参芪以扶气血，数服而愈。（《三三医书·许氏医案》）

沈湘医案

〇 妊娠四月流产，失血过多，气血大亏。头晕，气短，心悸，自汗，腰疼，腹痛，面色苍白，两脉微弱。有气随血脱之虞，急予益气摄血。

西洋参五钱（另煎兑），炙黄芪五钱，白术三钱，炮干姜二钱，炙甘草一钱，桂圆肉三钱，陈艾炭二钱，茯神三钱，炒枣仁三钱，杜仲四钱，补骨脂四钱，龙骨四钱。（《沈绍九医话》）

陈在山医案

〇 患小产，脉沉细而微，不食腹满，腰膝疼痛，曾记今春患肝瘀脾虚等证，经余治愈，今又小产，气血大伤，虚寒显露矣。趁此产后之际，重温补为要。

西参、焦术、当归、香附、陈皮、川芎、茯神、炙草、熟地、莲子、川续断、砂仁、川膝、坤草，引用元酒。

内人服前方数剂，颇见功效，虽腰膝有时作痛，较前亦轻。仍以前方加减，配丸药一料，缓缓服之，必获大效。

人参、皮苓、茅术、当归、炙草、川芎、杜仲、木瓜、牛膝、坤草、元胡、橘皮、川断、南茴、乌药、熟地、黄芪、山药、厚朴、香附。

共面蜜丸，三钱，每元酒送下。（《云深处医案》）

李铎医案

○ 周炳元之侄女，年二十，适许坊杨某，因热病服硝黄峻攻之剂，遂致堕胎，发热大渴，头痛如裂，眼目昏暗，心腹疼痛，大汗不止，头摇手搐，诊脉浮洪而大。按之空虚，是气血大伤、阴阳两脱之候。急用丹溪产后大补气血法。

酒芪一两，当归三钱，党参八钱，白术五钱，附子五钱（包），干姜钱半（炮黑），炒荆芥一钱，甘草一钱（炙），安桂心六分，龙眼肉四两。

同煎，滤浓汁，频频温服。又口渴勿与茶水，只服汤药，或间服童便一小杯对热酒冲服，此真脱证，产后危险之极，倘再投凉药，命在须臾，必无救矣。因证危方峻，恐不敢进，故叮咛若此。

又：连进大补气血之剂，昏冒少可，渴止痛缓，汗止热退，逆候瘥除，足征峻补之验。诊视丝毫不紊，可许无忧。今六脉反见细弱，显属真虚之象，致头摇如眩，目跳如瞤，是伤风使然。因产后正气一虚，风邪乘虚而入。又少腹尚有阵痛，必有停瘀未清也。法宜补血祛风，兼佐行瘀。

黄芪（炙）、当归、川芎、丹参、荆芥炭、天麻（煨）、白附、钩藤、肉桂、甘草（炙）。

误用硝黄峻攻，以致阴阳两脱，不用大剂补法，亦难挽回，产后气血两虚，误下之不可，误汗之不可，此可为鉴。寿山。（《医案偶存》）

吴简庵医案

○ 产期将近，因孩子顽要，向腹一撞。忽然腹痛血多，腰酸下坠。余曰：凡胎脉必滑疾数大，今两手反见细弱，且舌青面赤，是触伤胎元，子殒腹中不下，亟投脱花煎加人参助其气血，当速去其胎，以救其母。连服数帖，则胎逐而下。视其死胎已青，色将腐矣。产妇安然无恙。（《临证医案笔记》）

王汉皋医案

○ 初孕，胎见脐右，十月未产，腊尽逾两月矣。稳婆伤其胞，日夜晕死十余次，且六七日不食，诊其六脉沉细不数，面色不青，是胎死母可活也。亟用保产无忧散一服，连用脱花煎一服，得死胎下，而大泻；用土炒当归、白术、灶心土服之，痢止；用归、芎、桂、姜、术、甘等味而愈。

○ 产前诸稳婆扶之走于室内，三日三夜歇少行多，忽死复苏。诊得六脉沉弱、四至，乃胎死也，因伪呼曰：母子两全，宜平身静卧，不许再行走矣。用保产无忧散，一服死胎立下。（《王氏医存》）

柳谷孙医案

○ 时邪郁伏已久，适值小产，血室空虚，脏气震动，蒙陷于里。始则狂谵，继则昏蒙，口噤戴眼，循衣撮空，种种恶候，层见迭出，势已难于挽救。所见之证，大抵在于厥阴。腑垢屡通，而病仍转剧，其邪机深入于脏可知。脉数弦带促，舌光红，鼻煤气逆，阴液伤而肺胃亦被燔灼。姑拟潜熄厥阴，清养肺胃，而化热托邪之意即寓其中，然亦不过聊尽愚忱，以冀万一之幸而已。

羚羊角、丹皮、白薇、紫丹参、泽兰叶、郁金、西洋参、麦冬肉、鲜生地（洗打，去汁，用姜汁拌炒）、黑荆芥。

另：妇科回生丹一粒，研，和入琥珀屑四分，即用药汁调，冲入童便一杯，服。

二诊：瘀热已化，神识渐清，危病转机，病者之幸也。刻诊脉象软数未净，耳聋面浮，筋节麻木，寐则多梦，脏腑大热虽去，而营中之余热、经络之郁气，岂能一旦清肃？当此大病伤残之候，须清其余热，和其胃气，畅其经络。凡腻补之品，尚难骤进。况偏卧痰多，脾肺之气，胎前久已失调，刻下尤宜照顾。拟清营和胃，佐调脾肺之法。缓缓图复，冀其不致再生波折为幸！

全当归、东白芍、小生地、白薇、丹皮、橘络红、

瓜蒌皮、桑白皮、郁金、冬瓜子、西洋参、石斛、甜杏仁、夜交藤、竹二青。(《柳宝诒医案》)

其他医案

妇人因行房癫狂，遂至小产，血崩不止，人以为火动之极也，谁知是气脱之故乎！凡怀孕妇人，惟藉肾水荫胎，水原不足。水不足而火易沸，加之久战不已，则火必大动。若至癫狂，则精必大泄，肾水益干，肾火愈炽，水火两病，胎何能固！胎堕而火犹而火动由于水亏，血崩本于气脱，不急固其气则气散不能速回，血将何生，不大补其精则精涸不能遽长，火且益炽。方用固气填精汤。

人参一两，熟地一两，白术五钱，当归五钱，黄芪一两，炒黑荆芥二钱，三七根(末)三钱。

水煎调服。一剂血止，再剂身安，四剂痊愈。

此方全不清火，惟补气补精，救其匮乏，奏功独神者，以诸药甘温能除大热也。盖此热乃虚热，非实热耳，实热可以寒折，虚热必须温补，故补气自能摄血，补精自能止血也。

此证用固气止脱汤亦效。人参、熟地、山茱萸各一两，白术、麦冬各五钱，甘草一钱，丹皮三钱。水煎服。

妇人因跌仆闪损，遂至小产，血流紫块，昏晕欲绝，人以为瘀血之作祟也，谁知是血室伤损乎！夫妇人血室与胞胎相连，胞胎损而血室亦损。然伤胞胎而流血者其伤浅，伤血室而流血者其伤深矣。伤浅者漏在腹，伤深者晕在心。同一跌闪之伤也，未小产与已小产治各不同。未小产而胎不安者，宜顾其胎，不可径去其血。已小产而血大崩者，宜散其血，不可重伤其气。盖胎已堕矣，血既尽脱，则血室空虚，惟气存耳，倘又伤其气，保无气脱之忧乎！故必须补气以生血，新血生而瘀血可止也。方用理气止瘀汤。

人参一两，黄芪一两，当归五钱，红花一钱，丹皮三钱(炒黑)，干姜五分，茯苓三钱。

水煎服。一剂瘀血止，二剂昏晕除，三剂痊安。

此方用人参、黄芪以补气，气旺而血可摄也；用当归、丹皮以补血，血生而瘀难留也；用红花、黑姜以活血，血活而晕可除也；用茯苓以利水，水流而血易归经也。

此证用加味补血汤亦神。黄芪二两，当归、人参各一两，丹皮三钱，荆芥三钱，益母草三钱。水煎服。

妇人怀娠，口渴烦躁，舌上生疮，两唇肿裂，大便干结至息，故血随火崩，有不可止之势。治法，自当以止血为主，然数日不通，以致腹痛小产，人以为大肠之火也，谁知是血热烁胎乎！夫血所以养胎者也，然血温则胎受其利，血热则胎受其损，儿在胎中，不啻如探汤之苦，如何存活，自然外越下奔，以避炎氛之逼耳。夫血乃阴水所化，血日荫胎，则取给甚急，阴水不能速生以变血，则阴虚火动。阴中无非火气，则血中亦无非火气矣，两火相合，焚逼儿胎，此胎之所以下堕也。治法，清胞中之火补肾中之精始可矣。盖胎中纯是火气，此火乃虚火，非实火也，实火可泻，虚火宜于补中清之。倘一味用寒凉之药，以降其火，全不顾胎之虚实，势必寒气逼人，胃中生气萧索，何以化精微以生阴水乎？不变为痨瘵者几希矣。方用四物汤加减。

熟地五钱，白芍三钱，川芎一钱，当归一两，山茱萸二钱，山药三钱，栀子一钱，丹皮三钱。

水煎服。连服四剂，余血净而腹痛全消。

此证用生地饮亦神，生地二两。于未小产前救之。若已小产，此方亦可用。或减半用之，尤为万安也。

娠妇有畏寒腹痛，因而落胎者，人以为下部太寒也，谁知气虚而又加寒犯，遂至不能摄胎而下堕乎！夫人生于火，亦养于火，然火非气不充，气旺而后火旺，气衰则火不能旺矣。火之坐胎者，受父母先天之火也。先天之火，即先天之气成之，故胎成于气，亦摄于气。气旺则胎牢，气衰则胎弱，胎日加长，气日加衰，安得不堕哉！况遇寒气之外侵，则内火之气更微。当其腹痛时，即用人参、干姜之药，则痛止胎安，无如人之不敢用也，因致堕胎。仅存几微之气，不急救其气，用何法以救之乎？方用黄芪补血汤。

黄芪二两，当归一两，肉桂五分。

水煎服。一剂而血止，三剂而气旺，庶不致有垂绝之忧也。

倘认定是寒，大用辛热之品，全不补其气血，则过于燥热，必至亡阳，又为可危耳。

此证用加味参术汤亦效。人参一两，白术五钱，甘草一钱，肉桂一钱，白扁豆三钱。水煎服。

妊妇有大怒之后，忽然腹痛，因而堕胎，及胎堕之后，仍然腹痛者，人以为肝经之余火未退也，谁知血不归经而痛乎！夫肝藏血，大怒则血不能藏，宜失血而不宜堕胎，故为血失而胎亦堕乎？不知肝性最急，血门不闭，其血直捣于胞胎，而胞胎之系，通于心肾之间，肝血来冲，心肾路断，而胎气一时遂绝，此胎之所以堕也。胎既堕而血犹未尽，故余痛无已也。治法，引其肝血仍入于肝中，而腹痛自止，然而徒引肝血，不平其肝木之气，则气逆不易转，即血逆不易归也。方用引气归血汤。

白芍五钱，当归五钱，炒黑荆芥三钱，白术三钱，炒黑干姜五分，香附五分，郁金一钱，甘草一钱，麦冬三钱。

水煎服。

此方名为引气，其实仍皆引血也，气血两归，腹犹作痛，余不信也。

此证用归经佛手散亦神。当归一两，川芎、白术各五钱，荆芥三钱，炒黑干姜一钱，甘草一钱，人参三钱，熟地五两。水煎服。（《临证医案伤寒辨证录》）

一妇，妊娠五个月，自服煎红丸，胎即堕。腹中胀痛，服血药益甚，手按之愈痛。脉数软涩。薛曰：此峻药重伤脾胃，不能运化浊血而然，非有实滞也。投以八珍汤加枳壳、木香、半夏、乳、没。二剂而痛止胀减，数剂而痊愈矣。

史仲子室，年甫二十。因疫堕胎。因咳服清肺解表，反加喘急不寐。请薛诊之，脉软数而涩。曰：此脾土太虚，不能生肺金，而湿伏不化，药重伤之，故喘。与补中益气汤加茯苓、半夏、五味、炮姜，四剂渐减。又与八珍汤加五味子及十全大补汤而痊安。（徐灵胎《女科医案》）

丹溪治一妇有胎，至三个月之左右即堕，其脉左大无力，重取则涩，乃血少也。以其妙年。只补中气，使血自荣，时正初夏，浓煎白术汤调黄芩末一钱，服之至三四两，得保全而生。

一妇年三十余，或经住，或成形未具，其胎必堕。察其性急多怒，色黑气实，此相火太盛，不能生气化胎，反食气伤精故也。（亦壮火，此乃损伤脾气而作胀。虽然，当急则治其标也。若泥用丹溪方法，恐缓不及事矣。用桃仁承气加朴、实，倍硝黄煎服，四分吐去其一，至次日早，仍不通。事急，又服琥珀丸三钱，至申时大通胀减。（小调经之用琥珀，良有以也。）但体倦，四肢无力，口不知味，发热，再用参、芪、归、芍、术、陈、楂，煎服八剂而安。

薛立斋治一妊娠五月，服剪红丸而堕，腹中胀痛，服破血之剂，益甚，以手按之益痛。薛曰：此峻药重伤脾胃受患。用八珍倍人参、黄芪、半夏、乳香、没药二剂而痛止，数剂痊愈。（痛以手按之痛、不痛分虚实。立斋以按之痛甚，竟作大虚治，非明眼不能。）

一妇素怯弱。四月，生女自乳。患疥疮，年余不愈，遂至羸困。五月，勉强执姑丧礼，旬月，每欲眩卧。一日感气，忽患心脾高肿作痛，手不可按，而呕吐不止，六脉微细之极。医以为脉虽虚，而病形则实，误认诸痛不可补气，乃用青皮、香附、吴萸等药而愈。（琇按：肝气冲逆，初服破散之剂，颇有小效。）继复患疟，且堕胎，又投理气行气之剂，病去，元气转脱，再投参、芪补剂，不应矣。六脉如系欲绝。薛诊云：皆气理之剂，损真之误也。连投参、芪、归、术、附子、姜、桂六剂，间用八味丸。五日，眠食渐甘，六脉全复。薛云：心脾疼痛时，即当服此等药，疟亦不作矣。

江篁南治一妇人，堕胎后血不止，食少中满，倦急烦躁，脉沉大而数，重取渐弦。乃作怒气伤肝，感动胃气，以二陈汤加川芎、白术、砂仁，二十帖而安。

江应宿治汪镐妻，年三十五岁，厌产，误服打胎药，下血如崩漏旬余，腹痛一阵即行，或时鼻衄，诸药不效。予诊得六脉数而微弦，乃厥阳之火泛逆，投四物，换生地，加阿胶、炒黑山栀子、蒲黄，一剂而愈。（江云：内热而虚，致堕者居多。盖孕至三五月上，属少阳相火，所以易堕。不然，何以黄芩、白术、阿胶等，为安胎之圣药。）（《名医类案》）

薛立斋治一妇人堕胎昏愦，不时吐痰。自用养血化痰之剂，昏愦不省，自汗发搐，痰涎涌出。彼以为中风，欲用祛风化痰之剂。薛曰：此属脾气虚寒所致。遂用十全大补汤，加炮姜，二十余剂而愈。

一妇人年二十余，疫疾堕胎，时咳，服清肺解表，喘急不寐。薛谓：脾土虚不能生肺金，药损益甚。光与补中益气加茯苓、半夏、五味、炮姜，四剂渐愈。又与八珍加五味，及十全大补汤痊愈。

龚子才治一妇人，每怀孕至三个月必堕。不肯服药，教以四五年老母鸡煮汤，入红壳小黄米，煮粥食之。不数服而胎固，至足月生男。

方节庵之夫人朱氏，屡受产难，因就医乞堕胎方，服之无效。复求方于郑氏。郑云：坠胎不下，必贵儿也，今后宜服安胎药矣。一日方闲步阡间，见一道人手携竹筐，坐于桥下，与之语，道气盎然，因设斋留之。到家问：筐中何物？曰：此济瘝病人丹药也。因授一方，名曰回生救产丹，并劝修合普施。朱夫人诞弥厥月，时服一丸，则果如达矣。遂连生二子，长名鹏，字矫亭。次名凤，字改亭。后一为宫詹，一为御史。《张氏卮言》

薛立斋治一妇苦于生育，孕及三月，以面粉烧酒调服堕胎。胎去下血不止，呕吐汤药不纳，六脉细小欲绝。作毒药伤胃气，胃气不虚不能司纳。以人参二钱、甘草五分，水煎徐徐与服，呕止。用八珍汤调理而安。

又治一孕妇，用前药患前症，胸腹饱满，呕吐不止，用绿豆甘草汤饮之而安。

一妇怀孕三月而堕，堕后发热自汗，四肢软弱。曰：气血虚，不能荣养其胎故堕，堕后益虚，阴虚则发热，阳虚则自汗。以十全大补汤去桂，加五味子而安。

吴桥治程应兆妻故多病，三月不月，已忽微行，诸医以为积血而力导之，恶乃大至，举身汗溢，垂绝而苏。则又为虚极而重剂补之，上视反张，惊搐昏冒，饰巾待尽。桥诊之，脉虽离经，按之不绝。曰：此妊脉也，误谓积血，迫之大行，胎离经而欲下，则血竭而途穷，阳气无阴血可依，浮腾而上越，胎堕阳上逆而触心，故上视反张，惊搐昏瞀，法不当死。乃予顺胎散，始进甚艰，既及半两药力行，嗒焉而寐。诸医目桥曰：死矣。桥曰：药中病乃寐，诸公待之。顷之呻吟，始云头痛。诸医以为余烬也，夜分乃终。桥曰：中夜阳生，比当来复。时至而圈围乃少舒，诘朝爽然，俄仆卧内。诸医目慑桥曰：真死矣。桥曰：胎欲下而血垂尽，壅阏不得行。寻以顺胎散下之，则血块大如拱。诸医慑桥

曰：吾侪固以为积血，果然。桥徐应曰：非积血也，胎也。立引水激而濯之，外紫而中白，具人形。病者渐安，诸医乃服。《太函集》

徐灵胎曰：妇科之最重者二端，堕胎与难产耳。世之治坠胎者，往往纯用滋补。治难产者，往往专于攻下，二者皆非也。盖半产之故非一端，由于虚滑者十之一二，由于内热者十之八九。盖胎惟赖血以养，故得胎之后，经事不行者，因冲任之血，皆为胎所吸，无余血下行也。苟血或不足，则胎枯竭而下堕矣。其血所以不足之故，皆由内热炎盛，阳旺而阴亏也。故古人养胎之方，专以黄芩为主。又血之生，必由于脾胃。《经》云：营卫之道，纳谷为实。故又以白术佐之。乃世之人专以参、芪补气，熟地滞胃，气旺则火盛，胃湿则不运。生化之源衰而血益少矣。至于产育之事，乃天地化育之常，本无危险之理，险者千不得一。世之遭厄难者，乃人事之未工也。其法在乎产妇，不可令早用力，盖胎必转而后下，早用力则胎先下坠，断难舒转，于是横生倒产之害生，又用力则胞浆骤下，胎已枯涩，何由能产？此病不但产子之家不知，即收生稳妇，亦有不知者。至于用药之法，则交骨不开，胎元不转，种种诸症，各有专方。其外或宜润，或宜降，或宜温，或宜凉，亦当随症施治。其大端以养血为，盖血足则诸症自退也。至于易产强健之产妇，最多卒死，盖大脱血之后，冲任空虚，经脉娇脆，健妇不以为意，轻举妄动，用力稍重，冲脉断裂，气脱血崩，死在顷刻。尤忌举手上头，如是死者，吾见极多。不知者以为奇异，实理之常。生产之家，不可不知也。（《续名医类案》）

孕产痘

○ 徐仲光曰：一孕妇正痘养浆时坠胎，血去多，昏愦，乃伏陷而死。

○ 一孕妇症同前，以黄芪一两五钱，人参、当归各一两，阿胶五钱，甘草、艾、黑姜各三钱，附子一钱。治之而愈。

○ 一孕妇浆期正产，痘顺，以保元汤加川芎、当归、荆芥、山楂、益母草而愈。

○ 一孕妇痘浆足不易痂，面赤晡热，此脾虚血少也，以安胎饮加参而愈。

○ 一孕妇痘匀朗灰白，热甚坠胎，昏愦冷呕，此胃

气虚寒也。以保丸汤加姜、白术、肉桂而愈。

○ 一产妇痘不易透，疲倦，血去不止，此气血两亏也。治以芎、归、参、姜、益母、升麻，血止痘起。又以补中益气而愈。

○ 一孕妇出痘，以安胎饮调理而愈。又有胎痛甚者，以砂仁炒黑，研末，酒下一钱，即愈。

○ 一产妇出痘浆不足，灰白，身热肢冷，寒战咬牙，烦躁溏泄，此脾胃虚也。以异功散治之而愈。亦有去血不止，药不效者，倒黡而死。

○ 一妇产后痘顺痰盛，清解之益甚，此阴虚不能制阳也，以六味地黄丸料加当归、麦冬而愈。

○ 一妇痘甫愈而强以房事，疤变色，成劳而死。

○ 一产妇痘不易发，烦躁谵狂，此毒重壅遏，以芎、归、连、紫、升、荠、甘、芍、蝉蜕，治之而愈。

○ 万密斋治程氏女，年二十出痘，时娠五月矣，诊其脉，其胎也。惟以清热解毒、和中安胎为主，用黄芩、白术为君，人参、生甘草、当归、生地、白芍、紫苏为佐。自初出至成浆，无他苦。乃闻家中被盗遣归，医与药一服，胎堕果男也。再延诊痘变灰白平塌，成倒陷矣。乃里虚故也。询所用方，乃独圣散。曰：山甲、麝香，皆堕胎药。胎虚气血益虚，疮毒内陷，不可为矣。三日卒。

○ 朱应我治一赵姓宦家孕妇，二十五岁，胎已五月，忽痘。朱视之，点尚未盛，至四五日，背上痘如蛇皮，略无空地，乳以下至小腹亦如蛇皮，其翁与夫皆决不治。朱细察之，正额面部并颈至胸膛，皆粒粒圆绽，红白分明，启手臂脚腿视之，喜其如面与身，许以可

治。至七八日，忽牙戛不已，神昏不知人事，但被其羞，余皆赤露。每日任其饮水一小桶，如黄连解毒汤浩饮，亦不计其数。时届五月天气，谵妄不安。朱令以土填地板上，铺席在土上，置之卧，而两边仍以桶盛水，逼之以凉气，夜则异之于床，如此调理，至十八日而愈。此证治至九日，觉浆滞不行，知用凉剂多，更以独味麻黄一两加入，其浆倏至。妙哉此法，屡用而屡奏神功者也。十八日别，嘱其夫曰：欲保胎，当服养气血药数剂。不信，后四十余日胎坠，妇亦无恙。遇此等证后，补断不可少也。

○ 一汪姓孕妇方三月而痘，朱至已四日，不知他医所用何药。主人问曰：妇人何为来桃红血水？朱以主人坚信他医，默言不对。越一日血饼大至，主人始忙急叩朱。朱以痘点细而朗，可以收功。与以安胎散，用阿胶珠三钱，黄芩三钱，砂仁、白术、归身、芍药等药，又因腹胀加木香三分，以行滞气。一服而血止胎安，主人叹以为神。朱曰：必三四剂，胎始无恙。主人懈。越三日血又来，腹又胀，而胎堕矣。母痘则安全无恙，可见药力之多少，所系不小也。

○ 一少妇孕三月而痘，医见面部稀少，而口许轻。朱视之标虽少，而血气尚混，顶不见起水珠，视舌则又紫赤色。曰：此痘必添，难保无虞。主人与医皆不解。朱曰：舌乃心苗，胎络上系手少阴，舌紫黑则血分有毒，安得不堕？果三四日痘添而布满，六日血来而胎堕矣。急以黄芩、白芍、术、阿胶等药养血，痘微长，稍有浆色，毕竟血气受亏，虽服补血剂，四肢胸背尚起水泡。又急以补脾渗湿药山药、榴皮、薏苡等，进三五剂，至十四五日方长脓水而收功。可见孕妇之痘，稍有疑难，极难保胎不堕，慎之。（《续名医类案》）

胎产并病

○ 政和中，蔡鲁公之孙妇有孕，及期而病。国医皆以为阳证伤寒，惧胎堕，不敢投凉剂。张锐视之曰：儿处胎十月，将生矣，何药之能败。即以常法与药，且使倍服之，半日而几生。病亦失去。明日，妇大泄，而喉

闭不入食。众医复指其疵，且曰：二疾如冰炭，又产蓐甫近，虽司命无若之何。张曰：无庸忧，将使即日愈。乃取药数十粒，使吞之，咽喉即通，下泄亦止。（琇按：此妇必元气索实，又十月既足，产则热随血去，故

病如失。至大泻喉闭，必由苦寒倍进所伤，故服理中而愈。其功罪正不相掩。）及满月，鲁公酌酒为寿，曰：君术通神，吾不敢知，敢问一药而愈二疾，何也？张曰：此于经无所载，特以意处之。向者所用，乃附子理中丸裹以紫雪尔。方喉闭不通，非至寒药不为用，既以下咽，则化消无余，其得至腹中者，附子力也，故一服而两疾愈。公大加叹异。《夷坚志》

○ 愚尝闻一妇。寒月中产后腹大痛，觉有块，百方不治。一人教以羊肉四两、熟地黄二两、生姜一两，（此与当归羊肉汤同义，第以地黄易当归耳。）水煎服之，二三次愈。（《名医类案》）

难　产

施今墨医案

○ 丁某，女，28岁。

患者平素体健，怀孕已足月，产前检查未见异常。昨日中午1点破水后，即送至某医院产科，至今日下午已超过二十四小时，仍未生产。检查无产道异常、胎位不正和胎儿畸形等情况，医院考虑作剖腹产手术，患者不愿，由其母前来问方。

辨证立法：羊水已出多时，生产困难，显系阴液不足、气滞不降所致，拟用养阴润燥、调理气血为治。服药后五小时，如胎儿仍不下，即施手术，万勿拖延。

方药：

菟丝子15克，火麻仁18克，赤白芍各6克（打碎），冬葵子12克，油当归12克，香附米6克，紫河车10克，炒桃仁10克，炒枳壳6克，炙甘草6克。（《施今墨临床经验集》）

许恩普医案

○ 杨味春夫人案：己丑，工部员外杨味春夫人吴勤，惠公小姐，产时搐搦不省人事，集医治以肝风不效。适夫人嫡堂兄吴纯甫太守进京引见，与余父子世交，延余诊视。脉虚，知为血晕，非肝风也。先用韭菜根置两壶中，加醋煮开，以壶两嘴对两鼻孔，热气熏之，立时生男苏醒。拟以当归参芪千金汤，服之安然，继而胞衣不下者一日，合家惊惶。余着寻鸡头菱叶，撕破加炒皂刺三钱同煎，服之时许，胞衣随恶血分碎而下，安然无恙矣。

○ 李有荣夫人案：甲午，农部李有荣之夫人，临产三日未落草，咸谓胎死腹中，夫人自期亦死，李情急，许稳婆百金下死胎，以保夫人之命。稳婆无策，延余诊视。脉缓，舌苔、面色均无青赤，知胎无恙。询之稳婆，向言尚未顺胎，知经人早浆破血竭，犹鱼在盆无水，不行数日，不生者多也。安慰夫人不要慌乱，静心安卧，包管无恙。即重用达生散加重参、芪、归、芎各一两，外加葱头七个、黄杨脑七个。熊亦奇太史知医，斟酌意药太重。余言："非此重剂不能壮气生血，毋疑。"幸李素信余医，留坐茶点少待。服药时许，家人报喜，生一少爷，母子均安然矣。（《三三医书·许氏医案》）

王汉皋医案

○ 朱帝间之妻，将产血下不止，心烦乱，无紧阵。予令且服独参汤一钱。彼信庸医稳婆之语，恐补住胎与瘀血。只与三分，心烦乱少止。告予只饮三分之故。予急令服完，彼又只与三分，血止，又告以前故。予又急令服完。少顷紧阵至而胎下矣，因其贫甚，后未补益，竟成羸疾。数年而卒。噫！向使不敢用参，命在顷刻，安望数年乎？此证若执定芎归汤加人参，则血亦不能止，妙在独用人参以生气固血。血止气壮而胎下矣。予内子生第五胎，时已久患脾泻，紧阵不至，大汗已出，予以圆二斤浓熬尽饮之，汗止而胎下矣。后君瑞兄媳，恶露不下，用木香、槟榔、枳壳、元胡、肉桂、大黄，破气破血以行之。此胎不下，一用独参汤生气固血，一用圆汤壮气运血以达生之，是皆有至理存焉耳。（《医权初编》）

孔云湄医案

○ 王姓妇，患难产。其弟告予，予书脱花煎付之。逾时复来，言药不能下也，人事不醒，牙关已紧。予往视之，入见此女，乃拥被在床，教人掖以坐，瞪目直视，不言亦不呻。索手为诊，两妪力牵不能出，盖卷抱胸前，如曲铁然。强擘一只诊之，脉紧而劲，不为指挠。曰：此中寒证也。屋中岂无火乎，何以至此？一妪曰：前宵大风发屋，夫妻露卧至明，此时受寒，亦未可知，然日间初未言病，过午腹痛，知为欲产，此晚胞浆已破，胎抵产门，许久不下。将用药催生，忽大寒战栗，浑身俱缩，胎复上冲心腹，人事一丝不省矣。所以抱扶使坐，恐放倒气绝矣。既气不绝，腿直不可复屈，将如胎何？予曰：慎勿放倒。遂出书方，用川芎、当归各一两，制附子六钱，陈皮六钱，肉桂、红花各三钱，令奔马急取。又令以葱二斤，煮沸汤，入罐中，覆以布，围以棉，一人扶持置其怀，熏令汗出。又泡乌梅擦其牙。此药至煎成，身已得汗，手足渐软，牙关已开矣，遂灌以药。药尽，又令取前开脱花煎，重加肉桂，煎以俟。妇弟曰：药已入腹，可保无虞乎？予曰：难必。夫产至不顺，性命已不可测，寒中而入脏，生死尤不可知。况当临盆坐产之时，加以至险极凶之症，一药不愈，犹能俟要求治法乎？盖胎至将产，败血随之而下，新血因之而动，此骨节开张，脉络交驰时也，猝遇暴寒逼迫，大战大缩，气逆而上，骨肉凝重之胎，已被提入心胸，其散行离经之血，有不冲入脏腑，贯入胸膈者乎？此证不言不呻，人事不省，正是血入心包，汩乱神明之故。若止寒邪为害，在外则肢体强劲，在内则心腹大疼而已，不能如是昏闷也。惟寒胜而气为之厥，气厥而血从之逆，乃于痛苦至急之顷，现此知觉全无之象。若更历一时不解，寒凝血结，不可问矣。现在肢体柔和，牙关自开，乃外治之效，内病尚未可知，且胎之下者已上，生理之自然者已乱矣。即令更转而下，而人之困也已甚，生气之，不绝者微矣。倘因产而脱，谁续其生？既幸而不脱，而逆行上窜之血，犹恐稽留不下。若产后败血不见，或见而不顺，肿胀瞀乱诸症，顷刻并起，险矣！汝曷人验其舌，若舌色不青，胎犹未死，是犹险中一善机也。言未已，有妪出，问：胎抵小腹，又将下矣，预备之药用否？予令急服。服后不久，而胎下女也，竟犹未死，而病人则昏然，人事犹未醒也。天将曙，问：病人稍醒否？曰：能言能动，尚不识人，败血

亦如常顺下。予诊之，见脉紧悉化，别无恶候，为书理气活血之方，嘱令续服，遂归。

附：脱花煎方。

牛膝二钱，车前二钱，红花二钱，当归八钱，川芎三钱，肉桂二钱，酒一盅，引热服。

若死胎不下，加朴硝三五钱，即下。（《孔氏医案》）

王士雄医案

○ 一少妇，分娩，胞水早破，胎涩不能下。俗谓之"沥浆生"。催生药遍试不应。孟英令买鲜猪肉一二斤，洗净切大块，急火煎汤，吹去浮油，恣饮之，即产，母子皆生。且云：猪为水畜，其肉最腴，大补肾阴而生津液。余尝用治肾水枯涸之消渴，阴虚阳越之喘嗽，并具奇效。仲景治少阴咽痛，用猪肤，亦取其补阴虚而戢浮阳也。后贤不察，反指为有毒之物。汪讱庵非之，是矣。惟外感初愈及虚寒滑泻者，湿盛生痰之证，概不可食，以其滋腻更甚于阿胶、熟地、龙眼也。猪以渐产者为良，北猪不堪入用，吾杭之燥肉鲊即猪皮为之，可以致远，入药尤为简当，不必泥于"皮"与"肤"之字面而穿凿以夸考据也。

孟英又云：昔老友范君庆簪语雄曰：解渴莫如猪肉汤。凡官炉银匠每当酷暑，正各县倾造奏销银两纳库之际，银炉最高，火光迎面，故非气血充足者，不能习此业。然人受火烁，其渴莫解，必须猪肉，以急火煎清汤，撇去浮油，缸盛待冷，用此代茶。雄闻而悟曰：此渴乃火烁其液，非茶可解。猪为水畜，其肉最腴，功专补水救液，允非瓜果可比。因此推而及虚喘、虚闭、下损、难产诸证之无液者，无不投之辄应，乃知猪肉为滋阴妙品也。（《王氏医案》）

费绳甫医案

○ 安微刘锡之之夫人，难产腹痛一昼夜，人颇不支，延余诊之，脉来沉细。此气血皆虚，不能传送。

黄芪二两，党参八钱，甘草一钱，熟地二两，当归六钱，大白芍三钱，川芎一钱五分，生龟板一两，枸杞子六钱，菟丝子六钱，川贝母六钱，白蔻壳一钱五分，白茯苓六钱，车前子三钱。

煎服一剂，顺流而下，母子俱安。（《费绳甫医话医案》）

巢渭芳医案

○ 首产，已经六日不下，邀渭诊之。两脉弦滑，不上鱼际，因房中惊忧太过，随命其夫尽呼出之，留一催生姬足矣。二以妊妇两股臀高坐在床沿上，下垫粗草纸十余层，上面织狭，下面稍阔，徐徐叠上，约有五寸厚，命静坐，再针刺两足小指外侧，各灸一壮，候药力到可产耳，亦投潞党参、龟板、川芎、桂心、血余、怀牛膝、炙生地、生蒲黄、当归、菜油、童便，一剂即生。所谓"能使人规矩，不能使人巧"，两妇之产难，若专以药力，或不如是之速也。

○ 年近四旬，第七产矣，值八月中旬，腹痛，午后已产一子，并无瘀恶，少腹坠痛依然，彼夫惊惶无措，转友邀渭诊之，两手脉仍弦上鱼际，唇红神畅，形体不丰。曰：双胎也。令高坐，下垫草纸十余层，如在矢坑凳上，则气升而壮。以黄芪、当归、牛膝、川芎、生地、潞党参、龟板、童便、桂心。啜药片时，又生一男。（《巢渭芳医话》）

吴简庵医案

○ 产难，经日不下，问系产门不开。余视其形体消瘦，精神萎顿，乃阴气虚弱，以致血气不能运达而然。当仿薛氏治法。即用加味芎归汤，并以无忧散斤许，煎熟，时时饮之，以助其血，果未半日而生。

○ 临产，经日不生，察其脉形尚充，别无危证。此由于郁闷安逸，气血壅滞，以致胎元不能转动。宜速用脱花煎催之，连进三帖，顿然分娩。

○ 产难三日。询据稳婆说系交骨不开。余曰：此阴气不足，阴不足则气不达，所以不开。不开则产必艰难。即投加味芎归汤，补而开之，自有奇效。遂连服二剂，顿然分娩。

生过男女妇人发一握（烧存性），败龟壳一个或占过者亦可酥炙，川芎、当归各一两。

上味每用一两水煎服，不问生死，胎即下。

○ 产难经日，腹痛已甚，视其形体壮盛，别无危象，此缘初产，胎滞不生。由于水血下多，子道干涩难出也。即投经验滑石散，遂用此果效。

滑石（飞过）一两，白蜜、香油各半盏，将油蜜慢火熬熟三四沸，掠去沫，调滑石末顿服，外以油调于产妇脐腹，上下摩之，立效，古法用滑利之物，如猪脂油、白蜜酥油、葱白、葵子、牛乳、滑石、榆白皮之类，润之亦济急之法也。（《临证医案笔记》）

邹趾痕医案

○ 金玉璋之妇，横产三日不下，请愚诊视。玉璋谓愚曰："儿一手先出，稳妇为敞内抱腰搓腹，作诸运动无效。请君主一催生之方，以辅助之。"愚曰："催生之方，不可乱投，据云儿一手先出，是谓横生，儿既横卧腹中，纵服催生方，亦不得下。稳妇无知，抱腰搓腹，意在促儿速下，殊不知不合理之乎法，越促速下，越不得下。须知生产之道，当取自然顺下之法，断不可强迫横下，况强迫亦不能横下。今日之法，不必今日产生。此时产母坐盆已久，身体劳乏已极，宜令休息，宜令仆妇将产母抬置床上，平卧养神。产母平卧，儿亦平卧，既免儿身下坠之苦，又得调济精摔之益。平卧一日，俟其母子精神俱皆强旺，然后令稳妇用芝麻香油擦抹儿手，轻轻向腹内推送。因为平卧，乃可推送入腹，若一次不能全推入腹，多推几次，必能全入。全入之后，再平卧数小时，儿自转身以头向下，仍可顺产而出也。"玉璋聆愚说，颇有疑虑，问曰："儿已手出身不出，若又推手入腹，再缓数小时，儿在腹中，呼吸不通，宁不气闭而亡乎？"愚曰："君不闻儿在腹内，不以鼻通呼吸，不以口纳饮食乎？惟因儿在母腹惟以脐带之吸收为生命，不以饮食呼吸为生命，是故儿在腹内，十个月无闭气之苦，岂虑一日半日而闭气乎？"玉璋悟曰："甚矣，鄙人之不智也。前者敞内腹鸣证，君已将儿在胎中以脐带之吸收为生命告我矣，我今尚尔梦梦，宁不愧死。"于是吩咐仆妇稳妇毋庸妄动手脚，将产母抬置床上，教以安卧，稳妇将儿手送入腹内。仆妇稳妇莫不遵照办理。明日果然儿自转动，腹中大气一催，竟得顺生而下。玉璋喜不自已，谢曰："君真明医也！敞内陷于危险，又得重生，皆君之赐也。"论曰：脐带与九窍者，乃植物与动物之两大生命也。凡植物只有托根于土中，伸干或藤于土外之生命；动物乃有植根于母体、伸脐带于胎中之植物生命，又有呼吸空气、饮食溲便之动物生命。方其在母腹也，纯用植物生命，及其出母腹也，则断绝脐带，脱离植物生命，而接以呼吸饮食之动物！一命人呼吸之生命，成于天之九数；饮食之生命，成于地之十数。天之九数者，天之空气也，天以空气入人之鼻中而起呼吸，故曰悬命于天。地之十数者，地之五味也，地以五味入人之口中而起饮食溲便，故曰资生于地。《六节脏象论》曰："天食人以五气，五气入鼻，藏于心肺。地食人以五味，五味入口，藏于肠胃。"此之谓也。（《圣方治验录》）

其他医案

蓓州王美人，怀子而不乳。召淳于意诊之，脉滑疾不弱。投以莨菪药一服，酒下之，胎立产。复症脉躁疾，此病气有余，非虚也。即饮硝石一剂，遂下血，血如豆瓣而愈。

一妇，难产，七日不下，且饮食甚少。伯仁诊之，脉虽和平，寻按涩涩。令以凉粥一盂，捣枫叶煎服调啖之，旋即产。或诘其故，曰：此妇饮食甚少，未有谷气不充而津液独旺者。且枫叶先生先落，后生后落，故作汤以引之也。

一妇，产七日而子不下，百治不效。庞安常诊之，脉滑疾。令其家人以热汤温其腰腹，令着衣平卧，为之拊摩胸腹上下，孕者觉肠胃微痛，呻吟，生下一男。其家惊喜，而不知所以。庞曰：儿已出胞，但一手误执母肠，不能脱，非药所能治。吾隔扪儿手所在，针其虎口，痛即缩手，所以遂生。取儿视之，右手虎口针痕存焉，神乎其神矣。

一妇，难产三日不下，服破血行经之药，俱罔效。吴诊之，脉沉。便秘。为制一方，车前子为君，冬葵子为臣，白芷、枳壳为佐。已服药，午即产。众医异之。吴曰：《毛诗》采芣苢之义，以防产难是也。

一府判女，产不利已敛，刘取红花浓煎，令扶女子登上，以绵帛蘸汤盦之，连连浇帛上，以器盛汤，又暖又淋，久而苏醒，遂生一男。盖遇严冬血冷，凝滞不行，血暖即产，见亦神矣。

一医，宿客店，值店妇产数日不下，下体已冷，无药甚窘。脉迟紧。令以椒、桂、姜、茱，煎浓汤，可下手，则和脐腹产门处皆淋洗之，使气暖血行遂产。（徐灵胎《女科医案》）

妇人腹痛数日，不能生产，人以为气虚力弱，不能送子出产门也，谁知血虚胶滞，胎中无血，儿不易转身乎！夫胎之成由于肾之精，而胎之养半资于五脏六腑之血，故血旺者子易生，血衰者子难产。所以临产之前，必须补血，虽血难骤生，补气正所以生血也。然徒补其气，不兼补其血，则阳过于旺而阴反不足，偏胜之害，

恐有升而不降之虞，故又宜气血之兼补。气能推送，而黄芪一两、当归一两、川芎三钱、熟地五钱、麦冬一两。

水煎服。二剂子生，且无横生倒养之病。

此方补气补血之药也，二者相较，补血重于补气，补气只有黄芪，其余无非补血之品。勿论气血两平，阴阳交泰，易于生产而血旺于气，则胞胎之内，无非血也。譬如舟遇水浅之区，虽用尽人功，终难推动，忽得春水泛滥，则舟能自行，又遇顺风之送，有不扬帆而迅走者乎？血犹水也，气犹风也，无水则风虽顺何益哉？故补气必须补血耳。

此证用麦冬升麻汤亦效。麦冬四两，升麻二钱。水煎服。而儿身即转，易于速下也。

妇人有儿已到门，竟不能产，此危急存亡之时，人以为胞胎先破，水不能推送之故，谁知交骨不开乎！盖产门之上，原有骨二块，两相斗合，未产之前，其骨自合，将产之际，其骨自开，故交骨为儿门之关，亦为妇人阴门之键。然其能开能合者，气血主之也，无血而儿门自闭，无气而儿门不开，欲儿门之开合，必须交骨顺滑，自非大补气血不可。然而闭之甚易，开之甚难，其不开者，因产前之贪色也，过于泄精，则气血大亏，交骨黏滞，而不易开。故开交骨，必须于补气补血之中，用开交骨之药，两相合治，不必推生，子自迅下。方用降子散。

当归一两，人参五钱，川芎五钱，红花一钱，牛膝三钱，柞木枝一两。

水煎服。一剂儿门一声响亮，骨如解散，子乃直降矣。

此方用人参补气，用归芎补血，用红花活血，用牛膝下降，用柞木开关，君臣佐使，同心协力，所以取效甚神，用开于补之内也。虽单服柞木亦能骨开，但无补气补血之药，则开不易合，儿门不关，不无风入之忧，不若用此方而能开能闭之为妙也。至于儿未到门，万不可先用柞木以开其门，然用降子散亦正无碍，以其补气补血耳。若单用柞木，必须俟儿头到门，而后用之也。

此证用突门散亦效。黄芪二两，败龟板一两（捣碎），牛膝、川芎各五钱，附子三分。水煎服。一剂而门开，儿即生矣。加当归亦可，加人参更神。

妇人生产，有脚先下者，有手先出者，人以为横生倒产，至危之病，谁知气血甚衰之病乎！凡儿在胎中，

儿身正坐，惟男向内坐，女向外坐，及至生时，则头必旋转而后生，此天地造化之奇，实非人力所能勉强。虽然，先天与后天未尝不并行而不悖，天机之动，必得人力以济之。人力者，非产母用力之谓也，谓产母之气血耳。气血足而胎必顺，气血亏而胎多逆。盖气血既亏，则母身自弱，子在胎中，何能独强，势必子身怯弱，虽转头而往往无力，故破胞而出，此手足之所以先见。当是时，急以针刺儿手足，则儿必惊缩而入，急用转天汤救之。

人参一两，当归二两，川芎五钱，升麻四分，牛膝三钱，附子一分。

水煎服。一剂而儿转身矣，急服二剂，自然顺生。

此方用人参、归、芎以补气血之亏，人尽知其义，乃用升麻，又用牛膝、附子，恐人未识其妙。

盖儿已身斜，非用提挈则头不易转，然既转其头，非用下行则身不速降，二者并用，非加附子则不能无经不达，使气血之迅达推生也。

此证用转气催生汤亦神。人参一两，川芎五钱，当归、黄芪、龟膏各一两，升麻、旋覆花各一钱。水煎服。一剂儿即转身而生矣。

妇人有生产三四日，子已到门，交骨不开，子死而母未亡者。服开交骨之药不验，必有死亡之危。今幸不死者，正因其子之死，则胞胎已堕，子母离开。子死而母气已收，未至同子气之俱绝也。治法，但救其母，不必顾其子矣。然死子在门，塞住其口，亦危道也，仍宜用补血补气，使气血两旺，死子可出矣。倘徒用祛除降堕之剂，以下其子，则子未必下，母先脱矣。方用救母丹。

当归二两，川芎一两，人参一两，荆芥三钱，益母草一两，赤石脂（末）一钱。

水煎服。一剂子下。

此方用芎归以补血，用人参以补气，气血既旺，上能升而下能降，气能推而血能送，安得有阻滞之忧乎！况益母草善下死胎，赤石脂复易化瘀血，自然一涌而齐出耳。

此证用牛膝益母汤亦效。牛膝三两，益母草一两。水煎服。一剂而死子立下矣。后用人参、当归各一两，川芎五钱，肉桂一钱服之，保无变生也。

妇人生产六七日，胞水已破，子不见下，人以为难产之故也，谁知其子已死于腹中乎！儿在门边未死者，

儿头必能伸能缩；已死者，必安然不动也。若系未死，少拔其发，儿必退入矣。若只子死腹中者，产母之面，必无黑气，母不死也。若产母有黑气现面，兼唇黑舌黑者，子母两死。既知儿死于腹中，而母不死，不能用药以降之，亦危道也。虽然，生产至七日，若用霸道之药，其气血困乏，子下而母且立亡，必须仍补其母，补母而子可自出矣。方用疗儿散。

人参一两，当归二两，川芎一两，牛膝五钱，鬼臼三钱，乳香（末）二钱。

水煎服。一剂而死儿下矣。

凡儿生必转其头，原因气血之虚，致儿头之难转，世人往往用催生之药，耗儿气血，则儿不能通达，反致闭闷而死。此等之死，实医杀之也，所以难产之病，断不可轻用催生之药。一味补气补血，全活婴儿之命，正无穷也。此方救儿死之母，仍用大补气血，所以救其本也，谁知救本正所以催生哉！

此证用参芪救母汤亦神效。人参、黄芪各一两，当归一两，升麻五分，龟板一个，母丁香三枚。水煎服。一剂而死子下生矣。

妇人产数日而胎不下，服催生药皆不效，前条曾言交骨难开，不知又有气结而不行者。夫交骨不开，固是难产，然而头到门不能下者，乃交骨之不开也。自宜用开骨之剂，若儿未到门而不产者，非交骨不开之故也。若开其交骨，则儿门大开，儿头不转，必且变出非常，万万不可轻开儿门也。大约生产之时，切忌坐草太早，儿未转头，原难骤生。乃早于坐草，产妇见儿不下，未免心怀惧恐，恐则神怯，神怯则气下而不升，气既不升，则上焦闭塞，而气乃逆矣。上气既逆，上焦胀满，气益难行，气阻于上下之间，不利气而催生，则气愈逆而胎愈闭矣。治法，但利其气，不必催生，胎自下也。方用舒气饮。

人参一两，紫苏三钱，川芎五钱，当归一两，陈皮一钱，白芍五钱，牛膝三钱，柴胡八分。

水煎服。葱白七寸同煎。一剂逆转，儿即下矣。

此方利气而实补气也，气逆由于气虚，气虚则易于恐惧，补其气恐惧自定，恐惧定而气逆者不知其何以顺也。况方中紫苏、柴胡、白芍、牛膝之类，无非平肝疏肺之品，佐人参、芎、归，实有补利之益也，何必开交骨之多事哉！

此证亦可用归术降胞汤治之。当归二两，白术二

两，柴胡一钱，牛膝三钱，丹皮三钱，红花五钱，荆芥三钱，益母草五钱。水煎服。一剂即产，又不伤胎。（《临证医案伤寒辨证录》）

丹溪曰：世之难产者，往往见于郁闷安逸之人，富贵奉养之家。若贫贱辛苦者无有也。方书只有瘦胎饮一论，而其方为湖阳公主作也，实非极至之言。何者？见用此方，其难自若。予族妹苦于难产，后遇孕，则触而去之。予甚悯焉，视其形肥，而勤于女工，构思旬日，悟曰：此正与湖阳公主相反。彼奉养之人，其气必实，耗其气使和平，故易产。今形肥知其气虚，久坐知其不运，而其气愈弱，久坐，胞胎因母气不能自运耳。当补其母之气，则儿健而易产。今其有孕至五六个月，遂于大全方紫苏饮，加补气，与十数帖，因得男而甚快。后遂以此方随人之形色性禀，参以时令加减与之，无不应者。因名其方曰大达生散。

一妇累日产不下，服催生药不效。庞曰：此必坐草太早，心下怀惧，气结而不行（气行血行之理），非不顺也。《素问》云：恐则气下，盖恐则精神怯，怯则上焦闭，闭则气逆，逆则下焦胀，气乃不行矣。以紫苏饮一服便产。及妇人六七月子悬者，用此往往有效，不数日胎便下。其方：紫苏叶一钱，大腹皮、人参、川芎、陈皮、白芍各五分，当归三分，甘草一分，细切分作三服。每服以水一盏半、生姜四片、葱白七寸，煎七分，空心服。

陈良甫治一妇有孕七个月，远归，忽然胎上冲心而痛，坐卧不安。两医治之不效，遂言胎已死矣。已用蓖麻子研烂，加麝香，调贴脐中以下之，甚危急。陈诊视两尺脉绝，他脉平和。陈问医作何证治之，答曰：死胎也。陈曰：何以知之？曰：两尺脉沉绝。陈曰：误矣，此子悬也。（观此凡两尺沉细，未可断胎死。）若是胎死，却有辨处，面赤舌青，子死母活；面青舌赤，母死子活；唇口俱青，母子俱死。今面不赤舌不青，其子未死，是胎上迫心，宜紫苏饮治之。至十帖而胎乃近下矣。（琇按：此案当入子悬，不当入难产。）

吴茭山治一妇，产难，三日不下，服破血行经之药，俱罔效。吴制一方，以车前为君，（车前以生者为佳，佐白芷尤妙。）冬葵子为臣，白芷、枳壳为佐使，已服，午产。众医异之，吴曰：《本草》谓催生以此为君，《毛诗》采芣苢以防难产。（江云：其详《诸症辨疑》，可考。）

盛启东为御医，侍禁掖。忽夜半召入宫，锦帐中出手按脉，盛曰：六脉已离经，此必母后将分娩，但子抱母心，非针不能下，且难两全。中使具状闻。上曰：俟母后商之。后曰：得子可安天下，全我何为。命用针针出，即生太子，是为宣宗。

薛立斋治地官李孟卿娶继室，年三十五孕，虑其难产，与加味芎归汤四剂备出，果产门不开，服之乃产。

西宾费怀德之室，下血甚多，产门不开，两日未生，服前药一剂，即时而产。后育胎，并无此证，费传与服者皆效。

一妇人分娩最易，至四十妊娠，下血甚多，产门不开，亦与前汤一剂，又用无忧散斤许，一剂煎熟，时时饮之，以助其血而产。

石山治一妇，常患横生逆产，七八胎矣，子皆不育。汪诊脉皆细濡颇弦，曰：此气血两虚兼热也。或曰：气血有余，方成妊娠，气血既亏，安能胎耶？汪曰：观其形长瘦，而脉细濡，属于气血两虚，色青脉弦，属于肝火时炽，而两尺浮滑，似血虚为轻而气虚为重也。宜以补阴丸，除陈皮，倍加香附、参、芪，蜜丸服之，常令接续。逾年，临产果顺，而育一子。

湖阳公主难产，方士进枳壳四两、甘草二两为细末，每服空心一钱匕，如茶点服。自五月后，一日一服，易产，仍无胎中诸患。此与富室安逸奉养厚者宜耳。

于法开，善医术。尝行暮投主人，妻产而儿积日不堕。开曰：此易治耳。杀一肥羊食十余脔而针之，须臾，羊膋裹儿出，精妙如此。《焦氏类林》（《名医类案》）

回生丹方，不知起自何人，或云长葛孙奎始得之异人传授，乃催生之圣药也。锦纹大黄一斤（为末），苏木三两（打碎），用河水五碗煎汁三碗听用。大黑豆二升，水浸取壳，用绢袋盛壳同豆煮熟，去豆不用，将壳晒干，用汁留用。红花三两炒黄色，入好酒三四碗，煎三滚去渣，取汁备用。陈米醋九斤，将大黄末入净锅，下米醋三斤，文火熬之，以长木箸不住手搅之成膏。再加醋三斤熬之，又加醋三斤。次第加毕，然后下黑豆汁三碗再熬，次下苏木汁，次下红花汁，熬成大黄膏，取入瓦盆盛之。大黄锅粑，亦铲下入后药同磨。人参、当归（酒洗）、川芎、香附（醋炒）、延胡索（酒炒）、苍术（米泔浸炒）、蒲黄（隔纸炒）、茯苓、桃仁（去皮尖）各一两，牛膝（酒洗）五钱，炙甘草、地榆（酒洗）、川羌活、橘红、白芍（酒炒）各五钱，木瓜、青皮（去穰炒）各三钱，乳香、没药各二钱，益母草三两，木香四钱，白术（泔浸炒）三钱，乌药二两五钱，良姜四钱，马鞭草五钱，秋葵子三钱，大熟地一两，三棱（醋浸透纸裹煨）五钱，五灵脂（醋煮化焙干研细）五钱，山萸肉（酒浸蒸捣）五钱，以上三十味，并煎黑豆共晒为末，入石臼内以大黄膏拌匀再下熟蜜一斤，共捣千杵为丸，重二钱七八分，阴干不可火烘烁，蜡为壳护之，用时去蜡。（方中人参，或作真潞参二两。）

裴兆期治一妇，坐草已过三日，胞水尽行，不得下寝，瞑眩无知，牙关紧闭，手足无气以动。裴视之曰：此痰涎壅塞胃口也。盖胃口为真气运行之枢，所病者真气本滞，又经连日困顿，饥饱难调，谷食疏而汤饮杂，热必酿作痰涎，双闭胃口，则真气益滞而不行。观其瞑眩无知，若中风状可征也。以半夏为君，苍术、泽泻、茯苓为臣，人参、黄连、厚朴、橘红、白蔻仁、姜汁为佐使，急煎俾饮一服而苏，再服而产。是岂苍术、黄连等药能催生哉！盖方之能对病而取验者，自有所以对病取验之理在，不可专执《本草》中主治，而曰：某药定是治某病，某病定是用某药而已也。

薛立斋云：荆妇孟冬分娩艰难，劳伤元气，产子已死，用油纸燃烧断脐带，藉其气以暖之。俄顷忽作声，此儿后无伤食作泻之症。可见前法之功不诬。世用刀断脐带，母子致危者，竟不知其由矣。且稳婆又喜平日常施小惠，得其用心兼以安慰母怀，故无虞耳。一稳婆云：我止有一女，正分娩时，适当巡街御史行牌取我，视其室分娩女因惊吓，未产而死。后见御史，更以威颜分付，追视产母，胎虽顺而头偏在一边，若以手入推正，可顺保生，因畏其威，不敢施手，但回禀云：此是天生天化，非人力所能。立俟其母子俱死。

张子和治一妇人，年二十余，临产召稳婆三人，其二妪极拽妇之臂，其一妪头抵妇之腹，更以两手扳其腰，极力为之，胎死于腹，良久乃下，儿亦如血，乃稳婆杀之也。岂知瓜熟自落，何必如此乎？其妇因子经脉断闭，腹如刀剜，大渴不止，小便闭绝，主病者禁水不与饮，口舌枯燥，牙齿黑臭不可闻，饮食不下，昏愦欲死。张先以冰雪水恣意饮之，约二升许，病缓渴止，（近时专科及庸手，遇产后，一以燥热温补为事，杀人如麻。阅此宜知变通矣。）次以舟车丸、通经散，前后

五六服，下数十行，食大通，仍以桂苓甘露饮、六一散、柴胡饮子等调之，半月获安。（雄按：知变通者甚少。）

一妇人临产，召村媪数人侍焉。先产一臂出，妪不测轻重，拽之臂为之断，子死腹中，其母面青声微，汗浆浆不绝，时向喘。张曰：命在须臾，针药无及，急取秤钩，续以壮绳，以膏涂其钩，令其母分两足，向外偃坐，左右各一人，脚前立定，次以钩其死胎，命一壮力妇人倒身拽出死胎，下败血五七升，其母昏困水省。待少顷以冰水灌之，渐咽。二日大醒食进，次日四物汤调理，数日方愈。张常曰：产后无他事，因侍妪非其人，转为害耳。

凌汉章治吴江妇，临产，胎不下者三日，呼号求死，凌针刺其心，针出儿应手下，主人大喜。问故，曰：此抱心生也，针痛则舒，取儿掌视之有针痕。《明史》

按：此二案与宋史庞安一案仿佛。大抵医既有名，人益附会。如近时吴门有享盛名者，里人时向余道其神验，皆古人案中所载。若以蟹治漆毒，以土坑治香气不一而足，所谓俗语不实，流为丹青者是也。

立斋治前太仆卿张君季媳，年轻体壮，孕必八个月而生，产必数日，百苦而下，儿生必周而夭。再孕、再产、再夭皆同。乃谓后当生，宜相闻。明年又八个月，坐草三日不下，忽忆前言，飞舆相召，中途逢驱车者，云：迎其父母作永诀计，比至已夜分矣。诊之脉未离经，人余残喘。稳婆在傍，问之曰：儿头已抵产门，不得出耳，乃急令安卧，且戒勿扰，与安胎药，明晨主人出，笑而不言，问之：好矣。曰：昨言儿头已抵产门，今若何？曰：不见矣。大笑而别。后过百二十日，计十二月足生男，今八岁矣。始知前此皆生生取出，以体壮年轻，幸保母命耳。《达生篇》

大学戴时济弟媳一产三男，母子俱殒，一犹在腹。今又婢孕，其腹膨亨，颇患之。比产先令安卧，与加味川芎汤，每隔半日而产，积日半，生三子俱无恙。同上

陈氏妇，产九日夜不下，一息仅存，闻有兔脑丸，踵门求药。问之，亦曰：头逼产门不得出。谕令安卧，再来取药。强而后去，继与芎归汤，明日生下，母子两全。按：此皆产母用力逼令横在腹中，岂有人倒悬十日，而尚得生者乎？《达生篇》

一妇产儿手出不得入，稳婆砺刃以须，急令安卧，

与大剂芎归汤，徐徐托手入，明早生下，母子两全。右臂紫黑数月而后消。《达生篇》

孙文垣治侄元素内人难产，夜半叩门，起问何状。曰：产已及门不能下，用力则胸膈间有物上冲，痛不可忍。思顷之曰：此必双胎，胞以分为一上一下也。及户者在下欲出，在上者，以用力而上冲，故胸膈痛也，势亦险矣。治法必安上，而下者乃可用力以产也。即取益元散一两与之，令以紫苏汤送下。药甫进胸膈痛止，不逾时产二女，母亦无恙。或问曰：益元散，非产科急剂，何能取效如是？曰：紫苏安胎下气，滑石滑以利气，亦催生上品。盖医者意也，兹亦以意裁取之耳。此法方书无载，记之以备采用。（妊娠案中治竹匠妇，尝以此方安胎。）（雄按：挛生之胎，其胞有三种，分娩时极意审察，庶不误事。一种分胞者，即此案所云是也。然亦有虽是分胞而外复。另有一总胞者名曰双胎，却有三包也。一种连胞者，产必骈肩而下，其胞如钞马袋形。至此案治法，虽与竹匠妇同，而尤为中肯也。）

冯楚瞻之媳，向患吐血、夜热之症，自受妊以来，八味丸加牛膝、五味，日服勿间。（此其孙所以百日内生疬症之由也。案见小儿胎毒门。）及临盆胞水已下而数日未产，脉之洪数，而带坚象，此阴道枯槁已极，何能流通生育乎。投以补养气血催生之药，脉候如故，知为群药，功力不专。乃单以熟地三两，浓煎日进三次，脉始洪缓而软，但坐蓐数日，子母俱困，胎气毫无运动下达之意，众疑胎死知，再以人参五钱，煎汤一盏，细刮肉桂之最佳者钱许，调服之，连进三剂乃生。

一妇产难五日后，精神已竭，六脉沉微，奄奄一息，腹中毫不觉动，下部肿极，知母子俱困，何能健运而出？乃与参、芪、归、芍、姜、桂、白、术、牛膝温暖调补气血之剂，下咽少顷，腹中运动疼痛而产，母子俱活。歙有神医，尝路遇舁柩中有血流出。医曰：此尚活，可治也。开视则弥月妇人，颜色未改，以针针其心，遂产一男，手有针孔，母子俱无恙。其子至今尚存。《张氏卮言》

张所望治妇人产一子，忽叫痛欲绝，举家敬愕莫措，所望诊之曰：腹内尚存一子未下，投一丹而子下，母遂苏。《钱塘县志》（雄按：此候极宜审慎。盖双生有骈肩而下者，有逾数日而下者，甚有过旬余而再产者。）

张文仲治一妇人横产，先出手，诸般符药不效，乃以艾灸其妇人右脚小指头尖头三壮。炷如小麦大，下火立产。《医说》

高道者，不知何许人也。得长桑君禁方，当明初挟技游银阳。一日值枢于途，询之，乃孕妇丧也。道者验其遗衣血，曰：此犹未死耳。启棺视之，一针遂苏。俗惊道者能起死人，以比秦越人云。《江西通志》

陆祖愚治高济亭室，胎前恶阻，或以清凉调治，既而内伤饮食，消导太过，元气甚弱，胎动欲产，临盆三日夜，方得分娩。疲惫昏冒，不知人事。诊之遍身冷汗，口鼻之气有出无入，寸关无脉，两尺如丝。不及服药，令壮盛妇女，对口接其出入之气，俟其气之入而呵之，次用人参、归身、熟地各一两，熟附四钱，煎服，加童便一酒盏，徐徐灌之，四肢温和，人事清爽，连进三剂，便能饮食。此时若不先用接气之法，必俟药熟，不几气绝耶。

万密斋治朱宅一妇女李氏常苦难产，形颇壮，性急少食。此气滞也。与一方枳壳、甘草、香附为主，当归、川芎、白术、陈皮佐之，至八九个月内，每月服三帖，后生三子甚快。

叶杏林治一妇，分娩甚易易。至四十外，下血去多，玉门不开，与加味川芎汤一剂，更以活水无忧散斤许，煎熟时时饮之，以助其血而产。

产妇坐草时，取路旁旧草鞋一只，名千里马。用鼻络小耳绳，洗净烧灰，童便和温酒调服。如得左足者男，右足者女。覆者儿死，侧者有惊，自然之理也。似非切要之药，催生极验。《得效方》（沈尧封曰：千里马得人身最下之气，佐以童便之趋卜，酒性之行血，故川之良验。）

王执中云：一贵人内子产后暴卒，急呼。其母为办后事。母至，为灸会阴及三阴交，合数壮而苏。母盖名医女也。《资生经》

魏玉横曰：余素不信阴阳家言，因召工修屋，或谓年月不利，不听。时荆妇娠已九月，及产。一稳婆甚青年，见势不顺，乃托故哑妇。易其姑至，视之曰：此非可望生下，欲全母命，非剖而出不可。余哑令安卧勿怖，以熟地四两、杞子二两、当归一两，煎百余沸先饮一盏，再煎再饮，不及时许，一女已死，乃脐带绾于项间所致，幸母无恙。稳婆诧异而出。《妇人良方》云：凡有孕妇之家，不宜造作修治，良有以也。

凌表侄妇，年二十余，暑月临蓐，自旦及暮不得产。体素弱，屡发晕迷闷。时师诊之，以为挟瘀，不可服参。渐危急，延余视无他，乃肾气不能作强，肝虚不能疏泄，又血液枯涸，致胎不易下耳。与熟地二两，杞子一两，当归五钱。日服下即产矣。已而果然。次日觉恶露行少，饮砂糖老姜汤，血行甚涌。专科以炮姜、白术、枣仁、茯神、当归、白芍等不效，反加自汗、口苦、小便热、烦燥不眠。再延诊，曰：但以余前方加枣仁、当归，愈矣。一剂而安。余此方催生，则用当归，止崩则用枣仁，甚者杞、地俱倍之。几治百余妇人，无不神验。无力之家，可代人参，亦无后患，古今诸方，无出其右者。（《续名医类案》）

地官李孟卿，娶三十五岁女为继室，虑其难产，索加味芎归汤备用。至期果产门不开，只服一剂，顿然分娩。

上舍费怀德之室，产门不开，两日未生。服加味芎归汤，随药势而即产矣。

一妇人，分娩素易，至四十岁时，妊娠临蓐，下血甚多，产门干涩不开。投以加味芎归汤加冬葵子三钱、白蜜一杯，一剂未下。又以无忧散斤余，煎汁时饮之，以助其津血，而产即顺矣。（徐灵胎《女科医案》）

欲产非期

一妇，妊娠甫经七个月，似时欲生产，而胎未下。余诊脉数虚涩。此血虚热迫，胎不能安也。法当凉血安胎，投知柏四物汤加人参、甘草，三十余剂而胎渐安。后以八珍汤加知母、山栀，又三十余剂，则胎孕足月而产亦顺矣。

一妇，妊娠十个月有余，夫疑其胎有异。请余诊之，脉微数不滑。此血虚而气滞也。法当补血行气，投四物汤去白芍，加香附、木香、砂仁、枳壳，而胎微动，产蓐顺利也。

一妇，妊娠八个月，胎欲坠似产，卧久不能安，日晡益甚。此血气虚竭，不能固护其胎。脉弱无神。先投补中益气汤加白芍，以挽其下趋之势，数剂而胎渐安。遂以八珍汤加续断、杜仲，三十余剂则胎孕足月，而产亦顺利矣。（徐灵胎《女科医案》）

催　生

齐秉慧医案

孕妇难产，亦各有所由来。怀胎十月，神完气足，必自力娩产。母无病，其产自顺。今既发动，儿已出胞，头已向下，曷为三五日不产，其中必有所因。或为气虚，不能运送，宜用芪、术、参、苓补气之剂；或为血虚甚而不流利，宜用发灰、阿胶、龟板；或为疾病侵害，以致难产，当按六经之法，分经用治，使病去而产自顺。医不知此，任用催生诸方，无端妄投，徒毙其生而已矣。

曾见产妇临盆，数日不产者，其证呕吐不止，腹中大痛，少气懒言，身重无力，此少阴证也。催生诸方不可用。吾用芪、术、附、桂、砂、半、炮姜、吴萸。一剂而呕止。但仍腹痛未减，依然少气无力，于是倍用芪、术，再投一剂，则腹痛止，而气力渐加，其产如达，母子俱无恙。

又医一证，发动六日，儿已出胞，头已向下而竟不产，医用催生诸方，又用催生灵符，又求灵神炉丹，均皆无效。延余诊视，其身壮热无汗，头项腰背强痛，此太阳寒伤营也。法主麻黄汤，作一大剂投之，令温服。

少顷，得汗热退，身安乃索食，食讫豁然而生，此皆治其病而产自顺者也。（《齐氏医案》）

子肿子气

罗元恺医案

○沈某，女，30岁。

初诊：1974年7月8日。

主诉：妊娠六个半月，脚肿已1个月，腹部胀满特甚，胀满至剑突部，气喘促，坐卧不宁。已在某部队医院住院20多天，诊为羊水过多，用救护车送来门诊。

诊查：患者体格较肥胖，足部浮肿明显，腹部膨隆如妊娠9个月状，气喘多汗，尿少纳呆，舌质淡胖，苔白，脉沉滑。

辨证：脾虚湿重之胎水肿满。

治则：健脾燥湿，行气利水。

方药：用全生白术散加减。

白术25克，苍术6克，白茯苓30克，茯苓皮30克，陈皮6克，姜皮9克，大腹皮15克，泽泻15克，北杏仁12克，生牡蛎25克。4剂。

二诊：7月12日。服药后腹胀明显减轻，水肿亦减退，尿量稍增，喘促已基本平复，坐卧无不适感。上述方药已取效，仍守前法。

方药：

白术25克，白茯苓30克，茯苓皮30克，陈皮6克，大腹皮15克，芡实30克，姜皮6克，桑寄生15克，苏叶9克。7剂。

服药后肿满已完全消除，照上方减量再服7剂以巩固疗效。后足月顺产一男婴。（《中医当代妇科八大家》）

叶熙春医案

○白女（三十九岁）案。

十月。杭州。禀体阴虚，妊娠八月，头晕目眩，面赤烘热，心悸寐劣，下肢浮肿，今晨突然抽搐，不省人事，按脉弦滑有力，舌绛唇干。厥阴风木内动，夹痰火

而上扰，证属于病重症，拟羚羊角散化裁。

羚羊角片2.1克（先煎），老钩15克（后下），生石决明30克（先煎），天麻5克，甘菊花9克，生白芍9克，大生地18克，茯神12克，竹沥半夏9克，胆南星2.4克，当归6克，鲜竹茹9克。

二诊：前方服后，神苏，抽搐亦定；惟尚感头晕目眩，心悸夜寐欠酣，脉弦滑，舌绛。再拟潜阳熄风，以杜反复。

羚羊角片1.5克（先煎），归身6克，蛤粉炒阿胶12克，生石决明24克（先煎），生牡蛎18克（先煎），青龙齿12克（先煎），麦冬9克，茯神12克，生白芍6克，大生地18克，老钩12克（后下），炒橘红5克，鲜竹茹9克。

○庄女（二十五岁）案。

三月。余姚。怀孕五月，下肢浮肿，小溲短少，头晕身重，胸闷腹胀，脉缓滑，苔白薄。症属子肿，治当健脾利水，理气安胎。

炒白术8克，天仙藤9克，带皮苓12克，苏梗8克，泽泻9克，清炙桑白皮9克，炒陈皮5克，冬瓜皮12克，大腹皮9克，广木香2.4克，生姜皮5克，阳春砂5克（杵，后下）。

二诊：小溲增多，下肢浮肿渐消，胸闷腹胀得宽，头晕亦轻，仍步前方加减。

米炒上潞参9克，炒晒术8克，天仙藤9克，带皮苓12克，苏梗6克，泽泻9克，炒陈皮5克，冬瓜皮12克，阳春砂3克（杵，后下），桑寄生9克，炒杜仲9克，生姜皮3克。（《叶熙春专辑》）

杨志一医案

○刘某，女，35岁。

因妊娠11月。全身浮肿,一咳嗽气逼,入院治疗已七天,曾服双氢克尿塞、利尿素,以及中药五皮饮加白术、当归、黄芪等剂,全身浮肿加剧,腹水增加,病情严重,正考虑引产未决之际,经该院应邀会诊。诊得患者颜面及全身浮肿,恶风鼻衄,咳喘不止,呃逆不能食,大便尚通,小便短赤,舌粗白尖红,脉浮数有力,虽未见发热口渴等症,而肺经风水高冲,挟有胃热之候显然可见。遂从《金匮》风水论治。方用越婢加半夏汤。

净麻黄4.5克,生石膏12克,法半夏6克,生甘草3克,生姜4.5克,红枣4枚,加杏仁9克。

连服6剂,虽汗出不多,而尿量增加,输出量大于输入量,每天高达2900毫升,全身浮肿消失,腹水亦除,体重由122市斤减至92市斤。心肺正常,咳喘见平,饮食睡眠恢复正常。［江西医药,1963,（9）］

周小农医案

○ 患肿胀之症,孙君治以攻削下水,十余剂不减。九月更延余诊,已胸高气逆,溲秘不通,胸中撑胀已搓至皮破,饮食不纳,以参汤延续矣。诊脉匿如无,苔白,舌质略紫。高枕而卧,犹然气急。如纯由水气,小溲不通,顷刻而糜。因询经事,则停已数月。乃曰:"怀娠而肿,此症甚多。"渠家以多年未孕,不以为然。余谓即有胎而水气浸渍,亦万不能生存,拟小陷胸汤、金铃子散加川朴、腹皮、茯苓、泽泻、车前及沉香、琥珀末。一剂。腹中攻动,溲通瘀行,遂下死胎,其胞已糜腐不堪。下气神气复振,即能饮食,肿胀循退。是故肿而水盛,胎荫之生气竭绝,追上犯而气冲,旦夕有性命之虞。不急下之,未可幸生。及喘而云亡,人亦以为水气应有之变,端不意有此一着也。(《周小农医案》)

魏长春医案

○ 病者:吴永源之妻李氏,年二十岁。九月八日诊。

病名:妊娠肿。

病因:所适远在蟹浦,地处海滨,住居不洁。怀孕八月,感受湿邪,气机不畅,湿化为肿。

证候:遍体浮肿,脐突阴肿,带下如注。

辨证:脉迟,舌淡不荣。湿邪内伏,病名子肿。

治法:五皮饮,宣肌肤伏湿为先。

方药:

大腹皮三钱,茯苓皮三钱,五加皮三钱,桑白皮三钱,橘皮一钱。

次诊:九月九日。左脉沉伏,右脉滑。遍体浮肿,气促渴饮,小溲略长,大便已解,舌尖糙,根苔腻。用和中化湿利水法。

次方:

绵茵陈四钱,泽泻三钱,猪苓三钱,带皮苓四钱,桑白皮三钱,大腹皮三钱。

三诊:九月十日。小溲略长,口气秽臭,渴饮,脉滑,舌苔腻,肿势未退。用清化湿邪,安胎消肿。

三方:

桑白皮三钱,地骨皮三钱,大腹皮三钱,黄芩三钱,竹茹三钱,银花三钱,连翘三钱,带皮苓四钱。

四诊:九月十一日。便解溲长,胃苏,胸脘满痛。舌转红色,苔化,脉滑。带下如注,湿邪稍化,宜安胎和营。

四方:

西归身二钱,生白芍三钱,川芎八分,茯苓三钱,竹茹三钱,黄芩二钱,大腹皮三钱,天花粉三钱,炙甘草一钱,苦杏仁三钱。

五诊:肿消热清,胃思纳、腹痛瘥,脉滑舌淡,头眩、白带未除,病瘥,可用清补方。

五方:

西归身三钱,生白芍二钱,阳春砂五分（冲）,木瓜一钱,大腹皮三钱,制首乌三钱,黄芩二钱,泽泻二钱,天仙藤二钱。

效果:病痊。足月安产一女。

炳按:妊娠肿病甚多,有子肿、子气,各有现证,各立治法,尤宜参考专书。(《慈溪魏氏验案类编初集》)

郑在辛医案

○ 体素虚寒,怀孕将产,先胃寒呕吐,服理中汤而止。续即两足水肿,未旬日,上肿至腿,渐上至少腹,内怀双胎,其腹胀大欲裂,气喘不能行立,脉细如丝,两足冰冷,小便点滴不通,水已上溢,不急治水,胎必浸伤,而孕妇更不能保矣。谅桂附尚不能敌水,何暇伤胎,且胎已足月,桂附不能犯,遂用附子、干姜、桂枝、人参、白术、茯苓、泽泻，大剂与服，日投二剂，四剂后足微温，小便略有。服至十剂，上腹略软，水尽下注于两足，惟卧床不能坐矣。又十余剂，水从大小二便齐出，消大半。而双生两男。产后因胎前药力，三朝尚全无病，遂经理家事，忽然腹大痛，大吐大泻，困惫于床，脉细紧无伦，惟恐痛脱，仍用前人参、附子、干姜、肉桂、茯苓、甘草，因腹痛，故去术也。日服人参六钱，药三剂，六日痛止，加白术，温补四十日始康，其产后惟两血饼，所下皆水。此阳气虚，血反化水，若执，怀孕桂附伤胎而水不下，必致子母两殒。《经》云：有故无殒，良不诬也。其所生之子，出痘甚轻，则桂附不贻害于儿，亦可知矣。出痘之儿，因痘甚轻，未满月便出户见风，至满月后，作泻十数日，忽患惊风，幼科皆称"慢惊"不治，已掷于地，惟候死耳。予视之，忽啼号数声，即手足抽搐，眼珠上视，头向后仰，身体僵直，今有此数症，则非慢惊，盖天钓风也。其先啼者，腹中痛，谓之内钓，内钓后即外钓抽搐。此因痘后失调，又经久泻而兼内邪，故有是证。必须温经补中，余遂用桂枝、赤芍、钩藤、人参、白术、炮姜、附子、半夏、甘草，灌下二剂，即回苏，但不能吮乳，日进米粥，然一日必啼号十数次，抽搐十数次，而参附药不辍，幼科畏热，暂止数日，即泻不止，泻甚则内钓、外钓亦甚，不得已，坚用之，抽搐止，即右手足痿软，半身不遂，如此大剂，一岁之儿，服至百剂，泻方止，足可站立，但右手尚不能持物，笑则口歪。若非参、术、桂、附、干姜，何能有生，有斯病则用斯药，岂以幼儿纯阳，不堪辛热，执为定论者哉！（《素圃医案》）

王寿芝医案

○ 孕已弥月，头面四肢肿，腰腹重坠，如将生娩，数日后不能坐。必须两足支于床柱，始得稍安。生父延予诊治。话时两泪盈眦，谓医用乌鱼汤，令洗不效，已告技穷。闻之恻然，偕往诊脉，空弦鼓指；察其外象，咳嗽气紧，欲呕不得，告之曰："汝女气虚而兼痰饮，前医固守安胎套药，所以致此，不畏半夏、附子堕胎，尚可一治。"以小半夏加茯苓汤投之，六剂后，大吐绿水两盆，气乃稍缓；继进术附汤十剂，腰腹不坠，可起立矣。命其止药，生产后再议。是夜解怀，其子肥如瓜瓠，举家皆喜。闻而笑曰："受胎时已挟有痰饮，母病子亦病。肥者水气，非真元足也。"半月余愈呆滞，终日不出一声，儿科与药，殇。此后专心调理产妇，三年

中白术用至十斤外，附子用至七斤外，复受胎生子。时医以半夏、附子为堕胎药，相戒不用，有时用半夏，更以芝麻油炒之，皆遵李时珍说者也。不知仲景以附子汤治妊娠腹痛，干姜人参半夏丸治妊娠呕吐不止。《金匮要略》著有明训，不必为俗说泥也。但须审证明确，不可用于阴虚胎火重妇耳。

小半夏汤：

制半夏六钱，生姜八钱，加茯苓四钱。

陈灵石曰：《神农本草经》载，半夏之功治甚大，仲师各方，无不遵法用之，凡呕者必加此味。元、明后误认为治痰专药，遂有用朴硝水浸者；有皂角水及姜水浸者；有用白芥子和醋浸者。市中用乌梅、甘草、青盐等制造者更不堪入药，近日通用水煮，乘热以白矾拌晒切片者，皆失其本性，不能安胃止呕，宜从古法以汤泡七次，去涎用之；或畏其麻口，以姜汁、甘草水浸透心，洗净晒干，再以清水浸三日，每日换水，蒸熟晒干用之。支饮之证，呕而不渴，旁支之饮未净也。用小半夏汤者，重在生姜散旁支之饮；半夏降逆安胃，合之为涤饮下行之用，神哉！

术附汤：

炒白术一两，熟附片五钱。

喻嘉言曰：脾中之阳遏郁而自汗，宜术附汤；又谓术附可以治寒淫，用所当用，其效如神。

前两解方意明确矣。予借以治此证者，盖以此妇脉空，知其阳虚；脉弦知其阴盛；咳嗽气急，欲吐不得，知其有痰饮。夫阳虚阴盛，水饮弥满，焉得不四溢而为肿？至欲倒悬而不能坐起，气不举胎无疑矣。此时更以滋阴补血之品安胎，几何不两土同崩，真阳灭熄哉！计惟补火生土，以御滔天之水，然水无出路，土何能温？必先逐去水饮，始克奏功。故用小半夏以止逆涤饮，阳气上升，所以快畅而吐，吐去宿水，大用温补，看似雄峻，其实有制之师也。（《寿芝医案》）

翟青云医案

○ 城内文化街孙兴冉妻，二十余岁矣，患水臌证。请余往疗，至时见患者卧床，周身头面肿似水晶无异。问其病天数，伊言二十三个月矣。诊其脉肉肿甚厚，浮中沉均不得，推筋着骨，诊得寸洪关滑，两尺不绝，左手大于右手，男胎也。告伊曰："勿作病治，确系喜兆。"伊姑闻言冷笑曰："先生差矣。世间哪有怀胎二

年不产之妇。再者肿形如此，非水臌之明证乎！"余曰："非也，此因当受孕时，肺经有水气之故。及受孕后，精神气血齐去养胎，水仍在肺，无气血传送，不能自行，其肿虽胜而水在表，内无大病，迟延不产者，一经有病，互相关连，它经不能不受其累，受累即是虚，所以不能比常人也。再待一月，必产无疑。"伊始以余言为是。又半月许，产妇之婿，执一请帖，言请余赴喜席。余曰："何喜之有？"伊曰："前贱荆之病，先生决断是喜，果产一男，今已九天。"余问："临产情况如何？"伊云："产时先下浆水斗余，移片时儿下，发黑明，长寸余，声音洪亮。"谚云"怀胎月数多者必贵"。此儿已近二十岁。亦常人耳。此等迷信，余决不信也。（《湖岳村叟医案》）

柳谷孙医案

○ 木火挟郁痰升逆于上，颈项浮肿，咽物不爽，癸停四月，间作鼻衄，右尺浮动。似乎有勿药之占；况胎火上浮，亦能作衄，拟方以清肝泄火为主，佐以化痰畅气。

东白芍（酒炒）、黑山栀、元参、橘红、枳壳、淡黄芩、广郁金、丹皮炭、黑荆芥、象贝、牡蛎、砂仁、夏枯草、竹茹。（《柳宝诒医案》）

李铎医案

○ 诊左脉缓细，右滑大，症见右身半以下偏痛不能举步，起坐甚艰，卧则不痛。余疑右脉滑大似属妊象，询其家人，谓果有六月之妊，此血虚兼风湿，乃着痹证也。初投四物减地黄，加桂枝、防风、羌活、秦艽以驱风湿，继以四物合二妙，加牛膝、米仁、木瓜、桑枝，十帖而愈。

陈辛亥先生曰：《药性》牛膝、米仁损胎，此则用之而愈，所谓有故无殒也，识卓胆大，佩服佩服。（《医案偶存》）

陈修园医案

○ 怀妊五月，气短，肢倦乏力，不思饮食，两跗先肿，渐及腰胁。此乃肺脾气虚不能化湿，湿淫于内，势必发为漫肿。法宜益气补中，庶湿走肿消而恙自平。今仿东垣法，略为加减。

炒白术四钱，炙黄芪二钱，人参二钱，陈皮一钱，当归身一钱，白茯苓三钱，升麻三分，柴胡三分，炙甘草五分。（《南雅堂医案》）

钱伯煊医案

○ 周某，女，33岁，已婚。

初诊：1959年7月2日。

主诉：初产妇，预产期1959年8月2日，现孕36周。在妊娠3个月时，即有下肢浮肿，休息后消失，妊娠20周时下肢浮肿较甚，至妊娠36周时下肢浮肿更甚，最近两周内，体重增加4.4公斤，血压升至140/110毫米汞柱（基础血压：100/80毫米汞柱）。西医诊断为妊娠肾病Ⅰ度。

诊查：刻下腿足浮肿，神疲乏力，食后脘胀，两便正常，稍劳腰痛，睡眠一般，胸闷（左肺已切除）。舌苔薄白，中微淡黄，脉左沉弦微滑，右沉滑。

辨证：证属脾弱积湿，气失运行。

治法：治以益气健脾，佐以化湿。

方药：

党参6克，白术9克，连皮苓12克，炙甘草3克，橘皮3克，木香6克，砂仁3克，黄芩炭6克，五加皮6克，桑寄生12克。2剂。

服药后，诸症皆减轻。再取上方药5剂。

二诊：7月8日。服上方药7剂，肢肿消退，胃纳较振，胸膈痞闷，夜寐不安。舌苔薄白，脉左细微弦，右弦滑。症属血虚肝旺，气失运行，治以养血平肝、理气安神，方用钩藤汤加减。

方药：

当归9克，白芍9克，钩藤9克，桔梗6克，茯神9克，青木香9克，扁豆衣9克，川石斛12克，黄芩炭6克，桑寄生12克。2剂。（《中医当代妇科八大家》）

其他医案

一妇，妊娠自三月成胎以后，两足脚面浮肿，以及腿膝，渐至周身，喘急满闷，行步艰辛。脉虚弦滑。此为子肿。投全生白术散，数服而肿退食进。继以千金鲤鱼汤、紫苏饮间服，一月而胎孕痊安。

一娠妇，四五个月后，遍身浮肿，饮食如常。脉缓沉涩。谓之子气。投天仙藤散，四服而肿势顿减。改以四君子汤加木香、苏梗，日渐调理。至弥月，进紫苏饮三服，当晚分娩，而肿势全消矣。（徐灵胎《女科医案》）

妊妇腹胀，小便不利，吐逆。诸医杂进温胃宽气等药，服之反吐，转加胀满凑心，验之，胎死已久，服下死胎药，不能通，因得鲤鱼汤，其论曰：妊妇通身肿满，或心胸急胀，名曰胎水。遂去妊女胸前看之，胸肚不分，急以鲤鱼汤三五服，大小便皆下恶水，肿消胀去，方得分娩死胎。此证盖因怀妊腹大，不自知觉，人人皆谓妊娠孕如此，终不知胎水之患也。《济生方》

一妇年三十八，妊娠水肿，以鲤鱼汤加五苓散、人参。湿加苍术一钱，厚朴，陈皮五分，萝卜子、炒车前子、滑石各一钱。作一帖。若喘急，加苦葶苈。小便不利，加木通、灯草，甚者车前子、浚川散，其湿毒自消。防己治腰以下湿热肿，如内伤胃弱者，不可用也。（《名医类案》）

一孕妇遍身皆肿，或以为白火疮，或以为鼓胀，治俱不效。产科郭大生曰：此名琉璃胎，至将产一月前，必饮食大进，产即肿消矣。后果然。彼盖阅历多故。然病之所以然，究未知也。

一妇孕七月，先下体发肿，渐及面目。阅数日，忽子户内突出一小泡，皮薄而光亮，于是身体悉消矣。然起卧不便，困苦非常，后复皮破出水，恒水不得干。偶一内亲自言昔尝患此，有医教用王不留行及明矾等药，煎洗而痊。如言试之，苦于螫痛。如此月余，此前稍愈，而终不除。询产科亦罕知者，但云：此似不妨，必所谓琉璃胎也，产时自消。后果然。（雄按：此证恐是气虚挟水。）

一孕妇遍身发肿，既产仍不消，只向里床卧，终日昏迷，不省人事。有时少醒，即又狂躁不宁。如此二十余日，绝口不食，诸医束手。偶有村媪闻而告曰：无忧，我儿媳亦曾如此，不饿死也，但用陈年白鲞，向病人前炙热，以米醋沃之，彼闻香自然饮食。如言果愈，肿亦遂消。

薛立斋治一妊妇，每胎至五月，肢体倦怠，饮食无味，先两腿肿渐至遍身，后及头面。此脾肺气虚。朝用补中益气汤，夕用六君加苏梗而愈。

元丰中淮南陈景初，名医也，独有方论治妊妇子肿病。其方初谓香附散，李伯时易名曰：天仙藤散。王荆公居金陵举家病，以诗赠景初曰：举族贫兼病，烦君药石功。到家何所有，一一间征鸿。因此见方得于李伯时家，传方录于临川张右丞宅。

立斋治一妇子肿，用紫苏饮，三服而愈。（《续名医类案》）

子 淋

施今墨医案

○ 刘女（28岁）案。

第二胎妊娠五个月，半月前感觉排尿不畅，初不介意，继则加重，小便频数，艰涩不爽而酸痛，色黄，大便干燥，食欲欠佳，夜眠不安，易发烦躁。舌苔白，根部发黄。脉象：滑数。

辨证立法：妊娠小便难，乃热郁膀胱，津液亏少，气化不行所致，宜用清热通淋、调气润燥以治。

方药：

川草薢6克，天麦冬各6克，生地10克，酒条芩6克，南花粉10克，草梢3克，炒枳壳6克，火麻仁12克，山栀5克，台乌药6克，益智仁5克，茯苓10克，川石苇6克。

二诊：服药两剂，尿频大减，尿时仍有涩痛之感，大便已通，眠食转佳，原方去火麻仁加淡竹叶5克。（《施今墨临床经验集》）

柳谷孙医案

○ 考古人子淋治法，本不忌伤胎之品，诚以病与胎不能兼顾，正合《内经》"有故无殒"之义。此证气机陷坠，颇如气淋见象；而溺白屑，又与砂淋相似，重身三月，相火养胎。仿古人成法而变通之，兼参气淋治法，望其两不相碍，乃为得手。

北沙参、黄芪、升麻、柴胡、甘草梢、赤苓、车前子、黑山栀、枳壳、春砂仁、海金沙（包）、淡竹叶、西珀屑。（《柳宝诒医案》）

薛雪医案

○ 怀孕子淋，多热在下焦，产即当愈。仍心热嘈，腰酸骨软，是亏生热，主乎养肝阴矣。

豆皮、生地、续断、茯神、湖莲肉、阿胶、天门冬。（《扫叶庄一瓢老人医案》）

陈念祖医案

○ 妊娠下痢半月，痢止。小溲癃闭成淋，口渴引饮，饮毕方去滴许，涩痛异常。诊得脉形虚涩，右寸独大。此乃金被火刑，州都气化不行，溺道乃闭。经旨：病在下者治其上，上窍开则下窍自通。且妊娠脉见虚涩，是气血俱虚之候。若再以渗利分消为务，恐势愈顺趋而下，非特病不减，虑或胎动何！

苏子一钱五分，杏仁二钱（去皮尖），桔梗二钱，薄荷八分，紫菀二钱，枳壳八分（炒），炒干葛一钱。（《南雅堂医案》）

子　嗽

丁甘仁医案

○ 怀麟五月，肝阳升腾，风燥之邪袭肺，咳呛咯痰不爽，头眩且痛，先宜清泄风阳，清肺化痰。

桑叶皮（水炙）各钱半，川贝母二钱，瓜蒌皮三钱，光杏仁三钱，抱茯神三钱，肥知母钱半，炙远志一钱，黑稆豆衣三钱，薄荷炭八分，冬瓜子三钱，福橘络一钱。

○ 风温燥邪，蕴袭肺胃，咳呛痰内带红，内热形寒，舌质红，苔黄，脉濡滑而数。怀麟八月，宜辛凉清解，宜肺化痰。

炒荆芥一钱，嫩前胡钱半，光杏仁三钱，象贝母三钱，抱茯苓三钱，炒黄芩一钱，轻马勃八分，瓜蒌皮三钱，马兜铃一钱，冬瓜子三钱，水炙桑叶皮各一钱半，鲜竹茹二钱，活芦根（去节）一尺。（《丁甘仁医案续编》）

施今墨医案

○ 高女（29岁）案。

患喘息病已八年，不分季节，时常发作，咳少喘多，不能平卧，喉间痰鸣，吐痰不多，自汗、心跳，睡眠乱梦纷云。曾用组织疗法、单方等均未见效，现又怀孕三个月，喘息发作，痛苦之至。舌苔薄白，舌质淡，脉细软而滑。

辨证立法：肺主气，司呼吸，若肺气闭塞，津液不布，聚而生痰，则痰鸣漉漉，倚息短气不得平卧，治宜通调气息，行其水气，但因怀孕三个月，不可过分开通，以防伤及胎元。

方药：

云茯苓6克，桑白皮3克，橘红5克，云茯神6克，桑叶5克，橘络5克，北细辛1克，炙紫菀5克，车前子6克，五味子3克，炙白前5克，车前草6克，生银杏12枚（连皮打），炒远志6克，白杏仁5克，苦桔梗5克，炒枳壳5克，甘草梢2克。

二诊：服药四剂，喘渐少，咳增多，已有痰，仍心跳气短。

方药：

云茯苓6克，细辛2克，陈橘红5克，云茯神6克，五味子3克，陈橘络5克，西洋参6克（另炖兑服），炒远志6克，苦桔梗5克，炙白前5克，瓜蒌子6克，炙紫菀5克，旋覆花5克（半夏曲同布包6克），瓜蒌皮6克，野于术5克，炙款冬3克，粉甘草2克。

三诊：前方服八剂喘更见好，已能平卧，咳嗽仍多，吐痰甚爽，心跳稍好。仍遵原法，前方去五味子、细辛，加南沙参6克。

四诊：服药四剂，病已大为减轻，突于昨夜又再发作，喘息不能平卧，一夜未眠，脉现浮数，暂拟宜肺降气法治之。

方药：

北沙参6克，炙麻黄1.5克，条黄芩10克，北细辛1克，莱菔子5克，云茯苓6克，五味子3克，白芥子1克，云茯神6克，陈橘红5克，黑芥穗5克，炙苏子5克，陈橘络5克，炒远志5克，苦桔梗5克，白杏仁6克。

五诊：服药四剂，喘已大减，夜能安卧，自觉发作之势犹存，有待机再发之象，大便干，小便黄。拟前方去白芥子，加瓜蒌子、皮各6克，再服四剂。

六诊：服药甚好，喘已基本平定，仍心跳、咽干、食欲欠佳，拟以清热法治之。

方药：

朱茯神10克，炙紫菀5克，陈橘红5克，朱寸冬10克，炙白前5克，陈橘络5克，苦桔梗5克，酒黄芩6克，旋覆花5克（半夏曲6克同布包），白杏仁5克，西洋参6克（另炖兑服），野于术5克，炙甘草1.5克。

七诊：前方服六剂，症状大减，自觉几年来未有如此之舒畅。大便稍干，小便黄，拟用丸药巩固。

方药：

台党参30克，远志30克，旱莲草30克，车前子30克，寸冬30克，朱茯神30克，酒黄芩30克，桔梗15克，五味子30克，女贞子30克，橘红15克，金沸草30克，火麻仁60克，杏仁30克，枳壳15克，半夏曲30克，桑叶30克，野于术30克，陈阿胶30克，炙草30克。

共研细末，蜜丸如梧桐子大，每日早晚各服10克，白开水送下。（《施今墨临床经验集》）

韩百灵医案

○ 李某，女，30岁。1976年4月前来门诊就医。

主诉：已受孕5月余，经常咳嗽无痰，胸痛，气短，手足干烧，夜里加重，头部汗出。经取中药10余剂，病情不减，反而加剧，曾咳唾血液。视原医病药方中有诊为脾虚湿邪犯肺咳嗽，投以健脾渗湿却痰之方药者；有诊为外感风寒，肺失肃降而咳嗽，投以宣肺疏表之方药者。余望其面色两颧虚红，唇焦舌赤而无苔；听其语言无力，气短不得续息，干咳无痰；问其现症，胸闷气短，咳嗽不得卧，皮肤干涩不润，手足干烧，头部出汗，夜里尤甚，大便干，小便短赤；诊其脉象滑细而数。

根据证候分析：此属素禀阴血不足，孕后阴血下聚养胎，虚火上炎犯肺，肺失清肃，故令干咳无痰；热灼肺络，咳唾血液；肺阴不足，肾水枯涸，则气短不得续息；虚阳泛滥，则手足干烧，脉滑细数。施以滋阴、生津润肺立方：

沙参9克，贝母9克，百合9克，生地9克，元参9克，知母9克，寸冬9克，地骨皮6克，山萸9克，白芍9克。4剂。

约十余日该患者又前来就诊，面带喜悦，诉：照方连服6剂，病情大见好转。日间咳嗽几声，夜得安卧，饮食增进，气力加强。诊其脉象滑缓有力，知其体阴将复，虚阳已安其宅，又拟一滋补先天之药，以善其后：

熟地9克，山萸9克，白芍9克，龟板12克，牡蛎12克，寸冬9克，杜仲9克，沙参9克，当归6克。

嘱其久服，可保无虑。于同年10月间，其夫前来门诊，云：服药后，诸症皆息，安然分娩一男婴。（《中医当代妇科八大家》）

陈廷儒医案

○ 妇人二三月，经水不行，疑是有孕，又疑血滞，心烦寒热，恍惚不定，此时调护非法，往往误事。辛卯正月初，余寓济南，张勤果公以舆速往，为大女公子诊病。据云，去年小产后，癸水仅一见，至今不至，已三阅月，咳嗽见红，腹痛便溏，浑身骨疼，食少神疲，症情颇剧，人以为劳。余切其脉，细而数，即曰："非劳也，是胎也，胎赖阴血以养，阴血不足，内热自生。咳嗽吐红，火刑金也；腹痛便溏，木克土也。热久不清，诸症以起，前次半产，职是之故。"因用复脉法，去桂枝、生姜，易麻仁为枣仁，加生地、白芍、川连、地骨皮为方。时以川连为苦寒，生地、地骨皮为阴寒，非久病所宜，告余易去者。余曰："有是病，始用是药，去之即不效。"照方服之，一剂，咳嗽平，吐红止；再剂，饮食进，神气振；三剂，腹痛便溏等症均愈。又阅数月，与以保产无忧汤，胎赖以安。

○ 癸巳春，余寓都门，吾友冯念勤之室，本体素弱，且有腹痛便溏宿疾，经水适两月不来。速余往诊，脉象虚细，按左关尺，颇有和滑之致，大似育麟吉兆。主人疑气血太亏，未能受胎，防成虚劳。答曰："脉象已见，为胎无疑。"用和中益气法治之。嗣后，阅一月，或两月，必延余诊，余仍前法加减。又阅数月，果举一男。

○ 大凡妊娠至三月名始胎，手厥阴心胞络脉养之，此时最易堕胎，不可不慎，缘心经火盛故也。至六七月后，苟非起居不慎，决不小产，再按月服保产无忧汤，一二剂尤妙。

壬辰秋，余至天津，有一妇，产后必大病。是年，其夫为未事之谋，问治于余，余以此汤与之，越两旬余，其夫来谢。盖此次产后，固强健胜常也。

后客都门，有何姓室，胞浆水裂已半日许，速余往诊，余即以此汤治之，夜半即产，平稳如常。可知汤名无忧，凡在产前，所宜多服，惟人之气质有不同，时之寒热有不同，用此汤时，不妨略为加减，改而不改，古人当不以多事责余。譬之周因殷礼，殷因夏礼，所损亦可知也，因时制宜之道也。（《诊余举隅录》）

张汝伟医案

○ 沈慧明，年二十七，上海，住福生路一百零七弄八号。

怀孕三月，心主司胎，心气郁结，肝火相乘，致成子嗽，已兼旬不止。胃呆，精神疲乏，白带淋漓，苔腻，脉濡弦，不亟调治，慎防胎堕。拟养肝肃肺，化痰止咳。

炒川芎八分，炙紫菀、制香附、广郁金、佩兰梗、炙竹茹各钱半，紫丹参、炒白芍、象贝母、焦麦芽、海螵蛸（炙）、桑寄生各三钱。

二诊：进前方后，咳嗽已减，白带仍多，胎火犹旺，大便燥结。脉弦滑，宜再安胎育阴，润腹泄热，兼以止带。

粉归身、炒白芍、元参心、象贝母、桑螵蛸（炙）、乌贼骨、大麻仁、肥知母各三钱，春砂仁一钱（后下），款冬花、姜竹茹、淡子芩各钱半。

本证始末：此为朱天兴之爱人，怀孕后，因儿女众多，心烦神疲，以致咳呛不止。来诊时，神消肉削。二方仅服三剂，即告痊愈。方义说明：此二方的抉要，在安胎顺气，与寻常之见咳治咳不同。第一方，重要在川芎、丹参、桑寄生、麦芽。安胎和胃，而用郁金、香附、佩兰利气，白芍养肝，紫菀、象贝以治咳耳。第二方，则以通便清胎火为主。故用淡芩、麻仁、元参，佐之以桑海螵蛸止带，归身、白芍养血，血充气利，则诸病自能向安矣。（《临症一得》）

陈修园医案

○ 妊期已至九月，乃足少阴肾脉养胎。近以风温上受，风为阳邪，温渐化热，肺阴先已受伤。是以发热口渴，咳嗽不已，胸中痞满，大小便艰涩，此肺与大肠相表里之明征也。宜先从上焦治，燥者润之，热者凉之，

上通则下自降矣。

鲜生地三钱，阿胶二钱，淡黄芩二钱，知母一钱五分，天门冬一钱五分，花粉一钱。（《南雅堂医案》）

徐渡渔医案

○ 妊娠失血，咳嗽而失音，乃属子嗽子瘖，胎前不能愈，分娩后自可。

紫菀汤去五味子、阿胶，加归身、白芍、麦冬治之。（《三三医书·徐渡渔先生医案》）

郑在辛医案

○ 曹启心兄如君，生育多胎，体质虚弱，有脑寒鼻塞流涕之证。怀孕七月，先咳嗽，前医不谙，以流涕为伤风，误用发散，因虚愈咳，咳甚则吐食；又以为胃寒，用六君子汤加炮姜，服之愈甚。继召余治，脉弦数六至，胎脉固当数，然不滑数而弦数。此必阴血大亏也。启兄云："平素胃寒，麦冬、贝母入口便吐泻，奈何？"予曰："治病必以脉为症，今脉弦数，定属阴虚，滋阴不可，补阴独不可乎？此因咳而吐，非不咳而吐也。但治其咳，自不吐矣。"《脉经》曰：阴虚阳无所依，令人多呕者此也，岂阴虚独无呕病乎？"定以熟地黄为君，山萸、茯苓、山药、石斛、苡仁、沙参为臣，枇杷叶为佐，四剂知，十剂咳嗽全止，而产一男。产后再以当归、川芎、桂枝、辛夷、炮姜、黄芪温补之剂，以医鼻矣。（《素圃医案》）

程杏轩医案

○ 程杏轩治荔翁夫人案：怀孕数月，嗽喘胸痹，夜不安卧，食少形羸。予曰："此子嗽也。病由胎火上冲，肺金被刑，相傅失职，治节不行。经云：咳嗽上气，厥在胸中，过在阳明太阴。夫嗽则周身百脉震动，久嗽不已，必致动胎。古治子嗽，有紫菀散、百合汤，法犹未善，鄙见惟补肺阿胶汤，内有甘草、兜铃、杏仁、牛蒡清金降火，糯米、阿胶润肺安胎。一方而胎病两调，至稳至当。"服药两日咳嗽虽减，喘痹未舒。方内加葶苈一味，取其色白中空，轻清宣痹再服数剂，胸宽喘定，逾月分娩无恙。（《杏轩医案》）

王士雄医案

○ 李夫人案。

朱砥斋司李之夫人，累患半产，每怀孕，服保胎

药，卒无效。今秋受妊后病（咳）嗽，孟英视之，尽屏温补，纯与清肺，或诘其故？曰：胎之不固气或由元气之弱者，宜补正。或由病气之侵者，宜治病。今右寸脉滑大搏指，吾治其病，正所以保其胎。苟不知其所以然，而徒以俗尚保胎之药投之，则肺气愈壅，咳逆愈甚，震动胞系，其胎必堕矣。朱极钦佩。服之，良效。次年夏，诞子甚苗壮。

〇汪妇案。

自孟秋患痢之后，大便溏泻未愈。已而怀妊，恐其堕也，投补不辍。延至仲冬，两目赤瞳满遮，气逆碍眼，脘疼拒按，痰嗽不食，苦渴无溲。孟英诊之，脉甚滑数。曰：此温补所酿之痰也。夫秋间滞下，原属暑、湿、热为病，既失清解，逗留而为溏泻。受妊以来，业经四月，虑其堕而补益峻，将肺胃下行之令，皆挽以逆升，是以胸次堵塞而痛，喘嗽不能卧。又恐其上喘下泻而脱也，补之愈力，以致治节尽废，溲闭不饥，浊气壅至，清窍两目之所以蒙障而瞽也。与沙参、蛤壳、枇杷叶、冬瓜子、海石、旋覆、苏子、杏仁、黄连、枳实、海蛇、黄芩、栀子，重加贝母，服二剂，即知饥下榻，目能睹物矣。（《王氏医案》）

王汉皋医案

〇一市人，妇瘦夫健。妇每孕必咳唾如痨，百治不愈；比产，不药自愈。计生十一男三女。

按：医妇女，难于医男子；尤难者，孕证也。当结胎之际，或因妇之禀赋有异，或因天时寒暖非常，或因境遇顺逆不同；乘此结孕，有如常者，有变异者，其证多端，难拘一定。苟不加察，误作常病，轻者药证不应，重则受药害矣。须于临证时，勿论病见何状，但问得平昔经期无差，今及期而经止，或在一期而止，或至二期、三期皆止，又诊得右尺、左寸较强，余脉平平，则知为孕证矣。其状无定，皆非病也，安胎而已。间有一二脉证相符，若右尺、左寸脉略强者，亦须防其是孕，不可径作病治。总之，见为经止之后，勿论何证，每立方禁用伤胎之药，常用保胎、固气、固血之药，而不用破气、破血之药乃妥。（《王氏医存》）

柳谷孙医案

〇肝气上逆于肺，升于巅顶，窜及经络，而以气急一项为最重。又值重身，木火易逆。近日发热痰黄，肺胃兼有客热。病情繁重，总以泄肝清肺为主。

羚羊角、桑白皮、牡蛎（盐水煅）、黑山栀、滁菊花、鲜沙参、前胡、钩钩、刺蒺藜、夜交藤、淡黄芩（酒炒）、连翘、豆卷、竹茹、芦根（去节）。（《柳宝诒医案》）

子　喑

孙浩铭医案

〇柯某，女，38岁。1961年7月9日初诊。

妊娠6个月时耳聋耳鸣，语音细哑、低微不清，卧则消失。现在妊娠7个月，上述症状更为明显，久坐久立愈甚。心烦少寐，气短，腰酸，大便不畅。脉细滑，舌淡，苔薄白。

辨证：中气不足，胎盛阻碍经络，气血运行不畅。

治法：益气升提，佐以安胎。

方药：

潞党参15克，漂白术6克，秦当归3克（后入），盐砂仁3克（后入），盐陈皮3克，升麻2克，软毛柴2克，贡阿胶9克（另炖冲），旧艾叶3克，川菖蒲2克（后入），生黄芪9克，枯黄芩6克。2剂。

次诊：药后耳聋耳鸣好转，语音稍亮，照前方续服十余剂收效。（《孙浩铭妇科临床经验》）

雷少逸医案

〇三湘喻某之内，孕经七月，忽受燥气，咳嗽音嘶。前医贸贸，不询月数，方内遂批为子瘄，竟忘却《内经》有"妇人重身，九月而喑"一段。医者如此，未免为识者所讥，观其方案，庞杂之至，所以罔效。丰诊其脉，弦滑而来，斯时肺经司胎，咳逆音哑，显系肺金被燥气所侵之证。宜辛凉解表法去蝉蜕、淡豉，加桑叶、菊花，橄榄为引，连喽三服，音扬咳止矣。（《时病论》）

魏长春医案

○病者：秦端甫君夫人，年约三十余岁。三月九日初诊。

病名：妊娠肺热音哑。

病因：素体火旺，怀孕八月，感寒化热。

证候：音哑内热，口燥干咳不爽。

辨证：脉象弦滑，舌红苔薄，客寒包火，热壅肺闭证也。

治法：用麻杏膏甘汤加味，开肺润燥化痰。

方药：

炙麻黄五分，苦杏仁三钱，生石膏五钱，炙甘草一钱，淡竹沥一两（冲），射干二钱，马兜铃二钱，瓜蒌皮三钱，玄参五钱。

次诊：三月十一月。音哑，干咳无痰，脉滑，舌红苔黄。肺系胶痰壅塞，热闭音哑，宜用开透。

次方：

射干二钱，马兜铃三钱，玄参五钱，生甘草一钱，瓜蒌皮五钱，苦杏仁二钱，川贝一钱半，黄芩三钱，知母三钱，西藏青果一钱，天花粉三钱。

三诊：三月十三日。脉滑，舌红润。咽润，咳痰，音开，病见瘥，仍宗前意清宣之。

三方：

西藏青果一钱，玄参五钱，瓜蒌皮五钱，生甘草一钱，柿露四钱，玉蝴蝶五对，原麦冬三钱，制半夏三钱，紫菀三钱，叭杏仁三钱，冬瓜子三钱。

效果：音开咳愈。

炳按：妊娠音哑，宜即清肺热顺气，以安胎元也。（《慈溪魏氏验案类编初集》）

子悬（附：子满）

李修之医案

○河间司李朱思皇长公令方夫人案。

坐孕之月，胎肿异常，喘急不能言，并不能卧者月余。举家彷徨，投药甚乱。一医用人参、白术以实脾。一医改用商陆、葶苈以润肺。相去天渊，益增疑思，邀予决言。予曰：此症似危，脉幸洪滑，产前可保无虑，即应分娩之后，颇费周旋耳。舍前两治。余不过一二剂，便获安机矣。座中讶出言之易，各言辨驳，予据理析之，曰：胃为清阳之海，肺为元气之龠，故呼吸升于丹田，清浊输化赖于中土。若平素膏粱太过，则中州积热。况胎孕内结，则相火有余，至六七月以来，肺胃用事，胎渐成大。故胎气愈逼而火愈旺。凑逆于上，喘呼不卧，名曰子悬者是也。兹用参、术温补，则肺气壅塞，若用葶苈苦寒，则胃气孤危，均致变症蜂起。岂非实实虚虚之患乎？疏方用苏梗、枳壳、腹皮各三钱，茯苓、陈皮、半夏各钱半，甘草五分，生姜三片，一帖便

能言，再剂则安卧。合门信为神丹，余曰无欢也。胎前喘急药石易疗，恐临盆在迩，其喘复生，虽灵丹在握，不能为也。须预备奇策，调护真元，不致临产涣散，乃可万全。不数日，产一子，甚觉强健。越两日。喘果复作。惊呆无措，进食亦减常时，此胃土虚而不能生金之象。以大剂参、术、苓、草、五味、肉桂数剂乃安。（《旧德堂医案》）

其他医案

严氏子苏散：许叔微云：治怀胎近上胀满疼痛，谓之子悬。陈良甫曰：妊至四五月，君相二火养胎，热气逆上，胎凑心胸，腹满痞闷。用此加黄芩、山栀之类。一方无川芎，名七宝散。紫苏一两，腹皮、人参、川芎、橘皮、白芍、当归各三分，甘草一分，锉，分三服。水一盏，生姜四片，葱白煎，去渣服。（汪切庵曰：此方每服止用苏叶一钱，当归七分，腹皮以下皆五

分，甘草二分，无葱白。）

沈尧封治郁姓妇怀妊九月。偶因劳动，遂觉腹痛，胎渐升至胸中，气塞不通。忽然狂叫咬人，九人扶持不住，即子悬之，最重也。用旋覆代赭汤去参、枣，连灌两剂，胎堕得生。又一妇证亦如之，服前药胎堕而死。

又陆检修正室，子上撞心，江稳婆教磨代赭汁服，遂产两子。一子在上横于心下，一子撞着上子，故经一昼夜不止，撞心得不死，产下遂安。

陈良甫曰：一妇孕七个月远归，忽然胎上冲作痛，坐卧不安，两医治之无效。遂云：胎已死矣，用蓖麻子研烂，和麝香贴脐中以下之，命在呼吸。陈诊之，两尺脉绝，他脉和平。陈问二医作何证治之。答云：死胎。陈问何以知之，曰：两尺沉绝，以此知之。陈曰：此说出何书？二医无以答。陈曰：此子悬也。若是胎死，却有辨处，面赤舌青，子死母活。面青舌赤吐沫，母死子活。唇舌俱青，母子俱死。今面不赤，舌不青，其子未死。是胎上逼。宜以紫苏饮连进，至十服，而胎近下矣。

雄按：戊申秋，荆人妊八月而患咳嗽碍眠，鼻衄如射，面浮指肿，诸药不应。余思素属阴虚，内火自盛，胎因火动，上凑心胸，肺受其冲，咳逆乃作。是不必治其嗽，仍当以子悬治之。用七宝散去参、芍、生姜，为其胸满而内热也，加生石膏以清阳明之火，熟地以摄根蒂之阴，投匕即安。今年冬亦以八月之妊，而悲哀劳瘁之余，胎气冲逆，眩晕嗽痰，脘胀便溏，舌黄口渴。予蠲饮六神汤，去胆星、茯苓，加枳实、苏叶、大腹皮以理气开郁，黄芩、栀子、竹茹，以清热安胎，一剂知，二剂已。凡子悬证因于痰滞者，余每用此法，无不应如桴鼓。

薛立斋治一妊妇，每因恚怒，其胎上逼，左关脉弦洪。乃肝火内动，用小柴胡加茯苓、枳壳、山栀而愈。但体倦不食，用六君子加枳壳、柴胡、山栀而瘥。

孙文垣治费少垣乃眷，妊已九月，痰多喘嗽，胎气上逆，眼撑不能起，两太阳微疼。此子悬症兼痰火也。以大紫苏饮为主，才服一帖，即不上逆，胸膈顿宽。惟喘咳不止，与七制化痰丸则安。紫苏饮：紫苏、腹皮、川芎、白芍、陈皮、当归、生姜、人参、甘草、葱白。

陆祖愚治梅养中子妇孕七月，其夫出外经商，患胎上冲心，不时昏晕。或与紫苏安胎饮，数剂不效。脉之寸大于关，关大于尺，俱带弦数。此血虚极而火上炎之故也。用清气养荣汤，磨沉香四分、牛黄二分，煎就徐徐灌之，不终剂而苏矣。

万密斋治徐太和之妻，娠八月，得子满病。或作子悬治不效。腹满转甚，胎坠下迫，玉门大张，胞形外露，但仰卧不能坐，其脉两手俱坚大搏指。谓曰：病无害，乃双胎也。胎肥气弱，不能束约，故下坠耳。用束胎利气主之，加人参一钱、升麻（炒）三分，服三剂，胎复上而安。后生一男一女。

杨乘六治我修侄女，妊八月，一日胎忽上抢，塞至心口，喘满不思食，自汗，闷绝僵卧，口噤目直视，面色不赤，舌色不青。按其两手脉息尚有。急取丸子两许，滚水研化灌之，灌至两酒杯，胸口松动，目开睛转，手足运动而苏。问：何药，乃尔神效？曰：八味丸也。又问：此何病而用此丸。曰：此子悬也。由下元虚冷，中无火以养婴儿，故上凑以就心火之温，如人睡被中，足冷则上缩也。后用芪、术、芎、归煎送前丸，服至两月而产。（沈尧封云：此是百中仅一，非实见虚寒脉证，热药不可尝试。）（《续名医类案》）

子　痫

钱伯煊医案
○张某，女，成人，已婚。
初诊：1959年5月12日。
主诉：初产妇，孕36周。妊娠初期无泛恶呕吐，

至30周时开始有头晕、头痛、眼花，在门诊治疗。近日因症状加重，血压增高而入院，西医诊断为妊娠肾病Ⅲ度。

诊查：现自觉头晕颇甚，口渴喜饮，肢肿，夜寐多

梦，大便干结，小便正常，血压150～200/110～130毫米汞柱，尿蛋白（－），体重53.5公斤。舌苔黄腻中剥，脉象弦滑。

辨证：证属肝阳亢越，内风蠢动。

治法：治以平肝熄风。拟钩藤汤合羚角琥珀散加减。

方药：

桑叶6克，菊花6克，钩藤6克，白芍9克，石决明15克，黄芩6克，夏枯草6克，当归9克。

另：羚角琥珀散3克，分2次，早晚各服1次。

二诊：5月13日。头仍晕，口渴减，大便不干，睡眠安。舌苔糙薄黄，脉弦滑。血压150～200/100～120毫米汞柱。仍服前方药。同时服羚角琥珀散6克，每服1.5克，4小时服1次。

三诊：5月14日。汤散并进后，血压较为平稳，今天血压波动在120～170/86～120毫米汞柱之间，仍觉头晕目眩，口渴喜饮，腰部稍酸，纳食、睡眠、小便均正常。舌苔薄黄腻，脉象弦滑。治以平肝宁心，祛风清热。

方药：

钩藤9克，玄参9克，当归6克，桑寄生12克，菊花6克，黄芩6克，白薇9克，牛膝9克，丹皮6克，白蒺藜8克。2剂。

另：平肝散6克，日3次。

四诊：5月15日。服上方药后，头晕稍减，血压偏高，150～160/100～110毫米汞柱，时觉烘热汗出，口仍干。舌苔薄黄腻，脉象滑而有力。治以养血祛风，平肝清热。

方药：

钩藤9克，玄参9克，当归9克，天麻6克，桑寄生12克，菊花6克，生龙齿15克。3剂。

五诊：血压140～180/100～130毫米汞柱，头部仍晕，口渴喜饮，胃纳稍差，小便黄少，睡眠尚安。舌苔淡黄腻边刺，脉象弦滑。治以镇肝、熄风、清热。

方药：

羚角琥珀散，每次3克，日服3次，连服2天。

后仍以羚角琥珀散，每日4次，每次1.5克。（《中医当代妇科八大家》）

○白某，女，成人，已婚。

初诊：1959年7月30日。

主诉：初产妇，孕36周，预产期为1959年8月24日。

妊娠7个月开始下肢浮肿，8个月时加重，近1周来浮肿更加明显，近2天来头痛，昨又加剧，今晨头痛剧烈，骤然昏迷，仆倒于地，四肢抽搐，两目上窜，口吐涎沫，先后发作3次，每次持续1至2分钟，遂来院，西医诊断为产前子痫。测量血压170/110毫米汞柱，浮肿（++），神志半清醒，即给注射吗啡1支，服羚角琥珀散3克，以后神志逐渐清醒。

诊查：现嗜睡，尚可对答问话，血压下降至145/110毫米汞柱，口干喜饮，大便干燥，全身浮肿，下肢尤甚，小溲量少。舌苔黄腻中微垢，脉左弦滑、右细弦。治以镇肝熄风，清心利水。

方药：

钩藤9克，桔梗6克，玄参9克，桑寄生12克，茯苓皮12克，桑白皮12克，猪苓9克，泽泻9克，石菖蒲6克，陈胆星3克，葛根6克，薏苡仁12克。1剂。

另：羚角琥珀散3克，6小时服1次。

二诊：7月31日。神志清醒，未再抽搐，自觉头晕目眩，嗜睡，血压170/120毫米汞柱，下肢肿胀，大便干结，小溲短赤。舌苔淡黄垢腻、边白，脉左弦数，右弦滑数。治以镇肝熄风，豁痰化湿。

方药：

钩藤9克，天麻8克，橘皮3克，制半夏9克，陈胆星6克，天竺黄6克，蝉蜕6克，苍术6克，防己6克，五加皮9克，茯苓皮12克，大腹皮9克，薏苡仁15克，杏仁12克。1剂。

另：羚羊角3克（镑），用水500毫升，煎至100毫升，分2次服。琥珀末3克，分2次服。（《中医当代妇科八大家》）

哈荔田医案

○王某之妻，24岁。1952年仲秋初诊。

主诉：妊娠近7月，肢面浮肿，头痛目眩，泛恶欲呕，因家道不丰，仍日夜操劳不辍。一日突发肢搐神迷，目吊口噤，全身痉挛，乍作乍止。举家惶惶，不知所措，急遣人邀哈老往诊。

诊查：至时正值发作，视其状，四肢抽搐有力，面青唇紫，女倾抽定，诊脉弦滑，舌质暗红，边有瘀斑。询之烦热心悸，头目疼痛。

辨证：此子痫也，乃因素体血虚，怀孕期间血聚养胎，致阴血更亏。阴虚火旺，火旺则化风，肝风内动，筋脉失养，遂有此证。前者头痛目眩，泛恶欲呕，已是内风欲动之兆，乃不知静养，以致于此。倘反复发作，对于母体，胎儿恐有危害。其夫坚请：但求保全大人，胎儿虽殒勿须顾忌。

先予熊胆0.6克（研末），冲入竹沥水15克，即服，以清热解痉兼涤痰涎（倘无熊胆，可以蛇胆或鸡胆代之），后服下方药。

方药：

秦当归12克，杭白芍26克，刘寄奴12克，桃仁泥9克，红花9克，麦门冬9克，黑芝麻12克，嫩钩藤12克，紫贝齿15克，白僵蚕9克，苏地龙9克，条黄芩9克，磁雅连9克。

水煎，嘱服1剂，服后抽搐渐平，随服二煎，头痛亦减。病虽定，恐有复萌，原方药再服1剂，冀得无虞。药后再诊，病妇脉缓神清，抽痛未作，惟口干纳差，肿势依然。再予育阴清热，养血活血，兼舒筋化湿之剂。

方药：

秦当归12克，赤白芍各9克，天仙藤12克，南红花12克，茯苓皮15克，宣木瓜9克，香附米6克，麦门冬9克，肥玉竹9克，女贞子12克，桑寄生12克，黄芩6克，黄连6克，白僵蚕9克，神曲12克。2剂，水煎服。

诸症悉退，搐未再发，并足月顺产一子，即此儿也。（《中医当代妇科八大家》）

其他医案

薛立斋治一妇人，素口苦，月经不调，或寒热，妊娠五月，两臂或拘急，或缓纵。此肝火血虚所致也。用四物加柴胡、山栀、丹皮、钩藤治之而愈。（雄按：炎上作苦，口苦皆肝胆火上炎。）

一妊妇因怒寒热，头颈项动掉，四肢抽搐，此肝火血虚风热。用加味逍遥加钩藤，数剂而痊。

一妊妇颈项强直，腰背作痛，此膀胱经风邪所致。用《拔萃》羌活汤，一剂而愈。又用独活寄生汤，及八珍汤，以祛邪固本而痊。

一妊妇四肢不能伸，服祛风燥血之剂，遗尿，痰甚，四肢抽搐。此肝火血燥。用八珍汤加炒黑黄芩为主，佐以钩藤汤而安。后因怒前证复作，小便下血，寒热少寐，饮食少思，用钩藤散加山栀、柴胡而血止。用加味逍遥散寒热退而得寐。用六君子汤加白芍、钩藤，

饮食进而渐安。

万密斋治一婢临月，病口眼㖞斜，腰背反张，手足挛曲，不省人事。用黄连解毒汤，加朱砂，斡开口灌之稍定。其夜生一男。产后犹昏迷不省，以七珍汤与之即安。（据万云：即子痫。）

薛立斋治一妊妇出汗口噤，腰背反张，时作时止。此怒动肝火也。用加味逍遥渐愈。又用钩藤散而止。更以四君加钩藤、山栀、柴胡而安。

一妊妇因怒卧地，良久而苏，吐痰发搐，口噤项强。用羚羊角散渐愈，更用钩藤散始痊，又用归脾汤而安。

孙文垣治黄氏妇，青年初孕，已及弥月。忽午夜口中呦呦，因作上视，角弓反张，裸裎不知羞耻，口眼偏斜，昏愦不知人事，问之不能言，此风痰为怒所动，而成子痫。当从云歧子葛根汤加大腹皮，一两剂可愈也。用葛根、贝母、丹皮、防风、川芎、当归、茯苓、桂心、泽泻、甘草各二钱，独活、人参各四钱，水煎饮之而苏。（原注按：贝母令人易产，未临月者用升麻代之）。

陆肖愚治谢四府女，与夫俱在青年，妊将七月，日间因责婢大怒，又与夫反目，号哭半日，夜即不能寐，至夜半忽口中谵语不已，目上视，竟于床褥中裸形而出，其夫力抱之，遂昏愦不知人事。问之不语，医不识何病，咸以为祟，谢公夜起着红袍执剑压之，而号叫笑詈，千端万状。召诊悉其证，乃令数妇执而脉之，六部洪数有力，曰：此子痫证，非祟也。证亦时见，但此殊甚耳。用真正霞天曲、贝母、黄连、山栀、天麻、青皮、白芍、龙胆草、青黛，加灯心、竹沥，一剂而醒，二剂减半，四剂痊瘳。问其病状，毫不知也。

吴桥治程钧妻孕且四月矣，着屐而履桥版，偶失足卧地，扶起则目上视而瞑，昏愦而为鬼言。逆桥视之，寸口脉动而微，尺脉按之不绝，右差胜，曰：非真病，易去也，胎且安，主生男。闻者愕然。乃以大剂参、芪加安神宁志药，仅服过半，舒气一声，而目微开。问之则历述所遇皆亡者，言毕复瞑。仍进前药乃苏，日渐得安，七日而痊。或问：向者榆村程氏妇与此同，而彼七日死，何也？桥曰：往者吾不及见，无敢以口给臆之。今病者故中气虚，妊子食母气且尽，母失所养而震惊，出其不虞，气下陷而火上炎，痰壅心络，故愦愦欲死，非真死也。又谓见鬼物者何？《经》曰：脱阳者见鬼。

此无足怪。（雄按：此必挟痰，如果脱阳，则为败证，安神宁志岂能即愈。）

沈尧封曰：妊妇病源有三大纲。一曰阴亏，人身精血有限，聚以养胎，阴分必亏。二曰气滞，腹中增一障碍，则升降之气必滞。三曰痰饮，人身脏腑接壤，腹中遽增一物，脏腑之机括，为之不灵，则津液聚为痰饮。知此三者庶不为邪说所惑。妊妇卒倒不语，或口眼歪斜，或手足瘛疭，皆名中风。或背腰反张，时昏时醒，名为风痉，又名子痫。古来皆作风治，不知卒倒不语，病名为厥，乃阴虚于下、孤阳逆上之谓也。口眼歪斜，手足瘛疭，或因痰滞经络，或因阴亏不吸肝阳，内风暴动。至若腰背反张证，临危必见戴眼，其故何欤，盖足膀胱经太阳之脉，起于目内眦，上额交巅，循肩膊内，夹脊，抵腰中，足太阳主津液，虚则经脉时缩，故腰背反张。《经》曰：瞳子高者，太阳不足，谓太阳之津液不足也，脉缩急则瞳子高，甚则戴眼。治此当用地黄、麦冬各等药，滋养津液为主。胎前病阳虚者绝少，慎勿误用小续命汤。

沈尧封治钱鹄云室，饮食起居无恙，一夜连厥数十次，发则目上窜，形如尸，次日又厥数十次，至晚一厥不醒，以火炭投醋中近鼻熏之不觉。切其脉三部俱应，不数不迟，并无怪象。诊毕其父问：可治否？沈曰：可用青铅一斤化烊，倾盆水内，捞起再烊，再倾三次，取水煎生地一两、天冬二钱、石斛三钱、甘草一钱、石菖蒲一钱，服之。是晚止厥六次，亦甚轻。照方再服，厥遂不发。后生一子，计其时乃受胎初月也。移治中年，非受胎者亦甚效。（《续名医类案》）

子烦子燥

陆正斋医案

○ 张女（30岁）案。

邪热狂獗，阴液受劫，肺胃气遂不降，胎孕扰乱不安，心烦咽干，病绪多端，虑生枝节矣。拟方候酌。

川黄连1.5克，广皮白3克，苏叶梗各1.2克，干切茯苓10克，肥知母4克，吴萸水炒白芍10克，淡黄芩4.5克，姜竹茹4.5克，辰灯心0.3克。（《陆正斋医疗经》）

其他医案

一妇人，素奉膏粱，纵恣酣酒，怀娠至五六个月，心烦肉跳不宁。脉数洪大。此胃火乘心，湿热浸淫于肌肉也。先服竹叶石膏汤三剂，而烦热退；后以加味黑逍遥散去丹皮加麦冬、牡蛎，数剂而心烦肉跳痉安矣。

一孕妇，房劳太过，心肾失养。一日朝膳后，忽躁扰不宁，终宵不寐，独言独语，若有神灵所附。脉之虚浮急疾，重按少神。急以知柏地黄汤去丹皮、泽泻，加人参、五味、麦冬。数剂而神志宁，语言静，丸服而胎成顺产矣。（徐灵胎《女科医案》）

其他妊娠病证

林珮琴医案

○ 石氏，洒淅恶寒，呕吐，绝谷汤饮不下者，四旬余，奄奄沉困，身冷而阳垂绝。诊之脉伏，沉候似无。予断为胎，其家疑未信。予谓此恶阻之重者，胎无疑也。夫胞宫血聚，气不下行，必至浊阴上犯，阻塞阳和，呕逆厥冷，非姜附无以通阳泄浊。其翁惧热药胎堕。予曰："经云有故无殒，保无忧也。"先与热姜汁，继和苡米汁，呕吐止。进附子理中汤加制半夏，二剂身温，嗣用异功散加砂仁、煨姜五服而安，至期产一女。

○郑氏，寒热咳痰，食减经阻，医谓损怯，进补剂。中满呕哕，恶闻食气，烦晕善惊。更医以为肝风，用和营镇惊。延及神色困惫，时或晕绝，举家惶惑，请临诊一决。予曰："此胎脉。左尺已动滑，勿药可也。"经云：阴搏阳别，谓之有子。言阴搏于下，阳别于上，气血调和，即胎脉也。《脉诀》云：尺内不止真胎妇，尺脉绵绵不绝为胎结也。无已，姑用益阴和阳，白芍、柏子仁、茯神、甘菊（炒）、枣仁、炙草、小麦、桑叶、南枣。四服渐安，后生一子。

○某氏，经闭成块，疑为瘕，腹痛猝崩。医云瘀滞未净，用攻消药，淋胀日甚。予谓瘀血既行，理无作胀。诊脉阳虚而阴搏，知妊娠血漏。用七味阿胶散，加白芍、木香、杜仲、续断，血止胀消，后果孕产。此安胎止漏，兼畅脾摄血，胀痛自除。盖妊娠下血，名曰胎漏，多由闪挫损伤胞络致之。若转用攻伐，再动新血，益加虚痛作胀，直至堕胎方悔耳。

○魏氏，经止两月，腹痛胀，食减夜热。医谓经闭，用通利药，血下不止。更医见亦同，用牛膝、红花、炮姜、枳壳，漏益甚，腹加痛胀，头晕腰疼，烦热不寐。予诊之，觉尺脉搏指，两寸独别，胎脉也。但热久攻伐药多，恐损动胎元，且致胞系不固耳。用香附（童便制）、白芍（炒）行气和血以除痛胀，蒲黄（炒黑）、荆芥（醋制）止血而除晕，杜仲（酒炒）、阿胶（水化）、熟地（炒）固肾以摄下，茯神、麦冬、枣仁（炒）安神以止烦。一服症减而思食，胎如脂堕，前方去白芍、阿胶、蒲黄、麦冬，加楂肉、当归（醋炒）、炙草、莲子，数服乃安。

○谢氏，孕逾三月，男女分形，病者漫谓血瘕，治者误行攻伐，致血下注胎堕，身热汗烦，眩晕不寐。索方乃桃仁、牛膝、莪术、红花等剂，明晨更加生楂肉。予见骇甚，询之，则曰胎堕。未便告知，婉云：瘀血已行耳。医尚未知所下男胎也，因叹庸手杀人，殊堪发指。急以参、芪、茯神，固摄元气，佐以炙草、荆芥（醋炒）、阿胶（烊）、麦冬、五味、牡蛎（醋煅）、龙眼肉、红枣，数服汗收血止。

○汤氏，孕四月，胎漏鲜红，系伤胞络。辄用芩芍芎根汤，转致腹痛泄泻。据脉候虚缓，本非火迫络伤致漏，宜温补弥隙自安。仿胶艾汤：海螵蛸、阿胶、杜仲、茯苓、杞子、艾绒、续断、炙草、砂仁。数服而安。

○眭氏，孕五月屡堕，翁商之，予谓孕逢五月，足太阴脉养胎，想脾血素亏耳。若获孕，先二三月预服固摄之剂。用胎元饮：参、苓、术、草、地、芍、归、陈、杜仲、续断、砂仁、菟丝、芡实、姜、枣。水煎，每月服五七剂。胎遂固，生一子。仅绵一钱，后竟不孕。

○薛氏，孕六月，因劳便红，头微眩，此肠风宿恙，因热伤阴分而成，用白芍、地榆（俱酒炒）、当归、荆芥（俱醋炒）、山栀（炒）、茯神、炙草、阿胶（酒化）、侧柏叶（捣）。水煎，三服而瘳。

○侄女，孕七月，久泄泻，肛坠足肿，吐咳，腹微痛，晡寒热如疟，脉弦，右尺滑大。此中气下陷，土衰木乘。以补中益气汤减归、芪，加砂仁、制半夏、茯苓、煨姜，数服痛坠，寒热俱减。因其肠胃久滑，不戒荤茹，泄泻仍作。加谷芽（炒）、茴香、炮姜等味而安。

○邓氏，孕七月余，与夫口角，为面杖所伤。左胁大痛，下部如袭，胎气上逼，撑拒欲死。服妇科药，入咽格格不下，喘吼待毙而已。诊之脉洪数无伦。体如烙，面如赭，察其唇舌未变青紫，知胎未损，慰之曰："幸母子俱无恙也。"用牛膝、苏梗、瓜蒌、红花各二钱，归尾、枳壳各钱半，降香（锉）三钱，丹皮一钱。煎服。喘止痛定热退，进粥碗许，随用顺气安胎之剂而平。

○族女，孕八月，因劳吐红，鲜紫成盆。火升则呛咳，颧赤少寐，口不知味。服童便、阿胶不止，诊脉左寸关大，两尺俱伏，此君相之火逼伤阳络，必得火降呛咳平，红自止。用生地、山栀、连翘、白芍、杏仁、贝母、百合、茯神、甘草、莲子、灯心、阿胶（烊），三服咳稀血止安寐矣。后用熟地、当归、白芍、杜仲（盐水炒）、杞子（焙），以实下元，尺脉亦起。

○吕氏，将产腹痛血下，脉短滑，左虚芤。予谓：脉未离经，决非正产。右关短滑，系食滞，腹痛见红由触损，但须行气补血。用红米曲、陈皮、楂肉，利气消滞，以当归、白芍，和血定痛，逾两旬乃产。

○某氏，过期不产，按月经行，事所或有。今述孕已两载，兼见乳汁，腹大不产，计欲攻堕，然细诊却非产脉，须知漏卮不塞，孕何由成？且万无攻坠之理，虽属怪症，应以常法主治，惟明理者知之。方用熟地、潞参、当归、白芍、白术、炙草、杜仲、杞子、续断、砂仁、广皮、莲、枣，此以气摄血之剂，多服则漏止胎长，接服二十剂，又逾八九月而产。（《类证治裁》）

张聿青医案

○石氏，腹中胀满，嘈杂欲呕，脉象弦滑。经停二月有余，恶阻而兼肝气不和之象也。豆蔻花四分，广皮一钱，炒白芍一钱五分，半夏曲一钱五分，茯苓三钱，佛手花七分，檀香片一钱，炒竹茹一钱，老苏梗（磨、冲）四分。

○陆氏，感风咳嗽，脉象弦滑而浮。怀孕在身，勿犯其下。

前胡一钱，大腹皮二钱，磨苏梗五分，茯苓三钱，砂仁五分，木香三分，桑叶一钱五分，光杏仁三钱，甘菊花一钱五分。

○某氏，孕及半期，小溲淋痛，日来少腹胀满，而且滴沥不通。气闭火郁，恐成癃闭。

金铃子、制半夏、缩砂仁、赤白苓、磨沉香、泽泻、益元散（包）、滋肾丸，淡盐汤下。

○焦氏，怀孕七月，时淋时止。太阴肺经司胎，肺气不能下输膀胱，下病却宜上取。

淡芩、紫菀、白芍、泽泻、当归、郁金、光杏仁。

此人七年八胎，自云每至七月辄淋，求止胎之法。闻之师曰：有一善法，候产后，木耳（炙）末服，然亦不能尽效。清儒附志。

○金氏，怀孕八月，腹痛异常，呕吐不止，腰府酸痛如折。胎从下注，有坠脱情形。

川断、杜仲、党参、白术、归身、白芍。

呕而不受，即用黄连汤，宗仲景法。通降胃府，呕吐即止，胎坠身安。清儒附志。

○某氏，胎息稍固，前此滑胎之期，已过月余。还须培补气血，参以理气，盖安胎以理气为先也。

西潞党、野于术、炒白芍、细子芩、蕲艾叶、制香附、炙熟地、阿胶珠、茯苓神、砂仁、木香。

○某氏，怀孕两月有余，劳绩损动胎元，淋沥见红。有胎坠之虞。

炙黄芪、茯神、细子芩、野苎根、上党参、菟丝子、于术、白芍、阿胶、乌贼骨、蒲黄（炭）、藕节。

○某氏，经停三月，每月淋沥，色正赤且鲜，气攻漉漉，脉弦而滑。此气分不和，致血紊乱，胎漏之象也。

熟地黄四钱，炒萸肉二钱，粉丹皮二钱，炒山药三钱，细子芩二钱，香附二钱，茯苓神各二钱，砂仁七分，泽泻一钱五分。

○某氏，大腹胀大，脐下动筑。气滞不宣，先调气以觇其后。

砂仁、广皮、苏梗、细子芩、土炒白芍、茯苓、香附。

按此症已五六年，师云有七八年者，六味地黄丸。清儒附志。

○盛氏，月前曾下黄水，胎元不能固摄。才有渗漏之事，适又劳动，胎系震损，今晨又复见红，腰酸腹满。脉缓急不调。急为安固，参以理气，盖安胎以理气为先也。

台参须（另煎，冲）七分，阿胶一钱五分，于术一钱五分，木香五分，砂仁五分，磨苏梗七分，淡子芩一钱五分，乌贼骨三钱，杜仲三钱，川断肉三钱，杭白芍二钱，荷蒂四枚。

○穆氏，经停五月有余，不时漏下，饮食起居，悉如平人，脉缓微滑，胎漏见象。宜和阴泄热，参以调气。

阿胶珠二钱，粉丹皮二钱，地榆炭二钱，广木香三分，当归炭二钱，炒于术一钱五分，杭白芍（酒炒）一钱五分，细子芩一钱五分，鲜荷蒂三枚。

二诊：漏下已止，脉缓微滑，起居如平人。良由血热不固，仍从胎漏主治。

细子芩一钱五分，老苏梗一钱五分，缩砂仁（后下）五分，川贝母一钱五分，阿胶珠二钱，粉丹皮二两，细生地四钱，地榆炭二钱，鲜荷蒂三枚，杭白芍（酒炒）一钱五分。

○ 某氏，肝气纵横，食入不舒者已经多月，至昨偶食瓜水，寒气不运，脘腹胀满异常，流行皆阻，水气更郁，致面色清淡，卫气阻窒，肌表凛凛恶寒，脉细沉弦，而呼吸仅得四至，舌色淡白。此气分寒滞，气机闭塞，正当心胆脉养之际，深恐损动胎元，致生意外之变。

淡吴萸、老苏梗、广皮、连皮苓、广木香、佛手、砂仁、老姜衣，公丁香、白蔻仁（二味同研细，调服）。

○ 某氏，向有痰饮，咳嗽痰多，习为常事。兹则怀孕七月，肺经养胎之际，咳嗽增盛，渐至遍体浮肿，气升不能着卧，转侧向左，气冲更甚，大便溏行，凛凛恶寒，头胀目昏，脉象沉弦，舌苔白腻。病从烦恼而来，肝气挟痰饮上逆，肺气不能下降，则脾土失其运旋，遂致水气泛溢于肌肤分肉之间，名曰子肿。恐肿甚生变。拟越婢汤发越脾土之湿邪，参以化痰降气。

蜜炙麻黄四分，生甘草三分，制半夏一钱五分，茯苓皮三钱，煨石膏二钱，橘红一钱，炒苏子三钱，大腹皮二钱，老生姜三片，沉香，泽泻，益元散（包），滋肾丸，淡盐汤下。

○ 沈氏，妊娠，素体阴亏，泄泻久延，脾阳损伤，而复汗多亡阳，肝肾之阴，愈加耗损。经崇山先生叠投温摄，泄泻顿止。然阴分既耗，何能遽复。遂致木失涵养，风阳大动，每至欲寐，辄梦魇纷纭，唇燥口噤，四肢牵强，不能举动，忽笑忽哭，所谓风善行而数变也。虚火风上浮，津液为之蒸炼，则凝滞为痰。痰阻肺胃之间，甲木更难下降。是直两木同升，所以吐出凝痰，则诸恙稍减。胎系于脾，而养胎者血也。今病久而致血虚风动，腰酸胎坠，亦所必至。脉象虚弦，舌绛无苔。若不期而产，虚之再虚，定有不堪之境。为今之计，惟有养阴以潜伏阳气，补气以固胎息，而以镇护化痰参之。能否应手，留候崇山先生商定。

生龟板、生牡蛎、杭白芍、朱茯神、阿胶珠、生鳖甲、台参须、杜仲、酸枣仁（川连二分，同炒）、女贞子、上濂珠、川贝母（二味研细，先服）。（《张聿青医案》）

蒋宝素医案

○ 经水过期，尺脉搏手，乃胎候，非经闭也。宜常服《医话》芎归芩术丸。

《医话》芎归芩术丸：

川芎、当归身、黄芩、冬白术。

水叠丸。早晚各服三钱，滚水下。腹痛，艾叶煎汤下；恶阻，呕吐不食，独参汤下；子淋，小便难，车前子煎汤下；胎水浮肿，小便不利，茯苓、泽泻、车前子煎汤下；束胎，枳壳煎汤下；胎漏下血，童便下；吐血，藕汁、童便下；子烦，黄连、知母煎汤下；胎啼，黄连煎汤下；子痫，木瓜煎汤下；过年不产为赢胎，阿胶、艾叶煎汤下；临月，麻油、白蜜和滚水下；难产，血余、龟板煎汤下。

○ 经闭半载，尺脉并不搏手，亦无紧数之象，非虚劳可比。乃肝郁脾伤，土为木克，化源不振，无以荣胎。爰以一味丹参散，安生胎，化败胎。

大丹参，井泉水煎，温服。

○ 妊娠泄泻不止，脾虚清浊混浑，气馁中伤，临产可虑。《诗》不云乎：采采芣苢。言芣苢能治胎前诸病，通调水道，清浊自分，便泻自已。《医话》芣苢散主之。

车前子、福建泽泻、云茯苓。

上三味等分为末，每服三钱，滚水调下。

○ 素有阴亏火盛，肝风内扰之症。近值有妊三月，寓火司胎，阴液愈亏，不能承制五火，煎熬津液成痰。呕吐烦作，浊痰上溢，此为恶阻。饮食迟于运化，肝木久失条舒，脉来弦数无神，虑有子痫之患。当以壮水济火、补阴潜阳为主，辅以养血荣胎之意。

大生地、当归身、大丹参、黄芩、冬白术、白知母、天门冬、大麦冬、大白芍、玄武胶。

服壮水潜阳之剂，胎元竟过离宫。半载以来，阴平阳秘，脉亦和平。曾经受孕，即觉体倦神疲，由渐而甚，至产后方平。现在形神拘倦，甚于畴昔，皆缘火盛阴亏所致。仍以壮水潜阳为主。

大生地、当归身、冬白术、黄芩、酸枣仁、玄武胶、肥杜仲、益母花、川黄柏、大白芍。

○ 胎元本于气血，盛则胎壮，虚则胎怯。气主生胎，血主成胎。气血调平则胎固，气血偏胜则胎堕。曾经五次半产，俱在三月之间。三月，手心主厥阴胞络司胎。心主一名膻中，为阳气之海。阳气者，若天与日，离照当空，化生万物，生化著于神明，长养由于阳土。君火以明，相火以位，天非此火不能生长万物，人非此火不能生长胎元。人与天地相参，与日月相应，天人一理也。但此火乎则为恩，亢则为害。胎至三月则堕，正属离光暴甚，阴液虚衰，胎失滋荣，势必憔悴。譬如久旱，赤日当空，泉源干涸，草木焦枯，瓜果自落。脉来滑数无神，证见咽干、舌赤。法宜壮水之主，以镇阳光。

大生地、冬白术、黄芩、玄武板、炙甘草、当归身、大白芍、川续断、肥杜仲、玄参、白知母、川黄柏。

○素本阴虚火盛，近值有妊三月。三月，手厥阴胞络离火司胎。《经》以阳气者，若天与日。离光暴甚，阴液潜消，无以灌溉胎元，深为可虑。非徒子在胎中受制，即异日之强弱未必不由乎。此血为热迫，吐红一次，胎欠荣养可知。伐下者，必枯其上；滋苗者，必灌其根。法当峻补真阴，以培其本。

大熟地、大生地、玄武板、怀山药、云茯苓、当归身、冬白术、黄芩、大白芍、肥杜仲、牡蛎、真白薇。

○妊娠九月，小便闭癃涓滴，血下如珠。乃胎压膀胱，兼有蓄血所致。《诗》不云乎：采采芣苢，搏言采之。爰以《医话》芣苢散加味主之。

车前子、云茯苓、建泽泻、当归身、川芎、黄芩、冬白术。

○前胎产后惊风，近值有妊足月，又复呕吐吞酸，浊痰上溢。良由肝木克制脾土，津液凝结为痰。肝气郁结化火，火炎痰扰，曲直作酸，脉来弦数无神。法当养阴济火，清气化痰，杜其产后惊风之患。

犀角片、当归身、黄芩、大生地、陈橘皮、连翘、大白芍、车前子、薄荷、白知母、益母草。

○服膏以来，受孕三月，奇经、脾肾复振有机。第潮热犹存，脏阴营液久亏未复，恐至三月离火司胎，阴不潜阳，则有半产之虑。脉来软数少神。法当静补真阴为主。然无阳则阴无以生，无阴则阳无以化。阳生阴长，又当益气为先。爰以八珍加减主治。

大生地、当归身、大白芍、东洋参、冬白术、炙甘草、益母草、大麦冬、黄芩、厚杜仲、川续断、肥玉竹。长流水、桑柴火熬膏。

○妊娠临月，血下不止，非佳兆也。

当归身、川芎、紫丹参、厚杜仲、大生地、东洋

参、藕汁、童便。（《问斋医案》）

叶桂医案

○秦十七，经停三月，无寒热，诊脉大。系恶阻减食。（恶阻。）

细子芩、知母、苏梗、砂仁、橘红、当归、生白芍。

丸方：细子芩三两，苏梗一两（生研），砂仁五钱，白芍一两半，熟白术二两，当归一两半。

青苎汤法丸。

○某，怀妊将三月，肝气攻冲，胁痞，呕吐红痰。（肝气。）

细条芩、生白芍、川楝子、瓜蒌皮、半夏曲、橘红、竹茹、生姜。

○程二六，殒胎每三月，是肝虚。（肝虚滑胎。）

人参、阿胶、当归、白芍、川芎、桑寄生。

○钱三九，上年夏产，过月经转，今经停四个月，左脉弦滑流动，乃为妊象。此气急脘痞咳嗽，热气上乘，迫肺之征，形肉日瘦，热能烁阴耗气。议清金子气，勿碍于下。（热伤肺阴。）

桑叶、川贝、桔梗、广皮、黑山栀、地骨皮、茯苓、甘草。

○杨，血液仅仅养胎，春阳升举，上焦易燥，喉呛心嘈，皆液亏阳亢。

鲜生地、茯神、白扁豆、玄参心、川斛。

○谢，始而热入阴伤，少腹痛，溺不爽，秋暑再伤，霍乱继起。今不饥不食，全是胃病。况怀妊五月，胎气正吸脾胃真气，津液重伤，致令咳逆。（胃虚咳逆。）

人参、知母、炒麦冬、木瓜、莲子肉、茯神。

○金，怀妊五月得热病，久伤阴液，身中阳气，有升无降，耳窍失聪，便难艰涩。议用仲景复脉法，以生津液。（热邪伤阴。）

炙甘草、人参、生地炭、阿胶、天冬、麦冬、生白芍、麻仁。

○某，怀妊百日，丙丁养胎，胎热，从戊亥时升，耳前赤痱刺痛。当养阴制火。

细生地、茯神、生白芍、建莲、桑叶、钩藤。

○ 某，脉右虚左弦，身麻肢冷，胎冲胀闷。五六月当脾胃司胎，厥阴内风暗动，不饥吞酸，全属中虚。（肝风犯脾胃。）

人参、枳壳、半夏、姜汁、桔梗。

○ 胡，怀妊六月，阳明司胎，闪动络脉，环跳痛连腰膂。最防胎气。（闪动络脉。）

归身、桂枝木、炒杞子、炙草、羊胫骨、白茯苓。

○ 某，气逆壅热于上，龈肿喉痹，胸闷腹肿。七月太阴司胎，法宜宣化清上。（热壅上焦。）

川贝、牛蒡子、连翘、苏梗、杏仁、花粉、菊花、橘红。

○ 汪，娠八月，胎动不安，脘闷不饥。宜凉血调气，可以安适。（气滞血热。）

黄芩、知母、橘红、生白芍、当归、砂仁。

○ 程，娠八月，形寒气逆，神烦倦无寐。乃肝阳乘中之征，拟进熄风和阳法。（肝风。）

黄芩、当归、生白芍、生牡蛎、橘红、茯神。

又：肝风眩晕，麻痹少寐。

熟首乌、炒黑杞子、白芍、女贞子、茯神、黑稆豆皮。

○ 王，先寒后热，咳呛，是春月风温肺病。风为阳邪，温渐变热，客气着人，即日时气。怀妊九月，足少阴肾脉养胎，上受热气，肺痹喘急，消渴胸满，便溺不爽，皆肺与大肠为表里之现症，状若绘矣。芎、归辛温，参、术守补，肉桂、沉香辛热，皆胎前忌用，致大热烦闷，势属危殆。议以清肺之急，润肺之燥，俾胎得凉则安，去病身安，自为不补之补。古人先治其实，实者邪也。（热伤肺阴。）

泡淡黄芩、知母、鲜生地、花粉、阿胶、天冬。

又：喘热减半，四肢微冷，腹中不和，胎气有上冲之虑。昨进清润之方，溅溅有汗，可见辛燥耗血，便是助热。今烦渴既止，问初病由悲哀惊恐之伤。养肝阴、滋肾液为治，稳保胎元，病体可调。复脉去桂、麻、姜、枣，加天冬、知母、子芩。

○ 朱。脉右涩小数，左弦促，纳食脘胀，常有甘酸浊味，微呕吐清涎。旬朝始一更衣，仍不通爽。询知病起情怀抑郁，由气郁化热，如《内经》"五志过极，皆从火化。"就怀妊恶阻，按徐之才逐月安养，亦在足

少阳经，正取清热养胎。况肝胆相火内寄，非凉剂无以和平。古人治病，以偏救偏，幸勿畏虚以贻患。（郁热。）

金石斛、黑山栀、茯苓、半夏曲、橘红、竹茹、枳实。

○ 某，恶阻，本欲恶心厌食，今夹时邪，头痛身热。当先清热。（时邪发热。）

竹叶、连翘、生甘草、黄芩、花粉、苏梗。

○ 某，交节上吐下泻，况胎动不安，脉虚唇白。急用理中法。（吐泻伤阳。）

附子、人参、于术、茯苓、白芍。

○ 周，病中怀妊泄泻。（泄泻。）

焦术、炒白芍、炒黄芩、炒广皮。

○ 金，怀妊若患时症，古人重在保胎。今者喜暖恶寒，升则厥痛，坠微便痛绕腹。暖胎须避络伤以及奇脉，畏虑胎坠难挽。辛香温柔之补，冀其止厥。（寒邪厥。）

鹿角霜、淡苁蓉、炒杞子、柏子仁、当归、炒沙苑、炒大茴、茯苓。

○ 某，固护胎元，诸症俱减，惟心嘈觉甚。阴火上升，营虚之征。（营虚火炎。）

人参、桑寄生、熟地、阿胶、丝绵灰、条芩、白芍、当归、茯苓、香附。

○ 某，怀妊，痢滞半月，胃阴既亏，阳气上逆，咽中阻，饮水欲哕，舌尖红赤。津液已耗，燥补燥劫，恐阴愈伤，而胎元不保。议益胃和阳生津治之。（痢伤胃阴。）

熟地、乌梅、白芍、山药、建莲、茯苓。
用川石斛煎汤代水。

○ 潘，血液护胎，尚且不固，心中如饥空洞，食不能纳，况又战栗呕逆。凡内外摇动，都是动胎。从来有胎而病外感，麻、桂、硝、黄等剂，必加四物，是治病保胎第一要法。（热邪伤阴。）

小生地、白芍、阿胶、知母、黄芩、青蒿梗。

○ 王，临月下痢脓血，色紫形浓。热伏阴分。议用白头翁汤。（热邪下痢脓血。）

又：苦味见效，知温热动血。以小其制为剂，可全

功矣。

黄芩、黄柏、炒银花、炒山楂、茯苓、泽泻。

○某，胎漏鼻衄，发疹而喘。（胎漏。）

淡黄芩、真阿胶、青苎。

○某，触胎下血，腹痛而坠。（触胎下血。）

人参、炒白芍、炙草、广皮、熟地炭、炒砂仁末。

加纹银一二两、青苎一两。

又：照前方去熟地加炮姜、熟术。

又：人参、熟地、炒归身、炒白芍、炙草、茯神、广皮、炒砂仁。

○陆十八，形瘦，脉数尺动，不食恶心，证象恶阻，腰痛见红。为胎漏欲坠。

青苎二钱，建莲五钱，纹银一两，砂仁七分，白糯米一钱。

○某，三月胎漏，用固下益气。

人参、熟术、熟地、阿胶、白芍、炙草、砂仁、艾炭。

○程，怀妊八月，子肿，腹渐坠。正气虚弱，补剂必须理气，预为临产之算。（子肿。）

人参、茯苓、广皮、大腹皮、苏梗、砂仁末。

《易》曰："大哉乾元，万物资始。"此言气之始也。又曰："至哉坤元，万物资生。"此言形之始也。人得父母之气，以生气生形，即禀此乾坤之气也。两仪既兆，五行斯彰。故天一生水，水属肾，肾脏先生。地二生火，火属心，心又次生。天三生木，木属肝，肝又次生。地四生金，金属肺，肺又次生。天五生土，土属脾，脾又次生。天既以五行生五脏，而仁、义、礼、智、信之五德，亦即寓于其中。朱夫子所云："天以阴阳五行，化生万物，气以成形，而理亦赋焉。"此之谓也。因此古人重胎教，所以端其本也，而今不复讲矣。然六淫之感，七情之伤，妊妇禀气有强弱，小儿胎元有静躁，故安胎之法，不可不详。如恶阻、胎淋、胎晕、胎肿、胎悬及漏胎等症，古人言之甚晰，兹不具赘。今阅叶先生案，胎前大约以凉血顺气为主，而肝、脾、胃三经，尤为所重。因肝藏血，血以护胎，肝血失荣，胎无以荫矣。肝主升，肝气横逆，胎亦上冲矣。胎气系于脾，如寄生之托于苞桑，茑与女萝之施于松柏。脾气过虚，胎无所附，堕滑难免矣。至于胃为水谷之海，妊妇全赖水谷之精华，以养身护胎。故胃气如兵家之饷道，不容一刻稍缓也。其余有邪则去邪，有火则治火，阴虚则清滋，阳虚则温补，随机应变，无所执着。学者更能引而伸之，触类而通之，安胎之法，可一以贯之，无余蕴矣（秦天一）。（《临证指南医案》）

吴瑭医案

○癸亥七月初五日，汪氏，三十七岁。痢疾古称滞下，况久病脉实，欲便先痛，便后痛减，其为积滞未清无疑。非网开一面不能补虚，议温下法。所以敢用此者，《经》谓：有故无殒，故无殒也。

生大黄三钱，官桂一钱五分，焦神曲二钱，炒白芍二钱，黄芩一钱五分，南楂炭二钱，老厚朴二钱，云连一钱，广木香一钱，桃仁泥一钱，归须一钱。

水四茶杯，煮成六分三茶杯。先服一杯，候四个时辰问病人再便腹不痛，止后服。若欲便之先痛减其半，再服一分之一半；痛仍照前，再服一分；其第三次亦如前候法。

初七日：服前药全然不痛。

焦白芍一钱五分，茯苓二钱，广木香八分，黄芩炭八分，云连（酒炒）三分，老厚朴一钱，焦茅术一钱，莲子二钱，广皮炭一钱。

煮二杯，分二次服。

初九日：滞下腹痛，已去七八，咳嗽冷痰，脉近缓，仍然鸡鸣欲便。议宣滞之中，兼醒脾胃两阳。

茯苓块四钱，厚朴二钱，制茅术三钱，焦白芍二钱，半夏二钱，煨肉果一钱五分，黄芩炭一钱二分，广皮一钱，广木香一钱。

煮三杯，分三次服。

○黄氏，三十岁。死胎不下，已三日矣；六脉芤大，心悸甚，汗大出而喘。按俗派金以平胃散加朴、硝，兹阳虚欲脱，前法下咽即死矣。与救逆法，护阳敛汗，阴阳和而胎自下。

辽参三钱，牡蛎五钱，莲子五钱，云苓四钱，龙骨五钱，炙甘草三钱，麦冬三钱。

煮三杯，服一杯而汗减喘定，服二杯而死胎自下，服三杯而神定。以天根月窟膏两补下焦阴阳法，两月而安。

○关氏，三十九岁。难产三日不下，脉大。年长阴气不足，交骨不开。

生龟板八两，煮两碗，尽剂而生，生后补阴而安。

○满氏，三十四岁。难产五日不下，呼吸定息脉再至，阳气不充，里寒，且有癥瘕，与温经。

肉桂五钱，云苓块五钱，川芎二钱，人参一钱，川椒炭三钱，全归三钱。

煮三杯，分三次服。尽剂而生，大小无恙。

又：产后惟腹中瘕痛甚，仍以前方内加：炮姜四钱，淡吴萸三钱，炒小茴香三钱，桃仁三钱。

煮三杯，分三次服。服后下血块长六七寸者二枚，略如狗形无腿，腹中尚有一枚，不敢再攻，以服通补奇经丸化净，而身体大健。

○范氏，二十八岁。每殒胎必三月，肝虚而热也。已殒过三次。考古法用桑寄生汤，按寄生汤内用人参五钱，又非二三帖所能保，况业已见红，即人参甚便，亦不能定其必可以保，况力不足者多，能用参者少。且寄生未定其桑也，柳寄生亦复不少，药不真焉能见效。《内经》谓"上工治未病"，何若于未孕未殒之前，先用药为妙，故用专翕大生膏一料，计二十四斤，每日服一两，分早中晚三次，一料尽，又受孕，自二百四十天仍旧不保。其夫来报，余甚惭愧，自以为计之不善也。其夫云：不然，前次之殒，滑不可解，若不知者然。此次之殒，宛如大生，艰难万状，是药力已到而未足其补之量也，皆久滑难补之故。望先生为加减，急急再做一料，乘月内服起，必可大生也。于是照前方加重分量，共计生料八十斤，外加嫩麋茸二斤，作细末和膏内，得干丸药三十斤。以后连生四五胎，无一小产者。

专翕大生膏酸甘成法。

人参二斤（无力者以制洋参代之），熟地黄三斤，杞子（炒黑）一斤，白芍二斤，沙蒺藜一斤，牡蛎一斤，茯苓二斤，五味子半斤，海参（刺大者）二斤，麦冬（不去心）二斤，乌骨鸡雌雄一对，鲍鱼二斤，龟板（另熬胶）一斤，猪脊髓一斤，莲子（湖南）二斤，鳖甲（另熬胶）一斤，羊腰子八对，芡实三斤，阿胶二斤，鸡子黄（去白）二十圆，白蜜一斤。上药分四铜锅，忌铁器搅，用铜杓。以有情归有情者二，无情归无情者二，文火细炼三昼夜，去渣再熬六昼夜，陆续合为一锅，煎炼成膏，末下三胶合蜜和匀，以方中有粉无汁之茯苓、白芍、莲子、芡实为末，合膏为丸。每服二钱，渐加至三钱，日三服，一日一两，期年为度。

每殒胎必三月，肝虚而热者加天冬一斤同熬膏，再加鹿茸二十四两为末。本方以阴生于八，成于七，故用三七二十一之奇方守阴也。加方用阳生于七、成于八，三八二十四之偶方以生胎之阳也。古法通方多用偶，守方多用奇，阴阳互也。或加桑寄生一斤。方论：夫干其动也直，其静也专，是以大生焉。夫坤其动也辟，其静也翕，是以广生焉。此方法乾坤之静，取静以制动之义，专治阳极而亢、阴衰而躁。如产后血虚郁冒，自汗出，大便难，痉疚俗名惊风，每殒胎必三月，温热误下误汗，邪退后阴之所存无几，一切阴虚而阳不损之症。荟萃三阴柔药，半用血肉有情蠕动而不呆板之物，养阴最速，接其生气，而以收藏纳缩之少阴为主。盖阳主开，阴主闭，故从来治肾以大封大固为主，经云"肾为封藏之本"。兼湿、燥、寒三项阴邪之病者禁用。

○于氏，每殒胎必三月，前人谓肝虚而热，用桑寄生汤。余前保范氏胎，以寄生汤药品难得，又鞭长莫及，改用专翕大生膏，纯然补阴，为乙癸同源之治，遂大生四五胎。兹症面青黄，脉弦细。不惟不热，且虚寒之甚，改用天根月窟膏，两补下焦阴阳，兼补八脉，始大生一胎，孩体冰凉不赤，未能存活；又服药一年，又大生一胎，婴儿仍不甚温。又服药一年，又大生两胎，存活一男一女矣。（《吴鞠通医案》）

柳谷孙医案

○重身五月，腰脊疲疼，此肾虚不能系胎之象。素病呕恶，胃气上逆，则中气不固。当和胃安胎。

党参、于术、茯苓、广皮、白芍、川连、淡芩、砂仁、苏叶、杜仲、菟丝子、竹二青。

○呕逆经年，胃气先不通降，复因胎气下阻，跗肿气促，小溲涩少而痛，湿热阻结，气机不化。拟与清调脾肺，疏降胃气。

杏仁、苏子、豆卷、广皮、茯苓皮、桑白皮、冬瓜皮、瓜蒌皮、砂仁、焦曲、细川连（干姜一分半拌炒）、半夏、淡芩、枳实、香橼皮、竹二青。

○肝木不和，瘕撑脘痛。惟经停两月，右尺及关浮滑，似有妊象。姑拟疏肝和胃，勿动营分。

青皮、香附、归身、白芍、木香、砂仁、广皮、茯苓、枳壳、菟丝子、杜仲、佛手、竹二青。

○妊娠逾期，反无转动之形。刻下漏血坠痛，胎元受伤，气眹不能转运。先用佛手散加味，以消息病机。

全当归、川芎、生鳖甲、头发灰、绵芪、冬葵子、桃仁、长牛膝（红花五分炒）、乌芝麻。

再诊：胎元受病，血漏气窒，逾期不动。近日腰背酸疼，有下行之象。再与调畅气血，俾得运动为佳。

厚杜仲、炒枳壳、奎砂仁、上绵芪、细生地、冬瓜子、杜苏子、竹二青。

○ 重身六月，而病胎漏，右脉浮数，腰腹坠痛，胎元受伤。以右脉论，当兼凉胎为是。

归身、赤白芍、黑山栀、淡芩、生草、茯苓、砂仁、阿胶（蛤粉炒）、杜仲、菟丝子、白麻皮、莲子、纹银。（《吴中珍本医籍四种·柳宝诒医论医案》）

○ 重身八月，腰腹俱痛。胎气受伤下坠，已属重候。又加寒热无汗，神倦口渴，左关脉弦数，舌尖绛苔黄。温邪郁伏，颇觉深重。姑先疏透里邪为主。

鲜生地（豆豉同打）、苏叶、淡黄芩（酒炒）、枳实炭、黑山栀、瓜蒌皮、杏仁、广陈皮、茯苓皮、青蒿、竹茹、茅根肉。（《柳宝诒医案》）

李继昌医案

○ 王某，女，30岁。

妊娠五月，营气不足，津液不充，胃肠虚燥，大便秘结。又复感外邪，以致发热微寒，腹胀痞满，咳嗽口干，脉左寸浮弦兼数，左关小数，舌尖赤，苔黄厚腻。外则风寒为患，内则热郁津亏。

方药：

葛根12克，麻绒3克，杏仁9克（捣），桂枝9克，炒柴胡9克，杭芍9克，炒黄芩6克，法半夏9克，黄连3克（酒炒），郁李仁15克（捣），生姜2片，炒谷芽9克，神曲9克（烧），甘草3克，火麻仁15克（捣），大枣3个。

1剂寒热全解，便通里和。（《李继昌医案》）

施今墨医案

○ 怀孕五个月，只是头晕，别无他症。舌苔正常，脉象滑但不满指。

辨证：妊娠五月，气血多养胎儿，不能上荣于脑，故生头晕，脉不满指，实是血虚也。

治法：气血双补。

方药：

炙黄芪10克，当归身5克，酒生地10克，黑芝麻18克，鹿角胶6克，阿胶珠6克，白薇5克，炒远志5克，桑叶6克，桑寄生15克，黄菊花10克。（《施今墨临床经验集》）

孔伯华医案

○ 孕将五月，滑泻月余未愈，口渴思凉，舌赤，脉象滑数，右关较盛，胃热颇盛，亟宜清滋渗化。

生牡蛎四钱，地骨皮三钱，上川连三钱，知母三钱，云苓皮三钱，肥玉竹三钱，车前子三钱，乌药三钱，鲜石斛四钱，建泽泻三钱，炒秫米三钱，川黄柏三钱，芡实米四钱（盐水炒），大腹绒钱，厚朴钱，竹茹三钱，生石膏五钱，鲜西瓜皮一两。

○ 妊娠七阅月，近感邪袭，寒热头痛，周身不适，口渴喜饮，脉滑实而数，大便秘，宜清疏凉化。

生石膏八钱，龙胆草二钱，焦栀子三钱，桑枝四钱，桑叶四钱，鲜芦根一两，竹茹五钱，全瓜蒌八钱，薄荷钱半，地骨皮三钱，忍冬花四钱，杭菊花三钱，苏叶钱，知母三钱，鲜荷叶一个，僵蚕二钱，旋覆花钱半（布包），代赭石钱半。

○ 屠妇案：八月二十四日。孕经九月，肝胃不和，脘次疼痛，舌苔厚腻，脉弦滑而实，两关并盛，宜清平摄化兼和中焦。

广藿梗三钱，青竹茹四钱，台乌药三钱，生牡蛎四钱，旋覆花钱半，代赭石钱半，大腹绒钱半，川厚朴一钱，炒枳壳钱半，荷梗尺许，知母三钱，橘核三钱，炒香谷芽三钱，炒香稻芽三钱。

二诊：八月二十七日。加桑白皮二钱、鲜苇根一两。

按：妊娠脘腹疼痛，多属肝胃不和、气机郁阻失畅所致。治则一仍常法，并选用生牡蛎、桑寄生、杜仲炭、芡实米等以事安摄。（《孔伯华医集》）

严绍岐医案

○ 病者：施双喜之妻，年三十四岁，住安门外侧水牌。

病名：伏暑兼孕。

病因：孕九个月，霜降后伏暑晚发，前医或作伤寒症治，或作冬温症治，皆不应，而病反转剧，改延予诊。

证候：黄昏寒热，似疟非疟，入口即吐，无物不呕。

辨证：脉右浮大搏数，舌苔微黄薄腻。脉症合参，经胃热移肺，肺胃不和也。

治法：用川连清胃为君，苏叶宣肺为臣，皆用轻量泡服，轻清以救其肺胃，佐一味狗宝，镇降气逆以止呕，使以甜酱油数滴，取其咸能润下也。

方药：

小川连四分，苏叶三分。开水泡取清汁，冲入甜酱油一小匙，送服真狗宝二分。

次诊：一剂轻减，再剂呕止，脉转虚数，舌红无苔。予即告辞，以极于上者、必反于下，恐胎一堕，即为棘手。病家恳切求治，辞不获已，姑用安胎清暑法以消息之。

次方：

青子芩一钱，生白芍三钱，清炙草四分，淡竹茹三钱，丝瓜络三钱，西瓜翠衣一两，银花露一两（分冲），荷花露一两（分冲）。

三诊：连服四剂，不足月而即产，产后幸而母子均安，惟脉细涩，按之反数。心摇摇如悬镜，恶露点滴全无。予思病将一月，血为伏热消耗，今欲强通其瘀，是向乞丐而逼其焦锅粑也。《内经》谓血主濡之理，当增液濡血为治。

三方：

细生地五钱，乌玄参四钱，朱麦冬三钱，苏丹参五钱，茺蔚子三钱，益母膏一小瓢（分冲）。

效果：二剂恶露虽行，寒热复作。予谓是极于下，必反于上，乃伏暑从上焦外溃也。遂将原方去丹参、茺蔚、益母膏三味，加青蒿脑钱半、东白薇三钱、鲜茅根一两、益元散三钱（荷叶包刺十余细孔）、生藕肉二两（去节）。叠进三剂而痊。

廉按：胎前伏暑，凡专门产科，无不注重于保胎。然当辨保胎之法，或由元气之弱者宜补正，或由病气之侵者宜治病，善治其病，正所以保其胎。苟不知其所以然，而徒以俗尚保胎之药投之，若置伏暑而不顾，反致伏热愈盛，消烁胎元，其胎必堕，是保胎适足以堕胎矣。此案诊断，注意上下二焦，别有会心。用药处方，既能清解伏暑，又能安胎保孕，产后又不用强通瘀血之套方，皆有见地，足为胎前产后，挟有伏邪者树一标准。（《全国名医验案类编》）

何拯华医案

○ 病者：宋宝康之妻吴氏，年三十四岁，住本城南街。

病名：孕妇燥咳。

病因：妊已七月，适逢秋燥司令，首先犯肺而发。

证候：初起背寒干咳，咳甚无痰，喉痒胁疼，甚至气逆音嘶，胎动不安，大便燥结。

辨证：脉右浮滑搏指，左弦滑数，舌边尖红，苔薄白而干，此《内经》所谓"秋伤于燥，上逆而咳。"似子暗而实非子暗，子暗当在九月，今孕七月，乃由燥气犯肺，肺气郁而失音，所以《经》谓"诸气膹郁，皆属于肺"也。

治法：当从叶氏上燥治气，辛凉宣上。故用桑、菊、荷、蒡疏肺清燥为君，蒌、贝润肺活痰为臣，佐以鸡子白、鸭梨皮开其音，使以嫩苏梗安其胎。庶几肺气舒畅，而痰松音扬，胎气自安矣。

方药：

冬桑叶二钱，薄荷叶八分，瓜蒌皮二钱，鸡子白一格（后入），白池菊二钱，牛蒡子钱半，川贝母二钱，鸭梨皮一两。

次诊：连进三剂，音清咳减，咯痰亦松。惟大便五日不通，脘腹胀满，口干喜饮，不能纳谷，脉仍搏数，舌边尖尚红，扪之仍干。法当内外兼治，外用蜜煎导以引之，内用五仁汤加减以通润之。

次方：

松子仁四钱（杵），炒麻仁三钱（杵），甜杏仁三钱（去皮），柏子仁三钱（杵），瓜子仁二钱，金橘铺二枚（切片），萝卜汁一瓢（煎汤代水）。

先用净白蜜一瓢，煎汤代水。

三诊：一剂而频转矢气，再剂而大便通畅，腹胀顿宽，咯痰虽松，而咳仍不止，左胁微痛。幸口燥已除，胃能消谷，脉数渐减，舌红渐淡，可进滋燥养营汤、冲润肺雪梨膏，保胎元以除咳。

三方：

白归身钱半，生白芍三钱，蜜炙百部钱半，蜜枣一枚（剪），细生地三钱，生甘草五分，蜜炙紫菀三钱，金橘铺一枚（切片），叶氏润肺雪膏一两（分冲）。

效果：连服四剂，音扬咳止，胃健胎安而愈。

廉按：六气之中，惟燥气难明，盖燥有凉燥、温燥、上燥、下燥之分。凉燥者，燥之胜气也，治以温润，杏苏散主之；温燥者，燥之复气也，治以清润，清燥救肺汤主之；上燥治气，吴芪桑杏汤主之；下燥治血，滋燥养营汤主之。此案孕妇病燥，较男子燥症为难治，初、中、末三方，皆对症发药，层次井然，且无一犯胎之品，非率尔处方者可比。（《全国名医验案类编》）

陈务斋医案

○病者：陈韦，年二十二岁，广西容县，住乡，学界，体瘦弱。

病名：妊娠兼风燥时疫症。

病因：素因受孕后，气血不充，神烦少睡。诱因秋后风燥，时疫流行，菌毒飞扬，由口鼻吸受，直接传染。

证候：初起头痛目眩，恶寒发热，咳嗽痰黏，肢倦神烦，口渴胃钝。继则气喘声嗄，咯痰甚艰，咳则咯咯有声，胸膈胀满，食则呕难下咽，肌肉脱落，形体枯瘦，不能起立，起则昏仆，神识乍醒乍昏，谵言妄语，唇缩齿枯，咽干口燥。

辨证：六脉弦数微浮，数则七至有奇，舌苔枯黑而涩，边尖深赤起刺。脉症合参，此妊娠兼风燥时疫症也。余晓之曰：病势危险极矣，辗转思维，只有竭力以救母，不能兼顾其胎儿。若犹欲保胎，恐命母一亡，而胎儿之命亦随之俱亡，请君择于斯二者。病家遂谓照此病势，当然急救母命为首要，请竭力设法，放胆用药可也。予对之曰：脉虽浮数已极，幸未散乱，或能挽救，以图侥幸。

治法：先用凉膈散合犀角地黄汤去丹皮，加花粉、银花、人中白，取硝、黄、栀、芩荡涤肠胃、降火救阴为君，地、芍、花粉凉血安胎、生津润燥为臣，犀角、连翘、竹叶、薄荷清心肝伏火、凉散风燥为佐，银胡、银花、人中白和解表里、散郁败毒为使。连进二服不应，直至五服后，始得泻数次黑燥结粪，而燥热略平，舌苔略润，谵语已除，人事亦醒。仍见燥渴不眠，食量不思，咳嗽如前，又用人参白虎合百合固金汤加减，取其润肺生津、平胃降逆、活血安胎、养阴滋水。连进十余服，则咳嗽已除，声清不嗄，燥渴已止，食量已进，睡眠已安，身体已和，舌黑苔已退，转现微白微涩。惟元气衰弱，声低气微，软而无力，诊脉微弱。又用四物汤合生脉散，加茯神、枣仁、于术、山药，取其补气生

津、养阴活血、安胎宁神、运脾健胃。连进十余服，则元气略强，食量大进，起居步履，稍能支持。惟肢体皮肤，微现浮肿，诊脉缓滑，又用四君子汤合五皮饮，取其补气运脾，去湿消肿也。

方药：凉膈散合犀角地黄汤加减方。

元明粉三钱（分冲），生大黄四钱，焦山栀三钱，青连翘三钱，青子芩三钱，薄荷叶钱半，鲜竹叶二钱，生白芍三钱，鲜生地一两，粉甘草一钱，犀角尖三钱（磨冲），银柴胡二钱，天花粉四钱，金银花三钱，人中白钱半。

次方：人参白虎合百合固金汤。

西潞党三钱，生石膏四钱（研细），肥知母三钱，陈粳米五钱，粉甘草一钱，野百合二钱，鲜生地四钱，川贝母钱半，生白芍二钱，津桔梗二钱，原麦冬三钱，当归身钱半，大元参二钱，熟地露一斤（代水煎药）。

三方：四物汤合生脉散加减方。

大熟地四钱，生白芍二钱，白归身三钱，川芎一钱，西潞党四钱，五味子钱半，破麦冬三钱，云茯神二钱，酸枣仁二钱，贡于术三钱，淮山药五钱（生打）。

又方：四君子汤合五皮饮。

西潞党四钱，贡白术六钱，云茯苓四钱，粉甘草一钱，生桑皮五钱，五加皮四钱，大腹皮三钱，老陈皮二钱，生姜皮二钱。

煎服。

效果：五日，人事已醒。二十日，咳止燥平，食量已进。三十日，百病俱除，食量大进，元气已复，后一月，胎儿产下，母子俱全。

廉按：风燥酿疫，秋冬为甚。就余所见，去年深秋至冬，有发白喉时疫者，有发喉痧时疫者，有发疫痘疫瘄者，直至今春，疫势渐衰，其症虽变状万端，而原因总归于风燥热毒，气血两燔。医者不究病因，见喉治喉，见痘治痘，见瘄治瘄，辄用通套成方，以致枉死载途，良可悲也。此案注重伏火就燥，气血两燔，开首即用凉膈合犀角地黄加减，表里双解，三焦分消，投剂果决，自然效如桴鼓。然非有学识、有胆量、经验宏富者，不敢负此重任。

○病者：梁陈氏，年二十六岁，广西容县，住乡，体壮，业农。

病名：妊娠燥疫症。

病因：素因性躁而暴，劳苦过度，受娠数月，适染

燥热时疫而发病。

证候：初起头目骨节皆疼，全体大热，昼夜不休，皮干无汗，咳嗽气逆，咽干口渴声嘎，谵语狂躁，神识昏迷，唇焦齿黑，舌黑而卷，叠起芒刺，不能言语，甚至皮枯甲错，状如蛇将脱壳，以手击之，全体皮肤，响声咯咯。

辨证：皮壳硬浮，不能诊脉，只得舍脉从症，查问病原，断为妊娠兼燥疫症。检阅前方，尚用耗散药以劫阴，血液垂涸，势难挽救，实因病家再三乞援，不得不勉图救济之法。

治法：先用犀角地黄汤，凉血清营为君，合人参白虎汤，生津润燥为臣，子芩、莲心、银花凉血安胎、清热解毒为佐，使以竹沥清肺燥以活络痰也。连进二服后，始能其声噫噫，舌苔略润。再进三服，能言能咳，声尚未清，舌始能伸，黑苔已退。五服后，人事已醒，言语亦清，思食薄粥。六七日间，全体皮壳脱落，大者尺许一片，小者数寸，形如蛇蜕，毫毛尽脱，全体焕然一新，粉白微红，然后始能切脉。诊左右细数而涩，咳嗽痰胶，咽干口燥，睡眠不安。次用人参白虎汤，加归、地、芍、薇、元参、柏子仁，以滋阴宁神、凉血养胎、清热降火、生津润燥。十余服后，精神略好，食渐进，咳嗽已除，咽喉不干，睡眠已安。惟元气未复，肌肉未长，诊脉微弱，终用参芪归术汤，以补气生津、养血安胎、补脾健胃、降火宁神以善后。

方药：犀角地黄汤合人参白虎汤加减方。

黑犀角二钱（磨汁），鲜生地一两，青连翘四钱，生白芍四钱，生甘草一钱，生石膏八钱（研细），白知母四钱，西洋参三钱，青子芩三钱，生粳米三钱，银花蕊三钱，生莲心三钱（煎后，加竹沥一盅和服）。

次方：人参白虎汤加味方。

生石膏五钱（研细），鲜生地六钱，肥知母四钱，东白薇三钱，生白芍五钱，乌元参四钱，西洋参钱半，大归身钱半，柏子仁三钱，生甘草七分。

三方：参芪术归汤。

西洋参二钱，北黄芪钱半，天生术钱半，大归身二钱，大生地四钱，生白芍三钱，淮山药五钱（生打），酸枣仁钱半，破麦冬三钱，肥知母三钱，云茯神三钱，川黄柏一钱。

效果：五日能语言，人事醒，食量略进，皮肤壳脱。调养至三十日，食量大进，肌肉已长，元气亦复，

人皆称奇，谓今古罕闻之症。愈后两月分娩，母子双全。

廉按：燥疫一症，前哲吴氏鞠通虽有发明，方载吴氏医案，然系寒燥阴毒。今此案娠妇兼患燥热时疫，殊属棘手重症。立法注重气血两燔，烁涸津液。故用人参白虎清滋气分之燥热，犀角地黄清解血分之燥毒，双方兼顾，用得恰好，洵救燥疫之良剂。厥后两方，一则清滋气液，一则双补气血，亦为善后所必需，真精心结撰之佳案也。（《全国名医验案类编》）

严继春医案

○病者：徐氏妇，年三十一岁，住本镇徐家溇。

病名：热窜隧络。

病因：孕已五月，时值夏令，手足初觉麻木，继则剧痛。专科恐其胎陨，用四物汤加减以安胎，四剂不应，来延予诊。

证候：腹热口干，四肢窜痛，不可屈伸，小溲短数。

辨证：脉两尺弦滑，右关洪数，舌红苔黄。予断之曰：此伏热横窜隧络也。

治法：清宣络热以除痛，痛止则胎自安。

方药：

鲜竹茹三钱，焦山栀三钱，白知母三钱，大豆卷三钱，冬桑叶二钱，青子芩钱半，东白薇钱半，鲜荷梗五寸。先用丝瓜络一两、嫩桑枝一两，煎汤代水。

效果：连服二剂，痛止胎安，不劳他药而痊。

廉按：伏热横窜隧路，病从旁支而出，乘其势而宣通之，通则不痛，两剂而痊，信然。（《全国名医验案类编》）

○病者：胡陈氏，年三十四岁，住马回桥。

病名：热病痫厥。

病因：孕已七月，腹中早有伏热，时时心烦，不为之医治，适因夫反目，号哭半日，怒火上冲，陡发病厥。

证候：初则谵语不已，两手发痉，目窜上视，不省人事，约半时许，口吐涎沫，神识即醒。继则手足瘫痪，神昏发厥，问之不语。

辨证：脉六部弦洪有力，舌红带紫，此陈良甫所谓子痫。由心肝热盛鼓风，气升痰升，刺激脑筋，顿失知觉运动之常，所以痫而且厥也。似此脉症，胎防抽坏，

姑以急救母命为首要。

治法：急急大泻心肝之火。故以连、芩、芍、胆为君。然火假风威，风助火势，故以羚、麻、桑、菊为臣，使火熄风平，则脑筋自安，脑筋安而痫厥自止。佐以马宝、西黄异类灵动之品，以开痰清神。使以竹茹，清肝络以舒筋也。

方药：

小川连一钱，生白芍五钱，明天麻钱半，白池菊二钱，青子芩三钱，龙胆草一钱（盐水炒），冬桑叶二钱，淡竹茹三钱。

先用羚角片八分、真马宝一分、西牛黄一分，煎汤调下。

次诊：据述先进羚角煎，调马宝散二服，昏厥已醒，痫愈其半。继服汤药两煎，犹觉胎热上冲，时欲眩晕。诊脉寸大于关，关大于尺，均兼弦数。此肝风尚未尽熄，挟痰火与胎热，同逆而上，即产科书所谓子悬症也。议以潜镇清熄，使肝阳潜而风熄，风熄则火降，痰平则诸症悉除矣。

次方：

石决明八钱（生打），冬桑叶三钱，咀天麻钱半，盐水炒川连七分，青龙齿三钱（打），白池菊二钱，辰茯神四钱，陈木瓜一钱。

先用金银戒指各一枚、灯心三小帚，煎汤代水。

三诊：眩晕大减，胎上冲心亦轻，惟腹中启觉内热，胎动不发，便秘溺涩。幸而脉弦转柔，数象渐缓，舌红润，略现薄苔。此心肝火平而伏热未清也。议清伏热以安胎。

三方：

青子芩钱半，东白薇三钱，冬桑叶二钱，丝瓜络三钱（带子），生白芍三钱，生甘草五分，淡竹茹三钱，肥知母三钱。

先用淡海蜇四两、大地栗四个，煎汤代水。

四诊：一剂而胎动渐安，二剂而大便已通，色如红酱，溺虽利而尚热，脉两尺滑搏，此胎未抽坏可知。议养胃阴为君，兼清余热。

四方：

鲜石斛三钱，原麦冬钱半，冬桑叶二钱，青皮甘蔗四节（切碎），北沙参三钱，生白芍三钱，淡竹茹二钱，鸭梨肉一两（一片）。

效果：连服四剂，胃纳日增，精神渐复而瘥。

廉按：妊妇热病痛厥，较但病风痉者尤重。方用龙胆泻肝合黄连泻心加味。前哲陆肖愚曾用此法而效，妙在先用羚角汤，送服马宝西黄，较之陆氏方法，更为着力。惟就余所验，马宝虽为子痫之特效药，服后往往痫厥即除，隔二三日或四五日，胎亦随落。此案幸而保全，殆由孕妇素禀尚强，胎元亦足之故欤。（《全国名医验案类编》）

〇病者：范蔚卿之侄媳陈氏，年三十余，住范家埭。

病名：热病殒胎。

病因：仲夏热自内发，身不甚热。进城就产科钱某诊视，用四物汤去芎，加子芩、白术、苏梗、砂壳、阿胶、杜仲、川断等出入为方，专心补血安胎。旬日势已垂危，不克坐船，改延予诊。

证候：面红齿燥，斜目弄舌，神识昏厥，口秽喷人，手足瘛疭，腹热如烙，舌伸出口，约有半寸，便秘溺无。

辨证：脉两寸关洪数，两尺如无，舌青紫而燥，边尖鲜红如朱。予断之曰：此伏热盘踞腹中，内蒸殒胎，胎已早腐。欲保胎而胎反不保者，由不知清透伏热，徒以滋补助其热，热遏久灼，则胎自腐也。

治法：宜急下之，或可冀幸。若犹欲保胎，非但胎不可保，即孕妇生命亦可立倾。其家力恳堕胎方，遂以调胃承气合犀角地黄汤加味。

方药：

生川军四钱，元明粉三钱（后入），生赤芍三钱，毛西参三钱，黑犀角五分（磨冲），鲜生地八钱，粉丹皮三钱，生甘草一钱。

先用生淮牛膝一两、益母草一两、灯心五分，煎汤代水。

次诊：连服两煎，胎落，果已臭烂，形色青紫，而神气即清，诸症大减，腹热亦轻，舌红而青亦退，尺脉已起，余亦小数，当通络瘀以清余热。

次方：

益母草五钱，苏丹参三钱，丹皮三钱，鲜生地三钱，童便一杯（冲），真西珀八分（拌），研飞滑石四钱（包煎），净楂肉三钱，鲜茅根八钱（去皮）。

效果：三剂后，瘀行胃动，粥食日加。后以生藕肉四两、红枣四枚，煎汤代茶，调理旬余而瘳。

廉按：昝氏《产宝》谓："面赤舌青，则其子必死；面青舌赤，则其母必亡。若面舌俱见青色，口角两边流涎沫者，则子母二命俱不能保也。"就余所验，亦不尽然。此案热病系实邪，误补则助热殒胎，必然之势。所云急下，或可冀幸，语亦圆活。往往所见胎下之后，母命随之而殒者亦甚多。必腐胎下后，热退神清，别无变症，方可许人坦途。虽然，凡一应殇胎、子死腹中者，须当急下，勿使上奔心胸，然必验其舌青面赤，肚腹胀大，腹冷如冰，口中有秽气出者，方可议下。然犹必审其人之虚实寒热，或宜寒下，或宜温下，或宜峻下，或宜轻下，随其宜而施之，方免贻误。（《全国名医验案类编》）

罗端毅医案

○病者：徐姓妇，年三十岁，住台州。

病名：妊娠疫疹。

病因：妊娠六月，患疫疹，邀毅诊视。

证候：头目浮肿而赤，遍身疼痛，胸腹郁闷，头脑剧痛，疹形略见头面，狂躁不安。

辨证：脉数，舌红。家人惶恐，祈神许愿。毅曰：神鬼之事，何足信哉！盖热毒盘踞于中，则烦躁不安，热气上蒸，则头脑剧痛。疫疹欲出不能出，正在战出之候，则遍身疼痛。妊娠患是症者，最为危险。何则？母病热疫，则胎亦热，胎热则动，疫火煎熬，恐有堕胎之患。少顷，疫疹通身遍出，邻人在旁云：麻疹全身既已出齐，虽有烦躁，亦无妨害。余曰：汝等不知本年患是症者，皆非真正之麻疹，古人所谓瘟疫流行者，即此等之证候是也。虽全身出齐，而亦有异同之点。疹形松浮者轻，紧束者重；红活者轻，紫黑者重。况伊之症，疹形紧束而兼紫黑，形虽见于外，而毒根深藏于内，故胸腹郁闷不安。前人谓胃热将烂之候，指斯时也。若不急治，危在顷刻。

治法：用余师愚清瘟败毒饮加紫草茸，大剂凉血以消毒。

方药：

生石膏六两（研细），小生地一两，乌犀角二钱，小川连四钱，焦栀子四钱，肥知母六钱，淡黄芩三钱，苦桔梗钱半，赤芍三钱，生甘草一钱，元参心四钱，青连翘四钱，牡丹皮二钱，紫草茸二钱，鲜竹叶四十片。

次诊：服后片时，即小产一女。产后瘀血不行，腹大如未产之状，患者似觉尚有一胎在内，少顷又产一

男，但腹痛如前。家人随向邻家，寻觅姜米煎汤与服（吾台风俗产后必食姜炒米饭等）。余闻其言，竭力阻止，若服此等热物，人必狂躁，不可疗救，不但目前不可服，即至数日，亦切勿一滴沾唇。再拟一清热去瘀之方。

次方：

全当归三钱，川芎八分，鲜生地六钱，粉丹皮钱半，光桃仁钱半，泽兰三钱，淡黄芩钱半，益母草五钱，制香附二钱，紫草茸一钱，生赤芍二钱，生甘草八分。

效果：嘱服数剂，余即返舍。随后伊母家请一专科麻痘之老医来诊，病家即将余之言告曰：不可服姜等云云。老医曰：产后无姜，不能去瘀，不妨服下。幸病家素信鄙人，且观其症果系热病，老医之言，似欠妥当，姜等未敢与饮。老医书方与服（未知拟何等方），服后烦躁。仍用毅所拟清热去瘀之原方，服数剂而愈。

说明：本年瘟疫流行，正月起，至今尚未断绝。如疫痘、疫疮、疫疹、疫咳等病症，东南未平，西北又起，死于非命者，不知凡几，殊深惨痛，如吾黄之新桥管、廓屿岙、上云墩数村为尤甚。患疫痘死者十之八九，疫疹死者十之三，医者作正痘麻疔治，用温补顶托，错药而死者，亦十之二三。惟疫咳侵于小儿，村村俱有，极其繁多，父母不知，以小人咳嗽为平常之症，不服药可愈，至咳久医不及而死者，亦十之二。鄙人诊治，见有疫气传染，不论痘疮麻疹之属，如遍身疼痛，有汗烦躁，其脉浮沉皆数，则用清瘟败毒饮加减；无汗烦躁，遍身疼痛，胸腹胀闷，脉数便结，憎寒壮热，则用防风通圣散加减；若轻症，但寒热咳嗽发疹，用银翘散加减，或用荆芥穗、防风、连翘、牛蒡、桔梗、杏仁、前胡、葛根、甘草之属，如用加味，或生地、丹皮、紫草，或花粉、银花之类相出入，治愈者约十之八九。观此，医者必须随机达变，切不可拘泥于专科之书明矣。

廉按：台州所谓疫疹，杭宁绍谓之疫瘄，江苏则称疫痧。王孟英曰：麻也，瘄也，疹也，痧也，各处方言不同也，其实一也。其辨症首要，端在形色。先论疹形：松浮洒于皮面，或红或赤，或紫或黑，此毒之外现者，虽有恶症，不足虑也；若紧束有根，如从皮里钻出，其色青紫，宛如浮萍之背，多见于胸背，此胃热将烂之征，即宜大清胃热，兼凉其血，以清瘟败毒饮加紫

草、红花、桃仁、归尾，务使松活色淡，方可挽回，稍存疑虑，即不能救。次论疹色：血之体本红，血得其畅，则红而活，荣而润，敷布洋溢，是疹之佳境也。淡红有美有疵，色淡而润，此色之上者也。若淡而不荣，或娇而艳，于而滞，血之最热者。深红者，较淡红而稍重，亦血热之象，凉其血，即转淡红。色艳如胭脂，此血热之极，较深红而更恶，必大用凉血，始转深红，再凉其血，而淡红矣。紫赤类鸡冠花而更艳，较艳红而火更盛，不急凉之，必至变黑，须服清瘟败毒饮加紫草、桃仁。细碎宛如粟米，红者谓之红砂，白者谓之白砂，疹后多有此症，乃余毒尽透，最美之境，愈合蜕皮。若初病未认是疫，后十日半月而出者，烦躁作渴，大热不退，毒发于额者，死不可救。至若妊娠疫症，母之于胎，一气相连，盖胎赖母血以养，母病热疫，毒火蕴于血中，是母之血即毒血矣，苟不亟清其血中之毒，则胎能独无恙乎。须知胎热则动，胎凉则安，母病热疫，胎自热矣。竭力清解以凉血，使母病去而胎可无虞，若不知此，而舍病以保胎，必至母子两不保也。至于产后以及病中适逢经至，当以类推。若云产后经期，禁用凉剂，则误人性命，即在此言。此皆余氏师愚实地经验独出心裁之名论也。此案诊断颇有发明，方法母血以养，母病热疫，毒火颊于血中，是母之血燥口毒血矣，苟不亟清其血中之毒，则胎能独无恙乎。须知胎热则动，胎凉则安，母病热疫，胎自热矣。竭力清解以凉血，使母病去而胎可无虞，若不知此，而舍病以保胎，必至母子两不保也。至于产后以及病中适逢经至，当以类推。若云产后经期，禁用凉剂，则误人性命，即在此言。此皆余氏师愚实地经验独出心裁之名论也。此案诊断颇有发明，方法悉宗余氏，胎虽不保，而产妇生命幸赖此以保垒，即产后清热去瘀，亦属适当之疗法，似此危症，幸收全功，盖不执产后宜温之谬说，对症发药之效能耳。案后说明，确有见地。（《全国名医验案类编》）

沈奉江医案

○病者：陈姓媳，年二十余，住北门贝巷。

病名：燥痉昏厥。

病因：怀妊足月，腹中素有伏热，因感秋令温燥，陡然病剧，午前特来邀诊。

证候：头面四肢浮肿，两目陡然失明，继以痉厥，痰涎上涌，面色青惨，目珠直视，唇紫口噤，手足鼓动不止，神识昏糊。

辨证：脉伏身冷，舌红兼紫，此热深厥深。燥热引动肝火，风自火生，挟痰刺激神经，恐其胎元不保。

治法：清热熄风，潜阳涤痰，以急救之。

方药：

羚羊角四分，珍珠母二两（生打），滁菊花三钱，川贝母三钱（去心，劈），双钩藤三钱，石决明二两（生打），制胆星七分，淡竹沥四两。

晚间，再服猴枣一分、月石三分、郁金三分、羚羊角三分。共研细末，用竹沥二两调服。

次诊：明晨复诊，风痉已定，神识时糊时清，牙关时开时闭，腹中大痛，恐其即产，而羚羊角凉肝之药不合，惟潦珠虽寒，书有下死胎胞衣之说，故可用之。

次方：

潦珠三分，川贝母三分，天竹黄三分，制胆星三分。

共研细末，用双钩藤、淡竹茹各三钱，泡汤调服。

三诊：服后神识已清，神倦嗜卧，呼吸有度，两脉起而不伏，腹痛亦止，惟舌红唇燥，两颧转赤，显然阳明之燥热也。治以清润泄热，兼佐熄风。

三方：

小川连五分，青子芩钱半，川贝母三钱，水芦根七钱，黄杨脑七个，青连翘三钱，肥知母三钱，竹卷心三十支，鲜茅根七钱，双钩藤三钱。

四诊：明日复诊，腹中又痛，胎儿下堕，已经腐烂，而邪热未清，瘀不得下。改用通瘀以泄浊。

四方：

苏丹参二钱，川郁金二钱（打），当归尾钱半，桃仁泥二钱，泽兰叶二钱，炒川贝一钱，茺蔚子三钱，藏红花五分，西血珀五分（入蘸，取气而不取味），清童便一小杯（冲服）。

五诊：明日又去诊视，瘀行不多，脉右数而左郁，舌苔深绛，面色仍红，微热不扬，咳不畅达，口渴咽干。用泄肺去瘀法。

五方：

枇杷叶五钱，茺蔚子二钱，广郁金三钱（打），炒蒌皮三钱，川贝母三钱，苏丹参三钱，桃仁泥二钱，炒牛蒡钱半，焦山栀二钱，制僵蚕钱半，光杏仁二钱。

六诊：服后咳止，瘀血盛下，大便干结，治以通瘀润肠。

六方：

苏丹参三钱，生川甲三钱，桃仁泥二钱，炒山楂二钱，泽兰叶三钱，广郁金三钱，广橘络一钱，炒麻仁三钱，全瓜蒌四钱（杵），益母草一两。煎汤代水。

效果：服二剂，诸恙皆平，能饮稀粥，调理数日而愈。

廉按：此由燥热动风，风火挟痰，刺激脑筋，陡发神经病状，即产科书中之子病症也。就予所验，凡临发子痫者，势轻而缓，母子均可两全。若势急而重，胎儿固多抽坏，其胎多腐，即产母寿亦立倾。幸而对症发药，急救得法，胎虽不保，母得幸全，似此佳案，可谓后学师范。（《全国名医验案类编》）

○ 年二十余，怀妊足月，头面四肢浮肿，两目陡然失明。继以痉厥，痰涎上涌，面色青惨，唇紫，牙关噤闭，手足鼓动不止，神识昏糊，目珠直视，脉伏身冷。先生以为热深厥深，邪热引动肝火，风自火生，恐其胎元不保。用羚羊角四分、竹沥二两，随时研末调服。煎药用羚羊角四分、珍珠母、石决明各二两，制胆星七分，滁菊三钱，川贝母三钱，竹沥四两，此午前所服也。晚时再服猴枣一分、月石三分、郁金三分、羚羊角三分，研末调服。明晨请先生诊视，风痉已定，神识时糊时清，牙关时开时闭，腹中大痛。先生恐其即产，而羚羊角凉肝之药不合用。濂珠三分，川贝母三分，天竹黄三分，制胆星三分，钩钩、竹茹泡汤调服。濂珠虽寒，书有下死胎胞衣之说，故可用之。服后神识已清，神倦嗜卧，呼吸有度，两脉起而不伏，腹痛亦止。惟舌红唇燥，两颧转赤，显然阳明之热也。再用川连五分，川贝母三钱，子芩钱半，知母三钱，竹卷心三十片，连翘三钱，茅、芦根各七钱，钩钩三钱，黄杨脑七个。明日腹中又痛，胎儿下坠，已经腐烂，而邪热未清，瘀不得下。再用丹参二钱，泽兰二钱，郁金二钱，茺蔚子三钱，归尾钱半，桃仁泥二钱，炒川贝一钱，藏红花五分，西血珀五分，入煎取气而不取味，加童便一小杯冲服。明日又去诊视，瘀行不多，脉右数而左郁，舌苔深绛，面色仍红，微热不扬，咳不畅达，口渴咽干。用泄肺去瘀法：枇杷叶、大贝母、茺蔚子、丹参、郁金、桃仁泥、焦山楂、炒瓜蒌皮、炒牛蒡子、制僵蚕、光杏仁，服后咳止，瘀血盛下，大便干结。仍用丹参、泽兰、生山甲、全瓜蒌、火麻仁、郁金、桃仁泥、橘络、焦山楂、益母草，煎汤代水，诸恙皆平，能饮稀粥，调理数日而愈。

○ 产前子痫，发痉欲死，两目直视，双手乱舞，舌出二寸，胎下不觉，势甚危殆。先生用童便一味，服三日而定，调理乃瘥。（《三三医书·沈鲆翁医验随笔》）

陆正斋医案

○ 妊娠三月，泻稀，夹红白黏冻，腹痛阵作，不思纳谷，苔薄黄腻，脉滑弦。湿热壅结肠胃，法当清化。

当归身8克，土炒白芍9克，川连3克，淡吴萸0.5克，炒黄芩3克，广木香3克，茯苓神各4.5克，大丹参8克，广陈皮4克，炒粳米12克。

二诊：药后泻转白冻，腹痛见轻，喜按喜温，饮食未见增进，乃宜理气调营，佐以温通为是。

当归身8克，炒白芍9克，炮姜炭1.5克，云茯苓9克，法半夏6克，广陈皮4克，煨木香3克，西砂仁1.5克（炙），甘草1.5克，炒陈仓米18克。

三诊：泻减未已，神疲，溲少，不思纳谷。中土虚馁可知，拟方扶土安胎。

土炒洋参3克，茯苓神各4.5克，当归身4.5克，炒白芍9克，土炒白术8克，广皮白3克，炙甘草1.5克，粳米9克。（《陆正斋医疗经验》）

章次公医案

○ 妊娠而见腹痛，已属可虑，腰脊酸楚，小溲短小，尤为可虑。急当静卧，助以药力，或可弥患于无形。

杜仲9克，桑寄生12克，熟地18克，金毛脊9克，川断9克，绿升麻2.4克，仙鹤草15克。

○ 结婚四年，未曾生育，今经停二月，少腹剧痛拒按。曾在某医院诊断谓宫外孕。

当归18克，延胡索9克，两头尖9克，白芍15克，小茴香2.4克，炙乳香9克，炙没药9克，炮附块6克，丹参15克。

按：宫外孕用行血逐瘀，佐以温通，法颇可取。

○ 经停三月有余，腰酸而小便频，妊娠体弱者多有之。

黄芪9克，党参9克，白术9克，当归4.5克，升麻3克，柴胡2.4克，杜仲9克，桑寄生9克，清炙草4.5克。

（《章次公医案》）

周小农医案

○ 怀妊七月，下痢纯血，早晚三十余次。急甚，咳嗽痰白，晡后身热。伏邪感风，兼有各滞，恐其流产。白芍、淡芩炭、槐花炭、生地炭、地榆炭、扁豆花、新会皮、白头翁、秦皮、黄柏、侧柏炭、荆芥、青蒿、葛根、香连丸。服后，痢减至每日三次，红色亦淡，热势减，咳夜甚，再加清肺经伏热之品而瘳。

○ 丙辰菊秋，怀妊已七月，大便旬日不行，伏热内蕴而为红痢兼白，肤热溲红，脉细涩，舌红。此妊体液亏热灼，积已熏干，非清润不行。疏火麻仁、干苁蓉、归身、白头翁、黄柏炭、白芍、乌药、莱菔子、楂炭、北沙参、金铃子、山栀仁、玄明粉、香连丸。再剂，积矢渐解，痢由数十次减至六次，原方出入而痊。追足月，生一男。

○ 怀妊八月，手阳明司养，伏热挟积留恋，而为滞下红白，腹痛。拟清积热。白头翁、秦皮、白芍、淡芩炭、扁豆花、白槿花、银花、金铃炭、地榆炭、荠菜花、竹茹、桑寄生、野苎麻根、玄明粉。另香连丸钱半，加苦参子（去碎）五十粒，冰糖汤送服。数剂，便解痢止。

○ 怀妊六月，身热一起，烦躁如狂，厥而不语。少顷微省，热炽牙灰，口渴饮冷，头疼脊痛，呕吐绿水，脊强不能转侧。脉数不起，苔白。始因骤惊动肝，邪热内蕴，由太阳、阳明内窜厥阴，有脑脊膜炎之征。矧有身孕，图治更难。真滁菊三钱、藁本三钱、秦艽二钱、薄荷头钱半、忍冬藤一两、双钩勾七钱、竹茹钱半、川连八分、晚蚕沙七钱、赤苓神二钱、紫贝齿八钱、珍珠母八钱、丝瓜络五钱、茅根一两五钱。另羚羊尖一分、熊胆一分、制雄精一分，研细末，灯心汤服。吐止，头痛烦渴即减。原方出入，再剂而定。嗣某君照方调治，险境虽离，内热不清。渔户信外邪，禳神驱邪费耗甚多，不与调理。迟延至产孩亦熏坏，妇竟食疗而渐痊。

○ 戕伐早，常有淋带。丙午夏，怀妊七月，感暑热。身热，呕吐，胸闷，溲淋痛，便不通。时正伏中，暑邪内淫。初疏郁金、香豉、黑山栀、竹叶、淡芩、紫菀、车前、地肤、冬葵子、杏仁、芦根、川连、鲜藕、荷梗，另更衣丸。服药，热减，便解溺爽。然热未退

净，脘闷腹痛带下，无片刻之停。复用连翘、知母、白薇、青蒿、郁金（磨）、苏梗、淡子芩、川贝母、香附、荷叶蒂、莲须、鲜藕。服后，热止带定呕减，而少寐汗多、肢厥不暖者二日，是热伤营液，表甚疏泄。予台参叶、枣仁、茯神、糯稻根、料豆衣、焦秫米、地骨皮、桑寄生、莲子青心、淮小麦、灯心等，汗止寐酣而安。

○ 怀妊五月，风温引动伏邪，身热起伏，咳嗽痰韧。徐医照妊娠感邪治法，因其腰痛，有党参、当归、阿胶等味。热势日甚，神迷妄言，呕痰黑如锅滞。

十二日延诊：热势起伏，渴饮神糊，咳嗽痰多，呕痰灰黑，腹部灼热，溲赤如血。脉弦数异常，舌红苔黄。伏热深沉，恐其内窜。

生雅连、黄芩、金石斛、鲜青蒿、益元散、鲜沙参、瓜瓣、竹茹、花粉、丹皮、枇杷叶、茅苇茎、郁金、野苎麻根。鲜薄荷、莱菔、鲜梨同打汁。备方：如昏糊甚，用万氏牛黄清心丸一粒。

十三日诊：昨日热轻，咳嗽，仍呕灰黑韧痰，甚臭腥，渴饮，溲赤如血。脉弦数急，舌红苔黄。伏热挟痰，熏蒸沉迷，腹中攻动，腰痛，更防流产。

青蒿、黄芩、瓜瓣、杏仁、竹茹、郁金、花粉、金石斛、鲜沙参、浮石、丹皮、鱼腥草、雅连、野苎麻根、茅苇茎、枇杷叶、薜草、梨、莱菔各打汁冲。另西月石、川贝母、雄精、竹黄，研末冲服。

十四日诊：昨日热起未甚，咳痰甚韧，未见灰色，溲赤，便解甚腻，胸脘窒闷。脉数不靖，舌红苔黄。伏邪挟风熏蒸，恐再反复。

青蒿、黄芩、枳实、蒌皮、宋半夏、杏仁、冬甜瓜子、生雅连、石斛、花粉、浮海石、鲜沙参、竹茹黄、丹皮、竹叶、茅苇茎、梨、莱菔。另雄精、月石、川贝母、郁金，研末，丝瓜藤汁温调。

十五日诊：热发已轻，口渴尚甚，咳引胁痛，口腻溲赤，便解尚畅，中有痰黏。脉数右减，左数尚甚，苔黄末化。伏热风痰，胶滞未清。

蛤壳、丹皮、竹茹、石斛、黄芩、青蒿、花粉、蒌皮、紫菀、橘络、瓜瓣、杏、薏、薜草、茅苇茎、竹叶、西瓜子。另月石、川贝母、雄精，研末冲服。竹沥温服。

十六日：改加鱼腥草、知母、忍冬藤，渐以辍药。

○ 庚子秋，妊五月，患伏暑，身热起伏，发则懊烦，呕吐，面赤，口渴，气粗，有汗不解，便泄日二十行，并无胀痛。脉滑数异常，舌腻粉白，质绛，唇朱，目赤。先进豆豉、黑山栀、滑石、蔻仁、川连、竹茹、青蒿、白头翁、黄柏、芦根、荷叶等。一剂，便泄减，热仍起伏，气粗有加。舌本胖大，苔粉白，边紫绛。前方加川朴、鲜佩兰。另郁金、菖蒲研服。得畅汗，胸发赤疹。起伏渐轻，烦闷大退，便泄未止，色酱秽臭，肛痛。脉数减，苔亦化，时天气忽寒，复增咳嗽，用桔梗、郁金、杏仁、鸡苏散、青蒿、银花炭、丹皮炭、象贝母、荷一叶、香连丸，便泄咳嗽均止。

○ 癸亥八月，病伏暑。原因，楼居伏热；素因，肝气乘胃。且怀妊三月，寒热起伏不清，热时呕吐不止，气逆撑胀，神情沉迷。医投通行栀、豉、藿、郁、茹、荷等品，十余剂，不受。诊脉濡而不爽，苔黄。经事素准，现经居三月，脉虽不滑，总宜兼顾。拟清暑和胃、疏肝理气为法。青蒿、益元散、竹茹、鲜荷梗、银花、金铃子、丝瓜络、黑山栀、陈香橼、老苏梗、淡子芩、桑寄生、霍石斛、芦根、左金丸九分（绢包）。另狗宝一分、伽楠香一分、鸡内金一具（炙），研末冲服。药未进前，嘱先饮酱油冲汤，得不吐，再服药。

复诊：呕吐大减。原方出入。末药去狗宝、伽楠香，加沉香末三分。

三诊：呕吐又起，苔又加黄，神情更乏。重加清暑之品。生雅连八分，竹茹三钱，益元散三钱（包），淡子芩二钱，丝瓜络三钱，芦根二两，枇杷叶五片，桑寄生三钱，鲜石斛四钱，金铃子三钱，青蒿二钱，佛手一钱半，玫瑰花三朵，另狗宝一分、伽楠香一分，研末冲服。服二剂，攻撑、呕吐均止，热亦渐退。愈后足月，生一男，母子均安。

○ 丁卯八月初旬，患霍乱吐泻转筋已经三日。呕不止，口渴，烦懊少寐，小溲不通。脉数，苔黄。暑邪直凌中土，上扰君主，且有五月身孕，殊属重险。拟清暑安神，通溲和络，以安其胎。陈香薷七分，雅连七分，子芩二钱，川石斛五钱，白芍二钱，辰滑石二钱，通草一钱，竹茹二钱，黑山栀二钱，宋半夏三钱，紫菀二钱，海金沙四钱，连心翘二钱，枇杷叶四片，鲜竹叶三十片，西瓜翠衣七钱，野苎麻二两，车前子一两。地浆四碗，澄清，煎汤代水。另血珀二分，研末，开水送

下。先饮酱油汤（王潜斋法），吐止，服药。得溲，懊略减，原方增损竟愈。（《周小农医案》）

丁甘仁医案

○ 怀麟七月，肝气肝阳上升，时令之湿热内阻，阳明通降失司，以致头痛眩晕，胸闷不思饮食，且有甜味，甚则泛恶，舌质淡红，苔薄腻而黄，脉滑数。夜不安寐，胃不和则卧不安也。宜清泄风阳，和胃化湿。

冬桑叶二钱，滁菊花三钱，薄荷炭八分，佩兰梗钱半，清水豆卷三钱，仙半夏二钱，水炙远志一钱，川雅连三分，枳实炭一钱，炒竹茹二钱，嫩钩钩（后入）三钱，夜交藤三钱，荷叶边一圈。（《丁甘仁医案续编》）

魏长春医案

○ 病者：李荷生君夫人，年二十四岁。民国十七年七月十七日诊。

病名：妊娠伏暑。

病因：怀孕七月。新凉引动伏暑，病起旬日，曾服安胎止咳方不效，改延余诊。

证候：咳嗽牵引胁痛，气喘潮热，胃呆胸闷。

辨证：右脉滑疾，舌红。证属伏暑热炽，津液酿痰，流注肋膜，病势棘手，非安胎套方所能治。

治法：清透伏暑、室畅气机为先，继进寒凉清肺。

方药：

鲜竹叶二钱，薄荷一钱，连翘三钱，淡豆豉三钱，鲜藿香三钱，焦山栀一钱，苏梗一钱，茯苓四钱，苦杏仁三钱，瓜蒌皮三钱，黄芩二钱。

次诊：七月十八日。咳嗽气喘，胸闷，脉滑，舌红苔黄厚。伏邪内蕴，肺胃同病，用清润法。

次方：

桑叶三钱，生白芍三钱，苦杏仁四钱，生蛤壳四钱，旋覆花三钱（包煎），全瓜蒌五钱，海石三钱，黄芩三钱，南沙参三钱，枇杷叶三片（去毛），桑白皮三钱，炙甘草一钱。

三诊：七月二十日。咳嗽气喘，左胁掣疼，咽痛，潮热未尽，右脉滑数，舌红。肺热胶痰入络，再当清解痰热。

三方：

玄参三钱，生甘草一钱，桑叶三钱，瓜蒌仁四钱，

川贝二钱，淡竹沥一两（冲），竹茹三钱，苦杏仁四钱，枇杷叶三片（去毛），旋覆花三钱（包煎），黄芩三钱。

四诊：七月二十一日。胁痛虽止，咳逆气喘未平，便艰潮热。脉象滑数，舌红苔薄。肺热颇炽，宗喻嘉言法。

四方：

桑叶三钱，鲜枇杷叶五片（去毛），原麦冬三钱，火麻仁四钱，叭杏仁三钱，鲜生地四钱，水芦根一两，淡竹沥一两（冲），川贝二钱，知母三钱，全瓜蒌四钱。

五诊：七月二十二日。热恋日久，胎气不宁，躁动火升，咳逆气喘，痰黄白韧，吐出颇多，口渴欲饮，便解燥矢。脉象滑数，舌苔黄白腻。仍宗喻嘉言清燥救肺法。

五方：

桑白皮三钱，枇杷叶五片（去毛），原麦冬四钱，玄参八钱，炙甘草一钱，生石膏八钱，鲜石斛三钱，鲜生地八钱，瓜蒌仁五钱，苦杏仁五钱，鹅管石四钱，旋覆花三钱（包煎）。

六诊：七月二十三日。昨服药后，便下四次，均属痰沫，夜卧胁痛复发。咳痰黄厚胶黏，热势未退。头汗气喘。脉象滑数，尺泽脉和，舌色红糙，苔黄白腻。肺炎肠热，痰火上升，病势非轻，宗吴鞠通法。

六方：玄参八钱，原麦冬八钱，鲜生地八钱，知母八钱，生石膏八钱，生甘草二钱，礞石滚痰丸五钱（吞），郁李仁肉三钱，鲜石斛三钱。

七诊：

七月二十四日。昨服药后，汗出如注，便下四次，热势轻减，痛止气平，痰薄。按脉滑，舌红，苔黄白厚腻。蕴痰尚多，虽下未清，再进清肺化痰、降气通腑法。

七方：

玄参八钱，原麦冬八钱，鲜生地八钱，知母五钱，竹茹三钱，生甘草二钱，瓜蒌仁五钱，桑白皮三钱，旋覆花五钱（包煎），礞石滚痰丸三钱（吞），黄芩三钱。

八诊：七月二十五日。热退身凉，胎安气平，自汗淋漓，咳嗽未已，痰薄，胃醒思纳。脉滑疾，舌红润，苔黄白腻。病势已轻，痰火亦化，用清肃肺胃余邪，轻剂治之。

八方：

南沙参三钱，桑白皮三钱，地骨皮三钱，炙甘草一钱，紫菀三钱，川贝二钱，款冬花三钱，稻豆衣三钱，枇杷叶五片（去毛），竹茹三钱，橘红一钱，朱茯神四钱。

九诊：七月二十七日。热退汗敛，便实溲长，寐安，咳嗽痰薄，气平肢倦，胃欲思纳。脉象右滑疾，舌色红润，苔化。病已痊愈，再进清肺安胎方，为善后疗法。

九方：

旋覆花三钱（包煎），苦杏仁三钱，茯神四钱，竹茹三钱，生白芍三钱，紫菀三钱，款冬花三钱，橘红一钱，川石斛三钱，黄芩二钱，原麦冬三钱。

效果：服药后，咳止病愈。足月安产一男。

炳按：此妊娠伏暑挟痰，前后治法，安胎化痰，挟证群起，临机应变法也。

○ 病者：杨铺君夫人陈氏，年三十七岁。民国十九年九月二十七日诊。

病名：妊娠肺炎。

病因：肺阴不足，常有干咳，怀孕八月，感受温邪，咳逆。服疏透清肺药不效，延余诊治。

证候：咳嗽咯吐紫血，气喘内热，咽痛胃呆，便闭二日。

辨证：脉洪滑数，舌赤边苔黄白。妊娠血热，温邪犯肺，热喘证也。

治法：清肺化痰安胎，用苇茎汤合泻白散加减。

方药：

活水芦根一两，冬瓜仁四钱，苦杏仁四钱，瓜蒌仁四钱，鲜茅根八钱，桑白皮三钱，地骨皮三钱，黄芩三钱，鲜生地二两。

次诊：九月廿八日。咳逆稍平，舌赤咽干，便解，脉滑数，血热未清，肺炎尚炽，母病热，故胎不安。当撤热清肺，即是安胎。

次方：

鲜生地二两，玄参八钱，白薇三钱，天花粉五钱，知母三钱，水芦根一两，桑白皮三钱，地骨皮三钱，淡竹沥一两（冲），肺露一两（冲）。

三诊：九月廿九日。昨日天气暴热，卧处阳光直射，以致夜热加剧，咳而咽痛，气促无痰，脉滑数，舌深红起泡，用喻嘉言清燥救肺汤加减治之。

三方：

桑叶三钱，枇杷叶五片（去毛），生石膏八钱（打），原麦冬三钱，生地一两，川贝三钱，知母三钱，玄参八钱，生白芍五钱，水芦根一两，瓜姜仁五钱。

四诊：十月一日。咳嗽气喘，舌起白泡，咽痛便实，脉弦滑。内热稍减，肺火未清，用苇茎泻白合剂。

四方：

水芦根一两，冬瓜仁三钱，玄参八钱，鲜沙参三钱，生桑皮三钱，地骨皮三钱，知母四钱，鲜生地一两，生石膏一两，肺露二两（分冲）。

效果：服药后，热退咳止，气平病愈。

炳按：妊娠肺炎热喘，热甚胎必上冲，喘亦增剧，必须即清肺炎，以平热喘，则胎可安。（《慈溪魏氏验案类编初集》）

巢渭芳医案

○ 形瘦，脉来细实，怀孕五月，小溲不畅，腹痛，右半为甚，按之更剧，身热舌晦，温补多进，已成胎痈。药用当归、生苡仁、生军、丹皮、红花、赤芍、茯苓、白芥子、甲片、银花、川石斛、生草、藕节，服之。复诊时，脉来细数，腹右高肿，胎痈将成，小溲不行，症属危险，急与承气加减，以冀获效。方用生川军、粉丹皮、牛膝、红花、甲片、生草、乌药、石斛、木通、赤芍、桃仁、白芥子、藕节。（外贴平安散，加大贝、血竭）两剂已效，未成而消。后闻产一男孩。（《巢渭芳医话》）

○ 郑答里郑某某女，适魏村镇刘叔云先生。怀孕七月，少腹右半胀痛，延两旬矣。有某医以转胎治，将孕妇抱卧稚儿所睡之竹床上，左右请人摇曳之，使小儿不偏郁一边。刘君到家果如法行之，一摇未终，其妇腹中剧痛，汗流号呼欲绝，踌蹰间，彼夫回忆所坐馆村郑君丕显，述及情形，并请诊之。而丕显因同设帐北杨村，又以刘之叔丈情关戚谊，转恳渭芳出诊。即雇轿到魏镇。先将少腹解衣看之，脐右肿高约半寸，绕及腰际，色尚不红，按之痛不可忍，脉象数大，大便又实，乃胎痈也。遂以炒生军、桃仁、赤芍、大贝母、生草、银花、瓜蒌仁、火麻仁、陈皮、淡昆布、当归、西血珀。刘之堂兄觉，有惧惑意。丕显曰：吾素知渭芳之谨

慎仁爱。命投之，两剂痛肿皆退，外敷黄柏炭、芙蓉叶、大黄、银花、生草、大贝，间日再诊，去炒生军加丹皮，调理半月方安。后闻产一男。翁、夫皆谓："斯症也，其或有渭芳而无丕显，终成画饼矣。"所谓用药如用兵，一令既出，事被掣肘，不败者几希矣。丕显之襄助，用此险方，治此险症，竟成两全。世叹管仲或有之，而鲍叔难一见也，信夫！（《巢渭芳医话》）

傅松元医案

○ 傅松元治北乡沈小史之媳案：怀孕三月，忽癃闭不通者两日，延医服药，初剂有效，次剂辄不应，连易数医，皆然。继邀茜泾陶福田诊，陶曰："胎脉不见，腹胀如鼓，应作血鼓治。"始以牵牛、桃仁、五灵脂、地龙等，合五苓散投之，继以大黄、芒硝、芫花、大戟、干漆、蟋蟀等投之，竭种种变换方法，连服八剂，仍是初服时一通，即不复再解矣。至第二十四日，乃邀余诊，两脉俱弦，腹胀而癃，食少不渴，按其腹，坚硬不痛，脘左高如覆缶，此血气结于脾外，脉络既阻，故不见胎象，是以陶君作血鼓治，虽不应手，然种种方法，皆已用尽，乃以别无善策告之。其家人再四哀恳，余曰："无已，但有用砒石一法，名椒仁丸，姑制方相授，信则服之，不信则弃之可也。"沈氏接此方，果疑不敢服。又延二日，病者呼曰："与其胀死，无宁服砒霜，而或有不死之望。"乃配合而服四丸。第五日，又邀往诊，途遇其邻，询其致病之由，知因夫妻淘气而得此。诊其病，则脘左之肿硬之退，少腹之坚硬未除，小便略通而未畅。乃注重于疏肝和气，以乌药、枳壳、青皮、木香，合四七汤，再下椒仁丸四粒，服如前法。服后月余，不闻消息，至五月中，遇插秧农夫，始知其人早愈，能作田间生活，孕亦未坠。乃知硝、黄、灵脂、桃仁、砒石虽甚毒烈，在当用时，亦不伤胎，经云有故无殒，诚不我欺，特用时必须审慎耳。（《医案摘奇》）

曹契敬医案

○ 产难经七日，稳婆固已束手，西医又不能必其安危，举家惶急，莫之所措。复以家贫药资拮据，遂请其邻商余往救。余曰："生产妇人常事，熟记瓜熟蒂落四字便了。"此人必因用力太早所致。切其脉，或大或小。察其神，面赤舌冷，舌下脉青。论胎已呈绝望之

征，即产母亦处危境，爰赠以番佛二尊，配药两剂。一以补气养血润滑为旨，方用败龟板一两、党参四钱、车前子五钱、全当归一两、熟地五钱、冬葵子五钱、川芎一钱半、血余炭二钱，煎汤一大罐，只吃头煎，徐徐饮之。不及一小时，死胎下而产母安。于此可知操司命之术者，于贫病之人，万不可不存怜惜也。（《翠竹山房诊暇录稿》）

顾晓澜医案

○ 脉弦而滑，停经四月，腹忽膨大，连服消盅行血之剂，更增坠痛。问由口角郁怒而起。此气郁生火，以致胎气不安，暴发胀大。二便通调，与盅胀逐渐增加者各别，且消导不合，恐其有损胎元，自以平肝疏气为稳。

老苏梗一钱五分，嫩条芩一钱五分，四制香附一钱，大腹皮一钱五分（酒洗），阳春砂仁五分，炒枳壳一钱五分，鲜小卷荷叶连蒂一个。

又：痛止膨消，胎脉大现。左强于右，理应得毓麟儿，但胃气已伤，尚须养胃安胎为治。

老苏梗一钱，嫩条芩一钱，生于术一钱，白扁豆三钱（去皮），炒白芍一钱，阳春砂仁四分，炒枳壳一钱五分，茯苓三钱，荷蒂一个。十剂。

问此症，治者皆作盅胀，且引列诸经，指为血盅无疑，服药痛增，几乎胎坠，今得疏气平肝，数剂痊愈，不数月果举一男，是胎非盅。此间关系非轻，何以下指辨析无差，请明示之。曰：人患不细心耳。余初赴诊时，见其悲啼痛楚，目含怒色，已知病由气恼而得，及下诊觉弦大中又带和滑之象，是胎脉非病脉也。再阅所服之方，但用行经消盅等药，并无一字疑及有胎，不胜惊诧。细问伊母，方知经停四月，本无他病，因偶尔反目，悲怒交并，腹忽胀大如盅，并非缓缓肿大，自是肝气夹胎气，郁而不舒，及服前药，方增痛坠，幸药力不深，腹中尚未振动，既得原委。但须舒气安胎，自然捷如桴鼓，迨痛止胀消，脉仍弦滑而和，左强于右，自是得男之象矣。凡妇人胎前，本以调气为主，况女子多郁，疏肝尤不可缓。若经停数月，别无他病，无论胎脉现与不现，俱要调气平肝，庶与胎元无碍，即非胎亦无难，气调经转，薛氏加减逍遥即此意也。若粗心浮气，不问得病之由，遽断定血盅，用一派行气破滞之药，执迷不悟，鲜不胎坠母死，竟伤两命，于心忍乎，顾凡为司命者，凛之，慎之。（《吴门治验录》）

许恩普医案

○ 京几道徐叔鸿夫人胸胀大痛。世医误以经闭三月，癥瘕治之，几危。延余诊视，六脉相等，阳搏阴别，孕兆也。徐公曰："生过三胎，知无孕。"余曰："十样胎十样生。年近四旬，血气渐衰，正气不敌，胎气引动，素有肝气，故胀痛。拟以安胎养血、调和肝气之品，请姑服之。"以手试腹如伏鸡状，即知是胎非病。徐公如约，次早来请，言："真医也！果胎跳矣。"再拟数服痊愈。至秋举一子，即六少爷也。（《三三医书·许氏医案》）

程茂先医案

○ 毛二之妻，年三十余。身颇苍厚，妊将七月。十月初旬，因病新愈，起早复冒风寒，致咳嗽发热二三日矣，六脉俱浮数，右大于左，且喉音带哑。予乃用参苏饮一剂。下午告急云："服药后顿增喘急，睡不倒。"予思前症、前脉皆属风芽，而药何以不效？岂内热胎气上逼致喘急耶？又用黄芩、枳壳、桑皮、二母、苏梗、清金导痰之类，亦不效。次日再诊，右脉仍大，胸膈间按之觉疼，此必食滞而然。细询之，乃病新愈，食荞麦饼，因而复病。余悟曰："右脉大者脾经积带也。观其体气庞厚，既无风邪，决非虚喘。"乃重用山楂、枳实、萝卜子、厚朴、陈皮、半夏之类。连进二剂，胸膈顿宽，喘亦随定。所以临症不妨于细问也。

○ 吴兆行乃吴鹭客之伯兄也，侨寓金陵。九月初旬，天气乍寒，令政年近三十，因往令岳凌别驾衙斋饮食后归来，肩舆中被风寒所侵，随作呕吐不止，孕已五月，水米不入口者数日。白门诸医治之，药皆不纳，兆行因思令弟妇之症乃予起死，不得已，星夜自来广陵邀予过京调治。乃至，病甚危笃，吐仍未止。盖兼胎气而然。其时日已薄暮，随用一剂，即就枕酣睡。醒来便能稍啜粥汤，调整数日而痊。兆行买舟复送予回广陵。盖此症明属风寒饮食而起，人第知发散消导，乃未识其体气中虚，不无克伐太过，故一闻药气，即便呕吐。向在广陵居住，予平日已知其脉之虚，故能一药而愈。是以脉宜常诊，或偶有客疾，便得其情，非草草也。（《程茂先医案》）

俞道生医案

○ 妊娠八月，身热不清，旬日以来，陡然神识昏蒙，谵语发痉，脉象乍滑乍细，舌苔色黄。暑湿不得外泄，已直犯心包，上攻脑质，有邪闭厥脱之势矣，症颇棘手，勉拟一方，以冀侥幸于万一。

香茹花2.4克，姜汁炒川连1.2克，白杏仁9克，大豆卷9克，广藿香9克，鲜佛手4.5克，生石决12克，辰茯神9克，鲜菖蒲4.5克，真川贝4.5克，梗通草4.5克，鸡苏散12克（绢包）。

转方，服药后，热势清以外宣，神志清爽，口渴仍有，除石决明、菖蒲，加净银花6克、白蔻仁1.5克（后入）。（《俞道生医案》）

邹趾痕医案

○ 金玉璋者，逊清之文孝廉也。其妇三十七岁，妊娠方七个月，腹中子鸣，自检方书，得妊娠子鸣之治疗方，服之无效。召愚诊视，谓愚曰："敝内妊娠七个月，腹中子鸣，声闻于腹外，用医书所载方服之而子鸣不愈，是用敬求妙手。"愚问："子在腹中，焉能鸣乎？"金曰："确乎能鸣，家中人莫不闻之。"愚曰："必无是事。"金曰："医书言之矣。"遂出一书示愚。愚视之，书名《胎产大全》，载有妊娠子鸣证，其书云："妇人妊娠，不可伸手向高处取物。若伸手过高，儿口中衔有血珠，伸手过高血珠脱出儿口，儿啼有声，闻于腹外。治疗之法：散钱于地，令妊妇亲手拾之，血珠复还儿口，子鸣乃愈。"愚览书毕，微哂而言曰："君既知尊夫人之证为子鸣，书中已有治疗法，胡不依法治疗乎？"金君云："已经依法治疗无效，是以求趾君妙方。"愚曰："尊夫人病非子鸣，乃腹鸣也。《伤寒论·太阳一百六十节》曰：伤寒心下痞硬，干噫食臭，胁下有水，腹中雷鸣下利。尊夫人之病，即此病也。"金惊悟曰："是矣，病人时作呃逆，自言胁下胀满，漉漉有声，自腹中出。今乃知敝内之病为腹鸣，无怪乎以子鸣之法治之无效也。"愚曰："君以为《胎产大全》一书，够得上医书乎哉？自愚视之，直扪烛为日之瞎说耳。君以为该书所载之子鸣证，实有其证乎？愚以医圣之道考之，愚敢断定绝无其证。"金曰："然则此书言之凿凿何也？"愚曰："饰伪如真，是无识妇孺之惯技，君不闻闾里流传玉皇七女嫁在人间之确凿事实乎？请将此等伪医书，作闾里流传荒唐剧本观可也。"

玉璋摆手曰："不然，此书颇有至理，不得妄加驳斥。如云血珠脱出儿口则啼，血珠复还儿口则啼止，则亦理之不易者也。奚可以与无稽之书一律等观乎？"愚曰："君以血珠脱出儿口则啼之说，为不易之理乎？不知愚正以其说为不知理也。原夫儿在母腹之生命，是植物法，植根于母之肾脉，以脐带输母之气血，人于胞衣之中，日生月长，以成胎形。既出母腹后，割断脐带，取消植物之生命，别开动物之生命，乃用饮食溲便法也。明得此理，便在儿在母腹不饮食、不溲便，彼伪医书谓儿在母腹口衔血珠，必无此理，绝无此事。而彼医书竟有此说，直谓之不知医之书可耳。"金君乃大觉悟曰："是矣，今乃知儿在母腹之生命，在脐带，不在血珠也。以脐带输母血以结胎，犹之以瓜藤输地气以结瓜，同一理也。此真不易之理也。假使儿在母腹能饮食，既能溲便，更向何处觅厕所？鄙人受此医书所惑之矣，今乃知污吾目矣。"掷令仆役化之以火，向愚致恭而言曰："敝内之病，请君主方，敬谨遵服，不敢以私意变易于其间也。"愚于是主以生姜泻心汤，加茯苓、厚朴、枳壳、桔梗，服一剂，呃逆越增。愚察非方不合病，乃病重药轻故耳。仍用前方，生姜、半夏各六钱，外加杏仁三钱。以后视病之进退转移而加减以应之，服六七剂，得大汗，又得大便，而胁下宽舒，呃逆解，腹鸣愈，金君极表感谢。

论曰：天生万物，大概分两类，植根于地者曰植物，离地而动者曰动物。植物之生命在根之吸收土气，故止其根于不移之处。动物之生命在口食五味，故动其身于地之遍处。是故动物之所以能成其动者，必先有受胎时不动之植物生命，而后乃有出胎后能动之动物生命。凡飞走潜之动物，莫不皆然。当其在腹中也，皆以植物法之生命，断不用口衔血珠之生命。彼俗医书谓口衔血珠则不啼，何其妄也！此种伪书，污玉璋一人之目尤其小也，污我医界圣神宝贵之名誉，乃其大者也。掷令仆役化之以火，玉璋诚快人也，趾痕且十倍称快焉。

○ 邹趾痕治秦氏妇（年三十四岁）案：怀妊七月，患伤寒病。头痛项强，身疼腰痛，骨节疼痛，恶风寒战，无汗而喘，鼻鸣作呕。俗医不知伤寒病之圣方治疗法，谓仲圣之方妊妇不可服，服之堕胎，当用王海藏妊娠伤寒法，既可却病，又可保胎，斯为两全。病家惊为学识宏富，倾诚倚任，服俗医方，病日加剧。俗医不知变通，死守王海藏之法，糊涂处方，日趋沉重，至于昏愦不识人，谵语时作，手足躁扰，循衣摸床，危险万状。病家始觉庸医之误，延愚往诊。愚曰：王海藏之《妊妇伤寒》书，邪说书也，惑世诬民之书也。无论有妊无妊，凡患伤寒病，皆当服仲圣之伤寒方，既可使病速愈，又可保胎无恙。彼王海藏者，即不知医，敢于造此《妊妇伤寒》一书，遗害万世，且夫医仁术也，仁术之医界中，何贵有此不仁之邪术书哉！此病初起，本是太阳伤寒，寒邪初入皮毛，头痛项强，身疼腰痛，无汗而喘，理合用仲景麻黄汤，覆被发汗，汗出即愈，乃是最轻浅、最易治愈之病。殊不知俗医不知仲圣伤寒法，而用王海藏邪说，迎合富贵之门，因循宕延，遂令轻病变为重病。今病已濒危，命不可知，尚可胎之可保，兹诊得脉弦而不涩，尚有一线生机。仲圣经文云：日晡所发潮热，不恶寒，独语如见鬼状。若剧者发则不识人，循衣摸床，惕而不安，微喘直视，脉弦者生，涩者死。兹脉不涩不短，或可挽救。方用黄芩汤，加黄连、麦冬、生栀子、连翘心，以泻心热，滋心燥，即以保安心神。三日后，身微汗，神识稍清，手足躁扰不作。愚曰：病至于谵语不识人，循衣摸床，手足躁热，可谓危险已极，不敢言必可挽救。今幸得身微汗，神识稍清者，此乃津液绝而复回之效也。所谓尚有一线生机者，正指此耳。今乃可以通大便矣。以大承气汤下之，得大便畅下，胸膈宽舒，乃思食。十日后，乃占勿药，胎乃无恙。妊满十月，居然生子。（《圣方治验录》）

姚龙光医案

〇宦治桐，性诚笃，工写真。长媳王氏秋季患温证，因有孕七月，未敢服药，延至七日，病势危笃，来恳予诊，询知恶热七日，曾未一汗，面红有光，胸闷躁扰，谵妄叫喊。人事间或清醒，大小便俱闭，呕哕连声，滴水不能入喉。诊其脉，两寸洪滑，两关尺弦数，舌本深紫，潮滑无苔，合脉症参之，定属温病，然口不渴，舌潮滑，滴水不能入喉，则又何也？就此推测而知此为温病之水结胸，如伤寒之水结胸之病也，但伤寒由于寒而误治，此由于热而自成，水气因热上升，填塞胸膈，故舌润、面洪滑之脉见于两寸也；上窍为水气所闭，则下窍亦闭，如壶内贮茶，大口盖紧，小口即点滴不出，故便溺俱无也。水气上冲，气亦上逆，故呕哕不止，而水难下喉，心为水逼，神明无主，故人事不清，且面红为温，有光为水，但泻水之药均能损胎，虽有故

无殒亦无殒也。然与流俗难言之故，婉言辞谢，嘱请高明，乃桐翁再三相恳，又邀王炳南为作说客。为用葶苈子三钱，杏仁泥三钱，枳壳一钱半，法半夏二钱，大黄三钱，芒硝三钱。水煎与服，嘱之曰：此方皆损胎之药，然有病则病当之，于胎无伤也。若胎气未动，则病去胎存，最为妙事。若胎气已动，则胎病俱去，亦属无伤。若不服药则胎去病存，人必不保。此方勿轻示人，恐听人言而自误也。药煎出一碗，竟能缓缓服下，无一滴呕出，事亦奇矣，历一时余，腹中大痛。其翁复来问治，余曰：上焦开发，气下行矣，无害也，又历时许，痛定安寝，至天明，小便下行甚多，大便又下行多水，果汗出津津，身倦欲卧，病大退矣。反致众口沸腾，谣诼四起。吾闻之，因不再诊，后医治不中窍，余邪未净，逾年余，转别证而殁。冬月生子，亦未能存，此病后失于清理安胎之未得法也。（《崇实堂医案》）

王汉皋医案

〇一幼妇，每孕必疟。医用柴胡，治愈仍矣；及产，不药自愈。（《王氏医存》）

张希白医案

〇孙春洲令媳，怀麟九月，忽下红积，色甚晦瘀。日夜百余次，小溲全无，胸膈烦闷。腹中急痛，腰酸后重，且胎气不和。诸医以为此症升之不可，降之不能，颇难用药，不得已，邀余诊治。余谓春洲曰：脉浮，舌苔白滑，定属风邪乘入营分，证虽危殆，尚可疗也。用防风炭、炒荆芥、薄荷梗、桔梗、枳壳、当归、楂炭、小生地、荷叶梗，午后煎服。至夜半，遍体微扦，腹痛稍缓，痢亦大减。因即原方去薄荷梗、楂炭，连服二剂，痛止痢除。能进稀粥，再以人参、白术、淡芩、生地炭、阿胶等味，调理数日，而起居如故。逾月，始举一雄。（《清代名医医话精华》）

郭志邃医案

〇逍方亨内室怀娠六月，寒热交作，烦闷不安。延余时，痧在始发，脉固未现，初不觉其为痧，用药不应，忽尔昏沉。次日余诊。左手脉伏，面目微黑，乃识其痧。刺腿弯青筋六针，出毒血，少愈。用桑寄生、红花、香附、益母草、荆芥、细辛、卜子、神曲，冲砂仁末，微冷服而安。后用小柴胡汤退热，又参、芩、归、地，健脾养血乃痊。（《痧胀玉衡》）

王士雄医案

○ 谢氏妇，怀妊五月，便泻四日，医投姜、附、桂一剂，遂四肢麻冷，气塞神昏，溺闭汗淋，大渴呕吐。延孟英诊之，脉未全伏。先饮以酱油汤，吐渐止。随与参、连、芩、柏、茹、斛、银花、扁豆叶、蒲桃干、芦根、绿豆，以冬瓜汤煎，徐徐温服，外用醋炭熏之，各恙皆瘥。

次日复诊：脉弦滑，泻未止。以白头翁汤加参、（甘）草、银花、扁豆、蒲公英、蒲桃干、砂仁。二剂而痊。

○ 陈足甫室，怀妊九月而患疟，目不能瞑，口渴自汗，便溏气短。医进育阴清解法，数剂不应，改用小柴胡一帖，而咽痛舌黑，心头绞痛。乃翁仰山闻之，疑其胎坏，延孟英过诊。曰：右脉洪滑，虽舌黑而胎固无恙也。病由伏暑，育阴嫌其滋腻，小柴胡乃正疟之主方，古人谓为和剂，须知是伤寒之和剂，在温、暑等证，不特手足异经，而人参、半夏、姜、枣，皆不可轻用之药。虽有黄芩之苦寒，而仲圣于伤寒之治，犹有渴者去半夏、加栝楼根之文，古人立方之严密，何后人不加体察耶？投以竹叶石膏汤，疟止便闭，口渴不休。与甘凉濡润法数帖。忽腹鸣泄泻，或疑寒凉所致。孟英曰：吾当以凉药解之，人莫识其意，问难终朝，语多不备录。果以白头翁汤两啜而愈。

迨季秋娩后，发热不蒸乳，恶露淡且少，家人欲用生化汤，孟英急止之。曰：血去阴更伤，岂可妄疑瘀停而攻之？与西洋参、生地、茯苓、石斛、女贞、旱连、甘草为大剂，数日而安。

继因触怒，少腹聚气如瘕，酸痛夜甚。人又疑为凉药凝瘀所致，孟英力为辨析。与橘核、橘叶、橘络、楝实、苁蓉、木香、栀炭、乌药、丝瓜络、海蜇、藕、石斛、两头尖等药，外以葱头捣烂贴之，两服后，腹中雷鸣，周身汗出而痛止。人见其汗，虑其虚脱，急追孟英视之。曰：此气行而病解矣。但脉形细数，阴津大伤，苔黄苦渴，亟宜润补。奈枢机窒滞，滋腻难投，且以濡养八脉为法。服之各恙皆蠲，眠食渐适。缘平素多郁，易犯瘀气，频发脘痛，屡次反复。孟英竭力图维，幸得转危为安，渐投滋补而愈。

○ 钱氏妇，怀孕四月而患寒热如疟，医与发散安胎，乃至舌黑神昏，大渴便泻，臭痰顿（频）吐，腰腹痛坠，人皆不能措手。孟英诊曰：伏暑失于清解，舌虽黑而脉形滑数，痰虽臭而气息调和，是胎尚未坏，犹可治也。重用气血两清之药，五剂而安。糜粥渐进，腰腹皆舒，胎亦跃跃。

○ 徐氏妇，重身而患四肢疼痛，不可屈伸，药之罔效。或疑为瘫痪。任殿华令其舍专科而质于孟英，诊曰：暑热入于隧络耳，吾室人曾患此。予以桑枝、竹叶、扁豆叶、丝瓜络、羚羊角、豆卷、知母、黄芩、白薇、栀子，照方服之，果即得愈。

○ 叶承恩室，怀孕患感，昏谵不语，喜呕，便秘，汗出不解，脉涩，口干。乃营阴素亏，邪热内炽。以元参、石膏、知、芩、茹、贝、银花、枇叶、薇、栀、楝、斛，投数剂而愈。

○ 夏氏妇，怀孕患感。医投温散，渐至气冲不寐，时欲痉厥，脘闷呻吟，渴难受饮。所亲张养之延孟英诊之，脉滑数而溢。与小陷胸加旋、蒌、石膏、知、栀、茹、杏、腹皮、苏子、竹沥、海蛇，大剂投之，旬日而愈。

○《仁术志》者，海丰张君柳吟所题孟英之医案也。吾师赵菊斋先生，暨庄舍人芝阶为之序，余以未与其事，深以为歉。秋间，偶过孟英，适有陈姓者牵羊来谢，孟英颇疑之。其人曰：三月间，次媳患时感，而气逆不能眠，医皆畏却，特延君诊，甫按脉，云："甚滑疾，是为娠象"，用药必须顾及。此时次媳方于去秋娩后，月事尚未一行，君为此言，阖家未尝不窃笑也。迨疾渐平，哺儿之乳亦不觉少，虽自问亦断断非妊。至六月间，腹渐胀，方谓有病，不料昨日倏产一孙。举家敬服高明，故来致谢耳！

○ 孟英因谓余曰：昨诊魏子恒之室，亦妊也，诸医作虚损治，脉虽虚微软数，而滑象仍形，病家深不以吾言为然者。缘病人之女兄二人，皆死于虚劳也。然其伯仲之证，吾皆诊焉，今已十余年矣。犹忆伯，字于关氏，未嫁而卒，证非不治，亦为药误。病中阅吾方案，极为折服。且曰：先生来暮，侬不起矣。前此延致诸名家，徒曰虚证宜补，而不治其所以虚，方则群聚补药，必以地黄为之冠，虽有参、芪，亦列于后。即使用药不乖，而阳生阴长，气为血帅之旨，尚未分晓，况其他乎？吾闻而愕然，何以闺中女子，亦解谈医？细询，始知为乾隆间名医吴颖昭先生之女孙也，尤为怅惜。仲适于陈少帅少府，的系损证，若季者，因其家怀"先人"之见，遂致医人迎合误事，岂不可叹？迨仲秋，果闻魏氏分娩，母子皆亡。方叹孟英之卓见为不可及也。爰采秋冬诸案之治法不同证寻常者，而续成一卷云。（《王氏医案》）

温载之医案

○张方伯之子金门，年三十以外，尚无子嗣。夫人患经停之症，来城就医。金门因谒见邑候李听齐，谈其所以。今日业已延医诊视。云系瘀血停滞，已成痞块，急应攻劫。听齐闻之，骇然问："药服否？"曰未。遂云："上年，小妾有恙，医亦云痞块。余未深信，另延温载之复诊，乃云是孕，非痞也。用安胎固气之药。嗣后果生一女。彼时若不细心，岂不大谬。君勿妄服，恐致误事。余可代请载之再为一诊，庶免差失。"于是邀余前往。诊其六脉，微而兼迟，左寸已有结珠之象。余直告之曰："是孕，非痞。岂可妄攻？乃正气素虚，今又为胎所累，是以精神倦怠，不思饮食，腹时作疼。问天癸已停三月矣。此时急宜健脾固气，以养胎元。若作痞治，其胎必堕，大小俱伤。"金门骇而且疑。服两剂后，精神渐加，即能思食，腹亦不痛。数剂而愈，随回乡庄后果生一子，深为感激。逾二年，犹亲带此子来署申谢此事。若非听齐谏阻，鲜不为医所误。仁人之言，其利深溥，信矣！（《温病浅说温氏医案》）

曹家达医案

○丁卯新秋，无锡华宗海之母经停十月，腹不甚大而胀。始由丁医用疏气行血药，即不觉胀满，饮食如常人。经西医考验，则谓腹中有胎，为腐败之物压住，不得长大。欲攻而去之，势必伤胎。宗海邀余赴锡诊之，脉涩不滑，不类妊娠。当晚与丁医商进桃核承气汤，晨起下白物如胶痰。更进抵当汤，下白物更多。胀满悉除，而腹忽大。月余，生一女，母子俱安。孙子云：置之死地而后生，真其然乎？（《经方实验录》）

徐镛医案

○怀胎五月，病转胞不溺，医用清利水道，并不究其转胞由于下焦虚寒、由于中焦气弱、由于肝家血滞。猪苓、泽泻、车前等药徒伤胃气，故饮食减少，夜不得寐，诸恙渐臻，而胞系之缭戾者如故也。日请稳婆抬起，始得溺出，究之元气不支，日甚一日，因而延余

诊治。诊其脉缓大有力，许以可救。遵《金匮》成例，投肾气汤一剂，是夜稍得安寝。盖利水之药足以泻肾，投桂、附而命门温暖，故稍得安寝耳。再遵丹溪补气成例，投参术汤一剂，饮食渐能知味，惟病者大便不行已数日，腹中至此更觉不安，改用茱连汤一剂，大便得解，小便仍稳婆伺候。病者因诸恙悉减，深信不疑，再求良治，余为沉思良久，脉象比前更为有力，元气已复而胎气未举，必有瘀血阻塞其间，遂用大剂破血之药，一剂而胀遂消，三剂而胎气举。凡破血之药，最足碍胎，今破血而胎反固，妙在先用补药以助其元气也。（《医学单要》）

抱灵居士医案

○罗五姜，凤有胁痛之恙。娠有七月，先患时疫。三发而有胎，为热留血室而得。或手足如踏火，五心热，干咳腰痛，气上触，鼻焦，口干，脉洪滑，以白术、贝母之类不应。予以紫苏饮加黄芩一剂，上触好，便常秘五七日，以蜜汤冲服，少有恭；似凉膈散去硝，加续桔梗、熟军一剂，泻一次少许，咳在，腰痛缓，胁气上逆，便秘五日；用前方一剂，泻三饮；以紫苏饮去芎，加芩、麦不应，泻三次，吐清水，恶风甚，腹痛不安，脉右弦滑，左濡；以归、芍、芩、术合香苏散，加煨姜一剂，泻止，腹胁痛，干咳。脉右弦、左滑；以泻白散加芩、芍、术、香苏、葱、草二剂，腹痛止，咳逼甚，脉洪滑，恶风好；以紫苏散去参、芎，加枳、桔、黄芩一剂，大小便坠，头胀；以前芍药汤反吐水、发热；以八味逍遥散热退坠好，腰痛甚，以芩、芍、术、鲤鱼汤煎不应。半月生一女，咳止腰好而愈。

○娠有六个月，发热头痛，口渴，以九味羌活汤一剂，热退，头尚痛，以凉膈散去硝下之，午后又热；以解毒散加石膏不应；以通圣散去硝，下结粪甚少，以柴物汤调之；以三一承气汤下黑粪甚多，以柴物汤调之；以大柴胡汤下之，热退身凉，但头痛心慌，此热伤阴血也。以四物汤加连、麦、冬、柴胡、云神一剂，少安。伊停药十日，或下血，舌苔黑，脉疾，坠一死胎。已忌油一月矣，心慌头晕，舌苔退，口渴除，脉弱涩，急令杀鸡饮汁，食肉甚甘；以十全大补汤加附子、枣仁十剂而安。月余寒战，四肢麻，吐清痰，以大建中汤而愈。手战未止，以羊肉汤煮黄芪、全归、生姜、陈皮各一两而愈。（《李氏医案》）

费晋卿医案

○ 怀孕五月，肝气独旺，胸闷腹胀，寒热咳嗽，脉来弦滑而数。防其损胎。宜养营理气，清肺化痰。

石斛、青蒿、当归、白芍、川贝、蒌皮、香附、白术、条芩、橘络、牡蛎、赤苓、藕、鲜佛手。

服药两剂，寒热未减，咳嗽头痛未解，寒甚腰疼。怀孕六月，仍防胎孕受伤，慎之。

前柴胡各五分，姜川朴一钱，酒黄芩一钱，南沙参三钱，白术一钱，煨草果五分，青陈皮各一钱，茯苓二钱，桔梗一钱，大白芍（桂枝二分煎汁炒）一钱，苏梗三钱，薄荷炭一钱，枇杷叶二片，茅根四钱，姜一片。（《费伯雄医案》）

程杏轩医案

○ 吾郡别驾何公，续迁甘肃，眷属仍居郡城。宅中一仆妇，重身九月，偶患头痛，医作外感治，其痛益甚，呕吐汗淋，至二更时，忽神昏肢掣，目吊口噤，乍作乍止。何公少君六吉兄，当晚遗力相召，晓造其宅，六吉兄告以病危之故，人视搐搦形状，诊脉虚弦劲急，谓曰："此子痫证也，势虽危险，幸在初起，当不殒命。"六兄曰："昨夕仓皇，恐驾到迟，故近邀女科一看，亦言证属于病，然药不效奈何。"出方阅之，羚羊角散也。予曰："此乃古方，原属不谬，不知子痫疾作之由，因子在母腹，阴虚火炽，经脉空疏，精不养神，气不养筋，而如厥如痫，神魂失守，手足抽掣。其病初头痛者，即内风欲动之征也。医家误作外风，浪投疏散，致变若此，至羚羊角散方内，惟羚角入肝舒筋，当归、枣仁补肝益血，茯神安神，甘草缓急，与证相符，其余防、独、木香、杏仁，俱耗真气，苡仁下胎，多不合宜，岂可以为古人成方，漫不加察耶。"于是乃以本方除去防独等味，参入熟地、沙参、麦冬、阿胶、芝麻，养阴濡液，少佐钩藤、桑寄生，平肝熄风。头煎服后，其搐渐平，随服二煎，搐定，头痛亦减，六兄喜甚。予曰："病来势暴，今虽暂熄，犹恐复萌。"嘱再市药一剂，尽今晚服尽，搐不再作，方许无虞。次日复诊，痛搐俱止，神清脉静，纳食不呕。予方除钩藤、寄生，加白芍、玉竹、女贞、石斛。逾月分娩，母子俱得无恙。（《杏轩医案》）

王寿芝医案

○ 蓉城东隅大慈寺侧，近机匠妇赵氏，怀孕弥月，得晚发疫，过十八日矣。日日服药，病转增剧，乃延余诊。入其门，诸医满座，见予至，去者半，留二人焉。予召机匠至前，详询所苦，拉杂道之，引入内室，见病妇卧地上，盖单被，离尺许，热气蒸人，面红黑，口裂，鼻息粗壮，唤使举手诊脉，不动；知已耳聋，伊夫以手势示之，忽摇头大叫，掀去单被，体赤露不知羞耻。脉得沉洪而实，见两乳伸缩，不禁大惊，语曰："病于申酉时当死，此时辰初，犹可用药挽救，然非大下不为功。"留者两医曰："温疫实证当下；孕妇敢下耶？下不大小俱伤耶？"予曰："妇之罹此危也，皆诸公固执误之耳。明明阳明热证，当热未团结，白虎汤可解；今已恶候齐备，延至申酉阳明旺时，邪热亢极，津液尽倾，不死何待？且不见乳之伸缩乎？男子厥阴绝，舌卷囊缩而死；女子厥阴绝，舌卷乳缩而死。趁此一线未绝，姑尽吾技，以对病者，心乃安也。"急书大承气与之，两医咋舌而退。予亦乘车而返。坐未定，伊夫奔来，谓诸医先告药店，"王寿芝所开系送终汤，万不可卖，卖必招祸。"予愤极，自撮一剂，复命与同至病所，督令煎、服，坐视之，异哉！异哉！药不香也，病妇闻之，大呼："好香药！好香药！"予知闻药而香，胃气未绝，即大佳兆。煎成，妇又大呼："快与我吃。"伊夫掬一小碗灌之，顷又索药，予令与一大碗，且告以刻许，当得战汗，战时尔勿畏，汗出热退，病人必欲上床卧，卧或两三日，断不可惊醒，俟自醒大泻，病自解矣。伊云："先生施恩小坐，替予壮胆。"连连叩头，见之实不忍走，而腹号甚，令煮饭食我。饭未熟，病妇四肢乱动，口眼翕张，而大摇颤颤约两三刻，汗如雨下，热乃渐退；退尽手如冰，口无气而人死矣。斯时也，若母若姨若姊若妹一齐奔出，大哭大闹大骂，门外观者，目瞪耳语，老妪嫩妇，如观戏剧，而其夫乃请予走，余亦心摇目眩，耳聋口干，固不肯走。起而诊脉，脉乍时一动，动而复止，目又续动，大声呼曰："众人且息，听予一言。若辈谓若死，若顷刻复生何以谢我？"其母曰："谢线绉袍裙两套。"语际，病者大呻，若姨若姊若妹狂奔入室，恐尸走也。予起复诊，脉续续出，又告之曰："病者再呻，必语欲上床卧，乃可扶起。"果应言而长呻，其气缓，其音平，谓："何掷我地下。"予促其夫扶之上床，乃去。见老妪嫩妇指予偶语，不闻何说，归始早餐。噫嘻！名医岂易为哉！次日，其夫尚以睡为死，复来问故。予曰："前言，睡当二三日，汝回静候，不死也。"果二日半乃醒。泻一次，又睡一日，醒大泄如注，腹馁思食。与粥，不欲，欲酸菜汤下饭。其夫来询，可与否？告以少与归，而与食复睡，神气大安。问再以何药，予曰："不必药，少与饮食，自此无恙矣。"一月后以一豚、一雉、一鸭来谢，问袍褂，曰："先生怜我怜我！"予笑遣之。

大承气汤。

大黄四钱，厚朴八钱，枳实五钱，芒硝三钱。

用水先煮枳实，去渣入大黄，复去渣，再入芒硝，俟化与服。

陈古愚曰：承气汤有起死回生之功，惟善读仲景书者，方知其妙。俗医以滋润之芝麻油、当归、郁李仁、肉苁蓉代之，徒下其粪而不能荡涤其邪，则正气不复，不能大泄其火，则真阴不复，往往死于粪出之后。于是咸相戒曰：润肠之物，尚能杀人。而大承气汤更无论矣。甚矣哉！大承气汤之功用，尽为彼庸耳俗目掩也。

张隐庵曰：伤寒六经，只阳明少阴有急下证，盖阳明秉悍热之气，少阴为君火之化，在阳明而燥热太甚，缓则阴绝矣。在少阴而火气猛急，弗戢将自焚矣。非肠胃之实满也；若实在肠胃者，虽十日不更衣，无所苦也。仲师所云急下六症，若究省不到，不敢急下，致病此者，鲜有能生之。且予常闻之曰：痞满燥实坚五证皆备，然后可下。噫！当下者，全不在此五证。

一阳明实证耳，孰不知用此方？而注意护胎，遂固执不敢与，以致不得汗，不得下，胃气将枯竭而死，不知经云：有故无殒，亦无殒也，衰及其半而止。金针度人，专为此等重证而言，予用此汤，看似放胆，其实成竹在胸，故敢肩此重任。服后手足乱动，口眼翕张者，阴气大至，脏腑通也。顷时战汗，亦阴阳凑拍，水气周遍，自内达表也；热退手如冰、口无气者，邪热退尽，正气续生，一时转轮不及也。幸此妇身体壮实，胎气稍固，可以听其药力旋转，热退正复，临危而安。若在膏粱罗绮中，剥丧太过，即用此药，亦必邪退而正不复，真死矣。医须眼明手快，胆大心细，方能济事。且《伤寒论》明训：传经三次，至十八日必死。此妇不死，有天幸焉！事后思之，不胜战栗！当时气盛，孟浪成功；在今日阅历久，顾忌多，亦不敢矣。后闻此妇满十二月，方生一子，良由病后虚弱，故羁迟耳。（《寿芝医案》）

李铎医案

〇 诊得寸关两脉浮大而急，尺脉沉细而涩，潮热蒸蒸，头目昏痛，心腹胀痛，口燥渴。据述因郁气而起，致使胎气不和，凑上心胸，加以感冒，故见诸症，法主调气舒郁，兼固其胎。

香附、苏兜、陈皮、厚朴、川芎、当归、白芍、黄芩、缩砂仁、甘草、生姜。

水煎服二帖。

又：前方获效。足征舒郁调气之验，两尺脉见略旺，胎元可保，潮热已退，大为可喜，兹仍仿前法加减，俾气和胎安，则诸证悉除矣。

白术、黄芩、白芍、当归、川芎、苏兜、艾绒、木香、缩砂仁。

〇 胎八月，小便闭三日，少腹胀满，脚肿，服疏导清利药转加胀急。延余诊之，脉细涩。此明系转胞证，乃气血虚不能承载其胎，故胎压膀胱，偏在一边，下窍为其所闭，是以溺不得出，当补血养气，以四物加参、术、半夏、陈皮、枳壳、甘草、生姜煎服一帖，随以指探喉中，吐出药水，候少顷气定，又与一帖，次日小便大通，胀急顿解，继以参、芪、归、芍、升麻、陈皮，数剂而安。

〇 癸亥之秋，内热咳呛，痰涎甚多，夜不能卧，日晡发热，手掌心热常灼灼，医治两月，卒无一效。一医作百日痨治，投清润治咳药不应，改用滋补退热药，咳愈甚，更加喘，痰带血丝，食减神惫，形渐羸瘦，猝然闭厥，始则日厥一二次，渐则时厥时醒，医辞不治。伊父王玉川上舍邀余诊视，脉细数，呼吸六七至，询病者言腹内有一阵烧气上冲，则昏闭，口不能言，心中愦愦，余曰：此明是肝火上冲，乃热厥也。乃翁裕丰参军曰：可治否？余曰：此非不治之症，待我用一法止其厥。与当归龙荟丸二钱，白汤下，即拟一方：北沙参、天冬、广石斛、白薇、石蒲、白芍、生左牡蛎、甘草，水煎服，一剂厥止，咳喘亦减。次日照方与服，因未用前丸，午间复发，厥甚轻，仍令速进龙荟丸，厥又止，脉息亦见瘥缓，并稍能进食，以前方加生地汁，龙荟丸减用一钱，腹中烧气顿除，厥遂不发。越三日复诊，左脉忽见滑疾，自觉腹中有块常动，余以怀麟断，乃胎动之征。其父询其母曰，汛历已四月，妊则或然，乃兼以子痫治，诸病皆瘥，冬月果产一女。可见医者即不能确

究病之轻重，万不可妄断人之生死，贻误生灵，慎之！慎之！（《医案偶存》）

杨爵臣医案

○ 宋四姑案。

妊娠八月。吐逆，胸闷，心烦，腰以后痛切，周身努力，角弓反张，咬牙痉厥，日夜频作。入夜神识不清，不思食，杂治十余日不效，惶然求治。予按脉，左关尺沉濡，寸微劲，右滑大。乃土为湿郁，不能转输，胆气失调，相火上逆，留热膈上，其上虽浮热，中下乃困于寒湿，气分既弱，胎无所禀正，恐不育耳。拟方，一剂知，二剂已。

处方：

橘皮、姜汁炒竹茹、淡吴萸、土炒潞党参、茯苓、酒炒白芍、姜汁、大麦糖。

诸恙渐平，腰痛甚，前方加白于术、川续断，两服而愈。

○ 陈茂才在芝尊阃案。

妊娠八月，病角弓反张，手足抽劲，目证无光，口噤齿燥，头摇，舌短焦黄，面色纯青，人事不省，医药不应。延访及予。比至，则群医麇集，持论棼如。予按脉弦细微数不匀。大便素溏。两日来，小溲全无。考孕妇面青舌焦，子母两殒，细绎良久。一线生机只在四肢温润，唇色不燥，脉不劲大耳。土气虽弱，尚未全受木克。但脾肺之气甚弱，用苦寒清降直折风火，恐非脾肺所喜，且苦能化燥。用凉润熄风，又恐重伤脾阳，且雷龙之火得火愈炽。缘前方内用芩、连、丹皮、麦冬、龟板、鳖甲，故议及此。或谓胎已伤，非下去死胎，如何可救？予曰："脉已沉陷，再用峻剂下胎，正气不随之俱去乎！又或难之。"曰："死胎留腹，当作何治？"予曰："胎产全恃气血运送，今气血虚弱，无力送下，再重伤其气血，不速之毙乎？"鄙意但使症减气复，胎自不击而下，何可行险自误。因拟一方如下，候公订，或又曰："此药大半服过无效。"予曰："前方份量太少，且药杂多牵制，故自不应，或谓并数剂合算，亦不为少。"予笑曰："譬诸一餐饭，分作数日食，饱乎？否乎！"众始默然相引而散。时癸巳仲春。

生牡蛎四两，白薇八钱，鲜桑枝五钱，大生地一两，细木通二钱，鳖血炒柴胡八分，黄芪五钱，黄白菊花四钱，香谷芽六钱，稆豆衣五钱。

明日不见来延，心疑症或败矣，为之不安者数日。越五日复延，据称十五日服尊方，逾半日人事遂清，能言能食，病愈六七矣。未便再渎，且尊方大效，业有成规，遂令前医接诊，每日两次药，亦两帖。

不料四五日来，病又如初，予曰："古方古法且不可泥，何况偶中，如何可法？"接诊人未免不知活变，但鄙人前治不验，而不见信也。既验矣，尚怀疑自误，得非命乎？如此大证多延一日，正气多受戕一日。予不任功，亦不愿代人任咎。力辞不获，转念生死关头，倘有挽回，亦一快事。因偕往，见外势较轻，而脉益微弱，搐搦，惊恐怖啼数作。此心神内亏，魂魄不安，雷龙游火不能归宿。因之金木两刑，啼哭乃金不肯受木刑，愤气欲伸，木气亦籍以疏解。大是生机，于是有拟用人参者。予以今时人参多伪不足恃，且此时自以镇补心阳，收摄雷龙游火为急务，非门面套法可以济事。方用：

醋煅紫石英三钱，真阿胶三钱，炙甘草八分，五味子五分，上桂心五分，生牡蛎二两，炒白芍五钱，煅龙骨三钱，白术四钱，炙黄芪五钱。

二十一日：诸症减半，入寐神怯不安。肝气欠舒，前方去阿胶，加抱茯神一两、合欢花二钱。

二十二日：诸恙悉平，惟便溏不除，饮食不香。

白术三钱，炙黄芪三钱，生白芍三钱，五味子七粒，煅龙齿三钱，煨木香五分，醋煅紫石英二钱，牡蛎三钱，桂枝一钱，炙草一钱，谷芽三钱，煨生姜一片。

二十三日：诸恙痊愈，啜粥加倍，精神大长。用四君子加龙齿、牡蛎、白芍、陈皮、谷芽调之。

二十四日辰刻：气顺胎下，产母安然无恙，饮食有加焉。向非病去正复，调治得宜，安能保泰若此。生死关头，间不容发，抑何险哉！弥月安健如常，为之一快。（《治验论案》）

徐养恬医案

○ 怀娠八月，寒热如疟。近日但热无寒，前曾得汗下泻几回。脉数大，舌燥苔黄，兼之咳呛口渴。当此秋燥之令，理宜和解清邪，以寓保胎之意为稳。

鲜沙参、知母、香青蒿、黄芩、白薇、煨葛根、炙甘草、天花粉、白芍、肥玉竹、冬桑叶、竹叶、枇杷叶。（《徐养恬方案》）

横柳病鸿医案

○ 中以理子泻。

焦冬术钱半，炮黑姜四分，煨肉果八分，焦白芍钱半，炒萸肉钱半，炙甘草四分，泡吴萸四分，煨木香五分，补骨脂钱半，沉香片六分，制附片五分，广陈皮八分，加砂仁末四分（冲）。

○ 怀妊七月，感寒积食。脘闷吐水，又兼咳呛，脉浮数。暂从疏化，病势未定也。

焦冬术钱半，生归身钱半，炒苏子钱半，炒黄芩钱半，茯苓三钱，炒青皮钱半，砂仁壳六分，炒枳壳钱半，广木香五分，炮黑姜四分，象贝母二钱，生草四分，加姜汁炒竹茹钱半。（《何鸿舫医案》）

郑在辛医案

○ 李怀白兄令眷，程休如先生之令爱也，怀孕六月而便血者，三月矣，群医治不效。请余治之，诊其脉，濡弱如绵，视其爪甲，全无血色，两足虚肿。问其食，每餐一盂，食后即腹痛泻去，方不胀满。问其药，则四物汤加地榆、秦艽、蒲黄、香附、陈皮而已。余曰："脉证如斯，脾土大伤，不急补脾，何以大产？"用白术、茯苓、炮姜、砂仁、甘草补脾为君，桂枝、当归、赤芍、艾叶温经为臣，姜、枣和胃为佐。如此四剂，三月不止之便血，一朝而止矣。继以此药，不加减者两月，至次年大产一男，皆吉。产后半年，又复便血，习以为常，一月不药，因劳昏仆，此乃复病，遂卧于床，用参数两，服前药弥月方愈，反不似怀孕之时，真阳在腹而易效也，嗣后遇怒，便血常发。

○ 瓜镇王笃之兄，适严宅之女，怀孕九月，冬月苦寒患病。据严宅云，初病是伤寒，已经半月，发表攻里，俱已备尝。因腹中大痛，恐是临盆，稳婆已伺候矣。迎余决之，诊其脉沉细而紧，畏寒之极，坐卧火箱中，犹抱火烘面，其痛在脐上，左右冲击而动，不在少腹，而脉又沉，非欲产之候，此误用攻导凉药，致中焦寒极，非温不可。而前医犹要用行药，谓通则不痛也。予议用姜、桂，病家畏桂堕胎，予论之曰："将产之胎，非若一两月血胞，畏桂行血，且中宫冷极，桂至中宫，尚不能敌其寒，何能下达而伤胎乎？失之不温，产妇且危，去病即所以安胎也。"遂用人参、炮姜、肉桂、当归、砂仁、陈皮、甘草，一剂痛减，温补半月方产，产时几至虚脱，得补而回。

○ 吴饮玉兄令眷，未出室时，左肋下素有气积，时时举发而痛。在家皆用逍遥散治之罔效，嫁后怀孕三月，此积竟冲心而痛。痛甚昏厥，手足逆冷，口出冷气，脉沉弦而紧，此肝经积冷，结为冲疝，非桂附莫效。又属世医之女，且怀有孕，举世皆禁桂附，予何敢用焉？其太翁言修先生曰："大人要紧，胎且置之。"遂投以当归四逆汤：桂枝、附子、当归、芍药、炮姜、吴萸、甘草、茯苓。服下即应手取效。每食生冷必发，发则必须前剂，怀孕在腹，屡发屡医而胎竟不伤。今所生之郎，已十有余岁矣。后以东垣酒煮当归丸，服三年未断，其冲疝不发，并形俱消，屡屡生育。经曰有故无殒。先圣之言，岂欺人哉！

○ 吴绍先兄令眷，年三十余岁，平素脾虚中冷而爽痰饮，生产多胎，气虚时晕。癸未春间，怀孕一二月，便下血，服药而止。隔一月，又下血，药亦不止，听其淋漓不断者半月，欲其堕而不堕，反自止。本性畏热喜风，兼嗜瓜果，六月夜分，霍乱大吐，吐后汗多厥冷，遂昏沉不语，手足抽搐，目珠上窜。次日往看，脉弦细而紧软，卧于床，手足微温，手筋惕动，而手即挛，灌以药能咽，呃则欲吐，幸小便未遗，欲小便则有起床之状，人扶起能自立而便，但目不瞠、口不能语耳。此因大吐中虚，寒痰上涌，须用中风治法，扬医众议不一，适金坛周医驻扬，议论相合，于是定方六君子汤，用人参一钱，白术、茯苓、半夏、曲、桂枝、吴萸、姜汁、天麻、橘红，灌服二剂，至夜半回苏，计昏厥一昼夜，次日能言，谓周身皆痛，气塞喉中，胸中胀闷，腹痛作泻，外则筋惕而手拘挛，呕呃不能食；又迎鲍医，亦主温补，议用肉桂，予因频次下血，恐桂破血，易用桂枝合真武汤，换炮姜，救其亡阳虚脱，议用人参一钱，白术、茯苓、炮姜、附子、芍药、桂枝、甘草，姜枣为引，如此温补之剂，服一月方能坐床进食。后渐次去附子，调理而愈。至冬生产一男，母子平安。若病时执怀孕不用附子、半夏之说，病必不除，则产母不保，母不保，又安有子乎？程案产后中风，则气血交虚，故施重剂，此胎前中风，因未产不甚虚，故剂轻也。（《素圃医案》）

吴简庵医案

○ 怀孕，四肢不能伸缩，服祛风燥湿之剂，头晕神昏，食少痰甚，手足抽搐不已。余诊脉弦虚数，系营卫虚损、肝火血燥所致。即用八味逍遥散，服数帖，肝火退。更以八珍汤加黄芩、山栀、钩藤钩，调理半月乃安。

○ 据云受胎六月，脐下作痛，小便不利。余诊脉滑虚数。此胎压尿胞，故脐痛溲闭。因血气虚弱，痰饮壅滞以致之。即宗丹溪，用参术饮以补气、养血、消痰，使气得升举而胞自通也。遂连服十剂而愈。

○ 怀妊五月，骤患心腹绞痛，吐泻交作，胸膈烦闷。按脉弦数，疾徐不伦，脉症不符。此时令不正，痧气陡发，壅塞气分所致。急当刮放，兼旋内服香苏散加藿香、砂仁、莱菔子、厚朴以利气止痛。

次日复视，知其如法刮之，胸背肩臂发出红点无数。更以顺气和胃之剂，诸症悉退。（《临证医案笔记》）

王润园医案

○ 丁未戊申间，余与诸窗友伴读于里中文庙。有窗友燕君名受祯宽于量，而艰于读，年近三旬，文笔尚未清，故屡试蹶焉。夏间其继室患发热，医药数进，热如故，乃邀余治。诊其六脉沉数，右尺偏旺。余曰：此阴火大动也，不但发热，兼苦头晕。视其方，则所服皆四物类也。乃投以知柏地黄汤，三服而热除。越三月，忽痫疾发，手足反张，昏不知人，痰涎壅结。其里有郭医，以半身不遂治之，药数进而痫发如故。不得已，邀余治。至其家，人适清醒，急诊其脉，则少阴动甚，右寸滑大。乃告之曰：此喜事也。按之而散，胎必三月，其妻红涨于面，首肯之。燕曰：既是胎，何得痫疾。余曰：阴火内甚，胎必不安。壅而生痰，流连肺管，故发则气晕昏倒耳。医书谓之子痫，治之极易。今郭某以半身不遂治之，岂有少年妇人而半身不遂者。乃命服羚羊角散，戒之曰：初服后必大吐痰，勿致惊怪。吐后再服两付，保无事矣，切勿听信郭某，致贻后患也。燕听之，数日而愈。（《醉花窗医案》）

翟青云医案

○ 翟竹亭治毗邻周华堂妻（年三十余）案：身孕五月，患疫。初得寒热往来，某医投以解表辛散之药，而病日剧，兼大便脓血，日夜二三十度，胎儿上冲心，思饮冰水，腹疼如锥刺，又请某医，以为痢疾，急于安胎，遂投十全大补、八珍、胶艾等汤，泄泻胎动，竟无

宁刻。不得已迎余往治，诊得六脉同等洪大已极，知邪流入大肠，乃挟热下利证了。吴又可云："古有悬钟之喻，梁腐而钟未有不落者。"更加某医发表温补，大剂连进，火上添油，能无坠胎之虞，非大下决无生理。此时，芒硝、大黄即是安胎良药，治乱能将也，用大承气汤加减，辰时服下，午时大便不解。又服一碗，至戌时泻下，如坏瓜烂肉者甚多。至夜渐能安枕，热去六七。《内经》云："大毒治病，衰其半而止。"后改四物汤，加养阴退热、清温化毒诸味，十日外，方得战汗而愈。子母两安，儿子已十余岁矣。某医生只知安胎，不知通因通用，有是证则投是药，智圆何碍行方。

加减大承气汤。

大黄15克，芒硝10克，厚朴10克，当归12克，金银花12克，枳壳10克，连翘10克，木通6克。

加减四物汤。

当归12克，川芎10克，白芍12克，生地10克，黄芩6克，柴胡10克，地骨皮10克，知母6克，金银花12克，栀子6克，连翘10克，甘草6克。（《湖岳村叟医案》）

雷少逸医案

○ 建德孙某之妻，怀胎五月，忽发温毒之病，延丰诊之，已发斑矣。前医有用辛温发散，有用补养安胎，不知温毒得辛温愈炽，得补养弥盛，是以毒势益张，壅滞肌肉而发为斑，其色紫者，胃热盛也，脉数身热，苔黄而焦。此宜解毒清斑，不宜专用安补。遂以石膏、芦根，透阳明之热；黄芩、鲜地，清受灼之胎；佐连翘、甘草以解毒，荷叶以升提。服一帖，身热稍清，斑色退淡，惟脉象依然数至，舌苔未见津回，仍守旧章，重入麦冬，少增参叶。继服二帖，诸恙尽退。后用清补之法，母子俱安。（《时病论》）

其他医案

薛立斋治一妊妇下血，服凉血之药，下血益甚。食少体倦，此脾气虚而不能摄血。用补中益气汤而愈。后因怒而寒热，其血仍下，此肝火旺而血沸腾，用加味逍遥散血止，用补中益气汤而安。

一妊妇下血，发热作渴，食少体倦，属脾气虚而肝火所侮。用四君子加柴胡、山栀血止。因怒复作，用六君子加柴胡、山栀、升麻而安。

一妊妇六月每怒血下，甚至寒热头痛，胁胀腹痛，作呕少食。薛谓寒热头痛，乃肝火上冲，（此语无人解通。）胁胀腹痛，乃肝气不行；作呕少食，乃肝火侮胃；小便下血，乃肝火血热。用小柴胡加白芍、炒山栀、茯苓、白术而愈。

一妊妇胎及六月，形体倦怠，饮食少进，劳役下血，胎动不安。用六君加当归、熟地、升麻、柴胡而愈。

张子和治一妇娠半年，因伤损下血。张诊之，以三和汤，一名玉烛散、承气汤、四物汤对停，加朴硝煎之，下数行，痛如手拈，下血亦止。此法可与智识高明者言，膏粱之家，慎勿举似，非徒骇之，抑又谤之。鸣呼！正道难行，正法难用，古今皆然。

孙文垣治侄孙妇，三孕而三小产，六脉滑数，乃气虚血热也。因血频下，甚恐怖，终日偃卧，稍起血即大下。与生地、白芍、白术、地榆、桑皮、寄生、续断、甘草、升麻、椿根白皮、黄柏、条芩服之，血三日不来。惟白带绵绵下，因起身稍劳，血复行。谓血滑已久，若不涩，必不能止。又血海甚热，亦肝风所致，防风子芩丸，正也病对，宜制与之。又制白芍六两，侧柏叶、条芩各三两，防风、椿根白皮各二两，蜜丸服之，遂血止胎定，足月产子。此后绝无胎漏之患。后遇此证，第用此法皆验。

张路玉治郑墨林夫人素有便红症。妊七月，正肺气养胎时，患冬温咳嗽，咽痛如刺，下血如崩，脉较平时，反觉小弱而数。此热伤手太阴血分也。与黄连阿胶汤二剂血止。后去黄连，加葳蕤、桔梗、人中黄，四剂而安。

柴屿青治其妾母怀孕五月，与女伴争竞致伤，腹痛见红，稳婆验云：昨夜子已在产门，定死腹中。诊其六脉如常，验其舌红活，断以决无此理。用安胎养血药二剂而起。至十月满足产一子。

叶杏林曰：一妇人妊娠，月信不断，而胎不损。产科熊宗古曰：妇人血盛气衰，其体必肥，是以月信来而胎不损。若作漏治，则胎必堕，若不作漏胎，则胎未必堕也。

立斋治一妊娠尿血，内热作渴，寒热往来，胸乳作胀，饮食少思，肝脉弦弱。此肝经血虚而有热也。用加味逍遥、六味兼服渐愈。又用八珍汤加柴、栀、丹皮而痊愈矣。

魏玉横曰：许竹溪室人，妊娠七月，偶以举重跌磕，遂胎动下血甚多。与熟地一两，杞子五钱，白芍三钱，甘草五分，枣仁三钱，数剂痊愈。

胡田室人先尝妊娠以胎漏，诸治罔效，延至二十四月而产。近有孕仍漏血下，因胃痛，求治。脉之两关弦数，与生地、杞子、沙参、麦冬、川楝，胃痛愈，而胎亦不漏矣。（《续名医类案》）

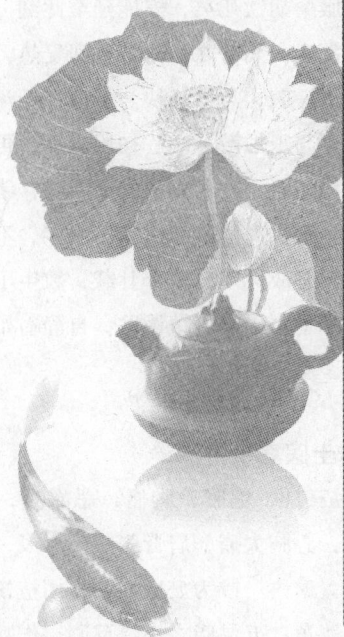

产后病证

产后感邪

郑在辛医案

○ 二月大产，天气尚寒，未满月便开窗梳洗，方满月便尔洗浴，因受风寒，次日头痛身疼，遍身筋惕，汗多而热不退，脉不浮而单弦。初诊便告病家此产后中风大病，不可轻视。用当归四逆汤：当归、赤芍、桂枝、细辛、茯苓、炮姜、甘草，姜枣为引，医治三月。因本气大虚，风邪不解，更头疼如破，筋惕肉润，汗出如浴，手足抽搐，时时昏厥，病甚危笃。余曰："此产后气血大虚，风邪直入肝经，已现亡阳脱证，须急用人参固里，附子温经，使里气壮，逼邪外解。否则风邪入脏，必昏厥不语，手足逆冷，呕哕不食，不可治矣。"未几果哕。病家遂信予言，重用参附，加于当归四逆汤中，更加吴萸以治哕，间加天麻、半夏，兼治虚寒。如斯大剂，日服人参两许，附子六七钱，半月后方渐次而回，再去细辛、吴萸，增芪、术，四十日方能起床。此证幸病家不吝人参而任医得专，故获收功也。（《素圃医案》）

傅松元医案

○ 产后因劳受寒，致畏寒身热，痹痛腹疼，恶露已止。及第十二日，少梅邀余诊。据云城中医生，群谓将成蓐劳，并出其所服之方相示，大抵用荆芥、防风、乌药、香附、楂炭、泽兰等药。余诊其脉，轻取则浮弦，重按则紧细，断其为表里受寒之证。因告之曰："前方虽平稳，无如病重药轻，久延必致蓐劳。当此正气未衰，急宜开发，不可留邪，惟恐或嫌药峻，奈何？"少梅请余毋顾忌。乃书生化汤重加炮姜、麻、桂，一剂退，二剂愈矣。（《医案摘奇》）

程杏轩医案

○ 丹溪云：产后当以大补气血为主，他证从末治之。言固善矣，然事竟有不可执者。乾隆乙巳仲夏，岩镇许静翁夫人病，延诊。据述：产后十二朝，初起洒淅寒热，医投温散不解，即进温补，病渐加重，发热不退，口渴心烦，胸闷便闭。时值溽暑，病人楼居，闭户塞牖。诊脉弦数，视舌苔黄。告静翁曰：夫人病候，乃产后感邪，医药姑息，邪无出路，郁而为热。今日本欲即用重剂清解，恐生疑畏，且与一柴胡饮试之。但病重药轻，不能见效，明早再为进步。并令移榻下楼，免暑气蒸逼。诘朝视之，脉症如故，舌苔转黑。众犹疑是阴证。予曰：不然。阴阳二证，舌胎皆黑。阴证舌黑，黑而润滑，病初即见，肾水凌心也。阳证舌黑，黑而焦干，热久才见，薪化为炭也。前方力薄，不能胜任，议用白虎汤加芩连。饮药周时，家人报曰：热退手足微冷。少顷又曰：周身冷甚。静翁骇然，亦谓恐系阴证，服此药必殆。予曰：无忧。果系阴证，前服温补药效矣，否则昨服柴胡饮死矣，安能延至此刻。此即仲景所谓热深厥亦深也，姑待之。薄暮厥回复热，烦渴欲饮冷水，令取井水一碗，与饮甚快。予曰：扬汤止沸，不若釜底抽薪，竟与玉烛散下之。初服不动，再剂便解黑矢五六枚，热势稍轻，改良用玉女煎数剂，诸候悉平，调养经月而愈。众良尚虑其产后凉药服多，不能生育。予曰无伤。经云有故无殒，至今廿载，数生子女矣，壬戌岁，与订朱陈焉。予来岩镇谭医，自静翁始。（《中国医学大成·程杏轩医案》）

抱灵居士医案

○ 产后三日，饱胀，胸痛，恶露净，半月无事。或临风感寒，心胸大痛，肩背胀痛，恶风，抓床扒席，以灯火炙之，谵语。或为瘀血冲心，用楂核、干漆、桃仁、红花、蒲黄、五灵脂之类，反剧，作呕不食。予视脉浮迟微弦，此本风寒发痫疾，火逆谵语，破血伤正气也。以桂枝汤加荆、防、半、芩、泽兰一剂，呕涎痰，人事清，又以香苏散加泽兰、元胡、肉桂、半夏、荆芥、姜、枣一剂，呕止，调理而愈。（《李氏医案》）

其他医案

陆肖愚治吴敬之室，年二十余，产前已有感冒，分娩三日后，因责婢离床，时正冬月，觉身上懔栗，遂身热头痛。或用参苏饮发其汗，头痛止而身热不除。遂以产后当大补气血数剂，而烦热日甚。又拟用补中益气汤。脉之两手虽弱，而左犹带浮，右已见数。曰：脉虚正产后之平脉，但左手犹浮，知表邪未散，右手见数，欲传里之候，宜急解其表，微通其里，少缓便有承气之患矣。用柴、葛、桔梗、黄芩、花粉、甘草、山楂，一剂而烦减，二剂而身凉，以清气养荣汤调之。（雄按：左手带浮，是产后血虚；右手数，是为客邪未解。）

马元仪治陆氏妇，产后恶寒，虽重茵厚被不除，屡补不效，将行桂、附矣。诊之，两手脉沉伏，面赤口燥，胸满，此非产后新虚，乃胎前伏邪也。屡用参、术则邪愈结，而正愈阻。肌表恶寒者，邪热内郁，逼阴于外也，口干面赤胸满者，邪气挟火挟食，上凌清道也，仍宜一表一里治之。用葛根、防风、苏梗、枳壳、桔梗、杏仁、苏子、薄荷，一服而表证已，右关尺转见滑实。随用大黄五钱、元明粉三钱、甘草一钱，一服下积秽甚多。复发疹、发颐，此表里两和，余邪毕达之征也。再与辛凉解透之剂而安。此证邪伏于内，久而不宣，用清阳泄表、苦寒达下两泄之，犹发疹发颐，而乃妄行温补，将谓脉伏恶寒，为阳虚之候耶？其亦不审病机甚矣。（雄按：在产后能知伏邪，而用一表一里之治，洵是高手。更能不犯苏、防、葛、桔可免后来发颐之患矣。）

王氏妇产后一月，神气昏倦。上气喘促，胸满中痛，咳嗽发热，百治无效。诊之，两脉沉涩兼结，此胎前已有伏邪，兼产后气血两虚，邪益内结。法宜表里两和，使邪从外达，气从内泄，病自愈矣。以桂枝、柴胡、苏梗、枳壳、半夏曲、萝卜子、杏仁、广皮，透邪达滞之剂，顿安，脉已稍舒。或投参、地、归、芍敛滞之品，遂彻夜靡宁，如丧神守。此邪结于中，补之生变也。乃用桂枝、炮姜、黄连、枳实、厚朴、广皮等，一剂而胸满中痛除，复用蒌仁、柴胡、桂枝、半夏、枳壳、杏仁、苏子、桔梗，再剂而表热喘咳平，但大便不行，此久病津液失养也。加生首乌一两，便行余邪尽去。然正气大亏，再与滋补气血之剂而安。

李季虬治魏季尝令正，产后饮食不节，复感风寒，遂致发热谵语，喘咳气逆，恶露绝不至，热甚急迫。谓症皆系外来客邪，尚属可救，设正气虚脱，现诸症者必无幸矣。何以见这？以脉气浮大有力故也。用大剂疏风消食之剂，二剂便霍然，先是有用白术、芎、归等补药者，几为所误。《广笔记》

张意田治一妇产后，患病已及半载，咸作劳损治，且云阴亏已极，热难痊愈。张连诊五次，确知此症服小柴胡汤，法必当应。奈群议纷纭，以参、柴非治阴亏之药，又言肺热咳嗽，大忌人参，因立案争之。幸病家见信，一服而寒热大作，三服之后，寒热退而咳嗽平，十服痊愈。案云：诊得六脉皆数，右寸脉大而软，关尺两部，沉候弦急，左寸洪数，关部三候皆虚数，尺中空大。夫右寸软大，肺气虚也。关尺沉候弦急，关主中州，尺司火位，沉里也。弦，肝脉也。此因中气虚而木邪犯位，木气动而火从之也。左寸洪数，心经虚火也。关中虚数，肝无血养也。尺中空大，肾水虚也。是脉本属阴虚而寒邪乘之，留连不已，以至于此。今所见症，五更发热者，寅卯木旺之时，肝火挟邪，随时而动也。上午寒热，得汗热减者，邪稍泄而势稍缓也，咳嗽之声，结而不畅，此久嗽伤肺，肺气虚而邪不得越也。胸腹时胀而微鸣，此肝木犯脾，肝主胀者也。合脉与症，是为虚中挟实，不得枢转外出之候也。《大全》曰：产后血气虚弱，饮食未平，不满百日，将养失所，风冷客于气血，颜容憔悴，饮食难消，感于肺，故咳嗽口干，遂觉头昏，百节疼痛，荣卫受邪，气通于肝，流注脏腑，须臾频发，咳嗽无汗，寒热如疟，蓐劳之候，往往如此。景岳云：虚弱之人，外邪初感，不为解散，而作内伤，或用清凉，或用滋补，以致寒邪郁伏，久留不解，而寒热往来，或为咳嗽，共症全似劳损。欲辨之者，察其表里病情，或身有疼痛，而微汗则热退，无汗则复热，或大声咳嗽，脉虽弦紧而不甚数，即病至一两月，而邪犹未解，此似损非损症，毋再误也。今此证实类此，当用小柴胡汤，转动枢机，藉少阳之生气，由内而外，自下而上则阴阳和，而伏邪解散矣。去半夏，加牛膝。关夏能启阴气，产后阴亏而兼口燥，故去之。胸腹时胀，脾阴多郁，宜加牛膝以导之。药病相当，自应如桴鼓也。（雄按：今春，余荆人娩子颇艰，至三朝忽浑身麻冷，俄即壮热大渴，汗出不解，耳鸣目泪，舌绛无津，苔色黄燥，腹痛拒按，脘闷不饥，恶露仍行，小溲极热。按脉弦滑，右甚。是胎前吸受温邪，而痰热素盛，气机窒滞，血去阴伤，故见证如是之剧也。予元参、丹参、白薇、知母、花粉、竹茹、豆卷、旋覆、桑叶等，服之热即退，而脉不减，且不饥。仍予是药，越二日后，麻冷而复热，舌较润，苔稍薄，知治已中款，尚嫌力薄也，前方加石菖蒲、枳实、楝实、蒌仁投之，热亦退。即退，并吐胶痰数碗，略进稀糜，间一日，又发寒热，或疑为疟。或云产时用力劳伤，或虑将成蓐损，议论纷纷。予置若罔闻，仍主前药，热果渐短，渴亦甚减。逾日寒热犹来，确守原方，至十一朝始解黑燥矢，而诸恙悉解，且渐进谷。计服此方已十大剂矣，继惟粥食调养，竟不与药。戚友闻之，莫不骇异，然非独断独行，断难奏绩。设泥初产而用生化行瘀，或视为疟而以柴胡、桂温散，则必骤变。即知为阴虚热感，而与四物等养血，亦必邪气纠缠，延为蓐损。季冬，孙昼书三仲媳因儿女过多，不欲产乳，胎前屡用下胎药不应，娩后三朝，亦发寒热，兼以痛泻无溺，泻出皆黑色。医视为瘀，予回生丹等药，已渐愈，惟寒热间作未已。至八朝延余诊之，右寸关大而乏韵，且有静中一跃之象，及视其神气颇安，苔色薄黄，略思粥食，诊视甫毕。前医适来，余谓脉其不佳，恐有猝变。彼诊之云，较昨已太和矣，必无害也。余唯唯而退。主人似讶余之太无能也，勉强送余出门。余复谓曰：元气大伤，不可再服峻药也。闻夜间寒热复来，腹痛又作，仍以回生丹下之，越日而殒。）

来天培治潘氏妇，季夏产后二十余日，患寒热便血，恶露未净，而专科与香薷饮四剂，服后反呕吐头眩，腹痛自汗，恶心发热，气促发斑，色微红，两颊淡红。诊之左脉如丝，右脉沉细。此虚而兼感，呕吐伤胃，肝木乘相火刑金，肺气受伤，上下拒格之症也。治宜活血滋阴、行气舒脾、散气降逆、托里化斑之剂。用牛膝、茯苓、杞子、当归、红花、黄芪、川芎、木香、香附、广皮、半夏、曲生姜，一剂诸症大减，六脉和缓，但微嗽眩晕，心跳胸膈不舒，此邪去正虚所致也。前方去川芎、木香、牛膝，加茯神、丹参、杏仁、贝母二剂，前症尽除，惟心跳头晕。改用归脾汤，去人参、木香，加防、党参、杞子、白芍，调理而愈。（《续名医类案》）

产后晕厥

孔伯华医案

○ 金姓，女。屡以产后失调，伤血太过。十余日前又患流产，肝家失养，邪遂乘虚；曾发晕厥数次，眠食均差，舌苔白腻，脉象弦而濡。治宜从本滋益以抑肝邪，兼和中，并交心肾。

生龙齿（包，先煎）12克，芥穗炭1.5克，代赭石9克，生牡蛎（包，先煎）18克，谷稻芽（炒焦）各9克，干百合18克，磁朱粉（包，先煎）9克，桑寄生24克，火麻仁9克，石决明（生研，先煎）30克，旋覆花（包煎）9克，清半夏9克，朱茯神9克，土炒杭芍（焦）9克，广陈皮6克，当归9克，荷叶1张。局方至宝丹1粒（研服，每次四分之一）。服2剂。

复诊：药后未发晕厥，夜寐能至六小时，食纳稍增，脉仍弦濡，宜稍事加味。

原方加瓜蒌15克，百合、牡蛎各增6克，火麻仁加3克，服3剂。

三诊：脉濡象已无，左关尚属弦大，精力、寝、食俱有好转，惟肝阳未戢，仍上犯头晕，再尊原方酌情变通之。

原方加真玳瑁（布包，先煎）6克，稆豆衣（包煎）12克，鳖血青蒿12克，局方至宝丹改服半粒，去当归、茯神、芥穗炭、广陈皮，嘱服4剂。[中医杂志，1958，（8）]

产后发热

蒲辅周医案

○ 宋某某，女，37岁，住某医院。

病史：妊娠四月半，因坐凳子不慎跌倒，以致阴道流血，于8月22日急诊入院。检查外阴正常，子宫颈外口松弛，内口闭合，宫底脐下一横指，胎音不好，阴道有血，给以保胎治疗。次日阴道流血增多，似月经样，即人工流产。手术经过顺利，但术后随即发高烧，口服四环素，而高热寒战，连续四天不退，体温39.6℃，腹部稍胀，肠鸣音弱，剑突下至全腹均有明显压痛，有肌紧张、反跳痛（＋）、移动性浊音（±），呻吟，腹痛，阴道出血不多。化验检查：血：血红蛋白117克/升，白细胞190×10⁹/升，中性90%，单核2%，淋巴8%；尿：蛋白微量，红细胞3~4，白细胞7~8。血压120/80毫米汞柱，脉118次/分，血培养（－），当时诊断为晚期感染性流产、败血症。连续用过土、金、链霉素及多粘菌素和中药柴胡桂枝汤加减数剂，体温于9月1日渐至正常。但患者自觉症状仅腹痛减轻，其他无好转，身困胸闷，不思饮食，头晕。9月3日体温又升高，畏冷发烧，周身酸痛，用抗菌素皆不敏感，体温日益增高。9月7日体温39.7℃，西医会诊认为产后感染未能控制，据检查炎症并不是仅限于子宫内膜，已进入肌层内结缔组织，胎盘残留不下，主张手术摘除子宫。家属及本人未同意，于9月8日请蒲老会诊。体温39.7℃，自诉寒热往来日数发，发寒时四肢亦发凉，热蒸时汗出不彻，胸闷，腹微满，少腹按痛，头痛不眩，全身酸楚，不思饮食，口苦口干不欲饮，恶心呕吐，吐出所食之物，大便先干后稀不畅，小便黄，恶露尚有少量，为稀薄脓样，脉象模糊，浮沉皆无力，舌质暗红，苔黄白秽厚满舌，神色不衰，语言清亮。按症实脉虚，神色不衰是实非虚，当舍脉从症，因小产正虚，湿热蕴伏，以致复发热，形似柴胡证，但脉不弦，胁不满，张仲景虽云小柴胡证："但见一症便是，不必悉俱"。但其主要症状非属足少阳证而似手少阳证，表现三焦郁闭之象，治宜调和三焦，疏解湿热。

方药：

茯苓9克，杏仁6克（去皮），苡仁12克，白豆蔻3克（打），茵陈9克，猪苓6克，法半夏6克，滑石块12克，黄芩3克（酒炒），晚蚕沙12克（包煎），白通草4.5克，淡竹叶6克。2剂，每剂煎两次共取300毫升，分4次服。

9月10日复诊：服药后潮汗周身出透，身体渐觉舒适，寒热解，体温下降。9月9日上午体温35.8℃，下午体温36℃，大便6次而稀，色腐有脓血。化验检查找到革兰氏阳性杆菌，红细胞30~50/高倍视野。白细胞15~20/高倍视野，今日体温36.6℃，大便仅一次，尚有欲便之感，腹满减，尚有微痛不舒，全身微汗续出，已能吃一碗稀粥，尚恶心，食不知味，口苦干皆减，脉沉弦缓，舌苔减。病势初步好转，继续调和三焦、清解湿热，原方去黄芩、晚蚕沙、竹叶，加厚朴3克、藿梗3克、神曲6克，茯苓改为连皮茯苓。2剂，服如前。

9月12日再诊：服药后体温稳定，头痛身酸皆除，口已不苦尚微干，饮食略知味，精神好转。前天大便4次，昨日3次，质稀有黏液。脉沉缓有力，秽腻苔再减。病势已衰，但余邪未尽。继续理脾胃、和三焦、清余邪为治。

方药：

连皮茯苓9克，扁豆衣9克，苡仁12克，白豆蔻3克（打），广陈皮4.5克，厚朴4.5克，藿梗4.5克，茵陈9克，滑石12克，生稻芽9克，神曲3克。3剂，每剂煎两次取200毫升，分3次服。

9月15日四诊：体温正常，大便每日1次，纳食增加，味和，精神渐振，腹胀亦微，时有矢气，阴道已不流脓样液，脉和缓，舌质正红苔退净，停药观察以饮食调养十余日出院，不久恢复健康参加工作。（《近现代二十五位中医名家妇科经验》）

韩百灵医案

○李某，30岁。

产后恶露涩少，五六日内点滴难下，小腹硬痛，按之有鸡卵大包块，高热达40℃以上，曾注射各种抗菌素和内服消炎化瘀药，但体温不降，小腹硬痛加剧，手不可近，包块逐渐增大。又服活血行瘀中药数剂，亦无效果，故转院来此就医。望其面色深红、唇舌紫黯，舌苔黄燥，听其言语有力，呼吸促迫，问其现症：心神不宁，口苦饮冷，食入即吐，大便不通，小便如茶，身有寒热，阴道不断流出污浊败血，恶臭难闻，按其腹部硬痛有块如儿头大，发热依然40℃左右，诊其脉象弦滑而数。患者分娩正值炎热季节，产后寒温失宜，外感风寒，或因产时忽视卫生，感染邪毒而致恶血当下不下，日久形成胞内痛肿，疼痛如刺，昼轻夜重。投以清热解毒、活血化瘀之药。金银花、连翘、蒲公英、紫花地丁、生石膏、大黄、丹皮、桃仁、三棱、莪术、甲珠、黄柏、乳香、没药。两剂。服药后腹痛加剧，阴道流出大量脓血，臭秽难闻，大便泻下燥粪数枚，尿色混赤，体温降至37℃以下，腹内包块已减大半，小腹柔软手可近之。口干不甚渴，饮食稍进，诊其脉象滑数无力，知其病势减轻，胞内余脓败血未尽，仍以前方，减生石膏，加姜黄以行恶血，又服两剂。药后又下黑紫血块，小腹亦无胀无痛，二便已通，饮食增进，精神如常。喜多眠而感疲倦，六脉弦细而缓，此乃热毒耗损阴血之证，又拟以补血益气之方药：当归、生地、白芍、人参、牛膝、麦冬、龟板、萸肉，又继服4剂，调治1周出院。（《近现代二十五位中医名家妇科经验》）

蒋玉伯医案

○王姓妇人，年20余岁，小产后发热，诊治半年之久，服药注射皆无效力，且增心慌盗汗，卧床不起，日渐消瘦，脉弦浮无力，此证因小产后感受风寒，失于治疗，迁延至此，欲表则恐盗汗不止，不表则表证仍在，只用和解一法，于不表之中，寓达肌腠，以透其邪，兼清里热。方用：

银柴胡（醋炒）9克，酒秦艽6克，杭白芍4.5克，粉丹皮6克，地骨皮6克，酒芩3克，龙骨3克，牡蛎3克，甘草3克，醋青蒿1.5克。

服1剂热退大半，2剂痊愈。［广东医学，1964，（3）］

周小农医案

○向有劳热。庚申八月怀妊患伏暑，九月初一日产女之后，热退。初三日食面，身热起伏，热炽神迷，渐加喘咳。

初五日王医诊：产后寒热咳痰，少腹痛，风邪挟瘀在表及里，极难治之候也。

丹参、半夏、橘红、五灵脂、蒲黄、楂炭、木通、竹茹、象贝母、前胡、赤苓，益母草汤煎。无参回生丹一粒。王复诊：加浮海石。

初八日唐医诊：寒热、胸痞、呕恶、起伏之象，深防成产后肝疟。

前、杏、蒿、芍、半、郁、苓、神、藿、贝、归身、竹茹、橘皮、百合、枇杷叶。

十二日又王诊：汗出统体，外邪解矣。气促痰多，肺热尚盛。右脉弦急，非产后所宜，候商。

甜葶苈、桑皮、杏仁、浮海石、川贝母、苏子、兜铃、粉沙参、竹茹、青铅、玄精石、滑石、枇杷叶、沉香。至此王医告辞。

十三日乃延余诊，产后恶露五日即停，身热甚炽，神迷呕恶，乳通复闭，咳嗽痰黄胶黏，气喘无片刻之停，鼻煽窍黑无涕，口渴引饮，汗多易泄，脘中按之作痛，腹坚，少腹亦痛。脉数滑，右搏动，舌苔黄腻。问有兼证否，述知曾因人货项恫吓，气忿动肝。产后气喘鼻煽，均为危候，矧阴虚之体乎。姑拟清热化痰，理气行瘀。恰交霜降，慎之。

青蒿梗、紫菀、冬瓜子、川贝母、郁金、辰滑石、莪术、娑罗子、竹茹、玄胡、鬼箭羽、丹皮、泡射干、杏仁、枇杷叶、沙参、茅根。另血竭、没药、伽楠香、血珀、猴枣，研末服。

十四日复诊：气喘略减，鼻煽窍黑无涕，身热未起，咳嗽痰浓，口渴，溲赤如血，脘室，右胁引痛，腿部亦痛，瘀滞不行，便秘不解。肺气窒痹，自汗喘逆，尚在险途。

白薇、蒿梗、丹皮、金铃子、玄胡、冬甜瓜子、金沸草、沙参、麦冬、紫菀、甜杏、兜铃、通草、萎霜，另赭石、苏木、茅根、枇杷叶、青铅，先煎代水。另用川贝母、猴枣、龙涎、伽楠、血珀、雄精，取末，竹沥温热，调服。

十六日诊：大便先通，气喘大平，鼻煽已定。恶露既行不多，自汗已少，腹痛已减，脘痛未止，咳频，右胁作痛，腿右滞痛，鼻煤未润，溲色已淡，脉右尚数，左软。是余热留恋，瘀滞未畅，气阴交亏，尚恐转变外疡。

白薇、蒿梗、丹参、沙参、麦冬、甜杏、瓜瓣、旋覆、新绛、橘叶络、娑罗子、紫菀、蒌皮、鬼箭羽，另白茅根、莱菔、青葱、梨肉、枇杷叶先煎。末药用川贝母、龙涎、没药、藏红花、血珀，研细服。外治用莪术、归尾、炙乳没、甲片、血竭、鬼箭羽。研细。摊膏药三枚，一帖脐下，一帖右胁，一帖腿叉骨痛处。

廿二日诊：恶露已少，内热、口渴、咳嗽尚有三成，痰转稀薄，溲色尚红，鼻煤减，有涕。右腿滞痛有形。瘀血入络，伏邪挟痰未撤，故右脉尚数，苔黄，唇干。未宜大意，防成蓐劳。兜铃、桑皮、枯黄芩、黑山栀、冬甜瓜子、光甜杏仁、青蒿子、白薇、粉沙参、蛤粉、新绛、旋覆、橘叶络、鬼箭羽、蒌皮、象川贝母、茅苇茎。另血珀、没药、麝香、藏红花、䗪虫，研末服。恶露又行，右腿滞痛已减，惟下午复热。原方加减，三剂而安。停药后冬令，余往慧山，邀诊。内热连绵，虚咳，无力起床。脉虚数，初按如沸，再按软如絮，有蓐劳之象。为拟清补方，以其畏药失于调补。辛酉春，余劝服丸方一料，补益而痊愈。丸方附后。向有劳热，勉强早婚。去秋伏邪挟风温，热甚咳喘，产后瘀闭，鼻煽气促，当以感气、伏热、风邪三证兼化瘀着手。病退之后，劳热交节则甚，溲则澄白，咳则早暮二作，肢寒无力，蓐劳堪虞。拟养脏阴、固卫气、滋奇经、理气郁，为丸长服。归身、白芍、生地、萸肉、冬虫夏草、白薇、草薢、丹皮、山药、麦冬、珠儿参、男河车、五味子、牡蛎粉、獭肝、黄柏、蛤蚧、金铃子、龟鹿二仙膏，炼轻蜜丸一料。服后，虚热、溲白、咳嗽、肢寒均止。逾年又孕育，苗壮异常。

○ 产后轰热，已经月余，头痛掌灼，足厥嗌干。脉弦数，右盛左弱，舌光无苔。询知以前曾服治疟剂，未应。此产后血虚阳亢，五心灼热，蓐劳须防。予川石斛、大麦冬、白归身、杭白芍、白蒺藜、蔓荆子、丹皮、明天麻、青蒿梗、白薇、牡蛎、淮麦、生山药。另獭肝末。三剂。里热掌灼已减，头痛亦轻。脉之弦数者转静，舌尚觉灼，述知少腹有形，是产后蓄血未撤。再养阴潜阳，兼化营滞。石斛、蔓荆子、归身炭、白蒺藜、桑寄生、炙鳖甲、炒枣仁、赤白芍、生牡蛎、白薇、芡实、明天麻、冬虫夏草、獭肝、没药、琥珀。

营滞渐化，里热循止。续予调理而瘳。（《周小农医案》）

廖仲颐医案

○ 钟某，女，24岁。

于1977年6月30日足月平产第一胎。产后三天，过食肥甘厚味，当日下午又洗头洗澡，入夜突然发热，但不畏寒，未予介意。次日，意识昏沉，高热谵语，体温41.7℃，持续不降。遂于7月5日住院治疗。入院时体温41.8℃，脉搏14次/分，呼吸40次/分，血压100/70毫米汞柱。神志昏沉，呈急性重病容。内、妇科检查无阳性发现，恶露致病菌、血培养（一），血白细胞$185 \times 10^9/$升。

印象：发烧待查。从7月5日~7月23日采用多种抗生素、激素、物理降温措施，以及中药麻杏石甘、白虎、犀角、鳖甲、青蒿之辈，体温始终持续在40℃~41℃之间。会诊时症见发热口渴，脘腹胀痛，呕吐厌食，嗳腐吞酸，不能安卧。触其脘腹疼痛拒按。观其舌，质红苔黄，脉弦滑有力。

辨证：食湿交阻中焦，郁而发热。

治法：越鞠丸合枳实芍药散，重用六曲；忌肥甘生冷。

方药：

香附10克，苍术10克，栀仁10克，六曲10克，川芎5克，枳实6克，白芍10克，陈皮5克，生姜3片。3剂。

7月26日复诊：服上方后，体温降至38℃。脘腹胀痛大减，能进少量食物，但脘腹仍拒按，口渴未已，舌质淡红，脉弦有力。前方去苍术、栀仁，加党参12克、白术10克、山楂10克、大黄6克、厚朴10克。3剂。

7月28日三诊：服上方体温下降为37℃，上述症状基本消失，食欲增进，二便如常。（《湖南省老中医医案》）

丁甘仁医案

○ 产后两月，营阴未复，重感新邪，内停宿滞，肺胃为病，形寒身热，有汗不解，脘痞作痛，纳少泛恶，且又咳嗽，经行色紫，舌苔白腻，脉象左弦右濡。标邪正在鸱张，不能见虚投补，姑拟疏邪消滞、和中祛瘀，病去则虚自复。

炒黑荆芥一钱五分，清水豆卷四钱，赤茯苓三钱，金铃子二钱，光杏仁三钱，仙半夏一钱五分，延胡索一钱，嫩前胡一钱五分，象贝母三钱，枳实炭一钱，茺蔚子二钱，带壳砂仁八分，炒谷麦芽各三钱，佛手八分。

二诊：形寒身热渐解，脘痞作痛，咳嗽则痛辄剧，纳少泛恶，小溲短赤，经行色紫，舌质红，苔薄腻，脉左弦右濡。产后营阴未复，外邪宿滞，挟肝气横逆，肺胃肃降失司。投剂合度，仍拟宣肺化痰、理所畅中。

嫩前胡一钱五分，赤茯苓三钱，川楝子二钱，象贝母三钱，仙半夏二钱，炒枳壳一钱，延胡索一钱，茺蔚子三钱，川郁金一钱五分，光杏仁三钱，春砂壳八分，绛通草八分，台乌药八分，炒谷麦芽各三钱。（《丁甘仁医案》）

郭炎林医案

○郑某某，女，24岁。1978年6月28日初诊。

产后三天，全身发热疼痛，恶寒鼻塞，手足心热，烦躁不安，无汗出。曾用抗生素、激素类药物治疗（具体不详），后又以物理降温，病情仍不见好转，且热势愈高，测体温40℃。即邀郭氏会诊，刻诊：察患者肌肤灼热，神志恍惚，肢体强硬，腹胀气促，面色潮红，舌质红而干，苔黄，脉浮弦数。

辨证：产后气血两虚，卫阳不固，风寒之邪乘虚侵袭，邪热内闭，耗伤阴液，热极生风，热扰神明。

治法：养血祛风，育阴清热，解痉开窍。

方药：

酒白芍20克，当归、香附、钩藤、酒黄芩各15克，黄柏、川芎、麦冬、知母各12克，羌活、独活、玄参、桂枝、全蝎各10克，红花6克。黄酒为引，取一剂，水煎顿服。

下午2时服药，药后头身微汗出，体温开始下降。至晚9时再服1剂，药后患者排大便一次，量多，神志渐清，余症减轻。次日守方再服，分早晚两次。药后体温正常，肢体不强，病告痊愈，嘱以膳食养之。［新中医，1991，（4）］

席梁丞医案

○孙某，女，35岁。

因妊娠9个月感冒，发热，头晕，肝区痛，大便呈陶土色，巩膜、皮肤黄染。于1972年1月27日引产一男婴，死胎。产后黄疸加重，四肢躯干发现少数出血点，曾疑

为"亚急性肝坏死"。经中西药抢救，病情危重，并出现狂闹哭笑等精神症状。体温在38℃～39℃之间，心率120次/分。患者呈半昏迷状，口噤抽搐，两目上吊，大小便失禁，面目发黄，腹部膨起，胸腹颈满布白瘔。舌苔白嫩如腐，不见舌质，齿燥，脉左细数，右弦大数无力。

辨证：妊娠湿温（产后气血大虚，内外合邪）。

治法：辛凉清热，淡渗利湿。

方药：薏苡竹叶散（汤）加味。

苡仁24克，茯苓块15克，白蔻仁9克，淡竹叶9克，陈皮9克，金银花15克，净连翘15克，石菖蒲18克，双钩藤9克，合欢皮30克，首乌藤30克，甘草3克。

12月14日二诊：服药6剂后，神志较前清楚，但仍有神昏谵语。体温37℃～38℃之间。产后阴亏，湿热伤阴，而致水不涵木，故呈肝风内动之象。

方药：

西洋参4.5克（另煎），白芍9克，龟板12克，鳖甲12克，真阿胶9克，苡仁24克，麦冬9克，竹茹9克，生牡蛎12克（打碎），五味子4.5克，沙参21克，炙草4.5克。

12月16日三诊：患者意识渐渐清楚，黄疸减轻，瘔疹减少，体温38℃左右，皮肤灼热，上方去西洋参，加金银花、连翘、茯苓。以后曾加减使用过健脾的山药、莲子，以及养阴清热药首乌、地骨皮，或加扁豆甘淡健脾。1月11日，体温已恢复正常，食欲、二便恢复正常，整个治疗期间采取中西医结合，二月后痊愈出院。（《席梁丞治验录》）

柳谷孙医案

○寒热晚作而无汗，少腹滞痛，脉象细数不畅。病起蓐中，邪机留入阴分，而阻瘀结热。病经一月，营血受伤。当疏营透邪。

鲜生地（生姜同打和，炒黑）、丹皮、丹参、全当归、青蒿、苏叶、南沙参、前胡、紫菀、紫蛤壳、白薇。

○小产后发热，恶露即止，少腹即觉块痛，小溲即涩痛不爽，渐至大腹胀满。两月余来，寒热不解。此伏邪与瘀血为伍，蒸蕴化热，瘀阻气窒，不得透达。惟脉虚数不能鼓指，头汗津津，色萎神枯，正气有不安之虑。正虚邪实，恐难挽救。姑拟清托伏邪为主，疏瘀畅气佐之，冀得转机为佳。

鲜生地（豆豉打）、丹皮、赤苓、当归、郁金、元明粉、山楂炭、丹参、泽兰叶、琥珀、益母草。

○ 产后冒风，引动伏邪。壮热有汗不解，咳促痰多，近旬不退。其少腹块痛，引及左胯，乃瘀血阻于经络，与热邪并结不化所致。舌质干绛，苔色灰浊。脉形数急，左部尤浮。营热燔灼，急须清化。拟用肃肺清营、疏瘀化热之法。

鲜生地（生姜打烂，再同生地打和至渐黑色）、丹皮（炒）、白薇、牛膝（红花煎汁炒）、归尾、延胡、鲜南沙参、桑白皮、蛤壳、橘络、丝瓜络、益母草。

另：炙乳香（去净油）、炙甲片、西血珀屑（水飞共为末冲）。

二诊：前方去末药三味，加旋覆花、瓜蒌皮、枳实。

○ 产后寒热日作，已过两旬，有汗不解，浮肿气促，咳逆耳聋，舌质紫晦，舌苔色白微浊，其脉象浮数如沸。温邪乘新产而发，内则血瘀热阻，营气不通。外则气郁湿滞，肺胃不畅。热邪久郁，恐即有风痉喘厥之变。姑拟气营两畅，冀得松机。

鲜生地（纹去汁，用姜汁拌炒）、丹参、广郁金、炒归身、白薇、青蒿、苏子、前胡、桑白皮、紫菀茸、冬瓜皮、瓜蒌皮、广陈皮、益母草。

○ 时邪从产后而发，瘀阻腹痛，气窒热蕴。迁延半月，阴液更伤。脉来数疾，舌色光红，中苔灰黄。病势已深，正气恐不能支。姑与疏瘀导热、清透伏邪之法。

归尾、桃仁、青蒿、白薇、山楂炭、延胡（醋炒）、枳实、杏仁、瓜蒌皮仁、泽佩兰、丹参、鲜生地（姜汁炒）、益母草。（《柳宝诒医案》）

陈廷儒医案

○ 产后瘀血宜消，新血宜生，惟生化汤最当。考《本草》：川芎、桃仁、当归三味，善去恶血而生新血，佐以炮姜、甘草，引入脾经，生血理气，化中有生，实产后之至宝也。然愚谓生化汤一方，所以治无病之常，非以治有病之变，既变而仍用常法治，断乎不可。间常人都闻有产前血崩，产后服生化汤，以致昏痉而死者；又里中闻有产后服补药，以致胸胀满闷、口鼻流血而死者，此皆泥于产后宜温宜补，不知变通误之也。己卯五月，余室人新产三日，患热病颇剧，先严诊

之，凉药外，并用井水浸花露饮之，花露尽，渴甚，取所浸井水饮之，半月后，先严告余，明日当用热药一剂，至明日午刻，室人果言气，搁，窗牖洞开，闷终不解，即以热药浸冷水饮之，少顷，气闷释然，后又用清养药，调治半月而瘥。是症也，初终俱服阴药，中间阳药一剂，殆如用兵然，移步换形，随时策应，岂拘守成法者，所能梦见哉！时有谓服凉药太多，难望生育者，先严曰："多服凉药，正为生育计，倘祛邪不尽，病必缠绵，尚可望生育乎？"其后连得数胎，今已十数龄矣。

○ 癸巳腊月，余由津入都，刘君伟臣之令媛，产后患冬温证。医泥产后，用药不敢过凉，绵延两月，热蕴不化，形乏气喘，夜不能寐，病情颇剧，脉来七、八至，右尺按之尤有力，舌右偏近根处，有老黄腻苔一片。余与清化重剂，喘平寐安，症情大减。正月初，天气骤温，作服过暖，内热复炽，病势顿危。余诊其脉，数疾如前，喘促烦躁，较前更甚。仍前药加犀角屑二钱。服后，症稍平，减犀角。又服十数剂，脉象始和，舌苔乃退。丁丑，同邑青果巷薛仲梧之室。产后十余日，身热面赤，咳嗽气促，胸闷腹满，尿涩便闭。当时麻症盛行，前医疑为时邪，与以豆豉、浮萍等药，不应，来延余诊。切其脉，浮细而数；望其舌，苔腻而黄。审是积滞阻中，诸气为之窒寒。既不得以产后百脉空虚，疑为虚怯又不得以此盛行麻症，恣用清疏。用二陈汤加枳实、楂炭、焦曲为方。二剂，诸症悉平。后以八珍汤调补而安。

○ 丁酉四月初，余客天津。孙慕韩观察之夫人，产后五日患温证颇剧，来速余诊。头晕咳呛，耳鸣耳聋，牙床肿烂，胸腹胀闷，身热汗多，食不甘，寐不安，脉数，右寸关尤甚。综合脉症，知是温邪内蕴，误服柴胡、参须劫阴助火所致。用犀角地黄汤、羚栀枳实汤等方出入加减治之。两旬余而愈。此数症也，一则有热当清，即用治温热法清之；一则有滞当消，即用治积滞法消之；一则既热且滞，即合治温热积滞法清而消之。病皆应手而效，可知方书治病诸法，皆产后治病之法。如遇虚寒证，自当温之、补之；如遇实热证，不妨清之、消之，随时论证，随证论治。在古人既以常法示后人以程途，未尝不以变法俟后人之取用也。带、产后较平时，略慎重耳。虽然，以上数症，皆病之重者，故所药

可重，若系轻病，药又不当重而当轻。

○ 壬辰春，余客都门，有殷姓室，产后患痧麻，医用大青、犀角等药数钱以清其中，又用荆芥、防风等药数钱以散其表，大剂投之，身热未除，胸中懊憹转甚，头痛，腹痛，身痛，神疲气促，饮水即吐，尿涩便结，呻吟转侧，苦不可堪。余切其脉，虚细而数，知是中气素弱，不胜外邪之忧，病本轻而药过重，所以加剧。譬如区区小窃，起数十营讨之，贼未能擒，乡间已受其扰，不如任用一二干役，擒之即获，再得实心办事之良有司，劝导有方，即可化莠为良，安贴无虞。若小题大做，非办事之善者，因用川连、甘草、橘皮、砂仁各数分，石斛、白芍、竹茹、苡仁各一二钱为方。明白复诊，诸症释然，再加调养而愈。盖病重者，药宜重，病轻者，药宜轻，随证论治，无可混施。然而南人性缓，遇重病，往往以轻药治，其意但求寡过，而失之因循；北人性躁，遇轻病，往往以重药治，其意急欲见功，而失之冒昧。冒昧固非，因循亦误，要惟两祛其失，为能一衷于是，此通权达变之人，所以复乎不可及也。（《珍本医书集成·诊余举隅录》）

郑叔渔、庄虞卿医案

○ 病者：刘式聪乃室，年逾四稔，体强，住西乡石牛。

病名：胃肠实热。

病因：初患温热，又复生产，邪热乘虚而陷入阳明，遂成实热之症。

证候：单热不寒，舌黑口渴，两耳无闻，腹痛胸满，大便旬余不解。

辨证：脉左手沉数，右手沉实。脉症合参，此手足阳明实热证也。口渴舌黑，邪火内焚者火极似水也。大便闭、耳无闻者，热蒸清窍也。夫胃气以下行为顺，今为邪热蕴结，失其下行之效用，遂至腹痛胸满，病已结热在里，非下夺决无生理，勿守丹溪产后以大补气血为主之诫，宜遵景岳产后有火，不得不清，有内伤停滞，不得不开通之训。俟下后病退，再服调补之剂。

治法：急则治标，仿仲景治产后实热例，用大承气汤以夺其邪。下后，即用归、芍、地以养其血，元、麦、生草以滋其液，治分标本先后，庶无实实虚虚之弊。

方药：

生绵纹三钱，芒硝钱半，川朴一钱，枳实一钱。

水六杯，先煮枳、朴，后纳硝、黄。煮取三杯，分二次服。一剂知，即勿服。

又方：

当归身三钱，大生地四钱，生白芍三钱，元参钱半，破麦冬三钱，生甘草八分。

效果：一日大便利，耳能闻，舌黑退，胸腹舒，改服次方，旬余就痊。

廉按：辨证处方，殊有卓识，非精研《金匮》妇人方者不敢用。（《全国名医验案类编》）

陈莲舫医案

○ 嘉兴，某。产后虚起，因营卫偏胜，乍寒乍热，腰痛，头眩，脉息细弦。虚多邪少。治以和养。

吉林须、白蒺藜、川石斛、黑料豆、宋半夏、生谷芽、黑归身、潼蒺藜、大丹参、川杜仲、广陈皮、荷边。（《莲舫秘旨》）

抱灵居士医案

○ 产后十日，季春食鸡，胸痞，恶寒发热，口渴，泻三次。以芎、归、术、草、楂灰、肉桂、干姜。一剂好。间日恶寒不食，胸有一块碍痛，以前方加桃仁、荆芥一剂，泻止，热退，泻鲜血、时恶露已尽也。舌干黄苔，口渴尿赤，以二陈汤加楂肉、香附、黄连、桂枝、荆芥一剂，热退，便秘，如狂，尿赤痛，胸块在；以桂枝汤加香附、楂肉、陈皮、茯苓、归尾、熟军一剂。泻一次，胸减，口和，饱胀在，食少，腹热，便秘三日。以芎、归、芍、陈皮、枳实、熟军。泻二次而愈。

○ 产后十日，发热不恶寒，无腹痛，不饱胀。先从足冷，而上则发热，此阴虚之象。每产后数以恶露止，六日为期，气血虚也。以四物汤加干姜一剂不应，以十全大补汤热退，或齿痛出血，舌黑润，便秘八日；以通幽汤不应，又秘十二日，以莱菔子煮食，兼麦冬汤而更衣，服麻仁苏子粥作呕，后不药而愈。

○ 产后，手足麻，头痛发热，恶寒，汗多作渴，饱胀。以五积散去麻、苍一剂，热退，冷汗多，手足麻在；以二陈汤加芪、归、芍、桂、姜一剂，汗少减，腹冷痛，脉沉弱；以十全大补汤加附子、香附、煨姜一剂，人健，恶风好，出汗三次，泻三次，心慌；以前方加枣仁一剂，脉起，泻、汗在；以补中益气汤加干姜、肉桂二剂而愈。数日食鸡起动，又发热口渴，饱胀出汗，泻十次。以前方加木香、乌梅不应，恶露亦止，此正停血宜破也；晚以二陈汤加木香、厚朴、楂肉一剂，下身痛，腹痛口渴，汗多，太阳痛，泻止；以理中汤加桂、姜、芪一剂，腹痛甚，有痰；或以灯心七根，从额烬至顶七燋，头好；以顺气破血、清火发表之剂，加花粉、木通、青皮、枳壳、益母、桃仁、荆芥、红花、楂肉之类，数剂血行而愈。（《李氏医案》）

郑在辛医案

○ 瓜镇吴象衡兄令眷，怀孕临盆，丧子悲恸，不数日，生产一女，悲怒交加，产后即胸胀寒热烦躁。历医三、四位，皆主疏气消瘀，至七日不效，始迎余治。脉虚大无伦，烦躁作渴，辗转于床，时值秋暑。目中流火，视物皆赤。予曰："此产后虚烦，真阳外越，若不温补，必致危殆。"象衡素自用，答曰："胸胀如此，岂胜补药耶？烦热如此，岂胜温剂耶？"余言之极力，其岳家亦以前用消克，其病愈甚为辞，象衡为理屈，不得已，听余用药，余勉以归脾汤加炮姜，用人参一钱，煎服一剂颇安，再剂则热止得卧。如此三日，诸症皆回，但胀满未解耳。彼怀疑误补，又惑前医之言，以前胡、厚朴、陈皮、半夏、知母、丹皮，清热宽中。五、六日胀满未除，更增腹痛泻利，汗多不食，呕哕似呃矣，病益加重，前医束手无策，又复求治。余曰："病危矣。前药亦不应，须用附子、干姜，挽回于万一。"言明不效勿怨，遂用人参五钱，附子、白术、干姜、肉桂、茯苓各钱半。大温大补，始克有济，下咽一刻，即汗敛呕止，如此大剂，十日泻止能食，一月方减药，而病亦渐愈。若其复请时，以前医翻案，置怀不一援救，岂不坐视其毙乎？

○ 瓜镇曹实甫令眷，年将三十。产后二日，忽恶寒发热，头痛身疼，医认作伤寒，断食三日，汗大出而热不退，更增烦躁。实甫具病状，治于镇江何似充先生。何答云："产后以大补气血为主，虽有疾，以末治之。药用参、芪、归、术、茯苓、炮姜、麦冬、五味、甘草。"实甫复呈于前治之医，斥之曰："老朽已聋瞀失时，此等伤寒热证，岂堪补耶？"又任其专治七日，则愈热愈躁而脉愈大，暮夜相招，脉散大，呻吟狂躁热渴，扬手掷足，几不欲生。予曰："产后虚烦，急须温补，发药加参。"实甫以何药见示，药竟相同，遂放心与服，服毕即安卧，次日脉敛热退。嘱其仍要加参，实

甫惜费不用，逾一日夜，复热躁欲脱，通夜服人参七钱始安。如前参芪归术，调补匝月而起。（《素圃医案》）

横柳病鸿医案

○ 营虚骨热，致偏产后腰骨酸楚，脉细数。当从柔养。忌生冷，少食为要。

生芪钱半，首乌二钱，地骨皮钱半，怀牛膝三钱，茯苓三钱，生草四分，归身钱半，秦艽钱半，鳖甲三钱，焦白芍钱半，远志钱半，炒青皮钱半，加佛手柑八分、白蔻壳六分。

○ 产后失血过多，肢节骱俱酸痛，骨热难眠，头疼，近发痰嗽，脉数失调。宜养阴和络，调复非易也。

生芪、秦艽、紫菀、生甘草、制冬术、牛膝、玉竹、陈皮、归身、生蛤壳、生山栀、冬瓜子、丝瓜络、桑枝。

○ 去年久病，兼产后，正阴皆虚；复感温邪积湿。寒热脘痛，布疹，继发白㾦，胸闷头胀；舌白灰而且干，渴喜热饮；齿燥讹语，脉数浮，便溏溺少。湿热之邪，内蒸伤津，阴气久为病魔所耗，风阳借此暗动，肢搐；邪袭气分，渐欲逆传，有昏闭劫津之险。且以苦辛宣通，佐以承阴。

川连三分，豆豉钱半，山栀钱半，连翘三钱，茯苓三钱，川朴八分，生地三钱，藿石斛三钱（另煎），郁金钱半，嫩勾勾三钱，杏仁三钱，加桑枝五钱。

二诊：产后正阴两虚，温邪湿热交蒸。布㾦，劫津风动，舌黑，津液未回，齿燥，神疲谵语，耳聋，昨曾厥逆，战汗热解。尚未了了，脉弦迟软。此邪退正虚之脉，胃津阴液已虚。拟宣泄中，佐以扶正。

川连五分，人参一钱（另煎），鲜斛四钱，瓜蒌三钱，杏仁三钱，生地四钱，郁金三钱，茯神三钱，连翘三钱，加姜二片、枇杷叶露一两（冲）、野蔷薇露一两（冲）。

○ 偏产后瘀滞大下，畏寒，手足酸麻，舌干口燥，脉细数无力。因去血过多，浮火上炽，调理非易也。暂拟和营清热一法。

生芪、归尾、丹参、炒丹皮、白芍、牛膝、远志、木香、炒黄芩、炮姜、陈皮、炙甘草、藕节、姜汁炒竹茹。

○产后感受寒邪，湿郁。形寒，汗泄颇多，下体畏寒，头晕且热，手足麻木，心烦神蒙，近加悸惕呃逆，舌红渴喜热饮，腹胀脘闷，白㾦与红疹并布，小便赤，脉来软数。此产后阴亏，阴独台下，阳独台上，二气不和；汗多，心阳上越，有亡阳之象；惊恐不寐，少谷胃气不和。久病气阴两虚，邪未尽化。宗仲景交阴阳、和上下法，佐以安神敛液，不致聚劫虚脱。

姜汁炒川连三分，人参一钱（另煎），酒炒白芍钱半，桂枝五分，枳实三分，淡芩钱半，酸枣仁三钱，炙草五分，干姜四分。

二诊：产后感冒，形寒身热，有两月余，曾布疹瘰，气分之邪已有暗泄之机矣。而阴阳二气不和，阳气独升，头重面浮；阴独下流，足肿而冷；寒热仍有往来，久寒久热，营卫气偏，汗多心宕；阴伤，时有火升，神蒙，脘瘰腹胀，艰寐，带下，八脉自虚。《难经》云：阳维为病苦寒热。邪与湿热杂处中焦，蕴蒸不化，病情虚实互参，正虚邪恋，淹缠变端。仍以两和阴阳，佐以承阴。

姜汁二分，炒黄连四分，鳖血拌柴胡一钱（同炒），黄芩钱半，朱砂拌茯神三钱，石决明一两（生杵），白芍五分，炒桂枝四分，枳实五分，同人参一钱（另煎），醋煅紫贝齿三钱，川贝母三钱（勿研），淮小麦三钱，炒丹皮钱半，炙甘草四分，细生地四钱，加枇杷叶露二两（冲入）、野蔷薇露二两（冲入）。

三诊：产后寒热久延，营卫不和，背寒肢冷且热，汗泄而解，如作疟状。此温邪挟湿，蕴于阳明。艰寐，胸闷得谷腹胀。冲脉隶于阳明，阳明湿热下流，而为带下，且溺浊而少。日晡火升，头重足冷。心宕乃汗多伤阴，营阴内耗，阴不涵阳，阳气上冒。踵前法，俾阴交而阳和，上下病情略减，湿热未清，久虚不能即复，庶寒热止而阴气稍能渐复也。前法增损之。

桂枝三分，盐水同炒川连三分，生鳖甲四钱，秫米三钱（绢包），煅龙齿三钱，枳实四分，同人参一钱（另煎），细生地四钱，姜制半夏钱半，朱茯神三钱，福建泽泻钱半，淮小麦三钱，白芍钱半，炒甘草五分，鳖血拌柴胡一钱，同炒黄芩钱半，加生姜四分、红皮枣三枚、野蔷薇露一两（冲入）。（《何鸿舫医案》）

张希白医案

○坐草后两日，恶寒发热，以轻剂疏解，遂汗至

如雨，越日汗收食进。毫无所苦，医议停药。岂知三日夜，顷刻间腹中缓缓作痛，大便溏泄数次，神志不安。自云热极渴极，苦难言状。脉应细而数。余至已二鼓后，病家急于用药，将欲下咽。索其方，乃去瘀生新，皆产后之通套。余曰：此脱阳也，证属少阴无疑。遂以熟附、炮姜、炙草、炒白芍、人尿、胆汁为剂。服完即睡，醒来热渴顿除。后以四君子去术，加桂枝、归、芍、怀膝、牡蛎。二帖而痊。（《清代名医医话精华》）

刘奉五医案

○韩某，女，28岁。

初诊日期：1975年4月19日。

患者于1974年12月10日产后，曾患外感高热，经中药治疗热退后，经常失眠，心烦意乱，自觉有时发寒热。近一周来夜寐不实，梦乱纷纭，有幻视，眼前似有二人，一黑一白，夜见昼消，故夜间不敢关灯睡觉，自觉头痛头晕，心烦急躁，时觉身热汗出，心跳，惊悸，胆怯，恶心，胸胁胀满，小腹发胀，小便黄短，月经未至。舌质红，脉弦。

辨证：产后外感，余邪未尽，热入血室，扰于神明。

治法：和解肝胆，清热安神。

方药：

柴胡6克，党参6克，黄芩9克，半夏9克，甘草6克，枳壳6克，栀子9克，连翘9克，白芍9克，生姜3片，大枣3枚，生龙齿30克，丹皮6克。

治疗经过：4月24日，上方3剂后，诸证减轻，寒热已退，能够关灯入睡，幻视消失，仍有头晕，恶心，纳差，胸胁胀。继服3剂，诸症皆愈。（《刘奉五妇科经验》）

张汝伟医案

○肝旺血热之体，易以受妊，二年一产，已生八胎。本年流产之后，调治虽愈，营分不足，近则头晕目眩，面色青晦而暗黄，加以心悸惊惕，得食即胀，彻夜不眠，亦已旬日。苔剥而上浮罩薄腻，脉沉细无力。下半身及四肢冷而出黏汗，大便不通。概括病状，全属肝肾之阴亏，而脾胃之阳微，非经温运不可。

淡附片一钱，云茯神、补骨脂、蜜炙绵芪、土炒白芍、酸枣仁、炙远志、鬼箭羽各三钱，煅牡蛎一两，苍

龙齿五钱（先煎），紫石英五钱，川桂枝四分，整朱砂五分。

二诊：两进温运之法，夜眠颇安，心悸亦定，大便通而带溏。昨日忽见骨蒸战栗之象，汗出如珠，热度又高至四十度以上，而肌肤亦热，得食不胀，脉细如线，苔剥微痛，此断非外感之热，全系气阴气阳均伤，宗甘温退热之旨，用理中归脾法。

吉林人参一钱（另煎冲入），绵黄芪（炒）、土炒于术、囵囵白芍、云茯神、黑稆豆、生豆芽、沉香曲各三钱，细桂枝四分，干荷叶一张，煅牡蛎一两（先煎），生姜二片，红枣三个。

三诊：阴结阳微，脾胃两亏之证，用人参理中归脾之法，热已退净，苔剥舌红均愈，无如阳不恋阴，阴不涵阳，汗出不敛，而卧仍少安，进一步加入真武滋肾之意。

吉林人参一钱（另煎冲），生淮药、菟丝子、补骨脂、巴戟天、制熟地、灵磁石四钱（同打），淡附块、土炒黄芪、大白芍、山萸肉、茯苓神各三钱，土炒于术二钱，炙甘草一钱，煅龙齿、煅牡蛎各一两，龙眼肉三钱。

本证始末：王氏，系大中华橡胶厂厂长黄伯勤君夫人。此证当第二诊时，已气息奄奄。黄君因热度高，请数人诊治，欲与表散之剂，经予力争，促其立即灌药，得能转危为安，调理半月，恢复如常。

方义说明：此证第一方之所以用温运之目标。在面色青晦，脉来沉细，下半身冷而出黏汗。所以温补之中，加一鬼箭羽，是治妇人瘀血结滞，兼解鬼毒。因病从小产后起，未免有积滞故也。整朱砂安神定魄，以上二味，是突出。第二方，主要在人参，因热度高，而脉细如丝，大便溏，得食不胀为目标。非大补，何以收敛既散之阳，甘温能治大热之说，即指此等症而言。第三方，阳虽渐回，阴无所附，故欲熟地、磁石、菟丝子、补骨脂等，配和参附芪术，使阴阳得能相涵相恋，而得以完全收效也。（《临症一得》）

程茂先医案

○ 吴蓝生文学令政年二十三岁，曾育五胎。令九月终旬分娩，缘胞衣难下，稍稍劳力，因而身发大热。医认感寒，或用发散，故汗出如雨，且增喘急，四昼夜未能就枕，少腹急疼，秽恶不下。以为寒邪未尽，且禁其饮食，复用柴胡、苏子表散定喘之剂，而汗益多，喘益甚。夜半急邀予视之，六脉洪大而数，手汗淋漓，眉发俱湿。云："数日以来，未有干时。"予曰："此虚极矣。肺内主气，外主皮毛，腠理既开，汗乃大泄，肺虚安得不喘？表虚安得不汗？医者不思固守元气，而反叠用疏泄之剂，汗何由止？喘何由定？如再稍迟，则变为阳亡证矣。"乃以参、芪、归、术、五味、枣仁、茯苓、黑姜之数，一剂即能安卧，且令其少啜稀粥。病者犹以为感寒，不敢进食，余析之曰："感寒乌得有汗？可速啜之，以压其虚大。"于是日进薄粥数盂，汗亦随敛，喘亦渐定。继之又发战栗，先寒后热，一日一发，或二、三发。蓝生以为疟。予曰："虽似疟，而实非疟也。正所谓阳虚生外寒耳。疟门之药断不可用。"仍复坚守补中，数日之后，寒热俱无。一月之后，方得痊愈。

第三年九月复举一子，临盆之时，衣裳稍薄，分娩后便觉恶寒发热，头痛如破。本家谓其平素虚弱，即进参汤一盂。延医俱用补中之剂，而热愈炽，痛愈甚，狂躁谵语，又多鼻衄。医见其补剂不效，而又兼衄，意谓其火热之甚也，改用黄芩、生地、花粉之类，益觉五内俱烦，不安寝者数日矣。第五日方邀余诊视，六脉浮紧，而左更甚，且反侧不安，语言错乱，予曰："此外感之症，失于表散，当发之即愈。"乃用冲和汤重加姜葱，一剂而汗出，头痛顿止，身热顿凉。午后再诊，脉皆平和。大都此证本属有余，而医执丹溪产后大补之说，误以为不足，虚虚实实，咎将谁归。又医见其鼻衄，误以为水，乃用寒凉，殊不知鼻衄者，正乃寒包热也。经云：火郁则发之。表散之后，调理半月而痊。然产后诸症最难调摄，有以实而真虚，似虚而反实，若以丹溪产后当大补气血，虽有杂证，以末治之之说为拘，则产后亦有内伤饮食、外感风寒者。夫内伤外感慨可补乎？"若消导于内伤，或发散于外感，则又有素涉虚羸极难用药，消之则中气遽虚，表之则元气即耗。丹溪之说未必无因，当此之时要在十分着意，望闻问切四字皆不可遗。倘或诊不专精，草率投剂，鲜有不败事者矣。余故曰产后诸症最难调摄者，亦非无见之言也。（《程茂先医案》）

徐守愚医案

○ 产后方才七日，忽尔发热，就地医者以为当此湿蒸热郁之时，外感居多，用吴鞠通银翘散数剂而病遂增剧。后请裘小山先生诊视，渠余旧相识，医理明通，方多法古，谓产后百病以末治之，生化汤重用全当归，加益母草，去瘀生新，其热自退。如此治法，本属不错，而无如药仅一剂，旋即作呕，抑且腹痛下痢，日夜六、七次，身热汗出，饮食不进，显系棘手重证。乃求治于余，脉得沉微虚弱，于产后尚不见忌。妇父王问心语余曰："小女产后，其初不过发热小恙，至今而病变多端，毋乃医者之过欤？"余曰："误在前医，无咎后医。"问心曰："呕与痢实起于后。"余乃举以示之曰："后医之方重用全当归，原不无滑肠之虞。然而亦无所害，而所以发热不休，呕痢交作者，皆由前医之过散以致虚故也。产后中虚，所不待言。"问心曰："如是则温补可进矣。"余曰："昔朱丹溪治产后发热，每以四君加川芎、当归、炙芪、炮姜，亦甘温除大热，其方非不可用也。然而治此证则更有进。按《金匮》云：妇人乳中虚，烦乱呕逆，安中益气，竹皮大丸主之。言乳中虚者，以乳子之妇，阴血不足而胃中亦虚，故病烦乱呕逆。经云：阴者中之守也。如此证阴虚不能恋阳，则阳无所依，浮散于外而发热，亦阴虚不能胜阳，所以气逆则上呕，气陷则下痢，种种见证皆由中气，亦惟以竹皮大丸石膏易半夏，加炮姜，庶几得当，此外别无良法。"于是问心乃命婿亦宾速进此药，以图速效。连服二剂，诸症悉退。次朝余将返寓，临行时问心欣欣然摄余而言曰："先生今又救一命矣！"。

竹茹五钱，姜夏四钱，生甘草一钱，白薇二钱，炮姜一钱半，桂枝一钱半。

大枣、生姜以有汗而不用，竹茹除烦治呕，而半夏降逆所以治呕，白薇益阴退热，而姜、桂扶阳亦所以退热，甘草、大枣培中焦脾土，则津液生而泻痢乃止。正无一味补药而中即自安，气即自益矣。《金匮》谓中虚而烦乱呕逆主以竹皮大丸，明以烦乱为病，而无腹痛下痢等症，所以方中石膏清上焦之虚热以通乳定烦为佐。兹则但呕逆而不烦乱，兼之腹痛下痢，故去之。（《医案梦记》）

费晋卿医案

○ 邪热内蕴，肺胃受病，发热咳嗽，痰多头眩，胁痛，由产后感冒所致。宜疏解上焦，肃化痰热。

苏子梗各二钱，香青蒿一钱半，豆卷四钱，川贝二钱，防风一钱，法夏一钱，杏仁三钱，蒌皮三钱，橘红一钱，茯苓二钱，生草五分，枇杷叶二钱，雪梨半只。（《费伯雄医案》）

王士雄医案

○ 翁嘉顺室，娩后发热，竹林寺僧治之不应。温、龚二医皆主生化汤加减，病益剧。请孟英诊之，脉软滑微数。曰：素体阴亏，热自内生，新产血去，是以发热。惟谵妄昏瞀，最是吓医之证。渴喜热饮，宛似虚寒之据。宜其猜风寒而投表散，疑血瘀以攻通。遂尔帖帖泡姜，人人桃、桂，阴愈受劫，病乃日加。幸而痰饮内盛，津液未至涸竭，与竭饮六神汤去橘、半，加西洋参、生地、花粉、竹茹、知母、生白芍为剂，数日而瘳。逾旬复发热。或疑凉药之弊，或谓产蓐成痨。众楚咻之，病渐进矣。其小姑适吴氏者，向役于冥曹，俗谓之"活无常。"偶来探病，忽仆地而僵，口中喃喃。或问：汝嫂病何如？答曰：须服王先生药。人皆异之。次日，仍乞诊于孟英。曰：脉浮数而弦，是风温也。与前病异，便泻无溺，肺热所迫，大渴无苔，胃汁受烁。亟与天生建中汤频灌。药主大剂甘凉，果得津回舌润，渐以痊可。

○ 赵子循室，娩后，服生化汤两帖，更因惊吓，三朝发热。连投四物、六合等汤，病日以甚。半月后，始延孟英诊之。脉象：左弦极，右洪滑数。苔黄大渴，谵语嗽痰，恶露仍行，唇齿干燥。是因阴虚之体，血去过多，木火上浮，酷暑外烁，津液大耗，兼有伏痰之候也。亟与营卫两清，冀免他变。而母家极畏石膏，坚不与服。越三日，势益剧，计无所施。子循之叔笛楼，与其表兄许芷卿，径以白虎加减投之，证有转机。翌日，再迓孟英会同笛楼，暨其舅氏许吉斋山长协商妥治，咸是王之议，且以西瓜汁助其药力，热始日趋下行，二便如火。又数日，渐安粥食，神气亦清，起坐梳头，夜能静寐。然热蕴太久，下焦患痈，脓虽即溃，阴液漏伤。脉复空数浮大，便泄善嚏，口干多梦，皆木少水涵，烁津侮胃之见证也。孟英与笛楼商，以白头翁汤加龙骨、"三甲"、甘草、木瓜育阴潜阳，余粮石脂丸中，加梅、连以熄风镇胃，果得疮口脓干，餐加泻止，脉柔热净，苔退神怡。正须善后，甫授滋填，不期酷兼旬，甘霖忽降，窗开彻夜，复感风邪，身热微寒，鼻流清涕，而阴液久夺，外患未痊，培养碍投，又难发汗，肝风内应，瘰疬旋形，九仞之功，遂成画饼。门外汉未免以成败论，然此案自堪传也。

○陆厚甫室，陈芷浔主事之女也。产后经旬，偶发脘痛。专科用温补药因而寒热气逆，自汗不寐，登圊不能解，而卧则稀水自流，口渴善呕，杳不纳谷，佥云不起矣。乃父速孟英诊之，脉弦数而滑。曰：本属阴亏，肝阳侮胃，误投温补涩滞之剂，气机全不下降，以致诸症蜂起。医者见而却走，是未明其故也。与沙参、竹茹、楝实、延胡、栀、连、橘、贝、杏、斛、枇杷叶，为肃肺以和肝胃法，覆杯即安。但少腹隐隐作痛。于前方去杏、贝、竹茹，加知母、花粉、苁蓉、白芍、橘核、海蛇，乃解宿垢而瘳。

○张郑封妻，娩后即发热，服生化汤两帖，热益炽而发赤疹。顾听泉诊之，即予清解药，三剂不应，欲进犀角地黄汤，而恐病家狃于产后以生疑也，乃拉孟英质之。诊其脉，弦滑而数，面赤热燥，胸闷善悲，肢肿而疼，两肘白泡如扁豆大者数十颗，舌上亦有一颗，痛碍水饮，大便不解已旬日矣。曰：此不但胎前伏暑，且有蕴毒，而误服生化汤以助其虚，幸初手即用清解，尚不至于昏陷。犀角地黄，极是治法，但犹恐不能胜任，乃与听泉商加：西洋参、滑石、知母、银花、花粉、人中白、萎仁、竺黄、贝母、桑叶、栀子为剂。其所亲曰：高明断为热证，何以病者虽渴而喜热饮耶？孟英曰：此方中所以多用痰药也。凡胸中有热痰阻碍气机者，每如是，不可以其向不吐痰而疑吾言之妄也。若因此而指为寒证，则祸不旋踵矣。进四帖，始得大解，频吐稠痰，而各恙皆减，饮食渐加。孟英曰：病势虽稳，余热尚炽，苟不亟为清涤而遽投补益，犹有蒂损之虞。其母家果疑药过寒凉，必欲招专科调治。幸将前方示彼，尚不妄施温补，然隔靴搔痒，纪律全无。旬日后，余火复燃。郑封坚恳孟英设法，仍用甘寒疗之。周身肌蜕如蛇皮，爪甲更新，其病之再生也可知。继予滋补真阴而起。

○高禄卿室，吴濂仲之妹也。孟夏分娩发热，初疑蒸乳，数日不退。产科治之，知挟温邪，进以清解，而大便溏泻，遂改温燥，其泻不减。另招张某视之，因谓专科误用萎仁所致。与参、芪、姜、术、鹿角、肉果等药，泄泻愈甚。连服之，热壮神昏，汗出不止，势濒于危。酝香孝廉徐夫人，病者之从母也。心慈似佛。有子

十人皆已出。闻其殆，矞夜命四郎季眉，请援于孟英。按脉，洪数七至，口渴苔黄，洞泻如火，小溲不行。因谓季眉曰：病犹可治，第药太惊人，未必敢服。季眉坚欲求方，且云：在此监服。乃疏白头翁汤加石膏、犀角、银花、知母、花粉、竹叶、栀、楝、桑叶予之。

次日复诊，脉症较减，仍用前方。而病家群哗，以为产后最忌寒凉，况洞泻数日乎？仍招张某商之。张谓：幸我屡投温补在前，否则昨药下咽，顷刻亡阳，复定芪、术之方，业已煎矣，所亲张芷舟孝廉闻之，飞告于蕴香处。汾伯昆季，即驰至病家，幸药未入口，夺盏倾之，索孟英方，煎而督灌，且嘱群季轮流守视，免致再投别药。孟英感其情谊，快舒所长，大剂凉解，服至七帖，泻全止，热尽退。乃去白头翁汤，加生地、元参、茹、贝，服半月始解黑色燥屎，而眠食渐安。第腑脏之邪，虽已清涤，而从前温补，将热邪壅滞于膜络之间，复发数痈于胸之乳间。孟英令其恪守前法，复入蒲公英、丝瓜络、橘叶、菊叶等药，服至百剂，始告痊愈。而天癸亦至。

孟英曰：世俗泥于产后宜温之谬说，况兼泄泻，即使温补而死，病家不怨，医者无憾也。或具只眼，其谁信之。此证苟非汾伯昆仲笃信于平时，而力排众论于危难之间，余虽见到不疑，亦焉能有济耶？余尝曰：病不易识，尤不易患；医不易荐，尤不易任；药不易用，尤不易服。诚宇宙间第一难事也。而世人浅视之，可不悲哉！

○陈书伯太史令弟妇，娩后三日，发热汗多，苔黄眩悸。孟英切脉，弦细虚数。乃营阴素亏，酷热外烁，风阳浮动，痉厥之萌也。与元参、白薇、青蒿、生地、小麦、稆豆衣、石斛、鳖甲、竹叶，两剂，热退知饥，悸汗不止。去蒿、薇，加龙、蛎、莲心、龟板、石英而安。继又因暑风外袭，壮热如焚，渴饮不饥，睹物尽赤。改授白虎汤加西洋参、竹叶、莲秆，一啜而瘳。仍与镇摄滋潜善其后而愈。（《王氏医案》）

巢渭芳医案

○陈祥林妻，气血素虚，骨肉脆小，值大产未旬日，寒热如疟，来时战震，床帐为之动摇，溽暑之际，彼夫意为无救。经谓以青蒿、腹皮、草果、秦艽、法夏、橘红、益元散、知母、六曲、霍石斛、荷叶，数剂而痊。（《巢渭芳医话》）

王旭高医案

○ 张，产后营虚发热，已经数月。多汗心跳，营阴大亏也。

大熟地、党参、黄芪、茯神、归身、酸枣仁、冬术、陈皮、玉竹、白芍、砂仁。

○ 某，产后营虚，内热日久，近感风邪，发热更甚，胸闷心跳。气滞血亏，显然可见。

香豆豉（炒）、黄芪、防风、全当归、白芍、白术、枣仁、茯神、玉竹、桑叶。

渊按：虚多邪少，从补营方中加轻散药一二味，即可祛邪。重加发散，邪转不服，反多变证。

○ 赵，病后小产，产后感邪咳嗽，寒热似疟。服解散疏和药五六剂，邪退未尽，夜犹微热。然头晕心跳，寐则惊惕，虚象见矣。拟养营化邪法。

四物汤合二贤，加苏子、苏梗、苏叶、川贝、杏仁、枳壳、茯苓、款冬花。

用三苏、二贤、四物，意在泄血分之风，和血中之气。加化痰止咳药，佐使之耳。

复诊：补肺阿胶合金水六君，去半夏，加川贝、款冬花。

○ 某，左脉细数，营阴亏也；右脉细软，脾气虚也。产后不能安息，反加劳碌，气血伤而不复，致身常内热，心荡若嘈。久延虑成劳损。人参养营汤加减。

党参、大熟地、冬术、白术、丹参、香附、远志（甘草汤制）、砂仁、归身（酒炒）、陈皮、茯神、枣仁。

○ 胡，小产半月，感邪发热，又遭惊恐，冲任受伤。少腹胀痛，白带淋浊，眼花口苦，腰膝拘挛。证逾半月，饮食不纳，虑其昏厥。姑仿以浊攻浊法，兼达邪化瘀，备商。

淡豆豉、白前、泽兰叶、延胡索、焦山栀、当归、丹参、焦楂肉、竹茹、交加散、两头尖。

○ 丁，产后瘀凝未尽，新血不生，身热日久，少腹疼痛，小溲淋浊，带下血筋。此肝经郁热，兼夹瘀凝为患，殊非小恙。姑拟泄肝化瘀和营为法。

鲜地渣（姜汁拌，炒焦）、金铃子、延胡索、丹参、焦山栀、生姜渣（鲜地汁拌，炒焦）、龙胆草、当归、赤苓、甘草梢、青葱管、新绛屑。

○ 王，产未百日，骨蒸发热，淹延匝月，热势渐加，迄今五十日矣。诊左寸关轻取虚小，中按之数，重按数而且坚，知其热在阴中，心肝之火独亢；右寸关虚软而数，则知脾肺气虚；两尺皆虚，肾阴亏也。阴虚阳盛、热气熏于胸中，蒸动水谷之湿上泛，故舌苔反见浊厚耳。耳鸣而聋者，肾虚肝阳上逆也。据述服参、芪则热势愈甚，投胶、地则胃气益惫。节近清明，地中阳气大泄，阴虚阳亢莫制，恐其交夏加剧。刻下用药，以脾胃为要。土旺四季各十八日，清明节后土气司权，趁此培土，冀其脾胃渐醒，饮食渐加。佐以清金平木，必须热退为妙。

北沙参、地骨皮、丹皮、归身、怀山药、白扁豆、茯苓、白芍、生熟谷芽、白蔷薇露。

仁渊曰：产后病最难治，最多变证，难以殚述。朱丹溪云：产后以大补为主，虽有别证，从末治之。此言虽是，亦未可泥。有少壮之妇素体不虚，或兼外感六淫，内阻瘀滞，当见证治证。若执产后须补之论，不但本病不退，势必转增他变。盖新产百脉虽虚，感邪则实，急去其邪，即所以养其正也。倘遇可攻可下之证，即白虎、承气不为过。胎前亦然。惟下笔切宜仔细，未可率意轻，忽心中须念此产后虚体，若一击而中，便与轻松调理。果是纯虚，自当大补，补之有方，不可集几味养血套剂便为了事。再者，胎前温药宜慎，产后凉药宜慎。谚云：胎前一把火，产后一块冰。虽未尽然，却也不差。盖胎前多实，实者多热；产后多虚，虚者多寒。理固然也。（《王旭高临证医案》）

魏筱泉医案

○ 丙辰夏，予往临川，寓友人陈韫山处。其甥妇患病重。以予年老，不敢劳远行，即延儿子宏炎往诊。旋归以病状及方治告予。谓产后发热逾旬，少腹微痛，前医用解表及活血之药，而热皆不减。乃询以产后病行多少瘀者。云：瘀行甚少。其为停瘀发热可知，当与以枳实芍药散加泽兰、丹参、桃红、青皮等味。以行瘀清热，兼止其痛。不卜服后果能获效否。予曰：凡产后恶露未净而致发热者，服消瘀药无不立解。此证效可必也。次日又延复诊，询之，果热减痛平，即依此法调理而瘥。（《清代名医医话精华》）

郭志邃医案

○ 产后月余，发热呃逆，腹胀沉重。其长子谓余曰："老母产后伤寒六日，沉重异常，忽发冷呃，将若何？"余诊之，六脉弦细而疾，口渴畏热饮，痧证显然。放臂痧三针，血流如注，又放指痧三十余针。用苏木散，并付桃仁红花汤，加山楂、卜子。二剂，俱微温饮之，乃愈。

○产后八日，恶露去血过多，忽恶寒发热，胸中胀闷垂危，延余，脉洪大无伦，余思恶露不尽犹可，今恶露去尽，何以骤得此脉。因语之曰："脉甚凶，若兼痧可救。"南轩善放痧，信余言，人视痧筋紫红色者二条，放毒血。余复诊之，不复洪大，又刺指臂出紫黑毒血三十余针，用独活、细辛、柴胡、金银花、丹参、益母草、牛膝、石斛、乌药、山楂、陈皮。四剂，微温服之，寒热胀闷俱除，后调补而愈。（《痧胀玉衡》）

费绳甫医案

○分娩三日，即发热咳呛，脘痛口干。医用温散不效，改用补阴清热，热退半日，复热如前。因产后血虚，得补非不暂安，而邪热未能外泄，故热势复炽。医更用补阴益气，而热更壮，有汗不解，口渴引饮。延余诊之，脉浮弦滑数。此邪热伤津。生津泄邪，其热自退。

川石斛三钱，天花粉三钱，生甘草五分，黑山栀一钱五分，淡豆豉三钱，甜杏仁三钱，冬瓜子四钱，鲜芦根二两。

连服二剂，热退渴止愈痊。（《费绳甫医话医案》）

王寿芝医案

○产后服生化汤过剂血崩，医以丹栀逍遥散投之，反增恶寒发热、头痛目痛、口燥、鼻干、下利等症，医知有外感，而泥于产后百脉皆虚，宜补不宜表之说。用补中益气汤，以为稳当，服后崩愈甚，病愈剧。更医，又以为血虚宜养阴，而用知柏地黄汤，进剂，寒战鼓栗，变红崩为白带下利日数十行，困惫以甚。适予在候补库大使余春庭寓治病，孙与比邻，邀予往诊，自谓病已不治，烦君一决行期早晚耳。至病所，腥秽难闻，焚香强诊，浮部浮洪，沉部紧小，以脉参症，确系太阳阳明合病。主用葛根汤。伊见方中麻黄桂枝同用，惊疑问故，告之曰："尊嫂产后原无病，服生化汤七八剂，酿成内热，乃为血崩，其时必自觉其热，掀去衣被取凉，

又受外寒，丹栀逍遥散，虽不对病，而无大碍；补中益气则将寒热之邪，逼之内入；知柏地黄，则更引邪下陷矣。现在病状虽危，而脉之浮洪为风热，紧小为寒闭，确凿有据，何畏乎表。"劝之使服。伊慎重之至，三四次服完一盏，毫无进退，又与一盏，得睡；知药已对证，接服一盏，下利先止，口燥鼻干渐解。次日往诊，紧小渐减，浮洪未退，仍令前方再服一剂，是夜微汗周浃，寒热诸痛悉平，惟白崩不止，复诊其脉，右关濡滑，只以白术末和粥与服，五六日后秋畲来舒云："带下白昼甚少，惟夜卧不能安帖，醒时带必大至。据病人云，且多怪梦，体亦增热。"消息其意，知为阴不敛阳，径用桂枝加龙骨牡蛎汤，去桂枝，服六剂，骎骎向安，前医来询余何法治愈，详细道之，且婉劝其读陈修园先生所注书，欣欣鼓舞而去，从此用功，亦吾道中勇于迁善之君子也，然而仅矣。

葛根汤。

葛根四钱，麻黄三钱，桂枝二钱，白芍二钱，炙草二钱，生姜三钱，红枣四枚。

用水先煮麻黄、葛根，去上沫，纳诸药煮，去渣，温服，覆取微汗。

陈古愚曰：第二方桂枝加葛根汤，与此汤，俱治太阳经腧之病，太阳之经腧在背，经云：邪入于腧，腰背乃强，师于二方，皆云治项背几几。几几者，小鸟羽短，欲飞不能飞而伸颈之象也。但前方治汗出，是邪从肌凑而入腧，故主桂枝。此方治无汗，是邪从肤表而入腧，故主麻黄。然邪既入腧，肌凑亦病，方中取桂枝汤全方，加葛根、麻黄，亦肌表两解之法，与"桂枝二，麻黄一"同意，而用却不同，微乎！微乎！张令韶曰：太阳与阳明合病，必自下利者，太阳主开，阳明主合，今太阳合于阳明，不从太阳之开，而从阳明之合，病合反开，故必自下利。下利者，气下而不上也，葛根入土最深，其藤延蔓似络，故能同桂枝直从肌络之内，而外达于肤表也。

此小病也，但不读《伤寒论浅注》，骤遇此证，亦必茫然不解，既经行医，又不肯直告病家，谓我不识病，不敢开方，左支左吾，只好模糊影响，开一果子药单而去，自为计则得矣。其如病人何也？又其甚者，大言欺人，谓前医皆有所偏，不如景岳阴阳两补，最为神妙，于是"大补元煎""左归饮""右归饮"随意写去，一服之后，经腧、肌表、脏腑、脉络一齐闭塞，外

症全伏，有似病退，而病乃真不可治，此等医家，遍地皆是，有一超出流俗之士，精研经旨，善用经方，而病家无识目之，以偏弃而弗用，左右又有工于逢迎，惯习江湖，经说光面话之好好先生，为之簧鼓，愈治愈谬，直至大命将倾，莫可如何。始以经方姑为一试，到口即毙，反贻话柄，专为若辈受过，医之难行如此！宜张隐庵、高士宗诸大家，皆闭户著书，而不与时人作缘也，噫！（《寿芝医案》）

徐镛医案

〇 冬月初产无恙，至六日头痛身热，凛凛畏寒。予用栀豉汤，夜半热退，逾日复热。更医用产后逐瘀成法，遂加烦躁。余谓冬温为病，清之可安。《通评虚实论》曰：乳子而病热，脉弦小者，手足温则生。仍依时邪治例，用白虎汤而愈。凡产后无产证而染他证者，即当以他证治之，而丹溪大补气血之言却不可拘。仲景云：病解能食，七、八日发热者，此为胃实，大承气汤主之。夫阳明经中，仲景尚再三戒人不可轻下，而产后亡血既多，仍云承气主之，盖既为胃实，自有不得不用之理。举一证而产后挟实者可类推也。仲景云：产后下利虚极，白头翁加甘草、阿胶汤主之。夫既曰虚极，仍用白头翁汤者，下痢中既后渴欲饮水热而下重之症，则白头翁汤自有不得不用之理，惟其虚极，故加甘草、阿胶以养其正。举一恓而产后之挟虚者可类推也。（《医学举要》）

红杏村人医案

〇 新产气血大亏，腠理疏豁，客邪易于凑袭，因而引动伏气，见症似疟，起伏靡常，头疼胸痞，少腹隐痛，兹交两候，身热不解，有汗不畅，疹未透显，脉濡数舌白不松。血舍空虚留瘀未尽，迁延转变势难逆料。

青蒿（鳖血拌）、黄芩（酒炒）、葛根、归身、丹皮、楂炭、蒡、栀、郁金、淡竹。

又覆：汗频通畅，疹亦透布，身热退淡，脉数渐减，邪已溃离募原，洵属佳征，第伏邪感发于产虚之体，邪虽外泄，正气内乏，此际用药殊非易易，设一味攻邪虑损元气，欲扶其正犹恐留邪，再四筹维，拟于清化泄邪之中少参养正之品庶为合理。

鲜沙参、玉竹、青蒿、白薇、丹皮、郁金、蒡、楂、翘、斛。（《医案》）

吴简庵医案

〇 玉门不闭，发热恶寒，神气困惫，六脉细微。此由阴气大虚，不能收摄所致。宜投补中益气汤，三剂而寒热退。又以十全大补汤加五味子补而敛之，服数帖而玉门敛。（《临证医案笔记》）

李铎医案

〇 新产后服生化汤合失笑散，血气痛止则恶露已尽。昨夜半发热憎寒，头身尽痛，烦躁口渴，脉息紧涩，本气血空虚之候，然必因感冒风邪，故有诸症。如果血虚发热，内损见证，定然昏瞀眩晕，大渴引饮，汗多气短，此为的辨矣。但虽有外邪，总当补虚而兼散邪。

生芪、当归、文党、荆芥（炒）、川芎、白芍、柴胡、干葛、甘草，加生姜。水煎服，一剂愈。

补虚散邪不致损伤气血，产后的治，学者当谨记之。寿山（《医案偶存》）

沈明生医案

〇 素禀不足，分娩后，体倦，发热，医者以其弱龄瘦质，且遵丹溪产后当大补之法，遂以参、芪进之，病益甚。延师诊之，师曰：脉浮而涩，此不惟有余血、且有风寒在内。夫瘀血未尽，外邪初感，均有用参之诫，是以补之无功耳。遂正前方，而用解表散瘀之药。三四剂后热除胸爽，然倦怠如故。师曰：参、芪之用，此其时矣，乃令默憝咽废食，因循而弗敢与。越四五日，忽舌暗不语，举室惶惶，别延三四医视之，询知前有用参之误，绝意不及补。或以为神虚而用茯神、枣仁之属，不效也，或以为痰滞而用南半、姜、橘之属，不效也；或作火治而用芩、连亦弗效也。于是复恳之师，师察其神情，虽不能语，然每对食物辄注目以视，得食则神稍旺，更衣则神即疲，且脉空而大。因谓令默曰：《灵枢》云脾之脉，连舌本散舌下。心之别脉，系舌本。今下上两虚，医药杂乱。经又云：盲而微。终日乃复言者，此夺气也。况经月不语乎，不惟用参且应用附矣。遂一力任之，令默尚狐疑。服五六日，诸症悉愈矣。因是而知病机二字，诚先哲之格言也。夫此机者，间不容发，有昨宜用攻而今宜用补，且宜用热而夕宜用凉。亦惟视其机之所在，以法合病耳。故是症也，不用补之害，与骤用补之害同，失其机甚矣。医道之难也。

（《鹤圃堂治验》）

倪复贞医案

○ 宁泰道枝麓田公在长安时，有如夫人病，急延余诊。公曰：产后方八日，因外感表不得汗，危在顷刻，乞为救之。余按六脉虚浮无力，身如灼炭，烦躁无宁刻。因语公曰：此非外感证也。乃产后之热，误用表药，愈耗真阴所致。经云：产后以大补气血为主，虽有他症，以末治之。况此脉症俱属产后阴虚不足之热，法用炒干姜为君，当归、南芎为臣，熟地黄、益母草为佐，即煎温服，过一两时辰热尽屏去，霍然无恙矣。公喜谢再四，问曰：身热极反用热药而得凉者，何也？余曰：此以治之法也，温能除大热，正此谓欤。（《两都医案》）

顾鬘云医案

○ 新产两朝，瘀不下行，发热神蒙，肢麻汗多，脉芤舌红。酷暑外迫，阴气郁冒，血随气逆，时有昏晕，变险可危。急扶产母端坐椅中，敞轩窗以湘帘扩风，切勿听信妪辈，胶执吃热苦草汤也。急嘱，急嘱。

细生地、广郁金、怀牛膝、归身、川贝母、白蒺藜、西琥珀、赤芍、丹皮、白薇、鲜藕肉、童便。

又诊：热退神清，气火平降，瘀亦下行，两臂尚麻，少腹酸楚。仍从养血通瘀，即是治风先治血之意也。

细生地、净归身、茺蔚子、赤芍、炒山药、白蒺藜、怀牛膝、丹皮、白薇、楂炭、琥珀。（《花韵楼医案》）

雷少逸医案

○ 豫章邱某之室，分娩三朝，忽患时行寒疫。曾经医治，有守产后成方用生化者，有遵丹溪之法用补虚者，佥未中的，而热势益张。邀丰诊之，脉似切绳转索，舌苔满白，壮热汗无。丰曰：此寒疫也，虽在产后，亦当辛散为治，拟用辛温解表法去桔梗，加芎、芷、干姜、黑荆、豉豆，嘱服二剂，则热遂从汗解，复用养营涤污之法，日渐而瘳。

○ 城东孔某之室，素来多病，其体本羸，分娩三朝，忽然头痛难忍，寒热无汗，大渴引饮，脉来浮大之象，此肌表重感秋凉，而曩伏之暑热，触动而继起矣。

询知恶露匀行，腹无胀痛，生化成方，可勿用耳。即以白芷、青蒿、秦艽、荆芥、当归、川芎，加败酱草合为一剂。盖白芷为产后疏风妙药，青蒿乃产后却热最宜，秦艽、荆芥活血散风，当归、川芎生新去瘀，《本草》谓败酱草味苦而平，主治产后诸病。此方最稳，请服二煎，其热从汗而退。次日邀诊，脉象顿平，询之口亦不渴，惟觉神倦少眠，此伏暑已随秋凉而解，心脾被邪扰攘而亏，当守原方去白芷之香燥、荆芥之辛散，加茯神、柏子以安神，神安自熟寐矣；又加西潞、炙草以扶元，元复自强健矣。后用八珍损益，未及半月而康。

○ 四明沈某之室，诞后将匝月以来，忽然壮热汗多，口渴欲饮。有谓产后阴虚，阳无所附；有谓气血大虚，虚热熏蒸，皆用温补之方，严禁寒凉之药。见病者忽尔尫羸，日晡发热，益信其为蓐劳，愈增热补，更加唇焦齿燥，舌绛无津。复请前二医合议，议用导龙入海，引火归源之法，不但诸症未减，尤加气急神昏，始来商之于丰。丰即往诊，两手之脉，皆大无伦，推其致病之因，阅其所服之药，实因误补益剧，非病至于此险也。沈曰："此何证也？"丰曰："乃瘅疟也。此即古人所谓阴气先伤，阳气独发，不寒瘅热，令人消烁肌肉，当用甘凉之剂治之。"曰："产后用凉，可无害乎？"曰："有病则病当之，若再踌躇，阴液立涸，必不可救矣。即用甘寒生津法，加西洋参、紫雪丹治之。头煎服下，未见进退，次煎似有欲寐之形，大众见之，无不疑昏愦之变。复来请诊，脉象稍平，唇舌略润，诸恙如旧，但增手战循衣。丰曰：此阴阳似有相济之意，无何肝风又动之虞。仍守原章，佐以阿胶、龟板，及鸡子黄，令其浓煎温服。是夜安神熟寐，热势大衰。次早诊之，诸逆证皆已屏去，继以清滋补养，调理两月方瘳。（《时病论》）

徐养恬医案

○ 产后将及一年，寒热缠绵不已，形瘦腹痛，此属阳维为病。近加咳嗽，更不宜也。拟仲景当归建中汤意。

嫩桂枝、当归、白芍、炙甘草、软白薇、肥玉竹、阿胶、软紫菀，加姜、枣、饴糖。

二诊：产后寒热将及一年，脉细数，腹痛则大便下，下后痛即止。前进当归建中汤，寒热轻，咳嗽减，而腹痛依然，此虚中有滞也。转拟桂枝汤加减以和营卫，旋覆花以通络。倘再纠缠不了，必成痨损。

嫩桂枝、白芍、炙甘草、新绛、旋覆花、霜桑叶、白薇、当归须、紫菀、粉丹皮、茺蔚子、青葱。（《徐养恬方案》）

学山公医案

〇产后之证，以补养气血为先，虽有他患，以末治之，所以内热口干者，不得任用寒凉。用寒凉则新血不生而胃阳受困，头痛恶寒者，不可专行发散，行发散则气随汗出，而精神告匮。前六七日时见脉势涩弱，饮食不入，乳汁全无，频频自汗，以为平素体虚，而产后过伤气血，用阳阴平调之剂，从缓治也。目今寒热时发，神气不清，脉来涩数而弱，左关略旺，大抵皆阳阴二气，自为乘侮，非干外邪所致。其神气不清者，一由于血室空虚，留于得以随势而入，一由于胃阳不固，心神因以随自汗而伤。法宜生血以退热，养气以安神，开胃以加食，乃能痊愈也。（《珍本医书集成·龙砂八家医案》）

其他医案

一大尹俞君之内，产后恶露已去，发热晡热，便血吐血，小便频数，而无盗汗潮热，时痛胀不止，肚腹痞闷。余以诸脏虚损，治当固本。彼自恃知医，反用降火之剂，更加泄痢肠鸣，呕吐不食，腹冷足冷，始信余言。诊其脉或浮洪，或沉细，或如无。其面或青黄，或赤白。此虚寒在内，而外乃假热。时值仲夏，当舍时从证。先以六君子汤加炮姜、肉桂，数剂痛胀俱退，痢亦遂瘳。更以十全大补汤加炮姜、大枣，三十余剂而热亦不复发矣。

一儒者杨敬之内，产后发热泻痢，更兼吐痰，或用温补化痰不应，面色黧黑。两尺浮大，按之微细。曰：此命门火虚，不能生脾土，而虚阳外浮，湿不受制也。以八味丸补土之母，而痰、痢皆除，热亦不再发矣。

一妇，新产，甫经三日，恶露虽通，血气未定，其朝早起感冒，遂身热目暗，如中风状。脉数弦涩。即以清魂散加肉桂、当归，一剂而得微汗，三剂而身热痊瘳，目亦不复暗矣。（徐灵胎《女科医案》）

产后血痹

邢锡波医案

〇方某，女，37岁，工人。

四年来时感心跳气短，二年来症状加重，曾有四次咯血，这次发病在产后第十天，突觉右下肢发凉、发胀，伴有阵发性疼痛，日轻夜重，不能行动。检查：右腿自膝以下发凉，未触到股及腘动脉搏动。脉弦细、时有结代，唇微紫，舌边缘有紫色瘀斑，舌苔薄白。

西医辨证：股动脉栓塞。

中医辨证：气血瘀滞，经络闭塞。

治法：补气活血，祛瘀通络。

方药：

黄芪60克，桃仁、红花、地龙、川牛膝、元参各15克，归尾、川芎各12克，蒲黄、五灵脂、乳香、没药、菖蒲各9克，甘草3克，苏合香0.9克（冲服）。

针刺穴位：委中、承山、阳陵泉、足三里（灸）。

二诊：前方服5剂，症状逐渐减轻，右下肢自觉温暖，疼痛次数减少，时间缩短。前方黄芪加至90克。治疗一个月后疼痛消失，可触及股动脉搏动，能下地活动。五周后出院，继服中药调养。（《邢锡波医案选》）

产后癃闭

钱伯煊医案

○ 患者房某，女，成人，已婚。病历号为20745（301医院）。

初诊日期：1959年6月20日。

患者孕2产1，产后10天来，排尿非常困难，但无尿痛及残尿感，舌苔淡黄，脉象细数、尺弱。

辨证：肾阴不足，膀胱气化不利。

治法：补益肾阴，通利膀胱。

方药：

熟地12克，山药9克，茯苓9克，泽泻9克，小茴香3克，牛膝6克，车前子12克（包），丹皮6克，木香6克，木通3克。2剂。

另：肉桂末1.2克、琥珀末1.8克，二味相和，分2次服。

6月24日二诊：药后小便已能自解，尚觉通畅，舌苔白腻，脉左细弦、右细弱，治以补气养阴。

方药：

黄芪15克，党参9克，山药6克，白术6克，茯苓9克，熟地12克，桑寄生12克，杜仲12克，橘皮6克。5剂。（《钱伯煊妇科医案》）

○ 阚某，女，成人，已婚。

初诊：1959年6月29日。

主诉：初产妇，产后9天。自产后起即小便不利，经多次努力后始能排出；腹胀腰痛，大便干结，眠差。

诊查：舌苔白腻，脉象细弦。

辨证：三焦为决渎之官，膀胱为州都之府，今三焦膀胱同病，于是气化失宜，水道不利。

治法：治以疏利三焦、温通膀胱。

方药：

当归9克，柴胡4克，川芎4.5克，白术9克，茯苓9克，炙甘草3克，制香附6克，小茴香3克，橘皮3克。3剂。

另：肉桂末2.7克，沉香末1.8克，琥珀末6克。三味相和，分6包，日2次，每次1包。

二诊：7月1日。服药后小便较通，下腹尚胀，腰酸，便干，恶露多色红，自汗少寐，乳汁不多，胃纳不振。舌苔薄白中微黄，脉象细弦。治以养血疏肝，通利膀胱。

方药：

当归9克，川芎6克，炙甘草3克，制香附6克，小茴香3克，橘皮3克，茯苓9克，桃仁6克，姜黄3克，泽泻9克，木通3克，小麦9克。2剂。

另：肉桂末2.4克，琥珀末3.6克。二味相和，分4包，早晚各服1包。

服上方药2剂后，小便畅通。（《中医当代妇科八大家》）

王旭高医案

○ 张，寒气客于下焦，瘀凝停于小腹中央，乃膀胱之部也。寒气瘀凝，阻塞胞门，膀胱阳气失化，以致癃闭。产后八日而小溲不通，脉细肢寒，腹中觉冷，恐其气逆上攻发厥。法以温通下焦，化瘀利水。

全当归八钱，川芎四钱，山楂炭五钱，炮姜五分，桃仁三钱，车前子五钱。

益母草汤、陈酒各一碗煎药。另研桂心五分、血珀五分、甘遂三分，为末，药汁调下。

渊按：从生化汤加通瘀祛寒药，可法。

复诊：小溲癃闭已通，恶露瘀凝未下，少腹板痛。再以温通。

肉桂、延胡索、红花、桃仁、丹参、归尾、山楂炭、牛膝、炮姜炭、冬葵子、两头尖、车前子。（《王旭高临证医案》）

汪朴斋医案

○ 有陈姓妻住小粉墙，产后小便不通，胀痛难安。予曰：瘀阻膀胱，气不化也。与生化汤加肉桂、泽兰服之，夜半得小便但未畅，次日复用六味汤吞失笑丸，小便大通而痊。有吴姓在席曰：何未服利剂而通？前医用车前、木通、四苓而反愈闭何也？予曰：见病，治病未知源头，何益之有？（《三三医书·评注产科心法》）

产后气血两虚

刘奉五医案

○ 苏某某，女，29岁，已婚。门诊简易病例。

初诊日期：1974年10月28日。

主诉：产后闭经1年半。

现病史：患者于1972年5月26日妊娠足月分娩。产前10多天发生子痫，抽搐2次，产时神志不清，产后因大出血（休克）而致贫血，产后10天即无乳汁，无法哺乳，以后逐渐出现头发、腋毛、阴毛脱落。倦怠无力、气短、腰酸、纳差、性欲减退，阴道分泌物减少，全身畏寒，下肢不温，记忆力减退，血压也偏低。妇科检查：外阴经产型，阴道前壁膨出，阴道皱壁小而光，穹窿空，宫颈小、圆，子宫前倾，萎缩，约玉米粒大小，质硬活动，无压痛，附属器（－）。激素水平轻＋中度低落。舌象：舌质淡。脉象：沉细无力。

西医辨证：席汉氏综合征。

中医辨证：产后气血两虚，肾气亏损。

治法：益气养血，滋补肾气。

方药：

党参9克，当归9克，川芎4.5克，熟地9克，炒白芍9克，菟丝子9克，覆盆子9克，枸杞子9克，五味子9克，车前子9克，仙茅9克，仙灵脾15克，怀牛膝9克。

治疗经过：1974年11月4日。服药8剂后自觉食纳、气短、乏力好转，上方加巴戟天15克、肉苁蓉15克、黄芪15克。11月16日，继服上方10剂后，自觉体力增强，食纳增加，有时小腹隐痛，并自觉小腹发凉，舌质偏淡，脉沉细，上方再加肉桂3克。11月27日，上方服18剂后诸症均好转，但仍有小腹隐痛，四肢不温，舌质微淡，脉沉细，方药如下：党参9克，黄芪15克，当归9克，川芎6克，菟丝子15克，覆盆子9克，枸杞子15克，五味子9克，车前子9克，仙灵脾15克，巴戟天9克，怀

牛膝15克，熟附片9克，制香附9克。2月25日，前方共服34剂，自觉症状基本消失，于1974年12月15日月经来潮，量中等，色稍暗红，行经6天，无其他不适。毛发未再脱落，阴道分泌增加，性欲增强，食欲尚好，睡眠尚好，二便自调，仍觉下腹发凉，舌质偏淡红，左脉缓，右脉弦略滑，上方去熟附片，再服5剂。1975年1月29日复诊时称，于今年1月11日在原医院检查：宫颈光，正常大小，子宫软如枣大。阴毛现已稀疏长出，阴道黏膜润滑。1975年1月25日来月经，量中等，行经4天，方药如下，另用5剂研末炼蜜为丸，每丸重9克，服2丸，以巩固疗效。党参9克，黄芪15克，当归9克，白芍9克，川芎6克，熟地9克，菟丝子9克，覆盆子9克，五味子9克，枸杞子12克，车前子9克，仙茅9克，仙灵脾15克，巴戟天15克，肉苁蓉15克。（《近现代二十五位中医名家妇科经验》）

缪遵义医案

○ 温平望，产后气血已虚，亟为补救，犹恐不及，乃以毒药攻克，譬犹贼寇跳梁，劫掠一空，急图恢复，谈何容易。此时伤之最重者，尤在冲任，次及于肝。盖冲任在人身为十二经之海，犹制府也。肝，犹郡县也。议先从此着力，以观其应否。大便坚涩不爽，一则肾司二便，一则大肠津枯，一则肺不能通调水道。强使之下，其可得乎。

生白芍三钱，人乳一酒杯，生左牡蛎七钱，海蜇一两，炙草八分，阿胶二钱（溶入）。

转方：泄泻未已，瘕亦未消。

原方去海蜇，加淡菜三钱、楂肉三钱、怀山药一两。（《吴中珍本医籍四种·松心医案》）

产后腹痛

王渭川医案

○ 常某，女，30岁。

症状：孕近5月小产。当时盛暑，畏热喜风，不仅窗户洞开，且频用电扇取凉。风邪侵袭，少腹剧痛，按之则痛减。阴道大量流血，色污有块，兼杂黏液。心悸气紧，不能饮食。

脉：沉细无力。

舌：质淡红，无苔。

辨证：风袭胞宫，血虚气滞。

治法：温宫散寒，益血理气。

方药：

吴萸6克，桂枝6克，琥珀末6克，厚朴6克，炒小茴9克，姜黄9克，桔梗9克，鸡内金9克，五灵脂9克，赤白芍9克，炒蒲黄9克，槟榔9克，鹿角胶15克，仙鹤草60克，夏枯草60克，生黄芪60克，败酱24克，炒北五味12克，山萸肉12克。

疗效：上方连服5剂后复诊，腹痛全止，精神眠食好转。但恶露不净，有腥臭气。属子宫收缩弛缓，下焦湿热未清，再予下方：

党参24克，益母草24克，红藤24克，蒲公英24克，仙鹤草24克，生黄芪60克，茜草根9克，阿胶珠9克，琥珀末6克。

服上方6剂后，恶露全止，诸症悉解。（《中医当代妇科八大家》）

范文虎医案

○ 产后，腹中苦寒痛。前医作气滞，久治无效。舌淡脉弱。

精羊肉30克，当归9克，生姜12克。

病家云：吾腹痛日久，治之无效，特从远地请范老先生高诊，并非到小菜场买小菜，处方何用生姜、羊肉、一味当归，能治病乎？答曰：此仲景当归生姜羊肉汤，治虚寒腹痛甚效，服之当愈。隔数日，病家前来感谢，谓药到病除，诸恙若失。（《范文甫专辑》）

刘福春医案

○ 张某，女，30岁，住院号189731。

患者系双胎妊娠，妊娠中毒症行剖腹产手术。产后20天持续发热，高热3天，少腹隐痛，恶露突然增多如崩，于1982年9月28日急诊收入本院妇产科。妇科检查：宫底脐下3指，压痛明显，恶露量多，暗红色。血白细胞总数84×10⁹/升，中性粒细胞84%。经静脉滴注青霉素、催产素，于9月30日从阴道排出一个儿头大小之血块（后经病理报告已肌化），症状一度好转，但体温不降，10月3日腹痛又剧，压痛明显，宫底复升至脐下4指，体温39.6℃，急请中医会诊。其高热昼轻夜重，新产后恶露量少，其后突然增多，紫黑有块，少腹硬满拒按，伴纳差、恶心、盗汗、失眠，望之面黄肌瘦，肌肤粗糙，舌紫暗，边有瘀点，舌苔薄白，脉细数无力。

辨证：此由败血内停，结于胞宫，瘀久化热，一派血瘀内阻之象。

治法：活血化瘀，清热养阴。

方药：

当归25克，炮姜6克，赤白芍各15克，失笑散15克（包），生地15克，红藤30克，川芎9克，丹参15克，月季花9克，益母草30克，川连6克，蜈蚣2条，生甘草6克。停用抗生素、催产素。

服药3剂又从阴道排出一个拳头大小之血块，宫底降至脐耻之间，腹部压痛消失，体温下降；5剂服完，体温正常，腹痛消失，复查白细胞总数52×10⁹/升，中性粒细胞73%。但阴道仍有少量黄色分泌物，致生化汤原方续服5剂，痊愈出院。（《现代名中医妇科绝技》）

王旭高医案

○ 毛，产后腹痛，一载有余。营虚木郁，脾胃受戕，时作恶心，时吐酸水。用《千金》当归建中汤法。

当归、炮姜炭、炙甘草、肉桂、川椒、白芍、吴萸（炒）、橘饼、南枣。

复诊：前投建中法，腹痛已止。复因经行之后，劳碌受寒，腹中又痛。加以晡热，饮食减少，舌苔干白。此属血虚肝郁，脾虚木横。用归脾法加减。

黄芪、党参、冬术、茯苓、砂仁、炮姜、木香、陈皮、归身、白芍、吴萸（炒）、橘饼。（《王旭高临证医案》）

谢星焕医案

○（潮热腹痛）吴元初室人，产后三日，潮热腹痛，八珍、五积之属，辄投不效，反致潮热愈盛，腹痛愈增，至第七日，口疮唇烂，有以为实火者，投芩、连不纳，有以为虚火者，用附、桂亦呕，遂至呃哕神昏，人事大危，诸医袖手。余谓此证唇口虽烂，然喜饮热汤，脐腹虽痛，而手可重按，显系内寒外热，第寒热拒格，药当偷关而过，所谓求其属也。宜与理中先调其胃，法取小丸二两，拌青黛为衣，石膏为衣，或呷或吞，任其缓进，盖仿长沙白通加入尿、猪胆之遗意也。药下果得胃安不呕。随选八味地黄汤以导阴火，热收痛止而安。

○吴显余内人，小产后腹痛，夜热咳嗽。医者作瘀血治之，遂两腰屈不伸，痰多食减。又以理中、四物之属投之，致今夜热大作，少腹极痛，脉来迟紧带弦。因谓之曰：此中虚而血寒也。四物泥腻，非痰多食减者所宜，理中壅燥，岂夜热咳嗽者能任？遂疏黄芪建中汤，叠进而安。（《得心集医案》）

曹南笙医案

○初产，汗出眩晕，胸痞腹痛，宜通恶露。

炒山楂、延胡、郁金、赤芍、渺牛膝、香附、童便（冲），益母草汤代水。

二诊：腹痛稍缓，但胸痞痰多，治从上焦。

炒山楂、郁金、丹参、橘红、川贝、甜花粉。（《吴门曹氏三代医验集》）

张仲华医案

○丁右上腊严寒，生产受寒凉甚，当时瘀露云畅，脐下阵痛，迄今五月未止。阅所服药，皆宗产后宜温之例，固属近是，惜未考经穴经隧耳。譬之锁则买矣，何

以不付以匙？买者不知，卖者当知，病者难晓，医者当明。致使远途跋涉，幸遇善与人配匙者。

肉桂二钱、细辛五分，同研细末，饭粒为丸，均五服，每晨一服。（《吴中珍本医籍四种·张爱庐临证经验方效》）

郑在辛医案

○夏月恣食瓜果，八月初旬，产后积冷在腹，五日后腹痛，先泻后痢，两关紧滑，用姜桂香砂胃苓汤四剂而愈，两三日后，因前寒未解喉痛，又开窗取凉，复受寒邪，以致头疼发热，身痛脉浮紧，用芎苏饮微汗而表解，热尚未除，继用桂枝葛根汤，二剂热即退。忽变为神昏不语，掐指剔牙，肠鸣下利，问病若聋，诊脉弦细无力，产后尚未满月，知属里虚，证类中风，用桂枝汤加白术、半夏、天麻、炮姜、附子二剂，五更后即能目。至未申即不语，坐卧如痴，能言时谓身痛腹疼，其渴饮茶汤，日夜两大壶，随即洞泻八九次，肠鸣不食，脉弦细紧，此为风邪直入肝经，乃厥阴之病，盖厥阴病本消渴，风邪不解，内搏为泻，身痛多汗，脉不浮，断非表证，乃骨寒而痛也。且午后不语，定属阴邪，准作厥阴治法，不治洞泻，用当归、赤芍、细辛、附子、炮姜、人参、白术、茯苓、甘草。姜枣为引，服六剂，渴全止，夜得微汗，腹痛身疼即解，泻止能言；自立方付彼，令其照方撮药，服十余剂即痊愈。若用育神止泻，不察病名，岂不大误乎？余每见产后不语，不治者多矣。此北人胃气本厚，故合证之药，易于取效也。前程案乃寒中少阴寒水之脏，故终日不语，阴也。此证乃风中厥阴风木之脏，木中有火，午后方不语，非纯阴也，所以药亦阴阳对待，不似程案用纯阳药矣。（《素圃医案》）

其他医案

一妇，产后腹痛发热。气口脉大。薛以为饮食伤脾。不信，乃破血补虚，反加寒热头痛，呕吐涎沫。又用降火化痰理气等药，遂至四肢厥逆，泄泻下坠。始悔悟，问余曰：何也？余曰：此脾胃虚寒之变症也，法当温补其中。遂用六君子汤加炮姜、肉桂、木香，四剂而诸症悉退。再进补中益气汤加姜、桂，数剂而元气遂复。

一妇，产后腹痛，后重下痢无度，形体倦怠，饮

食不甘，以怀抱久郁，并患茧唇，寐而盗汗如雨，竟夜不敢寐，神思消烁殆甚。薛诊，脉数洪涩，重按无神。曰：此气血虚而湿热淫溢也。投当归六黄汤，连、柏、黄芩皆炒黑，一剂而盗汗止，再剂而痛痢瘳。乃以归脾、八珍二汤兼服，元气得复而痊安矣。

一妇，产后腹大痛，觉脐下有块。脉涩软数。此血虚挟寒滞而成瘕也。故痛减则块亦减，小痛定时则块亦平复无痕，百治不效。一人教以羊肉四两、熟地二两、生姜二两。酒煎，服汁十三次。块与痛全消尽释而安。

一妇，产后小腹作痛，服行气破血之药不效。其脉洪数。此瘀血内溃为脓也。以瓜子仁汤，二剂痛止。更加以太乙膏下脓而痊愈。

一妇，产后小腹痛，小便不利。用薏苡仁汤，二剂痛止。更以四物汤加桃仁、红花，下瘀血而愈。大抵此证皆因营卫不调，兼瘀血停滞。其脉洪数，已有脓；脉但数，微有脓；脉若迟紧，乃仍瘀血，可下之而愈。

一妇，产后小腹作痛有块。脉芤而涩。此血虚挟瘀。以四物汤加桃仁、红花、延胡、牛膝、木香，治之而安。

一妇，产后小腹痛甚，牙关紧急，神昏厥冷，脉紧涩大。此瘀血夹冷凝结，而心失所荣，神明失指也。投以失笑散加姜、桂，煎汤，一服而苏，二剂而痛全定，厥亦回。再以四物汤加炮姜、肉桂、白术、陈皮，调理半月而康复如常。

一妇，产后小腹痛。脉数滞滑。此瘀血停滞，势欲成痈。瓜子仁汤下之而安。

一妇，产后恶露下来，比常较多，医以涩药止之，遂腹痛牵引小腹难忍。脉滞沉涩。此血气凝滞而不调也。投失笑散，用木香、枳壳煎汤，三服而安。

一妇，产后腹中疼痛，牵引小腹，兼寒热不止。脉虚涩弦浮。此恶露已尽，冲任受寒，而营卫不调也。投

当归建中汤四剂，而寒热减，腹痛退，小腹和。又以八珍汤加姜、枣，调治半月而霍然矣。（徐灵胎《女科医案》）

《衍义》治一妇人，产妇寒月，脐腹胀满，痛不可按，百治不效。或作瘀血，将用抵圣汤。曰：非其治也，此脾虚寒，邪客于子门也。以羊肉四两，当归、川芎、陈皮各五钱，姜一两，煎服二三次而安。

周慎斋治一产妇，腹胀痛，服败血去瘀之药，致小腹胀痛，硬入大腹，用姜、桂、吴茱萸、荜茇，数剂而愈。

一产妇患小腹痛，或作呕，或昏愦，此脾气虚寒，用人参理中汤渐愈，又以补中益气汤加茯苓、半夏痊愈。后复作痛而喘，仍用补中益气汤，培补脾肺而遂瘥。《良方》

一产妇小腹作痛，小便不利，内热晡热，形体倦怠，用加味逍遥散，以清肝火，生肝血，用补中益气汤，补脾胃，升阳气而痊。《良方》

朱丹溪治冯宅妇，产后发热，腹中痛有块，自汗恶寒，曾服黑神散，用白术、白芍各三钱，甘草些须。

薛立斋治一妇，产后小腹作痛有块，脉芤而涩，以四物加元胡、红花、桃仁、牛膝、木香，治之而愈。

周于文母产后月余，腹中作痛不已，甚至恶心不食，恶寒发热，服药不效。有人教用荔枝四两，连核壳烧灰存性，称准四两，好酒煎服，或作几次服下，亦无不可。按：此系平阳事也，其地产后，每食老姜汤，或服姜醋，以其山水寒冷故也。如少饮，则为患不小。（雄按：此不独东瓯为然，而广东尤盛，亦习俗使然耳。贫苦之家，或无大害，席丰履厚者，多伤损而至死不悟也。）（《续名医类案》）

产后风热

徐大椿医案

〇 西濠陆炳若夫人，产后感风热，瘀血未尽，医

者执产后属虚寒之说，用干姜、熟地治之，且云必无生理，汗出而身热如炭，唇燥舌紫，仍用前药。余是日偶

步田间看菜花，近炳若之居，趋迎求诊。余曰：生产血枯火炽，又兼风热，复加以刚燥滋腻之品，益火塞窍，以此死者，我见甚多，非石膏，则阳明之盛火不解。遵仲景法，用竹皮石膏等药。余归而他医至，笑且非之，谓自古无产后用石膏之理，盖生平未见仲景方也。其母素信余，立主服之，一剂而苏。明日炳若复求诊。余曰：更服一剂，病已去矣，无庸易方。如言而愈。医者群以为怪，不知此乃古人定法，惟服姜桂则必死。（《洄溪医案》）

产后肠痈

汪朴斋医案

○ 海宁俞妇腹孕三子，俱不育。临产时稳婆见衣胞出其半，而以手拖之下，伤其带脉，致腹痛。缩一足不能伸，已经一月，痛楚难卧。予视之曰：此吊脚肠痈也。脉已数，知毒熟矣。乃用黄芪、皂角、甲片、陈皮、当归，加葵根酒水煎服。次日下脓数碗而安。武林有本家，其妇人产后腹痛，诸药罔效。延予诊视，知生肠痈，本家不信，复请他医。又半月而痛愈甚，食亦不进，二便不利。予见尺部脉已数，曰："此痈已成脓矣。前者与消而不服我药，今既已熟当出脓矣。如再迟延，恐伤脏而莫及也。"遂如案之药加葵根与服，下脓，腹痛渐减，随服参、芪、地、归补之，续用四物汤、八珍补月余而起。（《三三医书·评注产科心法》）

徐大椿医案

○ 洞庭某妇，产后小腹痛甚，恶露不止，奄奄垂毙，余诊之曰："恶露如此多，何以其痛反剧？"更询其所行之物，又如脓象。余曰："此乃子宫受伤，腐烂成痈也，宜令名手稳婆探之。"果然。遂用绵作条，裹入生肌收口之药，而内服解毒消瘀之方，应手而愈。凡产后停瘀，每多外证，如此甚多，不可不知也。（《洄溪医案》）

产户不闭

○ 一妇，产后玉门不闭，饮食少思。脉软虚涩。此血气大亏，而真阳衰耗，失其启闭之权也。遂用十全大补汤加附子、萸肉，三十余剂而玉门自收，丸服而如旧矣。

○ 一妇，产后玉门不闭，发热发寒。脉软虚细。此气血虚寒，真阳不足，而荣卫不能布濩也。与补中益气、十全大补二汤，俱加附子、炮姜，迭治而寒热退，更加五味、山萸，三十余剂而玉门无恙矣。

○ 一妇，产后玉门不闭，小便淋沥。腹内有一块攻走胁下，或胀或痛。脉数弦虚微涩。此肝脾虚弱，怒火逆满，而湿热下注以结块也。与加味逍遥散加车前子，数剂而小便利，更以前方去山栀，加川楝子、小茴香，又数剂而诸症悉退，玉门亦永久无恙矣。（徐灵胎《女科医案》）

产后血崩

张锡纯医案

○ 天津河东十字街东，李氏妇，年近四旬，得产后下血证。

病因：身形素弱，临盆时又劳碌过甚，遂得斯证。

证候：产后未见恶露，纯下鲜血。屡次延医服药血终不止。及愚诊视，已廿八日矣。其精神衰惫，身体羸弱，周身时或发灼，自觉心中怔忡莫支。其下血剧时腰际疼甚，呼吸常觉短气，其脉左部弦细，右部沉虚，一分钟八十二至。

诊断：即此脉症细参，当系血下陷气亦下陷。从前所服之药，但知治血，不知治气，是以屡次服药无效。此当培补其气血，而以收敛固涩之药佐之。

方药：

生箭芪一两，当归身一两，生怀地黄一两，净萸肉八钱，生龙骨（捣碎）八钱，桑叶十四片，广三七八钱。

药共七味，将前六味煎汤一大盅，送服三七末一半，至煎渣再服时，仍送服其余一半。

方解：此乃傅青主治老妇血崩之方。愚又为之加生地黄、萸肉、龙骨也。其方不但善治老妇血崩，即用以治少年者亦效。初但用其原方，后因治一壮年妇人患血崩甚剧，投以原方不效，且服药后心中觉热，遂即原方为加生地黄一两则效。从此愚再用其方时，必加生地黄一两，以济黄芪之热，皆可随手奏效。今此方中又加萸肉、龙骨者，因其下血既久，下焦之气化不能固摄，加萸肉、龙骨所以固摄下焦之气化也。

复诊：服药两剂，下血与短气皆愈强半，诸病亦皆见愈，脉象亦有起色，而起坐片时自觉筋骨酸软，此仍宜治以培补气血，固摄下焦气化，兼壮筋骨之剂。

方药：

生箭芪一两，龙眼肉八钱，生怀地黄八钱，净萸肉八钱，胡桃肉五钱，北沙参五钱，升麻一钱，鹿角胶三钱。

药共八味，将前七味煎汤一大盅，鹿角胶另炖化兑服。方中加升麻者，欲以助黄芪升补气分使之上达，兼以升提血分使不下陷也。

三诊：将药连服三剂，呼吸已不短气，而血分则犹见少许，然非鲜血而为从前未下之恶露，此吉兆也。若此恶露不下，后必为恙。且又必须下净方妥，此当兼用化瘀之药以催之速下。

方药：

生箭芪一两，龙眼肉八钱，生怀地黄八钱，生怀山药六钱，胡桃肉五钱，当归四钱，北沙参三钱，鹿角胶四钱，广三七（细末）三钱。

药共九味，先将前七味煎汤一大盅，鹿角胶另炖化兑汤药中，送服三七末一半，至煎渣再服时，仍将所余之鹿角胶炖化兑汤药中，送服所余之三七末。

方解：按此方欲用以化瘀血，而不用桃仁、红花诸药者，恐有妨于从前之下血也。且此方中原有善化瘀血之品，鹿角胶、三七是也。盖鹿角之性原善化瘀生新，熬之成胶其性仍在。前此之恶露自下，实多赖鹿角胶之力，今又助之以三七，亦化瘀血不伤新血之品。连服数剂，自不难将恶露尽化也。

效果：将药连服五剂，恶露下尽，病遂痊愈。

（《医学衷中参西录》）

蒲辅周医案

○ 龙某某，女，27岁，已婚，干部。1955年2月8日初诊。患者于产后5小时内，即开始阴道大流血，曾经注射、口服药物、输血、刮宫等治疗，现迄56天，血仍不止，时有血块流出。腹部肌肉枯黑无泽，少腹肌肉微现肿硬。颜面苍白，目无神采，语言低缓，唇舌皆无血色，面目手足浮肿，右下肢不仁，左下肢麻木，肌肤甲错，关节与腰部均疼痛，阴道除下血块兼有脓汁流出。小便淋漓不禁。耳下取血，已成淡黄色液。舌淡苔白，六脉微细。良由产后流血过多过久。气血两虚，兼之损伤冲任，八脉无力统驭，升降失和，营卫不谐，气无能以帅血，血不足以固气，已成危候。所幸每餐尚能进稀粥一碗。胃气尚存，就有运药之能，尚急以固气止血为务。

方药：

党参30克，黄芪15克，白术12克，牡蛎9克，乌贼骨30克，阿胶6克（烊炖），蒲黄炭3克。连服3剂。

2月12日复诊：患者食纳渐增，精神稍有好转，色泽如前。阴道仍不时有血块流出，惟觉过去略少。脉转沉细，舌仍淡而苔白，斯时仍未脱离险境。宜原法增减：去熟地，加党参15克、血余炭9克、三七（研末吞）0.9克、姜炭1.5克、升麻3克。连服4剂。

2月17日三诊：病情虽略趋稳定，诸症依然存在，遂继以参、芪、术为主，益气、强心、健脾。鹿角霜通达督脉之气，阿胶养肝肾之阴，杜仲、续断续络脉之绝，并强腰膂，以之为辅。三七、蒲黄炭涩血之源，以之为佐，恐止涩过甚，兼以香附疏气之郁，以之为使。

方药：

黄芪30克，党参15克，白术9克，鹿角霜30克，阿胶9克，蒲黄炭9克，续断6克，炒杜仲12克，制香附3克，三七0.9克（研细冲）。

服1剂后，流血减少，于原方中去香附，减黄芪为15克。因味过甘，胃气略阻，服药欲呕，加酸枣仁9克、山萸肉4.5克，以缓肝胆之急，再服1剂。

2月19日四诊：流血之量再度减少，但仍有小血块和脓液排出，小便淋漓未止，饮食略增，神色稍好，是日午后四时体温高达39℃，至夜即恢复正常，此属血虚之潮热。脉舌尚无变化，仍宜固气止血，前方加龙眼肉、乌贼骨以润心脏而实脾。

方药：

黄芪30克，党参30克，鹿角霜30克，阿胶9克，龟板30克，熟地12克，杜仲9克，续断6克，山萸肉6克，龙眼肉9克，乌贼骨30克。服1剂。

2月20日五诊：尚有流血现象，脉仍微，四肢仍肿，乃气虚血败之真象，续宜固气止血为治。重加炭类以涩之。

方药：

朝鲜参15克，黄芪15克，阿胶12克（烊炖），荆芥穗24克，血余炭6克，侧柏炭9克，地榆炭6克，炮姜炭3克，陈棕炭9克，荷叶炭9克。连服2剂。

2月22日六诊：流血现象减少，睡眠食欲转佳，面目四肢浮溃如前，并觉身痛，乃流血过多、经络失养之故。主以补气生血、调和营卫为治。

方药：

黄芪30克，当归9克，桂枝木（去皮）9克，党参15克，阿胶12克（烊炖），炙甘草6克，大红枣6枚。用1剂而血止，食欲增进，因议暂停服药，观察2日，惟以饮食调摄。

2月25日七诊：阴道脓液已减少，右下肢知觉由不仁而渐复，食眠均佳，但小便仍淋漓，脉见弦大有力，此尚属虚象，宜续补气血，兼益冲任，以补血汤和鹿角霜通达督脉之气，龟板补任脉之阴，佐熟地、阿胶补冲任之血，杜仲、续断、破故纸续经脉而利关节，并补损伤。

方药：

黄芪30克，当归9克，杜仲9克，续断6克，破故纸9克，阿胶9克（烊炖），鹿角霜15克，熟地12克。服1剂。次日加炮姜3克、川牛膝9克续服。

2月27日八诊：病无他变，议用血肉有情之品，助长生气生血之力。

乌骨鸡1只，黄芪120克，当归24克，炖服。每日炖1只鸡，连服3日。

3月1日九诊：连日进血肉之品，滋养培补，病人已能起坐和站立，腿部麻木消失，关节灵活，肿亦消退。肌肤甲错渐脱，但因失血已久，损伤过甚，虽见新复，宜续补气血，兼固奇经。

方药：

黄芪30克，当归9克，桂枝木（去皮）9克，白芍9克，炙甘草6克，补骨脂9克，龟板30克，阿胶9克（烊炖），鹿角霜9克，熟地12克，炒杜仲12克。服2剂。

3月9日十诊：连日来病人曾一度外感兼用疏解法，并因输血来源不洁，宜因之感染疟疾，曾用抗疟之剂，现均已愈。消化亦渐正常，阴道脓液很少，小便亦略能收摄，大便略少，可能由液枯所致，脉象缓和。宜健脾强胃，益气补血，兼固冲任之虚。

方药：

党参12克，白术9克，茯苓9克，炙甘草6克，木香3克，砂仁4.5克，黄芪15克，当归6克，鹿角霜15克，龟板15克，淡苁蓉12克，大枣4枚，连服5剂。即停药以饮食调理，身体逐渐恢复，肌肉丰满，精神健强。经妇科检查一切正常，遂出院回家。（《近现代二十五位中医名家妇科经验》）

产后手足抽掣

张锡纯医案

○ 天津大伙巷，于氏妇，年过三旬，于产后得四肢抽掣病。

病因：产时所下恶露甚少，至两日又分毫恶露不见，迟半日遂发抽掣。

证候：心中发热，有时觉气血上涌，即昏然身躯后挺，四肢抽掣。其腹中有时作疼，令人揉之则少瘥，其脉左部沉弦，右部沉涩，一息四至强。

诊断：此乃肝气胆火，挟败血上冲以瘀塞经络，而其气火相并上冲不已，兼能妨碍神经，是以昏然后挺而四肢作抽掣也。当降其败血，使之还为恶露泻出，其病自愈。

方药：

怀牛膝一两，生杭芍六钱，丹参五钱，玄参五钱，苏木三钱，桃仁（去皮）三钱，红花二钱，土鳖虫五大个（捣），红娘虫（即樗鸡，捣）六大个。共煎汤一盅，温服。

效果：此药煎服两剂，败血尽下，病若失。（《医学衷中参西录》）

产后伤暑

魏长春医案

○ 病者：林善勤夫人，年二十九岁。民国二十二年七月二日诊。

病名：产后暑瘵。

病因：产后阴伤，感受暑热，病延已久，服药无效。

证候：寒热，咳嗽痰黏，气促鼻煽，衄血自汗，胃呆泄泻。

辨证：脉虚大，舌红干糙脱液。产后血虚阴亏，暑热伤气耗液，邪热炽盛，烁津化痰，病名暑瘵，重证也。

治法：用生脉散清暑养液，葛根芩连汤清热止泻，加鲜荷叶清暑开气，早米养胃和中，石斛滋液润燥。

方药：

西洋参一钱，原麦冬三钱，五味子一钱，川连八分，葛根三钱，黄芩二钱，炙甘草一钱，鲜石斛二钱，鲜荷叶一角，陈早米五钱。

次诊：七月三日。泄泻已止，口干唇裂。身热未退，脉数，舌红中剥，边尖略润。手指颤震。液伤风动，用育阴潜阳法。

次方：

生龟板三钱，生鳖甲五钱，生牡蛎六钱，生白芍三钱，炙甘草一钱，原麦冬三钱，鲜生地四钱，鲜石斛二钱，肺露一两（冲），太子参钱半，鲜荷叶一角（包），陈早米五钱。

三诊：七月四日。泻止热减，口干引饮，舌红剥光滑，咳嗽痰黏，手指颤震，宜清肺育阴潜阳。

三方：

桑白皮三钱，地骨皮三钱，杏仁三钱，炙甘草一钱，肺露一两（冲），川贝二钱，鲜金钗三钱，鲜生地五钱，生白芍三钱，鲜荷叶一角（包），陈早米五钱。

四诊：七月七日。身热虽退，尚有虚潮，脉滑，舌光绛。口干，经停二月未行，耳窍失聪，咳嗽多痰，余热未尽。拟清肝肺二经。

四方：

青蒿三钱，鳖甲五钱，地骨皮三钱，银柴胡二钱，川贝二钱，知母三钱，白芍五钱，炙甘草一钱，玄参五钱，桑白皮三钱，鲜荷梗一尺，瓜蒌皮二钱。

效果：服后热退，病愈。

炳按：产后体虚，先伏暑邪。乘虚猝发，正虚无力御邪，惟待药力清暑，则旋退旋进，留恋不去，日久成为暑瘵。既成暑瘵，当作阴虚，治兼清暑热，时时救其津液，利其小便，一切消攻之味，皆须避忌。（《慈溪魏氏医案类编初集》）

任瞻山医案

○ 罗某之妻，夏月产子，次日发热头痛。医云血虚，投四物汤，热愈甚。复投补中益气汤加桂、附、干姜，其病愈甚。至七日方迎余诊。至时妇正作永诀计，察其身热手不可近，烦躁，面赤，口渴，脉洪大而涩，此涩脉比寻常之涩脉不同，其指下与鸡之喉管相似，又与密节菖蒲相符。余曰：此火盛伤阴之候也。壮热烦躁，火证显然，脉又洪大，非火而何？惟脉涩形古怪，总由火盛伤阴血，气至而血不营，故涩脉滞指也。此明

系伤暑，庸流讹执产后无虚，却有虚之死法，妄投温热，红炉添炭，故火盛至如此极，急宜凉解，以救真阴。稍迟必熬尽真阴而死。即与知母、麦冬、石膏、玄参、黄芩、花粉、栀子、生地大剂服之，又令吃冷水数碗，一剂颇静，三剂火热悉退，然后进滋阴养血之剂，十日痊安。（《瞻山医案》）

余景和医案

○ 昭文幕友张筱洲之妻，生产正在酷暑，新产两朝，猝然神昏颠倒，言语错乱。余诊之，见喘息气粗，脉洪数极大，汗出如珠，口渴烦躁。余曰："此乃热中于里，逼阴外出而大汗，仲景白虎证也。"即将席置地上，令产妇卧于地，用盆置井水于旁，使其安卧片时，神识渐清，气亦渐平，脉亦稍静。即拟仲景白虎合竹皮、竹叶之意，进以石膏、竹茹、竹叶、知母、白薇、鲜石斛、益元散、绿豆衣、丹皮、花粉、青荷叶、西瓜翠衣、甘蔗汁大队甘寒之品，服后至晡，神清热减。仍令其移卧于床，进以稀粥，仍以甘凉之剂调理而愈。若拘于产后不可见风，不得服药，此证岂能挽回？琴地风俗，新产之后，往往窗户密闭，帏幕重遮，酷暑不异严寒，以致产妇汗多伤阴，而变为郁冒、痉厥者，或竟有触秽中热而死者，不亦大可异哉！（《诊余集》）

产后溲难

余景和医案

○ 徐汉泉妻新产后，小溲涩少而艰难。邀数医治之，俱罔效。后请江阴周姓医，进以五苓加通草、瞿麦之类，服后小溲频数而极少，一夜数十行，出如箭速，而子门如烙，热痛非常，发热，口渴，烦躁，病势甚危。邀余诊之，余曰：仲景云：产后小溲少者，无血也。若以淡渗苦泄，更伤其阴液，则小便更少，而热更甚。急养其阴，自然溲长而虚阳亦潜。进复脉、增液合

导赤汤法。生地一两，麦冬五钱，玄参四钱，阿胶三钱，天冬二钱，石斛五钱，生草梢一钱，生牡蛎一两，生龟板一两，西洋参二钱。煎浓汁饮之，小溲渐止，烦躁、发热渐安。服三剂，热、痛已平，小溲清长。后服甘凉咸寒十余剂而愈。所以产后温邪热病，伤阴劫液，以致水源竭涸，为医者又复用淡渗利水，何异操刀杀人乎？临证时急宜留意焉。（《诊余集》）

产后肠胀

汪朴斋医案

○ 产后肠胀，惟胞未下者有之，生儿后自收。予族弟媳产下时，腹已收，至次日忽然腹大如鼓，较之产前更甚，胀闷难安，气急促，诸医无措，命在旦夕。予适远出而归，急请视之。腹大且坚，二便不通。病家谓未产日食物多停滞耳。予曰：非也。脉软而涩，知无食也。必产时被冷风入于子宫，致瘀血凝于内。用生化汤加肉桂一钱，煎好，即以煎药吞失笑丸三钱，又调花蕊散三钱，进二剂而腹减半，再用生化汤倍黑姜服数剂而安。此证若不凭脉详察，依其言而用消食者，则误矣。因存是案，以记之。（《三三医书·评注产科心法》）

产后寒热

魏长春医案

○ 病者：冯大钧君，夫人胡氏，年三十二岁。民国十七年九月一日诊。

病名：产后寒热脱证。

病因：怀孕九月，于上月三日，病寒热往来无汗，五日分娩一女，恶露甚少，医治二十余日，服药数剂，及生化汤、回生丹等，其病有加无已。

证候：形萎神疲，独语郑声，寒热多汗多痰，呕吐胃呆，腹痛便溏不爽。

辨证：脉象虚数，舌淡红润，苔灰。产前湿邪蕴伏，寒热类疟，既产邪陷腹痛，大便溏泻。病久真虚，情形复杂，有邪陷真脱之虞。

治法：拟龙牡救逆汤加减，先补真元，继进祛邪。宗仲祖先温其里，后攻其表之意也。

方药：化龙骨四钱。煅牡蛎四钱，桂枝一钱，炙甘草一钱，朱茯神四钱，西琥珀八分（研冲），当归三钱，焦白芍炭三钱，炮姜一钱。

炳按：不宜再温，炮姜可易炒麦冬三钱。

次诊：九月二日。服药后，便泻五次不爽，腹痛，潮热多汗，渴；呕逆，神虚，独语郑声。脉数，舌红润，苔黄白腻。湿邪下陷，视其舌苔，较昨增厚，尚非全虚证也。拟钱氏白术散合左金丸，藉葛根、藿香，升提陷邪；木香左金丸，调和肝脾，以止其痛；参术苓草，和中健脾，以止其泻。

次方：葛根三钱，杜藿香一钱，广木香一钱，西党参三钱，炒于术四钱，辰茯神四钱，炙甘草一钱，左金丸一钱（吞）。

三诊：九月三日。服后痛瘥，泻减呕止，口淡而黏，汗敛痰多，独语未已，恶露稍行即停。脉象缓大，舌淡红润，苔黄白腻。拟香砂六君汤加味。

三方：广木香八分，阳春砂五分，西党参三钱，白术三钱，辰茯神四钱，炙甘草二钱，橘皮一钱，制半夏一钱，竹茹三钱，川贝一钱五分，丹参三钱，左金丸一钱（吞）。

四诊：九月四日。痛泻皆止，咯痰黄色胶黏，谵语，口淡，潮热未尽，脉滑，舌红苔薄黄。凡虚实互格之证，在邪实之时，则驱祛之中，必当先扶正气，以防其脱。盖邪之与正，势不两立，一胜则一负也。若邪已退，建立中枢，防其遗邪为患，再用清理，以逐余邪，此用定法也。今仿沈尧封六神汤加味，清痰火而消瘀热，即以撤逐余邪也。

四方：橘红一钱，制半夏二钱，辰茯神四钱，旋覆花三钱（包煎），益元散四钱，竹茹三钱，丹皮二钱，益母草三钱，钩藤三钱，生姜汁一小匙（冲），万氏牛黄清心丸一粒（去壳，研冲）。

五诊：九月五日。神识清朗，谵语得止，二便通调。惟口气秽臭，咯痰胶黏，头汗，潮热未尽。脉象缓大，舌红润苔薄黄。拟和中化痰清肺，旋覆代赭合黄芩汤加减。

五方：旋覆花三钱（包煎），代赭石八钱，西党参三钱，炙甘草一钱，制半夏三钱，生姜汁一小匙（冲），黄芩三钱，生白芍四钱，辰茯神四钱，竹茹三钱，天花粉四钱。

六诊：九月七日。脉缓，舌红润，苔黄。潮热未尽，咯痰胶黏，胃呆不纳。拟归芍六君汤加化痰之品。

六方：当归三钱，白芍三钱，西党参二钱，冬术三钱，朱茯神四钱，炙甘草一钱，橘红一钱，制半夏三钱，竹茹三钱，紫菀三钱，米仁八钱，旋覆花三钱（包煎）。

七诊：九月九日。痰薄汗止，潮热未退，时欲泛呕。脉软缓，舌红苔薄黄。少阳厥阴余邪逗留，用和解法。

七方：柴胡一钱，黄芩二钱，西党参二钱，炙甘草一钱，制半夏三钱，生姜一钱，茯苓四钱，当归三钱，炙鳖甲八钱，乌梅一钱，天花粉四钱。

八诊：九月十一日。湿化热退，寐安胃苏，肝胃未和，微有胸闷。脉象软缓，舌淡苔薄。拟温胆汤加味和之。

八方：杜藿香一钱，阳春砂三分（冲），陈皮一钱，竹茹三钱，制半夏三钱，茯神四钱，焦甘草一钱，枳实一钱，远志二钱，佛手一钱，谷芽四钱，麦芽四钱。

效果：服药二剂，胸畅胃强，静养半月复原。

炳按：产后正虚寒热脱证，虚实互格，变化无穷，随证设治，在于临机活变。（《慈溪魏氏验案类编初集》）

陆正斋医案

○产后寒热，面浮腹痛，肠鸣泄泻。

水炙防风4.5克，川桂枝4.5克，土炒白术4.5克，春砂仁2.5克，赤茯苓9克，橘皮4.5克，炙甘草2.5克，煨生姜1片，泽泻6克，炒谷芽9克，炒白芍4.5克。（《陆正斋医疗经验》）

沈湘医案

○产后发热恶寒。头晕汗多，口渴，眉棱骨痛，心悸，胸痞不思食，食则干呕，吐白沫，苔白厚，右脉弦紧，左脉微浮。此新感风寒，因产后八脉空虚，故宗丹溪产后当大补气血，即有杂证以末治之之论。

方药：

秦当归五钱，炒白芍五钱，川芎一钱，茯神三钱，煨生姜三钱，枣仁四钱，鲜藕二两，橘饼一两，天麻三钱，杜仲四钱，补骨脂四钱。

再诊：仍寒热汗多，于前方加黄芪三钱，白术二钱，炮干姜三钱，去川芎、天麻、煨生姜。连服二剂，寒热不作，汗止，惟脐周围微痛，加小茴一钱、炙草一钱，服后病除。（《沈绍九医话》）

汪朴斋医案

○许姓妇，吾族侄女也。昔产后发寒热，医者始进钩藤、荆芥不效，继用柴胡汤热愈甚，面赤而鼻出血矣。乃延予。视曰："此血虚证，用柴胡致血上冲，误矣，若再剂必死，急用四物汤加牛膝、茯神而鼻血止，转用八珍汤加黑姜而热退，后以芪归地术补之而愈。"又后产蓐痨，肩生一毒，亦予治愈。今生产已无病矣。然产前皆予调补得宜，是以产俱平安而不觉也。（《三三医书·评注产科心法》）

章次公医案

○产后一周后即有寒热，多作于午后，寒少热多，下白物如浊涕，此炎症之象。

春柴胡6克，酒黄芩6克，酒淋黑大豆18克，杭白芍12克，黑荆芥6克，萆澄茄9克，甘草梢4.5克，白薇9克，生侧柏叶30克（煎汤代水），粉草薢9克，象贝母9克，肉桂末1.8克（分二次吞）。（《章次公医案》）

周小农医案

○产后寒热，胸闷不舒。某君照伏暑法，以栀、豉、青蒿、藿香、滑石、郁金、太乙丹之类，不应，来延诊。脉糊数，苔少，质红紫如猪肝色。因思病经兼旬，如系邪在气分，服前药则寒热自可清解。产后每有留瘀成热，邪在血分，当事别论。矧西说蓐热有子宫膜炎，脏体浊胀见有败血者。转用豆卷、六一散、泽兰、川芎、赤芍、连翘、姜汁炒生地、蒲黄、归尾、五灵脂、丹参、荷叶，舌之殷紫渐淡。复诊，增损前方。数剂后，寒热渐清。可见产后之热，有气分之邪，固宜宣泄，不应，即当转从别途着想，不可执一。

○ 产后天时暴热，汗出甚多。第四朝竟自净浴后，开窗而卧者五小时，遂病寒热，肤灼，畏风、无汗、口腻。脉数，苔薄黄。询知本有红瘩，迨外袭暑风，热甚，烦躁异常，瘀滞乳少。拟香薷、六一散、荆芥、蒲黄、楂炭、蚕沙、通草、王不留行、归尾、川芎、丝瓜络、红花、川郁金。一剂，汗微解，热退，逾时复起。去香薷、蒲黄、归、芎，加豆卷、佩兰、泽兰、薏仁。另磨服玉枢丹少许。烦躁呻吟即止，热即肃清，瘩起而安。（《周小农医案》）

翟青云医案

○ 五月临产，产后于院内取凉，至夜寒热交作，与疟相似。某医以治疟方治之，二剂罔效。迎余往诊，诊得六脉沉滞，此系寒凝血滞之故。用生黄芪15克，羌活10克，炙甘草10克，党参12克，当归尾15克，赤芍12克，焦山楂30克，桃仁18克，玄胡12克，桂枝12克，干姜10克，五灵脂10克，生蒲黄15克，三棱15克，附子10克，穿山甲6克。共服二帖，病愈矣。（《湖岳村叟医案》）

谢星焕医案

○ 萧洪元室人，产后偶然寒热如疟，医以外感，投五积散，不效。洪元自知医理，又与黑神散，不应。更医以为血虚，进八珍汤，是夜潮热烦躁，次早口干舌裂，又用归、芍、芩、连。服后火势愈腾，唇口愈燥，咽喉窒痛，胸腹胀迫，燥渴异常，脉来洪数，按之亦皆鼓指，内外一占，俨然大热之象。但临产艰难，神气固丧，且血下甚涌，阴营亦伤，思人身阴阳相抱，始得资生，今阴精内竭，孤阳外扰，若非滋液敛神之法，势必阴亡阳灭而已。因处大剂理阴煎，加附子、五味，另用龙眼二斤，熬汤才服。服后寒战，重复不减，唇舌俱淡，乃阳微之状已彰。但明知产后血枯阴涸，且脉形未敛，尚不敢偏行辛温，确守前意滋液敛神甘温到底而安。

按妇人产后血虚发热燥渴诸症，愚曾用理阴煎重加姜炭而安，盖产后血夺，阳无所依，浮散于外，姜炭散虚热之上品，引血药以生血之灵丹也。男澍谨识。（《得心集医案》）

产后子宫复旧不全

刘奉五医案

○ 仇某，28岁，门诊简易病历，初诊日期：1975年8月21日。

患者于2个月前自然分娩。阴道出血淋漓不止2个月之久。血色黑、有块，量时多时少，小腹痛，伴有胃痛，舌质暗红，脉弦滑缓。

西医辨证：产后子宫复旧不全。

中医辨证：产后受寒，瘀血内阻。

治法：养血温中，活血化瘀。

方药：

当归9克，川芎3克，红花3克，益母草3克，泽泻3克，桃仁1.5克，炙甘草1.5克，炮姜1.5克，南山楂6克，高良姜6克，砂仁6克，五灵脂9克。

治疗经过：服上方5剂后血止。后经随访症状皆除。（《中医当代妇科八大家》）

胞衣不下

周小农医案

○产时，适值腊月。约一时许，胞衣不下。收生者屡用手术不应，势甚危急。余诊此，念本有效方。然处方购药水煎，乡村更缓不济急。忆及《肘后方》有用蓖麻子十四粒去壳研，涂足心之法。即购捣，如法用之，立时便下，大劳佛手失笑散方。惟胞下速宜拭去药物，否则肠下。一方本药研涂顶心，可摄肠令上，但未试。（《周小农医案》）

任瞻山医案

○临产四日，胎始下，胞衣不下，合室惊惶，稳婆云：门户紧闭，衣不能出。问瘀止否？答曰：瘀血未止。问精神何如？胸膈畅否？答云：皆如常。余曰：不妨，令产妇勿惊。夫胞衣不下是怕瘀血停止，若瘀血不出，胞衣必致胀大，胞衣胀大，瘀浊之气必上腾而为气喘神昏，最为可畏，若胞衣仰盛瘀血，更为可畏，即令惯熟稳婆，以手扶衣仰盛喜血，更为可畏，即令惯熟稳婆，以手探入产户将胞衣攀开一角，使瘀血随流，胞衣亦下。此人瘀血未止，胞衣不致胀大，精神如常，胸膈畅达，是正气尚能主持，敢许安然。盖因生产用力，数日气虚，不能推送也。稳婆云门路紧闭，纯是胡说，不可信也。但宜补气，气足自能推逐瘀血，瘀血既出，胞衣必致缩小，总宜安心服药，切勿惊恐。惊则神气耗散，阴邪必乘虚上侵而气喘，定致坏事。与六气煎加附片，服至第六日，胞衣缩小而出，诸症皆愈，而产妇亦安宁无恙。

六气煎：

黄芪、肉桂、人参、白术、当归、甘草。（《瞻山医案》）

巢渭芳医案

○产后胞衣不下，恶露不清，面色㿠白，身热入夜尤甚。其翁并其生父皆医生，无法为辞，乃转友商请

余诊。其脉弦涩，神昏闷乱，阴液两伤。急与牛膝、瞿麦、木通、当归、红花、桂心、冬葵子、桃仁、丹参，另加黑豆（煎汁）四两、童便三杯、菜油二两，冲入。覆碗未三小时，即下瘀，胞亦随出。此乃和血行瘀药效。越五日，见其生父陈某曰：颇能起居矣，惟稍有寒热，谅无妨。余曰："速调营养肝，不然旬日后热不退，即成脱证耳。"不信，果半月后闻厥热动风而殃，惜哉。（《巢渭芳医话》）

其他医案

一家人妇，胞衣不下，胸腹胀痛，手不可近。脉滞沉涩。此瘀血入胞，胞满为患。用温酒下失笑散一剂，恶露、胞衣并下而安。

一产妇，胞衣不下，腹无痛胀，手按之满腹和软。脉亦软弱微涩。此气虚不能推送其胞也。用保生无忧散，一剂而下，恶露亦下而安。

一妇，产后面赤口干，五心烦热，其血败瘀入胞，故胞衣不下。脉数滞涩。但去其败血，则胞衣自下。遂用黑豆炒透二合，并烧红铁秤锤一枚，同豆淬酒，冲热童便一杯，调下益母丹二丸，胞衣从血而出，诸症悉平。（徐灵胎《女科医案》）

妇人儿已生地，而胞衣尚留于腹，三日不下，心烦意躁，时欲晕去，人以为胞胎之蒂未断也，谁知血少干枯，粘连于腹乎！世见胞衣不下，心怀疑惧，恐其上冲于心，有死亡之兆。然胎衣何能冲于心也，但胞衣未下，则瘀血未免难行，有血晕之虞耳。治法，仍大补气血，使生血以送胎衣，则胎衣自然润滑，生气以助生血，则血生迅速，尤易推堕也。方用送胎汤。

当归二两，川芎五钱，乳香末一钱，益母草一两，没药末一钱，麝香半分，荆芥三钱。

水煎调服。立下。

此方以当归、川芎补其气血，以荆芥引气血归经，用益母草、乳香等药逐瘀下胎，新血既长，旧血难存，

气旺上升，瘀浊自然迅降，无留滞之苦也。盖胞衣留腹，有回顾其母胎之心，往往有六七日不下，胞衣竟不腐烂，正以其有生气也，可见胎衣在腹，不能杀人，补之自降也。或谓胞衣既有生气，补气补血，则胞衣宜益坚牢，何补之反降？不知子未下，补则益于子，子已下，补则益于母，益子而胞衣之气连，益母而胞衣之气脱，实有不同。故此补气补血，乃补各经之气血，以推送之，非补胞衣之气血，是以补气补血，而胎衣反降也。

此证用加味佛手散殊效。当归二两，川芎一两，益母草五钱，乳香末一钱，败龟板一具。水煎服。一剂即下也。

妇人子生五六日，胞衣留于腹中，百计治之，竟不肯下，然又绝无烦躁昏晕之状，人以为瘀血之粘连也，谁知气虚不能推送乎！夫瘀血在腹，断无不作祟之理，有则必然发晕，今安然无恙，是血已净矣。血净宜清气升而浊气降，今胞胎不下，是清气下陷难升，遂至浊气上浮难降。然浊气上升，必有烦躁之病，今反安然者，是清浊之气，两不能升。然则补其气，不无浊气之上升乎？不知清升而浊降者，一定之理也。苟能于补气之中，仍分其清浊之气，则升清正所以降浊矣。方用补中益气汤。

人参三钱，黄芪一两，当归五钱，升麻三分，柴胡三分，陈皮二分，甘草一分，白术五钱，加萝卜子五分。

水煎服。一剂胎衣自下。

夫补中益气汤，补气之药，即提气之药也，并非推送之剂，何能下胎衣如此之速？不知浊气之下陷者，由于清气之不升也。提其气则清气升而浊气自降，腹中所存之物，无不尽降，正不必又去推送之也。况方中又加萝卜子数分，能分理清浊，不致两相扞格。此奏功之所以神耳。

此证用加味补血汤亦神效。黄芪二两，当归一两，升麻五分，益母草三钱。水煎服。一剂即下。（《临证医案伤寒辨证录》）

薛立斋治一产妇胞衣不下，胸腹胀痛。手不敢近，用滚酒下失笑散一剂，恶露胞衣并下。

一产妇胞衣不下，腹作痛，手按痛稍减，此气虚而不能送出户也。用无忧散而下。前症常询诸稳婆，云：宜服益母草丸，或就以产妇头发入口作呕，胎衣自出，其胎衣不下者必死，授与前法甚效。

吕东藏治陈氏妇半产，胎衣不下，连服行血催衣之药四剂，点血不行，胸痛瞀乱。吕视之曰："此脾失职也。先与黄芪一两、当归一两，下咽而瞀乱顿减。"时有以《准绳女科》中恶露不下，及胞衣不下方书一本进者，上注某方经验、某方试效以示，曰："中有可用否？"曰："一无可用。"遂用大剂人参、白术、白芍、黄芪、归身、茯苓、甘草等药。一服而恶露渐至，皆惊叹曰："古方数十，无一可用，《准绳》一书，真可废也。"吕曰："恶是何言也？王损庵医之海岱也，读书者自不察耳。若唯以恶阻（恶阻二字，岂可用耶。）及胞衣不下条中，求合吾方，宜其缪也。试以血崩及下血条中求之，吾方可见矣。"盖此病本气血太亏，而致半产，脾失统血之职，水湮土崩，冲决将至，故生瞀乱，不为之修筑，而反加穿凿，是愈虚也。吾正忧血之下不止，其不合又何怪焉？曰："今从子法可得免乎？"曰："不能也。穿凿过当，所决之水，已离故道，狂澜壅积，势无所归，故必崩。急服吾药，第可固其堤，使不致荡没耳。"至第三日诊尺内动甚，曰："今夜子时以前，必崩矣。"因留方戒之曰："血至即服。"至黄昏果发，如言得无恙。方即补中益气加参、芪各二两也，次用调补脾肾之药而愈。（胞衣二字，却不重醒。）

俞东扶曰："恶露不下，用参、术、归、附等药而下者，生平经行颇多，然必脉象细软，口不燥渴，内不烦热，方为合治。此案不言脉象，但曰：脾失其职，谅此妇平昔怯弱，以致胎坠，且连服行血催衣药四帖，宁不反其道以治之耶。

薛立斋治一妇人，产后面赤，五心烦热，败血入胞，胞衣不下，有冷汗。思但去其败血，其衣自下。遂用黑豆二合炒透，然后烧红铁秤锤同豆淬酒，将豆淋酒化下益母二丸，胞衣从血而出，余症尽平。

陈良甫云：有人亲戚妇人，产后胞衣不下，血胀迷闷，不记人事。告之曰：死矣。仆曰：某收得赵大观文局中真花蕊石散在笥中。漫以一帖赠之，以童便灌之，药下即苏，胞衣与恶物旋即随下，遂无恙。《良方》

魏玉横曰：施介繁室年三十余，忽有孕，又孪生，产后颇健，能食鸡啖饭。数日来渐发热胀满，诊之脉，浮按滑疾，沉按结涩，询至恶露，已一日不行，谓为瘀也，宜通之乃可。与生地、牛膝、益母、红花、桃仁泥、当归尾、丹参、瓦楞子，畏不敢服。延专科曰：此年过壮而初产育，气血俱伤，属虚也。与焦术、炮姜、归、芍、茯神、枣仁等一剂，热益甚，再剂，遂谵语。更一专科其说同，其药仿。又二剂，日夜不眠，昏狂不省人事，时忽高声歌唱，与伤寒阳明失下无异。再延诊，曰：产数日，恶露即停，虽执途人而语之，亦必知为瘀滞，若欲其生，亟进前方可耳。不得已乃服。黄昏进药，至夜分恶露始行，黎明复下一物，已焦黑，乃胞衣也。盖产时稳婆只收其一，谓二人同胞，不知其一犹在腹也。遂贻患乃尔。胞衣去，恶血行，其病如失，然予初亦不知其为胞未下也。医诚难哉。（雄按：孪生之胞有分有合，稳婆须有识见，庶不贻误。）（《续名医类案》）

胞宫内痈

韩百灵医案

○李某，女，年三十许。

初诊：1965年夏。

主诉：经省、市各大医院确诊为"急性盆腔炎"。

据患者自述：产后五六日恶露涩少，继而点滴水下，小腹硬痛，手不可近，按之有鸡卵大包块，发高热达39℃以上，曾注射各种抗生素和内服解毒化瘀药，但体温持续不降，小腹疼痛加剧，包块日以益大，又服活血化瘀中药效剂，亦无效果，故转院医治。

诊查：望其面色深红，唇舌紫暗而干，苔黄燥；听其语言壮力，呼吸气促；问其现状，称心烦不宁，食入即吐，口苦饮冷，大便不通，小便如茶，身有寒热，小腹刺痛，阴道不断流出污浊之血，恶臭难闻；按其小腹有硬块如儿头大，稍按即痛不可忍；切其脉象弦滑而数。体温40℃。

辨证：据脉症分析，时值炎热季节，产时亡血耗气，子门大开，邪毒乘虚而入，而致恶血当下不下，蓄积胞内，毒血相搏，蕴结日久，遂成"胞宫内痈"，故诸症若斯。

治法：当即予以清热解毒化瘀之方。

方药：

双花25克，连翘15克，大黄5克，丹皮15克，桃仁15克，公英20克，地丁20克，生石膏20克，三棱10克，莪术10克，甲珠15克，黄柏10克，乳香15克，没药15克。水煎服，2剂。

二诊：服药后1日内腹痛加剧，阴道流出大量恶臭脓血，便下燥屎数枚，小溲浑赤，体温降至37℃，口干不甚渴，饮食稍进。诊其脉象弦滑稍数。知其胞内余脓未尽，败血未除，仍以前方减生石膏，加姜黄15克以行恶血。

三诊：随服药2剂后，阴道流出黑紫血条血块，小腹疼满减轻，二便已通，体温正常，惟神疲乏力，脉弦细而缓。此邪去正衰、气血不足之征，又拟益气养血之方以善后。

方药：

人参10克，当归15克，白芍15克，生地15克，怀牛膝15克，麦冬15克，龟板20克，山萸肉15克。又连服药4剂，前后调治1周，痊愈出院。（《中医当代妇科八大家》）

下 乳

陆正斋医案

○ 产后乳汁不行。

催乳：

当归9克，白芷5克，炙黄芪15克，通草4.5克，王不留行9克，猪蹄1只。（《陆正斋医疗经验》）

叶熙春医案

○ 产后月余，气血未复，面色苍白，头昏倦怠，胃纳不佳，肌肤不润，乳汁甚少，大便溏薄，脉虚细。舌淡红，苔薄白，拟两补气血。

鹿角霜9克（包），米炒上潞参9克，清炙黄芪15克，炙当归6克，炒晒白术6克，云苓12克，丝通草1.5克，清炙甘草2.4克，煨广木香6克，留行子9克，大枣6只。

二诊：前方服后，乳汁增多，胃纳亦馨，大便正常，头晕神倦亦有好转。原法继之。

米炒上潞参9克，清炙黄芪15克，炙当归6克，炒晒白术6克，炒白芍6克，云苓12克，鹿角霜6克（包），炒紫丹参9克，清炙甘草2.4克。（《叶熙春专辑》）

施今墨医案

○ 产后三月，乳水不足，月经仍按期而至，心跳、头晕、极易发怒，饮食二便及睡眠尚属正常；六脉虚软，左关较盛。

辨证立法：《良方论》曰："心、小肠二经相为表里，上为乳汁，不为月水"。虽乳汁、月经两者不同，而由饮食精微所化则一。乳儿期间，天癸闭止，则乳汁充足，此为常理。今则月经按期而至，乳水自应不足，气不固血，血不养肝，虚则易怒，拟养血、补气、强心疏肝以治。

方药：

米党参10克，砂仁3克，醋柴胡5克，当归身10克，大熟地10克，杭白芍10克，炙黄芪12克，鹿角胶10克，

炒远志10克，甜瓜子30克，炙甘草3克。

二诊：药服八剂，心跳头晕见好，乳汁量增，月经尚未及期。不知是否再来。

原方加：阿胶10克，五味子3克。可多服数剂。

三诊：前方共服十剂，月经及期未见，乳汁仍不甚足，精神好转，希予下乳方。

方药：

甜瓜子60克，赤小豆30克，路路通12克。（《施今墨临床经验集》）

黄永泉等医案

○ 赵某，女，25岁。

患者产后14天乳汁量少，经服多种偏方催乳无效。

查体：身体瘦小，面色苍白，唇爪无华，舌淡无苔，脉细弱。

取穴：乳根、肩贞、天宗、膻中。

操作方法：患者取坐位，全身放松。针刺用平补平泻手法，先取膻中穴，直刺0.5寸，使局部有沉胀感并向四周扩散；再取乳根穴，沿皮下向乳房方向进针1寸，使针感达到整个乳房；再取肩贞穴，中等刺激，使针感向前胸放散。以上诸穴留针30分钟，在留针期间，每隔5分钟行针1次。最后用圆利针直刺天宗穴，待得气后出针，使针孔有少量血渗出，再在此穴上加拔火罐，留罐20分钟。每周治疗1次，3次为1疗程。

按上法治疗1次，即觉乳房胀满，乳汁日渐增加，充足，未进行第2次治疗而痊愈。［针灸临床杂志，1994，（4）］

梁水源等医案

○ 赵某，自诉初产，足月顺产，产后5天乳汁不足。即针乳根，针后3小时乳量明显增多，已够哺乳并有剩余。［甘肃中医学院学报，1992，（2）］

郑英斌医案

○ 李某，女，28岁，护士。

患者产后近2个月，10天前因与他人争吵，乳汁突然全无，并伴有胸闷不舒，脘胀满，嗳气。

查体：舌淡，苔薄白，脉弦。

辨证：肝郁气滞之缺乳。

治法：疏肝解郁，活络通乳。

取穴：膻中、乳根、少泽。

操作方法：患者取仰卧位，全身放松，先用两根针于膻中穴横刺，针尖指向乳头，进针1～1.5寸，乳根穴沿乳房向上斜刺，进针1～1.5寸，中强刺激，以患者感到乳房部麻木胀困为度，然后针少泽；每5分钟行针1次，留针15分钟后取出膻中、乳根穴的针，用大火罐分别在一侧乳房（以乳头为中心）、膻中及另一侧乳房上轮流拔罐，间隔约1分钟，并捻转少泽穴随即出针。

用上法治疗1次，乳汁明显增多而愈。［陕西中医，1991，（5）］

柳谷孙医案

○ 乳汁不充，乃胃气不能上蒸之故也。平时舌衄口碎，齿龈嫩肿诸病，又属心脾郁热，燔于营分，浮于经络之象。舌苔剥蚀裂痛，胃津亦伤。养之清之，须从心脾两脏一腑用意。

洋参、北沙参、川石斛、麦冬、大生地、炒丹皮、小川连（酒炒）、甘草、玉竹、归身（盐水炒）、稆豆衣、竹茹。上药煎汁，滤清，熬收，烊化阿胶，冰糖收膏。（《柳宝诒医案》）

其他医案

一妇，产后乳少，服药通之，乳房肿胀，发热作渴，而乳汁绝不能行。脉虚微数。此气血而不能行上，为乳窍壅闭不通也。与玉露散加莲房、荷梗，补而通之。又用八珍、归脾二汤，各三十余剂，而乳汁涌出不匮，乳肿亦即霍然矣。（徐灵胎《女科医案》）

妇人产后数日，绝无点滴之乳，人以为乳管之闭也，谁知气血之涸乎！夫无血不能生乳，而无气亦不能生乳。乳者，气血所化也，然二者之中，血之化乳，又不若气之化乳为速。新产之后，血已大亏，生血不遑，何能生乳，全藉气以行血而成乳也。今数日乳不下，血诚少，而气尤微。世人不知补气之妙，一味通乳，无气则血从何生？无血则乳从何化？不几向乞人而求食，问贫儿而索金耶。治法，补其气以生血，不可利其窍而通乳也。方用通乳丹。

人参一两，当归二两，麦冬五钱，黄芪一两，猪蹄二个，木通三分，桔梗三分。

水煎服。二剂而乳如泉流矣。

此方但补气血以生乳，正以乳生于气血也。

此证用化乳丹亦佳。当归、熟地、黄芪各一两，麦冬三钱，山茱萸四钱，川山甲一片，菟丝子五钱，枸杞子三钱。水煎服。连用四剂，即多乳矣。

有壮妇生产后数日，或闻丈夫之嫌，或听公姑之啐，遂至两乳胀满作痛，乳汁不通，人以为阳明之火也，谁知肝气之郁结哉！夫阳明，多气多血之府，乳汁之化，原属阳明，然而阳明属土，必得肝木之气相通，则稼穑作甘，始成乳汁，未可全责之阳明也。壮妇产后，虽亡血过多，而气实未衰。乳汁之化，全在气而不尽在血也，今产数日而两乳胀满作痛，是欲化乳而不可得，明是有郁。而肝气不扬，阳明之土气亦因之同郁，木土不相合而相郁，安得而化乳哉！治法，大疏其肝木之气，则阳明之气血自通，不必通乳而乳自通也。方用通肝生乳汤。

白芍五钱，当归五钱，麦冬五钱，通草一钱，柴胡二钱，白术五钱，甘草三分，熟地一两，远志一钱。

水煎服。一剂即通。

此方药味太重，治产妇似乎不宜，不知健妇抱郁，不妨权宜用之。若非少壮之女，虽因郁少乳，不可全用，减半治之，亦不全失。又在临证时裁酌之也。

此证用生汁汤亦佳。当归二两，川芎四钱，通草一钱，柴胡五分，麦冬四钱，白术五钱，甘草三分，熟地一两。水煎服。四剂必大通。（《临证医案伤寒辨证录》）

乳汁自出

钱伯煊医案

○ 戴某，女，29岁。

初诊：1978年7月20日。患者产后2年余，时流乳汁，久治不愈，四肢关节疼痛、麻木、畏风，本次月经7月8日，量较多，色始红后褐，舌苔黄垢边尖刺，脉细软。

治法：调补肝脾。

方药：

党参12克，茯苓12克，柴胡3克，升麻3克，桂枝6克，白芍9克，生甘草6克，秦艽9克，木瓜9克，桑枝30克，橘皮6克，旋覆花6克（包）。12剂。

二诊：1978年8月26日。溢乳减轻，四肢麻木疼痛亦减，末次月经8月10日，色量如前，白带较多，左侧下腹隐痛，寐差有梦，头晕麻木，渴不思饮，舌苔黄腻边刺，脉细软。

治法：调肝健脾，兼清下焦湿热。

方药：

党参12克，白术9克，茯苓12克，生甘草6克，生白芍9克，柴胡6克，黄芩6克，薏苡仁12克，萆薢12克，木瓜9克，贯众12克，川楝子9克，女贞子12克。12剂。

三诊：1978年10月13日。乳汁已无溢出，四肢麻痛基本消失，末次月经9月28日，色量正常，白带仍多，下腹隐痛，腰痛，舌苔黄腻，脉细软。

治法：仍宗前意。

方药：

党参12克，山药12克，茯苓12克，白芍9克，萆薢12克，柴胡6克，黄芩6克，知母9克，川楝子12克，生甘草6克，贯众12克，牛膝9克。12剂。（《中医当代妇科八大家》）

姚寓晨医案

○ 王某，妇，36岁。

患者于一年半前进行人流手术后一直闭经，并伴有持续性乳汁分泌。平时情志抑郁，时而急躁易怒，头晕心烦，视物模糊如在雾中，胃脘嘈杂，腹部疼痛，自觉"胎动"，曾服杞菊地黄丸、逍遥丸及西药，疗效欠佳，经妇科检查化验、X线检查及各种辅助检查，诊为闭经溢乳综合征。舌暗红，苔黄腻，脉细弦。

辨证：肝火内炽，心肾不济，真阴虚亏，胞脉失养。

治法：泻心火，通心气治其标；滋肾水，益阴血而治其本。

方药：

左金丸9克（包煎），大生地15克，细木通5克，竹叶心6克，紫丹参9克，琥珀末3克（研吞），柏子仁9克，淡秋石9克，焦山栀9克。5剂，水煎服，每日1剂。

二诊：诸症减轻，仍经闭溢乳，重在滋养肾水以泻心火。

方药：

炙龟板（先煎）30克，生熟地各15克，山萸肉10克，陈阿胶（烊化）12克，怀牛膝20克，柏子仁10克（包煎），卷柏10克，泽兰叶10克，交泰丸10克（包煎）。每周5剂，连服1个月。

三诊：溢乳已停，月经未行，应滋阴养血，交通心肾。

方药：

原方8倍量，并加猪脊髓150克和蜜为丸，每日2次，每次10克。

四诊：丸方服用2个月后，月经来潮，但量少，色紫红有块，腰酸腹痛，此为肾虚气滞而致，以补肾理气调冲任为法。

方药：

炙龟板30克（先煎），山萸肉12克，菟丝子12克，生熟地各12克，全当归10克，赤白芍各10克，大川芎10克，紫丹参12克，制香附10克，桑寄生12克。7剂。

五诊：经闭溢乳均愈，惟有时腰酸口干。嘱服六味地黄丸缓调，巩固疗效。妇科及各种化验、检查均正常。1年后随访，月经正常，溢乳未再复发。（《近现代二十五位中医名家妇科经验》）

方公溥医案

〇卢女案。

十一月二十七日首诊：分娩期近，乳泄无度，神疲乏力，腰部酸楚，脉象细滑，舌淡苔薄，亟宜固摄培元，以免生端。

软绵芪9克，炒当归9克，白芍药9克，淡子芩4.5克，桑寄生9克，熟地黄9克，制川芎4.5克，云茯苓9克，大冬术9克，炙甘草3克，炒厚杜仲9克，别直参4.5克（另外兑入）。

十一月二十九日复诊：乳涌较减，腰楚渐平，头痛眩晕，再进前法参以养血和肝之品。

处方同前，除别直参、杜仲、绵芪，加潞党参9克、石决明12克、嫩勾尖9克、蔓荆子9克。

三诊：乳涌已止，腰楚亦平，头痛眩晕好转，喉咙入夜哽痛，再从前意出入。

处方同前，除蔓荆子、嫩勾尖，加炙绵芪9克、京元参9克。（《方公溥医案》）

王旭高医案

〇舒某，乳房属胃，乳汁血之所化。无孩子而乳房膨胀，亦下乳汁，非血之有余，乃不循其道为月水，反随肝气上入乳房，变为乳汁，非细故矣。夫血犹水也，气犹风也，血随气行，如水得风而作波澜也。然则顺其气而使下行，如风回波转，不必参堵截之法，涩其源而止其流，此可与知者道也。

元精石、赤石脂、紫石英、牡蛎、乌药、寒水石、郁李仁、大生地、白芍、茯神、归身、焦麦芽。（《王旭高临证医案》）

其他医案

一妇，产后劳役太过，忽然乳汁涌出，昏昧吐涎。脉软急数。此血气大虚，而因劳奔迫以发厥也。灌以独参汤而神渐苏。更以十全大补汤，数剂而乳汁收，神志清，涎亦不复再吐矣。若妇人血气方盛，乳房作胀，或无儿哺，痛胀发热憎寒，用炒麦芽二三两，水煎服即消。此即断乳法。如胎前乳汁先出，谓之乳泣，生子多不育，当大补之。（徐灵胎《女科医案》）

病 乳

张隐庵治一妇，产后乳上发痈，肿胀将半月，周身如针刺，饮食不进。诊之六脉沉紧有力，左乳则肿连胸胁，用麻黄、葛根、荆芥、防风、杏仁、甘草、石膏，温服取汗，遂愈。《金匮》云：产后妇人喜中风。经云：开阖不得，寒气从之，荣气不从，逆于内理，乃生痈肿。此系风寒内壅，火热内闭，荣卫不调所致，众以凉药治热，不知开、阖之故。今毛窍一开，气机旋转，荣卫流行，而肿痛解矣。经云：食气入胃，散精于肝。病属阳明厥阴二经，是饮食不进，今经气疏通，自能食矣，孰谓疡医可不知经乎。

薛立斋治一妇人，产次子而无乳，服下乳药，但作胀。曰：人乳气血所化，今胀而无乳，是气血竭而津液亡也，当补其气血，自然有乳，乃与八珍汤，倍参、术，少加肉桂，二十余剂，乳遂生。后因劳役复竭，夫其初产有乳，再产而无，其气血只给一产耳，其衰可知。

王肯堂治一娠妇，患乳肿不散，八月用火针取脓，用十全大补汤，外敷铁箍散，不效，反加喘闷。九月产一女，溃势愈大，两乳旁烂尽。延及胸腋，脓水稠黏，出脓六七升，略无敛势。十一月乃用解毒和中平剂。外渗生肌散，龙骨、寒水石等，脓出不止，流溅所及。即肿泡溃脓，两旁紫黑，疮口十数，胸前胁下皆肿痛，不可动侧，其势可畏。此产后毒气乘虚而炽。今服黄芪解毒，归、参和血生血为臣，升麻、葛根、漏芦为足阳明本经药，连翘、防风散结疏经，蒌仁、蒡子解毒去肿，角刺引脓，白芷排脓长肌，川芎、桂、炒黄柏为引，每剂入酒一杯，送白玉霜丸，疏脓解毒，时脓水稠黏，不可遽用收涩之剂，理宜追之，乃制青霞散外糁。明日脓水顿稀，痛定秽减，始有向安之势。至正月皆生新肉，有紫肿处，俱用葱熨法，随手消散，但近胁足少阳分尚未敛，乃加柴胡一钱、青皮三分，及倍川芎，脓水将净，即用搜脓散糁之，元宵后遂痊安。凡治痈疽，须审经络部分，今所患正在足阳明之分，少侵足少阳经分。俗医不复省别，一概用药，药无向导，终归罔功，甚可叹也。（是症得生，全在脓水稠黏，其人必能食，故可治也。）

瑓案：乳病，全是肝火上逆，入胃大络不降而成，即肝木侮胃之病。近治鲍绿饮夫人，素有血虚肝病。忽一日憎寒壮热，头痛口苦，乳肿痛不堪，熨焫俱无效。予用生地、杞子、当归各五钱，麦冬、蒌仁各二钱，丹皮、赤芍各一钱五分，地丁、银花各三钱，二剂即愈。凡用此方最效者，不可枚举矣。

朱丹溪治一妇人，产后患乳痈，用香白芷、连翘、甘草、结当归、赤芍、青皮、荆芥穗各半两，贝母、花粉、桔梗各一钱，瓜蒌半个，作一帖，水煎半饥半饱服，细细呷之。有热加柴胡、黄芩，忌酒、肉、椒、料，敷药用南星、寒水石、皂角、贝母、白芷、草乌、大黄七味为膏。醋调鹅翎扫敷肿痛效。《治法》

陈良甫曰：余荆布因产前食素，得痰瘦弱，产后乳脉不行已七十日，服诸药无效，婴儿甚苦。偶有人送赤豆一斗，遂如常煮赤豆粥食之，当夜乳脉通行。因阅《本草》，赤小豆能通奶乳。漫载之。

王洪绪曰：产后两乳伸长，形势如鸡肠，重过小腹，痛难刻忍，此名乳悬。急用芎、归各一斤，内取各四两，水煎时服，以所余斤半，于产妇面前放一棹，下放火炉，将芎、归入炉慢烧，令妇伏于棹上，口鼻及乳皆吸烟气，便可缩上。如未愈，取蓖麻子一粒，冰水磨涂，一缩即洗去。但用此药恐异日再产，必复发不救，故膏药不可以蓖麻煎入。倘贴孕婢下身疮疖，即致小产，再贴即致命。巴豆、蓖麻之害如此，不可轻用也。（何廉访郡伯云：此证以女人臭裹脚布扎缚，即收上。曾用有效，亦古方也。）（《续名医类案》）

乳　痛

张聿青医案

○某，乳房痛胀稍减的是厥气火郁于胃络。

胡黄连三分，吴萸二分（拌炒），白芍一钱五分，郁金一钱五分，金铃子一钱五分，丹皮二钱，香附二钱，山栀（姜汁炒）三钱，降香一钱五分，柴胡（醋炒）四分，川芎一钱。

○施某，乳房痛胀，咽燥恶心，舌光无苔。此肝气郁于胃络，而阴气暗耗也。

制半夏一钱五分，白蒺藜三钱，胡黄连三耳。脉弦而数，亦属木旺之征，病绪繁多，而图治必从要处着手。《内经》谓气有余便是火。宜从肝胃两和，能使气机宣通，郁热自退三舍也。

○张某，肝木纵横不平，胸脘牵及乳房，胀痛难忍。病在肝胃，再为疏通。

金铃子、延胡索、薤白头、沉香片、上湘军、香附、枳壳、青皮、郁金、皂荚子（去弦，蜜炙打）。（《张聿青医案》）

其他医案

孙文垣治程玉吾内人，妊已七月，乳忽红肿而痛，洒淅恶寒发热，将成内吹。以大瓜蒌四钱为君，当归尾二钱为臣，甘草节、蒲公英、贝母、连翘各一钱二分为佐，青皮、柴胡各八分，橘叶五片为使，二剂而瘥。此方治验不可胜数。妇女怒郁肝经为多，瓜蒌、甘草为缓肝之剂，贝母开郁，连翘、蒲公英解毒，柴胡、青皮调气，橘叶引经，当归活血，血活气调，毒解热散，而肿痛消释也。若将成脓，可加白芷。一《医学纲目》治妇人吹乳皂角散，歌曰：妇人吹乳治如何，皂角烧灰蛤粉和，热酒一杯调一字，顷间揉散笑呵呵。（《续名医类案》）

恶　露

唐仲超医案

○吴某，女，27岁。1978年12月15日诊。

带环流产43天，出血不绝，腹痛腰酸，曾2次刮宫，舌苔薄，脉弦。反复刮宫，冲任重受创伤，阴络伤则血内溢，慎防崩中。先拟和血止痛为治：熟地炭、阿胶珠各12克，川断炭、淮牛膝炭、延胡炭、香附炭、当归炭、陈棕炭各9克，炒白芍6克，台乌药、橘皮各5克，荆芥炭4克。

因腹痛恐有留瘀，故拟方如此，服后不应，知腹痛实因于虚，乃改用益气和营涩血：党参、桑寄生、炙乌贼骨、煅牡蛎各20克，当归炭、香附炭、川断炭、莲房炭、陈棕炭各9克，炒白芍、侧柏炭各6克，血余炭5克。服8剂愈。（《现代名中医妇科绝技》）

裘笑梅医案

○邬某，36岁，1978年5月29日人工流产后，阴道出血淋漓不止，于7月15日行诊刮术。刮出物病理检查为"血块及少许内膜组织"。因出血仍不止，于8月7日出院。8月9日开始阴道又反复不规则出血，量或多或少。诉16日从阴道排出2厘米×1.5厘米×4厘米内膜组织，病理检查为"退变的绒毛组织"。以西医治疗出血仍不止，故于11月1日转我院中医妇科。人工流产后阴道不规则出血五月余，腰酸如折，经行量少，脉弦细，苔薄白干燥，质偏绛带紫。西医诊断为"人流后绒毛残留"。

辨证：瘀血内积胞宫。

治法：祛瘀生新为主，佐以清热解毒。

方药：

炒五灵脂4.5克，黄芩9克，炒川芎4.5克，益母草15克，炒黑蒲黄12克，大黄4.5克，赤芍9克，香附炭9克，忍冬藤15克，炒当归6克，贯众9克，续断炭9克，狗脊炭9克，牡丹皮9克。5剂。

二诊（1978年11月4日）：药后经量增多，现已净，腰酸减轻。脉细，苔薄白。治用清热补肾。

方药：

贯众炭12克，黄柏炭4.5克，狗脊9克，黄芩炭9克，蒲黄炭9克，炙椿皮9克，忍冬藤15克，续断炭9克，参三七末2.4克（吞），石榴皮12克。3剂。

三诊（1978年11月8日）：迭投祛瘀生新、清热补肾之剂，阴道出血未作，近带下黏稠，左侧少腹不适，腰脊酸楚。治用清热补肾。

方药：

蛇舌草9克，忍冬藤12克，狗脊炭15克，椿木根30克，蜀红藤15克，桑寄生9克，半枝莲15克，石榴皮12克。5剂。

四诊（1978年11月27日）：昨日经转，量较多，腰酸肢楚，头晕心悸。治用养阴补肾。

方药：

续断炭15克，桑寄生9克，香附炭4.5克，狗脊炭15克，当归炭4.5克，煅龙牡各30克，炒党参9克，川芎2.4克，天冬9克，麦冬9克，炒绿萼梅4.5克，炒白芍9克。3剂。

五诊（1978年11月29日）：人工流产后阴道不规则出血五月余，服中药而净，现少腹尚感隐痛，舌红，苔薄白，治用清养，以资巩固。

方药：

生熟地各24克，忍冬藤12克，煨狗脊9克，青皮4.5克。5剂。（《近现代二十五位中医名家妇科经验》）

姚寓晨医案

○周某，24岁，1989年6月10日初诊。

患者产后40天恶露淋漓不断，西医拟诊：子宫复旧不全，投宫缩剂及抗炎止血药不瘥。倾阴道下血色紫红夹小块，量不多，小腹隐痛，精神萎顿，头昏腰楚，舌质衬紫，苔薄白，脉见细涩。

辨证：气血两亏，瘀热阻胞。

治法：益气清营，化瘀止血。

方药:

炙黄芪30克,潞党参15克,焦白术12克,炒黄芩10克,生熟地各12克,重楼30克,煅花蕊石12克,三七末5克(另包分吞),炒川断12克。

服药6剂,恶露得净。转拟健脾益肾,调补奇经。(《现代名中医妇科绝技》)

其他医案

一妇,产后恶露不通,服峻厉之药,恶露虽下,久而昏愦,以手护其腹。薛诊之,脉细而涩。曰:此心脾素虚,反伤血气,而肌肤疼痛也。以人参理中汤加当归、肉桂,数剂而安。

一妇,产后月余,恶露不绝,面黄食少,体倦神疲。薛诊之,脉大而涩。曰:此因劳得之,脾气太虚,不能摄血归经也。遂以补中益气、归脾二汤,俱加白芍、炮姜,数剂而血止。再加地黄,服一月而诸痉安矣。(徐灵胎《女科医案》)

产后恶露过多不止,用伏龙肝二两,煎汤澄清,烊入阿胶一两,服之。如不应加人参。方出沈尧封《女科辑要》。(《续名医类案》)

类　风

薛立斋治一产妇患虚极生风,或用诸补剂,四肢逆冷,自汗,泄泻,肠鸣腹痛。薛以阳气虚寒,用六君子,姜、附各加至五钱,不应。以参、附各一两始应。良久不应,仍肠鸣腹痛。后灸关元百余壮,及服十全大补汤,方效。

一产妇患中风,盗汗自泄,发热晡热,面色黄白,四肢畏冷,此气血俱虚。用八珍汤不应,更用十全大补、加味归脾二汤始应。后因劳怒,发厥昏愦,左目牵紧,两唇抽动,小便自遗。薛谓肝火炽盛,用十全大补加钩藤、山栀而安,再用十全大补汤、辰砂远志丸而愈。

一妇人产后睡久及醒,则昏昏如醉,不省人事,用荆芥穗微焙,为末,每服三钱,豆淋酒调服,或童便服。此华陀愈风散也,又名举卿古拜散。医用此及交解散,(当归、荆芥穗等分,每服三钱,水酒煎)云:服后当睡,必以左手搔头,用之果然。此病多因怒极伤肝,或怒气内郁,或坐草受风而成,急宜服此,便可立待。《本草纲目》

王肯堂治一妇产后七日,为将息失宜,腠理不密,偶因风寒所侵,身热头痛,两眼反视,手足(瘛)疭,名曰蓐风。用前方其疾即愈。古人珍此秘方,隐括其名,曰举卿古拜散。盖用韵之切语,举卿为荆,古拜为芥。曾公谈录谓之再生丹,亦神之也。《医说》

薛氏谓前症如此,用不应者,急用大补气血为主。

吴茭山治一妇产后因虚,牙关紧急,半身不遂,失音以续命汤煮饮,数服而安。《医宗粹言》

薛立斋治一产妇中风,不省人事,言语妄甚,恶风寒,喜热饮,形气倦怠,脉虚浮无力。薛谓气血虚寒,用十全大补汤,二十余剂不应。又十余剂稍缓。乃渐加附子至一钱,服数剂,诸症减一二。又二十余剂,十退三四。乃去附子五分,数剂,诸症顿退而安。后又发,仍用前药加附子三五分而愈。

一产妇不语,用七珍散而愈,后复不语,内热晡热,肢体倦怠,饮食不进,用加味归脾汤为主,佐以七珍散而愈。后因怒不语,口噤,腰背反张,手足发搐,或小便见血,面色或青或黄,或时兼赤白。面青,肝之本色也。黄者,脾气虚也。赤者,心血虚也。用八珍汤加钩藤、茯苓、远志渐愈,又用加味归脾汤而痊。

一产妇状如脚气,发热瞀闷,搐制惊悸,或用独活寄生汤而痊。后复作,服之其汗如水,更加口噤吐痰,乃用十全大补汤,培养血气渐愈,后饮食日少,肌体日瘦,吐痰如涌。此命门火衰,脾土虚寒,用八味丸加归脾汤,诸症渐退,肌肉渐生。

萧万如治陈昌之内,首胎恃壮,当风燥体,即病发热如燎,口眼㖞斜,喘呕有沫,面目青黄,心腹膨胀,扬手舞足,脉见弦数不鼓。曰:此肝虚自招风也,非表病也。急以姜、附丸灌下，仍用当归四逆汤，加入汤茱萸两剂，诸症如失。

来天培治马氏妇，二十余岁，产后九日，患腹痛，筋挛抽掣不可忍，恶露不绝，脉沉细而紧，视其面色青黄不泽，此肝血少而兼寒也。与归芍六君，加炮姜一剂，腹痛虽未止，而筋挛稍缓，另延专科，以广、半、钩藤、木香、威灵仙等，腹痛益甚，且血崩不止，更加发热神昏，再求治。以芪、术、归、地、山药、苓、草、艾叶、阿胶、姜、附。芪、术、地，俱至两外，一剂，而腹痛抽掣止，再剂，而崩亦痊，用归脾调理而愈。（《续名医类案》）

血　晕

一家人妇，产后小腹作痛，忽牙关紧急，不省人事。脉滞沉涩。此瘀血冲心。灌以失笑散，良久而苏。又用四物汤换赤芍，加琥珀、炮姜而愈。

一新昌徐氏妇，病，产后暴死，但胸前微热。奉化陆严诊之，脉象沉涩。曰：此血不行，而闷绝也，于理尚可救治。令以红花数十斤，大锅煮之，候汤沸，以长桶盛之，将病者寝其上，汤气微复热之，有顷，妇人指动，半日遂苏。（徐灵胎《女科医案》）

妇人，甫产后，忽眼目昏晕，恶心欲吐，额上鼻尖有微汗，鼻出冷气，神魂外越，人以为恶血冲心之患也，谁知气虚欲脱而血晕乎！盖新产之后，血已尽倾，血舍空虚，止存微气。倘其人阳气素虚，则气怯原不能生血，及胎破而心血随胎而堕，则心无所养。所望者，气以固之也，今气又虚脱，心君无护，所剩残血，非正血，不可归经，内庭变乱，反成血晕之症矣。治法，必须大补气血，不宜单治血晕也。补血以生新血，活血以逐旧血也。然血乃有形之物，难以速生，气乃无形之物，易于迅长，补气以生血，不更易于补血以生血乎！方用解晕汤。

荆芥三钱，人参一两，当归一两，炮姜一钱，黄芪一两。

水煎服。一剂晕止，二剂心定，三剂气旺，四剂血生，不再晕也。

此方实解血晕之圣方，凡产后能服此方，断无退母之症。或人参力不能用，减去大半，或少用一二钱，余如分两，多服数剂，无不奏功也。

此证用参归荆芥汤亦效甚。人参一两，荆芥三钱，当归一两。水煎服。

妇人子方下地，即昏晕不已，此气血双脱也。本在不救，我受岐天师密传，以救万世产亡之妇。当急用缝衣针刺其眉心之穴，得血出即出语矣，然后以独参汤（人参一两），急煎灌之，无不生者。倘贫家之妇，无力买参，用当归补血汤（黄芪二两、当归一两），煎汤一碗，灌之亦生。万不可于二方之中径加附子，盖附子无经不达，反引气血之药走而不守，不能专注于胞胎，不若人参、归、芪直救其气血之绝，聚而不散也。盖产妇昏晕，全是血舍空虚，无血养心，以致血晕。舌为心之苗，心既无主，舌又安能出声？眉心者，上通于脑，而下通舌系，则连于心，刺眉心则脑与舌俱通，心中清气上升，则瘀血自然下降。然后以参、芪、当归补之，则气血接续，何能死亡乎！虽单用参、芪、当归亦能生者，然终是刺眉心则万无一失。瘀血冲心，所以昏晕不语，解其瘀血之冲，真所谓扼要争奇也。世人但知灸眉之法，谁知刺胜于灸乎。盖灸缓而刺急，缓则难以救绝，急则易于回生耳。

此证亦可用参附益母汤治之。人参一两，附子一钱，益母草二钱。

水煎。遇此等症，急用一人抱住产母，头顶心解开，以艾火急灸之，必然出声。然后以参附益母汤救之，多有生者。

妇人有产后三日，发热，恶露不行，败血攻心，狂言呼叫，甚欲奔走，拿捉不定，人以为邪热之在胃也，谁知血虚而心无以养乎！产后之血，尽随胎胞外越，则血室空虚，五脏皆无血养。当是之时，止心中之血，尚存些微，以护心也，而各脏腑，皆欲取给于心。心包为心君之相，拦绝各脏腑之气，不许入心，故心安神定，是护心者，全藉心包也。然心包亦虚，倘不能障心，各脏腑之气，遂直入心中，以分取心血。而心包情极，既不能顾心，又不能御众，于是大声疾呼，本欲召脏腑以救心，而迹反近于狂悖，有无可如何之象，故病似热而非实热也。治法，大补其心中之血，使各脏腑分取之以自养，不必再求于心君，则心安而心包亦安。方用安心汤。

干荷叶一片，生地黄五钱，丹皮五钱，当归二两，川芎一两，生蒲黄二钱。

水煎调服。一剂即定，而恶露亦下矣。

此方用归芎以补血，何又用生地、丹皮之凉血，似非产后所宜。不知恶血奔心，未免因虚热而相犯，吾于补中凉之，则凉不为害。况益之干荷叶，则七窍相通，能引邪外出，不内害于心，转生蒲黄，以分解恶露也。但此方止可暂用一剂以定狂，不可多用数剂以取胜，不可不慎也。

此证用参归荆枣益母汤亦效。人参、当归、炒枣仁各一两，荆芥、益母草各三钱。水煎服。（《临证医案伤寒辨证录》）

张子和治一妇，产后第六日血迷。用凉膈散二两、四物汤三两、朴硝一两，都作一服，大下紫黑水，其人至今肥健。（即末句推之，则其人素常肥健可知，故可用如此药。）

柴屿青治侍御李符千大令媳半产，大汗发晕，昏不知人。（即血迷也。）他医立方，俱不敢服。符千乃徒步邀视。先令其以韭叶斤许捣烂，用好醋炒之，乘热熏鼻少苏，用清魂散，加童便、黄酒服之，调理旬日而安。

薛立斋治一妇，因产后饮酒，恶露甚多，患血晕，口出酒气，此血得酒热而妄行，虚而作晕也。以佛手散加煨干葛二钱，一剂而瘥。酒性剽悍，入月及产后不宜饮，恐致前症。产室人众气热喧嚷，亦致此证。（雄按：此证宜清血导下，芎归宜慎。葛根虽解酒，亦嫌升散，一剂而瘥，殊难尽信。）

梅师治产后余血不尽，上冲心，胸闷腹痛，以藕汁二升饮之愈。

薛立斋治一产妇，患恶露上攻，昏愦口噤，冷汗不止，手足厥逆，用六君子加附子一钱，以回其阳，二剂顿苏。又以十全大补汤，养其气血而安。

一产妇患前症，手不敢近腹，用失笑散一服，下瘀血而愈。次日腹痛不利，用十全大补而安。

一产妇患前症，用大黄等药，其血虽下，复患头痛发热恶寒，次日昏愦，自以两手坚护其腹，不得诊脉，视其面色青白，此脾虚寒而痛也。用六君子加姜、桂而痛止，又用八珍加姜、桂，调理而安。

王执中曰：产后血晕，寒热往来，或血抢心，恶疾也。予阅《食物本草》，见有用鹿角烧为末，酒调服，日夜数服验者。偶家有妇人患此，令服此神效。因教他人妇服皆验。但以产后未可饮酒，以童子小便调服耳。最忌服利药。《资生经》

沈尧封曰：产后去血过多，眩晕昏冒者，宜重用阿胶水化，略加童便服之。血去不多者，夺命散。没药去油二钱、血竭一钱，共研末，分两服，糖酒调下一钱。某姓妇产后发晕，两日不醒，产后恶露甚少。晕时恶露已断，其夫向邻家讨琥珀散一服，约重二钱许，酒调灌下即醒。其药之色与香俱似没药，大约即是此方也。

吕姓妇分娩次日，患血晕，略醒一刻，又目闭头倾，一日数十发，其恶露产时不少，今亦不断，脉大左关弦硬。用酒化阿胶一两，冲童便服。是夜晕少减，而头汗少出，腹痛有形，寒战如疟。战已发热更甚，投没药血竭夺命散，二钱，酒调服。寒热腹痛，发晕顿除，惟通身汗出，此气血已通，而现虚象也。用黄芪五钱，炒归身二钱，甘草一钱，炒枣仁三钱，炒小麦五钱，大枣三个。煎服，汗止而安。

雄按：恶露虽少，而胸腹无苦者，不可乱投破瘀之药。今秋周鹤亭室新产眩晕，自汗懒言，目不能开，脉虚弦浮大，询其恶露虽无，而脘腹无患。投以牡蛎、石英、鳖甲、琥珀、丹参、甘草、红枣、小麦之剂，覆杯即减，数日霍然。此盖血虚有素，即娩则荣阴下夺，阳气不潜，设泥新产瘀冲之常例，而不细参脉证，则杀人之事矣。（《续名医类案》）

血 虚

杨乘六治许氏妇产后动怒，寒热往来，胁痛口苦，（肝火病，其状如疟。盖胆为肝腑，肝病则胆亦病矣。）渐次发热晡热。医云风证，混加表散，腹左忽增一块，扁大如掌，日夜作痛。或疑寒凝食滞，或疑瘀蓄，或疑痞积，杂治之，病益甚。食减肌瘦，脉之右关弦洪，左关弦数，面色黑瘦，舌色淡黄而干。症乃怒气伤肝经、血少而燥痛也。盖肝居胃左，本藏血者也。血足则其叶软而下垂，血亏则其叶硬而横举，内与胃相磨，外与肌相逼，能不隐而痛乎？凡性燥多怒者，往往患此，而妇女尤多。庸妄不知，误用香燥削克之剂，枉杀者不知凡几，良可叹也。以滋水清肝饮四剂，块消痛止，继用归脾汤去木香，加白芍，遂投人参当归散，加好桂一钱，次日口润生津，调理半月而痊。

陆祖愚治聂巡司子妇，产后百余日，大肠燥结，虚火上冲，便血肠鸣，腹满短气，内外皆热，半月不能进饮食，或与养血清火愈甚。诊得两脉浮洪而数，按之无神，脾肾两脉更觉空虚，乃产后元气耗散、真阴不足，而非实热也。用八味丸，清晨淡盐汤，送下三钱，用四君加归、芍、麦冬、知母、莲肉作煎剂，数服诸症少缓，后以补中益气加白芍、麦冬，一月瘳。

马元仪治陆氏妇，产未一月，因志居微触，便血三日，遂彻夜不寐，此新产去血过多，虚而益虚也。凡有所触，必伤其肝，肝伤而血溢，则气亦不守矣，气虚血弱，心神无养，故目为之不瞑。又与归脾大剂，用参至一两，加鹿茸三钱，两月而愈。（论是而方未尽协。）

魏玉横曰：许竹溪室人，产后数日，发热自汗，面赤头痛，恶食不眠，恶露虽极少而淡，腹时胀痛，脉则洪大面数。曰：此血虚也，腹胀面赤，其势欲崩，宜峻补。或问故，曰：面赤者，阳上越也；腹胀者，阴下陷也。阳上飞则阴下走，热所必然。以熟地一两，杞子、枣仁各五钱，一剂，次日小腹之右，忽有一块，如盘且硬，按之痛甚，于是疑为瘀而误补，欲更张。幸病人素服予药，姑再延诊。曰：其块骤起，即大如盘，虽瘀滞亦无丹皮、山栀，间服十余剂而痊。（必用归脾收场，吾知其守而未化也。）

许氏妇产后发热，或时作寒，头痛体倦，医与疏邪降火，烦渴不食。杨诊之，其脉浮取似数，重按则芤，左手尤甚，唇舌皆白，面无血色，用十全大补汤加炮姜。或曰：如此大热，而用姜、桂何也？曰：阳在外，为阴之卫，阴在内，为阳之守，两相依附者也。今产后阴血大亏，虚阳无附，浮散于外而为热，非引浮散之阳，归于柔阴，其热不退。（却不尽然。）故用温补血气之剂，欲其补以收之也。又曰：姜、桂味辛而散，何云补以收之耶？曰：桂逢阳药，固能汗散，若逢血药，即为温行。姜之为用，生则开肌发汗，熟则温中散寒，至炮黑则入血，且能引气药以入血分而生新血。故以大补为主，以之为佐使，阴得阳生，则热自除耳，四剂，果热退身凉，十余剂，诸症悉愈。

凡产后证多属阴虚血少，第以二地、二冬、杞子，一切养营之剂，无不立愈。若气血兼补，杂以姜、附刚剂，非耽延时日，即贻病者后患，临症者宜审之。（雄按：魏氏独擅此长，至论产后，却是最为贴切。）

柴屿青治钱屿沙官侍御，时其夫人产后三日，恶露甚少，面白唇燥，口干身热。（与前案唇舌皆白，面无血色同。）拟用参，屿沙以产后不宜用补为疑。柴曰：要有外感，自别有治法，今症属不足，舍此必致贻患。不可用参之说，此不知医者及女流之说也。如是之甚也，此正肝脾失血，燥而怒张，得补犹然，否则厥而崩矣。今脉大渐敛，面赤渐退，非药之误，乃药之轻也。令前方加倍，再入炒白芍五钱、炙甘草一钱，一服块渐平，再服块如失，前方减半数剂，诸症痊安。此证若作瘀治，断无幸矣。（《续名医类案》）

蓐 劳

张仲华医案

○ 朱右，产后逾年，卧床未起，胃纳虽可，脉细如丝，声音笑貌，宛若无病之人，神志魂魄，频频不附于体。经水五日大冲，八日小至，循环不净。气随呵欠则上越于巅顶，随下泄则陷于下窍。自谓斯际，一如魂飞天外矣。向投补剂，等之不服，迄月，加至大剂膏滋，日服全料，仅能暂留飞越之态。证乃八脉俱损，关闸尽撤，药已疲玩，蓐劳难挽。考《内经》云：上下俱病治其中。譬之马谡之失街亭，误在不守当道耳。勉拟纯一立中，为设关隘，俟有险阻可守，再商他法。药虽一味，四意寓焉。

炙黑甘草四两，煎汤均三服，昼夜匀进。

复诊：三进守中、和中、止血、解毒之法，其力固胜于杂药。神志较安，经水亦止，虽有呵欠下泄，不至魂飞魄散，中流似有砥柱，真气似有收摄。然险要暂守，关隘未固，尚宜重兵防御。拟立中、守中、和中继之。

台人参一两，真于术三钱，炙甘草四两，生白芍三钱，煎汤均三服，昼夜匀进。

寿南按：以四君守中去茯苓淡渗，加生芍敛阴，仍以炙草为君，药向效边求也。（《吴中珍本医籍四种·张氏治病记效》）

其他医案

汪石山治一妇人，产未满月，因暴怒血流如水，三日方止，随又劳苦，四肢无力，日晡潮热，睡中扦出口干，五心如炙。诸医皆用柴苓薄荷之类，其热愈炽。其脉弦大无力。此蓐劳也。以四物汤料一两，入胡黄连、秦艽、青蒿各半钱，煎数服，热退身凉。后以胡黄连八珍汤料，丸服而痊愈。（徐灵胎《女科医案》）

肉线出

○ 一妇产后水道中下肉线一条，长三四尺，动之则痛欲绝。先服失笑散数帖，次以带皮姜三斤研烂，入清油二斤，煎油干为度，用绢兜起肉线，屈曲于水道边，以前姜熨之，冷则熨之，六日夜缩其大半，二六日即尽入。再服失笑散、芎归汤调理之。如肉线断，则不可治矣。（《续名医类案》）

其他产后病证

罗元恺医案

○ 肖某，女，29岁。

初诊：1976年9月11日。

主诉：从第2胎顺产后第1天开始，至今2月余彻夜不寐，或经几夜失眠后稍能入睡，但寐而易醒，醒后又不能再入睡。伴头晕、腰痛、极度疲倦、纳呆、脱发，经治疗无效。因缺乳，婴孩已自然断乳后由家人行人工喂养。

诊查：患者面色青黄无华，舌淡黯，尖边有小瘀点，苔黄腻，脉沉细弱。

辨证：此属产后失血、伤及心脾、阴血内耗、神不守舍所致之产后不寐证。

治法：补益心脾，养血安神。

方药：

柏子仁12克，夜香牛12克，磁石30克，北沙参16克，夜交藤30克，茯苓25克，干地黄25克，马豆衣15克，桑寄生30克。4剂。

二诊：9月25日。服药后夜间稍能入睡，仍觉头晕腰痛，疲倦。月经9月22日复潮，量较多，现将净。舌淡黯胖，苔微黄腻，脉弦细缓。守前法，加入制首乌、丹参以加强养血宁神之效。

方药：

柏子仁9克，夜香牛15克，夜交藤30克，制首乌25克，磁石30克，钩藤15克，茯苓20克，丹参20克，桑寄生15克。4剂。

三诊：10月9日。产后3月余，服药期间睡眠好转，但停药后仍失眠、脱发严重、头晕腰痛。舌尖红，质黯红，边有小瘀点，苔白，脉弦细缓。"发乃血之余"，脱发严重乃血虚之证。在前法基础上重用首乌、熟地以补血。

方药：

柏子仁9克，夜香牛15克，夜交藤30克，磁石30克，桑寄生25克，丹参15克，茯苓15克，制首乌30克，熟地20克，鳖甲30克。4剂。

四诊：10月16日。睡眠好转，能入睡，头晕疲倦稍减，仍脱发，头顶至枕部有麻木感，纳欠佳。舌黯红胖，苔白，脉弦细缓。已能入睡，病有转机，仍守前法。

方药：

丹参15克，党参15克，桑寄生30克，鸡血藤30克，夜香牛20克，制首乌30克，乌豆衣15克，炙甘草6克，白术12克。4剂。

五诊：10月30日。睡眠渐见好转，但纳差、口淡、腰痛。舌黯红胖，苔薄微黄，脉右弦细、左沉细弱。按纳差、口淡、舌胖为脾虚之象，在养血安神之中，佐以

健脾开胃之法，俾气血生化之源健旺，则诸疾可除。

方药：

丹参15克，制首乌30克，谷芽30克，夜交藤30克，苏叶9克，桑寄生30克，夜香牛18克，云苓18克，淮山药18克。4剂，每天1剂。

六诊：11月30日。半月来失眠已除，每夜可熟睡6个多小时。精神爽，胃纳进，但觉腰酸痛，矢气频。舌尖稍黯红，苔白，脉沉细弱。心脾功能已渐恢复，腰为肾之外府，腰酸痛、脉沉细为肾虚之象。拟补肾养血为主，佐以行气止痛。

方药：

夜香牛20克，柏子仁9克，夜交藤30克，桑寄生30克，续断15克，乌药12克，金狗脊15克，茯苓20克，佛手12克。4剂，每天1剂。随访半年，疗效巩固。（《中医当代妇科八大家》）

韩百灵医案

○张某，女，32岁，已婚。

初诊：1975年春。

主诉：产后40余日，恶露不止，延续月余，但无所苦。近10日来，恶露虽尽，但肢体重滞，乏力少气，于是求医调治。服疏解之药数剂，病势反剧。

诊查：现周身痛楚难当，关节屈伸不利，手足心热，失眠善惊。面白颧赤，语弱无力，舌淡少津，脉弦细数。

辨证：四诊合参，当属产后阴血大亏、百骸空虚、筋脉失养所致，非表邪滞络之故。

治法：治宜养阴填络、强肾柔肝。

方药：

当归15克，熟地15克，白芍20克，川断15克，寄生20克，杜仲20克，牛膝20克，木瓜15克，狗脊15克，龙骨20克，牡蛎20克。水煎服，6剂。

二诊：进药6剂后再诊，疼痛骤减，脉转弦细，此阴血将复。加龟板20克、女贞子15克、黄芪15克更助其力，继服药10剂，诸症皆除，再进药4剂，方消复萌之虞。（《中医当代妇科八大家》）

胡瑞林医案

○病者：胡氏，年三十余岁，住陈间。

病名：产后血虚风乘。

病因：产后血虚风乘，瘀凝不去。

证候：产后五六日，头痛发热无汗，语言失常，心神昏愦，如见鬼状。

辨证：诊脉浮细，舌无苔，此欲作风痉也。心主血，产后血去则脉管缩小，气管放松，而风得乘气管之松，居膜膜而不泻。其未至痉而强直挛曲者，邪未行于经络也。产妇瘀犹未净，风邪挟痰上迷心窍，故心神昏愦。肝主血而藏魂，心不生血，则肝亦不藏而魂无所附，游于目自见其魄，故如见鬼状。

治法：以豆淋酒浸荆芥祛风为君，归芎生血活血、茯神枣仁宁心安神、远志菖蒲开心利窍为臣，泽兰、丹皮、丹参破血和血为佐，寄生祛风、天竺黄豁痰为使，加入炙草以和诸药。

方药：

荆芥穗二钱（大豆炒热用酒淋之，以酒浸），大川芎一钱，熟枣仁二钱，泽兰叶一钱，石菖蒲八分，全当归三钱，云茯神二钱，炙远志八分（去骨），桑寄生钱半，粉丹皮八分（酒炒），赤丹参钱半，炙甘草五分，天竺黄三分。

次方：

去天竺黄、大川芎、泽兰叶、粉丹皮、荆芥穗。

效果：二剂头痛发热止，神气清。再服次方四剂平复。

廉按：此证血虚生风，必略受外邪所致。况兼瘀血未净，方用祛风化瘀、活血宁神，可谓标本兼顾。（《全国名医验案类编》）

章次公医案

○ 产后百节空虚，风寒湿三气乘虚而入，遍体疼痛，肢端麻木。寓祛风于养血之中。

当归9克，白芍9克，防己12克，羌独活各4.5克，秦艽9克，细辛3克，金毛脊9克，桑寄生9克，苍术6克，晚蚕沙12克（包），豨莶草9克。

○ 因滞下而早产（九月不足），产后滞下如故，腹中痛，其痛一因恶露未尽，二则肠黏膜刮剥而下。暮甚于昼，大致是虫痢。恶露不尽，则因子宫尚未收缩，此证主要有三点：一、恶露；二、滞下；三、热与咳。用药并须扼守产后岂寒之说，不能因痢下而用白头翁汤。

醋炒柴胡6克，薤白头9克，桃仁12克，杭白芍12克，生枳实9克，炮姜炭3克，大川芎5.4克，油当归9

克，生艾叶4.5克，失笑散12克，炙紫菀9克，肉桂末0.9克（分二次吞）。

另：山楂末60克，用赤砂糖调吞，三日服完。

○ 产后恶露淋漓，迄今两月未净。其色鲜红，当是子宫出血，腹不胀痛，只宜温摄，不宜去瘀。

生熟地各12克，萸肉9克，乌贼骨15克（煅），阿胶24克（烊冲），牛角䚡炭9克，五味子4.5克，炮姜炭2.4克，生艾叶4.5克，诃子肉9克，震灵丹9克（分二次吞）。

○ 七月早产后，迄今四旬，恶露未净，时下白带而腥臭，可知生殖器官有慢性炎症，带下频则腹痛更急。

白芍12克，当归9克，荜澄茄9克，生侧柏叶15克，干地黄12克，象贝母9克，苦参片6克，黄柏6克，小茴香2.4克（后下），台乌9克。（《章次公医案》）

张寿颐医案

○ 曾患崩中，久虚未复，近又分娩，泄漏几危。昨又鲜红直下，脉细微无神，舌光无苔，本元薄弱，已臻极步。非大补真阴，何以挽回元气，奈何尚以芎、归升动为固脱耶！

老山别直参3克，生西芪9克，滴乳香4.5克，净没药4.5克，甘杞子9克，带壳砂仁1.2克，净萸肉6克，炒白芍6克，生牡蛎9克，花龙骨4.5克，枣仁泥6克，新会皮4.5克。

○ 小产后鲜瘀杂下，淋漓不绝。八月初旬崩中数次，所失甚多，迄今未已，时且大下，脉细小，胃纳尚安。去岁七月亦曾小产，治宜益气固摄。

党参4.5克，冬术4.5克，炮姜1.2克，乌贼骨6克，当归炭6克，陈棕炭9克，柏叶炭6克，青皮3克，陈皮4.5克，黄芪4.5克，白芍6克，龙齿9克，牡蛎30克，桑螵蛸6克，木香1.5克，阿胶珠3克，砂仁壳1.2克。（《张山雷专辑》）

汪逢春医案

○ 李女（24岁）案。

初诊：四月五日。产后恶露未净，止血太速，少腹胀满坠痛，舌苔垢厚浮黑，两脉细弦滑。拟以芳香化浊，调和络分。

泽泻叶钱五（后下），四制香附三钱，怀生地五钱

（苦楝子钱五同炒），紫丹参三钱（米炒），生熟赤芍钱五（枳实钱五同炒），真归须三钱，台乌药钱五，藕节四钱，鲜佛手三钱，延胡索钱五，嫩桑枝五钱，丝瓜络三钱。

玉液金丹一丸，匀两次，药送下。

二诊：四月七日。药后诸恙渐愈，腹痛已缓，知苔黄渐化，两脉细弦滑。前法既效，毋庸更张。

泽泻叶钱五（后下），怀生地钱五（苦楝子钱五同炒），丝瓜络三钱，料豆衣四钱（黄酒浸），藕节四钱，生熟赤芍钱五（枳实钱五同炒），真归须三钱，紫丹参三钱（米炒），佛手花一钱，四制香附三钱，延胡索钱五，嫩桑枝四钱，台乌药钱五。

加料：玉液金丹一丸，匀两次，药送下。（《泊庐医案》）

魏长春医案

○病者：姜乐琴君，夫人王氏，年约三十余岁。

病名：半产血晕。

初诊：五月二日。

病因：怀孕二月，跌仆伤胎，以致半产。

证候：产后崩血过多，腹痛自汗，目昏眩冒，两耳失聪，自语郑声。

辨证：脉弱舌淡，证属元气大亏，血室空虚，脑部失其荣养，病名血虚晕厥。即西医所谓脑贫血证也。

治法：用归身止漏，温固子宫；杞子补肾，强壮元阳；龟板养阴治崩；琥珀散瘀安神，合奏扶元化瘀之功。

方药：

面琥珀二钱（研冲），西归身三钱，甘杞子五钱，炙龟板八钱。

次诊：五月三日。崩血未止，头眩目昏，两耳失聪，烦躁不宁，少腹悠痛，头汗自出，四肢微厥。脉弱舌润。用扶正壮神、和养血海法。

次方：

西琥珀一钱（研冲），荆芥炭二钱，参三七一钱（研冲），朱茯神四钱，化龙骨五钱，煅牡蛎五钱，西归身三钱，陈萸肉八钱。

三诊：五月四日。崩血虽止，伏痰上蒙，昏狂不宁，烦躁目赤。舌淡红苔薄。宗沈尧封六神汤法，化痰醒神。

三方：

旋覆花五钱（包煎），鲜石菖蒲三钱，淡竹沥二两（冲），制半夏三钱，朱茯神五钱，礞石滚痰丸三钱（吞），代赭石一两，黄郁金三钱。

四诊：五月五日。便解神清，按腹似痛。脉软舌红。用和血镇逆法。

四方：

全当归四钱，生白芍四钱，益母草三钱，黄郁金三钱，朱茯神五钱，代赭石八钱，旋覆花四钱（包煎），淮牛膝五钱。

五诊：五月六日。胃苏神清，腹痛胸痹，畏寒，脉缓，舌淡红苔薄黄。病势将愈，元气已虚，用养血和营法。

五方：

当归四钱，生白芍三钱，川芎一钱，熟地四钱，艾叶一钱，桂枝一钱，炙甘草一钱，朱茯神四钱，天花粉三钱。

六诊：五月七日。腹痛已止，胃气亦展，肢酸盗汗，脉缓，舌淡红。病势已瘥，元神渐复，用养血调气法。

六方：

当归三钱，生白芍三钱，川芎一钱，大腹皮三钱，香附三钱，丹皮二钱，淮牛膝三钱，桂枝一钱，炙甘草一钱。

七诊：五月九日。头晕，胸满便闭，脉缓舌红。病后元虚，用平补三阴法。

七方：

当归三钱，生白芍三钱，川芎一钱，丹参三钱，橘皮一钱，制首乌三钱，制半夏三钱，茯苓三钱，远志一钱，夜交藤三钱，淮牛膝三钱。

效果：服药后，便畅胃苏，身健。

炳按：半产后崩漏，血虚晕厥，去血过多，元气欲脱，而作晕厥。治宜镇补摄纳，宁神豁痰。

○病者：任陆氏，年二十五岁。

病名：半产后崩漏。

初诊：四月十七日。

病因：去年九月怀孕，岁初忽患寒热咳嗽，胎漏淋沥日久。今春二月半产，尔月后漏下不绝，成崩。

证候：面色萎白，耳鸣乏力，漏下赤白不绝。

诊断：脉象虚大，舌色淡红。脉症合参，病系元气大亏、血海空虚、崩漏之象，延恐成损。

治法：温补奇经，升举中气。宗李东垣、叶天士二家治法。

方药：

西归身三钱，白芍三钱，大生地四钱，炒杜仲三钱，紫石英四钱，生黄芪四钱，四党参三钱，海螵蛸三钱，冬术三钱，茯神四钱，牡蛎八钱，菟丝子三钱，杞子三钱，炙龟板八钱，制首乌三钱。

次诊：四月廿一日。经漏已止，胃苏腰酸，胸腹气畅，脉缓，舌色淡红。病瘥，效不更方，仍宗前法出入。

次方：

生黄芪四钱，西党参三钱，冬术四钱，茯神四钱，炙甘草一钱，西归身三钱，生白芍四钱，大生地四钱，炙龟板八钱，杞子三钱，菟丝子三钱，紫石英四钱，鹿角霜三钱，淮山四钱。

效果：服药漏止，服高丽参及归脾汤等调理，渐复原状。

炳按：半产后崩漏，脾不摄血，当补脾摄血，则崩漏自止矣。

○病者：叶新友君，夫人蒋氏，年二十一岁。

初诊：八月五日。

病名：半产发斑。

病因：怀孕七月，臂生一疮未溃。上月廿九日，跌仆伤胎。本月一日半产，产后恶露不行，热炽神昏，曾延西医治疗不效，遂邀余诊。

证候：身热甚炽，遍体发斑，有汗，目赤，气促，便下溏泻，神识时清时昏。

辨证：脉数舌红糙。半产之后，恶露不行，瘀热内阻，邪搏血分，而出于表，故发斑也。

治法：用犀角地黄汤，加清暑解毒之品。夫产后凉药治例，《金匮》有竹皮大丸之法。徐灵胎、王孟英亦有深切发明。若泥于产后宜温之说，每致偾事，治病当知活，岂可胶柱鼓瑟哉！

方药：

犀角片一钱，鲜生地一两，丹皮三钱，赤芍四钱，桃仁二钱，紫花地丁草三钱，玄参四钱，黄芩三钱，白薇三钱，天花粉三钱，生鳖甲八钱，银花三钱，生石膏一两，紫雪丹八分，杜红花二钱。

次诊：八月六日。赤斑渐隐，肌肤色淡，身热略减，口干唇裂，神识明昧，头汗目赤，脉左缓、右洪滑数，舌红起刺。臂疮开刀，脓血颇多，热毒已有出路，用三甲复脉法，育阴潜阳清热。

次方：

生龟板八钱，生鳖甲八钱，生牡蛎八钱，玄参四钱，西洋参二钱，大生地八钱，鲜生地一两，原麦冬四钱，生甘草三钱，鲜糯稻根四两（洗净煎汤代水煎药）。

炳按：宜加通恶露药。

三诊：八月七日。大便日下二次，热退身凉，渴痊神清，臂疮疼痛未敛，肌肤红色，脉象缓和，舌色红润，病势转机。拟清解热毒法。

三方：

生甘草二钱，银花三钱，鲜生地四钱，鲜金钗三钱，连翘三钱，生米仁八钱，紫花地丁草三钱，丹皮三钱，益母草三钱，天花粉三钱，原麦冬三钱。

效果：服药后，胃苏力强，臂疮未敛，产后恶露未行。拟调营和卫、解毒润燥方善后。静养二旬痊愈。

炳按：产后瘀热发斑，清解热毒之中，仍宜通瘀，热随瘀去，则效更速，乃今恶露至愈不来，或瘀血已从大便出也。

○病者：时庆宝君夫人，年四十岁。

病名：半产眩晕。

初诊：六月九日。

病因：怀孕三月，感受暑湿秽气，动胎半产。病已一候，恶露未断，昨日陡下血块，猝然晕厥。

证候：形寒内热，肢冷麻痹，面唇色淡不荣，自汗眩晕，腹痛，漏下未已。

辨证：脉涩舌白，证系虚中夹实。

治法：和荣去瘀，升陷达邪，虚实并顾治之。

方药：

当归三钱，赤芍三钱，西琥珀一钱（研冲），杜红花炭二钱，茯神四钱，丹参炭三钱，香附三钱，益母草三钱，升麻炭三钱，丝瓜络二钱，丹皮炭二钱，橘皮一钱。

次诊：六月十日。昨又崩下血块，今日痛漏皆止，脉弦，舌淡苔白腻。汗减口苦，不寐。用固元和营达邪法。

次方：

橘皮一钱，制半夏三钱，朱茯神四钱，酸枣仁三钱，左金丸五分（吞），夜交藤四钱，化龙骨三钱，煅牡蛎四钱，当归三钱，鲜藿香梗一钱。

三诊：六月十二日。热退漏止，胸腹舒畅，头眩耳鸣，心悸怔忡，脉软，舌淡苔白薄。产后元虚邪恋，用壮神和营化湿法。

三方：

青龙齿三钱，煅牡蛎四钱，稆豆衣三钱，米仁八钱，淮小麦四钱，酸枣仁三钱，远志二钱，当归三钱，辰茯苓三钱。

效果：服药后，胃苏，精神渐强病痊。

炳按：产后血虚眩晕，多因崩漏，下血过多，血虚肝风上扰，故养血镇肝熄风为通治之法。若有外邪，则随症加减。（《慈溪魏氏验案类编初集》）

孔伯华医案

○ 产后瘀血未净，结于少腹而为痛楚，拒按，两胁际气机横逆亦作痛，脉弦涩不和，当调和气血，兼达经络。

鸡血藤五钱，台乌药三钱，旋覆花钱半，全当归三钱，川楝子三钱，元胡三钱，真川芎一钱，大腹绒钱半，川牛膝三钱，桃仁泥一钱，橘核四钱，黄酒一杯。

○ 产后咳嗽，夜间微有寒热，纳物不畅，舌苔白腻，脉左关弦盛、右脉滑大。肝热脾湿，痰阻肺络，阴分中有邪热所致也，宜清疏豁痰柔肝。

鲜石斛四钱（劈先煎），黛蛤粉五分（布包），甜葶苈二钱，清半夏三钱，鲜竹茹八钱，生鳖甲钱五分（先煎），旋覆花钱五分（布包），代赭石钱五分，炒稻芽四钱，陈皮钱五分，桑皮三钱，枳壳钱五分，杏仁泥三钱，地骨皮三钱，知母三钱。

○ 产后湿热郁于肺络。清肃之令不行，肝家气逆而作咳嗽，医治未得效，脉以左关为盛，宜疏化以肃肺络。

石决明八钱，杏仁泥三钱，旋覆花三钱，代赭石三钱，川牛膝三钱，紫全苏钱半，鲜芦根两，桑白皮三钱，地骨皮三钱，板蓝根四钱，青竹茹五钱，肥知母三钱，生滑石块四钱，梨皮两，鲜九菖蒲根四钱。

○ 产后风邪袭络，右偏头痛，延日较久，迄未得治，身发微烧，口渴，舌苔白，脉象弦滑而数，亟宜清解柔肝。

石决明六钱，白蒺藜三钱，桃仁二钱，杏仁二

钱，地骨皮三钱，青竹茹五钱，全当归三钱，莲子心钱半，肥知母三钱，芥穗炭五分，真川芎八分，旋覆花钱半，川黄柏三钱，薄荷八分，荷叶一个，川牛膝三钱。

（《孔伯华医集》）

叶熙春医案

○ 章女（38岁）案：11月。杭州。产后二月，时多形寒，肢冷，下午见微热，腹中绵绵隐痛，喜按，得暖则减，乳汁日少，形体消瘦，所幸胃纳尚可，舌淡苔白，脉来沉细。属营血不足、虚寒之证耳。

精羊肉240克（先煎代水），酒炒当归15克，生姜60克，清炙黄芪12克，桂枝2.4克（炒），白芍6克，清炙甘草3克，炒冬术6克，炒丹参12克，鹿角霜9克。

二诊：连服三剂，形寒微热均除，腹痛亦愈，脉亦不若前之沉细。再拟调补气血。

炒当归9克，清炙黄芪18克，炒潞党参12克，炮姜2.4克，炒冬术6克，炙甘草2.4克，鹿角霜9克，炒白芍6克，炒川断9克，炒丹参12克。

○ 田女案：39岁，11月。杭州。产后半月余，恶露仍多，来势如崩，血去过多，气阴大伤，面色苍白，四肢厥冷，自汗淋漓，头昏眼花，精神恍惚，舌质光淡，脉象沉细。有阴竭阳脱，危在顷刻之虑。

别直参9克（先煎），淡附块9克，川桂枝5克，炙归身6克，炙黄芪12克，北五味5克，麦冬9克，五花龙骨5克（先煎），生牡蛎30克（先煎），炮姜5克，炙甘草5克，阿胶12克。

二诊：进服前方，崩虽止，而淋漓未净，四肢虽转暖，但自汗未尽收，头晕神倦如故，舌如前，脉仍细软无力。前方即效，增减再进。

别直参6克（先煎），大熟地24克，炙归身9克，炙黄芪12克，阿胶珠12克，北五味6克，麦冬9克，五花龙骨15克（先煎），生牡蛎30克（先煎），炒续断9克，淡附块5克，炙甘草5克。

三诊：恶露已净，自汗亦止，头昏见瘥，惟神倦如故，苔转白薄，脉细而缓。再拟两顾气血。

炙黄芪12克，炙归身9克，米炒上潞参12克，阿胶珠12克，制续断9克，炒冬术6克，炙甘草2.4克，砂仁1.5克，熟地18克，炒枣仁12克，茯神9克，龙眼肉9克。

○ 郭女案：29岁，3月。杭州。产后一候，夹感，先有形寒，继而壮热，胸闷，烦躁不安，口渴喜饮。今

起恶露减少，色呈紫黯，小腹胀疼，苔黄而干，脉象浮数。有热入血室之虑。治以辛凉解表，佐以行瘀。

青连翘9克，炒荆芥6克，黑山栀9克，炒香豉6克，花粉9克，金石斛9克（劈，先煎），冬桑叶9克，炒桃仁6克（杵），炙当归9克，杜红花5克，炒蒲黄6克，益母草12克。

二诊：服后得微汗，身热已减，胸闷渐宽，烦渴亦瘥，恶露增多，小腹已不胀痛，苔薄黄，脉滑。再宗原法。

炒荆芥6克，冬桑叶9克，川石斛12克，杜红花5克，甘菊6克，青连翘9克，新会皮5克，川郁金6克，花粉9克，竹二青9克，炙当归9克。

○陈女案：32岁。余杭。旧冬产后突然惊吓而致心气失敛，震荡不宁，夜寐欠安，头昏目眩，面额四肢浮肿。病已半载，难以速疗。先拟平肝宁心安神，佐以健脾运湿。

紫贝齿15克，酸枣仁9克（杵），珍珠母30克，生芪皮7.5克，冬瓜皮12克，辰茯苓15克，猪心拌丹参15克，制远志6克，柏子仁9克，决明子9克，煨天麻6克，朱砂安神丸9克（吞）。

二诊：药后虽得片睡而多梦扰，心悸未平，头部晕胀作痛，浮肿虽消，但咳嗽有痰。仍宗前法出入。

紫贝齿12克，猪血拌丹参12克，珍珠母30克，决明子12克，煨天麻6克，辰茯苓12克，酸枣仁9克（杵），制远志6克，姜竹茹9克，宋半夏8克。

三诊：服前方，睡眠已有三四小时，面颊皮肤浮肿全消，心悸渐宁，惟头晕目眩如故，经愆而成妄行，大便下血。再拟凉血平肝，养阴安神。

旱莲草15克，槐米炭9克，制女贞9克，辰茯神15克，紫贝齿12克，酸枣仁9克（杵），猪血拌丹参12克，决明子12克，煨天麻12克，珍珠母30克，甘菊6克。

四诊：便血止后，经汛即行，小腹胀痛，头晕目眩，心悸乏力，虚火得戢，夜寐安宁。再拟平肝宁心，佐以调经。

茺蔚子9克，泽兰9克，猪心拌丹参12克，杭白芍9克，紫贝齿12克，辰茯神9克，决明子9克，煨天麻5克，甘菊花5克，女贞子9克。（《叶熙春专辑》）

周小农医案

○产后瘀血不行，而成寒热。某君以伏暑治之，

不减。寻至脘闷呕恶，气急腹痛，有冲胃之势。前医犹投轻剂，晕厥者数次。延余诊：脉象模糊如伏，颜色青白，舌淡。察以前之方，纯系气分之药，瘀血阻滞而从上冲，疏方以逐瘀理气为主。如蒲黄、五灵脂、郁金、丹参、橘皮、苏噜子、川朴、乌药、玄胡、蓬术、鬼箭羽、乳香、桃仁、泽兰。另用琥珀、没药、血竭，研末，先行冲服。腹中攻动，恶露渐下，气降神清。复诊脉渐明爽，原方增减。不数剂，得庆更生。或谓调营如四物加味，毋庸群队行瘀。不知血瘀与血虚不同。败血成瘀，由瘀成胀满上冲，实非大剂破瘀，不能冀幸于万一。彼西送解剖蓐病死症，悉皆五脏溷浊肿胀、子宫膜淡糜烂，可间参证也。

○体属阴亏，胎前有虚热少寐。己未五月中旬，产后即舌强而酸，音低，少寐头晕，恶露通行，脉弦大右甚。此血虚而内风暗动上僭。拟归、芍、生熟地、杞子、枣仁、麦冬、牡蛎、天麻、龟甲、白薇、黑豆、茺蔚子、阿胶、桑寄生。服三剂，头晕减，音亮，舌强略清，好眠，掌灼，恶露已少，脉弦大已敛，两尺尚虚，舌滑苔薄。拟养血熄风，宁神退虚热。归身、抚芎、白芍、杞子、麦冬、生地、茯神、贝齿、阿胶、天麻、蒺藜、白薇、川贝母、没药。另用猪心煎汤代水。嗣后依方调理，竟愈。

○八月流产，胞衣不下，稳婆手术取下。二朝午后，忽云目暗，耳不聪，人即昏沉，脉亦似停。数秒钟始醒，谓梦中魂已出窍至某街云。脉弦急左甚，舌红。述知前二次小产后面浮，谅由体虚流产，用力取胞，不无伤元，厥阳上旋，深恐脱竭。勉拟降气潜纳，安神行瘀。全当归、川芎、远志、茯神、丹参、香附、瓦楞子、料豆、蒺藜、牡蛎、泽兰、五加皮、荆芥、鳔胶（蛤粉卜炒）。另血珀五分，研末服。廿三日复诊：脉敛而神情甚疲，遵王潜斋例，疏三甲加归、芍、阿胶、丹参、石英、茯神、杞子、萸肉、泽兰、茺蔚，竟愈。

○产后身热，口苦，腹痛，溲少。邪湿阻瘀，恐成肠痈。金铃子、玄胡、乌药、归须、豆卷、郁金、五灵脂、秦艽、炮姜、桃仁、没药、泽泻。另血珀、䗪虫、麝香，研末冲服。外用肉桂、香附、三棱、莪术、白芥子，研，麸皮炒，熨腹部。痛不可按者减其五成，原方出入而安。

○乙卯春，因胎前肿胀，产后复剧。向有宿咳，

胸痛气胀，少腹中结块如杯，坚而疼痛。询知产后恶露甚少，积久有形。南城某君诊系湿热，服多剂不退。尤渡所售之产后药已进数剂，亦不甚验，因来诊。脉濡左弦，因宗气滞停瘀、兼挟痰饮例，疏旋覆、橘皮、半夏、橘核、川楝、玄胡、归须、香附、乳香、没药、两头尖，而别以葱须、麦秸煮水煎药。服数剂，面肿略减，复询肝火素旺，气机不畅。用四七气汤、金铃子散、失笑散加丹参、泽兰、防己、蓬术、郁金等。服后上身之肿大减，腹中瘀块已软，向本足胫轰热亦定。再予旋覆、紫菀、香附、苏梗、乌药、当归、泽兰、防己、蓬术等。腹痛止，瘀块已化；脘满既松，食亦大增。至四月初浣，肿势全退。病者因胎前肿胀，绵延产后数月，多医广药而不见退，故一经应效，即谨慎饮食，服药忌盐，迨乎善后，毫无反复阻滞。续拟丸方：当归、赤白芍、川芎、姜汁炒生地、泽兰、丹皮、丹参、防己、川楝、黑豆、茺蔚子、郁金、香附。

○产时胞衣不下，逆迫气滞血凝。迨胞衣下，腹痛，恶露不多。且阴肿坠如茄，痛楚异常，用归尾、赤芍、五灵脂、蒲黄、山楂、香附、川芎、丹参、桃仁、益母草。恶露虽有，依然不多，阴肿加热，似欲作胀。前方加乳香、蓬术、炙甲片、路路通。服后行出恶露如墨，成块而下，外肿不药而消。当其重时，寝愦不安，乡妪疑是祟，欲卜之。巫觋喻以症虽少闻，实瘀阴所致，通瘀果应。

○向有肺痰咳喘，怀妊后略好。丁巳五月生男，恶露不畅。五朝食糯米饭，其夫斥之则大忿，迨晚寒热，恶露更少，北郭王君用回生丹等，不应。迨六月十一日延诊，脉数，苔白。视其面瘦，咳喘大盛，痰韧成碗。鼻窍煽动，亦为败征，审其病因，暑热开窗，产时手不停扇。暑邪挟风可知。少腹曾大痛，下瘀不多，因气而血滞，亦为血瘀。产后喘盛有自汗，防变。初拟炒荆芥、杏仁、蒲黄、旋覆、荷叶、泽兰、川贝母、赭石、郁金、香附、乌药、蓬术、玄胡、五灵脂。另西血珀、伽楠香、没药、血竭，研末服。复诊，瘀略行，喘略减，惟汗犹自泄。前方去荆芥、杏仁、香附、蓬术、泽兰，加蛤壳、桂枝汤炒地骨皮、丹参、两头尖。药末去血竭、没药，加猴枣，清其热痰。热大轻，痰喘骤定。三诊，鼻煽、气逆、涌痰均止，腹痛退，尚板滞，胸中不舒，自汗肤冷。便泄力乏。脉转虚微，苔浊化，舌淡

红。气滞不清，元阴大虚矣。拟东洋参、野于术、冬虫夏草、桂枝汤、炒地骨皮、白芍、淮小麦、茯苓神、米炒麦冬、五味子、煨木香、楂炭、炒枣仁、杞子等。渐觉脉振卓，汗泄止，力复原而安。

乌药、麦芽、鸡内金，研，以神曲煮糊为丸，早晚两服。连服两料，甚觉相宜，而告痊愈矣。

○年怀一胎，阴虚阳旺，素有胃气。庚申八月，又以产后肢酸腿热，头眩掌灼，夜寐多梦。脉虚数不敛，舌润无苔。血虚风翔。拟育阴潜阳，清肝和络。桑、菊、天麻、潼白蒺藜、归身、白芍、玉竹、首乌、枣仁、杞子、牡蛎、珍珠母、丹皮、磁石、七味都气丸。服后，各恙循减。惟胃分有形，微咳有痰，经事来而不畅，少腹结滞作痛。宜调气行瘀，化痞涤痰。归身、桃仁、玄胡、郁金、丹参、莪术、娑罗子、川贝母、紫菀、乌药、香附去油、没药、藏红花。处用京三棱、莪术、没药、乳香、藏红花、麝香、沉香，研，入白布膏药，贴脘中痞上。服后，经事渐行，少腹之滞已解。惟脘分之形似向移，部分属痞而有疚状如弦。乘其未坚，再行软坚消痞，久延难消。蒺藜、香附、乌药、木蝴蝶、三棱、莪术、川贝母、蛤粉、娑罗子、石斛、没药、丹参。另龙涎香、藏红花、瓦楞子、鸡内金，研末服。满腹气行，脘痞之痛忽消，而左旁有微形。再多贴一膏，原方服。全消而愈。据称幼年有瘕块，历经多时多医广药方痊，故谨志之。

○幼患痒疟伤元，及笄之二年出阁，嗣即一年一胎。至己未闰月，第七胎七月余，腰酸异常。继患间疟数次，即胎漏下血，进清伏热安胎之剂，苏梗、竹茹、青蒿、黑山栀、黄芩、柴胡、桑叶、丝瓜络、秦艽、香附、旱莲草、野苎麻根、四生丸之类。于其发日，服金鸡纳霜丸，仍不克保而堕，亦仅腰酸，未有痛阵即流产也。

廿三日诊：寒热循止，腹时作痛，恶露已淡不浓。脉软左弦，苔淡黄。拟退余热，化瘀滞。

归尾、川芎、赤芍、丹参、艽、青蒿、白薇、云苓、乌药、荷叶。

廿五日：寒热已止，尚有气滞。左右胁部二月，前有形如指头，按之作痛。恶露未清，络隧窒痹，中有痰浊。和营化痰宣络为法。

当归须、川芎、赤白芍、橘叶络、新绛、旋覆、香

附、丝瓜络、白芥子、萆薢、青葱管。

廿七日诊：腹痛，恶露色转殷红。易衣感邪，咽痒频咳，胁部积聚略小，前法再复疏散。

苏梗子、荆芥、象川贝母、金沸草、橘红络、新绛、香附、秦艽、丝瓜络、当归须、抚芎、赤芍。

廿九日方：咽痒咳甚，晨吐浓痰，胁部之核又减，腹痛亦定，恶露未清，头眩腰酸。脉弦，舌润。风邪痰浊未撤，虽有虚征，早补为难。

紫菀、象川贝母、杏仁、旋覆、郁金、橘白络、制僵蚕、白蒺藜、归须、竹茹、丝瓜络、桑寄生、萆薢。

八月初一日方：恶露已净，咳较盛，口燥痰韧。燥风外客，再行清肺化痰。

甜杏仁、桑皮、竹茹、山栀、象川贝母、知母、地骨、橘白络、功劳子叶、花粉、青蛤散、紫菀。胁块小而未化，嘱外贴胡庆余观音救苦膏。

初七日诊：咳减未净，头眩腰酸，平日见日光畏涩，脉弦不敛。阴虚肾亏，不胜阳光之烁。宜滋潜浮阳，肃肺化痰。

黑料豆、白芍、牛膝、潼沙苑、川贝母、青蛤散、女贞、旱莲草、阿胶、橘白络、珍珠母、紫菀。

十二日诊：咳已极轻，胃纳已馨，胁下有形甚微。略有行动，头晕足酸。述知暑怕热，冬畏寒，正气不足可知。再滋潜养阴，参以化痰。

玉竹、首乌、白芍、二至、龟板、冬虫夏草、潼白蒺藜、牛膝、杞子、川贝母、紫石英、橘白络、青蛤散。

十七日诊：咳似定，头晕腰酸减半。脉弦稍敛，苔薄，肝肾两亏，易妊小产，预宜窒欲百日。

归身、白芍、生地、首乌、杞子、滁菊、山萸肉、山药、茯苓、丹皮、龟板、杜仲、牡蛎、狗脊。

服药诸恙均好，脉弦已敛，即予丸方常服，如大生地、山萸、山药、归身、白芍、首乌、甘杞子、滁菊、杜仲、续断、狗脊、沙苑、香附、茯苓、麦冬、桑椹子、研末，以阿胶、龟鳖二胶溶化和丸。每晨服三钱，服之效验。

○ 产后瘀滞未清，此因月内犯房，少腹作痛，气短，微有内热。宜节劳静养。盐水炒小茴、两头尖、金铃子、玄胡、去油没药、制香附、乌药、九香虫、白薇、黑山栀、桂枝、蒲黄、五灵脂。服后，腹痛凛然均止。（《周小农医案》）

丁甘仁医案

○ 新产后营阴亏耗，恶露未楚，旧患便溏，脾土薄弱，胃呆纳少，舌苔薄腻，脉象濡缓，新邪旧恙，治宜兼顾。姑拟和营生新，扶土和中。

全当归二钱，云茯苓三钱，生白术一钱五分，益母草三钱，紫丹参三钱，杜红花五分，焦楂炭二钱，大川芎五分，炮姜炭四分，炒谷芽三钱，炒赤砂糖三钱，干荷叶一角。

二诊：新产三朝，昨起寒热，至今未退，头痛骨楚，胸闷不思饮食，舌苔薄腻，脉象弦滑带数。此营血已亏，恶露未楚，氤氲之邪乘隙而入，营卫循序失常。姑拟清魂散合生化汤加味，一以疏邪外达，一以祛瘀生新。

紫丹参二钱，大川芎四分，炮姜炭三分，炒黑荆芥炭一钱五分，益母草二钱，杜红花六分，清水豆卷三钱，炒赤砂糖三钱，全当归二钱，焦楂炭三钱，炒谷芽四钱，炒白薇一钱，干荷叶一角。

三诊：新产五朝，寒热轻而复重，头痛骨楚，胸闷不思饮食，舌苔腻布，恶露未止，脉象弦滑带数，宿瘀留恋，氤氲之邪挟痰滞交阻阳明为病。再拟清魂散合生化汤，复入疏散消滞之品。

紫丹参二钱，杜红花八分，枳实炭一钱，炒白薇一钱五分，炒黑荆芥一钱五分，全当归一钱五分，焦楂炭三钱，益母草二钱，淡豆豉三钱，大川芎五分，炒谷芽四钱，保和丸（包煎）三钱。

四诊：新产八朝，形寒身热，有汗不解，胸闷，饥不思纳，渴不多饮，舌苔薄腻而黄，脉象弦滑带数。客邪移于少阳，宿瘀未楚，营卫失常，有转疟之机括，还虑缠绵增剧。再拟小柴胡汤合清魂散、生化汤复方图治。

吉林参须五分，杜红花八分，清水豆卷四钱，嫩白薇一钱五分，软柴胡五分，全当归二钱，紫丹参二钱，大川芎四分，炒黑荆芥一钱，全瓜蒌（切）三钱，炒谷芽三钱，益母草二钱，通草八分。

五诊：新产十二朝，寒热得退，胸闷不纳如故，小溲短赤，舌苔薄腻。阴血已亏，蕴湿未楚，脾胃运化无权。再拟养正祛瘀，和胃化湿。

吉林参须五分，赤茯苓（朱砂拌）三钱，全当归二钱，清水豆卷三钱，炒黑荆芥五分，福泽泻一钱五分，谷麦芽各三钱，益母草二钱，陈广皮一钱，紫丹参二

钱，通草八分，佩兰梗一钱五分，大砂仁（研）五分，干荷叶一角。（《丁甘仁医案》）

○ 未产之前，已有痛风，今新产二十一天，肢节痹痛更甚，痛处浮肿，痛甚于夜，不能举动，形寒内热，咳嗽痰多，风湿痰乘隙而入络道，营卫痹塞不通，肺失清肃，胃失降和，病情夹杂，非易治也。宜和营祛风，化痰通络。

紫丹参二钱，炒黑荆芥一钱，嫩白薇一钱，抱茯神二钱，炙远志一钱，西秦艽二钱，光杏仁三钱，象贝母三钱，藏红花八分，木防己二钱，甜瓜子三钱，夜交藤三钱，嫩桑枝四钱。

○ 产后气血两亏，宿瘀未楚，营卫循序失常，寒热迭发，已有数月，肢节酸痛，纳谷减少。宜扶正和解，调治营卫，不致延成劳证方吉。

潞党参钱半，炙柴胡五分，仙半夏二钱，云茯苓三钱，陈广皮一钱，象贝母三钱，生首乌三钱，煨草果一钱，紫丹参二钱，鹿角霜三钱，蜜姜二片，红枣四枚，净槐米（包）四钱。（《丁甘仁医案续编》）

祝谌予医案

○ 李某，女，32岁。

产后受风，腰及全身关节痛3月余，乏力，怕冷，自汗，口干思饮，大便干，睡眠不好，脉沉细，舌质淡。

辨证：气血两虚，风寒入络。

治法：补益气血，调和营卫，散风活络。

方药：归芪建中汤合四藤一仙汤加味。

生芪30克，当归10克，桂枝15克，白芍20克，生姜3片，大枣7枚，海风藤25克，络石藤15克，钩藤15克，鸡血藤30克，穿山龙30克。

先后服药27剂，四肢关节痛消失，腰痛亦好转，体力增强。（《现代名中医妇科绝技》）

丁叔度医案

○ 丁某，女，26岁。

流产后崩血四月，腰酸四肢无力，胸闷，食减，脉弦数。宜和血疏肝之剂。

方药：

归身9克，续断9克，杜仲9克，祁艾4.5克，黄连2.1克，制香附6克，元胡6克，泽泻6克，砂仁2.1克，阿胶9克，狗脊9克，甘草4.5克，生姜1.5克。

服药三剂后，崩血已止，诸症大减。

二诊方药：

归身12克，川续断9克，杜仲9克，焦杭芍9克，祁艾4.5克，香附6克，元胡6克，山药12克，泽泻6克，黄连2.1克，炒酸枣仁9克，狗脊9克，甘草4.5克，陈皮4.5克。服此方四剂，病得痊愈。（《津门医粹》）

陆正斋医案

○ 产后肩臂酸痛。

全当归6克，宣木瓜5克，海风藤5克，炒牛子10克，白蒺藜（去刺）10克，夜交藤10克，片姜黄10克，海桐皮10克，杜红花2克，桑枝（酒炒）15克。

○ 小产后血注不止，头晕，呕逆频作。此证风扰于上，痰阻于中，阴虚于下，其变幻未可逆料。姑予潜阳、摄血、和中，以观进退。

阿胶（蛤粉拌炒）10克，左牡蛎20克，半夏曲4.5克，当归身4.5克，（炒）白芍10克，鲜生地（拍洗）15克，百草霜（和服）2.4克，藕汁30克，黄酒（和服）1盅。

二诊：服前方四剂，注血渐止，间有瘀块，头目较清，惟泛泛欲呕，不饥不食，大便秘，左脉细数，右脉洪大而滑，拟方和养胃气。

西洋参4.5克，金干钗10克，熟半夏10克，生熟谷芽各10克，米炒麦冬10克。

甘澜水煎服。

○ 产后胸闷，头晕，寒热肩腿痛。

羌独活各3克，橘皮5克，黄松节10克，白蒺藜10克，苏梗5克，片姜黄5克，桑寄生12克，桑枝15克，金橘叶11片，海桐皮10克，当归10克，川芎5克。

○ 小产后头晕少寐，潮热夜甚。

细青蒿10克，银柴胡7.5克，肥知母4.5克，生地6克，白薇7.5克，地骨皮10克，左秦艽4.5克，丹参7.5克，茺蔚子7.5克，赤芍4.5克，玫瑰花1.5克，当归7.5克，生鳖甲18克。（《陆正斋医疗经验》）

洪哲明医案

○ 王某，28岁。

分娩前周身微肿，现分娩已近旬日，身肿尤甚，下肢按之陷指。腹膨膨如鼓，喘促倚息，不能平卧。呕吐频繁。恶露量少，少腹疼痛，尿少不畅。患者素不喜饮。时肠鸣漉漉，脉沉，苔白厚腻，舌质隐青。曾服宣肺利水、温肾消肿、益气化瘀之剂，均未奏效。此为瘀血痰饮搏结于内，致三焦气化失司，用控涎丹攻逐之。服药一时许，腹痛更衣，大泻污秽积水，恶露亦行，紫黑多块。喘促渐平，夜能安卧。

2日后肿胀已减大半，呕止。以益气化瘀之剂调理数日而愈。（《现代名中医妇科绝技》）

于鹄忱医案

○ 王某，女，25岁。

1月前在本院产科足月顺产1男婴，住院3天。自产后两髋骨及耻骨联合处疼痛，行走时连及双下肢屈伸牵掣痛，下肢伸直平卧可缓解。经中西医以抗风湿、活血祛风、活络止痛药治疗1月，两髋骨痛除，耻骨联合处痛不减，行走艰难，生活不能自理。查：耻骨联合处无红肿而拒按，屈伸下肢痛剧，其他无不适。舌淡红、苔薄白，脉弦细。乃筋骨受伤、血行不畅之证。

方药：

丹参50克，桃仁20克，红花20克，白芍30克，桂枝20克，乳香15克，没药15克，干姜12克，苏木20克，五灵脂20克，延胡索30克。共为粗末，分4次醋酒各半拌湿，炒热布包外敷患处，凉后再换。

用1次后疼痛明显减轻，用3次后疼痛消失，活动自如。（《现代名中医妇科绝技》）

李铎医案

○ 产后两月，下红不断，势成血崩之渐。乃经脉已伤，营卫衰弱。以及数产女而不产男，忧郁恚怒，脏气不平所致。陈无择曰：产后血崩，不是轻病，是为重伤也。议养营固精法止之。

党参（酒炒）、黄芪（酒炙）、当归、白芍（炒黑）、白术、鹿茸酥、血余、鹿角霜、续断、乌贼骨（炒黄）、蒲黄（炒黑）、甘草（炙）。

服十帖，去蒲黄加紫石英，甚效。

又拟丸方：

鹿茸二两半（炙），阿胶（蒲黄炒）二两，归头一两五钱，龙骨（煅）二两，赤石脂二两半（煅），续断一两半（炒），乌贼骨（炒黄）二两，姜炭一两。

共制为末，羊肉汤泛丸。

此方以一派固血、兼入奇经、不用补气之味，尤妙在鹿茸能引血上升。《本草经》云：主漏下恶血。陈修园曰：鹿为仙兽而多寿，其卧则口耳对尾闾，以通督脉，督得其补则大气升举，恶血不漏，以督脉为阳气之总督也，然角中皆血所贯，冲为血海，其大补冲脉可知也。（《医案偶存》）

曹契敬医案

○ 产育过多，营阴亏乏，肝木上亢，大咳逆，大失血，或注射收敛血管之西药，药性一过，病复如旧。或投以大苦大寒之猛剂，血益涌冒。忽于黎明邀余往诊。察其形色，颧赤倦语。按其脉搏，弦劲洪大。一派阴竭火炎之象。寒之只可暂遏，非益阴潜阳不为功也；配方更须重剂，庶可制止亢阳。方用蚕豆花露五两合大生地七两打汁，徐徐温服，佐以龟板、元参、白芍、二母、白石英、十灰丸、黑山栀、泽泻、芦根、藕汁、童便等，一剂而血止。

同时并令以陈酒脚温洗两足，复以大生地、盐附子捣涂足心。翌日，神色安和，脉亦宁静。盖治血之旨，实火宜凉，虚火宜补；血紫宜凉，血鲜宜补。倘属虚火而误服寒凉，犹沸油中泼水，激之使怒，望其潜降可乎？（《翠竹山房诊暇录稿》）

张汝伟医案

○ 大产之后，仅交五朝，即乘凉风，且去洗澡，致风寒陷入营分。复食开水淘饭，胃中不易消化。痰滞交阻，恶露遂停。神志昏迷，目睛直视，热度甚高，脉来濡细。今甫八朝，大便未行，小便甚多，防有剧变，姑拟疏解营分、理气化痰、开窍通瘀治之。

荆芥穗、炒川芎、炒防风、广郁金、鲜佩兰各钱半，竹半夏二钱，陈胆星一钱，九节菖蒲八分，焦楂肉、单桃仁、挡归尾各三钱，西血珀八分（冲入）。

二诊：神志已清，瘀露略见，身热未减，略有形寒，大便未更，苔转黄腻，仍宜和中解表、化瘀理气为要。

细桂枝四分，炒川芎、荆芥穗各一钱，紫丹参、炒白芍、佩泽兰、炒广皮、川郁金各钱半，当归身、朱茯神、茺蔚子、桃杏仁各三钱。

三诊：表热退而未净，大便不通，服西药后，一日夜五六次，上则气急咳呛，下则便溏不止，产后气宫两虚之体，本属禁下，今惟有补中益气，以退虚热法，舍标治本乃妥。

土炒党参、锦黄芪、土炒白芍、淮山药、阿胶珠（炒）、炒枣仁、仙半夏各三钱，旋覆花（包）、紫丹参、炒荆芥各钱半，炙甘草一钱，代赭石五钱（先煎）。

本证始末：此证共诊七次，得能转危为安，每日服药二剂。三诊以后，表热全退，大便亦止，得能正常，瘀露亦净，仅余咳嗽痰多、肢体倦怠而已，调理数剂，即告痊愈。

方义说明：第一剂，荆防加川芎，是表营分之邪。胆星、菖蒲是化痰开窍，尤得力者。血珀、郁金、佩兰解气分之郁。桃仁、归尾逐血分之瘀。楂肉化痰，又能通滞。第二方，轻以疏解，用桂枝、芍药以建中。丹参、归身通中寓养。而佐以佩泽兰、桃杏仁、茺蔚子等理气逐瘀。第三方，一方面是产后气血两亏，应用之补剂；一方面是救治两药暴通伤气，所以补中益气，而能见效也。

○ 心力劳瘁，以致半产，瘀露经月不净，又感气郁，肝火冲动血室，逐成血崩，如江河之直泻，大块纷堕，面色皖白如灰，两脉数急，神志昏迷，宜先平肝降热、止血镇摄治之。

荆芥炭、炒赤芍各二钱，归身炭、棕榈炭、干藕节、细生地、小蓟炭、丹皮炭各三钱，煅代赭石五钱，降香片（后下）八分，炒川芎一钱，旋覆花（包）钱半。

二诊：进平肝降逆、止血镇摄之法后，崩势即定，仅余点滴，惟腰脊酸楚，肝火仍旺，防崩再至，治以清营养血。

紫丹参、条芩炭、广郁金、生香附各钱半，归身炭、炒白芍、炒丹皮、茜草炭、大生地、厚杜仲、二至丸各三钱（包）。

本证始末：王女士，为伟住新大沽路时同居房客，其病来势甚剧，一剂服药，十二小时内，即告平复，同居多家，咸宅为奇事，二剂服后，照常雀战矣。

方义说明：第一方所用之止血药，亦不甚重，所以能见效如神者，纫因她体力尚强，所得病之因为终夜雀战，伤气伤络所致，散用荆芥以去其寒，旋覆以理其气、弩以升之，降香以降之，使其气血调整，余为止血清热之品，所以能见效，若不知其得病之源，见面色皖白，而用参桂姜附之品，必致不救，此为诊病眼目。（《临症一得》）

黄云台医案

○ 据述临产恶露大下，谅非尽属瘀积，而两胁胸腹板痛，不能转侧，虽寒热而得大汗，是无邪客可知，其气欲逆而热甚重者，古人有络虚则败血流滞，令人寒热也。拟仲圣通络法。

旋覆花、归须、桂枝、新绛、橘白、广郁金、延胡、楂炭、红曲。

二诊：昨进辛香通络，痛减气平，最为佳处。但脉仍芤大，恶心黏腻。盖营虚则阳失其守，浊气易于犯胃，营卫两调法。

桂枝、炮姜炭、延胡、半夏曲、郁金、益智仁、当归、怀牛膝、新绛、料豆衣。（《黄氏纪效新书》）

余景和医案

○ 常熟吴恒和茶铺老太太云：其年轻时，产后必要血晕，连生数胎皆然。诸方中惟苏木煎汁，冲入陈酒、童便服之为最妙。因已亲试，故嘱余志之。（《诊余集》）

许琏医案

○ 赵妇案：年十八，生一女。产下即晕绝，汗大出而目上窜，昏不知人，急召余诊。余曰：此败血冲于胃经也。猝不及药，急令先用醋三斤置甑内，以铁秤锤一个，用炭火内煅通红，置产妇前淬之，令口鼻皆受之，烟气熏人，少顷，汗收目开神定，复以童便灌之，方用当归四钱，川芎二钱，桃仁、延胡索、蒲黄、五灵脂各五钱，姜炭八分，炒黑荆芥三钱，百草霜一钱。煎服即愈。不知者以为有起死回生之术。其实古人原有此法，余亦不过效颦而已。病似虽危，治之极易，人人得而为之也。（《清代名医医话精华》）

方仁渊医案

○ 乳子而癸事不行，此其常也，不足虑。惟胃纳少而腹结块，此血虚气滞、木有余土不足也。法宜抑木和中。

吴萸、川连、白芍、陈皮、延胡、砂仁、茯苓、香附、归身（小茴炒）、玫瑰、苏梗。

初诊：胎元下后瘀露大崩，损伤冲任，胞衣不下，挟瘀上逆，呕吐厥逆，服回生丹后胞衣下而瘀亦随止，少腹不痛，惟目花头眩，神倦脉细，左寸浮弦。心阴失养，肝肾阴伤，勿守通瘀成法，宜固冲任而保心阴，以摄营气。

紫丹参（盐水炒）钱半，川芎（酒炒）七分，炒枳壳钱半，苏梗钱半，当归（酒炒）钱半，炮姜炭三分，半夏曲二钱，紫石英（先煎）五钱，土炒白芍钱半，焦楂肉三钱，炒青陈皮各一钱，荆芥炭三钱，佩泽兰各钱半，降香屑（后下）五分。

茺蔚草煎汤代水。

二诊：瘀露不崩，来亦不多，为恰好之候，惟营血大损。上焦痰湿内阻，聚于阳明而作恶，腹中大气不和，有时攻击少腹，不痛通瘀宜轻，用费氏去恶平胃，佐以理气和营。

紫丹参（盐水炒）钱半，当归（酒炒）钱半，炒青陈皮各一钱，土炒白芍钱半，平胃散（包）二钱，广木香三分，白蔻仁（后下）五分，焦楂炭三钱，半夏曲（包）二钱，大砂仁（盐水炒）一钱，荆芥炭二钱，紫石英（先煎）五钱，姜竹茹钱半，飞滑石（辰砂二分，同打）四钱（包），玫瑰花二朵。

用茺蔚滑石煎汤代水。

三诊：血去阴伤，孤阳无恋，不能卫外而多汗，心阴失涵而善悸，头目眩晕属肝虚，手指麻木属脾，虽有痰浊，不宜消克，养血熄火，护阳和阴，庶合治法。

蜜炙绵芪一钱，紫丹参（盐水炒）钱半，生枣仁三钱，大熟地（与阳春砂仁五分，同拌炒）二钱，青龙齿（先煎）四钱，紫石英（先煎）五钱，朱茯神三钱，广木香五分，远志肉（炙草四分，煎汁炒）五分，酒炒当归钱半，土炒白芍钱半，大红枣二枚。

四诊：心悸略减，汗仍不敛，由崩血过多，气分亦弱，腻补又恐滞膈，幸胃气渐醒，得所佑助，去病易而治虚难，旨哉此言也。

蜜炙绵芪二钱，带心麦冬钱半，生枣仁三钱，酒炒当归钱半，五味子七粒，柏子仁二钱，土炒白芍钱半，紫丹参（盐水炒）钱半，大熟地（砂仁五分拌炒）三钱，朱茯神三钱，广木香五分，紫石英（先煎）五钱，煅龙齿（先煎）四钱，炙甘草四分，红枣二枚。

五诊：自汗稍敛，心悸未平，手指麻木，夜眠不甜，大便不爽，种种皆血虚见象，况左脉细弱而涩，右部濡数而郁，苔质不绛，挟有气分，宜于补血养气中参入流动之品。

蜜炙绵芪二钱，紫丹参（盐水炒）钱半，朱茯神三钱，大熟地（砂仁五分拌炒）三钱，归身（酒炒）钱半，带心麦冬（辰砂拌）钱半，焦冬术一钱，生熟枣仁各二钱，五味子（炙草四分，煎汁炒）七粒，制香附钱半，广郁金钱半，广木香五分，红枣二枚，紫石英五钱，煅龙齿四钱，龙骨三钱（后三味同打，先煎）。（《倚云轩医话医案集》）

陈廷儒医案

○ 产劳，多因产理不顾，疲极筋力，忧劳思虑，又或将养失宜，感冒外邪所致，久之必见咳嗽等症。某年月日，余诊一妇。产后咳嗽便溏，脉象细数，声音清朗，无异常人。论其病，不过阴虚内热，而其家以为百日劳，刻期待死。噫！劳证果不可治，前人于产后气虚、咳嗽、骨蒸劳热、自汗、盗汗等症，何以有用异功散、六味丸加麦冬、五味、阿胶、童便？诸治法，可知证非无法可治，特恐治不如法耳。治苟如法，劳何由成？庚寅冬，余寓济南，沈君海帆之室，产后咳嗽，口渴自汗，食少体疲，百节烦疼，夜寐不安，绵延数月，大势似劳，来延余诊。切其脉，细数无伦，右关独滑，舌苔腻而微黄，知是阴亏气弱，中有宿火未清。用八珍汤去芎、归、白术，加石膏、黑栀、怀药、丹皮、陈皮为方。一剂，症减，五六剂，症平。再承前方去石膏、黑栀，加黄芪、白术、当归，调治而安。或曰："产后用八珍，是矣，去芎、归，何也？"答曰："丹溪治阴虚发热，用四物去芎、归，以芎归辛温，非阴虚所宜用耳。"或又曰：石膏、黑栀，不嫌凉乎？余曰："前哲言治黎明嗽非石膏散不为功，又言治虚人早起咳嗽，用补中益气汤加黑栀，盖中有宿火，非膏栀不能清耳。"总之，病无定情，治无定法。谓产后不当服凉药，则可；谓产后不必患热病，则不可；谓产后既患热病，不容服凉药，则尤不可。以凉治热，千古不易之常经。先之以清火养阴，继之以扶脾开胃，庶乎邪去正安，否则白术、黄芪类能灼阴助火，投之不合，世俗将谓虚不受补矣，夫虚人决无不受补之理。要有不受补之时，时可补则补之，补自有功；时不可补而补之，补反为害。元殊曰："五行六气，水特其一耳。一水既亏，岂能胜五火哉！医不知邪气未除，便用补剂，邪气得补，遂入经络，至死不悟。"又曰："劳为热证明矣，尚可补乎？惟无热无积之人，方可补之。必察其胃气及右肾二火果亏，后用补剂可也。所谓时也。"（《珍本医书集成·诊余举偶录》）

齐秉慧医案

○ 曾医一证，产后而瘀未行，小便滴沥，榨胀异常，医用破血之剂三服，更加胸腹胀满，人事昏迷，喘促不能卧。余曰：此非污积。仲景有云：小便不利者，为无血也。此病在气分，不当用血分之药。盖为膀胱蓄尿过满，胀翻出窍，致尿不得出。吾用白蔻宣畅胸膈，砂仁、半夏醒脾开胃，肉桂化气，桔梗开提，卜生姜升散。令服是药，并教以手从上拂，而膀胱之气乃能转运，斯窍苗顺而尿出，果如吾言，其窍通利，自言宽了一节，旋即又行，更觉舒畅，乃索食，食讫则安睡，睡起再行，腹消如故。于是改用扶脾健胃之剂，数服而痊愈。此所以小便不利而验其无血也。

○ 又医产后一证，身重恶寒，饮食不下，大便泄，小便不利，腹中痞块作痛，庸工谬谓血气实用元胡四物汤加蒲黄服之无效，转加膨胀矣。于是再加厚朴、木香，则胀满加剧，凑上胸膈，喘促不能卧。予曰：其身重恶寒者，少阴证也；腹中痞块作痛，阴寒凝结也；食不下者，阴邪逼塞胃口也，且阴邪下奔而作泄。膀胱无阳，其气不化而小便不利。凡此皆为病在气分，彼妄投血药，阴愈长而阳愈消。又误破其气，则气亏而邪愈凑，其证危矣。吾用砂、蔻、姜、半宣畅胸膈，温醒脾胃；附子予御阴，肉桂化气，使上焦得通，中枢得运，而后气化行；桔梗开提；生姜升散，俾转运之机乃得先升而后降。一剂而小便通，胸膈略宽。再加芪、术，三剂而腹痛止，胀渐消，饮食加健，身复发热。其家曰："表见发热，何故也？"予曰："真阳来复，休征也。"经曰：伤寒先厥后发热，下利必自止。再重加黄芪、白术而泄止，其胀更消。忽加口渴，腹中作饿，食未久又索食，其家恐服附、桂助起胃火，故能消食，商议改用清凉。余曰：不可也。经曰：脉滑而数，手足自温，渴欲饮水，饥欲得食，此阳进欲愈之证也。再加益智、故纸收固肾气，又二剂而身轻，腹胀俱消，再加覆盆、菟丝、鹿鞭兼补肾阳，数剂而痊愈矣。痞块消弭，终无血行下者，调理两月，经信行通如故。（《齐氏医案》）

费晋卿医案

○ 产后受寒，兼之郁怒伤肝，血海空虚，冲气上逆，在腹胀满而痛，恶露淋沥，至今月余。宜以温中降气和营。

当归三钱，酒炒白芍一钱半，川断三钱，丹参二钱，青陈皮各一钱，六曲（炒）三钱，桂枝三分，乌药一钱半，制香附二钱，炙草五分，煨姜二片，橘饼二枚，桑枝三钱。（《费伯雄医案》）

任瞻山医案

○ 王秦川之妻，初胎产时，水下胎落；胞衣亦下，血不下，腹胀大，按之坚，瘀血停滞不行，须破瘀行血。奈本妇阳虚气弱，精神不足，况生产又延四日，其气愈虚，破瘀之药皆伤中气，气弱之体，岂堪复伤气乎？若不投破药则瘀血不去，气弱之人又岂堪瘀血上冲乎？细思惟补气为上策，复思若待补药助阳而逐瘀，非一日之功，况瘀血不宜久停，乃用菖蒲、姜、葱、柑叶芬香等物，石臼春烂，作一大饼，敷于肚上，上用熨斗盛火游熨，许久腹内即响，约一时瘀血尽下，腹中豁然，然后进助阳补中之剂，数服神强体健而大安。（《瞻山医案》）

张伯龙医案

○ 产后三四月恶露未见，腹无痛胀，冲逆呕吐涎沫，头痛目眩，口渴，胸膈冲疼，堵塞满闷，号叫不止，汗出不寐，便难。前医进以生化汤加减，数剂不应。更医照三冲治法，进以行气破血宣郁方，其闷愈甚。诊脉虚大而芤，病因身体素弱，生产之时去血已多，无复余血恶露，腹无痛胀其征也。王孟英论生化汤之弊云："体寒者固为妙法，若血热之人耗阴伤液，莫此为甚，变症蜂起，蔓苈之渐。夫产后之虚，虚在八脉，五液大伤，再加以生化汤之辛窜劫夺，风阳陡动，冲突上逆，种种见症无非液伤风动，挟冲脉以上逆，以冲任丽于阳明故耳。"吴氏鞠通于产后郁冒、痉厥、大便难三大症，皆主以三甲复脉、大小定风珠及专翕大生膏等法。今遵其意，选用定风珠一法，以消息之。十余剂而痊，且弥月后，身体更觉肥胖。因产后恶露未见而用此药，未免骇人听闻，病家多有不敢服者，故特为表明之。

元武板八钱，西洋参三钱，大麦冬三钱，东阿胶三钱，青龙骨五钱，生牡蛎八钱，净淡菜三钱，旧熟地五钱，炒白芍三钱，五味子钱半，炙甘草二钱，云茯神三钱，浮小麦四钱，鸡子黄一个（后冲），净童便一杯（同煎）。（《雪雅堂医案》）

翟青云医案

○ 扬姓妇案：年二十余。三月临产，接儿后，血下如涌泉，急迎余往，见产妇满面油汗，四肢如冰，口张手撒，气机欲绝。问及二便，幸无泄泻。忆《济阴纲目》曰："临产下血不止者，为产后崩是也"。莫妙独参汤。慢言伊是贫人，即使富者不惜钱财，也一时难得。余遂用炙黄芪240克煎汤，令其频饮，约一碗许，病者即能呻吟。又一时许，言语略能出声。后用十全大补汤，服二十余帖，始得子母两安，临时制宜，岂不难哉！

十全大补汤加法。

党参15克，白术12克，茯苓10克，炙甘草6克，当归10克，川芎10克，白芍10克，熟地12克，炙黄芪10克，油桂6克，炒枣仁10克，川断10克，砂仁6克，茯神10克，附子6克。水煎服。

○ 王金铭女案：年二十余。九月临产，产后二日出外洗衣，至家寒热大作，恶露立止，腹疼难忍，满面发赤，几死者数次，诸医袖手。请余时业已六日。此证产后为虚，瘀血为实，王好古曰："不能固其虚，安能攻其余。"遂用扶正攻血，二帖瘀血大下，诸症已去六七，又服一帖，恶露方尽。后用八珍汤三帖病良已。

扶正攻血汤。

党参15克，茯苓10克，白术10克，炙甘草10克，桂枝15克，干姜15克，三棱12克，莪术12克，焦山楂30克，穿山甲10克，桃仁24克，红花10克。水煎服。

○ 邵姓妇案：产后月内，周身疼痛，迎余诊疗。诊得六脉细数无力。余认为产后气血双亏之证。用十全大补汤加减，服一帖虽未见效，而病亦未增。全谓药剂太轻，原方加重分量。又服一帖，至夜间病势大剧，疼痛难忍，大哭不止。患者云："自服此药觉得心胸满闷，更添少腹疼胀。"余知乃用药之误也。再为详诊，脉比前三日虚者变实，数者更数。余明告伊曰："此证是产后恶露未尽，因一时误认为虚，反用补药，以实填实，治之不当，故此加重。余虽有过，其心可原，倘肯再

信，定能使病随药减，若再不验，甘愿受咎。"幸患者信而无疑，余即用失笑散加玄胡一味，共三味为细末，用酩流酒四两，煎滚冲服。二时话，少腹大疼一阵，遂下黑血块如桃李者六、七枚，病去五六。又服一帖，恶露始尽，三四日竟获十全。因一时之误认，几乎令人夜台含冤，至今思之不免愧汗淋漓。敬告同道君子，每临证时，详细诊视，勿似余庸鄙误人，此又切切厚望也。

失笑散加玄胡。

灵脂15克，生蒲黄15克，玄胡12克。（《湖岳村叟医案》）

林珮琴医案

○ 陈氏，产数日，浮肿身重，不能转侧，不食不语，脉虚缓。当由产后浴早，水湿乘虚袭入子宫，下部先肿，渐至通体重着，殆伤湿之见症也。开发腠理，逐去湿邪。宜羌活渗湿汤加陈皮、半夏、防己、茯苓皮。一啜湿从汗解，身可转侧，浮肿渐退。再为健脾利湿，饮食亦进。以妇体素肥，气郁生涎，时或昏冒，用温胆汤调理而痊。

○ 某氏，露产冒暑，烦热汗出，直视不语，脉软数。医谓恶露未行，治宜逐瘀。予曰：直视者足太阳经血虚，筋急牵引直上也。不语者暑先入心，手少阴脉系舌本，络舌旁，邪入营分，舌系缩也。烦热则易郁冒，汗多亦虑液亡，失治必变昏痉危疴。用生脉散加生地、当归、石斛、连翘、丹皮、木瓜、甘草、藕汁冲服。诸症退能言，又加减前方，数十服得安。

○ 张氏，中年产育，旬日外鲜红下注，自汗身热，此阴虚阳无所附也。用十全大补汤去桂，加炮姜、小麦煎汤，二服汗收血止。是证血去则亡阴，汗多则亡阳，产后危证也。

○ 徐氏，产后夜热烦渴，脉促数。因决其胎必下，当夜遂产，恶露甚少，逾日鲜血暴注，晕绝。用潞参、茯神、熟地、炮姜、荆芥（醋炒）、山栀、甘草（俱炒黑）、石斛、阿胶、神苏血止。

○ 杨氏，产后鲜血，足膝热，乳少，脉芤，宜摄固下元，兼升举中气。桑螵蛸（炙研）、熟地、杞子、杜仲（盐水炒）、黄芪（蜜炙）、升麻。二服血止。去桑螵蛸，加生黄芪、甘草、当归、红枣，而乳倍常。

○ 李氏，产后郁冒，昏睡不语，虑其痉厥。用鲜

石菖蒲根汁热服，渐次苏醒能言。询所苦，但云目暗咽塞，心系下引，遂闷绝不知人，此为风火、痰阻窍也。因用桔梗、荆芥、甘菊（炒）、连翘、贝母、茯神、山栀、菖蒲汁（冲）。二服而安。

○ 张氏，官署坐蓐，辄动乡思，经旬宵热如烙，脉虚疾，插鬓银簪，一夕色黑，以纸拭去，明晨如漆，骇极。予云：此产后血虚火炎、汗泽所蒸耳，宜滋阴退热。以熟地、白芍、丹皮、当归、丹参、石斛、茯神、杞子、甘草，四服热退，簪色不变矣。去丹皮、丹参，加枣仁、山药、莲子，蜜丸服，愈。此前取甘凉除热，后取酸涩安神。

○ 吴氏，蓐损不复，寒热往来，自汗，咳呕吐沫，心悸耳鸣，脉虚数。经言：阳维为病苦寒热。阳失维护，奇脉已损，况中宫小镇，致咳呕悸眩，肝阳升逆，面色忽青忽赤，延为难治。惟大便未溏，肾关未撤，尚堪借箸。拟晨服黄芪建中汤，去姜，加参、苓、山药、橘白，卫外扶中。晚服熟地、杞子（俱炒）、牡蛎（醋煅）、枣仁、白芍、茯神、五味、莲子、小麦煎服，摄阴敛阳，症减，背时凛寒，晨服方中再加鹿角胶，外以白胡椒末掺布膏药贴背脊第三椎至第七节，仍照前分早晚各服五七剂乃安。

○ 巢氏，初春小产，寒热头痛烦呕，汗后复热，血下如豆汁，篡间糜损，脉右洪大、左沉数。此温邪化热，乘虚袭入下焦也。以豆豉、山栀、蒌仁、鲜生地、石斛、知母、麦冬、丹参、阿胶，血稀热减。去知母、阿胶，加丹皮、竹叶心、元参，汗透身凉而脉和。

○ 邹氏，冬寒当产，艰难损动元气，嗣以月内便泄。交春寒热往来，痰嗽汗泄，晡时火升，颊红唇燥，食入呕满，小腹痛坠，泻利稀白无度，支离萎顿。所服丸剂，一味混补，不顾滋腻，岂胃弱火衰，食已不化，小腹重坠，气更下陷，尚堪滑腻增泻，浸至蓐劳莫挽矣。急用温中运脾，痛利可减，呕满可除。炮姜、小茴、益智仁、茯苓、白术、半夏曲、谷芽（俱炒）、橘白，数剂利止，寒热减，食亦知味。去炮姜、小茴、谷芽、半夏曲、白术、橘白等，加砂仁、熟地炭、潞参、五味、丹皮、山药、莲子、钗斛，虚阳渐退，并去益智、茯苓，加甜杏仁、茯神、白芍、百合，嗽止调理而康。（《类证治裁》）

沈奉江医案

○ 产后脉络空虚，血虚木旺，气火窜入筋络隧道，痛无定处。两肋乃肝络地位，其本位最易先入，至两足屈伸作响，血不营筋故也。某医泥于产后宜温，用桂木等品，殊不知桂能枯木，产后阴血素亏，肝阳妄动，化火生风，上升则头眩耳痛。犯胃作恶，入于阳明之络则牙龈红肿，咽喉蒂丁作胀。夜少安卧，无非水不济火也。兹拟平肝火、熄风热、化痰浊。

生石决明二两（先打煎），滁甘菊各二钱，法半夏三钱，连翘四钱，丹皮三钱，制僵蚕四钱，蝉蜕钱半，辰茯苓五钱，元参三钱，生竹茹三钱，辰灯心三尺，橘络钱半。

复诊：昨投平肝熄风，筋络及牙龈之痛大减，惟仍头眩。吾以为药力犹未足也。头晕者，肝阳也；耳痛者，风火也；牙龈作痛者，胃火也；两火相并则风阳更盛。至于两胁疼痛，尚未尽定，产后经两月，脉络还是空虚，气火乘隙而入也。若小溲热亦，略有暑热耳。

珍珠母二两（打，先煎），滁菊二钱，赤白芍各钱半，黑山栀三钱，辰滑石五钱，白蒺藜三钱，茯苓神各钱半，制僵蚕三钱，丹皮二钱，生竹茹三钱，炒车前子三钱，橘络一钱，鲜荷叶一张。（《三三医书·沈鲋翁医验随笔》）

张聿青医案

○ 某，产后数载，经事不行。然于当至之期，辄腰腹作痛，有欲行不行之势。此冲气不和，冲脉不利，理宜宣通营卫。兹以喉证之后，余毒未清，不得不为兼顾也。

磨郁金五分，光杏仁三钱，生牛膝三钱，炒川断肉三钱，射干四分，蜜炙香附二钱，大贝母二钱，卷柏一钱五分，延胡索一钱，桃仁二钱，橘络二钱（红花汤拌炒）。

○ 某，胎前痛痢，因病而产。产后痢仍不止，里急后重，黏腻色赤而黑。气瘀交阻，极重之证。备方以冀造化。

延胡索一钱五分，砂仁（后入）七分，茯苓四钱，楂炭三钱，乌药一钱五分，煨木香五分，广皮一钱，赤砂糖五钱（上三味，同炒枯，研末，绢包入煎），泽兰二钱，伏龙肝一两（煎汤代水）。

另用：楂炭三钱、赤砂糖六钱，二味同炒枯研末，米饮为丸，如桐子大。每服三钱，药汁送下。

复诊：痛坠已退，腹满亦减，然痢数仍在十次以外。气瘀未化，而脾虚气弱，不克分清。虽见转机，尚不足恃。

于术（土炒）二钱，煨木香五分，延胡索（酒炒）一钱五分，土炒陈皮一钱，泽泻一钱五分，茯苓四钱，桂枝五分，赤芍（土炒）一钱五分，泽兰叶二钱，伏龙肝一两五钱（煎汤代水）。仍用前法楂炭砂糖丸。

三诊：恶露稍畅，痛痢渐止。出险履夷，殆所谓天授，非人力也。

土炒于术二钱，酒炒延胡一钱五分，楂炭三钱，炮姜五分，砂仁七分，泽兰叶二钱，茯苓三钱，丹参二钱，降香一钱五分，桂枝五分。

○某，产后不慎，营卫气血不宣。势入损途，有鞭长莫及之虞。

延胡索二钱，蒲黄二钱，桃仁二钱，酒炒红花一钱五分，炒赤芍二钱，泽兰叶二钱，瑶桂一钱，川芎一钱。

上药醋浸一宿煎。另用西血珀二分，空心先服。

○某，产后不时发热，腹中作痛。营虚挟滞未清，久恐延损。

延胡索、广郁金、乌药、楂炭、降香、砂仁、炒青蒿、西血珀、制香附。

○刘某，产后两月，下痢不止，色黄而腻，身热脉濡。气湿不宣，恐成休息。

广皮、煨木香、泽泻、南楂炭（赤砂糖三钱，同炒枯，研末，绢包入煎）、茯苓、炒枳实、乌药、生薏仁、赤芍（甘草三分，煎汤收入）、砂仁。

○某，产后恶露未清，营气阻滞，营失流畅，气聚成形，腹中痛胀，寒热往来，脉数而弦。恐从实变虚，而至难复。

醋炒柴胡、延胡索、金铃子、台乌药、焦麦芽、当归炭、炒赤芍、川郁金、南楂炭、震灵丹。

○马某，新产之后，气逆如喘，痰多白腻，不能着卧，心悸汗出，耳鸣头晕，悉与气逆之轻重而为出入。夫产后发喘，历代名贤咸以为阴虚虚火克金，肺气欲绝，最为危险之候。救援之法，则有生脉，阅前方按法施治，应验不验。详询起居，知胎前与初产之时，曾以

湿巾揩身，窍毫疏泄，百脉弛张之际，其水寒之气，袭于外则应于内。《内经》谓形寒饮凉则伤肺，以其两寒相感，中外皆伤，故气逆而上行。经文如此，与病大致相符。今诊六脉虚微，右寸关沉弦。半身以上，疹瘖密布。外无感触，安得有此？云翁先生所见独精，药归平淡，转比生脉等方稍有起色。兹从其意，略再扩充，作背城之一。但病在危急，平反前方，济与不济，非所计也。方草商之。

旋覆花二钱，光杏仁三钱，川桂枝五分，地骨皮一钱五分（与川桂枝同炒），紫丹参二钱，僵蚕一钱五分，茯苓四钱，橘红一钱。

○王某，产后旬日，外感风邪，头痛发热，得汗不解。两日来恶露涩少，少腹作痛，按之微硬，牵引腰尻，动辄作痛。脉数浮大，左部沉迟。风邪袭于外，气瘀阻于内，恐成时证。姑疏风而宣通营卫。

全当归、酒炒荆芥、川芎、五灵脂、蓬莪术、台乌药、延胡索、紫丹参、泽泻、楂肉炭、乳香、没药、益母草（煎汤代水）。

○某，产后腹痛有形，临圊更甚，自汗便秘。此恶露未清，营郁气滞也。

延胡索、金铃子、焦楂炭、炒赤芍、火麻仁、乌药、香附、归尾、香橼皮、上瑶桂（饭丸）。

凡产后瘀行之期，男胎约半月，女胎须一月，恶露方清。稍稍自汗，不妨。汗即血之所化，自汗而并无烦扰之象者，不必治其汗也。清儒附志。

○韦某，小产之后，气血两亏，胃呆少纳，头痛眩晕，心悸，腰酸带下。拟补气和营熄肝。

奎党参三钱，炒木瓜皮一钱五分，杭白芍（酒炒）一钱五分，厚杜仲三钱，炙甘草三分，酒炒当归二钱，茯苓神各二钱，生熟谷芽各二钱，黑豆衣三钱，玫瑰花二朵。

二诊：甘以益胃，酸以制木，胃纳稍起，心悸眩晕亦减，然带下不止。前法再参固摄。

奎党参三钱，生山药三钱，黑豆衣三钱，炙黑草三分，厚杜仲三钱，炒木瓜皮一钱五分，煅牡蛎五钱，潼沙苑（盐水炒）三钱，池菊一钱五分，茯神三钱。

三诊：心悸已定，胃纳不馨，带下眩晕。再和中健脾，以退为进。

制半夏一钱五分，范志曲（炒）一钱五分，陈皮一

钱，砂仁五分，莲须一钱，炒山药三钱，炒于术三钱，潼沙苑（盐水炒）三钱，资生丸四钱（二次服），煅牡蛎四钱。

○ 王某，怀孕七月，忽然头痛发痉，神昏不语，名曰子痫。都缘胎热有余，火风鸱张，胎受热迫，竟至胎坠。乃小产之后，恶露不行，神糊妄语。脉象弦紧。此由败血上冲，极为危险。拟方请商。

丹参二钱，酒炒荆芥一钱五分，五灵脂（酒炒）三钱，全归三钱，泽兰三钱，川芎一钱，延胡索（酒炒）一钱五分，赤苓三钱，西血珀末（蜜调，冲）六分，生蒲黄一钱五分，热童便半杯（冲），益母草（煎汤代水）。

○ 周某，产后恶露未行，气血凝滞，腹中有形作痛，临圊更甚，脉细关弦，气升汗出不止。此营滞阻气，气滞为液，液泄为汗。宜宣通和化，所谓通则不痛也。

延胡索、金铃子、焦楂炭、炒赤芍、火麻仁、乌药、香附、归尾、香橼皮、上瑶桂（饭丸）。

汗为血之液。夺血者无汗，此指脱血者言也。产后瘀露，乃有余之血，非脱血可比。初产百脉沸腾，阴虚阳亢，啜热汤饮而津津汗出者，此卫气流通，阳从汗泄，身体自觉舒和。《金匮》云亡阴血虚，阳气独盛，故当汗出，阴阳乃复，此之谓也。若绝无汗，则卫气闭塞，必将有发热之症矣。所以产妇宜微汗而不宜无汗，宜有汗而不宜多汗。案中荣滞阻气数语，得古圣之精髓而融化之，言言金玉，字字珠玑，直足与《金匮》相颉颃矣。《文涵志》

二诊：上逆之气稍平，而临圊仍然腹痛，大便艰涩，血燥气滞。前法参入子和玉烛散出入。

炙生地、酒炒归身、制香附、金铃子、延胡索、川朴、缩砂仁、炒赤芍、酒炒上湘军（后入）二钱、瑶桂（饭丸）。

三诊：脉弦稍收，便稍转润，临圊作痛亦减。足见血燥气滞，腑浊因而不泄。前法再参破浊。

金铃子、九节菖蒲、川朴、郁金、藿香、延胡、磨沉香、炒赤芍、香附、砂仁、火麻仁。

四诊：痛势已定，惟临圊尚觉不爽。的是血凝气滞，不能上交少阳，而反下陷于太阴也。前法再进一筹。

醋炒柴胡五分，金铃子一钱五分，楂炭三钱，香附二钱，杭白芍三钱，醋炒青皮一钱，当归二钱，砂仁五分，乌药一钱五分。

○ 卢某，胃痛日久不止，经来淋沥，少腹坠痛，两足酸楚，不能步履。营血不足，营滞未楚。调治不易。

生熟蒲黄、元胡索、茜草炭、乌贼骨、制香附、白蒺藜、全当归、川断肉、川芎、乌药、降香。

服此方后，下血球形如长芋，坠痛乃减，盖小产也。小产亦宜服苦草汤。《正蒙附志》

二诊：热势渐退，少腹痛坠亦定。再和营而除陈布新。

当归、川芎、桑寄生、酒炒荆芥、白蒺藜、秦艽、丹参、炒川断、茯神、泽兰。

三诊：少腹坠痛渐定，营卫渐通，手足酸痛大退。再除陈布新，宣通络坠。

怀牛膝、酒炒荆芥、当归、秦艽、川芎、桑寄生、酒炒红花、川断、丹参、泽兰。

四诊：小产仅二旬耳，当风纳凉，视同儿戏。言者谆谆，听者藐藐，岂值头疼身热而已哉！姑以轻剂疏之。

川芎、当归、秦艽、续断、丹参、桑寄、生牛膝、僵蚕、玉竹、苏子、酒炒荆芥。

○ 李某，胎前感风，产后不彻，咳嗽三月有余，痰多口腻，凛寒内热，汗出不能左卧，脉象细数微滑。久咳损肺，阴阳之二气有偏，气即为火，液即为痰。证入损门，非才疏者所能言治也。

南沙参三钱，光杏仁三钱，煅蛤粉三钱，炒苏子三钱，炙紫菀一钱，川贝母一钱五分，旋覆花二钱，白茯苓三钱（盐水炒），橘红一钱。

二诊：咳嗽虽减，然仍不能左卧，大便旬日方行，心悸目昏，凛热汗出。皆属损象，不敢言治。

北沙参四钱，川贝母二钱，光杏仁三钱，炒枣仁三钱，生山药三钱，大天冬三钱，生白芍一钱五分，当归炭一钱五分，炒怀牛膝三钱，炙款冬二钱，茯神三钱，都气丸三钱（开水先送下）。

○ 朱某，产后匝月，少腹坠痛，腿股腰尻作酸，带下阵阵，向来并有结块同下，腹满不舒，胃钝少纳，脉象弦紧。此由旬日之间恶露停留，旋虽复至，而脉络已滞，遂令瘀浊化带，恐其崩败。

全当归（酒炒）二钱，川断肉三钱，茜草炭一钱，白蒺藜三钱，茯神三钱，川贝一钱，乌贼骨三钱，紫丹参二钱，泽兰叶一钱五分，南枣三枚。

改方加炒熟地四钱、乌药一钱五分、香附二钱。

二诊：带下稍减，少腹仍痛，还是瘀浊未清。

全当归二钱，白蒺藜三钱，制香附二钱，乌贼骨三钱，川断肉三钱，紫丹参二钱，台乌药一钱五分，茜草炭一钱五分，生熟谷芽各一钱，鲍鱼片（酒洗）二钱。

三诊：稍下紫瘀，少腹坠痛已定，带下亦减。然胃仍少纳，头巅作痛。再参和中泄木。

白蒺藜三钱，乌贼骨三钱，全当归（酒炒）二钱，川芎一钱，黑豆衣三钱，茜草炭一钱五分，佩兰叶一钱五分，池菊一钱五分，生熟谷芽各一钱，鲍鱼（酒洗）二钱。

四诊：瘀露通行，带下已止，而外感风邪，咳嗽痰多音塞。肝气郁发，胸脘作痛。再平肝调气，参以疏风。

粉前胡一钱，象贝二钱，乌贼骨二钱，冬桑叶一钱，陈香橼皮一钱，炒杏仁三钱，橘红一钱，牛蒡子三钱，制香附二钱，砂仁壳五分。

○郑某，因痢而产，后痢仍不止，腹痛里急后重，恶露不行，少腹按之硬痛，所下之色，夹杂瘀黑，杳不思纳，胸脘不舒，脉滞而硬。此暑湿热三气郁阻肠中，瘀露不行，腑气更加郁结。胎前下痢，产后不止之条。古人言之郑重，非虚语也。勉拟通化一法，以希天佑。

木香七分，乌药一钱五分，泽兰二钱，土炒白芍二钱，五灵脂（酒炒）二钱，生蒲黄五分，乳香（去油）六分，延胡二钱，山楂四钱，赤砂糖七钱（拌炒，绢包），赤白苓各二钱，炮姜五分，伏龙肝一两五钱（煎汤代水）。

又：楂肉四钱，赤砂糖七钱。二味拌，炒枯，研细，为丸，每服三钱。

二诊：投剂之后，屡下紫黑瘀块，少腹亦舒，圊数顿减其半。然临圊犹然后重，气坠不爽，全不思纳，胸中似乎有物梗塞，由此而饮食更觉妨碍。脉虚无力，苔白少华。恶露既通，腑中之阻滞稍宣，而中阳结痹。虽得转机，尚不足恃也。

台参须六分，乌药一钱五分，广皮一钱，苏木五分，酒炒延胡一钱五分，赤砂糖五钱，楂炭二钱（与砂糖同炒。包煎），熟附片五分，公丁香二分，茯苓二钱，乳香五分，粳米一两（包煎），伏龙肝一两（煎汤代水）。

改方：服方梗塞处觉灼热微痛，去参须、丁香。

三诊：头面遍身发出赤痦，口渴较前稍定。暑热之气，藉得外越。无如少腹结块虽消，而按之尚觉作痛；下痢虽大减疏，然昼夜犹然在二十次左右。少腹之痛松，则胸中之痛甚，上下互相联络。良以冲瘀未清，则冲气逆上，盖冲脉起于气街，而布散于胸中，所以此响而彼应也，鼓棹迎风，茫茫涯岸。再为宜瘀，以冀冲脉得通，胸中得旷，若能安谷则昌。

细生地（姜汁炒炭）四钱，酒炒归尾二钱，生牛膝三钱，五灵脂（酒炒）三钱，炙乳香五分，单桃仁（去皮尖，打）三钱，台乌药一钱五分，元胡索一钱五分，生蒲黄七分，赤白苓各二钱，生米仁四钱，生熟木香各三分，人参回生丹一丸（分二次化服）。

改方去回生丹，加橘白一钱、香稻根须五钱、玫瑰花二朵，得效。正蒙附志。

○陶某，产后血虚气坠，肛前结痔，大便妨碍。宜育阴润肠。

炙龟甲、丹皮炭、白蒺藜、火麻仁、紫丹参、光杏仁、当归、秦艽、泽泻、白芍。

○吴某，半产之后，恰经二月，即食瓜果，脾阳损伤，致健运无权，大便泄泻，泻则脘腹稍舒。寒湿伤阳，治宜温化。

焦白术一钱五分，川朴一钱，草果仁四分，连皮苓四钱，泽泻一钱五分，熟附片三分，广皮一钱，炮姜五分，猪苓二钱，煨木香五分。

○某，温通气机，运旋脾土，胀势仍然不退，少腹滞坠不舒，小溲不利。脾虚不运，营血虚微，水中之火，不能生土。产后当此，图治为难。

云茯苓、丹参、猪苓、泽泻、泽兰、上广皮、砂仁六粒、金匮肾气丸六钱（分二次服）。

○某，产后旬余，偏左头痛，恶露通行，频有带下，脉形弦细。此血虚生风，而阳气上升。姑养血熄肝。

白蒺藜、阿胶珠、赤芍、丹皮、蜜水炒川芎、全当归、石决明、菊花、川断、益母草（煎汤代水）。

○某，新产九朝，甫产之后，血从上冒，幸半时之久，即得安定。而肝阳由此上逆，冲胃则为呕吐，乘脾则为泄泻，扰神则为不寐。今胃逆之极，甚而作呃。脉左倍于右，按之鼓指。深恐阳升太过，而致发厥。急为镇逆，参以宁神。

半夏曲二钱，旋覆花一钱五分，炒枣仁二钱，丹参二钱，上广皮一钱，煅赭石三钱，朱茯神三钱，磨刀豆子四分，泽兰二钱，煅龙齿四钱，煨生姜二片，姜汁炒竹茹一钱，益母草（煎汤代水）。

改方，呃止，加砂仁四分。

○ 储某，产后恶露淋沥，偏右肢体络隧不舒。人身左半主血，右半主气。右半不舒，似属气病。殊不知左半虽血为主，非气以统之则不流；右半虽气为主，非血以丽之则易散。今脉象坚细，重取带弦，系陈者不除，新者不布之象。拟和营调气，俟沥止后再商。

当归炭二钱，炙乌贼骨四钱，生熟蒲黄各四分，茯苓神各二钱，橘络（红花汤拌炒）一钱，郁金一钱五分，左秦艽一钱五分，炒赤芍一钱五分，紫丹参二钱，制香附（炒黑成炭，研）二钱，降香二钱。

○ 某，新产之后，恣食冷物，以致恶露不行，腹中结块作痛。姑拟宣通，以觇造化。

延胡索（酒炒）一钱五分，当归须二钱，五灵脂（酒炒）三钱，炒赤芍一钱五分，干漆（炒令烟尽）一钱五分，炒蓬莪术一钱五分，南楂炭三钱，乌药一钱五分，山甲片一钱五分。

又：结块已化，腿足作痛，是必瘀流络隧。寒热交作，阴阳争战。再为宣通。

延胡索一钱五分，制半夏二钱，郁金一钱五分，青蒿二钱，南楂炭三钱，大豆卷三钱，酒炒当归二钱，乌药一钱五分，红花汤炒橘络一钱。

○ 徐某，小溲畅利，腹胀满不舒，心背掣痛。阳气不能流畅，致阴气凝聚，内脏外腧皆阻。产后当此，险如朝露也。

大熟地四钱，老生姜二钱（与熟地同炒），制川乌四分，延胡索（酒炒）二钱，炒蜀椒二分，川郁金一钱五分，全当归（酒炒）二钱，单桃仁（去皮，打）三钱，熟附片四分，制香附二钱（研），人参回生丹一丸，分二次服。

二诊：心胸作痛已止，恶露亦得稍通，是分娩至今未有之事也。但腹胀如前，虽得稍稍宣通，还是车薪杯水，尚难恃为稳当。

炮乌头四分，酒炒蜀椒三分，大熟地四钱，老生姜二钱（与熟地同炒），炒全归二钱，川郁金三钱，熟附片四分，延胡索（酒炒）二钱，川芎一钱，五灵脂（酒炒）四钱，泽兰叶三钱，炒茺蔚子四钱，人参回生丹半丸（药汁送下）。

○ 黄某，向有肝阳，营阴虚亏而以多食桂圆，辛甘温热，血热内迫，胎息不固，遂致四月而坠。胎下之前，与胎下之后，血来如涌，营血暴亏，风阳上逆，一时头晕耳鸣，神识昏乱，幸即平定。然神情倦怠，言语有时错乱，目从上窜，手足搐动，频渴引饮，二便皆热，阴户碎痛。脉象虚弦，舌苔浮糙。皆由血虚之极，不能荣养肝木，木燥生风，有厥脱之虞，不可泛视也。拟滋肾养肝。

大生地六钱，生牡蛎一两，大麦冬三钱，块辰砂三钱，鳖甲五钱，清阿胶四钱，炒白薇三钱，丹参二钱，茯神三钱，炙龟板五钱，杭白芍一钱五分，淡菜一只，热童便半茶杯。（《张聿青医案》）

巢渭芳医案

○ 年三十五岁。大产后下瘀突少，发热面黄，食减胸闷，已越一月，右膝上外侧肿胀绕及委中，肉色晦暗，按之始痛，此是瘀凝络道之外疡也。渭芳明喻之，彼家方知疡症，投气血双补之剂，高突处针刺出黑紫血如墨汁。其夫谓为不治症，渭治以建中加减而愈。

○ 大产五日，因家境困难，行动太早，腹痛甚于脐下，寒热并作，恶露顿止，苔白，脉小急，大便阻塞，肠痈之象。宜于和营化瘀法。炒归尾、生苡仁、荆芥炭、白芥子、怀牛膝、木香、桃仁、银花、红花、赤芍、丹参、粉丹皮、生草、两头尖。三剂效。（《巢渭芳医话》）

雷少逸医案

○ 自诞后气血未复，偶沾三疟，纠缠半载未瘳，发时背如负重，腰如两截，寒洒洒欲复被，热烘烘欲思饮。诊其脉，举之若浮绵，按之不满部，面色白而无荣，舌色淡而无苔。此属奇经本虚，疟邪窜入于阴，阴虚及阳之证。斯宜未发之日，大补奇脉阴阳，俾正气复充，邪气自却，倘以常山、草果专治其疟，便是舍本求末矣。丰用东参、熟地、鹿霜、狗脊、龟板、牡蛎、炙芪、桂枝，姜、枣为引，约服二十余剂，疟始脱体。或问曰：曾见景岳治疟，每迎其锐而击之，最捷最效。今先生治疟，用药于未发之先，究遵景岳耶？抑遵先生耶？答曰：治初患之疟，邪气方盛，正气未虚，可以迎其锐而击之。久患之疟，邪气深陷，正气已虚，则不可耳。故于未发用补，补其正气，正气旺，则邪自衰，不用击而疟自罢矣。（《时病论》）

抱灵居士医案

○ 产后二十日，恶露先六日止，恶寒腹痛，胸痞浮肿，面黄口渴，舌黄，脉弦，以代抵挡汤去硝，用生军加苏叶、乌药、桂枝一剂，泻一次，胸宽肿退；以楂肉为君，加桃仁、归尾、赤芍、乌药、腹毛之类一剂，身痒便秘，口炎涕红；以代抵挡汤去硝，加苏叶、乌药、腹毛、生大黄一剂，泻三次黑血，少许，胸宽；以归尾、桃仁、腹毛、乌药、楂肉、元胡、丹皮、姜皮二剂而安。间日头昏，以四神散加元胡、桃仁一剂而愈。

○ 产后发热盗汗，小腹块痛。或以十全之类不应；以桂枝合生四物汤加木香、元胡一剂，热退，汗止，下紫血；又一剂，下瘀血，右小腹起块微痛；以四物汤加肉桂、木香、黄芪二剂燥热，间十日又视，小腹左块痛，便秘三日，口渴，溺痛；以当归润肠汤二剂，泻二次，以真人活命饮去芷，加川楝、酒一剂，块平痛减，便秘二日；以代抵挡汤去硝，用生军一剂不下，夜热；以前方加熟地、红花、油归、防风，去桂一剂，泻二次，夜热恶寒，块痛连腰，心悸头昏，脉沉弦；以真人活命饮加赤芍、丹皮、生地、桃仁、童便、酒一剂，块痛肿起，此痛成欲外溃也。以瓜蒌、丹皮、桃仁、薏仁，热退，左季胁空痛，腹块红肿痛，恶寒，脉沉弦；以生芪、防、芷、芎、归、芍、元胡、琥珀一剂，气胁季痛好；以人参养荣汤三剂，外以芙蓉叶敷之，溃脓，口渴，舌苔黄，脉数；次八珍汤用芪，加丹皮、五味五剂，小便溺痛，停药，外以鲫鱼胶敷之而愈。（《李氏医案》）

陈在山医案

○ 赵氏，产后伤血发热，因过服柔剂，胃阳失其转运之机，不饥少食，延至月余，身体消瘦，在床九日，身不动转，气息微存，仅能以目视人，凝为妖邪所致，预有千斤犁铧镇压。余诊得六脉微沉而缓，并无性命之

忧，用十全大补，一剂可以回生，次日服之，果然痊愈。（《云深处医案》）

郑在辛医案

○ 马彬五别驾，未出仕之十年前，尊阃大产，去血过多，昏晕大虚。前医重用人参、芪、术，已虚回血止，饮食如常。惟昼夜卧于床，坐则头眩耳鸣，必睡下乃可，如此下已七十日，日服人参四、五钱不效，招予治之。诊脉惟细迟无力，而饮食不减平时。肌肤、声音似无病者。此产后不慎起居，肝肾气虚，肝虚不摄气，故眩晕也。仲景谓之"褥劳"，久则成痿。用仲景之羊肉汤治之：用精羊肉二两，煮熟去肉，再以黄芪五钱、人参一钱，入汤煎熟。日服二剂，十日后即能起坐，二十日即可步履，回季宅母家调治而痊。（《素圃医案》）

王士雄医案

○ 自仲夏堕胎，迄今四月有余，恶露淋漓不断，两臂近复患疮，浑身肤痒，脉数而弦，多药罔效，亦为产后宜温之谬说所误也。用西洋参、银花各二钱，生地、龟板各四钱，冬瓜皮三钱，栀炭、竹茹各一钱五分，白薇、青蒿、黄柏各一钱，甘草六分，不十剂愈矣。（《归砚录》）

○ 产后四肢窜痛，药治罔效。医谓其成瘫痪矣！延已逾月。丐孟英视之，膏药遍贴，呻吟不息，脉数而洪，舌绛大渴，曰：此非风湿为病，膏药亟为揭去。近日服药，谅皆温补祛风之剂。营血耗伤，内风欲动，势将弄假成真。且吾向见其体丰血旺，何以娩向遽患斯疾？必生化汤、砂糖酒之类所酿耳。其父倪某，目虽瞽，闻而笑曰：君诚天医也，小女服过生化汤两帖、赤砂糖八斤。从此渐病，小识尚可起废图全否？孟英曰：幸其体足于阴，恢复尚易。若阴虚血少之人而蹈此辙，虽不即死，难免不成蓐损。因投大剂凉润壮水之药，一剂知，旬日安，匝月起。

孟英谓：暑令，产妇服生化汤、砂糖、酒，死者甚多，惟六一散既清暑热，又行瘀血，溽暑之令，诚为产后妙方。

○ 产后诸证，首必通瘀，然有不可以常理测者。表弟周鹤庭室，新产晕汗，目不能开，心若悬旌，毫无恶露。乃父何君新之，按其脉有虚弦豁大之形，亟拉孟英图之。与以"三甲"、石英、丹参、琥珀、甘草、小

麦、绿豆衣等药，覆杯即安，数服而愈。

或诘其何以知非瘀血为患？曰：此阴虚之体，既产而营液大脱，风阳上冒。虽无恶露，胸腹皆舒，岂可误作瘀冲，而妄投破血之药耶？

○娩后恶露不行。或劝服生化汤。适孟英枉顾，诊曰：阴虚内热，天令炎蒸，虽赤砂糖，不可服也。以生地、丹参、丹皮、豆卷、茺蔚子、茯苓、桃仁、山楂、栀子、泽兰、琥珀，投之即效。且无别恙而易健。可见体质不齐，药难概用，况其致病之因不一，病机传变无穷。语云："量体裁衣"，而治病者，可不辨证而施治耶？孟英尝曰：凡产后，世俗多尚生化汤，是以一定之死方，疗万人之活病，体寒者固为妙法，若血热之人，或兼感温热之气者，而一概投之，骤则变症蜂起，缓则蓐损渐成，人但知产后之常有，而不知半由生化汤之厉阶，此风最盛于越，方本传于越之钱氏，自景岳采入《八阵净》，遂致流播四海，人之阴受其害者，数百年矣。从无一人能议其非，今特为此长夜之灯，冀后人不致永远冥行，或可稍补于世。但景岳最偏于温补，而独于产后一门，力辨丹溪大补气血为主之非，可谓此老之一隙微明，惜犹泥于产后宜温之谬说，盖由未入仲圣之宫墙也。

○产后恶露不行，渴、泻、痰多。孟英以北沙参、滑石、生薏苡、扁豆、蛤壳、豆卷、石斛、竹茹、枇杷叶、琥珀、茯苓等药，数剂而愈。

○产后恶露不多，用山楂、益母草酒煎，连服数日，遂发热自汗，口渴不饥，眩晕欲脱，彻夜不眠。孟英视之，曰：此素禀阴亏，血已随胎而去，虽恶露甚少，但无胀痛之苦者，不可妄投药饵。酒煎益母草、山楂不特伤阴，且能散气。而汗泄口干，津液有立竭之势，即仲圣所谓"无阳也"。盖人身天真之气谓之阳，阳根于津，阴化于液，津液既夺，则阳气无根而眩晕，阴血不生而无寐，若补气生阴，则舍本求末，气血不能生津液也。惟有澄源节流，使津液充而气血自复，庶可无忧。以西洋参、生黄芪、龙骨、牡蛎、玉竹、百合、甘草、麦冬、生薏苡、生扁豆、石斛、木瓜、桑叶、甘蔗浆，投之，一剂即安，数日而愈。后以滋填阴分，服之乃健。

○产后恶露不行，而宿哮顿发，专是科者不能下手。孟英以丹参、桃仁、贝母、茯苓、滑石、花粉、桂

枝、通草、蛤壳、苡仁、紫菀、山楂、旋覆、琥珀、丝瓜子、茺蔚子等，出入为方，三日而愈。（《王氏医案》）

陈莲舫医案

○产虚不复，脘胀腹痞，脾胃久而不协，奇经渐为受伤，愆期前后，色㿠，神疲。若不再调，恐成蓐劳。

吉林须、制香附、炒归身、淡乌荆、制丹参、广陈皮、红月季、野于术、绿萼梅、生白芍、川杜仲、九香虫、红枣。

○产后肝脾不协，腹痞攻痛，渐至腰酸神倦，脉息细弦，治以温养。

西洋参、绿萼梅、抱茯神、炒归身、炒苑子、九香虫、红月季、制香附、沉香曲、制丹参、生白芍、川杜仲、广陈皮。

○连次偏产，近有腹痛腰酸，寒热往来，脉息细弦，虚多邪少，拟和三阴而调八脉。

吉林须、抱茯神、炒归身、陈阿胶、川杜仲、焦艾绒、制香附、远志肉、生白芍、制丹参、沙苑子、新会皮、西砂仁。

复方：奇经不固。由于三阴内亏，以致冲任不主摄胎，每每偏产。现在寒热已除，腹痛腰楚渐得减轻。再拟培阴。

西绵芪、陈阿胶、炒归身、沙苑子、川杜仲、新会皮、潞党胡、制香附、生白芍、菟丝子、桑寄生、阳砂仁。

服十余剂后，将方五倍料晒燥磨末，不用火炒，炼蜜为丸。每日服二三钱不拘，卧时开水送下。（《莲舫秘旨》）

横柳病鸿医案

○偏产后，恶心，多汗泄，时作干呕，而淋沥不已；舌燥白无液，发渴；腰痛艰于举动；右部脉细软无力，左部细不应指。病属胎养无源，气弱不能摄纳，将有上逆之虞。似宜理气为先。勉拟益气和肝，参以安神法。未审当否？

人参一钱（另煎），当归身钱半，酸枣仁三钱，龙齿三钱，干姜四分，陈皮八分，于术钱半，辰茯神三钱，川芎五分，白芍钱半，五味子三分，佛手柑八分，加姜汁炒竹茹钱半。

二诊：偏产后，淋沥虽止，头晕，闻声惊惕；舌燥口干，发渴，脉芤数无力，重按不能应指。此系营液太亏，心神不摄，调复为难。踵前法加减，但冀胃安神定，可图渐复。质之高明，如何？

人参一钱（另煎），当归身钱半，川芎五分，麦冬二钱，煅牡蛎三钱，辰茯神三钱，陈皮八分，生芪二钱，远志肉钱半，五味三分，炙草四分，酸枣仁三钱，广木香五分，红枣三枚，加煨姜五分。

三诊：偏产后，淋沥虽止，腰痛骨楚，心跳头眩俱作；脉左部细软无力，右部略见浮数，营液亏，心肝失润，腠理不固，多汗，拟养阴为先。春风风入，须善为调理。

生芪钱半，当归二钱，怀牛膝三钱，枣仁三钱，白芍钱半，陈皮八分，于术钱半，枸杞三钱，辰茯神三钱，龙齿三钱，川芎五分，木香五分，加煨姜五分、甘草四分。

○ 产后营虚。两膝乏力，心悸头晕，脉细数。久虚未易复也。产后失调，头眩心跳，足肿；又兼腹痛，脉细数。液虚而脾不克运，不节食恐延鼓疾。

焦冬术钱半，秦艽钱半，炒怀膝三钱，木香五分，炒黄芩钱半，炒青皮钱半，炒归尾钱半，川芎五分，焦白芍钱半，香附炭三钱，茯苓三钱，炙草四分，加砂仁壳六分、冬瓜皮三钱。

○ 昔年产后营血大夺，湿热内蒸，脾阳不运。胸闷腹胀，舌白，脉数。以化湿和脾。

白术二钱，茅术钱半，半仁三钱，腹皮二钱，陈皮八分，香附三钱，六曲三钱，麦芽三钱，泽泻钱半，香橼皮钱半，熟地三钱，杜仲三钱，归身二钱，牡蛎三钱，沙苑子三钱，炙龟板三钱，牛膝三钱，乌贼三钱，狗脊三钱，白芍钱半，虎骨三钱。

早服虎潜丸，晚服全鹿丸。

○ 产后崩冲，肝不藏血，以致心悸头眩，耳鸣，惊恐难寐，腹胀气攻，脉弦软。肝脾交困，调复非易也。

枳实四分，炒白芍钱半，龙齿三钱，茯神三钱，首乌三钱，木香五分，米仁三钱，丹皮钱半，阿胶二钱，青皮钱半。

○ 产后失调，营液亏而木火不熄。腰疼、头眩、心跳，淋沥不止。脉细数无力。拟从滋养法。

生芪、生归尾、细生地、枸杞、牛膝、杜仲、乌贼、赤苓、木香、白芍、炙甘草、陈皮、紫丹参、藕节。

○ 产后气弱不能行血，血滞致腹痛。用和血理气之剂，不应，拟当归建中法如何。

归身、焦白芍、官桂、木香、橘核、炒小茴香、甘草、大枣（劈碎）、生姜（煎就），加粥汤二三匙冲服。（《何鸿舫医案》）

蒋宝素医案

○ 产后阴亏，水不济火，又不涵木，木击金鸣，火载血上，痰嗽带血。营卫不和，往来寒热。清气在下则泻，湿热不化则肿。脉细无神，虚劳已著，虑难奏效。

大熟地、人参、冬白术、云茯苓、法制半夏、炙甘草、陈橘皮、肥桔梗、甜杏仁。

○ 产后痢下无度，服药幸获效机。痢虽止，神情恍惚，语言谬误，腹中仍痛，面赤如妆，饮食少思，痰嗽频作，显系二气交伤，土为木克，津液凝结为痰，扰乱厥阴、阳明之络。现交春令，木横土虚，中枢益困，有痉厥之虑。崇土为先。

东洋参、冬白术、云茯苓、当归身、炙甘草、制陈半夏、陈橘皮、益母花（抚糖炒）、山楂、生姜、大枣。

○ 产后百脉空虚，阴虚则不寐，阳虚汗自出。眩晕，肝木化风。食少作呕，木乘土位。怔忡，血色不华，脉象虚弦无力，已入虚劳之境。宜先荣养心脾。

东洋参、云茯苓、冬白术、炙甘草、远志肉、煨木香、熟枣仁、陈橘皮、陈半夏、当归身、龙眼肉、生姜、大枣。

○ 麻疹渐退。阴液大亏，潮热往来，舌糜唇燥。肺阴伤则皮肤皱揭；脾阴伤则目眶赤肿；心阴伤则舌为之糜；肝阴伤则内风欲动；胃阴伤则不思饮食；大小肠阴伤则热泻而溲黄。又值产后阴伤，际此纯阳之月，当真阴亏极之时，能无液涸阴枯之虑。法当急救真阴为主。至于儿枕作痛，可从缓治。

大生地、南沙参、大麦冬、鲜石斛、云茯苓、生甘草、牡丹皮、福泽泻、白知母、玄武板、元参、川黄柏、秋梨汁。

○ 大产后阴伤未复，内热，目涩羞明，形神慵倦，脉象虚弦。水不涵木，火灼金伤，清肃不降，咳唾痰腥，有肺痿之虑。清上实下主之。

大生地、当归身、云茯苓、孩儿参、粉丹皮、福泽泻、大麦冬、陈阿胶、五味子、淡天冬、石决明。

○产后营卫不和，往来寒热，非疟可比。

东洋参、云茯苓、冬白术、炙甘草、当归身、陈皮、银柴胡、绿升麻、生姜、黑枣。

○产后阴亏，又值惊恐。惊则伤胆，恐则伤肾，驯致肝风内动。口噤背张，瘈疭摇头，神虚妄语。入心为笑，入肺为悲，入脾为歌，入肝为怒，入肾为恐，俗名产后惊风。乃全亏危症，急宜峻补。

大熟地、人参、何首乌、当归身、枸杞子、玄武板、黄精、五味子、陈阿胶、紫河车。

○产后惊风，甚于风痉。皆缘血不养筋，筋转所致。法当峻补。

大熟地、人参、宣木瓜、当归身、冬白术、防风、水炒黄芪、陈阿胶、荆芥灰、鸡子清。（《问斋医案》）

何昌福医案

○产后腹痛，腰痠神倦，胃气日减，脉来细软，损怯之渐。

焦白术三钱、炒归身二钱、益母子二钱、草郁金钱半、焦谷芽三钱、细香附（炒）二钱、炒白芍二钱、小青皮一钱、新会皮钱半。

接方：鲜石斛三钱、肥知母钱半、甜杏仁三钱、石决明（煅）五钱、生归身钱半、川郁金一钱、麦冬二钱、生米仁四钱、新会红一钱，加枇杷叶两张。

○产来几及二旬，恶露不下，结瘕作痛，自汗频泄，兼之不食脾泄。防其虚脱，姑拟扶正温通，佐破瘀法，图其奏效。

炒黄党参三钱、带皮茯苓三钱、煨木香五分、统当归二钱、土制于术二钱、炮姜一钱、炒橘核钱半、瓦楞子五钱、炒车前三钱、益母草二钱。

复诊：焦白术、元胡索、茯苓、煨木香、粗苏叶、全当归、瓦楞子、泽泻、川楝子、冬瓜子。（《壶春丹房医案》）

范文虎医案

○产后受惊，腹痛，恶露不行。血府有瘀，诸症皆由此而起。

当归9克，生地12克，桃仁9克，红花6克，甘草3克，枳壳6克，赤芍9克，柴胡9克，川芎6克，牛膝9克，茜草9克。

二诊：恶露行，乃是好事，腹痛亦瘥。

当归9克，生白芍9克，茯苓9克，川芎9克，桂枝3克，丹皮9克，桃仁9克。（《范文虎专辑》）

叶桂医案

○钦，初产汗出，眩晕，胸痞，腹痛，宜通恶露。（新产，恶露瘀滞。）

炒山楂、延胡、郁金、赤芍、炒牛膝、香附、童便（冲）。益母草汤代水。

又：腹痛少缓，但胸痞痰多，治从上焦。

炒山楂、郁金、丹参、橘红、炒川贝、甜花粉。

○程，冲脉为病，男子内结七疝，女子带下瘕聚。故奇脉之结实者，古人必用苦辛和芳香，以通脉络；其虚者，必辛甘温补，佐以流行脉络。务在气血调和，病必痊愈。今产后体虚，兼瘀而痛，法当益体攻病。日期已多，缓治为宜。（体虚兼瘀。）

生地、生姜、丹皮、琥珀末（调入）。

此苦辛偶方，加丹皮以通外，琥珀以通内，所以取效。

又：回生丹取米醋煮大黄一味，约入病所，不碍无病之所，故亦效。二法皆入络药。

又：小生地、归须、红花、郁李仁、柏子仁、茯神。

又：照前方去红花、郁李仁，加泽兰。

○某二五，恶露淋漓，痛由腰起，攻及少腹。此督带空虚，奇经气阻奚疑？奇经为病，通因一法，为古圣贤之定例。

当归、楂肉炭、炒丹皮、泽兰、川断、制首乌。

○唐，产后骤脱，参附急救，是挽阳固气方法。但损在阴分，其头痛汗出烦渴，乃阳气上冒。凡开泄则伤阳，辛热则伤阴，俱非新产郁冒之治道。尝读仲景书，明本草意，为是拟方于后，亦非杜撰也。（郁冒。）

生左牡蛎一钱、细生地二钱、上阿胶二钱、炒黑楂肉三钱、茺蔚子一钱半。

○吴，新产阴气下泄，阳气上冒，日晡至戌亥，阳明胃衰，厥阴肝横，肝血无藏，气冲扰膈，致心下格拒，气干膻中，神乱昏谵。若恶露冲心则死矣，焉有天明再醒之理？回生丹酸苦直达下焦血分，用过不应，谅非瘀痹。想初由汗淋发热，凡外感风邪，邪滞汗解，此热昏乱，即仲景之新产郁冒也。倘失治，必四肢牵掣，如惊似风痉则危。议从亡阳汗出谵语例，用救逆法。

生龙骨三钱，生牡蛎三钱，桂枝五分，淮小麦百粒，炙甘草三分，南枣二钱。

又：气从涌泉小腹中直冲胸臆，而心下痛巅晕神迷。此肝肾内怯，无以收纳自固。每假寐必魂魄飞越，惊恐畏惧，非止一端。救逆法镇阳颇应，但少补虚宁神、益之固之耳。

人参二钱，龙齿三钱（捣），枣仁三钱，茯神三钱，炒黑杞子二钱，黑壳建莲肉五钱。

用紫石英一两，捣碎，水三盏，煎减半，用以煎药。

又：两法皆效，下元虚损无疑。八脉无气把握，带下淋漓不止，梦魂跌仆，正经旨"下虚则梦坠"也。议镇固奇脉方。

人参二钱，龙齿三钱，枣仁三钱，茯神三钱，桑螵蛸（炙）二钱，炒黑远志五分。

用紫石英煎汤，煎药。

又：昨午忧悲嗔怒，大便后陡然头晕，继以呕逆。胸痞止，心洞嘈杂，仍不能食。子夜寒战鼓栗，寅刻津津微热，神昏妄见，巅痛乳胀，腹鸣，短气呵欠，似乎叹息之声。此乃下元根蒂未坚，偶触心机，诸阳神飞旋动舞。仲景论"先厥后热，知饥不能食，干呕"列于《厥阴篇》中，盖危病初效，未沾水谷精华，则胃土大虚，中无砥柱，俾厥阴风木之威，横冲震荡，一如释典，混沌劫乎地水，大风卒来莫御矣。当此医药，全以护阳固阴。但血舍耗润，刚猛及滋腻总在难施之例。无暇理病，存体为要。

人参五钱，熟附子一钱，川桂枝木一钱，炮姜炭一钱，炙黑甘草五分，茯苓三钱。

○沈，此产后阴虚疟疾，鼻煤，喉燥舌干，脘痞不饥，大便窒塞不通。乃阳明津枯，不上供肺，下少滋肠。风阳游行，面肿耳聋。仲景谓"阴气先绝，阳气独发"，后人以饮食消息，取义甘寒，则知辛温逐瘀之谬。

人参、炒麦冬、枣仁、乌梅肉、蜜水炒黄知母。

又：酸味泄肝，胃气乃降。大便通后，汗大出，心中刺痛。皆营液内耗，阳气冲突，仲景三病之郁冒见端矣。虽痰吐咯，无苦燥耗气之理。

人参、阿胶、生地、麦冬、生白芍、炙草。

○张，产后郁冒，汗出潮热，腹痛。

炒生地、炒山楂、丹参、茯神、浮小麦、黑穞豆皮。

○吴，产后十二朝。先寒战，后发热，少腹疠痛，腹膨满，下部腰肢不能转侧伸缩，小溲涩少而痛。此败血流入经络，延及变为痉症。议用交加散。（败血入经络为痉。）

小生地、生姜、车前、牛膝、五灵脂、炒楂肉。
调入琥珀末一钱。

又：十六朝，诸症稍减。每黄昏戌亥时冲气自下而上，至胸中即胀闷，肢冷汗出，右腹板实。此厥阴肝脏，因惊气逆。今恶露未清，重镇酸敛均为暂忌。拟和血调血为稳。

归须、炒桃仁、延胡、炒楂肉、官桂、香附、川楝、小茴。

又：人参、当归、白芍、炙草、茯神、香附、桂心、广皮。

○程，脉濡，恶露紫黑，痛处紧按稍缓。此属络虚，治在冲任，以辛甘理阳。（营络虚寒，恶露未清。）

炒归身、炒白芍、肉桂、茯苓、小茴、杜仲。

又：脉濡空大，营络虚冷。

人参、炒归身、炒白芍、茯神、炙草、桂心。

又：当归羊肉汤加茯苓、茴香。

○许，产后阴虚，肝风动灼，喉干呛咳，晚则头晕。（阴虚风阳动。）

阿胶、细生地、天冬、茯神、小麦、川斛。

○程，坐蓐过劳，肝风阳气动，面浮气短，腹膨。恶露未清，不可腻滞，须防痉厥。

小生地、丹参、泽兰、茯神、黑穞豆皮、琥珀末。

又：血分既亏，风阳动泄，汗出心悸。此辛气走泄须忌，所虑痉厥。如已见端，议静药和阳意。

阿胶、鸡子黄、细生地、生牡蛎、丹参、茯神。

○某，产后下焦阴亏，奇脉不固，阳浮乃升，风动则飧泄嘈杂，液损必消渴骨热。治在肝肾，静药固摄。

熟地、湖莲、炙草、五味、芡实、山药、旱莲、女贞。

○某，新产后，阴分大虚，汗出胸痞潮热。阳浮卫不固，虽痰多咳频，忌用苦辛表散，恐久延蓐劳耳。（阴虚阳浮汗泄。）

炒生地、炒麦冬、生扁豆、炙草、金石斛、丹参、茯神、甘蔗浆。

○某，产后身痛，少腹满。（血虚寒滞。）

楂肉、川芎、醋炒延胡、醋炒泽兰、丹皮、艾叶、小茴、香附、醋炒茯苓。

益母膏丸。

又：当归、桂心、茴香、香附、紫石英、茯苓。

羊肉胶丸。

○孙，产难，伤力惊恐，面微浮，腹膨，小便不爽。（气血滞兼湿。）

炒黑楂肉、大黑豆皮、大腹皮绒、生香附、茯苓、泽泻。

白花益母草煎汤代水。

○金，腹胀气滞，久泻，产后五日。（气滞胀泻。）

于术、厚朴、茯苓、泽泻、南山楂、延胡。

○凌，一岁四气之交，夏季发泄为甚。凡夏至一阴初复，未及充盈，恰当产期，为阴气未充先泄，暑热乘隙内侵，正如《内经》"最虚之处，便是容邪之处"矣。产科未明此旨，徒晓产后逐瘀成药，苦辛破血，津液愈劫，所伏暑热，无由可驱，六气客邪，内迫脏腑，渐渐昏蒙内闭。攻热害正，养正邪留，药难立方调治。幼读仲景，揣摩圣诲，惟育阴可以除热。况乎暑必伤气，人参非益气之圣药乎？大队阴药，佐以人参，诚为阴分益气之法。服之热疖垒垒而起，恶露缓缓而下，扶正却邪，并行不悖。今谷食已安，谅无反复。难成易亏之阴，须安养可望图功，倘加情志感触，轻则奇损带淋，重则髓枯蓐损，莫道赘言之不详也。（阴虚夹暑。）

雄乌骨鸡一只，人参二两（秋石拌），鲜生地三两，柏子仁一两半，天冬一两半，麦冬二两，阿胶二两，建莲肉三两，茯神二两。熬膏。

○项，初病舌赤神烦。产后阴亏，暑热易深入，此亟清营热，所谓瘦人虑虚其阴。（暑伤营阴。）

竹叶、细生地、银花、麦冬、玄参、连翘。

○张，产后十三朝，舌黄边赤，口渴，脘中紧闷，不食不饥，不大便。此阴分已虚，热入营中，状如疟证。大忌表散清克。议滋清营热、救其津液为要。

细生地、天冬、生鳖甲、丹皮、丹参、茯神。

又：产后血络空虚，暑邪客气深入，疟乃间日而发，呕恶胸满，口渴。皆暑热烁胃津液也。此虚人夹杂时气，只宜和解，不可发汗腻补。

青蒿梗、淡黄芩、丹皮、郁金、花粉、川贝、杏仁、橘红。

又：脉缓热止，病减之象，但舌色未净，大便未通。产后大虚，不敢推荡，勿进荤腻，恐滞蒸化热。蔬粥养胃，以滋清润燥，便通再议补虚。

生首乌、麻仁、麦冬、蜜水炒知母、苏子、花粉。

○某，浊阴上逆，恶心不食，冷汗烦躁，最防暴脱。不可但执恶露滞满，而专泻气攻血也。（阳虚欲脱。）

人参、干姜、附子、泽泻。

冲入童便。

○某，脉无神，神倦欲昏，汗出，乃阳气走泄；泻利系阴气不守。产后见症，是属重虚，深恐节间暴脱而寒热、胸痞、腹痛，岂遑论及标末？

人参、制附子、人尿、猪胆汁。

○某二五，产后骤加惊恐，阳上督冒为厥，左肢麻木，耳窍失聪。皆阳挟内风，混入清窍，以上实下虚，镇阳填阴，味厚质静之药。（产后阴虚阳浮发厥。）

熟地、龟甲心、天冬、萸肉、五味、磁石、茯神、黑壳建莲。

○某，产后去血过多，阴虚阳实，头中眩晕，汗出肉瞤，惊畏身热等症，最易昏厥，苦辛气味宜忌。

生地、小麦、炙黑甘草、麦冬、阿胶、茯神、生左牡蛎。

○顾三一，产后真阴不复，阳越风动，四肢麻木，先厥后热。

熟地、阿胶、炒杞子、生白芍、茯苓、菊花炭。

○徐，少腹冲及心下，脘中痛而胀满。若云肝气犯胃，必有呕逆。前法益阴和阳不应，显是产后下虚，厥气上攻。议用柔阳之药。（冲任虚气上逆脘痛胀。）

炒归身、苁蓉、炒枸杞、柏子仁、小茴、茯神。

又：冲逆震动而痛，是产后冲任空乏。按定痛减，尤为虚象。缘胃弱减谷，未便汤剂之多，防胃倒耳。

当归、苁蓉、紫石英、茯苓、河车、鹿角霜。

又：冲脉逆，则诸脉皆动，天朗晴和少安，由阴分虚及阳分可征，前法包举大气，温养佐通，是为络方。日来春升，略有衄血，然无清寒可投，加咸味佐其入阴，从产后下焦先伤耳。原方减鹿霜、归身，亦恐升阳也。加枸杞、桂圆，以痛在左，故养肝是议。

○虞三二，背寒心热，天明汗出乃凉，产后两三月若此。此属下焦真阴已亏，渐扰阳位，二气交乘，并非客症。

头晕、耳鸣、心悸，寒热后必泻，内风震动，当与静药。（六月二十日，阴虚风阳动。）

人参、炙草、白芍、麦冬、炒生地、炒乌梅。

又：前法酸甘，益阴和阳，诸病皆减。然此恙是产后下焦百脉空乏，谓之蓐损。填隙固髓为正治。缘谷食未加，沉腻恐妨胃口，加餐可用丸药。（七月初三。）

人参、炙草、阿胶、生地、麦冬。

又：照前方加桂枝木、茯苓、南枣。（八月初七。）

又：产后都属下焦先损，百脉空隙，时疗夏秋，天暖发泄加病，此扶阳益阴得效。今诸症向愈，寝食已安，独经水未至。其冲任奇脉不振，须脏阴充旺，脉中得以游溢耳。（九月初一。）

熟地（水制）、人参、阿胶、黄肉、远志炭、山药、茯神、建莲。

乌骨鸡膏丸。

○吴，坐蓐过劳，惊恐交迫，真阴既伤，经年不复，目暗昏花，烦动热升，皆肾阴不得自充，何以涵养肝木？厥仆眩晕，阳挟肝风直上无制，则当静药填阴，佐酸以收摄。

熟地、阿胶、五味、黄肉、北沙参、茯神、黑穞豆皮、秋石（二分调入）。

○陈，寒热时作，经岁不痊，且产后病起，阳维为病明矣。（阳维病寒热。）

归桂枝汤。

○郭二四，产后下元阴分先伤，而奇经八脉皆丽于下，肝肾怯不固，八脉咸失职司。经旨谓"阳维脉病苦寒热，阴维脉病苦心痛。"下损及胃，食物日减。然产伤先伤真阴，忌用桂附之刚温煦阴中之阳，能入奇经者宜之。（下损及胃奇脉虚。）

人参、鹿茸、紫石英、当归、补骨脂、茯苓。

○陈四一，产后四月，腰痛牵引少腹，冷汗不食。（营络虚寒腰腹痛。）

当归、羊肉、小茴、桂枝木、茯苓、紫石英。

○沈，产后动怒，气血皆逆，痛呕不卧，俯不能仰，面冷肢冷，口鼻气寒，痛必自下冲上。此属疝瘕厥痛。（气血寒滞结瘕。）

淡吴萸、韭白、两头尖、川楝子、桂枝木、茯苓。

○吴二六，产后百日内，右胁下少腹痛坚膨。络空无血，气乘于中，有结聚癥瘕之累，延及变成胀满，经水不转，成大病矣。

当归、桂心、生桃仁、牛膝、山楂、炒黑小茴。

○陆，产后邪深入阴，气血胶结，遂有瘕疝之形，身体伛偻。乃奇脉纲维不用，充形通络可效。仿仲景当归羊肉汤意。

归身、苁蓉、杞子、小茴、茯苓、紫石英。

羊肉胶丸。

○某，产后胞损溺淋，筋脉牵掣。治当摄下。（胞损。）

桑螵蛸、生沙苑、黄肉炭、炒黄柏、茯神。

○冯四二，产后两月，汗出身痛，营卫兼虚。

归芪建中汤。

○余，产后不复，心悸欲呕，遇寒腹痛。先议进和营卫，继当补摄。

归桂枝汤加茯苓。

○吴三八，胃痛三月不止，茹素面黄，产后吞酸少食。中焦阳惫，岂宜再加攻泄！与辛补血络方。（胃痛，血络瘀滞。）

桃仁、归须、公丁香皮、川桂枝、半夏、茯苓。

○某，产虚，下焦起病，久则延胃，不饥不食，乃阴损及阳，阳明脉空，厥阴风动掀旋。而头痛面浮，肢冷指麻，皆亡血家见象。（阴损及阳，肝风犯胃。）

人参一钱，杞子（炒焦）三钱，归身一钱，牛膝（盐水炒焦）一钱，巴戟天一钱，浙江黄甘菊花炭五分，茯苓一钱半。

丸方：人参二两（另研），茯苓二两（蒸），萸肉二两（炒焦），五味一两半，杞子二两，炒桑螵蛸壳（盐水煮烘）一两，生白龙骨一两，浙江黄菊花一两（炙炭）。

蜜丸，早服四钱，开水送。

○杨三一，自幼作劳，即患头眩，加之刮痧，一月之内，必发数次。前岁产后，体甚不健，右耳日夜响鸣，鸣即头眩，神色衰夺，唇黄舌白，带下，手冷脚肿，脉右大。是阳明空，气泄不固。暖下温中主之。（胃虚下焦虚寒。）

人参二两，桑螵蛸三两（制），鹿角霜一两半，淡苁蓉一两半，炒杞子二两，柏子霜一两半，茯苓一两半，紫石英一两半（醋煅），飞白龙骨一两半。

红枣四两、蕲艾五钱，水煮捣丸，服四钱。

○某，胃痛欲呕，肢冷，痛引腰背，产后病发更甚。

当归、炒沙苑、炒黑杞子、炒黑小茴、鹿角霜。
生精羊肉煎服。

丸方：人参、鹿茸、生杜仲、炒杞子、当归、鹿角霜、茯苓、沙苑、小茴。
羊腰子蒸熟捣丸。

○邹三二，阳不入阴，不寐汗出。产伤，阴先受损，继而损至奇经。前主温养柔补，谓阴伤不受桂、附刚猛。阅开列病情，全是阴虚阳浮。漏经几一月，尤为急治。夜进局方震灵丹五十粒。前方复入凉肝，益阴配阳，是两固法则。（阴虚阳浮经漏。）

人参、麋茸、枸杞、天冬、茯神、沙苑。

○某，产后淋带，都是冲任奇脉内怯，最有崩漏劳损淹缠之虑。但固补实下，须通奇经者宜之。（奇脉虚淋滞。）

桑螵蛸、人参、茯苓、生杜仲、沙苑、芡实、湖莲。

○陈，产后百脉空隙，腰脊痛漏淋。

桑螵蛸、鹿角霜、龙骨、淡苁蓉、炒杞子、沙苑、茯苓。

○吴，阅病原，产后阴虚液亏，加以平时嗔怒，阳气暴升，络血不宁，奇空冲任少贮，带淋暗泄等症。

阿胶、天冬、当归、白芍、淡黄芩、青蒿膏、女贞子、茯神、乌骨鸡（炙）。蜜丸。

○赵，蓐损八脉，经水不来，带下频频颇多。产后下焦先虚，继及中宫，乃血液脂膏之涸。桂、附热燥，更助劫烁。此温药，是温养之义，非温热之谓。

人参、河车、麋茸、鹿角霜、归身、茯苓、紫石英。

○杨，瘕泄起于产后，三年方愈。下损已极，经水几月一至，来必衰颓如病。奇经冲任交空，下焦畏冷，食冷则泻，心中疼热。暖下温经主之。（虚寒瘕泄。）

人参、鹿角霜、炒菟丝、生杜仲、炒杞子、熟白术、淡骨脂、茯苓。蒸饼丸。

○金三八，经后即背寒不热，逾月不愈，嗽痰有血。自秋令产蓐，屡屡若伤风咳嗽，正月至谷减。思产后不复是下虚，形寒减食。先调脾胃，即和营卫法。（中虚。）

人参建中汤。

○某，易饥易怒，腹溏气坠，知饥不进食，自胎前至今，两月不愈。并非客邪，用固摄升阳。（督任虚寒。）

鹿茸、鹿角霜、熟地炭、当归、桂枝、五味、茯苓。

○某，产后十年有余，病发必头垂脊痛，椎尻气坠，心痛冷汗，此督任气乖，跷维皆不用。是五液全涸，草木药饵，总属无情，不能治精血之急，故无效。当以血肉充养，取其通补奇经。

鹿茸、鹿角霜、鹿角胶、当归、茯苓、杞子、柏子仁、沙苑、生杜仲、川断。

○潘，胎前水溢浮肿，喘满不得卧。余用开太阳膀胱获效。既产浮肿自然渐退，女科不明产后下虚，专以破气宽胀，百日来腹大且满，按之则痛。此皆气散弥漫，丸药又补涩守中，益助其钝，气血凝涩，经候不来，为难治之病。议肾气汤，煅药成炭，取其气之通，勿令味浊，兼调琥珀末以调其血涩。仿古法中之所有，非杜撰也。（阳虚肿胀。）

桂七味加车前、牛膝，炒炭，水洗煎，临服调入琥珀末。

○ 徐三六，产后九年，心中胀甚则泻甚，肌浮足肿，食减过半。凡胀必有喘，产后先伤在下，用薛氏济生丸三钱，十服。

○ 某，产后血去过多，下焦冲任空虚，跗肿腹膨，形寒面黄，脉濡。当用温养。

鹿角霜三钱，补骨脂一钱，紫石英三钱，茯苓三钱，桂心四分，炒黑小茴七分。

○ 方三二，脉沉濡，产虚寒入，痛胀，腹鸣晨泄，病人述心痛呕逆。其实治下为是。

熟附子、胡芦巴、良姜、炒黑茴香、茯苓、广木香。

○ 朱四六，脉微弱，形无华色。据说病起产后，食减吐泻，是下焦不复，中焦又伤，渐加浮肿胀满，候甚忽平。皆下焦厥逆上冲也。下虚于产后，刚剂难以专任，是病之不易取效者在此。

淡苁蓉、炒黑杞子、当归、小茴、茯苓、沙苑。

又：济生肾气丸一两二钱。

○ 某四五，产后未满百日，胸胁骨节收引，四肢肌肉麻木，浮肿腹胀，早轻夜重，食减，畏寒便溏，脉得右迟左弦。先与理中，健阳驱浊。

人参、炮姜、淡附子、焦白术、枳实、茯苓。

○ 范，病胀起于产后，下焦先伤，浊阴犯中，不可以胀满为实证。夫腑阳不通，肾气散漫，吸气不入，息音如喘。此身动便喘，非外客之邪干肺。春半温气外侵，面肿颈项结核，曾以夏枯、菊叶辛解得效，乃一时暴邪治法。至于本病之腹满、洞泄、跗肿，未经调理，且胀势侵晨至午颇减，日暮黄昏胀形渐甚，中焦阳微，已见一斑。愚见胀满在中，而病根在下，仲景于产后失调，都从下虚起见。阅女科汤药一方，殊属不解，思平居咽干喉痹牙宣，肝肾真阴下亏，不敢刚药宣通。仿薛氏肾气法，减泄肝如牛膝、肉桂之辛，不致劫阴，仍可通阳为法。

六味去萸加芍药、附子、牡蛎，炒炭煎。

又：小满节，古云痛随利减，今便利仍痛，非是实证。肝失调畅，当理用以益水母。不取芍药之和阴，加当归、小茴香拌炒焦黑，以通肝脏脉络之阳，又辛散益肾也。照前方去芍，加茴香拌炒当归。

○ 某，产后肿胀不愈，显系下虚，肝肾气不收摄，形寒痞闷，食少痰多，脉细肉消。治从阴分，非分和攻消者。

济生肾气丸，沉香汁冲开水送，接服金匮肾气丸。

○ 王，胀满六年，产后小愈。今胀势复甚，兼脱肛淋证，大腿热如滚水滚泼，食入脐中作痛。议治其腑。（湿热肿胀。）

小温中丸三钱，六服。

○ 傅，风胜为肿，湿甚生热，乃经脉为病。但产后百日，精神未复，不可过劫。（风湿。）

羚羊角、木防己、片姜黄、川桂枝、大杏仁、苡仁。

○ 方，产后腹大，半年不愈。近日有形冲突，肠如刀搅。据述坐蓐艰产，血去盈斗，而腹形即已胀满。想八脉不用，肾气散越不收，非瘀血积气为病。议用大全方乌鸡煎丸。（奇脉虚肾气不摄肿胀。）

乌骨鸡、人参、苍术、附子、乌药、肉桂、陈皮、草果、红花、海桐皮、黄芪、白术、蓬术、川乌、延胡、白芍、木香、肉果、琥珀、丹皮。

即以鸡择去毛头嘴爪肠杂，将药放鸡肚内，贮砂锅中，以好酒一斗同煮，令干，去鸡骨，以油单盛焙令干，为末，蜜丸。

○ 范，冲任伤，督带损，皆由产时劳怖，理难复元。固摄下真，兼理奇脉，治非背谬，但腹满膨痛，若徒固补，不以通调，恐滋胀肿。大意阳宜通，阴宜固，包举形骸。和养脉络，乃正治方法。病样多端，纷纭缕治，难以立方矣。

人参、鲜河车胶、淡苁蓉、砂仁、制熟地、鹿角霜、归身、茯苓、紫石英、小茴香、羊腰子。

○ 某，产后下虚，血病为多。今脘中痞胀，减食不适，全是气分之恙。但调气宽中，勿动下焦为稳。（气滞脘痞胀。）

香附、神曲、苏梗、白蔻仁、茯苓、桔梗。

○ 朱四十，产后冬月，右腿浮肿，按之自冷。若论败血，半年已成痈疡，针刺泄气，其痛反加。此乃冲任先虚，跷维脉不为用。温养下元，须通络脉。然取效甚迟，恪守可望却病。（下焦脉络寒滞肿痛。）

苁蓉、鹿角霜、当归、肉桂、小茴、牛膝、茯苓。

鹿角胶溶酒蜜丸。

○某，产后必病，阴虚可知。两足跗中筋掣疼痛，不耐走趋。当温养肝肾，以壮筋骨。但食后脘中痞阻，按之漉漉有声，手麻胁痛，心烦，耳目昏眩。宛是阳气不主流行，痰饮内聚之象。处方难以兼摄，议用分治法。（肝肾虚兼痰饮。）

中焦药，日中服。桂苓六君子，竹沥姜汁法丸。

下焦药，侵晨服，从四斤丸、金刚丸参写。

苁蓉、牛膝、虎骨、生杜仲粉、天麻、木瓜、萆薢。蜜丸。

○程，脉沉，喘咳浮肿，鼻窍黑，唇舌赤，渴饮则胀急，大便解而不爽。此秋风燥化，上伤肺气，气壅不降，水谷汤饮之湿，痹阻经隧，最多坐不得卧之虑。法宜开通太阳之里，用仲景越婢小青龙合方。若畏产后久虚，以补温暖，斯客气散漫，三焦皆累，闭塞告危矣。（燥伤肺气，水气痹阻。）

桂枝木、杏仁、生白芍、石膏、茯苓、炙草、干姜、五味。

○陈三十，夏季坐蓐，秋月热病，半年来不寐不便，无皮毛焦落之象。是痰饮为气所阻，以致升降失常，乃痹之基也。议宣肺以通肠。（痰饮阻气，不寐不便。）

紫菀八钱，杏仁三钱，枳壳一钱，桔梗一钱，瓜蒌皮一钱，郁金一钱。

○陆，背寒，夜卧气冲欲坐。乃下元虚乏，厥浊饮邪皆令上泛。胎前仅仅支撑，产后变症蜂起，奈何庸庸者流，泄肺冀其嗽缓，宜乎药增病势矣。（下虚饮浊上逆。）

桂枝、茯苓、炙草、五味、淡干姜。

○许，实喘属肺，虚喘属肾，产后下虚最多，痰饮易于上泛，喘嗽食减，有浮肿胀满，不得卧之忧，不可小视。

茯苓、生白芍、干姜、五味。

○王，产后未复，风温入肺，舌白面肿，喘咳，泄泻，小水渐少，必加肿满，不易治之症。（风温客肺，饮邪上逆。）

芦根、苡仁、通草、大豆黄卷。

又：淡渗通泄气分，肺壅得开而卧。再宗前议。

通草、芦根、苡仁、大豆黄卷、木防己、茯苓。

又：过投绝产凝寒重药，致湿聚阻痰。两投通泄气分已效，再用暖胃涤饮法。

半夏、姜汁、黍米、茯苓。

又：支饮未尽，溏泻不渴。神气已虚，用泽术汤。

生于术、建泽泻、茯苓、苡仁。

○某，脉小左弦，咳逆脘闷，小便不利，大便溏泻，不思纳谷，嗳气臭秽。此皆胎前气上逆冲，浊得盘踞膈间，肺失清肃降令，上窍痹，致下窍不利，汤食聚湿，气不宣行。怕延出浮肿腹满，喘急不卧诸款，不独以产后通瘀为事。（湿浊踞膈，肺不肃降。）

郁金汁、杏仁、通草、桔梗、茯苓、皮苡仁。

○沈，产后未复，加以暑热上干，暑必伤气，上焦先受，头胀，微微呕恶，脘闷不晓饥饱，暮热早凉，汗泄不已，经水连至，热迫血络妄动。盖阴虚是本病，而暑热系客气。清上勿得碍下，便是理邪。勿混乱首鼠，致延蓐损不复矣。（暑伤上焦气分。）

卷心竹叶、生地、炒川贝、连翘心、玄参、地骨皮。

○袁二一，神识不甚灵慧，陡然狂乱入井。夫暴病痰、火、风为多，今诊视色脉，产后未满百日，多惊怕，五味皆变。厥阴肝木，顺乘阳明，古称一阴一阳变乱为痫。先以清心胞解营热，食进便通，再酌调理。（木火盛，心营热。）

犀角、生地、菖蒲、玄参心、羚羊角、郁金、竹叶心、连翘心。

又：复脉汤去参、姜、桂。

○某三五，产后不复元，仍自乳抚育，损不能复，即是蓐劳。速速断乳，药力可扶。凡产必下焦先损，必以形质血气之属。莫以心热，再用寒凉，伐其生气。（蓐劳。）

人参、当归、沙苑、杜仲、补骨脂、茯苓、羊内肾二枚。

○沈，时热，属上焦病，逾时自解，缘体质素薄，长夏坐蓐，不但肝肾阴伤，诸气皆为发泄。阴不主恋阳，冲脉上冲，而心热骨痿，总是阴亏不肯复元，久久延成损证。此与清润治肺之咳无预。法宜填补下焦，摄之固之，迎养秋收冬藏，胃纳有加，庶乎渐安。

鲜紫河车、人参、真秋石、茯神、水煮熟地、归身、五味、芡实、山药。

生羖羊肉胶共河车胶，二共和丸。

○姚，三十，面少华色，脉似数，按之乬涩。产后三年，从未经来，腹中有形，升逆则痛，肩背映胁，卒痛难忍，咳吐都是涎沫，着枕气冲欲坐，食减便溏，身动语言喘急。此乃蓐劳损极不复，谅非草木可以图幸。由下焦元海少振，惊恐馁弱，冲脉动，斯诸脉交动。拟益元气，充形骸，佐重镇以理怯。护持体质之义，非治病方药矣。

人参、杞子、白龙骨、茯苓、紫石英、羊肉。

○邹二八，产后成劳损，先伤下焦血分，寒热数发不止，奇经八脉俱伤，欲呕不饥，肝肾及胃，有形凝瘕。议柔剂温通补下。

人参、当归、小茴香、拌炒茯苓、沙苑、淡苁蓉、杞子、鹿角霜、生紫石英。

○汪，产后百日，寒热消渴，心痛恶食，溏泻。此蓐劳液涸，已属沉疴难治。拟酸甘化阴扶胃，望其小安而已。

人参、乌梅、炙草、赤石脂、木瓜、茯神、炒粳米。

○张二八，产后下虚，厥气上冲犯胃，食入呕胀。脉络日空，营卫两怯，寒热汗泄，淹淹为蓐劳之病，最难调治。

淡吴萸七分，桂枝五分，茯苓三钱，炮姜八分，炒木瓜一钱，南枣。

○黄，产后陡然惊恐，阴亏，厥阳上逆，血涌吐痰，胸背腧大痛。乃八脉空乏之征，蓐劳重证延绵，最难全好。议镇固一法。

熟地炭、炒杞子、五味、紫石英、茯神、牛膝炭。

又：脉少敛，痛止血缓，仍用镇纳。

熟地、炒杞子、五味、女贞子、芡实、茯神。

又：眩晕，腹鸣脘痛。

熟地、炒杞子、五味、茯神、阿胶、黄肉、菊花炭、北沙参。

又：乌骨鸡、阿胶、熟地、杞子、五味、桂圆、茯神、建莲。

熬膏，人参汤送。

○顾，小产三日，脉数，头痛，脘痞，小腹坠痛，欲厥。此属郁冒。（小产郁冒。）

连翘、郁金汁、丹皮、钩藤、茯苓、炒山楂。

益母草汤煎。

○某二五，小产后，恶露淋漓。营血内亏，厥阳由是鼓动，头胀耳鸣，心中洞然，病在下焦矣。（营血虚阳升。）

枸杞子三钱，柏子仁一钱，全当归一钱半，白芍一钱半，稆豆皮三钱，茯神三钱。

○朱，脉小，半产一日，舌白，频频呕吐青绿水汁涎沫，左肢浮肿，神迷如寐。此胃阳大虚，肝风内泛，欲脱之象。急急护阳安胃，冀得呕缓，再商治病。（胃阳虚，肝风动，呕吐欲脱。）

人参、淡附子、炒焦粳米、煨老姜。

又：虽得小效，必三阴三阳一周，扶过七日，其有愈理。

人参、淡附子、熟于术、炮姜、茯苓、南枣。

○某，小产不及一月，忽有厥逆痰潮。此阴分既虚，厥阳上冒。今二便已通，神志似属溃散，病虽已成癫痫，却非痰火有余。肝肾位远，治宜镇补，拟陈无择琥珀散。（阴虚阳冒成癫痫。）

人参、白芍、铁落、辰砂、磁石、远志、菖蒲、牛黄、琥珀。

○孔，形畏寒凛凛，忽然轰热，腰膝坠胀，带下汗出。由半产下焦之损，致八脉失其拥护，少腹不和，通摄脉络治之。（奇脉阳虚不升固。）

鹿角霜、炒当归、杜仲、菟丝子、小茴香、桂枝。

○陈，怀妊三月，小产半年不复，寒从背起，热起心胸，经水后期不爽，带下脉脉不断，脊膂腰髀瘘坠酸疼，膝骨跗胫易冷无力。由冲任督带伤损，致阴阳维跷不用。调治非法，有终身不肯孕育之累。（奇脉虚淋带。）

鹿角霜、炒枸杞、当归、炒沙苑、桂枝、小茴。

○顾，上年小产，下虚不复，冬令藏聚未固，春夏阳升，风温乘虚上受，清窍不利，耳失聪，鼻多塞，咽燥痰稠。悉见上焦不清，究竟下虚是本病。议食后用清窍，早上用镇纳。（下虚上受风温。）

青菊叶三钱，羚羊角一钱，黑栀皮一钱，连翘心一钱半，玄参心二钱，苦丁茶一钱，磁石六味，加龟胶、北味。

○ 程，久泻延虚，痛后而泻。气弱不司运行，病因小产而来。法当中下两调。（阳气虚久泻。）

人参、炒菟丝子、木香、茯苓、炒白芍、炒补骨脂。

○ 汪，小产后，气冲结瘕，是奇经八脉损伤。医谓病尚有形，金从瘀血施治。半年来肌肉大消，内热，咯痰带血，食过脘下，辄云腹痛。盖产后下焦真阴大亏，攻瘀清热，气味苦辛，是重虚其虚，药先入胃，既不中病，先戕胃口，致令饮食废矣。阴虚生热，经训灼然。只以胃口伤残，难与滋腻之药。此证延成蓐劳，必得饮食渐和，方有调病之理。见病治病，贻害岂可再循前辙？议肝胃两和方法。（蓐劳。）

炒黑杞子三钱，云茯神一钱半，柏子仁三钱，生沙苑一钱，焦当归一钱，小茴七分（同当归合炒），紫石英五钱（先煎廿滚入药）。

○ 某，三次两月胎漏而下，是厥阴失养，脉数右大，腹痛恶露未尽。（肝虚血滞。）

柏子仁、炒楂肉、丹皮、泽兰叶、细生地。

调入琥珀末。

○ 倪，小产半月颇安，忽然腰腹大痛，或攒膝跗足底，或引胁肋肩胛，甚至汤饮药饵，呕吐无存。娠去液伤，络空风动。昔贤谓按之痛缓属虚，勿道诸痛为实。（液虚风动。）

炙甘草、淮小麦、南枣、阿胶、细生地、生白芍。

又：往常经候不调，乃癥瘕为痛。

葱白丸。

《金匮要略》云："新产妇人有三病，一者病痉，二者病郁冒，三者大便难。新产血虚，多汗出，善中风，故令病痉。亡血复汗，寒多，故令郁冒。亡津液，胃燥，故大便难。"《心典》云："血虚汗出，筋脉失养，风入而益其劲，此筋病也。亡阴血虚，阳气遂厥，而寒复郁之，则头眩而目瞀，此神病也。胃藏津液而渗灌诸阳，亡津液，胃燥，则大肠失其润而大便难，此液病也。三者不同，其为亡血伤津则一，故皆为产后所有之病。即此推之，凡产后血虚诸症，可心领而神会矣。"张路玉云："产后元气亏损，恶露乘虚上攻，眼花头晕，或心下满闷，神昏口噤，或痰涎壅盛者，急用

热童便主之。或血下多而晕，或神昏烦乱者，芎归汤加人参、泽兰、童便，兼补而散之。又败血上冲有三，或歌舞谈笑，或怒骂坐卧，甚则逾墙上屋，此败血冲心，多死，用花蕊石散，或琥珀黑龙丹。如虽闷乱，不致癫狂者，失笑散加郁金，若饱闷呕恶，腹满胀痛者，此败血冲胃，五积散或平胃加姜、桂；不应，送来复丹。呕逆腹胀，血化为水者，《金匮》下瘀血汤。若面赤呕逆欲死，或喘急者，此败血冲肺，人参苏木，甚则加芒硝荡涤之，大抵冲心者十难救一，冲胃者五死五生，冲肺者十全一二，又产后口鼻起黑色而鼻衄者，是胃气虚败而血滞也，急用人参苏木，稍迟不救。"丹溪云："产后当大补气血，即有杂症，以末治之。一切病，多是血虚，皆不可发表。"景岳云："产后既有表邪，不得不解。既有火邪，不得不清。既有内伤停滞，不得不开通消导，不可偏执。如产后外感风寒，头痛身热，便实中满，脉紧数洪大有力，此表邪实证也。又火盛者，必热渴躁烦，或便结腹胀，口鼻舌焦黑，酷喜冷饮，眼眵，尿痛溺赤，脉洪滑，此内热实证也。又或因产过食，致停蓄不散，此内伤实证也。又或郁怒动肝，胸胁胀痛，大便不利，脉弦滑，此气逆实证也。又或恶露未尽，瘀血上冲，心腹胀满，疼痛拒按，大便难，小便利，此血逆实证也。遇此等实证，若用大补，是养虎为患，误矣。"以上四家之论，俱属产后治病扼要处，学者当细心体察，再参观叶先生医案，更能博考群书，以治产后诸病，易如反掌矣。否则如眇能视，不足以有明也；如跛能履，不能以与行也。乌得称司命哉？秦天一。

妇人善病，而病由产后者为更多，亦为更剧。产后气血大亏，内而七情，外而六气，稍有感触，即足致病。使治之失宜，为患莫测。朱丹溪曰："产后以大补气血为主，虽有他症，以末治之"。此语固为产后证之宗旨，而症实多端，论其常，未尽其变也。医者惟辨手脉候，以明内外之因；审乎阴阳，以别虚实之异。病根透彻，而施治自效。慎毋以逐瘀为了事，亦毋以温补为守经。今观先生案中，凡内因之实证，未尝不用攻治之剂。然如热炽昏乱，有似恶露冲心者，先生则曰："阴气下泄，阳气上冒，从亡阳汗出谵语例，为救逆法。"如少腹冲及心脘，痛而胀满，有似肝气犯胃者，先生则曰："产后下虚，厥气上攻，惟用柔阳之药。"如头痛汗出烦渴，有似感冒风寒者，先生则曰："开泄则伤阳，半热则伤阴，从仲景新产郁冒之治以立方。"至于

奇经八脉，为产后第一要领。盖八脉丽于下，产后阴分一伤，而八脉自失所司，温补镇摄，在所必先，无奈世人罕知，即有一二讲论者，终属影响模糊。惟先生于奇经之法，条分缕析，尽得其精微。如冲脉为病，用紫石英以为镇逆；任脉为病，用龟板以为静摄，督脉为病，用鹿角以为温煦；带脉为病，用当归以为宣补。凡用奇经之药，无不如芥投针。若夫外因为病者，风温入肺，用苇茎汤甘寒淡渗，以通肺气。遇寒腹痛，用当归桂枝汤，辛甘化阳，以和营卫。暑气上干，则阴虚是本病，暑热是客气，清上勿致碍下，便是理邪。如湿伤脾阳，而饮邪阻气，用苦温淡渗之品，泽术汤治之。热蒸化燥而胃阻肠痹，用首乌、麻仁、麦冬、花粉清滋润燥之剂治之。热乘阴虚而入营中，则忌表散清克，惟育阴可以除热。更如邪入营络而成疟证，不得发汗腻补，当以轻清和解为主。要之，先生于内因之症，一一寻源探本，非同俗手漫谓补虚；于外因之端，种种审变达权，不以产后自为荆棘。惟读书多而胸具灵机，故于丹溪本末二字，尤为神化无迹。此所谓"知其要者，一言而终；不知其要者，流散无穷"也。案中诸证甚多，学者果能悟焉，则一以贯之矣（龚商年）。（《临证指南医案》）

曹家达医案

○ 同乡姻亲高长顺之女嫁王鹿萍长子，住西门路，产后六七日，体健能食，无病，忽觉胃纳反佳，食肉甚多。数日后，日晡所觉身热烦躁，中夜略瘥。次日又如是。延恽医诊，断为阴亏阳越，投药五六剂，不效。改请同乡朱医，谓此乃桂枝汤证，如何可用养阴药？即予轻剂桂枝汤，内有桂枝五分、白芍一钱。二十日许，病益剧。长颊之弟长利与余善，乃延余诊。知其产后恶露不多，腹胀，予桃核承气汤，次日稍愈，但仍发热，脉大，乃疑《金匮》有产后大承气汤条，得毋指此证乎？即予之，方用。

生大黄五钱，枳实三钱，芒硝三钱，厚朴二钱。

方成，病家不敢服，请示于恽医。恽曰：不可服。病家迟疑，取决于长顺。长顺主予服，并愿负责。服后，当夜不下，次早，方下一次，干燥而黑。午时又来请诊，谓热已退，但觉腹中胀，脉仍洪大，嘱仍服原方。实则依余意，当加重大黄，以病家胆小，姑从轻。次日，大下五六次，得溏薄之黑粪，粪后得水，能起坐，调理而愈。

独怪近世医家遇虚羸之体，虽大实之证，不敢竟用攻剂。不知胃实不去，热势日增及其危笃而始议攻下，惜其见机不早耳！（《经方实验录》）

杨爵臣医案

○ 新产次日往贺。据称坐蓐时忍饿，去瘀甚涌，饮食不甘，头痛眩，多泪，眼眶微肿，当家其神色如常，起坐甚健，脉浮大滑实。心异之，知必有风湿浊邪，伏于产前，未发作，恐触忌讳，默为踌躇而已。嗣闻饮童便饮食加进，越四日来延，据称：头目痛甚，泪多，汗泄，眩悸，不饮食，脉滑实而大。此虽风湿上冒，卫阳不固；然实大之脉见于新产，强寇方张，未易直折，而伊家以正虚所致。请进补剂，勉拟龙骨、牡蛎、姜夏、茯神、阿胶、黄芪、炙草，而返继思，产前浊邪乘虚而发，其势必重，悬揣既久乃寐。次日往视，云未服药前，渐次神昏语乱，引手抱头，服药后，安卧两时醒，大吐嘈杂，昏冒舌蹇语乱，自言神识若蒙。按脉较昨稍平弱，知浊邪勃发，正不能胜，吐伤胃肠，心神内扰。欲为化浊和胃镇心，见案头有王立功方，用旋覆代赭汤加玉壶丸，问服否？曰：刚半服。因止之，曰：更请立功来参酌之，比晚证益笃。立功引陈继之前辈同至。予曰：此产前伏邪乘虚发，见不可泥定新产，众韪之，因立数品，候参订。一服，症减半。次日，复与立功合参一方，迎刃而解矣。

按：此证于未病之先切脉时，已了然于心，以素不为人诊，惧不见信。病机发，始假手以行我法，竟应手收效颇快。然甚矣，医贵有识、有胆，尤贵有权变易，视者乌知其难哉！

初方：

龙骨、紫石英、姜半夏、熟枣仁、浮小麦、炙草，加榆炭、荷叶灰、血珀、大枣。

次方：

龙齿、紫石英、姜半夏、熟枣仁、煨木香、郁金、佩兰、茯神、茯苓、杏仁、煨生姜、荷叶盖煎。（《治验论案》）

徐镛医案

○ 郡城七星桥翁氏女经前发厥，厥必数日不少人事。医用朱黄胆星之属，经年不效。已卯六月，延余诊治，脉象搏指。余谓此系经血内瘀，久而发厥，非痰迷心窍也。朱黄胆星，焉能破瘀生新耶？乃合《内经》乌贼骨丸、仲景旋覆花汤、河间金铃子散为一方，数剂痊愈，竟不再发。

○ 初产患恶露不行，胸腹饱胀，其脉数大而疾，上兼鼻衄。余用当归二两煎汤，冲热童便予服，稍稍安稳，但恶露止有点滴耳。更医用炮姜等温通套剂，遂至胸腹增胀，恶露点滴不下。有欲依产后春温春例，大进苦寒之品。余曰又非稳治，坚用归、地、丹、芍等凉血和血之剂十余日，恶露大行而痊愈。

○ 凡产后病解能食，七八日更发热者，当作别病者，初产后即发热者，则仍作产后治，但各有寒热，两途不可不条分缕析。产后月余，崩中不止，时当暑月，医用和中养血，俱不能止。病已三日夜，视为必死。余诊其脉，浮大欲脱，连声索救，神气尚清。急令煎黄芪一两、当归一两，服之顷刻立止。古方当归补血汤，黄芪多于当归五倍，今加当归与黄芪等分者，时当暑月，恐黄芪之过亢也。（《医学举要》）

孔云湄医案

○ 族弟继湖，道千公之次子。其妇李氏，产后一日而疟，寒热并重，败血因以不下。十余发后，疟渐止，而腹痛大作，上窜胸胁，甚则昏绝，饮食不下，强进则呕，兼之心中烦热，神气昏愦，小便短少，大便溏泻。此予见时，已弥月矣。诊其脉沉而细，且涩且数，根脚尚固。谓道千公曰：症虽危，脉犹可治。前日曾用何药道千公取方付予，则皆温经、活血、破滞、止泻之品，正治也，而每服则病辄加重。予为沉思，药非不合，何以加病？忽悟曰：此证尚有外邪。六脉沉细，此久病之正脉也。败血未下，兼涩则宜，其数何来？此非疟邪内归，即是寒邪外染。近来疫气盛行，壮人犹或不免，况以产后久病之体，有不乘虚而中者乎？由此言之，前方为不对矣。温经则益其热，破滞则损其正，和血犹为无碍，止泻适以固邪。邪以固涩而不得下，乃申扰腹中，挟败血而作疼、作胀、作呕矣。且神气昏愦，甚至目不识人，非外邪安得有此？道千公曰：前日大热大渴，时静时烦，吾亦疑有外邪。因连日以来，热退渴止，转而腹疼作泻，不似外感。医又金云脉沉，故皆从产后立治。今当何如？予曰：外感之治，汗、吐、下三法而已。今热退脉沉，邪入脏腑，安可复汗？呕哕已

多，病未见减，安可复吐？惟泄泻是邪之去路，然已日行十余次，方虑正气随之俱竭，安可复泻以益其虚乎？惟当急利小便，导引邪热从膀胱而下。膀胱之气一顺，则热邪可以渐去，正气不致日损。疼烦呕诸症自见轻减，而肠胃之邪热亦可移而归之小便，而泄泻自止矣。特此外尚有两死，不可不虑。道千公曰：更有何死之足虑？予曰：败血之为害也。产后一日，恶露即止，其败血之蕴于腹中者，正复不少。前日疟作而寒，经十余次之缩栗，早已提入各经。近日疫盛而热，经十余日之燔灼，料必结为硬块。在经之血非利其气不能下，已结之块非破其坚不能出，试思此时之病躯气血尚有几何？可以破气而攻坚乎？夫膜疼、呕泻、昏愦、烦热，现在之诸症也。现在失治，不过膜而死、疼而死、泻久而死，余皆不死矣，此人之所共知也。惟诸症既退之后，败血骤下而不可止，则阴尽阳越，将有虚脱之患。败血终止而不下，则积成块著，即是癥瘕之根。虚脱死也，癥瘕亦死也，有此两死，岂疼诸症一止而遂为愈乎？道千公忧曰：奈何？予曰：此亦视乎治法何如耳。败血业已不下，其散在经络者，愈行则愈远；其聚在胞宫者，愈结则愈深，必俟他症既退而后图之，晚矣。及今为日未久。方以小便一途开外邪之去路，而即于方中主以养阴之药，阴复则热自退，而膀胱之气化日充；佐以和血之品，血和则气益顺，而巨阳之引经不滞。此于外邪之正治，有相资而无相妨，迨外邪渐近，败血渐动，而真阴亦已渐复，可无虚脱之患矣。惟现在正气过弱，不堪胜领载之任，将来败血即动，亦未必能从容顺下，而预用补气之味，又为外邪助势增热。此处殊为棘手耳。然而消息于邪正进退之间，亦可委曲以求济，语所谓活法在人，未可先事而预定也。道千公遂恳坐治，予以茯苓、半夏、橘皮降其逆气，当归、芎、芍养其阴，而加以元胡、鳖甲、红花活其滞血，泽泻、猪苓、木通利其小便。再剂，小便利，遂去木通。再剂，邪热平，遂加党参，数剂之后，诸症全退，败血徐下，饮食亦大进矣。调理十日，而病瘳矣。继湖请为案，予乃录而志之。

○ 王骑前之室产后八日，胁腹胀疼，医视之，败血未下也，用破血药，血下，不减。用通经丸，前后六两许，下血数斗，痛渐止，而虚症蜂起矣。王有族弟知医，改用补药，不受，病日以剧。王与余善，乃延余往诊。其脉无力无神，左关微弦。病人面黄色，目下微肿，语几不能成声，出谓骑前曰：尊阃病属停饮，治不

从水而从血，以致阴阳俱亏，气血欲尽，殆矣。今水邪犹在，血液徒伤奈何。骑前曰：拙室病发产后，不闻患水，医亦未言及此。余曰：医言及此则医矣。试人问之，胁下有水声否？王乃入，少时出，曰：果有之。胁不微闻水声，不知病即此也。适室人细忆，正因彼时偶渴思饮，室中无人，遂饮冷茶碗许，卧而寐。醒即作疼。以产未几日，医又言为败血，故不复忆及此也。今闻君言，追想甚确，不知尚可攻下否？予曰：补之不暇，何暇于攻？王曰：补屡矣，徒增胀热，必不受也。目下室人畏补更甚于畏攻。予曰：补亦有道，何可易言？夫尊阃之病，自发热、恶寒、头眩、心悸，以及腰酸、股软、怔忡、不寐之症俱备，虚亦极矣。而谷入不化，强食辄膜，脾胃虚弱尤臻其极。夫五谷气味，与脾胃正相得者也。相得者且不能运，岂能有力以运药，补之不受，职此之由，非补有误，失于峻也。此时用补，如养饿极将死之人，始以汤，继以粥，渐而硬饭，渐而肉食，积日加增，乃可徐起。若肠枯欲断之时，而骤以干糟大胾投其中，惟一饱而气绝耳，补可易言乎哉？骑前称善。而谓其子曰：孔伯若用参，勿令尔母知也。予曰：此时参尚不用，终有用时，追有参、术，加至姜、附，病斯起矣，乃可议攻水。于是订方，用醒脾和胃之药，自三月至六月，往视二十余次，方屡更，参、术、桂、附俱备矣，病人犹未知也，而虚证俱退，步履渐健。其子喜曰：母病将愈矣。母曰：何知？曰：孔伯言，用至附子，病斯起，今用之屡矣。母讶曰：曾用参否？曰：用已久。曰：何以不热？曰：附子之热，十倍于参，用附子不热，参乃热乎？母乃喜。至七月，予乃为之立攻水方。曰：此水积久，裹藏已深，层层脂膜，非峻药不能抉而透之。用甘遂、黑丑、大黄、槟榔，领以牙皂，导以青皮，丸以炼蜜，嘱令少服，不知，乃渐加。始服七八丸，渐至二十余丸，水乃下。间二三日。再服再下。数次之后，水囊俱出，又呕出浊水一二斗，中带死血，点点如砂砾，犹前通经丸所伤未尽出者，而病人又渐虚矣，予乃为定补养方。会骑前赴试，药不果用，病人遂不能遽健，阅岁又产，犹时时现诸弱象云。（《孔氏医案》）

陈修园医案

○ 腹痛而不作胀，手按得宽，尤喜热熨，脉虚。此体气素亏，产后气血损亡，乃虚而作痛也。法宜温补。

当归身一钱，白术一钱，干地黄一钱，桂心一钱，黄芪一钱（炙）。

上药五味合作一剂。先宰黄童雌鸡一只，炊锅内，将鸡煮汁至三碗为度。每次用汁一碗，代水煎药，日服三服。

○ 曾产前病子肿，迨产后四日即大泄，泄已一笑而厥，不省人事。厥回神识仍清，左胁前后忽胀满作痛。今病已两月有余，形瘦食减，脉虚少腹胀满，小便不利。此脾病传心，心不受邪即传之于肝，肝病乃更传之于脾也。是为五脏相贼，与六腑食气水血成胀者不同，攻补无效，拟先用泄肝和脾为法。

炒白术三钱，炒白芍二钱，宣木瓜二钱，白茯苓三钱，椒目八分（炒去汁），陈皮一钱。（《南雅堂医案》）

黄澹翁医案

○ 因产后恶露未尽，生男数日而殇，以致气逆恶留，腹大如孕，手肢青肿，饮食不进，终夜坐起，烦躁不宁，小便不通，数日前，溏粪一二遍，诸医有虑其脾泄，用四君五苓，加土炒当归不效。因立案云：产后，污败不行，始于冲任，流于隧道，以致胁痛肢肿，冲胃阻食，所喜未伤心肺，尚属可治，方用郁金、延胡、归尾、沉香、泽兰、香附、砂仁，和入回生丹，连进二服，灯后二便俱通，左胁胀痛消软，调理五日而安。

○ 产后污浊不行，又因气郁相触，脐上入骨下，大如两拳，按之坚如石，四围充满，较之十人怀胎者而倍大。盖怀孕只腹大，而胸口不高，诸医以调气活血之药，投之不效，因用回生丹四丸，一丸分作三服，当其肺气喘逆，则配以疏肺之药，肝气冲逆，则兼用伐肝之品，三日后，胸前之坚者软，少腹及两胁之膨者亦消，其人始能起坐，犹以似八月怀胎之腹，忽添心慌意乱，汗出脉软，恶露少下，而大便无度，只得暂停攻伐，以八珍加沉香、木香，固其正。三五日后，神气稍旺，又复以通逐而小其剂。初时只有浊物从二便出，至此始得浊气流通，渐消如三月之腹，又忽添少腹虚痛，小便不禁，竟似胞门大开之象，非峻补无以收功，又恐腹中余剩之坚，得补而固，甚为棘手，因与家传胎产金丹十丸赠之，令其每日服半丸，以黄丝绵汤送之。越半月，而神旺腹消，溲便如常矣。

○ 产后月余感寒，头痛、身痛皆备，投以羌、独、芎、苏三服，除前症不解，反增呕吐、呃逆、错语神昏。细审之曰："太阳病，服太阳药不效，必有故。"询床侧老妪曰："生养时去血过多乎？"曰"然。""连日尚有血下乎？"曰："从前已净，连日复下些许。"因立案云：汗因血夺，寒气无从泄越，非养血，则脉之涩弱者不活；非辛温，则血之凝泣者不流。因用羌、苏、陈、半、干姜、当归一服，汗如注而解。（《黄澹翁医案》）

郭志邃医案

○ 顾月溪内室产后三日，腹中绞痛，胀大如臌。恶露不通，延余诊之。余思产妇腹病，当在小腹，大腹胀痛，亦仅微疼。今产妇大腹绞痛异常，非产妇本症。及按脉洪数有力，余曰："此产后兼痧胀也，当取痧筋验之。"不信，漫服产后药，益觉昏迷不醒，复求余治。势已危极，痧筋不现，先取童便一杯饮之，少苏。阅十指筋，刺出紫黑毒血二十一针，然后扶起，放腿弯痧六针，绞痛稍定，用独活红花汤微温服之。追痧毒消尽，胀痛尽止，恶露俱通，后调补乃痊。（《痧胀玉衡》）

李铎医案

○ 年三旬，产后去血过多，昏瞀眩晕，真元已败。加以勉强作劳，忽然头眩眼黑，大汗不止，其为气血俱亡，阴阳将脱矣。非大剂六味回阳饮加鹿茸莫能挽救也。

熟地五钱，当归三钱，人参二钱，鹿茸三钱，附子二钱，干姜（炮黑）二钱，肉桂一钱，大枣三枚。

此景岳新方，不刚不猛，能回失散之元阳，能敛离乱之阴血，济急扶顷，无出其右者，治斯病一剂神效，故特表之。（《医案偶存》）

杨爵臣医案

○ 顾仪甫夫人，产后安饭五六日，忽大崩下，眩晕，壮热。次日得汗热解，神识不清，入夜谵语，如见鬼状。且昼昏昏，默默不欲食。问治于予。予曰：前辈谓产后百脉皆虚，总以养正为要，余从未治。况属血脱阳微，自以和阴养阳为宜。拟方服，不效。延往诊，脉微而滑，重按有力，舌苔灰腻，脘闷，神弱，五日未更衣。予曰：此痰滞困中，阳气不足以运，若在平人，亦无难治。但甫经崩下血，脉空虚。温中消克之品，恐阴

不胜，或致重伤。为拟建中和阳小济，仍无大效。予绎此证本曲脾阳不运，胃无火化，饮食聚而为痰，停滞中脘，乃产后实证。徒以胆怯，恐耗阴而实则阴邪泻阳。经云：有故无殒。言有病则病受药，不致有他殒也。顾忌多反足误事。爰放笔为拟一方，一剂知，二剂减，三剂霍然愈矣。

米泔浸陈茅苍术、姜汁炒厚朴、盐水炒陈皮、六曲、茯苓、醋炙半夏、炙草、桂心、紫石英、谷芽、煨姜。（《治验论案》）

吴鞠通医案

○ 癸亥二月初四日：王氏，二十六岁，热虽重，而阴脉有余，非虚证也，乃伏暑为病，阳陷入阴之故；痰多咳嗽，胸痞不饥，忌柔药。

炙鳖甲五钱，茯苓皮三钱，干姜一钱，青蒿三钱，广郁金三钱，青皮一钱五分，半夏三钱，青橘叶三钱，生姜三片，广皮一钱五分，黄芩炭一钱五分。

煮三杯，分三次服。

初六日：服刚药而寒反多，热反少，脉反缓而小，不渴。太阴湿重也。

茯苓（连皮）五钱，茅术炭三钱，青蒿三钱，半夏五钱，广郁金二钱，广皮二钱，干姜三钱，黄芩炭一钱五分，生姜三钱，草果（煨）一钱。

煮三杯，分三次服。

初七日：脉缓舌苔重，便溏胸痞，色淡黄白，合而观之，为湿重脾寒之象。

半夏五钱，茯苓块五钱，薏仁五钱，杏仁二钱，生茅术三钱，炒黄芩二钱，槟榔一钱，煨草果五分，广皮二钱，干姜三钱，白蔻仁六分。

煮三杯，分三次服。

初八日：诸症俱减，宜减其制。

茯苓三钱，淡干姜一钱五分，生茅术二钱，半夏三钱，黄芩炭一钱，槟榔八分，杏仁二钱，白蔻仁六分，广皮一钱。

煮二杯，分二次服。

初十日：病退八九，以养中焦为法。

半夏三钱，茯苓块五钱，薏仁五钱，杏仁三钱，炒于术二钱，莲子（连皮，打碎，去心）三钱，广皮一钱五分，白蔻仁（研）八分。

煮三杯，分三次服。

十三日：产后阴伤，因有寒湿外感证，但见脉缓而阴脉有余之寒湿疟证，故忌柔用刚。兹湿证痊愈，而阴虚脉洪数，阴脉不足之症现，则不得不退刚用柔，因时制宜，医贵乎活泼流动，神明变化，以求合乎道者此也，岂有一毫私意存乎其间哉！

大生地四钱，麦冬（不去心）四钱，熟五味打碎（九粒），焦白芍六钱，生牡蛎四钱，炙甘草二钱，炙鳖甲三钱。

煮三杯，分三次服。

○ 癸亥五月二十六日：丁氏，二十八岁，血与水搏，产后恶露不行，腹坚大拒按，神思昏冒，其为瘀血上攻无疑。

归尾五钱，藏红花三钱，川芎一钱，桃仁三钱，两头尖三钱。

煮三杯，分三次服。间服化癥回生丹五丸。

二十七日：血化为水，瘀滞攻心，昨已危急，因用回生丹，以直入厥阴阴络之两头尖为向导，续下瘀滞，而神气已清，但瘀滞尚多。议以化癥回生丹缓攻为宜。

藏红花二钱，泽兰二钱，两头尖三钱，广郁金三钱。

煮两杯，渣再煮一杯，分三次服。化癥回生丹三丸，每次和服一丸。

二十八日：腹中无处不痛，脉沉数有力，瘀血尚多。

归尾五钱，元胡索四钱，泽兰三钱，桃仁三钱，京三棱三钱，莪术三钱，红花二钱，两头尖五钱，川芎一钱五分。

煮四杯，每杯和化癥回生丹一丸服。

二十九日：瘀滞已去不少，腹痛减去八九。经谓大毒治病，十衰其六，即无毒治病，十衰其九，勿使过剂。今日头晕而冒，视歧见两物，不可猛浪再与攻瘀，议七味丸加车前子、牛膝、琥珀，一面摄少阴生气，一面宣络脉之血，方为合拍。此时生死相关之际，不可不精细也。

茯苓（炒黄）四钱，熟地炭八钱，肉桂（炒焦）三钱，炒泽泻六钱，萸肉炭三钱，丹皮（炒焦）四钱，山药（炒焦）三钱，车前子四钱，牛膝四钱。

共炒炭，煮成三碗，又加琥珀细末九分，分三次冲服。

三十日：同前。

六月初一日：瘀血随冲气上攻，神昏，又用化癥回生丹五丸。

初二日：前用摄少阴开太阳法，小便稍利，肿胀癥消，但冲气上动，咳而不寐。议伐肾邪以止冲气，和胃以令寐。

茯苓块（连皮）八钱，半夏六钱，紫石英（生研细）三钱，桂枝木三钱，秫米一合，制五味一钱。

甘澜水煮成三杯，分三次服。

初三日：昨与伐冲气，兼和胃，业已见效，仍宗前法；腰冷少腹胀，加小茴香。

猪苓三钱，茯苓块（连皮）八钱，半夏八钱，泽泻三钱，老厚朴一钱，秫米一合，桂枝三钱，小茴香（炒炭）一钱五分。

甘澜水煮成三杯，分三次服。

初五日：脉渐小，为病退；左关独大，为肝旺。夜间气上冲胸，浊阴随肝阳上升之故。产后阴虚，不敢峻攻，食少，宜开太阳，兼与和胃。

茯苓块（连皮）五钱，桂枝三钱，小枳实（打碎）一钱，旋覆花（包）三钱，泽泻三钱，五味子（制）一钱，焦白芍三钱，半夏六钱，广皮炭一钱五分，广郁金一钱五分，泽兰一钱五分。

煮三杯，分三次服。

初七日：诸症悉除，惟余痰饮咳嗽，喘满短气胸痹，皆系应有之症，无足怪者。经谓"病痰饮者冬夏难治"，况十数年之痼疾，又届产后乎？

桂枝五钱，姜半夏六钱，厚朴二钱，桂心（冲）三分，生薏仁五钱，薤白一钱五分，猪苓三钱，茯苓块五钱，广皮二钱，泽泻三钱。

煮三大杯，分三次服。

○ 王氏，郁冒自汗出，大便难，产后三大症俱备，因血虚极而身热发厥，六脉散大。俗云产后惊风，不知皆内证也。断断不可误认外感证，议翕摄真阴法。

大生地六钱，麦冬（不去心）三钱，白芍二钱（炒），生龟板五钱，阿胶三钱，五味子（制）一钱，生牡蛎三钱，鲍鱼三钱，炙甘草一钱，鸡子黄二枚（去渣后搅入，上火二三沸），海参二条。

煮三杯，分三次服。

又：夜间汗多，加龙骨三钱。

又：产后郁冒，自汗出，六日不大便，血少而淡。一以增津补液为主。

元参五钱，大生地六钱，洋参一钱，麻仁五钱，炒白芍三钱，鲍鱼四钱，麦冬（不去心）四钱，生龟板三钱，海参三条，阿胶三钱，五味子一钱五分，炙甘草一钱五分，白蜜一酒杯（得大便去此）。

煮三大杯，分三次服。见大便去元参。

又：于前方内去洋参、甘草。

○ 乙丑四月廿四日：文氏。太阴湿土司天之年，六脉沉细而缓，舌苔满布白滑，得饮则胸满，大便溏泄，面青黄，唇白，身萎不起，显系寒湿所伤，致脾胃两阳大败。法以通补腑阳，使寒湿得行方妙，岂有横补中焦守补脏真之理，皆因其产后而误也。

生茅术三钱，半夏五钱，小枳实三钱，猪苓三钱，茯苓块（连皮）五钱，煨草果一钱五分，生薏仁五钱，泽泻三钱，广木香一钱五分，老厚朴三钱，广皮一钱五分。

甘澜水煮三杯，分三次服。

二十五日：产后中湿，昨用刚燥通阳，业已见效。今日细询，鼻出凉气，肠鸣腹痛，背恶寒，吞酸，皆表里阳虚见症。余详前案。

姜半夏五钱，桂枝三钱，小枳实一钱五分，生薏仁五钱，干姜三钱，煨草果一钱五分，老厚朴三钱，椒目三钱，广橘皮三钱，生茅术三钱。

煮三杯，分三次服。

二十六日：六脉阳微之极，稍缓则难救矣。

即于前方内加：桂枝二钱（共五钱），煨草果五分（共二钱），吴萸泡淡二钱，良姜二钱，生茅术二钱（共五钱），干姜二钱（共五钱）。

二十七日：产后中湿，大用苦辛刚燥，已见大效。古法效者减其制，但夜间不寐，非重用半夏不可，宗《素问》也。

半夏一两二钱，茯苓皮五钱，干姜三钱，椒目五钱，生茅术五钱，秫米一合，草果二钱五分，生薏仁五钱。

甘澜水煮三杯，分三次服。

二十八日：吞酸不得寐，照前方内加：半夏八钱（共二两），淡吴萸五钱，秫米一合（共二合）。

二十九日：前因得效而减其制，但与和胃令寐。今虽得寐，而旧症复来。仍与二十六日方，再服一帖。

三十日：产后中湿，昨日复行大用刚燥，又见大效，今日仍减其制。

茯苓块五钱，半夏八钱，椒目三钱，生茅术三钱，桂枝三钱，干姜三钱，老厚朴三钱，薏仁三钱，广皮二钱，小枳实一钱五分。

煎法、服法如前。

五月初一日：昨日减制，病便不大效，今日于一前方内加：薏仁二钱，生茅术二钱，干姜二钱，草果一钱五分。

初二日：诸症悉减，惟口不知味，不能起坐，脉微，阳未复也。用真武汤法。

熟附子三钱，桂枝五钱，生白术三钱，生茅术五钱，椒目五钱，煨草果一钱五分，茯苓块五钱，生姜五片，生薏仁五钱。

煮三杯，分三次服。

初三日：于前方内加干姜三钱、附子五钱、良姜三钱，去白术。

初四日：又于前方内加厚朴三钱、枳实三钱、广皮三钱。

初六日：微恶寒，右脉未起，阳不复也。

桂枝六钱，熟附子四钱，干姜二钱，茅术三钱，茯苓块三钱，生姜五片，薏仁五钱，小枳实二钱。

煮三杯，分三次服。

初八日：诸症悉减，脉滑不寐，胃不和也，与《素问》半夏汤。

茯苓三钱，姜半夏八钱，秫米一合，薏仁五钱，杏仁泥三钱。

煮三杯，分三次服。

初九日：仍不寐，加半夏至成两半，寐则不必加。

初十日：温毒颊肿喉痛，牙床木痛，与普济消毒饮。但久病大虚初愈，药不宜过重耳。

元参二钱，苦桔梗一钱，射干一钱，银花一钱五分，牛蒡子一钱，芥穗八分，连翘一钱五分，人中黄八分，僵蚕一钱，薄荷五分，茶菊花一钱五分，马勃八分。

午刻一帖，申刻一帖，戌刻不见重，明早服一帖。若口渴身热痛重甚，戌刻加一帖。

十一日：照初十日方，服三帖。

十一日：再服三帖外洗目方。赤烂风弦，脾经湿热，他症不可用此方也。

桑叶三钱，薄荷一钱，明矾六分，连翘三钱，枳壳二钱，胆矾三分。先煎四味草药，去渣，后入二矾，上火化令相得，先熏后洗，洗后勿令见风。

十三日：病减者减其制。

银花一钱，青葙子一钱，茶菊花一钱五分，连翘一钱，苦桔梗八分，冬桑叶八分，薄荷三分，牛蒡子一钱，生甘草五分，射干八分。

煮二杯，分二次服。

十四日：诸症悉减，余热未除，大势可无虞矣。

苦桔梗一钱，银花一钱，冬桑叶一钱，草决明一钱，连翘一钱，黄芩炭五分，茶菊花一钱，儿茶八分，生甘草一钱。

煮二杯，分二次服。今晚一帖，明早一帖。

十五日：于前方内加刺蒺藜八分。

十六日：于前方内加草决明、黄芩。

十七日：诸症悉平，惟余肝郁，仍宜两和肝胃，兼宜络脉。

降香末三钱，青皮二钱，生薏仁五钱，旋覆花（包）三钱，香附三钱，广木香一钱，制半夏六钱，广皮二钱，益智仁一钱。

煮三杯，分三次服。

二十日：进食不旺，且与和胃。

茯苓块三钱，半夏五钱，白蔻仁一钱，藿香梗三钱，生薏仁五钱，广郁金二钱，益智仁一钱，广皮（炒黑）三钱，大麦芽二钱。

煮三杯，分三次服。

廿一日：下焦浊阴，因寒湿蟠踞，且来上攻心胸若痞，舌白滑浊。议蠲饮法。

川椒三钱，淡吴萸三钱，厚朴三钱，良姜三钱，小茴香三钱，广皮二钱，青皮二钱，小枳实三钱。

煮三杯，分三次服。

药服后，如腹痛不止，可服天台乌药散一钱，不知，服二钱。

二十二日：昨晚泄泻一次，今日痛减，仍不知味。

茯苓块三钱，泽泻二钱，熟附子三钱，生茅术三钱，广皮二钱，老厚朴二钱，淡吴萸三钱，生姜三片，益智仁一钱五分，生薏仁三钱。

煮三杯，分三次服。

二十三日：腹中水气仍然未尽。

茯苓块五钱，半夏五钱，生茅术三钱，生薏仁五钱，干姜三钱，小枳实三钱，老厚朴（姜炒）三钱，生姜五片，益智仁二钱。

甘澜水头煎两杯，二煎一杯，分三次服。

二十五日：舌色渐正，是其佳处。大便溏滑，湿正行而未尽也。责在脾不和。不寐者，胃不和也。

半夏一两，茯苓块六钱，薏仁五钱，猪苓三钱，生茅术五钱，干姜三钱，泽泻三钱，益智仁三钱，秫米二合，桂枝三钱。

甘澜水八碗，煮取三碗，分三次服。一日一帖，令尽。

二十八日：下焦浊阴上攻，心悸，即冲疝奔豚之类也。议桂枝加桂法。

茯苓五钱，熟附子三钱，全归三钱，桂枝五钱，焦白芍二钱，川芎一钱五分，川椒（炒黑）三钱，小茴香（炒黑）三钱，生姜三厚，肉桂（去粗皮，研细，冲）三钱。

煮三杯，分三次服。

二十九日：脾阳几无，非再与重劫脾阴不可。

茯苓块五钱，桂枝三钱，生薏仁五钱，生茅术五钱，肉桂（去粗皮）钱五分，黑川椒三钱，熟附子三钱，广皮二钱，煨草果一钱五分。

煮三杯，分三次服。

六月初一日：于前方内加：附子二钱，干全蝎二个，煨草果五分，肉桂五分。

初二日：肝郁胁痛久，必成肝着。速速开朗情志要紧，以痛止为度。

新绛纱三钱，半夏三钱，生香附三钱，归须一钱五分，旋覆花（包）三钱，广郁金二钱，降香末三钱，青皮一钱五分，苏子霜三钱，高良姜二钱。

煮三杯，分三次服。

初八日：肝郁则胁痛，寒湿则腹痛。

淡吴萸三钱，良姜二钱，生香附三钱，旋覆花（包）三钱，青皮二钱，广郁金二钱，降香末三钱，荜茇一钱五分

煮三杯，分三次服。

初九日：久病脾胃两虚，切戒大饱大饥，现在不寐。

半夏一两，藿香梗三钱，益智仁（煨）一钱五分，秫米一合，广郁金三钱。

甘澜水煮三杯，分三次服。以得寐为度。

十一日：诸症悉减，惟余舌白滑，胁下瘕痛。

半夏五钱，降香末三钱，生香附三钱，青皮二钱，

生薏仁三钱，广郁金二钱，归须二钱，台乌药二钱，元胡索二钱，良姜二钱。

煮三杯，分三次服。

十四日：脾气久虚未复，调理饮食要紧，防成痢疾。在暑月虽常人之脾必虚，况久病乎？

半夏五钱，茯苓块三钱，厚朴三钱，良姜二钱，广木香一钱，香附三钱，乌药二钱，益智仁一钱，椒目二钱，青皮二钱。

煮三杯，分三次服。

十六日：寒湿未净，复受暑湿。议开太阳阖阳明法。

桂枝五钱，茯苓块五钱，薏仁五钱，半夏六钱，生茅术三钱，椒目五钱，安桂二钱，肉果霜（去净油）三钱，干姜二钱，猪苓五钱，益智仁一钱，广皮三钱，泽泻五钱。

煮四杯，分早中晚夜四次服。

十八日：客气加临之温病已退，舌苔白滑寒湿伤阳之本病复举。先与和阳明之阳，以为坐镇中州之计，微泄厥阴之阴，斯乃拨乱反正之规。

茯苓块三钱，生薏仁五钱，淡干姜二钱，制半夏四钱，吴萸（泡淡）二钱，益智仁一钱，生茅术三钱，川椒（炒黑）二钱。

煮三杯，分三次服。

十九日：今日腹痛。

茯苓块三钱，半夏三钱，藿香梗二钱，生薏仁五钱，良姜二钱，广郁金二钱，淡吴萸三钱，厚朴三钱，炒干姜一钱，小茴香三钱，广皮一钱五分。

煮三杯，分三次服。

二十一日：面色犹然暗淡青黄，舌苔刮白，时退时复，大便或泄或不泄，得油腻则滑甚，四末时或一冷，则其脾阳未能一时全复可知。仍以醒脾利湿立法。

生茅术四钱，半夏三钱，川桂枝三钱，茯苓块（连皮）三钱，肉桂（去粗皮）一钱，广郁金二钱，生薏仁三钱，椒目三钱，生益智二钱，大豆卷三钱，神曲二钱，广皮炭二钱。

煮三杯，分三次服。

二十五日：暑湿伤气，腹中按之微痛，善悲者，肺气虚也。补之以辛。

苍术炭三钱，半夏三钱，老厚朴二钱，茯苓块三钱，良姜一钱，生益智一钱五分，生薏仁五钱，干姜一

钱五分，广皮炭一钱五分，川椒炭二钱。

煮三杯，分三次服。

闰六月初二日：鼻尖凉，与胸中凉风上升者，皆脾阳久困，一时不能复辟之象，口舌淡稍减，思饮是其佳处。

生茅术八钱，桂枝五钱，熟附子三钱，茯苓块五钱，神曲三钱，小枳实三钱，生薏仁五钱，广皮三钱，煨益智三钱。

煮三杯，分三次服。

初四日：诸症悉减，惟余便溏腹痛，口已渴，且减大热纯刚，暂与分利。

薏仁五钱，生茅术八钱，椒目三钱，猪苓三钱，广木香一钱五分，神曲二钱，泽泻三钱，益智仁一钱五分，广皮一钱五分。

煮三杯，分三次服。

初六日：泄泻已止，惟食后欠安。

生茅术三钱，半夏三钱，广郁金二钱，老厚朴（姜炒）二钱，青皮一钱，焦神曲二钱，生薏仁三钱，广皮一钱五分，益智仁一钱，淡吴萸二钱。

煮三杯，分三次服。

十一日：诸症悉除，惟余晨泄，由脾虚及肾矣。议兼理下焦。

桂枝三钱，生茅术三钱，莲子（去心）三钱，茯苓三钱，肉果霜三钱，芡实三钱，半夏三钱，大豆卷二钱，生姜三片，椒目（研）三钱。

煮三杯，分三次服。

二十七日：溏泄虽止，但终夜不寐，胃尚未和也。专与和胃。

半夏二两，生薏仁一两，秫米一合。

甘澜水八碗，煮取三碗，渣再煮一碗，分四次服。

○周氏，三十三岁。产后子肠不收，突出户外，如小西瓜大一块，但软扁耳。脉弦数。气血皆虚，着重在气。先以吴萸细末作袋垫身下，汤药以补中益气汤少加川芎八分，一帖而收，二帖去川芎，三帖去升、柴，加桂圆。弥月而安。

○百氏，二十六岁。产后郁冒，一日厥去四五次。先与定风珠，即复脉汤去姜、桂、大枣，加龟板、鳖甲、牡蛎、海参、鲍鱼、鸡子黄，一帖而效，服至七日大安。于是作专翕大生膏一料，全壮。

○ 吕氏，二十七岁。产后腰痛不可忍，八脉虚而受寒。

桂枝三钱，安边桂二钱，杏仁三钱，鹿茸三钱，鹿角霜三钱，炒杜仲三钱，苍术三钱，枸杞子（炒）三钱，牛膝二钱。

煮三杯，分三次服。服十余帖而大安。

○ 秀氏，三十二岁。产后不寐，脉弦。呛咳，与《灵枢》半夏汤。先用半夏一两不应，次服二两得熟寐，又减至一两仍不寐，又加至二两又得寐，又减又不得寐；于是竟用二两，服七、八帖后，以《外台》茯苓收功。

○ 丁亥四月十二日：某氏，三十岁。产后感受风温，自汗身热，七八日不解；现在脉沉数，邪陷下焦，瘈疭，俗云产后惊风。与复脉法，但须先轻后重。

细生地四钱，麦冬（不去心）四钱，大麻仁二钱，生白芍二钱，丹皮三钱，炙甘草一钱，生鳖甲（打碎）五钱，阿胶二钱。

煮三杯，分三次服。

十四日：产后阴虚，又感风温，身热。与复脉法身热已退，但脉仍数，虚未能复。仍宗前法而进之。

丹参三钱，大生地五钱，生牡蛎五钱，炒白芍三钱，生鳖甲五钱，麻仁三钱，麦冬（不去心）三钱，炙甘草二钱，丹皮三钱，阿胶三钱。

浓煎三茶杯，分三次服。

○ 辛卯七月二十七日：普氏，二十七岁。产前暑伤肺卫，身大热，三日而生产，后十五日热不解，并前三日，已十八日矣。逆传心包，神呆瘈疭，全入次服。外服牛黄清心丸一丸。

八月初九日：产后伏暑瘈疭，与复脉法已愈。惟大便结，脉虚。不可以下，只有导法可行，汤药润津液为要。

元参一两，大生地五钱，阿胶五钱，麦冬（不去心）三钱，生白芍三钱，麻仁五钱。

煮三杯，分三次服。此方服三帖大便通。

十二日：产后阴虚。

大生地六钱，沙参三钱，大麻仁三钱，生阿胶三钱，麦冬（不去心）四钱，炙甘草三钱，炙阿胶三钱，归身二钱，桂圆肉三钱，生白芍三钱，黄肉三钱。

煮三杯，分三次服。（《吴鞠通医案》）

张畹香医案

○ 产后左关本虚，以嗣育皆肝脏事。产后去血过多，故须百日后始复，今况又外感风热，出汗太多。今均已愈，惟胃口尚不如前，左关尚小，再拟益血壮筋。

大生地八钱，炒白芍三钱，炒杜仲三钱，地骨皮三钱，归身三钱，制狗脊三钱，建石斛三钱，陈皮八分，甘杞子三钱，川续断三钱，炒丹皮三钱。（《张畹香医案》）

王仲奇医案

○ 恶露早断，气滞血瘀，湿热乘隙侵袭，发热午后较甚，胸闷欲呕，腹痛，少腹右旁有症癖作梗，脉弦数，苔灰糙。治当两顾。

法半夏、香白薇（炒）、白豆蔻、杏仁（去皮尖）、茯苓、佛手柑、川楝子（煨）、玄胡索（炒）、青皮（炒）、陈枳壳（炒）、五灵脂（炒去砂石）、泽兰、山楂（炒炭）。

二诊：产后已越两候，恶露早断。瘀凝气滞，少腹右旁有症结作梗，腹痛时作时止。湿热之邪乘隙侵袭，前以两顾，恶露得下但仍未爽，热轻未净，痛已见减，胸闷欲呕亦平，脉濡弦稍数。守原意以治。

法半夏、香白薇（炒）、白豆蔻、杏仁（去皮尖）、条芩（炒）、茯苓、益母草、五灵脂（炒，去砂石）、泽兰、川楝子（煨）、玄胡索（炒）、旋覆花（包）、獭肝（研末，冲）。

○ 流产弥月。胃火升逆，面浮，耳颊颔下俱肿，且有结核，牙龈肿痛色紫，吞咽咽间作梗，舌苔黄浊厚腻，脉滑而数；恶露未净。治以清泄。

忍冬藤三钱，粉丹皮（炒）钱半，茯苓四钱，紫地丁三钱，陈枳壳（炒）钱半，佩兰三钱，土贝母二钱，法半夏钱半，生苡仁三钱，条芩（炒）一钱二分，陈赤豆四钱，山豆根钱半。

二诊：十月廿八日。牙龈肿痛已愈，紫色亦淡，面浮、耳颊颔下肿核俱消，咽间仍稍有作梗，耳鸣头眩，目花多泪，疲倦欲眠，脉濡而滑。血中热浊已渐见清，而流产血亏，脑力未复。仍守原意出入治。

左牡蛎（煅，先煎）三钱，石决明（煅，先煎）四钱，紫贝齿（煅，先煎）三钱，甘枸杞（炒）二钱，白蒺藜三钱，金钗斛二钱，甘菊花钱半，白芍（炒）二钱，野料豆三钱，女贞子三钱，茯苓三钱，谷精草二钱。

三诊：十一月初二日。耳颊颔下肿核已消，咽间作梗亦爽，面浮已退，龈肿色紫较淡，胀尚未愈，头眩耳鸣，寐则多梦，脉软弦，苔黄腻。仍以清肝火、化胃浊而清脑安神。

夏枯草三钱，苦丁茶钱半，甘菊花钱半，霜桑叶二钱，茯苓四钱，白芍（炒）二钱，粉丹皮（炒）钱半，条芩（炒）一钱二分，金钗斛二钱，蒲公英三钱，法半夏钱半，陈枳壳（炒）钱半，佩兰三钱。

四诊：十一月初六日。龈肿已愈，色紫亦退，寐梦颇觉安静，面容清爽，苔黄亦已融化，惟左耳仍有鸣响，脉软弦。仍以镇静柔剂，以安宗脉可也。

青龙齿（煅，先煎）三钱，石决明（煅，先煎）四钱，夏枯草三钱，苦丁茶钱半，甘菊花钱半，霜桑叶二钱，金钗斛二钱，白蒺藜三钱，白芍（炒）二钱，粉丹皮（炒）钱半，茯苓三钱，女贞子三钱。（《王仲奇医案》）

柳谷孙医案

〇病起产后，挟时邪瘀郁，绵延一载有余。大势虽平，而营气受损，内热不已。刻诊脉象数软而急，不能安寐，头晕耳鸣。乃肝阴虚，而肝阳升扰之象。脐脘瘕撑不化，纳谷作胀。乃肝气不和，横扰中宫之象。熟筹病象，其内热脉数，神瘁不寐，已属阴损之候，而肝脾不谐，又未可纯进补剂，此用药之所以难也。兹拟养阴泄肝、和中调气之法，望其病机稍转，再拟滋养。

西洋参、东白芍、细生地（炒）、丹皮炭、稆豆衣、麦冬肉、净枣仁（川连煎汁，拌炒）、嫩白薇、西砂仁、刺蒺藜、广郁金、左牡蛎、夜交藤、莲子心、竹二青。

〇子肿至产后而不退，前人有水分、血分之别。刻下少腹滞痛，当以痛瘀为主。

归尾、川芎炭、桃仁、泽兰、乌药、广木香、苏梗、茯苓皮、大腹皮、桑白皮、桂枝、椒目（盐水炒）、长牛膝（炒炭）、冬瓜皮、姜皮、香橼皮、益母草。

二诊：瘀血稍行，少腹痛减，而浮肿不退，腰以下尤甚。溲阻于下，气机不化。舍温通别无他法。

桂枝、椒目（盐水炒）、茯苓皮、猪苓、瞿麦、车前子、泽泻、于术、泽兰叶、桃仁、归尾、益母草。

另：黑白丑、大戟、沉香各五分，共为细末，每服一钱，开水送下。

〇小产前，即觉少腹酸坠。产后酸痛，连及腰脊，形寒而热象不扬，脉情细数，不能鼓指。此由寒邪先伤经络，产后营气馁弱，不能外托。于法当温营化邪，疏导络瘀。所嫌脘闷口甜，不饥少纳。暑湿时感，着于中焦。有与温化之品相碍者，不得不兼顾及之。

桂枝、苏梗、佩泽、兰叶、炒当归、乌药、制香附、丹参、广郁金、青蒿、橘红络、藿梗、益母草。（《柳宝诒医案》）

张伯龙医案

〇太阳伤风，眩晕，脉浮缓模糊，左尺少紧。

桂枝三钱，防风三钱，杭芍三钱，细辛六分，炙草钱半，生姜二钱，黑枣三枚。

〇产后月余，经水淋漓不止，时或暴下鲜血，头眩身浮，口渴不食，腹无痛楚。两尺滑短无力，滑为血虚，短为气虚。两关缓涩无力，为气血两虚。峻补气血，是为正法。

大熟地八钱，阿胶珠三钱，炮姜炭一钱，炙绵芪五钱，当归身二钱，蕲艾叶二钱，乌梅炭一钱，正丽参三钱，杭白芍三钱，炙甘草二钱，血余炭三钱，砂仁末一钱。

三剂血全止，脉症均见递减，口渴渐止，饮食照常。因肝木虚阳上窜，头痛如劈。左关浮滑带数。固补之中参入镇肝，服八剂。再拟丸方善后。

乌鱼骨五钱，甘杞子四钱，正于术三钱，杭白芍三钱，阿胶珠二钱，高丽参二钱，大熟地五钱，炙甘草钱半，生牡蛎四钱，砂仁末一钱。（《雪雅堂医案》）

沈明生医案

〇产后晕厥，不知人事，时蓐草未离。道中友人及胎产专科皆以为恶露上攻所致，投以去瘀清魂等剂，秽物不行，晕厥益甚。既又改作痰治、食治，皆不效。吾师回翔审视笑曰：吾得之矣，此暑热乘虚而入，急宜清暑，非黄连不可，谋诸同道，皆言血得冷则凝，今恶露未去，若投寒凉，是速其毙矣，呜呼！可师复笑曰：余与舜泉三十年老友，孙媳犹吾媳，命悬呼吸，诸君一误再误，尚可筑舍道傍乎？设有不讳，吾任之耳！舜泉父子、祖孙见师坚决不移，姑请试之，药甫入口。病者厥苏晕止，如出汤火。凡几进剂而恶露出行，众皆惊服无何。舜泉为藩署，邀进留宿。又为旁人鼓惑，皆云：侥幸不可屡图，苦寒终非长策。盖以黄芩易黄连，旋即已之。至夕忽又晕厥，舜泉归询知其故，仍用原方又数剂痉瘪。因是而请其义于师，师曰：人只作胎产治，殊不知天令炎歊，产时楼小人多，益助其热，乍虚之体，触之岂能不病？经云："暑伤心。"又云："心主血。"心为热冒，自然晕厥，此中暑，而非恶露明矣，又曰：舍症从时，理固然矣。然血热则行血，冷则凝亦古训也。今用寒凉而恶寒反去，其理安在？师曰：热行冷凝，以血喻水，道其常耳，子独不观失血者，有用温暖药而得止，则瘀血者，岂无用苦寒而得，此造化之微。权逆从之，妙理也，安可执乎。乃退而书诸绅。（《鹤圃堂治验》）

程茂先医案

○ 分娩后一二日小腹胀疼，恶露不下，渐逆胸膈间，不能卧倒。初医专用行血之剂，未效。次日渐重，夜则谵语，直视卧倒，则逆上心胸，靠住则稍稍降下，以为瘀血奔心。夜半延余诊视，脉之右大于左，气口紧甚，余知其食而兼气郁也。问之，果食猪腰、鸡与蛋之类过多，且有私事拂意，余曰："宜行气消导而兼破血之剂。"或曰："恶露不行而胀痛者，血也。今专用消导行气，何据？"余曰："血乃有形之物，乌能遽上而遽下乎？今既能上又复能下者，乃无形之气也。况血随气形，余今多用行气，即行血也。若之何而不可？"于是剂以山楂、苏梗、乌药、香附、青皮、陈皮、归尾、川芎、桃仁、红花之类，一剂而能就枕，再剂胸膈顿宽，数日后霍然而起。

○ 素多忧郁，患心脾病，叫号一昼夜，未药而止。三日后，临盆产一子，脐风而殁。又一日，前痛复作，初医以为感寒所致，用驱寒解表之剂。又医以为败血攻心，乃用桃仁、红花之类，药俱罔效。复邀余治，六脉微弦有力，独脾部弦而虚，余曰："此心脾因郁而痛也。日前痛发，未必不因恼怒而然。今复子又脐风，未免复又忧郁，盖脾主摄血，新产血去，岂得不虚其脾。医者不察其源，乃认为寒、为瘀，概用驱邪破血之药，此虚而又虚也，病何以安？余乃遵丹溪之议，用参、芪、归、术为君，陈皮、香附为臣，玄胡索、熟蒲黄为佐，青皮、抚芎为使，少加甘草以缓之为引，煎服一剂，

痛止，两剂而瘳。（《程茂先医案》）

刘子维医案

○ 产后七八日，忽腹胀，乳肿不食。

生黄芪五钱，黑大豆二两，生甘草八钱，全当归三两，元胡一钱，熟地五钱，良姜一钱，洋参三钱，干姜八钱，巴戟二钱，生艾叶三钱，甜酒一杯，童便三杯（冲服）。

五付。二付肿胀皆消，服毕愈。

李俊注：此虚寒胀也。《五脏生成篇》曰：腹满䐜胀，过在足太阴、阴明。盖人身脾胃居中，气化所出，未有中能运化，而腹膜胀者。此《伤寒论》所以列腹满于太阴病提纲中也。此证之虚为产后所固有，然亦不无寒也。《六元正纪大论》曰：不远寒则寒至，寒至则坚否腹满。《经脉篇》曰：阳明之脉，从缺盆下乳。胃中寒则胀满，太阴之脉入腹，是病则腹胀、食不下。《异法方宜论》曰：脏寒生胀满。《伤寒论》曰：阳明病不能食，名中寒。据上以观，此证腹胀不食，乃寒在脾胃，其乳肿则为寒在阳明之经，而不独虚也，明矣。

伤寒有内外之分，腹满不食，内伤寒也。产后百脉空虚，败血未净，其腹满不食，固与《伤寒论》太阴病无殊，而气血两虚，血燥血涩，则惟产妇为甚，乃同中之异也。

参、芪、归、地、甘草补气血以治产后之虚，干姜、良姜暖脾胃以逐内伤之寒，而寒客血泣则非当归莫属，故独重用；然血虚则干燥而急，寒盛则收引而急，当归能散寒润燥、活血行血，而缓急非所长，故除用之为君外，并重用甘草为臣，安中缓急以补其阙。《厥论》曰：阴气盛于上则下虚，下虚则腹胀满，兹既胃寒于中，又当产后，营血大损，冲、任、督、带皆失所司之候，其下焦阴邪未有不厥而上者，故重用黑豆镇肾逆，巴戟、艾叶温之、散之，以午为期。夫阴在内，阳之守也。常人内守不足，则补而敛之，在产妇则离经之败血非去不可，故易收敛为镇摄，而以黑豆为要药。若玄胡之活血利气，甜酒之通阳达络，童便之导血行瘀，参、芪得之则补者、通者各行其是，而无固邪之弊矣。

以温补为治，医书有云：胀不受补，及甘能益满者，乃指热实两胀而言，非中虚也。若中虚作胀，用甘温补之，则气归元而胀自已。故《别录》、甄权并云：甘能除满，合之参、芪，其效愈大，洵不诬也。（《圣

余医案诠解》）

王汉皋医案

○韩妇生产极难，数日后因酷暑少饮西瓜水。一医用附、桂、芪、术，反增呃逆而时晕绝。一医投清暑甘寒之品而身大热。予诊脉甚微，细揣病情，胃中又有积滞，是脉固当弱，然亦因滞伏所致。今以附、桂与芪、术同用，热留上焦，自助痰滞暑气为疟，以增呃逆，而时晕绝耳。后医以为过服热药，而投以清凉矫弊。殊不知产难而复饮冷，下焦虚寒已极，而复用清凉之药，上焦虽宜，而渐至下焦，下焦愈冷，孤阳逼上，而身大热，势必脉转浮数，顷刻飞越而死矣。予投以附、桂、姜、吴，群队下走大热之药，不使少留胃中，更少加槟榔、木香，以其下气如奔马也。二味虽气分下药，然入血药中，亦不能下达血分。且槟榔少许，只破胃中滞气，不致诛伐无过。服药后下宿滞二遍，减去槟榔、木香，加二陈、芪、术共三帖，痊愈。观二医之方，似觉清通于予，然彼不效，而予反效者，予中肯故也。

○旋兄君瑞大媳，产后恶露不下。予始用暖下焦散瘀血药，不效。继而恶露上冲，呕痛不食。予视脉体皆实，问其饭量，可食升米。胃中必有宿滞，气闭不通，以致下焦之气吸而不行，瘀血因之不下矣。遂与槟榔、青皮、枳壳、木香、肉桂、元胡、桃仁等。加以九蒸大黄，二便俱下恶物，臭不可闻者而愈。

○又孙妇甚健，疫证堕胎，恶露不下，参以下证，亦以熟军下之而愈。此兼时疫，又有少别。虽然使未阅张子和书，敢斗胆若此乎？一医闻予言，以为此法可常行，遇一产后恶寒发热，竟与寒凉发散之剂，几至立毙。予与朱笠用参、附、姜、桂而愈。噫！若见解少有未透，此法可轻试乎？

○朱笠莽大令爱，向年冬月生产，产难之极。逐咳嗽不食，商之于予。予谓产难气血大虚，虚火炎上，故令咳嗽不止，非温补不可。笠斧少进参芪，觉效，遂大温补而愈。从此气血亏损，至今十三载未孕。今岁三，令爱仲秋发疟以常山截住，愈一日即产。产后觉热，肩手露睡一小夜。小腹微痛，服导瘀药一帖，痛止。三日即起行，动作如故，饮食频进，至六七朝，忽身大热，思饮，咳吐胶痰，寒热往来，渐至耳聋谵语。时笠莽在海陵，延予诊视。左脉浮数无力，右脉沉细，似乎孤阳

上僭之脉。然气势不馁，面不红，醒睡皆无汗，胃胀欲呕。明系疟邪未清。兼以复感微寒，邪入少阳。又兼饮食频进，虽产后，实阳疟也。热则揭去衣被，故无汗而加重。左脉浮数者，证本少阳也。重按无力，并右脉沉细者，为痰滞所伏也。咳吐胶痰者，肝胃二经实火，上冲于肺也。当以清脾饮加枳、橘、熟军治之。伊翁、夫、伯皆知医道，闻予言愕然，另请江有声视之。有声与予同见，然所用亦甘寒之品，不效。予云："若先生避议，则瞑眩之剂终无人用矣。"遂立加减小柴胡汤而去。午后脸忽微红，乃柴胡之力。伊等以为孤阳将越，惊慌怨怒。自是疟门之药毫不敢用。越数日，舌苔干黑，擦去旋生，方悟予言不谬。复延予治，予以小承气汤，熟军用二钱，加枳、橘、萎仁、贝母、麦冬，二帖，去结粪宿垢甚多。断以四物汤加贝母、麦冬、桔梗、橘红二帖，熟睡大汗而解。后饮食不禁，舌苔仍黑，时已满月。伊夫以前方加玄明粉五分下之而愈。又食复，时笠莽已回，又以熟军下之而愈。二证俱系产后咳嗽，虚实天壤矣。

○族弟有成妇，产后小腹痛。脉证皆虚，贫不能用参。予以桂、附、黑姜、元胡、吴萸、牛膝等加芪、术与之。人见此方争议之，有成信不疑，一帖而痊。（《医权初编》）

傅松元医案

○顾仁甫之妇，六月六日分娩。十六日邀余诊。问："产后几日始病？"答云："产后即发热，食少口渴，因与蒸乳之发热不同，七日即请郑女科治三日，初十日恶露止，热更甚，食反大减。又请陆女医连诊三次，总无一效。不得已舍女科，而请我先生之大方脉也。"余问："女科云何？"答云："郑先生谓产后受凉防变。初十日陆女医云恶露早停，腹痛有几枕也。"余曰："今十六日是产后之十一朝，身半以下不能动，腹痛下连髀股，两足不能屈伸，是流经之象，欲作外疡也。身热，汗少，不食，耳聋，口干，泛恶，有伏暑发白痦之候。然一身之病，上热下寒，治以温凉并进，又恐难能，若二者舍一而治，得无热者尤热，寒者更寒乎。考古人有合治法，两者各不可舍，勉从合治如何。"及为之用牛蒡、葛根、青蒿、连翘、丹皮、蝉蜕治其上，归尾、牛膝、桃仁、甲片、楂炭、地龙治其下，流水煎、微温服。十七日再诊，见白痦，加腹痛，

赤白痢，惟身热稍衰，食可略进。开第二方，去葛根、丹皮，加石斛，去桃仁，加泽兰，二剂。十九日复诊，白癍发至腰腹，密而明，腹痛已减，髀股活动，惟痢不止，余曰："可愈矣，恶露皆从痢出。"后癍停，耳聪，热解，痛止，痢已，调理至七月而起床。所云儿枕者，恶露结于胞门。流经者，恶露流走经络之分别也。（《医案摘奇》）

王润园医案

○ 年四十余，新产后，患腹中块痛。延余诊视，按其两脉实大而坚，知非吉象，而以至好，不便明言。乃聊以人参泽兰汤进，服之未效。又请余治，余曰：痛不减，则药不效，请延他医视之。孟不肯，至余门者日三四次。不得已，实告曰：产后之脉，宜缓宜小，今见坚大，恐难愈也。孟曰：试再进一方，万一不愈，亦不敢怨。余曰：岂在怨不怨，但竭力经营，徒费钱无益耳。孟忧疑而去。凡更十数医，无毫发效，五十余日而殁。

○ 产后经数月，饮食不思，精神减少，时兼胸满，面黄肌瘦。延医视之，以为痨瘵。投以八珍汤，获小效，而病复如故。或又以为产后血虚，用大剂四物汤合生化汤，转增腹痛。继有庸手，作伤寒阴证治，去益远而病增剧。法无可施，来求余治。诊其六脉浮弱，右关尤甚。乃曰：此气虚，非血虚也，当补气以生血。他人多用血药，品多清降，不转馁其气乎？因处以补中益气汤。其父素明针灸，颇明医，难之曰：病苦胸满，益以补中，不增甚乎？余曰：令媛胃气下陷，清阳不升，故浊阴不降，以致饮食留滞，故胸苦满。若清阳既升则浊阴下降，胸中自当痛快。命如方服之。三剂而精神作，饮食进。更命易汤以丸，一斤而痊愈矣。（《醉花窗医案》）

吴简庵医案

○ 产后患腹痛，医皆认为瘀血，用行血之药仍痛更甚。余诊脉息虚细，系血气俱虚，而非瘀血也。即用殿胞煎（当归、川芎、炙甘草、茯苓、肉桂）以养血祛寒，其痛自止。凡新产之后，有儿枕腹痛者，摸之亦有块，按之亦微拒手。故古方谓之儿枕，皆为胞中之宿血。惟景岳先生以此为大不然。夫胎胞既去，血亦岂独留？盖子宫蓄子既久，忽尔相离，血海陡虚，所以作

痛。胞门受伤必致壅肿，所以亦若有块，而实非真块。肿既未消，所以亦颇拒按。治此者，但宜安养其脏，不久即愈。余每遇儿枕腹痛，俱宗此法，无不奏效。故记之。

○ 新产后，腹痛不止。医者说系儿枕痛，乃母胎中宿血也。服失笑散数剂无效。更延医亦云瘀血所致。用行血驱逐之剂，反口噤昏愦，手足发搐。余曰：脉弱微细，此血气虚极之变症也。急投十全大补汤加炮姜，三帖而苏。继以峻补之品，调理乃愈。（《临证医案笔记》）

横柳病鸿医案

○ 产才三朝，腹痛身热。系恶露留阻，当生化法。

当归、川芎、益母草、香附、棠球子、炮姜、炙草。

两服愈。（《肘后偶钞》）

其他医案

妇人产后，小腹疼痛，甚则结成一块，手按之益痛，此名儿枕痛也。夫儿枕者，前人谓儿枕头之物也，儿枕之不痛，岂儿生不枕而反痛乎？是非儿枕可知。既非儿枕，何故作痛？乃瘀血成团未散之故也。此等之痛，多是健旺之妇，血之有余，非血之不足。似可用破血之药，然血活则瘀血自除，血结则瘀血作祟，不补血而败血，虽瘀血可消，毕竟耗损血气，不若于补血中行其逐秽之法，则瘀血既去，气血又复不伤。方用散结安枕汤。

当归一两，川芎五钱，山楂十粒，丹皮二钱，荆芥二钱，益母草三钱，桃仁七个，乳香一钱。

水煎调服。一剂痛即止，不必再剂。

此方逐瘀于补血之中，消块于生血之内，不专攻痛而其痛自止。人一见儿枕之痛，动以延胡、苏木、蒲黄、五灵脂之类以化块，何足论哉！

此证用归荆安枕汤亦神。当归五钱，丹皮一钱，荆芥三钱，山楂十粒。水煎服。一剂即止痛。

产后小腹痛，按之即止，人亦以为儿枕之痛也，谁知血虚之故乎！产后亡血过多，则血舍空虚，原能腹痛，但虚实不同，如燥糠触体光景，此乃虚痛，非实痛也。凡虚痛宜补，而产后之虚痛尤宜补。惟是血虚之病，必须用补血之剂，而补血之味，大约润滑居多，恐

与大肠不无相碍，然而产后则肠中干燥，润滑正相宜也，故补血不特腹中甚安，肠中亦甚便耳。方用腹宁汤。

当归一两，续断二钱，阿胶三钱，人参三钱，麦冬三钱，炙甘草一钱，山药三钱，熟地一两，肉桂二分。

水煎服。一剂痛轻，二剂痛止，多服更美。

此方补气补血之药也，然补气无太甚之忧，补血无太滞之害，气血既生，不必止痛而痛自止矣。

此证用术归桂草汤亦神。白术、当归各五钱，肉桂五分，炙甘草一钱。水煎服。二剂愈。

产后气喘，最是危症，苟不急治，立刻死亡，人以为气血之两虚也，谁知气血之两脱乎！夫气血既脱，人将立死，何故又能作喘？此血已脱，而气犹未脱也。血脱欲留，而气又不能留，血之脱，故气反上喘。但其症虽危，而可救处，正在于作喘。肺主气也，喘则肺气若盛，而不知是肺气之衰。当是时，血已骤失，止存些微之气，望肺之相救甚急，肺因血失，气实无力，难以提挈，则气安保不遽脱乎？是救气必须提气，而提气必须补气。方用救脱活母丹。

人参二两，肉桂一钱，当归一两，麦冬一两，山茱萸五钱，熟地一两，枸杞子五钱，阿胶三钱，荆芥（炒黑）三钱。

水煎服。一剂喘轻，二剂喘又轻，三剂喘平，四剂痊愈。

此方用人参以接续元阳，然徒补其气，不补其血，则血燥而阳旺，虽回阳于一时，而不能制阳于永久，亦旋得旋脱之道也。即补其血矣，不急补其肾肝之精，则水实不固，阳将安续乎？所以又用熟地、茱萸、枸杞，以补其肝肾之精。后益其肺气，则肺气健旺，升提有力也。又虑新产之后，用补阴之药，腻滞不行，加入肉桂，以补其命门之火，非惟火气有根，易助人参以生气，且能运化地黄之类，以化精微也。然过于助阳，万一血随阳动，瘀血上行，亦非万全之计，更加荆芥引血归经，则肺气更安，喘尤速定也。

此证用蛤蚧救喘丹亦佳。人参二两，熟地二两，麦冬三钱，肉桂一钱，苏子一钱，蛤蚧二钱，半夏三分。水煎服。三剂喘定，十剂痊愈。

妇人产后恶寒，恶心身颤，发热作渴，人以为产后伤寒也，谁知气血两虚，正不敌邪之故乎！凡人正气不虚，则邪断难入；若正气已虚，原不必户外之风袭体，即一举一动，风即乘虚而入矣。虽然，产妇风入易，而风出亦易，凡有外邪，俱不必祛风。况产妇恶寒者，寒由内生，非由外进也。发热者，热因内虚，非由外实也。治其内寒而外寒自散，治其内热而外热自解矣。方用十全大补汤。

人参三钱，黄芪一两，白术五钱，茯苓三钱，甘草一钱，熟地五钱，白芍二钱，川芎一钱，当归三钱，肉桂一钱。

水煎服。二剂寒热解，身凉矣。

此方但补其气血之虚，绝不去散风邪之实，正以正气既足，邪气自除，况原无邪气乎？所以治之奏功也。

此证用正气汤亦效。人参、当归各一两，肉桂、炮姜各一钱，白术五钱，甘草五分。水煎服。二剂愈。

产后恶心欲呕，时而作吐，人以为胃气之寒也，谁知肾气之冷乎！夫胃为肾之关，胃气寒则胃不能行于肾中，肾气寒则胃亦不能行于肾内，是胃与肾原不可分为两治也。惟是产后失血，肾水自涸，宜肾火之炎上，不宜胃有寒冷之虞，何肾寒而胃亦寒乎？

盖新产之余，其水遽然涸去，其火尚不能生，而寒象自现。治法，当补其肾中之火矣，然肾火无水以相济，则火过于热，未必不致阴虚火动之虞，必须于水中补火，肾中温胃，而后肾无太热之病，胃有既济之欢也。方用温胃止呕汤。

人参三钱，橘红五分，白豆蔻一粒，巴戟天一两，白术一两，茯苓二钱，炮姜一钱，熟地五钱，山茱萸五钱。

水煎服。一剂吐止，二剂不再吐也，四剂痊愈。

此方治胃之药多于治肾，然治肾仍是治胃，所以胃气升腾，寒气尽散，不必用大热之味，以温胃而祛寒也。

此证用全母汤亦神。白术、人参、熟地各一两，肉桂二钱，炮姜五分，丁香五分，山药五钱。水煎服。一剂即止呕吐。

产后肠下者，亦危症也。人以为儿门不关之故，谁知气虚下陷而不收乎！夫气虚下陷，宜用升提之药以提气矣。

然而新产之妇，恐有瘀血在腹，若提气，并瘀血亦随之而上升，则冲心之症，又恐变出非常，是不可竟提其气，补其气则气旺而肠自升。惟是补气之药少，则气衰力薄，难以上升，必须多用，则阳旺力大，而岂能终降耶！方用升肠饮。

人参一两，黄芪一两，白术五钱，当归一两，川芎三钱，升麻一分。

水煎服。一剂而肠升矣。

此方纯乎补气，绝不去升肠。即加升麻之一分，但引气而不引血，盖升麻少用则气升，多用则血升也。

产后半月，血崩昏晕，目见鬼神，人以为恶血冲心也，谁知不慎于房帏乎！夫产后半月，其气血虽不比产后一二日，然气血新生，未能全复，即血路已净，而胞胎之伤损如故，断不可轻易交合，以重伤其门户。今血崩而至昏晕，且目见鬼神，是心肾两伤，不止损坏胞胎门户已也。明是既犯色戒，又加酣战，以致大泄其精，精泄而神亦脱矣。此等之证，多不可救，然于不可救之中，思一急救之法，舍大补其气，无别法也。方用救败求生汤。

人参三两，熟地一两，当归二两，川芎五钱，白术二两，附子一钱，山茱萸五钱，山药五钱，枣仁五钱。

水煎服。一剂神定。再剂必晕止而血亦止，否则不可救矣。倘一服见效，连服三剂，减半，再服十剂，可庆更生。

此方补气回元阳于无何有之乡，阳回而气回矣，气回可以摄血以归神，可以生精以续命，不必治晕而晕除，不必止崩而崩断也。

此证用救死丹治之亦可。黄芪二两，巴戟天一两，附子一钱，白术一两，菟丝子一两，北五味一钱。水煎服。一剂神定，便有生机，可再服也，否则不救。

妇人生产之时，因收生之婆手入产门，损伤尿胞，因致淋漓不止，欲少忍须臾而不能，人以为胞破不能再补也。夫破伤在皮肤者尚可完补，岂破伤在腹独不可治疗乎！试思疮疡之毒，大有缺陷，尚可服药以长肉，况收生不谨，少有伤损，并无恶毒，何难补其缺陷耶！方用完胞饮。

人参一两，白术一两，当归一两，川芎五钱，桃仁十粒，黄芪五钱，茯苓三钱，红花一钱，白及末一钱，益母草三钱。

以猪羊胞先煎汤后熬药，饥服。二十日痊愈。

盖生产，致收生之婆以手探胞，其难产必矣。难产者，因气血之虚也，因虚而损，复因损而虚，不补其气血，而脬破何以重完乎！今大补气血，则精神骤长，气血再造，少有损伤，何难完补，故旬日之内，即便成功

耳。

此证用补胞散亦神效。人参二两，黄芪一两，麦冬一两，白术四两，穿山甲三片（陈土炒松、研细末），象皮三钱（人身怀之、研细末），龙骨（醋焠、煅、研末），水煎药汁一碗。空腹将三味调服，即熟睡之，愈久愈效。不须三服痊愈，真神方也。

妇有产子之后，四肢浮肿，寒热往来，气喘咳嗽，胸膈不利，口吐酸水，两胁疼痛，人以为败血流入经络，渗入四肢，以致气逆也。谁知肾肝两虚，阴不能入于阳乎！夫妇当产后，气血大亏，自然肾水不足，肾火沸腾。水不足则不能养肝，而肝木大燥，木中无津，火发于木，而肾火有党。子母两焚，将火焰直冲而上，金受火刑，力难制肝，而咳嗽喘满之病生。肝火既旺，必克脾土，土衰不能制水，而浮肿之病出。然而肝火之旺，乃假旺，非真旺也。假旺者，气若盛而实衰，故时热时寒，往来无定，非真热真寒，是以气逆于胸膈而不舒。两胁者，尤肝之部位也，酸乃肝木之味，吐酸胁痛，皆肝虚而肾不能荣之故也。治法，补血养肝，更宜补其精以生血，精足而血亦足，血足而气自顺矣。

方药：

人参三钱，熟地一两，山茱萸三钱，白芍五钱，当归五钱，破故纸、茯苓、芡实各三钱，山药五钱，柴胡五分，白术三钱。

水煎服。

方名转气汤。方中多是补精补血之品，何名为转气耶？不知气逆由于气虚，气虚者，肾肝之气虚也。今补其肾肝之精血，即所以补其肾肝之气也。气虚则逆，气旺有不顺者乎？是补气即转气也。气转而各症尽愈，阴入于阳，而阳无扞格之虞矣。

此证用归气救产汤亦效。人参三钱，熟地五钱，白芍二钱，茯苓一钱，山药五钱，白术五钱，柴胡三分，砂仁一粒。水煎服。

妇人产后，水道中出肉线一条，长三四尺，动之则痛欲绝，此带脉之虚脱也。夫带脉束于任督之脉，任前而督后，两脉有力，则带脉坚牢，两脉无力，则带脉崩堕。产后亡血过多，无血以养任督，而带脉崩堕，力难升举，故随溺而随下也。带脉下垂，每作疼痛于腰脐，况下堕而出于产门，其失于关键也更甚，安得不疼痛欲绝哉！治法，大补其任督之气，则带脉自升矣。方用两收丹。

白术二两，人参一两，川芎三钱，巴戟天三钱，山药一两，芡实一两，白果十枚，扁豆五钱，杜仲五钱，熟地二两，山茱萸四钱。

水煎服。一剂收半，再剂全收。

此方补任督而仍补腰脐者，以任督之脉连于腰脐。补任督而不补腰脐，则任督无力，而带脉何以升举哉！惟兼补之，任得腰脐之助，则两脉气旺，何难收带于顷刻乎。

此证用收带汤亦效。白术、杜仲、人参各一两，荆芥二钱。

水煎服。

一剂收大半，二剂全收，亦不痛也。

妇人产后，阴户内一物垂下，其形如帕，或有角，或二歧，人以为产颓也，谁知肝痿之病乎！夫产后何以成肝痿也？盖因产前劳役伤气，又触动恼怒，产后肝不藏血，血亡过多，故肝之脂膜，随血崩堕，其实非子宫也。若子宫下堕，状如茄子，止到产门，不越出产门之外。肝之脂膜，往往出产门者至六七寸许，且有黏膜。干落者一片，如掌大。使子宫堕落，人且立死矣，安得重生乎？治法，大补其气血，而少用升提之法，则脾气旺而易升，肝血旺而易养，脂膜不收而自收矣。方用收脂汤。

黄芪一两，人参五钱，白术五钱，升麻一钱，当归三钱，白芍五钱。

水煎服。一剂即收。

或疑产妇禁用白芍，何以频用奏功？嗟乎！白芍原不可频用也，然而病在肝者，不可不用，况用之于大补气血之中，在芍药亦忘其酸收矣，何能作祟乎！且脂膜下堕，正藉酸收之味，助升麻以提气血，所以无过而反能奏功耳。

此证用葳蕤收阴汤亦效。葳蕤二两，人参一两，白芍三钱，当归一两，柴胡五分。水煎服。四剂愈，十剂痊愈。（《临证医案伤寒辨证录》）

丹溪治一妇，面白形长，心郁，半夜生产，侵晨晕厥。急灸气海十五壮而苏，后以参、术等药，服两月而安。此阳虚也。

一产妇，因收生者不谨，损破尿胞，而致淋沥不禁。因思肌肉破伤，在外者尚可完补，胞虽在腹，恐亦可治。诊其脉虚甚，盖难产因气血虚，故产后尤虚。试与峻补，以参、术为君，芎、归为臣，桃仁、陈皮、黄

芪、茯苓为佐，以猪羊胞煎汤熬药汁，极饥饮之，一月而安。盖气血骤长，其胞即完，即恐稍迟，亦难成功也。

一产妇阴户一物，如帕垂下，或有角，或二岐，俗名产颓，宜大补气以升提之。以参、芪、术各一钱，升麻五分，后用川归、芍药、甘草、陈皮调之。

一妇年三十余，产二日，产户下一物如手帕，有二尖，约重一斤余。此胎前因劳役伤气，成肝痿所致。却喜不甚虚，其时天寒，急与炙黄芪、白术、升麻各五分，参、归各一钱，连与三帖，即收上，得汗通身乃安。其黏席冻干者，落一片，约五六两，盖脂膜也。脉涩，左略弦，形实，与白术、芍药、当归各一钱半，陈皮一钱，姜一片，二三帖养之。

一妇产后，阴户下一物，如合钵状，有二岐，此子宫也。气血弱，故随子而下。用升麻、当归、黄芪大剂服二次，仍用皮工之法，以五倍子作汤洗濯，皱其皮。后觉一响而收入。但经宿着席，破落一片如掌大，心甚恐。朱曰：非肠胃比也，肌肉破尚可复完，以四物加人参数十帖。三年后，复生一子。

一产妇年三十余，正月间，新产十余日，左脚左手发搐，气喘不眠，（见症甚凶。）面起黑气，口臭。（若面无黑气口臭之症，宜大温补，此症虚中有实，看他用药加减法。）脉浮弦而沉涩，右为甚。意其受湿，询之，产前三月时，常喜羹汤茶水。遂以黄芪、荆芥、木香、滑石、苍白术、槟榔、陈皮、川芎、甘草、芍药，四服后加桃仁，又四服而漉漉有声，大下水晶块，大小如鸡子黄，与蝌蚪者，数十枚而愈。乃去荆芥、槟榔、滑石，加当归、茯苓，调理气血，四十帖而安。

一妇产后胃虚，哭多血，再下，身润，脉沉。以当归、白术各三钱，陈皮、芍药、川芎、生干姜、芩各二钱，炙草少许，分二帖。

一妇因忧虑，堕胎后两月余血不止，腹痛。此体虚气滞，恶物行不尽，以白术二钱，陈皮、芍药各一钱，木通、川芎各五分，炙草二分，作汤下五芝丸六十粒，食前。

滑伯仁治一产妇，恶露不行，脐腹痛，头疼，身寒热。众皆以为感寒，温以姜、附，益大热，手足搐搦，（投姜、附后始搐搦，由燥剂搏血而风生。）语谵目撺。诊其脉弦而洪数，面赤目闭，语喃喃不可辨，舌黑如焰，燥无津润，胸腹按之不胜手，盖燥剂搏其血，

内热而风生，血蓄而为痛也。（此等案宜细心熟玩，若是虚寒，手足岂不厥冷，况症有舌黑，腹有胜按，在三四日者乎，又况面赤洪数之脉耶。）曰：此产后热入血室，因而生风。即先为清热降火，治风凉血，两服颇爽。继以琥珀、牛黄等，稍解人事。后以张从正三和散，行血破瘀，三四服，恶露大下如初，时产已十日矣，于是诸症悉平。

一妇新产，受寒，四肢逆冷，脉沉弱。亟合附子大丸三四粒，饵之立效。

一妇盛暑月中，产三日，发热，其脉虚，疾而大，恶露不行。败血攻心，狂言叫呼、奔走，拿捉不住。以干荷叶、生地黄、牡丹皮，浓煎汤，调下生蒲黄二钱，一服即定，恶露即下，遂安。

一产妇郁冒，脉微弱，不能食，大便反坚，但头汗出。所以然者，血虚而厥，厥而必冒，冒家欲解，必大汗出。以血虚下厥，孤阳上出，故头汗出。（琇按：产后感症，从《伤寒论》辨别。）所以产妇喜汗出者，亡阴血虚，阳气独盛，故当汗出。乃大便坚，呕不能食，小柴胡汤主之。（郁冒即晕。）

汪石山治一妇，产后滑泄，勺水粒米弗容，即时泄下，如此半月余。众皆危之，或用五苓散，病益甚。汪诊之，脉皆濡缓而弱，曰：此产中劳力，以伤其胃也。若用汤药，愈滋胃湿，非所宜也。令以参苓白术散，除砂仁，加陈皮、肉豆蔻，煎姜、枣汤调服，旬余而安。

一妇产后，时发昏瞀，身热汗出，眩晕口渴，或时头痛恶心。医用四物凉血之剂，病不减，复用小柴胡，病益甚。汪诊之，脉皆浮洪搏指（若见此脉，元气立脱）。汪曰：产后而得是脉，又且汗多，而脉不为汗衰，法在不治。所幸者气不喘不作泄耳。其脉如是，恐为凉药所激也。用人参三钱，黄芪二钱，甘草、当归各七分，白术、麦冬各一钱，干姜、陈皮、黄芩各五分。煎服五剂，脉敛而病渐安。

吴菱山治一妇人，产后去血过多，食后著恼，头疼身痛，寒热如疟，左手弦大，微有寒邪，右手弦滑不匀，食饮痰火也。二者因虚而得，宜养正祛邪。（治法得宜。然断之曰火，似可商。）遂以参苓补心汤去地黄，加羌活、青皮、葱、枣，三服，汗出身凉，其患渐瘥。然后以八物汤调理，半月后痊愈。

一妇产后面赤，五心烦热，败血入胞衣，胞衣不下，热有冷汗。思但去其败血，其衣自下。遂用乌豆二

合炒透，然后烧红铁秤锤，同豆淬其酒，将豆淋酒，化下益母丹二丸，胞衣从血而出，余症尽平。

一妇产后痢，未至月满，因食冷物及酒，冷热与血攻击，滞下纯血，缠坠急痛，其脉大无力，口干。遂用黄芩芍药汤，三服而安。

一妇产后四肢浮肿，寒热往来，盖因败血流入经络，渗入四肢，气喘咳嗽，胸膈不利，口吐酸水，两胁疼痛。遂用旋覆花汤（旋覆花汤：旋覆花、麻黄、赤芍、荆芥、前胡、茯苓、半夏、五味、杏仁、炙甘草、生姜、枣），微汗渐解（先汗），频服小调经（小调经散：没药、琥珀、桂心、当归、芍药、细辛、麝香、姜汁），用泽兰梗煎汤调下，肿气渐消。

一妇六月产后，多汗人倦，不敢祖被，故汗出被里，冷则浸渍，得风湿疼痛。遂以羌活续断汤，数服愈。

一妇产后血风，四肢瘈疭。以小续命汤，数服而安。

一妇产后三日起早，况气血未定，遂感身热，目暗如风状。即以清魂散二服，得微汗而愈。

一妇产后，恶露未尽，瘀血入络，又感寒邪，寒热如疟。即以生料五积散五帖，恶露自下而寒热除。

一妇产后恶露未尽，因起抹身，寒气客于经络，乍寒乍热，脉紧而弦。以葱白散二帖而安。（以上六案，俱微汗，用药则温散。）

一少妇初产四日，冷物所伤脾胃，但觉身分不快，呕逆，饮食少思，心腹满闷，时或腹胁刺痛，晨恶寒，晚潮热，夜则恍惚谵语，昼则抽搐（昼搐夜木搐，非风可知），颇类风状，变异多端。诸医莫测，或作虚风，或云血凝实热，用甘温而行血，以寒凉退实热，如此半月不效。吴至，见医满坐，亦踽踽，诊其脉，弦而紧。遂令按之，小腹急痛（琇按：得病情全在一按），知瘀血未尽也。思患者大势恶露已下，未必还有余血，偶因寒凉所伤，瘀血停滞下焦，日久客于经络，所以变生诸症。须得大调经散（大调经方：大豆一两五钱，茯神一两，琥珀一钱，紫苏汤下），倍入琥珀，化诸恶血成水，其患方愈。遂合前药服之，五日后，行恶水斗许，臭不可近。患人觉倦，病热渐减，然后以人参养荣汤数十帖，月余如初。

一妇产后，患郁气，食下即满闷，以四七汤（四七汤方：制半夏、陈皮、厚朴、紫苏）入香附、神曲之

类。服后气顺痰下，食进病除。

一妇产后血上冲心，闭闷欲绝，先以干漆烧烟熏鼻，次以卷荷散（卷荷散方：初出卷荷、红花、归身、蒲黄、丹皮，为末，盐酒下）三服，服之苏醒，恶露渐下。

一妇产后未经满月，因怒气，血流如水，三日方止。随又劳苦，四肢无力，睡而汗出，日晡潮热，口干，五心如炙。诸医皆用柴、芩、薄荷之类，其热愈炽。诊其脉弦大无力，此蓐劳也。以四物汤一两，入胡黄连、秦艽、青蒿各半钱，（作虚而挟肝热治。）数服热退身凉，后以黄连八珍丸一料而安。

一妇产后，血逆上行，鼻衄，口干心躁，舌黑。盖因瘀血上升，遂用益母丸二丸，童便化下，鼻衄渐止，下血渐通。

俞子容治一妇，新产后七日，为将息失宜，腠理不密，因风寒所侵，身热头痛，两眼反视，手足瘈疭，名曰蓐风。用荆芥穗一味，新瓦上焙干，为细末，豆淋酒调下二钱，其疾即愈。古人珍秘此方，隐括其名，故曰举卿古拜散。盖用韵之切语，举卿为荆，古拜为芥，曾公谈录谓之再生丹，亦神之也。

奉化陆严，治新昌徐氏妇，病产后暴死，但胸膈微热。陆诊之曰：此血闷也。用红花数十斤，以大锅煮之，候汤沸，以木桶盛汤，将病者寝其上熏之。汤气微，复进之。有顷妇人指动，半日遂苏。此汗与许胤宗治王太后之意同。《仇远稗史》

一妇人产后，肠中痒不可忍，以针线袋安所卧蓐下，勿令人知之，乃愈。《本草》

一妇人产后，肠中痒，取箭杆及镞，安所卧席下，勿令妇人知。《本草》

一妇产当冬寒月，寒气入产门，脐下胀满，手不敢犯。此寒证也，医欲治之以抵当汤。谓其有瘀血，尝教之曰：非其治也，可服仲景羊肉汤。少减水服，遂愈。《本草》

杜壬治郝质子妇。产四日，瘈疭戴眼，弓背反张。壬经为痉病，与大豆紫汤、独活汤而愈。（立斋治瘈疭以大温补，此治风，想瘈疭有微甚之不同耳。）政和间，余妻方分娩，犹在蓐中，忽作此症，头足反接，相去几二尺。家人惊骇，以数婢强拗之，不直。适记所云，而药囊有独活，乃急为之。召医未至，连进三剂，遂能直。医至即愈矣，更不须用大豆紫汤，古人处方，

神验屡矣。（二方在《千金》四卷。）

一妇产后有伤，胞破不能小便，常淋沥不干，用生丝绢一尺剪碎，白牡丹根皮、白及，各末一钱，水一碗，煎至绢烂如饧，空心顿服，不得作声，作声即不效。（琇按：膀胱亦主气，作声则气翕张，令损处不得完固，故令不得作声，非如厌胜家法也。）

一妇产后，水道中出肉线一条，长三四尺，动之则痛欲绝。先服失笑散数次，以带皮姜三斤，研烂，入清油二斤，煎油干为度，用绢兜起肉线，屈曲于水道边，以前姜熏之，冷则熨之。一日夜，缩其大半。二日即尽入，再服以失笑散、芎归汤调理之。如肉线断，则不可治矣。

一妇人产后，日食茶粥二十余碗，一月后，遍身冰冷数块，人以指按其冷处，即冷从指下，上应至心，如是者二年，诸治不效。以八物汤去地黄，加橘红，入姜汁、竹沥（此治湿痰。）一酒盅，十服乃温。

薛立斋治一产妇，阴门不闭，发热恶寒，用十全大补加五味子，数剂而寒热悉退。又用补中益气加五味子，数剂而敛。若初产肿胀，或焮痛而不闭者，当用加味逍遥。若肿消而不闭者，当用补中益气汤，切忌寒凉之剂。

一妇人脾胃素弱，兼有肝火，产后阴门肿痛，寒热作渴，呕吐不食。敷大黄等药，服驱利之剂，肿及于臀，虚症蜂起。此真气虚而作。先用六君子以固脾胃，乃以补中益气汤升举，不数剂而消。

一产妇失治，肿溃不已，形体消瘦，饮食少思，朝寒暮热，自汗盗汗，半年矣。用补中益气，加茯苓、半夏以健脾胃，脓水渐少，饮食渐进。用归脾以解脾郁，共五十余剂，元气复而疮亦愈。

一产妇阴门不闭，小便淋沥，腹内一物攻动，胁下作胀或痛，用加味逍遥加车前子而愈。

一妇人子宫肿大，二日方入，损落一片，殊类猪肝。已而面黄体倦，饮食无味，内热晡热，自汗盗汗。用十全大补二十余剂，诸症悉愈，仍复生育。（琇按：以上五案，俱重见前阴门。）

一产妇腹痛发热，气口脉大。薛以为饮食停滞。不信，乃破血补虚，反寒热头痛，呕吐涎沫。又用降火化痰理气，四肢厥冷，泄泻下坠，始信。谓薛曰：何也？曰：此脾胃虚之变症也，法当温补。遂用六君子加炮姜二钱，肉桂、木香一钱，四剂诸症悉退，再用补中益

气，元气悉复。

一妇产后，腹痛后重，去痢无度，形体倦怠，饮食不甘，怀抱久郁，患茧唇，寐而盗汗如雨，竟夜不敢寐（非不能寐也，乃不敢寐。故曰虚而有热，亦以症断），神思消烁。薛曰：气血虚而有热，用当归六黄汤，内黄芩、连、柏，炒黑，一剂汗顿止，再剂全止。乃用归脾汤、八珍散兼服，元气亦复。

一产妇小腹作痛，服行气破血之药不效。其脉洪数，此瘀血肉溃为脓也。以瓜子仁汤（瓜子仁三合，即甜瓜、西瓜子晒干为细末，以纸包，压去油，归身一两，蛇蜕一条）二剂痛止。更以太乙膏下脓而愈。产后多有此病，纵非痈患，用之更效。

一产妇小腹疼痛，小便不利，用薏苡仁汤，二剂痛止。更以四物加桃仁、红花，下瘀血而愈。大抵此证，皆因荣卫不调，或瘀血停滞所致。若脉洪数，已有脓。脉但数，微有脓。脉退紧，乃瘀血，下之即愈。若腹胀大，转侧作水声，或脓从脐出，或从大便出，宜用蜡矾丸、太乙膏及托里药。

家人妇产后，小腹作痛，忽牙关紧急，灌以失笑散，良久而苏。又用四物加炮姜、白术、陈皮而愈。

一产妇两手麻木，服愈风丹、天麻丸，遍身皆麻（麻属气虚），神思倦怠，晡热作渴，自汗盗汗。此气血俱虚也，用十全大补加炮姜数剂，诸症悉退。即去炮姜，又数剂而愈。但内热，此血虚也，用逍遥散而痊。

一产妇牙关紧急，腰背反张，四肢抽搐，两目连劄。薛以为去血过多，元气亏损，阴火炽盛，用十全大补加炮姜，一剂而苏，又数剂而安。

薛在吴江史万湖第，将入更时，闻云：某家人妇忽仆，牙关紧急，已死矣。询云：是新产妇，出直厨。意其劳伤血气而发痉也，急用十全大补加附子煎滚，令人推正其身，一人以手挟正其面，却挖开其口，将药灌之，不咽，药已冷，令侧其面出之。仍正其面，复灌以热药，又冷，又灌，如此五次，方咽下，随灌以热药，遂苏。

一产妇，大便不通七日矣，饮食如常，腹中如故。薛曰：饮食所入，虽倍常数，腹不满胀，用八珍加桃、杏二仁，至二十一日，腹满欲去，用猪胆汁润之，先去干粪五七块，后皆常粪而安。（琇按：产后血燥大不便，便以二地、二冬、苁蓉、杞子，不三剂而润下矣。以八珍桃杏不效，仍用胆导，拙极。经曰：清阳出上

窍，浊阴走下窍。凡阴剂杂以阳药，则留中不转。）

一产妇，大便八日不通，用通利之药，中脘作痛，饮食甚少。或云：通则不痛，痛则不通，乃用蜜导之，大便不禁，呃逆不食。（琇按：通利之过，与前胎产并病之治同。）薛曰：此脾肾复伤，用六君加吴茱、肉果、骨脂、五味数剂，喜其年壮，否则不起。（琇按：凡用蜜胆导，皆古人未得润滑之法，无可如何而后出。此况于妇人女子，尤为不便，能者无取焉。）

一产妇恶寒发热，用十全大补加炮姜，治之而愈。但饮食不甘，肢体倦怠，用补中益气丽安。又饮食后犯怒，恶寒发热，抽搐咬牙，难候其脉，视其面色，青中隐黄，欲按其腹，以手护之。此肝木侮脾土，饮食停滞而作，用六君加木香一剂而安。

一产妇恶寒发热，欲以八珍加炮姜治之。其家知医，以为风寒，用小柴胡汤。薛曰：寒热不时，乃气血虚。不信，仍服一剂，汗出不止，谵语不绝，烦热作渴，肢体抽搐。薛用十全大补二剂，益甚。脉洪大，重按如无，仍以前汤加附子，数剂稍缓，再服而安。（此真本领。）

一产妇咳嗽，声重鼻塞，流涕。此风寒所感，用参苏饮一盅，顿愈六七，乃与补中益气，加桔梗、茯苓、半夏，一剂而痊。又与六君加黄芪，以实其腠理而安。

一产妇朝吐痰，夜发热，兼之无寐，泥用清痰降火，肌体日瘦，饮食日少，前症益甚。薛曰：早间吐痰，脾气虚也，夜间发热，肝血虚也，昼夜无寐，脾血耗也。遂用六君子汤、加味逍遥散、加味归脾汤，以次调补，不月而痊。

一产妇咳嗽痰盛，面赤口干，内热晡热，彻作无时。（无时二字，内伤外感所分。）此阴火上炎，当补脾肾。遂有补中益气汤、六味地黄丸而愈。

一产妇泻痢，发热作渴，吐痰甚多，肌体消瘦，饮食少思，或胸膈痞满，或小腹胀坠，年余矣。此脾肾泻，朝用二神丸，夕用六君子汤，三月余乃痊。

一妇产后泄泻，兼呕吐咽酸，面目浮肿。此脾气虚寒，先用六君加炮姜为主，佐以越鞠丸而咽，酸愈。又用补中益气加茯苓、半夏而脾胃健。

一产妇泻痢年余（久病属虚），形体骨立，内热晡热，自汗盗汗，口舌糜烂，日吐痰三碗许，脉洪大，重按全无。此命门火衰，脾土虚寒而假热。然痰者乃脾虚不能统摄归源也。用八味丸，补火以生土；用补中益

气，兼补肺金而脾胃健。

一产妇腹痛后重，去利无度，形体倦怠，饮食不进，与死为邻。此脾肾俱虚，用四神丸、十全大补而愈。但饮食难化，肢体倦怠，用补中益气汤，调理而康。

江篁南治一贵妇，产后四五日，患心腹痛。医用行血之剂，痛益甚常，俯卧以枕抵痛处，甚则昏晕。江曰：此极虚也，盖产后亡血过多，暴虚经隧行涩，故作痛耳。（琇按：见解极精。）以人参五钱，黄芪三钱，当归、芎、芍、炒黑干姜、元胡，二剂愈。

江应宿治一妇三十余，产后三月，崩漏不止。用八物汤加炒黑干姜、荆芥穗、阿胶珠，数剂愈。

王金宪公室人，产后因沐浴，发热呕恶，渴欲饮冷水瓜果，谵语若狂，饮食不进，体素丰厚，不受补。医用清凉，热增剧。诊得六脉服大洪数。予曰：产后暴损气血，孤阳外浮，内真寒而外假热，宜大补气血。与八珍汤加炮姜八分，热减大半。病人自知素不宜参、芪，不肯再服。过一日，复大热如火，复与前剂，前加参、芪、炮姜，连进二三服，热退身凉而愈。

宿按：丹溪云：产后当以大补气血为先，虽有他症，以末治之。须问临产难易，去血多少，如产难，及血去多者，病致寒热头疼，脉虚数大，或虚浮紧者，勿误认作外感，是阴血既亡，而阳气外散而未复也。名为正虚，当用八物加炒黑干姜，能于肺分利肺气，入肝分引血药生血，然必与补血药同用。若产易，及恶露不通，腰腹疼痛，致寒热头疼者，当去恶血。若腹满者，非恶血也，切不可发表。有素禀血热，因产重伤，遂致血病，偏虚潮热，脉弦数，口舌生疮，虽有恶露，惟宜清凉，勿犯温燥，防其血伤热极，渐成劳瘵。（《名医类案》）

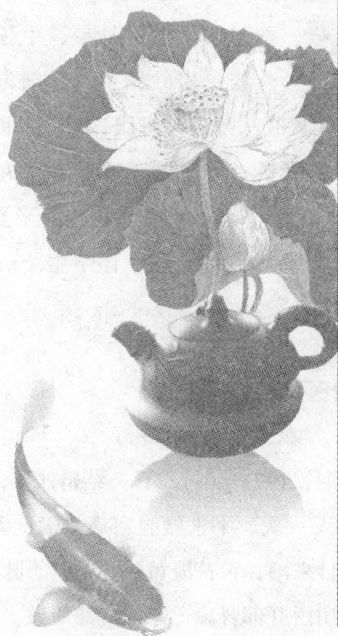

妇科杂病　

不孕不育症

施今墨医案

○ 郝某，女，35岁。

十四岁月经初潮，经期无定，时赶前，时错后，结婚十年未孕，近年来，月经每至量极多，只能睡卧不能行动，时有带下，腰酸，身倦，目眩，耳鸣，睡不安，多恶梦。舌质淡，六脉沉细而软。

辨证立法：冲为血海，任主胞胎，冲任不调，经期无定，血海不充，提摄无力，经水量多，更致血亏。经云女子"二七天癸至，任脉通，太冲脉盛，月事以时下，故有子。"冲任不盈，天癸失调，婚久不孕，缘由是起，拟调经养血，使太冲脉盛，任脉协和，自可怀孕也。先服丸药调理。

方药：

每日早服强心丹18粒，晚服玉液金丹1丸。

二诊：服丸药二十日，期间月经曾来，量已减少，血色正常，腰酸、腿痛、少腹不适等症均较往日为轻，拟予汤药四剂，更服前次丸药二十日观察。

方药：

生熟地各10克，醋柴胡5克，川杜仲6克，杭白芍10克，川续断6克，酒黄芩15克，当归身10克，酒川芎5克，陈阿胶10克，祁艾叶6克，炒远志10克，鹿角胶10克，炒山萸12克，巴戟天10克，淡苁蓉20克，炙甘草3克。

三诊：汤药丸剂共服二十日，月经二十九天来潮，量已正常，白带甚少，腰腹酸痛均减，头晕、目眩、耳鸣、心跳亦大为好转，精神旺健，仍用丸剂治病。

方药：

每日早服天王补心丹1丸。午服八宝坤顺丸1丸。晚服参茸卫生丸1丸。

四诊：服药三十日，月经未见。精神极好，前有之头晕、目眩、心跳、耳鸣诸症逐渐消失，食睡均佳，嘱再服丸药一个月。

五诊：又服丸药一个月，情况很好，月经仍未至，遂停药一个月，现症：食后恶心呕吐，畏油腻，喜食酸，六脉均滑，已有怀孕现象，拟和胃止呕法。

方药：

砂仁壳6克，玫瑰花6克，豆蔻壳5克，厚朴花6克，旋覆花5克，半夏曲6克（同布包），白扁豆25克，野于术5克，青皮炭6克，广皮炭6克，香稻芽10克，炙甘草3克。

注：五诊后六阅月，患者生一男孩，因乳汁不下又来诊视，为之处方下乳。（《施今墨临床经验集》）

陈筱宝医案

○ 诸炳鑫太太，结婚七八年不育，经行无定期，或多或少，日渐消瘦，陈老先生审知其夫狎邪，不务正业，认为因于情志怫逆，肝气郁结，以求嗣方试探之（当归、川芎、香附、泽兰、丹参、牛膝、艾叶、川断、益母草、月季花、朱砂糖），三剂觉腹中略有抄动，乃用调气疏肝法嘱连续进服二月，一面劝其改变环境，使其情志舒畅，同时赠予八制香附丸（香附、当归、熟地、白芍、川芎、红花、川连、半夏、秦艽、丹皮、青皮）久服。逾年经调，怀孕生子。（《近现代二十五位中医名家妇科经验》）

钱伯煊医案

○ 张某，女，成人，已婚。

初诊日期：1971年6月23日。结婚四年未孕，月经后期，40～50天一次，平素腰腹寒痛，经前乳房作胀，本月月经6月2日来潮，舌苔淡黄腻、中剥，脉象沉细。

辨证：病由肝郁肾虚，寒气凝滞所致。

治法：疏肝益肾，温经散寒。

方药：

当归12克，茯苓12克，青橘皮各6克，制香附6克，旋覆花9克，艾叶6克，狗脊12克，桑寄生12克，牛膝9克，益母草12克。8剂。

另：艾附暖宫丸20丸，早晚加服各1丸。

7月5日二诊：头晕腰痛，泛恶纳差，舌苔淡黄腻、尖刺，脉沉细滑。此属肾虚肝旺，脾胃不和，治以疏肝益肾，健脾和胃，佐以活血调经。

党参12克，茯神12克，青橘皮各6克，旋覆花9克（包），山药12克，川断12克，桑寄生12克，灯心3克，白芍9克。16剂。

另：益红片200片，每日3次，每次10片（本院自制，附方于后）。

12月31日三诊：月经于7月28日和9月16日来潮两次，末次月经11月16日。量中等，腹痛乳胀，泛恶纳差，舌苔薄黄、尖红，脉象细滑，肝胃不和，肾阴又虚。拟以疏肝和胃，佐以益肾。

柴胡6克，制香附6克，橘皮6克，姜竹茹6克，黄芩9克，桑寄生15克，生地12克，菟丝子9克。3剂。

1972年1月3日四诊：月经月余未至，口淡无味，喜酸厌油，乳房作胀，舌苔薄黄，脉滑。尿妊娠试验阳性，现已怀孕。治再理气和胃，佐以益肾。

生地12克，黄芩6克，桑寄生15克，苎麻根12克，姜竹茹9克，橘皮6克，川断12克，苏梗6克，旋覆花6克（包）。3剂。

以后继续调理，于1972年8月正常分娩。

附：益红片方：

益母草240克，牛膝90克，茜草60克，泽兰120克，红花60克，川芎60克。

上药共为末，制成片剂，每次服10片，每日早晚各服一次。（《钱伯煊妇科医案》）

○李某，女，27岁，已婚。

初诊（1969年9月9日）：结婚三年不孕，患者从未来过月经，20岁时做人工周期来潮，断续五年，仍不能自行来潮，某医院曾诊断为子宫输卵管慢性炎症，结核性可能大，原发闭经，原发不孕。1967年2月至1968年8月，经中医中药，用调气活血治疗后，月经才能来潮，量少色紫，1~4天即净，偶尔5~6天，并有痛经，现下腹胀痛，腰痛，白带时下，舌苔薄白稍腻，质红，脉左弦右软。

辨证：病属肝气郁结，疏泄失常，以致气滞血凝。

治法：疏肝调经之法。

方药：加味逍遥丸180克，早晚各服6克。

二诊（9月30日）：腹痛稍缓，劳则腰痛；白带稍多，头晕少寐，舌苔薄白，脉象细软。治以补肝益肾。

方药：

河车大造丸20丸，早晚1丸。619丸20丸（自制方），晚服1丸。

三诊（10月27日）：月经昨至，量多色黯红，下腹痛甚，头晕腰痛。纳呆泛恶，舌苔薄白，脉象细软。治以养血调气，佐以和胃。

方药：

当归9克，白芍9克，川芎3克，熟地12克，橘皮6克，清半夏9克，制香附6克，艾叶3克，川断12克，蒲黄6克。4剂。

另：加味逍遥丸90克，每日上午服6克。河车大造丸15丸，每晚服1丸。八珍益母丸60丸，早晚各服1丸，汤剂服完，续服丸剂。

四诊（1970年2月23日）：月经1月30日来潮，三天净，于2月9日又来潮，4天净，经行腹痛，腰痛，带多，便秘，舌苔薄白，脉象沉细。治以补气血，益肝肾，调冲任。

方药：

党参12克，黄芪12克，山药12克，生牡蛎15克，艾叶3克，生熟地各9克，当归9克，川断12克，沙苑子12克，桑寄生15克。8剂。

另：白凤丸10丸，上午服1丸。人参归脾丸10丸，晚上服1丸。汤剂服完，再服丸剂。

五诊（4月6日）：月经今日来潮，量少色黯红，下腹隐痛，舌苔薄白，脉象沉细。治以健脾疏肝益肾之法。

方药：

党参12克，茯苓12克，当归12克，丹参12克，干地黄12克，白芍9克，沙苑子12克，川楝子9克，制香附6克，牛膝9克。6剂。

六诊（5月3日）：月经未至，诸恙尚安，舌苔淡黄，脉象沉细。治以养血理气调经。

方药：

干地黄15克，白芍9克，当归12克，川芎6克，丹参12克，制香附6克，川楝子6克，乌药6克，鸡血藤12克，牛膝6克。6剂。

此后服药，均用调补气血之法治之，月经在6、7、8三个月尚准，12月内诊检查，已妊娠4个月，1971年6月10日分娩一男孩。（《近现代二十五位中医名家妇科经

验》）

○崔某，女，31岁。

初诊：1978年5月25日。

结婚4年多，迄今未孕，月经后期，量少、色褐、有块，经行则下腹痛，末次月经5月7日，腰酸，纳少。舌苔糙黄微垢，脉细软。

治法：疏肝、益肾、调经。

方药：

地黄12克，白芍12克，当归12克，川芎6克，丹参12克，丹皮9克，川石斛12克，香附6克，川楝子9克，鸡血藤12克，牛膝9克，益母草12克（6～12剂）。

二诊：1978年6月5日。月经过期8天未至，纳仍差。舌苔黄腻根垢，脉细软。

治法：养血调经，佐以和胃。

方药：

当归12克，白芍9克，丹参12克，丹皮9克，橘皮6克，竹茹9克，香附6克，泽兰12克，牛膝9克，川断12克，稻芽15克（6～12剂）。

三诊：1978年7月10日。末次月经6月22日。4天净，色褐，纳差，神倦。舌苔淡黄腻、边尖刺，脉细软。

治法：养血调经，佐以和胃。

方药：

当归12克，赤白芍各9克，川芎4.5克，丹参12克，鸡血藤12克，橘皮6克，薏苡仁12克，制半夏6克，香附6克，泽兰12克，茺蔚子12克，牛膝9克（6～12剂）。

四诊：1978年8月1日。本次月经7月20日，量少、色红，3天净，经前乳房胀，小腹有下坠感。舌苔黄、根垢，脉细软。

治法：活血理气，兼调冲任。

方药：

当归12克，白芍12克，川芎6克，丹参12克，香附6克，柴胡6克，黄芩6克，橘皮6克，泽兰12克，焦三仙12克，鸡血藤12克，牛膝9克（6～12剂）。

五诊：1978年8月18日。月经将至，腰痛，小便频数，日间多，头晕。舌苔薄黄、根微垢，脉细软。

治法：活血理气，兼调冲任。

方药：

地黄12克，当归12克，白芍9克，川芎6克，丹参12克，鸡血藤12克，覆盆子9克，香附6克，佛手6克，川断12克，狗脊12克，牛膝9克（6～12剂）。

六诊：1978年9月12日。月经过期未至，舌苔前半光、根白垢，脉细软。

治法：养血理气，兼调冲任。

方药：

当归9克，白芍9克，川芎3克，橘皮6克，木香6克，佛手6克，丹参12克，川断12克，狗脊12克，谷芽15克（6～12剂）。

七诊：1978年10月7日。本次月经9月30日，量仍少，色红，下腹痛，腰痛，4天净，气从下坠，纳一般，头晕，心悸，夜寐多梦，腰腹畏寒，尿频。舌苔淡黄腻、边尖刺，脉沉细软。

治法：养血温经，理气调经。

方药：

当归12克，白芍10克，川芎6克，生艾叶3克，香附6克，菟丝子12克，肉桂3克，覆盆子12克，泽兰12克，牛膝10克，柴胡6克，丹参12克（6～12剂）。

八诊：1978年11月1日。下腹隐痛而畏寒，头晕，夜寐多梦，最近有轻微感冒，咳嗽，有痰，恶寒。舌苔淡黄腻、根垢，脉沉细软。

治法：养血疏肝，宣肺散寒。

方药：

当归12克，赤芍10克，川芎6克，前胡6克，桂枝6克，炙草6克，桔梗6克，橘皮6克，香附6克，丹参12克，鸡血藤12克，苏梗6克（6～12剂）。

1978年12月6日：妊娠反应阳性。

○楚某，女，35岁。

初诊：1979年1月13日。

主诉：1968年结婚后，11年未孕。本次月经1978年12月23日。来潮始多，后少，色紫红，下腹隐痛，月经常先期而至，宫颈中度糜烂，白带较多，大便稀，四肢不温。舌苔中黄腻、微剥，脉细软。

治法：健脾益肾，兼化下焦湿热。

方药：

党参15克，白茯苓12克，白术10克，生炙甘草各6克，山药12克，菟丝子12克，五味子6克，萆薢12克，乌贼骨10克，贯众12克，黄柏炭6克，橘皮6克（6～12剂）。

二诊：1979年1月31日。本次月经1月18日，7天净，量先多后少，色褐，大便不成形，白带时多时少，纳正常，四肢不温。舌苔白腻，脉细软。

治法：补气血，调冲任。

方药：

党参15克，白术10克，茯苓12克，炙草6克，熟地12克，当归10克，白芍10克，川芎3克，桂枝6克，橘皮9克，鸡血藤12克，菟丝子12克（6～12剂）。

三诊：1979年2月16日。末次月经2月15日，量不多，色红。下腹气坠，腰酸，腿软，纳少，大便稀，少寐。舌苔微黄，脉左细弦，右细软。

治法：健脾强肾。

方药：

党参15克，白术10克，干姜6克，炙草6克，巴戟天6克，菟丝子12克，木香6克，白芍10克，丹参12克，川断12克，牛膝10克，桑寄生15克（6～12剂）。

四诊：1979年3月4日。本次月经2月15日，量少，色正，6天净。经前下腹痛，腰痛，纳少，大便稀，日1次。舌苔薄黄，脉左细微数，右细软。

治法：温补脾肾。

方药：

党参15克，白术12克，姜炭6克，炙草6克，巴戟天6克，菟丝子12克，艾叶3克，香附6克，丹参12克，肉桂3克，狗脊12克，川断12克（6～12剂）。

五诊：1979年3月22日。本次月经3月13日。量中等，色紫红，6天净。大便较前好，腰痛亦减轻，口不干。舌苔薄黄，脉沉细软。

治法：温补足三阴。

方药：

党参20克，白术12克，干姜6克，炙草6克，山药12克，菟丝子12克，香附6克，艾叶3克，桂枝6克，白芍10克，狗脊12克，大枣6枚（6～12剂）。

六诊：1979年4月9日。末次月经4月7日，量中等，色紫红，下腹气坠，大便偏稀，纳一般。舌苔薄白，脉左细，右细软。

治法：温补足三阴。

方药：

党参20克，白术10克，姜炭6克，炙草6克，菟丝子12克，巴戟天6克，香附6克，艾叶3克，熟地12克，白芍10克，狗脊12克，木香6克（6～12剂）。

七诊：1979年5月5日。本次月经5月4日，量中等，色紫红，下腹稍觉气坠，大便偏稀，下腹遇凉即痛。舌苔薄白中剥，脉左细右软。

治法：补气养血，佐以温经。

方药：

党参20克，黄芪12克，白术10克，吴萸3克，肉桂3克，香附6克，艾叶3克，菟丝子12克，巴戟天6克，乌药6克，细辛3克，苏梗6克（6～12剂）。

八诊：1979年5月21日。本次月经5月4日，6天净，夜寐多梦，纳较差，大便偏稀。舌苔薄白，脉细软。

治法：补气养血，佐以温经。

方药：

党参20克，白术10克，炮姜6克，炙草6克，菟丝子12克，山药12克，橘皮6克，木香6克，苏梗6克，肉桂3克，艾叶3克，鸡血藤15克（6～12剂）。（《中医当代妇科八大家》）

朱承汉医案

○唐某，30岁。

1986年5月20日初诊：月经后期量少已有8年，曾有行经前乳房胀痛等症。结婚3年未孕。末次月经为上月30日，周期准，量少，5日干净。行经时感腰酸，或有经间期出血，色如咖啡，4～5日即止。舌质暗，苔薄腻，脉濡。B超：子宫略小于正常。基础体温单相。

辨证：此病既往月经后期，行经前胸乳胀痛，乃肾虚肝郁、胞宫客寒，因而不孕。

治法：益肾调解，暖宫助孕。

方药：

甘杞子、菟丝子、覆盆子、炒当归、东白芍、炒白术、制香附各10克，炒熟地、煅紫石英各12克，炒党参15克，炙柴胡、炒川芎各5克，川椒2.4克。7剂。

二诊（5月24日）：咖啡色漏红已3日，量少，腰酸，乃行经前兆。舌质暗、苔薄略糙，脉濡。原方去炒当归、炒川芎、制香附、紫石英、炙柴胡、川椒，改用当归炭、陈萸肉各10克，生地12克，怀山药15克。7剂。

三诊（6月3日）：上月24日正式行经，至28日干净，此次行经时无胸乳胀痛，药后基础体温双相，呈阶梯形，上升缓慢，白带量少，色较正常。舌淡、苔薄腻，脉滑。改用五子衍宗丸180克，每次9克，每日2次。

四诊（6月24日）：月经临期未至，无明显症状可述，予二诊方去炒白术，加炙甘草5克、川椒2.4克、煅紫石英15克。5剂后即孕。（《现代名中医妇科绝技》）

蔡小荪医案

○ 蒋某，30岁，工人。

1982年因腹部剧痛入院行探腹术，确诊为子宫内膜异位症，伴左侧附件及右侧卵巢部分切除术。结婚两年余，尚未生育，苦于痛经和月经淋漓难净。患者术后仅留右侧部分卵巢，且有耳鸣、腰酸诸症，为肾虚不足。遂以育肾助孕为主，佐化瘀散结。经净后服"孕"Ⅰ方（"孕"Ⅰ方组成为：云茯苓12克，石楠叶10克，熟地15克，桂枝2.4克，仙茅10克，仙灵脾12克，路路通10克，公丁香2.4克，川牛膝10克。"孕"Ⅱ方组成为：生熟地各15克，云茯苓12克，石楠叶10克，鹿角霜10克，仙灵脾12克，巴戟10克，肉苁蓉10克，旱莲草12克，女贞子10克，怀牛膝12克）加赤芍10克、桃仁10克、皂角刺20克、鬼箭羽20克，7剂；继以"孕"Ⅱ方加丹参15克、赤芍10克、丹皮10克、石见穿15克，14剂。经前3天用"内异"Ⅰ方（当归9克，丹参9克，牛膝12克，赤芍12克，香附9克，川芎6克，桂枝4.5克，没药6克，失笑散12克，血竭3克）去失笑散，加生蒲黄30克、花蕊石15克、茜草15克，连服7剂，调治1个月余，于1986年8月妊娠，次年5月顺产一女婴。（《现代名中医妇科绝技》）

韩百灵医案

○ 赵某，女，28岁，已婚。

主诉：婚后3年余未孕。

诊查：观察赵某神形，全无病态。问其配偶，答曰健康；再询月事，云：18岁初潮，3至6月1行，至今如是。诊其脉象，弦细而数，两尺尤沉。

辨证：细思之，证属肾虚不孕，治在先天，必补无疑。

治法：当即处以补肾填精之方。

方药：

熟地20克，山萸肉20克，枸杞15克，山药15克，菟丝子15克，白芍20克，杜仲20克，川断20克，寄生20克，鳖甲15克，龟板20克。水煎服，隔日1剂，连服药2月。

后获知，赵某回原籍后，服药不及两月即身怀有孕，足月顺娩一男婴，特来函致谢。（《中医当代妇科八大家》）

何少山医案

○ 曹某某，女，34岁。1985年5月18日初诊。

患者1977年结婚，次年足月分娩一婴，12天后死亡，1980年又孕，2个月后难免流产，嗣后5年未孕，经行先后无定期，末次月经1月26日，闭经4月，小腹时有隐痛。形体丰满，腹壁肥厚，脘闷叹息，右侧乳房有血性分泌物。

妇检：宫颈轻糜，子宫内膜炎。基础体温是不规双相。

辨证：证属痰瘀阻络，肝脾失调。

治法：先拟和中畅胃、活血调冲之法。

方药：

姜半夏、保和丸（包）、淮山药、瓜蒌皮、大腹皮、泽兰、小胡麻各10克，炙鸡内金、月季花各9克，川厚朴、炒枳壳各5克，砂仁3克。7剂，水煎，分2次服。

药后月经来潮，下血量少，乳房胀痛，前方酌加当归、芍药等养血之品。经净后肠鸣、便溏、纳呆，又予调理脾胃，加藿香梗、炒扁豆花、佩兰、石菖蒲。经水将至时加沙参、香附、益母草、泽兰等活血调冲之品。诸症消退后，又着重温肾振督，加用鹿角片、巴戟天、仙灵脾等。如是调治2月而孕，次年足月产一女婴。

○ 王某某，女，35岁。

婚后6年未孕，在某医院用乙烯雌酚配合中药治疗二年，又改用枸橼酸氯米芬胶囊促排卵均效果不明显，在沪作气腹造影为卵巢多囊性变，诊断为子宫内膜增生过长。1980年患者来诉，自青春期即月经不调，经量渐减，经前乳胀，经间期淋红不断，漏下色如咖啡。平素情绪不畅，烦躁易怒，腰骶酸痛，纳呆少寐。余观其郁郁寡言，面黄且黯，颧部色素沉着呈蝴蝶斑，形瘦枯槁，手心灼热，舌质黯红，脉沉细弦。断其肾元疲惫，精血不足，肝失涵养，加之不孕历久，曲隐难诉，肝郁气滞，血瘀蕴热，炽烁营血，使冲任不能相资而未能种子。首投养血清肝固冲汤，疏补兼施。

方药：

当归、炒白芍、川断、菟丝子、生地炭各12克，丹皮、绿萼梅、炒扁豆花各6克，煅石决明、牡蛎各18克，炙甘草6克，鸡血藤18克。

药后漏下遂止，继而在经汛期用活血调冲方。药用：当归、赤芍、香附、茯苓、小胡麻各9克，桃仁、红花、桂枝、陈皮、炙甘草各6克，鸡血藤18克。

经二月调治。肝郁疏解，瘀热得清，血海已宁，胞宫清净，疏畅新生，诸症减半。因其便溏纳差，气血祛弱，给以培土固本。进药：党参、当归、白芍、菟丝子、补骨脂、益智仁、香附、降香、炙艾叶、煅紫石英、松花炭之类，益气生血，温督暖宫。前后服药3个月而后怀孕。（《近现代二十五位中医名家妇科经验》）

冉雪峰医案

○ 王某，体质魁梧，然艰于子嗣，膝下犹虚，其爱人某，年虽少艾，从未生育。因时感夹肝郁，就予诊：为处逍遥散加重疏表之品，二剂得微汗，病减，表气通则里气和，复加利膈柔肝疏里之品助之，胸膈闷痛等症亦愈，因询及种子方药。予曰："普通方剂无济，人体有强弱之殊，病状有微甚之别，岂固定一方一药所能泛应。大抵男子之要在固精，女子之要在调经。男女生殖无畸形，精固经调，生育机会即多。病者曰："我经不调，趱前趱后，多带下，愿先生为我调之。"予曰：培本与治标不同，非久治不为功。为拟当归内补建中、五子衍宗二方合裁加减。方用：当归、黄芪各三两，桂枝三两（嫩桂皮肉相连者），白芍六两，覆盆子、车前子、菟丝子各三两，桑螵蛸三两（酒洗），甘草一两，研末，蜜丸梧子大，每服三钱，日二服。每经事至时，诊察服汤药三剂，寒则温之，热则清之，瘀则行之，滞则通之，郁则散之，随其所至，使自宜之。越三月，带下愈，经期准，饮食倍增，精神有加，自后两月经不至，自以为停滞，欲攻之，予曰："脉则两尺不绝，体则神气较旺，似为育麟佳兆。俟一月，达三月时期，即朕兆，再俟两月，达四月时期，即可显著。"病者半信半疑，亦姑听之，届三月，腹部似有形，届四月，胎形已著，时或动掣，足月产一男孩，儿体壮健。（《冉雪峰医案》）

章庸宽医案

○ 王某，女，34岁，护士。1984年7月4日初诊。

月经14岁初潮。婚后将近5年未孕。询之，婚前曾因先孕，先后刮宫2次。1978年罹"宫内膜炎"经治痊愈。自测基础体温皆双相型。月经愆期，白带微黄量多，舌淡，苔薄黄，脉细弦。投越鞠丸加野云苓、当归、白鸡冠花，15剂，水煎服。嘱其汤药服毕，即服种子丸：制附片15克，白及15克，白蔹15克，北细辛15克，石菖蒲30克，全当归50克，生晒参50克，五灵脂15克，山萸肉15克，炒祁术50克，制香附30克，陈连蓬50个（烧存

性）。越4月，妊娠试验阳性，如法服安胎药，1985年10月顺产1女。（《现代名中医妇科绝技》）

罗元恺医案

○ 王某，女，32岁，医生。

初诊日期：1976年4月5日。

患者结婚四年多未孕，一向月经不调，均属后期，周期35～50天不等，量或多或少，经期少腹胀痛及腰酸，末经5月10日。

妇检：外阴发育正常，未产式，阴毛较粗而密，阴道可容二指，宫颈光滑，子宫大小正常，平位，左侧可扪及卵巢增大如荔枝样。

左乳晕有一黑毛长约4厘米，足毛较多。

舌嫩红少苔，脉沉细。

辨证：（1）经北京、广州西医院诊断为多囊性卵巢综合征。

（2）中医诊断：月经不调、不孕症。

治疗：遵西医嘱服用枸橼酸氯米芬胶囊。中药用补肾养血、行气调经。

方药：

菟丝子30克，熟地20克，当归15克，川芎10克，党参15克，枳壳12克，淮牛膝15克，淫羊藿10克，肉苁蓉15克，杞子15克。

嘱每次月经净后配服，两天一剂，留渣再煎，连服10剂。

以上方为基础，选用乌药、香附、首乌、川楝子、白芍等适当加减化裁。经过半年的治疗，月经周期已基本恢复正常，约30～35天一周期，经量中等，持续5～6天。仍嘱继续服药调治，按上方以桑椹、金樱子、黄精、女贞子等出入其间，至1972年2月怀孕，孕后两个月，因房事曾引起少量阴道流血的先兆流产症状，经治疗后胎元得以巩固，至年底安然产下一女婴，母女健康，今已两岁多。（《罗元恺医著选》）

○ 沈某，女，34岁，已婚，四川人。化工技术员，于1975年1月31日初诊。

患者从14岁月经初潮后，周期大致正常。近3年来，月经周期紊乱，阴道流血延续不断，结婚2年多同居未孕。来诊时自诉月经干净7天后，复见阴道流血两周未止，血量较多，色初暗红，现鲜红，无血块。伴心悸，腰痛，下腹坠痛，睡眠饮食均差，屡医未效。经诊刮病

检为"子宫内膜增殖"，属无排卵型"宫血"，面色晦黄，舌淡红，苔白微黄，脉细略滑数。

辨证：崩漏。因脾胃不固，冲任受损所致。

治法：补肾健脾为主，佐以止血，以达塞流之效。

方药：二稔汤（罗氏经验方）加减。

岗稔根30克，地稔根30克，制首乌30克，川断15克，白术15克，炙甘草5克，荆芥炭9克，仙鹤草20克，艾叶12克。4剂，每天1剂。

3月21日二诊：阴道流血近2个月不止，量时多时少，反复发热在38℃左右。2月初进某医院住院治疗，2月7日行宫内膜诊刮术。病理报告为："子宫内膜增殖症"。临床上还发现双侧附件炎，经治疗后于3月8日出院。现阴道流血暂止，但感头晕，腰腿发软，小腹胀痛，口淡纳差，舌淡红略暗胖，脉沉细。流血既止，须以补肾为主，兼理气血，俾能调整月经周期，恢复排卵，以收固本之效。

方药：用补肾调经汤（罗氏经验方）加减。

桑寄生15克，续断15克，益智仁10克，菟丝子15克，炙甘草6克，制首乌15克，党参12克，金樱子15克。4剂，每天1剂。

3月28日三诊：末次月经3月20日，现未净，量较多，伴头晕头痛，腰酸软，下肢酸麻乏力，口淡，纳一般，舌淡胖，边有齿印，苔薄白，脉弦细略数。经行已第五天，量仍多，必须塞流，以防崩漏不止。

方药：仍拟二稔汤加减。

岗稔根30克，地稔根30克，制首乌25克，菟丝子15克，熟地20克，金樱子30克，续断15克，炙甘草6克，党参12克。4剂，每天1剂。

5月12日四诊：前症好转，但本次月经6天干净后又见阴道流血几天，服药后方止。头晕腰痛，睡眠欠佳，梦多纳呆，带下清稀。舌淡红边有齿印，苔薄白，脉细弦弱。仍以补肾健脾为主。

方药：

菟丝子15克，续断15克，制首乌15克，桑椹12克，干地黄20克，白芍12克，女贞子15克，旱莲草15克，党参15克，炙甘草9克。3剂，每天1剂。

7月5日五诊：从3～5月份曾结合用人工周期疗法，但经量仍多，停药后仍紊乱如前，经后血性分泌物淋漓不断，现已1周多未净。伴头晕、腰酸、疲乏、纳呆，舌黯红，苔微黄，脉沉细弦。病势虽缓，但仍漏下不止，

拟以滋养肝肾为主，兼以固气益血。

方药：滋阴固气汤（罗氏经验方）加减。

熟地25克，续断15克，菟丝子15克，制首乌20克，党参15克，茯苓20克，白术15克，炙甘草9克，桑寄生20克。3剂，每天1剂。

9月13日六诊：本次月经于8月26日来潮，较大量出血6天后，仍点滴漏下达10余天。头晕腰痛，肢软乏力，纳差，舌黯红，脉细弱略弦。仍守前法。

方药：

菟丝子20克，覆盆子15克，续断15克，桑寄生20克，党参15克，熟地25克，橘红5克，茯苓20克。4剂，每天1剂。

10月4日七诊：末次月经9月26日，量中等，6天干净，无漏下，但仍见头晕腰痛，睡眠饮食均差，夜尿多，舌淡黯，苔薄白，脉细弱。守前法以巩固疗效。

方药：

菟丝子15克，覆盆子15克，续断15克，桑寄生20克，金狗脊15克，党参15克，炙甘草6克，佛手12克。3剂。

按上方加减，每周服2～3剂，持续2个多月。

12月27日八诊：服药后精神好转，无头晕。月经从9月～12月已正常来潮，量中等，末次月经12月14日，现觉腰痛，纳差，胃脘隐痛不舒。舌淡红略黯，脉细弱略弦。患者经常服药将近1年，崩漏已愈，经调为"种子"做好了准备。此时预计是排卵期，按补肾健脾的原则，重用菟丝子、熟地，加入淫羊藿温补肾阳、兴奋性功能以促排卵。

方药：

菟丝子25克，熟地20克，淫羊藿10克，桑寄生20克，党参15克，炙甘草6克，海螵蛸12克，春砂仁5克（后下）。4剂，每天1剂。

1976年2月7日九诊：月经正常，末次月经1月19日，间有心悸，腰痛，睡眠饮食仍欠佳。舌淡红苔少，脉弦细稍数。预计排卵期已过。继续滋肾补肾，佐以安神镇摄。

方药：

菟丝子25克，熟地20克，生龙骨20克，桑寄生25克，夜交藤30克，金樱子25克，女贞子15克，炙甘草9克，金狗脊15克，桑椹15克。4剂，每天1剂。

3月20日十诊：停经2个多月，纳呆，恶心，乳房胀

痛，心悸，腰痛，眠差多梦，尿妊娠试验阳性。舌黯红少苔，脉细数滑。

妇科检查：子宫颈光滑，着色，软；子宫体前倾，软，增大如2个月妊娠，附件未见异常。此为早孕反应，兼见腹痛、小腹坠痛等症。治宜固肾安胎为主，以防胎漏。

方药：寿胎丸加减。

菟丝子25克，桑寄生15克，熟地25克，党参15克，枸杞15克，金樱子20克，陈皮5克。4剂，每天1剂。

5月5日十一诊：妊娠3个多月，头晕腰痛，小腹坠痛，夜尿多，怕冷，胃纳较前增进。舌淡红，苔白略干，脉细滑。

方药：续用寿胎丸加减。

菟丝子25克，桑寄生15克，续断15克，党参15克，覆盆子9克，甘草6克，白术12克，制首乌25克。4剂，每天1剂。

以后，依上方加减，间歇服药。患者虽然在妊娠4个多月时曾反复阴道流血多次，仍能继续妊娠。于1976年10月顺产一男婴，体重6市斤，母婴健康。（《中医当代妇科八大家》）

刘寿春医案

○何某，女，33岁，营业员。1979年2月15日就诊。

婚后9年未孕，月经已3年未至，常腹痛腹胀，舌淡，边有小红点如针头大小数十个，苔薄白，脉沉涩。

辨证：①不孕症；②闭经。

治法：行气活血。

方药：

乌陈汤加益母草（乌药、香附、当归、白芍、川芎各10克，陈皮、炙甘草各6克，益母草15克）。

服上方9剂后月经来潮，其后受孕并生1女孩。（《现代名中医妇科绝技》）

陈沛嘉医案

○刘某，女，30岁，工人。1982年7月13日初诊。

患者婚后5年未孕，妇科检查有子宫内膜异位，每届经前即少腹疼痛难忍，经来不畅，色紫挟瘀块，经医治无效。自感神疲肢倦，腰脊酸楚。舌黯，苔薄，脉沉细，拟调补冲任方主之，兼予化瘀行气。

方药：

大熟地10克，全当归10克，白芍15克，桑椹子15克，桑寄生15克，女贞子15克，仙灵脾10克，阳起石10克，蛇床子3克，穿山甲10克，皂角刺10克，香附10克，逍遥丸15克（包煎）。20剂，隔日1剂，经来停服。

二诊（1982年8月31日）：腹痛好转，经来畅行，拟原方继服14剂。

三诊（1982年10月12日）：月经已2月未行，尿妊娠试验（+），伴恶心呕吐，舌淡，脉滑。予和胃安胎方7剂而安，10月后顺产1儿，母子均健。（《现代名中医妇科绝技》）

张志民医案

○顾某，女，36岁。1989年12月4日初诊。

已婚5年，原发性不孕。曾在上海某医院及国际和平妇婴保健院诊治。妇检：子宫大小正常，双侧输卵管从宫体端阻塞，伞端粘于肠曲。经治多年罔效，改求张老诊治。症见月经先期，色暗，挟小血块，少腹痛，块下痛除，腹部热敷及手抚则痛减，基础体温不典型双相。张老曾先后用过济生肾气丸为主，随症加枸杞子、仙灵脾、乌药、紫石英、益母草、红花、鹿角片、穿山甲片、当归、路路通、桂枝、细辛及阳和汤等方。经治至1990年4月8日，因效不著患者失去治愈信心，不再来诊治。

1991年4月2日：患者经国际和平妇婴保健院腹腔镜检查。诊为：①子宫内膜异位症伴双侧卵巢巧克力囊肿，宫后方有结节。②盆腔粘连，双侧输卵管不通。给予丹那唑3个月量治疗，但因副作用大而停服。医嘱改服中药治疗。

1991年4月10日：患者再次来诊，症见梦多，纳可，大便干结，1~2天1行，肛坠痛，夜尿1次，有忍不住感，舌脉正常。张老即处以下方：①抵当汤加味方〔生大黄（后下）4克，虻虫、水蛭、桃仁、川楝子、延胡、五灵脂、瞿麦、萹蓄各10克，没药、木通各6克，车前子（包）15克，水煎服，每日1剂〕加三棱、莪术各10克，共服14剂。②"内异"保留灌肠方：三棱、莪术各20克，生蒲黄（布包）12克，五灵脂、桃仁各9克，七厘散1小瓶，冲入药汁，每晚临睡前解大便，灌肠1次，保持侧卧位半小时。经期不中断。用14剂。③异位粉：水蛭、虻虫、地龙、地鳖虫、蜈蚣各等分研末，月经前

7～10天，每天吞服3～5克。

1991年5月4日诊：药后大便日2～3次，下腹隐痛，前阴下坠感。4月下旬经潮4天，色紫红，量中，少腹略胀，肛门坠感及尿难忍等症皆除。惟时或头晕，嗜睡，舌淡、苔薄，脉正常。似微有正虚之象。改给育肾化瘀汤：党参、黄芪、续断、蒲黄（布包）、香附各10克，菟丝子、巴戟天、茜草各12克，桃仁、红花、丹皮、赤芍各9克，淫羊藿20克，乳香、没药各5克。7剂。

1991年6月8日诊：精神好，大便1～2天1次，再予抵当汤加味方7剂。

1991年7月15日诊：末次月经5月31日，无痛经，精神好。此时已停经46天，有恶心，乳略胀感，乳头色转黑，背及少腹微恶寒，尿次较频。妊娠试验2次均阳性。HCG检验：大于50毫克/毫升。给予安胎方数剂，即将临产。（《现代名中医妇科绝技》）

庞泮池医案

○ 张某，女，32岁。

15岁月经初潮，经期不准，45～60天1次，经行4天，量少，无痛经史。30岁结婚，结婚1年余未孕，经期乳房胀痛，末次月经在5天前，目前经事方净。大便干结，面部生痤疮。脉弦细，舌苔薄质红。妇科检查：宫颈小，宫体略小，附件（－）。

辨证：肝郁经久，气血失调。

治法：解郁清热、理气和营为大法。

方药：

柴胡5克，当归9克，白芍9克，制香附9克，黄芩9克，丹皮9克，生地9克，川断9克，肉苁蓉9克，菟丝子9克。7剂。

二诊：药后面部痤疮仍多，口渴，口唇热疮发出，脉弦细，舌苔薄，肝肾阴亏，郁火有外达之机，治以养阴清热。

方药：

生地12克，丹皮9克，黄芩9克，元参9克，生甘草3克，连翘9克，赤芍9克，丹参9克，郁金9克，侧柏叶9克，首乌9克。7剂。

三诊：面部痤疮较减，口渴瘥，基础体温上升14天，两侧小腹有酸感，脉细，舌苔薄，继进疏肝解郁、清热和营法。

方药：

丹芩逍遥煎1瓶，每次20毫升，每日3次（丹芩逍遥煎为庞老所在医院自制成药，由柴胡、当归、白芍、白术、茯苓、炙甘草、薄荷、丹皮、生地、黄芩组成，每瓶500毫升）。

四诊：诸症见轻，守上方再加六味地黄丸，以取肝肾同治、气血双调之意。

五诊：停经已57天，基础体温持续在37℃，乳房作胀，脉滑，舌苔薄质红。妇科检查：宫颈尚光、着色，宫体前位，2月妊娠大小。（《现代名中医妇科绝技》）

○ 诸某，女，28岁。

初诊：结婚二年未生育，左少腹疼痛，经行加剧，经汛时或延迟，经前则两乳作胀，脉弦细，苔薄尖红。肝气不舒，气血瘀滞，予以调经和营。

方药：

柴胡4.5克，当归9克，赤芍9克，制香附9克，郁金9克，丹皮9克，红藤30克，败酱草30克，延胡索15克，菟丝子9克。5剂。

二诊：服药两剂后，左下腹胀痛益甚，腰酸坠滞，阴道即有少量出血，脉弦细，苔薄尖红，气血有行动之机，毋用见血止血，再予化瘀，益以调补冲任。

方药：

柴胡4.5克，当归9克，赤芍9克，制香附9克，丹皮9克，苡米仁12克，红藤30克，败酱草30克，小茴香9克，延胡索15克，菟丝子9克，苁蓉9克。7剂。

三诊：左下腹痛减，腰酸坠滞亦然，尿意仍频，上月经汛，1月9日开始行，苔脉已复，方守原意。

方药：

柴胡4.5克，郁金9克，川楝子9克，当归9克，赤白芍各9克，生熟地各9克，艾叶9克，红藤30克，败酱草30克，苡米仁9克，桃仁9克，黄柏9克。7剂。

四诊：经汛按时而至，左少腹疼痛显减，五天即净，量中等，药即见效，方守原意观察。

方药：

柴胡4.5克，当归9克，赤白芍各9克，郁金9克，川楝子9克，制香附12克，生熟地各9克，丹皮9克，小茴香9克，苡米仁12克，桃仁12克，红藤30克，败酱草15克。7剂。

五诊：经净后约十天，又感少腹酸胀，流红少许，现已干净，反觉精神稍振，形体反静，瘀血有化尽之势，气血有和畅之机，仍以疏肝理气、养血活血之法。

方药：

柴胡4.5克，当归9克，白芍9克，郁金9克，川楝子9克，苡米仁12克，桃仁12克，丹皮9克，小茴香6克，红藤30克，败酱草30克。7剂。

六诊：3月9日经行后，迄今（4月24日）未行，左小腹稍有隐痛，而呕吐清水，厌闻油味，头时晕眩，脉见小滑。似系早孕之象，当养血和胃益肾之法观察之。

方药：

黄芩9克，白术9克，白芍9克，党参9克，川断9克，菟丝子9克，桑寄生9克，狗脊9克，侧柏叶9克，仙鹤草15克，苎麻根15克。5剂。（《近现代二十五位中医名家妇科经验》）

○ 吴某，女，已婚，27岁。

初诊日期：1980年5月15日。

结婚三年未受孕，经本市某医院做子宫输卵管造影，诊为两侧输卵管不通。经期正常，唯有经量少、经前乳胀等症，自婚后起则加临经腹痛。脉弦细，舌苔薄黄质红。妇科检查：宫颈轻度炎症，宫体后位偏右，后壁有小结节、质偏硬，活动度差。

辨证：肝气郁结，瘀热阻滞胞宫。

治法：理气活血，清热通瘀。

方药：

柴胡5克，当归9克，郁金9克，丹皮9克，赤白芍各9克，枳壳9克，黄芩9克，红藤30克，路路通9克，王不留行9克，全瓜篓9克，败酱草30克。

以上方为主，随症加减；如见乳胀、下腹痛则加小茴香6克，菖蒲9克，元胡15克。

10月28日诊：经治五个月，经行腹痛大减，乳胀亦轻，基础体温有双相，但稳步升温，似有黄体不足之象，口干欲饮。脉细，舌苔薄、质红。肝气渐舒，肝阴不足，继以滋阴清热、养血调经治之。

生地12克，丹皮12克，当归9克，赤白芍各9克，川芎9克，牛膝9克，元胡15克，制香附12克，泽兰9克，益母草15克。4剂。

上方服完后，待经净，始服以下丸药：

乌鸡白凤丸10粒，每日一粒，分二次吞服，连服10天。

河车大造丸140克，每日二次，每次5克，连服14天。

11月27日诊：11月25日月经来潮，量中等，此次行经无乳胀，但感腹胀，血块下后腹胀缓，脉弦细，舌苔薄，质红。气血失调，治宜养血理气和营。

当归9克，白芍9克，川芎9克，生熟地各9克，制香附9克，枸杞子9克，丹皮9克，川断9克，仙灵脾9克，石楠叶15克，苁蓉9克。4剂。

1981年1月8日诊：末次月经1980年11月25日，停经44天，基础体温上升至37.2℃，自觉胃中不适，脉细滑，舌苔薄、尖红。

1月10日诊：尿雄蟾蜍试验（+），辨证：早孕。［中医杂志，1981，（9）］

韩百灵医案

○ 板木某某，40岁，日本教授。

1976年初诊，婚后10余年不孕，形体消瘦，精神抑郁，性情急躁，无故易怒，胸胁胀满，手足心热，胃纳不佳，厌食油腻，小便短赤，大便常秘，经期乳胀，经来涩，紫暗有块；小腹坠胀，经后自减。舌红，苔微黄，脉涩弦。

辨证：肝郁气滞，脉络不畅，冲任不资，胞脉受阻，不能摄精成孕。

治法：调肝理气通络法。

方药：

当归、赤芍、川牛膝、王不留行、川楝子、通草、瓜蒌、丹参、香附各15克，川芎10克，皂角刺、生甘草各5克，隔日1剂。

服3剂后，舌脉如前，食欲不振，身体倦怠，此因肝气乘脾、脾失健运之故，前方加白术、山药各15克。3剂后，经期胸闷、乳房及小腹胀痛减轻，食欲好转，但腰酸痛，原方去皂角刺、瓜蒌，加川断、桑寄生各14克，嘱其久服。

1977年春回国，翌年春，板木教授的丈夫大石博士来信说："归国后不久，夫人即怀孕，生一女婴。"为纪念中国，借用松花江的"花"字，取名为"大石花"。并向中国医生表示感谢。（《近现代二十五位中医名家妇科经验》）

吴德熙医案

○ 叶某，女，29岁。

经期先后不定，经量时多时少，经前胸闷，乳房胀痛，精神紧张，心悸善怒，口苦便秘，苔黄，脉弦。

婚后5年未孕，诊为经前紧张、肝郁不孕症。"木郁达之"，治取丹栀逍遥散加香附、郁金、合欢皮、橘核。

3剂后，经来提前3天，量减少，乳房胀痛大减，但精神紧张，心悸存在，并见口干，舌红少苔，脉弦细数。改用甘麦大枣汤佐疏肝滋肝之品：炙甘草、白芍、合欢皮各10克，小麦50克，大枣7枚，柴胡、制香附各6克，女贞子、首乌各12克，北沙参15克。5剂。经行按期，诸症俱消，年余怀孕，顺产1女。（《现代名中医妇科绝技》）

许润三医案

○ 靳某，女，32岁，1985年3月10日初诊。

患者于1980年结婚，曾先后于1981年7月、1983年3月，因不全流产及胎死宫内而行2次刮宫术。第2次刮宫术后低热近3个月，近2年来未避孕亦未怀孕。同时伴有下腹部疼痛及腰酸不适，月经正常。舌质暗，脉弦细。妇科检查：外阴、阴道无异常，子宫后位，大小质地正常，活动尚可，左侧附件呈条索状增厚，有压痛，作输卵管通液检查，诊为双侧输卵管不通。

西医辨证：①继发不孕（输卵管不通）；②右侧慢性附件炎。

中医诊为不孕证。属气滞血瘀所致，遂以行气活血通络为治。

方药：

柴胡10克、枳实10克、赤芍10克、生甘草10克、丹参20克、茯苓15克、葛根10克，10剂，水煎服。

二诊：3月21日，药后时感下腹疼痛，此乃药达病所之有效反应，继用上方加三七粉2克（冲服）、路路通20克、生黄芪30克，10剂，后以上方加用穿山甲、蜈蚣、水蛭、皂角刺等药，共服60余剂。患者于11月5日来诊时已怀孕4个多月。（《现代名中医妇科绝技》）

刘奉五医案

○ 王某，女，29岁，已婚。

初诊日期：1972年3月18日。

主诉：结婚10年不孕。

现病史：平素月经周期正常，色正，量中等，白带量多色黄，有臭味。两侧少腹痛，腰痛，伴有手足心热，头痛，恶心，不爱睁眼，尿频数，结婚已10年未孕，经妇科检查称双侧输卵管不通。

舌象：舌质暗红。脉象：脉滑。

西医辨证：原发性不孕症。

辨证：湿热下注，气滞血瘀。

治法：清热利湿，疏通气血。

方药：

瞿麦12克，萹蓄12克，木通3克，车前子9克，川楝子9克，乌药9克，延胡索9克，萆薢12克，赤白芍各9克，银花15克。

治疗经过：3月22日，服上方3剂后，双侧少腹痛减轻，小便次数减少，脉缓。上方去赤白芍，加地丁15克、败酱草15克，继服。

3月27日，药后腹痛原频基本消除，黄带已尽，仍腹痛，上方加强行气活血之力，方药如下：

制香附9克，川楝子9克，乌药9克，延胡索9克，五灵脂9克，没药3克，桃仁6克，木香3克，橘皮6克。

上方继服12剂后，于5月12日闭经1个多月，检查妊娠免疫试验阳性。而后足月分娩1子。（《中医当代妇科八大家》）

潘佛岩医案

○ 张某，女，26岁，1991年11月9日初诊。

患者行人工流产术后，3年余未孕。开始1年行经4次，4年后出现经期紊乱。1988年3月结婚，1988年9月行人流术，术后闭经4个月左右，经西医用激素治疗后，月经基本正常，但一直未孕。末次月经11月2日，经量中等、色紫红无块，1周净，伴小腹痛拒按，腰酸，小便频数，眼干涩，畏寒，四肢不温，带下淡黄无气味，纳少，舌质淡红边有齿痕，苔薄黄，脉细。妇检：子宫前倾，正常大，质中活动，附件（—），宫颈轻糜，分泌物淡黄，通水术双侧输卵管通畅，基本体温呈单相。

辨证：肾虚不孕。患者先天肾气不充，精血不足，冲任脉虚，故月经不调。人流术后冲任损伤，肝肾不足，胞脉失常，不能摄精成孕，成为继发不孕。

治法：调补肝肾，益气养血助孕。

方药：调养肝肾方加减。

生熟地各12克，山萸肉12克，枸杞12克，菟丝子12克，黄芪15克，当归10克，制首乌12克，川杜仲12克，泽泻12克，丹皮10克，薏仁12克，败酱草12克。

二诊（12月7日）：上药加减服24剂，症状缓解，夜尿1~2次，口干，四肢不温，小腹感冷喜暖，神疲，动则心慌，舌质淡、苔薄微黄、边有齿痕，脉细。

方药：

黄芪15克，当归10克，炒白芍10克，川芎5克，生地12克，菟丝子12克，炒小茴香10克，制香附10克，青皮6克，益智仁10克，补骨脂10克，柏子仁10克，益母草10克。

三诊（12月19日）：上方加减服12剂，末次月经11月2日，现停经47天，口淡无味，纳少，胃寒肢冷，乳房胀，舌质淡红，苔薄，脉细滑。检查：乳头着色明显，尿BHCG"阳"，诊断为早孕。现妊娠6个月。（《现代名中医妇科绝技》）

刘云鹏医案

○ 石某某，女，30岁，已婚，沙市市棉纺织印染厂工人。

初诊：1978年7月14日。

患者结婚5年，4年前曾因早孕伴发急性肾盂肾炎而导致流产一胎，以后一直未孕。从此月经后期而潮，每37天至48天行经1次。经前半月乳胸胀痛拒按，经来腰腹胀痛。量少色暗。末次月经1978年6月20日来潮。现值经前乳胸胀痛，小腹及腰亦胀，胸中如物阻塞，纳食差，白带较多。脉沉弦软，72次/分。舌质淡红、舌苔薄黄。

辨证：肝郁气滞，月经失调。

治法：疏肝解郁，理气调经。

方药：逍遥散加减。

柴胡9克，当归9克，白芍9克，白术9克，茯苓9克，甘草3克，郁金9克，香附12克，川芎9克，牛膝9克，乌药9克，益母草12克。共4剂。

二诊：1978年7月18日。患者服药后，胸乳胀痛消失，但小腹仍胀，腰亦痛，月经于7月18日来潮，经来量不多，色暗红，脉沉弦滑，74次/分。舌质正，舌苔薄黄。

辨证：肝气渐舒，瘀血未去。

治法：继续活血祛瘀，佐以理气。

方药：生化汤加味。

川芎9克，当归24克，桃仁9克，姜炭6克，甘草3克，益母草12克，制香附12克，川牛膝9克。共3剂。妇科内用药3粒。

三诊：1978年7月25日。患者服完上方，月经于7月21日干净，经期小腹及腰部疼痛减轻。白带有时仍多。脉沉弦，72次/分，舌质正，舌苔薄黄。

辨证：瘀血渐去，肝郁尚需疏解。

治法：继续疏肝开郁。

方药：逍遥散加味。

柴胡9克，当归9克，白芍9克，炒白术9克，茯苓9克，甘草3克，郁金9克，制香附12克，川芎9克，益母草12克，茺蔚子9克。共3剂。妇科内用药3粒。

四诊：1978年10月26日。患者服药后，月经于8月17日来潮，经行顺利；小腹部及腰不痛，现月经两月未来，在本市某医院做青蛙试验阳性，诊断为早孕。现感小腹坠痛，腰痛。脉软滑，74次/分。舌质淡红，舌苔薄黄。

辨证：脾肾虚弱，胎元不固。

治法：双补脾肾，固涩冲任以载胎。

方药：安奠二天汤加味。

党参30克，白术30克，扁豆9克，山药15克，甘草3克，熟地30克，杜仲12克，枸杞12克，升麻9克，柴胡9克，白芍15克，续断9克，桑寄生15克。共5剂。

随访：患者经以上治疗后，胎孕正常，足月顺产。（《近现代二十五位中医名家妇科经验》）

乐秀珍医案

○ 聂某，女，32岁，干部。1989年7月5日初诊。

结婚8载未孕，基础体温双相不典型，输卵管造影：两侧输卵管通而欠畅，盆腔内有粘连。B超提示：子宫大小5.6厘米×4.8厘米×4.4厘米，紧贴子宫左侧有6.2厘米×6.3厘米×4.4厘米液性暗区，边界欠清，为左侧囊性肿块图像。妇科检查：子宫体后倾偏左，子宫后壁细颗粒状，左侧主韧带处有3.5厘米×3厘米大小结节，附件增厚，右侧（一），诊断为子宫内膜异位症。每逢经行少腹疼痛剧烈，瘀下不畅，畅则疼减，腑行不爽，苔薄腻质淡红，脉细弦。为瘀血内阻、冲任气滞之象，采用中药活血化瘀、理气通经方内服，并配合中药灌肠。忍冬藤30克，马鞭草30克，生甘草15克，皂角刺15克，莪术15克。

1989年8月2日B超复查：子宫附件未见异常，左侧卵巢大小正常，形态正常，未见液性暗区。

9月基础体温出现双相，经行腹疼明显减轻。

前后共治疗5个月怀孕。末次月经1989年12月5日。1990年2月6日B超提示：宫内妊娠。1990年9月2日顺产1男孩，体重3350克，母子健康。（《现代名中医妇科绝

技》）

王苏民医案

○ 二天不足，月经期缩，临经腹胀，经少色淡，腰俞酸楚，肢体疲困，常时凄清，结婚八年尚未怀孕，宜丸药调之。

丸方：砂仁水炒透，干地黄一两七钱，醋炒抚芎四钱，茯苓三两，益母花三两，川杜仲二两，酒炒赤芍一两七钱，土炒冬白术一两七钱，炙甘草四钱，延胡索三两，玫瑰花七钱，大红月季花一两，酒炒归身三两，紫丹参一两七钱，醋炒香附三两，土炒川牛膝三两，川续断二两，卷柏七钱。

红糖水泛丸，每服三钱。

煎方：归身一钱五分，白术一钱五分，炙甘草七分，醋香附一钱五分，川楝子一钱五分，玫瑰花八分，半硫丸四分，赤芍一钱五分，茯苓三两，紫丹参一钱五分，延胡索一钱五分，茺蔚子一钱五分，菟丝子一钱五分。

药前开水送。

○ 结婚八年未曾怀孕，月事多缩，来则便泻，色时泛紫，带行晕黄，腰俞作酸楚，眉心及头角时疼，或少腹胀痛，腿干烧足生白屑，天寒腿足逆冷，交夏面色晦黄，入夜口咽脱津，有时懊恼无奈，多烦虑、善恼怒，好洁好劳，显然病本在肝，侮及脾胃，久病则病伤营液，累及奇经，恙宜适性怡怀，久延防归损怯。

膏滋方：土炒秦归身二两，炒松干地黄一两七钱，紫丹参一两七钱，青、陈皮各一两，藕粉炒阿胶一两七钱，土炒杭白芍三两，朱砂青黛染茯苓、神各一两七钱，酸枣仁一两七钱，大贝母一两七钱（去皮尖），合欢花三两，甘草水炙远志肉四钱，香附米一两七钱，土炒冬白术一两七钱，湖丹皮一两七钱，玫瑰花一两，茺蔚子三两，淮山药三两，九孔石决明三两（先熬琅汁用西洋参八钱），兴化正二桂圆三两（另熬汁），益母膏三两。

收膏，每晚服三钱。

煎方，每逢经期预服三帖，经来亦可服。

土炒秦归身一钱五分，生白芍三两，朱茯神三两，土炒冬白术一钱五分，延胡索一钱五分，卷柏四分，佛手花七分，生赤芍一钱，甘草四分，香附米一钱五分，湖丹皮一钱五分，川楝子一钱五分，九孔石决明四钱

（先煎）。

○ 痰湿体质，经事愆期，经来腹胀，经行颇涌，色紫多块，白带淋沥，胁气频痛，舌苔滑白，哕恶多痰，大便常泻，出室六载尚未孕育，病在肝脾累及奇经，宜丸药调之。

丸方：紫丹参一两七钱，炙甘草七钱，延胡索一两七钱，青、陈皮各一两七钱，土炒焦白术一两七钱，湖丹皮炭一两七钱，益母花三两，金铃子一两七钱，台乌药八钱，茺蔚子一两七钱，茯苓三两。

共研细末，用米泔水泛丸，每服三钱。（《王苏民先生脉案》）

郑长松医案

○ 杨某，女，29岁。1969年10月12日初诊。

结婚7年，未孕。经妇科诊为"输卵管不通（双）"。近1年来，又患有"肾盂肾炎"。屡经药疗，未收痊功。诊见舌质紫黯，苔黄薄腻，脉涩略数。

方药：

猪蹄甲、橘核、路路通各15克，丹皮、怀牛膝、香附各12克，地骨皮、木通、穿山甲、地龙、川草薢、红花、车前子、茯苓各9克，生甘草6克。每月经行前后各服药7剂，于翌年3月怀孕，及期生产，母子安然。（《现代名中医妇科绝技》）

钱淳宜医案

○ 某女，30岁。

自诉婚后6年未孕，经期先后不定，经来腹痛，行而不畅，量少色黯，有血块，块下痛缓，经前乳房胀痛，烦躁易怒，胁肋胀痛，时有失眠，大、小便正常。有子宫内膜异位症，曾接受6次试管受孕均未成功。

查体：体瘦，舌质淡暗，苔薄白，脉弦细，激素水平检查正常。

辨证：肝气郁结，气血失调。

治法：疏肝解郁，调理气血。

取穴：关元、子宫、太溪、三阴交、太冲、印堂。

操作方法：穴位常规消毒后，用30号2寸毫针刺关元、子宫，针尖斜向下，进针1.5寸，使针感向外生殖器放射。用1寸毫针直刺或向脊柱斜刺肝俞，进针0.5~0.8寸，得气后小幅度捻转提插2~3分钟即出针。其他穴位用常规刺法，留针20~30分钟。诸穴均施乎补平泻法。

每周治疗3次，6次为1疗程。

按上法治疗6次后怀孕。[中国针灸，1994，(2)]

哈荔田医案

○ 于某，女，29岁，已婚，1972年4月10日初诊。

主诉：婚后4年未孕，月经后期，量少色淡，间或有块。经前两乳作胀，腰酸小腹冷痛，素日食少便稀，小溲清长，四末不温，下体畏寒，体倦乏力，白带量多，质稀，小腹阵痛，关节疼痛。妇科检查：宫颈轻糜，宫体前位，子宫发育略小，输卵管通畅。曾连续2个月测基础体温，均为单相型。经前诊刮为增殖期宫内膜，诊为"无排卵性月经"、"原发不孕"。

辨证：脾肾阳虚，寒湿阻胞，肝郁血滞。

治法：温补脾肾，散寒通络为法。

方药：

金狗脊（去毛）15克，桑寄生15克，炙黄芪15克，广仙茅15克，巴戟天15克，云茯苓12克，仙灵脾12克，炒白术9克，海桐皮12克，威灵仙9克，川茜草9克，香附米9克，油肉桂4.5克。5剂，水煎服。另配服加减暖宫丸，每日1付。

二诊（4月18日）：

药后腰痛，关节痛均减，白带已少，食纳略增。惟仍少腹胀痛，大便不实，脘痛，偶或泛恶。仍守前法，兼予和胃，养血通经。

方药：

仙灵脾12克，巴戟天12克，覆盆子12克，石楠叶12克，秦当归15克，大熟地12克，太子参15克，炒白术9克，清半夏9克，广仙茅9克，香附米9克，广陈皮6克，刘寄奴12克，净苏木6克。5剂，水煎服。另配服加减暖宫丸，每日1付。

三诊（4月26日）：

今晨月事如期而至，量少色淡红，腰酸腹痛，大便稀薄，日一二行。此经血下趋，肝木失滋，乘侮脾土。再拟温补脾肾、养血调经为治。

方药：

巴戟天15克，补骨脂15克，覆盆子15克，淫羊藿15克，菟丝子12克，淮山药12克，炒白术9克，桑寄生12克，金狗脊（去毛）12克，广仙茅9克，香附米9克，泽兰叶9克，粉甘草6克。4剂，水煎服。

四诊（5月2日）：

带经6天而止，此次量中色可，仍有血块。现腰酸腹痛诸症，均较既往为轻。按嗣续之事，非指日可待者。拟用丸剂缓调，俾月事正常，则孕育可望。予金匮肾气丸、得生丹各20付，每日各1付，上、下午分服，白水送下。

五诊（5月20日）：

近日腰酸腹坠，少腹隐痛，两乳微胀，此经汛欲潮之征，脉弦滑，舌淡红，苔薄白。拟补肾养血，理气调经，稍佐益气，因势利导。

方药：

桑寄生15克，金狗脊（去毛）15克，川续断12克，巴戟天12克，秦当归9克，杭白芍9克，野党参12克，香附米9克，川芎片6克，醋青皮4.5克，三棱9克，莪术9克，穿山甲4.5克，制乳没各4.5克。6剂，水煎服。

上方服四剂，月事来潮，此次周期为28天，色量均可，嘱经后仍服丸剂同前。此后经期即服五诊方3~5剂，经后仍服丸剂同前。调理数月，基础体温呈双相型，于1973年2月13日复诊时，月经已5旬未至，口淡无味，喜酸厌油，此乃孕育佳兆，嘱做妊娠试验，果为阳性。遂予益肾保胎、理气和胃之剂，调理月余停药。1973年10月娩一婴儿，母子均安。（《中医当代妇科八大家》）

唐吉父医案

○ 邹某，原发不孕4年余，曾用中西药治疗无效，患者烘热，口糜多眵，便结，口干欲饮。心肝之火交炽，先用龙胆泻肝汤苦寒泄热。药用：龙胆草6克，木通6克，鲜生地12克，车前子12克，泽泻9克，柴胡9克，当归9克，白芍9克，菟丝子12克，紫石英12克，川柏9克，茺蔚子9克。继则用两地汤合大补阴丸加减，甘寒存阴。药用：生地12克，青蒿12克，地骨皮12克，元参12克，麦冬12克，条芩9克，黑山栀12克，知母6克，川柏9克，龟板12克，珍珠母30克，磁石18克。滋阴益肾以资化源。待阴液回复，内热渐清，改用气阴双调，最终用益气调中、升举中阳之品。药用：升麻9克，柴胡9克，党参12克，黄芪9克，甘草6克，白术9克，当归9克，茯苓12克，陈皮9克，枳壳9克，砂仁3克，木香3克。经上法治疗，不用通法而经自通，且怀孕足月分娩1女婴。（《现代名中医妇科绝技》）

李成贤等医案

○ 刘某，女，38岁，工人，于1982年8月就诊。

患者7年前曾先兆流产1次，至今未孕，痛经已达10余年。月经先后不定期，量多，色黑有块，伴有腰痛、乳房胀痛。查体：少腹左右侧压痛明显，以左侧较甚，可触及片状和条索状癥块，舌质暗红，苔白，脉细数。

给予针刺癥积疗法（取穴：阿是穴、肝神穴。操作方法：患者经腹诊后确定癥块大小部位后即为阿是穴针刺范围。针刺时视癥块面积大小匀布刺点，顺序是先内后外，选用2.5～3.5寸28号不锈钢毫针，右手持针柄，左手拇指按压针刺点，针尖顺着左手拇指爪甲直刺进入，其深浅度以2～2.5寸为宜，初针者以1.5寸为度。针刺入后食指弹动针柄2～3下，捏住针柄作环形摇动2～3分钟，不捻转，即可起针。一般针刺点为3～5个，可视患者耐受情况逐渐增加。肝神穴从剑突右侧紧靠肋缘下约3～4分取第1穴，每间隔1寸，分别取为第2、第3穴，在第2穴起往下稍向腹中线斜1.5寸处为第4穴，这4穴总称为肝神穴。选取2.5～3寸的不锈钢毫针，按肝神穴的先后次序快速进针，再徐徐稍捻转进后猛刺一下，不作捻转迅速起针，前3穴针刺2～3寸，第4穴针刺1.5～2寸。每次空腹时施针，每日1次，30～60天为1疗程），1疗程后症状消失，腹部癥块已化，半年后随访已受孕。［中国针灸，1991，（6）］

王旭高医案

○ 奚，肝为藏血之脏，脾为生血之源。肝气郁则营血失藏，脾气弱则生源不足。腹中结瘕，肝气所结也。经事先期，肝血失藏也。饮食少纳，脾气弱也。便后带血，脾失统也。气弱血虚，宜乎不孕矣。调补肝脾，则冲任充足，自然有孕。

西党参、大熟地、冬术（人乳拌）、白芍、香附（醋炒）、杜仲（盐水炒）、茯神（辰砂拌）、菟丝子、归身、木香、川断、艾叶炭、阿胶（米粉炒）、乌贼骨。（《王旭高临证医案》）

王九峰医案

○ 天地氤氲，万物化醇，男女媾精，万物化生，故受胎必得醇正之气。肝木乃东方生发之本，性喜条达，怒恶抑郁，则生发之气不振，脏腑皆失冲和。况坤道偏阴，阴性偏执，每不可解，皆缘木不条达，素来沉默寡

言，脉象虚弦无力，肝木郁结可知。拟逍遥、归脾、八珍加减，冀其肝木畅和，方有兰征之庆。

乌贼骨、鲤鱼子、生地、洋参、冬术、归身、白芍、枣仁、木香、川芎、远志、炙草、茯苓、柴胡、紫河车。蜜丸。

○ 阴不维阳，阳不维阴，卫失外护，营不中守。寒热往来七载，经候不能应月盈亏，是以未能孕育。肝木乃东方生发之本，郁则失其化育之机。法当条畅肝脾，以充营卫，补阴益气，以护两维。期其二气两协其平，方有兰征之庆。

生地、当归、川芎、洋参、山药、甘草、栗胡、青蒿、佩兰、丹参、杜仲、乌贼骨、升麻。蜜丸。（《王九峰医案》）

蒋宝素医案

○ 天地氤氲，万物化醇，男女媾精，万物化生，得胎必得醇正之气。经水先期而至，胀痛相仍，木失条舒，土不健运，驯致奇经下损，任督无权。任行一身之阴，督行一身之阳，任督犹天之子午，子午不交，以故不孕。经旨有八脉之论，无治八脉之方；所以调治不易。爰以《医话》征兰散主之。

大熟地、东洋参、冬白术、当归身、鲤鱼子、紫河车、真血余、生木香、川芎、佩兰叶、四制香附、济水阿胶。

为末，水叠丸。早晚各服三钱，开水下。

○ 服药种子，不如种德。天地氤氲，万物化醇，男女媾精，万物化生，得胎必得醇正之气。心之所至，气必至焉，正心诚意，自然孕育。用药不过偏以救偏，并无一定成法，阴偏不足，补阴可也。

大生地、怀山药、云茯苓、玄武板、真锁阳、玄参、远志肉、女贞子、旱莲草。

为末，水叠丸。早晚各服三钱。

○ 常有吐血之患，阴亏血热可知。血热无以荣胎，以故未能孕育。天地无逆流之水，从乎气。人身无倒行之血，由于火。气之不顺，火之上炎，皆肝郁之所致也。六脉弦数少神。治肝，大法有二。肝者，干也。壮水以生木，培土以安木。譬植林木，培土灌水，则根干敷荣。戒之在怒，静养为妙。

大生地、人参、当归身、紫河车、抱木茯神、大白

芍、冬白术、炙甘草、熟枣仁、远志肉、柏子仁、益母花、佩兰叶、川芎。

为末，水叠丸。早晚服三钱，开水下。

○ 如思种玉生辉，须待蓝田日暖。爰以《医话》玉辉丸主之。

玉茗花、大熟地、当归身、东洋参、冬白术、熟枣仁、怀山药、山萸肉、石首鱼鳔、柏子仁、五味子、女贞子、旱莲草、玄武胶、鹿角胶。

为末，水叠丸。早晚服三钱。

○ 乏嗣未尝不由男子，未可尽归妇人。《医话》阴阳相引丸可通用也。从阴引阳，从阳引阴，男女互服为妙。从阴引阳，女服。

大熟地、玄武板、女贞子、当归身、大白芍、制香附、丹参、柏子仁、佩兰叶、益母花、台乌药、熟枣仁。

为末，水叠丸。早晚服三钱，开水下。

从阳引阴，男服。

人参、旱莲草、连脑骨活鹿角、枸杞子、菟丝子、五味子、厚杜仲、破故纸、紫衣胡桃肉、远志肉、抱木茯神、于潜野白术。

为末，水叠丸。早晚服三钱，开水下。

○ 水为物源，土为物母，水土平调，自能孕育。

大熟地、怀山药、云茯苓、当归身、孩儿参、大白芍、冬白术、炙甘草、黄郁金、佩兰叶、熟枣仁、远志肉。

为末，水叠丸。早晚服三钱。（《问斋医案》）

任瞻山医案

○ 年三十尚未生育，求种子方药。夫妇人不孕，必是经水不调，而经水不调又必因有病而致，岂有调经种子之呆方乎？须询察病源，以治其本，则经无不调。今食少头昏，面色淡白，脉四至无力。经水先期，乃脾虚阳衰之证。脾虚致食少，阳衰致头昏，经水先期乃脾虚不能摄统之故，宜助阳补中，与温胃饮加附子、仙茅为丸，服一料，经调神壮，越两月怀孕，次年产一子。

温胃饮：

人参、白术、扁豆、陈皮、干姜、当归、甘草。（《瞻山医案》）

薛雪医案

○ 少年怀妊恶阻，误药殒胎，十余年后不孕育。每经来周身经络暨痛，少腹瘕触寒热皆至，乃八脉交损。八脉之治，非转展不效。

紫河车、归身、阿胶、紫石英、小茴香、蕲艾、茯苓、鹿角霜、枯黄芩、益母草膏丸。

○ 质偏于热。阴液易亏。女人肝为先天，月事虽准，而里少乏储蓄，无以交会冲脉，此从不孕育之因由也。凡生气阴血，皆根于阳，阳浮为热，阴弱不主恋阳，脊背常痛。当从督任二脉治。

鹿胎、当归、桂圆肉、桑螵蛸、元武板、茯苓、枸杞子、细子芩。（《扫叶庄一瓢老人医案》）

王润园医案

○ 数年不孕，月事不以时至，饮食亦少。春间忽患咽痛，人以为感冒瘟疫，凡解毒散风、消火凉血诸药，无所不施，而喉痛如故。张求余治，诊其脉沉而滑，恐喉中肿烂，以箸按其舌而视之，则痰核累累如贯珠。白喉连及上腭，且复如此。乃笑曰：如此不着紧病，乃累赘至是乎。头不痛，鼻不塞，非感冒也；项不肿，喉不闭，非瘟疫也；不渴不热，非火也，不汗不昏，非风也。此乃痰热上潮，结而成疮形，按之软而滑，其痛若口疮。况病者体素肥，痰膜凝结，故数年不孕，月事不至。但去其痰，则血络通，不惟止喉痛，即月事亦当至也。其父喜，急索方，余以芩连二陈汤示之，告曰：二服喉痛自止，再合加味二陈丸一料，时常服之，下半年必更壮矣。病者听之，余亦不问。迨戊午春，于宗人处，见张至，急揖谢曰：小女病，诚如君言，今抱子矣，鄙亲家亦极感谢。为之一笑。（《醉花窗医案》）

其他医案

一妇人，年三十四，梦与鬼交，惊恐异常，及见神堂阴司舟楫桥梁，如此一十五年竟不怀孕。巫祈觋祷，无所不至，钻肌灸肉，孔穴经千。黄瘦发热，中满足肿，委命于天。一日苦请余诊之，曰：阳光盛于上，阴水盛于下，见神鬼者阴之灵，神堂者阴之所，舟楫桥梁水之变，两手寸脉皆沉而伏，知胸中痰实也。凡三涌、三泄、三汗，不旬日而无梦，年余而有娠矣。

一女，月经来时，专在下弦之期，问其色紫，知为血极。服凉血药以缓之，则血气和而经来渐迟，挨至初头，色淡短少。服养血和血，以滋血室，俟纯色经正，便可静候生育矣。明年出阁，不年余而果生一子。

一妇人，体肥太过，子宫脂膜长满，经水虽调，亦不能生子。投以消脂膜、开子宫药二三十剂，明果生子。（徐灵胎《女科医案》）

妇人有瘦怯身躯，久不孕育，一交男子，卧病终朝，人以为气虚之故也，谁知是血虚之故乎！夫血藏肝中，精涵肾内，若肝气不开，则精不能泄，及精既泄，肝气益虚。以肾为肝之母，母既泄精，不能分润以养肝木之子，而肝燥无水，则火且暗动以烁精，肾愈虚矣。况瘦人多火，又加泄精，则水益少而火益炽，水难制火，腰肾空虚，所以倦怠而卧。此等之妇，偏易动火，然而此火出于肝木之中，又是雷火，而非真火，不交合则已，交则偏易走泄，阴虚火旺，不能受胎。即偶尔受胎，逼干男子之精，有随种而随消者也。治法，必须大补肾水，平其肝木，水旺而血亦旺，血旺而火亦减也。方用养阴种玉汤。

熟地五钱，白芍五钱，当归五钱，茯苓二钱，山茱萸五钱，甘菊花一钱，丹皮二钱，山药三钱，杜仲二钱，牛膝一钱。

水煎服。服一月便可受孕，服三月身健，断断可以种子。

此方不特补血，纯于填精，精满则子宫易于摄精，血足则子宫易于容物，皆有子之道也，惟是世人贪欲者多，节欲者少，服此药必保守者二月，定然坐孕，否则止可身健，勿咎药品之未灵也。

此证用五美丹亦效。熟地一两，当归、山茱萸、麦冬、山药各五钱。水煎服。十剂可以受胎矣。

妇人有饮食少思，饱闷倦怠，惟思睡眠，一行房事，呻吟不已，人以为脾胃之气虚也，谁知是肾气之不足乎！夫气宜升腾，不宜降陷。升腾于上焦，则脾胃易于分消，降陷于下焦，则脾胃难于运化。人无水谷之养，则精神自然倦怠。惟是脾胃之气，实生于两肾之内，无肾中之水气，则胃气不能腾，无肾中之火气，则脾气不能化，故宜急补肾中水火之气。然仅补肾而不用补脾胃之药，则肾中水火二气，不能提于至阳之上也。方用兼提汤。

人参五钱，白术一两，熟地一两，山茱萸三钱，黄芪五钱，枸杞子二钱，柴胡五分，巴戟天一两。

水煎服。服一月肾气大旺，再服一月，未有不能受孕者。

此方补气之药多于补精，似乎以补脾胃为主，孰知脾胃健而生精自易，是补脾胃正所以补肾也。脾胃既旺，又加补精之味，则阴气自生，阳气易升，不必升提，气自腾越于上焦，况原有升提之药乎？阳气不下降，无非大地之阳春，随遇皆是生机，安得不受育哉！

此证用旺肾汤亦甚效。熟地一两，山茱萸、巴戟天各四钱，白术、人参各五钱，茯苓三钱，砂仁二粒。水煎服。服一月自可受孕。

妇人有下身冰冷，非火不暖，交感之时，阴中绝不见有温热之气，人以为天分之薄也，谁知是胞胎之寒乎！夫寒冰之地，不生草木，重阴之渊，不长鱼龙，胞胎寒冷，何能受孕哉！即茹之于暂，不能不吐之于久也。盖胞胎居于心肾之间，上系于心，下系于肾，胞胎之寒冷，乃心火之微、肾火之衰也。故治胞胎者，仍须补心肾之二火。方用温胞散。

人参三钱，白术一两，巴戟天一两，破故纸二钱，杜仲三钱，菟丝子三钱，芡实三钱，山药三钱，肉桂二钱，附子三分。

水煎服。连服一月，胞胎热矣。

此方补心即补肾，温肾即温心，心肾气旺，则心肾之火自生，心肾火生，则胞胎之寒自散。原因胞胎之寒，以致茹而即吐，胞胎既热，岂尚有施而不受者乎！倘改汤为丸，朝夕吞服，则尤能摄精，断不至悲伯道无儿之叹也。

此证用春温汤亦佳。人参、巴戟天、白术、杜仲各五钱，破故纸三钱，肉桂一钱，菟丝子五钱。水煎服。服十剂自然温和，可以受胎矣。

妇人有素性恬恢，饮食用少，多则难受，作呕作泻，胸饱闷胀，人以为天分之薄也，谁知是脾胃之虚寒乎！夫脾胃虚寒，亦是心肾之虚寒也。胃土非心火不生，脾土非肾火不化，心肾之二火衰，则脾胃失其生化之权，即不能传化水谷，以化精微矣。脾胃既失生化之权，不能化水谷之精微，自无津液以灌注于胞胎，欲胞胎有温暖之气，以养胎气，必不得之数也。纵能受胎，而带脉之间，断然无力，亦必坠落者也。然则治法，可不亟温补其脾胃乎？然脾之母在于肾之命门，胃之母在于心之包络，温补脾胃，必须温补二经之火，盖母旺而子不弱，母热而子不寒也。方用温土毓麟汤。

巴戟天一两，覆盆子一两，白术五钱，人参三钱，神曲一钱，山药五钱。

水煎服。连服一月，可以种子。

盖所用之药，既能温命门之火，又能温心包之火，火旺则脾胃无寒冷之虞，自然饮食多而善化，气血日盛而带脉有力，可以胜任愉快，安有不玉麟之毓哉！

此证用培土散亦效。肉桂一钱，茯苓三钱，蛇床子三钱，肉豆蔻一枚，北五味子一钱，陈皮五分，神曲一钱，人参、白术各五钱，肉苁蓉三钱。水煎服。

妇人有小腹之间，自觉有紧迫之状，急而不舒，断难生子。乃带脉太急，由于腰脐之不利也。腰脐之不利者，又由于脾胃之不足。脾胃虚而腰脐之气闭，使带脉拘急，胞胎牵动，精虽直射于胞胎，胞胎虽能茹纳，力难载负，必有小产之虞。且人又不能节欲，安保不坠乎！治法，必须利其腰脐之气，而又大补脾肾，则带脉可宽也。方用宽带汤。

白术一两，巴戟天五钱，补骨脂一钱，肉苁蓉三钱，人参三钱，麦冬三钱，五味子三分，杜仲三钱，莲肉二十个（不可去心），熟地五钱，当归二钱，白芍三钱。

水煎服。连服四剂，腹无紧迫之状，服一月，未有不受胎者。

此方脾肾双补，又利其腰脐之气，自然带脉宽舒，可以载物胜任。或疑方中用五味、白芍之类酸以收之，不增带脉之急乎？不知带脉之急，因于气血之虚，血虚则缩而不伸，气虚则挛而不达。芍药酸以平肝，则肝不克脾，五味酸以生肾，则肾能益带，似乎相碍而实能相成也。

此证用缓带汤亦效。白术二两，杜仲一两，甘草二钱。水煎服。服四剂，无紧迫之状矣。

妇人有怀抱素恶，不能生子，乃肝气之郁结也。夫有子之心脉必流利而滑，肝脉必疏徐而和，肾脉必旺大鼓指，夫有三部脉郁结而能生子者，即心肾二部之脉不郁不结，而肝部之脉独郁独结，亦非喜脉矣。肝气不疏，必下克脾土，脾土之气塞，而腰脐之气不利，何能通任脉而达带脉乎！带脉之气闭而胞胎之口不开，精到门亦不受。治法，必须开其胞胎之口，但舍开郁，无第二法也。方用开郁种子汤。

香附三钱，白芍一两，当归五钱，丹皮三钱，陈皮五分，白术五钱，茯苓三钱，天花粉一钱。

水煎服。连服一月，则郁结之气尽开，无非喜气之盈腹，自然两相好合，结胎于顷刻矣。

此方解肝气之郁，宣脾气之困，腰脐气利，不必通任脉而任脉自通，不必达带脉而带脉自达，不必启胞胎而胞胎自启也。

此证亦可用郁金舒和散。白芍一两，当归五钱，郁金、香附、神曲各一钱，枳壳三分，白术三钱，川芎二钱。水煎服。郁开自易得子矣。

妇人身体肥胖，痰多，不能受孕，湿盛之故耳。夫湿从下受，乃言外邪之湿也，妇人之湿，实非外邪，乃脾土内病也。因气衰肉胜，外似健旺，内实虚损，不能行水，而湿停于肠胃，不化精而化涎矣。且肥胖之妇，内肉必满，遮隔子宫，难以受精。何况又多水湿，亦随入而随流出矣。治法，必须以泻水化痰为主，但不急补脾土，则阳气不旺，湿痰未必去，人先病矣。方用补中益气汤加味。

人参三钱，当归三钱，黄芪三钱，白术一两，陈皮五分，甘草一钱，柴胡一钱，半夏三钱，升麻四分，茯苓五钱。

水煎服。连服八剂而痰气尽消，再服十剂而水亦利，子宫涸出，易于受精。

此方提脾气而升于上，则水湿反利于下行，助胃气而消于下，则痰涎转易于上化。不必用消克之药以损其肌，不必用浚决之味以开其窍。阳气旺，自足以摄精。邪湿散，自可以受种也。

此证用敦厚散亦佳。白术一两，半夏、人参各二钱，益智仁一钱，茯苓五钱，砂仁二粒。水煎服。十剂痰消，易于得子。

妇人口干舌燥，骨蒸夜热，遍体火焦，咳嗽吐沫，断难生子，人以为阴虚火动也，谁知骨髓之内热乎！夫寒阴之地，不能生物，而火燥旱田之内，何能望禾黍之油也。然骨髓与胞胎，何相关切，而能使人无嗣？盖胞胎为五脏外之脏，因其不阴不阳，所以不列入于五脏之中。不阴不阳者，以其上系于心包，下系于命门。

系心包者通于心，系命门者通于肾也。阴中有阳，阳中有阴，所以善于变化，生男生女，俱从此出。然必阴阳两平，不偏不枯，始能变化生人，否则正不能生人也。且骨髓者，肾之所化也，骨髓热而肾热，肾热而胞胎亦热矣。况胞胎无骨髓之养，则婴儿何以生，骨髓热而骨中空虚，唯存之气，何能成胎而作骨哉！治法，必须清骨中之热，然骨热由于水虚，补肾中之阴，骨热自除，胞胎，无干烁之虞矣。方用清骨汤。

地骨皮一两，丹皮五钱，沙参五钱，麦冬五钱，玄参五钱，北五味子五分，金钗石斛二钱，白术三钱。

水煎服。连服一月，而骨中之热自解，再服二月，自可受孕矣。

此方补肾中之精，凉骨中之髓，不清胞胎，胞胎无太热之患矣。阴虚内热之人，原易受胎，今因骨髓过热，所以受精变燥，以致难于育子，本非胎之不能受精也。所以少调其肾，以杀其火之有余，况又益其水之不足，更易种子耳。

此证用解氛散亦效。地骨皮一两，丹皮、沙参各五钱，白芥子三钱，山药一两。水煎服。服一月，骨蒸自退，便可望子矣。

妇人有腰酸背楚，胸中胀闷，腹内生瘕，日日思寐，朝朝欲卧，百计求子，不能如愿，人以为腰肾之虚，谁知任督之困乎！夫任脉行于前，督脉行于后，然皆从带脉上下而行也。故任督脉虚，而带脉坠于前后，虽受男子之精，必多小产。况任督之间，有疝瘕之症，则外多障碍，胞胎缩入于疝瘕之内，往往精不能施。治法，必去其疝瘕之病，而补其任督之脉，则提挈有力，足以胜任无虞。外无所障，内又可容，安得不受孕乎。方用升带汤。

白术一两，人参三钱，沙参五钱，肉桂一钱，荸荠粉三钱，鳖甲（炒）三钱，神曲二钱，茯苓三钱，半夏一钱。

水煎服。连服一月，任督之气旺，再服一月，疝瘕亦尽消也。

此方利腰脐之气，正升补任督之气也。任督之气升，而疝瘕有难存之势。况方中有肉桂之散寒，有荸荠之祛积，有鳖甲之攻坚，有茯苓之利湿，有形自化于无形。无非升腾之气，何至受精而再坠乎！

此证亦可用任督两滋汤。白术一两，人参五钱，肉桂一钱，茯苓三钱，白果十个，黑豆一大把，杜仲五钱，巴戟天五钱。水煎服。十剂。

而任督之脉气旺，可以摄精而受孕也。

妇人有小水难涩，腹中作胀，而腿虚浮，不能坐孕，乃膀胱之气不能化也。夫膀胱与胞胎相近，水湿之气，必走膀胱。然而膀胱不能自己分消，必得肾气相通，始能化水，从阴器以泄。倘膀胱无肾气之通，则气化不行，水湿必且渗入于胞胎，汪洋之田，何能生物哉！治法，必须分消胞胎之湿，然肾气不旺，胞胎之水气，何从而化，故须治肾中之火，使火气达于膀胱也。方用化水种玉丹。

人参三钱，白术一两，巴戟天一两，肉桂二钱，菟丝子五钱，茯苓五钱，车前子二钱，芡实五钱。

水煎服。二剂，膀胱之气化矣，四剂，艰涩之症去，又服十剂，虚胀之形尽消，连服二月，肾气大旺，易于受胎。

此方利膀胱之水，全在补肾中之气。然而补肾之药，多是濡润之品，不以湿而益助其湿乎？方中所用之药，补肾之火，非益肾之水。补火无燥烈之虞，利水非荡涤之甚，所以膀胱气化，胞胎不至于过湿，安有布种而难于发育者乎？

此证用参术加桂汤亦效。茯苓一两，白术一两，肉桂一钱，人参五钱。水煎服。十剂而膀胱通利，腹亦不胀，可以受娠矣。（《临证医案伤寒辨证录》）

张子和治一妇，为室女时，心下有冷积如覆盆，按之如水声，以热手熨之如冰，于归十五年，不孕，其夫欲黜之。张曰：可不必出，若用吾药，病可除，孕可得。从之，诊其脉沉而迟，尺脉洪大有力，（尺洪大有力，方能受孕。）非无子之候也。乃先以三圣散，吐痰一斗，心下平软，次服白术调中汤、五苓散，后以四物汤和之，不再月，气血合度，数年而孕二子。张尝曰：用吾此法，无不子之妇。信然。

少傅颖阳许相公，年五十八岁，如夫人年近三旬。从来十二年不孕。相公欲其有子，命宿诊视，六脉和缓，两尺大而有力，（凡妇人两尺大而有力皆有子。）告曰：此宜子之象也。尝诊相公脉沉而缓，知精血欠充实耳，宜服大补精血药。市得麋鹿二角，煎胶，制斑龙二至丸一料，服未周年而孕，次年生公子。

尚宝少卿徐孺东公，年五十余，有宠，九年不孕。闻前药效，亦命制前丸服之，十个月而孕得一子。后以此方与高年艰子嗣者服之，多效。

宿曰：此虽偶中，实有至理存焉。《月令》仲夏鹿角解，仲冬麋角解。鹿以夏至阴角而应阴，麋以冬至阴角而应阳。鹿肉暖，以阳为体；麋肉寒，以阴为体。以阳为体者，以阴为末；以阴为体者，以阳为末。末者，角也。故麋茸补阳，利于男子；鹿茸补阴，利于妇人。王懋所著甚明。今合二角为二至，乃峻补精血之良药，男妇俱可服此，以血补血，非一切草木之可比也，男子精盛则思室，女人血盛则怀胎，安得不孕。（《名医类案》）

朱丹溪曰：肥盛妇人不能孕育者，以其身中脂膜闭塞子宫，而致经事不行，可用导痰汤之类。瘦怯妇人不能孕育者，以子宫无血，精气不聚故也，可用四物汤养血养阴等药。余侄女形气俱实，以得子之迟。服神仙聚宝丹，背上发痈疽，证候甚危。予诊其脉散大而涩，急以加减四物汤百余帖，补其阴血。幸其质厚，易于收救，质之薄者，悔将何及？

汪石山治一妇人，形肥经色淡紫，年几三十，艰于育子。脉之两尺皆沉微，法当补血。以形言之，肥人气虚，亦当补气。遂令多服八物汤，仍以补阴丸加参、芪空腹吞之，三月余有孕。复为诊之，两尺如旧。以理论之，孕不当有。昔人云：脉难尽凭，殆此类欤。（《续名医类案》）

脏　躁

朱小南医案

○ 方某，38岁，已婚，工人。

患者曾生2胎，经水迟早不一。近数月来，因心中抑郁，复受惊吓，以致夜寐不安，日间倦怠，时多呵欠，精神紧张，偶有响声则心悸惊慌，胃口时好时坏，有时胸闷泛恶，喜怒无常。

1959年冬季就诊。据述业已数周未曾熟睡，头脑中似有人说话，心跳异常，周身病苦。（乃多方安慰，增强其信心）脉细弦，舌质红苔薄黄。情志郁结，阴亏心虚。治用养心滋阴法：

炒枣仁9克，淮小麦9克，茯神9克，远志6克，当归6克，芍药6克，麦冬6克，甘松香2.4克，淡竹茹9克，焦山栀9克，陈皮6克。

上方取4剂后，夜寐已安。情绪稳定，病已痊愈。（《中医当代妇科八大家》）

章次公医案

○ 每遇拂逆，其病便易发作，病将发，呼吸紧张，四肢麻木；既发则龄齿，语言难出，神志不清，面色潮红，历二小时许而回苏；既而胸中窒闷异常，善太息。今持其脉大而弦，此为肝厥，亦属"脏躁"一类。

明天麻4.5克，杭白芍9克，稆豆衣9克，广郁金4.5克，炙远志4.5克，潼白蒺藜各9克，旋覆花9克（包），抱茯神9克，佩兰梗4.5克，清炙草4.5克，生麦芽15克，红枣10枚（去核）。（《章次公医案》）

印会河医案

○ 李姓妇人，年30余，农民。1954年春，因抑郁寡欢，内心畏怯，渐至不言不笑，畏见光，多呵欠，闻声则惊恐倍增，不时悲伤痛哭，涕泪纵横，询之，病人自谓两三月来身畔常见有一人跟随，终日不离左右，呼之不应，驱之不退，颇以为累。诊得脉沉细而微，舌白，面色黯然，据《金匮要略·妇人脏躁病及五脏风寒积聚篇》谓："邪哭使魂魄不安者，血气少也，血气少属于心，心气虚者，其人则畏，合目则眠，梦运行而精神离散，魂魄妄行。"因之诊为妇人脏躁，以甘麦大枣为主，方用：

生甘草12克，小麦30克，大枣10枚，归身9克，柏子仁9克，茯神9克，远志9克，酸枣仁9克（炒），五味子3克，赤油桂1.5克。煎服3剂而愈。［中医杂志，1959，（9）］

范文虎医案

○ 面容憔悴，郁郁不欢，悲忧善哭，时时欠伸，脉象微弱而细，舌红少苔。此产后营血暗耗，不能奉养心神之故，名曰脏躁。

炙甘草6克，红枣10枚，淮小麦30克。

二诊：心神不宁，不寐，余详前。前法不更改。

炙甘草9克，红枣10枚，淮小麦30克，枣仁9克，麻仁12克，茯神9克，肉苁蓉9克。

三诊：药后见瘥。

炙甘草6克，红枣6枚，淮小麦30克，生地12克，当归9克，川芎6克，白芍6克，花粉9克。

四诊：舌翻红润，脉亦有力些。

生地12克，当归9克，川芎9克，赤豆12克，甘草9克，小麦30克，大枣6枚，红花6克，桃仁6克。（《范文

甫专辑》）

黄文东医案

○ 李女，48岁。

初诊日期：1975年5月17日。

近年来，头痛持续不已，剧烈时引起泛恶，情绪抑郁不乐，急躁易怒，多疑，精神恍惚，耳中时闻语言声，听后更增烦闷，有时悲伤欲哭，睡眠甚差，恶梦引起惊恐，耳鸣头昏，腰酸，白带甚多，神疲乏力，面色无华。舌苔薄腻，脉细数。长期服用镇静剂，效果不显。

辨证：思虑忧愁过度，耗伤心气，兼有肝郁气滞，风阳上扰。

治法：养心安神，疏肝解郁。

方药：

炙甘草9克，淮小麦30克，大枣5枚，郁金9克，菖蒲9克，陈胆星9克，铁落60克（先煎），夜交藤30克，蝎蜈片6片（分二次吞服）。7剂。

5月24日（二诊）：月经来潮，情绪急躁，头痛较以往经期减轻，其余症状基本如前，耳中语声已少。日前小便频患而痛。尿常规白细胞满视野，曾服呋喃坦丁药片，胃中不舒，现已停服，再以原方加减。原方去大枣、菖蒲，加黄芩12克、知母12克，再进7剂。

5月31日（三诊）：近日上午头痛已除，下午头痛较减，睡眠已有进步，中午亦能入睡片刻，烦躁已少，耳中仍有语声，尿频减少。再守原意。

炙甘草9克，小麦30克，大枣5枚，郁金9克，丹参9克，知母15克，铁落60克（先煎），夜交藤30克，蝎蜈片6片（分二次吞服）。7剂。

6月7日（四诊）：上午头痛未发，下午仅有轻微疼痛，近日月经来潮，亦未见大发作。晚上安睡，午睡可达一小时，耳中人语声续减，舌苔薄腻，脉细不数。再守原意。

炙甘草9克，淮小麦30克，大枣5枚，郁金9克，菖蒲9克，铁落60克（先煎），丹参9克，夜交藤30克。7剂。

另：都梁片（白芷研粉制成药片，每片0.3克）100片，每日三次，每次5片，吞服。

6月14日（五诊）：睡眠较好，但有梦，有时感乏力，疲劳则觉疼痛，程度减轻，面白少华，脉细，舌质红。再守原法，前方去菖蒲，加白芍9克。

6月21日（六诊）：一周来仅昨日头痛小发，睡安，日夜可睡9小时以上，心烦及梦均减，有时精神欠佳，平时已无耳语，但在安静时偶有出现，情绪开朗，脉细，苔薄腻。再予前法加入补益之品。

炙甘草9克，淮小麦30克，大枣5枚，党参9克，白术9克，白芍9克，丹参9克，炙远志4.5克。7剂。（《黄文东医案》）

叶熙春医案

○ 素体阴虚，又加情志郁结，寐况不佳，由来多时，食少便秘。迄因受惊，昨起突然哭笑无常，呵欠频作，躁烦心悸，彻夜难眠，口干舌绛，脉来弦细而数。宗金匮法。

甘草6克，淮小麦30克，生熟枣仁各9克（杵），大生地18克，野百合12克，麦冬9克，辰茯神12克，炒柏子仁12克（打），肥知母9克，广郁金6克，石菖蒲6克，大枣10只。

二诊：前方连服五剂，寐况好转，大便通润，情志已趋稳定，呵欠不作，躁烦心悸亦瘥。再宗原法出入。

甘草5克，淮小麦30克，青龙齿12克（杵，先煎），辰茯神12克，麦冬9克，炒柏子仁9克（杵），广郁金6克，炒枣仁12克（杵），大生地18克，生白芍6克，大枣8只。（《叶熙春专辑》）

蔡小荪医案

○ 虞某，女，49岁，初诊（1977年11月7日）。

曾育一胎，经行过多如注，每周许净，迄将5年，妇产科检查无异常（最近期10月23日）。平素头部时胀痛，夜寐不安，纳呆心悸，烦躁欲哭，胸宇郁闷，乏力，大便较薄，日1次，约有六载，屡治未效。脉虚，苔薄。

辨证：心脾失治，肝肾不足，冲任乃致失固。

治法：健脾宁心，疏肝缓急。

方药：

炒党参9克，炒白术9克，茯苓12克，朱远志4.5克，夜交藤15克，柴胡4.5克，白芍9克，白蒺藜9克，淮小麦30克，炙甘草3克，大枣15克。4剂。

二诊（11月12日）：诸症均见瘥减，胸宇亦舒，惟大便不实，脉细略弦数，苔薄质红。方既应手，原法进退。

方药：

炒党参12克，炒白术9克，茯苓12克，朱远志4.5克，磁石30克，柴胡4.5克，白芍9克，白蒺藜9克，石决明30克（先煎），淮小麦30克，炙甘草3克，大枣15克。5剂。

三诊（11月16日）：药后均见好转，纳食较馨，经期将届，狂行堪虞。脉细，苔薄，质红。拟养血育阴，兼益肝肾，防患未然。

方药：

炒当归9克，生地9克，白芍9克，熟女贞9克，旱莲草15克，炙龟板9克，远志4.5克，淮小麦30克，白蒺藜9克，黑荆芥9克，陈皮4.5克。4剂。

四诊（11月22日）：原经来如崩，有块且大，目前准期而至，色鲜不多，下块极少，头晕乏力。脉细，苔薄质红。症势虽减，从原方增损。

方药：

炒当归9克，大生地9克，白芍9克，熟女贞9克，旱莲草15克，炙龟板9克，制黄精9克，朱远志4.5克，夜交藤12克，白蒺藜9克，固经丸9克（吞）。3剂。（《近现代二十五位中医名家妇科经验》）

方和谦医案

○ 韩某，女，48岁。

正值更年期，时感心慌气短，腿软乏力，多虑心烦，胸闷胁胀喜叹息，夜寐多梦，耳鸣如蝉，舌淡，苔白，脉弦细。用和肝汤［组成为：当归12克，白芍9克，白术9克，柴胡9克，茯苓9克，薄荷（后下）3克，生姜3克，炙甘草6克，党参9克，苏梗9克，香附9克，大枣4枚］加熟地、黄精。6剂。诸症皆愈，达到了调和阴阳、养血安神的目的。（《现代名中医妇科绝技》）

朱兰台医案

○ 房兄为妻氏病，延余治。余往其家，忽闻哭声彻户外，询之。云："乃媳某氏病经年余，符箓药饵设法待尽不应，每月数发。发则急躁异常，躁极则哭，数时乃止如平人。现较前更甚，旬日数发。"余曰："此药病也。系脏躁证，以甘麦大枣汤与之。"顾谓余曰："此方去岁王某已用之矣，服计小麦斗许不应。"余曰："若是再想方。"次早诊毕，细询家人哭时有泪否？曰："泪濒濒下。"乃思甘麦大枣汤治脏躁实证，

而脏躁岂无虚证乎？年余泪下，必伤肺液，液愈伤则躁愈甚，是以较前更剧。即以保元汤去桂大补气液，加龙骨、牡蛎交媾心肾，茯苓、半夏洗涤痰饮。十余服决愈，果数剂而病不复作。

保元汤：

人参、黄芪、肉桂、炙甘草。（《疫证治例》）

吴瑭医案

○ 陈室女，十五岁，脉弦数；时时欲哭，每日哭四五次，劝住一时又哭，无故而然，每逢经后更甚。此行经太早，脏气躁也。与《金匮》甘麦大枣汤以润之，服十数剂渐愈，后服专翕大生膏四斤痊安。（《吴鞠通医案》）

程杏轩医案

○ 长证经半载，外无寒热，饭食月事如常，惟时时悲泣，劝之不止，询其何故，伊不自知。延医多人，有云抑郁用逍遥散者，有云痰火用温胆汤者，药俱不效。又疑邪祟，禳祷无灵，咸称怪证，恳为诊治。视毕出语某曰："易治耳。"立方药用甘草、小麦、大枣。某问病名及用药方法，予曰：病名脏躁，方乃甘麦大枣汤，详载《金匮玉函》中，未见是书，不识病名，焉知治法，宜乎曰为"怪证也。"某曰："适承指教，足见高明，但拙荆病久，诸治无功，尊方药只三味，且皆平淡，未卜果能去疾否？"予曰："此仲圣祖方。神化莫测，必效无疑。"服之果验。（《杏轩医案》）

姚龙光医案

○ 阶翁夫人，病后二年，生女未存，又因不遂意事，心常悒悒，产后又病，请吾前辈调治，因前辈与蒋亦世交，又是紧邻，且素有时名，故生死倚之，服药无效，日见加重，前辈嘱令邀余商治，前辈问余曰：此病无寒热，亦无痛楚，但饮食不进已有多日，终日啼哭，百劝莫解，舌色淡紫，苔多剥落，是胃气已绝，万无生机，已嘱办后事，君盍往诊，再商一治法聊以尽心而已。往诊其脉，右三部浮数无力，左三部弦数无力，舌色红而兼紫，苔剥落，余思脉证均非死候，然不能明言，因复命曰：诚如君言，予亦不敢措手。前辈不许，嘱开二陈以搪塞，服讫仍如故，明日复诊，诊后拟至前辈家商酌，适前辈之令郎在坐，请余主持，不必往商，

竭力阻余，余思此病尚可挽回，究以人命为重要，不必避此嫌疑，乃用炙甘草五钱，小麦一合，大枣十二枚，令多煎缓服，一帖哭泣便减，舌苔复生，三帖痊愈。此盖脏躁证也。《金匮》云：妇人脏躁，喜悲伤欲哭，象如神灵所作者，故取效最速。此证《黄八种》内论之精详，发明《金匮》之奥，诚《金匮》之功臣也。（《崇实堂医案》）

其他医案

一妇人，妊娠，忽然无故悲泣不止，或谓之有祟，祈禳请祷备至，终不应。予忆《金匮》有云：妇人脏躁，悲伤欲哭，象如神灵所附，宜甘麦饮。令煎急服而安。

一妇人，妊娠，无故悲伤欲哭，与甘麦大枣汤二剂而愈。后复患，又用前汤，佐以四君子汤加山栀而安。

一娠妇，悲哀烦躁，其夫询之，曰：我无故，但自欲哭耳。脉虚数微涩。此气血两虚，虚阳内郁，而神志不伸，故欲哭。宜淡竹茹汤为主，佐以八珍汤而安。（徐灵胎《女科医案》）

功能性子宫出血

王忠民医案

○ 孙某，41岁，已婚，工人。1988年9月18日初诊。

患甲状腺功能减退4年余，功能性子宫出血半年。

经服甲状腺素片、L-甲状腺素钠等药症状缓解，半年来月经紊乱失调，某医院诊断为功能性子宫出血，以调整周期疗法治之，胃肠反应颇重，恶心呕吐，遂来我院就诊。症见阴道流血不止16天，出血量略少、色淡红，头晕耳鸣，肢怠懒动，腰膝酸软，言语低沉，毛发稀疏，面色苍黄，四肢发冷，双目干涩，视物不清，爪甲无华，舌质淡、苔薄白，脉沉缓。

辨证：肾精亏耗，肝不藏血。

方药：

红参4克，山萸肉10克，枸杞20克，五味子10克，菟丝子12克，阿胶15克，旱莲草18克，山药18克，杜仲12克，川断12克，当归12克，贯众炭12克，禹余粮12克，乌梅肉12克。同时继服甲状腺素片，每日120毫克，停L-甲状腺素纳，口服补血糖浆、六合维生素及肌苷片。

药进3剂，出血量显著减少，继进2剂，出血即止，诸症略有缓解。自觉较前有力，精神转佳。惟头晕耳鸣，腰酸肢软，遂以前方去贯众炭、禹余粮、乌梅，加狗脊12克、黄芪12克、何首乌12克，隔日1剂。服17剂时月经复潮，再以上方加减续进，每日1剂。月经来潮时量一般，6日净，诸症缓解，甲状腺功能检查亦见好转。为

巩固疗效，沿以上法继续治疗2月，临床症状均见减轻，病情稳定，月经基本正常。（《现代名中医妇科绝技》）

邓荣医案

○ 魏某，女，41岁，教师，1988年6月4日就诊。

自诉阴道流血淋漓不止53天，流血量突然增多2天，伴头晕、心慌气喘、四肢无力。多方医治效果不佳。查体：贫血貌，舌淡尖红，苔薄白，脉细数无力，双侧附件增厚有压痛，子宫稍大。化验红细胞2.6×10^{12}/L，血红蛋白66克/升。

诊为"功血"（肾虚血热型）。

取穴：子宫、关元、肾俞、内关、合谷。

操作方法：用2毫升注射器，7～8号针头抽取三七当归注射液2毫升，在预选的穴位上刺入，边进针边左右旋转注射器并进退针等反复刺激，得气后推注药液1毫升。每次封闭2穴，每天封闭1次，7天为1疗程，疗程间间隔3天。

采用上法穴位封闭4次，阴道流血明显减少。治疗6次血止，2周后诸症消失。随访2年未见复发。[陕西中医，1991，（5）]

丁金榜等医案

○ 施某，女，39岁，干部。

体质素健，月经按期来潮。两月前因过度劳累，突

然月经提前，暴下如注，内夹血块，日用卫生纸3卷。面色萎黄，神疲乏力，脉虚弱无力，舌胖质淡，苔薄。

辨证：脾虚不固，气不摄血。

取穴：隐白、关元、三阴交、血海。

操作方法：隐白穴用灯火灸，用火柴棒点燃后乘火苗正旺时，迅速对准穴位，灸后穴位处的皮肤烧灼，数日可愈，每次灸一侧，两侧交替使用，其他穴位均针刺。

采用上法治疗，次日经血大减，日用半卷卫生纸，仅治5次而愈，精神焕发，工作如常，数月后随访未再复发。［陕西中医学院学报，1993，（2）］

郑玉兰医案

○ 赵某，女，3岁。

自诉2个月来经血时多时少，淋漓不止，血色鲜红。伴有倦怠乏力，心烦，手足心热，口干。曾用黄体酮及仙鹤草素治疗，效果不明显。

查体：面色无华。苔薄微黄，脉细数。

辨证：功能失调性子宫出血。

取穴：关元。

操作方法：取艾绒30克捏紧呈虫状，生姜60克捣烂与面粉调和成约1.5厘米厚圆饼，直径较艾绒球大3厘米。将卫生纸0.5厘米厚铺于脐下小腹部，姜面饼隔纸置于穴上，艾绒球置于姜面饼正中点燃，约30分钟左右燃尽，每隔5日灸1次。

用上法治疗1次血止而愈。随访半年，未再复发。［针灸学报，1990，（1）］

李逢春医案

○ 白某，女，18岁，农民，未婚，1985年11月初诊。

患者13岁初潮，周期尚准，经量不多。1985年春因操劳过度，复加经期受凉，经水淋漓不止，有时量多如冲，严重时卧床渗透床垫，初挟血块。色紫暗，后渐淡，质稀薄如水。曾行刮宫，术后量不减，复用人工周期4个月，停药后出血如故，服中药20余剂，效果不显。就诊时，面色苍白，两目虚肿如卧蚕，唇色淡白，时常眼前发黑，头晕心悸，精力不支，时崩时漏，出血已无休止，脉虚弱，舌淡胖边有齿痕，苔薄白。血红蛋白70克/升。

辨证：功能失调性子宫出血。

辨证：心脾两虚，统摄无权。

治法：健脾益气摄血。

取穴：隐白。

操作方法：按子午流注法，每日上午7～11时，将紫皮蒜切成1毫米薄片置于穴上，上置米粒大艾炷灸3至7壮，3天为1疗程，间隔3天，再开始下一疗程。

如上法灸治，3天后血止。连灸3个疗程痊愈。随访2年，周期准确，色量正常，未再复发。［内蒙古中医药，1989，（3）］

王建德等医案

○ 许某，女，30岁，农民，1977年6月26日就诊。

患者曾于1977年3月16日子宫大出血守经住院治疗月余好转，于当年4月28日出院。1977年6月25日前症复作，崩漏不止，下血如注，卧床不起，故求诊治。

查体：面色苍白，言语低微，舌淡无苔，脉细欲绝。

取穴：大敦，隐白。

操作方法：患者仰卧，取上穴用麦粒壮直接灸，每壮待焰熄火存时，医者用右手拇指桡侧端将火按灭，续灸下1壮，每次5至7壮，灸后局部不作任何处理。每日1次。

即按上法灸7壮，灸后下血逐渐减少，夜半即止，为巩固疗效，继续灸治7次。1年后随访，月经恢复正常，无其他不适。［陕西中医，1988，（4）］

马玉泉医案

○ 郗某，女，44岁，农民。

阴道出血7年，体衰生活不能自理，中西医治疗无效。以止血针、葡萄糖维持生命，妇科检查无异常发现。

取穴：头针生殖区、三阴交、血海、足三里。

操作方法：患者仰卧，用1寸毫针沿头皮向后斜刺双侧生殖区，三阴交用2寸毫针直刺，血海、足三里用4寸毫针直刺。分别接G6805电针治疗仪，用连续波，每3～5分钟由慢到快、由快到慢转换频率1次，电流强度以病人能耐受为宜，通电20分钟。每日治疗1次。

遂按上法治疗3次血止，为巩固疗效，又针2次，病告痊愈。随访11年，未再复发。［中国针灸，1991，（1）］

子宫肌瘤

钱伯煊医案

○ 苏某，女，51岁，已婚。

初诊日期：1971年8月24日。

患子宫肌瘤十余年，月经先期，15天一次，5~6天净，量多。近一年来，月经周期紊乱，先期15天，或后期50~90天，3~4天净，量多。末次月经8月2日来潮，3天净，头晕口苦，失眠便秘，舌苔薄黄腻，边有齿痕，脉细滑数。妇科检查：子宫肌瘤如孕八周大小。

辨证：气阴两虚，痰气郁结。

治法：益气养阴，化痰软坚。

方药：生脉散加减。

北沙参12克，麦冬9克，五味子6克，茯苓12克，夜交藤12克，女贞子12克，昆布12克，海藻12克，生牡蛎15克，土贝母12克，莲肉12克。

以上法治疗十四个月后，已绝经，宫体亦萎缩，肌瘤相应缩小，基本上获得痊愈。（《钱伯煊妇科医案》）

沈仲理医案

○ 童某，45岁。1983年6月4日初诊。

患者因患子宫肌瘤并发月经过多来院就诊。16岁初潮，周期26~28天，7天净，生育史6—3—0—3—3，已绝育。3年来每次行经量多如注，夹有血块，腹部坠胀连及会阴，腰脊酸楚，头晕心悸，面色萎黄，精神萎靡，经前常乳胸作胀，烦躁失眠。舌苔薄腻，舌质红带暗，边有瘀点。妇检：外阴经产式，宫颈轻糜，宫体中位，增大如孕2个半月大小，活动，附件阴性。以活血化瘀、清热软坚法调治。经来时服用：生熟地各10克，白术芍各10克，茯苓12克，生贯众20克，夏枯草12克，海藻20克，炒蒲黄20克（包煎），鹿含草20克，红藤20克，花蕊石20克，景天三七15克。经后服用：党参12克，白术10克，云苓10克，怀山药12克，黄精15克，桑寄生12克，天葵子15克，海藻20克，生贯众20克，夏枯草12克，鬼箭羽20克，青陈皮各4.5克。

治疗7个月，于1984年1月29日复查：月经如期而临，经量减少一半，无血块，3天即净，经行腹部坠胀消失，全身情况好转，精神振作，体重增加4千克。妇检：子宫体呈6周大小，提示子宫肌瘤缩小。

岑观海医案

○ 王某，女，35岁，已婚。1964年7月10日初诊。

患子宫肌瘤6年。月经周期紊乱，经量多色红，有小血块，末次月经6月29日来潮，8天净，腰脊酸楚，腹闷痛，神疲气乏，情志抑郁，脉细弦。妇检：子宫颈轻度糜烂，子宫后位，宫体如妊娠2个月大小，质硬，触及3个约2厘米结节，无压痛，附件正常。

诊断：子宫肌瘤。

辨证：癥瘕，证属气滞血瘀，瘀痰郁结，积聚胞中。

治法：活血化痰，散结消癥。

方药：海藻消癥汤加减。

处方：

丹参、黄芪各30克，海藻、夏枯草各15克，山慈姑、白术各12克，桂枝、当归、昆布、浙贝母、香附、赤芍各10克，大黄6克，甘草3克。水煎服日1剂，嘱连服20剂。

7月21日：月经来潮，经量中等，色红，有少许小血块，无腹痛，5天净，精神转佳。妇检：子宫如妊娠40天大小。

继服上方治疗10个月后，月经周期28~30天，经期4~5天，经量正常，其他症状消失。妇检：子宫正常大小。（《现代名中医妇科绝技》）

吊阴痛

朱小南医案

○ 某患者，52岁。正产5胎，人流1次，绝经3年，阴内吊痛感，已有3年。1周前突然吊痛颇剧，持续至今未缓解。1970年8月就诊。两腿不能步履，起卧也受牵制，精神萎顿，心胸烦闷，咳嗽多痰，苔薄黄，脉弦细，此乃足厥阴痛。治宗《竹林女科》十七症中之川楝子散加减，疏肝理气，温中止痛（妇检：无异常）。

处方：

川楝子9克，小茴香3克，桂枝6克，川芎4.5克，当归9克，细辛2.4克，乌药9克，枳壳3克，煨木香4.5克，吴萸2.4克，陈皮9克。

复诊：服上药三帖即见起色，疼痛消失，步履轻松，精神见振。宗原法以巩固前效。

处方：

川楝子9克，小茴香3克，吴萸2.4克，煨木香3克，旋覆梗3克，全瓜蒌12克，郁金9克，枳壳3克，细辛1.8克，桂枝3克，青陈皮（各）4.5克，甘松4.5克。（《近现代二十五位中医名家妇科经验》）

肠 覃

刘奉五医案

○ 唐某某，女，35岁，门诊简易病历。

初诊日期：1970年6月20日。

主诉：小腹隐痛半年余。

现病史：半年来，因小腹隐痛，腰酸痛，白带量多，色黄有味，婚后10余年不孕，曾到医院检查诊为：右侧卵巢囊肿（约5厘米×5厘米×6厘米），左侧输卵管积水（约4厘米×3厘米×3厘米）。曾嘱手术治疗，未同意，来我院门诊。平时食纳不佳，心烦易怒。

舌象：舌苔白腻，舌质暗。

脉象：沉弦。

西医诊断：右侧卵巢囊肿，左侧输卵管积水。

辨证：湿热下注，痰凝络阻。

治法：清热利湿，行气豁痰。

方药：

瞿麦12克，萹蓄9克，木通3克，车前子9克，滑石15克，黄芩9克，乌药9克，草薢12克，半夏9克，礞石15克，木香3克，砂仁6克。

治疗经过：7月3日，上方服15剂后，自觉腰痛、腹痛减轻。按上方5剂量做成蜜丸，每丸9克，日服2丸。8月4日，在原医院检查称：右侧卵巢囊肿已消失，左侧输卵管积水呈余条状增厚。8月6日来院复诊，上方加茯苓9克，继服20剂后。另用5剂做成蜜丸，每丸重9克，日服2丸，以巩固疗效。1972年6月22日曾在原医院复查，称宫旁两侧均属阴性。1972年7月3日来院复诊，一般情况良好，有时小腹偶痛，其他无不适。（《中医当代妇科八大家》）

哈荔田医案

○ 许某某，女，23岁，已婚。

1977年6月2日初诊：半年来少腹胀痛，触有硬块，两乳作胀，腰骶酸楚，经期超前，色紫有块。月经前后，带下量多，绵绵不已，色如茶汁，气味腥秽，伴见头晕目眩，口苦咽干，小溲赤热，偶或阴痒。婚后4载，嗣续维艰，妇科检查：子宫后倾，大小正常，左右两侧各有5厘米×4厘米×6厘米及4厘米×3厘米×3厘米之肿块，活动受限，诊为左侧卵巢囊肿，右侧输卵管积水，因拒绝手术，遂就诊于中医。苔色略黄，厚腻少津，舌质暗紫，脉沉弦略数。

辨证：证系肝经湿热下注，痰瘀阻滞胞脉。

治法：拟先泻厥阴湿热，兼以燥湿化痰。

方药：

胆草泻肝片、二陈丸各1剂，上下午分服，连服7天。另用蛇床12克，石榴皮、桑螵蛸各9克，黄柏6克，吴萸、枯矾各3克。布包泡水坐浴熏洗，1日2次，7剂。

二诊（6月10日）：带下略减，色转淡黄，头晕、目眩、口苦均较前为轻，惟小腹胀痛，坚块仍在。再拟软坚散结，清利湿热，破瘀通经。

处方：

山慈菇9克，昆布、海藻、冬葵子、车前子（布包）各12克，夏枯草15克，牡蛎粉（布包）24克，王不留行9克，炒青皮、醋柴胡、穿山甲、粉丹皮各4.5克，蒲公英12克，瞿麦、天仙藤各15克。6剂。水煎服。另用蛇床子12克，石榴皮、黄柏、桑螵蛸各9克，吴萸3克（布包），泡水，坐浴熏洗。日3次，6剂。

三诊（6月17日）：（从略）。

四诊（6月20日）：带下已止，头晕泛恶已除，惟仍少腹胀痛，坚块不移，腰背酸楚。再拟理气活血、化瘀软坚之剂。

方药：

醋柴胡6克，炒青皮4.5克，香附米、赤芍药、当归尾、桃仁泥各9克，海藻、昆布各9克，山慈菇2克，牡蛎粉（布包）21克，广寄生9克。7剂，水煎服。嘱药后每日上午服化坚丸1剂，下午服消核丸1剂，均白水送下。连服10天。治疗间月，诸症悉平，月事如常，惟经期小腹尚感胀痛。妇科检查：左侧卵巢囊肿已缩小，右侧输卵管呈索状增粗。1977年12月6日妇科复查：子宫略有后倾，两侧附件（－），小腹偶或微痛，余无不适。（《近现代二十五位中医名家妇科经验》）

丁甘仁医案

○ 血虚气滞，肝脾不和，经事行而不多，脐腹作胀，似怀孕之状，脉象不滑，此肠覃证也。姑拟和营理气，调畅中都。

全当归二钱，紫丹参二钱，茺蔚子三钱，光杏仁三钱，云茯苓三钱，陈广皮一钱，大腹皮二钱，象贝母三钱，制香附钱半，春砂壳八分，绛通草八分，冬瓜子三钱。（《丁甘仁医案续编》）

王仲奇医案

○ 程右。于12月10日初诊。

环脐少腹绷胀膨脝，状如怀子。时或胀痛，食难消受，大便不利，带下频仍，脉弦滞。似胀满而非胀满，恐肠覃之属，姑拟一方，未识如何。

制川朴4.5克，炒青皮4.5克，泽兰9克，红花2.4克，缩砂仁4.5克，杏仁9克，陈枳壳4.5克（炒），茯苓9克，煨莪术4.5克，广木香2.4克，泡吴萸1.8克，白蔹9克。

12月14日（二诊）：腹胀膨脝较消，惟脐下少腹尚觉绷硬，气泄则舒，食稍增益，大便较利，带淋未减，脉来弦涩；肠急脾钝，气机不行，子脏亦难免不受压迫，肠覃之患，当预虑也。

制川朴4.5克，炒青皮4.5克，泡吴萸1.8克，煨莪术4.5克，缩砂仁4.5克，瞿麦9克，白蔹9克，陈枳壳4.5克（炒），台乌药4.5克，煨肉果3.6克，广木香2.4克，茯苓9克，续随子霜4.5克。

三诊、四诊：（略）。

12月28日（五诊）：膨脝较消，胀则时胀时减，脐下少腹坚硬略软，肠间乍鸣，昨曾作泻；有形瘕结，消弭甚难。脉弦涩，守原意以治。

制川朴4.5克，煨草果4.5克，制附片6克，䗪虫4.5克，瞿麦9克，炙干蟾皮3.6克，续随子霜6克，煨莪术4.5克，海南子6克，北细辛1.2克，蜣螂虫4.5克，泡吴萸2克，缩砂仁4.5克。

六诊：（略）。

3月17日（七诊）：瘕结较软，仍稍膨胀。日来又痛而难过，大便仍溏，日有两起，食下已不胀闷，脉弦。守原意以通调肠胃、化瘕消结。

制川朴4.5克，台乌药4.5克，北细辛1.2克，川桂枝4.5克，煨莪术4.5克，炒黑川芎3克，泡吴萸2.4克，炒青皮4.5克，炒小茴2.4克，茯苓9克，缩砂仁4.5克，佛手柑3克。

另：真阿魏0.9克、广木香2.4克，同研，饭丸，吞。

4月6日（八诊）：腹痛减轻，溏泻转硬，如厕只一次。舌苔灰黄而腻，已较融化；面容仍稍晦，环脐腹中癥结已消。日来又感时行伤风、咳嗽，脉濡滑而弦，治当兼顾。

煨肉果4.5克，佩兰9克，槟榔6克，炒五灵脂9克，紫菀4.5克，杏仁9克，沉香曲4.5克，泡吴萸1.8克，炒青皮4.5克，煨川楝子4.5克，真广皮6克，蒸百部2.4克，獭肝3.6克。〔上海中医药杂志，1962，（5）〕

刘民叔医案

○孙月英，女，49岁。

素有洁癖，勤洒扫，工刺绣，仅育一女；于二十七岁时，丧夫不嫁，今已孀居二十二年。近病卵巢癌，久治不瘥，或嘱其试服中药黄芪，每日二两水煎服，服至二斤，初甚验，后无效，经其外甥媳张馥臻女士介绍，延夫子诊治，凡处二十六方，每方都加鼠屎三十粒，共服一百一十九剂，停药将养至一九五三年十月十日，月经始至，至是而人皆认为从此痊愈矣。或问：近来新学之士，倡言黄芪治癌有效，乃服至二斤，而反剧何也？夫子曰：癌犹疮也，辨证有始末之异，治法有攻补之殊，用药则或温、或凉、或燥、或润，对证处方，各适其宜，未可固执一端也。若孙氏初期之癌，但腹中大坚，未尝溃也；未溃者，不宜补；黄芪补虚者也，《神农本草经》称其"主痈疽，久败疮，排脓止痛"。药不对证，故无效焉。予处方，自始至终，必用鼠屎者，以鼠性善穿，其屎又善破癥坚积聚血瘕，故用于未溃时有效；反之，若误用于已溃之后，则其虚虚之祸，又不亚于黄芪之实实者矣。孙氏既愈，同学蔡岫青访问，得其女曼华亲笔报告一纸，今照原文抄录于后：家母自一九五二年农历九月中得病，起先是发热五天，请中医诊治无效，后改请西医，拟诊是伤寒，服氯霉素、注射青霉素后，病势逐渐减轻，体温正常，能起床，胃口奇佳。好了约半个月，病势又突然转变，发冷发抖，再请中医诊治，以为伤寒复发。看了十余次中医，仍属无效，腹部也突然膨胀厉害；再改请西医，西医诊断为卵巢癌，就进公济医院住院，在院热度坚持不退，并有呕吐现象，病情恶劣，接血二次，在院吃药打针，仍无起色，要开刀也不能，因怕开了以后，疮口不能痊愈，并更加快结束她的寿命。后来有王医生建议吃中药黄芪，因在院中不能进行什么治疗，故就催我们出院，回家休息，隔一星期做一门诊检查。回来后，起先腹部是减小，有进步，后来又没有效果，又膨胀起来，再经友人

介绍，看刘民叔大医师，自诊治后，一次比一次好起来，现在已全部恢复本来原有的健康。

初诊：一九五三年四月三日，虚羸少气，小腹中癥结大坚，按之如石，定而不移，外形胀大，如妊娠足月待产者然。脉弦细，舌上垢。

方用：

肉苁蓉三钱，元胡四钱，楝实二钱，阳起石三钱，鳖甲五钱，当归三钱，紫石英五钱，九香虫一钱，大黄三分三厘。

另：用七巧守宫丸如绿豆大者三枚，每日上中下午各服一枚。

二诊：五日。

方用：

肉苁蓉三钱，元胡索四钱，楝实二钱，阳起石三钱，鳖甲五钱，紫石英五钱，当归三钱，九香虫一钱，檀香一钱，大黄三分三厘。

三诊：七日。

方用：

肉苁蓉三钱，元胡索四钱，楝实二钱，阳起石三钱，鳖甲五钱，紫石英五钱，卷柏三钱，当归三钱，九香虫一钱，大黄三分三厘。

四诊：九日。连日微下，腹渐安适。

方用：

肉苁蓉三钱，元胡索四钱，楝实二钱，阳起石三钱，卷柏三钱，鳖甲五钱，当归三钱，川芎二钱，九香虫一钱，大黄三分三厘。

五诊：十一日。

方用：

肉苁蓉三钱，元胡索四钱，楝实二钱，阳起石三钱，鳖甲五钱，当归三钱，川藁本三钱，卷柏三钱，九香虫一钱，大黄二分五厘。

六诊：十四日。

方用：

肉苁蓉三钱，元胡索四钱，楝实二钱，阳起石三钱，鳖甲五钱，当归三钱，卷柏三钱，丹参三钱，母丁香一钱，九香虫一钱，大黄二分五厘。

七诊：十七日。

方用：

肉苁蓉三钱，元胡索四钱，楝实二钱，阳起石三钱，鳖甲五钱，当归三钱，川藁本三钱，卷柏三钱，乌

药三钱，九香虫一钱，大黄二分五厘。

八诊：二十日。连日下黑粪甚多，腹中坚症，渐渐消减，外形亦不如从前之胀大。

方用：

肉苁蓉三钱，元胡索四钱，楝实二钱，阳起石三钱，鳖甲五钱，当归三钱，川芎二钱，老鹿角一钱，九香虫一钱，牛角鰓二钱，巴豆壳二钱。

九诊：二十四日。头胀身痛，恶寒发热，胸胀呕吐，牙龈肿痛。凡疗痼疾遇有新病时，须先治新病，后疗痼疾，此大法也。

方用：

柴胡三钱，枳实二钱，半夏三钱，甘草一钱，白豆蔻二钱，藿香三钱，厚朴二钱，陈皮三钱，羌活一钱，生姜三片。

十诊：二十六日。

方用：

柴胡三钱，葛根三钱，枳实二钱，厚朴二钱，白豆蔻二钱，陈皮三钱，半夏三钱，茯苓三钱，川藁本二钱，甘草一钱。

十一诊：二十八日。

方用：

鳖甲三钱，鸡内金三钱，枳实一钱，厚朴一钱，茯苓三钱，黄柏一钱，细辛一钱，甘草一钱，腊梅花三钱，川芎一钱，川藁本二钱。

十二诊：三十日。

方用：

鳖甲三钱，鸡内金三钱，枳实一钱，厚朴一钱，细辛一钱，甘草一钱，川藁本二钱，川芎一钱，山茶花三钱。

十三诊：五月二日。新病痊愈，还治旧疾。

方用：

肉苁蓉三钱，元胡索四钱，楝实二钱，阳起石三钱，紫石英四钱，代赭石四钱，鳖甲四钱，当归三钱，川芎二钱，川藁本二钱。

十四诊：五日。

方用：

肉苁蓉三钱，玄胡三钱，楝实一钱，阳起石三钱，紫石英五钱，鳖甲五钱，当归三钱，卷柏三钱，丹参三钱，檀香一钱，巴豆壳二钱。

十五诊：八日。

方用：

肉苁蓉三钱，元胡三钱，阳起石三钱，老鹿角二钱，山楂核三钱，橘核三钱，鳖甲五钱，当归三钱，川芎二钱，甘草一钱，巴豆壳二钱。

十六诊：十二日。

方用：

肉苁蓉三钱，元胡索三钱，阳起石三钱，老鹿角三钱，巴豆壳三钱，鳖甲五钱，当归三钱，鸡血藤三钱，丹参三钱，甘草一钱。

十七诊：十六日。

方用：

肉苁蓉三钱，元胡索三钱，阳起石三钱，鳖甲五钱，当归三钱，鸡血藤三钱，卷柏五钱，巴豆壳三钱，牛角鰓二钱，甘草一钱。

十八诊：二十日。

方用：

肉苁蓉三钱，阳起石三钱，鳖甲五钱，当归五钱，丹参三钱，卷柏四钱，巴豆壳三钱，牛角鰓三钱，甘草一钱。

十九诊：二十四日。

方用：

肉苁蓉三钱，阳起石三钱，紫石英五钱，当归四钱，熟地黄五钱，丹参三钱，卷柏三钱，牛角鰓二钱，珊瑚三钱，甘草一钱。

二十诊：二十九日。

方用：

肉苁蓉三钱，阳起石三钱，紫石英五钱，当归四钱，熟地黄五钱，珊瑚三钱，丹参三钱，卷柏五钱，老鹿角三钱，牛角鰓二钱，甘草一钱。

二十一诊：六月六日。癥坚腹胀，次第消平。

方用：

熟地黄五钱，当归四钱，阳起石三钱，紫石英五钱，老鹿角三钱，牛角鰓二钱，枸杞子三钱，卷柏三钱，甘草一钱，珊瑚三钱，酸枣仁二钱。

二十二诊：十三日。

方用：

熟地黄五钱，当归四钱，阳起石三钱，紫石英五钱，老鹿角三钱，牛角鰓二钱，枸杞子二钱，卷柏三钱，甘草一钱，红梅花二钱。

二十三诊：二十二日。腹胀全消，血瘕亦化。

方用：

潞党参五钱，当归三钱，阳起石四钱，紫石英四钱，龟板五钱，鳖甲五钱，石决明四钱，元胡索二钱，荷花二钱，千年红二钱，红梅花二钱。

二十四诊：三十日。

方用：

潞党参五钱，当归三钱，阳起石四钱，紫石英四钱，龟板五钱，凌霄花三钱，红梅花二钱，丹参三钱，卷柏三钱，甘草一钱。

二十五诊：七月七日。

方用：

潞党参五钱，当归三钱，阳起石四钱，紫石英四钱，龟板五钱，凌霄花二钱，红梅花三钱，丹参三钱，玫瑰花二钱，千年红二钱，卷柏三钱。

二十六诊：十四日。

方用：

当归三钱，阳起石四钱，紫石英四钱，凌霄花三钱，红梅花二钱，玫瑰花二钱，卷柏三钱，丹参三钱，香橼二钱，佛手二钱。

二十七诊：二十一日。

方用：

当归三钱，川芎二钱，阳起石四钱，紫石英四钱，凌霄花二钱，丹参三钱，杜仲三钱，续断三钱，桑螵蛸三钱，香橼三钱，肉苁蓉二钱。

二十八诊：二十八日。调理于今，安全康复。

方用：

潞党参五钱，当归三钱，阳起石四钱，紫石英四钱，龟板五钱，鳖甲五钱，丹参三钱，肉苁蓉二钱，杜仲三钱，续断二钱。

附七巧守宫丸方，存心堂集验方，治妇人月闭，腹中坚癥积聚血瘕，阴疮胀痛寒热。通利血脉。生子大良。

守宫二七枚（得东行者良，砂锅熬），䗪虫七枚（熬），没药七分，红娘子七枚（熬），蛴螬七枚（熬），乳香七分，雌黄精七分。

上药分别为末，称准合匀，炼蜜为丸，如绿豆大，即"七巧守宫丸"也。每服一丸，病重者酌加，老白酒送下，一日三服。（《鲁楼医案》）

马培之医案

○ 脉来左部细弦，右部沉涩，荣血不足，肝气不

强，脾气不利，气血与汁沫凝结肠外，结为肠覃，状如怀子。幸月事仍以时来，法宜养荣，兼流气化凝治之。

淮牛膝，丹参，川楝子，桃仁，青皮，上肉桂，当归，乌药，香附，元胡，瓦楞子，降香片。（《马培之先生医案》）

王旭高医案

○ 少腹结块，渐大如盘，上攻则痛，下伏则安，此属肠覃，气血凝滞而成，拟两疏气血法。

香附，丹参，红花，当归，泽兰，桃仁，元胡，广皮，砂仁，五灵脂。

另：大黄䗪虫丸，每服二十粒。（《柳选四家医案·评选环溪草堂医案》）

张仲华医案

○ 金右腹满如妊，经水按期而至，迄将九月，起居胃纳如常，专科曰鼠胎，十二月乃产。诊脉细小，腹无胀坠，考《内经》曰：妇人重身，何以别之？对曰：身有病，而无邪脉也。又曰：手少阴脉动甚者，妊子也。以外似妊而非妊者，分条并及。曰：月事以时下者，名肠覃。月事不以时下者，名石瘕。肠覃生于肠中，不妨月事；石瘕生于胞中，故妨月事。由此论之，是即肠覃。既曰专科，乃昧于圣经，而以不经之谈为证据乎。拟按经旨勿攻夺之意着想，其惟和理气血，聊佐推敲。

老苏梗一钱五分，炒桃仁三钱，炒黑丹皮一钱五分，瓜蒌仁三钱，陈香橼一钱，归尾一钱五分，炒橘核三钱，生瓦楞一两。（《吴中珍本医籍四种·张爱庐临证经验方》）

其他医案

董含妾腹内生一痞，始如弹丸，五六年后大类鹅卵，中似有一窟，往来移动，或痛或止，百药罔效。久之遍体发肿，内作水声，日夕呻吟，死而复苏者再。诸医束手无策，皆云此名水臌病已成，不可复痊矣。章文学旭，字东生，名医也，善治奇疾。往邀之，曰：此非水症，乃积聚所致，不半日可愈。但所用药猛烈，转斗而下，驱水甚疾。试问疾人愿服与否，而病者曰：我已垂殆，苟一线可救，死无憾也。于是取红丸十粒如绿豆大，以槟榔、枳实等五六味煎汤下之。初觉喉中响声可畏，势将不支，顷之胸膈间如刀刃乱刺，哀号转掷，痛不可状，又顷之下水斗许，头面肿退，不逾时又下数

升，腹痛亦退。病人曰：我今觉胸背顿宽。遂熟睡片刻。时章君犹在坐也，曰：此番不独水去，痞亦当渐散矣。进补剂二日，明后日可连服之，遂辞去。至晚又下水四五升，手足肿全退，不三日病痊愈。既而忽痞势摇动，下红黑痢三昼夜，痞亦不见。众医惊服，往叩其故。章曰：此名肠覃，在《内经·水胀论》中，君辈自坐不读书耳。皆惭而退。按岐伯曰：寒气客于肠外，与胃气相搏，癖而内着，瘜肉乃生，始如鸡卵，至其成若怀子之状，按之则坚，推之则移，月事以时下，肠覃生于肠外故也。又有一种名石瘕，病状相同，月事不以时下，石瘕生于胞中故也。皆妇人之病，因有积聚可导，而下似水胀，而非水胀也。（临症之工，大宜分别。）此疾若非章君，久作泉下之鬼矣。（今人能感激如是者，鲜矣。）三冈识略。（《续名医类案》）

热入血室

周小农医案

○ 寒热夜甚，神识不清，谵语恚怒。脉数而滞，舌红苔黄。询知少腹作痛，适值经行甚少。温邪内蕴，有热入血室之征。疏方豆卷、青蒿、荆芥、苏梗、泽兰、丹参、木通、山栀、泽泻、大腹皮、益母、楂炭、郁金。复诊：热仍暮炽，经行仍少，神情依然，夜则谵语，苔黄口苦。加干漆炒川连、玄胡。另用血珀、辰砂、郁金，研末，热昏时冲服。热轻神清后，虽略有起伏，不浹旬而安。此方川连用干漆炒，张路玉常用之。雷少逸云："热入血室，其左脉必盛。"按如右脉盛，涎潮喘急昏糊，有先化其痰、后治其血者；与经适断而邪乃乘虚，以及热邪传营迫血妄行，致经未当期而至者，二证治法迥异。

○ 素有痛经，停经三月。兹则感受湿邪，下午身热已二旬，热入血室，经事行而不畅，右腹作痛。脉滑，苔背腻白。湿浊挟瘀，防成积聚。豆卷、川朴、草果、青皮、莪术、荔橘核、乳香、没药、青蒿、赤芍、失笑散、瓜瓣、皂荚子（醋炒）、玄胡、乌药，研末，开水调服。三剂。得便宿垢，其痛减半，经亦畅行，惟少腹尚胀，原方增损，续服愈。

○ 热已月余，下午方作，口渴，溲黄。脉濡数，舌红尖剥。述知热时鼻灼如烟囱，邪蕴天寒束，病者以为劳也。初与桑叶、丹皮、黑山栀、冬瓜子、石斛、银花、知母、黄芩、桑皮、青蒿、郁金、银柴胡、茅芦根，以清客邪。复诊：审知前身初热，适值经行少而腹病渐作，是邪热陷入血室。另以生进蒲黄、五灵脂、玄胡、青皮，研细服，腹痛更甚。三服后，经行如墨，兼有瘀块甚多，经行至翌日，身热陡止，而腹痛未已。以四物金铃子散加香附、苏梗、瓦楞子、没药、泽兰、丹皮、青皮，以清营瘀而理气滞，经畅而诸症均退。

○ 素性沉郁，与姑勃溪，伏暑外且多气郁，适值经来如无，寒热旬余，热甚气闷。名医严君投白虎加减，转热势不扬，脉沉细不起，苔白微黄。某医投开展气湿及玉枢丹，未应。此伏暑兼气郁，热入血室，故脘腹窒闷也。宜清伏邪，泄肝郁，行气滞，通血瘀。

青蒿三钱，黑山栀二钱，丹皮二钱，金铃子三钱，玄胡三钱，郁金三钱，射干八分，香附二钱，苏梗二钱，丹参三钱，五灵脂三钱，益元散三钱（荷叶包），另血珀五分，伽楠香一分，藏红花二分，龙涎香五厘，鸡内金一具（灸，研末冲服）。

复诊：服二剂，转为疟疾，是厥阴之症由少阳外达也。前方去蒿、栀、苏、射，加软柴胡六分、黄芩钱半、旋覆花三钱、蓬莪术三钱。并嘱觅善针者刺期门穴。服二剂，疟止，诸恙若失。（《周小农医案》）

施今墨医案

○ 李某，女，32岁。

病历四日，发热、头痛、项强，经水适至，呕吐不食，心烦不能眠，甚则谵语妄言，口干，大便已四日未解。舌苔外白中黄，脉浮紧。

辨证立法：暴感外邪，适遇经至，热入血室。即应调和气血，兼以通便。

处方：

赤白芍各6克，川桂枝3克，银柴胡4.5克，川独活4.5克，酒黄芩6克，酒黄连3克，紫丹参6克，酒川芎4.5克，粉丹皮6克，姜竹茹10克，炒陈皮6克，香豆豉（炒）12克，蔓荆子6克，法半夏6克，晚蚕沙10克（炒皂角子10克同布包），砂仁壳4.5克，白苇根12克，炙甘草3克，豆蔻壳4.5克，白茅根12克。

二诊：服前方二剂，发热渐退，头痛减轻，颈项不强，仍感不适，呕吐止，大便已通，但干燥。

处方：

赤芍药6克，炒柴胡4.5克，蔓荆子6克，杭白芍10克，川独活4.5克，酒川芎4.5克，牡丹皮6克，酒归尾6克，鲜茅根10克，细丹参6克，鲜生地10克，苦桔梗4.5克，炒香豉10克，莱菔英6克，炒山栀6克，莱菔子6克，炙甘草3克。（《施今墨临床经验集》）

刘民叔医案

○ 金爱丽，于一九五一年八月二十八日入广慈医院三等病房三十三床，住院证第一六五一零号。在下午十一时三十分产一男孩，由潘恩年医师接生，发给出生报告单一纸，"胎次：第一胎。生产情形：顺产。产前检察：有四次。婴儿状况：很好。产母状况：产后精神状态异常。"据锦鑫及其母妹云：产后第三日下红白痢，第六日治愈，但寒热未清，第七日院方说须再住一天，急往探视，第八日晨九时出院。自回家后，日益严重。初，在发病前一月间，曾发红疹白疬；败血淋漓，迄今不净。（鼎按：产褥热？）经同街十九号陆洪海介绍，求师诊治。陆固两次病狂，皆为夫子治愈者。

初诊：一九五一年十月三日。小便癃闭不通，少腹隆起，神志错乱，独语如见鬼状不得眠。脉数。舌赤。裤有血迹。

方用：

云母石一两，生石膏一两，生地黄一两，龙胆草一钱，紫草一钱，桃仁二钱，水蛭二钱，虻虫一钱，大黄一钱，蝼蛄一钱，鼠妇二钱，蟋蟀三钱。

二诊：四日。癃闭通，少腹平，独语不息，日夜不眠。

方用：

云母石一两，生石膏一两，生地黄一两，蟋蟀三钱，桃仁二钱，水蛭二钱，虻虫一钱，大黄一钱，蝼蛄一钱，鼠妇三钱，蚯蚓四钱。

三诊：五日。神识渐清，二便畅行。

方用：

代赭石一钱，生石膏一两，生地黄一两，丹参三钱，桃仁二钱，水蛭二钱，虻虫一钱，大黄一钱，鼠妇三钱，蚯蚓四钱。

四诊：七日。渐能睡眠。

方用：

代赭石一两，生石膏一两，生地黄一两，郁金三钱，桃仁二钱，水蛭二钱，虻虫一钱，大黄一钱，鼠妇三钱，白芍药三钱。

五诊：十日。

方用：

代赭石一两，云母石一两，生石膏一两，生地黄一两，桃仁二钱，水蛭一钱，虻虫一钱，鼠妇一钱，大黄五分。

六诊：十三日。

方用：

代赭石一两，云母石一两，生地黄一两，桃仁二钱，水蛭一钱，虻虫一钱，菊花五钱，龙胆草六分，生大黄五分。

七诊：十七日。眠食皆安，但有时尚胡言乱语，作狂家举动耳。

方用：

代赭石一两，云母石一两，生地黄一两，桃仁二钱，僵蚕三钱，水蛭一钱，虻虫一钱，菊花五钱，龙胆草六分。

八诊：二十二日。语言清，狂象平。

方用：

代赭石一两，云母石一两，生地黄一两，菊花五钱，水蛭一钱，虻虫一钱，甘草一钱，阿胶二钱，南沙参三钱。

九诊：二十八日。

方用：

云母石一两，生地黄一两，南沙参一两，菊花五钱，水蛭一钱，虻虫一钱，甘草一钱，阿胶二钱，红枣五枚。

十诊：十一月四日。

方用：

云母石一两，生地黄一两，南沙参一两，菊花五

钱，阿胶二钱，甘草一钱，红枣、荔枝、桂圆各五枚。（《鲁楼医案》）

萧琢如医案

○病者：黄氏妇，年三十余岁，住湘乡。

病名：热入血室。

原因：适月事来，因感寒中断，舁数十里至余馆求诊。

证候：往来寒热，少腹及胁下疼痛如被杖，手不可近。

诊断：脉弦数，舌苔白而暗，即《伤寒论》热入血室，其血必结，故使如疟状也。

疗法：与小柴胡加归、芍、桃仁、红花、荆芥炭，活血通瘀。

处方：

川柴胡钱半，青子芩一钱（酒炒），姜半夏钱半，清炙草六分，当归须二钱，赤芍一钱，光桃仁三钱，片红花一钱，荆芥炭一钱，鲜生姜一钱，大红枣两枚。

效果：连服两剂，大便下黑粪而瘥。

廉按：叶氏谓热邪陷入血室，与血相结，必少腹满痛，身体亦重，身之则旁气痹，及胸背皆拘束不遂，轻者刺期门，重者小柴胡汤去甘药，加元胡、归尾、桃仁，挟寒加肉桂心，气滞者加香附、陈皮、枳壳等，去邪通络，正合其病。此案对症处方，虽从经方加减，而却与叶法大旨相同。

○病者：邓君之妻，年二十四岁，住湘乡。

病名：热入血室。

原因：小产后患伏热，杂治不痊。检阅前方，皆与症反，势已濒危，其夫仓惶乞诊。

证候：身大热多汗，少腹硬痛，痛处手不可近，溲便皆不通利。

诊断：脉弦数，舌色红而苔白，此瘀血停蓄为患也。

疗法：本宜桃仁承气汤，以病久人困，虑其难于胜受，乃变通用四物汤去地黄，加桃仁、红花、肉桂、醋炒大黄，以缓通之。

处方：

归尾钱半，赤芍三钱，川芎一钱，光桃仁二钱，片红花一钱，紫瑶桂五分，醋炒生川军钱半。

效果：一剂下黑粪甚多，痛减七八，再剂而愈。

廉按：王孟英谓热入血室有三证：如经水适来，因热邪陷入而搏结不行者，此宜破其血结；若经水适断，而邪乘血舍之空虚以袭之者，宜养营以清热；其邪热传营，逼血妄行，致经未当期而至者，宜清热以安营。此案热入血室，由瘀热互结不行，自应活血通络，以破其结。方用四物汤加减，较之桃仁承气，虽为和缓，而桃、红、桂、军等四味，通瘀亦颇着力，宜其投之辄效也。（《全国名医验案类编》）

张寿颐医案

○二月底起寒热时病。愈后体虚未复，至四月底姅事如期而至，逮三天未净，寒热作于申酉，热时忽笑忽哭，热退即止，前医重用痰药，然素体柔脆，肤如凝脂，骨格瘦小，寒药太过，中宫不舒，遂尔停药。嗣后寒热自解，但每觉胸中气室，即两目上视，沉沉睡去而呓语喃喃，常与家眷亡人畅谈不休，似所见无非鬼物，不问昼夜，时且如是。呼之亦不易醒，醒则神志了然，半月以后发作渐密，食饮无多，二便如常而不多，近又姅事按期而临，先有腹痛微微，小腹䐜胀，姅见先有紫色，继则如恒，今已第四日，渐以无多而胀痛已安，惟迩日呓语中恒述阃外不及见之人物，无不与目击者一一吻合，已到丧魂景象。今日其翁来校延诊，适就诊者络绎不绝，坐守两旬钟同去诊视。适在清醒之时，安坐内室，神清了了，但察其神气兴会全无，言语低小，酷似阴证，面色虽不萎败而凝脂白洁，太乏华采，又似阴精消亡之象。按脉左寸关不见，左关中按弦大有力，但不甚数，尺后隐隐垂长，是心肝两脏之气遏郁不宣，庶乎魂神不安。惟忽笑忽哭起于汛后，恐是热入血室。兹当姅期，议潜镇化痰安神，少添导瘀。

焦蒌皮6克，炒枣仁12克，辰茯神9克，干菖蒲根4.5克，生远志6克，真天竺黄4.5克，贝母9克，黄郁金4.5克，橘红2.4克，五灵脂1.2克，桃仁泥1.2克，生牡蛎12克，灵磁石9克，玳瑁片9克，青龙齿9克，紫贝齿15克。

五味先煎汤代水。（《张山雷专辑》）

张锡纯医案

○病者：张温卿之夫人，年三十余，住南皮。

病名：热入血室，变子宫炎。

原因：据述前因恒觉少腹切疼，英医谓系子宫炎症，用药数次无效。继乃谓此病如欲除根，须用手术剖割，将生炎之处，其腐烂者去净，然后敷药能愈，病人惧而辞之。后至奉又延日医治疗，用坐药兼内服药，稍愈。至壬戌夏令，病寝寝增剧，时时疼痛，间下脓血。至癸亥正初，延愚诊治。

证候：疼处觉热，以凉手熨之稍愈，上焦亦时觉烦躁。

诊断：脉弦而有力，尺脉尤甚。此系曾受外感，热入血室。医者不知，治以小柴胡汤加石膏。外感虽解，而血室之热未清，下陷子宫，阻塞气化，以致子宫生炎，浸至溃烂，脓血下注。

疗法：用金银花、乳香、没药、甘草以解其毒，天花粉、知母、玄参以清其热，复本小柴胡汤方义，少加柴胡提其下陷之热上出，诸药煎汤，送服三七细末二钱，以化腐生新。

处方：

银花三钱，乳香一钱，天花粉三钱，玄参六钱，甘草钱半，没药一钱，肥知母四钱，川柴胡一钱，参三七二钱（研细，药汤送服）。

次诊：疼似稍轻，其热仍不少退。因思此证原系外感稽留之热，非石膏不能解也，遂于原方中加生石膏一两，后渐加至二两。

效果：连服三剂，热退强半，疼亦大减。遂去石膏，服数剂，渐将凉药减少，复少加健胃之品，共服药三十剂痊愈。

廉按：子宫生炎，患处必红肿热痛，延久则溃烂，亦必兼下脓血。现今专科，多从淫毒症治，外用洗法，内用龙胆泻肝汤，重加土茯苓为主。此案悟到热入血室，血聚成炎，熏灼既久，浸至溃烂流脓。方用解毒清热，化腐生新，痛虽稍减，而外感稽留之热仍不消退，必加生石膏一二两，伏热大退，而痛亦大减，益见热入血室之原因，确有特征。（《全国名医验案类编》）

魏长春医案

〇病者：徐文宁之妻，年二十四岁。

初诊：民国十八年三月二十三日。

病名：风温热入血室。

原因：经来一日，适感风温，热邪陷入血室，经行停滞。

证候：潮热颧赤，胁痛呕逆，咳痰白韧，少腹疼痛，体温37.8℃，神昏谵语，溲短便溏。

诊断：脉象滑数，舌苔黄白腻。脉症合参，病属风温肺炎，热邪陷入血室。

疗法：王孟英曰：经水适来，因热邪陷入，而搏结不行。此宜破其血结，今宗其法，兼以清热化痰开闭。

处方：

旋覆花三钱（包煎），鲜石菖蒲二钱，赤芍三钱，桃仁三钱，鲜生地八钱，紫雪丹五分（灌），全瓜蒌五钱，淡竹沥一两（冲），苦杏仁三钱，淡豆豉三钱，焦山栀三钱。

次诊：三月廿六日。伏温外达，身热颇炽，神识已清，咳嗽咯痰白黏，体温38.9℃。呕逆渴减少腹痛止。脉滑数，舌红润苔白滑。用清肺化痰，兼以凉营法。

次方：

桑叶三钱，枇杷叶五片（去毛），玄参八钱，原麦冬三钱，鲜生地八钱，生石膏一两，苦杏仁五钱，火麻仁五钱，炙甘草一钱，全瓜蒌五钱，炙鳖甲八钱。

万氏牛黄清心丸一粒（去壳，研吞）。

效果：服药后，热退胃苏，服淡竹沥数日，痰化病愈。

炳按：先病热证，适值经来，热陷血室，经忽停止，尽日明了，人神昏谵语，为热入血室。治宜开窍通瘀、清热透邪为要，如本证是也。（《慈溪魏氏验案类编初集》）

邵荪医案

〇盛陵蒋。热入血室，疹斑稍现，舌黄滑，脘闷，大便泻痢，微热。势在重险，宜清解。防厥。六月廿一号丙午初七日。

贯仲二钱，碧玉散三钱（荷包），大豆卷三钱，小青草一钱，原滑石四钱，赤芍四钱，连翘三钱，通草钱半，银花三钱，炒枳壳钱半，省头草钱半，引活水芦根一两。

二帖。

又：血舍已清，泻痢较瘥，脉濡数，舌黄，呛咳，微热不清，胸前发斑白痦。宜清解为主。六月廿四号丙午初十日。

淡竹叶钱半，银花三钱，省头草钱半，桔梗钱半，京川贝二钱，赤苓四钱，广郁金三钱，大豆卷三钱，碧玉散四钱（荷叶包），小青草一钱，通草钱半。

清煎二帖。

又：泻痢已瘥，身热亦退，脉濡细，脘腹胀闷，咳逆宜治。防变。七月四号丙午二十日。

桔梗钱半，枳壳钱半，新会皮钱半，白前钱半，川贝二钱，赤苓四钱，广郁金三钱，蔻壳钱半，佩兰钱半，通草钱半，谷芽四钱，引荷叶一角。

三帖。

史介生评：伏热由阳明而陷入血室，血下则阳热上浮，而神识不清，语言谵妄。张仲景屡有刺期门之训，因期门是肝经之募，泻其热而通其经，则汗得遍身而蓄热外泄，下血自止而谵语自已。此案治法，虽不宗小柴胡汤之例，而悉遵仲景无犯胃气及上二焦之戒，仍以清热利窍，俾郁热外泄而疹斑透现，确是良方。但肝经之热，恐难速解，故防劫液动风而变痉厥，幸其郁热渐由大肠而自寻出路。惟初方既用碧玉散，则滑石可以去之。第三方若再注重清解，庶免久咳之累。（《邵兰荪医案》）

林珮琴医案

○ 秋间寒热似疟，入暮谵语潮热。少腹满，此为热入血室。用小柴胡汤去参、姜、枣，加丹皮、赤芍、生地、楂肉、归尾，三五剂瘥。

○ 危氏，夏初时疫，恰值经断，血海亏虚，壮热陷里。口燥汗多，夜烦不寐。用清化饮加山栀、泽兰、藕汁，清理血分而愈。

○ 冬温化热，月信适来，邪热搏血，医用清解。外不甚热，而脐腹胀痛，小水赤涩。用导赤散加红花、桃仁、元胡、车前子，再剂愈。

○ 眭妇，伤寒发热咳呕，右胁刺痛，邪在少阳未解，忽经行，少腹烦懑。医不知热陷血海，且有无犯胃气及中上焦之戒。犹用杏、蒌、谷芽等味，烦懑益剧。仿陶氏加减小柴胡汤去参、枣，加生地、丹皮、赤芍、郁金、山栀、枳壳，数服而病霍然。

○ 温热证烦渴昏谵，脉虚促不受按，些必病中经行也。询之，则初病旬日内再至矣。以泽兰、赤芍、生地、麦冬、山栀、赤茯、连翘，石菖蒲汁、藕汁冲服，先清血分热邪，昏谵已减。后去泽兰、赤芍，加白芍、当归、炙草、红枣，酸甘和血得安。（《类证治裁》）

姚龙光医案

○ 二十余岁，五日节因多食糕稷椒姜，而患温证，

又服医家香窜大热之药，遂身热无汗，腹痛胁胀，胸闷吐血，人事昏沉，语多谵妄，手足搐搦，大便不通，小便赤涩，日轻夜重，躁扰不寐。王升甫为迓余治，诊得左脉弦数，右脉滑数，其神如痴。问曰：经水何如？曰：初病经水便来，现尚未止，共来六日矣。余曰：此温病热入血室而兼食积也。为用柴胡一钱半，黄连一钱，全瓜蒌一两，青蒿、山楂子、麦芽、赤芍、丹皮、生地各三钱，枳壳、元明粉各二钱，令与煎服。或言太寒，瓜蒌、黄连各减一半，服后热减，复诊时升翁私以告余，余曰：热邪重极，血分大伤，血燥津枯，大便如何下达？今用瓜蒌八钱，余仍旧，一剂果大便畅行，热退神清，惟腹胀尿赤，右脉仍滑数，此食积未行也。为去柴胡、半夏，加酒曲五分，又两剂诸症皆愈，安寝如常。又为易方调理。（《崇实堂医案》）

方仁渊医案

○ 向病经行腹痛，今寒热来时，经不期而至，至而即停，于见寒热加重，腹痛晕厥，厥痛相连二候，诸药罔效。脉弦而大，舌腻罩灰，痛在脐上脘下，扪之拒按。思湿热伏邪，往往结于太阴膜原之分，阴土为湿所困，地中之清阳不升，肝木因而被遏，气折不能宣畅行血，即为凝滞。肝邪乘胜来贼，脾气益见窒塞，往来之热，痛厥之势，宁有止期乎！此热入血室之变者，议苦燥以开湿热之伏，辛甘以畅肝木之遏，更佐血药以通之，淡渗以降之，使湿热化而瘀滞通，厥痛庶几有所缓解也。

小川连三分，炙山甲、通草各一钱，生姜、上肉桂各三分，淡芩一钱，红花、桃仁、鳖血拌柴胡各一钱半。

二诊：痛势减半，厥势不作，但往为之热犹不已也。舌苔灰黑转甚，血室之凝滞虽松，湿热之上泛方盛。仍昨意佐以苦温泄满。

前方去红花，加川朴八分。

三诊：痛平厥止，寒热亦轻，舌灰未化，湿热欲退未退也。迎刃之势也成，且勿懈怠。

前方去山甲、肉桂，加姜半夏一钱半、川桂枝四分。

四诊：寒热退尽，灰苔亦化，知饥思谷，邪去胃醒矣。宜化湿和中。

前方去川连、桃仁，加陈皮、谷芽。（《倚云轩医

案医话集》）

张畹香医案

○ 道光庚戌六月，水澄巷王元通一妇，患温邪六七日，适逢经至。予为道贺，即用前法。其本家有知医者，谓通经当用温药，改为炮姜、红花等剂，经即停，叫掷烦躁，一夜即死。

○ 范姓一室女，父母皆亡。患暑热，予治。一日，予诊脉，两手皆洪而两尺尤大，疑天癸之至。询工妇出入三次，答以无事。予以暑热太盛，用白虎汤。至晚，痉厥，始知其经果至。因室女怕羞，嘱其勿说，遂致不救。

○ 同治壬戌，避难乡间，有一妇患疫，八日经至，又四日，邀治。速用前法。讵乡间赴市较远，药未入口而经已停，遂至神昏不语，痉厥不治。

○ 毛姓一妇，孕八个月。霜降后患伏暑。黄昏寒热似疟非疟。无物不呕是上中焦症，其阳之不通以禁用滑石故也。然日用厚朴、藿梗更多，医呕总不除，后予以喻氏进退法，一剂呕止，即告辞。以极于上者，必反于下。一产即为棘手，病家再三嘱，治用安胎清暑法，不弥月而产，产后母子均吉，惟恶露点滴则无。予思病经一月，今欲求其血，是迫饥民而征敛也，理当加本求利。于是以丹参八钱、当归三钱、川芎二钱，再加沙苑子一两以代地黄，经血大至。服十剂，恶露乃净。黄昏寒热又作。予谓是极于下，必反于上也。用薄荷、滑石辛凉解肺而愈。

○ 世交张鲁封六兄，医学高明，凡戚友中，病至棘手，延至，立法即愈。一媛尚在室，患温邪多日不愈。邀治。舌黑燥，神呆，脉滞大。予认为邪入心包，当用犀角地黄。鲁翁封以业已服过，或剂轻之故，再议以大剂，不应。予又诊，细问工妇病中，曾经走经否？对以十余日上，至服主人药。予知其必不用医通法也。于是以舌黑为津液之涸、肾水之干；耳聋者，水不上升也；神昏者，精不上交于心也；两腿不能自移，衣服着肌肉即大叫痛者，为血分之亏也。用吴氏《温病条辨》下焦篇中复脉汤加减，内大熟地用至八钱，炙甘草用至六钱。鲁翁嫌手笔太重。予谓其书谓甘草不应加至一两，曾经得效多人，竟用之，一剂即知。鲁翁竟以此汤日进。不过十余日，痉愈。予即以《温病条辨》转赠，

缘此书京城所刻。吴鞠通与世伯胡水云先生交好，今下灶胡心亨明府水云先生之令嗣也。蒙其屡次下赠，今宁波有翻刻者。后晤鲁翁云，曾经以书内大定风珠治血崩得效。此媛适阳嘉龙孙宝号七月间，患暑湿致小产，经血不下，鲁翁自诊后，又邀予。鲁翁此次手笔亦不轻，当归用至七钱。予谓究属性温，不如易以丹参一两，且产由暑热逼下，须用凉剂。若不以凉，即热入血室矣。加以丹皮、栀子、六一散、木通等，竟霍然风温发疹。绍兴谓之"痦"，苏人谓"痧"，叶氏谓之肺邪，发在冬春用温邪法，夏秋用暑湿法，皆以凉肺祛风。惟怕胀闷大便不解。若大便水泻，不必服药。即用药如樱桃核、绵丝线、西湖柳，皆无用焉。同治丙寅三月，余全家病瘖，皆轻，不服药。有二女病亦轻，病中经皆至，绝不为意。一女尚无恙，一女从此经断。越两月，气喘面胀，昼夜坐，始询其故。服黑锡丹一钱，气平能卧，面肿亦消，然大便水泻。考《张氏医通》谓之肝肾喘，水泻者不治。历用药，竟无效。此二女绝顶聪明，识书义尤孝友爱敬。一字明之，一字全之。全之次年出嫁，以予病危，割臂痊余。又明年患病，易簪时，见疮痕始悉，女本同胞三，尚有长姊，字圆之，十五岁时割臂疗予。出嫁后二十一岁产亡。予以曹娥十四岁能孝血食万年。今十五岁行孝而速死，以理诘稽曾城隍签，示一啄一饮，莫非前定，然则窍通修短俱属前定。予观唐代取书，谓佛氏上应鬼宿，鬼宿明亮，佛道昌明。于是晓天地间三教鼎立，缺一不可。以儒教治人，以佛教治鬼，以道教治非人非鬼之妖怪。且以晓命数所定。即仓公扁鹊亦无益也。

○ 西郭陈永茂，颇识医之善否。予每治其家妇女，病中经至即愈。今予老病不为治，去秋有患暑而经至。颇记金言导医者，以热从血泻法，乃茫然，仍用厚朴、枳、蒌，复以炒芍，即不治。（《三三医书·医病简要》）

吴东旸医案

○ 有宁友屠云甫，谓久安里朱秀宝者，青楼中翘楚也，近得奇疾，请诊之。至则见其仰卧，两人坐于傍，而各执其手，面微红，唇赤色，吻时时辟翕如吮物状，两手时一跃，或左或右，跃则目珠上窜，舌时伸出而自笑。问之则谵语昏沉，但云有人压我。诊其脉，两关搏指，尺寸皆微。舌心苔浊而黄，舌尖红润，口不喜

饮。询知前夜偶发寒热，挑痧后即成此症。余以为挑痧不过略伤营血，何至于是？再询知病前一日，天癸已行，今尚淋漓不绝。予曰：是矣，此乃邪入血室也。随定一方与之，令连服两剂。诘朝往诊，病人正在酣睡。侍者云：进药至二剂，即诸病退而熟卧矣。诊脉尺寸已起，天癸未止，改用和中养血，调理而安。（《医学求是》）

孔云湄医案

○ 客讯于予曰：邻妇有病者，头身疼痛，发热恶寒。延医治之，热已退矣，而胸满胁痛，妄见妄言，入夜尤甚。医用开胸理气药不效，更医用痰药加大黄攻下，亦不效。日益沉困，此为何病？予曰：其年几何？子女若干岁矣？曰：年未三十，一子不过再周。予曰：此必热入血室证也。血室者，妇人之血海，冲脉之大汇，肝所主也。其脉起于气街，上布胸中，又与阳明之脉相萦，故病则胸满胁痛也。妄言妄见者，心主血，热入其室，扰及神明，故主昏而谵妄。以其主病在阴而不在阳，在血而不在气，故昼日阳气为政，虽病犹轻，入夜阴气用事，为病弥甚也。开胸理气诸药治不及血，安能取效？至用痰药攻下，则失之远矣，此古法所最禁，医家之大误也。曰：热入血室之病，曩亦闻之，其症云何？治之当用何药？予曰：仲景《伤寒论》中言之详矣。其得于经行已尽之后者，血室已空，热邪乘虚弥漫深入；其症胸胁下满，如结胸状而谵语；治法刺期门以泻其热，以其病内连脏腑。其得于经行未尽之时者，热与血搏，血必为结，热亦被阻；其症往来寒热，发作有时如疟；治法用小柴胡汤和解，以其病在半表半里也。又有发热之时，经水适来，经已半结，热复大扰；其症或兼胸满呕逆，或兼往来寒热，昼犹明了，夜则谵语如见鬼状；治之无犯胃气及上二焦，盖亦不越和解一法。今开胸之药已伤上焦，攻下之药实夺胃气，古人所禁而今皆犯之，适以鲁莽增病耳，尚望愈乎？曰：热入血室止此数症乎？治法亦尚有通变否？曰：男子亦有此症。《伤寒论》云：阳明病下血谵语者，此为热入血室。但头汗出者，刺期门。盖男子本无血室之说，然血室属在冲脉，男子之冲脉与女子之冲脉同也。阳明之脉下乳夹脐，与冲脉会于气街，冲以血虚而受邪，自挟阳明之脉逆行上犯，故随阳明现症。其所以异于女子者，女子经来热入血室，则如结胸状而谵语，从阳明里

也。男子下血热入血室，则但头汗出而谵语，从阳明表也。予平日数经此症，皆不在男而在女，而其症亦有异于古所云者，故治法少有变通，不尽如古也。一为姻戚家女，伤寒瘥后，饮食不进，胁胀胸满，入夜直言见鬼，指示鬼在何处，着何衣履，如何击我，如何扼我，甚则气闭声嘶不止，如见鬼也。其家以为祟。予询其父母，知其病时曾有经事，曰：病易为也。以小柴胡重加清热和血之品，数剂而愈。一为族间佃户之女，伤寒月余，屡经汗下，病转沉重。予见时，昏不知人，言动俱废矣。诊其脉，弦细涩数而不甚沉。予疑曰：症似少阴，脉似少阳，何也？且涩数并见，必有热搏血聚之虞。因问其母：此女能言动时，曾谵语见鬼否？经期过已几日？答言不知，但见其私衣有污处前，曾微微谵语，不闻见鬼也。予曰：是矣。亦以小柴胡重加清热和血之品加以宣导，再剂遂愈。又一妇产后伤寒，败血不行，坏结小腹，胁下痛甚，外症亦乍寒乍热，然休作无时不如疟，亦不谵语也。医以攻瘀破滞之药频治不效。予曰：此热入胞宫，外邪束之，当比热入血室例，先解外邪，不宜直攻也。亦以小柴胡汤加归、芍之属愈之。此外，经历颇多，不能遍述也，然筹之详矣。妇女伤寒及温热诸病，过期失治，往往淹滞旬月，岂有少年闺阁病愈多日而经事不行者？及热入而并见，又多夹在诸经证候之中，而医不能识。见其满痛如结胸也，则攻其胃中之热。见其胁痛而且呕也，则以为肝气上逆。见其昏狂如见鬼也，则以为痰入心窍。惟往来寒热，或者识为少阳之症，然与他症杂见，则又置少阳不论矣。夭枉人命，往往由此。予以问症加详，不忍遗其所讳，是以未蹈此弊。惜乎不谙针法，期门未敢用刺，亦临症之大憾也。然以甘寒佐和解之剂，亦可以由少阳而清及阳明，少退上炎之热势矣。客曰：尚有疑者，邻妇之病，热已退矣，更有何热入其血室？且血热既属冲脉而主于肝，治法反从少阳，何也？予曰：热果真退，何以复有此病？仲景论此，始言热除身凉，继以胸满谵语等症，正恐后人误认。盖表热全退之时，即里热全聚之时，惟其身体凉和，极似表解，乃致血室沸腾独受邪热也。至病属厥阴而治从少阳者，肝与胆连，其气相通，和此即所以解彼也。且厥阴居内主疏泄，其气直上而直下，从此祛热则用攻。少阳居外典开合，其气可内而可外，从此治热则宜和。和则热退而阴不伤，攻则邪去而正亦损。此中斟酌，胡可易言？客曰：善。邻妇之病当令延君治

之。予亦允诺，乃书仲景之法，托客以达医，曰：善与医商，勿言吾意也。客乃去。（《孔氏医案》）

柳谷孙医案

○ 寒热初来，经水适至。四五日来，足冷不温，热势夜甚无汗，唇颧俱赤，舌苔红浊。脘痛下掣腰脊。此邪机乘虚内袭营络，而中焦之暑湿，郁而不宣。病机转折甚多，故屡淹缠，更有变幻。拟方清营达邪，疏泄中焦，俾得渐次外达，庶免痉蒙之险。

鲜生地（豆豉打），带叶苏梗，丹皮，杭菊，泽兰叶，山栀，木香，郁金，连皮茯苓，豆卷，金铃子，川朴，茅根。

二诊：前与清泄达邪，足能渐温，寒热较轻。惟里郁之邪颇深，未能一律外达，且邪机留于营分，更多周折。刻下寒热往来，头晕且痛，邪气有从少阳而出之势；舌绛苔浊渐燥，唇红而焦，胃中有化燥之象。拟方从少阳阳明疏邪泄热，仿大柴胡汤而小其制。

细柴胡，青蒿，带叶苏梗，凉膈散（包），丹皮，鲜生地（豆豉打），鲜佛手。

三诊：入夜热甚谵语，齿缝出血，头痛偏左，烦躁恶心，汗便两窒。邪机不从外解，燔灼营分，波涉厥阴。倘再不从气分面解，即有痉蒙之虑。拟方专从营分疏邪清热。

鲜生地，薄荷（打），丹皮，白薇，蒺藜，连翘，细川连，黑山栀，杭菊，淡酒芩，苏叶，竹茹，茅根。

四诊：温邪内郁，不得疏达，汗便不通。脉象两关弦数，左手尤甚，头痛偏左，舌绛苔黄，浊蕴于中，风火上炎。唇干齿黑。拟方且与清泄肝胃，观其动静再商。

黑山栀，杭菊，生锦纹，羚羊角，丹皮，薄荷，蒌皮（元明粉打），淡芩，生枳实，竹茹，茅根肉。

五诊：汗便虽得未畅，外发之热，因之得减。各恙均平，而里伏之邪，尚未一律外达，还宜从里疏达。

鲜生地（豆豉打），黑山栀，淡酒芩，豆卷，杏仁，苏叶梗，生枳实，蒌皮（元明粉炒），竹二青，茅根。

○ 接到手书，阅悉一切。令姻母之病，因郁而起，适值经来，则病之涉乎营分者，可想而见。寒热夜发，汗出齐颈。在热入血室者，本有是证；惟仲景所论，主以小柴胡汤，乃伤寒之邪，此证或因温邪，或因郁热，

逼入营分，因热蕴而经行，因经行而热陷。病之路径与伤寒同，而致病之邪则异。治是症者，可以师仲景之法，而不可执仲景方也。至阳脱阴虚两层，除头汗外，与别项见证，均不相符，可无论也。询寒热作于酉戌，退于寅卯，邪之涉于阴分，已可概见。汗出于头，颈下无汗，乃热入血室之见证；况病起而经候适行，尤与证情相合。仲景从少阳立法，而以小柴胡汤为主方，原欲从阴分提出所陷之邪故耳。此证本非伤寒之邪，则师其意，当变其方。拟从少厥两经，泄热退邪，俾郁热渐清，则头汗自渐少矣。悬揣之说，未识当否？尚希高明酌采。

鲜生地（生姜打汁，连渣同生地拌打，和炒微黑），紫丹参，炒丹皮，嫩白薇，香青蒿，东白芍（酒炒），淡黄芩（酒炒），生甘草，牡蛎，茅根肉。

加减：前案云额汗，如汗在额，而不及胸后者，乃阳明病，当加知母；若小便清利，大便黑者，专属瘀热而设，当加桃、泽、元胡之类。方中鲜生地改用小生地亦可，姜酌减少。（《柳宝诒医案》）

叶桂医案

○ 沈氏温邪初发，经水即至，寒热耳聋，干呕，烦渴饮。见症已属热入血室，前医见咳嗽、脉数、舌白，为温邪在肺，用辛凉轻剂，而烦渴愈甚。拙见热深，十三日不解，不独气分受病，况体质素虚，面色黯惨，恐其邪陷痉厥，三日前已经发痉，五液暗耗，内风掀旋，岂得视为渺小之恙！议用玉女煎两清气血邪热，仍有救阴之能。

玉女煎加竹叶心，武火煎五分。

又：脉数，色黯，舌上转红，寒热消渴俱缓。前主两清气血，伏邪已得效验。大凡体质素虚，驱邪及半，必兼护养元气，仍佐清邪，腹痛便溏，和阴是急。

白芍，炙草，人参，炒麦冬，炒生地。

又：脉右数左虚，临晚微寒热。

复脉汤去姜、桂。

○ 吴氏，热病十七日，脉右长左沉，舌痿饮冷，心烦热，神气忽清忽乱。经来三日患病，血舍内之热气，乘空内陷。当以瘀热在里论病。但病已至危，从蓄血如狂例。（蓄血。）

细生地，丹皮，制大黄，炒桃仁，泽兰，人中白。

考热入血室，《金匮》有五法：第一条，主小柴

胡，因寒热而用，虽经水适断，急提少阳之邪，勿令下陷为最；第二条，伤寒发热，经水适来，已现昼明夜剧，谵语见鬼，恐人误认阳明实病，故有无犯胃气及上二焦之戒；第三条，伤风寒热，经水适来，七八日，脉迟身凉，胸胁满如结胸状，谵语者，显无表证，全露热入血室之候，自当急刺期门，使人知针力比药力尤捷；第四条，阳明病，下血谵语，但头汗出，亦为热入血室，亦刺期门，汗出而愈，仲景无非推广其义，教人当知通变；第五条，明其一症，而有别因为害，如痰潮上脘，昏冒不知，当先化其痰、后除其热等语。所谓急者先除也，乃今人一遇是症，不辨热入之轻重，血室之盈亏，遽与小柴胡汤，贻害必多。要之，热甚而血瘀者，与桃仁承气，及山甲、归尾之属。血舍空而热陷者，用犀角地黄汤，加丹参、木通之属。表邪未尽，而表证仍兼者，当合乎和解。热轻而清药过投，气机致钝者，不妨借温通为使。血结胸有桂枝红花汤，参入海蛤、桃仁之治。昏狂甚，进牛黄膏，调入清气化结之煎。再现案中，有两解气血燔蒸之玉女法；热甚阴伤，有育阴养气之复脉法；又有护阴涤热之缓攻法。先圣后贤，其治总条分缕析，学者审症制方，慎毋拘平柴胡一法也。（邵新甫）（《临证指南医案》）

贺钧医案

○热入血室，将及一月，表热虽退，汗虽畅，白痦虽透，大腑虽迭通，而病情仍有进无退；耳聋神迷，入夜谵妄，渴不多饮，少腹痞满拒按，脉滑数无伦，舌苔黄垢满布，邪热为痰浊蒙蔽于窍络，积瘀结滞又交薄于中，欲化燥而不得，势有内陷之虑。

生军五钱（后入），桃仁泥三钱，制半夏一钱五分，江枳实一钱五分，鲜生地一两（切），川郁金二钱，生楂肉四钱（玄明粉三钱化水炒），上川朴一钱，香白薇三钱，云神四钱，竹沥一两（冲），姜汁三滴（冲）。

二诊：昨进桃仁承气汤加竹沥、半夏，开化机窍之痰，得下两次，杂有血质，神识虽渐清，谵妄未已，少腹仍有拒按意，脉之滑数已减，舌苔转黄而松，根端尚腻。可见肠胃余蕴未清，中宫痰浊尚未尽化。当此际也，不宜接下。姑为化痰泄热，以导余积。

鲜生地一两（切），法半夏二钱，江枳实一钱五分（炒），川贝母二钱，全瓜蒌六钱，云神四钱，生楂肉三钱（玄明粉三钱化水炒），粉丹皮二钱，香白薇三钱，川郁金二钱，竹沥一两（冲），姜汁两滴（冲）。

三诊：先进桃仁承气汤，加入开化痰浊之品，得下污秽两次，杂有血质，脐上痞硬已退，脐下仍胀满拒按，幸烦扰谵妄就解，神志就清，耳听亦较聪，惟右脉复数，舌苔灰黄。下焦瘀浊甫去其半，中焦邪热为痰纠结也，当再荡涤其余蕴。

生军四钱（后入），姜川连五钱，全瓜蒌六钱，法半夏二钱，江枳实二钱（炒），川郁金二钱，生楂肉三钱（玄明粉三钱化水炒），大杏仁三钱，粉丹皮二钱，赤苓四钱，炒竹茹一钱五分，藕切片二两。

四诊：昨又复予攻下，得下两次，色赤质腻，仍不多，胸腹虽已平软，而少腹仍痞满，舌苔更形腐浊且厚，间有谵语，耳听幸渐聪，脉之数象亦折，不时自汗。可见病久正伤，而下焦之积蕴，方腐化未泄，将来最防虚不可补，实不可攻之害。趁此时机，仍以承气下夺为要务。

生军五钱（后入），姜半夏一钱五分，上川朴一钱，赤苓四钱，炒枳实三钱，大杏仁三钱，炒楂肉四钱，小青皮一钱，全瓜蒌六钱，玄明粉四钱（再后入）。

五诊：昨又接进大承气汤加味，虽又得利五次，溏结交杂，顾仍不多，脐下及少腹仍胀满，按之痛。惟耳听渐聪，谵妄已少，自汗已止，舌苔复腻，左脉尚数。中焦痰浊、下焦瘀滞，俱有化机。当为清通导化，仿古人隔二隔三法可也。

生军五钱，全瓜蒌六钱，炒枳实一钱五分，云苓三钱，炒楂肉四钱，制半夏一钱五分，小青皮一钱，大杏仁三钱，正滑石五钱，炒竹茹一钱五分，大荸荠四个，陈海蜇一两（洗淡）。

六诊：昨为清通导化，仿承气小其剂，得下两次，秽浊倍多于前次，且杂血块一枚，少腹痞硬及拒按俱退，谵妄亦更少，耳听亦渐聪，独脘膺尚仄闷，按之痛，不思纳谷，切脉右关尚数。下焦瘀浊虽去，中焦痰浊未清；胃气未和之候。当缓其攻，先为宣中化浊，启发胃气。

全瓜蒌六钱（姜汁炒），法半夏一钱五分，川郁金二钱，旋覆花一钱五分（包），江枳实一钱五分（炒），云苓三钱，炒楂肉四钱，青皮一钱，炒谷芽四钱，大荸荠四个（杵），陈海蜇一两（洗淡），炒竹茹一钱五分。

七诊：从进桃仁承气汤，得下污秽血块后，少腹痞满拒按已退，耳听已聪，谵妄已止，惟脘膈之下尚痞板，腿足痛，胃纳未增，舌苔灰黄而浮腐不实，舌前转白，左脉尚数。足见下焦瘀浊已去，中焦痰浊未清，胃不得和耳，当化浊宣中。

鲜薤白四钱，全瓜蒌六钱，旋覆花一钱五分（包），川郁金二钱，云苓三钱，新会皮一钱，法半夏一钱五分，炒枳实一钱五分，大杏仁三钱，炒谷芽四钱，炒竹茹一钱五分，大荸荠四个（杵），陈海蜇一两（洗淡）。

八诊：经化浊宣中，阳明腑实及痰热内蒙之象俱退，独脘膈未舒，舌苔腐浊未脱。守昨意接进。

原方去谷芽，加甜川贝一钱五分。

九诊：胃纳稍增，臀部赤肿作痛，舌苔仍腐白垢厚。中焦瘀滞尚水廓然。原方更增和血通络。

原方去川贝、竹茹、郁金，加赤芍二钱、大贝三钱、橘络一钱、丹皮一钱五分。

十诊：热入血室月余，诸多枝节已解，独脘中仍痞满，拒按作痛，胃纳未开，舌苔灰黄，厚腻满布，下体痛，不能转动，脉之滑大已安。可见血分之邪热已有下夺耐骈之，惟中焦之痰滞牢结未化，胃气不得和降耳。再以苦辛通降为事。

上川朴一钱，上川连五分，全瓜蒌六钱，大杏仁三钱，薄橘红一钱，云苓三钱，炒枳实二钱，姜半夏一钱五分，炒谷芽四钱，炒竹茹一钱五分，脾约麻仁丸八钱（布包杵入煎）。

十一诊：舌上灰白苔大化，后半仍垢浊不宜，大腑欲通未遂，杳不思食。守昨方进步。

原方去川连、谷芽，加莱菔子三钱、川郁金二钱。

十二诊：今日复行干粪两节，通而不畅，仍有坠胀欲便之状，痰略颇多，仍未思食，脉沉分复数，舌苔仍灰白，腐垢满布。余蕴似尚不少，仍以宜中导下为事。

莱菔子三钱（炒），上川朴一钱（炒），枳实一钱五分，全瓜蒌六钱，鲜薤白四钱，炒谷芽四钱，薄橘红一钱，海南子三钱，姜半夏二钱，大杏仁三钱，云苓三钱，荸荠汁一两（澄粉冲），姜汁三滴（冲）。

另：更衣丸二两，开水送吞。

十三诊：黎明大腑又复行两次，纯属燥粪，且不少，脘中胀满拒按俱退，渐知索食知饥矣，舌苔前半亦

渐脱，后端尚灰腻，脉之数象大平。据此见象，中宫痰浊尚未尽去，不过不宜再行攻下。当和中化浊，保其胃气，将米能自由腑通最妙。

旋覆花一钱五分（包），法半夏一钱五分，新会皮一钱，炒枳实二钱，冬瓜仁四钱，全瓜蒌六钱，川贝母一钱五分，炒谷芽四钱，云苓三钱，大杏仁三钱，荸荠四个（杵），陈海蜇八钱（洗淡）。

十四诊：大腑迭通之后，胃纳增而复减，痰多涎沫，口舌觉燥，而又不渴，舌苔后端仍灰垢高突，脉之数象已平，惟滑如故。可见阳明痰浊仍未尽去，胃气不和。当再化浊宣中，以和中胃。

鲜薤白四钱，全瓜蒌六钱，莱菔子三钱（炒），姜半夏一钱五分，大杏仁三钱，云苓三钱，省头草二钱，新会皮一钱，藿香一钱五分，炒谷芽四钱，炒枳实二钱，佛手八分。

十五诊：药后又复吐痰，午后能知饥索食，舌苔前半腐白而薄，后端灰腻高突。中焦痰浊余湿初化，原方更入辛通之属。

原方去全瓜蒌、鲜薤白、杏仁、佛手，加厚朴花一钱、保和丸六钱（包）、姜一片。

十六诊：改进辛温开化，脘畅神清，得吐痰浊不少，舌苔灰浊腐白。原方出入。

上川朴八分，姜半夏一钱五分，焦谷芽四钱，新会皮一钱，省头草二钱，莱菔子三钱（炒），白蔻五钱（炒），云苓三钱，炒苡仁五钱，炒枳实二钱，佛手七分。

十七诊：痰吐颇多，舌苔灰白垢腻日薄，肠腑积蕴化而未尽。宗昨法增通腑之品。

上川朴一钱，陈橘皮一钱，大杏仁三钱，姜半夏一钱五分，炒枳实二钱，全瓜蒌五钱，干薤白四钱，云苓三钱，泽泻二钱，炒谷芽四钱，脾约麻仁丸五钱（杵，包，入煎）。

十八诊：舌之前半白苔已化，后端尚灰黄，腑未复通，时时欲便。再以润通为主。

油当归二钱，全瓜蒌六钱，泽泻二钱，姜半夏一钱五分，炒枳实一钱五分，炒谷芽四钱，京赤芍二钱，大麻仁四钱，粉丹皮一钱五分，云苓三钱，炒竹茹一钱五分，更衣丸三钱，（另吞）。

十九诊：经治来，各恙俱退，腑气迭通，舌苔灰黄已化，后端之灰垢亦步化，独胃尚未复，间或烦满呕

恶，下部肿处略可重按，脉尚数。胃中痰浊未尽，运行未力也。

旋覆花一钱五分（包），云苓三钱，法半夏一钱五分，炒苡仁五钱，陈橘皮一钱，陈橘络八分，京赤芍二钱，泽泻二钱，淮牛膝二钱，大贝母三钱，炒谷芽四钱，姜竹茹一钱五分。

○温邪一候，热逼营分，经事先期，壮热烦扰，无汗气粗，谵妄作恶，舌苔砂黄，尖边干绛，脉小数不应指，两寸不了了。有化燥及厥闭之虑，亟为清营达邪。

鲜生地一两，柴胡梢一钱，香白薇四钱，川郁金二钱，青蒿二钱，黑山栀三钱，粉丹皮三钱，佩兰二钱，益元散五钱（包），炒竹茹一钱五分，鲜藕二两（切）。

二诊：昨用清营达邪，神识更迷昧不楚，谵妄喃喃，少腹仍拒按，五心烦扰呕恶，舌质红绛，苔黄根灰，两脉虽数，而久取至数俱不了了。可见瘀滞结于下焦，邪热陷入营分，渐传心包，势将生风，而成痉厥。姑以犀角地黄法挽之。

乌犀角八分（先煎），香白薇四钱，川郁金二钱，粉丹皮三钱，鲜生地一两（切），大杏仁三钱，京赤芍二钱，连翘心三钱，炒竹茹一钱五分，鲜藕二两（切）。

另：至宝丹一粒，化服。

三诊：昨进犀角地黄汤法，泄其营分之邪热，兼进至宝丹，通其神明，今晨神志就清，语言明了，午后又复神迷，舌本强硬，舌心更干，舌根灰黄如故，惟舌苔前半之黄色已脱，脉之至数渐清，而尺尚欠明了。种种见象，乃营分之邪热尚未达出，渐从热化，而神志为蒙也。当守原方更进。

乌犀角八分，粉丹皮三钱，鲜生地一两，鲜石斛四钱（杵），云神四钱，生栀子三钱，童木通一钱五分，香白薇四钱，川郁金二钱，连翘心三钱（朱染），炒竹茹一钱五分，活水芦根二两。

四诊：今日大便通行两次，小水亦行，神明又复清了，惟尚午明乍昧，右脉至数已清，左部反不若昨之明了，舌质更绛，幸舌心干槁已减，营分之邪热尚在初化，虑直犯心包。宜守原方为治。

鲜生地一两，上川连八分，南花粉四钱，生栀子三钱，净连翘三钱，全瓜蒌六钱，乌犀尖八分，玄参心四钱，香白薇四钱，鲜石斛四钱，细木通一钱五分，活水芦根二两。

五诊：今日神识仍属或明或昧，谵妄喃喃，傍晚形寒肢冷，旋即微热，迭经数日，舌灰黄前半已退，舌质仍绛赤少津，左脉仍不了了。邪热留伏二阳，传入营分，刻下似欲由二阳而达，否则逆入心包。姑先清营达邪，顺其性而利导之可也。

鲜生地一两（水泡切），香白薇四钱（朱染），云神四钱，瓜蒌皮四钱，黄郁金二钱，香豆豉四钱（水泡同生地合杵），黑栀子三钱，粉丹皮三钱，净连翘三钱（朱染），大杏仁三钱，甜川贝二钱，生竹茹一钱五分，活水芦根二两。

六诊：昨进清营达邪、化痰泄热，今日傍晚热退再起，且曾恶寒，幸未几即解；大腑虽略通，但脘不及少腹仍胀满。咳呛有痰，声嘶渐响，神识仍不清，舌复起苔，腻黄且垢。良由邪从少阳外达不果，中上二焦又为痰浊所搏。转以开泄太阴、清化痰热，以冀邪透热解、痰浊下趋。

生石膏八钱，杏仁三钱，桂枝八分，白薇四钱，射干三钱，瓜蒌皮四钱，川贝一钱五分，炒竹茹一钱五分，梨皮四钱，鲜姜衣三分。

另：保赤散两服。

七诊：昨于开泄、清化中兼用保赤散两服，药后大便即通燥粪，但少腹更觉拒按；神志较前略清，两脉幸已了了，舌苔黄燥，舌红尖赤，咳嗽多痰，甚则气促如喘，恶寒已罢，身热犹在。可见入营之邪初有外解之机，肺气失降，痰热内踞，腑气仍实。延有虚者愈虚，实者益实之虞。法众脏腑并治，顾阴于未竭之时，以宣白承气汤加味。

生石膏一两，生大黄三钱，杏仁三钱，瓜蒌皮四钱，知母三钱，川贝母三钱，生竹茹二钱，射干三钱，鲜石斛五钱，麦冬三钱，活水芦根二两。

八诊：投宣白承气汤加味，药后腑气畅通两次，身热步减，咳痰气促渐少，神志亦渐清，惟少腹犹拒按，两脉数，舌上黄燥之苔已向后退，且略有津润，尖仍红赤。痹阻于上中二焦之痰热初具降化之机，腑踞宿积尚未尽去，津阴耗伤未复。再以原方减其制。

原方生大黄改为制大黄二钱，生石膏改八钱，去射干、竹茹，加海蛤粉四钱、白薇四钱。

九诊：药后腑气又通燥粪一段，少腹拒按渐轻，热已减，痰出色黄，舌上黄浊之苔日化，舌质红绛，津犹未尽复。转用五汁饮为法，以泄热存阴。

梨汁，藕汁，荸荠汁，鲜生地，芦根。

先将芦根、生地杵汁，和入前三汁内，再将芦根生渣煎汤，频频与之。（《贺季衡医案》）

范文虎医案

〇 温热，月事适至而阻。

生大黄9克，元明粉9克，桂枝4.5克，桃仁15克，炙甘草4.5克，生白芍6克，柴胡6克。（《范文甫专辑》）

王润园医案

〇 同谱弟李晓圃，以茂才得广文，后随其堂兄裕州牧理幕事。裕州多得其力，后其堂兄以捻匪滋扰罢任，晓圃随后任守城出力，保举五品衔。辛酉回介，与余往来甚契。一日余至其家，适其侄在坐，似有所求。晓圃代白曰：舍侄因侄孙妇病甚危，已阅十数医矣。愈治愈甚。而此时尚不知何病，拟请大兄一视，果不可为，好备一切。余以至好随人视之，见病者蒙衾侧卧，形如露骨鸡，而面唇甲爪俱白五色。即曰：此血脱象也，得毋产后乎？其母在旁曰：自四月小产后至今不起数月安。因私计曰，此血大虚之症，用圣愈汤当有效。细视其头面，血络带紫色而棱起，又疑其血分有热，诊之，则六部沉数，左关肝坚欲搏指。乃顿悟曰：此暴怒伤肝，热入血室之候。其人必性情素暴，此病因忿怒而生，此时必两胁胀痛，目赤耳鸣。且土受木克，脾经大虚，脾虚则肺亦伤，当时而喘嗽，时而泄泻，时而发热，时而心惊，虽非痨瘵，相离不远。赶紧施治尚有转机，若再迟延，恐无及也。病者就枕点首，妪婢亦以为然。出而告晓圃，大家皆称快，因以加味逍遥散合左金丸并处之。告曰：虽不痊愈，亦当有效，四服后再视也。越五日，遇晓圃于酒市，问之，则病人不愿服药，缘家务不齐，晓圃亦只听之而已。

〇 同谱王丹文，续弦至四而仍病。始以为不礼于姑，郁证也。请阴雨苍茂才治之，用逍遥散或效或否。月余又请李笛仙茂才治之，问其癸水不至者两月矣，始疑为孕，继觉其非，以瘵治之，用十全大补汤加桂附，初服则可，继服而热增矣。迁延之久，无计可施，专车迎余。诊之脉细数，而肺部尤兼滑象。告曰：此热入血室证也。初因少阳感冒而起，宜小柴胡汤加生地、丹皮等，以凉其血，则病当愈。阴之逍遥尚近理，李之桂附，则真阴本虚，又加热药以熬煎之，是油沃火也。此时必喘咳并作，午后发热，发目昏晕，精神倦怠。解外感，则外感已散；清内热，则真金久为销烁，恐无效也。丹文急请一方，乃以东垣拯阴理劳汤进。告曰：服后当有效，然此病总以癸水为主，癸水至则可治，若癸水不至，虽效亦无益也。越两日。丹文来喜曰：服兄药凡两剂，病已减半，再服可乎？余曰：可再服两剂，再看可也。又两日，迎余去，诊之，数象稍变，而虚弱特甚。惟肺部火不退，乃易以人参救肺汤。三服后，丹文又迎余，问其癸水仍不至，乃辞焉。……午月末，余由定回介，问之，则四月中已殁矣。（《醉花窗医案》）

王士雄医案

〇 药砧远出，妇病如狂，似属七情中病，而亦有不尽然者。

陈氏妇，患此月余，巫医屡易，所费既巨，厥疾日增，孟英切其脉，弦而数。能食便行，气每上冲，腹时痛胀。询其月事，云：病起汛后，继多白带。孟英曰：病因如是，而昼则明了，夜多妄言，酷似热入血室之候，径从瘀血治之可也。与桃仁、红花、犀角、菖蒲、胆星、旋覆、赭石、丹参、琥珀、葱白之剂，两服而瘀血果行，神情爽慧。继去桃仁、红花，加当归、元参，服数剂而瘳。（《王氏医案》）

张仲华医案

〇 夏秋伏邪发热，汗虽有而不畅，病交八日，神糊夜甚，经事非期先至，脉弦且数，胸闷口苦喜饮。盖暑湿热为无形之邪，不耐攻下，且畏燥裂，以致热逼血分，幸勿见神糊而妄投开药。症情虽剧，就是脉证，只宜轻清泄化。拟宗热入血室例，姑宗少阳阳明治，倘能转疟，亦是稳机。

柴胡五分，炒知母一钱五分，丹皮一钱五分，滑石三钱，炒淡芩一钱，青蒿一钱五分，黑栀一钱五分，炒竹茹一钱五分，野蔷薇露一两（冲）。（《吴中珍本医籍四种·张爱庐临证经验方》）

吴简庵医案

〇 月前感冒，适逢经至，客邪治退，惟昼则神清安静，夜则寒热谵语，似成疟疾否？余曰：脉虚弦数，邪气虽退，但元阳虚弱，尚有余热未尽，以致热入血室，

非疟也。当服四柴胡饮加山栀、贝母、芍药以培助正气，兼之和解清热，庶可全瘳。（《临证医案笔记》）

孔云湄医案

○ 姻戚甄绪楚，知医者也。乃室病温，里热方盛，经事适至，数日而狂，越日狂甚。医以承气汤泻之，大下积粪垒垒，狂不减。更用导痰散，吐痰数升，仍不减，乃延予。予时客于沂，重山间隔，相距百数十里，四日乃至。比至，其病已半月余矣。狂势稍退，而妄言不休，哭笑无时。予细询其始末病情，入诊其脉，曰：此热入血室也。无伤于命，而不能骤瘳，俟经事再行则愈矣。然目下脉来虚大而数，阴气已亏，而邪热犹盛，非清热养阴不可。绪楚曰：前亦疑为此症，自吐下后，曾用小柴胡汤二剂，以病未大减，又其所现之症与方书不尽相符，是以仍归迷途。君何以确知为此症？予曰：以君之言，于发病之次日而经事至。于经尽之次日而狂兆现，不属之此症，复何属？至于病形所著，古书原自不同。有云胸胁下满，如结胸状，谵语者；有云寒热往来，发作有时，如疟者；有云昼日明了，夜则谵语，如见鬼状者。此证胁胀胸满，心下痞硬，下迄脐腹，按之则疼，是血室之邪，随冲脉而上下，已与阳明之经气相搏，则如结胸状一症备之矣。多言不休，或道亡人，疑神疑鬼，忽哭忽笑，是血室之邪，随胞络而上攻，正与心主之神明相持，则谵语如见鬼状二症备之矣。忽而身热，忽而身凉，虽无缩作之形，已有寒热之迹，亦血室之邪，内轶于厥阴，外现于少阳，则如疟一症，又备之矣。具一症者，古人已知为血室之症。今诸症具备，而又有凿然不诬之病因，容可舍血室而别寻歧径乎？夫其异于古所云者，古人止言谵语见鬼，而此证妄言骂詈，甚至于手口伤人。古人明云昼轻夜重，而此则轻重无时，甚或昼甚于夜。以此为疑，不为无见。不知此证未病之先，本有积怒，肝经之气横矣。已病之后，火未大清。阳明之热盛矣。两者俱属阳邪，而与血室之热错杂并见，是以谵妄，进而为狂，白日或重于夜，是其所以不同者，兼此二症之故，非血室之病未确也。今但养阴清热，则肝气可以渐平，阳明不至燔灼矣。惟血室之病，深在胞宫，复壁重垣，攻之不易，非借经水涤荡，几于无路可出，此古人之所以又有勿犯胃气及上二焦之说。盖必经事再行，热乃随势以去也。不俟经期，而望其旦夕之就愈也，难矣。曰：症诚如是，亦有显然可据

之脉乎？予曰：以予所见，有脉来弦细而涩者，是经未尽而热入，热与血搏，合同为病者也。有脉浮盛而数者，是血已尽而热入，乘虚四扰，热独为病者也。此证之脉虚大而数，已形阴虚之候，不见血结之诊，正是经已尽而始入者，要之循名核实，仍当以症为断。古人于此未尝明著何脉，不宜凭臆妄决也。曰：现在心下硬痛，牵及右股，按之而痛愈甚，其势如抽，何也？予曰：血室者，冲脉之汇。冲与阳明，合于胸前。而阳明之脉，下乳挟脐，过气街，行股前廉者也。血室之热充溢于冲，入于阳明，大经小络，无非热邪弥漫。按其上，而下之臟胀愈急，一脉之引，呼吸相通故也。绪楚唯唯。予乃以小柴胡汤，合清热养阴之品治之，数日热势大退，饮食渐进，谵妄之形全无，惟语言尚多而已。

方在调理时，其女亦病，无何，而其婢又病。其女为孙缄三子妇，以母病归侍汤药，未免过劳，一病遂剧。诊其脉沉细短数，而身热头痛，口燥咽干，兼以烦满。予曰：此病极似两感，其实发于少阴，古人所谓伏气也。当以少阴立治，导以热邪，从小便泻去，升散解表之药，一毫不可用。若用之，则热邪随药上升，非肿结于咽喉，即血溢于口鼻，甚则气逆喘促，呼吸存亡，危在旦夕矣。转观其婢，脉症悉与主同，遂皆用清热利小便之品，甫一剂，而经事皆至。绪楚大烦曰：现在一热入血室证，辗转二十余日，尚未痊瘳，倘此二症复然，一家鼎沸矣。奈何？予曰：急治勿需时，比经尽，热亦可平，料亦不至轶入血室矣。且血室即有微热，而无他经之热合势交蒸，为害亦不重。惟症发少阴，势非一汗所能解，此处未免费手耳。乃重剂急。服，婢先愈，主次之，二病皆痊。而前症犹未尽解，直至经行，病乃霍然。（《孔氏医案》）

其他医案

许学士治一妇病伤寒，发寒热，遇夜则如见鬼状。经六七日，忽然昏塞，涎响如引锯，牙关紧急，瞑目不知人，病势危困。许视之，曰：得病之初，曾值月经来否？其家云：经水方来，病作而经遂止，得一二日，发寒热。昼虽静，夜则有鬼祟，从昨日不省人事。许曰：此乃热入血室证。仲景云：妇人中风，发热恶寒，经水适来，昼则明了，暮则谵语，如见鬼状，发作有时，此名热入血室。医者不晓，以刚剂与之，遂致胸膈不利，涎潮上脘，喘急息高，昏冒不知人。当先化其痰，后除

其热。乃急以一呷散投之，两时顷，涎下得睡，省人事，次授以小柴胡汤加生地，三服而热除，不汗而自解矣。

一妇人患热入血室证，医者不识，用补血调气药治之。数日，遂成血结胸，或动用前药。许公曰：小柴胡已迟，不可行也。无已，刺期门穴，期可矣。予不能针，请善针者治之。如言而愈。或问热入血室，何为而成结胸也。许曰：邪气传入经络，与正气相搏，上下流行，遇经水适来适断，邪气乘虚入于血室，血为邪所迫，上入肝经，肝受邪则谵语而见鬼，复入膻中，则血结于胸中矣。何以言之，妇人平居，水养木，血养肝。方未受孕，则下行之为月水，即孕则中蓄之以养胎，及已产，则上壅之以为乳，皆血也。今邪逐血并归于肝经，聚于膻中，结于乳下，故手触之则痛，非药可及，故当刺期门也。

虞恒德治一少妇，夏月行经，得伤寒似疟，谵语狂乱。（此行经在先而病在后。）诸医，皆以伤寒内热，投双解散、解毒汤，服之大汗如雨，反如风状，次以牛黄丸、金石之药，愈投愈剧。一日，延虞诊视，脉弦而大。虞思伤寒内热狂乱，六阳俱病，岂不口干舌黑，况脉不数，病体扪之，或热或静，其腹急痛，意必有内伤在前，伤寒在后。今伤寒得汗虽已，内伤则尚存故也。因细问之，患者曰：正行经时，因饮食后多汗，用冷水抹身，因得此症。方知冷水外闭其汗，内阻其血，邪热入室，经血未尽，血得邪热，乍静乍乱，寒热谵语，掉眩类风，须得玉烛散下之而愈。（玉烛散：四物加大黄、朴硝，非大便燥结不可用。）下后，谵语已定，次以四物、小柴胡汤，调理五日，热退身凉，其患遂瘳。

《衍义》云：一妇人温病已十二日，诊之，其脉六七至而涩，寸稍大，尺稍小，发寒热，颊赤口干，不了了，耳聋。问之，病数日，经水乃行。此属少阳热入血室也，若治不对病，则必死。乃按其症，与小柴胡汤服之。（此治伤寒。）二日，又与小柴胡汤加桂、干姜。一日寒热遂止。又云：脐下急痛，又与抵当丸微利下，脐下痛痊，身渐凉，脉渐匀。尚不了了，乃复与小柴胡汤，次日，但胸中热躁，口鼻干，又少与调胃承气汤，不得利。次日心下痛，又与大陷胸汤半服，利三行。次日虚烦不宁，时妄有所见，复狂言。虽知其尚有燥屎，以其极虚，不敢攻之。遂与竹叶汤，去其烦热，其夜大便自通。至晓两次，中有燥屎数枚，而狂言虚烦

尽解，但咳嗽唾，此肺虚也，若不治，恐成肺痿。遂与小柴胡汤去人参、大枣、生姜，加干姜五味子汤，一日咳减，二日而病悉愈。以上皆用仲景方。

薛立斋治一妇人，经行感冒风寒，日间安静，至夜谵语。用小柴胡加生地，治之顿安。但内热头晕，用补中益气加蔓荆子而愈。后因恼怒，寒热谵语，胸胁胀痛，小便频数，月经先期。此是肝火血热妄行，用加味逍遥加生地而愈。

一妇人因怒，寒热头痛，谵语，日晡至夜益甚，而经暴至。（此病在先而经行在后。）盖肝藏血，此怒动火而血妄行，用加味逍遥散加生地治之，神思顿清，但食少体倦，月经未已，盖脾统血，此脾气虚不能摄血，用补中益气治之，月经渐止。（此非伤寒。）

一妇人怀抱素郁，感冒，经行谵语。服发散之剂不应，用寒凉降火，前症益甚，更加月经不行，肚腹作痛，呕吐不食，痰涎自出。此脾胃虚寒，用砂香六君，脾胃渐健，诸症渐退，又用归脾汤而痊愈。（此症之变。）

江应宿治西村金氏妇，年二十一岁，五月中患热病，发热头痛，渴欲饮冷，六脉紧数，经行谵语。用小柴胡汤，病家疑病人素强健，药有人参，未敢服。过二日，病转剧，腹痛急胀，已经八九日不更衣，仍以小柴胡加大黄四钱，利去黑粪，热退身凉而愈。（此证之常。同一腹痛而下者，温补者，宜细味之。）（《名医类案》）

孙文垣治李氏妇胸胁大腹作痛，谵语如狂，寅、卯、辰三时稍轻，午后及夜痛甚。（病在血分。）原有痰火头疼牙疼之疾，又因经行三日后，头痛发寒热。医以疟治，因大恶热，三四人交扇之，以两手浸冷水中，口含水而不咽。鼻有微衄，（热在经络）又常自悲自哭，（如狂）痛时欲奔窜，剧则咬人，（蛔厥）小水直下不固，（肝热）喉哽哽吞药不下。脉之左弦数，右关洪滑。曰：此热入血室也，误服治疟刚燥之剂，扰动痰火，以致标本交作。其胸胁痛者，病属少阳也。剧则咬人者，虫行求食而不得，故常觉喉中哽哽然也。以小柴胡汤加桃仁、丹皮，而谵狂减。次日与安蛔汤，痛止饮进而愈矣。

元素侄妇春温后，经水适止，余热不退，口中甚渴，胸胁痛而耳重。（少阳）脉左弦数，右滑大而数。小柴胡加石膏、知母、桔梗、枳壳、葛根、瓜蒌、半

夏、神曲，服下热渴如旧。改用柴胡二钱，人参、甘草、天花粉、黄芩、（小柴胡汤去半夏加天花粉，以血家忌半夏也。）白芍、红花、当归、丹皮、知母各八分，调理而瘳。（此证无谵妄发狂，然以凉解不应，必用诸血药乃应，则仍是热入血室者矣。）（雄按：本方渴者去半夏、加栝楼根，不但为血家所忌也。况此证并非血虚而仍用行血之药乎？）

缪仲淳治张璇浦内人患热入血室，发狂欲杀人。医以伤寒治之，煎药未服。邀缪往，缪曰：误矣。覆其药，投一剂而安。先与童便，（心主热，邪从血分上乘于心故发狂。先与童便引热下行，最为元解。）继与凉血行血安心神药遂定。

朱氏妇经行一月不止，每黄昏先寒后热，遍身疼痛，胸膈胀闷，必得大喊叫嘶，用手探吐痰涎乃宽，且渴甚。此痰饮疟疾。今饮食不进，夜如见鬼者，乃热入血室也。用小柴胡加生地、丹皮、桃仁两帖，后以白术三钱，陈皮、麦芽各一钱，乌梅一个，姜三片，水煎服之，寒热止，诸症皆安。

陆养愚治臧尧山夫人，向有头风症，八月间患腹痛，日轻夜重，痛作昏愦，语言不论，唇口燥裂，而不欲汤饮，已十日。或投香燥行气益甚，身热如火，饥不能食，脉之沉数而弦。询之知适经行时感冒，身发寒热，头大痛。平日服川芎茶调散，今服之头痛稍止，而身热更甚，遂变为腹痛。再问经行如常否？谓比平素觉微快。曰：此必热入血室也。或谓此伤寒证乎？曰：岂必伤寒，而后热入血室哉。凡病未，有无客热者，况初得之感冒，因头痛而以茶调散遏之，热无从泄，遇经行血室空虚，热乘虚而入，因以成瘀。血瘀下焦，饮食不进而作痛，亦热使然也。用小柴胡以清其热，丹皮、红花、桃仁以去瘀，人参、麦冬生津止渴。二剂神清，痛减能食。日服二剂，两日后送润字丸一钱，大便去硬血数枚，痛痊愈。减桃仁、红花，加归、芍调理而安。

薛立斋治一妇人多怒，手背患疮出血，至夜发热妄语。服清心凉血药不应，乃热入血室而然也。遂以加味小柴胡汤二剂，血止而热亦清矣。（《续名医类案》）

阴道出血

刘奉五医案

○ 王某某，女，44岁。

初诊日期：1975年7月8日，患者于今年1月份，因腹部外伤后阴道大出血，经急救止血后，出血量亦减少。时行时止，持续两个多月，经常使用止血剂。6月份以后月经淋漓不断已40余天，前后共持续4个月之久，再度使用止血剂无效，曾服中药归脾汤之类仍未效。现症：阴道仍有出血，暗褐色，量少，有黑色小血块，小腹隐痛，痛有定处，有时腹痛与情绪有关。饮食、二便如常，睡眠不实，多梦，时有惊悸、心慌、气短、善太息，舌质暗红、舌光有红点及瘀斑，少苔，脉沉细涩。

西医诊断：外伤后阴道出血，原因待查。

中医辨诊：瘀血阻络，血不归经。

治法：活血化瘀，引血归经。

方药：

当归9克，川芎3克，红花3克，益母草3克，泽兰3克，桃仁1.5克，炙甘草1.5克。

治疗经过：上方服3剂后，阴道出血已止，继服3剂以巩固疗效，余症皆除。1976年1月5日随访，未再复发，月经正常。（《近现代二十五位中医名家妇科经验》）

○ 张某某，女，27岁，门诊简易病历。初诊日期：1974年7月13日。

主诉：月经中期阴道出血半年余，近2天来阴道有少量出血。

现病史：半年来，每月于2次月经中期，阴道即有少量出血。每次历时约2～3天，量少，色黑紫，平时小腹发凉而痛。经前及经期腹痛加重，白带量多。过去有盆腔炎史。结婚1年多未孕。开始曾按温宫散寒法服药10余剂，排卵期出血现象仍未好转。

舌象：苔白腻，舌质稍红。脉象：弦滑。

西医诊断：排卵期出血。

中医辨证：湿热下注，热伤络脉。

治法：清热利湿，行气活血。

方药：

瞿麦12克，萹蓄9克，木通3克，车前子9克，川楝子12克，元胡索9克，蒲公英15克，败酱草12克，赤白芍各9克。

治疗经过：8月26日，按上方曾加减使用过柴胡、荆芥穗、香附、车前子、椿根白皮、苍术等药，共服用30余剂。小腹发凉已减轻，偶有轻微腹痛。现又值月经中期，小腹疼痛，仅见白带中有血丝，上方去蒲公英、败酱草，加萆薢、益母草各12克，牛膝、五灵脂各9克。

9月26日，上方服10剂后，9月份，月经中期未见阴道出血现象。10月13日妊娠试验阳性，而后足月分娩。经随访，产后一般情况良好，未见排卵期出血现象。（《中医当代妇科八大家》）

王渭川医案

○ 穆某某，女，29岁。

症状：患者素感气虚，妊娠8月。搬箱伤力，阴道大量出血，竟日不止。腰痛心悸，不思饮食。

脉：虚大无力。

舌：淡，苔薄腻。

辨证：脾肾气虚，下元失固。

治法：健脾固肾止血。

方药：

潞党参60克，生黄芪60克，仙鹤草60克，炒白术9克，阿胶珠9克，地榆炭9克，桑寄生15克，菟丝子15克，炒北五味12克，血余炭12克，煅牡蛎24克。

疗效：上方每日1剂，连服1周后复诊。血止，腰痛止，精力渐复，饮食渐增，调养1月痊愈。届期分娩，母子平安。（《中医当代妇科八大家》）

祝谌予医案

○ 王某，女，71岁，1985年1月28日初诊。

患者绝经17年，间断阴道流血4年。自1981年起，无明显诱因出现阴道流血，1个月中可发生4～6次。10月起，出血量增多，每月必有4天量多如月经，曾经服用健脾补肾之药不效。诊断性刮宫病理诊断为"凝血炎性渗出物及少许破碎的增殖期宫内膜，间质中有淋巴细胞浸润"。

辨证：阴虚血热，迫血妄行。

方药：

生地10克，白芍30克，茜草根10克，槐花10克，大小蓟各10克，女贞子10克，旱莲草10克，生蒲黄10克，艾叶炭10克，血余炭10克，乌贼骨10克，煅龙牡各30克。7～14剂，水煎服。

2诊（2月15日）：服上方4剂后，阴道流血止，坚持服药14剂，因手指有麻木感，上方加葛根15克，15剂，隔日1剂。

1985年11月追访，药服完，至今未再出现阴道流血。（《现代名中医妇科绝技》）

癥 瘕

哈荔田医案

○ 许某某，女，32岁，已婚，1977年6月2日初诊。

主诉：半年来少腹胀痛，触有硬块，再乳作胀，腰骶酸楚，经期超前，色紫有块。月经前后带下量多，绵绵不已，色如茶汁，气味腥秽，伴见头晕目眩，口苦咽干，小溲赤热，偶或阴痒。婚后4载，嗣续维艰。妇科检查：子宫后倾，大小正常，左右两侧各有5厘米×4厘米×6厘米及4厘米×3厘米×3厘米之肿块，活动受限，诊为左侧卵巢囊肿、右侧输卵管积水。因拒绝手术，遂就诊于中医。苔色略黄，厚腻少津，舌质暗紫，脉沉弦略数。

辨证：证系肝经湿热下注，痰瘀阻滞胞脉。

治法：治拟先泻厥阴湿热，兼以燥湿化痰。

方药：

胆草泻肝片、二陈丸各1付，上、下午分服，连服7天。

另用蛇床子12克，石榴皮9克，桑螵蛸9克，黄柏6克，吴茱萸3克，枯矾3克。布包泡水，坐浴熏洗。一日2次，7剂。

二诊（6月10日）：

带下略减，色转淡黄，头晕、目眩、口苦均较前为轻，惟小腹胀痛，坚块仍在。思之先以丸剂缓图以测之，再拟汤剂软坚散结、清热利湿、破瘀通经。

方药：

山慈菇9克，昆布12克，海藻12克，冬葵子12克，车前子（布包）12克，夏枯草15克，牡蛎粉（布包）24克，王不留行9克，炒青皮4.5克，醋柴胡4.5克，穿山甲4.5克，粉丹皮4.5克，蒲公英12克，瞿麦15克，天仙藤15克。6剂，水煎服。

另用蛇床子12克，石榴皮9克，黄柏9克，桑螵蛸9克，吴萸3克。布包泡水，坐浴熏洗。日3次，6剂。

三诊（6月17日）：

药后带减七八，胁痛已除，少腹胀痛已较前轻减，惟触之坚块仍在，又加头晕泛恶。再予清肝胆，软坚结。

方药：

夏枯草24克，海藻9克，昆布9克，山慈菇9克，牡蛎粉12克，车前子（布包）12克，淡竹茹6克，淡黄芩6克，盐黄柏6克，决明子9克，香附米9克，川茜草9克。3剂，水煎服。外用药同前。

四诊（6月20日）：

带下已止，头晕泛恶亦除。惟仍少腹胀痛，坚块不移，腰背酸楚。再拟理气活血、化瘀软坚之剂。

方药：

醋柴胡6克，炒青皮4.5克，香附米9克，赤芍药9克，当归尾9克，桃仁泥9克，海藻6克，昆布9克，山慈菇12克，牡蛎粉（布包）21克，广寄生9克。7剂，水煎服。

嘱药后每日上午服化坚丸1付，下午服消核丸1付，均白水送下，连服10天。此后即以上法，或服汤剂，或服丸剂，行经期间则养血调经。治疗间月，诸症悉已，月事如常，惟经期小腹尚感胀痛。妇科检查：左侧卵巢囊肿已缩小，右侧输卵管呈索状增粗。再以三诊方加茯苓、海金砂各9克，与上述丸剂交替服用，约40天停药。

于1977年12月6日妇科复查：子宫略有后倾，两侧附件（－），小腹偶或微痛，余无不适。（《中医当代妇科八大家》）

何子淮医案

○赵某某，女，成人。

少腹肿痛，苦痛异常，呻吟有声，坐卧不安，兼见口干不能多饮。舌质红，舌苔白，脉弦而数。少腹压痛，腹肌紧张拒按，而有肿块突起。某医院病历记载，下腹部包块有拳头大，未触及宫体，盆腔有压痛，活动度差，诊断为卵巢囊肿扭转。因患者拒绝手术，要求中药治疗。根据《内经》"厥阴之脉入毛际，过阴器，抵小腹"和"肝足厥阴……是动则病……丈夫㿗疝，妇人少腹肿，甚则嗌干"的论述，认为肝主筋，筋失和则急，少腹急痛，病属厥、少二阴，肝肾之变，而以肝经为主。中医又认为，疝之为病，少腹急痛是也，不独男子有之，妇女亦有之。而且指出妇人疝气、血涸不月、少腹有块等证，皆不离乎肝经为病。故该证也属于中医疝瘕范畴。

治宜先以养血活血、调气缓肝为治，如见痛缓，体征改善，再行消聚除癥。

处方：

当归30克，杭白芍30克，荔枝核15克，川楝子9克，橘核9克，制大黄9克，乌药12克，元胡索12克，广木香5克，小茴香5克，川连5克。

服2剂，痛势明显减轻，神情亦较安定，腹肌略见柔软，但患者气怯无力，白细胞计数18.9×10⁹/升，中性87%，淋巴10%，嗜酸3%，体温37.6℃，脉弦数。仍为肝经未达、郁热内蕴。再以调气缓肝，清解郁热。

当归15克，炒白术15克，赤芍9克，白芍9克，制香附9克，制大黄9克，元胡索12克，蒲公英30克，滴水珠3克，三叶青5克，川连5克，乌药5克，炙甘草6克。

2天后，白细胞计数8.9×10⁹/升，中性80%，腹肌压痛已减，起床活动，稍觉牵连腹痛，大便已下、量多，颜面华润有色，但汗出转多，精神软弱，再拟扶正调气。

太子参15克，丹参15克，生黄芪12克，当归12克，炒白芍12克，乌药9克，焦白术9克，槟榔9克，香附9克，川连3克，炒小茴3克，制大黄5克，橘络5克。

5天后复查，腹部平坦，压痛消失，深按脐下四横指稍右侧处,有一小肿块,但能移动。此瘀积未化之征,再拟化瘀消结。

血竭3克,炒白芍12克,穿山甲12克,昆布12克,桂枝5克,茯苓皮24克,制大黄5克,炙甘草5克,炒小茴5克,浙贝母9克,橘核9克,皂角刺9克。服药2周后复查,诸症消失病愈。

○ 马某某,女,34岁,已婚,干部。

主诉:曾有流产史,平素月经规则。本届经水过期1周,因持续性下腹疼痛伴见发热而入院。经妇科检查,外阴未产式,有少量血液,宫颈呈蓝色;白带分泌多伴脓臭夹血液,宫颈有触痛,宫体未见增大,腹肌紧张,后穹窿不膨胀,少腹左侧膨满而疼痛,可摸到鸡蛋大包块。曾做穿刺,见有褐色血液,诊断子宫外孕,患者拒绝手术,而邀会诊。证见月经过期9天,今晨骤然下腹剧痛,重按可触到较明显的包块,阴道少量出血,体温38℃,大便两日未解,心烦不安。舌质淡紫、边有瘀点,苔黄厚,脉象弦紧而数。白细胞计数19.2×10^9/升,中性90%,嗜酸2%,淋巴8%。

辨证:证属瘀热下滞。

治法:治拟清热活血止痛。

方药:

生大黄6克,蒲公英30克,红藤30克,当归18克,川芎9克,香附9克,五灵脂9克,制没药9克,桃仁5克,生甘草5克。1剂。

服上药后,热度减至37.3℃,痛缓但仍拒按,大便仍未下,阴道流血量减少。西医用葡萄糖盐水静脉滴注支持外。中药加用理气活血破血之品。

当归30克,莪术15克,蒲公英15克,丹皮9克,赤芍9克,白芍9克,三棱9克,红花9克,牛膝9克,川芎9克,瓜蒌仁9克,生甘草5克。

药后便下少许,呈酱褐色,腹痛已缓,微按未见触痛,包块部未见作顶,阴道流血不多,但精神不佳。守前法再进。

当归30克,赤芍9克,白芍9克,川芎9克,失笑散(包)9克,香附9克,元胡索9克,艾叶炭6克,川楝子6克,炙甘草5克。

服上方2天后,包块缩小如小胡桃大,舌边紫点全退。大便已顺,体温正常,食欲增进,改投扶正和营养血。

当归15克,红藤15克,炒白芍12克,党参12克,丹参12克,川芎5克,橘皮5克,橘络5克,枳壳5克,炙甘草5克。

服3剂后,经妇科复查,阴道尚存有少许血性分泌物外,小腹包块未触及。原法调理,带方出院。

党参12克,炒白芍12克,焦白术12克,炒谷芽12克,炒麦芽12克,当归炭9克,小蓟炭9克,血余炭9克,藕节15克,炙甘草5克。

药后诉血流已停,下腹重按亦无痛感,精神食欲均如常。下届月经提早4天来潮,量不多,无痛感,给以养血调冲法而愈。(《中医当代妇科八大家》)

蔡小荪医案

○ 李某,34岁,职员。1984年因本症行右侧卵巢切除、右侧囊肿剥离术。3年后妇检及B超复查。均示左侧有4厘米×3厘米×3厘米囊性肿块。试用中医治疗。蔡氏于经净后以"内异"Ⅲ方(云茯苓12克,桂枝4.5克,桃仁10克,赤芍10克,丹皮10克,皂角刺20克,鬼箭羽20克,石见穿15克)治疗3周,经前3天改投"内异"Ⅰ方(当归9克,丹参9克,牛膝12克,赤芍12克,香附9克,川芎6克,桂枝4.5克,没药6克,失笑散12克,血竭3克)加花蕊石15克、震灵丹(吞)10克,7剂,共服150剂。经量正,腹痛除。2次B超复查,均示左侧液性暗区缩小至1.5厘米×1厘米。(《现代名中医妇科绝技》)

胥受天医案

○ 李某,女,35岁,已婚2年未孕。1995年8月27日初诊。

患者近年来月经量渐少,月经3天/40天~2月,色淡,平时自觉右侧少腹胀痛,胸闷泛恶,倦怠无力,形体肥胖,白带色黄,伴有异味,苔微黄厚腻,脉濡滑。妇检:宫颈糜烂Ⅰ度。B超示:右侧附件囊肿,见3.6厘米×4.9厘米液性暗区。

辨证:证属痰湿积聚不散,日久寒湿化热,痰热水液瘀阻气机,痰瘀夹杂成块。

治法:治拟清热化痰散结。

方药:

苍、白术各10克,陈皮6克,半夏、海藻、香附各10克,甘草3克,红藤、丹参、马鞭草、䗪虫、茯苓、败酱草各10克。

上方化裁,连服3月余。B超复查:附件囊肿消失。

后通过月经周期分期调理半年后怀孕。〔辽宁中医杂志，1997，24，（4）〕

裘笑梅医案

○郝某某，42岁。1961年1月23日院外会诊。

腹部增大已四年半。病起感到小便不畅，并有疼痛。一年后右下腹发现鹅蛋大肿块，近半年来增大明显，气急腹痛，不能平卧，胃纳不佳，形体消瘦，白带增多。于1960年11月18日入某院住院，曾作过两次剖腹探查术，前后抽出液体约2万毫升。昨日又经手术，发现为巨大卵巢囊肿，上至横膈，下达膀胱，与胸膜、肠管、肝等脏器有广泛粘连。由于手术困难，抽出囊液后，在腹腔放置引流管。

患者为巨大卵巢囊肿，手术三次均未成，气血虚脱，神倦。面色苍黄带青，脘部隐痛，腹胀满拒按，饮食难进，食后即泛恶，气促，脉微浮弦，短数，苔薄白糙，舌质淡润少津。证属寒气客于肠外，日久积成癥块。理应用行气活血消坚之剂，乃因连续手术，气血虚脱，急需培元生津，佐以健运。方用：别直参6克（另煎），霍山石斛9克（另煎），北五味4.5克，五麦冬9克，煅牡蛎30克，小青皮6克，炒枳壳9克，大麦芽2克，辰茯神2克，炒川楝子9克，醋元胡索9克。5剂。

二诊：前投加味生脉散，病势转安，气促平，脘痛除，腹胀存，略进食。脉微弦，苔薄白，舌质较润。前方除别直参、霍山石斛，改党参9克、天花粉9克、白毛藤30克、大麦芽30克。5剂。

三诊：药后诸恙好转，惟腹胀满未除，治用行气活血消坚为主。方用：炒党参9克，白毛藤30克，大麦芽30克，山楂15克，当归9克，肉桂末2.1克（吞），小青皮9克，广木香4.5克，炒枳壳9克，炒川楝9克，醋元胡索9克。10剂。

四诊：腹部胀满显减，胃纳已馨，精神亦佳。前方有效，原方继服10剂，好转出院。（《裘笑梅妇科临床经验选》）

金千里医案

○张和珍，女，24岁，已婚。

中医诊断：血癥。

西医诊断：卵巢囊肿。

主诉：下腹部疼痛，阵发性时作时已，有酸坠感，食欲减退，常觉疲乏，二便如常。

病史：1955年3月时，下腹部发生疼痛，至苏州医学院第一附属医院诊治，曾住院3天，诊断为腹部肿瘤。至1958年11月下腹部疼痛又发，较前更甚，再至原医院门诊治疗3次，确诊为"卵巢囊肿"。建议手术治疗。因有顾虑，未能接受，即回家休息。腹痛未减，食欲更差，疲乏无力，白带时下量多。病情有发展趋势，因尚在哺乳期间月经未潮。

生产史：6个月流产2胎，2个月流产1胎。

体检：体温、脉搏、呼吸正常，面黄较瘦，心肺正常，腹部膨隆，右侧下腹有肿物触及，如儿头大，按硬，有轻度压痛，无移动感，肝脾未扪及，鼠蹊淋巴腺不肿，子宫附件摸不清，下阴部分泌物甚多。

给服"山甲黄蜡丸"，每日2次，朝夜各3克。连服1个月，即觉好转，腹中肿块缩小1/3。在复诊时嘱继续服用，再在原方中加入真麝香0.5%和匀，服法如前，连服2个月。1959年8月追访时，据诉，服药3个月后，腹部肿块逐渐缩小，并无任何反应，只觉日趋健康，食欲亦日有增进。乳儿18个月，月经尚未来潮，但在劳动后每感右侧下腹部稍有隐痛，是时腹部检查，确无肿块扪及，又无压痛，其他一般良好。该患者于1961年夏季生一小孩，安然无恙。（《中医辨治经验集萃——当代太湖地区医林聚英》）

马龙伯医案

○杨某，女，33岁，已婚。

初诊日期：1961年10月6日。

患者述曾患两侧卵巢囊肿，剥除右侧囊肿（留下部分卵巢）。近二个月来，右侧卵巢又发现囊肿。经某医院检查证明：右侧卵巢囊肿3.5厘米×3.5厘米。因不愿再做手术，特来就诊。

患者平素月经赶前错后不定，色量正常，惟觉体倦神疲。平日白带不多，近感右胁及脘腹有时疼痛，睡眠不好。脉弦弱兼滑，96次/分，右寸力微，舌淡苔白，语声轻微，精神不振。

根据脉证，此系气逆血留壅滞，结为癥瘕。但精神不振，语声低微，右寸脉无力，却属精气亏损之征；右胁脘腹时痛，睡眠不佳，又为肝胃失谐之象，此邪实正虚明显可知（由于某某医院检查证明，本院未做内诊）。拟攻补兼施之法。

方药：

萹蓄草12克，刘寄奴、茯苓各9克，煅云母、军炭、丹皮、赤白芍、炙甘草各6克，桂枝、桃仁泥、醋三棱各4.5克，别直参3克。

连服3剂。

10月10日二诊：右胁及脘腹疼痛减轻，睡眠好转，腹泻日二三次，无腹痛。昨晚月经来潮，量正常，色较褐，周身乏力。脉弦滑，右手较细，舌苔薄白。

患者说："已决定去南方，请酌拟汤药、丸药各一方，以便常服。"

方药：

刘寄奴、煅云母、醋炒大黄炭、茯苓、赤白芍各9克，萹蓄草15克，桂枝、桃仁泥、醋三棱各4.5克，丹皮、生甘草各6克，鸡内金12克（炒），别直参3克。

水煎服（此方可常服）。

丸药方：

茯苓、桂枝、桃仁泥各30克，丹皮36克，赤白芍各18克，真红曲15克。

上药共为细末，蜜为丸，每丸重3克，每日早晚各服一丸。

1962年3月8日三诊：服汤药50余剂，丸药仍在续服，月经自去年12月28日来潮后，至今年2月28日方行。3月5日月经又来，量少色黑，夹有烂肉样物。现少腹左侧有时隐痛，精神困倦，食眠尚好。脉弦滑，84次/分，右寸仍少力，舌边有齿痕，苔薄白。瘀结已通，精力犹弱，宜补气健脾、调和冲任。

方药：

桑寄生18克，续断12克，焦白术、生地各9克，生白芍、焦六曲各15克，桂枝4.5克，白蔻、别直参（二次分冲）各3克，炙甘草6克，鲜姜3片。

水煎服，3剂。

3月13日四诊：月经于10日已净，少腹右侧偶有隐痛，乘车颠簸时痛较甚，精神有时较差，饮食、睡眠好，小便正常，大便较溏。脉略弦滑，右较细，苔白腻，舌边缘有齿痕。

方药：

桑寄生30克，续断、鸡血藤各12克，焦白术、鸡内金、生橘核、焦山楂各9克，桂枝、川楝子各4.5克，炙甘草6克，鲜姜3片。

服3剂。

4月7日五诊：患者述经某医院检查，右侧卵巢囊肿已消失。［新医药学杂志，1975，（10）］

黄一峰医案

○ 张某，女，55岁。

今春带多漏红，经某医院确诊为宫颈癌。1个月前曾去上海化疗。刻诊：腰痛乏力，漏红带多，少腹痛胀，面黄无华，寐无长寤，苔薄黄，脉细。此由肝肾不足、湿热下注，治以清利为主。内服药：炒黄柏、茜草炭、赤白芍、泽兰、女贞子、粉丹皮、槐花炭、黑山栀、墨旱莲各9克，牡蛎30克，蜀羊泉、鬼馒头各15克，守宫粉3克（化服）。外用方：黄柏、乌贼骨、白及、紫草、蛇床子、白花蛇舌草、蜀羊泉、甘草各15克，飞中白9克，上药共研细末。用时以凤凰油（或用麻油）调药适量涂于宫颈，每日2次，经服药2月，腰酸减轻，带减血止，继续原方加减，以冀延年益寿。［湖北中医药，1999，21（9）］

沈仲理医案

○ 倪某，女，36岁。

1985年3月2日初诊。

患者婚后6年未孕。发现腹部肿块1周来我院就诊，初潮18岁，经行超前，量多，每次行经5～7天净，经期略感腰酸乏力，大便溏薄，左侧少腹酸胀，近日妇检发现左腹肿块，经某医院B超，于子宫左侧可见重5厘米×4厘米×4厘米液性暗区，提示：左侧卵巢囊肿。苔薄，脉细弦。

辨证：肝脾同病，气滞血瘀胞脉。

治法：养血调经，消散肿块。

方药：

全当归10克，赤白芍各9克，川芎6克，生地12克，制香附9克，煨木香6克，泽漆9克，刘寄奴12克，黄药子10克，龟板（炙）12克，夏枯草12克，鸡内金9克，土牛膝12克，茶树根15克。嘱服14剂。

另：卵巢囊肿丸1料。

3月23日复诊：月经于3月14日来潮，经量甚多。尚未净止，少腹左侧酸胀，牵及腰部左侧酸软，心悸不安，夜寐梦扰，精神疲乏，牙龈浮肿，苔薄，脉弦细。

证属左侧卵巢囊肿。

再拟补益气阴，滋肾固冲，消散肿块。

药用：

太子参15克，南北沙参各9克，天麦冬各6克，杭白芍12克，生炙甘草各5克，花蕊石30克，茶树根12克，川石斛12克，淮小麦15克，黄芩6克，炒槐花15克。嘱服7剂。

经净以后，沈老仍以3月2日方加减出入，至5月23日B超复查：子宫中位，3.2厘米×4.1厘米×3.7厘米，宫膜线清晰，于子宫左侧可见1个3.2厘米×3.2厘米×2厘米液性暗区，提示：子宫偏小，左侧盆腔液性为卵巢囊肿。

5月28日再诊：经期已至；经量有减，证属左侧卵巢囊肿，治疗2月余已见缩小。口干燥，苔薄，脉细小，再拟补益气阴、消散肿块。

药用：

太子参12克，麦冬12克，五味子9克，刘寄奴12克，泽漆10克，夏枯草12克，海藻20克，旱莲草15克，黄精15克，柏子仁9克，石菖蒲9克，炙甘草9克。嘱服14剂，另服卵巢囊肿丸2料后，于同年9月赴原医院B超复查，子宫左侧未见明显液性暗区，提示该患者已临床治愈。

○施某，27岁，已婚。

初诊：1975年3月21日。1974年妇科普查，发现子宫颈上唇肌瘤。月经周期落后，约下旬来潮，经量不多，每次经前腹痛，经行后一天腹痛即止，头晕腰酸，苔薄腻，脉弦细。

辨证：此系气滞血瘀，冲任不利。

治法：治宜养血活血、理气消瘀法。

方药：

泽兰叶12克，川芎9克，赤白芍各9克，大生地12克，制香附9克，路路通9克，小茴香6克，石打穿15克，半枝莲30克，茺蔚子9克，橘叶核各9克。7剂。

二诊（4月8日）：据述生育过一胎已三岁，其后发现子宫颈上唇肌瘤，开始约1.2厘米大小，近经妇检已发展为2厘米。经前一周即见腹痛，于3月30日来潮，腹部剧痛，经量不多，苔黄腻中剥，脉弦细带数，冲任不利，气滞血阻，结为瘀块。治宜养血活血、软坚消瘤法。

方药：

生地12克，赤白芍各9克，丹皮9克，炙鳖甲12克，三棱12克，海藻9克，石打穿15克，半枝莲30克，制香附9克，茺蔚子9克，生山楂9克，橘叶核各9克。10剂。

三诊（5月6日）：本次月经4月30日来潮，第一天腹痛甚剧，血块落下，而腹痛即止，经来六天干净，舌质淡红，脉弦细。素体阴虚肝旺之质，由于经量不多，可用攻补兼施法，再拟养血活血、理气消瘤法。

方药：

大生地15克，赤白芍各9克，川芎6克，石打穿30克，半枝莲30克，炙鳖甲12克，白蒺藜9克，生楂肉9克，青陈皮各3克。7剂。

四诊（6月3日）：月经5月3日来潮，头两天觉左腹角疼痛，经水将净，口内干燥，苔薄腻微黄，舌质淡红，脉沉小。病久气阴两亏，夹有瘀阻。治以养血生津、化瘀消瘤法。

方药：

大生地12克，白芍9克，川芎6克，天花粉12克，炙鳖甲12克，石打穿30克，半枝莲30克，生山楂肉12克，川断9克，狗脊12克。10剂。

五诊（7月15日）：月经推迟至本月5日来潮，经量尚正常，舌淡白，脉沉小。12日妇科检查子宫上唇肌瘤已消除。防其瘀阻化而未尽。继进养血调经、温宫化瘀，以免后患。

方药：

大生地15克，赤白芍各9克，生白术6克，紫石英30克，半枝莲30克，石打穿15克，三棱9克，路路通9克，炙鳖甲12克，生楂肉12克，橘叶9克。7剂。（《近现代二十五位中医名家妇科经验》）

王怡康医案

○竺某，女，35岁。

初诊：1975年10月12日。婚后生一孩死去，嗣后几年不育，经妇科医院检查断为卵巢囊肿，不愿做手术治疗，来院门诊。脉象沉迟，舌苔淡白，经期落后，行时觉小腹胀坠，自扪，隐约有一包块，颜面不华，乃气滞血瘀致成癥瘕。治拟活血化瘀。

当归9克，川芎6克，白芍9克，熟地9克，蚤休30克，甘草3克，三棱9克，莪术9克，元胡索9克，乌药12克，半枝莲30克。

服用上方达半年之久，经妇科检查，卵巢囊肿消失。1977年12月11日随访时已怀孕五个月。

［按］曾用此方治疗三例卵巢囊肿，都取得消肿而愈之效。盖卵巢囊肿即中医所谓癥瘕之类疾患，为气滞血瘀、聚结不散而成。故治以活血化瘀、行气散结。

方中用归芎芍地四物汤活血养血；元胡索活血止痛；三棱、莪术活血破血；乌药理气止痛；半枝莲、蚤休清热解毒。从临床看，患者年龄愈小，疗效愈佳；年龄愈大，则疗效愈差。（《上海老中医经验选编》）

王渭川医案

○ 孙某某，女，40岁。

症状：平素脾胃弱，少腹有痞块，时聚时散。聚时扪之块状显著。历时年余，气虚乏力，时有腹痛。现经水忽停，带下色黄腥臭。

脉：沉迟微弦。

舌：润，苔薄。

辨证：气虚夹湿伏瘀，属瘕聚证。

治法：益气清湿，佐以化瘀。

方药：

党参24克，生黄芪60克，桂枝6克，槟榔6克，琥珀末6克，生白芍12克，炒五灵脂各12克，吴萸3克，法夏9克，九香虫9克，炒小茴9克，炒蒲黄9克，败酱24克。

疗效：上方连取10剂后复诊，精神好转，经水已来，量仍不多。带下已减。痞块仍聚，聚时甚短，已不易扪及块状。再予香砂六君子汤合自制银甲丸加减续服。

方药如下：

党参18克，白术12克，砂仁6克，木香4.5克，银花15克，连翘15克，生鳖甲15克，蒲公英15克，生蒲黄9克，琥珀末8克。研末分次冲服。

上方连服14剂，基本获愈。（《中医当代妇科八大家》）

刘奉五医案

○ 沈某某，女，26岁，外院会诊病历。

会诊日期：1976年3月6月，患者因葡萄胎于1975年7月份住院刮宫3次，1975年12月份随诊，查尿妊娠试验1∶200阳性，于12月5日第2次住院，确诊为恶性葡萄胎。于12月17日开始使用5-氟脲嘧啶治疗。当进行到第3个疗程的最后阶段，反应较重，口腔黏膜充血潮红，并发溃疡，恶心、呕吐、腹痛较重，大便稀，日解2～3次。

3月2日：大便日解10多次，水样便，发烧（体温持续在38.5℃～39.4℃之间），曾使用庆大霉素、新霉素、红霉素、链霉素、甲氧氯普胺。

3月3日：又配合服用中药（方中有白术、茯苓、白扁豆、炒苡米仁、滑石、黄芩、马尾连、白芍、甘草、车前子、银花、连翘、败酱草、蒲公英）3剂，症状仍未改善，因反应较重已停止化疗。

3月6日（停化疗的第7天）当时见症：发烧7天（体温高达40.2℃），恶心，腹泻，满腹胀痛，胸中烦热，口渴，两颧红赤，喜冷饮，大便日解10多次，水稀样便，小便量少黄赤。血查白细胞14.6×10⁹/升。舌质红，苔薄黄，脉弦滑数大。辨为胃肠滞热，湿阻中焦。治以清热和胃，佐以消导。

方药如下：

黄芩12克，黄连面3克，瓜蒌18克，石斛12克，竹茹12克，枇杷叶12克，白芍9克，炒枳壳6克，鸡内金9克，大黄2.1克，天花粉9克。

治疗经过：3月7日上方服1剂后，体温下降至38.8℃，大便次数减少至3～4次/日，腹痛减轻，恶心、呕吐也减轻。继服前方1剂。3月8日，体温下降至正常，仍有腹痛、恶心，大便次数7～8次/日，口渴喜冷饮，尿少，舌质红，脉滑数。方药如下：黄芩12克，黄连面3克，生杭芍15克，甘草3克，车前子9克，木香3克，陈皮6克，竹茹9克，滑石粉15克。3月9日，体温正常，口腔溃疡已愈合，精神好转。腹泻已止，大便日解1次，复查白细胞6.1×10⁹/升，继服前方。3月11日，体温一直正常，腹痛已止，精神好，仅食欲稍差，苔薄白，脉弦滑。按前方加减以巩固疗效。（《近现代二十五位中医名家妇科经验》）

陆观虎医案

○ 张女，31岁。

辨证：（癥）瘕。

病因：肠胃虚弱，食积不化，气郁凝集。

证候：右腹有块，跳动作痛，脘脐痛，纳少，便燥秘难下。脉沉数。舌质红，苔浮白腻。

治法：消食润燥，调气理血。

方药：

苏梗6克，通草3克，陈皮6克，路路通5个，丝瓜络6克，木香3克，夏枯草9克，大腹皮9克，当归身6克，白芍6克，瓜蒌仁皮各6克。

方解：苏梗、木香、陈皮宽胸调诸气。通草、路路通、丝瓜络通经活血。大腹皮消胀利水。当归身、白芍养血和血。夏枯草破瘀散结。全瓜蒌润便宽胸利气。

二诊：证候：右腹块跳痛已减，脘胀见消，纳食已增，脘脐痛已止，大便见顺。脉细弦，舌质红，苔黄腻。

方药：

前方去夏枯草、通草、路路通、大腹皮，加焦稻芽6克、陈香橼6克、代代花3克、保和丸6克（包）。

方解：代代花、陈香橼宽胸解郁，焦稻芽、保和丸开胃化食止痛消胀。

○ 刘女，40岁。

辨证：（癥）瘕。

病因：贪食生冷，肠胃虚弱，心脾气亏。

证候：腹块痛硬，不移日大，心悸气短，大便次多，纳少。脉沉细。舌质红，苔微黄。

治法：养心脾，理肠胃。

方药：

茯神9克，远志6克，木香6克，荷梗6克，扁豆衣6克，六神曲9克，山楂炭6克，苦参6克，吴茱萸6克，黄连6克，焦稻芽15克，苏梗6克。

方解：茯神、远志补心气。木香、荷梗、苏梗行气宽胸。扁豆衣、六曲、山楂炭、焦稻芽健脾以理肠胃。黄连祛寒火止痛以减大便频多。苦参利窍逐水，生津止渴。

二诊：证候：腹块痛止，大便止而又泻，心悸气短已减。脉细。舌质红，苔微黄。

方药：

按前方去焦稻芽、六神曲、山楂炭、苦参，加陈皮6克、大腹皮9克、黑豆衣9克、炒枣仁6克。

方解：陈皮宽胸利气，大腹皮消胀利水，炒枣仁宁心安神，黑豆衣健脾利湿。（《陆观虎医案》）

何子淮医案

○ 王某某，女，41岁，工人。

久患慢性盆腔炎，月经先期，经来量多，夹块腹痛，遇劳后即大出血不止。婚后不孕，未曾生育。曾因盆腔炎急性发作，腹痛昏厥。妇科检查有附件炎性包块而住入某医院，经用庆大霉素和中药抗菌消炎及调经治疗，腹痛缓解，但于子宫后穹窿部触及鸭蛋大小囊性肿块，质地中等，有压痛，出院后继续在门诊用中西药治疗。来本院门诊时，阴道指诊附件炎性包块仍如鸭蛋大小，有触痛，下腹疼痛明显，小便灼热感，大便不畅，肛门下坠，脉弦，苔薄黄腻。证属湿热蕴滞胞络，日久瘀血凝聚，积而成块。治宜清热软坚化积之法。

方药：

自拟血竭化癥汤合桂枝茯苓丸加减。血竭、桂枝各5克，制大黄6克，川芎、六一散各9克，茯苓皮、败酱草、生山楂各15克，椒目3克。

二诊：上方连服14剂，腹痛缓解，下身胀坠，疲劳尤感不适。血竭、生甘草各5克，茯苓皮12克，三棱、莪术、鸡内金、海浮石、浙贝母、川芎、大腹皮各9克，草蔻仁6克。

三诊：上方又服14剂，适值经转，下血量多，伴有血块，腹痛未现。再经化瘀生新、引血归经。制军炭、炙甘草各6克，炒白芍、川断、小蓟炭、焦白术各9克，炒党参、狗脊各12克，藕节30克。5剂。

四诊：经化瘀生新，经色、经量较为正常，仍感头晕乏力。再拟攻补兼施。炒党参、焦白术、川断、狗脊、穿山甲各12克，制军、炙鸡内金、赤白芍、槟榔各9克，炙甘草5克。

五诊：先后经化瘀攻积、扶正软坚等治疗，腹痛消失，精神好转，附件包块缩小至卵巢大小。方药中肯，原意追击。炒党参12克，制军、赤白芍、炙山甲、槟榔各9克，血竭3克，焦白术、广木香、桃仁、炙甘草各6克。

经持续服药三月余，妇科复查：子宫大小正常，宫体后倾，无触痛；双侧附件未触及肿块，无压痛。症状体征均已消失，病告痊愈。（《近现代二十五位中医名家妇科经验》）

周小农医案

○ 肿胀青筋绽露，且有瘕气在腹，脉左弦右濡，气怂则阻水通行，邪湿入脾，不易图治。甘松一钱，青皮钱半，大腹皮三钱，连皮苓五钱，泽泻三钱，车前子六钱，制香附三钱，乌药三钱，京三棱三钱，莪术三钱，橘荔核各三钱，玄胡三钱，麦芽五钱，鸡内金五钱，蜣螂一对，五香丸一钱，禹余粮丸三钱，分早晚二次服。另远志肉五钱、蝼蛄三枚去头，研末，茅根二两煎汤送服。五剂。秋石代盐。并以外治：甘遂、大戟、莪术、炙乳香、没药、水红花子各一钱，研末，放瘕上，以膏

药贴之。溲便均如黄脓，腹软筋潜矣。（《周小农医案》）

庞泮池医案

○华某，女，24岁。

初诊（1977年7月12日）：1975年9月左侧卵巢黄体囊肿手术切除，今年春节因右下腹疼，在院外检查为右侧卵巢囊肿，并经超声波检查为4厘米×8厘米大小，实质性。目前经期不准，右下腹时痛，临经尤甚，低热尿频，脉细弦带数，苔薄质红。

辨证：湿热瘀阻下焦之证。

治法：治以活血化瘀、清热化湿之法。

方药：

生地12克，丹皮9克，黄柏9克，元胡索15克，土茯苓30克，白花蛇舌草30克，铁刺苓30克，石打穿30克，失笑散（包）9克，苡米仁9克，桃仁9克，夏枯草15克，鹿衔草30克，生牡蛎30克（先煎），地骨皮12克。7剂。

二诊（1977年7月21日）：右下腹疼痛已减，面色萎黄，周身乏力，头痛目眩，脉细，苔薄黄，质红。气血不足、瘀结下焦之症。治宜益气养血、化瘀消癥之法。

方药：

党参9克，当归9克，白术9克，白芍9克，枸杞子9克，夏枯草15克，生牡蛎30克（先煎），失笑散9克（包），石打穿30克，川芎9克，陈皮4.5克，蔓荆子9克。7剂。

三诊（1977年8月4日）：下腹部疼痛轻微，外院妇科复查肿块消失，脉细小，苔薄。继以养血化瘀和营之法以善其后。

方药：

党参9克，当归9克，白术9克，白芍9克，枸杞子9克，夏枯草15克，生牡蛎30克（先煎），失笑散12克（包），旱莲草15克，石打穿12克，川芎9克，生地12克，女贞子9克。（《近现代二十五位中医名家妇科经验》）

施今墨医案

○赵女，46岁。

于1954年4月发现阴道少量出血，无任何感觉，即往协和医院妇科（病历号10277），做活体组织检查。诊断为子宫颈癌2～3期，骨盆组织亦受浸润，已不宜做子宫

摘除术，于当年5月深部X线治疗一个半月，后又住院作镭放射治疗，住院十日，全身症状逐渐出现，无力、衰弱、消瘦、阴道分泌增多，大便时肛门剧烈疼痛，以致大汗，痛苦异常，自此每日注射吗啡两次，以求缓解，患者因惧痛而不敢进食，每日只吃流质，配合葡萄糖、维生素、肝精等注射，如此维持一年，病情愈益加重，身体更加衰弱。

现症：危重病容，形瘦骨立，气息微弱，面色苍白而浮肿，呻吟床第，呼号无力，每于痛剧难忍时，辄注射吗啡针，饮食大为减少，仅以流质维持。舌苔光嫩而有齿印，脉象沉细无力。

辨证立法：积病已久，自未觉察，一旦发作，恙势已重，所谓蚁穴溃堤，积羽折轴，形势已难控制。脉沉细而无力，乃气血俱虚、心力将竭、血液损耗之象。书云："任脉为病，女子带下瘕聚"，先贤有十二症九痛七害五伤三痼三十六疾之说，而九痛之中所指阴中痛、腹痛、阴中如虫啮痛，以及仲景："妇人五十所，病下利数十日不止，暮即发热，少腹里急……"等论，均涉及近世所称之子宫癌瘤症状，脉症综合，险象环生，图治非易，先拟调气血，冀减痛楚，未悉能否奏效。

处方：

青皮炭10克，盐橘核10克，广皮炭10克，晚蚕沙（皂角子10克炒焦，同布包）10克，盐荔核10克，川楝子10克（醋炒），炒枳实5克，杭白芍（柴胡6克同炒）12克，绿升麻3克，炒枳壳5克，台党参10克，油当归12克，炙绵芪20克，淡苁蓉15克，台乌药6克，紫油朴5克，仙鹤草25克，炙甘草5克。

另用槐蘑30克、苏木30克煮汤代水煎药。

二诊：服药三剂痛楚有所缓解，余症同前，而吗啡注射仍不能停，脉象舌苔无改变，再以前方加力。第一诊原方继续服用，加开丸药方。

处方：

瓦楞子30克，晚蚕沙15克，牡蛎30克，台乌药15克，酒杭芍30克，柴胡8克，朝鲜参15克，广木香5克，绵芪45克，鹿角胶30克，紫油朴12克，莪术12克，京三棱12克，小青皮10克，白术25克，醋元胡15克，淡吴萸8克，沉香3克，炙甘草27克，酒当归15克。

共研细末，炼蜜为丸，早晚各服6克。

三诊：服汤药二剂，疼痛继续减轻，两天来只在大便后注射吗啡一次，葡萄糖及维生素等未停，脉象虽

仍沉细，较前有力，精神已显和缓，虚赢太极，不任攻补，希望气血调和、本元稳固，除旧即可生新。

处方：

盐橘核10克，青皮炭6克，晚蚕沙（皂角子10克炒焦同布包）10克，盐荔核10克，广皮炭6克，炒枳实5克，川楝子10克（醋炒），制乳没各6克，炒枳壳5克，台乌药6克，炒远志10克，云茯苓6克，炒地榆10克，醋元胡10克，云茯神6克，木蝴蝶15克，野于术10克，瓦楞子（海浮石10克同布包）25克，杭白芍（醋柴胡5克同炒）10克。

四诊：服药三剂（二诊所配丸药已开始服用）疼痛大减，自觉较前轻松舒适，已停止注射吗啡，当服完第三剂药后，觉阴道堵塞感，旋即挑出核桃大球形糜烂肉样组织一块，状如蜂房，质硬，饮食略增，可进半流食物，脉象已有起色，光嫩之舌质已转红润，元气已有来复之象，调气血、扶正气，尚觉合度，再从原意治疗，调摄冲任、去瘀生新。

处方：

盐橘核10克，炒枳实5克，川楝子10克（醋炒），盐荔核10克，炒枳壳5克，醋元胡10克，青皮炭6克，炒地榆10克，炒萸连各5克，陈皮炭6克，炒远志10克，漂白术6克，云茯苓10克，云茯神10克，油当归12克，威灵仙12克，杭白芍（柴胡5克同炒）10克，台乌药6克，五味子6克，炒山楂10克，炙甘草5克。

五诊：四诊处方共服三剂，症状继续好转，排便时之痛苦，大为减轻，惟大便中仍有时带血及黏液，阴道分泌显著减少，饮食仍以半流为主，食量增加，葡萄糖等仍继续注射，脉象由沉细转而有力，枯荣肤色已见活润，除继续服用丸剂之外，另备汤剂方随症服用，以冀徐徐图治，并嘱慎自调摄。

处方：

青皮炭6克，云茯苓10克，车前草12克，广皮炭6克，云茯神10克，旱莲草12克，盐橘核10克，金铃子10克（醋炒），蕲艾炭6克，盐荔核10克，醋元胡10克，紫油朴5克，炒枳壳6克，米党参10克，漂白术10克，沉香曲6克（炒），台乌药6克，杭白芍（醋泉胡5克同炒）10克，半夏曲6克，蓬莪术6克，炙甘草6克。

六诊：汤药只服六剂，服丸药半年，葡萄糖注射全停，诸症大为好转，大便已基本正常，便时尚觉坠胀，并无血及黏液，食欲增加，已可吃普通饭，脉象不似以

前沉细，略带弦意，舌质基本正常，齿印亦消，脉症参合，病情稳定，或有获愈可能。改处丸方，适当投入培元之品，继续巩固。

处方：

1. 每日早服逍遥丸6克，下午服当归龙荟丸5克，晚服参茸卫生丸1丸。先服十日，白开水送服。

2. 每日早服柏子养心丸9克，午服逍遥丸6克，晚服人参归脾丸6克。继续服十日白开水送服。

七诊：先后服丸药一年，在此期间，偶有大便带血及黏液现象，除感觉坠胀之外，已无任何症状，体重增加，颜面浮肿完全消失，干瘦皮肤已大见润泽，至1957年5月1日能自己下床活动，脉象平和，再更丸方及汤药备用方，于活瘀生新之中，注意恢复体力。

处方：

1. 汤剂：白石脂（赤石脂同打同布包）10克，血余炭（禹余粮10克同布包）6克，陈阿胶（另炖分二次兑服）6克，黑升麻5克，二仙胶（另纯分二次兑服）6克，怀山药（打碎炒）30克，黑芥穗5克，白薏仁18克，台乌药6克，西党参12克，广皮炭6克，云茯苓10克，杭白芍（醋柴胡3克同炒）10克，青皮炭6克，云茯神10克，炙黄芪24克，苍术炭10克，白术炭10克，炙甘草2克。

2. 丸剂：元胡索30克，晚蚕沙30克，台乌药30克，蓬莪术30克，威灵仙30克，酒杭芍60克，广木香18克，真沉香12克，木蝴蝶30克，酒当归30克，小青皮15克，京三棱15克，绵黄芪90克，二仙胶60克，陈阿胶30克，软柴胡30克，小枳实30克，皂角子30克（炒焦），桃杏仁各30克（去皮尖炒），何首乌30克，炙甘草30克。

共为细末，炼蜜为丸，重10克，早晚各1丸，白开水送服。

在此期间，再去肿瘤医院妇瘤组检查，据述宫颈癌已完全治愈，自此每年检查一次，迄今未发现转移病灶及复发现象，现已照常操持家务，从1957年到1964年5月，七年以来定期随访，仍健康如常。（《施今墨临床经验集》）

张锡纯医案

○产后癥瘕：

邑城西韩家庄，韩氏妇，年三十六岁，得产后癥瘕证。

病因：生产时恶露所下甚少，未尝介意，迟至半年

遂成癥瘕。

证候：初因恶露下少，弥月之后渐觉少腹胀满。因系农家，当时麦秋忙甚，未暇延医服药。又迟月余则胀而且疼，始服便方数次皆无效。后则疼处按之觉硬，始延医服药，诊治月余，其疼似减轻而硬处转见增大，月信自产后未见。诊其脉左部沉弦，右部沉涩，一息近五至。

诊断：按生理正规，产后两月，月信当见，有孩吃乳，至四月亦当见矣。今则已半载月信未见，因其产后未下之恶露，结癥瘕于冲任之间，后生之血遂不能下为月信，而尽附益其上，俾其日有增长，是以积久而其硬处益大也。是当以消癥瘕之药消之，又当与补益之药并用，使之消癥瘕而不至有伤气化。

处方：

生箭芪五钱，天花粉五钱，生怀山药五钱，三棱三钱，莪术三钱，当归三钱，白术二钱，生鸡内金（黄色的捣）二钱，桃仁（去皮）二钱，知母二钱。

共煎汤一大盅，温服。

复诊：将药连服六剂，腹已不疼，其硬处未消，按之觉软，且从前食量减少，至斯已复其旧。其脉亦较前舒畅，遂即原方为之加减，俾再服之。

处方：

生箭芪五钱，天花粉五钱，生怀山药四钱，三棱三钱，莪术三钱，怀牛膝三钱，野党参三钱，知母三钱，生鸡内金（黄色的捣）二钱，生水蛭（捣碎）二钱。

共煎汤一大盅，温服。

效果：将药连服十五六剂（随时略有加减），忽下紫黑血块若干，病遂痊愈。

说明：妇女癥瘕治愈者甚少，非其病之果难治也。《金匮》下瘀血汤，原可为治妇女癥瘕之主方。特其药性猛烈，原非长服之方。于癥瘕初结未坚硬者，服此药两三次或可将病消除。若至累月累年，癥瘕结如铁石，必须久服，方能奏效者，下瘀血汤原不能用。乃医者亦知下瘀血汤不可治坚结之癥瘕，遂改用桃仁、红花、丹参、赤芍诸平和之品；见其癥瘕处作疼，或更加香附、元胡、青皮、木香诸理气之品，如此等药用之以治坚结之癥瘕，可决其虽服至百剂，亦不能奏效。然仗之奏效则不足，伤人气化则有余。若视为平和而连次服之，十余剂外人身之气化即暗耗矣。此所以治癥瘕者十中难愈二三也。若拙拟之方其三棱、莪术、水蛭，皆为消癥瘕

专药，即鸡内金人皆用以消食，而以消癥瘕亦甚有力。更佐以参、芪、术诸补益之品，则消癥瘕诸药不虑其因猛烈而伤人且又用花粉、知母以调剂补药之热，牛膝引药下行以直达病所，是以其方可久服无弊，而坚结之癥瘕即可徐徐消除也。至于水蛭必生用者，三期八卷理冲丸后论之最详。且其性并不猛烈过甚，治此证者，宜放胆用之以挽救人命。

○ 血闭成癥瘕：

邻庄李边务，刘氏妇，年二十五岁，经血不行，结成癥瘕。

病因：处境不顺，心多抑郁，以致月信渐闭，结成癥瘕。

证候：癥瘕初结时，大如核桃，屡治不消，渐至经闭，后则癥瘕，长三年之后大如覆盂，按之甚硬。渐至饮食减少，寒热往来，咳嗽吐痰，身体羸弱，亦以为无可医治待时而已。后忽闻愚善治此证，求为诊视。其脉左右皆弦细无力，一息近六至。

诊断：此乃由闭经而积成癥瘕，由癥瘕而浸成虚劳之证也。此宜先注意治其虚劳，而以消癥瘕之品辅之。

处方：

生怀山药一两，大甘枸杞一两，生怀地黄五钱，玄参四钱，沙参四钱，生箭芪三钱，天冬三钱，三棱钱半，莪术钱半，生鸡内金（黄色的捣）钱半。

共煎汤一大盅，温服。

方解：方中用三棱、莪术，非但以之消癥瘕也，诚以此证廉于饮食，方中鸡内金固能消食，而三棱、莪术与黄芪并用，实更有开胃健脾之功。脾胃健壮，不但善消饮食，兼能运化药力使病速愈也。

复诊：将药连服六剂，寒热已愈，饮食加多，咳嗽吐痰亦大轻减。癥瘕虽未见消，然从前时或作疼今则不复疼矣。其脉亦较前颇有起色。拟再治以半补虚劳半消癥瘕之方。

处方：

生怀山药一两，大甘枸杞一两，生怀地黄八钱，生箭芪四钱，沙参四钱，生杭芍四钱，天冬四钱，三棱二钱，莪术二钱，桃仁（去皮）二钱，生鸡内金（黄色的捣）钱半。

共煎汤一大盅，温服。

三诊：将药连服六剂，咳嗽吐痰皆愈。身形已渐强壮，脉象又较前有力，至数复常。至此虚劳已愈，无

庸再治。其癥瘕虽未见消，而较前颇软，拟再专用药消之。

处方：

生箭芪六钱，天花粉五钱，生怀山药五钱，三棱三钱，莪术三钱，怀牛膝三钱，潞党参三钱，知母三钱，桃仁（去皮）二钱，生鸡内金（黄色的捣）二钱，生水蛭（捣碎）一钱。

共煎汤一大盅，温服。

效果：将药连服十二剂，其瘀血忽然降下若干，紫黑成块，杂以脂膜，癥瘕全消。为其病积太久，恐未除根，俾日用山楂片两许，煮汤冲红蔗糖，当茶饮之以善其后。（《医学衷中参西录》）

张汝伟医案

○ 肝肾两亏之体，冲任失固摄之权，大崩小漏，业已连绵三月，多方无效，近则少腹滞痛，腹中有瘕块，如饭碗大小，上攻背部形寒，带下色黄如冻，下半身已不能动弹，溲便任其自流，一阵痛来，汗流如雨，发直而厥，逾时始醒，一日数次，姑拟温运理气、柔肝疏泄之法，不可再用止涩。

淡吴萸六分，当归身三钱，小茴香一钱（同炒），酒炒川芎一钱，制香附、炒白芍、半夏曲各三钱，佩泽兰、青陈皮、广郁金各钱半，佛手花一钱，醋煅瓦楞四钱（先煎）。

本证始末：此常熟会元坊王某之妻，患崩下，又漏下，已三月有余。症状情况，已详列于当时方案之中，但此方仅服二剂，竟能漏止带少，痛定，瘕块化为乌有，三日后，即来门诊调理，自治妇人疾以来，未有如斯之奇效也。

方义说明：大凡病之有形者，如已成之带，已积之瘀，必先通而后止，此证止涩过甚，有如江河之溃块，上方乃不可因势利导之法。内醋煅瓦楞一味，能柔肝降逆，颇有用意。总之女子之病，以肝为先天，用药不离肝，所以能见效者，即在此也。（《临证一得》）

叶熙春医案

○ 阳维为病苦寒热，经旨可据。因阳维近乎营卫，合乎冲任，营卫不和，则气血交错，寒热乃作。又云：任脉为病，男子七疝，女子带下瘕聚。所以寒后左少腹结有血块，带下时见。今届夏令，卧病月余，人颇困倦，必属病湿无疑。常气滞血泣，少腹之痞痛忽加甚，至今未已。月信数月一度，挟有瘀血而脓液。想冲任阳维既有病于先，经血当行不行，渐成败血于后。败血不行，新血有碍，故经不能准时而下，同时饮食减少，运化失职。血病及气，脏病及腑，病情丛杂，用药难遍，拟方尚希酌服。

抵当丸9克（包煎），丹参9克，生苡仁15克，泽泻6克，青皮5克，木香2.4克，拌白芍5克，茯苓12克，桑海螵蛸各9克，金铃子6克，郁金5克，小茴香5克，拌炒当归9克，香附6克，白术5克。（《叶熙春专辑》）

蒋立基医案

○ 徐某，女，34岁。

3年前小产后即感腰腹疼痛，左侧为甚。经期后延，量少夹紫块，平时带下殊多，色黄质稠，有腥臭味。胸闷，心烦易怒，手足心热，目昏干涩。左侧少腹可扪及鹅卵大结块，稍有压痛。形容憔悴，神情困乏，便干溲赤，舌暗红边有瘀点，苔薄黄，脉细涩。妇科检查：左侧输卵管炎性包块。

辨证：证属气滞血瘀，气阴两虚。

治法：治宜益气养阴，活血通络。

方药：拟理冲汤化裁。

生黄芪、潞党参、花粉、玄参各15克，山药30克，焦术、知母、川楝子、莪术、三棱各9克，鸡内金12克，炙鳖甲18克。

同时外用贴神阙、热熨2法（贴敷：制乳香、制没药、炮山甲各6克，蟾酥1克，人丹2袋。上药研极细末，装入瓶中。用前先清洗脐部，并用鲜生姜片涂擦，而后取上药粉3克，用2～3滴薄荷油或风油精及适量温开水，制成圆饼，其大小略大于脐，将饼贴于神阙穴，盖一层不透水纸，用敷料胶布将其固定。每日早晚各用热水袋温熨30～45分钟，贴药隔日更换1次，7次为1疗程，中间可休息3天，再进行下1个疗程。如果出现皮肤过敏，停药2～3天。热熨：苍术、红藤、鱼腥草、大黄、泽兰、椿白皮各30克，三棱、莪术各15克，当归、川芎、白芷、桂枝各12克，水菖蒲根60克。上药轧成绿豆或黄豆大小的颗粒，装入布袋内，滴入少许白酒，放在锅上蒸热，而后将其敷于小腹部，外加热水袋保暖，温度保持在40℃左右，约45～60分钟，每日1～2次，每剂药物可装2袋，3日更换1袋。5剂为1疗程，中间可休息2～3日，再进行下1疗程）。

上方服18剂后，纳谷已香，精神转佳，诸症大减。继以前方出入，并嘱服乌鸡白凤丸、当归养血膏调治2个月，腹部结块消散，诸症若失。妇科检查：宫颈正常，宫体中位不大，活动良好，附件包块消失。遂愈。（《现代名中医妇科绝技》）

永富凤医案

○ 有一妇人，四十余岁，下利腰痛，膝胫有时微肿，脉沉而欲绝，微喘潮热，食谷一日一二盏，腹底有癥瘕，摇动则不省人事。余曰："此下利自癥瘕，腰间兼有积冷。"与附子粳米汤，嘱曰："不可酒色不可思虑。酒色而发，思虑而发，则非我所知，勿归罪于药也。"服五十余日，病除八九。偶其夫婿爱待婢，妇人觉之，妬忌忿恚，数日诸症并发，遑遽招余。余曰："病因忿恚，忿恚不散，则难药。"使逐侍婢而再与粳米汤，百余日复归。（《漫游杂记》）

凌晓五医案

○ （石瘕）陈右（三月），血虚气滞，已成石瘕，少腹痛胀，经停五月，脉弦涩数，治宜疏散。

紫丹参，粉赤芍，地鳖虫，小青皮，制香附，元胡索，怀牛膝，焦麦芽，全当归，五灵脂，红通草。（《三三医书·凌临灵方》）

何其伟医案

○ 因事动怒，左胁作痛而胀。医者屡投疏肝理气之剂，罔效。至冬间，腹胀渐甚，医误为孕，服安胎药，日重一日。入春，脐突出半寸，自胃脘至少腹高耸，如抱一瓜，大便闭结，气闷发喘，卧不着枕，纳食作酸；脉沉细弦迟，两尺尤甚。此产后营虚，肝气与宿瘀凝结，滞而不散，内伤冲任诸脉，而成此癥癖也。问其平昔有无他病。据述三年前产后，曾患脐窍流脓，隐而不言，未及服药。故近脐处其胀势尤高。其为络伤阴竭、命火失化无疑矣。前医用参、术、阿胶、肉桂、炙草等味服之，其胀愈甚，甚属棘手。乃用温补下元，宗景岳决津润肠之法。

上肉桂，炙龟板，肉苁蓉，五味子，怀牛膝，大熟地，枸杞子，菟丝子，紫石英，白茯苓。

前方服二剂，腹鸣如雷，矢气下泄，大便得通，

每日一剂。四五剂后，夜得偃卧，能进稀粥一碗。至十五六剂，吃饭可碗许，腹胀渐松，脐之突者收缩而平，大势已减十之三四。

复诊：脉六部应指，微觉细软而数。腹胀处坐按似坚，卧按则软。病虽松减，而阴液难滋，奇经无由充复，不敢必其痊愈也。

上肉桂，大熟地，归身，菟丝子，茯苓，台人参，炙龟板，枸杞，五味子，坎气。

上方服三十余剂，腹软脐收，霍然如常。后用丸方。

上肉桂，陈阿胶，炒归身（酒拌），紫丹参，乌贼骨，大熟地（炒艾绒），炒白芍（酒拌），茺蔚子。

上方服一月，而经阻得通。两月后，期亦不愆矣。

○ 肝痞作痛，经阻肢浮；脉来弦数。已来干血痨矣。

炙鳖甲，制香附，川郁金，炒丹参，陈皮，川楝，炒白芍，焦茅术，炒艾绒，炒怀膝，冬瓜子。

○ 奇经脉损，冲任失养，少腹癥瘕攻冲作痛，久防经阻腹满。拟疏肝破滞法，此方暂服。

上肉桂，香附（酒炒），茺蔚子，紫丹参，怀牛膝，炒白芍，归尾（酒炒），紫石英，川楝子，郁李仁。

○ 癸水阻滞，瘕癖攻冲，奇经八脉病也。难于消退。

上肉桂，炒艾绒，全当归，茺蔚子，酒炒香附，炒阿胶，炒白芍，紫丹参，紫石英，川芎。

○ 五旬外癸水复至，腹痞作痛，陡然胀满。此肝肾大亏之象，殊不易治。姑与温补法，以图小效。

上肉桂，山萸肉，枸杞，新会皮，炒怀膝，炒熟地，炒白芍，茯苓，小茴香，紫石英。

复诊：少腹瘕癖痛缓，大便亦爽，此善机也。再得痛势和平为妙。兹用温润下元法。

上肉桂，淡苁蓉，归身，菟丝子，怀牛膝，沉香，炒熟地，柏子霜，枸杞，茯苓，紫石英。

○ 肝肾亏，而少腹结瘕作痛，急切难许松解。

上肉桂，炒白芍，菟丝子，川楝子，制香附，炒阿胶，枸杞子，炒归须，茺尉子，紫石英。（《斡山草堂医案》）

王九峰医案

○ 少腹左右有块，腹大膨胀，形削食少，乃单腹之胀。客秋产后，气血凝结，癥瘕为患。肝脾为病，病延已久，其势已深。

四制香附，青皮，肉桂，莪术，冬术，川芎，糖楂，归身，桃仁，冬瓜子。（《王九峰医案》）

费伯雄医案

○ 诊得脉来沉细，左关尺带涩。盖沉属气滞，细属阳虚，涩乃留瘀。所得见症，腹满块叠不平，皆缘湿痰交阻，营卫乖违，询及辰下，经停不至。治之当以攻补兼施，邪去而正不伤，方能有治病情，存方候政。

潞党参，茯苓，旋覆花，木香，炮姜，当归，元胡，小茴香，橘红，鸡内金，玫瑰花，厚朴，血琥珀。

又丸方：

生锦纹三钱，桃仁二钱，䗪虫十四个，乌贼骨、茜草根各一钱半，三棱（醋炒）一钱，桂心四分。

上药共研末，为丸如绿豆大，每服二十四丸，或三十丸，临晚时陈酒送下，服至半月后，大便有黑紫血块，即停此丸，再为换方可也。（《费伯雄医案》）

吴瑭医案

○ 乙丑四月二十七日，章氏，七十四岁，老年瘕泄，小腹坚痛，上连季胁，小便短赤之极，六脉洪数。法宜急开阴络，且令得小便，庶可痛减进食。

川楝子三钱，归须三钱，藏红花二钱，降香末三钱，良姜一钱五分，两头尖三钱，炒小茴香三钱，琥珀三分，韭白汁（点）三匙，生香附三钱，口麝八厘（与琥珀研极细，冲）。

煮三杯，分三次服。

二十八日：六脉洪数，觉前更甚，于前方内去两头尖，加川黄连一钱。

二十九日：脉小则病退，较平人犹觉大也。

川楝子三钱，槟榔一钱五分，淡吴萸二钱，降香末三钱，青皮一钱五分，真雅连一钱，炒小茴香三钱，琥珀四分，藏红花八分，生香附三钱，归横须八分，口麝（同研极细冲入）五厘。

煮三杯，分三次服。

三十日：病势少减，惟呕恶不食，兼与和胃。

乌药二钱，制半夏三钱，槟榔一钱五分，归须二

钱，降香末三钱，红花五分，川连一钱五分，淡吴萸三钱，血珀三分，青皮二钱，炒小茴香三钱，口麝五厘（与血珀同研极细，冲）。

头煎八分两茶杯，二煎一茶杯，分三次服。

五月初一日：带下瘕聚，皆冲任脉为病。数日来急通阴络，效已不少，但六脉洪数有力，谨防下部生疮。凡疮皆属君火，泻心者必泻小肠，且胆无出路，必借小肠以为出路，小肠火腑，非苦不通。

芦荟一钱，龙胆草三钱，山连一钱五分，半夏三钱，川楝子三钱，青皮一钱五分，归须三钱，生香附三钱，琥珀三分，乌药二钱，淡吴萸三钱，槟榔二钱，口麝五厘（同研极细冲），小茴香三钱。

煮三杯，分三次服。

初二日：今日脉虽小，而泄较多。

吴萸（泡淡）三钱，降香末三钱，草薢三钱，良姜三钱，生香附三钱，乌药二钱，半夏二钱，川楝子三钱，归须二钱，青皮一钱五分，小茴香三钱，广皮二钱。

煮三杯，分三次服。

初三日：大瘕泄痛甚，且有瘀血积滞，法宜通阳和络。

吴萸（泡淡）三钱，降香末三钱，红花五分，安桂一钱五分，川楝子三钱，琥珀三分，归须三钱，广木香二钱，生香附三钱，口麝（同研极细冲）五厘，川椒炭三钱，青皮一钱五分，川连一钱五分。

煮三杯，分三次服。

初四日：脉证俱减，惟胁胀呕恶，仍用前法而小变之。

川楝子三钱，安桂一钱五分，川椒炭三钱，降香末三钱，青皮二钱，生香附三钱，淡吴萸三钱，红花五分，广郁金二钱，小茴香三钱，广皮二钱，川黄连一钱五分。

煮三杯，分三次服。

初五日：于前方内去川椒炭，再一帖。

初六日：老年久病，势已缓。且减其制，间服乌药散五分，不痛不服。

半夏六钱，炒小茴香五钱，川连一钱五分，全归（土炒，老黄色）三钱，川楝子三钱，吴萸（泡淡）一钱五分，桂心（研细冲）一钱，生香附三钱，广皮一钱，红花五分。

煎二杯，分二次服。

初七日：老年久病，诸症悉减。未便纯任攻伐，议通补兼施，能入奇经者宜之。

炙龟板三钱，全归（黄酒炒）三钱，小茴香（少加黄酒炒黑）三钱，鹿角霜二钱，艾炭一钱，生香附三钱，枸杞子（炒）二钱，砂仁一钱五分。

煎二杯，分二次服。

○ 二十六日，王氏，浊阴上僭，滴水不下，痛胀不可忍，而又加之以大瘕泄，六脉几于无阳，殆哉！

炒川椒八钱，荜茇四钱，小枳实五钱，淡吴萸六钱，良姜三钱，焦白芍三钱，安边桂（去粗皮）五钱，红曲三钱，炒黄芩二钱，老厚朴五钱，归须一钱五分，炒川连二钱。

九碗水，煮成三碗，加桂再煮，得八分三碗，分三次服。

初一日：浊阴之上攻者少平，积滞之下趋者未净，且有黑暗紫秽之形。思有形有质之邪，非急趋不可，议温下法。欲便先痛，便后痛减，是其可下之据也。再以体虚而论，急逐其实，正所以护其虚也。不然，缠绵日久，终归于惫，反欲下而不能矣，古人所谓网开一面也。

桂心三钱，生大黄（酒炒黑）五钱，炒黄芩二钱，川椒（炒黑）五钱，炒白芍三钱，红曲二钱，厚朴三钱，淡吴萸五钱，广皮三钱，归尾二钱，炒川连二钱。

水八杯，煮成三杯，先服二杯，以知消息之，即得快大便方已之意。

化癥回生丹方：

鳖甲胶一斤，人参六两，桃仁三两，益母膏八两，熟地四两，红花二两，公丁香三两，白芍四两，麝香二两，小茴炭三两，归尾四两，干漆二两，五灵脂二两，杏仁三两，川芎二两，京三棱二两，苏木三两，香附二两，苏子霜二两，安桂二两，阿魏二两，元胡索二两，降香二两，艾炭二两，片姜黄二两，吴萸二两，良姜二两，两头尖二两，乳香二两，水蛭（香油炒焦）二两，川椒炭二两，没药二两，虻虫二两，蒲黄炭一两，大黄八两。此物为细末，以高米醋一斤半熬浓晒干为末，再加醋熬，如是三次晒干末之。

上药共为细末，以鳖甲、大黄、益母三胶和匀，再加炼蜜为丸，重一钱五分，蜡皮封护。用时温开水和空心服，瘀甚之症黄酒下。

治癥结不散不痛。

治瘕发痛甚。

治血痹。

治疟母左胁痛而寒热者。

治妇女干血痨症之属实者。

治妇女经前作痛，古谓之痛经者。

治妇女将欲行经而寒热者。

治妇女将欲行经，误食生冷腹痛者。

治妇女经闭。

治妇女经来紫黑，甚至成块者。

治产后瘀血少腹痛拒按者。

治腰痛之因于跌仆死血者。

治跌仆昏晕欲死者。

治金疮、棒疮之有瘀滞者。

○ 马氏，二十四岁，瘕痛十数年不愈，三日一发，或五日、十日一发，或半月一发，发时痛不能食，无一月不发者。与天台乌药散，发时服二钱，痛轻服一钱，不痛时服三五分。一年以外，其瘕化尽，永不再发。

○ 史氏，三十二岁，少腹痛不可忍，六脉弦细而紧。其夫曰：妊孕业已足月，想欲产耳？余曰：胎脉流利，弦紧乃贼克之脉，此瘕也。见病脉故不见胎脉。与辛香流气饮二帖而痛止，三日后大生如故。

○ 乙酉八月三十日，王室女，二十岁，肝郁结成癥瘕，左脉沉伏如无，右脉浮弦，下焦血分闭塞极矣！此干血痨之先声也。急宜调情志，切戒怒恼，时刻能以恕字待人，则病可愈矣。治法以宣络为要。

新绛纱三钱，桃仁泥三钱，广郁金三钱，苏子霜三钱，旋覆花（包）三钱，归横须三钱，降香末三钱，公丁香一钱五分。

煮三杯，分三次服。

九月初四日：服前药四帖，六脉沉伏如故，丝毫不起。病重而药轻，于前方内加川椒炭三钱、良姜二钱。

再用化癥回生丹早晚各服一丸，服至癥瘕化尽为度，三四百丸均未可定，断不可改弦易辙也。

十月十七日：癥瘕瘀滞，服宣络温经药二十二剂，化癥回生丹四十余丸，业已见效不浅，脉亦生动，经亦畅行。药当减其制，化癥回生丹每早空心只服一丸，效则不必加，切戒生冷、猪肉，可收全功。

新绛纱三钱，丹皮五钱，广郁金二钱，香附三钱，旋覆花（包）三钱，归横须二钱，降香末二钱，广皮二钱，苏子霜一钱五分。

煮三杯，分三次服。此方常服可痊愈。（《吴鞠通医案》）

巢渭芳医案

○ 年甫四旬，连产九女，因气滞血瘀，少腹结有癥块，月事不匀，正月来舍诊之，至七月中旬，未见显效，彼仍静心调摄，不嫌缓耳。渭芳觉有愧颜。所进皆以温经调肝，一日复诊毕，陡然意有所得，加入杏仁、元胡、白芥子，服后其块顿下，犹如红白布带，长约八寸许，乃去芥子等，宗原意气血并调，至十月怀孕矣。此妇之恒心调治，非朝秦暮楚者所能望其项背也。（《巢渭芳医话》）

王旭高医案

○ 少腹两旁结块，渐大渐长，静则夹脐而居，动则上攻至脘，旁及两胁，八九年来如是，据云当年停经半载，皆疑为孕，及产，多是污秽臭水，嗣后遂结此块，想系水寒气血、瘀聚而成，当溯其源，而缓图之。

甘遂（面包煨）三钱，香附（盐水炒）一两，三棱（醋炒）一两，莪术（醋炒）一两，桃仁（炒）五钱，肉桂（另研）一钱，五灵脂（醋炒）五钱，地鳖虫（酒浸）廿一个，川楝子（巴豆七粒同炒去豆）五钱。

共研末，炼蜜为丸，每服十丸，一日三服。

诒按：久病缓攻，方法颇稳。（《柳选四家医案·评选环溪草堂医案》）

曹南笙医案

○ 冲脉为病，男子内结七疝，女子带下瘕聚，故奇脉之病实者，古以苦辛和芳香以通脉络，虚者必辛甘温补，佐以流行脉络，务在气血调和。今产后本虚兼瘀而痛，法当益体攻病，日期已多，缓治为宜。

生地，生姜，丹皮，调琥珀末、回生丹。

此苦辛温方，丹皮以通外，琥珀以通内，所收以效。

取乎醋制大黄一味，药入病所，不碍无病之处，故亦效。（《曹沧州医案》）

○ 腹瘕带下，神疲胃不醒，痰吐白沫，近日胁痛甚剧，有妨咳嗽行动，气营两病，脏阴悉亏，理之殊非易

事，药石之外，须慎饮食、多怡悦，方觉奏效。

人参须，怀山药，盐半夏，杜仲，香谷芽，西洋参，云茯苓，淡木瓜，清阿胶，台乌药，制首乌，归身，丝瓜络，金樱子。（《吴门曹氏三代医验集》）

王九峰医案

○ 因疟小产，瘀凝未尽，冲任受伤，少腹结瘕，上攻疼痛，大便常溏，内热不已，迄今半载。不渴不嗽，病在下焦。通补冲任、和营化瘀，不越产后治例，与阴亏劳损有歧。

当归（小茴香炒），川楝子，元胡索，香附，肉桂心（研、冲），白芍（吴萸炒），紫石英，砂仁，茺蔚子，玫瑰花。

渊按：从疟而起，脾气先伤。大便常溏，即其征据。徒治下焦血分无益。

复诊：产后蓐劳，已经八月。内热瘕痛，病在冲任。

当归（酒炒），白芍（桂枝三分、炒），桃仁泥，丹参，党参，炒丹皮，稆豆衣，广皮，玫瑰花。

○ 腹中素有血瘕，大如覆杯，脉络阻碍，经血循环，失其常度。经不及期，经前作痛，气郁伤肝，木乘土位，饮食减少，悲哀伤肺，治节不行，胸次不畅，腰如束带，带脉亦伤，年逾三旬，尚未妊子，必得经候平调，方能孕育。

八珍汤加陈皮、木香、枣仁、远志、艾叶。

○ 动则为瘕，瘕者假也，气也。不动为癥，癥者征也，血也。血踞于中，经血因循道阻，月不及期，期前作痛。素多抑郁悲伤，生生之气不振，年逾三旬未能有妊。调肝脾以畅奇经，宣抑郁以舒神志。久延非宜。

异功散加归身、砂仁、肉桂、枣仁、远志、姜、枣，煎水泛丸。（《王九峰医案》）

徐镛医案

○ 年三十有八，因元宵夜游，行走太劳，归即小产。医者皆以其胸腹有块，用逐瘀成法，每剂必加炮姜，俱未有效。后虽停药，而骨节如焚，积块愈大，小便艰涩，热痛异常。至三月初始延余诊，已奄奄一息。诊其脉沉伏之极，隐隐难寻，予固知其阴虚阳盛，但日期多延，宜用缓治。初投复脉减去姜、桂，神气稍安；继投丹溪大补阴丸，诸症悉减；终投《本事》虎杖汤，

积块平复，淋痛皆除。不及一月，饮食大增而痊愈。
（《医学举要》）

刘民叔医案

○ 杨梅芳，女，57岁。

据云小腹久感不适，至一九五一年六月，始赴西医处，几经检查，诊断为子宫癌，皆云无药可治，须施镭锭，以经济困难未果。延至一九五二年二月三日，始求夫子诊治。（下略）

初诊：一九五二年二月三日，小腹坚满痛，宫癌扩坠出于阴道口，漏下赤白沃，另有污水淫淫下。咳逆上气，虚羸不足，大便不实。方用：

茅山苍术四钱，生白术四钱，黄芪五钱，阿胶二钱，茯神三钱，枣仁三钱，象皮二钱，乌贼骨四钱，升麻一钱，蛇床子二钱，甘草一钱。

二诊：五日，服前方两剂，颇安适。方用：

茅山苍术四钱，生白术四钱，潞党参五钱，黄芪五钱，阿胶二钱，象皮二钱，乌贼鱼骨四钱，升麻一钱，小茴香一钱，蛇床子二钱，甘草一钱。

三诊：七日，肠胃渐和，小腹渐柔。宫癌仍扩坠出于阴道口，方用：

茅山苍术四钱，生白术四钱，潞党参五钱，当归五钱，阿胶三钱，象皮三钱，乌贼骨四钱，升麻一钱，龟板五钱，蛇床子二钱，甘草一钱。

四诊：九日，方用：

茅山苍术四钱，生白术四钱，潞党参五钱，当归五钱，阿胶五钱，象皮四钱，升麻一钱，卷柏二钱，白芷一钱，藁本二钱，甘草一钱，蛇床子二钱。

五诊：十一日，方用：

茅山苍术四钱，生白术四钱，潞党参五钱，当归五钱，阿胶五钱，象皮四钱，升麻一钱，卷柏五钱，赤石脂二钱，甘草一钱，蛇床子二钱。

六诊：十三日，赤白沃减少，污水亦少，不复淫淫下。方用：

茅山苍术四钱，潞党参五钱，当归五钱，阿胶三钱，线鱼胶五钱，象皮五钱，萆薢二钱，卷柏二钱，赤石脂三钱，禹余粮四钱，龟板四钱。

七诊：十五日，方用：

茅山苍术三钱，潞党参五钱，当归五钱，阿胶三钱，线鱼胶三钱，龟板胶二钱，鹿角胶二钱，象皮五钱，赤石脂三钱，覆盆子三钱，禹余粮四钱。

八诊：十七日，方用：

茅山苍术三钱，潞党参五钱，当归五钱，阿胶三钱，线鱼胶三钱，龟板胶二钱，鹿角胶二钱，象皮五钱，赤石脂二钱，白石脂二钱，禹余粮四钱。

九诊：十九日，痛止，眠安，咳平。方用：

茅山苍术三钱，潞党参五钱，当归五钱，阿胶三钱，线鱼胶三钱，龟板胶二钱，鹿角胶二钱，象皮五钱，灶心土三钱。

十诊：二十一日，方用：

茅山苍术三钱，潞党参五钱，当归五钱，阿胶三钱，线鱼胶三钱，龟板胶二钱，鹿角胶二钱，象皮五钱，乌贼骨五钱，石榴皮二钱，灶心土三钱。

十一诊：二十三日，虚羸渐复，赤白渐净，宫癌不复坠出阴道口，污水止。方用：

茅山苍术三钱，潞党参五钱，当归五钱，阿胶三钱，线鱼胶三钱，龟板胶二钱，鹿角胶二钱，象皮五钱，石榴皮二钱，菟丝子三钱，灶心土三钱。

十二诊：二十六日，方用：

茅山苍术三钱，潞党参五钱，当归五钱，阿胶三钱，线鱼胶二钱，龟板胶二钱，象皮四钱，熟地黄五钱，山茱萸二钱，酸枣仁二钱，南枣、桂圆、荔枝各五枚。

十三诊：二十八日，方用：

茅山苍术三钱，潞党参三钱，阿胶五钱，线鱼胶二钱，龟板胶二钱，象皮四钱，熟地黄五钱，牡蛎五钱，女贞子三钱，南枣、桂圆、荔枝各五枚。

十四诊：三月二日，赤白沃已净，子宫安，绝伤续。方用：

茅山苍术三钱，阿胶五钱，线鱼胶二钱，龟板胶二钱，象皮四钱，熟地黄五钱，仙鹤草三钱，旱莲草三钱，酸枣仁三钱，南枣、桂圆、荔枝各五枚。

十五诊：四日方用：

茅山苍术三钱，阿胶五钱，线鱼胶二钱，龟板胶二钱，象皮四钱，熟地黄五钱，仙鹤草二钱，乌贼骨五钱，肉苁蓉二钱，南枣、桂圆、荔枝各一枚。

十六诊：六日，大便实，饮食增，肌肉肥健，轻身健行。方用：

茅山苍术五钱，阿胶五钱，线鱼胶二钱，鹿角胶二钱，象皮四钱，熟地黄五钱，乌贼骨五钱，千年白二钱，藁本二钱，南枣、桂圆、荔枝各五枚。

十七诊：八日，病人云已痊愈，服此方后，不再来诊可乎？师曰：可。方用：

茅山苍术五钱，阿胶三钱，线鱼胶二钱，龟板胶二钱，鹿角胶二钱，熟地黄五钱，乌贼骨五钱，白芷二钱，黄芪四钱，南枣、桂圆、荔枝各五枚。

附明白丸方，《存心堂集验方》，治妇人阴蚀恶疮败疽，赤白沃漏下。解毒气，利精神。

明矾、白及，上药等分，分别为末，称准合匀，炼蜜为丸，如黄豆大，即"明白丸"也。每日食前服一丸，病重者酌加，嚼化白开水送下。（《鲁楼医案》）

王九峰医案

○ 冲为血海，任司胞胎，下司肝肾，上隶阳明。气血凝结，湿气郁之。服药以来，热势虽减，癥瘕未消，扶正气徐徐消化。

归尾，山栀，牛膝，糖楂，元胡，杏仁，茯苓，陈皮，茜根，苏木，千里马。（《王九峰医案》）

叶桂医案

○ 张，久痛在络，营中之气，结聚成瘕，始而夜发，继而昼夜俱痛，阴阳两伤，遍阅医药，未尝说及络病。便难液涸，香燥须忌。营络气聚结瘕。

青葱管，新绛，当归须，桃仁，生鹿角，柏子仁。

○ 朱二六，辛润通络，成形瘀浊吐出。然瘀浊必下行为顺，上涌虽安，恐其复聚。仍宜缓通，以去瘀生新为治。无取沉降急攻，谓怒劳多令人伤阳耳。

当归，桃仁，茺蔚子，制蒺藜，生鹿角，茯苓。

香附汁法丸。

○ 周三十，瘕聚结左，肢节寒冷。病在奇脉，以辛香治络。

鹿角霜，桂枝木，当归，小茴，茯苓，香附，葱白。

○ 龚，脉症向安，辛甘化风方法非谬。据云痛时少腹满胀，其有形疝瘕，状亦略小。法宜益营之中，再佐通泄其气，古称"通则不痛"耳。

人参，当归，肉桂，吴萸，小茴，茯苓，青葱管。

○ 钦，疝瘕，少腹痛。

当归，生姜，羊肉，桂枝，小茴，茯苓。

又：瘕痛已止，当和营理虚。

归身，紫石英，白芍，酒炒小茴，淡苁蓉，肉桂。

丸方，用养营去芪、术、桂，合杞圆膏。

○ 朱四十，疝瘕，腹痛有形，用柔温辛补。

当归，生姜，羊肉。

○ 某，右胁攻痛作胀，应时而发。是浊阴气聚成瘕，络脉病也。议温通营络。

当归三钱，小茴（炒焦）一钱，上肉桂一钱，青葱管十寸。

○ 谭，瘕聚有形高突，痛在胃脘心下，或垂蚧腰少腹，重按既久，痛势稍定，经水后期，色多黄白。此皆冲脉为病，络虚则胀，气阻则痛，非辛香何以入络？苦温可以通降。（气血凝络脘痛经阻。）

元胡，川楝，香附，郁金，茯苓，降香汁，茺蔚子，炒山楂，乌药。

又：瘕聚癥结，痛胀妨食，得食不下，痛甚。今月经阻不至，带淋甚多。病由冲任脉络，扰及肝胃之逆乱。若不宣畅经通，日久延为蛊疾矣。

炒桃仁，当归须，元胡，川楝子，青皮，小茴，吴萸，紫降香，青葱管。

○ 柳四二，络血不注冲脉则经阻，气攻入络，聚而为瘕乃痛。冲脉是阳明属隶，痛升于右，胀及中脘，作呕清涎浊沫，操家烦怒。犯胃莫如肝，泄肝正救胃。

金铃子，炒元胡，蓬莪术，青橘叶，半夏，厚朴，姜汁，茯苓。

又：葱白丸二钱，艾枣汤送。

○ 某，脐下瘕形渐大，气塞至心胸及咽喉，饮不解渴，遂气攻至背部，经水百余日不来，小溲得利，大便不爽。气滞血瘀，皆因情志易郁，肝胆相火内灼，冲脉之血欲涸。丹溪谓"气有余便是火"，口甜，食后瘀，用苦辛清降。（木火郁，气滞血瘀。）

胡黄连八分，山栀仁一钱半，南山楂三钱，芦荟一钱，鸡肫皮（不落水去垢，炙脆）五钱。

化服回生丹半丸。

○ 陆十六，经阻半年，腹形渐大，痛不拒按，溲短便通。据形色脉象，不是用通经丸者，下气还攻于络，有形若癥瘕，炒枯肾气汤。（肾气不摄经阻腹痛胀。）

○ 缪，脉弦左搏，数年胃痛不痊。发时手不可按，胁中拘急，少腹左旁，素有瘕聚之形，气自下焦冲起，为胀为呕。此乃惊忧嗔怒，致动肝木，乘其中土，胃伤失降，脉络逆并，痛势为甚。初起或理气获效，久发中衰，辛香气燥，脾胃不胜克伐矣。议疏肝木、安土为法。冀其渐缓，再酌后法。（气血凝络、肝逆胃痛呕。）

川楝子，川连，干姜，桂枝，当归，川椒，生白芍，乌梅。

又：少腹疝瘕多年，冲起散漫，胃脘两胁痛甚欲呕，年前用安胃泄肝颇效，但下焦至阴，足跗发瘰裂水。久留湿热瘀留，经脉络中交病。若非宣通气血壅遏，恐非至理。

桃仁，柏子仁，川芎，当归，小茴，小香附，茯苓，山栀（姜汁炒）。

为末，用青葱管百茎，加水一杯，取汁法丸。

○某五十，数年左胁聚瘕，发作必呕吐涎沫、酸苦浊水，瘕不成寐，便闭忽泻。始于悒郁，病由肝失畅达，木必传土，胃气受侮。病久入络，气血兼有，缓图为宜，急攻必变胀病。

生牡蛎，川楝子肉，元胡，桃仁，半夏，茯苓，橘红，白芥子，川连，吴萸。

香附汁、姜汁法丸。

○赵，脉小，身不发热，非时气也。凡经水之至，必由冲脉而始下，此脉胃经所管，医药消导寒凉，不能中病，反伤胃口，致冲脉上冲，犯胃为呕，攻胸痞塞，升巅则昏厥。经言："冲脉为病，男子内疝，女子瘕聚。"今小腹有形，兼有动气，其病显然。夫曰：结曰聚，皆奇经中不司宣畅流通之义。医不知络脉治法，所谓愈究愈穷矣。（肝逆犯胃奇络虚滞。）

鹿角霜，淡苁蓉，炒当归，炒小茴，生杜仲，茯苓。

用紫石英一两煎汤，煎药。

○蒋四七，天癸将止之年，小腹厥阴部位起瘕，动则满腹胀痛，形坚，或时脊巅掣痛，必有秽痰血筋吐出。此起于郁伤，久则液枯气结，内风阳气烦蒸，则心热痞结咽阻。已属瘤疾，治必无效。倘腹大中满则剧矣。（郁伤液涸，阳升痛胀。）

牡蛎，生地，阿胶，小胡麻，茯苓，秬豆皮。

○沈四十，肢冷腹痛，有形为瘕，久泻。（厥阴寒滞呕泻。）

当归（炒黑），小茴（炒黑），上肉桂，山楂（炒黑），茯苓。

又：冷利有瘕，遇冷则呕。

吴萸，炒小茴，元胡，茯苓，川楝子，生香附。

○某，脘中瘕聚。（肝郁犯胃。）

川楝子一钱，元胡一钱，吴萸五分，青皮七分，良姜一钱，茯苓三钱。

○林，脉左弦涩，少腹攻逆，痛即大便。肝气不疏，厥阴滞积。

香附一钱半，鸡肫皮（炙）一钱半，茯苓一钱半，麦芽一钱，香橼皮八分，青皮五分，炒楂肉二钱，砂仁壳五分。

又：少腹瘕聚攻逆，身热，或噎，或浊气下泄，则诸恙悉舒，恼怒病发。厥阴肝木郁遏不疏，显露一斑。

川楝子一钱，小茴五分，生牡蛎三钱，桂枝木五分，生白芍一钱，青皮一钱。

○程，聚气疝瘕，大便不爽，必腹中疙痛。当通腑经气分。

葱白丸二钱五分，红枣汤送。

又：仿朱南阳意，以浊攻浊。

韭白根（去须）五钱，两头尖一百粒，炒香橘核一钱半，小茴香七分，金铃子肉一钱半。

又：瘕聚已解，用八珍丸，加香附小茴白花益母膏丸。

○某，瘕聚在左胁中，肝病。

桃仁，川楝子，元胡，当归，橘红，香附。

○王四一，瘕聚季胁，渐加烦倦减食。入夏土旺气泄，用泄少阳，补太阴方。（胆克脾，暑伤气。）

人参，茯苓，炙草，当归，丹皮，生地，鳖甲，泽兰膏。

○周，痛久在络，凝聚成形。仍属经病，议用河间法。（痰气凝结。）

川楝子，瓜蒌皮，香附汁，元胡，生牡蛎。

又：理气豁痰，痛止思食。仍以前法参用。

半夏，瓜蒌皮，香附汁，生牡蛎，橘红，香豉。

○葛四一，用丹溪小温中丸，胀利自减。知肠胃湿热，皆阻腑阳之流畅，水谷之气，不主游溢。瘕属气聚，癥为血结，由无形酿为有形，攻坚过急，药先入胃，徒致后天气乏，恐胀病必至矣。俗有痞散成蛊之说，可为治此病之戒律。（湿热结癥。）

老韭根（生晒）一两，桃仁一两，生香附一两，炒楂肉一两，当归须一两，山甲片一两，小茴香三钱，桂枝木三钱。

○胡二十，少腹聚瘕，能食，便不爽，腹微胀。（湿热腹胀。）

小温中丸。

○王二一，初病寒热，半年经水不来，少腹已有瘕形，食又减半。当此年犯干血痨虑。（寒热食减干血痨。）

焦术，茯苓，广皮，香附，当归，南山楂，白芍。

夫癥者征也，血食凝阻，有形可征，一定而不移。瘕者假也，脏气结聚，无形成假，推之而可动。昔有七癥八瘕之说，终属强分名目，不若有形无形之辨为明的也。二症病在肝脾，而胃与八脉亦与有责。治之之法，即从诸经，再究其气血之偏胜。气虚则补中以行气，气滞则开郁以宣通，血衰则养营以通络，血瘀则入络以攻瘀，此治癥瘕之大略。古方甚多，而葱白丸、乌鸡煎丸尤为神效。癥瘕之外，更有疝癖、肠覃、石瘕、内疝等症，古人论之已详，兹不必赘。今参先生方案，如营伤气阻者，于益营之中，佐通泄其气；如络虚则胀，气阻则痛者，以辛香苦温入络通降。又如肝胃两病者，以泄肝救胃；肝胃脾同病者，则扶土制木；肝脏之气独郁不宣者，辛香专治于气；血瘀络进失和者，辛香专理其血；病由冲任扰及肝胃之逆乱者，仍从肝胃两经主治，以疏降温通。凡此悉灵机法眼，药不妄投。总之，治癥瘕之要，用攻法，宜缓宜曲；用补法，忌涩忌呆。上逆则想肝脏冲病之源头；下垂则究申气阴邪之衰旺。吞酸吐水，必兼刚药；液枯肠结，当祖滋营。再辨脉象之神力，形色之枯泽，致病之因由，则治法自然无误矣（龚商年）。（《临证指南医案》）

郑在辛医案

○年近三十，两年前产，值隆冬，又因气郁，少腹之旁，结有弹大一丸作痛。初亦甚微，后渐痛甚，上冲心胁，呕吐不食，必待其痛吐气衰，一二日方止。医治两年，作气积、血积、寒气，攻劫皆不效，人渐消瘦，

经水数月不至。家居于乡，上城就医，其脉弦而紧，询其病状，答以不发时间或寒热似癥，胁肋常胀，发则少腹之弹丸即长大如王瓜，痛冲于心，呕吐不能食，衰则仍归于少腹。此产后冲任脉虚，寒气内袭，积瘀凝结，为妇人之疝瘕，此厥阴肝病，故自下而厥于上也。用肉桂、附子、当归、赤芍、柴胡、川楝子、乌药、小茴香。数十剂，发日渐疏而痛亦减轻，续以东垣酒煮当归丸服半年，经水始通，痛亦不发。但少腹之弹丸，终不能消，而亦不孕，数年后变蛊病而殒。盖此证攻劫所伤，经水断绝，正气衰微，邪终不散，故寿亦不永也。（《素圃医案》）

红杏村人医案

○产后瘀浊，淋沥未楚，误投兜涩之品，致令肝气郁结，凝瘀成块在于脐旁之右，攻冲作痛，按之形大如掌，甚至上犯作呕，下乘为泻，脾胃并受其戕，已延一载，日益增剧。饮食减损，肌肉瘦削，脉弦数，苔薄白。肝胃失和，留瘀内阻，冀得信水流通方吉。

附子，肉桂，白术，焦芍，茯神，归身，枣仁，香附，川斛，青皮。

又覆：症逾一载，右脐旁之结癖绵绵作痛，始仅小如梅核，其后癖日形大，痛日益剧。近日癖大如掌，犯胃上逆，纳减便溏，中无砥柱。脉虚数，苔白微糙。昨进温中泄结，颇获小效，仍宗前法接进。

参，苓，甘，术，附子，肉桂，炮姜，赤芍（土炒），青皮，川斛。

又复：连进温中和瘀、柔肝升降法，其脐右之结瘕颇就平贴，痛亦稍减，不得不谓佳征。第胃纳未加，便仍不实，反覆转变不足恃也。脉虚数舌白不化，良由中阳不振、升降无权，宜建立中州、旁动四轴。

参，术，苓，桂，白芍（土炒），炮姜，木香，乌梅，肉果，饴糖，炙草。（《医案》）

翟青云医案

○朱某，女，11岁。

患疟疾半载方愈。腹内左胁有块，其大如碗，按之则疼，饮食日减，面目黄肿，每日午后冷热，肚大青筋，消积破块之药服二三十剂，如石投水，一毫无效，卧床不起。邀余诊疗，六脉虚细欲绝，无气亏损已极，倘不急补，养女命休矣。余自制一方：常山30克，白术

60克，炙甘草15克，红枣300克与药同煎，去药食枣，每日早晚各服15枚。食完一料，肿渐消，元气渐充，块自消。不用消肿药而肿自除，其理安在？请指示以释余惑。余曰："此证原因得于疟疾之后，故用常山仍是攻疟疾之专药，白术、炙甘草二味甘温和平，大健脾土；脾土渐旺，气血充足，肿块自消。"东垣先生云："温中即是发表，补正即是消积"，味此二句，真千古而定论也。

〇张某，女，5岁。

四月染疟疾，至十月百治无效。骨瘦如柴，面目浮肿，腹内左胁下有块，大似碗许，按之微疼，伊无奈，托人求余诊治。诊得脾肺脉有力，肝脉虚数。古云：疟木属肝。胆者肝之腑，乃半表半里，所以寒热往来也。肝脉虚数者，可知肝病。脾为肺母，肺为肾母，脾母受伤，肾肺二经有连带关系，欲补肾子，先补脾母。余制一方，名子母两援汤。白术60克，熟地60克，常山30克，红枣1斤，与药同煮。去药食枣，每日早晚各食15枚。四天而疟疾痊，食完一斤，块消一半，原方又食一斤，诸症均愈，身体复元。张某置礼谢曰："因当年冒犯，不敢请治，小女枉受数月之苦。"余曰："此些小事不足挂齿，余岂能念旧隙者哉。"（《湖岳村叟医案》）

缪遵义医案
〇范，59岁，腹中有瘕，经来攻痛，大便溏泄。

白术，菟丝，大茴，小茴，胡芦巴，韭根须。（《吴中珍本医籍四种·缪松心医案》）

孔云湄医案
〇郎姓之妇诣予求诊，同来者其小姑也。问何病，其小姑曰：自临月当产，恐有不测，求一诊视，并决产期之远近。予曰：异哉！产固妇人之常，有何不测？远近之期，渠当自知，何劳予决？观渠形体，虽似重身，面色青暗，兼带浮肿，纯是病象，其中殆有别故，不实言，吾不能为汝诊也。两妇固求，且言襄佣予家，吾其故主也。乃诊之，见六脉涩结，不充不匀。谓之曰：此非胎脉，乃病脉也，何以云当产？其小姑乃曰：实不敢瞒，渠腹中之物，乃巨鳖也，形已成矣。目下上至胸，下抵股，旁撑两胁，阔长如此，将来如何能下？渠昼夜忧恐，寝食俱废，原求良法，以拯其死。予曰：汝何以知其为鳖？曰：有善揣者，谓周围边锋棱棱，尽是

鳖边。予曰：此必师婆巫妪狡语吓人，妇女之受其愚者多矣。汝勿以为信，现在脉来涩结，腹中俱是病块，安得指为活物？且产鳖育怪，亦古有之事，然在腹中，必不能如此之大，而又活动如常胎，今汝腹中之物动乎？曰：不动。可以知其非鳖矣，顾症由何起？安得结滞如此之甚？曰：向来胎争不固，三月必堕，此番又有坠征，血已见矣。以年近五十，求子心急，连用固药，兼以黏米作粥，勉强止住，不料日复一日，变成此症。予曰：若然，亦易治，吾为汝立破积之方，攻而去之，然须知汝腹中俱是癥瘕病块，非鳖也，亦并非胎，勿惧，切勿悔。书方与之。时有亲友隔壁坐，暗笑半日矣，二人去乃纵声矣。因谓予曰：癥瘕满腹，君何以断以易治？予曰：其病本系强成，结必不固，形势过大，必非尺属血证。断以易治，先安其心，其心安则其气顺，饮食一进，病自易为矣。曰：因胎致病，何以知其非症，强成之说，何谓也？予曰：人情无自求病之理，其不能不病者，非外邪之暴侵，则内因之渐积，其浅深轻重，皆难以悬断。若此妇者，本可以不病，而一病致此者，胎欲堕而固挽之，无暴感之邪，无渐积之因，所以谓之强成也。然其人为惯于堕胎之人，气血先自不固，而其胎为将堕未坠之胎，根蒂料已早伤，徒以涩药腻物闭其出路，故留而未下耳，夫曰血流畅，新血不能不生，旧血阴凝，新血不能不聚。又幸其人年近五十，天癸将绝，应行之血能有几何？其所以充胁满腹者，血聚而闭其气，气激而鼓其血，欲出无门，欲止无根，故上下四旁，俱见充塞也。究之充塞之处仍是气多而血少，若块然尽是死血，则荣卫不行，脏腑不通，其人之死于痞闷已久矣，宁有今日乎？且其脉来涩结，有迟意而无数象，其中必不热，气搏血聚，无热以灼之，则必无干燥枯涩难下之块，所以断为易治也。若俱以形求之，则彼坚结膨膨亨，岂特治不易治，亦岂有可生之理哉？曰：此义确乎？吾将觇之。予曰：医亦理也，揣度势，理则如此，若是攻之不动，而脾胃先不能支，则亦未易驱除矣，要之凭理论症，即症析理。此妇之病，岂得与他妇之积同议哉？盖他妇之积结于深处，而气从外行；此妇之病，散在浅处而气从中运。他妇之积既已作嗽、作热，而端倪犹未尽呈；此妇之病不能变热、变寒，而棱角先已全露，故其形愈大，其势愈薄，其外弥坚，其中愈溃。若以峻药攻之，如摧枯拉朽耳。吾以其脉属不足，未肯与用峻药。姑峻其服后，视其下与不下，再为

斟酌，此时犹未可确然断定也。逾二日其小姑以前方来曰：药服二剂，下死血一二升，病遂全消。

○故细郎姓之妻，为其子妇求治。曰：媳年二十，新产月余，忽发热，小腹硬疼，一块条长粗过于臂，横卧阴股，痛如囊锥，手不可触，行坐俱废。白脓点滴，自小便注下，日夜呼号，求赐怜拯。问能饮食否？曰：连数日不能进矣。问二便何如？曰：俱卧而下，不敢蹲立故也。问产后曾病否？曰：小病数日，已用药得愈，此病出月乃发，发辄痛，日甚一日。予为踌思。问汝媳旧曾有病否？曰：未嫁前曾闻有积聚，娶后渐胖壮，至今亦不大瘦。予曰：是矣。乃为立案书方曰：此厥阴肝经与任脉之症也。盖足厥阴由内股入阴中，上抵小腹；任脉起关元，主胞胎，下抵阴器。经曰：任脉为病，男子内结七疝，女人带下瘕聚。又曰：足厥阴之病，妇人小腹肿，男子癞疝。此病在男为疝，在女为瘕。裹大脓血，在肠胃之外，宜桃仁承气下之，然非引经药引入两经不可。但恐新产之后，气血虚弱，不任频攻，服一二剂，再为斟酌可也。既立案，适有客至，见之曰：病发产后，安知非败血未尽，稽留作楚，而云旧病乎？曰：若系败血，产后一月之中，久已作痛发热矣，何待安然三十余日，乃骤发大疼，且白脓自何而来，败血岂能复化？此必脓血俱有，特血结而难出，脓溃而易流，故点滴下注，究之其所谓脓者，非脓，乃脂也，即《千金》所谓脂瘕也，不应作败血治，即系败血，桃仁承气亦不误。曰：乌有瘕痕在腹，而能胎孕者？曰：多矣。亦顾其病之轻重，人之强弱何如耳。若结聚适在胞穴，经且将不流，安能复生育？或不在胞宫，而结聚深重，周身气血，尽将阻闭而为病，其人日益瘦损，亦无生子之理。若邪聚本浅，其人又壮，则所伤不过一二经，久之，而结者自结，行之自行，并此一二经之气血，亦曲流旁折而归于正经，是病已自成窠囊，不能肆行阻碍，何为不孕？曰：若然，则未孕之先，正旺邪当自退，此病何以不下？临产之时，胎下路亦甚顺，此病何又不下？迟至月余何也？予曰：未孕之先，正自正，邪自邪，各不相干，又无药以驱之，病何由下？临产之时，胞宫开张，只有儿出之一路，重墙复壁隔病于外，又何由下？其迟至月余者，谅亦本非定期，大约受孕之后，胎形日大，病为所挤，不能不动，渐渐离其窠囊，渐渐伤其根蒂，特有余地自存，旁络未断，故牵连未遽下耳。及出月以后，气血充足，离窠之病，不赀复归故

处，而脏腑膈膜之外，气血流畅，转运充沛，又不容余孽偏安，故下抵小腹，横卧阴股间也。若不速为驱逐，痛不能食，能延几日？故必用疏排之药，使坚者溃，软者流，乃可寻络入隙，透入肠胃，自寻出入。非矜奇眩异，而为孟浪之治也。逾二日，郎姓昇其妇来曰：药服二剂，病大减轻，饮食亦进，求一诊视，尚可再下否？予诊其脉，沉部不弱不滞，浮部尚觉盛大。曰：此病尚有外感，前日为何不言？因问小腹之块尚存乎？曰：较前为小，存者尚多。问泻几次？曰：五六次，血块白脓与粪俱下。问汝始发热时，曾头疼、身疼否？曾作渴否？曰：不甚作疼，惟小腹疼甚，前日亦渴，今不渴矣。予曰：此其外感也轻，故不甚觉，又兼小腹疼甚，何暇顾及头身？今块虽未尽，而脉无滞机，无弱象。无根之病，不现于诊，正气未虚，犹堪再下，驱之易为力矣。惟外感尚在，切不可忽，若肆行推荡，外邪入里，生死转不可知。遂仿大柴胡立方，佐以异滞之品。曰：此药平稳，多服数剂，倘不效，异日再来。其后数日不至，闻已痊愈矣。

○方予之往于王君家也，骑前谓予曰：室人之病，受赐多矣。昨内弟满，以妇病不育，托予求治，予惮君烦，未遽许也。然距此密迩，可奈何？予曰：令亲病属何症？曰：癥瘕症。自闺中已有此病，今结八载矣。予曰：瘦损已甚否？曰：室人常见，殊不为瘦。予曰：是尚可治。乃偕往。比至，骑前令面诊，脉涩不匀，色带青黄。曰：是真癥瘕，共有几处？月事犹顺乎？常发热否？其姑曰：块共三，一在小腹，两在胁下；经行不顺，至则腹疼，间有闭时，惟热不常发，亦不常止，时轻时重，历年皆然。予曰：此所以能至今日也，若常发大热则难言矣。然此病已自成疆域，阻碍气血在半通半塞之间，不去之，岂惟不育，终将为害。乃订方用破块活血之剂。病家兼请清热。予曰：清热乃治阴虚之法，非破块之法也。夫阴虚之极，其热如炎如焚，不清阴何以复？此病虽云发热，而脉不数，热必不甚，特以病势内阻隧道，气血壅遏，故郁而为热耳。病去而气顺，热必自清。若于破逐药中，复加清凉之品，寒凝气结，反多稽留，病去终无时矣。病家惟惟。如方服数剂，块不动，再加之，块仍不动。予曰：此根深蒂固之病，非汤液所能窥也。易汤以丸，服月余病渐下，脉亦渐匀，病色则大退矣。盖自服药之后，饮食倍进故也。满私问予曰：病下皆白物何也？予曰：古人论此，原有青、白、

赤、黄之不同，名亦纷纷，以愚度之，结于血分者，色紫而间带赤黑，结于气分者，色白而间带青黄。此病惟结于气分，故不甚碍经脉。虽然，血分亦有之，以经行作疼且有闭时故也。特结在气分者，浅而易动，故先下；在血分者，深而难拔，故未开耳。曰：近来经行亦顺矣。予曰：若然，血分之积亦动，可更购一药，服之必大下。为指其处，购三服，病果大下，块减可三分之一。夏购复服，间以前药，块日减削。后两月余，予在王骑前家，满往问曰：室人自服药后，两次经行色正，且顺，今逾期矣，忽绝不至何也？骑前曰：得毋孕乎？曰：家人亦以为孕，有相似者。予曰：若然，君太孟浪，此胎必坠，气血虚不能固也。然坠乃君福，不坠反害。满讶曰：何也？予曰：尊夫人之病，以予料之，不过才去其半耳，余者尚多，若坚结把持，牢不可动，将来胎成之后，转动不易，临产之时，出路多梗，是产难在所不免，一害也；若伤残不固，连者易断，日后胎形长大，势必撑离故处，儿出转折，亦将撞断系络，此时病随儿出，满腹受伤，必有血崩之危，二害也，具此二害，福乎！祸乎？然已至此，前丸药必不可用，再待月余，以观真假可也。满诺。时十月下旬也。过岁见之，曰：真矣，丸药幸未再服，将来当何如？予曰：吾为治之，至时相招未晚。其后大产，果病随儿下，血溢不止，急招予，予在平阴，觅人往请，被阻不得通，乃延他医。医见发热，曰：产后伤寒也。投以汗剂，遂加喘满。比予自平阴返，而其病已不可为矣。适遇骑前，谓之曰：此病不治，胡遽至是，是治之适以误之也。骑前曰：彼自急于育耳，治而育，复育而危命也，夫何尤？鸣乎！予不言，人固不及知也，其果命也与哉！（《孔氏医案》）

曹家达医案

○ 经停九月，腹中有块攻痛，自知非孕。医予三棱、莪术多剂，未应。当延陈葆厚先生诊。先生曰：三棱、莪术仅能治血结之初起者，及其已结，则力不胜矣。吾有药能治之。顾药有反响，受者幸勿骂我也。主人诺。当予抵当丸三钱，开水送下。入夜，病者在床上反复爬行，腹痛不堪，果不骂医者不已。天将旦，随大便，下污物甚多。其色黄白红夹杂不一，痛乃大除。次日复诊，陈先生诘曰：昨夜骂我否？主人不能隐，具以情告。乃予加味四物汤，调理而瘥。（《经方实验录》）

其他医案

临淄女子薄吾，病甚，众医皆以为寒热笃，当死不治。臣意诊其脉，曰：蛲瘕。蛲瘕为病腹大，上肤黄粗，循之戚戚然。臣意饮以芫花一撮，即出蛲可数升。病已，三十日如故。病蛲得之于寒湿，寒湿气宛笃不发，化为虫。臣意所以知薄吾病者，切其脉，循其尺，其尺索刺粗，而毛美奉发，是虫气也。其色泽者，中藏无邪气及重病。《史记》（博按：此案重见诸虫门。）

潘璟，字温叟，名医也。虞部员外郎张咸之妻，孕五岁，南陵尉富昌龄妻孕二岁，团练使刘彝孙妾孕十有四月，皆未育。温叟视之，曰：疾也。凡医妄以为有孕尔。于是作剂饮之。虞部妻堕肉块百余，有眉目状，昌龄妻梦二童子，色漆黑，仓卒怖悸疾去。彝孙妾堕大蛇，犹蜿蜒不死。三妇皆无恙。《夷坚志》（琇按：此案重见第十一卷娠症门。）

山东民间妇人，一臂有物，隐然肤中，屈佶如蛟龙状，妇喜以臂浸盆中，一日雷电交作，自牖出臂，果一龙拏云而去。《霏雪录》（《名医类案》）

陈自明治昆陵一贵宦妻，患小便不通，脐腹胀，痛不可忍。众医皆作淋治，如八正散之类，俱不得通。陈诊之曰：此血瘕也，非暝眩药不可去。与桃仁煎，更初服至日午，大痛不可忍，遂卧，少顷下血块如拳者数枚，小便如黑豆汁一二升，痛止得愈。此药治病的切，然猛烈大峻，气虚血弱者，宜斟酌之。桃仁、大黄、朴、硝各一两，虻虫半两（炒黑），共为末，醋炼丸梧桐子大，五更初，温酒吞下五丸。（原注此方不可妄用。）《良方》。

杜壬治马氏妇，年三十二，腹中血块作疼，经五六年，形已骨立。众皆曰：不可为。奈其未死何，家甚贫，而大小悯之。一日召杜至，告杜曰：但以济物为怀则可，业已请召明医，非所言也。遂以少物帛赠杜，杜不受，曰：但服某药必获安，无以是为疑。遂示方，用没药、牛膝、干漆、当归各半两，硇砂、木香、水蛭（炒）、红娘子（炒）、红花、丹皮、朱砂各一分，海马一个，斑蝥（去翅足炒）十四个为末，酒醋各半升，熬为膏，每日天明用一皂子大，酒醋化下，一月病退，六十日渐安。（此药较桃仁汤更峻，宜斟酌用之。）

张子和治汴梁曹大使女，年既笄，病血瘕数年。太医宜企贤以破血等药治之不愈。企贤曰：除得陈州张戴人方愈。一日戴人至汴京，曹乃邀问焉，戴人曰：小肠移热于大肠为伏瘕，故结硬如块，面黄不食，乃用涌泄之法，数年之疾，不再旬而愈。

孙文垣治汪氏妇，经水久不止，内有紫黑色血块，谓胸腹皆痛，玉户且肿，手足皆冷，不知饥饿，腹下有一块坚如石，脉左数右沉涩，此血瘕症也。用糖球子五钱，元胡索、五灵脂、香附、麦芽、青皮各一钱，水煎服，痛减半，手足渐温。加当归、丹皮、蒲黄、益母、川芎，四帖痛止，玉户亦消，又四帖而经水调。（方甚平稳。）

武叔卿曰：夫疝癖癥瘕，血气块硬，发歇刺痛，甚则欲死。究而言之，皆血之所为。

陈良甫常治一妇人，血气刺痛，极不可忍，甚而死一二日方省。医巫并治，数年不愈，仆以葱白散、乌鸡丸遂安。

陈良甫治一妇人，血气作楚，如一小盘样，走注刺痛，要一人扶定方少止，亦用此一二药而愈。寻常小小血气，用此二药，亦有奇效。《济阴纲目》

陈自明云：予族子妇病腹中大块如杯，每发则瘕不可忍。时子妇已贵，京下善医者悉诊治莫能愈。予应之曰：此血瘕也，投黑神丸，尽三丸，块气尽消，终身不复作。《良方》《医说续编》

薛立斋治一立妇，腹中似有一块，或时作痛而转动，按之不通，（便非实积。）面色痿黄，痛则㿠白，脉浮而涩，此肝气虚而血弱也。不信。乃服破血行气，痛益盛，转动无常。又认为血鳖，专用破血祛逐之药，痛攻两胁，肚腹尤甚，益信为鳖，确服下虫等药，去血甚多，形气愈虚，肢节间各结小核，隐于肉里，以为鳖子畏药而走于外。薛云：肝藏血，而养诸筋，此因肝血复损，筋涸而挛结耳。盖肢节胸项，皆属肝胆部分，养其脾土，补金水以滋肝血，则筋自舒。遂用八珍汤、逍遥散、归脾汤加减调治而愈。

一产妇小腹作痛有块，脉芤而涩，以四物加元胡、红花、桃仁、牛膝、木香，治之而愈。（《续名医类案》）

石　瘕

蒲辅周医案

○陈某，女，23岁，某年春三月求诊。自诉月经3月多未来潮，渐渐腹胀疼痛，小腹硬，手不能近，连日流血，时多时少，坠胀难受，食欲减少，某医院诊为妊娠，而患者自知非孕。观其颜青，舌色紫，扪其腹，拒按，大如箕，脉象沉弦涩，未次月经是去年12月中旬，正在经期随夫运货，拉车于旅途之中，自此月经停止。此实非孕，腹大如箕，非三月孕形；腹胀痛而小腹坠甚，拒按而坚，亦非孕象；且连日流血而腰不痛，又不似胎漏。此必经期用力太过，兼之途中感受冬候严寒所致，病名石瘕，以女体素健壮，主以当归饮、血竭散合剂。

当归6克，川芎6克，醋制鳖甲15克，吴萸4.5克，桃仁、赤芍各6克，肉桂3克，槟榔3克，青皮3克，木香、莪术、三棱、大黄各3克，元胡索6克，血竭3克。

浓煎温服。

此方温通破坚，服一剂，下掌大黑血一片，痛稍减，坠胀不减，脉仍如故，乃以其妹来告："服药一时许，患者突然昏倒，不知人事，手足亦冷，见下衣皆湿，宽衣视之，皆为血块，大如碗者一枚，余如卵者数枚，色多瘀黑，不一会，手足自温，神志渐清。今日有恶心，不思食……患者自觉小腹胀痛俱减，但觉尚有似茄子硬块未去。蒲老以"大积大聚，衰其半而止……，况血海骤空，胃虚不纳，宜急扶胃气。"原方止后服。易以异功散加味，嘱服二剂。越三日，其妹来告："患者服药后，胃口已好，睡眠亦安，已不流血，惟连泻豆渣状物，今晨复下卵大硬块，色白，坚如石，弃之厕中。"再以十全大补，连服三剂，诸症皆除，惟全身浮肿，此虚肿也。仍以十全大补，肉桂易桂枝又进三剂，身肿消失，精神渐复，停药，以饮食调理，又一月恢复

健康，月经应期而至。（《蒲辅周医案》）

徐守愚医案

○ 马仁邨凤山胞妹忽患石瘕，正经所谓骨肉柔脆之人，其质本弱，病胡能已？去岁秋仲，曾延余治，尔时，病形虽重而病根未成，余拟先补后攻之法，许服药数月可以脱然。谁知其母溺受倍深，意欲速愈，不以为然，遂不复诊。乃延三界陈某坐医月余，以致饮食减少，少腹块痛，渐渐加重。陈自知贻误，因而卸去。嗣后朝张暮李，纷纷杂投，日即于危矣。越至今其兄凤山仍复修书，邀余至，诊脉微弱无神，形容枯槁，寒热交作，日夜泻痢三五次。阅其方药，知从前所服，不外景岳大补元煎、三阴煎、逍遥饮等方出入其伺，未有议及温通者。余谓凤山曰："此证病因、治法俱详《内经》，其曰：寒气客于子门，子门闭塞，气不得通，恶血当泻不泻，衃以留立，日以益大，状如怀子，月事不以时下，皆生于女子，病因也。其曰：可导而下者，治法也。往年余初诊时，乘其元气未败，尚可按症施治。今病笃至此，虽有成法，亦无所用。"其母涕泣求方，余不得已，始用参芪建中汤和营卫以除寒热，继用附子理中汤加乌梅崇脾土以止泻痢。此法外法也，非云治病，亦聊以尽人事耳。厥后再延数十日，一交午未之月，百药难进，少腹大痛而逝。（《医案梦记》）

张聿青医案

○ 右，腹中作痛，少腹聚形，经事当至不至，面色萎黄，脉形沉迟。此寒入胞门，与肠外之汁相抟，石瘕之属也。须耐心善调，勿得急切攻夺。

当归须，川桂，广郁金，台乌药，韭菜根七钱，南楂炭，金铃子，制香附，元胡索（醋炒），两头尖三钱，野水红花子三钱。（《张聿青医案》）

王旭高医案

○ 苏，石瘕生于胞中，寒气客于子门，子门闭塞，气不得通，恶血，当泻不泻，瘕以留止，日以益大，状如杯子。此段经文明指石瘕二证，由于寒气瘀凝夹阻而成。今腹痛泄泻食少，脾胃虚寒，肝木横逆，病延半载，元气已衰，理脾胃，兼温中下，尚恐莫及。备候主裁。

肉桂，冬术（土炒），陈皮，木香，金铃子，诃子，茯苓，干姜，泽泻，元胡索，生熟谷芽。

○ 陈，经行作呕，血虚肝旺也。呕止而腹中结块，经事四五月不来，当脐跳动，疑为有孕。恐其不然，想由瘀凝气聚与痰涎互结成块耳。《内经》肠覃、石瘕二证，状如怀子，病根皆在乎血。虽不敢大攻，当气血兼理，仿妇科正元散法。

党参，白术，川芎，茯苓，陈皮，半夏，当归，砂仁，木香，枳壳，香附。

有孕无孕，最难辨别。此证断乎非孕。服此二十余帖，至八九月而经始行。

○ 李，妇人之病，首重调经。经事初起不来，状如怀子。以后来而略少，但腹渐胀大，三载有余，岂得尚疑有孕？《内经》谓肠覃、石瘕皆腹大如怀子，石瘕则月事不来，肠覃则月事仍来，而提其要曰：皆生于女子，可导而下。夫岂徒有虚文而无斯症哉！余曾见过下红白垢污如猪油粉皮样者无数，调理得宜，亦有愈者。借曰不然，则天下尽有高才博学之医，就有道而正焉，无烦余之多赘也。

大黄䗪虫丸，每朝三十粒，炒大麦芽泡汤送下。

仁渊曰：妇科首重调经。夫经乃心血与肾液相合而成，为天一之真水，故名天癸。按月而下，犹月魄之有盈虚，故名月信。不差时日，犹海水之有潮汐，故名月潮。夫月也，潮也，癸也，皆阴类也。然月魄不得日光丽照则不明，潮汐不得阳气鼓荡则不盛，其质虽阴，其用则阳。妇人经水之盛衰，亦犹是耳。叶天士云：妇女以心脾为立命之本。心生血，脾统血，心气旺则阴血自足，脾气盛则统驭有权，无愆期崩塞之病。今世医调经，动曰冲任八脉，皆言末而忘其本耳。夫冲为血海，任主胞胎，在女科原不可不讲，而经水之所以盛衰通塞，其根源不在乎是。《内经》言奇经之于十二经，犹江河之于沟渠也。江河充足，沟渠自盈溢。可知江河不充足，则沟渠涸竭窒塞矣。又可知江河充足，沟渠偶有不通不足，欲通之足之亦甚易矣。能知此理，断不以通瘀养血套剂了事。即带下一证，虽有阴虚、湿热之辨，亦莫非心脾之气不通不化而来。即癥瘕、癖疝、鬼胎、肠覃等疾，虽由痰凝血滞，风寒闭塞，肝胆生阳不能布化，其因甚多，其根亦莫非心脾郁结所致。盖男子用阳而体阴，女子用阴而体阳；男子以肾为先天，女子以心为先天。心阳足则脾阳亦旺，阳生阴长，血气充沛，乃康强之征。若心阳不振，则脾阳必弱，肝木生生之气少布，饮食少化，聚湿生饮，肝气郁陷而逆升，为气撑胞胀，为脘痛作呕，或错经妄行而鼻衄，或脾气下陷而漏崩，或风寒瘀污客于子门冲任，为鬼胎、石瘕，种种病情，相引而至。盖有形之病皆属阴邪，大抵阳气不化而生，断非通瘀行血所能了事也。（《王旭高临证医案》）

黑变病

朱仁康医案

○崔某，女，25岁，简易病历。

初诊日期：1974年7月21日。

主诉：脸面出现灰黑色已半年。

现病史：半年前为业余宣传演员，经常化装演出，脸面偏右侧出现灰黑色，如沾一层灰尘，但无自觉症状。

检查：前额两侧发际处，右眼睑周围、右脸颊部、鼻右侧可见片状淡褐色斑，色如煤炱。脉细滑，舌质绛，苔净。

中医诊断：鼍黑皯黯。

西医诊断：中毒性黑变病。

辨证：水亏火盛，肾主水，其色黑，肾之本色显露于外。

治法：滋水降火。

方药：

生熟地各60克，丹皮30克，龟板30克，知母30克，黄柏30克，丹参60克。研末，炼蜜为丸，每丸9克，每日服2丸。

二诊：（1975年6月2日）称去年服完药丸后，脸面灰黯色明显转淡，未来续治。最近又有变深现象，因此要求继续治疗。仍拟丸方：

生熟地各60克，黄柏30克，茯苓60克，泽泻60克，丹皮60克，川断30克，丹参60克。研末，炼蜜为丸，每丸9克，嘱日服2丸。

三诊：（9月2日）服药后脸面灰黯色显见转淡，仍配前方一料继续治疗。（《朱仁康临床经验集》）

黄褐斑

林美满医案

○沈某，女，37岁。1982年5月24月初诊。

患者于1个月前面部起黑斑，开始在两颧部，后渐扩大至两颧颊部，伴急躁心烦，夜寐多梦，月经后错10天左右，经血量少色黑。诊见两颧颊部有境界清楚的淡褐色斑疹，大小为8厘米×6厘米，呈蝶翼状对称分布，脉微滑，舌淡苔薄白。

辨证：证属肾阴不足，肝郁气滞。

治法：治以滋阴补肾，疏肝理气。

方药：

熟地、山萸肉、山药、泽泻、茯苓、丹皮、白芍、丹参、陈皮、柴胡各10克，旱莲草、女贞子、鸡血藤各15克，首乌藤30克。

服药1个月后复诊，急躁心烦，夜寐多梦已大有改善，上方去柴胡，加益母草10克，再服药1个月，黄褐斑色已显著变淡，情绪甚好，月经基本正常。原方去益母草，继服1月，黄褐斑已基本消退，仅隐约可见。[中医杂志，1983，（5）]

潘桂医案

○焦某，女，28岁，工人。1986年10月18日初诊。

自述产后面部出现黄褐色斑片2年余，前额和鼻梁有黄褐色斑，上唇部色素逐渐加深成灰褐色，两胁作痛，性情急躁，月经不调，疲乏无力，头晕目眩，舌淡红、苔薄白，脉弦细。

辨证：证属肝气郁滞，脾虚不运，气血虚弱。

治法：治当疏肝和脾养血。

方药：

予逍遥散。当归、白芍、白术各15克，茯苓、柴胡、甘草各10克，薄荷6克（后下），煨姜3片。

上药以文火煎沸30分钟，每日1剂，煎2次早晚各服1次。连服10剂。同时配合西药口服维生素E胶丸。每日3次，每次100毫克。另外维生素E胶丸用针刺破取油，外涂面部，上、下午各1次。面部色斑退之大半，继服8剂，色斑消失。追访3月未复发。［新中医，1994，（7）］

俞友根医案

○ 李某，女，35岁。1990年3月14日初诊。

两颧部起褐斑6年。患者6年前妊娠时颧部出现褐斑，分娩后亦不见消退，每年入夏变深，冬季转淡，伴有月经延期，量少色淡。每当劳累后自觉纳差，口苦，肢倦乏力。肝功能检查正常。察患者面色萎黄，舌质淡红，苔薄黄，脉弦细略数。

辨证：证属脾虚血不荣肤，湿热内蕴。

治法：治拟健脾养血、清化湿热。

方药：当归散加减。

当归、川芎、炒白芍、黄芩各10克，生白术、伏苓各20克，生熟地各30克，白芷6克。

外搽：3%双氧水，每日3次。药进10剂，褐斑色泽转淡，肢倦亦除，再宗前方出入调治40余剂，月经正常，褐斑消失。［中医杂志，1996，（11）］

王阿苓医案

○ 张某，女，23岁，未婚，1995年3月17日初诊。

患者3年前在鼻右上方出现一分硬币大小色素沉着斑，以后逐渐增大，发展到对侧面部，数目较多，色素加深，呈典型的蝶状褐斑，伴月经不调。经行错后，痛经，经色暗红，有血块，舌质紫黯、苔薄白，脉沉细。诊为黄褐斑。治以活血化瘀祛斑。

处方：

当归、女贞子、生地各15克，血竭花3克，桃仁、红花各8克，丹参20克，白附子、川芎、赤芍、白芷、阿胶、五味子各10克。连服32剂后色素全部消退，且月经周期恢复正常。［新中医，1996，（2）］

前阴病

赵守真医案

○ 魏妇，45岁，邮亭圩人。1958年冬，天气严寒，日在田间劳作，汗出解衣，因而受寒。归家即觉不适，晚餐未竟便睡，极畏寒，夜半抖颤不已，双被不温，旋现肢厥，屈伸不利，少腹拘痛，恶心欲呕，约半时许，阴户出现收缩，拘紧内引，小便时出，汗出如洗，自觉阴户空洞，对有冷气冲出，不安之至。清晨，夫来迎诊。切脉细微，舌苔白润，身倦神疲，言食如常，余证着上述。据此辨认，病属虚寒，由肝肾亏损，遽被贼风侵袭，气血寒凝，经络拘急，颇类三阴直中之象；又其证所患部位，与男子缩阴证同，治法谅亦无异。不过俗传妇人缩阴多指乳房缩入，至于阴户抽搐牵引则少见

也。其治，当以温经祛寒为法，因投以当归四逆加吴茱萸生姜汤，祛风寒，温肝肾。经血得养，其病自已。该汤日进三大剂，遂告痊安，未另服药。（《治验回忆录》）

林珮琴医案

○ 王氏，产后气虚阴脱，两尺空。用补中汤去柴胡，加菟丝子、杜仲、芡实，外用龙骨、牡蛎俱研细托之。

○ 唐氏，数年经闭，阴疮内溃，晡热食减，头眩口干，肢痛便燥，身面俱发丹毒红晕。据述为伊夫疳毒

所染，内服加味四物汤，添金银花、甘草、嫩桑枝。外用忍冬藤、鱼腥草、甘草、苦参，煎汤熏洗，拭干，用海螵蛸、人中白、冰片，名螵蛸散掺之。数次热痛减，红晕消，改加味逍遥散去术，加生熟地黄、麦冬等服，又用青黛、黄柏研面、山栀、薄荷俱研，麻油调搽。（《类证治裁》）

袁桂生医案

○ 患失血证，小便下血块，大便亦带血，阴户酸坠，甚至酸及于心，时时欲尿，精神疲弱。服某医参、芪等药数剂无效，且腹胀，而饮食减少矣。诊其脉虚小无力，此血虚而脑筋衰弱之病。殆由房劳过度欤！为制方用熟地、生地、枸杞子、鹿角胶、阿胶各三钱，炒枣仁五钱，柏子仁四钱，朱拌茯神五钱，香橼皮一钱五分，白芍二钱，煎服。接服两剂，越日复诊，则病已大退，又嘱其服数剂痊愈。（《丛桂草堂医案》）

李铎医案

○ 阴户痛连关元，痛时面青昏厥，形如尸，初起一日夜，厥仅二三次，渐则日夜十数次，遍治不效。询其病状，昏愦时亦常牵被袷衣，似下体畏寒者，因悟平素下元必虚，且完姻未久，隐曲之事，未免过当，复值经水过多，精血两亏，阴寒乘虚而入，此肝肾督脉之病。按，厥阴肝脉环阴器，抵小腹，肾经、督脉起于少腹以下骨中央，其络循阴器，宜从肝、肾、督脉三经主治。乃叔省三秀才，亦知医，极蒙折服。余用当归、白芍（炒）、鹿角（煅）、小茴（炒）、艾叶、肉桂、干姜（炮黑）等味煎服，并令老妪贯用灯火者，于脐轮、关元二穴，焠十四燋，应手而痊。

暖其下元，养其营血，此是的治，然非平素究心医学者，未易辨此隐症。寿山（《医案偶存》）

其他医案

一妇人，年二十余，内热烦渴，倦怠食少，阴中闷痒，小水赤涩。脉沉弦数。此郁怒伤损肝脾，湿热乘虚下注。加味逍遥散调治一月而安。

一妇人，年三十余，阴内痛甚作痒，时常出水，食少体倦。脉软涩数。此肝脾气虚，湿火下注。用归脾汤加生白芍、牡丹皮、黑山栀、生甘草，四剂而病减，久服而痊安。

一妇人，年四十二，阴内痒痛异常，内热倦怠，饮食少思。脉软弦数。此郁怒伤损肝脾，元气下陷，湿热留恋阴中。宜用参、芪、归、术、陈皮、柴胡、炒山栀、车前子、升麻、白芍、丹皮、茯苓，十剂渐减，久服而痊安。

一妇人，阴中寒冷，小便黄涩，内热晡热，口苦胁膨。脉数洪涩。此肝经湿热、热蕴湿郁之极而反冷也。用龙胆泻肝汤，姜汁拌蒸，以解其真热假冷；更以加味逍遥散加姜汁拌炒龙胆二十余剂，而阴中渐暖矣。

一妇人，阴中冰冷，寒热呕吐，两股肿痛。脉沉洪弦。是怒动肝经、湿热下注为患。先用小柴胡加山栀一剂，寒热呕吐顿止；次用龙胆泻肝汤，亦用姜汁拌蒸，数剂而肿痛全消，阴中亦不复冰冷矣。

一妇人，阴中寒冷，小便澄清，腹中亦冷，饮食少思，大便不实。脉沉数细涩。此下元虚冷、火土不生也。治以八味丸，饮食渐进，大便渐，一月余而诸症皆退，健旺如常矣。

一女子，年二十四，交接后辄出血不止。脉软虚数。此肝之相火伤犯脾肾之元，不能吸血归脏，故精泄后血亦随之溢出也。当以补阴益气煎，蜜丸常服，加之节欲静摄，寻年无不自愈。（徐灵胎《女科医案》）

沧州治陈枢府内人病，切其脉，左手弦而芤，余部皆和。即起密告陈曰：夫人病，当阴中痛而出血，且少阴（心午）对化在玉泉，（肾子）心或失宁，则玉泉应心痛，痛则动血，而与经水不相关，盖得之因内，大惊神慑而血菀。陈曰：公诚良医也，致病一如公言。乃为制益劳之剂，且纳药幽隐，再剂而愈。

一宠姿，三十余，凡交感，则觉阴中隐痛，甚则出血，按其脉，两尺沉迟而涩，用补血散寒之剂不愈。因思药与病对，服而不效，恐未适至其所也。偶检《千金方》，用蛇床子散，绵裹纳其中，二次遂愈。

一妇产后，因子死，经断不行者半年。一日少腹忽痛，阴户内有物如石硬，塞之而痛不禁。众医不识。青林曰：此石瘕病也。用四物加桃仁、大黄、三棱、槟榔、元胡索、附子、泽泻、血竭为汤，二剂而愈。

薛立斋治一妇人，胸膈不利，内热作渴，饮食不甘，肢体倦怠，阴中闷痒，小便赤涩，此郁怒所致。用归脾加山栀、芎、归、芍药而愈。但内热晡热，用逍遥散，加山栀亦愈。后因劳役发热，患处肿胀，小便仍涩，用补中益气，加山栀、茯苓、丹皮而愈。

一妇人阴中突出如菌，四围肿痛，小便频数，内热晡热，似痒似痛。此肝脾郁结之病，盖肝火湿热而肿痛，脾虚下陷而重坠也。先以补中益气加山栀、茯苓、车前、青皮，以清肝火、升脾气，渐愈。更以归脾汤加山栀、茯苓、川芎调理，更以生猪脂和藜芦末，涂之而收。（外治法妙）

一妇阴中挺出一条，五寸许，闷痛重坠，水出淋漓，小便涩滞。夕与龙胆泻肝汤分利湿热，朝与补中益气汤升补脾气，诸症渐愈。再与归脾，加山栀、茯苓、川芎、黄柏，间服，调理而愈。后因劳役或怒气，下部湿痒，小水不利，仍用前药而愈。亦有尺许者，亦有生诸虫物者，用此法治之。

一妇人腐溃，脓水淋漓，肿痛寒热，小便赤涩，内热作渴，肢体倦怠，胸胁不利，饮食少思，三月余矣。薛以为肝脾亏损，用补中益气加柴胡、升麻、茯苓各一钱，炒栀二钱，数剂少愈。又与归脾，加山栀、川芎、茯苓，三十余剂，诸症悉退。惟内热尚在，再与逍遥散倍炒栀而愈。

一妇人素性急，阴内或痛，小便赤涩，怒则益甚，或发寒热。（此肝经湿热所致）治以芎、归、炒栀、柴胡、芩、术、丹皮、泽泻、炒芍、车前、炒连、生甘草，数剂渐愈。乃去黄连、泽泻，数剂而痊。

一妇人素郁闷，阴内痛痒，不时出水，饮食少思，肢体倦怠。（此肝脾气虚，虚热下注）用归脾加丹皮、山栀、芍药、柴胡、生甘草主之，愈。

一妇人阴内痛痒，内热倦怠，饮食少思。（此肝脾郁怒，元气亏损，湿热所致）用参、芪、归、术、陈皮、柴胡、炒栀、车前、升麻、芍药、丹皮、茯苓，治之而愈。若阴中有虫痒痛，亦属肝木，以桃仁研，和雄黄末，纳阴中以杀之，仍用清肝解郁，或以鸡肝纳之，取虫之法也。

一妇人每交接，出血作痛，发热，口渴，欲呕。误服寒凉之药，前症益甚，不时作呕，饮食少思，形体日瘦。此症属肝火而药复伤脾所致也，先用六君子，加山栀（旧刻脱山栀）、柴胡，脾胃健而诸症愈。又用加味逍遥散而形气复。（烺按：此案旧刻稍改，今依原本。）

一妇人每交接，则出血作痛，敷服皆凉血止痛之剂，不时出血甚多。此肝伤而不能藏血，脾伤而不能摄血也。用补中益气、济生归脾二汤而愈。或用熟艾帛裹入阴中，或用发、青皮烧灰敷之，而血自止。若出血过

多而见他症，但用前药调补肝脾，诸症悉愈。

一妇人阴门不闭，肿痛，发热恶寒，用十全大补加五味，四剂而消而敛。若初产肿胀，或焮痛而不闭者，当用五味逍遥散，若肿既消而不闭，当用补中益气汤。切忌寒凉之剂。

一妇人脾胃素弱，兼有肝火，产后阴门肿痛，寒热作渴，呕吐不食，敷大黄等药，服驱之剂，肿及于臀，虚症蜂起，此真气虚而邪气盛也。先用六君子以固脾胃，乃以补中益气以升阳气，不数剂而痊愈。

一产妇患此失治，肿溃不已，形体消瘦，饮食少思，朝寒暮热，自汗盗汗半年矣。用补中益气，加茯苓、半夏，以健脾胃，脓水渐少，饮食渐进，用归脾汤解脾郁，五十余剂，元气复而愈。

一产妇阴门不闭，小便淋沥，腹内一块，攻走胁下，或胀或缩，用加味逍遥散加车前子而愈。

一妇人子宫肿大，二日方入，损落一片，殊类猪肝。已而，面黄体倦，饮食无味，内热晡热，自汗盗汗。用十全大补，二十余剂而愈，仍复生育。

一妇人阴肿坚硬，用枳实八两，碎炒令热，故帛裹熨，冷则易之。（《名医类案》）

姚蒙字以正，巡抚邹来学尝使视脉。蒙既叙病源，因曰：公根器别有一窍出汗水。来学大惊曰：此隐疾何由知？蒙曰：以脉得之，左关滑而缓，肝第四叶有漏洞下相通。来学改容谢。（雄按：左关候肝是矣，何以滑缓主漏洞而断其在某叶？此皆史乘夸美之词，何必选耶？）

薛立斋治一妇人阴中肿闷，小便涩滞，两胁作痛，内热晡热，月经不调，时或寒热，此因肝脾郁怒，元气下陷，湿热壅滞。朝用归脾汤加柴胡、升麻，解郁结，补脾气，升元气。夕用加味逍遥散，清肝火，生肝血，除湿热。各数剂诸症悉愈。又用四君、芎、归、丹皮，调补肝脾，而经水如期。

一妇人阴中寒冷，小便黄涩，内热外寒，口苦胁胀。此因肝经湿热，用龙胆汤祛利湿热，用加味逍遥散，调补气血而安。

一妇人所患同前，更寒热呕吐，两眼肿痛。先用小柴胡加山栀，一剂寒热吐呕顿止。次用龙胆泻肝汤，一剂肿痛顿消。

一妇人阴中寒冷，小便寒清，腹中亦冷，饮食少思，大便不实，下元虚寒。治以八味丸，月余饮食渐

加，大便渐实。又月余诸症悉愈。

一妇人患前症热痛，或用寒凉败毒药，饮食不入，时欲作呕，小便重坠。此脾胃复损，元气下陷。先用补中益气加炮姜，二剂重坠顿愈。又加茯苓、半夏，二十余剂而愈。乃以归脾汤少加柴胡、升麻，并用六味地黄丸而康。

马风林内子有隐疾，每月汛行，子户傍辄生一肿毒，胀而不痛，过三五日以银簪烧红针破，出白脓盏许而消，不必膏药，亦无疤痕。初用针刺，近则以指掐之脓即出。但汛行即发，上下左右无定所，第不离子户于今八年，内外科历治不效，且致不孕。孙曰：此中焦湿痰，随经水下流，壅于子户也，经下而痰凝，则化为脓，本来非毒，故不痛。（怪病谓痰）用田螺蛳壳火煅存性为君，南星、半夏为臣，柴胡、甘草为佐，曲糊为丸，令早晚服之，未终剂而汛行不肿。次年即孕。（俞东扶曰：孙公颖悟，殊不可及，原非毒故不痛，亦格致名言）。

尚某言昔在粤东，与郡司李某交善。后李没，某妻售濠畔街宅，与尚仍分院而居，两家往来如亲串然。一日李妻私语尚夫人，有女及笄而病，病且甚异，欲求尚诊之，而难于言。夫人告尚曰：与李君夙交好，言之何伤？李妻乃言，女初患腹痛，久之溲溺甚艰，溲内有物能游泳，或二或三，似有鳞鬣者，取视之，乃比目鱼半体也，身微黑，止具一目，其背白，置水中果如所云。试诊之，乃肝气久郁所致。投以疏肝之剂而愈。李河南人。《居易录》

钱国宾曰：浙湖戴氏生女五岁，胎生双阴，溺从上出，下户亦流。其母病延诊，以私语言及。余曰：此女天生双阴也，不闻《楞严经》云：五种不男之人，即此类也。长大经行，生子如常，以上窍为正，彼此勿疑，抚养待配。

阴宽：肥皂子浸去黑皮，用其白肉，加白及、五倍子、蛇床子、石榴皮、甘松、三奈、龙骨，煎浓汤日日熏洗。宽而冷者，加石硫黄煎。

阴挺：飞矾六两，桃仁一两，五味子、雄黄各五钱，铜绿四钱，末之，炼蜜丸，每丸重四钱。即以方内雄黄为衣，坐入玉门即愈。甚者不过二次。（《续名医类案》）

阴　吹

吴瑭医案

〇 英氏，三十八岁，阴吹，按《金匮》妇人门之阴吹，治以猪膏发煎，纯然补阴，注谓肠胃俱槁。再按肠胃俱槁，阴不足者，阳必有余，脉当数，面与唇舌当赤，口当渴。兹面青脉弦而迟，不食不饥，不便不寐，盖痰饮蟠踞胃中，津液不行大肠，肠虽槁而胃不槁。议通幽门法。

半夏一钱，桂枝六钱，广皮五钱，枳实八钱。

煮三杯，分三次服。服一帖而减，三帖而退；惟余痰饮，调理脾胃数月而痰饮亦愈。

〇 黄氏，四十岁，痰饮误补，喘而脉洪，汗出，先与大青龙去麻、辛而安。半月后又因感受燥金之气，兼之怒郁伤肝，脉弦紧，身热腹痛，先与柴胡桂枝各半汤，热退而腹痛未愈，且泄泻、阴吹，焉得肠槁。用川椒、吴萸、良姜、丁香合五苓散，而阴吹愈，后调理痰饮一月而安。

〇 李氏，二十七岁，脐左有块痛，少腹亦痛，大便自调，阴吹，亦非肠槁；与化癥回生丹而愈。（《吴鞠通医案》）

李铎医案

〇 年逾四十，患阴吹半载，别无所苦，其夫求治于余。余未经治此病，捡方书云：是胃气下泄，阴吹而正喧，乃谷气之实也，猪膏发煎导之，果验。

猪膏半斤，乱发如鸡子大一枚，和膏中煎之，发消药成，分作四次服，二料即愈。此古方也，用之得效，故录于此。（《医案偶存》）

阴　挺

哈荔田医案

○ 刘某，女，28岁，已婚，1971年10月27日初诊。

主诉：于2年前2胎产后，因不善调养，满月甫过即强力持重，过事操劳，遂渐觉有物下坠于阴道之中，稍卧辄自行缩入，时好时犯，也未及时就医。近半年来日渐加重，痛苦不堪。并伴见气短乏力，腰酸腹坠，小便频急，带下如注，间有阴道出血。经妇科检查，谓子宫Ⅱ度脱垂，并宫颈中糜，因畏惧手术，改就中医治疗。刻见面白不华，舌淡苔白，脉来虚缓。诊为脾气下陷，无力系胞，冲任不固，带脉失于约束所致。宗《内经》"虚者补之""陷者举之"之旨，治拟升阳举陷、益肾固脱之剂。

处方：

野党参18克，炙黄芪18克，金狗脊（去毛）15克，桑寄生15克，怀山药15克，炒薏苡仁15克，川续断12克，海螵蛸12克，绿升麻6克，北柴胡6克，炒枳壳9克，祁艾炭9克，贯众炭9克。6剂，水煎服。

另用：蛇床子9克，黄柏9克，石榴皮9克，蒲公英24克，金樱子12克，炒枳壳12克，小茴香6克，乌梅6克，五倍子6克。6剂，布包，煎水坐浴熏洗，每日2～3次。并嘱卧床休息，资助治疗。

二诊（11月3日）：

前用升提补摄之剂，体力精神均有恢复，阴挺亦略见内收，白带减少，下血已止。舌脉如前，再拟原法更进。

处方：

野党参18克，炙黄芪12克，金狗脊（去毛）15克，桑寄生15克，金樱子12克，女贞子12克，补骨脂12克，海螵蛸12克，益智仁9克，炒枳壳9克，绿升麻6克，北柴胡6克，五味子6克，6剂。水煎服。外用药同前。

三诊（11月16日）：

上方出入，治疗半月，病情已有起色，宫体仅在下午有轻度脱下，小腹重坠消失，带下尿频仍有。谁料昨

日月经来潮，诸症又复举发，惟程度已较既往为轻。正值经期，拟益气养血、补肾固冲。

处方：

炙黄芪15克，野党参15克，全当归12克，炒杜仲12克，广寄生12克，金樱子12克，女贞子12克，鹿角胶（烊化冲服）12克，五倍子9克，炒枳壳9克，刘寄奴9克，绿升麻6克，西红花3克，广木香3克。4剂，水煎服。外用药暂停。

四诊（11月23日）：

现月经已净，阴挺已内收，面色转润，脉来沉缓，惟腰酸乏力，带下尿频，诸症尚在。仍守升阳益气、脾肾两固之法为治。

处方：

野党参15克，炙黄芪15克，炒白术9克，绿升麻6克，北柴胡6克，炒枳壳15克，川续断12克，桑寄生12克，炒杜仲12克，女贞子12克，桑螵蛸12克。5剂，水煎服。

外用：蛇床子12克，石榴皮12克，枳壳12克，苏木9克，小茴香6克，吴茱萸6克，金樱子9克，五倍子9克。5剂，布包煎水坐浴熏洗。

五诊（1972年2月2日）：

迭进益气升阳、养血固肾之剂。子宫已收归原位，已恢复工作半月余，未再脱出，月事亦基本正常。精神食欲均感良好，嘱服归脾丸半月，每日早晚各1付，白水送下，以资巩固。熏洗之药依四诊方继续服用1个月。

（《中医当代妇科八大家》）

岑观海医案

○ 曾某，女性，42岁，已婚，1965年7月20日初诊。

患者4年前因产后失于调养，过早农业劳动而致子宫脱垂，继而闭经2年，丧失劳力。

刻诊：面色萎黄，形体消瘦，精神倦怠，头晕头

痛，胃脘闷胀，心悸纳少，少腹坠胀，腰酸，带下清稀，闭经，便结，舌淡，苔薄白，脉数大无力。妇检：子宫Ⅲ度下垂，中医辨为阴挺，证属脾肾两虚，冲任不固，气虚下陷。治以调理升降，益气固脱。

处方：

黄芪30克，当归、阿胶（烊化）、五味子各10克，续断、柏子仁各15克，肉苁蓉18克，高丽参（焗）6克，升麻4.5克。水煎服，4剂。

服药后精神好转，头晕头痛消失。照原方去五味子，加白术10克，菟丝子、女贞子各15克，枳壳6克，日1剂。

服药半月，妇检：子宫位置正常，余症消失，惟月经尚未复潮，已能操持家务。后以补中益气丸、归脾丸作善后调理，1个月后月经恢复而愈。（《现代名中医妇科绝技》）

朱小南医案

○ 毛某，35岁，已婚，农民。

产后过早起床，蹲地洗衣，突感下部垂胀，子宫脱出，后即卧时缩上，立时脱垂，腰酸带下，精神疲惫。于1960年6月就诊。

初诊：6月23日。产后阴挺已3个月。检查为子宫二度下垂，面白，腰酸膝软，舌淡少苔，脉象虚弱。乃气虚下陷，治宜扶正固托。

潞党参9克，生黄芪9克，怀山药9克，焦白术9克，白芍6克，升麻2.4克，五味子4.5克，炒枳壳4.5克，丹参9克，大熟地9克，新会皮6克。

另外用熏洗方：川黄柏9克，金银花9克，蛇床子12克，炒枳壳12克，五倍子9克。

二诊：6月25日。调治后，子宫业已上升，惟步行时尚有小腹垂坠感，腰酸肢楚。治宜固肾益气，巩固疗效。

黄芪9克，升麻3克，白术6克，白芍9克，五味子4.5克，炒枳壳4.5克，杜仲9克，川断9克，狗脊9克，丹参9克，陈皮6克。

三诊：6月29日。阴挺已愈，垂坠感消失。刻感纳食不馨，略有腰酸。治宜固肾健脾。

白术6克，新会皮6克，茯苓9克，白芍6克，黄芪9克，丹参9克，炒枳壳3克，苏梗6克，佩兰6克，狗脊9克，杜仲9克，金樱子12克。（《中医当代妇科八大家》）

黄一峰医案

○ 朱某，女，30岁。

初诊：去秋曾经难产，达五天始分娩。惟由彼时用力过度，胞络损伤引起本病。尔后劳则经常有下腹重坠之感，子宫有时脱出阴道之外。方用补中益气汤加减。

潞党参15克，炙升麻3克，炙黄芪12克，丹参15克，白芍15克，茯苓12克，江枳壳20克，柴胡3克，陈皮6克，炙甘草3克。

一服药7剂后，子宫回升，精神转佳，胃纳正常。

二诊：近由月事适临，参加农忙劳动，子宫又复脱垂。阴部肿痛，带下黄水淋漓，小溲热少。伴有头晕腰酸，心悸气逆，舌薄白，脉软弦带数。劳累过度，气虚下陷，兼有湿热下注。拟再升举清阳，补益气血，佐以清热利湿之品。

炙升麻2克，炙黄芪9克，柴胡2克，菟丝子15克，江枳壳2克，金樱子15克，覆盆子15克，茯苓15克，川断肉9克，陈皮6克，益母草20克，土藿香9克。

服上方7剂，外用高锰酸钾坐浴后，子宫位置已接近正常，胃纳有增，体力增强，已能恢复劳动。（《黄一峰医案医话集》）

沈奉江医案

○ 经事前后无序，白带频下，饮食无味，阴户坠下一块，宛如紫茄，咳则下，卧则缩，服药年余不效。先生诊之，阅前方，皆云膀胱下坠。乃细询其形，色何若？病者曰："其色紫暗，触之微痛。"先生曰："此非膀胱也！夫膀胱之色白，溲不能通利。此乃气虚不固，子宫下坠也，恐难一时见效。"用黄芪、升麻、白术、人参须、葛根、芡实、牡蛎、陈皮、甜杏仁、白芍、神曲，服三剂而缩上矣。（《三三医书·沈爸翁医验随笔》）

叶熙春医案

○ 中气素虚，产后过劳，气虚下陷，收摄无力，下腹重坠，阴中有物外挺，腰酸无力，带下如注，小便频急，脉象虚缓，舌淡苔白。治拟补中益气汤加味。

清炙黄芪15克，炒潞党参9克，炒晒白术9克，炙当归9克，清炙甘草3克，柴胡5克，炙升麻5克，陈皮5克，炒杜仲12克，米炒怀山药12克，盐水炒桑螵蛸9克。

二诊：前用升提补摄之剂，阴中之物外挺略见内收，带减，腰酸亦瘥。仍以原法进之。

清炙黄芪15克，炒党参9克，炒白术9克，炙当归9克，清炙甘草3克，柴胡5克，炙升麻5克，枳壳5克，山萸肉9克，米炒怀山药12克，炒杜仲12克。

三诊：叠进补中益气，阴中之物已不外挺，下腹重坠消失，带下尿频均除，续服补中益气丸，每日12克，二次分吞。（《叶熙春专辑》）

李铎医案

○ 家春云叔之妻，年近三十，产后昏晕虚脱，手足厥冷。余因禁溺女，闻伊家不肯洗育，冒病邀集同人，乘夜往伊家阻救。讵闻产母垂危在床，即进房诊视毕，谓若肯洗女，余包救其母，一面命稳婆浴女婴，一面煎大剂参、附、归、芪、姜炭等味与服，大效。次日复诊，老妪言子宫坠下，不能起坐，遂用炙绵芪一两、当归三钱、文党参四钱、升麻八分、甘草（炒）八分，水煎服，一剂即上，效验如神。此非偶中，而治多人皆效，故识之，后见《女科辑要》载治一妇子宫下之法，与余所用之方相同，惟多用白术一味，及分量轻重稍异。实先得我心之同焉。（《医案偶存》）

孙采邻医案

○ 吴芳林文学乃室，产后玉门生菌，道光元年五月延诊。据述病原于上年十一月二十七日生产，至十二月二十日，觉子宫内有一物挂下，形如茄子。每日频频作痛，或间三五日一大痛，以及小腹亦痛，甚至玉门肿疼，两旁出水。小溲频数，出不顺利，小便赤大便结，两足冷至膝，左足尤甚，手心热，口内苦，连服补药，亦不去疾。据云病在肝经，而用药俱不见效。特书病原，救治于予，方案列下。细审病情，玉门生菌，形如小茄，起于产后，迄今半载，苦难鸣状，非不终朝疗治，而数手频更，究无一效。诊其脉右脉虚细而小，左关沉弦小数，惟寸则浮小空虚。知其产前受惊，产后肝郁，郁火不舒，致成斯疾。无怪乎物一触而心惕，闻一响而胸中跳跃，小腹作疼，子户肿痛，溲赤便结。种种见症，病在肝脾而兼乎心也。本此意，而求治，加之静养戒怒，庶乎渐安。

潞党参三钱，焦冬术一钱半，归身一钱半，茯神二钱，白芍药一钱半（炒），酸枣仁二钱（炒），柴胡五分，青皮一钱（醋炙），小茴香一钱，金铃子一钱半，山栀一钱半（炒）。

用鲜荷叶一小个托底煎药。

二诊：进前方诸症俱减，肿痛渐消。加意图维，自尔平可，仍宗前法出入。

潞党参三钱，炙黄芪三钱，焦冬术一钱半，归身一钱半，柏子仁三钱，炙甘草八分，黑山栀一钱半，柴胡五分，木茯神二钱，新会皮一钱半，龙胆草七分（陈酒拌炒），升麻三分（蜜炙）。

用鲜荷叶一小个托底煎药。

外用：五倍子一两、生明矾六钱，煎汤先熏后洗，早晚各一次。忌海鲜，及鸡、虾、蟹等俱宜戒之。（《竹亭医案》）

孔云湄医案

○ 妪某氏，凌晨叩门，为其女求治，意甚仓惶。予问病者何以不来？曰：不能移动。问何病？病自几时？曰：下体肿疼才三日耳，而重特甚。问其详？曰：言之殊惭，亦不得不言。此女素本无病，适入未久，三日前，自其夫家来归，亦甚欢愉，及晚，稍觉腹中热疼，次日，阴股已肿，阴中有物外撑，痛乃甚。小便不利，通宵无片刻安。至昨日，阴中之物突出三四寸，赤红粗大，上带锋刺，触之疼彻心腑，不惟小便不能涓滴，并肛门撑阻，大便亦不能下。而其物且方长未艾。目下惟支股卧榻上，哭求速死，不知尚可治否？予曰：但痛亦不至死，小便不通，胡可久也。吾为立二方，一以饮，一以洗，或尚可瘳，然效与不效，明日必来回信。亲朋骇曰：此为何病？君敢慨立二方。予曰：病名予所不识，然其理可意断也。经曰：诸痛疮疡，暴病暴肿，皆属于火。刘守真曰：五志过极皆为火。此必五志之火郁于内，而少年新婚，又有以触之，故其火不炎而上焚，反吸而下就。夫火性极速，其发也暴，故三日而病至此极也。且病之似此者三：曰阴挺，曰阴菌，曰阴痔。其为症多属产后虚劳、中气陷下之故，而总不闻其肿疼，亦必不至于阻便。今新婚未产，何至于虚？平日无病，气必不陷，不作火治，此外尚有他途乎？予但为之清火，保无舛错。曰：风湿中无此症乎？曰：风之为性也动，必不骤结于一处；湿之着人也迟，必不猝发于一朝。惟心包之火，可下注于膀胱，而肝家之雷火，肾家之龙火，地近壤接，声应气求，势必翕然归一，并起为害，斯其所以沸腾气血，鼓荡肌肉，以至肿劲而突出也。兹用丹皮、连翘清心包之火，佐之以龙胆，臣之以知、柏，凉之以地黄，和之以芍药，而又用车前子、牛膝导引直下，火势即不清，能不衰减乎？洗法特属末事，无足道也。次早，前妪至，讯之，突出之物果消归乌有，痛亦顿止，惟阴股尚余微肿。问药可再服否？予曰：分量过重，减半服之可也。乃服半剂，病遂痊愈。（《孔氏医案》）

程茂先医案

○分娩后子肠拖下约六七寸长，起居甚为不便，余曰："此气虚下陷，用力过度，兼之受寒所致也。"乃以补中益气汤去柴胡，合佛手散，再以热物熨其脐下。不数剂肠收而愈。此病若不早治，或复受寒邪，则为终身痼疾矣。乌可视为泛泛哉！（《程茂先医案》）

缪遵义医案

○吴，奇经河津空乏，以致厥阴经脉不司约束，发为阴挺。治宜养阴清热，渐复其故。凡一切消克等味，宜戒勿进。

生地四钱，盐水炒黄柏一钱，白薇一钱，刮白龟腹板三钱，盐水炒知母一钱，丹皮炭一钱五分，淡菜三钱（漂），漂鲍鱼三钱，盐水煮石决七钱。

转方：从原方加入蜗牛二个、白螺丝壳二钱、夏枯草花二钱。

丸方：生地四两（浸捣），黄柏一两（盐水炒黑），生牡蛎一两，淡菜三两（切片，焙），龟腹板二两（刮白，生研），知母一两（盐水炒黑），生蛤粉一两，鲍鱼二两（切片，焙），土贝一两五钱（去心），丹皮一两五钱（炒），蜗牛七钱（生研），白螺蛳壳一两五钱，地栗一两五钱，夏枯草花一两五钱（焙），鳖头一两（煅）。

为净末，藕粉煮浆丸，每服四钱。

○方，25岁，平湖，病在产后，既患阴挺，又复患痔。总属气血太虚所致。

熟地四钱，盐水炒黄柏一钱，鳖头一个，桑叶三钱，龟板三钱（炙），盐水炒知母一钱，蜗牛二个，芝麻一钱，人乳一酒杯（冲入）。（《缪松心医案》）

费绳甫医案

○左少腹作痛，即有物坠出阴户之外，其形如茄，脓血淋漓，痛不可忍，经三日脓血流尽，而后缩入。月余再发，苦不胜言。遍访名医诊视，无一人识其病者。就治于予，诊得左关脉来牢结，是湿热伤肝、气滞血凝而成，如男子溃疝之类。清泄肝经湿热，调气机而化瘀浊，此患可除。

土瓜根五钱，金铃子三钱，山楂子三钱，陈橘核三钱，细青皮一钱，郁金一钱五分，黑山栀一钱五分，枸橘李三钱，京赤芍一钱五分。

服三十剂，恙即霍然。（《费绳甫医话医案》）

吴简庵医案

○金氏产门不闭，阴挺突出肿痛，小便淋沥不禁。诊脉虚弦数，系产后气血俱虚，忧思伤脾，阴虚血热而然。先服八味逍遥散，火退肿止。更以归脾汤，数帖乃愈。（《论临证医案笔记》）

林珮琴医案

○孔氏，阴挺时流脓水，脉虚涩。内服补阴益气煎加白芍，外用川芎、当归、白芷、熟矾、银花、甘草，煎汤熏洗，拭干，用五倍子研末掺之。（《类证治裁》）

倪复贞医案

○产后前阴下如衣裙状，医药频投皆不应验。延余至其家，诊得六脉沉迟，此乃虚寒元气下陷之候。法用补中益气汤升麻为君，加干姜、肉桂为使。服四剂，收缩一半。后用皮硝、五倍子煎汤熏洗，如束皮之法；内再服补中益气汤加倍升麻，不用姜、桂，四日、四剂全然无恙矣。此前贤常用之法，缘分偶符遂奏奇效，博览待用，愿与开下共勉之。（《两都医案》）

王士雄医案

○翁嘉顺令正，娩后，阴户坠下一物，形色如柿。多方疗之不收。第三日始求治于孟英。令以泽兰叶二两，煎浓汤熏而温洗，随以海螵蛸、五倍子等分，研细粉糁之，果即收上。

继而恶露不行，白带时下，乳汁全无，两腿作痛，又求方以通之。孟英曰：此血虚也。乳与恶露虽无，其腹必不胀，前证亦属大虚，合而论之，毋庸诊视。因与黄芪、当归、甘草、生地、杜仲、大枣、糯米、脂麻、藕，浓煎羊肉汤煮药，服后乳汁渐充，久服乃健。

（《王氏医案》）

谢星焕医案

○ 桂煜堂内人，因取乳服药，患阴菌下坠，足腹肿满，又误治半载，忽变口噤舌缩，诸医无从措手。延余诊脉，六部按之全无，似属不治，盖心主血脉，舌为心苗，有内外交绝之象。然呼吸调匀，神明未乱，面无杂色，均非死候。因原其始而求其理，妇人两乳，乃冲任所关，故乳汁与月水相应。误投下乳之药，冲任大伤，以致子宫脱出。又因误治，肾气散越而为肿满。按少阴肾脏，位虽居下，然其脉常萦舌本。今气已坠散，脉道不能上朝，故脉不至而舌本不能萦也。此际收摄之法，有断然必用者矣，遂处大剂人参养荣汤，重加鹿茸、艾叶。频进旬日，新旧诸恙，统护痊安。噫，医可不求其理哉。（《得心集医案》）

翟青云医案

○ 五月临产，误听信婆言，坐草太早，产时用力过劳，小儿下地后，阴户内突掉出一物，色黑紫大如茄，不疼不痒，十余日不上。请余诊治，诊得脾肺二部脉濡细无力，此是气血双亏，乃子宫脱出，俗呼为阴茄是也，非大补升提不可。遂开十全大补汤加减，服二帖见效，五帖完全收入。

十全大补汤加减。

党参12克，白术12克，茯苓10克，炙甘草6克，当归身12克，白芍10克，熟地15克，五味子6克，升麻3克，柴胡12克，炙黄芪10克，山药10克，五倍子6克，山萸肉10克，肉桂6克。

水煎服。（《湖岳村叟医案》）

过玉书医案

○ 某姓妇，来就余诊，问其所患，忸怩不言，令篷室张氏诊之。诊毕告余曰："病为阴挺。"修园以为用逍遥散、龙胆泻肝汤之类不效。

然此妇两颧色赤，身体壮热，脉则左关独旺，肝经之火盛极，非此二方不可，拟今早晚服之。恐煎剂功迟，以蛇床子、川椒、乌梅、槐花煎汤熏洗之。外以芦荟为末，调猪油敷之；内以小蚌肉蘸冰片塞入，不时易之。内外兼治，未知效否。余曰必效。盖蚌象形性寒而善缩，得冰片则渐渐化水，俾热解而挺自收。余味亦对症发药，面面俱到，岂有不效。阅四日复诊，诸恙果

减。又二日挺缩而病霍然矣。

按：陈修园《女科要旨》云：方书载阴挺乃湿热下注。薛立斋以加味逍遥散、补中益气汤为主，当归芦荟丸、龙胆泻肝汤之类为辅。治之而无一效，误于方书湿热二字，意似只须治湿，故谓番薯味甘属土，土能胜湿，为治此病之专药。且云薯养气长肉，滨海人以此作饭，终身可不病。其说未免太偏，不知吾乡人食此类多腹胀、气闷、纳少等恙。曩余司榷郡地，亦产薯，人多食之。窃疑此种于吾乡，群试食焉，一切旧病如故，至生温。女婢则虽挈之回乡，苟有病，食薯即愈。始悟五方地气不同，人所宜食之品亦随之。南人食米，北人食麦，职是故耳。修园闽产也，故有是说。（《过氏近诊医案》）

其他医案

一妇有隐疾，其夫三造门而不言，继至欲言而面赧。孙开喻之，乃俯首曰：言之无任主臣，先生长者谅无哂。山妻子户中突生一物，初长可三寸，今则五寸许矣，状如坚筋，色赤，大可拱把。胀而且痛，不便起止，憎寒壮热，寝食俱减。赧于言，欲求自尽，逡巡百日矣。孙曰：乃阴挺证也，厥阴肝经之脉，女子下系庭孔，湿热则阴挺，犹木有湿热而生蕈也。（毕竟纵不热则挺收为是。）与以龙胆泻肝汤，及猬皮散，当归、黄芩、牡蛎、猬皮、赤芍为末。每用二钱空心服，米饮汤调下。去后数月来报云：前症果痊，兹为汛期一月不至，敢问？曰：此有身也。彼疑疾甫愈，未必能孕。谓曰：前恙乃肝经有余之症。肝为血海，女子血盛则怀胎。据血盛当先期，今汛逾期，实孕耳，非病也。后果足月生子。

一妇人无故发热月余，忽阴中突出一物，如鸡冠一片。此肝郁脾虚所致。以补中益气汤加青皮、栀、芩、柴胡、甘草，外以白芷、苍术，紫苏煎汤，每日熏洗。十余日其患渐小。仍用前汤倍参、术，月余而安。（徐灵胎曰：所用诸方皆浮泛不切，全无法度。虽有小益，总非切病之治。此风自立斋开之后，遂不可挽回矣。此医术之一变也。）

一妇，年三十余，生女二日后，产户下一物如手帕，下有帕尖，约重一斤。予思之，此因劳乏伤气，以致肾虚胞痿，不能约束胞门，而阴户下脱也。却喜血不甚虚，但因时春暮天寒，恐其冷干损坏，急与炙黄芪三

钱、人参二钱、白术一钱、当归二钱、升麻五分,三帖连服之,即收上,得汗遍体乃安。惟下裔沾席处干者落一片,约重二三斤许,盖脂膜也。食进得眠。诊其脉涩,左略弦。视其形却实,与白术、芍药各钱半,陈皮一钱,生姜一片,煎二三帖,养之而痊安。

一妇,产子后,阴户中下一物如合杯状,有二岐,其夫来求治。余思之,此必子宫也。乃气血虚弱,而下坠于外者。用黄芪、升麻,大剂一帖与之。半日后其夫复来,曰:服二次后觉响,视之已收。但因经宿干着席上,破落一片如掌心大,其妻在家哭泣,恐伤破不可复生。予思之,此非肠胃,乃脂膜也。肌肉破尚可复元。遂用四物汤加人参数剂,丸服一料而复能生子。

一产妇,子宫下坠。脉软虚涩。此气虚不能收摄而下陷也。遂与黄芪三钱、人参钱半、当归二钱、升麻五分、炙草八分,作一帖服,却令用五倍子末煎汤洗,又以末敷之,如此数次即安。

一产妇,数日后水道中出肉线一条,长三四尺,动之则痛欲煎,油干为度,用绢兜起肉线,屈曲于水道边,以煎姜熏之,冷则熨之。六日后,缩其大半,二六日即尽入。再服失笑散,参汤下,或芎归调理之。此血实气亏,不能统摄子宫脂膜而下肉线也。如肉线断,则不可治矣。

一产妇,子宫肿大坠出,二日方收,损落一片殊类猪肝。面黄体倦,饮食无味,内热晡热,自汗盗汗。脉软虚涩。此血气大虚、真阳不能收摄也。与十全大补汤去肉桂,加附子、鹿茸、麦冬、五味,三十余剂诸症悉愈,仍复生育。(徐灵胎《女科医案》)

薛立斋治一产妇,阴脱便闭下坠,形气倦甚,用十全大补汤而上。因怒仍脱,重坠寒热,小便淋沥,用补中益气汤加山栀、龙胆草一剂,重坠减而小便利。仍用前汤,去二味倍加升麻、参、芪而愈。

一产妇阴脱肿痛,小便淋漓,此因元气甚虚,而肝火旺也,用补中益气汤加山栀、车前子。四剂,而肝症悉退。仍用前药去二味,加茯苓,小便利。又用十全大补汤,而肿痛遂渐消。

一产妇阴脱肿痛,脉又滑数,欲作脓也,薛用十全大补汤四剂,脓成,又数剂,而脓溃。但小便频数,而患处重坠痛盛,此因元气虚弱而下陷也,又用补中益气汤,数剂而安。

薛立斋治一妇,胞衣不下,努力太过,致子宫脱出如猪肚状,令用温汤治之,即以手捺子宫,去其恶露,仰卧徐徐推入而安。

李时珍治一妇,产后子肠不收,用蓖麻仁捣膏贴其丹田,一夜而上。但用此膏,病愈即宜揭去,其提拔之力最猛也。又有用催生下胎,用涂脚底,亦宜即时洗去。

孙文垣治一仆妇,因产难,子宫坠出户外,半月不收,艰于坐卧。有医令服补中益气百贴,需参二斤可愈,乃听之。孙谓此必产时受寒,血凝滞,不能收敛,虽名阴脱,未必尽由气虚下陷也。观其善饭,大小便如常可知矣。授以一法价廉功省,三五日可愈,用未经水石灰干一块,重二三斤者,又以韭菜二三斤煎汤,置盆中将干灰投入,灰开汤沸,俟沸声尽,乃滤去灰,乘热坐盆上,先熏后洗,即以热韭于患处揉挪。盖石灰能散寒消瘀,韭菜亦行气消瘀,一日洗一次,三日果消软收入。

按:子宫子肠有坠下损伤者,有终身不能上如带绶者,要皆初时治之不得其法耳。(《续名医类案》)

其他妇科杂病

张仲华医案

〇痛经数年,不得孕育,经水三日前必腹痛,腹中有块凝滞,状似癥瘕伏梁之类,纳减运迟,形瘦神羸,调经诸法,医者岂曰无之,数载之中,服药无间,何以漠然不应?询知闺阁之时,无是病,既嫁之后,有是疾,痛之来源良有以也,是证考古却无,曾见于《济阴纲目》中,姑勿道其名目,宗其意而立方,不必于平时服,俟其痛而进之,经至即止,下期再服。

荆三棱一钱，莪术一钱，延胡一钱五分，香附一钱五分，制军一钱，归身一钱五分，丹皮一钱五分，川芎四分，桃仁二钱，枳实七分。

再诊前方于第二期，经前三剂。经来紫黑，下有似胎非胎一块，弥月不复痛，而经至矣，盖是证亦系凝结于胞中者，今既下矣，复何虑乎？

白芍一钱五分，石斛三钱，川芎五分（醋炒），柴胡三分，橘白一钱，白术一钱五分，归身一钱五分，丹皮一钱，五分谷芽一两。

○ 经停三月，骤然崩冲，阅五月而又若漏卮，询系暴崩属虚，虚阳无附，额汗头震，闻声惊惕，多语神烦，脉微虚软，势将二气脱离，其危至速，拟回阳摄阴法，急安其气血。

附子五分，鹿角霜一钱五分，杞子炭一钱，熟地七钱，五味七粒，白芍一钱五分，人参一钱，龟板一两，天冬一钱五分，山药三钱。

诒按：证情已急，须得重剂，方可挽回。方中选药甚合，特嫌分量太轻耳。

再诊脱象既除，经漏较稀，脉尤濡细，神思尚怯，气血乍得依附，再宗暴崩属虚之例，拟温补法。

人参一钱，熟地一两，枸杞一钱五分，鹿角胶一钱五分，杜仲三钱，巴戟一钱五分，白芍一钱五分，归身一钱五分，阿胶一钱五分，天冬一钱五分。

○ 上腊严寒生产，受寒必甚，当时瘀露未畅，脐下阵痛，迄今五月未止，阅所服药，皆宗产后宜温之例，固属近是，惜未考经穴经隧耳，譬诸锁则买矣，何以不付以匙？买者不知，卖者当知。病者不知，医者当知，致使远途跋涉，幸遇善与人配匙者。

肉桂二钱，细辛五分。同研末，饭丸，匀五服，每晨一服。

诒按：方颇奇特。（《柳选四家医案·评选爱庐医案》）

王旭高医案

○ 崩后不时寒热，腹中有块，口发牙疳。营虚有火，气虚有滞。调之补之。

党参、陈皮、当归、白芍、丹皮、茯苓、麦冬、元参、黑栀、女贞子、建莲肉。

再诊：血虚木横，两胁气撑胀痛，腹中有块，心

荡而寒热，病根日久，损及奇经。经云：冲脉为病，逆气里急；任脉为病，男疝女瘕，阳维为病，苦寒热；阴维为病，苦心痛。合而参之，谓非奇经之病乎？调之不易。

党参、黄芪、当归、白芍、沙苑、茯神、杞子、香附、陈皮、白薇、紫石英。

诒按：拟再加牛膝、青皮、沉香。

三诊：和营卫而调摄奇经，病势皆减，唯腹中之块未平，仍从前法加减。

前方去杞子，加砂仁、冬术。

诒按：古无专属奇经之病，亦无专入奇经之药。考《内经》八脉行度，及前贤议论，均谓十二经气血有余，则溢入奇经，有病者，亦必日久病深，由正经而侵入之。然则用药治病，自当仍以正经为主，学者须明此意，勿为近贤议论所蒙也。

○ 内热日久，经停两月，投养阴调血通经之剂，得热减经行。可谓效矣，然犹未也，脉数不和，舌仍光赤，乃阴津未充，虚阳未敛也。仍宜小心安养为善。

生地、当归、白芍、丹皮、阿胶、香附、党参、茯苓、陈皮、地骨皮。

诒按：平正妥帖。

再诊：脉数已和，舌色光红已退，但有时尚觉微热，仍从前法增损。

前方去丹皮、阿胶，加麦冬、狗脊。

○ 经事不来，足肿腹满，脐下偏左有块，上攻作痛。此瘀凝气滞，病属血分，虑延成臌。

三棱（醋炒）、莪术、香附、当归、神曲、楂肉、延胡、砂仁。

另大黄䗪虫丸，每服五粒，日三次。

诒按：此气血两疏之法，用药切实不浮，好在丸药缓攻，不嫌其峻。

再诊：经停腹满，形瘦色黄，气血瘀凝，防其成臌。

香附、延胡、枳壳、茯苓、苏梗、川朴、大腹皮、冬瓜皮。

另大黄䗪虫丸。

○ 忧愁抑郁，耗损心脾之营，而肝木僭逆，胸中气塞，内热夜甚，经事两月不来，脉沉而数，热伏营血之中，拟用柴胡四物汤，和营血以舒木郁。

党参、冬术、生地、当归、白芍、香附、青蒿、白薇、生熟谷芽。

诒按：此等证调治失当，最易入于损途。拟再加丹皮、丹参。

○ 经后少腹痛连腰股，肛门气坠，大便不通，小便赤涩，拟泄肝经之郁热，通络脉之凝涩。

金铃子、延胡、郁李仁、归尾、黑栀、柴胡、龙胆草、大黄（酒炒）、旋覆花、猩绛、青葱管。

诒按：病情于小便上得之。

○ 经行后，少腹作痛，上及胸脘腰胁，内热口干，大便不通，小便热痛，此肝气挟瘀所致。

川楝子、延胡、桃仁、香附、山栀（姜汁炒）、泽兰、川连（吴萸炒）、丹皮。

另当归龙荟丸三钱，淡盐汤送下。

诒按：病情与前条相似，方亦近之，惟当归龙荟丸用得太重，宜减半服之。

○ 年将五十，经事频来且多，是冲脉不司收摄故也，防其崩决，补之摄之。

党参、黄芪、当归、于术、枣仁、陈皮、茯神、阿胶、荷叶蒂、藕。

诒按：此方从归脾增减，补则有之，摄则未也，拟加牡蛎、龟板、茜草炭、乌贼骨以佐之。

○ 病起当年产后，虽经调理而痊，究竟营虚未复，是以至今不育，且经事乖而且多，亦营虚而气不固摄之故，自上年九秋，又感寒邪，入于肺为咳嗽，痰中带血，此谓上实下虚，血随气逆，蔓延旬日，加以内热，渐成劳损。姑仿仲景法，扶正化邪，以为下虚上实之法。

生地、党参、炙草、当归、豆卷、前胡、茯苓、怀药、麦冬、阿胶、川贝、杏仁、桂枝、枇杷叶。

诒按：趋步古人，非胸罗经训者不能，时下随证敷衍，乌能望其项背。

再诊：进薯蓣丸法，补气血，生津液，彻风邪，咳嗽已减，所谓上实下虚，病情不谬。据云当年产后，腹中常痛，至今未愈，显见营分有寒，已非一日，但内热淹缠，心悸头眩，久虚不复，终为劳损。兹从八珍加减，复入通补奇经，王道无近功，耐心安养为是。

十全去芪、芎，加阿胶、艾、炮姜、紫石英、陈皮、麦冬、款冬花、川贝、神曲、大枣。

三诊：温补奇经，病情俱减，今仍前制。

十全去芪、芎、草，加阿胶、香附、炮姜、陈皮、吴萸。

○ 两次血崩之后，赤带连绵不断，迄今半载有余，脉象虚微，气血大亏，是以头眩、心跳、腰酸、足软等证均见也，近日腹痛食减，恐其复致崩决，拟方固摄奇经。

女贞子、乌贼骨、茜草炭、旱莲草、党参、茯苓、白芍、丹皮、阿胶、莲肉、荷叶蒂、藕节。

另震灵丹二钱。

再诊：固摄奇经，病情不减，崩漏不止，腹痛不已，用升阳固阴法。

鹿角霜、沙苑、龙骨、牡蛎、怀药、杜仲、女贞子、杞子、茯苓、棕炭。

诒按：固摄不效，进用升涩，此用药转换，一定层次。

○ 痛而经来，肝木横也，经事参前，血分热也，色黑有瘀，和而化之可也。

川楝子、延胡、丹皮、当归、白芍、泽兰、香附（醋炒）、木香、茯苓、楂炭、砂仁。

诒按：立方平善。

再诊：经来色黑而痛，当与化瘀。

生地、桃仁（炒黑）、红花、泽兰、黑栀、香附（醋炒）、当归、川芎（醋炙）、大黄炭。

养血以调经，理气以止痛，补肝之虚，以平眩晕，助脾之运，以除恶心。

熟地六两〔分三分，一分，砂仁（拌炒松）一分，姜汁（炒焦）一分，陈酒煮烂〕，当归三两（分三分，一分，吴萸一钱煎汁炒一分，茴香一钱煎汁炒一分，酒炒），白芍二两（分二分，一分，肉桂一钱煎汁炒；一分，炙草三钱煎汁炒），香附四两（分四分，一分，黑栀三钱煎汁炒；一分盐水炒；一分醋炒；一分酒炒），川芎（酒炒）一两，沙苑（盐水炒）三两，茯苓三两（焙），陈皮（盐水炒）一两五钱，党参（炒）三两，丹参（酒浸、晒干、再浸、再晒，如此七次，焙研）三两。

诒按：此方制法精巧，养血理气，两擅其长，木香、砂仁亦可酌增。

○ 咳嗽发热日久，前投补益脾胃之药六七剂，食谷加增，起居略健，但热势每交寅卯而盛，乃少阳旺时也。少阳属胆，与肝相为表里，肝胆有郁热，戕伐生生之气，肺金失其清肃，脾胃失其转输，相火日益炽，阴津日益涸，燎原之势不至涸极不止也。其脉弦数者，肝胆郁热之候也。刻下初交夏令，趁其胃旺加餐，拟进酸苦法，益阴和阳，清澈肝胆之郁热，考古方柴前连梅煎，颇有深意，录出备正。

柴胡（猪胆汁浸炒）五分，川连（盐水炒）五分，白芍一钱，前胡一钱，乌梅五分，麦冬二钱，党参三钱，秋石三分，炙草四分，薤白五分。

原注此方服后，热势竟退，此时已经停两月，以后或热或止，喜其能食，至四五月后，方知其有孕。

诒按：此等证最易认作虚损，得此议论，大开后人眼目。

又按：此必有微邪，伏于肝胆之间，挟木火而发，煎熬津液，日就干涸，古人所谓营风者，曹仁伯谓即是此证。

○ 寒气客于下焦，瘀凝停于少腹，阻塞胞门，膀胱阳气失化，以致癃闭。产后八日，而小便不通，脉细肢寒，腹中觉冷，恐其气逆，上攻发厥。法以温通下焦，化瘀利水，冀其应手为妙。

当归八钱，川芎四钱，楂炭五钱，炮姜五分，桃仁三钱，车前五钱。

益母草汤同陈酒各一碗，代水煎药。

另肉桂五分、血珀五分、甘遂三分，共研末，药汁调服。

诒按：末药方甚佳，煎方中拟加泽兰、牛膝、吴萸。此证甚急，用药能丝丝入筘，迥异肤浮家数。

再诊：小水癃闭已通，瘀凝未下，少腹仍然板满，再以温通泄浊。

肉桂、延胡、红花、桃花、丹参、两头尖、归尾、楂炭、牛膝、炮姜、冬葵子、车前。

○ 前年小产，恶露数日即止，因而腹痛结块，心神妄乱，言语如癫，此所谓血风病也，胞络下连血海，上系心胞，血凝动火，火炽生风，故见诸证。诊脉弦搏，肝阳有上亢之象，防加吐血。治法当以化瘀为先，稍佐清火可也。

丹参、延胡、五灵脂、川连、川贝、赤苓、蒲黄、黑栀、茺蔚子、香附。

另回生丹一粒。

诒按：疏证病原，切实指点，与肤浮影响者不同。

○ 产后腹痛年余，营虚木郁，脾胃受戕，时作恶心，时沃酸水。用千金当归建中汤。

当归、白芍、吴萸（炒）、炙草、炮姜、肉桂、川椒、南枣、橘饼。

诒按：用药切当，无支凑帮贴之病，自是老手。

再诊：前投建中法，腹痛已止，复因经行之后，劳碌受寒，腹中又痛，加以晡热，饮食减少，舌苔干白。此属血虚肝郁，脾虚木横。用归脾法加减。

党参、黄芪、茯苓、陈皮、冬术、归身、炮姜、木香、砂仁、白芍（吴萸炒）、橘饼。

○ 产后瘀凝未净，新血不生，身热日久，少腹疼痛，小溲淋漓，带下血筋，此肝经郁热，兼挟凝瘀为患，殊非小恙。姑拟泄肝和营化瘀为法。

鲜生地（姜汁拌炒焦）一两，生姜渣（鲜地汁拌炒黄）三钱，黑栀、延胡、金铃子、龙胆草、丹参、赤苓、归须、猩降、甘草梢、青葱管。

诒按：恰合病机，惟少腹痛者，于化瘀一层，尚须着意，拟加西珀、乌药、红花。

○ 经事来多去少，似崩非崩，是血虚有热也，所谓天暑地热，则经血沸溢，用白薇汤加阿胶主之。

女贞子、白薇、阿胶（米粉炒）、黄芩（醋炒炭）、归身炭、沙苑（盐水炒）、黄柏、白芍、旱莲草、莲心。

诒按：立方精到熨贴。

○ 经停少腹痛，小溲淋漓有血缕，此肝火与凝瘀交阻，当导而通之。

龙胆草、小蓟炭、桃仁、大黄（酒炒）、山栀、冬葵子、延胡、车前子、丹皮、海金沙。

诒按：立方切实。

○ 经行后奔走急路，冷粥疗饥，少腹疼痛，连腰胁兼及前阴，此肝肾受伤，又被寒侵而热郁也。经云：远行则阳气内伐，热舍于肾，冷粥入胃，则热郁不得伸，故痛也。遵寒热错杂例，兼腹痛治法。

川连（酒炒）、炮姜、桂枝、白芍（吴萸三分煎汁炒）、全当归、木通、香附、楂炭、黑栀、旋覆花、猩绛。

诒按：推究病原，亲切不肤。

《内经》有石瘕、石水之证，多属阳气不布、水道阻塞之证，少腹有块坚硬者为石瘕，水气上攻而腹满者为石水。此证初起，小便不利，今反小便不禁，而腹渐胀满，是石水之象。考古石水治法，不越通阳利水，浅则治膀胱，深则治肾，久则治脾。兹拟一方备采。

四苓散去猪苓，加大腹皮、陈皮、桑白皮、川朴、乌药、桂枝、鸡内金。

另朝服肾气丸二钱。

诒按：煎方治膀胱，丸方治肾，方中桂枝拟改用肉桂。

○ 体气素亏，频年屡患咳嗽，今春产后悲伤，咳嗽复作，背寒内热，气逆痰多，脉虚数，大便溏。延今百日，病成蓐痨。按产后血舍空虚，八脉之气，先伤于下，加以悲哀伤肺，咳嗽剧发，震动冲脉之气上逆。经云：冲脉为病，逆气里急，阳维为病，苦寒热。频进疏风清热，脾胃再伤，以致腹痛便溏，食减无味，斯皆见咳治咳之弊。越人谓上损及脾，下损及胃，俱属难治。姑拟通补奇经，镇摄冲脉，复入扶脾理肺，未能免俗，聊复尔尔。

熟地（砂仁炒炭）、当归（小茴香三分拌炒）、白芍（桂枝三分拌炒）、紫石英、牛膝（盐水炒）、茯苓、川贝。

诒按：用熟地、归、茴、牛膝、紫石英，温摄冲任。用归、芍以调阳维。用药颇为亲切，拟再加胡桃、人参、山药、沙苑、牡蛎。

○ 心胸觉冷，经事数月一来，食入则腹中胀痛，寒痰气郁，凝滞不通，当以辛温宣畅，遵熟料五积意。

半夏、桂枝、茯苓、苍术、白芍、川朴、川芎、归身、丹参、炙草、陈皮、枳壳、高良姜。

再诊：苦辛温通之剂，而能调经散痞，用之果效，益信古人言不妄发，法不虚立，在用者何如耳。

前方去良姜，加莪蒁子、砂仁。

○ 乳房属胃。乳汁，血之所化。无孩子而乳房膨胀，亦下乳汁，此非血之有余，乃不循其道，以下归冲脉，而为月水，反随肝气，上入乳房，变为乳汁，事出反常，非细故矣。夫血犹水也，气犹风也。血随气行，如水为风激而作波澜也。然则顺其气，清其火，熄其风，而使之下行，如风回波转可也。正何必参堵截之法，涩其源而止其流哉！噫，可为知者道，难与俗人言也。

元精石、赤石脂、紫石英、寒水石、牡蛎、大生地、白芍、归身、茯神、乌药、麦芽、郁李仁。

诒按：此等议论，全是精心结撰，毫无依傍，非胸有积理者不能道。于乳汁变化之道，确凿指出，非见理精到者不能。方拟去石脂、郁李，加丹参、丹皮、牛膝。（《柳选四家医案·评选环溪草堂医案》）

王旭高医案

○ 曹，经事来多去少，似崩非崩，是血虚有热也。所谓天暑地热，则经水沸溢。用白薇汤加阿胶主之。

女贞子、白薇、阿胶（米粉炒）、淡芩炭（醋炒）、黄柏、沙苑子（盐水炒）、白芍、莲心、归身炭、旱莲草。（《王旭高临证医案》）

徐渡渔医案

○ 产后将及两月，犹血不归经。脉弦细显见，不藏不统也。与仲圣法。

生地、牡蛎、川断、杜仲、白芍、乌贼、阿胶、炙草、山药、艾、料豆衣、女贞子。

○ 停经之脉细涩而不畅，妊娠之脉滑搏而流利，斯脉举之，若无按之濡软，是血虚之脉也。夫血藏于肝，出于冲脉。冲为血海，故女子先天寄于斯，所以古人云女以血为本，补血摄冲任，一定之理也。

胶艾四物汤加香附、陈皮主之。（《三三医书·徐渡渔先生医案》）

翟青云医案

○ 朱姓妇，36岁。八月行经，在田适遇大雨，寒甚，经水遂止，腹疼，寒热往来，迎余治之。诊得六脉沉紧，丹溪先生云："血得温暖则流通，寒冷则凝滞。"遂用四物汤加减，二帖稍效，四帖经水复行矣。

四物汤加法：

当归45克，京白芍30克，川芎15克，熟地24克，炮姜18克，油桂10克，红糖30克（用药冲服）。（《湖岳村叟医案》）

朱兰台医案

○ 脉细紧数，舌苔白厚。其证初起寒颤头晕，左手足厥冷彻骨过肘膝，手指挛急，腰腹痛甚，口渴饮热，目中见鬼，食不进。经余门人戴生芸亭调治，用麻黄附子细辛汤，寒颤平。继用人参当归建中汤加杜仲、补骨脂，俟余议定与服。余曰："此邪中三阴，经脏同病。腹痛属太阴，腰痛厥冷彻骨属少阴，厥冷而兼消渴属厥阴。立方当统三阴而治，所主方中宜重加姜附。"服二剂，忽云热自膝膑骨中溜至足跟。余曰："阴病难于回阳，阳回决愈，宜更增姜附与服。"第不解暑热之时，而有此寒中三阴脱阳见鬼之证。审问间，葵亭嫂氏出而告曰："理娌月初，当行经时贪凉，夜静更深席地而卧，寒或由此受。昨宵经复行，未知前药可再服下？"余曰："可。"乃思《伤寒论》妇人伤寒发热，经水适来，昼日明了，暮则谵语，如见鬼状者，为热入血室。兹邪中三阴，寒凝血室，亦且中见鬼。虽《伤寒论》无明文，可比例而得，与脱阳白昼见鬼之论有别。遂用姜附参术桂枝归草温经之剂猛进。寒凝之血得暖续下，鬼物消而诸症除。余归，后云以参茸术附峻补气血以复其体。（《疫证治例》）

费晋卿医案

○男以肾为先天，女以肝为先天。盖缘肝为血海，又当冲脉，故尤为女科所重。营血久亏，肝气偏胜，冲脉受伤，每遇行经，尻胯作痛。抱恙日久，不易速瘳。急宜养血柔肝，和中解郁。

全当归、杭白芍、茺蔚子、大丹参、玫瑰花、制香附、黄郁金、台乌药、云茯苓、冬白术、怀牛膝、蕲艾绒、合欢皮、降香片、荞饼。

女以肝为先天，肝为血海，又当冲脉，故为女科所重。营血久亏，风阳内动，宜养阴调营，柔肝熄风。

南沙参、广皮白、甘菊花、苍龙齿、云茯苓、白归身、夜合花、白蒺藜、怀山药、大丹参、生石决、川郁金、莲子肉、毛燕窝。

调营理气，兼暖子宫。

白归身、香抚芎、小胡麻、陈广皮、杭白芍、覆盆子、大丹参、广木香、白蒺藜、白茯苓、蕲艾绒、制香附、福橘饼、降香片。

祖怡注：此证血分子虚。

○初诊：血亏脾弱，寒阻气分，胸腹屡闷，内热日甚，头目重着，肢节酸疼。治宜祛寒利气。

酒炒当归二钱，酒炒牛膝二钱，酒炒独活一钱，连皮茯苓三钱，焙青蒿子三钱，炒甜瓜子三钱，酒炒丝瓜络三钱，酒炒羌活一钱，功劳叶露一两（冲服），紫大丹参二钱，粉牡丹皮二钱，生香谷芽三钱。

二诊：肝气渐舒，寒邪已透，内热肢酸减半。惟血亏脾弱，脘闷头晕，夜半体燥，节络酸软。尚宜养血柔肝，兼培脾土。

前方去二活、茯苓，加香川芎一钱、海蛤粉四钱、川贝母三钱、川石斛三钱、竹茹一钱。

祖怡注：妇人咳嗽潮热，纳谷不香，痨象已见，经血尚未闭者，伯雄先生有一治验方，余曾用之，屡试屡验。吾邑王植卿夫人患骨蒸痨病，一年有余，遍请名医诊治，迄无效验。改延先生，前后共服此方二十余剂，病即霍然。方案如上。

○初诊：怀孕八月，气郁阻中，暑风外迫，猝然发厥，神昏不语，目闭口噤，柔痉不止，卧不着席，时时龂齿。《金匮》云：痉为病，胸满口噤，卧不着席，脚挛急，必龂齿，可与大承气汤。但系胎前身重之际，当此厉病，断难用大承气法。然不用承气，症属难挽。如用承气而胎欲下动，亦断无生理。势处两难，但不忍坐视。先哲云：如用承气，下亦毙，不下亦毙。与其不下而毙，不若下之，以冀万一之幸。既在知已，不得已而勉从古法立方，以慰病家之心，亦曲体苦衷矣。

川纹军四钱（生，磨汁），净芒硝二钱，酒炒当归三钱，姜炒川厚朴一钱，炒枳实一钱，大丹参片五钱，盐水炒杜仲一两，高丽参四钱，陈仓米一合。

二诊：昨方进后，幸胎未动，诸症悉退。盖前方乃系涤热，而非荡实，故孕安而邪亦净。但舌色微红少津，是因暴病大伤，未能骤复。法宜养心和中。能恬恢自畅，调摄得宜，则可也。

青蒿梗、佩兰梗、炙甘草、大丹参、白归身、香白薇、怀山药、真建曲、法半夏、广陈皮、南沙参、川杜仲、赤茯苓、乳荷梗、红枣、陈仓米。

祖怡注：系道光廿六年东下塘探花第刘宅二十六岁右案。

○阴分久亏，肝阳上僭。乳中起核，呛咳头痛。宜养阴调营，柔肝保肺。

南沙参、瓜蒌皮、杭白芍、桑白皮、云茯苓、象贝母、潼蒺藜、降香片、苡仁、左牡蛎、白蒺藜、荞饼、白归身、夜合花、杭菊花。

○水不滋木，肝阳上升，乳中起核。宜培土生金、化痰软坚之治。

南沙参、怀山药、象贝母、炙僵蚕、云茯苓、白归身、陈橘红、黑料豆、女贞子、制半夏、瓜蒌皮、左牡蛎、红枣、荞饼。（《孟河费氏医案》）

方略医案

○ 阴寒凝结，腹大如箕，饮食动静悉如平素，举家以为有孕。余以验胎散服之，寂然不动。六脉沉迟，知为寒入血室之证。

初用：附片一两，炮姜五钱，吴茱萸三钱，白蔻一钱，砂仁二钱，半夏一钱，枳实四钱，厚朴二钱，肉桂一钱。

二剂而腹减半。

次用：附片一两，干姜三钱，胡巴四钱，白蔻一钱，砂仁二钱，半夏二钱，川椒二钱，小茴五钱。

又二剂而腹全消。此方治膀胱气痛，肾子肿大，加吴茱萸、川楝肉、橘核仁、荔枝核（烧，存性，捣碎，亦效）。（《尚友堂医案》）

薛雪医案

○ 阳维失护，自觉背脊烘热，汗则大泄出不止，汗过则周身冰冷畏寒。且不成寐，寐则气冲心跳，汗亦自止。以阴不内守，阳不外护。主治：

桂枝木，鹿茸，当归身，白芍，人参，柏子仁，左牡蛎，茯神。

○ 经云：阳维为病苦寒热，阴维为病苦心痛。盖维脉乃一身之纲维，阳司外护，阴主内营，若家庭夫妇，管辖内外事宜也。缘二气日衰，营护不周，凡劳倦寒暄，皆乘其空隙为害，为寒为热，阴阳矛盾所致，是八脉奇经之病，温补不能入脉，不效亦无害。若以湿淫客气搜逐，其害大矣。

桂枝木，人参，生鹿茸，鹿角霜，柏子仁，当归身，茯神。

○ 多言耗气，劳倦伤形，吸气不利，痛起足跟，继贯胁肋。奇经虽非一，肝肾所该为多，不入奇经之方不效也。

当归，枸杞子，紫石英，生精羊肉，沙苑，蒺藜。

○ 冲卫为病，气逆而里急。

青皮，金铃肉，淡吴茱萸，橘核，元胡，乌梅，沉香，代赭石。

○ 带脉横围于腰，维脉挟内外踝而行。劳伤受寒，脉络欹斜，不司拥护，而为瘕疝。麻木不仁，非小病也，久而痿痹，废弃淹淹。

当归身，生于潜术，淡苁蓉，肉桂，鹿角霜。

后改桂姜术苓汤。

○ 产后下焦阴亏，焦烦思虑，阳升内风皆动，上盛下衰，久延为厥。

石决明，小生地，茯神，龟板，阿胶，天冬，白芍。

○ 胎前疟热伤阴，产后下焦之阴更损，冲任脉不下固。气冲咳逆，呕，午后潮热，子后汗泄，皆阴虚损及阳位。夏令大热发泄，络空胁痛，失血。虽颇纳谷，大便溏泄。蓐劳下损，渐干中上，故延绵不愈之疴，医药无效。

炒熟地，芡实，湖莲，五味子，茯神，乌贼鱼骨。

○ 先病怀孕，到七八月胎吸母气，诸脏腑经络先衰，自救不暇。至寝食废，呕胀不纳，日加衰惫，临产可危。无治病成法。

人参，石莲肉，川黄连，草决明。

○ 形冷惊怕，旬日经淋漏注，心怔悸若悬旌，自七八年产后致病。夫肝主惊，肾主恐，产病先虚在下，奇经不为固束。急急温补固摄，仍佐通药，其力可到八脉。

紫石英，茯苓，人参，乌贼骨，鹿茸，炒枸杞子，沙苑蒺藜。

○ 遇劳气泄胎坠，胎去下焦先空，足冷腰脊皆痛，阴阳两损。但以温养补之，怀孕即止。

归身，肉桂，白芍，茯神，人参，沙苑蒺藜，枸杞子，雄羊内肾。

○ 产后失调，蓐劳下损，必殃奇经，心腹痛，寒热，脊酸腰痿，形肌消烁殆尽，若缕缕而治，即是夯极。凡痛宜通补，而宣通能入奇经。患者年廿四岁。

沙苑蒺藜，炒黑小茴香，人参，鹿茸，当归身，炒黑杞子。

又方：人参三钱，熟地五钱，紫石英一两，肉桂心七分，后加枸杞三钱。

○ 自产后五日，恶露渐少，遂卒然右胁下痛引少腹，手不可按，身体不能转侧。此乃卧着于右太早，致败血横行入络。痛甚神迷昏乱，皆瘀腐浊气，上冒胞络矣。此属产后重病。夫通则不痛，议宜通脉络之壅。

黑豆皮，西琥珀末，生蒲黄，乳香，苏木，益母草，五灵脂。

黑珀失笑合方，恶露已下些少，而痛势不减。此乃病重药轻，瘀浊锢结，必有胀满、浮肿、喘急之变。议用回生丹，热童便化服。

回生丹一丸。

○ 蓄血有如狂喜忘症象，今络中瘀聚，还注于冲脉，所以右腹痛缓，而少腹痛胀。大便黏腻白滑，亦瘀浊之化。但必前通溺浊，不致凶危，即痃癖癥瘕，犹可缓商调治矣。

大黑豆皮，杜牛膝，炒烟尽五灵脂，热童便，西琥珀末，炒楂肉，老韭白。

络通痛减，病已挽回，但少腹余氛，瘀留冲脉。不必以宿伤偻为重，只宜溺通瘀下，斯为得矣。用交加虎杖合方，加炒灵脂。

鲜生地（姜同捣汁和服），大黑豆皮，琥珀末，川楝子，炒小茴香，白花益母膏丸。

接服：当归，沙苑蒺藜，桂圆肉，炒小茴香，炒杞子，炒桃仁。

丸方：生龟甲八钱，用酒醋熬成膏，当归三两，炒楂肉二两，炒黑小茴香一两，酒炒香附一两，炒桃仁三两。

膏丸，每服三钱。

○ 五旬因怒暴崩，继而气冲脘闷呕吐。此阴既走泄，阳升郁冒，最多暴厥。

乌鸡一双，炙阿胶，湖莲，生地，茯神，天门冬，女贞子，川石斛，麦冬，甜北参，胶丸服。

○ 经迟既通，两日骤止。新婚未及半月，溲溺痛，腹中有形，恐延淋带。当通阳宣浊。

老韭白，两头尖，炒黑小茴香，杜牛膝，当归须，益母草。

○ 胎前咳嗽，产后更加失血，脉来左数，咳甚呕吐。是下虚气逆，冲任内损。医屡投肺药，必致延为蓐劳。断乳调理为上。

都气丸四钱，淡盐汤送下，十服。

○ 火升心悸，耳鸣少寐，月经迟。患者时年廿八岁。

生地，阿胶，茯神，女贞子，柏子仁，天门冬。

○ 小产后去血过多，阴络空隙，气乘为胀两年。食减，腹现青筋，已属痼疾。

肾气丸。

○ 奇脉空虚，腹中瘕痛。温补佐以宣通，其力可以入八脉。

鹿茸，白制鹿角霜，生紫石英，禹余粮，大茴香，归身，炒黑枸杞子，生杜仲粉，蒺藜，补骨脂。

用滚水入盐少许研开，蒸饼为丸，丸须细坚，空心开水下。

○ 因劳胎损一月。

人参，当归身，茯神，白芍，枣仁，桂心。

膏方：人参，当归身，沙苑，蒺藜，鹿角霜，桂圆肉，茯苓，淡苁蓉，枸杞。熬膏服。

○ 安胎。

人参，生杜仲，苏梗，茯苓，砂仁末，川续断，广皮，建莲肉。

丸方：乌骨鸡，鹿胶，女贞子，生地黄，茯苓，乌贼骨，寻莲草，枸杞子，湖莲肉。胶丸服。

○ 妊交三月。

苏梗，炒白芍，茯苓，砂仁末，生谷芽，广皮。

丸方：生地黄，天门冬，制首乌，川石斛，桑叶，阿胶，胡麻，女贞子，茯神。蜜丸服。

○ 产后潮。

山楂，黑豆皮，益母草，炒砂糖。

又方：细生地，泽兰，黑豆皮，丹参，茯苓，炒山楂。

又方：柏子仁，茯神，细生地，麻仁，丹参。

丸方：人参，桑螵蛸，川续断，毛鹿角，炒小茴香，土炒归身，茯神，砂仁，醋炒元胡，青皮。益母膏法丸。

○ 热劳。

丸方：生地，胡黄连，川断，白芍，阿胶，丹参，茯神，湖莲肉，女贞子。乌骨鸡膏为丸。

○ 腰痛。

附方：人参，杜仲，熟地，归身，鹿角胶，胡桃，杞子。

○ 三旬，有崩漏，形体日加充壮，此皆发泄，外盛内虚。如背部周身肌腠之中热烘，肢体皆为动摇，阴液内乏，阳风旋鼓。病能篇云：诸风掉眩，皆属肝木。风木不宁，阳明脉空，暴中暴厥，皆由此而起。

细生地，柏子仁，麦冬，阿胶，生白芍，茯神，冬桑叶，北沙参。

○ 此气血不秘，脉络不通为胀，用大针砂丸胀减。其经水仍阻左胁，宿瘕久聚，此病根未去。

炒熟桃仁，生牡蛎，炒黑小茴香，炒元胡索，粗桂木，生香附。

○ 经迟，心腹痛，泄泻。十五岁。

四制香附，川芎，元胡索，当归身，南枣肉，煨木香，红枣肉丸。

○ 腰胁刺痛，虚里尤甚，头晕跗肿，形寒，临经诸病皆集。此病久入脉损伤，调经和养气血，不得见病治病。

川芎，沙苑蒺藜，桂心，鹿角霜，小茴香，茯苓，炒枸杞子，归身。益母草膏为丸。

○ 寡居独阴无阳，下焦常冷，瘕泄带下，腰髀入夜痛甚，自觉肠腑膜胀，而胸次似高突，腹形未见膨满，诸腑皆阳，阳微必阴浊来聚。初夏曾定温通奇经法，原效，夏秋时邪暑湿客病贻延，痛复如昔。立冬后十日诊。议：

人参，川椒，小茴香，鹿茸，补骨脂，茯苓，归身，熟附子，胡芦巴。

蒸饼煮糊为丸。

○ 思虑忧愁谓之郁。气血暗伤，肌肉日瘦，不食不寐，心中时觉昏愦。是皆内因之症，酿痰为癖，枯槁成损。必得情怀开旷，斯郁结可开。目下用药，因夏秋失血以来，倏冷忽热，脘闷胸痛，自天柱挟脊至腰，酸软如折，不但营卫偏敝，八脉皆失其职司，先议宣畅脉络，勿以滋滞补涩。

鹿角霜，当归，炒枸杞子，茯苓，沙苑蒺藜，川桂枝，小茴香，炒香附。

○ 阳浮汗泄，如饥忽胀，眩晕，麻痹，产前心痛，谓之子悬。病起于产后，由肝肾内虚，真气不自收纳，

内风掀旋不已，病传阳明脉络，筋骨不司步履，乃沉锢之疾。

河间地黄饮料中去其附桂二味，余药熬取自然膏。

○ 热升冲咽，咳嗽不止，两足冷如冰而全骨，脉得细促。先天最弱，笄年不肯充长。倘经水忽闭，劳损难治。

滋肾丸三钱，六服。早上淡盐汤送下。

○ 久病形神日消，脉象兼大，是谓脉无胃气矣，上年夏季曾诊，便泻，腹痛，食减，疏肝健脾疏补，春进安胃丸，总无效验。此生气不至。女子当天癸将通之年，经脉气机怫逆，久郁热聚，渐为枯涸之象。议用汪石山郁劳治法。

湘莲肉，川芎，熟地，青蒿，楂肉，归身，香附，白芍。

○ 蓐劳下损，不独病属八脉，则延及三焦，晨泄，呕食，心热，下冷，吸短，寒热。用药岂有止嗽清热之理，扶得胃气安谷，月事仍来，方得回春。

异功加南枣。

○ 怒劳血吐成升，月余再吐。自述少腹常痛，夜必身汗出。必经水得通，可免干血痨怯。

醋炙鳖甲，炒山楂肉，胡黄连，炒桃仁，炒元胡索，茺蔚子。

○ 经来甚少，脉左坚搏仍然，咳呛嗽涎沫，夜热汗出。肝血肉枯，已属劳损。宜进甘缓，以养肝胃，令其纳谷，庶可望愈。若见热投凉，希图治嗽，胃伤速惫矣。

生地，沙苑蒺藜，女贞子，阿胶，石斛，黑栀。

○ 停经九月，少腹重坠而痛，及诊少阴脉涩小。并非妊象，且冲任虚馁，怕其暴崩。

八珍汤中加入砂仁。

○ 经先期三日，热多寒少，脉右弦大。血分偏热，治厥阴疟，邪窒在血。

生鳖甲，青蒿梗，冬桑叶，炒桃仁，川贝母，炒牡丹皮。

○ 暴崩去血过多，络中空虚，浮阳挟内风，以心悸，筋脉酸软，奇经病也。

熟地黄，女贞子，白芍药，清阿胶，旱莲草，湘莲

肉。

○冬季腹大，大便不爽。以通阳泄浊，初投相合，久则不应。寡居独阴无阳，郁虑至少腹结瘕，其病根在肝。五旬外正气日衰，邪不可峻攻矣。

六味汤中加入茴香、川楝子。

○阴伤于下，热气上冒，脉左坚数。虑其失血，不可强迫通经。

丹参，柏子仁，茯苓，泽兰，牡丹皮，生麦芽。（《扫叶庄一瓢老人医案》）

王九峰医案

○身怀六甲，火犯阳明，络伤血溢，病名外衄。

生地，麦冬，黄芩，白芍，犀角，甘草，丹皮，茅根。

○足阳明脉，起于鼻，挟门环唇。盖鼻准属脾土，鼻孔属肺金。而胃统之。产后口鼻起黑色而衄，乃瘀血入肺，肺绝胃败之候也。急拟二味参苏加附子治之。

党参，苏木，附片。（《王九峰医案》）

其他医案

一妇，妊娠六七个月，傍午或午后必衄血如注，起居不衰，饮食少减。脉数弦涩。此肺家伏热，伤血分而上出于鼻也。投以黄芩清肺饮，四剂而血定。后以加味黑逍遥散去丹皮加桑皮、黄芩、麦冬，数剂而衄不再作矣。（徐灵胎《女科医案》）

女性常见内科病证

心系病证

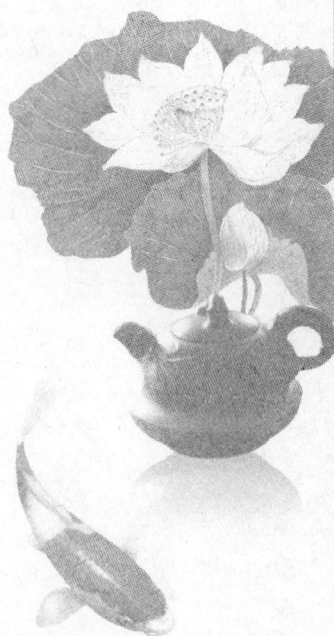

怔 忡

刘树农医案

○ 杨某，女，27岁。

素有阵发性心动过速，下肢常见紫斑。经量较多，经前腹痛，行则眩晕，眠食不佳。苔薄舌尖红，脉弦兼数，心脾两虚，不能摄血。仿归脾法。

孩儿参9克，炙黄芪9克，当归6克，炙甘草3克，炙远志6克，炒枣仁6克，煅龙牡（各）15克，生蒲黄9克（包），鱼鳔胶珠9克，淮小麦30克，红枣5只，丹皮炭9克。

上方服21剂后，经期正，腹不痛，紫斑消失，眠食均佳。（《上海老中医经验选编》）

林珮琴医案

○ 吴氏，产后不寐，心虚不安，此去血多、而心神失养也。仿养心汤意：熟地、枣仁、茯神、柏子仁、麦冬、潞参、五味子、炙草、白芍，三服愈。

○ 汪氏，病久失调，延成虚损，怔忡汗出，手足心热，坐起眩晕，善饥无寐。诊左寸虚散，右寸关虚弦，两尺稍大。此阴亏火炎之渐，惟营虚生内热，故手足如烙，瘤烦神失安，故汗液自泄。虚阳挟风上蒙清窍，故头目眩晕，肝阳肆横，阳明当其冲，风火消铄，故善饥。滋液熄风，全用柔剂，归脾汤去芪、术、木香、归、姜，加白芍、丹皮、熟地、甘菊（炒），六服渐安。去丹皮、甘菊，再加山药、柏子仁，晚服六味丸痊愈。

○ 殷氏，吐红夜嗽，舌瞤心惕，自汗不寐，晡寒食减，脘痞不舒，脉虚芤，两寸浮，此营损及卫也。用黄精、柏子霜、生芪、炙草、杞子、枣仁、茯神、白芍、川贝、龙眼肉，小麦煎汤缓服。当晚稳寐，三剂汗收嗽定矣。又十余服，诸症俱愈。（《类证治裁》）

王旭高医案

○ 徐。昔立斋治病，每定一方，令人服数十剂，非心精识果，乌能如此！然非病家信之真，任之专，亦乌能如此！林也不才，何敢妄希前哲？然审病既的，药当不谬。从此加鞭，以图进益。

天冬，麦冬，生地，熟地，怀山药，沙参，茯神，枣仁，牡蛎，白芍，洋参，阿胶，红枣，浮麦。

此妇年三十四五，从未生育，因惊恐患怔忡头昏，耳鸣火升，发热汗出，食少便坚，将及百日。服此方三十帖见效。即将此方加重，煎膏常服，几及一年，痊愈。后生一子。（《王旭高临证医案》）

徐大椿医案

○ 淮安巨商程某，母患怔忡，日服参术峻补，病益甚，闻声即晕，持厚聘邀余，余以老母有恙，坚辞不往，不得已来就医诊视。见二女仆从背后抱持，二女仆遍体敲摩，呼太太无恐，吾侪俱在也，犹惊惕不已。余以消痰之药去其涎，以安神之药养其血，以重坠补精之药纳其气，稍得寝，半月余，惊恐全失，开船放炮，亦不为动，船挤喧嚷，欢然不厌。盖心为火脏，肾为水脏，肾气挟痰以冲心，水能克火，则心振荡不能自主，使各安其位，则不但不相克，而且相济，自然之理也。（《洄溪医案》）

李铎医案

○ 吴元丰参军长女，年二十龄，诊脉乍大乍小、模糊不清之象。据述因惊而起，妄言神鬼战栗而作，身倦气怯，面色时青时白，食减多汗，唾中带血，平日胆怯，恬静成性，此心神先虚，邪祟为患。喻嘉言治杨季登女，邪祟附人脏腑，确然有据矣。治法仍祖之。

犀羚角（锉）二钱，龙齿二钱，鹿角霜二钱，牡蛎粉二钱，高丽参（锉）二钱，黄芪二钱，白芍一钱五分，茯神二钱，川贝母（固唾中带血故用之），以童女不用虎威骨。选上药共为末，令以羊肉煎取浓汁数杯，分四次，调其末。服一次即得安寝，尽其末，竟不再发，相传以为神效。后治余族叔启福之胞妹欢姑，年十八，患一奇症，身无潮热，神呆气夺，食减色夭，面向里卧，自言自语，交睫即见一少年同枕。口流涎沫，遗溺亦不自觉，病似邪鬼，医不能疗，师巫祷之，皆不效。适余避乱在家，召诊之，脉乍大乍小，询知病状始末，见其神情，浑似丧败之舆。闺中处子虽值世乱，惊忧交迫，而无重任之虑，病才旬日，神色何至此耶？忽而悟曰：此必邪祟之病，与向年治吴参军女前案相似，但又当与熊仲舒先生幼女一案兼看。熊子遭室晦，未近女；此女遭室晦，未近男，可以类推，即以前方少加牛黄丸，旬日而安。次年劝姑出阁，适椒源叶州同某，今举男已鬈龄矣。

邪祟必由心虚而入，参观两案，必胸中有物，乃神识不瘥。寿山（《医案偶存》）

杨爵臣医案

○ 陈生新妇，病心悸怔忡，动甚则上撞至喉，周身肌肉响惕不宁。症经数月，医用宁心清火降痰，则吐清水，饮食不思；用填镇则如石压胸；用补则闷胀；用豁痰理气则气若虚不接续，时时眩晕，卧不能安。

按：此多由心体不足，冲气失调，痰郁火扰所致。要亦心脾之阳不能健运，痰水因之凌心。本此为治，四五日症减六七，因畏药，改作膏缓调之而愈。

朱茯神，熟枣仁，炙远志，川芎，柏子仁，龙齿，紫石英，制半夏，姜汁炒竹茹，炒川贝母，苦桔梗，煨木香，白术，陈皮，炙草，煨姜，大麦糖。（《治验论案》）

姚龙光医案

○ 西码乔梓阁王捷庵二令媳，年二十余，四月患病，直至九月初间，历易名手数辈，百治莫效，奄奄一息，已预备凶器。余在孙府，再三敦请，至其家，有张君润之陪余诊视，告余曰：初病发寒热，间日一次，咳而微喘，身疼头眩晕，饮食渐减，肢体软弱，心中动悸，所服方药甚杂，如建中汤、桂枝汤、桂枝加龙骨牡蛎汤，而养阴平肝之方不可记忆，渐至身𥆧动，手足搐搦，粒米不进，心跳神惫，卧不能起，如弱证矣。余进内诊脉，搐搦无定，其夫执持手膊，任余诊之，脉则似有似无，阳微实甚，面色白而微黄，舌苔薄白而润有水气，体瘦如此，皮肤尚润，寒热均在于支阴日，逢阳日则稍安，亦可略进米饮。余商曰：此极重水气病也。《伤寒》曰：心下有水气，干呕发热而咳。又曰：咳而微喘，发热不渴。又曰：其人仍发热，心下悸，头眩身𥆧动，振振欲擗地者，皆水病也。此证俱见矣，水气入经络故搐搦振颤，水气凌心故动悸头眩，时久又为药误，故阳气衰微、神疲倦怠，得干支之阳以助之则发，得干支之阴以劫之则重，是本体阳微求助于天时之阳气也。若补阳驱水尚可救治，请张润翁执笔，为开真武汤加细辛一钱与服，竟日有起色，得获痊愈，其功在张君。（《崇实堂医案》）

吴荛山医案

○ 一妇，气盛血少，火旺痰多，因事忤意，得怔忡之患，心惕惕然而惊，时发时止，清晨至晚，如此无度。每服镇心金石之药，愈不安。吴诊其脉，左弦而大，知血少火旺，右浮滑不匀（弦滑为痰），气盛痰多也。遂以温胆汤入海粉、苏子，数服而安，次以安神丸常服，痊愈。（《名医类案》）

惊 悸

张聿青医案

○ 杨媪，心悸跳荡，时为不寐，偏左头痛，腰股作酸，脉弦尺涩。阳升不熄，拟熄肝宁神。

朱茯神三钱，煅龙齿三钱，酒炒杭白芍一钱五分，黑豆衣三钱，炒枣仁二钱，夜交藤三钱，柏子霜三钱，滁菊花三钱，天王补心丹三钱（先服），另五钱包煎。（《张聿青医案》）

王士雄医案

○ 仁和邵位西枢部令爱字许子双司马为媳者，在都患心悸头晕，渐不起榻，旋致不能出语。旋杭，多医治之，金以为虚，广服补剂，遂减餐少寐，频吐痰涎，畏风怕烦，溲短便闭，汛愆带盛，以为不能过冬至矣。适余游武林，赵君菊斋嘱其邀诊。脉之弦数而滑，面白唇红，目光炯炯而眉蹙羞明，苔黄乳裂，既非喑证，又非失音，强使出一二字，则艰涩异常，摇手点头，或以笔代口，且无妄见，亦非祟病。余谛审之，谓其必起于惊恐，而痰涎阻于窍隧。病者颔之。以起病时为一大瓶堕地，乍闻其声而一吓也。遂与清心肝胆胃之法，加舒络涤痰开郁之品。服后各恙渐减，眠食渐安。丙辰春，余复视之。仍卧于床，仍不出语。按钮氏《续觚剩》鼠魂一条，与此相似，彼特神其说耳。然余竟不能治之使语，殊深抱愧，录之以质高明。戊午季秋，复游武林往诊，尚如故。闻其仍服补剂，因力劝阻，而赠以清肺通络涤痰之品，制丸噙化。服至次年春仲，遍身发疹，频吐秽痰，语能渐出，乃蕴结外解，从此肃清，可期奏绩，初论尚不甚爽。（《归砚录》）

其他医案

一妇，产后患惊悸，惕惕然惊，松松然悸，日夜靡宁。医用琥珀地黄丸、局方妙香散，随效。后因劳复作，仍以前二方服之，其症益甚，反发热恶寒。诊六脉洪大，按之无神。此血气大虚，胆失所依也。用十全大补、加味归脾二汤，各百余剂而安。（徐灵胎《女科医案》）

薛立斋治一产妇，惊悸二度，服琥珀地黄丸、局方地香散，随效。再患服之，其症益甚而脉浮大，按之如无，发热恶寒，此血气俱虚。薛用十全大补、加味归脾二汤，各百余剂而愈。后遇惊恐劳怒复作，仍用前药而安。

吴孚先治王氏妇，产数日恶露已尽，身体虚弱，遇回禄异出，神惊散乱，身翩翩如在云端。专科用元胡、红花等味，反增烦剧，汗泻交作，六脉虚弱如无。用六君子加黄芪、炮姜、制附、枣仁、钩藤、龙骨、川断、五味，始服症减，继则神清，每日参一两，或二两，二十剂而安。

张子和治卫德新之妻，旅中宿于楼上，夜值盗劫人烧舍，惊坠床下，自后每闻有响，则惊倒不知人。家人辈蹑足而行，莫敢冒触有声，岁余不痊。诸医作心病治之，人参、珍珠及定志丸皆无效。张见而断之曰：惊

者为阳，从外入也。恐者为阴，从内出也。惊者，谓自不知故也。恐者，自知也。足少阳胆经属肝木，胆者敢也，惊怕则胆伤矣。乃命二侍女执其两手，按高椅之上，当面前置一小几。张曰：娘子当视此。一木猛掔之，其妇大惊。张曰：我以木击几，何以惊乎？伺少定击之，惊又缓。又斯须连击三五次，又以杖击三五次，又以杖击门，又遣人击背后之窗。徐徐惊定而笑，曰：是何治法？张曰：《内经》云：惊者平之。平者常也，平常见之，必无惊。是夜使人击门窗，自夕达曙。夫惊者神上越，从下击几，使其下视，所以收神也。一二日虽闻雷亦不惊。德新素不喜张，至是终身压服。如有人言张不知医者，执戈以逐之。（雄按：分惊恐为外入内出，可谓一言破的。古人皆云：心主惊，而不知情、志，字皆从心，惟惊字从马，以马无胆故善惊，惊则伤胆尤为卓识。其论治岂常人所能测识哉。余尝谓亘古以来善治病者莫如戴人，不仅以汗吐下三法见长也。）

薛立斋治一妇人，劳则心跳怔忡，寒热往来。用归脾汤为主，佐以八珍汤，诸症悉愈。又用加味逍遥散、宁志丸而安。后复作，服归脾、宁志药即愈。

一妇人患惊悸怔忡，日晡发热，月经过期，饮食少思。用八珍汤加远志、山药、枣仁，三十余剂渐愈，佐以归脾痊愈。后因劳发热，食少体倦，用补中益气汤。又因怒适月经去血不止，前症复作，先以加味逍遥散，热退经止。又用养心汤治之而痊。

一妇人惊悸怔忡，自汗盗汗，饮食不甘，怠惰嗜卧。用归脾汤而愈。至年余，怀抱郁结患前症兼衄血便血，仍用前汤而愈。

章氏妇因失恃于归，劳心悒郁，形志倍伤，遂心悸恍惚，身体如在舟车云雾中。或与降气理痰之剂不应。诊之两脉虚微，尺脉倍弱。曰：忧劳过度则脾损，脾虚必盗母气以自救，故心虚而悸。心藏神，为十二宫之主，虚则无所听命，而恍惚不安也。宜大培土气，则脾自复，不仰给于心，而心亦安，神亦守矣。与人参附子理中汤，一剂而安，四剂神气大复，脉和而愈。

仲氏女因惊恐即发热神昏，语言错妄，脉之右结涩，左浮弦。此虽因惊恐而得，实先因悒郁所伤也。凡郁则肺金必亏，肝脉因之寡畏而妄行，肾水因之失养而不足。加以惊恐则肾益伤，而肝愈扰。其发热者，风木内甚也。神昏者，火热上腾也。宜疏通肺气，以制肝生肾。用瓜蒌仁、紫菀、枳壳、桔梗、杏仁、苏子、秦

芄、胆星，二剂右脉透，神气清。加生首乌、黄连，二剂热退。再以生地三钱，首乌五钱，远志一钱，牛膝、知母、胆星各一钱，贝母、橘红、茯神各一钱，甘草五分而愈。盖金气治，则木受制而水得所养，一举而三善备矣。若泥惊恐所致，而用金、石、脑、射之品，不几延寇入室乎。

长山徐妪遭惊痰，初发手足颤掉，褫去衣裳裸而奔，或歌或哭，或牵曳如舞木偶。粗工见之吐舌走，以为鬼魅所惑。周汉卿独刺其十指端出血，已而安。《续文萃》

一妇人产后惊悸，闻声辄死，非用力抱持，则虚烦欲死，如是累月。仲淳曰：此心、脾、肝三经俱虚也。用人参、枣仁、茯神、远志、芍药、石斛、甘草、麦冬、五味、丹砂为丸，以龙眼汤吞服，弥月而愈。

高鼓峰治用晦室人，患产后惊悸，起初时见筐中棉絮，念将所生儿入棉絮中，不几闷死，遂作惊恐忧患之状，后凡有所触，意中以为不耐，即忧患不止，或一端执想数日才已，饮食不进，面少精采，服诸补心养血药无一效。高脉之曰：孩时得毋因齿病致大惊否？用晦向室人问之，曰：十岁时果曾病齿。治齿者用刀钳之，几受惊而死。子何能识之也？解曰：脉法当如是耳，不精于象数钤法之学者，不能也。（此语不必）少时以惊受损，伤其君火，心包气散，痰得留之，今产后火虚，痰因虚动，疾端见矣。夫心为君主，主明则下安，国乃大昌，故凡七情皆由心起，今心甚甚，痰邪侵扰，思虑亦因之多变。况喜乐，气之阳也，忧患惊恐，气之阴也，阳虚则阴得乘之。又儿为其所爱，气虚痰入，则爱不得正，因爱而过为防护之，惟恐不至，遂因而生忧矣。今先用归脾、养荣、八味等类五十大剂，待其气血完备，然后攻之，病可得而去，而病不再发矣。（先补后攻法）如言治之，果愈。

张路玉治汪督学媳产后病虚，无气洒洒然如惊，时咳青黑结痰，欲咳则心中憺憺大动，浑身麻木，心神不知所之，偶闻声响则头面烘热微汗，神魂如飞越状，屡用补养之药罔效，虚羸转剧。诊之，脉浮微弦而芤，独左寸厥厥动摇，此必胎前先伤风热，坐草时并力过甚，痰血随气上逆，冲过膜膈而流入心包也。朝用异功散，加童便、煅碎蛤粉，以清理痰气，夕用大剂独参汤，下来复丹，以搜涤痰积。盖痰在膈膜之上，非焰硝无以透之，血在膈膜之上，非五灵脂无以浚之，然非藉人参相反之性，不能激之使出也。服数日，神识渐宁，形神渐旺，改用归脾汤，加龙齿、沉香，调理而安。

薛立斋治一产妇。恶露淋沥，体倦面黄，食少恶寒，朝夜不寐，惊悸汗出。此脾经虚热。用加味归脾汤而瘥。后因怒胁胀作呕，食少，用六君加柴胡，治之而瘥。

缪仲淳治王六媳乃正产后惊悸，闻声辄死，非用力抱持，则虚烦欲绝，如是累月。曰：此心脾肝三经俱虚也。用人参、枣仁、茯神、远志、白芍、石斛、甘草、麦冬、五味、丹砂为丸，以龙眼汤吞，弥月而愈。（《续名医类案》）

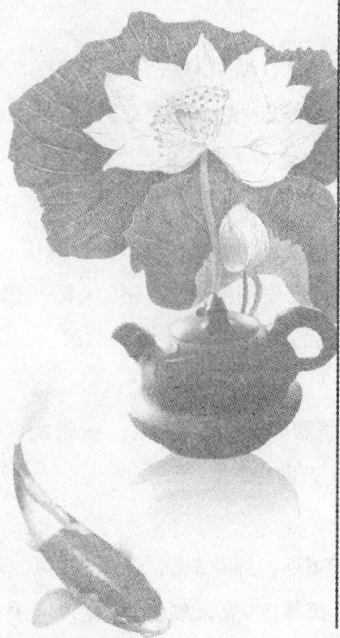

肝系病证

臌　胀

陆观虎医案

○ 病者：金某某，女，47岁。

辨证：臌胀。

病因：脾虚，心肾不交。

证候：腹胀大，心跳自汗，夜眠不安。发冷乏力，腰痛，口干溲短。脉细涩。舌质红，苔浮白。

治法：养心，健脾，益肾。

方药：

茯神9克，石斛6克，夜交藤9克，远志6克，杜仲9克，枣仁6克，扁豆衣9克，文竹6克，通草3克，冬瓜皮9克，茯苓皮9克。

方解：以茯神、远志益养心肾。夜交藤、枣仁养心安神。杜仲、石斛养阴滋肾。通草、文竹、冬瓜皮、茯苓皮、扁豆衣健脾消胀，利水通溲。

二诊：

证候：腹胀大，见消，夜眠见安，心跳已减，力增，自汗发冷，打呃，溲少大便不畅，耳鸣腰痛。脉细弦。舌质红，苔浮白。

方药：

原方去扁豆衣、文竹，加磁石9克（包）、石决明12克。

方解：加磁石、生石决明镇肝益肾，聪耳。

三诊：

证候：腹胀大见消，耳鸣腰痛、心跳均减，夜眠见安，自汗发凉，便燥溲通。脉细弦。舌质红，苔浮白微黄。

方药：

原方去石斛、川通草、茯苓皮加左牡蛎12克（煅包）、糯稻根须9克（洗）、女贞子9克。

方解：再以原方育阴补肾，安神分利。熟女贞益肾壮腰膝，左牡蛎、糯稻根须固涩止汗。

四诊：

证候：腹胀大已消、耳鸣、腰酸均减，心跳已正，夜眠已安，自汗冷退。脘堵、便燥。脉细弦。舌质红，苔浮白。

方药：

原方去糯稻根须、云磁石、冬瓜皮，加大枣9克、浮小麦9克。

方解：原方加大枣补脾，浮小麦止汗，猪赤苓健脾消胀利水。

○ 病者：李某某，女，43岁。

辨证：臌胀。

病因：肝郁气滞，脾虚失运。

证候：脐腹胀满，胸痛便燥，患经月余。脉细弦。舌质红，苔微白。

治法：疏肝理脾。

方药：

猪赤苓各6克，通草3克，冬瓜皮9克，鸡内金6克，代代花3克，茯苓皮9克，焦麦芽3克，佛手花3克，香橼皮6克，沉香曲6克，大腹皮9克。

方解：猪赤苓、通草、冬瓜皮、茯苓皮健脾利水。鸡内金、焦麦芽健脾胃，消食积。香橼皮、沉香曲宽中解郁顺气。大腹皮消胀利水。代代花、佛手花平肝理气，开郁。

二诊：

证候：脐腹仍肿胀，便燥，胸胀满，唇腐。脉细弦。舌质红，苔薄白。

方药：

猪赤苓各6克，通草3克，冬瓜皮9克，鸡内金6克，代代花3克，茯苓皮9克，焦麦芽3克，佛手花3克，香橼皮6克，沉香曲6克，大腹皮9克。

方解：猪赤苓、通草、冬瓜皮、茯苓皮健脾利水。鸡内金、焦麦芽健脾胃，消食积。香橼皮、沉香曲宽中解郁顺气。大腹皮消胀利水。代代花、佛手花平肝理气、开郁。

三诊：

证候：脐腹仍胀满，便燥，胸时痛。唇腐。脉细弦。舌红苔薄白。

方药：

原方加广皮炭6克、木香3克、金银花6克、苏梗6克、枳壳6克，去鸡内金、沉香曲、猪赤苓、代代花、佛手花。

方解：广皮炭、木香、苏梗理气和中。枳壳调气止痛开郁。金银花清热解毒，以化唇腐。

四诊：

证候：脐腹肿胀见消，胸痛已减，唇腐已退。脉细弦。舌质红，苔薄黄。

方药：

原方加荷梗6克、土泽泻6克、广郁金6克、扁豆衣6克，去冬瓜皮、茯苓皮、金银花、香橼皮。

方解：荷梗通气。土泽泻、扁豆衣健脾利湿。广郁金开郁，宽胸止痛。

五诊：

证候：腹胀满已消、胸痛亦止，惟眼白略黄，便燥。脉细。舌质红，苔微黄。

方药：

按四诊方加茵陈9克、六一散9克（包）、栀子皮6克、云茯苓6克、瓜蒌皮仁各9克、细青皮3克。

方解：荷梗、泽泻、焦稻芽、大腹皮、江枳壳、云茯苓健脾以利水。茵陈、栀子皮、六一散清热利湿，化郁以清目黄。瓜蒌皮仁宽中润肺利便。青皮理气快膈。

○病者：于某某，女，49岁。

辨证：臌胀。

病因：气血郁滞。

症状：腹胀硬而大，左手作肿，胸脘发闷作痛。脉细濡。舌质红，苔浮白微黄而腻。

治法：疏气开郁。

方药：

冬瓜皮9克，沉香曲6克，车前子9克，茯苓皮6克，春砂花3克，大腹皮9克，苏梗6克，陈香橼6克，川通草3克，木香3克，鸡内金6克。

方解：冬瓜皮、大腹皮消胀利水。沉香曲降气开郁。车前子、茯苓皮、川通草利水消胀。春砂花、广木香、苏梗行气调中，开胸止闷痛。陈香橼舒气开胃平肝。鸡内金健脾胃、消积滞。

二诊：

证候：腹仍胀大，而痛。左手肿消，胸闷痛减。脉细弦。舌质红，苔浮黄微白。

方药：

前方去沉香曲、春砂花、陈香橼、鸡内金，加陈皮6克、归身6克、白芍6克、香附6克。

方解：陈皮理气开胃。归身养血活血。白芍柔肝止痛，敛阴养血，治腹痛。香附解郁开胸疏气。

三诊：

证候：脘腹胀大见小，痛减。胸闷痛止。脉细。舌质红，苔浮黄微白。

方药：

二诊方去通草、鸡内金，加赤小豆12克、猪赤苓各9克。

方解：赤小豆健脾祛湿。猪赤苓利尿渗湿，消肿除满。（《陆观虎医案》）

沈奉江医案

○伍麟趾妇，产后病咳嗽，身软无力，医用肃肺去瘀等药，月余不效。先生诊之，脉细苔浊，少腹膨胀而急。曰："此湿热成臌。"用疏通分化之法，略见小效，仍觉腹痛。再用黑丑、沉香、木香、橼香皮、乌药、蔻仁等，四剂腹软，而不得便。又用川朴、大黄畅下燥粪，少腹大软。逾数日，因暑热内蕴，变为红痢。仍用大黄、黄芩、炙五谷虫、木香、银花炭等，两剂而痢止矣。此病变幻莫测，若专凭脉象，恐不足恃也。（《三三医书·沈鲐翁医验随笔》）

杨爵臣医案

○汪嫂，久病胀，治不验。

按：胀病之因最多。今四肢烦冤，自胸以下均胀。喜哕稍松，肠鸣切切，胃脘隐痛。此木郁贼土侮金，而为脾胃胀也。冲脉附于肝而丽于胃。土木不和，冲气横逆，胸中故隐隐而痛，切切而鸣，非水病也。久病必入络。冲任伏邪于络。调疏土木，兼参奇经，从血中理气。

醋炒柴胡二钱，醋炒当归一钱五分，茜草八分，佩兰梗一钱五分，苏叶一钱，姜夏二钱，苦桔梗二钱，麦芽三钱，陈皮一钱，茯苓三钱，土炒白术一钱五分，生姜三片。（《治验论案》）

翟青云医案

○邑北李庄李子贞妻，年三十，患水臌证三月有余，就诊于余。肺脉浮数，脾胃脉缓滑，此证因脾胃受湿，肺脏受风，风湿交加，所以头面肿如瓢，四肢肚腹无一不肿。治宜利水祛风，遂用风湿两彻汤。赤茯苓15克，滑石12克，木通6克，泽泻10克，薏苡仁12克，白术12克，栀子6克，炙麻黄7.5克，川羌活10克，白芷10克，荆芥10克，紫苏10克，柴胡10克，秦艽10克，升麻6克，甘草6克。水煎服。一剂轻，二剂痊愈。

○邑西七里岗，刘清林母，年近七旬。患水臌月余，医药无效，请余治时，周身肿胀，形容憔枯。又兼素有劳病，补则胸腹极满，下则元气不支，实属两难。筹思再三，制一攻补兼施之方。白术30克，山药30克，芫花12克，甘遂10克，车前子30克，泽泻10克，红枣1斤。用水七碗与药同煮，水尽为度。令其每日早晚各食十枚，枣尽而病愈。

○本城大士阁街，庞良才祖母，年近八旬，患虫臌年余，腹大如孕妇将产，每日疼痛非常，屡次延医调治，绝无功效。及迎余时，已濒于危，余认为气臌，用流气饮服之不效，越二日而殁，遂即合殓。第二日封口时，但见亡人从鼻口涌出蛔虫甚多，衣服被虫盖，见者无不寒心，此伊子亲对余言。余认为气臌，至今仍觉抱愧，望同道君子，倘遇斯证，详细诊断，以重生命，勿效余之误认也。

○邑南十二里杨大庄，李清河之妻，年三十九岁，患水臌证，业已三月。迎余往诊，肺脉沉滑，胃脉沉滞，肝脉弦急。腹肿如抱瓮，腿肿似冬瓜，按之如泥，窝而不起。此证得之郁怒伤肝，木旺克土，土伤肺弱，因此肺气不能下降为膀胱。经云："膀胱者，州都之官，津粮藏焉，气化则能出矣。"今气不能化水，留于腹中而臌证成矣。治宜平肝补脾，渗湿攻水。方用白术10克，茯苓18克，茯苓皮12克，冬瓜皮10克，葶苈子10克，甘遂6克，醋炒芫花4.5克，大戟4.5克，扁豆15克，薏苡仁15克，芡实12克，水煎服。连服三帖，病去六七。经云"大毒治病衰其半而止"，后改八珍、十全十补汤略为加减，二十余帖而愈。（《湖岳村叟医案》）

齐秉慧医案

○曾见一妇，腹中有块作痛，医者因以行瘀未见血下，转增膨胀，更加槟榔、厚朴、木香、沉香，数剂而胀满加甚。庸工谬谓成血蛊矣，竭力破之，其胀弥坚，饮食不下。连更数手，皆为破血消胀、气涌息高而死矣。此病在气分，误用血分药之覆辙也。前条虽误，随即改用阳药，着着合法，病故愈。此则专从破血，恬不自悟，其谴死也，宜哉！（《齐氏医案》）

王旭高医案

○陆，经停一载有余，肝气不时横逆，胸脘胁肋疼痛，呕吐酸水，大腹日满，青筋绽露，此属血臌。盖由肝气错乱于中，脾土受困，血海凝瘀，日积月大，状如怀子，而实非也。今病已极深，药力恐难见效。

川楝子，丹参，归尾，香附（盐水炒），元胡索，五灵脂（醋炒），陈皮，砂仁，红花，淡吴萸。（《王旭高临证医案》）

徐守愚医案

○新昌竹潭邳丁培芬乃室。肿胀自春至夏，日甚一日，不得起床者已月余矣。迩来更加午后潮热，一得饮食即饱闷莫容，按脉两手浮弱而涩，腹如抱瓮。此正喻氏所云："中州之地久窒四运之机，而清者不升，浊者不降，互相积聚，牢不可破。"固非寻常消肿宽胀之药所能愈。所以喻氏高出手眼，立治肿胀三法，三日解散，意在开天户转地轴，使上下一气复天地运行之常，而闭塞可通。愚揣目下病情，舍此其无别法。淡附子一钱，桂枝三钱，麻黄二钱，细辛一钱，知母三钱，甘草一钱，生姜二钱，大枣四枚。次诊，三日中频服喻氏解散方，四剂而病减六七，是亦肿胀所最难得者。可知古人对证施治千定之法，仿而用之，其效如神。初未可以己意与乎其间也。原方再进二剂，继服理中汤加木香，执中央以运四旁，亦即喻氏三法中培养一法之义耳。（《医案梦记》）

邵兰荪医案

○华舍施，产后湿臌，溲黄，腹满，足肿，脉滞，舌黄，症势棘手。民国十年七月十九日。

杜赤小豆钱半（杵），大腹绒钱半，带皮苓四钱，光杏仁三钱，冬葵子三钱，椒目五分，泽泻三钱，地骷髅一两（煎汤代水），晚蚕沙一两（包），淡附片四分，炒米仁四钱。

四帖。

又：产后臌胀，舌仍黄，溲较长，脘未展，脉尚滞，症尚棘手。

淡附片五分，鸡内金三钱（炒），杜赤豆钱半（杵），枣槟钱半，光杏仁三钱，桃仁十粒，官桂五分，椒目五分，晚蚕沙一两（包），沉香曲钱半，冬葵子三钱，地骷髅一两（煎汤代水）。

又：产后臌胀，脉尚滞，溲长，舌黄，症尚棘手。八月初五日。

沉香曲钱半，晚蚕沙一两，蜣螂三双，大腹绒钱半，炒鸡内金三钱，冬葵子三钱，乌药钱半，椒目五分，杜赤豆钱半（杵），淡附片四分，原粒砂仁一钱（盐水炒），地骷髅一两（煎汤代水）。

介按：产后而患臌胀，须防瘀血凝结，但用普通治湿臌之药，决难奏效。虽则在后二方，用桃仁十粒，亦难济事。若能参用抵当汤，庶几近之，否则兼与黄连、丹参、大黄、五灵脂、蒲黄等品，下其瘀血，或能中鹄。后闻斯人转就诊于潘星如君而痊愈，谅必兼用消瘀之品矣。此方渗湿扶阳，若治普通湿臌之症，亦是极好，惟产后血臌，尚欠斟酌。今特录之，以资后人之鉴戒。（《中国医学大成·邵兰荪医案》）

陈莲舫医案

〇 桂太太。臌胀复发，纳减而更少运，操劳气痹，郁火阴液受伤，咽干舌剥，肌灼，咳呛，心烦惊悸。营气不摄，经事反为超前，脉息带数，治以和养。

北沙参，旋覆花，大丹参，乌沉香，真獭肝，白茯苓，川贝母，白石英，生白芍，绿萼梅，代代花，广陈皮，丝瓜络（鳖血炒）。

复方：吉林须，旋覆梗，川楝子，川石斛，柔白薇，川杜仲，川贝母，紫石英，生白芍，冬虫夏草，抱茯神，淮牛膝。（《莲舫秘旨》）

陈蛰庐医案

〇 上海某妇，以不得于其夫，有柏舟之概，因病臌胀，已三年矣。申江医者，称陈曲江、朱滋仁为最，二人所定之案，后医辄不敢翻。然二人医亦不甚分门户，惟此证则陈以为宜补，朱以为宜攻，但投剂初皆少效，旋即增胀。故因循三载，未得治法。予脉之，寸尺均见结涩，惟两关累累，如循薏苡，而面色晦滞，头低语迟，嗒然若丧。乃断之曰，病系积郁所致。初以气结而血凝，继以血瘀而气泛，于是臌胀成矣。盖气血犹夫妇也，气以血为妻，今荣血既亏，无以涵摄血气，而气亦遂如荡子不归。侨寓外宅，任情飘荡，故气外结而为鼓，法当于养血之中加以纳气之品。盖此气宜调不宜补，宜疏不宜攻，妄补妄攻，皆宋人之揠苗也。拟大剂逍遥散，倍当归，加丹皮治之，五剂而病减，十剂而胀愈过半。盖六月上旬事也，予旋以事至金陵，因命守服一月。迨七月初旬，客有自海上过金陵者，问之则已步履自如，洁妆赴席，嬉笑如常人矣。（《蛰庐诊录》）

徐大椿医案

〇 （产后血臌）苏州顾某继室，产后恶露不出，遂成血臌，医者束手。顾君之兄掌夫，余戚也，延余治之，余曰：此瘀血凝结，非桃仁等所能下，古法有抵当汤，今一时不及备，以唐人法，用肉桂、黄连、人参、大黄、五灵脂成剂，下其瘀血。群医无不大笑，谓寒热补泻并相犯之药合而成方，此怪人也。其家因平日相信，与服，明日掌夫告余曰：病不可治矣。病者见鬼窃饮所服药，乃大呼曰：我不能食鬼之所吐也！先生可无治矣。余往验之，药本气味最烈之品，尝之与水无二。怪之，仍以前方煎成，亲往饮之，病者不肯饮，以威迫之，惧而饮，是夕下瘀血升余，而腹渐平思食。余以事暂归，隔日复往，其门首挂榜烧楮，余疑有他故，入门见者皆有喜色，询之，则曰：先生去之夕，病者梦其前夫人，怒曰：汝据余之室，夺余之财，虐余之女，余欲伤汝命，今为某所治，余将为大蛇以杀汝。即变为大蛇，大惊而醒，故特延僧修忏耳。盖前夫人以产后血臌亡，病状如一，而医者治不中病，遂致不起。盖一病有一病治法，学不可不博也。（《洄溪医案》）

李修之医案

〇 皖城玉山王学师子舍，产后早服参、芪，致恶露不尽，兼因过于恚怒，变为臌胀，青筋环腹，神阙穴出。延予商治，左手脉皆弦劲，重按则涩，右手洪滑，此下焦积瘀，怒气伤肝，以致是症。夫蓄血之候，小腹必硬而手按畏痛，且水道清长，脾虚之症，太腹柔软而重按之不痛，必水道涩滞，以此辨之，则属虚、属实，判然明矣。王翁曰：是症为积瘀不行无疑矣，前治皆模糊脉理，漫投药石，所以益增胀痛，今聆详辨，洞如观火，请疏方为感，遂用归梢、赤芍、香附、青皮、泽兰、厚朴、枳实、肉桂、元胡等，加生姜，间投花椒仁丸，三服数日后，胀痛悉愈。（《旧德堂医案》）

腹　胀

周小农医案

○ 吴鸿昌，酒业，其妻某氏，因继姑苛虐，肝气撑胀，饭中冲咸汤少许，则胀不可支。易于嗔怒，寒热屡发。已经三年，服药不效，名医回绝。迨甲寅腊月，厥气更横，经事忽停，小溲不行，渐成肿胀。体仍灼热，目不能睹腹，足不能移动，气逆痰上，势已危殆。余诊时已除夕，脉弦数，苔干红，憔悴无神，音亦低细。劳热与肿胀并患。治水之药，温燥为多，与阴虚之体不宜。忆王孟英有阴虚热胀例，用极苦泄热、微辛通络之法，虽无药品，而其治康候副转之恙，治偏阴虚；张伯龙亦有肝受湿热肿胀之例。因宗二君遗法，拟金铃子、山栀、紫菀、香附、茯苓、香橼、蛤壳、苏梗、旋覆、川贝母、丹皮、郁金。另车前子、陈麦秸、冬瓜皮，煎汤代水。又外治法：田螺、车前、葱须捣烂，用麝少许，置脐内，布扎。溲渐多，腹渐软，烘热略减。乙卯正月初二日复诊：脉弦数异常，肝火极盛，热湿伤阴，仍照前法清肝通络。方为金沸草、知母、郁金、橘叶络、丝瓜络、金铃子、丹皮、川贝母、紫菀、黑山栀、决明、连翘、干蟾。三诊：脉弦数未平，腹热尚盛，足肿大减。药加极苦泄热，猪胆汁拌胡黄连；解郁疏肝，则加合欢花、木蝴蝶。四诊：弦数之脉大靖，轰灼之热大退，肿胀十愈其五。脘分胀满，耳鸣气逆，中有蕴痰宿滞。方拟金铃子、元胡、山栀仁、蛤粉、青黛、花粉、木蝴蝶、橘叶络、白薇、郁金、钩勾、香附、鸡内金。另苏梗、苏噜子、化州橘红、上沉香少许，研细，竹沥调。服后便解溏行，如痰如积，白韧为多。且肛门灼热，腹满顿觉大减，气逆耳鸣亦减。所异者肿退八成而蜕皮肤燥，左胁筋痛，脉弦少柔，系属肝燥。至是转用柔养。用川石斛、生扁豆衣、淮小麦、稆豆衣、蒺藜、木蝴蝶、云苓、合欢皮、桑寄生、橘络、枣仁、白芍、秫米。胃纳渐馨，肤糙发蜕，胁肋尚觉块垒不平，筋痛微咳，肝阴大伤。方拟石斛、白芍、橘络、淮麦、粒豆、狗脊、合欢皮、寄生、杞子、川贝

母、青蛤散、功劳子、络石藤。上方补而不滞，连进数剂，肿胀退尽，腹撑既停，能食至二碗，加咸汤亦不饱胀，微能行动。多药且厌，又因进益微薄，遂停煎剂。稍劳则午夜发热，盗汗如雨，又来问方。余曰："三年劳热，木火入络而肿胀。今肤廓仅存，总非松柏之坚固，夏令难关宜防，虽有良药，总恐不久长也。"因拟熟地、云苓、丹皮、泽泻、金铃子、乌鲗、苁蓉、归身、白芍、杞子、鳖甲、獭肝、河车、坎气、冬虫夏草，为末，阿胶、鸡血藤膏溶化，炼蜜合丸，养肝肾而潜肝奋。另用石斛、玉竹、川贝母、橘络、功劳子、淮麦、白薇、合欢、香附、木蝴蝶、鸡内金，研末，用萱花、谷芽汤泛丸，疏郁滞而化痰浊。嘱配一料，常服勿间。仅配半料，二丸照服，寒热、盗汗、撑胀均不发，饮食如常，移居母家。由大暑而立秋，起居如常。其母或来道及，谆嘱丸药宜续办一料，不信，九月有人劝伊服自来血。服仅六日，口糜咽痛，舌经苔黄，倏而寒热。会有人强借，忿气一动，撑胀复作，又来相邀。余以病家信心不足，决绝辞之。后闻另请他医，延至舌糜咽肿，肌如沸煎，腹如抱瓮，饮食不进而故矣。今志以前得愈之由，以见孟英、伯龙之法尚系实验，非偶然矣。（《周小农医案》）

徐守愚医案

○ 妇年五十余，自九月腹胀，至十一月渐加。咳嗽气急，饮食稀少，腹胀甚而有一大块，不时上攻贯膈，嗽一声而块痛莫当。昼夜不眠，扶坐片刻亦无力以胜。捡其方药，不过见胀治胀，始以木香、厚朴、茯苓、川椒目等味行气利水；继以白术、党参等味补虚实脾，而胀如故。历更数医俱不出此。后又有认为肝气者，用当归、柴胡、白芍、香附、茯苓、半夏、佛手柑、宣木瓜之类不效，旋改景岳三阴煎加香附、佛手柑，方立而余亦至，其子持其方示，余乃面折之曰："胀病用熟地，除肾气丸外未之见也，先生何遽用此？"伊曰："肝病

致胀，法当滋水。以木得所养而生，木平则胀消矣。"满口庸论，似是而非。余知其惑于邪说者深焉，始不与辨，引身而退，任他用药。才投一剂，而腹胀倍加，块硬如铁，粒米不入，遂至危笃。乃复哀求余治，诊脉虚小无力，胀病大忌，兼之外证，如此甚属棘手。谓曰："胀病多由天道不下济，地轴不上旋，运行之常一失，有似否卦之义。昔喻氏立治胀三法，曰培养，曰招纳，曰解散。此证以解散为主，但其药峻而功大，所患者，病家信之不笃耳。"其子涕泣而道曰："先严素称先生方与众不同，昔之闻于过庭时者屡矣，悔不早就医治。今家母病势至斯，悉凭先生用药，何敢致疑？"余思先以小青龙汤一剂，水饮涤而嗽减气平。次日即用消水圣愈汤，接服一二剂而腹中大块乃得移动，颇觉小些；服三四剂胀消一半，可进粥饮；服六剂而能起床大解，自言非独解能宽胀；即下气通一次，亦爽快无比。无如岁聿云暮，归期在即。其子于临行时索一善后药方，余一时不能悬拟，然思此证用喻氏解散法即效，岂不可再用培养、招纳二法，用之善其后乎？然而病势已退，方难遽定，不如守中医不服之法。其子曰："不服药何以善后？"余曰："然不服药，固不可妄服药，亦不可试于不服中，求一服之法，宜甘草生姜大枣汤调养脾胃，是或一道。"

○嵊城丁惠风乃室腹胀之脉虚小无力，为一忌。兼喘嗽不已，饮食不进，腹硬如石，中有一大块，不时上攻贯膈，嗽则牵引而痛。此上下浑如两截，中土不能转输，失天地运行之常，是以腹胀而危，非一法可以了事者。姑先进小青龙汤一剂，俟有佳处再商。次诊嗽减，气平，腹中宽展，是小青龙汤一法已应矣。然揣目下病情，治宜开鬼门，洁净府，使上气下济，下气上旋，所谓大气一转，其积乃散也。若仅仅行气宽中、健脾消胀之药，不足与也。余方莫畏其峻，二三剂后自有效验，其方义勿赘，一任诸公思而得之耳。越三日复诊处方以为何如？

淡附子一钱，桂枝三钱，细辛一钱，麻黄一钱，知母三钱，生甘草一钱，生姜三钱，大枣三枚。（《医案梦记》）

王士雄医案

○吴诵青室，年近五旬，天癸已绝，偶患腹胀，局医黄某知其体素羸也。投以肾气汤，而寒热渐作。改从建中法，旬日后，病剧而崩，愈补愈甚。乞授于孟英。

脉洪而数，渴饮苔黄，是吸受暑邪，得温补而血下漏也。与犀角、元参、茅根、柏叶、栀、楝、知、斛、花粉、白薇等药，数剂始安。续加：生地、二至、二冬滋养而愈。次年患病，仍为药误而殒。

○宋氏妇，患感反复，已经向愈。忽然腹胀，上至心下，气喘，便泻，溺闭，汤饮不能下咽，自汗不能倚息。家人惶惶，且极贫，不能延诊，走乞孟英拟方挽救。因以桂枝、石膏、旋、赭、杏、朴、芩、半、黄连、通草为剂，果覆杯而病若失。张养之目击，叹为神治。（《王氏医案》）

章次公医案

○王某，男。

验小便无蛋白质，则非肾脏病。验大便发现淀粉颗粒甚多，然则腹胀纯是异常发酵。

神曲12克，晚蚕沙9克（包），谷麦芽各9克，枳实6克，山楂肉9克，两头尖9克，莱卜子9克，五灵脂9克（包），佛手9克。

常服鸡屎醴。

○祁某，男。

进流汁亦胀，消化不良，脾之吸收亦障碍也。腹部膨满，责之大便不利。

潞党参12克，枳实9克，薤白头9克，姜半夏9克，姜川连1.5克，厚朴6克，生锦纹5克，白芍9克，杏仁泥9克，当归9克，甘草3克。

○王某，男。

饮与食，中脘皆胀，迟食则饥不可忍，而胀如故，按其胃部膨满，幸为时仅一来复，官能病也。

台乌药9克，薤白头12克，沉香曲9克，炒苡仁12克，杏仁泥12克，生枳实9克，海南片6克，莱菔子9克，谷麦芽各9克。

○袁某，男。

以脘闷胀为主症，加味五磨饮主之。

台乌药9克，沉香曲9克，广木香3克，海南片9克，生枳实9克，佛手9克，佩兰梗9克，谷麦芽各9克。（《章次公医案》）

李修之医案

○义与尽臣鲁学师夫人，胎前滞下，胸腹胀痛，饮食艰难，大便赤脓，小便短少。尽翁曰：内子素患胸痛已历多年，在敝地举发，或用枳、朴、槟、黄方能奏效，若投轻剂，徒增困苦耳。余聆其言，而妄为之辨曰：胸为肺室，赖母气以升腾，始能清肃运行，灌溉四脏，一有失调，则天气闭塞，地气冒明，冲和之气，郁而成痞，水谷之滞，搏而成痛，皆缘胃脘气弱，不能行气于三阴三阳也。若不培其元，以固仓廪之虚，泛用苦寒降沉之品，转伤上焦虚无之气，虽暂时爽快，殊不知潜损胃阳，暗增其病，所以多年不瘥，而日就痿黄也。况带下尤为所禁，即宜安胎之中，杂以顺气和血之品，庶便脓愈，而后重除，正气复，而邪自解。用当归、白芍各二钱，白术、茯苓各钱半，陈皮、神曲各一钱，升麻、葛根各七分，煨木香、炙草各五分，姜枣煎服数帖而愈。后产一子，复用建中、理中二汤出入加减，胸痛亦瘥。（《旧德堂医案》）

汪朴斋医案

○ 吴大文夫人产后腹胀，小便不流利。予诊脉迟软，知寒结冲任，二脉气滞不宣，用五味异功散加附子一钱，数剂而安。（《三三医书·评注产科心法》）

费绳甫医案

○ 淮安陈君柏堂之室，患肝腹胀大，脐凸偏左，气觉下坠，头眩溲数，诊脉细弱而弦。肝阳挟痰，耗气灼阴，气虚不摄，横逆作胀。非补气健脾、清肝化痰不为功。

人参须一钱，炙黄芪五钱，甘草八分，当归二钱，白芍一钱半，苁蓉三钱，枸杞三钱，钩藤一钱半，橘红一钱，制半夏一钱半，竹茹一钱半，红枣五枚。

进二剂，气坠头眩已止。照前方加白术一钱，连服三十剂而愈。（《费绳甫医话医案》）

陈莲舫医案

○ （王奶奶）营失养肝，肝气侮中，犯胃为泛恶，侮脾为腹胀。肝脾机关失利，四肢皆为酸痛。肝气本通于心，梦多艰寐。遂至虚及奇经，期愆色淡，带脉不固。再拟调气和营。

西洋参，沙蒺藜，东白芍，淡乌贼，苍龙齿，宋半夏，生于术，佛手花，抱茯神，川杜仲，北秫米，制香附，竹二青，红皮枣煎入左金丸八分。

十帖后受补，加吉林参须五分。（《陈莲舫医案秘钞》）

程杏轩医案

○ 胡某乃媳，夏月患感证，延诊时已七日矣。切脉弦数搏指，壮热谵狂，面目都赤，舌黑便秘，腹痛拒按。诊毕，令先取冷水一碗与服，某有难色。予曰："冷水即是妙药，饮之无伤。盖欲观其饮水多寡，察其势轻重耳。"其姑取水至，虽闻予言，心尚犹豫，勉倾半盅与饮。妇恚曰："何少乃尔。"予令尽碗与之，一饮而罄。问曰："饮此何如？"妇曰："其甘如饴，心地顿快。吾日来原欲饮水，奈诸人坚禁不与，致焦烦如此。"予曰："毋忧，今令与汝饮，但勿纵耳。"因谓某曰："汝媳病乃极重感证，邪踞阳明，已成胃实。"问所服何药？某出前方，乃小柴胡汤也。予曰："杯水能救车薪之火乎？即投白虎泻心，尚是扬汤止沸耳。"某曰："然则当用何方？"予疏大承气汤与之。某持方不决。邻人曰："吾妇昔病此，曾服此方得效。"于是取药煎服。夜间便行两次，次早腹痛虽止，他证依然，改用白虎泻心及甘露饮三方出入，石膏用至四两，芩连各用数钱，佐以银花、金汁，驱秽解毒。数日间，共计用药数斤，冷水十余碗，始得热退病除。众皆服予胆大。予曰："非胆大也，此等重证，不得不用此重剂耳。"（《杏轩医案》）

赵覆鳌医案

○ 肝郁中伤，脾虚气胀，腿脚发肿，蔓延于心，心虚头眩，防成中满。

冬术三钱，远志一钱，薏苡仁三钱，新会皮一钱，泽泻一钱五分，真琥珀五分（用灯心一分研极细），茯神二钱，炒枣仁一钱，冬瓜仁四钱。

复诊：原方加木香八分、净归身三钱、潞党参三钱、野于术（土炒）三钱、白术三钱。

腿肿已消，气胀未愈，中满之症极难求瘥。养心脾，和肝胃，有效乃吉。

归脾，去芪、甘草，加：

建泽泻一钱五分，砂仁七分，车前子一钱五分，新会皮八分，杭白芍三钱，琥珀屑五分，冬瓜子三钱（炒），干蟾皮一钱五分，青皮八分。

红糖为丸。上药十帖共为细末，和水泛丸。（《寿石轩医案》）

徐镛医案

○ 卜女，13岁。

先患痧疹，继患疟疾。医用开泄太过，遂致胀满，肚腹以下坚硬如石。本家疑为虚证，请一老中医专用补药者诊之，岂知竟云痧毒内攻，法在不治。余时初到郡中，遂延余诊。余按其脉沉细而微，脾虚景象，显然如绘。初用钱氏白术散而坚硬消，继用陈氏六神汤而胀满愈。（《医学举要》）

顾鬘云医案

○ 脉症合参，始由气不摄血，血崩阴伤。自患大疟而产，产后旋即腹胀如臌。服过斗门方，戒盐半载，病已磨久，而腹大依然，半月或旬日一发。肝脾伤而阳气式微也。脉细如丝。当从症治之。仿仲景法。

人参须七分，制附子三分，炒米仁三钱，云苓三钱，生芪皮一钱五分，制首乌四钱，炒枣仁三钱，元眼肉一钱五分，桑白皮一钱五分，大腹皮一钱五分，苏梗汁五分，竹叶三钱。

接服方：

人参须五分，左牡蛎一两，茯苓皮三钱，白芍一钱五分，制首乌四钱，炒苡仁三钱，大腹皮一钱五分，元眼肉一钱五分，枣仁三钱，苏梗汁三分，淡竹叶三钱。

又诊：阳回脉起，舌强渐平，肿胀亦减，诸恙皆轻，自觉神情颇振，此亦气旺之明征。拟宗血脱益气法，冀其便血勿崩，病之扼要也。

制附子三分，左牡蛎七钱，带皮苓三钱，炒建曲三钱，制首乌四钱，车前子三钱，焦米仁三钱，大腹皮三钱，苏梗三分，干竹叶三钱，红枣三钱，加赤小豆三钱，煎汤代水。

又诊：腹形瘪小，便血稍见，心悸不寐皆减。时值夏至大节，营卫两虚之体，船路尤易触动风热，还宜谨慎。

人参一钱，川连三分，丹皮炭一钱五分，制首乌四钱，黄芪一钱五分，枣仁三钱，地榆炭三钱，生冬术一钱五分，党参三钱，小红枣三枚。

又诊：交节前后，便血未行，神脉皆段。

人参一钱，制附子三分，春砂仁五分，云苓三钱，绵芪一钱五分，地榆炭三钱，炒枣仁三钱，苡仁三钱，左牡蛎八钱，小红枣三钱。

又诊：便血匝月未发。中气有权摄血矣，血得贮于营，则虚阳不致上越，所以自觉精神行动，颇属安适也。

台人参一钱五分，制附子三分，炒枣仁三钱，左牡蛎八钱，黄芪三钱，陈皮五分（泡汤，炙），煨木香三分，炒木瓜一钱，炒丹皮一钱五分，炒冬术一钱五分，春砂仁五分，大黑枣三钱。（《花韵楼医案》）

王寿芝医案

○ 张启昌，直隶人，以难荫捐升知县，签分四川，太夫人在栈道翻车，伤其手及肘，行行且医，至省已愈其半。天阴雨即痛剧，痛时仍以舒筋活血、祛湿滋阴诸品投之，日渐久，不但手痛，遍身皆痛。候补中沙姓者，认作风，又为之去风诸药杂投，遂至饮食锐减，彻夜不眠，心烦意乱，躁扰无休时，午后更甚。更延汤广文医治，谓阴虚已极，非大剂滋水不可，用药仍不离四物、六味寻常套方。是时张启昌奉委西藏巴塘粮务，相去万里，其三子晋昌，痛母病苦，无以为计，遍访能者，遇向竹轩，乃荐予治。观其孝思发于至性，为之往诊。诊得六脉皆弦劲搏指，重按复空大无伦，满面浮红，皮里膜外，色现青惨，喉间痰气筑筑，谓胸膈焦辣，胀满难受，有时发倦，急欲一睡，而头甫就诊，脐上一股恶气上冲，心即震动，强忍不起，眼中金光乱进，即不能不起，起又头目眩晕，如坐舟中，颠簸欲倒，内外合参，其脉其证，确系阴盛格阳、上下将脱之候。按法当以白通、四逆为救逆大药，商议及此，晋昌畏药力峻猛，不敢与服。予观其病，尚可救治，亦不忍舍之遽去，乃以桂甘龙牡汤，变二两为二钱，一两为一钱，开方投之，且将病情脉理，详细讲解，使其明晰，临别危言悚之曰："再为濡滞，根气一脱，断难挽回。"伊似了澈，一剂一煎，昼夜两剂，服后，可以合眼而睡，惟为时太浅，总不安帖耳。子又至寓，为之诊脉，脉如前，而人稍静，急救中宫，以为管摄上下之计，与理中汤，告之曰："脾胃空虚已久，前所服药，皆柔腻滞胃之品，浊阴停蓄胃间，积滞不化，一遇干姜，其性辛温，两相格拒，病状或反，加剧，然顷刻间阳气光昌，阴霾下走，或腹痛作泻，泻去积垢，中宫乃和，自然食进睡安，可以无虑。"连服三剂，果如吾言而愈，惟年近六旬，夙有痰饮，又经此次误治，一线垂绝之阳，虽然接续，而根本受伤，不能复元，饮食稍微过度，寒暖稍为失时，即病，病即延予诊。予只扼定中州主治，补土之白术，回阳之附子，三年中无剂无之。其子启昌藏差期满，亦已旋省，可卸肩矣。启昌者，精明有干才，见母体衰惫，久服吾药，而未臻康复，遇官场中知医者，即延调治，言人人殊，有谓年老血枯者；有谓风湿着痹者；且有谓予只用姜附，不善变化者，日日更医，时时变方，反增大便滑泄、昏晕呕吐诸病，其三子复来邀予，予知浅拙，不敢再往，后闻迁延数月，食人即吐而逝。

理中汤：

东洋参三钱，炒白术三钱，干姜三钱，炙甘草三钱。

陈修园曰：参草补阴，姜术补阳，和平之药，以中焦为主，上交于阳，下交于阴者也。

程交倩曰：参术甘草，所以固中州，干姜守中，必假之焰釜薪而腾阳气，是以谷入于阴，长气于阳，上轮华盖，下摄州都，五脏六腑，皆以受气矣。此理中之旨也。

观上两解，知理中汤为管摄上下阴阳之大药。今人一见干姜，即恶其燥，江浙医家，用此方，上必写"漂淡"二字，用吴茱萸亦莫不然，推其意，盖恐其燥也，庸陋之见，始于叶天士《临证指南》，后学遂习焉

不察，不知姜有三用：生者能临寒气，散布于肌表；炮者变辛为苦，合炙甘草，能导热下行；干者能守中，性气不同，功用亦异。理中汤取人参之苦，白术之甘，甘草之甘，辛甘相合而化阳，所以健胃。脾何以得阴药而受益？以脾己土也，己属阴，故益其阴而静。胃何以得阳药而健运？以胃戊土也，戊属阳，故健其阳而动，阴阳相济，动静不失其时，自然上清下宁，而天地位万物育矣。《伤寒论》本方无附子，更有说焉，盖加附子则趋重下焦，不得为理中也。此皆甚微，非多读书，多临证，不解经方之义。（《寿芝医案》）

其他医案

一妇。产后患腹胀，或以为瘀血，用抵当汤，败血果下，胀急益甚。脉数软涩。此脾气虚而清阳下陷，脉络不能宣通，而瘀血未尽也。朝用补中益气汤，夕用六君子汤，俱加炮姜，仍下瘀血而后安。

一妇，产后恶露涩少，遂至大腹胀闷，呕吐不定。脉数濡弦涩滞。此气亏不能化血，而湿伏于中也。与抵当汤三钱，而血水大下，腹胀顿退。后以六君子汤，数剂呕吐不复再作矣。（徐灵胎《女科医案》）

胀 满

○一娠妇，饮食停滞，心腹胀满，或用人参养胃汤加青皮、枳壳、山楂，其胀益甚，其胎上攻，恶心不食。右关脉浮大，按之则弦。此脾土受伤，肝木抑郁而相乘也。用六君子汤加柴胡、升麻而愈；后小腹痞满，用补中益气汤升举脾气而瘥。

○一娠妇，腹胀吐逆，小便不利，诸医杂进温胃宽气等药，服之反吐，转加胀满冲心。验之胎死已久，服下死胎药，不能通。因得鲤鱼汤三五服，大小便皆下恶水，由是肿消胀去，方得分娩死胎。此证盖因怀妊腹大，不自知觉，人人皆谓妊妇如此，终不知胎水之为患也。

○一妇，累日难产，遍服催生药不下。予曰：此必坐草太早，心怀畏惧，气结不行，非不顾也。《素问》曰：恐则气下，益恐则精却，却则上焦闭，闭则气还，

还则下焦胀，气不行矣。投以本事方，一服胎下而愈。

○一妇人，有孕七八个月，远归，忽然胎上冲心而痛，坐卧不安。两医治之无效，遂说胎已死也。用萞麻子研烂，和麝香贴脐中以下之，命在垂亡。召陈方甫诊视，两尺脉绝，他脉平和。陈问：二医作何证治之？答曰：死胎也。陈曰：何以知之？曰：两尺脉沉绝，以此知之。陈曰：此说出于何经？二医无答。陈曰：此子悬也。若是胎死，却有辨处：面赤舌青，口中和润，子死母活；面青舌赤，口中吐沫，母死子活；唇口俱青，子母俱死。今面不赤，舌不青，其子未死，是胎上逼心，心气不降，故两尺脉绝也。宜以紫苏饮治之，投至十剂，尺脉起而胎安顺下矣。（徐灵胎《女科医案》）

肝 风

陈莲舫医案

○（杭州王太太）痧发之后，营阴受伤，生风生热，走窜络脉，手足偏右，疼痛绵延未止。风本属肝，头痛耳鸣，夜寐发热，舌苔红裂，种种营阴不足，气火有余，风势煽烁所致。拟清阴和络养肝为主，兼顾心脾，较为周到。

西洋参，白蒺藜，桑麻丸，东白芍，左秦艽，厚杜仲，女贞子，潼蒺藜，寸麦冬，梧桐花，黑料豆，制丹参，丝瓜络。

无胸闷等症，可加元生地三钱；能受滋阴养血，再加蛤粉、炒阿胶三钱，不嫌升提，再加吉林参须五分。照此调理，有益无损。（《陈莲舫医案秘钞》）

肝 气

林珮琴医案

○ 沈氏，寒热食减，厥气攻注，痛连胸背，脉弦，左浮大。服平肝镇逆之剂，攻注稍缓，宿有胀症，曾用通腑法获痊。今惧其壅而成胀，兼用通镇，庶几善后之防。白云苓二钱，郁金、厚朴各六分，砂仁、乌药各八分，苏梗、枳壳汁各钱半，代赭石、石决明各二钱。金器同煎，三五服愈。

○ 何氏，肝郁失畅，循经则头项作胀，乘脾则痰浊化酸，入络则肌肉刺痛，腋下零湿，经信愆期，左关沉弦。治在疏肝，佐以渗湿。厚朴、香附、郁金、白芍、茯苓、金橘皮、山栀、钩藤、当归须。三四服诸症减，自述平昔肠鸣，必倾泻乃爽。亦木气乘土之咎，且肥人虑虚其阳。前方去郁金、山栀，加制半夏、炒白术、薏米、炙草。经亦调。

○ 束氏，经阻疑孕，胸痞呕酸，寒热胫冷，食减便难，两部脉沉弦。乃气逆浊踞，非恶阻病，宜和肝泄浊。吴萸、香附（盐水炒）、茯苓、厚朴、半夏（俱姜汁炒）、橘白、苏梗、枳壳、煨姜。三服前症渐平。（《类证治裁》）

肝 郁

王九峰医案

○ 肝郁中伤，气血失于条畅，月事愆期，肢节酸楚，气坠少腹，胀痛不舒，兼有带下。脐左右筋，按之牵痛，如动气之状，按摩渐舒。先宜调中和气。

异功散加香附，砂仁，当归，赤芍。病原已载前方，进异功散加味，调气和中，诸症渐减，溉获效机，依方进步为丸缓治。

当归，白芍，太子参，香附，茯苓，于术，陈皮，炙草，沉香，木香，姜，枣，煎汁泛丸。（《王九峰医案》）

张仲华医案

○ 江右，情志抑郁，形神消瘦，胁痛妨纳者半载，经停便艰者四月，脉沉细数，舌绛津干。香燥破气之味，几属遍尝，推荡通瘀之剂，亦经屡进。据此脉症观之，内火已炽，津液已涸，势防失血之险，何暇望其经通。

况久痛必伤络，抑郁之症恒化火，速与存阴，冀少变幻，亦未雨绸缪之谓也。然怯象已萌，难望复元。

镑犀角七分，阿胶一钱五分，柏子仁三钱，元参一钱，生地四钱，藿斛五钱，火麻仁三钱，丹参一钱，炒女贞一钱五分，煅瓦楞子一两。

复诊：两进存阴之法，舌液稍润，而色绛稍淡，胃纳稍喜，脉仍细数。久病伤阴之症，岂能迅速奏效。拟转清养，必得怡情自爱乃吉。

生西洋参一钱五分，炒阿胶一钱五分，女贞子一钱五分，川楝子七分，炒大生地五钱，麦冬一钱五分，柏子仁三钱，煅瓦楞一两，炒丹参一钱，丹皮一钱。（《吴中珍本医籍四种·张爱庐临证经验方》）

蒋宝素医案

○ 女子肝无不郁，如男子肾无不虚，乙癸同源故也。肝郁善怒，犯中扰胃克脾。胸脘胀痛，呕吐食减，经来不一，血色不华，默默寡言，忽忽不乐。是皆肝郁不伸之所致也。宜《医话》山鞠穷煎。

雀脑芎，茅山苍术，云南茯苓，四制香附，六和神曲，砂糖炒山楂，炒麦芽，制南星，法制半夏。

长流水煎。

○ 抑郁伤肝，土为木克，脾湿生痰，气为痰阻，气痰壅塞于咽嗌之间，提之不升，咽之不下，甚至气闭、肢冷、柔汗，脉伏如痉厥之状。岂尊年所宜，戒之在得。

东洋参，云茯苓，紫苏叶，法制半夏，陈橘皮，川厚朴，苦桔梗，炙甘草，银柴胡，当归身，生姜，大枣。

○ 扶疏条达，木之性也。郁则伤肝，肝必传脾，脾湿蕴积，瘰疬屡发。肝病善痛，脾病善胀，此乃素来宿疾也。近复营卫乖分，往来寒热，非疟可比。胸次不舒者，肝气之郁也。饮食少进者，土为木克也。经来不能应月盈亏，其色或淡黄或灰黑者，脾不化血，肝火灼阴也。逐月渐少者，由少至闭也。舌苔淡黄，中有断纹，唇燥不渴，皆属阴亏。失红一次，火载血上，由是言之，病起于肝，传之于脾，下关于肾，损及奇经八脉，已入虚劳之境。有经闭、喉疼、喘咳之虑。

川芎，当归身，人参，冬白术，大生地，银柴胡，云茯苓，酸枣仁，远志肉，怀山药。

○ 乳头属肝，乳房属胃。乳房结核，数载方溃为乳岩，以其形似岩穴故也。未有不因忧思气结、肝郁脾伤所致。夫坤道以肝为先天，故乳大于男子。肝郁不伸，脾土受克。肝主筋，筋挛为结核。脾主肉，肉溃为岩穴。水不济火，舌赤，时或有苔。土为木克，大便非溏即泻。初溃间流鲜血，怒动肝火之征。近流污水清脓，气血双亏之象。火灼金伤，燥甚则痒，痒则咳，咳则振动，乳中掣痛，喉中如烟焰上腾，总属阴亏所致。是证遍考前贤诸论，皆言不治。盖由情志乖离，人心不能如寒灰槁木故也。若能心先身死，则人活病除。虽有此说，未见其人也。勉拟香贝养荣汤加减，尽其心力。

制香附，川贝母，人参，云茯苓，冬白术，炙甘草，大熟地，当归身，川芎，大白芍。

○ 乳岩本是危疴，前贤方论皆言不治。惟孙思邈《千金翼方》及《东医宝鉴》有不必治岩，补其阴阳气血，自可带病延年之说。此即昔人解结、解庄以不解解之之意。夫治岩成法，非芳香开郁，即清凉泻火，二者能无耗气伤阴、败胃之虑乎。故有以取乎不解解之之法也。素本阴亏火盛，木郁脾伤，土不生金，清肃不降，一水不胜二火，脏阴营液潜消，是以疾弥甚以留连，药多方而效寡，气血复伤于迟暮之年，抑郁更继以沉疴之际，因循展转益觉多岐。用药大要，甘为迟钝，范我驰驱。仍以养荣汤加减，尽其人力，以俟天命。

大熟地，人参，冬白术，云茯苓，当归身，大白芍，女贞子，旱莲草，肥玉竹，济水阿胶。

长流水，桑柴火熬膏，入胶熔化。早晚服三钱。

○ 左乳之上，缺盆之下，赤肿高耸如岩，溃处血流甚涌，瘀条如箭。素昔忧思郁结，脏阴营液俱亏，水不济火，又不涵木，木复生火，二火迫血妄行，从阳明胃脉直贯乳房涌出。水之逆流从乎气，血之倒行由于火，治火又非苦寒所宜。盖苦寒无生气而败胃故也。脉来软数而空，证势危如朝露，必得血止方能引延时日，否则汗喘、神昏、痉厥诸危证所由至也。爰以血肉有情，静养真阴，引益肾水，以济二火，冀有转机。

灵犀角，玄武板，生牡蛎，大生地，野三七，济水阿胶，当归身，大白芍，廉州珍珠粉。

○ 血肉有情，壮水养阴，共服一百余剂，岩势未见效机。考古证今，皆为不治。与其坐以待毙，何如一决以出再生之路。幻想乳中结核，犹男子之睾丸，溃流脓血即囊痈之属。际此药力，养精蓄锐，日久正可一战，以奏其功。死而后生，亡而后存，古法有诸。

龙胆草，黄芩，黑山栀，木通，建泽泻，车前子，当归身，柴胡根，炙甘草，大生地，川黄连，生大黄。

连进龙胆泻肝加味，大获效机。高耸之岩渐颓，深潜之穴渐满，眠食俱安，二便通调，六脉和缓，五善悉俱，七恶全无。安不忘危，凝神静养。

大熟地，人参，绵州黄芪，当归身，冬白术，川郁金，炙甘草，酸枣仁，广木香，生姜，大枣，龙眼肉。

○ 木郁化风，土湿生痰，风振痰升，气机壅塞，猝然倾跌，非痫症也。经来色淡，乌能应月盈亏。脉象虚弦，证由情志中起，切戒烦劳动怒，最宜恬淡无为。王道功迟，徐徐调治。

东洋参，云茯苓，冬白术，炙甘草，当归身，大白芍，制陈半夏，陈橘皮，羚羊角。为末，生姜、大枣煎汤，和淡竹沥叠丸。早晚服三钱。

○ 忧思郁结，肝木受戕，木乘土位，健运失常，津液凝结成痰，痰随气行，变幻不一。流注四肢及人迎之穴则瘰疬、项胀，上扰巅顶及心胞则头摇痉厥。经来色紫，眠不竟夕，木叩金鸣，带下如注，脉来弦数无神。法当崇土安木。

人参，云茯苓，冬白术，炙甘草，制陈半夏，陈橘皮，当归身，大白芍，羚羊片，百部，姜汁，淡竹沥。

○ 肝郁幻生乳岩，考之于古，验之于今，耳之所闻，目之所见，均皆不治。气血羸弱，不待决裂而终。气血充盈，相持日久，则有洞胸之惨。潜思乳岩，必因脏腑乘戾之气所生。譬如草木花实之异，亦由根干之气所化。人在气交之中，何所不有。不幸而有斯疾，独恨《经》无明文。即万变总由一气所化，能化其气，异疾

可消，正不胜邪，终期于尽。爰以异类有情之品，化其脏腑生岩异气，或可图功。然亦无中生有之法，所谓人力尽而归天命。拟《医话》异类有情丹主之。

大廉珠，西牛黄，大块丹砂，灵犀角，真狗宝，透明琥珀，真象牙，生玳瑁。

等分，水飞至无声。每服一钱，用人参八分，煎浓汁一茶杯调下。

○ 脉来弦数无力，症本脏阴营液有亏。素昔木失条舒，土为木克，化源不健，运纳失常，以故饮食迟于运化，经来不能应月盈亏。脾虚则四肢浮肿，肝郁则气机不利。有二阳之病发心脾之虑。土能安木，肝病治脾。爰以归脾、六君加减，折其郁气，先取化源。

东洋参，云茯苓，冬白术，炙甘草，当归身，熟枣仁，远志肉，陈橘皮，制陈半夏，煨木香，四制香附。

服折其郁气，先取化源等剂，数十日来，诸症小愈。值天令溽暑，炎蒸湿郁，伤气伤阴，加以辛苦、忧劳，二气潜消，风暑乘虚而入，赖人功药力有以预防，幸未猖獗。现在暑氛虽解，阴液受戕未复，形神未振，夜寐不沉，饮食少思，经来不一，经前作痛，乳房作胀，乃肝不条达，郁结不伸。损及奇经则不孕；宗气上撼为怔忡；宗气不足，溲便为之变。至于或为之症，如浮云之过太虚耳。治当求本。

大熟地，怀山药，东洋参，当归身，山萸肉，云茯苓，远志肉，于潜野白术，酸枣仁，绵州黄芪，炙甘草，济水阿胶。

○ 木失条舒，必乘中土，脾胃受伤，营卫失度。胃者，卫之源。脾乃营之本。胃虚则卫气不能卫护于外，脾虚则营血不能营守于中。卫失外护则寒，营不中守则热。非外感可比。清阳不升则头眩，浊阴不降则脘痛；更兼带下伤精，水不济火，手足掉摇。战栗动摇，火之象也。脉来细数无神。有损怯、风痱之虑。宜先静补真阴为主。

大生地，怀山药，炙甘草，东洋参，当归身，福泽泻，女贞子，旱莲草。为末，水叠丸。早晚服三钱。

○ 怒郁伤肝，木乘土位。肝为血海，脾为血源。血凝气滞，痛在经前。痛则不通，先与通剂。

当归身，大白芍，制香附，生木香，陈橘皮，台乌药，蛀青皮，云茯苓，五灵脂，没药，元胡索，草豆蔻，真蒲黄，荔枝核。

○ 忧思怒郁，最损肝脾。木性条达，不扬则抑。土德敦厚，不运则壅。二气无能流贯诸经，营卫循环道阻。肝乃肾之子，子病则盗母气以自养，致令水亏于下。水不济火，灼阴耗血，筋失荣养。瘰疬结于项侧之右，脉来细数无神，溃久脓清不敛。法当壮水生木，益气养荣。仍须恬淡无为，以舒神志，方克有济。

大生地，东洋参，当归身，抚芎，制香附，象贝母，冬白术，甜桔梗，嫩黄芪，玄参，海藻，海带。

长流水叠丸。早晚各服三钱。

○ 抑郁伤肝，土为木克，健运失常，升降道阻。呕吐食少，泄泻频频，中脘胀痛不舒，舌赤无苔、近紫，胸喉气哽，面目浮虚，脉来弦数少神，不至三阳内结为顺。爰以归脾、六君加减，一助坤顺，一法乾健。

大生地，绵州黄芪，酸枣仁，东洋参，云茯苓，冬白术，炙甘草，当归身，陈橘皮，制陈半夏，煨木香，远志肉。

归脾、六君加减，共服二十四剂，饮食渐进，便泻较减，六脉亦缓，中枢颇有旋转之机。肝气仍然胀痛，舌色仍然紫赤，面目仍然浮肿。证本木郁脾伤，阴阳并损，驯致肾中水火俱亏。水不涵木，火不生土，又值春木司权，中土益困，脾胃重伤。是以上为呕吐、食少，下为便泻频仍。忽焉昏厥无知，肝风发痉之象。论其主治诸法：益火生土，则桂无佳品，附子非真，乃乌喙，服之不应；补阴和肝，与脾胃饮食不利；香燥开胃则伤气；通调水道，分利清浊则伤阴。然则不从标本，从乎中治可也。至哉坤元，万物资生，诸虚百损，皆赖脾胃为之斡旋。所谓有胃气则生，无胃气则败。但得饮食渐进，便泻渐止，方有生机。治脾胃诸方，惟归脾汤最得中正和平之气，脾土得健，则肝木自安，饮食自进，便泻自止。其余诸症自可徐徐调治。若便泻不止，饮食不进，虽扁鹊、仓公复起，乌能措其手足。

人参，云茯苓，冬白术，炙甘草，绵州黄芪，熟枣仁，远志肉，煨木香，龙眼肉，老生姜，大黑枣，净黄土。

病原已载前方，兹不复赘。第治肝大法有二：壮水以生木；崇土以安木是也。譬植林木，先培其土，后灌其水，则根干敷荣，故前哲见肝之病，当先实脾，又宜补肾。盖土薄则木摇，水涸则木枯。木离土则不能独生，土无木则块然无用。木土虽有相克之机，亦有相生之意，固在调剂之何如耳。服归脾五十日以来，便泻已

止，浮肿已消，饮食较进，胀痛亦减，六脉亦起，都是崇土之功。宜间进壮水之剂，水能生木，土能安木，水土调子，云蒸雨化，则木欣欣以向荣。此不治肝而肝自治。再以六味、六君令其水土平均，无令太过不及而已。

大熟地，怀山药，山萸肉，云茯苓，粉丹皮，福泽泻，人参，冬白术，炙甘草，法制陈半夏，广橘皮。

水叠丸。早晚各服三钱。

○ 郁则伤肝，怒则气上。土为木克，饮聚痰生，痰阻气机，胸喉气噎，状如梅核，饮食少思，脉来弦数。有三阳内结之虑。当以调畅气机为主。

藿香梗，生木香，四制香附，麸炒枳实，云茯苓，于潜白术，法制半夏，陈橘皮，川厚朴，老苏梗，生姜。

○ 形盛脉细，肝郁脾伤。阴虚无以潜阳，土弱不能安木。肝气犯中扰胃，呕吐不安。水弱不能济火，心烦内热。阴不敛阳则不寐，水中伏火则耳鸣，带脉不固则带下；肾虚则腰痛，血不荣筋则身痛。腹中汩汩有声者，痰也。神志有时不爽者，痰扰心胞也。治病必求其本，滋苗必灌其根。肝犹干也，培土灌水则根干敷荣。痰犹乱世之盗贼，即治世之良民，无非精血、津液、脂膏之所化也。法当安抚。爰以脾肾双培为主。

大熟地，粉丹皮，建泽泻，怀山药，云茯苓，东洋参，冬白术，炙甘草，陈橘皮，熟枣仁，远志肉，当归身，四制香附，制陈半夏。

为末，水叠丸。早晚各服三钱。

○ 经以肝为将军之官。怒则克土，郁则化火。火旺阴消，脾伤食减，诸病由生。现在心下隐痛，腹中胀，经来不一，脉来弦数。显是肝郁脾伤，土为木克。肝病善痛，脾病善胀，损及奇经八脉，有二阳之病发心脾，传为风消、息贲之虑。暂与《医话》扶疏饮，观其进退。

当归身，大白芍，四制香附，川芎，银柴胡，天台乌药，陈橘皮，黄郁金，佩兰叶。

○ 肝病固宜治脾。脾之与胃，以膜相连，亦当治胃。肾气通于胃，又当治肾。水土平调，则木欣欣以向荣，又何肝郁之有。

大熟地，粉丹皮，建泽泻，怀山药，山萸肉，云茯苓，西洋参，冬白术，炙甘草，当归身，酸枣仁，远志

肉，广木香，龙眼肉。

○经言：木郁达之。诸病弥留则郁，木郁则蛊。善呕蛔虫、善吐、善痛、善胀、善噫，皆肝郁使然也。宜条达之剂，戒之在怒。

银柴胡，当归身，川芎，制苍术，制香附，黄郁金，佩兰叶，广木香，使君子，制半夏，陈橘皮，生姜。（《问斋医案》）

肝火肝阳

叶桂医案

○秦氏年前肝风眩晕，主以凉血分，和阳熄风，一年未发。今岁正月春寒，非比天暖开泄，此番病发，必因劳怒触动情志，至于呕逆，微冷倏热，交丑寅渐作耳鸣咽痹，食纳久留脘中。想少阳木火盛于寅，胆脉贯耳，犯逆之威，必向阳明而后上凭诸窍，脉右涩大，胃逆不降，食味不甘，而脘中逆乱，熏蒸日炽，营血内耗，无以养心，斯瘰不肯寐，心摇荡漾，有难以鸣状之象。今头重脘痹，全是上焦为木火升腾，阻遏清阳。前方滋清，血药居多，必不奏功。今议汤剂方，以苦降其逆，辛通其痹，然汤宜小其制度，以久病体虚，初春若此，冬藏未为坚固可知。其丸剂当以局方龙荟丸，暂服半月再议。（风火上郁。）

连翘一钱半，黑栀皮一钱，羚羊角一钱，鲜菊叶三钱，紫菀二钱，郁金八分，大杏仁（去皮尖，勿研）六粒，土瓜蒌皮一钱，鲜菖蒲根四分（忌铁）。

午服。

○沈女，腹痛少减，呕逆已止。上焦热，下焦冷，肝阳尚未和平。拟进当归龙荟法。

当归，龙胆草，川楝子，芦荟，川连，吴萸，大茴。

○黄氏，肝胆风火上郁，头面清空之筋掣不和。治以清散。

羚羊角，犀角，山栀，连翘，瓜蒌皮，荷叶梗，薄荷梗，青菊叶。

○郑氏，巅胀神迷，经脉抽痛，胀闷不欲纳食，一月经期四至。此郁伤气血成病。龙荟丸二钱五分，三服。

○叶氏，厥阳扰乱神明，经色已黑，肢冷面青便秘。龙荟丸一钱二分，十服。

○唐女，脉左涩右弦，气火不降，胸胁隐痛，脘不爽。最虑失血。（气火郁脘痛。）

川贝，山栀，丹皮，郁金汁，钩藤，瓜蒌皮，茯苓，橘红。

又：气火上郁，脘中窒痛，呕涎。先以开通壅遏。

香豉，瓜蒌皮，山栀，郁金，竹茹，半夏曲，杏仁。（《临证指南医案》）

肝 厥

钱伯煊医案

○王某某，女，41岁，已婚。

会诊日期：1959年3月4日。

主诉：孕7产6。预产期1959年3月初。患者妊娠8个月，产前大出血，于1959年3月2日急诊入院。入院后在输血中做内倒转及臀牵引术，手术前后共出血2100

毫升，3月3日下午3时产妇呈昏迷状态，血压140/100毫米汞柱，体温37.5℃，经内科、神经科会诊，考虑肝昏迷，患者过去有传染性肝炎史。西医诊断为前置胎盘，肝昏迷。

诊查：刻下神志昏迷，面目肢体皆肿，腹部膨大。舌苔花剥糙黄无津，脉细软数。

辨证及治法：证属肝厥，急用扶正开窍、清心镇肝为法。

处方：

羚羊角粉1.5克，苏合香丸1丸（研细），再以人参9克，文火浓煎200毫升，送上药，分4次服，每隔3小时服1次。

二诊：3月5日。患者昨日下午1时服中药后，至3时手足伸动，口不张，闻声可睁眼，下午4时服第二次中药，至晚8时可以张目看人，但不语，至夜半神志渐清。舌苔糙黄少津，脉象左虚大而数、右细数无力。证属营血大夺，气阴重损，心肝虚阳，不克潜藏。治以补气固本，养阴潜阳。

处方：

人参9克，麦冬9克，五味子6克，当归9克，白芍9克，生龙齿30克，生牡蛎30克，枣仁15克，茯神12克，远志6克。1剂。

另：苏合香丸1丸，神志昏迷时，即服半丸，隔4小时不醒，再取半丸，开水化服。

三诊：3月6日。昨痉尚可，四肢肿势少退，腹部膨大，大便溏泄，小溲微黄，恶露不多，色暗红，津液稍润，舌苔微黄，脉左细弦关大、右沉细。血夺气竭，肝脾两伤，治以补气固本，兼调肝脾。

处方：

人参9克，白术9克，连皮苓15克，炙甘草3克，龙齿30克，白芍9克，五味子6克，木香6克，泽泻6克。3剂。

（《中医当代妇科八大家》）

陈莲舫医案

〇 吴太太，女科以肝为先天；所以诸病无不关肝。因产育多次，肝营为虚，肝气偏旺，遂有厥逆之象，遂至舌质发热，神明失主，气冲流涎，闭目流泪，无虚不至。近来肝常为逆，肺失为降，木扣金鸣，咳嗽随时举发，或稠痰或稀沫，大致中挟痰邪饮邪。凡痰饮化燥者，必多失血。肺本制肝，肝反刑金，经旨所谓胜其所

不胜、不胜其所胜。因之诸虚纷沓，五心烦灼、脘宇懊憹，气窜作痛，并无定处，无非络脉空虚，气营偏胜。奇经无从禀丽，带脉不固，近复偏产有形。连诊脉情，或浮濡，或细滑，幸数不现，舌常光滑。能否向春不加潮热盗汗，以免由虚成损。拟肝肺两调，肝为刚脏，济之以柔；肺为娇脏，济之以养。而痰邪饮邪停留，大都湿注中焦，中者脾胃也，甘缓之品亦不可少，与纳谷甚呆、大便易溏两者，亦有裨无损。

吉林须，生白芍，炒丹参，花百合，新会络，川贝母，枇杷叶，淡秋石，炙甘草，冬虫草，炒阿胶，桑寄生，白茯苓，红皮枣。

附加减诸法：

一、十帖后去吉林须，可用吉林参五分。如身灼喉燥，加西洋参钱半。

一、腹痛便溏，去秋石，加人乳拌蒸于术钱半。

一、胸闷，去阿胶，五六日后仍加入。

万一盗汗自汗，加炒淮麦钱半、糯稻根三钱。万一气喘痰饮，加全福花钱半、紫石英钱半，不得已加姜汁炒五味子四分、蜜炙广蛤蚧去头足八分。

万一中宫窒塞，纳呆面浮，加佛手花四分、元金斛三钱、生谷芽三钱、冬瓜皮三钱。

万一恶寒多，发热少，加西芪皮钱半、黄防风钱半。

万一络脉窜痛尤甚，加鳖血炒丝瓜络钱半、新绛屑四分。

万一喉痛音嘶，加寸麦冬钱半、白柿霜三钱。

万一又为失血，加酒炒旱莲草三钱、炒藕节两个、炒丹参钱半。

万一月事趋前，加沙苑子三钱、煅龙骨钱半。

万一带下淋漓，加淡乌贼钱半、湘莲肉三钱。

〇 示及厥逆、惊悸两平，口内潮润，惟营阴不足，气火有余，每夜潮热，脘宇嘈杂，所谓气有余便是火，营不足多变痰，且与内风内湿互为扰攘，食后发胀，牵连两胁，上冲即吐酸水，白沫杂来，皆属肝邪为逆，心肝两虚，肢体转侧皆麻，寤不安神，喉甜舌黄，面色青㿠，种种见证，虚多实少。拟柔肝以熄内风，和脾养心而化痰邪湿热，候政。

西洋参，生白芍，煅龙齿，宋半夏，新会络，绿萼

梅，杭菊花，抱茯神，银柴胡，陈秫米，炒丹参，玉蝴蝶，冲濂珠粉二分，加炒竹茹、红皮枣。

示及视事稍劳即不感冒，肝邪顿起，咳嗽未止，属肺不制肝，能胜反为不胜。两次厥逆，膝冷手灼，气涌痰哽。现在嗜卧目重，气促鼻煽，脘宇嘈杂，小溲不畅。大致发热关潮热，气涌仍关咳嗽，从中痰邪饮邪因肝发动，有升少降。拟轻重两方，候政。

轻方：

北沙参，生白芍，光杏仁、川贝母，宋半夏，白茯苓，枇杷叶，粉蛤壳，白蒺藜，佛手花，新会白，元金斛，杭菊花，炒竹茹，红皮枣。

轻方先服三剂。如不见效，服重方数剂，如身灼喉燥，加西洋参钱半。

重方：

吉林须，生白芍，宋半夏，白茯神，冬虫草，淡秋石，枇杷叶，石决明，元金斛，川贝母，煅龙齿，叭杏仁，新会络，炒竹茹。（《陈莲舫医案秘钞》）

肝阳冲逆

张聿青医案

○ 张右，产后月事不来，血虚火炽，春升之际，忽发呕吐，味带酸苦，口渴咽燥，气从上升，少腹先满，中脘气冲。脉细弦少力。血不养肝，遂致冲气肝阳逆上。拟和肝胃之阴。

金石斛三钱，大天冬二钱，生熟白芍各一钱五分，阿胶珠二钱，白蒺藜三钱，盐水炒牛膝三钱，煅磁石三钱，大生地四钱，紫蛤壳六钱，车前子三钱。

二诊：上升之气稍平，恶心亦减，咽燥较润，的是冲阳上逆。再育阴养肝，以平逆之威。

大生地四钱，生白芍三钱，生熟甘草各二分，川贝一钱五分，阿胶珠三钱，紫蛤壳五钱，炒木瓜皮一钱五分，牛膝（盐水炒）三钱，大天冬五钱，生山药三钱，车前子一钱五分。

三诊：上升之气渐平，胸次窒闷已开，咽燥恶心，仿佛全定，惟稍带呛咳。还是阴分未复，冲阳逆上，肺失降令。从效方出入。

大生地四钱，生白芍三钱，生熟甘草各二分，牛膝三钱，阿胶珠三钱，紫蛤壳五钱，炒木瓜皮一钱五分，山药三钱，川贝母一钱五分，牡蛎六钱。

四诊：滋肾育阴，以制冲阳，气升既平。渴亦大定，痰亦渐少，胃纳较进。效方扩充，再望应手。

大生地五钱，大天冬三钱，炒山药三钱，生熟草各二分，阿胶珠三钱，生白芍三钱，紫蛤壳五钱，白茯苓三钱，煅牡蛎六钱，八仙长寿丸四钱。二次服。

五诊：滋水育阴，以制冲阳，胃纳渐增，以中气下根于肾也。气逆既定，稍涉劳勚，犹觉冲逆，虚而未复，必然如此。起居寒暄，当格外珍卫。

大生地五钱，盐水炒牛膝三钱，炒山药三钱，酒炒白芍三钱，阿胶珠三钱，紫蛤壳三钱，大天冬三钱，白茯苓三钱。（《张聿青医案》）

肝病多怒

陈莲舫医案

○ 女科以肝为先天，善怒而多火，厥阴冲犯太阴、阳明，当要脘宇作痛，痛势自午至夜半为甚，属气痹营虚也。由胃及脾，阴稀为脾泄，结燥为脾约，种种脾升胃降失司，中无砥柱，郁火内炽，嘈杂一发，纳食即呆，病久渐损，肌肉瘦削，遇事多怒。照述拟方，治肝木以柔克刚，调脾胃以通为补。

野于术，东白芍，川青皮，合欢皮，制丹参，沙苑子，绿萼梅，沉香曲，西党参，檀香汁（炒），桑寄生，姜半夏，西洋参，竹二青。（《陈莲舫医案秘钞》）

黄　疸

叶熙春医案

○潘某，女，三十五岁。

寒在太阳膀胱，湿在太阴脾土，寒湿内滞，而成阴黄之证。面目皮肤黄色晦暗，便溏溲少，骨节酸痛，脉象濡细，舌苔薄白。拟用温中利湿法。

炙桂枝3克，制茅术6克，猪苓9克，茯苓12克，制川朴5克，炙鸡内金12克，海金沙15克（包），秦艽6克，煨姜4片，红枣4克，炒泽泻9克，绵茵陈12克。

二诊：前方服后，小溲增多，便溏转干，皮肤之黄见退，脉舌如前。仍宗原方出入。

炙桂枝3克，制茅术6克，茯苓9克，制川朴6克，煨草果霜5克，枣儿槟榔9克（杵），秦艽6克，五加皮9克，清水豆卷12克，绵茵陈12克。（《叶熙春专辑》）

汪逢春医案

○查女士，十七岁，八月十九日诊。

面目黄浊，中脘烦杂，夜寐惊惕不安，腹部阵痛，大便干结，舌苔黄厚，两脉细弦而濡。湿热蕴少阳阳明，留恋不化。拟以轻香泄化，安和胃气。

省头草钱五（后下），瓜蒌皮四钱（枳壳钱五同打），鹿衔草三钱，冬瓜子一两，朱茯神四钱，白蒺藜三钱（去刺），焦山栀钱五，枯子芩钱五，赤苓皮四钱，制半夏钱五（川连七分同炒），绿茵陈三钱，姜竹茹三钱，郁李仁三钱（酒浸透），建泻二钱，香青蒿钱五。

酒制大黄二分、白蔻仁二分，二味同研末，装胶管，匀两次，药送下。

二诊：八月二十二日。

面目黄浊渐退，中脘已舒，惊惕亦除，大便两次仍未畅利，小溲渐多，两脉细濡，拟再以温胆和中、分利化湿。

香青蒿钱五，制半夏二钱（川连七分同炒），朱茯神四钱，冬瓜子一两，绿茵陈三钱，姜竹茹三钱，鹿衔草三钱，方通草钱五，焦山栀钱五，枯子芩钱五，全瓜蒌五钱（小枳实钱五同打），新会皮钱五。

酒制大黄二分、白蔻仁二分，二味同研，装胶管，匀两次，药进下。

三诊：八月二十五日。

面目发黄渐渐退净，大便通而不畅，神烦善怒，牙床攻动作痛，两脉细弦而滑。再以轻泄苦化，分利阳明。

香青蒿钱五，姜竹茹三钱，焦山栀二钱，滑石块五钱（布包），绿茵陈三钱，全瓜蒌五钱（小枳实钱五同打），郁李仁三钱（酒浸），生石决一两（先煎），粉丹皮钱五，新会皮一钱，真郁金二钱，小木通一钱。

酒制大黄二分，研末，装小胶管，匀两次，药送下。

四诊：八月二十七日。

屡进温胆分化，目黄退净，二便赤调。神烦较减，牙痛不已，舌苔薄黄，两脉弦滑。拟再以泄化余邪。

香青蒿钱五，绿茵陈三钱，块滑石五钱（布包），姜竹茹三钱，粉丹皮钱五，全瓜蒌五钱（小枳实钱五同打），生石决一两（先煎），佛手花一钱，焦山栀钱五，真郁金二钱，赤芍药钱五，小川连一钱，冬瓜子皮各五钱，小木通一钱。（《泊庐医案》）

丁甘仁医案

○治一女，经闭三月，膀胱急，少腹满，身尽黄，额上黑，足下热，大便色黑，时结时溏，纳少神疲，脉象细涩。良由寒客血室，宿瘀不行，积于膀胱少腹之间也。女劳疸之重证，非易速痊。古方用矾石硝石散，今仿其意，而不用其药。归尾，云茯苓，藏红花，带壳，砂仁，京赤芍，桃仁泥，肉桂心，西茵陈，紫丹，参青宁丸，元胡索，血余炭，泽泻。（《丁甘仁医案》）

周小农医案

○袁采山母，年七旬外，向有痰饮。丁巳八月气忿之后，忽觉右胁有形，周身面目俱黄，溲黄。脉数而弦，苔白。是肺胃痰饮。肺积名息贲，厥阴有火，胆汁入血为黄疸也。拟温胆汤去甘草，加旋覆、川楝、元胡、黑山栀、茵陈、郁金、京三棱、蓬术等。五剂，黄退。续以原方增损为丸，并贴消瘕膏药而痊。（《周小农医案》）

章次公医案

○戴某，女。

寒热罢，吐止，呕血亦不再作，而胃部按之仍痛，两目发黄，痛即因黄而来。

茵陈15克，黑栀子12克，生大黄6克，芒硝12克（分二次冲），广郁金2.4克（研，分二次吞），黄柏9克，桃仁18克，芦根30克，竹叶12克。（《章次公医案》）

张锡纯医案

○黄疸兼外感：

天津北大关下首，苏媪，年六十六岁，于仲春得黄疸证。

病因：事有怫意，怒动肝火，继又薄受外感，遂遍身发黄成疸证。

证候：周身黄色如橘，目睛黄尤甚，小便黄可染衣，大便色白而干，心中发热作渴，不思饮食。其脉左部弦长有力且甚硬，右部脉亦有力而微浮，舌苔薄而白无津液。

诊断：此乃肝中先有蕴热，又为外感所束，其热益甚，致胆管肿胀，不能输其胆汁于小肠，而溢于血中随血运遍周身，是以周身无处不黄。迨至随血运行之余，又随水饮渗出归于膀胱，是以小便亦黄。至于大便色白者，因胆汁不入小肠以化食，大便中既无胆汁之色也。《金匮》有硝石矾石散，原为治女劳疸之专方，愚恒借之以概治疸证皆效，而煎汤送服之药须随证变更。其原方原用大麦粥送服，而此证肝胆之脉太盛，当用泻肝胆之药煎汤送之。

处方：

净火硝（研细）一两，皂矾（捣碎）一两，大麦面（焙熟）二两，如无可代以小麦面。

水和为丸，桐子大，每服二钱，日两次。此即硝石矾石散而变散为丸也。

汤药：生怀山药一两，生杭芍八钱，连翘三钱，滑石三钱，栀子二钱，茵陈二钱，甘草二钱。

共煎汤一大盅，送服丸药一次，至第二次服丸药时，仍煎此汤药之渣送之。再者此证舌苔犹白，右脉犹浮，当于初次服药后迟一点钟，再服西药阿司匹林一瓦，俾周身得微汗以解其未罢之表证。

方解：按硝石矾石散，服之间有作呕吐者，今变散为丸，即无斯弊。又方中矾石解者多谓系白矾，而兹方中用皂矾者，因本方后有病随大小便去，小便正黄，大便正黑数语。解者又谓大便正黑系瘀血下行，夫果系瘀血下行，当为紫黑何为正黑，盖人惟服皂矾其大便必正黑，矾石系为皂矾之明征。又尝考《本经》，硝石一名羽涅，《尔雅》又名为涅石，夫涅者染物使黑也，矾石既为染黑色所需之物，则为皂矾非白矾尤无疑矣。且此病发于肝胆，皂矾原为硫酸化铁而成，化学家既名之为硫酸铁，方中用矾石原借金能制木之义以制胆汁之妄行也。又尝阅西学医书，其治黄疸亦多用铁基之药，即中西医理汇通参观，则矾石为皂矾，而决非白矾不更分毫无疑哉。

复诊：将药连服四剂，阿司匹林服一次已周身得汗，其心中已不若从前之渴热，能进饮食，大便已变黑色，小便黄色稍淡，周身之黄亦见退，脉象亦较前和缓。俾每日仍服丸药两次，每次服一钱五分，所送服之汤药方则稍为加减。

汤药：生怀山药一两，生杭芍六钱，生麦芽三钱，鲜茅根三钱（茅根无鲜者可代以鲜芦根），茵陈二钱，龙胆草二钱，甘草钱半。

共煎汤，送服丸药如前。

效果：将药连服五剂，周身之黄已减三分之二，小便之黄亦日见轻减，脉象已和平如常。遂俾停药勿服，日用生怀山药、生薏米等分轧细，煮作茶汤，调入鲜梨、鲜荸荠自然汁，当点心服之，阅两旬病遂痊愈。

或问：黄疸之证，中法谓病发于脾，西法谓病发于胆。今此案全从病发于胆论治，将勿中法谓病发于脾者不可信欤？答曰：黄疸之证有发于脾者有发于胆者，为黄疸之原因不同，是以仲圣治黄疸之方各异，即如硝石矾石散，原治病发于胆者也。其矾石若用皂矾，固为平肝胆要药，至硝石确系火硝，其味甚辛，辛者金味，与矾石并用更可相助为理也。且西人谓有因胆石成黄疸者，而硝石矾石散，又善消胆石；有因钩虫成黄疸者，而硝石矾石散，并善除钩虫，制方之妙诚不可令人思议也。不但此也，仲圣对于各种疸证多用茵陈，此物乃青蒿之嫩者，禀少阳最初之气，发生于冰雪未化之中，色青、性凉、气香，最善入少阳之腑以清热舒郁、消肿透窍，原为少阳之主药。仲圣若不知黄疸之证兼发于胆，何以若斯喜用少阳之药乎？是以至明季南昌喻氏出，深窥仲圣用药之奥旨，于治钱小鲁酒疸一案，直谓胆之热汁溢于外，以渐渗于经络则周身俱黄云云，不已显然揭明黄疸有发于胆经者乎？（《医学衷中参西录》）

陆观虎医案

○病者：赵，女，21岁。

辨证：黄疸。

病因：湿热内蕴。

证候：眼黄、脸黄、溲黄，乳儿五月。月经四十余日未至。脉细弦而滑。舌质红，苔浮黄。

治法：清热化湿。

处方：

佛手花6克，冬瓜皮9克，茵陈9克，白芍3克，桑寄生9克，栀子3克，陈皮9克，大贝母9克，龙胆草6克，佩兰6克，枯芩6克。

方解：以佛手花、佩兰芳香化浊，顺气。白芍、桑寄生养阴清热，补肾以安胎。茵陈、龙胆草清肝胆，而去湿热。冬瓜皮、栀子去湿清热。枯芩、大贝母、陈皮清痰去热，兼宽胸膈。（《陆观虎医案》）

魏长春医案

○病者：王嘉明夫人，年二十九岁。

初诊：民国二十年十月二十七日诊。

病名：胸痹发黄。

原因：肠胃瘀热不行，胆汁外溢发黄。

证候：胸痹疼痛连背，便闭，呕吐酸苦水，面目黄色鲜明。

诊断：脉弦，舌苔黄。证系输胆管发生窒碍，胆汁混入血中所致。

疗法：清降肠胃肝胆郁热，用大柴胡合薤白瓜蒌汤治之。

炳按：仲景茵陈大黄汤，先煎茵陈取汁去渣，再入大黄煎取汁，分服，则黄皆从小便出，而黄退，若与大黄同煎，则从大便泻下，而黄仍不退，可知茵陈为退黄主要药也。

处方：

柴胡三钱，黄芩三钱，枳实二钱，制半夏三钱，生大黄三钱，生白芍五钱，薤白三钱，全瓜蒌五钱，生姜汁一小匙（冲）。

次诊：十月二十八日。脉弦，舌苔黄。便下一次。痛止胸满，咳逆寒热，面目黄亮。用栀豉五苓合茵陈蒿汤法。

次方：

绵茵陈八钱，桂枝一钱，猪苓三钱，泽泻三钱，天花粉八钱，生茅术三钱，带皮苓四钱，生山栀三钱，淡豆豉八钱，生大黄三钱。

三诊：十月二十九日。胸痹已瘥，口气秽臭，面黄退而睛仍黄，咳嗽，脉滑，舌红。用麻杏石甘汤合栀豉汤加味。

三方：

麻黄一钱，苦杏仁四钱，生石膏八钱，炙甘草一钱，全瓜蒌五钱，射干二钱，绵茵陈八钱，淡豆豉八钱，生山栀三钱，连翘三钱。

四诊：十一月二日。胸痹痛止，面目黄色悉退，多咳，脉缓，舌苔厚黏，洒淅寒热。用清降痰火法。

四方：

麻黄一钱，苦杏仁四钱，生石膏八钱，炙甘草一钱，射干三钱，马兜铃二钱，礞石滚痰丸三钱（吞），紫菀三钱，款冬花三钱，西茵陈八钱。

五诊：十一月九日。胸痹痛止，面目黄色悉退，脉缓，舌淡红。用调和肝胃方善后。

五方：

橘皮一钱，制半夏三钱，茯苓四钱，炙甘草一钱，桂枝一钱，炒白芍三钱，当归三钱，川芎一钱，泽泻三钱，瓜蒌皮三钱，薤白三钱。

效果：服药后，胸痹痊愈，黄色尽退，身健。

炳按：治黄疸五分阴阳，茵陈为必要主药。本案偏不重视，甚为失策。

○病者：周垂齐君，令媳陈氏，年二十二岁。

初诊：民国十八年四月十日。

病名：黄疸。

原因：餐时忿怒抑郁，脾湿不行，胆汁外溢，遂成黄疸。

证候：目黄鲜明，遍体酸楚，肌肤黄色，胸腹胀痛，神倦力疲，胃呆溲黄。

诊断：脉弦，舌苔白。气郁脾湿不化，酿成黄疸。

疗法：用茵陈五苓散合左金丸，开郁渗湿。

处方：

西茵陈八钱，茯苓四钱，泽泻三钱，桂枝一钱，猪苓四钱，白术三钱，左金丸一钱（吞）。

效果：服后黄色略退，胸脘不舒。拟茵陈五苓散合枳实栀豉汤加连翘，二剂。黄疸尽退，胸腹气畅，胃苏，心悸。用四物汤加茯神、甘草、枣仁、远志、茵陈、米仁。调理痊愈。

炳按：食饭时受气，遏郁蒸罨发黄，故胸腹胀痛，治以开郁退黄，渗湿利腑。（《慈溪魏氏验案类编初集》）

翟青云医案

○ 南马庄王青山妻，年三十余，妊娠五月，患黄病。诸医作湿热治之，所用之药，茵陈、栀子、木通、黄柏、黄芩、槟榔、枳实、滑石之类，服五六剂后，患者饮食渐减，胎气时动不安。迎余治之，诊得六脉虚细无力，似有散意。告伊曰："此是湿热发黄诚然也。所服之药，内无安胎之品，寒利太过，已伤胎元。顾此失彼，故胎动不安也。今治宜安胎为主，除黄为标，或可望愈。若再专务治黄，不惟黄不能愈，胎亦不保矣。"遂定一方，名曰安胎除黄汤。二帖有效，又三帖大效，共服八帖，胎安而黄除矣。

安胎除黄汤：

茵陈6克，栀子6克，薏苡仁10克，陈皮10克，香附15克，当归身10克，川芎12克，白芍12克，川断10克，杜仲10克，茯苓10克，山药12克。水煎服。（《湖岳村叟医案》）

刘子维医案

○ 刘彭氏，周身、目珠发黄，小便及汗均黄色，心馁，神短少。

牛膝三钱，干姜三钱，云苓三钱，猪苓二钱，茵陈三钱，木通三钱，老连一钱，制附片五钱，木瓜三钱，银花三钱，杏仁三钱，白术一两，栀子五钱，紫苏一钱。三付。

李俊注：此黄疸也。《内经》有黄疸、胃疸二证。《金匮·黄疸篇》有谷疸、酒疸、女劳疸、黑疸共四证。黄汗证《金匮》列《水气篇》中，后世医书有牵入黄疸门内，共成五疸之名者，非也。医书又有所谓阴黄、阳黄、胆黄及伤寒发黄、瘀血发黄者，皆因其源流而各为之名，与《金匮》无异也。

《内经》以尿黄赤、安卧、脉小、不嗜食者为黄疸，即阴黄也；食已如饥者曰胃疸，即阳黄也。然安卧、脉小、不嗜食，固为阴象，而小便黄赤则为湿热，与《金匮》女劳疸之小便自利、毫无里热者，虽皆名之曰阴黄，而实则不同也。

《通许虚实论》曰：黄疸、暴痛、癫疾、厥狂，久逆之所生也。夫黄疸、暴痛、癫疾、厥狂之为病，其不类也明甚。而《经》皆谓为久逆之所生者，盖履霜之渐，其根深，其来远则一也。人身气化病者，无不逆；逆者，无不病。有因于外感与内伤之殊，外感则由邪有余而病而逆，内伤则由正不足而逆而病，黄疸则兼而有之。此《金匮》论黄所以偏重于内伤也。《太阳阳明篇》曰：伤于湿者，下先受之。夫邪在下而不逆，弗为害也。逆则上不得越，下不得泄，为害甚多，亦非必病黄也。惟久逆久罨而黄于内以及于外，甚则有黄积、黄涎，在腑在脏为之根，则害大矣。若不返逆为顺，仍驱湿邪从小便出，虽有智者，岂能倒裳而索领哉？

五行以水、火、土为三宝，火降于离，水升于坎，则共交于土，而成既济之功。然火炎上而水润下，其本性也，乃能反而行之者，则由中土之斡旋，与人身阴阳水火之互根互宅也。阴中有阳，阳中有阴，火从阴化则降，水从阳化则升，非水火自能升降也。此证之心馁者，乃热甚于上而火不降；神少者，乃阳虚于下而水不升，水火既失其升降，则土固不能无咎也。医书无心馁之文，然《金匮·黄疸篇》或曰心中懊侬而热，或曰心中如啖蒜状，或曰心胸不安皆湿邪上逆、心火不降所致，与心馁皆异名而同情也。《金匮》又曰：黄疸腹满、小便不利而赤，自汗出，此为表和里实，当下之。此证腹不满而有汗，是表和而里不实也，汗之下之均非其治也，明矣。

夫二土居中，必须不燥不湿，方能交媾水火，此证则偏于湿也。《脏气法时论》曰：脾苦湿，急食苦以燥之，故用干姜、白术温中燥土，以为治湿之本；火不下交，银花、栀、连清心肺以降之；水不上交，附子暖肾命以升之，水、火、土三者合一则妙用环生，而进阳退阴之基础建矣。凡上行之药，均能升阳；下行之药，均能降阴。猪苓、茯苓、木通等皆先升而后降，升则同姜、附、白术、紫苏等致清阳于天表，降则同银、杏、栀、连、茵陈、牛膝、木瓜等泄浊于地极，相辅而行，以成转逆为顺之初治者也。

《至真要大论》曰：湿淫于内，治以苦热，佐以酸淡。夫苦以燥湿，热以胜湿，淡以渗湿，皆有至理。而乃佐以酸收者，盖人身升降之斡旋，虽在中而其机则在木，湿邪久逆，肝必不平，土不及者，木必太过，若不有以制之，匪特为土之属，且大为升降之害，将何以转逆为顺，而驱湿邪出于小便哉？白芍平肝泻火，木瓜平肝去湿，故舍一而取一也。牛膝之力，上者使下，阻者使通，施之此症，与杏仁、木瓜等皆逆者治之以顺也，又木瓜下行而偏合，牛膝下行而偏开，二者并用，则有开有合，各尽其长而无碍矣。微用紫苏者，取其疏畅肺气，为杏仁之使也。

三付服毕又方：

白术五钱，木通三钱，滑石八钱，干姜二钱，官桂三钱，针砂三钱，瓜壳二钱，花粉二钱，厚朴二钱，石斛五钱，陈皮三钱，葶苈二钱，白矾五钱。

五付，服毕愈。

李俊注：前方进阳退阴，反逆为顺，未遑从事征讨，故克服负隅之邪尚有所待。盖用药之道与用兵同，必能守而后能战，时未至则养勇，以须时至则突坚而进，庶可以奏凯旋也。今则水升火降，土运于中，可以进而战矣。惟胃为五脏六腑之海，乃黄疸之发源地；肺为水之标，乃黄涎之贮蓄所。故用针砂以攻黄于胃，葶苈以攻黄涎于肺，白矾则追涎劫汁、澄清污淖于极下之水府，合之瓜、粉、陈、朴之清上和中，木通、滑石之利水滑窍，则上焦复其如雾，中焦化其精微，下焦行其决渎，九天之上，九地之下，无不降之湿浊矣。仍本前方之意，而用姜、术、官桂暖水土之阳，石斛敛脾胃之阴，以立于不败之地。夫然后有体有用，邪去而正不伤也。

白矾善治阴邪冲逆，又善吸已逆之污淖，复返于下，凡久逆而成之癫疾、厥狂等病，无不宜之，匪持黄疸也。夫引火归元，莫如桂、附；补气归元，莫如参、芪；纳气归元，莫如一切酸涩之品。然皆属于无形而收有形之浊以归元，则未有如白矾之奇特者也。第燥急之性，毫无补益，惟湿热痰浊，因于久逆而不关外邪者为宜，否则，未可轻试也。（《圣余医案诠解》）

积　聚

丁甘仁医案

○ 经停四月，忽然崩漏，状如小产，腹内作痛，泛泛呕吐，形瘦骨立，纳谷衰少，脉象弦细而数，苔薄腻而灰。前医疑是妊孕，叠投安胎之剂。参合脉症，肝脾两虚，寒瘀停凝。夫肝藏血，脾统血，藏统失司，气血不能循经而行，偶受寒气，停于腹内，状如怀孕，经所谓瘕病是也。症势沉重，非易图治，急与培补气阴、温通寒瘀。

炒潞党二钱，熟附块二钱，单桃仁一钱五分，炙黄芪三钱，炮姜炭一钱，杜红花八分，炒白术二钱，淡吴黄一钱，泽兰一钱五分，大红枣五枚，广木香五分。

此药服三剂，崩漏腹痛均止，仍以前方去淡吴黄、桃仁、红花、泽兰，加杞子、杜仲、川断，共服十剂而愈。（《丁甘仁医案》）

周小农医案

○ 杭妇，年廿七岁，农。戊寅三月廿八日诊：述知去夏起，脐右近肋作痛，有形，矢气略平。气瘀交阻，息贲之症。旋覆花三钱（包），新绛五分，橘络五分，橘叶钱半，生香附三钱，川郁金三钱，枳壳八分（麸炒），京三棱三钱，莪术四钱，醋炒灵脂三钱，没药二钱，瓦楞子五钱，枫果三钱。另元胡四钱、千年健七

分、乌药八分，研末，赤糖汤送。五剂。痛减十之八，积聚亦略小，原方增减续服而愈。（《周小农医案》）

沈奉江医案

○ 南门许海秋之媳从脐上至心下起一梗，粗如拇指，时时作痛。来诊适值酷暑，先生用附、桂、吴萸、干姜等味，不数剂而梗消。此系寒浊凝结所致，与古书所谓"伏梁寒热"微有差别也。（《三三医书·沈鲐翁医验随笔》）

王寿芝医案

○ 病苦境也，加以冤仰，其苦更甚。医者遇此，细心体察，去其病，洗其冤，一时心安理得，亦属快事。忆予在张金门恭府宅诊治，将离席，一老妪附耳喁喁，其夫人怒视曰："丑何可令先生知？"予曰："伊所言，想因病欲求予诊，何丑之有？"乃令妪前导，由后院至马厩中，见一使女，困卧呻吟。妪告云："此女二十三岁，经闭三月，腹渐大，时复呕吐，太太谓彼不学好，置此待死。"予面见目黄肿，卧蚕带青色，问："尔向饮冷水吃瓜果否？"应以冷茶冷饭，日日食之，语次冤号，眼如霖雨，气结不扬，愁惨之状，实觉可怜。诊其脉，浮按不现，重取乃得，沉伏而迟。语妪云："此属病脉，告尔太太可治而愈，且不废多钱也。"投通脉四逆汤，第三日复邀治病，告予云："使女服药三剂后，腹大痛，初泻黑水数次，断下血块，色紫黑，腹即消。"予复往厩中再诊，脉尚沉伏，呕吐未已，加生姜三钱，令再服三剂，使女不肯服，问何故，云："药入口，舌麻嘴紧，遍身皆强，腹内气窜。两眼发黑，头晕，实在难受。"予笑曰："不如此，尔病不退，尔冤不伸，大胆再服，不似前难受矣。"妪亦软语相劝，又进三剂，再至问之，果不此前难受，经亦通畅，脉乃生动。接服温经汤，栩栩有生意。一月后至彼寓见之，劝伊主为之择配，老妪有子，即撮合焉。嫁时纡道至寓，望门叩首，邻居见之，莫晓其故。

通脉四逆汤。

甘草三钱，干姜四钱，生附子二钱。

此方仲景为阴盛于内，格阳于外设法，借之以治此女。盖为冷饮结为癥癖，不以纯阳大破群阴，一时断难遽散，且非速效，伊必不信，又恐药贵，伊主各惜小财，为此破釜沉舟之计，以驱阴霾而发阳光，所现舌麻

口紧等象，故由生附子之大毒，亦原内寒盘踞，遍满周身，药力为之驱逐，脏腑经络，一时俱动耳。后遇沉寒锢结多人，用生附子，有初服不麻，十剂后始麻者；有一服即麻，再服反不麻者，消息其故，大约寒有浅深，麻亦有迟速也，审证的确，万举万当，是又在乎心细手和，义精识卓之医者。（《寿芝医案》）

杨爵臣医案

○ 庐王氏病经年，杂治不瘳。疑为劳怯，叩治于予。诘其病状，体倦神怠，气郁不畅，虚里穴耐动应衣，甚则心悸，食少，喉舌作干，不甚渴，内烧面热骨蒸，月信参伍不调，涩少殊甚。中脘有宿积一条，直扛胸前，约四五寸长，以手按之，隐隐动跃，冲触心慌。脉象沉弦滑结而弱。此肝胃失调，气与痰结而成。积经年，食减，气血两伤，又多抑郁不遂，诸恙蜂起，皆此宿积所致。此积一消，诸症不治自愈。但磨化宿积，不宜过猛，用丸缓治之，一面健运中气，冀纳谷日昌，气血有所资生，一面消积调气。庶几痼疾可瘳。如法服丸两料而愈。

丸方：

土炒潞党参一两，土炒白术八钱，云茯苓一两，盐水炒陈皮五钱，制半夏一两，当归须五钱，干霍斛五钱，台乌药一两，香附五钱，牡蛎二两，白芥子五钱，枳实炭八钱，乌梅炭三钱，姜汁炒竹茹五钱，炒栀子五钱，谷芽一两，麦芽一两。

炼蜜为丸，日服五钱，分早晚，开水送下。（《治验论案》）

陈修园医案

○ 经云：冲脉为病，男子内疝，女子瘕聚。今小腹积聚有形，兼有动气，是奇经为病也。凡经水之至，必由冲脉而下，是脉隶于手阳明经。冲脉上冲犯胃则为呕恶，攻胸则为痞塞，升于巅顶则为昏厥。不知脉络，治之安能中病。种种见症，俱有明征，准是著手，理自不谬矣。

肉苁蓉三钱，当归身三钱，白茯苓三钱，生杜仲四钱，小茴香二钱，紫石英八钱，鹿角霜五分。

○ 自述昔年经阻半载，疑为有孕，后下污秽臭水甚多，因而渐结成块。八九年来其形渐长渐大，静则伏于脐旁，动则上攻至脘，连及两胁。想系水寒气血瘀聚而

成，但久病宜用缓攻之法，匪可急切以图功。拟方开列于后：

肉桂一钱，香附一两（炒），桃仁五钱（炒）（去皮尖），甘遂三钱（面煨），五灵脂五钱（醋炒），川楝子五钱（用巴豆七粒炒后去豆），地鳖虫廿一个（酒浸），三棱一两（醋炒），蓬莪术一两（醋炒）。

上药共研细末，炼蜜为丸，如梧桐子大。每服十丸，早晚开水送下。

○ 诊得脉象右弦左涩，当脐连小腹而痛，浊结有形，若患处漉漉转动有声，则痛胀稍减，时呕黄浊酸水，大便亦不得通爽。此乃肝经疝瘕，非辛香无以入络，非重浊无以直走至阴之地，拟通泄厥经为主。

金铃子三钱，桃仁一钱（炒），橘核二钱，元胡二钱（炒），青皮二钱，小茴香三钱，两头尖一钱，韭白汁半盏。（《南雅堂医案》）

王旭高医案

○ 王，腹中癖块，渐大如盘，经事不来，腰酸带下。此属营虚气滞，瘀积内停。近日水泻，伤于暑湿。当先治其新病。

平胃散去甘草，加芍药、香附、吴茱萸、焦六曲。

复诊：腹块如覆盘，上攻则痛，下伏则安。足跗浮肿，时时泛酸。从肝脾胃三经主治。

川楝子，元胡索，吴茱萸，川椒，木香，蓬莪术，制香附，陈皮，茯苓，川连，姜汁。

三诊：腹中结块，内热微寒，四肢无力，口沃酸水。肝脾气郁，营卫两亏，劳损之象。

党参，香附，当归，丹参，川楝子，川椒，元胡索，冬术，干姜，青蒿梗，神曲，大枣。

渊按：内热微寒，乃肝脾郁结，肺金治节不行，营卫不调也。宜参逍遥、左金法。

○ 唐，经停十月，腹微满，脉沉细涩，脐上心下块长数寸。是属伏梁，因七情恚怒，气郁痰凝所致。经曰：大积大聚，其可犯也，衰其大半而止。洁古谓：养正积自除，不得过用克伐。今拟开郁正元散法，理气行血，和脾化痰，寓消于补之中。

二陈汤，归身，川芎，冬术，山楂炭，元胡索，香附，麦芽，苏梗，砂仁，茺蔚子。

○ 钱，少腹有块，痛则经来如注，气升如喘。冲脉久伤，肝木肆横。

香附（醋炒），紫石英，当归，白芍（酒炒），木香，三棱（醋炒），大熟地，牛膝，小茴香（盐水炒），青皮（醋炒）。

○ 金，少腹两旁结块，渐大渐长，静则夹脐而居，动则上攻至脘，旁及两胁，已八九年矣。据云始因积经半载，疑其有孕，及产多是污水，后遂结块。想是水寒血气凝聚而成。

甘遂（面包煨）三钱，香附（盐水炒）一两，三棱（醋炒）一两，蓬莪术（醋炒）一两，桃仁（炒）五钱，肉桂（另研）一钱，川楝子五钱（巴豆七粒合炒黄，去巴豆），五灵脂（醋炒）五钱，地鳖虫（酒浸，炙）廿一个。

共研为末，炼白蜜捣和为丸。每服十丸，日三服。

渊按：水寒血气凝聚中脉之分，果是实证，此方必效。（《王旭高临证医案》）

王汉皋医案

○ 一贵家两女，数岁丧母，不得继母欢，皆患气瘕而经不调，十五岁后，终年服药不愈。及姊新嫁，诊得六脉细结，语其夫曰：乘此新嫁，勿令生怒，可速愈。用八味地黄汤加香附、白芍、丹参、牡蛎，四服诸症皆减。又去地黄、泽泻，加当归、陈皮、半夏，四服瘕渐消。又去丹皮、山药，加牛膝，恰值经行足月，二服后去牛膝、桂、附、香附，加四君子，十剂后愈。又服八珍汤数剂，至次月经行，如期而孕。次年正月，其妹新嫁，诊之脉证大同；药服六剂，不应。问其夫曰：彼在母家药方存否？乃入房捡得旧方百余纸，并药材一匣，视之则今所用者半弃匣中，乃自行加减也。因照原方，令其夫煎成，眼见服之，一剂症减。妇喜曰：此后服药，不再自用也。亦两月治愈，半载得孕。（《王氏医存》）

孔云湄医案

○ 壬子夏，予适过从弟居，其居去予居颇远，不时至也，见医在客舍，问谁病？弟之长女也。医与予善，问病何如？脉症云何？医曰：阴虚发热，脉甚细弱，目下无害也，久恐为累。予曰：容予视之。入而诊，果如医言。然形色充润，起坐如常也。予谓侄女曰：汝病几时矣？饮食何如？发热亦有时轻重否？曰：连月来闷不能食，倦怠无力，渐渐发热，亦无轻时。予曰：据汝脉，当不能起床矣，岂止无力？无力之故，当由于不能食；不能食之故，必由于内有停滞，而发热非阴虚为之也。此病从形色断，不当作阴虚证治。从弟疑曰：停滞不现于脉利？又闻近来经血绝少，何也？予曰：惟此不现，乃能误人，脉之细弱，经之短少，皆不能食之故，甚勿庸养阴为也。遂为立消积导滞之方，服二剂，果泻下积聚而愈。

○满屡中夫人，年逾七旬。久病沉绵，医以消食、清热、理气之药，屡治不瘥，求治于予。问其症，曰：右胁有块，气逆胸满，胃脘常疼，疼甚则两胁俱胀，殆不可支。兼之心烦而跳，口燥舌干，睡卧不安，饮食不进，上身苦热，下身苦凉，小便时而热赤。诊其脉，右寸关浮而动，按之全空，左寸关沉而郁，举之全无，两尺沉而短小，似数似结。予沉思良久，为立案曰：异哉！此证阴阳不交，脏气互结，更虚更实或寒或热，症之难调莫过于此矣。夫人之一身，上阳而下阴，然而阴中有阳，阳中有阴，气血相丽，水火相济，阴阳相抱，脏气乃平，今现之于脉者，或有表而无里，或有里而无表，或颇有表里而不匀不和，阴阳无交济之美，气血有离决之患，亦何怪其病之沉困至此哉？夫右寸关，肺脾之分也。期脉有表而无里，是肺脾之亏在阴，而有余在阳；非阳有余，血不足以丽气，阳乃孤行而为病矣。故其现症也，为口燥而干，为心烦心跳，为两胁之膜胀，为上身之烦热，如此而望睡卧之独宁，胡可得乎？惟肾主下部，两尺俱沉，犹为本脉，而且短且小、似数似结，水火之脏，阴阳先自不调。故阴现于外，下身为之俱凉，火伏于中，小便时而赤热。若不急治，久而移热于膀胱，则癃闭溺血之症现；移寒于脾土，则壅肿少气之病作矣。乌有阴外阳内反天之常而不变生大症为患无已者哉？然则此证也，五脏俱病，治之本自不易，而向来消食、清热、理气之药尤属谬用无当。夫饮食不进，尚有何食之可消？为膜胀而理气，似乎近理，不知气之所以胀者，右寸关之有表无里为之也。右寸无里，犹可云肺脉之本浮；右关无里，脾阴已苦告绝，而可以枳、橘耗散之味重伤中州之元气乎？为烦躁而消热，宜乎不误，不知热之所以生者，左寸关之有里无表为之也。左关无表，犹可云肝脉之本沉；左寸无表，心气已经内郁，而可以芩、栀苦寒之剂重益上焦之闭结乎？药之不效，此其由也。既往不咎，更复何言？吾为酌立治法，

非随证而为之治也。肺脾之病在气分，肺欲收而脾欲缓，从此求之则难为，而但养阴以引其阳，则阴生而孤阳之浮溢者自敛。心肝之病在血分，心苦缓而肝苦急，以此参之亦难调，而但从血以宣其气，则气行而浊阴之郁闭者自开。独肾家之病，水火不相为用，不益其阳则水脏不暖，泰谷终无回春定候，不益其阴则火归无宅，神龙将有起陆之忧，是必阴阳并补，乃得水火相济。王启元所谓益火之源，以消阴翳；壮水之主，以制阳光，正此时此病之真诠也，宁捉风捕影之见所得侥幸以尝试哉！案既立，时赵君兰馥在座，审阅数过，从容请曰：据脉辨证，理既的切，语无游移，阅之使人心地了然。然尚有可疑者，上身苦热，下身苦凉，果心肾两经之症与他脏无涉乎？予曰：案中以笔代口，语恶其烦，文厌其碎，简中求整，遂有不及致详者，无怪君之见疑也。夫人之一身，心肺主上，脾胃主中，肝肾主下。经曰：心部于表，肾治于里。又曰：阳中之阳，心也。阴中之阴，肾也。夫心为阳而居上主表，上身之热即阳分全现阳象也，不归之心将何归？肾为阴而居下主里，下身之凉即阴部全现阴证也，不属之肾复何属？理主其常，义取其正，大概如此。其实交互推去，下身已凉，必肾经之火上逆而从心，心复炎肺，是以气逆胸满、心烦、口燥，上身为之全热耳。其势上炎之极，复移而下注，则由小肠而侵及胞宫，小便乃现热证矣。是小便之赤热，亦不尽肾经之事，然而肾主二阴，虽上热之下移，亦肾火之协灼。故小便赤热一症，仍以属之肾家。盖立言如是，而后平正真捷无弊也。若条条而析之，三五错综，其中无微义，转恐多指乱视，多言乱听，阅者靡所适从矣。赵君称善。予乃合附子理中、人参养荣、金匮肾气三汤之法，裁取而定方，一剂而效，再剂而瘥。予归，赵君遵法治之，数剂而靠成功矣。

○朱德春之女，适于邢，二年丧其夫。遗腹生一子，周岁而殇。比见予就诊时，年二十六，病六年矣。两人掖以出，数息乃达于外。形色枯瘦，咳嗽不断，张口喘息。问何病？曰：左胁有块，每发作，辄痛欲死，数日而后少瘥。问发热否？曰：发热。日夕尤甚，及时瘥轻。问渴否？曰：每晚大渴，茶必数碗。问能食否？二便何如？曰：食不能多，近来破腹作泻，小便甚少而热。问月事？曰：常闭。常服何药？曰：破块活血，斑蝥之属亦曾用过，病总不消。予意其脉必细数而涩，及就诊，洪大而数，浮部一线弦劲。曰：此外感，非阴虚

发热也。时亲朋满座，皆大笑，以为戏言。予谓朱德春曰：汝女病亟矣，若平调，用药必多，如力不能，吾为订一方，二剂当大愈，转方再二剂，可得痊愈；若不愈，死必速矣。愿之否？其父女皆曰：命若如此，死亦何恨？乃立方：用麻黄、桂枝、附子、干姜各六钱，党参、当归、芍药、石膏各一两，杏仁五钱，炙甘草三钱，付之曰：今晚服此，若烦躁，多饮温茶，犹不至死，明日再服一剂，吾异日来为汝转方。亲朋戏曰：服此，恐不及俟也。迨晚，又有戏者曰：朱家哭声将作矣。比明，又曰：朱家岂不敢哭乎？盖朱家瑞临，张君佃户也。遣人问之，则服药之后，汗出津津，嗽热俱止，渴亦不作，安眠熟睡，已达曙矣。瑞临喜曰：大兄何以知其非虚痨？曰：有其症，无其脉。仲景所谓：设有不应，中必有奸也。何以知其为外感？曰：脉来洪数之中，一钱浮弦是为脏腑积热，经络受寒。夫经络之寒，不因外感，何自而得？惟外感之寒聚于经络，是以血涩而不流，气郁而不散，郁之甚，则外结而为块，内闭而成熟，以致上熏肺甲为喘嗽；中灼胃腑为烦渴。喘嗽、烦渴并亟，则饮食日减，血液日亏，瘦损亦日甚。奉生且不足，尚有余血下注为经水乎？此病向来误治，总因认症不认脉耳。又必因其少年寡居，子女俱无，以为因郁闭经，经闭而成块、发热，故专用破块理血之药，不知左胁之块，正是寒气结成。夫寒之中于经络也，不散则必有所聚，聚而结于左胁，积久则为痞矣，此所以历六年之久也。若不解使汗散，且将结以终身，宁止六年乎哉？且痞之为病，寒胜则痛，此证每发辄疼痛欲死，正系寒因。若系内证血积，乌有不经攻劫，而令人疼痛如此者？予治此病，昨日约定规模，但先解经络之寒，寒从汗散，积块必然冰消。虽脏腑郁热，而元府一开，气得外散，热亦必就轻减，经所谓"火郁发之"也。俟两剂之后，寒邪无余，再与祛其内郁之热，如发蒙振落耳。张君称善，予遂他往。五日而返，病者已喜笑自出，步履如常人矣。问之，曰：热、嗽喘、渴、泄泻全止，饮食倍进，惟块不知何往，大小便中，俱未见形迹，盖犹疑为积血也。予曰：化去矣，不必追究。复与芩、连、知、柏等二小剂，脱然痊愈。（《孔氏医案》）

王士雄医案

○ 王士乾室，素多郁怒，气聚于腹，上攻脘痛，旋

发旋安。花甲外，病益甚。医治益剧。李西园荐孟英视之，曰：此非人间之药所能疗矣。辞不予方。其夫子及婿，环乞手援。孟英曰：既尔，吾当尽力以冀延可也。然腹中聚气为瘕，攻痛呕吐，原属于肝，第病已三十载，从前服药，谅不外温补一途。如近服逍遥散，最劫肝阴；理中汤极伤胃液。名称疗疾，实则助桀。人但知呕吐为寒，未识风阳内煽，水自沸腾。专于炉内添薪，津液渐形涸渴。奈医者犹云"水已不吐，病似渐轻"是不察其水已吐尽，仅能哕逆空呕，所以不能纳谷。便秘不行，脉弦无胃，舌痿难伸，蕴隆虫虫，何可措手？可谓"女人亦有孤阳之病"矣。勉以西洋参、肉苁蓉、麦冬、玉竹、生白芍、石斛、竹茹、柏子霜、紫石英为方，猪肉煮汤煎药，和入青蔗浆、人乳，服后，呕哕皆止，人以为转机。孟英曰：譬之草木干枯已久，骤加灌溉，枝叶似转青葱。然根荄槁矣，生气不存，亦何益耶？继而糜粥渐进，颇思肉味，其家更喜，以为有望。孟英曰：且看大解后如何？越数日，大便颇畅，殊若相安。亟迓复诊。孟英曰：枉费苦心矣！脉不柔和，舌不润泽，虽谷进便行，而生津化液之源已绝，药石能从无中生有哉？夏至后，果殒。

○ 赤山埠李氏女，素禀怯弱，春间汛事不行，胁腹聚气如瘕，餐减肌削，屡服温通之药，至孟秋加以微寒壮热，医仍作经闭治，势濒于危。乃母托伊表兄林豫堂措办后事，而豫堂特请孟英诊以决之。孟英切脉时，壮热烙指，汗出如雨，其汗珠落于脉枕上，微有粉红色。乃曰：虚损是其本也。今暑热炽盛，先当治其客邪，庶可希冀。疏白虎汤加西洋参、元参、竹叶、荷杆、桑叶。乃何医至，一筹莫展，闻孟英主白虎汤，乃谓其母曰：危险至此，尚可服石膏乎？且《本草》于石膏条下致戒云：血虚胃弱者禁用，彼岂未之知也？豫堂毅然曰：我主药。与其束手待毙，盍从孟英死里求生之路耶？遂服二帖，热果退，汗渐收。改用甘凉清余热，日以向安。继予调气养营阴，宿瘕亦消。培补至仲冬，汛至而痊。次年适孙夔伯之弟。（《王氏医案》）

蒋宝素医案

○ 盛年经闭一载，左胁至少腹坚硬如石，大如覆杯，有三横亘相连。由产后而起，近乃右胁又生横梗。《难经》言：积者，五脏所生；聚乃六腑所成。阳浮而动，阴沉而伏。肝脾郁结，气浊血瘀，与湿痰交并，沉

伏于肠胃之外，膜原之间，为痃为癖。服攻坚破结、养正除积等法无效。勉拟补中寓泻，观其进退。服二十剂再议。

人参，云茯苓，冬白术，炙甘草，制半夏，陈橘皮，京三棱，蓬莪术，广木香，当归身，赤芍药，川芎，水红花子。

○ 诊脉五十动。浮、中、沉三取，虽有力有神，而弦数不静。弦为肝逆，数乃脾虚。因昔年抑郁、烦劳、思虑太过，土为木克。肝脾已致病，于前客冬复感风寒，标本交互难分，因循怠治，二气潜消在昔，所致病由于兹益著。驯致心下有形，大如覆碗，略偏于左，饮食减少，呕吐，痰多，血色不华，精神慵倦。现在呕甚，间带血缕，大便紫黑，亦带停瘀。显系肝木犯中，肝不藏，脾失统，故血妄行。上逆则见于呕吐之中，下溜则见于大便之内。治此大法，壮水以生木，培土以安木，水土调子，则木欣欣以向荣，而无克制之患，自能渐入佳境。服五十剂再议。

大熟地，粉丹皮，福泽泻，人参，冬白术，制半夏，陈橘皮，当归身，赤芍药，广木香，水红花子，血余炭。

○ 年甫十五，经水未通。少腹右角有形，大如覆杯，痛如锥刺，痛时其形反隐，脉亦沉伏，小便如淋，气亦短促。先天不足，木横土虚，湿痰、瘀血互结厥阴肝部，即肥气之属。交加散加味主之。

大生地、老生姜（等分，各捣汁，以生地汁炒生姜，生姜汁炒生地，互相炒焦为度），当归身，川芎油，肉桂，桃仁泥，炮姜炭，京三棱，蓬莪术，四制香附，广木香。

○ 妇人瘕聚，与男子七疝同法，皆任脉为病，极难调治。

赤茯苓，猪苓，福泽泻，冬白术，川楝子，广木香，小茴香，黑丑末。（《问斋医案》）

陈莲舫医案

○ （某少太太）向有积聚心下脐上，正当脘宇之间，夏秋必发。胀满由于脾胃升降失司，清浊为于中伤者，厥阴必有气火，所以牙痛频仍，头常发晕。因虚为热，月事反为趱前。拟丸方，用调气和营，藉以养三阴而和八脉。

炒夏曲，全当归，川杜仲，抱茯神，沙苑子，西潞党，制女贞，绿萼梅，东白芍，川续断，甘枸杞，西洋参，墨旱莲草，西砂仁末拌炒元生地，玫瑰花十朵，炒于术，人乳拌制香附。

上味生打粗末，晒燥，再研细末水泛为丸。每服三钱，不拘早晚，开水送下。（《陈莲舫医案秘钞》）

王励斋医案

○ 丁妻，五十余岁。素有胃疾，忽然厥倒，上腹饱胀，二便不通，脉沉迟有力。予用消伐药，多加槟榔，则气下坠，阴孔挺出，小便愈闭。槟榔换桔梗，则下焦少宽而大腹饱胀如鼓。以槟榔丸合滚痰丸四钱，再以汤药催之，下积滞五六遍，则脉有时数大矣，为其痞结少开，伏火少出也。然久积之证，非一朝所能去，正气亦非一朝所能复。若再用刻伐，则正气愈亏，滞愈难去，将必变为中满而后已。当用半补半消伐或屡补屡下，殿以纯补之剂，日久自然痊愈。丁姓逞才妄议，见予继用补泻兼施，谓理相矛盾，予置不辨辞去。后更他医，用药阿其所好，至今一载未起，附此以见积聚之证，而有阴孔挺出，二便不通，腹胀如鼓之奇者。（《医权初编》）

其他医案

一产妇，腹中似有一块，或时作痛而转动，按之不动，面色，痿黄，痛甚则皎白。脉浮而涩。余以为肝气虚而血弱不能营运也。不信，乃服破血行气药，痛益甚，转动无常。又认以为血鳖，更用破血驰逐之药，痛攻两胁，肚腹尤甚，益信为血鳖，确服下血等药，去血过多，形气愈虚，肢节间各结小核，隐于肉里，以为鳖子畏药而走散于外。余曰：肝藏血而养诸筋，此肝血复损，则筋失所养而筋挛也。盖肢节胸项，皆属肝胆部分，当养其脾土，补其肺金，以滋肝血，则筋自不挛，核自消散，而痛无不解。始任余用八珍汤、逍遥散、归脾汤三方迭治，各数服而核消痛渐安矣。

一妇，产后两拗肿胀，小便涩滞，腹中有块作痛，或上冲胁腹，或下攻小腹，发热恶寒，肌肉消瘦，饮食无味。脉软虚涩。久而不愈。余以为肝脾亏损，不能营运血气也。遂以逍遥散、八珍汤、归脾汤，随症势迭投，各三十余剂，而诸症悉平矣。

一妇人，小腹痞胀，小便淋沥，时有白带。脉数洪涩。此肝经湿热下注也。投之龙胆泻肝汤，四剂而痞胀退，小便清。改用加味逍遥散，或加生地，或加青皮，调治三月而安。

一妇人，善怒多郁，小腹痛胀，小水不利，或胸乳疼痛，胁肋痞满。脉涩弦滞。此肝气郁，而肝血不调也。投以四物汤加柴胡、青皮、橘核、元胡，而痛自止，痞自消。改用逍遥散加木香、香附渐安。

一妇人，小腹痞胀，内热晡热，小水不利，体倦食少。脉洪软涩。此气血两虚，湿热郁于肝经也。八珍汤加柴胡、山栀、龙胆、车前，调理三月而安。

一妇人，年三十余，内热作渴，饮食少思，腹内初如鸡卵，渐大四寸许，经水三月一至，肢体消瘦，齿颊似苍。脉洪数而虚，左关微涩。此肝脾郁结，气血虚而不能统运成积也。外贴阿魏膏，午前用补中益气汤，午后用加味归脾汤。两月许，肝火稍退，脾土渐健。午前用补中益气汤下六味丸，午后用逍遥散下归脾丸。又月余，日用芦荟丸二服，朝以逍遥散送下，日晡以归脾汤下。喜其慎疾调理，半年而愈。

一妇人，腹内一块，不时上攻，或作痛有声，或吞酸痞满，月经不调，小便不利，已二年余矣。面色青黄。脉数弦涩。此肝脾气滞，遏热不化，而随热冲逆也。以六君汤加芎、归、柴胡、炒连、木香、炒茱二剂，却与归脾汤送下芦荟丸，三月余，肝脾和而诸症退。又与补中益气汤加茯苓、丹皮，中气健而经亦调矣。

一妇人，多郁善怒，勤于女工。小腹内结一块，或作痛或痞闷，月经不调。恪服伐肝之剂，内热寒热，胸膈不利，饮食不甘，形体日瘦。脉软数弦涩。此脾土不能生肺金，肺金不能生肾水，肾水不能生肝木，当滋培化源。用补中益气汤、六味丸，分朝暮兼进，年余，而诸症悉痊。

一妇人，经候过期，发热倦怠，或用四物、黄连之类，反两月一度，且少而成块。又用峻药通之，两目如帛所蔽，腹中痞闷。脉软微涩。薛新甫曰：脾为诸阴之首，目为血脉之宗，腹为血脉之都会，脾之所主也。盖脾一受伤，则五脏皆为失所，不能统运于腹，而上奉于目也。随以补中益气、济生归脾二汤，专主脾胃，年余而康复如常。

松江太守何恭人，性善怒，腹结一块，年余，上腭蚀损，血气极虚。时季冬，肝脉洪数，按之弦紧，此至虚有盛候，即是假脉。医者不能细察，反用伐肝木清胃火之剂，病不稍退，萎顿转增。余用八珍汤以生血气，地黄丸以滋肾水，肝脉顿平，症势亦退。后因大怒，耳内出血，肝脉仍大，烦热干渴。此无根之火，不能归源而迫血也。仍以前药加肉桂二剂，脉敛热退，血亦随止。复因暴怒，厥脱于季秋辛巳，乃金克木也。

余遇一卒，说拙妻为室女时，心下有冷积如覆杯，按之作水声，以热手熨之如冰。娶来已十五年矣，恐断我嗣，急欲弃之。余止之曰：如用吾药，病可除，孕可得。卒从之。诊其脉沉而迟，尺脉洪大而有力，非无子之候也，可不逾年而孕。卒笑曰：姑试之。先以三圣散吐涎一斗，心下平软。次服白术调中汤、五苓散。后以四物汤加木香、香附，调和经脉，不再月而血气合度，数月余而连孕二子皆育。

三圣散：用防风、瓜蒂各三两，藜芦一两。为散，用韭汁煎服探吐。

白术调中汤：白术、茯苓、橘红、泽泻各半两，甘草一两，干姜、官桂、砂仁、藿香各二钱半。为末，滚痰煎三钱，去渣。温服。

阳夏张主簿之妻，病肥气，初如酒杯大，发寒热，十五年余旋减旋增，治无一效。后因大怒气逆，病势益甚，惟心下三指许无病，满腹如石片，不能坐。乃邀余诊之，曰：此肥气也，得之季夏戊巳日。左胁下如覆杯，久不愈，令人发痎疟，瓜蒂散吐之，出鱼腥黄涎约一二瓮，至夜用舟车丸、通经散，五更下黄涎脓水相半，五六行。凡有积处，皆觉疼痛，乃用白术散、当归散和血通经之药，如此涌泄，凡三昼夜而平。调理半年余，而健旺如常。

瓜蒂散丹、舟车丸，见杂病伤食痰饮门。

通经散：用橘红、当归、甘遂。面包煨，为散，不令焦，等分为末。每服三钱，临卧温酒调下。

白术散：白术、黄芩、当归各等分。为末，水煎二三钱。去渣，温服。

当归散：杜蒺藜、当归等分。为散。米饮调，食前服。

此吐下兼施之剂，且甘遂等攻逐太峻，审之。

一妇人，血气刺痛，聚散无常，痛时极不可忍，甚则死，一二日方省。医巫并治，数年不愈。余投葱白散、乌梅丸遂安。

一妇人，血气作楚，如一小盘样，走注痛甚，屡一人扶定，方少止，亦用此二药而愈。（徐灵胎《女科医

案》）

丹溪治一妇，性急多劳，断经一月，小腹有块，偏左如掌大，块起即痛盛，腹渐肿胀，夜发热食减，其脉冬间得虚微短涩，左尤甚。初与白术一斤，和白陈皮半斤，作二十帖煎服，以三圣膏贴块上，经宿块软，再宿，则块近下一寸。旬日食进，痛热减半，又与前药一料，加木通三两，每帖加桃仁九个，而愈。

一妇，因经水过多，每服涩药，致气痛，胸腹有块十三枚，遇夜痛甚，脉涩而弱。此因涩药致败血不行，用蜀葵根煎汤，再煎参、术、青皮、陈皮、甘草梢、牛膝，入元明粉少量，研桃仁，调热服。二帖连下块二枚，以其病久血耗，不敢顿下，乃去葵根、元明粉服之，块渐消而愈。

一妇，形瘦色嫩，味厚，幼时以火烘湿鞋，湿气上袭，致吐清水吞酸，服丁香热药，时作时止，至是心疼，有痞块，略吐食，脉皆微弦，重似涩，轻稍和，与左金丸二十四粒，姜汤下，三十余次，食不进。朱曰：结已开矣，且止药。或思饮，少与热水，间与青六丸。脉弦渐添，困卧着床，近四旬，与人参酒、芍药汤，引金泻木，渐思食，苦大便秘，以生芍药、陈皮、桃仁、人参，为丸与之，蜜导便通，食进，半月而安。

一妇因哭子后，胸痞，有块如杯，食减，面淡黄黔黑，惫甚，脉弦细虚涩，日晡发寒热，知其热危，补泻兼用，以补中益气汤随时令加减，与东垣痞气丸相间服之。食前用汤，食后用丸，必汤多于丸也。一月，寒热退，食稍进，仍服前药。二月后，忽夜大寒热，至天明始退，其块如失，至晚，手足下半节皆肿，遂停药数日，忽夜手足肿如失，天明，块复有而小一晕，以二陈汤加白术、桔梗、枳实，服半月而安。次年生子。

一妇，年四十余，面白形瘦，性急，因忤意，乳房下贴肋骨间结一块，渐长掩心，微痛膈闷，食减口苦，脉微短涩，知其经亦不行，思其举动如常，尚有胃气。以琥珀膏贴块，以参、术、芎、归，佐以气药，二百余帖，并吞润下丸，脉涩减，渐充，经行紫色，用前汤丸，加醋炒三棱，佐以抑青丸，块消一大半，食进。朱令其止药，待来春木旺区处，次夏，块复作，大于旧，脉平和，略弦，自言食饱后，则块微痛闷，食行却自平，知其因事激也，以前补药加炒芩，佐以木通、生姜，去三棱，吞润下丸，外贴琥珀膏，半月，经行而块散。此是肺金为火所铄，木邪胜土，土不能运，清浊相干，旧块轮廓尚在，因气血未尽复，浊气稍留，旧块复起也。补其正气，使肺不受邪，木气平而土气正，浊气行而块散矣。

一婢，色紫稍肥，性沉多忧，年四十，经不行三月矣。小腹当中，有一气块，初如栗，渐如盏，脉涩，重取却有，按之痛甚，扣之高半寸，与千金硝石丸。四五次，忽乳头黑且汁，恐孕也。朱曰：涩脉无孕，又与三五帖，脉稍虚豁，知药竣矣。令止前药，与四物汤，倍加白术，佐以陈皮三十帖，俟脉完，再与硝石丸数次，块消一晕。止药，又半月，经行痛甚，下黑血半升，内有如椒核者数十粒，已消一半，累求药不与，待其自消。（琇按：即大积大聚，衰其大半而止之义。）至经行三次，每下小黑块，乃尽消。凡攻击之药，有病即病受之，邪轻则胃受伤矣。夫胃气，清纯中和者也。惟与五谷肉菜果相宜。药石皆偏胜之气，虽参、芪性亦偏，况攻击者乎？此妇胃气弱，血亦少，若待块尽而却药，则胃气之存者，几希矣。

一妇，死血、食积、痰饮，成块在胁，动作雷鸣，嘈杂眩晕，身热，时作时止，以川芎、山栀（炒）、三棱、莪术（并醋煮）、桃仁（去皮尖）、青皮、麦皮面各五钱，黄连一两（半用吴萸炒，半用益智炒，去萸、益不用），山楂、香附各一两，萝卜子一两半，炊饼丸服。

一妇，血块如盘，有孕，难服峻药。以香附四两（醋煮治气），桃仁一两（去皮尖，治血），海石二两（醋煮，软坚）白术一两（补），神曲糊丸。（消）（《名医类案》）

厥 证

丁甘仁医案

○ 黄妪。大怒之后，即胸脘作痛，痛极则喜笑不能自禁止，笑极则厥，厥则人事不知，牙关拘紧，四肢逆冷，逾时而苏，日发十余次。脉沉涩似伏，苔薄腻。此郁怒伤肝，足厥阴之逆气自下而上，累及手厥阴经，气闭则厥，不通则痛，气复返而苏。经所谓大怒则形气绝而血菀于上，使人薄厥是也。急拟疏通气机，以泄厥阴，止痛在是，止厥亦在是，未敢云当，明哲裁正。

川郁金二钱，合欢皮一钱五分，金铃子二钱，元胡索一钱，朱茯神三钱，炙远志一钱，青龙齿三钱，沉香片五分，春砂仁（研）八分，陈广皮一钱，煅瓦楞四钱，金器（入煎）一具，苏合香丸（去壳，研末，开水先化服）二粒。

二诊：投剂以来，痛厥喜笑均止。惟胸脘痞闷，嗳气不能饮食，脉象左弦右涩。厥气虽平，脾胃未和，中宫运化无权。今拟泄肝通胃，开扩气机，更当适情怡怀，淡薄滋味，不致反复为要。

大白芍一钱五分，金铃子二钱，代赭石（煅）二钱，旋覆花（包）一钱五分，朱茯神三钱，炙远志一钱，仙半夏二钱，陈广皮一钱，春砂仁（研）八分，制香附一钱五分，川郁金一钱五分，佛手八分，炒谷麦芽各三钱。（《丁甘仁医案》）

周小农医案

○ 倪震泰室，肝气侮脾乘胃，自觉有形，甚则气闭厥逆。投丹皮、苏梗、川楝、黑山栀、苏噜子、木蝴蝶、郁金、香附、乌药、鸡内金、范志曲等。气通，撑胀止，胃纳略旺。继投丸方缓调。茴香汤炒归身、杭白芍、金铃子、乳香汤炒橘核、苁蓉、川椒汤炒乌梅、酥炙龟甲、陈淮麦、合欢皮、香橼皮、四制香附、醋炒丹参，沉香曲糊丸。（《周小农医案》）

钱伯煊医案

○ 韩某某，女，21岁，未婚。

初诊：1974年12月16日。

主诉：初潮13岁，月经正常。1968年起月经失调，周期1至3个月，6天净，量不多，色淡，行经期间少腹作瘕，突然昏倒，冷汗淋漓，自觉全身有下沉感，大小便欲解不得，最近3次昏倒，每发于经前，发作后即来潮。现月经1至2个月来1次，6天净，量不多，色淡，经期情绪不宁，急躁欲哭，纳差少寐，大便干结，2至3天1行。末次月经11月28日来潮，6天净。

诊查：舌质红苔淡黄腻，脉象沉迟。

辨证：病后血虚肝郁，阳气亢逆。

治法：治以养血平肝，调气解郁。

方药：

地黄12克，白芍9克，川芎3克，远志6克，合欢皮12克，郁金6克，制香附6克，白薇9克，丹皮9克，鸡血藤12克。6剂。

二诊：12月23日。服上方药4剂，情绪较宁，纳食增加。舌苔淡黄、质红尖刺，脉细。经期将临。治以养血调气。

方药：

地黄15克，当归9克，白芍9克，川芎3克，制香附6克，泽兰12克，甘草6克，鸡血藤12克，丹皮6克，远志6克，牛膝9克。6剂。

三诊：12月30日，昨晨少腹剧痛，冷汗淋漓，胸痞泛恶，自觉全身下沉无力，但未昏厥，1小时后月经来潮，量不多，色初黑后红，无血块，今日少腹痛止，但觉腰酸，头痛面浮，胃不思纳，大便干结，3日1行。舌苔灰黄垢腻，脉左沉细，右细弦。现值经行。

治法：疏肝益肾，清热和胃。

方药：

地黄15克，当归9克，赤白芍各9克，川楝子9克，丹皮9克，橘皮6克，竹茹9克，川石斛12克，川断12克，桑寄生15克。6剂。

四诊：1975年1月3日。本次月经1974年12月29日来潮，5天净，血量较前增多，全身自觉下沉无力，较前减轻，时间亦缩短，大便得畅，神疲乏力，浮肿依然，四肢发冷，胃纳仍差。舌苔薄黄腻，边尖略红，脉左沉细、右细弦。

治法：健脾和胃为主，兼益肝肾。

方药：

党参12克，白术9克，扁豆9克，甘草6克，橘皮6克，山药12克，白芍9克，地黄12克，生谷草15克。6剂。

五诊：1月10日。服上方药5剂，精神较振，胃纳渐增，劳则面浮肢肿，大便干结，3日1行。舌苔薄黄腻，脉沉细微滑。

治法：益气养阴，佐以清热。

方药：

北沙参12克，麦冬9克，玉竹12克，茯苓12克，扁豆9克，花粉12克，知母9克，地黄12克，白芍9克。6剂。

六诊：2月24日。末次月经1月30日来潮；6天净，周期已准，且性情急躁、四肢发凉、冷汗淋漓、全身下沉等症状均已消失，但行经期间面浮肢肿依然。舌苔淡黄腻有刺。脉沉细滑。现值经前。

治法：养血平肝，理气清热。

方药：

地黄12克，白芍9克，生龙骨15克，生牡蛎15克，丹皮9克，制香附6克，川楝子9克，青橘皮各6克，鸡血藤12克，牛膝9克，茯苓12克。6剂。

七诊：3月7日。月经于3月2日来潮，3天净，量较前多，色红，少腹稍痛，昏厥未作，浮肿减轻。舌苔薄黄腻，脉细。仍从前法加减。

方药：

地黄12克，白芍9克，生龙骨15克，生牡蛎15克，丹皮9克，制香附6克，川楝子9克，鸡血藤12克，茯苓12克，瓜蒌15克，知母9克。6剂。（《中医当代妇科八大家》）

贺钧医案

○吴某，女。

始而梅核而起，咽梗气逆，痰气交搏可知；继之木火上升，胃失降化之功用，嗳噫不已，声达户外。心悬烦扰，自汗不寐，雪夜脱衣，不觉其冷，病名煎厥。脉弦大而滑，舌苔薄腻。气从火化显然，当以清肝降逆、

理气化痰为先。

羚羊尖五分，生石决八钱（先煎），旋覆花一钱五分（包），云神四钱，远志肉一钱五分，白蒺藜四钱，大白芍二钱，代赭石四钱，川郁金二钱，陈橘皮一钱，炒竹茹一钱五分，灵磁石四钱。

另：当归龙荟丸三钱，开水送下。

○李某，女。

煎厥半年，日夜烦扰，不能安枕，呻吟骂詈，口不停声，善惊多汗，屡寻短见，而饮食如常，经行如故，病不在血分可知，脉弦滑怒指，舌白边蓝。此心肾两亏，阴不摄阳，阳气独张为患。势无速效可求。

天生地五钱，大麦冬二钱（朱染），生牡蛎一两（先煎），生熟枣仁各二钱，首乌藤四钱，潼白蒺藜各三钱，煅龙骨五钱（先煎），清阿胶二钱，大白芍二钱（青黛三分拌炒），灵磁石四钱（先煎），琥珀一钱（冲服）。（《贺季衡医案》）

黄澹翁医案

○颜丰濯之媳，经闭六十余日，虑其有娠，以烧酒定粉（抑铅粉）下之，其人素有痰证，多年不发，自服酒粉后，便觉腹中微痛，痛渐甚，三日后，夜间忽然晕厥，牙关紧闭，口有痰涎，手足搐搦，三更后，求救于予。令其觅苏合香丸投之，讵料齿关不开，咽喉亦闭，主人云："明知其不可奉，烦卜知脉之迟早耳。"乃至榻前，手屈而强，已难于诊脉，而诊脉三至，筋一惕；脉五至，而筋或四五惕，或五六惕，予乘其不惕之时，参知脉状，浮洪滑数，正知此厥也，非绝也。气达则生，气闭则死，若不加人力，则待毙而已。出至前厅，语主人曰："此证已预办送终，可容我一医治否？"主云："其如不能下咽。"乃笑应之曰："我有下咽之药。"乃用牛黄一分，沉香二分，黄连一钱，猪牙皂角、青黛各三分，干姜五分。乃以小匙投之入口，即大呛，后下咽数口，复以皂角末投之，连嚏数声，哼声继至，主人谓予："有回生之功？"予曰："未也。"铅粉之毒未除，人事未醒，非用大下之法，必将复变。乃进小承气汤加胆星、竹沥之药，人事稍明，自言腹中大痛，连进滚痰丸三日，正白物如油灰者，而人事大清矣。时有兴化之行，乃留以归、芍、枣、志、曲、谷、姜、贝之方，调理数日而安。（《黄澹翁医案》）

谢星焕医案

○ （内热生风）吴元东之妇，形瘦多火，患风热病，头疼身痛，发热畏寒。医者不知风为阳邪，寒为阴邪，误用辛温发散，汗出昏厥，不醒人事，迫切求治。视之，面红脉大，知为火气焚灼，以血液衰弱之体，又值汗出过多之变，决非清降可投。盖人身阴阳相抱，乃能动静有常，今阳失阴守，是以阳气独上而不下，而为厥逆之症。又与亡阳之症有别。法当生阴以维阳，古有此例，处用白薇汤，以白薇达冲任而利阴，参、归生血液而固气，合甘草以缓火势，许其必效。药下果然。

白薇汤。

白薇一两，当归一两，人参五钱，甘草钱五分。

按切庵先生云：阴虚火旺，则内热生风，火气焚灼，故身热支满，痰随火涌，故不知人。又曰：汗出过多，血少阳气独上，气塞不下而厥，妇人尤多此证，宜白薇汤。愚窃谓此方之妙，后人罕识其旨。且方载于《本草》小注，每多泛泛读过。今先君用治斯症，随手取效，殆所谓读书能化，因时以制其宜乎。男澍谨识。（《得心集医案》）

程杏轩医案

○ 炳兄女在室，年已及笄，性躁多郁。初春曾患吐血，夏间陡然发厥，厥蛔呕吐不止，汗冷肢麻，其言微气短，胸膈胀闷。脉息细涩，状似虚象。医投补剂益剧。予诊之曰："此郁病也。"经云：大怒则形气绝；而血菀于上，使人薄厥。又云：血之与气并走于上，乃为大厥。议与越鞠丸，加郁金、枳壳、茯苓、陈皮、半夏。兄曰："女病卧床数日，粒米不入，脉细言微，恐其虚脱奈何？"予曰："依吾用药则生，否则难救。此脉乃郁而不流，非真细弱，欲言而讷，乃气机阻闭故也。观其以手频捶胸臆，全属中焦郁而不舒，且叫喊声彻户外，岂脱证所有耶？请速备药，吾守此勿迟疑也。"取药煎服。少顷，膈间漉漉有声，嗳气数口，胸次略宽。再服呕止，寝食俱安。转用八味逍遥散，除白术，加香附、郁金、陈皮，病愈，血证亦泯。（《杏轩医案》）

许恩普医案

○ 刘仲良太史夫人，比部段少沧之胞妹，因观剧，夜深衣单，卒中痰迷，齿脉均闭，便溺均遗，心窝微存一息，针不出血，诸医束手。延徐诊视，曰："症有七不论脉，此其痰闭之一也。系受风寒痰闭，便溺俱遗，亦非五脏绝也。"手未撒，发未指，面未如妆，汗未如珠，尚可挽回。幸段至契，深信不疑。拟以小续命汤、三生饮、再造丸合参，加金蝎等药，以扶正气、逐风化痰、行气活血。以口闭药不下咽，用乌梅擦牙，竹箸启齿，小壶咽药，时许即呼妈矣。医治三日方苏，月余遂愈。

○ 张书城侍御夫人病，每厥不省人事，诸医均以肝风治之，不效。延余诊视，脉沉涩，知系郁结气厥，非肝风也。询夫人生育否？答以无。年几何？答以不惑。余曰："夫贵妻荣，何以气郁至此？"夫人言："理该如此，而事有不然者。"余复询张公纳侧室否？张曰："今春买一妾。"余曰："后妃能逮下，而小星抱衾与裯，乐只君子，有何郁处？"及至书房，余诘张公，具以告，实寝妾处时多。余曰："谁家郎能被汝呼也！无怪气厥耳！"遂拟以调气活血之方，劝张公常宿夫人房为引，数服即愈。后遇张公，笑余"医外医"耳。（《三三医书·许氏医案》）

叶桂医案

○ 谢女，热郁于内，则机窍不灵。春令升泄，木火化风旋扰，瘛疭搐搦，有癫痫之虑。不可进通经，再劫其阴液。

细生地，郁金，犀角，丹参，石菖蒲，生白芍，竹沥。

又：火淫于内，治以苦寒，佐以咸寒。

黄连，黄芩，黄柏，黑山栀，牡蛎，生地。

冲入方诸水。

又：脉左坚，经阻半载，戌亥阴时，厥逆肢掣，逾时方苏，即欲渴饮。龙荟宣窍，咸苦清火未效，且大便两旬不解，定是热结在血。仿古人厥应下之义，用张子和玉烛散。

○ 伍女，室女经来，冲脉自动，动则阳升，内风绕旋不息，为薄厥、煎厥。阳明虚，胃失降，厥阴热，肝愈横，风阳上冒，清空神迷，诸窍似阻，皆入夏大地发泄之征。本虚表实，先理其实，议用局方龙荟丸，纯苦直降，非扬饮留连肠胃之比，每服三钱，不拘二三次分服。接用复脉法，去参、姜、桂。（肝风烁阴。）

○ 施氏，诸厥属肝，肝病犯胃，为呕逆腹痛，乃定例也。诊脉虚小，望色㿠白。据述怀妊，病竟不发，思中流砥柱，斯肝木凝然，则知培植胃土，乃治病法戊矣。（肝逆胃虚。）

六君子去术皮加芍药、木瓜、煨姜、南枣。

○ 某氏，厥属肝病，几番病发，都因经水适来。夫血海贮聚既下，斯冲脉空乏，而风阳交动，厥之暴至之因由也。咸寒濡润，亦和阳泄内风之义。治之未应，下焦独冷，喉呛胸痹。思冲脉乃阳明所属，阳明虚则失阖，厥气上犯莫遏。《内经》"治肝不应，当取阳明"，制其侮也。暂用通补入腑，取乎腑以通为补。小半夏汤加白糯米。

○ 叶氏，脉右大，热升风动，郁冒为厥。宗陈无择羚羊角散方。（奇脉虚风阳动。）

羚羊角，小生地，玄参，丹参，连翘，黑豆皮。

又：厥后惊惕汗泄。阳风无制，都缘阴枯不主恋阳。议用六味益阴和阳，炒六味去山药加人参、秋石。

又：渴不欲饮，阴不上乘，况寐醒神识不静，易惊汗出。法当敛补。

人参，芪肉炭，熟地，五味，茯神，远志。

又：半月经水两至，痛自下焦冲突而厥。病由阴维冲任，盖八脉所司也。此养营仅到中宫，所以无效。

苁蓉，鹿角霜，当归，柏子霜，桂枝木，茯苓。

又：前法已中病情，须从奇经治义。照前方去桂枝木加鹿角胶。

又：病去八九，仅以温补下元为法，不必穷治。

淡苁蓉，炒杞子，当归，柏子仁，茯苓，小茴香。

○ 陶氏，脉数，厥止。热在营中。（心营热。）

犀角，玄参，丹皮，连翘心，胆星，橘红。（《临证指南医案》）

沈奉江医案

○ 杨楚孙之夫人久病寒热不愈，甚至昏厥不省人事。延王医诊治，不效，转荐先生。即以王医之肩舆邀诊，入门见纸轿草履齐备。诊其脉沉浮，牙关紧闭，气不接续，按腹板硬，曰："此实证也，非攻下不可。但药已难进，恐夜半生变不测。如药能服下，或可挽回。"用大黄、枳实、玉枢丹等撬牙灌之，初不受。至天明喉中汩汩有声下降，神情转清。连去诊视，攻下之剂八九服，下结粪不少。楚孙曰："久不饮食，似不可再用攻下。"先生曰："无妨也！有病则病当之。"再下一二日，用扶正之品调治而愈。（《三三医书·沈鲐翁医验随笔》）

吴塘医案

○ 乙丑十一月十一日，高氏，四十五岁肝。阳上窜，因怒即发，十余年矣。经云久病在络，岂经药可效？再肝厥之证，亦有寒热之不同。此证脉沉而弦细，其为寒也无疑。大凡寒厥必死，今不死者，以其为腑厥而脏厥也。现胁下有块有声，经色紫黑。议先用温通络脉法。新绛纱三钱，半夏五钱，降香末三钱，川椒（炒黑）二钱，旋覆花（包）三钱，生香附三钱，桂枝嫩尖三钱，归须二钱，桃仁炭三钱。

煮二杯，分二次服。三帖。

○ 额氏，二十二岁。除夕日亥时先是产后受寒痹痛，医用桂附等极燥之品，服之大效。医见其效也，以为此人非此不可，用之一年有余，不知温燥与温养不同，可以治病，不可以养生，以致少阴津液被劫无余，厥阴头痛，单巅顶一点痛不可忍，畏明，至于窗间有豆大微光即大叫，必室如漆黑而后少安，一日厥去四五次，脉弦细数，按之无力，危急已极。勉与定风珠潜阳育阴，以熄肝风。

大生地八钱，麻仁四钱，生白芍四钱，生龟板六钱，麦冬（不去心）四钱，生阿胶四钱，生鳖甲六钱，海参二条，生牡蛎六钱，鸡子黄（去渣后，化入搅匀）二枚，甘草（炙）五钱。

煮成八杯，去渣上火煎成四杯，不时频服。

正月初一微见小效，加：鲍鱼片一两。煮成十杯，去渣，煎至五杯，服如前。

初二日：又见效，方法如前。

初三日：厥止，头痛大减，犹畏明，方法如前。

初四日：腰以上发热，腰以下冰凉，上下浑如两截，身左半有汗，身右半无汗，左右浑如两畔，自古方书未见是症，窃思古人云：琴瑟不调，必改弦而更张之，此证当令其复厥后再安则愈。照前方定风珠减半，加青蒿八分，当夜即厥二三次。

初五日：照前定风珠原方分量一帖，服后厥止神安。

初七日：仍照前方。

初八日：方皆如前，渐不畏明，至正月二十日外，撤去帐幔，汤药服至二月春分后，与专翁大生膏一料痊愈。

○甲申十一月初二日，杨女，四十九岁。初因肝厥犯胃，医者不识病名肝着，与络病治法，无非滋阴补虚，或用凉药，以致十年之久，不能吃饭，饮粥汤止一口，食炒米粉止一酒杯，稍闻声响即痉厥，终夜抽搐，二三日方渐平，六脉弦紧而长，经闭二年，周身疼痛，痰饮咳嗽，终年无已时，骨瘦如柴，奄奄一息。此证内犯阳明，故不食。木克脾土，故饮聚。阳明空虚，故无主，闻声而惊。外犯太阳，故身痛而痉。本脏自病，故厥。经谓治病必求其本，仍肝络论治。

新绛纱，旋覆花（包），降香末，广郁金，归横须，川椒炭，苏子霜，桂枝，半夏，青皮。

十四日：服前方七帖，胁痛虽轻，痰饮特甚，咳嗽频仍，夜卧不安，暂停络药，专与和胃蠲饮。

半夏八钱，生薏仁五钱，枳实二钱，茯苓六钱，淡干姜三钱，广皮四钱，桂枝三钱。

煮三杯，分三次服。

廿七日：胃口稍开，能食稀粥半碗，胁仍痛，仍服前活络方，内去川椒炭，加广皮。

十二月初四日：胁痛平，咳嗽未除，再服前蠲饮方。

十一日：因余有由淮上赴绍兴之行，令其常服和胃方，胁痛发时，暂服新绛旋覆花汤，此时已能吃烂饭半碗矣。

乙酉二月廿八日：脉稍和平，虽弦而有胃气，干饭能吃一碗有半，经亦复通，仍间服前二方。

三月初九日：夜间偶感燥气证，欲起不得起，欲坐不得坐，欲卧不得卧，烦躁无奈不可当，约二时，服霹雳散三两许始安。

次日：仍与和胃。

十八日：能食干饭两小碗矣，六脉又和一等，仍间服前二方。

四月初三日：余复由淮至绍，初八日至苏州，不放心此病，作书一封，令其调适性情。五月间又作书一封，痛以大道理开导之。十月间始得回书，据云竟以余书作座右铭，每日咏诵一过，饮食又进，精神大长，合家欢乐。（《吴鞠通医案》）

陈士楷医案

○宋女。《内经》论厥，不离乎气并、血并两因，气又为血之主，气行则血行，气滞则血滞。据述昨因动怒，猝然晕倒，腹部依然胀痛，信事不行，身热不从汗解，脉弦苔糙。中宫虽有暑湿，而肝气郁结，肝血复瘀，营卫互相乘侮，姑以疏气逐瘀主治，应手为吉。柴胡，当归尾，川芎，香附，川楝子，赤芍，桃仁，红花，泽泻，佛手片，玫瑰花，青皮。（《陈良夫专辑》）

程茂先医案

○一孀妇刘氏，年近五旬，素多能干，夫死之后自营，子母如巴清擅利之流。因暴怒，忽然厥死。三昼夜不知人，浑身皆冷，目闭遗尿。延数医俱作中风治之，不应，又云：中风而遗尿者，不治。人则僵卧如尸，呼息全无，似真死矣。及邀余视之，六脉极沉而不断绝，曰："此非中风，乃中气也。且中风身温，中气身冷。今身冷而脉尚存，曷可言死？经云：大怒则神气绝而血郁于上，使人薄厥。其此证之谓乎？"先以苏合香丸灌之，随用流气饮相继而服。约人行五里时，嗳气一声，其夜复活。众相庆曰："真乃起死之功。"余笔曰："斯病耳，非真死也。若果真死，而脉必绝。即十程生亦无如之何也。"（《程茂先医案》）

余景和医案

○常熟大东门陶姓姬，暮年伤子，肝气久郁，又因有一人抵赖其幼子赊出之账，两相执持，陶姓姬猝然跌倒，气息全无。急邀余诊，脉来沉伏，目上反，口鼻之间呼吸气息全无，手足厥冷，其势已危。余曰：此乃肝郁气秘，痰阻灵窍。药不得入，惟用至宝丹、苏合香丸各一粒，用竹沥、姜汁、菖蒲汁、藜芦煎汁一杯，将诸汁和入灌之。以鸡羽三四支探喉，吐出白腻痰甚多，气息稍通，片刻后，又气息全无，再饮、再探、再吐，如是五七次，痰虽多而气仍不转。余疲甚，直至五更，气渐转而能呼吸，天明已能言语。咽痛三四日，调理而愈。余思木郁则达之，吐即达之之意也。如此症，不用吐法去其痰、通其阳，而能救者，吾不信也。又有百岁坊朱姓姬，因口角动怒，猝然昏厥不语，脉伏肢冷，呼吸不通。余即用炒盐汤，用鸡羽探吐，一哕即醒，醒则大哭不止。此郁极则发之也，如天地郁极，则雷霆奋发之义。余见肝厥、食厥、气厥等症，惟有吐为最速耳。所以吐之一法，不可弃而不用也。（《诊余集》）

萧琢如医案

○ 工人妻，年三十许，娩后十余日，恶寒已尽，偶因感冒夹食，腹及胁痛，医者疑瘀血为患，以破血降气药与之，不效，继更数医，率用桃仁、红花、三棱、莪术等品，愈治愈剧。一日医用桃仁承气煎好，进服一杯，即昏愦妄语。延诊，脉如蛛丝不绝，气息奄奄，手足如冰，汗出，面上黑气满布，口唇惨白，舌苔黑滑，即用大剂通脉四逆，冷服一帖，苏醒，厥回汗止，改用大剂附子理中汤三帖，遂霍然已。（《遁园医案》）

痉　厥

韩百灵医案

○ 李某某，女，20岁。

主诉：经期触怒，愤愤不已，一夜辗转，鸡鸣入眠，醒来哭歌笑语，骂詈毁物，家人莫能止。邀邻里膂力过人者，挟持李某某来院求治，途中忽然目瞪、口噤、颈项强直，一如反张。诊查：余闻其家人所述，观其面色晦暗，唇角赤紫，两目上吊，瞳孔散大，太息频频；切其脉弦涩有力。问及月经，对曰：已止。

辨证：此亦由狂致痉之证，其本在肝，其标在血，其变在神。

治法：镇肝理血、开窍安神。

方药：

石决明20克，当归15克，生地15克，牛膝15克，桃仁15克，红花15克，白芍15克，枳壳15克，菖蒲15克，钩藤15克，甘草10克。水煎服3剂。同服牛黄安宫丸，每服2丸。

二诊：进前方药3剂后，痉止神清，月水已通。但胸腔痞闷，颈项四肢动作不便，脉缓。依前方加瓜蒌15克以开胸中郁塞，连服药3剂，可保病瘥。（《中医当代妇科八大家》）

席梁丞医案

○ 秦某某，女，20岁。

1948年秋，因产后七八日，头晕眼花，不能坐起，临诊时忽见患者手指抽掣，相继呵欠，张大其口，越张越大，竟至口角裂破流血，急令人以手按合，亦竟不止。复现面色淡白，目瞪流涎，冷汗时出，神识昏迷。脉弦缓无力。

辨证：新产亡血伤阴，汗多伤阳，复受外感，风入经俞而发痉，势有阴竭阳脱之象。

治法：回阳固脱、祛风镇痉。

方药：

急煎高丽参15克入服，半小时后稍有好转，续用瓜蒌桂枝汤加味。

高丽参9克，炙黄芪30克，桂枝6克，杭芍9克，附片4.5克，瓜蒌根12克，炙甘草9克，生姜9克，大枣5个。

2剂，水煎服。

二诊：服1剂后，汗出渐少，2剂服完，抽搐亦缓解，惟感眩晕疲乏，乃表固阳回，阴血仍亏。拟以养血镇痉、气血并补之剂。

方药：瓜蒌桂枝汤合四物汤加减。

炙黄芪30克，当归9克，桂枝4.5克，杭芍9克，瓜蒌根9克，生地15克，川芎4.5克，钩藤9克，炙甘草6克，高丽参9克。

连服2剂后，眩晕减轻，精神日趋恢复。（《席梁丞治验录》）

魏长春医案

○ 病者：郑福龄君夫人，年十八岁。

初诊：民国十四年八月一日。

病名：半产痉厥。

原因：怀孕已达五月，近于旬日之前，初患寒热似疟，服安胎治疟方，如归身、白芍、川芎、熟地、艾叶、柴胡、黄芩、白术、生姜、红枣、川贝、半夏、阿胶、苏梗等药，出入数剂，以致暑湿邪陷，于廿七日竟而半产。身热不退，连进生化汤二剂及益母膏、糟酒胡椒等，辛甘增热。于三十日，遂致猝厥，次日急足进城，邀余诊治。

证候：面赤不语，目瞪神呆，角弓反张，牙关紧闭，自汗溱溱，恶露不行。

诊断：脉象沉涩，牙关紧闭，不能视舌，阅所服药方，始误于甘温安胎。继误于产后温药逐瘀。夫孕妇之病，先应详究其因，如外感六气，而胎不安者，先宜去病，即是安胎。若母体虚弱，不能养胎，使子不安者，则调理孕妇，即是安胎。非执胶艾汤及黄芩、白术为安胎圣药，而可统治百病者也。要知邪若得补，势更猖狂，热迫胎元，能不坠乎。且产后逐瘀，亦非生化汤及糖酒椒面一法。若产前感有暑湿之邪，更不宜服此甘温之品，须详辨其血分寒热，宜温宜凉，及瘀无瘀，宜养宜破。今暑邪得补，热炽坠胎，生化逐瘀，迫邪入里有瘀无瘀，宜养宜破。今暑邪得补，热炽坠胎，生化逐瘀，迫邪入里，痉厥一昼夜未醒。脉象沉涩不起，其证已臻危境。经曰：血之与气，并走于上，则为大厥，气复返则生，不返则死，勉拟局方紫雪丹，以开其闭，能得神识渐清，始克有效。

疗法：用局方紫雪丹，开闭醒神清热。

处方：

局方紫雪丹五分，冬雪水灌服。

次诊：八月二日。紫雪丹服后二时，神醒，汗出颇多。今按脉象滑大，舌淡红苔灰。两耳失聪，便闭恶露未行，姑拟清透血分伏邪，从少阳而出，能得转疟，则病始有出路。宗许叔微柴胡地黄汤法，合局方紫雪丹治之。

次方：

柴胡一钱，黄芩二钱，西洋参二钱，生甘草一钱，制半夏三钱，桃仁三钱，丹参三钱，天花粉三钱，杜红花三钱，鲜生地四钱，紫雪丹五分（灌服）。

炳按：半夏太燥，鲜生地宜合捣生锦纹八分，能祛瘀热下恶露。

三诊：八月四日。二日夜半，牙关复紧，手足震动，当解燥矢。今晨复下一次，臭气颇盛，神倦头汗。脉缓，舌苔黄厚腻。伏邪有外达之象。拟清血海积瘀法。

三方：

西琥珀一钱，丹参三钱，辰茯神四钱，全当归三钱，益母草三钱，炙甘草一钱，荆芥炭一钱，西洋参二钱，桃仁七粒，杜红花三钱，炮姜二钱，桂枝一钱。

炳按：炮姜太燥热，桂枝太温燥。

效果：服后，神清病瘥，化疟渐愈。

炳按：此证未产误温补，已产误温药逐瘀，病本于热，一再助热，以致转为痉厥重证，后治合宜，得庆更生，亦云幸矣。

○ 病者：苏阿泉之妻，年三十一岁。住市心口，立大蛋行内。三月十三日诊。

病名：寒痉。

原因：元气素亏，频出盗汗，日久营虚，卫阳不固。

证候：胸满气促，胁痛口干，颈项强硬，头痛寒热。

诊断：脉象沉涩，舌淡苔白。伤寒柔痉证也。

疗法：用当归四逆，加吴茱萸生姜汤，合瓜蒌桂枝汤主之。

处方：

当归五钱，桂枝一钱，生白芍四钱，炙甘草一钱，生姜一钱，红枣四个，细辛三分，通草一钱，吴茱萸八分，天花粉三钱。

次诊：三月十四日。脉象沉涩未起，舌淡苔薄，头项强痛，咳引胁疼，气促，用旋覆代赭汤，合桂枝加瓜蒌汤主之。

次方：

旋覆花三钱（包煎），代赭石四钱，西洋参三钱，炙甘草一钱，制半夏三钱，生姜一钱，红枣四个，生白芍四钱，桂枝一钱，天花粉三钱，茯苓三钱。

三诊：四月七日。服前药病瘥，停药二旬。今来寓门诊，按脉软缓，舌淡失荣，经事已来，行而不多。胸满腰酸，用调和荣卫法。

三方：

当归三钱，炒白芍一钱，川芎一钱，阳春砂五分（冲），秦艽二钱，丹参三钱，杜仲三钱，橘皮一钱，香附二钱，生黄芪三钱，防风一钱。

效果：服后病愈身健。

炳按：伤寒太阳柔痉，必有颈项强硬现证，可用此法，若液涸动风，冲脑转痉，当从前案参考选用，此例为柔痉而设，有是证可用是方也。

○ 病者：李阿二之妻，年二十五岁。温州人，住邑庙前。五月八日诊。

病名：痉证。（即西医脑脊髓膜炎证也）

原因：天时不正，感受疫气。

证候：头热项强，目瞪色赤上视，两手拘挛，口噤遗尿。神昏痉厥。

诊断：脉洪数，舌绛。由口鼻吸受疫气，热极冲脑，证有传染性，故名疫痉。

疗法：用芳香开窍、辛凉透热法。

处方：

局方紫雪丹五分，冬雪水灌服。

次诊：五月九日。服药后，神清厥醒，身热脉数，用清温解毒法。

次方：

淡豆豉三钱，焦山栀三钱，黄郁金二钱，银花三钱，益元散四钱，紫金锭二块（研化服），连翘三钱。

效果：服药后，余邪肃清。热退病愈。

炳按：此证重在清脑热，镇心神，轻则紫金锭，重则紫雪丹，甚则安宫牛黄丸，先平脑热，定心神，药则清热解毒、活血通络为主要，其余兼证，随病加减可也。（《慈溪魏氏验案类编初集》）

张锡纯医案

○病者：天津于氏妇，年过三旬，于产后得四肢抽掣病。

病因：产时所下恶露甚少，至两日又分毫恶露不见，迟半日遂发抽掣。

证候：心中发热，有时觉气血上涌，即昏然身躯后挺，四肢抽掣。其腹中有时作疼，令人揉之则少瘥，其脉左部沉弦，右部沉涩，一息四至强。

诊断：此乃肝气胆火，挟败血上冲以瘀塞经络，而其气火相并上冲不已，兼能妨碍神经，是以昏然后挺而四肢作抽掣也。当降其败血，使之还为恶露泻出，其病自愈。

处方：

怀牛膝一两，生杭芍六钱，丹参五钱，玄参五钱，苏木三钱，桃仁三钱（去皮），红花二钱，土鳖虫五大个（捣），红娘虫（即樗鸡）六大个（捣）。

共煎汤一盅，温服。

效果：此药煎服两剂，败血尽下，病若失。（《医学衷中参西录》）

杨爵臣医案

○女弟子陶宜人。脚气冲心，挛痛作呕，最为恶候。今复身振头摇不止，面纯青。成法无可循。

按：此为乙癸同病，水不涵木，木气失养生风。仿经训治风先治血意，柔润熄风，兼镇摄法。

三角胡麻五钱，新嫩桑枝五钱，醋炒全当归四钱，土炒白芍四钱，甘草节一钱，木瓜三钱，生芪皮三钱，白蒺藜一钱五分，槟榔二钱，生枇杷叶三钱，石决明五钱。

诸症渐平，脉见弦数。

前方去蒺藜，加甘菊花一钱五分、牡蛎三钱、新荷梗五寸。

症愈，入夜不宁，制丸方，服之瘳。

黄芪，归身，白芍，草节薇，茯神，夜交藤，首乌，肥玉竹，煅龙骨，白薇，橘络，白术，谷芽。

○产后三日，惊风人事不省，闭目咬牙龂齿，努力握固，僵若死状。医谓产后百脉皆空虚，风卒中。治以双补，兼风药辛开。药不能进，厥去一日，半夜不苏，家人仓惶置办后事。比予到时，已三鼓矣。诊得脉象缓滑实大，面色润泽，四肢温和。语曰：脉象有胃气未败，何致无救。此痰火壅闭、气机失运故耳，不可认作虚中。先宜通阴阳，豁痰熄风，时丁酉秋九月初六日夜半。

方用：

姜制半夏五钱，姜汁炒竹茹三钱，霜桑叶三钱，茯苓四钱，陈皮一钱五分，钩藤四钱，甘菊花二钱，生姜汁一小匙（用箸拔齿徐徐灌入）。

初七日中：住诊，人事已苏，溏泄两次，小腹隐痛，脉左滑大，右滑软。

炒桑叶二钱，贝母二钱，朱茯神五钱，法半夏四钱，陈皮一钱五分，土炒白术一钱五分，菊花炭一钱，甘草一钱，生麦芽三钱，炒楂肉一钱五分，南沙参三钱，生姜汁一小匙。

初八日：因语多劳神，复厥如初状，为时较浅，脉滑数而弦，用甘咸微寒平镇法。

南沙参五钱，寸麦冬三钱，甘草一钱，姜汁炒竹茹三钱，桑叶三钱，菊花二钱，干地黄八钱，牡蛎一两，龙齿三钱，天竹黄一钱五分，羚羊角粉五分，朱茯神五钱，莲心五分。

初九日：忽作狂状，谵妄，惊悸，躁动不安，手舞足蹈，人不敢近。此郁火内伏，乘虚层叠而出，百变无常。总属心胆热邪。用清心泻胆直折法。

竹沥一茶杯，龙胆草三钱，牡蛎二两，龙齿五钱，朱茯神八钱，软白薇五钱，羚羊角粉五分，天竹黄三钱。

初十日诊：昨用直折法，今证变大平，用甘寒柔镇以清理之。

按：昨狂状虽属热邪扰乱，然见人则引被蒙头自避，情甚恐怖，究属心胆阳虚，非真阳明狂证，不避亲疏可比，宜稍加振心阳为治，一剂知，二剂已。

紫石英二钱，煅龙齿四钱，朱茯神五钱，元参心三钱，莲心八分，连心麦冬三钱，炙甘草一钱，干地黄四钱，炙鳖甲四钱，白薇三钱，制半夏二钱，黑大豆二钱，炒贝母二钱，梨汁、竹沥各一大勺，姜汁一小起。

○梁印甫大令尊阃。产后肢体拘挛不仁，两手不能抬转理发，饮食大减，经半载不能愈。商治于予，为悬拟膏方两料，遂获痊瘳。

初方：

黄芪，桂枝，炒白芍，炙甘草，生姜，饴糖，杜仲，续断，当归，牛膝，阿胶，茯苓，白术，谷芽。

此方心脾为君，养肝和胃为佐。以心生血，肝藏血，脾统血。四肢不仁得于产后，自是血虚不荣筋脉之故。而血生于气，气血又皆生于谷味。用黄芪建中汤两和营卫，补气以生血，加杜仲、续断、当归、牛膝、阿胶养血和经络，熄风兼化积瘀；苓、术、谷芽调补脾胃，以疏肝气，运水谷，俾气血有所资生，药品气味温和，配合匀称，无偏杂之弊，甚足贵也。

次方：

肥玉竹，瓜蒌根，苡仁，桑寄生，何首乌，大生地，海螵蛸，木瓜，合欢皮，木通，山萸肉，巴戟天，乌梅肉。

按：久病必入络为热。该方全用和平通络、荣筋之法，以调治节、和筋脉肺胃为君，悦心脾、养肝肾为佐。盖肺主治节，阳明主宗筋，胃为水谷之海。气血之所从生，必和风布护，气血周流，经脉自利。以继前方之后，宜其着手成春也。（《治验论案》）

袁桂生医案

○朱姓妇年五十一岁，素有脑病，发则卒然昏倒，口噤不语，惟心内尚觉了然，移时始苏，其家本住盐城，因其子在此经商，遂常往来。壬子九月，其媳分娩三朝日，贺客盈庭，稍形劳碌，始觉头晕口燥，旋即昏倒，口噤不能言语，两手指痉挛，口眼歪斜，至次日清晨，仍未苏醒，其戚李某延予治之，已全不省人事。面色晦惨，几类死人，身不发热，手指微凉，脉息小数，因其手指痉搐不柔，诊脉殊多困难，以筋启齿视舌，则光而微现白色薄苔，盖血液亏耗，脑力素衰，复因劳役动火，因而发为痉厥也。乃以增液汤加羚羊角、贝母、石菖蒲、西洋参、白芍、花粉、橘皮为煎剂，并以至宝丹一粒研碎和入，徐徐灌之。午后七时复诊，则药已灌下多时，而病人亦稍能言语，口亦能张，视其舌色，则红赤而光，微有白苔数点，面色亦转活润，但手指尚痉挛如故，大便溏泻，脉息与前无异，口干欲饮茶，是药已大见功效。乃于前方去至宝丹、石菖蒲、羚羊角，加枸杞子、竹茹、枣仁、柏子仁，接服三日，痉挛全止，能饮食起坐矣。今年六月，来予医院诊病，则貌颇丰润，精力亦佳，予几不相识矣。（《丛桂草堂医案》）

刘云湖医案

○病者：武昌督府堤，裴姓，即族侄彬如（即孝移次子）之岳家也，其岳母年近七旬。

病因：先有内风之疾，愚因事赴汉，同彬如税于裴家，招待甚殷，因止宿焉，夜阑闻呼吼声，手足扬舞声，起而静听之，乃病人之发作声也。

证候：不逾时彬如来请云，敝叔岳母年近古稀，迩来得患新恙，发时手足蠕动搅舞，头乱摇，痰涎流涌，吼声不绝，人事昏迷，必数人围绕，牢握其手腕，历一小时始苏，一日两次如此，已延武汉名医杨小阶、叶小秋等诊过数次，皆无效。

诊断：请烦诊之，愚不忍过却，乃诊左寸细数，左关弦急；右寸浮空，右关沉弱，两尺微沉，此肝风内动症也。

疗法：与镇肝熄风。

处方：

血龟板六钱，熟地、冬术、山萸肉、鹿茸片各三钱，杭芍、淮夕、生牡蛎各二钱，明麻、炙草各一钱五分，茄南沉一分，红枣四枚。

效果：即令煎服，次晨愚买轮返梓，两月后接彬如回函云，服五剂痉安，特修函致谢云。

理论：此肝阴不足，发为疏泄之症也。《内经》云：诸风眩掉，皆属于肝。肝主风脏，最易疏泄，肝虚则疏泄有权，而内风即起矣。薛生白云"阳化内风"即是此意。夫肝何故主于疏泄，此中有两种原因，一因年过古稀，神经运用过度，如树木之老而且枯，即有动摇之患。一因肾水亏竭，不能濡润肝木，木无水润，枯竭旋生，是以有疏泄无权。古人称肝为刚脏，内寄相火，不得濡润，即起内风变化。此证左寸细数，血液素亏。右寸沉弱，气不宣运。左关弦急，风势弛张。右关沉微，脾土卑监，故有木来克土之虞也。今见痰涎壅聚，风急津无所主，手足动撼，经脉无营养之料，故发生挛急。头为诸阳之会，无血液以上濡，是以头窍皆空，风邪乘隙而入，故头乱摇，亦气阻血虚之故。胸部为清明之府，土无健运之职，肺乏清肃之令，风势弛张，每争衡于胸臆间，清明无所主宰，故痰涎直涌。人事因而昏迷。夫人身健运之阳气，必得真阴以养之，庶能生烈日于当空，扫群阴于四塞也。今清者不升，浊者下降，所以有天地不交之否象也。

方论：古称风为阳邪，风善行而数变，肝为风脏，不有相当之镇定，必尽量地疏泄。叶香岩云，肝为刚脏，宜柔药以和之。肝风不熄，宜气重镇之，介类以潜之，酸味以收之，浮阳内风，勿令鼓动。故此方以熟地为君，仿六味汤之遗意，实以柔养肝木。用茸片以充头阳，稍佐天麻以熄肝风，芍地滋水而润木，萸术奠土而温肝，其得力者，即牡蛎、牛膝、沉香大施镇定。兼龟板以疏络潜阳，风既定而土得运，自无头摇肢挛之虞。

或问既云肝为阳邪，又云肝脏内寄相火，则为用为火，治法宜用清泄，不用温补明矣，方中用鹿茸片、山萸肉，非有近于温补乎。

答曰：肝为人身立命之本，体温由此发源，所云阳者，即体温也，人身之真元也。所云相火者，即人身机能发动之枢纽也。古称肝为将军之官，谋虑出焉，既云谋虑，必有感觉之可能。又云相火，足以辅佐君火而用事，是心与脑与肝，合为一体而用事也。称为阳为风为相火者，亦取灵敏之动作，非实有其火热之症。今肝风既动，头摇手足乱搅，肝主筋，肝阴不足，血不荣筋，故筋脉自动惕，非火之使然。且肝风既动，肝血不藏，真元自当缺乏。头部及四肢，无真阳以慎实，故头摇而肢挛也。凡人病至垂危，多见头摇肢挛，皆肝气欲绝之候。即此可知肝虚风动之利害也。茸片大补真阳，以鹿之角，补人之脑，以头补头，真元立可上达。山萸大温肝体，敛耗散之气。回固有之真，自然全身得灵活也。

（《临床实验录》）

沈湘医案

〇 杨某，年廿余岁，产后感冒风寒，面色晦滞，肢体强硬，转侧困难，寒热往来，日发数次，舌质淡，胖大，白苔满布，润滑，两脉缓大无神。前医投以小柴胡汤无效。此产后营卫虚，风寒湿邪侵入为患，而寒温较重，非少阳病也。药宜温通，兼养气血。

方药：

黄芪五钱，苍术三钱，桂枝三钱，蔻壳三钱，防风三钱，茯苓三钱，秦当归三钱，川芎一钱五分，狗脊八钱，秦艽三钱，姜黄三钱，生姜三钱，焦黄柏二钱，刺蒺藜八钱，杜仲八钱，宣木瓜五钱，川、草乌各二钱五分（先煎）。

再诊：肢体强硬减轻。原方去蔻壳、姜黄，加砂仁三钱，独活二钱，制附片五钱，补骨脂五钱。

三诊：寒热已退，情况继续好转。原方去砂仁、独活，加蔻壳、炒白芍、炮干姜、炙甘草、洋参须。

三诊以后，可以坐车前来就诊，又数剂去川、草乌，加重补益气血之品调理痊愈。（《沈绍九医话》）

任瞻山医案

〇 朱宗怀之妻，手足转筋，病已两月。诊脉细微，必是气虚，问彼身体毫无他病，饮食亦强，举动轻捷，却非气虚之证，细问转筋昼夜何如？彼云日间颇轻，夜间难抵，此必血虚有火，夜间阳伏内，火得助故转筋更甚，举动轻快亦阳壮之象，脉之细小必是常脉，不足凭也。宜舍脉从证，用滋阴清火之法，与四物汤加知、柏、玄参十余剂而安。然此等痉病却少，惟气虚者最多。（《瞻山医案》）

汪朴斋医案

〇 又伊侄媳，亦予侄女，产后惊风，时癸巳岁，适予在浙，请治。予曰：肝风内动，又感外邪而然也。今热不退而汗多，手足搐抽，已成痉厥。此外解而内虚为重，随用归芎加黑荆芥少许，外用醋炭熏之，汗渐少，即进姜桂四物汤而热退，次日转用八珍汤加肉桂，数剂而愈。（《三三医书·评注产科心法》）

沈奉江医案

〇 病者：陈姓媳，年二十余，住北门贝巷。

病名：燥痉昏厥。

原因：怀妊足月，腹中素有伏热，因咸秋令温燥，陡然病剧，午前特来邀诊。

证候：头面四肢浮肿，两目陡然失明，继以痉厥，痰涎上涌，面色青惨，目珠直视，唇紫口噤，手足鼓动不止，神识昏糊。

诊断：脉伏身冷，舌红兼紫，此热深厥亦深，燥热引动肝火，风自火生，挟痰刺激神经，恐其胎元不保。

疗法：清热熄风，潜阳涤痰，以急救之。

处方：

羚羊角四分，珍珠母二两（生打），滁菊花三钱，川贝母三钱（去心，劈），双钩藤三钱，石决明二两（生打），制胆星七分，淡竹沥四两。

晚间，再服猴枣一分、月石三分、郁金三分、羚羊角三分，共研细末，用竹沥二两调服。

次诊：明晨复诊，风痉已定，神识时糊时清，牙关时开时闭，腹中大痛，恐其难产，而羚羊角凉肝之药不合，惟濂珠虽寒，书有下死胎胞衣之说，故可用之。

次方：

濂珠三分，川贝母三分，天竹黄三分，制胆星三分。

共研细末，用双钩藤、淡竹茹各三钱，泡汤调服。

三诊：服后神识已清，神倦嗜卧，呼吸有度，两脉起而不伏，腹痛亦止，惟舌红唇燥，两颧转赤，显然阳明之燥热也。治以清润泄热，兼佐熄风。

三方：

小川连五分，青子芩钱半，川贝母三钱，水芦根七钱，黄杨脑七个，青连翘三钱，肥知母三钱，竹卷心三十支，鲜茅根七钱，双钩藤三钱。

四诊：明日复诊，腹中又痛，胎儿下堕，已经腐烂，而邪热未清，瘀不得下，改用通瘀以泄浊。

四方：

苏丹参二钱，川郁金二钱（打），当归尾钱半，桃仁泥二钱，泽兰叶二钱，炒川贝一钱，茺蔚子三钱，藏红花五分，西血珀五分（入煎，取气而不取味），清童便一小杯（冲服）。

五诊：明日又去诊视，瘀行不多，脉右数而左郁，舌苔深绛，面色仍红，焮热不扬，咳不畅达，口渴咽干，用泄肺去瘀法。

五方：

枇杷叶五钱，茺蔚子二钱，广郁金三钱（打），炒

蒌皮三钱，川贝母三钱，苏丹参三钱，桃仁泥二钱，炒牛蒡钱半，焦山楂二钱，制僵蚕钱半，光杏仁二钱。

六诊：服后咳止，瘀血盛下，大便干结，治以通瘀润肠。

六方：

苏丹参三钱，生川甲三钱，桃仁泥二钱，炒山楂二钱，泽兰叶三钱，广郁金三钱，广橘络一钱，炒麻仁三钱，全瓜蒌四钱（杵），益母草一两（煎汤代水）。

效果：服二剂，诸恙皆平，能饮稀粥，调理数日而愈。

廉按：此由燥热动风，风火挟痰，刺激脑筋，陡发神经病状，难产科书中之子痫证也。就予所验，凡临产发子痫者，势轻而缓，母子均可两全。若势急而重，胎儿固多抽坏，其胎多街，急救得法，胎虽不保，母得幸全，似此佳案，可谓后学师范。（《全国名医验案类编》）

〇 分娩横生，小儿不能转身，稳婆斸割而下。已经二十余日，忽头痛如劈，白夜呼号，甚至发痉。先生诊之，两弦数，舌苔白腻，胸闷不畅。曰："此去血过多，风火上升，适值盛夏，又感暑热，恐其痛厥之变。"用石决明、白芍、菊花、钩藤、藿梗、佩兰、蔻仁、佛手、荷叶、菖蒲诸味，一剂而痛大定，惟少有胸闷。再用芳香、宣气、化湿而愈。（《三三医书·沈鲐翁医验随笔》）

郑在辛医案

〇 卞宅内眷屈氏，五年前便血，因医过用黄连、乌梅苦寒凉药，血去肝虚。若寒伤肝，肝主筋，遂手足拘挛，项背强痛，两胁结块，手不能曲于后，足不能履于地，坐卧于床者四年。饮食衰少，形骸骨立，幸经水犹通，天真未绝耳。因往屈宅，便令诊之。脉弦细紧，答以肝经虚冷，须服温经热药，用桂枝、细辛、当归、赤芍、半夏、茯苓、附子、吴萸、甘草立方，令其自制药服。彼畏药辛热，反多谤议，弃置不用。一年后又往屈宅，别诊他病，再主诊之，病益甚，予曰："仍是前方，如放心百剂，或效，然不可必也。"因诸医遍治不效，不得已，以余方自制，姑试服之，十数剂颇安，两手和柔。来又求诊，更加干姜。往诊十余次，皆前药加减，或官桂，或桂枝、附子，每剂钱半，姜亦如之，惟立药方，彼自制药，坚服半年，手即能举，足亦可步，

胁块皆消，周身筋舒，竟为全人。屈宅本籍关东，崇敬时道，因不相信，故不用药，惟立方也。（《素圃医案》）

王旭高医案

○ 章，先痉厥半日而后产，产后厥仍不醒，痉仍不止，恶露稀少，汤水不能纳，纳则仍复吐出，面赤身温，脉洪而荒。肝风炽张，营虚气耗，虚阳外越，冷汗遂出，恐其厥而不返，奈何奈何！姑拟一方，希冀万一。

桂五分，当归三钱。

煎汤冲童便一杯，化下回生丹广丸。

渊按：脉荒者，乱也。究属杜撰。虚风挟痰上逆，化痰降火，冲入童便最妙。

复诊：前方勉灌三分之一，恶露稍多，面赤稍退，脉大稍软，而厥仍不醒，舌色灰黄，时沃涎沫，两日饮食不进，营虚气滞，胃虚浊泛。必得温通化浊，以冀阳回厥醒为妙。

肉桂，炮姜，半夏，全当归，丹参，山楂肉，陈皮，茯苓，紫石英，童便冲入。

三诊：厥醒进粥半盏，诸无所苦，惟周身疼痛，不能转侧。舌苔白，口不渴。拟温养气血，兼和胃气。

肉桂，炮姜，黄芪，半夏，当归，丹参，茯苓，陈皮，桑枝。（《王旭高临证医案》）

陈蛰庐医案

○ 产后服姜糖饮过多，渐变痉厥。医以其有寒热也，投以小柴胡汤，不愈，继而认为血少，改投当归补血汤，而热益甚。乃乞诊治。脉数舌绛，长热不解，但渴而不能多饮，知为营液亏少所致。乃告之曰："此证以误服姜糖饮过剂，夫人而知矣，其始发寒热者，阳虚则寒，阴虚则热，内伤非外感也。投补血汤而益热者，病当增液，不当补血。盖脉数而非涩也，归芪动火，安得不热？"授以养液大剂，如二冬、二胶、杞、地之类，调治旬日而愈。计服冬地各勺许。吾乡恶俗，新产即投以生姜、砂糖，调饮温服。或服姜至四五勺，或十余勺，甚或至二十余勺。妇媪相戒，以为服姜不多，易致产后诸病。但平时片姜不能入口之人，产后虽食姜旬日，或得姜稍缓，即胃反不能纳食，故产家既相沿成俗，医者亦习为不察。其实检遍群书，屡询别省，无是

法也。仆始亦相疑而不得其故，近始得之，盖新产之人，气血暴亏，内外皆虚，故能任受辛甘发散、温中去瘀之品。迨服至数勺之后，则辛多甘少，砂糖之温中不敌生姜之耗气，于是中气渐就虚寒，若非辛开温热之品，自不能开胃进食。昧者以为非姜不解，岂知其实由食姜过多所致哉？夫妇人足月而产，如瓜熟蒂落，花放水流，自然而然，自无他故。纵有停瘀别疾，只一味生化汤，随症加减进退足矣。数剂之后，自然畏姜如火，何劳取鸠止渴哉？盖服姜之害有二，偏阳者，易致阴虚，发痉，如此证是也，尚可以药急救之。偏阴之人，则阳气无几，复投以辛散耗气之品，无不暗折其寿元。故我邑产妇，数胎之后，虽在壮年，亦同迈妇，可以知其敌矣。呜呼！安得逌人之铎，遍作为聋瞶，而使产家皆得免此大劫哉？（《蛰庐诊录》）

傅松元医案

○ 包家妇，新遭回禄，惊急气苦，两忽害病，病六七日。适余出诊，路遇乡人云："包家妇病，延医四人，皆不识为何病，治亦罔效，先生能知其病乎？"余曰："我非包家来，包家何人病乎？"乡人曰："阿才之妇也。曾请张徐朱郑四医，都不识病名，所以服药亦无效。"余因谓乡人曰："尔引余往诊乎？"乡人曰："先生若能愈其病，即大功德。"遂导余人其宅，见其妇身强手曲，头足不能动，壮热妄言，唇焦舌黑，脉弦滑。余思曰："此火郁伤暑，又受风邪而致。"乃问其左右曰："此人曾当风露卧否？"答云："其家失火后，露宿三天。"余曰："是矣，此病名痉证也。"为其立方，用石膏、麻黄、桂枝、光杏、生军、芒硝、翘仁、枳实、防风九味，服一剂，试观其变。时在初夏，余并赠以药资，左右皆谢。明日复诊，其家人曰："昨服药后大便连行二次，大汗一身，即神静而寐，一觉后，身热已退，神识已清，惟手足头颈，虽能略动，而转侧须人，不思谷食。"诊其脉，缓滑不数，苔黑已化，渴饮未止。乃书石膏、花粉、桂枝、防风、黄芩、连翘、厚朴、丹皮、青蒿。二剂而愈，费钱不过二百，而大病霍然矣。（《医案摘奇》）

余景和医案

○ 常熟百岁坊戴姓女凤凰，约十八九岁，在灵公殿前曾府为使女，时正酷暑，饮井水两碗，后觉胸中痞

闷。明晨忽腹中气上冲痛，痛则痉厥，目珠上反，角弓反张，四肢抽搐，时厥时苏，一日夜五十余次。前医作热厥，服以凉药，昏痉抽搐更甚。因贫不能服药，束手待毙。余曰：药资余不吝，然生死不能保也。病家曰：生死由天，求君救之。余心恻然，即进以至宝丹一粒、苏合香丸一粒，研细，菖蒲汁调服。再用针刺风池两穴、期门两穴、虎口两穴、肺俞两穴，无效，而痉厥更甚。余细思终夜，恍然悟曰：热时饮冷，阳气内伏，阴寒阻格于上，阳欲升而不能，阴欲散而不得，阴阳之气，逆乱于中。犯脾胃则为吐泻，犯肝胆则为痉厥。仲景肝胆同体，每以温凉并用。昏厥痉者，皆阴阳之气逆乱于中者多，用药亦须温凉驳杂，方克有济。此证在厥阴之表，少阳之里，着笔当在厥阴、少阳二经。即拟桂枝一钱、羚羊二钱、干姜五分、川连四分、吴萸四分、钩勾三钱、木瓜二钱、天麻一钱、僵蚕三钱、竹沥一两、石决一两、姜汁五分，煎好，缓缓服尽，气平痛止，即能安寐，痉厥、抽搐俱平。后服调肝脾药二十余剂而痊。余贴药资三千余文，愈此危证，亦生平一快事也。（《诊余集》）

姚龙光医案

○ 赵少希，余至好也。其太夫人贤德知大体，治家勤谨，夏间忽患温证，一发寒热则抽掣难堪，通身疼痛，头痛如锥，心中烦躁，不饥不渴，不便，舌本深紫，无苔，右脉弦数无力，左脉弦数有力。余曰：邪之中人，乘虚而入，如水之就下也，此证由阴虚之体，受时令温邪，深入阴之四分，故一发则心肝两脏为邪所伤，因见烦躁抽掣、寒热往来、脉象弦数等症，《温热经纬》中论此证最为详明，余因按法施治，用鲜生地五钱，麦冬二钱，元参心三钱，青蒿三钱，赤茯苓一钱半，银花二钱，连翘三钱，山栀仁三钱，酒炒白芍三钱，甘草五分，竹叶卷心者八片，莲子心八分。连进四帖，寒热抽掣身痛俱止，舌苔渐生，惟懊侬心跳，体软，咳嗽痰多，脉象柔和，是阴分温邪已退，见脾虚痰泛之象，适吾发旧患，不能出门，乃请吾乡推许之王某名医继吾诊治，见吾前方，颇不满意，云时气之病，焉有开首便养阴而用血分药者（此等名医均守常套以试病，不知辨脉症以立方，所恃者，《汤头歌》《脉诀》而已，改用凉膈散去硝黄，连服四帖，愈觉疲困，值少翁由店回来，因邀余往，诊其脉仍如前，余曰：不妨，

此脾虚较前稍甚耳。（《崇实堂医案》）

李铎医案

○ 产后不语，手足瘛疭，脉虚缓，此中风证也。仿古七珍汤加减，若能发出音声，方许可治。

高丽参，志肉（制），菖蒲，川芎，生地（酒洗），天麻（煨），荆芥（略炒），钩藤，防风，归身。

又：服此方二剂，瘛疭已止，神气稍醒，而口不能言，总是险途，与举卿古拜散二钱，豆淋酒调服，昏睡，醒则能言，但舌音未清，仍与前方加当归一服，诸病悉退，继以气血两补法调理而安。

按：举卿古拜散即华佗愈风散，荆芥略炒，为末，此药清神气、通血脉，治产后中风、口噤、牙关紧闭、手足瘛疭、角弓反张，亦治产后血晕、不省人事、四肢强直，或心眼倒筑、吐泻欲死。其效如神。（《医案偶存》）

李修之医案

○ 龚姓妇，产后，发痉口歪不语，角弓反张，时或稍愈，顷之复作。诸医皆用风治。予曰：肝为藏血之乡，风水之司也。肝气为风，肝血为水，流则风息而筋脉自舒。古人云：治风先治血，信有言矣。况产后气衰于表，血衰于里，气衰则腠理疏，而外风易袭，血耗则肝木枯，而内风煽动，故血不养筋则角弓反张，风淫胃脉则唇口引动，当用滋润之品，内养肝血直补其虚，少佐驱风之剂，使同气相求得以易人。用四物去芍药，加羌活、防风、独活、钩勾、酒炒荆芥，两剂而愈。若用辛散则风能燥血，辛走阳气，适滋其困矣。（《旧德堂医案》）

费绳甫医案

○ 湖北万欣陶观察之夫人，平时心悸头眩，腰酸腿麻。每发战栗，床皆震动，虽复重衾不暖，温补年余，病势反增，就治于余。诊得六脉沉细，左关带弦，是阴虚于下，阳升于上，灼津耗气，津亏气弱，不能卫外而砥中。非峻补真阴，苦以坚之，介以潜之，断难获效。

大生地四钱，明天冬二钱，大麦冬三钱，大白芍一钱五分，川黄柏一钱，川石斛三钱，败龟板四钱，左牡蛎四钱。

进两剂颇安。即照方连服三十剂，病乃霍然。观察曰，前进温补阳气而危，今服育阴潜阳而愈。症固奇，而治法更奇。（《费绳甫医话医案》）

陈士楷医案

○ 风为百病之长，虽有外感内伤之分，但外感之风，必见表证；内伤之风，不离厥阴。盖肝为风木之脏而主一身之筋，赖血液以养之，血虚则生风，络燥亦生风，此自然之理也。秋间曾患温病，旋即分娩，延近三月，又复寒热咳呛，咽痛鼻衄，肤色带红。顷转四末，浮肿而麻木，诊得脉象细滑而数，舌苔糙黄，根部带灰，唇燥口干，咽道依然未利，筋脉时或抽动。兹将前后症因，参以苔色脉象，当属阴血不足，伏热与肝阳素旺，又感风热，引动厥阴风水，致风阳内窜，筋脉被窒，成风淫四末之候，显然可见。今风阳内炽，走窜筋络，加以平素营虚挟热，计维轻清化养，参入熄风为治，望其风定痛缓，庶无迁变。

羚羊尖，玄参心，制女贞，生石决，鸡血藤，小生地，鲜石斛，炒滁菊。（《陈良夫专辑》）

柳谷孙医案

○ 产后溃疡颇甚，营气大损。晚热干咳，脉数，皆虚象也。腹中攻痛，肝气不平。拟方先与疏木和胃，候其纳谷渐增，再图补复。

白芍（姜汁炒），郁金，橘络，苏梗，白薇，丹皮，当归，蛤壳，青皮（醋炒），生甘草，檀香，陈佛手。

二诊：去橘络、苏梗，加洋参、制半夏、茯苓、广陈皮。

三诊：风痉本由乎血虚，迩因产疡之后，肝阴更伤。腹中攻痛，木气亦欠疏畅。当于养血之中，兼以调理。

生地（砂仁同打），归身（炒黑），白芍，牡蛎，钩藤，蒺藜，郁金，丹皮（炒），白薇，首乌藤，稆豆衣，广陈皮，佛手。

四诊：手足痉掣，头晕齿骱，神呆不语，此属风阳上冒，兼挟痰浊上蒙之象。每发近晚，病属阴分也。向质阴气不足，肝肾不调，经速而多，乃营虚而兼有木火之象。病起脏气偏伤所致，宜缓与调理。刻先与熄风养营。

细生地（炒），大白芍，广郁金（明矾化水拌），炒归身，川贝母，羚羊角，左牡蛎，白蒺藜，首乌藤，丝瓜络（姜汁炒），丹皮炭，小青皮，佛手，竹沥（和姜汁少许，冲服）。

五诊：发痉时神识略清，痰气得通之象也；眩晕仍作，血不养肝，风阳仍扰也。经停两月，频作腰痛，当防木火内扰。拟方养血熄风，佐以清泄肝木。

大归身，大生地，大白芍，石决明，稆豆衣，白蒺藜，女贞子，厚杜仲，菟丝子，生甘草，淡黄芩，砂仁，竹二青，陈佛手。（《柳宝诒医案》）

王士雄医案

○ 孟冬分娩，次日便泄一次，即发热痉厥，谵语昏狂。举家惶惶。乃翁邀孟英察之，脉弦滑，恶露仍行。曰：此胎前伏暑，乘新产血虚痰滞而发也。与大剂犀（角）、羚（羊角）、元参、竹叶、知母、花粉、栀（子）、楝（实）、银花，投之。遍身得赤疹而痉止神清。乃翁随以清肃调之而愈。（《王氏医案》）

其他医案

完颜氏病搐，先右臂并左足，约搐六七十数，两目直视，昏愦不识人几月余。求治，先逐其寒痰三四升，次用导水禹功散，泄二十余行，次服通圣散辛凉之剂，不数日而瘳。

薛立斋治一妇人，素有内热，月经不调，经行后四肢不能伸，卧床半载。或用风湿痰火之剂，数日而不见效。其脉浮缓，按之则滑，名曰痰证。属风寒所乘，用加味逍遥散加肉桂、防风，四剂顿愈，更以八珍汤调理两月余而瘳。

一妇人素经行后期，因劳怒四肢不能屈，名曰疲证。此血虚而风热所乘，先用八珍汤加钩藤、柴胡渐愈，更佐以加味逍遥散，调理而痊。

一妇人素有火，忽然昏愦瘈疭抽搐，善伸数欠，四肢筋挛，痰涎上升。此肺金燥甚，血液衰少而然也。用清燥汤、六味汤丸兼服，寻愈。

薛立斋治一妇人，因怒，经事淋沥，半月方竭。遇怒，其经即至，甚则口噤筋挛，鼻血头痛，痰涎搐搦，瞳子上视，此肝火炽甚。以小柴胡汤加熟地、山栀、钩藤治之，后不复发。

一妇人素阴虚，患遍身瘙痒。误服祛风之药，口噤抽搐，肝脉洪数。薛曰：肝血为阴为水，肝气为阳为火，此乃肝经血虚火盛耳，宜助阴血、抑肝火，用四物、麦冬、五味、钩藤、炙草，调理而痊。

一妇人发痉，遗尿，自汗面赤，或时面青，饮食如故。肝脉弦紧。此肝经血燥风热，痉症也。肝经属木，其色青，入心则赤，法当滋阴血、清肝火，遂用加味逍遥散，不数剂诸症悉退而安。

马元仪治章氏妇，患头身振摇，手足瘛疭，诸治不效。诊之两脉浮虚兼涩，浮为气虚，涩为血伤，得忧思劳郁，阳明损甚也。盖阳明胃为气血之海，主束滑而利机关。若气血不充，则筋脉失养而动惕不宁。仲景云：发汗则动经，身为振振者，茯苓桂枝术甘草汤主之。凡汗伤津液，犹足扰动经脉，况气血内涸乎。但彼有外邪搏饮，当涤饮散邪，（苓桂）俾津液四布，以滋养筋经筋脉。此属劳郁所伤，必峻补阳明，使气血内盛，以充灌周身，令服参乳两月而安。

一杜任治郝质子妇，产四日，忽瘛疭戴眼，弓背反张。任诊脉弦，以为发痉。与大豆紫汤、独活汤而愈。

坚志一内室，方分娩，犹在蓐中，忽发痉，头足反接，相去几二三尺余。家人惊骇，以数婢强拗之不直。适有独活一味，急煎饮之。召医未至，连饮三次，遂能直，及医至乃即愈矣。

一产妇，因太劳两臂不能屈。服苏合香丸，肢体痿软，汗出如水。余以为前药辛香，耗散真气，腠理虚而津液妄泄也。脉虚软。先用十全大补汤加五味子，补实腠理，收敛真气，汗顿止。又以四君子汤，调补元气。更用逍遥散、大补汤，调理一月而康。

一产妇，先胸乳痛胀，后因大怒，遂口噤吐痰，臂不能伸，小便遗出。诊之，左三部脉弦。余以为肝经血虚，风火相煽，而不能荣经络也。先用逍遥散治之，则臂能屈伸。又以补肝散、六味丸，数剂而诸症悉平。

一妇人发痉，遗尿，自汗，面赤或青，饮食如故。肝脉弦紧。余曰：肝经血燥生风而发痉也。以肝主小便，其色青，肝火炎则赤，筋络失养则痉也。法当滋阴血、清肝火。遂用加味逍遥散，不数剂而诸症悉退。又以八珍汤加丹皮、山栀，调理一月而痉安。

一妇人，产后血风，患瘛疭。脉涩浮弦。此血分受风，而筋脉失养也。遂以小续命汤加减，数剂而安。（徐灵胎《女科医案》）

薛立斋治一产妇，勤于女工，忽仆地牙关紧急，痰喘气粗，四肢不遂，此气血弱虚而发痉。朝用补中益气汤加茯苓、半夏，夕用八珍汤加半夏，各二十余剂，不应，此气血之未复，药之未及也。仍用前二汤，又二十五剂寻愈。（雄按：药不精切，故不能收捷效。）

一妇产后恶寒发热，他医治以小柴胡，致汗出谵语，烦热作渴，四肢抽搐，用十全大补汤益甚。其脉洪大，重按则无，此药力未及也，遂加附子，服四剂愈。

一产妇筋挛臂软，肌肉掣动，此气血俱虚而自热也，用十全大补汤而安。

一产妇先胸胁乳内胀痛，后因怒口噤吐痰，臂不能伸，小便自遗，左三部脉弦，此肝经血虚，而风火所致，不能养肝。先用加味逍遥散治之，臂能屈伸，又以补肝散、六味丸而诸症悉愈。

一产妇患儿枕腹痛，或用驱逐之剂，昏愦口噤，手足发搐，此血气极虚之变症也。用八珍汤加炮姜二钱，四剂未应，又以十全大补汤加炮姜一钱，二剂而苏。

沈尧封云：丁丑三月，练塘金虞第四媳产后变症，先是于上年十月生产甚健，至十二月初旬，面上浮肿，驱风不应。加麻黄三帖，通身胀肿，小便不利。更用五皮杂治，反加脐突。更用五桂、五苓，小便略通，胀亦稍减。续用桂附八味，其肿渐消，惟右手足不减。忽一日口眼歪邪，右手足不举，舌不能言，因作血虚治，变为俯不得仰，数口后吐黑血盈盂，吐后俯仰自如。旬余复不能仰，又吐黑血而定。投以消瘀，忽然口闭目开如脱状，其母一夜煎人参三钱，灌之得醒，醒来索饭吃一小碗。近日又厥，灌人参不醒，已三昼夜矣。余遂往诊，右手无脉，因肿极不以为怪，左脉浮取亦无，重按则如循刀刃。余曰：此是实证，停参可治。遂用胆星、半夏、石菖蒲、橘红、天虫、地龙、紫草，水煎，入竹沥姜汁，一剂知，四剂手足能举，十二剂能出外房诊脉，诸病悉退，惟舌音未清，仍用前方而愈。金问奇病悉退，惟舌音未清，仍用前方而愈。金问奇病之源。余曰：人身脏腑接壤，怀胎后腹中遂增一物，脏腑之机括，为之不灵，五液聚为痰饮，故胎前病痰滞居半。《千金》半夏茯苓汤，所以神也。至产时痰涎与恶血齐出，方得无病。若血下而痰饮不下，则诸病丛生，故产后理血不应，六神汤为要药。此证初起不过痰饮阻滞气道作肿，血本无病，用五苓，肾气肿减者，痰滞气道，得热暂开故也。久投不已，血分过热，致吐血两次。至若半身不遂，口眼歪斜，舌络不灵，俱是痰滞经络之证，即厥亦是痰迷所致，并非虚脱。故消痰通络病自渐愈，何奇之有。

又曰：震泽一妇，产后十余日，延我师金大文诊视，余从焉。接述新产时症似虚脱，服温补药数剂，近日变一怪证，左边冷，右边热，一身四肢尽然前后中分，冷则如水，热则如炭，鼻亦如之，舌色左白右黑。师问曰：此是何症，用何方治？余曰：书未曾载，不知应用何方。师曰：奇证当于无方之书求之。经云：左右者，阴阳之道路也；阴阳者，水火之征兆也。败血阻住阴阳升降道路，不能旋转，阳盛处自热，阴盛处自冷，所以偏热偏寒。用泽兰、山楂肉、刘寄奴、苏木、桃仁、琥珀等药，两剂，病减半，继服不应。遂更医杂，以致不起，由今思之，此证不但血阻，必兼痰滞，我师见及阻住阴阳升降道路，已经识出病源，但跳不出消瘀圈子耳，倘通瘀不应，即兼化痰，或者如前案金妇得起，未可知也。（《续名医类案》）

拘　挛

甘澍医案

〇 周秋帆茂才内人，怀孕数月，一日周身痛痹，四肢拘挛，肌肤及手指掌皮，数变如蛇蜕之形，惊痛交并，恐成废疾。余诊脉得浮大，按浮为风，大为虚，此营卫不固、血虚风袭之候也。原中风有中腑、中脏、中经络血脉之分，故见症各著其形。今起居如故，饮食如常，外无六经之形症，内无便溺之阻格，惟苦肢节间病，风中血脉奚疑。处以当归四逆汤，当归重用，佐以一派祛风之味。连四剂而愈。（《一得集医案》《得心集医案》）

其他医案

一妇，产后筋挛臂软，肌肉瞤动。脉软虚数。此气血大虚，虚风内煽，而筋失所养也。用十全大补汤药，三十余剂而安。

一妇，产后手麻，服愈风丹，遍身皆麻，神思倦怠。脉急弱涩。此阳气虚而不能统运也。用十全大补汤加炮姜，数剂而麻渐退，虚渐回。改逍遥散加姜汁，又数剂而痉安。（徐灵胎《女科医案》）

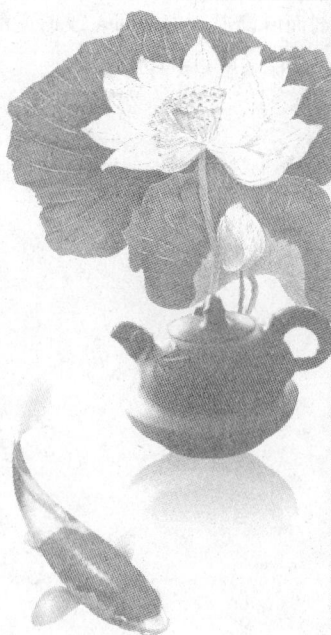

脾胃病证 ▶▶▶

便 秘

冉雪峰医案

○ 胡姓妇女，年七旬晋四，体瘦神健，年高液衰，大便坚，夏月伤暑，兼感凉，医者满纸参、芪、术、苓，内外合邪，搏于少阳如疟状。更医，不知邪在膜理膈间属少阳，误为入府属阳明。迎合病者意旨，下之，邪势内陷，胸胁痞满，气逆撞痛，液枯神怯，循衣摸床，势急矣，已集家族备后事。闻名延予诊，脉数劲急，又参伍不调，七八至或十余至一止，疑其亡阴，查其舌，果如去油猪腰，无津，症属不治，静思，得其可治数端：伤寒，若已吐下、发汗、温针、谵语，柴胡证罢，此为坏证，此病虽误下，无谵语，午后发热，柴胡证未罢，可治者一，又阳明病，心下硬满者，不可攻之，攻之利遂不止者死，此病虽误攻下，利数次即止，无一泻不止现象，可治者二；一部《伤寒论》，纯为救津液，审察津液存亡之法，尤注意小便，小便利者，其人可治，此病尚有小便，内液未尽夺，可治者三。盖亡阴固在不治，而阴未尽亡则尚在可治之列。救治奈何？凡柴胡证下之，若柴胡证下罢者，复与柴胡汤，此病大好在柴胡证未罢，但单热不寒，与柴胡正治有别。用后贤清解少阳，兼清热保津法，热去。转用大剂甘寒润沃之剂，二剂津回舌润，自大便一次，神志清楚。惟胸膈痞痛，气逆上冲残在，仿泻心汤意，去其大苦，一剂气稍下，膈稍舒。然舌上津液复去，急改清润养液，津液既足，则大便自然通畅，正气既充，余邪自不容留，劝安服清养肺胃之剂收功。此病虽获痊愈，然已大费周折矣。（《冉雪峰医案》）

施今墨医案

○ 左某某，女，44岁。

胸闷不思食，胃部时痛，口干不欲饮，饮后即胀，心悸气短，呕逆吐酸，大便干燥，数日一行，小便不爽，病已经年，时愈时发，痛苦异常。舌质淡红，脉象滞涩。

辨证立法：综合脉证，系由气机不调，胃气不降，津液不行，肠失传导所致。即《金匮翼》所谓之"气内滞而物不行也。"以理气行滞兼利二便为法治之。

处方：

半夏曲6克，代赭石12克（旋覆花6克同布包），建神曲6克，晚蚕沙10克，炒皂角子10克（同布包），云茯苓6克，干薤白6克，佛手花6克，云茯神6克，全瓜蒌24克，玫瑰花6克，姜川朴5克，炒枳壳5克，炒远志10克，冬瓜子12克，青皮炭5克，莱菔英6克，冬葵子12克，陈皮炭5克，川郁金10克，炙草梢3克。

二诊：服药二剂，胃疼止，大便隔日一行，胸胁苦满，呕逆吐酸仍旧，拟用前方加减之。

处方：

半夏曲6克，云茯苓6克，代赭石12克（旋覆花6克同布包），建神曲6克，云茯神6克，冬瓜子12克，莱菔子6克，吴茱萸0.6克（黄连3克同炒），冬葵子12克，莱菔英6克，姜川朴5克，炒枳壳5克，炒远志10克，砂蔻仁各3克，川郁金10克，苦桔梗5克，陈柿蒂6克，焦内金10克，炙草梢3克。

三诊：服药三剂，收效极大，症状基本消失，有时尚觉胸闷胃胀，心悸气短，拟改丸药常服。

处方：

以二诊汤药方三倍量，共研细面，炼蜜为丸，每丸重6克，每日早、晚各服一丸。

○ 王某某，女，60岁。

近二三年来，大便秘结，每三五日始一行，少腹胀痛有坠感，曾服泻药，反觉不适，食不甘味，睡眠尚好。苔薄白质淡，脉沉缓，尺脉甚弱。

辨证立法：年事已高，体力衰弱，肠血少，蠕动缓，因此大便结，非火盛之象，肾司二便，肾虚则无力排出。拟补肾虚润燥结法。

处方：

淡大云30克，莱菔子6克，胡桃肉30克，炒皂角子10

克（晚蚕沙10克同布包），莱菔英6克，火麻仁15克，油当归12克，紫油朴5克，桃杏仁各6克，柴胡5克，苏桔梗各5克，杭白芍10克，炒枳壳10克。

二诊：服药七剂，大便已通畅三次，少腹胀痛减，惟食欲欠佳，宜升清阳降浊阴。

处方：

北柴胡5克，苦桔梗5克，青皮炭5克，杭白芍10克，野于术5克，广皮炭5克，莱菔子6克，大腹子6克，紫厚朴5克，莱菔英6克，大腹皮6克，炒枳壳5克，云苓块12克，佩兰叶6克，焙内金10克，杏仁泥10克。

三诊：服药六剂，大便一日一次，已属正常，腹不胀，食欲增，拟丸方巩固。

处方：按第一诊处方加五倍剂量，炼蜜为丸，每丸重10克，早晚各一丸。

○刘某某，女，55岁。

便秘六七年，经常燥结五六日一行，屡治未愈，由去冬病势加重，腹中冷，背痛，食少，食即胸满闷胀。舌淡苔薄，脉沉滞而细。

辨证立法：脾气不升，胸满闷胀。胃气不降，便结不润，虚人血少津亏，非属火郁结燥，脉证相合，当宜缓通油润。拟以养阴润燥为法治之。

处方：

薤白头10克，郁李仁10克，全瓜蒌20克，晚蚕沙10克（炒皂角子6克同布包），火麻仁20克，桃仁6克，砂仁3克，玫瑰花6克，杏仁6克，蔻仁3克，厚朴花6克，北沙参12克，炒枳壳5克，野于术5克，细丹参12克，生谷芽10克，生麦芽10克。

二诊：服药六剂，食欲渐增，大便好转，小溲多，背痛已轻，但饭后仍有胸腹胀之感，前方加减治之。

处方：

薤白头10克，莱菔子6克，全瓜蒌20克，莱菔英6克，代赭石12克（旋覆花6克同布包），炒枳壳5克，砂蔻仁各3克，刀豆子12克，野于术5克，桃李仁各6克，苦桔梗5克，火麻仁15克，紫油朴5克，焦内金10克，北沙参12克，广皮炭6克。

三诊：前方连服四剂甚效，大便已趋正常，仍遵前方增损收功。

处方：

薤白头10克，莱菔子6克，全瓜蒌20克，莱菔英6克，炒皂角子10克（晚蚕沙10克同布包），炒枳壳5克，

厚朴花6克，柏子仁10克，野于术5克，玫瑰花6克，火麻仁15克，酒丹参12克，焙内金10克，油当归10克。

（《施今墨临床经验集》）

陆观虎医案

○病者：王某某，女，29岁。

辨证：便秘。

病因：寒气郁结。

症状：大便不下，溺涩而白，脘堵腹痛，腰痛。脉沉迟，左关弦。舌质白，苔浮黄。

治法：理气、润便。

处方：

苏梗6克，瓜蒌皮仁各9克，荷梗6克，木香3克，淡姜炭3克，代代花3克，车前子3克（包），沉香曲6克，佛手3克，大腹皮9克，川杜仲9克。

方解：以苏梗、广木香、沉香曲理气和胃，治其脘堵腹痛。加瓜蒌皮仁润便。杜仲治腰痛。荷梗通气。佛手、代代花疏肝气可止脘堵。加大腹皮并止腹痛，车前子利小便。淡姜炭温中祛寒而治腹痛。

○病者：杨某某，女，46岁。

辨证：便秘。

病因：过食辛热厚味，火邪伏于肠胃血中。

症状：便秘腹鸣，阵热自汗。脉数。舌质红，苔薄黄。

治法：清伏热，和肠胃。

处方：

焦稻芽15克，建曲炭6克，大腹皮9克，杭甘菊9克，山楂炭9克，牡蛎9克（煅包），云茯苓6克，陈皮6克（火炎保和丸6克包煎），石决明9克（敲包），瓜蒌皮仁各9克。

方解：以瓜蒌皮仁治便秘。建曲炭、山楂炭、保和丸助消化。焦稻芽、陈皮开胃。大腹皮治腹鸣。杭甘菊、生石决明清伏热，潜阳以止阵热。左牡蛎清热止自汗。云苓渗湿制水。（《陆观虎医案》）

叶熙春医案

○新产血虚，营阴内伤，迄今近旬，恶露未净，大便秘结，少腹作胀，舌淡红，苔薄白，脉象细涩，治拟养血润肠。

炒柏子仁12克（杵），火麻仁9克，炒枣仁9克

（杵），炒桃仁6克（杵），全瓜蒌12克（打），松子仁9克（打），紫丹参12克，炙当归12克，蜜炙枳壳5克，益母草9克，蜂蜜30克（分冲）。

二诊：服后肠道得润，大便自通，少腹之胀亦宽，脉细缓。原意出入续进。

炙当归12克，紫丹参15克，炒柏子仁9克（杵），枸杞子9克，炒玉竹9克，茺蔚子9克（杵），新会皮5克，砂仁1.5克（捣），熟地15克（包），松子仁9克（杵），粉甘草2.4克。（《叶熙春专辑》）

孔伯华医案

○刘某，女，33岁。

三焦蓄水，大肠结闭，形冷颇甚，腹胀而鼓，大便燥秘，小溲少，脉滑而数，当导滞利水。

鲜芦根30克，清宁片3克（开水泡兑），杏仁泥9克，旋覆花9克（包煎），生赭石9克，清半夏9克，嫩桑枝24克，广陈皮4.5克，肥知母9克，大腹绒4.5克，川朴花4.5克，莱菔子12克，元明粉2.1克（冲入），苏合香丸1粒（和入）。

复诊：前方连服三剂，二便俱行，形冷、腹胀均减，然食纳仍少，四肢困顿，脉弦数，右关大，再加味治之。原方加川椒目1.5克，佛手片4.5克，茵陈6克，川郁金（生白矾水浸）9克，忍冬藤12克，去元明粉、莱菔子。嘱服4剂。

三诊：症象逐渐消失，精神颇健，谷化亦佳，脉六位均滑，症甫向愈之际，宜肃清湿邪。

炒秫米（包煎）9克，猪苓9克，桑上寄生24克，炒薏米（包煎）9克，广木香（煨）2.1克，滑石块（生）12克，福泽泻9克，旋覆花（包煎）9克，川牛膝12克，生知柏各9克，合欢花9克，豨莶草9克。6剂。［中医杂志，1958，（8）］

章次公医案

○产后大便难，口唇燥裂，舌红，当育阴润肠。

玄参9克，生地15克，麦冬9克，首乌12克，冬青子9克，桑椹子12克，知母9克，绿豆衣9克。

○朱某，女。

平素有顽固性便秘，恒旬日更衣，而其量亦少。每日服丸剂，一周后方每日皆有，然不畅，噫气胸痞。昨日大便量稍多，而腹痛大作，饮食后胃脘亦胀痛不已。

广木香2.4克，杭白芍9克，晚蚕沙9克，薤白9克，小青皮9克，台乌9克，莱菔子12克，苏梗9克，谷麦芽9克。

○王某，女。

大便秘结，数日不下，胸脘痛，手不可近。得之拂逆之后，下之痛当已。

熟大黄4.5克，台乌药9克，沉香曲9克，槟榔片9克，焦枳实9克，广木香3克，杏仁泥15克，莱菔子9克（研）。

○高某，女。

平素有习惯性便秘，此番六日未大便。大凡暴秘可泻，久秘不可泻，泻药只能取快一时，停药则其秘如故。面色不华，脉软，用药以振奋肠功能。

全当归12克，生白术9克，薤白9克，生麦芽12克，木香6克，生鸡金9克，杭白芍12克，炙草3克，半硫丸9克（分3次吞）。

二诊：无效，肠之蠕动陷于麻痹状态，予千金温脾饮。

党参9克，干姜3克，熟大黄9克，清炙草3克，炮附块6克，全当归12克，元明粉9克（分3次冲）。

○卢某，女。

高年便秘，津枯而肠燥也。

当归12克，桑椹子15克，杏仁泥24克，黑芝麻仁12克，杭白芍9克，火麻仁12克，制首乌12克，糖炒山楂9克。

○刘某，女。

头眩眼花，体力薄弱已甚。四日以来，大便艰难，临圊数小时亦不得下。

首乌30克，麦冬9克，桑椹子12克，柏子仁12克，油当归9克，黑芝麻15克。（《章次公医案》）

范文虎医案

○新产患虚证，治之者反以攻表出之，犯虚虚之禁。今见舌胀大而色淡，虚证一；脉洪无力，不耐重取，虚证二；大便不通，无气推下，虚证三；口噤，是牙关硬，不能大开，非咬牙之比，其虚证四；遍体麻木，血失濡养之权，气失温煦之力，其虚证五。头痛亦是虚阳上冲。全是虚证，而反以攻表之剂投之，宜乎？故愈医愈剧也。不得已，姑救之。

桂枝4.5克，白芍12克，炙甘草4.5克，当归身9克，生姜6克，红枣8枚，化龙骨9克，饴糖2匙，真阿胶6克。（《范文甫专辑》）

翟青云医案

○余姨母五十五岁，患噎膈证，自觉咽喉间有物挡塞，吐之不出，咽之不下，气上冲逆，嘈杂难受，饮食减少，形容憔悴，日吐痰涎约碗许。招余诊治，诊得胃脉沉实有力，肺脉洪大，此是子母俱实之证，肺主肃杀下降，脾主津液，肺气不降，则脾之津液不能独行，津液化为痰涎。究其本源，实因大肠之燥而成，余用大承气汤服一帖，大解二次，下干粪三十余枚，坚硬如石子，病去二三。又服二帖，燥粪已尽，后见溏便，诸症十痊。此证倘作真噎膈治之不愈，死者无言，医者不醒，必归咎于命。命之一字，乃医家藉口，以谢病人，告无过者也。（《湖岳村叟医案》）

王士雄医案

○高氏妇，固戒鸦片而服外洋丸药，诸无所苦，惟便秘不通。医治两月，迄不能下。仍能安谷，而面赤龈胀欲挑。每以银针嵌入齿缝，而拔出时银色已如煤黑。孟英诊脉，滑数。与犀角、石膏、硝、黄、升麻、蜣螂为剂，和以鲜银花汁一杯，服后，夜间登圊三四行，而病去及半，再与清解化毒而痊。（《王氏医案》）

沈奉江医案

○中书馆笔店杨某之母，年八十，气血已亏，神倦目闭，脉数有力，舌质薄白，自觉心脏罅裂，气机下陷而不上升，大便不解，下唇起一小泡，手背作胀，服冰瓜而渴不解。先生曰："此心经有火，肠胃有实热也。"用川连五分，生石膏七钱，连翘四钱，生山栀三钱，淡芩钱半，盐半夏二钱，辰滑石五钱，鲜荷叶一角，金银花露二两，鲜佛手钱半，全瓜蒌四钱，光杏仁二钱。此证先生与源同往，见其外状，并无热象，亦为烦躁，惟下唇起泡，渴喜饮冷，故毅然而处此方，一剂竟霍然！（《三三医书·沈鲰翁医验随笔》）

叶桂医案

○吴妪，脉右如昨，左略小动。肝风震动，里气大燥。更议镇重苦滑，以通火腑。逾六时便通浊行，亦肝喜疏泄之一助。火腑不通，更衣丸一钱五分。

○顾妪，阳明脉大，环跳尻骨筋掣而痛，痛甚足筋皆缩，大便燥艰常秘。此老年血枯，内燥风生，由春升上僭，下失滋养。昔喻氏上燥治肺，下燥治肝。盖肝风木横，胃土必衰，阳明诸脉，不主束筋骨，流利机关也。用微咸微苦以入阴方法。

鲜生地八钱，阿胶三钱，天冬一钱半，人中白一钱，川斛二钱，寒水石一钱。

又：咸苦治下入阴，病样已减，当暮春万花开放，阳气全升于上，内风亦属阳化，其下焦脂液，悉受阳风引吸。燥病之来，实基乎此。高年生生既少，和阳必用阴药，与直攻其病者有间矣。

生地三钱，阿胶二钱，天冬一钱，麦冬一钱，柏子霜二钱，松子仁二钱。

丸方：虎潜丸去锁阳，加咸苁蓉、猪脊筋丸。

○薛妪，大小便不爽，古人每以通络，兼入奇经。六旬有年，又属久病，进疏气开腑无效。议两通下焦气血方。

川芎一两（醋炒），当归一两（醋炒），生大黄一两，肉桂三钱，川楝子一两，青皮一两，蓬术（煨）五钱，三棱（煨）五钱，五灵脂（醋炒）五钱，炒黑楂肉一两，小香附（醋炒）一两。

上为末，用青葱白去根捣烂，略加清水淋滤清汁泛为丸，每日进食时服三钱，用红枣五枚、生艾叶三分，煎汤一杯服药。（《临证指南医案》）

贺钧医案

○徐某，女。

气坠于下，尾闾作胀，便结不润，小溲艰涩不利，左少腹或胀满，越日必寒热一次，得汗则解，头眩气怯，脉沉细而滑，舌红中黄。荣卫不调，肝肾之气逆而不和也。业经已久，势无速效可图。

当归三钱，潼白蒺藜各三钱，淮牛膝一钱五分，炙黄芪三钱，淡苁蓉三钱，炙甘草五分，川楝子一钱五分，云苓三钱，大白芍二钱（桂枝三分拌炒），柴胡五分，青升麻五分，海参肠二钱（酒洗）

另：补中益气丸三两，每服三钱，开水下。

○李某，女。

湿浊凝结，腑阳不通，便结，少腹痛，气从上逆，脉滑数，舌白，当化湿通幽。

油当归二钱，火麻仁四钱，云苓三钱，炒枳壳二

钱，干薤白四钱（杵），藏红花八分，冬瓜子四钱，青陈皮各一钱，郁李仁四钱，全瓜蒌五钱，皂角子一钱。（《贺季衡医案》）

余景和医案

○ 常熟西门虹桥叶姓妇，正月间血崩，经蔡润甫先生服以参、芪等补剂，血崩止。余于二月间到琴，邀余诊之，胸腹不舒，胃呆纳减。余以异功散，加香、砂、香附等进之，胸膈已舒，胃气亦苏，饮食如常矣。有四十余日未得更衣，是日肛中猝然大痛如刀刺，三日呼号不绝，精神困顿。有某医生谓生脏毒、肛痈之类，恐大肠内溃。后邀余诊，余曰：燥屎下迫，肛小而不得出。即进枸杞子、苁蓉、当归、麻仁、柏子仁、党参、陈酒、白蜜之类，大剂饮之。明晨出燥屎三枚，痛势稍减。后两日肛中大痛，汗冷肢厥，势更危险。他医以为肛中溃裂，余曰：如果肛中溃裂，何以不下脓血？经曰：清阳出上窍，浊阴出下窍。此乃清气与浊气团聚于下，直肠填实，燥屎迫于肛门，不得出也。当升其清气，使清阳之气上升，则肠中之气可以展舒，而津液可以下布。蜜煎胆汁虽润，亦不能使上焦津液布于下焦。进以大剂补中益气汤加苁蓉、杞子，煎浓汁两碗服之，又下巨粪如臂，并燥屎甚多，肛中痛已霍然。后服参苓白术散十余剂而愈。（《诊余集》）

曹家达医案

○ 予尝诊江阴街肉庄吴姓妇人，病起已六七日，壮热，头汗出，脉大，便闭，七日未行，身不发黄，胸不结，腹不胀满，惟满头剧痛，不言语，眼张，瞳神不能瞬，人过其前，亦不能辨，证颇危重。余曰：目中不了了，睛不和，燥热上冲，此《阳明篇》三急下证之第一证也。不速治，病不可为矣。于是遂书大承气汤方与之。

大黄四钱，枳实三钱，川朴一钱，芒硝三钱。并嘱其家人速煎服之，竟一剂而愈。盖阳明燥气上冲巅顶，故头汗出，满头剧痛，神识不清，目不辨人，其势危在顷刻。今一剂而下，亦如釜底抽薪，泄去胃热，胃热一平，则上冲燥气因下无所继，随之俱下，故头目清明，病遂霍然。非若有宿食积滞，腹胀而痛，壮热谵语，必经数剂方能奏效，此缓急之所由分。是故无形之气与有形之积，宜加辨别，方不至临诊茫然也。（《经方实验录》）

程杏轩医案

○ 郑媪年逾古稀，证患便闭，腹痛肛胀，寝食俱废，已经两旬，诸治不应。延诊以下为嘱，切脉虚细而涩。谓曰："此虚闭也。一补中益气汤足矣，何下为。"服药两日，便仍不通。自言胀痛欲死，刻不可耐，必欲下之，予曰："下法吾非不知，但年高病久，正气亏虚，下后恐其脱耳。"媪曰："与其胀闭而死，莫若脱之为快。"因忆《心悟篇》云：病有不可下，而又不可以不下，下之不得其法，多致误人。沉思良久，于前汤内加入制大黄三钱，仿古人寓攻于补之意。饮后肠鸣矢气，当晚便解结粪数枚，略能安卧。次日少腹尚痛，知其燥矢未净，仍用前方，大黄分两减半，再剂便行。两次先腔后溏，痛止食进而愈。夫补中益气汤，原无加大黄之法，此虽予之创见，然医贵变通，固不容胶柱鼓瑟也。（《杏轩医案》）

方略医案

○ 张秀慧妻，春月得病，大热便闭，绝食七日，舌黑唇焦，神昏僵卧，呼之不应，举家号泣，治棺相待。余因游览，偶过其门，迎入诊视。尺脉只一丝未绝，面红如醉，遂以大承气汤加生地服之，下结粪数枚，四肢稍动，方能言语，复以滋阴生血之药连进旬余，乃得复旧。

○ 马女，幼食生柿过多，收涩大便，闭结不解，马兄自以承气汤下之，又用蜜煎导法，毫不为动。延至六日，胀痛欲绝，势莫能支，商治于余，余曰："兄女三焦无病，因大便闭久，粪填坚实，阻塞肛门，药不能透，固非导不出。然柿性寒凉收敛，宜以清油贯入。"复取棉花烘热，熨于肛门，使阳气布达，阴寒自散。阳主开，阴主阖。依方施之，亦不见效，乃求治于家叔白衢。诊毕，谓曰："汝等所服之方，所导之物，一一合法，但当开弓出矢，若倦困在床，弓不能开，矢无力送。"急宜扶起站立，置几于前，两手按之，势如大便，半刻而粪下。语云：棋逢胜手方知妙，其谓此与。

○ 周女，半周失乳，恣食肥甘煎炙，以致热积于内，肠胃枯槁，大便燥结，六七日大解一次，粪如算子二三枚，外裹血丝，艰涩异常，两目胞肿如桃，紧闭不开，将一月矣。余曰："此系脾实血亏之证。宜用生

录》）

地、白芍、丹皮、泽泻、油当归、火麻仁、麦芽、神曲以养血导滞，服五剂而便通，继以生津润燥之药十余剂，面目肿亦消，晶光莹莹，顾盼如旧。（《尚友堂医案》）

王仲奇医案

○陆少奶奶。三月廿九日。肠胃属腑，传化物而不藏，故其气以下行为顺，便秘难解，腑失通和，胃气翳滞，清空失清，胃脘痞闷，纳食尤觉难受，头眩胀痛，咽间梗阻，夜寐不安，脉濡弦。治以清利可也。

法半夏钱半，全瓜蒌钱半，川黄连（炒）四分，陈枳壳（炒）钱半，射干钱半，山豆根钱半，玉苏子二钱，皂角子二钱，冬葵子三钱，夏枯草三钱，旋覆花（布包）二钱，橘叶三钱。

二诊：四月二日，便秘已通，夜眠较安，惟逆气仍未降和，腹或胀或痛或觉火热，咽塞梗阻，头脑眩晕，丹溪谓"气有余便是火"也。脉濡滑而弦。仍以宣和、清利可矣。

法半夏钱半，全瓜蒌三钱，川黄连（炒）四分，陈枳壳（炒）钱半，紫荆皮三钱，射干一钱，白蒺藜三钱，野茯苓三钱，旋覆花（布包）二钱，杏仁（去皮尖杵）三钱，冬葵子三钱，皂角子二钱，橘叶三钱。（《王仲奇医案》）

胡住想医案

○汤如玉母，怀七月而生，后每大便甚艰，须二三时方安，百治不效。予谓：肺肠气血不能吹送，欲来不来，乃脾虚心。脾主信，欲来不来，无信也。当补脾肺，使各施其令，而吹嘘之气自如，调理数月而愈。（《慎柔五书》）

程茂先医案

○汪仲玉乃政，筠川之次媳也。年二十岁，体素弱。初受妊时，方九月而胎已息于内，幸尔临盆无恙。三月后，因大便艰难，久坐净桶受寒，以致头痛发热。即有孕平时大便结燥，数日一行，甚艰涩，其为血少可知，且更衣用力，亦为劳倦内伤。乃医未察，而用羌防解表之剂，汗出转增，大热，烦乱不安，心内惶惶，似无张主。家人更替登榻扶抱，稍无人倚靠，则晕绝不堪，六脉虽大而无力，此盖虚之极也。乃重用参芪大补之剂而安眠，数剂而痊愈。

○产后大便闭结半月，百计莫能通，或养血，或清热，或外治用蜜枣，或通利用硝黄，而闭结益甚，胀急殊苦。余脉之，用补中益气汤重加麻仁，一剂而通，或曰："用此汤即更衣，期何术也？"予曰："连日因其闭结，无非寒凉降下之品。况中年产妇元气已虚，降下之药非惟便不能通，而气益下坠，肛门不胀胡可得邪？余用此汤提其清气，清气既升，大便随解，正所谓清阳既升上窍，而浊阴自出下窍矣。古云：医者，意也。其斯之谓乎？"（《程茂先医案》）

谢星焕医案

○（腹胀便闭）孙康泰内人，产后一日，畏寒发热，恶露不下，满腹作胀，手不可按，二便俱闭，胸紧气迫，危急邀视，知为产后受寒所致。盖血得寒则凝泣而不行，非温不通。先与失笑散二钱，次进黑神散，重用姜、桂，加漆渣、山楂，急煎与服。顷刻小水先利，污水随下，腹始稍宽，气始稍平。是晚再进一剂，大便甚通。次日泄泻不止，腹痛口渴。当斯时也，于泄宜补，于痛宜通，是通补两难立法。询知临产食鸡汤过多。缘腹中所蓄瘀血，今得温通，腹中宣畅，恶露已从前阴而下，食滞又从后阴而出，津液暴失，宜乎口渴。然喜脉无洪大，神不昏迷，许以无忧。但身中之津液下泄，精气不腾之症，当从釜底暖蒸，庶几氤氲彻顶。疏与芩、桂、故纸、姜炭、木瓜、甘草，投之渴泻腹痛俱止。

黑神散：

地黄，当归，赤芍，蒲黄，桂心，干姜，甘草，黑豆，童便。

失笑散：

蒲黄，五灵脂。等分。

醋调服。

○周秋帆茂才之内人，产后恶露甚少，腹大如箕，自言作胀，小水甚长，大便不通，俨似蓄血之症。但口虽渴，喜饮热汤，两尺脉亦软濡，可知血寒凝滞。投以黑神散不应。更医用大黄、红花、枳壳之药，腹胀愈甚，腹坚如石。再求余治，知为寒邪凝结，必当温通，连进附、桂、干姜、归、芍，似胀稍宽。叠投二日，已经四剂，而恶露不下。窃思舍此温通之法，决无破血可进，然非血行，胀何由消，考古治虚损吐血逐瘀之法，有花乳石散之例，能化瘀血为水，不动脏腑，可引以为用。遂煎米饮调服二钱。少顷腹中气响，前阴出秽水甚多，大便亦通。叠进前药，胀消一半。惟腹右稍坚，十指挛急，足亦时僵，此气血虚寒，今始大露。改进理阴煎，重加附子，诸症悉瘥。后进养荣汤数十剂调理痊安。

花乳石散（《局方》）：

花乳石五两（产硫黄山中，状如黄石，有黄点如花之心，故名。近世皆以玲珑如花乳者伪充。欲试真伪，煅过置血上，血即化水者真），硫黄二两。

上二味，同入炀成罐内，盐泥封固，煅一伏时，研如面。每用二钱，食远童便调服。

按：花乳石散治气虚血凝，瘀积壅聚，胸膈作痛，宜用重剂竭之。妇人产后血逆血晕，胞衣不下，或子死腹中，俱宜服之。瘀血化为黄水，然后以独参汤调之。男澍谨识。（《得心集医案》）

石山医案

○ 一妇因改醮乘轿劳倦，加以忧惧，成婚之际，遂病小腹胀痛，大小便秘结不通，医以硝黄三下之，随通随闭，病增胸膈胃脘胀痛，自汗食少。汪诊之，脉皆濡细近快，心脉颇大，右脉觉弱。汪曰：此劳倦忧惧伤脾也。盖脾失健运之职，故气滞不行，以致秘结，今用硝黄。但利血而不能利气，遂用人参二钱，归身一钱五分，陈皮、枳壳、黄芩各七分，煎服而愈。（《石山医案》）

张畹香医案

○ 凡病之起于产后，总属虚症，以去血过也。转侧则淋如注；而大便之难，古人每以益血润肠如攻下，殆今之产科每不知也。至肠上下有块，按之不痛，属肝气之不舒，自觉气闷，不能消遣，即此再拟前法加减。脉弦是肝病之象，蛔虫属肝，虫由于湿热。

大生地六钱，归身三钱，怀山药五钱，炒沙苑子五钱，生牡蛎六钱（阳春砂八分同煎），炙龟板四钱，川续断三钱，生龙骨三钱，陈皮一钱半，生白芍三钱。（《张畹香医案》）

林珮琴医案

○ 石氏，老年风秘，兼痔血肿痛，脉洪而虚。用滋燥养营汤，加荆芥（醋炒）、地榆（酒炒）、胡麻、升麻、苏蓉（蒸），炼蜜为丸，服效。滋燥养营汤见燥症。

○ 李氏，腑失传送，胁痛脘胀便艰，皆气机阻窒为患。宜先导其腑气。用杏仁、苏梗、厚朴、郁金、橘白、郁李仁、当归，四服痛胀止。兼令服牛乳，便亦通润。后左胁钻痛，得汤浴则止，乃肝气滞由脏及腑。用麸皮炒熨，兼用元胡（酒炒）、白芍（炒）、当归、金橘皮煎汤，降香、木香俱磨汁服而平。

○ 族妇，大便旬余一行，或劝服大黄，艰秘益甚，两尺沉大，此清气陷下也。用补中益气汤去柴胡、白术，加桃杏二仁，数服而复常。（《类证治裁》）

横柳病鸿医案

○ 产后大便燥结，当气血双补。

黄芪四钱（蜜炙），熟地五钱，归身二钱，橘皮一钱，苏子一钱五分，煨姜二片。四服不但便通，神亦旺。（《肘后偶钞》）

其他医案

一妇，产后大便不通，已七日矣。饮食如常，腹中如故。脉软微涩，此血气虚而不能濡润宣通也。故饮食不减，腹无胀满。用八珍汤加桃仁、杏仁，至二十一日觉腹满欲去。用猪胆汁导之，先去干结燥粪五六枚，后皆常粪而愈。

一妇，产后大便不通，已经八日。或用通利之药，中脘痛胀，不思饮食。又云：通则不痛，痛则不通，乃用蜜煎导之，大便不禁，呃逆不食。余诊脉软微弦。此脾胃虚而初不传送，复受药伤，所以不能禁固也。呃逆不食，胃气垂亡，势甚危迫。遂以六君子汤加吴茱、肉果、补骨脂、五味子，数剂病幸获效而身渐康。

一妇，产后大便秘结，小腹痛胀，用大黄等药，吐泻不食，腹痛胸痞。脉虚弦细。此脾胃虚寒，关门失启闭之职。余用六君子汤加黑附、炮姜、木香、肉果治之而愈。

一妇，产后大便秘涩，诸药不应，苦不可言。诊其脉涩。口燥。此血枯津涸，令饮人乳而安。（徐灵胎《女科医案》）。

张子和治一妇人病大便燥结，小便淋涩，半生不孕。常服疏导之药，则大便通利，暂止则结滞。忽得孕，至四月间，医者禁疏导之药，大便仍难，临圊则力努，为之胎堕，凡如此胎坠者三。又孕已经三四月，前后结涩，自分胎陨。张诊之，两手脉虽滑，不敢陡攻，遂以食疗之，用花减煮，菠菱葵菜，以车前苗作蔬，杂猪、羊血作羹食之，半载居然生子，燥病亦愈。屡见孕妇利脓血，下迫极努损胎，但用前法治之愈者，莫知其数。（减字疑误然，《儒门事亲》亦是减字，姑仍之。）

薛立斋治李蒲汀侧室，妊娠大小便不利。或有降火理气之剂，元气反虚，肝脉弦急，脾脉迟滞。视其面色青黄不泽，薛曰：此郁怒所致也。用加味归脾汤为主，佐以加味逍遥散而安。

陆养愚治一妇孕九月，大小便不通，已三日。忽胎上冲心，昏晕数次。诊之脉洪大而实，谓当下之，与服大承气汤一剂，少加木香、豆仁。村医见用大黄两许，摇头伸舌，其良人有难色。乃谓之曰：余坐汝家，待其得生始去。始安心煎服，一二时许，二便俱行，去黑矢极多，胎亦无恙。乃留调气养荣汤二剂而不服，数日后小水不利，乃煎服之而愈。月余产一男。

陈三农治一妇，妊娠五月，大小便不通，胸腹痞满，腿足及心腹刺痛难忍。用芎、归、赤芍、枳壳、槟榔、木通、滑石、杏仁、葱白、童便、水各一盅煎八分，入大黄末二钱，车前子末二钱，再沸，入蜜四五匙温服，大小便皆利而安。

聂久吾曰：一医来问云：我治一妇孕八九月，忽然大小便不通，腹胀甚，用承气汤下之仍不通，今危矣。予曰：此非煎药所能下。教用牵牛大黄丸下之，服至一两许而大小便俱通。次日其夫来谢。因云：诸病皆除，惟小便时，要人将手紧按小腹方可便，否则不能便。因思此是气尚闭，与青皮、香附等行气药一剂而愈。逾月生男，母子毋恙。（方见呕门）。

沈尧封曰：昔丹溪治一妊妇，小便不通，令一妇以香油涂手，自产门入托起其胎，溺出如注，即用人参、黄芪、升麻大剂煮服。又治一妇转胞，用参、归煎服探吐得愈。汪讱庵载其方名参术饮，盖当归、熟地、川芎、芍药、人参、白术、留白陈皮、半夏、炙甘草，加姜煎，空心服。丹溪论曰：窘胞之病，妇人之禀受弱者，忧闷多者，性躁急者，食味厚者多有之，古方用滑药鲜效。因思胞不自转，为胎被压，若举起胞，则水道自通矣。近吴宅宠人患此，脉似涩，重则弦。予曰：此得之忧患，涩为血少气多，弦为有饮。血少则胎弱不能

举，气多有饮，中焦不固而溢，则胎避而就下。乃以上药与饮，随以指探吐，候气定又与之而安。此恐偶中，后治数人皆效。

薛立斋治一产妇，大便秘结，小腹胀痛，用大黄等药，致吐泻不食，腹痛，胸结痞，用六君子汤加木香、炮姜，治之而愈。

孙文垣治沈三石夫人，产三日，腹不畅，女科为下之，大泻五六次，遂发热恶心。又用温胆汤止吐，小柴胡退热，数剂食吐不止，粒米不进。又用八珍汤，加童便，昏愦耳聋，眼合口渴肠鸣，（发热、恶心、耳聋、口渴多似感症，然此实误下虚之所致。所谓变症蜂起也。）眼胞上下及手足背皆浮肿。诊之六脉皆数。曰：脉数所主，其邪为热，其症为虚，与十全大补汤加炮姜，夜半稍清爽，进一盂始能开目言语。次日午以药不接，且言语过多，复昏时不知人事。翌日以人参、白术各三钱，炮姜、茯苓、陈皮各一钱，甘草五分，服讫，体微汗，遍身痱瘰，热退神爽。下午药又不接，且动怒，昏昧如前，六脉散乱无伦，状如解索，痱瘰亦没。亟以人参、白术各五钱，炙甘草、炮姜、制附各一钱，连进二帖，是夜熟睡，惟呼吸之气尚促。（屡进皆效，后之肿毒自非实症也。）次日脉转数，下午发热不退，环跳穴边发一毒如碗大，红肿微痛。女科复赞。曰：向之发热恶心皆此所致，姜、附温补误也，须急进寒凉解毒之剂。孙曰：此乃胃中虚火，游行无制，大虚之症，非毒也。若用寒凉，速其死耳。经云：壮者气行则愈，怯者著而或病，惟大补庶可万全。三石然之，仍与前剂，日夕二帖，参术皆用七钱，服后痱瘰即起，毒散无纵，热亦退，再以参苓白术散，调理而安。是症皆由误下，致变幻百出，可不慎哉。

按：是症多由产后血津虚耗，及平素多火内热之人常有之。虽日数过甚，亦无所害。即欲通之，惟大剂二冬、二地、归、杞、苁蓉，不过一二服即行矣。彼桃、杏、麻、柏，及胆密之治，犹下乘也。若硝、黄肆用，诚庸医也。

薛立斋治一妇，产后大小便不通，诸药不应，将危矣。令饮牛乳，一日稍通，三日而痊，人乳尤善。（人乳腻滞，不如牛乳之无弊。）

薛立斋治一老妇，大便欲去而难去，又不坚实，腹内或如故，或作胀，两关尺脉浮大。薛以为肠胃气虚血弱，每服十全大补汤加肉苁蓉，去后始快。若间二三日

不服，腹内仍胀，大便仍难。

一妇人大便秘涩，诸药不应，苦不可言，令饮人乳而安。

朱翰林太夫人，年近七旬，偶因一跌，即致寒热。医与滋阴清火，势转甚。诊之六脉无力，虽头面上身有热而口不渴，且足过股。曰：此阴虚受邪，非跌之为，实阴证也。遂以理阴煎加人参、柴胡，二剂而热退。日进粥二三碗，已而大便半月不通，腹且渐胀，成以燥结为火，欲复用凉剂。张不可，谓若再用清火，其原必败，不可为矣。《经》曰：肾恶燥，急食辛以润之。正此谓也。乃以前药更加姜、附，倍用人参、当归，数剂而便通腹胀退，日就瘳。（此实风秘之类，未可归功姜、附。）（《续名医类案》）

一妇产后秘结，脉沉细，服黄柏、知母、附子愈。

丹溪治其母，年老多痰饮，大便燥结，时以新牛乳、猪脂，和糜粥中进之。虽得暂时滑利，终是腻物积多。次年夏时，郁为黏痰，发为胁疮，作楚甚困。苦思而得节养之说，时进参、术等补胃补血之药，随天令加减，遂得大腑不燥，面色莹洁。因成一方，用参、术为君，牛膝、芍药为臣，陈皮、茯苓为佐。春加川芎，夏加五味、黄芩、麦冬，冬加当归身，倍生姜。一日一帖或二帖，小水才觉短少，便进此药，小水之长如旧，即

是却病捷法。

虞恒德治一妇年五十余，身材瘦小，得大便燥结不通，饮食少进，小腹作痛。虞诊之，六脉皆沉伏而结涩，作血虚治，用四物汤加桃仁、麻仁、煨大黄等药。数服不通，反加满闷。与东垣枳实导滞丸，及备急大黄丸等药，下咽片时即吐出。盖胃气虚而不能久留性束之药耳。遂以备急大黄丸，外以黄蜡包之，又以细针穿一窍，令服三丸。盖以蜡匮者，制其不犯胃气，故得出幽门，达大小肠也。明日下燥屎，一升许，继以四物汤加减作汤，使吞润肠丸，如此调理月余，得大便如常，饮食进而安。（血秘用下法。）

一妇年七十三，痰喘内热，大便不通，两月不寐。脉洪大，重按微细。此属肝肺肾亏损，朝用六味丸，夕用逍遥散，各三十余剂，计所进饮食百余碗，腹始痞闷，乃以猪胆汁导而通之，用十全大补调理而安。若间前药，饮食不进，诸症复作。

江应宿治从侄妇患秘结，因产后月余，如厕，忽胯痛如闪，大小便不通，已经四五日。杂进通利淡渗之药，罔效。予适归，仓惶告急云：前后胀肿，手不敢近，近之则愈痛。虽不见脉，知其形气病气俱实，与桃仁承气汤加红花一剂暴下而愈。（《名医类案》）

便 血

周小农医案

○ 孙荣泉妻，甲戌年廿七岁，住新街巷。气岔火升，腹撑，便血成块，时逾二载。心悸腰酸，血去太多，经事淡少，胃呆不馨。脾失统血，已穷漏卮，虚损之症。剧时心虚邪乘，惊悸欲汗，肢厥不暖，进大剂生脉养营而平。拟归脾益血、固肠断下丸方，便血竟痊。方为黄芪、党参、于术、茯神、菟丝、芡实、山药、扁豆、远志、潼蒺藜、天冬、香附、骨碎补、牛角鳃、五味、丝吐灰、归身头、首乌、生地炭、白芍、乌梅、金铃、香橼、杞子、木瓜、阿胶、鳔胶、杜仲、川断、鸡血藤胶、芜蔚、乌贼、柏子、枣仁、百草霜、麦芽、牛

膝、巴戟、茜草、黑木耳、地榆、鸡冠花、血余灰、丹皮、白槿花、桑螵、旱莲、丹参，研末，乌枣另煎去皮捣和，连肚猪大肠一具，用手术翻转，糖盐各半擦去秽，洗净，入楂炭末、槐蕊末、线扎煮烂，石臼打糊，葡萄干煎汤，加入桑椹膏、龟鹿二仙膏，和丸如桐子大，晒干收贮。每晨晚空腹各服四钱。

○ 吴臣笏继室，庚申年五十余。八月患寒热，迨十月初旬邀诊。热势似潮，已经三月，脉弦数，腹热，肝热兼伏热并发也。进柴胡、丹皮、黑山栀、青蒿、芩、连、大腹皮、郁金、金铃子、荷梗等，二剂，热退。越二旬，十一月初五日略食饭劳勤，身热复发，益

以气岔，遂至，痰壅气闭，神识不清者三时许。初六日延诊，述知腹中炽热，便血成块，带下如注，胸闷有形攻痛，撑及背部等处，气逆欲咳，足默小暖。脉细数不扬，苔薄。厥气化火烁营，激损带脉。上攻则痰壅气窒，故有厥象。务望旷怀，以免再变。桑叶、丹皮、黑山栀、当归头、白芍、银柴胡、金铃子、川连、侧柏炭、樗白皮、紫菀、青蛤散、郁金、叭杏仁，另上猴枣、龙涎香、鸡内金、獭肝，研，另服。十三日诊：凛热晡发，颧红口渴，咳嗽痰涎，气逆胸闷，腹中烘热如沸，带下如注。脉弦数，苔淡黄，唇干。肝火上刑，熏蒸津液，为痰为喘；内恋则气火蓬勃；下陷郁损带脉，则多带下。种种见象，内损之征。调理之策，清肝、肃肺、理气、退热、固下为法。桑、丹、青蒿子、白薇、银柴胡、川石斛、菱皮、龟甲、青蛤散、胡连、甜杏仁、紫菀、白芍、山栀仁、枇杷叶、苇茎。另川贝母、猴枣、木蝴蝶、伽楠香，研末服。十六日诊：热势较退，尚有火升颧红，咳嗽痰韧，溲色已淡，腹中灼热亦减。惟胃甚呆，食入阻饱，腹中仍痛，便血未止，厥气下郁则痛，上升为火。总之侮胃烁肺，纯由肝火作用，务宜旷怀。白芍、当归头、醋炒丹皮炭、黑山栀、生于术、香附、银柴胡、杞子、青蛤散、石斛、功劳子叶、紫菀、鸡内金、谷芽。另西瓜子二两煎，入雪羹汤，代茶。各恙均减，卜楼盘桓，因厌培补而罢。（《周小农医案》）

冉雪峰医案

○葛氏，患风温，系外感触动伏邪，发高热，烦躁，自汗出，反恶寒，某医师视为寻常时感，寒热夹杂，用十味香苏饮、九味羌活汤等，羁延日久，其热愈炽，午后则剧，时或谵妄，改请某医诊治。曰：此本温病，误治伤液，日久邪已内陷，邪实正虚，用加减黄龙汤润下并行，不应；加重下药，因之腹满痛，便血，微喘直视，遂请予往会诊。脉细弦近数，神识半昏，舌上津少，底绛，苔黄而灰，干涸生裂，一团邪火。此系病温，下血防其亡阴，微喘直视，兆端已现，但血既下，温邪已有出路，坏处在此，生机亦在此。且身热未全罢，已内陷，但尚未全陷，是为半坏证，尚可救药。拟犀角地黄汤加减，用：鲜生地一两，犀角一钱（磨汁），鳖甲五钱，升麻一钱，青蒿穗一钱，白茅根四钱，三七末七分，甘草一钱。二剂血净，腹痛止，身热

退，前方去青蒿、犀角、三七，加沙参、丹皮、地骨皮各三钱。二剂后，以竹叶石膏汤、归地养营汤加减缓调收功。查此病不识辛燥，不至液涸神错，不误早下，不至内陷便血，一误再误，始至于此。（《冉雪峰医案》）

曹家达医案

○罗夫人，腹满胀，转矢气则稍平，夜不安寐。大便行，则血随之而下。以症状论，有似脾虚不能统血。然大便硬，则决非脾脏之虚，以脾虚者便必溏也。脉弦，宜桃仁承气汤。

桃仁泥三钱，生川军二钱（后下），川桂枝三钱，生草一钱，芒硝钱半（冲）。（《经方实验录》）

余景和医案

○常熟旱北门李姓妇，始以泄泻鲜红血，顾姓医进以白头翁汤，服后洞泄不止，纯血无度。邀余诊之，脉沉欲绝，冷汗淋漓，舌灰润，色如烟煤，肢冷畏热，欲饮不能饮，言语或蒙或清。余曰：下痢纯血，议白头翁汤，亦未尝不是。然厥阴下痢纯血，身必发热。太阴湿聚下痢纯血，身必发寒。太阴为至阴湿土，非温燥不宜，兼之淡以渗湿为是，拟胃苓汤加楂炭、炒黑干姜。一剂，尚水回阳，而神识稍清。再进白术二钱，猪苓二钱，赤苓二钱，炒薏仁四钱，楂炭三钱，泽泻二钱，桂枝一钱，炮姜五分，藿香一钱，蔻仁五分，荷叶蒂三枚，姜、枣。服之泄泻已止，痢血已停，渐渐肢温汗收，神识亦清。后将原方更改服二三剂而愈。此症本不甚重，此方亦不甚奇，若拘于方书，误用寒凉，难免呃逆、虚痞、呕哕、汗冷、肢逆，恶候丛生，往往不救。甚矣，辨证之难也。（《余听鸿医案》）

齐秉慧医案

○曾治徐桂之女李徐氏，年三十，患大便久下鲜血，医治三载无功，起坐不宁，昏晕床褥，饮食不进，肌肉瘦体，白若枯骨，内兄为之请诊。按之六脉沉微，势在将脱，不可救也。乃勉强作剂，用干熟地一两，当归七钱，酒芍五钱，川芎三钱，黑姜灰、黑侧柏叶、黑马通各五钱，炙草一钱，令进六剂。旬日外不见信息，余意其病必死矣。岂知两旬，其兄来寓曰：余妹因近日移居，诸事匆匆，是以羁绊，今特请愚来致谢先生，并求补剂。余闻摇首曰：嘻！令妹之寿长也，李氏之福

也，我之药力幸遇也，余焉得居功哉？又与补中益气汤，兼服龟鹿地黄丸，而元气大复，明年生子。（《齐氏医案》）

方略医案

○ 西昌喻楚臣先生室人，久困于病，其症初起，寒湿足肿，迫足肿愈，而寒湿凌脾，脾虚不能健运，故下溢为便血。察其面色痿黄，唇淡舌白，鼻孔红烂，手足浮肿，胸膈不开，腹胀气疼，饱不思食，四肢倦怠，起则昏眩，不时泄泻，已骎骎成中满矣。丁酉七月，延余诊治，六脉沉迟而弱，两尺更甚，余曰："此中寒痰饮，釜底火衰，不能生土以致脾虚下血。昔贤云：血脱益气。喻氏云：阳生阴长，均此证治法也。医者即气血兼治，尚为失法，况敢用纯阴寒凉之药，以败脾益泻乎？又敢用行气破气之药，以酿成肿满乎？当世一见有血，便云是火，一见鼻干，便云是热，不知血生于心，固于肺，藏于肝，统于脾，纳于肾。肝不藏则血妄行；肺不固则不能熏腾津液而鼻干，抑或清涕而红肿；脾不统则血从后阴溢出，为块为紫，而为血脱，肾不纳则血从前阴溢出，以致经信先期，或大下而为崩血。治此总以理脾扶阳为主。然证有三难，时日既久，难期速效，服药不耐，功废半途，恣食寒凉油荤，愈加痰滞积聚，信任不专，暮李朝王，反增疑惑，一一胪陈于左，未识以为然否？"

丁酉秋，余于是证用六君子汤加炮姜，八日始服两剂，越十二日，用大剂桂附理中汤，原不冀其再服也，厥后服至百余剂，附子每服二两，生熟共用，竟服至六斤之多。而肿消血止，经信复通以后，调理之方犹用附子两许，共计服附子十五斤。天下有如是相信之深，而沉疴不起者乎？无有也，然而亦奇遇矣。自记。（《尚友堂医案》）

陈在山医案

○ 某妇，四十，梁患时令，月余不痊。据说大小便脱血，一日数十行，医药罔效。诸医皆云脉象将绝，不治之症，令备后事。余诊其脉来乃芤，以理推之，无关紧要，令煎生牡蛎二两，服之果愈。（《云深处医案》）

孙文恒医案

○ 大宗伯郎君董龙山公夫人，为宪副茅鹿门公女，年三十五而病便血，日二三下，腹不疼，诸医诊治者三年不效。予诊之。左脉沉涩，右脉漏出关外，诊不应病。予窃谓，血既久下，且当益其气而升提之，以探其症。乃用补中益气汤，加阿胶、地榆、侧柏叶，服八剂，血不下者半月。彼自喜病愈矣。偶因劳而血复下，因索前药。予语龙山公曰：夫人之病，必有瘀血积于经隧，前药因右脉漏关难凭，故以升提兼补兼涩者，以探虚实耳。今得病情，法当下而除其根也。龙山公曰：三年间便血，虽一日二三下，而月汛之期不爽，每行且五日，如此尚有瘀血停蓄耶？予曰：此予因其日下月至而知其必有瘀血停蓄也。经云：不塞不流，不行不止。今之瘀，实由塞之行也，不可再涩。古人治痢，必先下之，亦此意也。公曰：明日试卜之。予曰：卜以决疑，不疑何卜？公随以语夫人，夫人曰：孙先生非误人者，识见往往出寻常，宜惟命。盖夫人读书能文，聪明谋断，不啻丈夫，故言下便能了悟。即用桃仁承气汤，加丹参、五灵脂、荷叶蒂，水煎。夜服之，五更下黑瘀血半桶，其日血竟不来，复令人索下药。予曰：姑以理脾药养之。病根已动，俟五日而再下未晚也。至期复用下剂，又下黑血如前者半，继用补中益气汤、参苓白术散，调理痊愈。（《中国医学大成·孙文恒医案》）

郑在辛医案

○ 殷凌霄兄令眷年近六十，体肥便血，先医皆用芩、连凉血寒中之剂，将两月而未痊。仲秋忽遍身发麻，合目更甚，因不敢合目，遂不寐者半月矣。诸医作风痰治疗。用星、夏、天麻、秦艽，病益甚。请余求治。病人畏怖，许以重酬。诊其脉虚大而濡，便血犹未止，胃弱不能食，面上时有火起，此气随血下而虚也。盖卫气行阳则寤，行阴则寐。卧则阴气行于阴，气虚行于阴，遂不能周于阳，故合目则身麻也。正合东垣补气升阳和中汤证，即用补中益气汤加苍术、黄柏、干姜、麦冬、芍药各五分，二剂病知，四剂病减，十剂血止病痊。予再往诊，病者托故他出，以避药矣。夫对症合方，其应如响，于此可见。

○ 真州张右山兄令眷，久便血不止，以病状来郡，问治于余。询前治法，先用归地凉血不效，继用补中益气不效，又用归脾汤，重用人参亦不效。困惫在床，求药治疗，证经三治法罔效，岂非阴结乎？《经》曰：阴络结则血下溢。余用桂枝、赤芍、生姜、大枣，和营而开络，人参、白术、茯苓、炮姜、甘草补脾以助其健运之常，当归、枣仁引血归肝，姑以此试之，不意竟属斯证。三次来郡取药，半月而血全止。续后咳嗽气促，乘船来君就诊，脉细紧，两尺犹甚，咳而兼喘，颈项大动，予曰："便血既久，气随血脱，肺脾肾三经皆虚，将成水肿，惟有金匮肾气汤丸并进，加人参于汤药，坚心久服，方得取效。"病者乃同道李仲易兄之姊，仲易兄医理精通，不以予言为谬，坚服百剂而愈。（《素圃医案》）

红杏村人医案

○ 产后败瘀未净，流入冲任之络，先患赤白带下，继增便血似痢，已愈两月。有加无减。少腹凝块坚聚作痛，升降无常。心悸多汗，体倦畏寒。种种见端悉由营阴伤损、卫阳无所附而使然。脉虚小数，苔白中空。气血交亏，瘀滞内阻，攻补两形棘手，勉方候高明采用。

阿胶（蒲黄末炒），艾炒炭，原地（炮姜汁炒），当归（小茴香炒），茯神，旋覆，猩绛，香附，白芍（桂酒炒），琥珀，川楝，淮麦。

又复：便血起于产虚之下，延及三日，虚而益虚矣。少腹凝块偏左，仍然攻痛，谷气减纳，胸脘反形饱闷，心悸自汗频多，脉虚数，舌白尖红。阴分大伤，胃气不振，近交冬至大节，深虑陡起虚波，拟养心脾以资化源，和肝络以息余痛，并候高裁。

阿胶，归身，丹参，茯神，枣仁，白芍，芪皮，石斛，香附，琥珀。（《医案》）

其他医案

一产妇，粪后下血，饮食少思，肢体倦怠，诸药不应。脉软微数。此中气虚弱，不能摄血归经也。投补中益气汤加吴茱、炒黄连，四剂顿止，汤用归脾调理而痊安。

一妇，产后怒则便血，且寒热口苦，胸胁痛胀，或小腹痞闷。脉数弦濡。此肝火乘脾，而不能摄血也。投六君子汤加山栀、柴胡而愈。又用加味逍遥散、补中益气汤而血不复下矣。

一产妇，粪后下血。脉软迟涩。此脾胃虚寒，不能摄血归原也。投以补中益气汤加白芍、炮姜渐愈，又加炒黑附子，数剂而始痊。

一产妇，大便下血，口干饮水，胸胁膨胀，小腹重坠。脉数弦虚紧涩。此肝脾血虚，肝阳侮土而不能摄血也。投以逍遥散合左金丸稍减，又以六君子汤合补中益气汤，数十剂而痊愈。

一产妇，劳倦后复怒，忽大便下血，身热时烦，夜间谵语。脉数弦涩。此肝脾素亏，怒则火逆，而热入血室也。投以小柴胡加白芍、生地，二剂而热退神清，血亦顿减。又用加味逍遥、补中益气、归脾三汤，一月而血定痊安矣。（徐灵胎《女科医案》）

脘闷胀

陈莲舫医案

○ （四太太）胃阴既伤，脾湿未清，病后当脘嘈杂减而未除，有时泛恶，有时作胀。脉历证细软为多，舌黄边白，总未退尽。再从清养以和胃，芳香以醒脾。

第一方：

干佩兰，川通草，新会皮，川郁金，青荷梗，炒黄芩，赤茯苓，香青蒿，炒枳壳，红皮枣，生米仁，鲜佛手，炒蒌皮，益元散，鲜稻叶。

第二方：

北沙参，广藿香，新会白，益元散，环粟子，柔白薇，生熟谷芽，生苡米，红皮枣，野蔷薇，川石斛，云茯苓，鲜佛手。（《陈莲舫医案秘钞》）

吐 泻

周小农医案

○ 产后循绍俗吃胡椒末糖汤太多，顿觉肢冷，汗出欲脱。因素多白带，冬畏寒，夏畏热，阴阳两亏也。越旬余，半夜泄泻，杨医投石斛、干姜、砂仁之类。翌日转筋，呕泄肢冷，乃延余诊。九月十四日诊：产后霍乱，先泻后吐，足转筋，汗出厥冷，泻出腥而非臭，口渴不甚，饮则喜热。脉细而紧，苔淡白。述知曾食油腻，产后中虚，泻多四逆欲脱，汗出不寐，病势危险。勉拟回阳固表止泻大剂，商进。别直参一钱，于术三钱，生芪皮三钱，桂枝八分，白芍五钱，龙骨六钱，牡蛎一两，赤石脂八钱，禹余粮五钱，茯苓神三钱，制附片一钱，乌梅一钱，炒麦冬一钱，薏苡三钱。另瑶桂五分，血珀七分，雅连二分，车前子一钱，辰砂一分，研末，水丸，另服。并嘱先以黄土煎汤冲酱油汤饮，不吐则进药。另备药二剂，防吐去再煎服。必得肢温溲通，方有生机。受药后，溲通寐安。因艰辍药，四肢未热，咽痛恶心。又延杨医，进鲜斛、元参、犀黄末、梨半枚。咽痛退，作干恶，烦躁不寐。十六日延余诊：产后吐泻自汗为三禁。此次产后吐泻，肢冷如冰，服回阳固表止泻，厥未尽回，肢冷过肘膝，格阳于上，曾有咽痛，服鲜斛、犀黄、梨即退，烦躁干恶，冷汗仍出，溲通复泄。谅由元阳不振，元阴亦衰。阳即未复，躁烦且欲去被，危状如绘。拟扶元固表，通阳和阴法。别直参一钱（秋石水拌），北箭芪三钱，茯苓神三钱，煅牡蛎一两，冬虫夏草八分，霍石斛三钱，制附子五分，青盐一分，于术三钱，炒麦冬钱半，雅连四分（干姜汤炒），白芍五钱（桂枝六分煎汁收入），五味子钱半，乌梅二枚。嘱其将剩余瑶桂丸一半服下。并未咽痛。服毕阳回肢温，遂得回生。（《周小农医案》）

余景和医案

○ 常熟支塘邵聿修先生，余忘年友也，医道之识见心思，超人一等，而喜《景岳》《医通》两书，偏于甘温。其生平为人，性直气爽，不谈人短，不攻同道，不恃己才，不耻下问，深可敬也。余每过之，作长夜谈，娓娓不倦。余有过，彼戒之；余有善，彼赞之。天不永其寿，丧我良友，余深惜之！前在范云亭处会诊，与余论医，谓治病贵乎镇静，不可轻投药石。治孕妇之病，尤宜加慎。前老妻妊娠七月，忽起吐泻，腹痛不堪，举家惊惶，即请稳婆，有曰欲小产矣，有曰欲坐草矣，有曰尚未及时，言语杂乱。余诊其脉，尚未离经，痛在胃脘当脐，并不在少腹，而腰亦不痛。令众人不必扰乱，且与洋烟吸三四筒，妊妇已醉，倦而酣睡，使人皆出房，听其安眠。至明午始醒，而诸恙霍然矣。过二月，举一男，今已十一岁矣。故妊娠有病，断不可杂药乱投也。（《诊余集》）

王士雄医案

○ 新产后，呕吐不止，汤水不能下咽，头痛痰多，苔色白滑。孟英用苏梗、橘（皮）、半（夏）、吴萸、茯苓、旋覆、姜皮、柿蒂、紫石英、竹茹，一剂知，二剂已。（《王氏医案》）

谢星焕医案

○ 黄杏帘孝廉之侄女，烦渴吐泻，昏睡露睛，医以丁、蔻、理中治之，反转手足厥冷，时静时扰，神形惊怖（风木侮土之据），面色㿠白，唇红带绉，满舌白苔心中黄燥，此脾虚有火，表邪内陷，阳气抑遏，不能敷布四末，风木肆侮于脾家。与四君子汤加柴、葛、知、芩，服下遍身瘙痒（风邪外达之征），再剂而安。（《谢映庐医案》）

晨 泻

张仲华医案

○ 倪右,五载晨泻,起自产后,纳减形瘦足浮,日甚一日,培中分利之药,遍尝罔效。询系每在五鼓,必腹中雷鸣切痛,晨起一泻之后,痛除而竟日安然。脉已濡细,又非挟滞,其痛也,始终不更。其泻也,不专责于脾矣。产之时,痧子杂来,产后五年中,风痧频发,个中有奥妙焉,且不道破,俟同学见之一想。

土炒白术一钱五分,荆芥炭一钱,炒防风一钱,霞天曲一钱五分(炒),煨肉果四分,桎柳炭一钱五分,桔梗一钱,丹皮炭一钱,生甘草三分,小赤豆三钱。

复诊:五载之累,一朝顿释。盖晨泻一症,腹膨胀则有之,而必雷鸣切痛者特少,是以不专责于脾虚,而旁敲侧击,庶得窥其真谛。信哉!临证之望闻问切,四字不可缺一也。兹既幻想见效,不必更以方药,就原方再服十剂,可以拔其根矣。

原方十帖。(《吴中珍本医籍四种·张氏治病记效》)

泄 泻

丁甘仁医案

○ 姚太太。受寒挟湿停滞,太阴阳明为病,清不升而浊不降,以致胸闷泛恶,腹鸣泄泻。舌苔薄腻,脉象濡迟,纳谷不香。宜和中化浊,分理阴阳。去其浊,即所以升其清;利小便,即所以实大便。

藿香梗钱半,陈广皮一钱,仙半夏二钱,赤猪苓各三钱,大腹皮二钱,制小朴一钱,白蔻仁八分,春砂壳八分,炒车前子三钱,六神曲三钱,焦楂炭三钱,佩兰梗钱半,干荷叶一角,生姜二片。(《丁甘仁医案续编》)

施今墨医案

○ 丛某某,女,25岁。

产后调摄不当,四个月以来,大便溏泻,每日四五次,腹不痛不坠。最近一个月,大便时屡屡下血,色黑。曾赴医院检查,云非内痔,但直肠有破溃处。饮食尚好,睡眠正常。舌有薄苔,六脉濡数。

辨证立法:溏泻四月,脾虚之象,大便下血,肠络受损,拟健脾止血固肠法。

处方:

苍术炭6克,赤石脂10克,禹余粮10克(同布包),血余炭6克,炒红曲6克(同布包),白术炭6克,木耳炭10克,黑升麻3克,柿饼炭30克,黑芥穗炭10克,吴萸5克(黄连5克同炒),阿胶珠12克,炒地榆10克,炒槐米10克,炙甘草6克。

二诊:服药三剂,大便次数依然,血已减少,前方加怀山药25克、米壳12克。

三诊:前方服六剂,下血已止,大便次数减至每日一二次,微溏,时见软便,饭后胃脘觉胀,以四君子汤、赤石脂禹余粮丸及左金丸之合剂治之。

处方:

米党参10克,云茯苓10克,诃子肉10克,苍术炭6克,赤石脂10克,禹余粮10克(同布包),血余炭10克,左金丸6克(同布包),白术炭6克,怀山药25克,

紫厚朴5克，炙甘草6克。（《施今墨临床经验集》）

魏长春医案

○病者：张阿甫之妻年二十九岁。

初诊：民国二十一年三月二十三日。

病名：伤寒胁痛热利。

原因：本元素亏，饮食酿痰，新感寒邪化热，病起八日。迄未稍差。

证候：咳嗽气促痰黏，筋络牵制，引及胁痛，协热下利清水，身热口渴。

诊断：脉象洪数，舌苔灰腻，中气不足，湿痰化热。

疗法：用葛根芩连汤，合旋覆代赭汤。解表清热，化痰镇逆，加花粉、白芍润燥敛阴清肺。

处方：

葛根三钱，黄芩二钱，炙甘草一钱，川连一钱，红枣四十，旋覆花三钱（包煎），代赭石五钱，西党参三钱，制半夏三钱（生姜汁一小匙冲），天花粉五钱，炒白芍三钱。

二方：三月二十四日改方。据述服药后，气促较平，胁痛未止，协热下利肠垢，腹痛口渴，经水适来，拟葛根芩连汤，合黄芩汤加味治之。

前方去旋覆花、代赭石、党参、半夏、姜汁，加白头翁三钱、秦皮三钱、银花三钱、牛蒡子三钱。

次诊：三月二十五日。气平，精神稍振。脉软，舌淡苔白，黏腻带灰。口黏腹痛，经来颇多，内热已退，下利未止。用小柴胡汤加味，扶元补中，化痰祛湿。

三方：

柴胡一钱，黄芩二钱，西党参二钱，炙甘草一钱，制半夏三钱，生姜一钱，红枣四个，茯苓三钱，米仁八钱，川朴一钱，枳壳一钱。

效果：服药后，泻止痛瘥，病愈。

炳按：协热下利，乃胃肠积热，下利必稀水，应用芩连坚阴，芍药敛阴，皆属相对之药，惟参枣腻补，尚须斟酌用之。

○病者：家母，谢太夫人，年五十六岁。

病名：寒泻。

原因：昨夜卧后，因照看门户，起床受寒，清晨暴泻。

证候：神倦面黄，泄泻清水，而腹不痛。

诊断：脉象滑大，舌淡红润，苔色薄黄。气虚寒泻证也。

疗法：用玉屏风散，合桂枝汤加味，温中健脾。

处方：

生黄芪四钱，防风一钱，炒白术三钱，桂枝一钱，红枣四个，炒白芍三钱，炙甘草一钱，生姜一钱，吴茱萸三分。

效果：服后泻止，停药渐痊。

炳按：太阴暴中寒邪，泄泻清水，温中散寒，脾肾温暖，泄泻自止。（《慈溪魏氏验案类编初集》）

章次公医案

○陈某，女。

泄泻始则爽利，继则如滞下状。临圊腹痛，病在大肠；后重乃大肠之炎症波及直肠所致。

炒枳实9克，炒白芍9克，苦桔梗9克，海南片9克，熟锦纹9克，细青皮9克，薤白头9克，山楂炭18克，炒枯赤砂糖9克。

○汤某，女。

泄泻日四五行，泄不爽，腹隐痛，苔白。此肠部发生吸收故障，古人属诸脾有寒。

炮附块4.5克，杭白芍9克，熟锦纹6克，炒防风6克，薤白头9克，生艾叶4.5克，炒枳实9克，山楂肉9克，土枯萝9克。

○沈某，女。

黎明泄泻，多属肠痨。此病多在青年，不易速愈。

土炒党参9克，野于术9克，云茯苓12克，扁豆衣9克，五味子4.5克，芡实12克，蒸百部9克，清炙草3克。

另：炮附块9克，炮姜9克，煨益智9克，诃子肉9克，肉豆蔻9克，罂粟壳9克，乌梅肉9克。

共研细末，每服3克，一日三次。

○俞某，女。

肠结核之泄泻，用温阳药能治标。至于足肿，则是心脏衰弱，合并营养缺乏，古人称为脾败。

附块9克，山药12克，益智仁6克，补骨脂9克，当归6克，罂粟壳6克，白术9克，带皮苓9克，山萸肉9克，巴戟9克，五味子6克，芡实12克。

○陈某，女。

服琼玉膏而泄，脾不能吸收故也。在肺病最忌有此，进一层便是肠痨。此证有甘温、甘寒两大法，今用甘温。

附块9克，土炒党参9克，云苓9克，五味6克，天竺子10克，炙草3克，炮姜6克，生白术9克，山药12克，百部9克，仙鹤草9克。

○孙某，女。

腹痛则欲泄，此肠病也，不外受寒、伤食而来。

荆防风各4.5克，炮姜炭2.4克，桂枝2.4克（后下），紫苏叶6克，青皮6克，乌药4.5克，小茴香4.5克，神曲9克，生艾叶3克，枳实炭9克，杭白芍9克。（《章次公医案》）

陈修园医案

○端昌王既白之妃患泻泄，屡用脾胃门消耗诸药，四五年不能止。一医用补中益气汤、人参三钱，服一月，不泄。忽一日，胸膈胀满，腹响如雷，大泻若倾，昏不知人，口气手足俱冷，浑身汗出如雨，用人参五钱煎汤灌苏，如是者三。病者服久，自觉口中寒逆，医者以为出汗过多，元气虚弱，于前汤内加人参三钱，酸枣仁、大附子、薄、桂各一钱，昏厥尤甚，肌肤如冰，夏暑亦不知热。二年计服过人参二十五斤，桂、附各二斤，酸枣七十斤。至己巳冬，饮食入口即时泻出，腹中即饥，饥而食，食即泄，日十数次，身不知寒，目畏灯火。予初诊之，六脉全无，久诊六部来疾去缓，有力如石，闻其声尚雄壮，脉亦有余。自予断之，乃大郁火证也。以黄连入平胃散与之，饮药少顷，熟睡二时，不索食，不泄泻。饮五日，方知药味甘苦，既用通元二八丹，与汤药间服。一月饮食调和，其病遂愈。

○石城王福歉之妃，癸酉六月，受孕偶患泄泻。府中有知医者，用淡渗之药，止之。自后每月泄三五日。有作脾泄者，用参苓白术散之类，二三服亦止。然每月必泄五七次。至次年三月，生产后连泄半月，日夜八九次，诸药不效，惊惶无措，召予治之。诊得两寸尺俱平和，惟两关洪大有力。予曰："此暑病也。"以黄连香薷饮治之，一剂减半。再剂痊愈。惟肝脉未退，又用通元二八丹调理，半月后平复。

○掾史徐文湅妻卧病三年，身体羸瘦，畏寒战栗。后发热，得汗始解，脊背拘疼，腰膝软弱，饮食不进，进则肠鸣作泻，心虚惊悸，胸肋气胀，畏风畏热，头眩目昏，月信愆期，莫知其病之原也。予诊其脉，朝诊之，已得其概。暮诊之，与初无异。书云：早晚脉同，病虽危而可疗。其脉左寸、左关、右寸、左尺，失其升降之常，惟脾肾二脉平和，知其病困久矣。徐子曰："寒热往来，战栗出汗，既汗乃解，得非疟乎？"予曰："久疟之脉，病来脉弦而大；病退脉静而弦小。兹脉早晚无异，岂得为疟？"徐子曰："病形羸瘦，闻响心惊，畏风畏热，自汗如雨，饮食不进，月信不行，得非产后弱疾乎？"予曰："虽有诸证，应乎四部之脉，脉体不失五行之象，且去来皆缓，而无沉小疾数之脉，何为弱也？"曰："经期已过三月，得非孕乎？"予曰："阴搏阳别，谓之有孕。今阴脉沉滞，阳脉不别，焉得有孕？"曰："饮食少进，即便泻出，非脾胃泄乎？"予曰："脾泄者饮食不化。今腹响一阵，泻一阵，粪皆黄水热下。此是火能化物，与脾何干？此正是气郁病也。气有余即是火，火与元气不两立，元气已亏，不可多药。今将脉证，开具于左，左心小肠属火，火本炎上，脉当脉大而散。今诊得心脉虽大而散，尤欠浮，不浮者何义？心为一身之主，藏神而生血，宜常静而不宜多动。人能静养，则心血充满，脉自浮大。若不能静养，事事搅乱，心无宁刻，斯神不安而血不充，血既不充，是以脉无力而不浮，怔忡、惊悸之病由之以生也。况诊至七八至，或十二三至，又往下关中一猎，有类以灰种火之状，此乃君火郁于下，而无离明之象也。据脉论证，当有胸中烦闷，蒸蒸然不安。蒸出自汗，则内稍静，而腠理不密，畏寒为验。左关肝胆属木，《脉经》云：宜弦细而长。兹诊得左关弦长而不细，又：虽长，不可出关。兹侵上寸部二分，推之于内，外见洪大有力，是肝气有余也。盖因火子郁于中，下不能承顺正化之源。木母太旺止助心火中侮脾土，又肝藏血而生筋。病当头眩目昏，脊背项强，卒难转侧，背冷如水甚则一点痛不可忍，下则腰膝软弱无力，脾胃不和等证为验。左尺肾与膀胱属水，经云：脉宜沉濡而滑。惟此部得其正，往来不匀，按不搏手，是无孕也。右寸肺与大肠属金，脉宜短涩而浮。兹沉滞而大，按三五至或十数至一结。结，乃积深，脉沉是气，此正肺受火邪、气郁不行也。病当胸膈不利，或时闷痛，右肋胀满，饮食不便传送，大肠鸣泄等证为验。右关脾胃属土，其脉宜缓而大，此部虽然无力，犹不失其本体。右尺三焦、命门属相火，君火不得令，相火代君行令。书有云：命门还与肾脉同。盖谓右尺虽是火体，亦当沉静不宜浮大，此部浮取三焦，脉浮而无力，侵上脾胃，是君火郁于下，而相火升于上，侮其金也。病主气满，胸膈嘈杂，饮食不利等证为验。详六部脉证，惟左尺得体，肾为寿元根本尚固，右关脾土，为木所侮，虽是少力，然来去缓大而不弦。此五脏之源，生气有存，无足虑也。予惟探其本源治之，先投以和中畅卫汤三剂，苏梗五分，香附（醋炒）一钱，抚芎八分，桔梗六分，苍术八分，神曲一钱（炒），贝母八分，砂仁（研碎）三分，连翘（去尖）六分，姜三片，水煎服。而肺脉浮起，胸次豁然，诸症顿减。继以清中实表，固其腠理，月信太行，久积尽去，表里皆空，用阴补固真之剂，并紫河车丸，日进一服，月余痊愈。（《陈修园医案》）

林珮琴医案

○ 汤氏，初秋寒热吐泻，或以为感暑，用香薷饮；或以为霍乱，用藿香正气散。其家两置之。诊其脉濡而弱，烦热无汗，自利呕渴，予谓湿甚则濡泻，今湿郁生热，热蒸更为湿，故烦而呕渴也。宜猪苓汤去阿胶主之。猪苓二钱，茯苓三钱，泽泻八分，滑石六分，加半夏钱半，薄荷梗八分，薏苡、煨姜各三钱，灯心六分。一服呕止泄稀，去滑石、煨姜、半夏，再加麦冬、山栀、车前。二剂而安。

○ 汤氏，冒暑重感新凉，寒热头晕，口干舌燥，呕泻不已，头汗齐颈而还。医用消导，转益烦渴，脉不数而滑大，此邪郁蒸痰。先挑姜汁止呕，用正气散加减：藿香、薄荷以辟恶，丹皮、栀、苓以解热，夏、曲、煨姜以除痰，赤茯、猪苓、薏仁以利湿，花粉、麦冬以生津，一服汗凉脉和舌润矣。因有年体弱，明晨怯寒，手足微凉，此脾阳虚也。用理中汤，炮姜改煨姜，加砂仁、苓、薏、炙草，一剂呕泻止，手足和，但气微坠，宵分少寐，原方去煨姜，加茯神、炙芪、枣仁、白芍、升麻，一服而安。（《类证治裁》）

王士雄医案

○ 新产数日，泄泻自汗，呕吐不纳，专科谓犯"三禁"，不敢肩任。孟英诊：脉虚微欲绝，证甚可虞；宜急补之，迟不及矣。用东洋参、（炙）芪、（白）术、龙（骨）、牡（蛎）、酒炒白芍、紫石英、桑枝、木瓜、扁豆、茯神、黑大豆、橘皮，投之，四剂渐已向安。余谓新产后，用参、芪大补，而又当盛夏之时，非有真知灼见者，不能也。诚以天下之病，千变万化，原无一定之治，奈耳食之徒，惟知执死方以治活病，岂非造孽无穷？亦何苦人人皆欲为医而自取罪戾耶？（《王氏医案》）

杨爵臣医案

○ 宋姑泄泻应期验案。每逢长夏泄泻，腹胀，或痛或不痛，四肢烦热，甚则烦心，周身蒸热，呕吐，不思食，口淡，有时而渴，早晨泻较甚。杂投理中平胃，利湿扶脾，舒郁涩肠等剂，不效。易以苦坚，腹加痛；投以补火升提，咽喉痛；佐以补中，食不下。历诸医，卒无效。绵延至秋始愈。如是五年，应期不爽。爰制丸方授之，令于初夏日服四五钱，两料未罄，而积年痼疾痊愈，永不复发矣。志之以证不谬。

丸方：野白术一两，云茯苓一两五钱，盐水炒补骨脂六钱，桂枝六钱，牡蛎一两五钱，炮紫干姜五钱，生杭白芍一两，炙甘草五钱，饴糖二两五钱。为丸。

○ 梁亚甫礼尹尊阃。肝旺气弱，咳血愈后，久泄不已，胁胀，腹痛下坠，脉右弦滑而浮，左弦涩。用调肝胃、健中固下为治，遂愈。

米炒青防风，棉芪，白芍，赤石脂，抱茯神，煨木香，乌梅炭，五味子，焦谷芽。（《治验论案》）

王励斋医案

○ 吴妇，忽腹大痛大泻，医投以消滞行气之品，愈甚。予诊脉浮数，且兼表证，知为太阳阳明合病也。但仲景只云下利，并未言痛。然证与书，每每不能恰合，当以意消息得之。仍投以葛根汤，汗出而愈。

○ 内人素有脾泻、气痛二病，只可补脾行气，虽年久，不可用涩剂。涩则气愈结而痛，其痛居大小腹无常。治以香砂六君子汤，加以白芍补脾阴；芜荑散久积之气；肉桂、附子、吴萸、炮姜，大补脾肾之火以生土。须七八帖方能奏效。虽酷暑亦以是治之，数十年来皆如是。是知有是病，便用是药，不可因时改剂也。（《医权初编》）

陈士楷医案

○ 王某，女。

初起脘腹阵痛，继遂吐泻交作，得食即翻，不能取嚏，形寒头痛，脉来浮滑，苔糙腻。此表分受寒，湿邪阻遏中气，致脾胃升降失司，表里三焦均失宣通。拟以疏运中宫，通达气机立法治之。

藿香，佩兰叶，苏叶梗，石菖蒲，法半夏，制川朴，佛手片，青陈皮，白杏仁，台乌药，左金丸。

○ 胡某，女。

随痛随利，嗳腐纳少，木乘土也。脉细苔黄，且少腹自觉重滞，怀麟之体，但恐胎元欲坠耳。拟以和脾安木，合保胎治之。

炒白术，炒白芍，金石斛，怀山药，炒黄芩，制半夏，姜竹茹，炒陈皮，制香附，白茯苓，炒川断，厚杜仲，香谷芽。（《陈良夫专辑》）

顾晓澜医案

○ 徐姬。脉象沉缓而涩，湿积久而化热，脾胃两伤，泄泻之后，变为肠红，阴络已伤，兼右胁连脘作痛，胃纳渐减，法宜和脾胃、利湿热为治。

白术炭一钱，归身一钱五分（炒黑），秕豆皮一钱（炒黑），炒黑白芍一钱，荆芥穗灰五分，炙黑甘草五分，茯苓皮三钱，炙荷叶灰一钱，炒黑枣皮一钱，橘叶十片。

又：脉涩稍解，而沉缓如故，思脾络属太阴之脏，煎剂难骤见功。今煎丸并用，似乎可效。

炙黄芪二钱，西党参三钱，蜜炙升麻四分，陈皮白一钱，归身一钱五分（炒黑），于术一钱五分（炒黑），炙甘草五分，地榆炭一钱，侧柏叶炭七分，橘叶十片。

煎好送服黑归脾丸三钱。

又：照前方加炒黑桑叶一钱，炒枯熟地三钱。

又：左脉极平，右脉尚嫌虚数，此血分已和，气分未能升举，故便血终未全止，再用升阳和阴一法。

人参五分，炙黄芪一钱，土炒于术一钱，归身一钱五分（炒黑），蜜炙升麻五分，炙黑甘草五分，地榆炭一钱，熟地黄四钱，白芍一钱五分，陈皮白一钱，槐米炭一钱五分，橘叶十片。

丸方：西党参四两，炙黑黄芪二两，焦于术一两五钱，大熟地三两（砂仁炒），大白芍一两五钱（炒黑），炒黑归身三两，煨葛根一两五钱，地榆炭一两五钱，槐米炭一两五钱，侧柏叶炭八钱，干荷叶灰二两，米炒桑叶三两，炒黑芝麻三两，制半夏一两五钱，陈皮

白八钱，茯苓三两，炙甘草五钱，川石斛三两。

上药治末，炼蜜为丸，桐子大，每空心开水送四钱。

问此证，似与通和坊王证相同，治法稍变何也？曰：此妇饮酒多湿，且系暴病，不比前证，八年之久，元气下陷，故先为分利，后用升补，证有缓急，体有虚弱。此间进退出入，全在审证分辨，岂可执一耶？（《吴门治验录》）

谢星焕医案

○ （五更泄泻）吴乐伦乃室，年近四旬，素患小产，每大便必在五更，服尽归脾、四神、理中之药，屡孕屡坠。今春复孕，大便仍在五更，诸医连进四神丸，不仅解未能移，并且沉困更甚，商治于余。诊毕，乐兄问曰：拙荆虚不受补，将如之何？余曰：此乃八脉失调，尾闾不禁，病在奇经。诸医从事脏腑肠胃，药与病全无相涉。尝读《内经·骨空论》曰：督脉者，起于少腹以下骨中央，女子入系庭孔。又曰：其络循阴器，合篡间，绕篡后，别绕臀。由是观之，督脉原司前后二阴，尊阃督脉失权，不司约束，故前坠胎而后晨泻也。又冲为血海，任主胞胎，治之之法，惟有斑龙顶上珠，能补玉堂关下穴。但久病肠滑，恐难以尽其神化，当兼遵下焦有病人难会，须用余粮、赤石脂。如斯处治，丝毫无爽。五更之泄，今已移矣。十月之胎，今已保矣。《内经》一书可不读乎。

按四神丸原为五更火衰泄泻而设，今施于下虚关滑，宜乎不中肯綮。矧五更为诸阳之会，八脉之聚，非专固奇经，乌乎有济。而余粮、石脂二物，人皆泥为重坠伤胎，今反不然者，《内经》所谓有故无殒，亦无殒也。男澍谨识。（《得心集医案》）

薛雪医案

○ 产后十年，晨泄，形寒，汗出。是下元阴伤及阳，奇脉不固。遵古人用：

局方四神丸。（《扫叶庄一瓢老人医案》）

翟青云医案

○ 腊月临床后，受寒，大解时有泄泻，不甚介意。由此渐加沉重，每夜间泻三次，日间一二次，百方调治，服药无算，有效有不效，终不痊愈。适逢余子完婚

归宁来杞。诊得脾脉虚弱无力,命门脉细微,幸而均有神。此因火衰不能生土之故。命门火乃水之火,东垣先生云:此火乃雪里花开,水中火发,生命之根,元气之本,人生莫大之关要。倘专补火,恐阴有告竭之患,但补阴恐火有衰灭之虞。余用景岳先生左右归饮加减作丸药治之,初服半斤,稍有效验。一斤服尽,病去二三。共服五斤余,十八年沉疴已获十痊。

熟地60克,山药30克,丹皮15克,茯苓15克,泽泻12克,附子24克,白术30克,巴戟天30克,破故纸18克,油桂18克,炮姜15克,五倍子24克,当归身30克,炙甘草30克,白芍24克,辽五味子15克,丁香10克,砂仁15克。

上药共为细末,炼蜜为丸如绿豆大,每日辰戌各服15克,茶水送下均可。(《湖岳村叟医案》)

雷少逸医案

○ 云岫叶某之女,于长夏之令,忽发热便泻。前医用五苓散,略见中机,月事行来,加之归、芍,讵知其泻复甚;益加腹痛难禁,脉象右胜于左。此暑湿之邪,在乎气分,气机闭塞,不但邪不透化,抑且经被其阻。即以温化湿邪法加木香、香附、苏梗、元胡,连进三煎,经行泻止,身热亦退矣。

程曦曰:湿在气分,本当畅气以透湿,经事当期,最宜顺气以行经,理气之方,一举两得矣。(《时病论》)

曹南笙医案

○ 产后下焦阴亏,奇脉不固。阳浮上升,风动则飧泄嘈杂,液损必消渴骨热。治在肝肾,静药固摄。熟地,湖莲,炙草,五味,芡实,山药,旱莲,女贞。(《吴门曹氏三代医验集》)

李修之医案

○ 分镇符公祖令爱,久泻肉脱,肢体浮肿,大腹胀痛,便内赤虫形如柳叶,有口无目,更兼咳嗽烦躁,夜卧不寝,召予调治。符公曰:小女之疾起于夏间,因饮食不节,淹缠半载,服利水药,身肿不减,用参、芪等剂,胀闷益增。予细为审察,盖中央脾土,喜燥而恶湿,脏腑为根本生化源头,虽云至阴之地,实操升阳之权。盛暑之际,六阳外发,阴寒潜伏,加以浮瓜沉李,饮冷吞寒,使乾阳之气郁坤土之中,所以气滞而湿化,湿化而热生,湿热壅滞,转输不行,仓廪之精华下陷而为泄泻,久则清阳愈虚,浊阴愈盛,留于中州,则为腹胀,散于肌肉则为浮肿,上乘肺分则为咳嗽,况脾为诸阴之首,肝为风木之司,湿热盛则阴虚而烦躁夜争。肝风旺则遇湿而虫形生化。头绪虽多,不越木旺土衰之征。治当调脾抑肝,佐以升清降浊,使湿去土燥,病当渐去。用白术、茯苓、半夏、芍药、黄连、肉桂、干葛、柴胡、厚朴、乌梅、花椒等剂,调理而安。

○ 家君治江右太师傅继庵夫人,久泄不已,脉象迟微,微为阳衰,迟为阴胜,此脾土虚而真阳衰也。盖脾虚必补中,而后土旺,阳衰必温中,然后寒释。乃以四君子汤加姜、桂服二剂而畏寒如故,泄亦不减,知非土中之阳不旺,乃水中火不升也。须助少火之气上蒸于脾,方能障土之湿。遂用人参三钱,白术五钱,肉桂一钱,附子一钱数帖渐瘥,后八味丸调理乃安。(《旧德堂医案》)

王士雄医案

○ 沈君云峰令正,诞子后患身热痰嗽,白痦头疼,腹痛便溏,不饮口渴。医者治此碍彼,专事模棱。至九朝,余抵禾,视脉滑数,苔微黄,胎前感受冬温也。主以清解法,或疑有碍便溏。余曰:便溏为肺热之去路,设便闭则将喘逆矣。况夏间余尝治其胎前溺涩,群医渗利而不应,余专清肺而得手,今虽产后,体脏未更,兼有客热外侵,所谓有病则病受也。连服多剂,果即向安。

○ 桐乡冯诒斋广文,所二十七岁。自上年患痔,至今已十余枚,皆破而不敛,肌肉渐削,迨季夏渐形发热,而纳食阻膈,溲短便溏,气逆嗽痰,咽喉疼肿。诸医束手,秀水庄丈芝阶荐余诊之。脉数而左寸关兼弦大,是病由过扰心阳,兼伤谋虑,从前但从呆补,已成不治之证,近则吸受暑邪,犹日服滋填之剂,是以药造病也。是诒斋一见倾心,坚留数日。因谓其令兄静岩赞府曰:余仅许愈其新病也。以沙参、苡、斛、橘、半、蒿、薇、蛤壳、浮石、茯苓,煎吞香连丸。二剂而痛泻渐止,去香连加鳖甲。又二剂而热退,改用参、苓、橘、半、苡、蛎、石英、首乌、象牙屑、冬虫草等出入为方,卧时另制噙化丸,以肃上焦痰滞。服四帖已能起榻，眠食皆安，余遂归。秋杪闻其没于鱼江外科家，少年博学，惜哉！余邮挽一联云："倾盖相知，讵成永诀，著书未竟，遽赴修文。"知渠方注顾亭林先生《肇域志》而即病也。其夫人即于秋杪起患赤痢，延至次年春杪，证已濒危。适余游鸳湖，往视之。昼夜三、四十行，汛断肌消，少腹素有聚瘕，跃跃而动，气冲胸下，绞痛难堪，卧不能眠，饥不能食，口干舌绛，五热溺无，头项汗频，音低色夺，脉来细数，右软尺空。是久积忧劳，兼伤衰恸。真阴素弱，岂可与常痢同观。以沙参、熟地、黄连、黄柏、白头翁、秦皮、冬虫夏草、枸杞、橘核、白薇，用藕、苡、燕窝煮汤煎药，服二十剂。余游瀛洲转禾复诊，脉和痢减，安谷能眠，痛止溺行，面有华色。改用人参、熟地、龟板、归身、黄连、黄柏、枸杞、白薇、薏苡、砂仁，以藕汤煎。

○沈君雪江令爱，黎里徐少岩刑部之媳也。胎前患泻，娩后不瘳，半载以来，诸药莫效。余按脉弦数而尺滑，询知带盛口干，腰酸咽痛，溲热善噫，肢冷畏烦。乃肝热而风行于胃，液走则阴血亏。与白头翁汤加余粮、石脂、熟地、龟板、竹茹、青蒿、砂仁，频服而痊。

○鸳湖吴君小渔令宠，数年前因娩后啖生菜而患便泻，久治不愈。仲秋余视之，脉弦数。曰：此非菜之罪也，乃土受木乘，而频年温补，益广病机，头痛带多，脘疼食少，吐酸痰嗽，五热无眠，无非八脉无权，风阳偏盛，授宣养清潜之法而愈。继其令妹适岳氏者，久患带下，去冬崩血，赤白并行，延今不已，卧榻数月，金云无生理矣。余诊脉甚滑数，面赤口干。因问足冷乎？溲热乎？耳鸣无寐乎？向来辄服温补乎？皆曰然。幸能安谷，是药病也；幸涩之不止，药力尚有力势也。投以大剂清热坚阴之法，服数十剂。仲冬余复游禾，已能踵寓就诊矣。（《归砚录》）

○孟英次女，八月廿三日，忽患痛泻，肢冷脉伏，崔某进附子理中汤加减，泻不止而苔黑唇燥，颇露热象，改投犀、斛、生脉散等药，形渐脱，又用桂附八味汤，遂于八月廿九日，舌焦如炭而逝。

噫！据此病情，是伏暑也。痧证霍乱，挟食者，必先去食。伤寒亦然。秦氏论之详矣，然竟有病始饱食之余，初非因食为患者，半痴尝云："既无枵腹待病之理，岂可专以攻消为治？"故临证必审问慎思而明辨之，庶免颟顸贻误之弊。

○杨氏妇，孀居患泻，久治不瘥。孟英曰：风木行胃也。彼之不信，另招张某大进温补，及至腹胀不食，夜热不眠，吐酸经秘，头痛如劈。复乞孟英视之。先投苦泄佐辛通以治其药，嗣以酸苦熄风安胃。匝月乃瘳，续与调补，汛至而康。

○赵菊斋仲媳，素患阴虚内热，时或咯血，去年孟英已为治愈。暨而汛事偶愆，孟英诊曰：病去而孕矣。今春娩后患泻，适孟英赴豫章之诊，专科进以温热之方，而咳嗽乃作。更医改授养营之剂，则滑泻必加。签药乱方，备尝莫效。比孟英归，投以甘、麦、大枣，配以梅、连之法；症渐轻减。继为其姻党尼之，多方蛮补，遂致腹胀诚餐，日下数十行，皆莹白坚圆，如白蒲桃之形，上紫血丝。菊斋悔闷，仍乞援于孟英，予：仲景当归生姜羊肉汤，每剂吞鸦旦仁二十一粒，以龙眼肉为衣。果两服而便转为溏，痛即递减。再与温养奇经之龟板、鹿霜、归、苓、杞、菟、甘、白、乌贼、苁蓉、蒲桃、藕等，调理而痊。

○方氏女，久患泄泻脘痛，间兼齿痛，汛事不调，极其畏热，治不能愈。上年初夏，所亲崔映溪为延孟英诊之，体丰，脉不甚显、而隐隐然弦且滑焉。曰：此肝强痰盛耳。然病根深锢，不可再行妄补。渠母云：溏泻十余年，本元虚极，广服培补，尚无寸效，再攻其病，岂不可虞？孟英曰：非然也。今之医者，每以漫无着落之虚字，括尽天下一切之病。动手辄补，举国如狂。目击心伤，可胜浩叹。且所谓虚者，不外乎阴与阳也。今肌肉不瘦，冬不知寒，是阴虚乎？抑阳虚乎？只因久泻，遂不察其脉证，而金疑为虚寒之病矣。须知痰之为病，最顽且幻，益以风阳，性尤善变。治必先去其病，而后补其虚，不为晚也。否则养痈为患，不但徒弗参药耳。母不之信，遍访医疗，千方一律，无非补药。至今秋颈下起一痰核，黄某敷之始平，更以大剂温补，连投百日，忽吐泄胶痰斗余而亡。予按：此痰饮滋蔓，木土相仇，久则我不敌彼，而溃败决裂，设早从孟英之言，断不遽死于今日也。

○康康侯司马之夫人，泄泻频年，纳食甚少，稍投燥烈，咽喉即痛，经治多手，不能获效。孟英诊曰：脾虚饮滞，肝盛风生之候也。用参、术、橘、半、桂、茯、棘、芍、木瓜、蒺藜，投之渐愈。

今冬又患眩，头汗、面热、肢冷、心头绞，呻吟欲绝。孟英以石英、苁蓉、牡蛎、梅、苓、蒺、楝、芍、旋覆为方，竟剂而康。

○ 沈辛甫，善岐黄之学，其妻体素弱而勤于操作。年逾四秩，汛事过多，兼以便溏，冷汗气逆。参、芪屡进，病日以危。孟英诊曰：心脾之脉尚有根，犹可望也。与龙骨、牡蛎、龟板、鳖甲、海螵蛸、石英、余粮石、熟地、茯苓为方，一剂转机，渐以向愈。

○ 慎氏妇，产后腹胀泄泻，面浮足肿。医与渗湿温补，月余不效，疑为蛊损。孟英视之：舌色如常，小溲通畅，宛似气虚之证。惟脉至梗涩，毫无微弱之形，因与丹参、滑石、泽兰、茯苓、茺蔚、蛤壳、桃仁、海蛇、五灵脂、豆卷，数月即瘥。（《王氏医案》）

沈鲁珍医案

○ 苏州齐门外蒋奶奶，寡居七载，劳心抑郁，肝气不能条达通畅，以致滞下腹痛后重，胸膈不宽而恶心。时当补夏，叶天士以为不足之症，而用人参、人乳等补剂。适余在吴门，处余诊视，门人杜良一同往，诊得脉息弦大带数，腹痛后重，肛门如火，口干气急，此肝家郁火。下注而为滞下，上升而呕恶，胸膈不宽。用黄芩芍药汤加厚朴、枳壳、香附、山栀、黄连、木通、滑石。一剂，腹痛顿除，饮食可进。连用四剂，痢止胸宽，复用香附、广皮、厚朴、枳壳、黄芩、黄连而病愈。（《鲁珍医案》）

其他医案

一妇，产后泄泻，发热作渴，吐痰甚多，肌体消瘦，饮食少思，或胸膈痞满，或小腹重坠，已年余矣。脉濡弦滑。余以为脾胃虚弱，不能制湿，而关门不固也。朝用二神丸，夕用六君子汤，各数剂而诸症瘥安。

一妇，产后泄泻，呕吐吞酸，面目浮肿，已数月矣。脉虚浮弦。此乃脾气虚寒，火不生土，而不能制湿也。先用六君子汤加炮姜、附子，佐以越鞠丸，而吞酸愈、肿、呕除。又用补中益气汤加附子、茯苓，而泄泻止，脾胃健，饮食渐进，而身体康复如常。

一产妇，泄泻年余，形体骨立，潮热晡热，自汗盗汗，口舌糜烂，日吐痰二三碗。脉数洪大，重按全无。此命门火衰，脾土虚寒，而假热发露也。吐痰者，乃脾土虚寒，而不能运化津液也。遂用八味丸补火生土，又

用补中益气汤兼补肺金，而脾胃健、泄泻止，痰亦不吐矣。

汪石山治一妇，产后滑泄泻水，粒米入口即泻出，片刻勿容，如此半月余。众皆危之，或用五苓散、平胃散益甚。汪诊之，脉皆濡缓而弱。曰：此产中努力以伤其脾，脾伤则胃亦不能纳化，湿得妄行而滑泄也。若用汤药，徒滋其湿。令以参苓白术散去砂仁，加肉果、补骨脂，姜、枣汤调服，旬余而泻定身康矣。

进士王徵之内，怀孕泄泻，恶食作呕。余诊之，脉象冲和，右关微涩。此饮食不节，脾胃滞气不化，不能分泌清浊也。其夫忧之，强进米饮。余谓：饮亦尚能滞气，先以砂仁、藿香煎汁饮之，使宿滞化，则脾胃和，自能进食而呕泻无不定。后果不药而瘥。

一妇，怀娠泄泻。六脉弦虚。此脾土虚而不能胜其运化也。投以四君子汤加山药、扁豆、白芍、木香，数剂而泄泻顿止，胎亦瘥安。

汪石山治一妇，必泄泻三日，然后经行。诊其脉皆濡弱，此脾虚也。脾统血制湿，经行将动，脾血先已流注血海，然后下行为经。脾血既亏，则脾气亦不能运行其湿也。今作参苓白术散。每服一钱，一日米饮调下二三次，月余竟不泻。

一妇，年逾四十，形长色脆，病经不行。右脉浮软而大，左脉虚软而小近快。常时经行作泻。今年四月，感风咳嗽，用汤洗浴，汗多，因泻一月，六月复因洗浴发疟六七次，疟虽止而神思不爽，至八月尽，而经行过多，白带时下，泄泻不止，右脚疼病。旧曾闪肭脚跟，今则假此延痛臀、腰、肋、尻骨、颈项，右边经脉皆掣痛，或咳嗽一声，则腰眼痛如腰扎，日轻夜重，叫号不已。幸痛稍止，饮食如常，今详月水过多，白带时下，日轻夜重，泄泻无时，亦属下多亡阴。宜作血虚论治，服四物止痛之剂益甚。九月汪复诊视，始悟此病乃合仲景所谓阳生阴长之法矣。夫经水多，白带下，常泄泻，皆阳虚下陷致然，名曰脱阳。日轻夜重者，盖日阳旺而得健运之职，故血无凝滞之患，而日故轻；夜则阴旺而阳不得其任，失健运之常，血亦随滞，故夜重。遂以苓、术助阳之药，煎服五七剂，一月瘥安。（徐灵胎《女科医案》）

陈三农治一妇有孕常作泻。久泻属肾，用白术四两，煮熟山药二两，炒甘草一两，炙杜仲（姜汁炒）、松花（炒）各七钱，米糊为丸服愈。（雄按：仍是治

脾。）

薛立斋治边太常侧室，妊娠泄泻，自用枳、术、黄连之类，腹闷吐痰，发热恶寒，饮食到口，即欲作呕，强进匙许，即吞酸不快。欲用祛痰理气，此因脾胃伤而痰滞中脘，若治痰气，复伤脾胃矣。遂以参、术、炮姜为末，丸如黍米，不时含咽三五丸，渐加至三百丸。后日进六君子汤寻愈。

进士王缴征之内，怀妊泄泻，恶食作呕，此脾气伤也。其姑忧之，强进米饮。薛曰：饮亦能伤胃，且不必强。别用人参养胃汤饮之，吐水酸苦。又欲投降火寒药。曰：若然则胃气益伤也。《经》云：损其脾胃者，调其饮食，适其寒温。后不药果愈。

一妇人因怒胸膈不利，饮食少思。服消导顺气之剂，脾胃愈弱，饮食少，大便不实，且无度，久而便黄水或带白。视其面色黄中隐白，曰：黄色脾虚也，白色肺虚也。朝以补中益气汤，升补胃气，夕以六君子汤，培补脾气而愈。

易思兰治石城福王嗽之妃，癸酉六月受孕，偶患泄泻。府中医用淡渗药止之。自后每月泄三五日。有作脾泄者，用参苓白术散之类，二三服亦止。然每月必泄五七次，至次年三月生产后连泄半月，日夜八九次，诸药不效。易诊之，两寸尺俱平和，惟两关洪大有力。易曰：此暑病也。以黄连香薷饮治之，一剂减半，再剂痊愈。惟肝脉未退，又用通元二八丹，调理半月后平复。王曰：妃患泄近一载，医未有言暑者，公独言暑，何见也？易曰：见之于脉，两关浮而洪大有力，故知为暑泄也。王曰：《脉经》云：风脉浮，暑脉虚。今洪大有力，非虚也，何以断暑？易曰：暑伤气，初感即发，其邪在肺，皮肤卫气受病，故脉虚。自去年六月至今，将十月矣。其邪自表入里，蕴蓄日久，而暑热日深，故其脉洪大而有力。王曰：暑病固矣，公断非产后之病，又何也？易曰：产脉见于尺寸，尺寸既平，于产何干。况病患于未产前，非产病明矣。王曰：诸医用药止效一时，而不能除根，何也？易曰：诸医有分利者，有补养者，各执己见，未得其源也。其源在暑，若用暑药，岂

有不除根者哉。雄按：此证尚非全由伏暑。

薛立斋治一妊妇遗尿内热，肝脉洪数，按之微弱，或两太阳作痛，胁肋作胀。此肝火血虚，用加味逍遥散、六味地黄丸寻愈。后又寒热，或发热，或恚怒，前证仍作，用八珍散、逍遥散兼服，以清肝火养肝血而痊。

陆养愚治臧舜田内人，脾胃素常不实，产后因怒大便泄泻。或以胃苓汤，加归、芍投之，势日甚，且汗出气喘，脉气散大。或谓此非产后泄泻所宜，宜勿药。陆曰：脉虽大，而按之不甚空，尚有一二分生意。用人参理中汤，如诃子、肉果。已煎矣，忽传人事已不省。再诊之，浮按虚数，沉按如丝，手足厥逆。或谓今夜决不能延，乃辞去。陆令前药急以加附子一钱，一剂汗止泻减，再剂病减七分，去附子加归芍数剂起。

王儋如治一产妇，弥月泻，年余不愈，六脉沉迟。此元气下陷，寒湿太甚证也。然汤药犹湿也，以湿治湿可乎？遂用参、芪、苓、术、肉蔻、升麻、防风、甘草，用猪肚一枚，入莲肉一斤，好酒煮烂，捣和为丸。日进而安。

陈三农治一妇产后滑泄，勺水粒米不容，即时泻下，半月余矣。六脉濡而弱。此产时劳力伤脾也。若用汤药，恐滋胃湿，遂以参苓白术散，加肉桂、生姜、枣肉为丸，服愈。雄按：今秋，石北涯仲媳胎前患泄泻，娩后泻如漏水，不分遍数，恶露不行，专科束手。余视其脉左弦数，右大而不空，口苦不饥，小溲全无，以白头翁汤合伏龙肝丸治之，一剂而减，三啜而瘳。

薛立斋治一产妇，大便不实，饮食少思，五更或清晨遗尿。此中气虚寒，脾肾不足，用补中益气送四神丸而痊。

张子和治李德卿妻，因产后病泄，年余四肢瘦乏，皆断为死症。张曰：两手脉皆微小，乃利病之生脉，何洞泄属肝经，肝水克土而成。此病亦是肠澼。澼，肠中有积水也。先以舟车丸四十五粒，又以无忧散三四钱，下四五行。又进导饮丸，渴则调以五苓散，再与胃风汤调之，半月而能行，一月而安健。（《续名医类案》）

霍 乱

丁甘仁医案

○萧奶奶。寒中厥阴，少腹陡然绞痛，胸闷微恶，舌苔薄腻，脉象濡细而迟，此干霍乱之重症也！急拟芳香化浊，温通气机，尚希明正。

藿香梗一钱五分，仙半夏二钱，陈皮一钱，制中朴一钱，枳实炭一钱，大腹皮一钱五分，带壳砂仁八分，佩兰梗一钱五分，麦芽三钱，白蔻仁四分，淡吴萸四分，焦谷芽四钱，玉枢丹（开水磨服）四分。

二诊：昨投芳香化浊、温通气机之剂，脐腹绞痛较前大减，呕恶亦止，惟头眩眼花，舌质淡红，脉弦小而涩。素体血虚，肝气横逆，宿瘀未楚，脾胃不和。再拟泄肝理气，和胃畅中。

大白芍一钱五分，金铃子二钱，元胡索一钱，朱茯神三钱，陈皮一钱，大腹皮二钱，制香附一钱五分，春砂壳八分，青橘叶一钱五分，佛手八分，炒谷麦芽各三钱。（《丁甘仁晚年出诊医案》）

张锡纯医案

○霍乱吐泻。

天津荣业大街，李姓媪，年过六旬，于仲夏得霍乱证。

病因：天气炎热，有事出门，道途受暑，归家又复自饮，多受碳气，遂病霍乱。

证候：恶心呕吐，腹疼泄泻，得病不过十小时，吐泻已十余次矣。其手足皆凉，手凉至肘，足凉至膝，心中则觉发热，其脉沉细欲无，不足四至。

诊断：此霍乱之毒菌随溽暑之热传入脏腑也。其心脏受毒菌之麻痹，跳动之机关将停，是以脉沉细且迟；其血脉之流通无力，不能达于四肢，是以手足皆凉；其毒菌侵入肠胃，俾肠胃之气化失和，兼以脏腑之正气与侵入之邪气互相格拒，是以恶心腹疼，吐泻交作；其心中发热者固系夹杂暑气，而霍乱之属阳者，即不夹杂暑气，亦恒令人心中发热也。此宜治以解毒清热之剂。

处方：卫生防疫宝丹百六十粒，离中丹四钱，益元散四钱。

先将卫生防疫宝丹分三次用开水送服，约半点多钟服一次，服完三次，其恶心腹疼当愈，呕吐泄泻亦当随愈。愈后若仍觉心中热者，再将后二味药和匀，亦分三次用开水送服。每一点钟服一次，热退者不必尽服。离中丹见前。

效果：将卫生防疫宝丹分三次服完，果恶心、呕吐、腹疼、泄泻皆愈，而心中之热，未见轻减，继将离中丹、益元散和匀，分三次服完，其热遂消，病痊愈。

○霍乱脱证。

辽宁小南关，寇姓媪，年过六旬，得霍乱脱证。

病因：孟秋下旬染霍乱，经医数人调治两日，病势垂危，医者辞不治，其家人来院恳求往为诊治。

证候：其证从前吐泻交作，至此吐泻全无。奄奄一息，昏昏似睡，肢体甚凉，六脉全无。询之犹略能言语，惟觉心中发热难受。

诊断：此证虽身凉脉闭，而心中自觉发热，仍当以热论。其所以身凉脉闭者，因霍乱之毒菌窜入心脏，致心脏行血之机关将停，血脉不达于周身，所以内虽蕴热而仍身凉脉闭也。此当用药消其毒菌，清其内热，并以助心房之跳动，虽危险仍可挽回。

处方：镜面朱砂钱半，粉甘草细面一钱，冰片三分，薄荷冰二分。共研细末，分作三次服，病急者四十分钟服一次，病缓者一点钟服一次，开水送下。

复诊：将药末分三次服完，心热与难受皆愈强半，而脉犹不出，身仍发凉，知其年过花甲，吐泻两日，未进饮食，其血衰愈已极，所以不能鼓脉外出以温暖于周身。

处方：野台参一两，生怀地黄一两，生怀山药一两，净萸肉八钱，甘草（蜜炙）三钱，煎汤两大盅，分两次温服下。

方解：方中之义，用台参以回阳，生怀地黄以滋阴，萸肉以敛肝之脱（此证泻之始，肝木助邪侮土，至吐泻之极，而肝气转先脱），炙甘草以和中气之漓。至于生山药其味甘性温，可助台参回阳，其汁浆稠润又可助地黄滋阴。且此证胃中毫无谷气，又可藉之以培养脾胃，俾脾胃运化诸药有力也。

效果：将药两次服完，脉出周身亦热，惟自觉心中余火未清，知其阴分犹亏不能潜阳也。又用玄参、沙参、生山药各六钱，煎汤服下，病遂痊愈。

说明：此证初次所服之药末，原名急救回生丹。载在三期七卷霍乱门。因民纪八稔孟秋，霍乱盛行，时在辽宁立达医院。拟得此方，登报广告，凡用此方者皆愈。时桓仁友人袁霖普，为河北故城县尹，用此方施药二百六十剂，即救愈二百六十人。复将此方遍寄河北、山东各县署，又呈明省长，登于《北洋公报》。次年河北南半省又有霍乱证，复为寄去卫生防疫宝丹（见前王案中），袁君按方施药六大料，救愈千人。又将其方传遍各处，呈明省长及警务处长，登之《北洋公报》，袁君可为好行其德者矣。大抵前方治霍乱阳证最宜，后方则无论阴阳证及阴阳参半之证用之皆效。

○霍乱暴脱证。

邑北境故城县，刘氏妇，年近四旬，得霍乱暴脱证。

病因：受妊五六个月，时当壬寅秋令，霍乱盛行，因受传染，吐泻一昼夜，病似稍愈，而胎忽滑下。自觉精神顿散，心摇摇似不能支持。时愚在其邻村训蒙，遂急延为诊视。

证候：迨愚至欲为诊视，则病势大革，殓服已备，着于身将舁诸床，病家辞以不必入视。愚曰：此系暴脱之证，一息尚存，即可挽回。遂入视之，气息若无，大声呼之亦不知应，脉象模糊如水上浮麻，莫辨至数。

诊断：此证若系陈病状况，至此定难挽回，惟因霍乱吐泻已极，又复流产，则气血暴脱，故仍可用药挽救。夫暴脱之证，其所脱者元气也。凡元气之上脱必由于肝（所以人之将脱者，肝风先动），当用酸敛之品直趋肝脏以收敛之。即所以杜塞元气上脱之路，再用补助气分之药辅之。虽病势垂危至极点，亦可挽回性命于呼吸之间。

处方：净杭萸肉二两，野党参一两，生怀山药一两。

共煎汤一大盅，温服。

方虽开就而药房相隔数里，取药迫不及待，幸其比邻刘翁玉珍是愚表兄，有愚所开药方，取药二剂未服，中有萸肉共六钱，遂急取来暴火煎汤灌之。

效果：将药徐徐灌下，须臾气息稍大，呼之能应，又急煎渣灌下，较前尤明了。问其心中何如，言甚难受，其音惟在喉间，细听可辨。须臾药已取到，急煎汤两茶杯，此时已自能服药。俾分三次温服下，精神顿复，可自动转。继用生山药细末八钱许，煮作茶汤，调以白糖，令其适口当点心服之。日两次，如此将养五六日以善其后。

说明：按人之气海有二，一为先天之气海，一为后天之气海。《内经》论四海之名，以膻中（即膈上）为气海，所藏者大气，即宗气也；养生家及针灸家皆以脐下为气海，所藏者元气，即养生家所谓祖气也。此气海之形状，若倒提鸡冠花形，纯系脂膜结成而中空（剖解肚腹者，名之为鸡冠油），肝脏下垂之脂膜与之相连，是以元气之上行，原由肝而敷布，而元气之上脱，亦即由肝而疏泄也（《内经》谓肝主疏泄）。惟重用萸肉以酸敛防其疏泄，藉以杜塞元气上脱之路，而元气即可不脱矣。所最足明征者，若初次即服所开之方以治愈此证，鲜不谓人参之功居多，乃因取药不及，遂单服萸肉，且所服者只六钱即能建此奇功。由此知萸肉救脱之力，实远胜人参。盖人参以救元气之下脱犹足恃，而以救元气之上脱，若单用之转有气高不返之弊（见说见《寓意草》），以其性温而兼升也。至萸肉则无论上脱下脱，用丰皆效。盖元气之上脱由于肝，其下脱亦由于肝，诚以肝能为肾行气（《内经》谓肝行肾元），即能泻元元气自下出也。为其下脱亦由于肝，故亦可重用萸肉治之也。

或问：同为元气之脱何以辨其上脱下脱答曰：上脱与下脱，其外现之证可据以辨别者甚多。今但即脉以论，如此证脉若水上浮麻，此上脱之征也。若系下脱其脉即沉细欲无矣。且元气上脱下脱之外，又有所谓外脱者，周身汗出不止者是也。萸肉最善敛汗，是以萸肉亦能治之。三期一卷来复汤后载有治验之案数则，可参观也。（《医学衷中参西录》）

魏长春医案

○病者：秦某，女，13岁。

初诊：五月八日诊。

病名：干霍乱。

原因：吸受暑热，夹食内积。

证候：面青色兼惨白，内热腹痛。

诊断：脉象沉涩，舌红苔白腻。暑热夹食，成干霍乱。上下不通，中焦热闭故也。

疗法：先用炒盐探吐，开其胸膈，治以疏透暑湿。

处方：

杜藿香二钱，淡豆豉三钱，紫金锭二块（研化服），焦山栀三钱，川朴六分，吴茱萸三分，黄芩二钱，川连八分。

次诊：五月九日。昨服药后，已得吐泻。按腹仍痛，小溲短数，无汗口干，脉滑，舌红苔薄白，治宜宣化伏邪。

次方：

淡豆豉三钱，焦山栀三钱，葱白五个，枳实一钱，紫金锭二块（研化），通草一钱，大腹皮三钱，泽泻二钱，杜藿香一钱，益元散四钱。

三诊：五月十日。潮热吐蛔，腹痛胃呆。脉滑，舌红苔黄腻。治宜宣气清热。

三方：

川连六分，吴茱萸五分，竹茹三钱，乌梅一钱，天花粉三钱，连翘三钱，益元散四钱，青木香一钱，六神曲三钱，银花二钱。

四诊：五月十一日。食滞化燥，腹痛便闭。脉缓，舌苔黄厚，用导下法。

四方：

木香槟榔丸三钱，天花粉三钱，麦芽三钱，丹皮二钱，莱菔子三钱，元明粉三钱，泽泻三钱，大腹皮三钱。

五诊：五月十二日。热退便解，食滞未尽，腹中仍痛。脉缓舌红润。拟宣通中焦积滞。

五方：

连翘三钱，谷芽三钱，六神曲三钱，胡连一钱，生甘草一钱，雷丸三钱，川楝子三钱。

效果：服药后胃苏，痛止病愈。

炳按：干霍乱乃触秽挟食，上不得吐，下不得泻，腹痛如绞，用炒盐探吐，以开其上膈，槟榔丸攻下，以通其下焦，遵古而不泥于古也。

○病者：俞氏，二十五岁。

初诊：六月二十三日。

病名：寒霍乱变热厥。

原因：传染时行霍乱。

证候：吐泻清水，腹不痛而肢冷，黏汗自出。

诊断：脉迟舌淡，苔薄滑，寒霍乱脱证也。

疗法：亟用雷公散灸脐，拟方以温中解毒，强壮心神。

处方：

吴茱萸三钱，干姜二钱，西党参三钱，白术三钱，来复丹二十粒（吞），炙甘草一钱，川朴一钱，桃仁八钱，生姜汁一小匙（冲），杜红花三钱。

炳按：红花、桃仁甚善，合诸药，能通窍活血，仿王清任法。

次诊：六月二十三日下午。四肢已温，呕吐口干欲饮，眼眶低陷。脉弦，舌红苔白滑，经水适来，腹筒不舒，用王清任解毒活血汤，合左金丸，清肝止呕。

次方：

葛根三钱，川朴一钱，桃仁八钱，杜红花三钱，当归三钱，赤芍三钱，乌梅四钱，连翘三钱，大生地八钱，生甘草一钱，吴茱萸一钱，川连一钱。

三诊：六月廿四日晨。昨晚已能行动，今晨猝然昏厥，脚筋挛急，神识昏迷，刻按脉滑数，舌红苔黄，泄泻未已，证系寒霍乱，阳还变厥，此为热厥，先灌紫雪丹五分，服后知渴，拟王孟英蚕矢汤主之。

三方：

晚蚕沙五钱，鲜石菖蒲钱半，吴茱萸三分，川连八分，鲜藿香一钱，鲜佩兰十片，黄芩三钱，钩藤三钱，茯苓四钱，米仁八钱，紫金锭二块（研化）。

四诊：六月廿四日下午。壮热渴欲，便泄如注，灼热异常，脉数，舌红苔黄厚黏，胸闷肠鸣，拟清肠胃热毒法，惟重证须用重剂，勿因畏惧而惮服。反致延误病机也。

四方：

川连二钱，黄芩八钱，川柏五钱，葛根三钱，知母三钱，生甘草一钱，乌梅三钱，天花粉八钱，连翘五钱，银花八钱，滑石八钱，鲜荷叶一角。

五诊：六月廿五日。脉数，舌红苔黄厚腻。便泻已减，口渴，四肢和暖，咯痰不爽，肠胃热毒未尽，再用苦寒清肠。

五方：

葛根三钱，黄芩五钱，川连一钱，生甘草一钱，银花五钱，鲜石菖蒲一钱，川柏三钱，知母三钱，射干二钱，天花粉五钱，乌梅三钱，淡豆豉三钱。

六诊：六月廿五日。经来色黑，手足掣动，脉弦细，舌红苔黄黏，胃呆。用清热凉肝。

六方：

桑叶三钱，丹皮三钱，丹参三钱，白薇三钱，青蒿三钱，丝瓜络二钱，杜红花三钱，川楝子三钱，石决明八钱，刺蒺藜三钱，钩藤三钱，左金丸一钱（吞）。

七诊：六月廿七日。泻止胃苏，手足转暖，脉弦舌红，苔黄黏渐化，边尖淡红，根苔薄黄，拟清肝和胃法。

七方：

桑叶三钱，丹皮二钱，连翘三钱，川石斛三钱，赤芍三钱，杜红花三钱，丝瓜络二钱，刺蒺藜三钱，丹参三钱，川牛膝三钱，左金丸一钱（吞），米仁八钱。

效果：病瘥，进调理方渐健。

炳按：前后七方，为寒霍乱初中末治法，多可师法。

○病者：陆品兰夫人，年三十六岁。

初诊：六月二十七日晨。

病名：寒霍乱。

原因：中气素虚，传染霍乱。

证候：呕吐泄泻，腹不痛，肢冷自汗渴饮，脚筋拘挛，眼眶低陷，瞳神呆停，面色青黯。

诊断：脉象沉伏，舌淡白。阴性寒霍乱证，即西医所谓虎列拉也。

疗法：亟用雷公散灸脐，盐卤浸脚，炒盐汤代茶，方用当归四逆合理中加减，佐来复丹，升清降浊。

处方：

当归五钱，赤芍三钱，桃仁八钱，杜红花五钱，来复丹十粒（吞），干姜二钱，吴茱萸二钱，炒白术三钱，西党参二钱。

次诊：六月廿七日夕，灸后肢暖，脉伏稍起，尺泽隐隐鼓动，泻瘥，面色已转微红，目睛流动。舌淡红苔薄白。血瘀寒闭，再用温通血络法，

次方：

当归五钱，桂枝尖二钱，赤芍三钱，炙甘草一钱，生姜一钱，吴茱萸一钱，来复丹十粒（吞），细辛五分，桃仁八钱，杜红花五钱，乌梅肉二钱。

三诊：六月廿八日。肢和脉软，舌色红润，泄泻清水，口渴烦热胸闷，疫毒已解，清泄余邪善后。

三方：

当归三钱，赤芍三钱，桃仁五钱，杜红花三钱，香附二钱，丹参三钱，鲜藿香二钱，乌梅一钱，吴茱萸五分，川连二分，生米仁八钱。

效果：服药后，泻止热退，静养旬日痊愈。

炳按：治寒霍乱，要用雷公散放脐艾灸，又用樟脑勃兰田酒，或烧酒和擦臂弯腿弯，至手足热为度。

○病者：项同兴夫人，年约四十余岁。

初诊：七月十二日诊。

病名：寒霍乱。

原因：天气暴热，食肉馅馒头，继又恣食西瓜，以致停滞成病。

证候：吐泻清水，头汗如雨，神疲肢冷。

诊断：脉伏舌白。真性霍乱证也。

疗法：先用雷公散灸脐。药用四逆汤回阳。

处方：

厚附子二钱，干姜二钱，炙甘草二钱。

次诊：七月十三日。吐泻稍瘥。脉缓，舌白肢和。用藿朴五苓散加味。

次方：

桂枝一钱，生茅术三钱，猪苓二钱，泽泻三钱，赤苓三钱，杜藿香三钱，川朴一钱，制半夏三钱，来复丹十粒（吞）。

效果：服药后吐泻止，胃苏病瘥。

炳按：寒霍乱各案，初中其多同，惟末期善后，因体禀有异，随证调治可也。

○病者：应氏，二十七岁。

初诊：七月二十日晨。

病名：热霍乱坏证。

原因：从沪来慈，舟车已感劳顿，喜事饮宴。杂食油腻积滞，连朝天气炎热，恣食西瓜冷物，清浊混淆，扰于肠胃，酿成霍乱之证。据称初服治寒霍乱丹方。如生姜、附子、硫黄等。温燥热药，以及针灸，咸无效验。

证候：吐泻清水如注，眼眶低陷，目赤眼瞪，足筋挛缩，小溲癃闭，渴饮呕吐，肢冷烦躁。

诊断：六脉全伏，舌红绛干燥，苔黄厚。姚梓钦《霍乱新论》曰：霍乱轻者，脉微数，重者极数。再重

则数极而伏，其微数者，胸烦亦微，极数者，胸乱亦极，至于数极而伏，则胸乱之苦，将不堪言状，此证因胸乱，故烦躁不宁也。脉症合参，病属热霍乱，误治坏证。

疗法：解毒活血，清热开闭，以希万一。宗王清任、姚梓钦二家治法。

处方：

桃仁八钱，杜红花九钱，赤芍五钱，当归五钱，连翘五钱，葛根三钱，柴胡二钱，生甘草一钱，紫雪丹五分（化冲），川连一钱，黄芩二钱。

次诊：七月二十日下午。服药后伏热外达，厥愈肌温，目睛赤色呆瞪。泄泻未止，渴饮呕吐，烦躁不宁，热毒内蕴，当清泄肠胃。

次方：

川连二钱，黄芩三钱，川柏三钱，生甘草二钱，葛根三钱，桃仁八钱，紫草三钱，乌梅三钱，天花粉五钱，鲜菖蒲二钱，叶氏神犀丹一粒（研化）。

三诊：七月廿一日。泻止烦躁已宁，呕吐亦止。寸关脉缓，尺泽脉稍大，小溲癃闭，胸闷口渴。舌红苔黄黏干燥，病虽转机，疫毒未清。切宜慎食为要。

三方：

西紫草三钱，天花粉五钱，地丁草三钱，川连一钱，黄芩三钱，生甘草一钱，连翘五钱，杜红花三钱，猪苓四钱，银花三钱，泽泻三钱，叶氏神犀丹一粒（研化）。

四诊：七月廿二日。吐泻皆止。神识清晰，便下赤色，小溲稍长，热度较减，胸腹闷痛，渴饮，舌红干燥中剥。脉缓，咳痰带血。疫毒未清。用养液解毒法。

四方：

黄芩三钱，生白芍五钱，川连一钱，天花粉五钱，鲜石斛三钱，竹茹三钱，葛根三钱，生甘草一钱，银花三钱，连翘五钱。

五诊：七月廿三日。脉缓，舌红中剥、边苔黄。大便下血，经水适来，少腹胀痛，口渴，用凉营解毒清热法。

五方：

青蒿三钱，鳖甲五钱，银柴胡三钱，地骨皮三钱，玄参五钱，鲜石斛三钱，黄芩五钱，生白芍八钱，赤芍五钱，生甘草一钱，银花五钱，川楝子三钱，天花粉五钱。

六诊：七月廿五日。脉滑，舌鲜红苔化。胃醒思纳，经水停止，口渴干燥，便泻老黄色，肠鸣腹痛，头眩，遍体酸楚。肠胃热毒未尽也。

六方：

黄芩四钱，生白芍五钱，生甘草一钱，天花粉五钱，银花三钱，鲜金钗四钱，知母三钱，青蒿三钱，生鳖甲五钱，生牡蛎八钱，川连一钱。

七诊：七月廿七日。面容渐焕，胃亦思纳，脉缓，舌红苔薄。咳痰带血，肠鸣腰痛皆痊。元阴不足，当用潜阳润燥育阴法。

七方：

玄参五钱，生白芍五钱，生甘草一钱，女贞子三钱，天花粉八钱，丹皮二钱，知母三钱，川柏三钱，川楝子三钱，青蒿三钱，生龟板八钱，生鳖甲五钱。

效果：服药后，病愈赴沪。

炳按：前后七方，深得变通心法。启悟后学，不可不知也。

○病者：陈开鹤夫人，年四十五岁。

初诊：七月十七日晨。

病名：热霍乱夹红疹。

原因：感受暑热霍乱，服前医温剂止泻。热伏血分，故发红疹。

证候：吐泻清水而腹不痛，手温脚冷，口渴溲少，肌肤发出红疹。

诊断：脉弦，舌红糙。热毒伏于血分，犯胃则呕，迫肠则泻，热毒外达，发出红疹。此实热证也。

疗法：凉血解毒，宗王清任、姚梓钦二家治法。

处方：

葛根三钱，连翘八钱，桃仁八钱，杜红花五钱，赤芍三钱，当归三钱，生甘草一钱，紫草三钱，制半夏三钱，川连一钱，黄芩三钱，乌梅一钱，吴茱萸三分，紫金锭二块（研细化服）。

次诊：七月十八日。泻止热减。小溲稍长。舌红润苔薄，脉缓。胸闷吐蛔腹鸣，拟清化肠胃。

次方：

吴茱萸五分，川连八分，泽泻三钱，茯苓四钱，乌梅一钱，猪苓三钱，陈皮一钱，生白芍三钱，黄芩三钱，制半夏三钱，天花粉三钱。

三诊：七月十九日。泻止口渴，胸痹胀痛，小溲稍长。脉缓舌红。内热未尽，仍用清法。

三方：

黄芩四钱，生白芍五钱，银花三钱，连翘五钱，天花粉五钱，知母三钱，川柏三钱，乌梅二钱，川连一钱，制半夏三钱，原麦冬三钱，生甘草一钱。

四诊：七月廿一日。肌肤红疹渐隐，胃醒便闭，胸腹气满，呕吐痰涎，脉滑舌红润。霍乱病虽瘥，肝肠湿火未清，拟桑丹温胆汤，合左金加味。

四方：

吴茱萸五分，川连八分，橘皮一钱，制半夏三钱，茯苓三钱，炙甘草一钱，枳壳一钱，竹茹三钱，乌梅一钱，丹皮二钱，桑叶三钱，郁李仁肉四钱。

五诊：七月廿三日。脉缓，舌红中剥，边苔黄。口渴便血，经水届期而来，少腹胀痛。用清血凉营法。

五方：

青蒿三钱，鳖甲五钱，银柴胡二钱，地骨皮三钱，玄参五钱，鲜石斛三钱，黄芩五钱，生白芍八钱，生甘草一钱，银花五钱，赤芍五钱，川楝子三钱，天花粉五钱。

效果：服药后，便血止。热退病瘥。

炳按：热霍乱，上吐多酸腐食物，下泻亦多宿食。肛门热，小溲短赤，不致即变自汗肢冷，外治法同寒霍乱，内服则大异耳。（《慈溪魏氏验案类编》）

范文虎医案

○ 陈师母。涌利空呕，面青转筋，此乃时疫重症。当先治其病，虽有胎孕亦不顾也。

连翘9克，桃仁15克，红花9克，甘草6克，枳壳9克，赤芍9克，柴胡9克，生地24克，当归9克，葛根9克，蚕沙30克，鲜水芦根30克。

二诊：时疫已解。

当归9克，桂枝6克，白芍12克，甘草3克，生姜3克，大枣4枚，饴糖30克。

○ 秦师母。吐泻大作，如米泔水，螺瘪汗出，脉伏肢冷，气息低微，人事昏昏，此阴寒之时疫也。若服寒凉之剂，则不可救矣。阴霾弥漫，真阳欲脱，危在顷刻，急服回阳之剂或有可救。

厚附子15克，党参30克，甘草12克，姜炭12克，伏龙肝30克，桃仁6克，红花6克。

二诊：吐利止，厥亦回，脉细而弱，将愈矣。

淡附子9克，党参5克，白术9克，甘草3克，炮姜3

克。（《范文甫专辑》）

林珮琴医案

○ 胡氏，秋间吐泻欲死，诊脉知为积寒感暑而发。用藿香、砂仁、半夏、焦神曲、茯苓、小茴香、陈皮、炙草、煨姜，煎服一剂愈。此症多由温凉不调，生冷失节，以致阴阳乖格，清浊相干，夏秋间为多也。（《类证治裁》）

许珊林医案

○ 一妇转筋，四肢厥冷，筋抽则足肚坚硬，痛苦欲绝。诊之浮中二部无脉，重按至骨，细如蛛丝，然其往来之势，坚劲搏指。先以三棱针刺委中出血，血黑不流，用力挤之，血出甚少。再针昆仑、承山，针刺毕，腿筋觉松。再用食盐、艾绒炒热，用布包，能熨摩委中及足肚上下。方用三棱、莪术、归须、红花、桃仁、僵蚕、山甲、地龙、牛膝、薏苡、木瓜，服下一时许，筋乃不抽，而吐泻亦止。次日，改用丝瓜络、莱菔子、桃仁、竹茹、薏苡、滑石、蚕沙、木瓜、刺蒺藜、山栀皮等，清暑湿而宣通脉络，后以西洋参、麦冬、石斛、橘皮、竹茹、薏苡、丝瓜络、茯苓等出入加减，调理旬余安痊。（《清代名医医话精华》）

吴简庵医案

○ 周氏患心腹绞肠大痛，上欲吐而不能吐，下欲泻而不能泻，气闷手冷，昏闷不醒，脉息微细，此中痧气阴毒，阻塞中焦，上下痞隔而成霍乱。痧毒入于气分，即用刮痧法并服宝花散，刮出满背红点，痛减神苏，随用解郁顺气之药而愈。（《临证医案笔记》）

方略医案

○ 漆女，年近三旬，暑月患头痛发热恶寒，医以参苏饮投之未效，继以参苏饮加黄芩服之，遂大热口渴，吐泄不已。余诊其脉，上涌而无息数，此呕泻伤脾，中气大虚也。因其体弱，骤难竣补，以六神散和脾安胃，加龙骨（煅）、牡蛎（煅）止汗止泄，数剂而愈。（《尚友堂医案》）

王士雄医案

○ 丁酉，八九月间，杭州盛行霍乱转筋之证。沈氏妇，夜深患此，继即音哑厥逆。比晓，孟英诊其脉，弦细以涩，两尺如无，口极渴，而沾饮即吐不已。足胫坚硬如石，转时痛楚欲绝。乃暑湿内伏，阻塞气机，宣降无权，乱而上逆也。为仿《金匮》鸡矢白散例，处蚕矢汤一方。令以阴阳水煎成，候凉徐服。此药入口竟不吐。外以烧酒，令人用力摩擦其转戾坚硬之处。擦及时许，郁热散而筋结始软，再以盐卤浸之，遂不转戾，吐泻渐止。日晡，复与前药半剂，夜得安寐。

次日，但觉困极耳。与致和汤数服而痊。

后治相类者多人，悉以是法出入获效，惟误服附子者，最难救疗。

○王季杰妾，秋夜陡患霍乱，腹痛异常。诊其脉，细数而弦，肢冷畏寒，盖覆甚厚。询其口，不渴而泻，亦不热，然小溲全无，吐者极苦，舌色甚赤。曰：此新凉外束，伏暑内发也。经绛雪、玉枢丹灌之皆不受。泻至四五次，始觉渐热，而口大渴，仍不受饮，语言微謇。孟英令捣生藕汁徐灌之，渐能受。随以芩、连、苡、楝、栀、茹、桑、斛、蒲公英，煎服，痛即减，吐泻亦止。改用轻清法而愈。

○一妇，年少体瘦，初秋患霍乱转筋，舌绛目赤，大渴饮冷，脉左弦强，而右滑大。此肝胃之火素盛，而热复侵营也。以白虎汤去米、草，加生地、蒲公英、益母草、黄柏、木瓜、丝瓜络、薏苡仁，一剂知，二剂已。丹溪云：转筋由于血热。此证是矣。

○陈妪，年已七旬，辛亥秋，患霍乱转筋甚危，亟拉孟英救之，已目陷神消，肢冷音飒，脉伏无溺，口渴汗多，腹痛苔黄，自欲投井（此乃烦渴之极也）。令取西瓜汁先与恣饮，方用白虎（汤）加（黄）芩、（黄）连、黄柏、木瓜、威灵仙，略佐细辛分许为剂，覆杯即安。人皆疑用药太凉，何以径效？孟英曰：凡夏热亢旱之年，入秋多有此证。岂非伏暑使然，况见证如是之炽烈乎？今秋，余已治愈多人，询其病前有无影响？或曰：五心烦热者数日矣。或曰：别无所苦，惟见物如红如火，已而病即陡发。夫端倪如此，更为伏暑之的据焉。

○陈楚珍媳，陡患霍乱，脐间贴以回阳膏而不效。孟英按脉，滑数右甚，口渴苔黄。令揣胸下，果坚硬而痛。曰：吐泻虽多，食尚恋膈，非寒证也。回阳膏亟宜揭去，以菖、枳、苏、连、（黄）芩、桔、茹、牛、海蛇、莱菔为剂，一服而瘳。

○蒋循庵媳，患霍乱转筋，交三日矣。厥逆目窜，膈闷无溺，苔黄苦渴，脉极弦细。屡进桂、附、姜、术，气逆欲死。与：昌阳泻心汤加减，煎成徐服。外以吴萸研末，卤调贴涌泉穴，服二剂，吐止足温。去苏、朴，加楝、斛、蒲公英，多剂获痊。盖伏暑挟素盛之肝阳为病，误服温补，以致遽难廓清也。

○戚媪者，年六十余矣，自幼佣食杭州黄连泉家，忠勤敏干，老而弥甚。壬寅秋，患霍乱转筋。余（孟英）视之，暑也。投蚕矢汤，两帖而瘥。

三日后，忽蜷卧不能反侧，气少不能语言，不食不饮。莲泉惶惧，就近邀一老医诊之，以为"霍乱皆属于寒"，且昏沉欲脱，定附子理中汤一方。莲泉知药猛烈，不敢遽投，商之王君安伯，安伯云：且勿服也。若谓寒证，则前日之药，下咽即毙，吐泻安得渐止乎？莲泉大悟。乃着人飞刺招余往勘。余曰：此高年之体，元气随吐泻而虚，治宜用补，第余暑未清，热药在所禁耳。若在孟浪之人，必以前之凉药为未当，今日温补为极是，纵下咽不及救，亦惟归罪于前手寒凉之误也。设初起即误死于温补，而举世亦但知霍乱转筋，是危险之病，人无一人知此证有阴阳之异，治法有寒热之殊，而一正其得失者。此病之所以不易治，而医之所以不可为也。今莲泉见姜、附而生疑，安伯察病机之已转。乃以朝鲜参、麦冬、知母、葳蕤、木瓜、扁豆、石斛、白芍、苡仁、甘草、茯苓等，服六剂，始能言动，渐进饮食，调理月余而健。此余热未清，正气大虚者之治法，更有不因虚而余焰复燃者，须用炼雄丹治之。

○蒋敬堂母，年七十四。陡患呕泻，身热腹痛，神思不清。孟英诊之，脉微弱而数。曰：暑脉自虚，不可以高年而畏脱，然辛散疹药，则不免耗伤其津液。爰定（黄）芩、（黄）连、滑（石）、（石）斛、（竹）茹、（黄）柏、银花、竹叶、橘皮、枇杷叶之方，冬瓜汤煎，一剂而热退神清，再剂霍然。

○陈艺圃，亦知医，其室人于仲秋患霍乱转筋，自诊以为寒也。投热剂，势益甚，招朱椒亭视之，亦同乎主人之见也。病尤剧，乃延孟英决之，曰：此寒为外束之新邪，热是内伏之真病。口苦而渴，姜、附不可投矣。与河间法，从皆不信也。再与他医商之，仍用热剂，卒至口鼻出血而死。极其悔叹，始服孟英之卓识。余谓霍乱一证，近来时有，而医皆不甚识得清楚，死于误治极多。孟英特著专论，虽急就成章，而辨晰简当，略无支漏，实今日医家首要之书，以其切于时用，不可不亟为熟读而研究哉！（《随息居重订霍乱论》）

○ 陈氏妇盛夏病霍乱吐泻，腹中疼痛，四肢厥冷，冷汗溱溱，转筋戴眼，烦躁大渴，喜冷饮，饮已即吐，六脉皆伏。余曰：虽霍乱，实脏厥也。经云：大气入脏，腹痛下注，可以致死，不可致生。速宜救阳为急，迟则肾阳绝矣。以四逆汤：姜、附各三钱、炙甘草、吴萸各一钱，木瓜四钱，煎成冷服。日夜连服三剂，四肢始得全和，危象皆退，口渴反喜沸汤，寒象始露。即于方中佐以生津存液之品，两服而安。愚谓此案论证用药，皆有卓识，惟不言苔色，尚欠周详。其真谛在喜冷饮而饮已即吐，若能受冷饮者，即为内真热而外假寒矣。

○ 倪姓患霍乱吐泻，审知始不作渴，四肢不逆，脉不沉细，一医用大顺散两帖，渐至于此，因见四逆，复加附子，脉证更剧。余曰：此病一误再误，命将殆矣。若果属寒，投热病已，今反四逆，脉转沉细欲伏，乃酿成热深厥深，与热邪传入厥阴者何异？即以竹叶石膏汤，人参易西洋参，加黄连、滑石，两剂而愈。同时有陆姓患此，医用回阳之剂，日夜兼进，厥逆烦躁日增，病人欲得冷水，禁绝不与，其至病者自起拾地上痰涎以解渴，迁延旬日而死。噫，即使真属阴寒，阳回躁渴如是，热药之性，郁而无主，以凉药和之，病亦立起。不学无术，曷胜浩叹！

○ 张氏女夏月患霍乱，医用姜、附、藿、朴、茱、连等药，吐呕虽止，腹痛不已，而痢五色。至第八日，始延余诊。两目罩翳，唇红舌绛，胸膈烦脓，口渴引饮，脉细数，沉部有力。是暑秽之毒，扰乱中宫而病霍乱，苦热虽欲开郁止呕，毕竟反助邪势，致变五色毒痢。与子和桂苓甘露饮加黄连、银花、黑豆，两服翳退，而诸恙递减，胃亦稍苏，因畏药不肯再服。余请余邪未净，留而不去，戕害脏腑，必转他病。乃与三豆汤加甘草代茶，频饮而愈。（《归砚录》）

沈奉江医案

○ 某姓女患霍乱，吐泻无度，脉沉苔腻，遍体如冰，气息奄奄。其母最信女巫，巫云用向东杨柳枝煎汤熏洗。因用沸汤遍体揩洗，终日不休，汤热，揩者手皮破烂，而病人不觉其热。先生用半硫丸及桂、附、干姜大热之药，三剂汗出而愈。（《三三医书·沈鲐翁医验随笔》）

李铎医案

○ 陈某之妻，年五十，脉沉迟，头目昏痛，上吐下泄，腹痛肢冷。医用藿香正气散，是不明体质虚实，混行施治。服后头益眩晕，不能起坐，余用附子理中汤加丁、蔻、吴萸，一剂诸病如失。

按：夏月吐泻，多是伏阴在内，理中汤本为的方。时医以藿香正气散，有霍乱吐泻之例，竟以为夏月通剂，实可痛根，有一服少顷元气脱散，大喘大汗而死者。（陈修园）病在上下，治当在中，原本此义，时医不察，欲妄投取效。寿山（《医案偶存》）

吴东旸医案

○ 咸丰己未岁，室人因丧女悲郁，天癸不行，起居、饮食如常，疑为有孕。至新秋，偶食西瓜，吐泻交作，四肢厥冷，一昼夜大肉尽脱，十指罗心皆陷。予投以参附汤，吐泻渐稀。适有至到谓予曰：秋病最多伏邪，参药岂可叠进？惑其言，遂停药。至晚，病人自云不起，嘱备后事。予问其胸中如何？但言懊憹，莫可名状。予想如有秽浊，胸腹宜见胀痛；果有伏邪，必见口渴等热象。疑而不决，遂仿景岳进探虚实之法，取熟地二两，浓煎与服。服后安寝，醒后懊憹略平。乃用十全大补，去川芎，加附子，重用参、芪、熟地，大剂进之，渐觉神清气旺。越五日，天癸大行，疑为半产，则悚然惧。知其并无腰痛，乃经行而非半产也，则翻然喜。调理月余，参用数斤，熟地用至四五斤。素有夜热等旧恙，从此悉除。两手指甲，已枯者上透，而下生新，向日瘦骨珊珊者，渐形肥晰，精神壮盛，且能任劳，不啻又一世人也。（《医学求是》）

翟青云医案

○ 李某之孙媳，患干霍乱。欲吐不能，欲泻不得，绞肠疼痛，面白唇青，冷汗如雨，坐卧不安。请余诊时，六脉闭绝，几次发昏，余命急炒大盐60克开水冲服，饮半碗遂大吐大泻。又针尺泽、委中穴，放去恶血，病势少停。用藿香正气散加减，藿香15克，清半夏10克，大腹皮10克，砂仁10克，川朴10克，苍术6克，广木香6克，牙皂3克，广郁金10克，建泽泻10克，甘草10克。水煎服，二剂痊愈。

○ 樊姓妇，患霍乱。迎余疗治，入其室见停棺三口，俱系霍乱病死，令人寒心。诊得妇人之脉细劲有力，知是瘟毒蕴藏，用景岳刮痧法，将前后背心刮十余次，遂出许多紫泡黑点，皆用针挑破，流出黑血。又针足三里、内关两穴，服解毒活血汤三帖而痊愈。

解毒活血汤：

当归10克，生地10克，桃仁10克，红花10克，黄芪12克，金银花12克，连翘10克，川芎10克，川朴7.5克，砂仁10克，半夏10克，粉甘草6克。水煎服。

○ 李某之妇，年四十余。偶患霍乱，诊得六脉细弱，幸尚有神，邪毒已尽，元气不复，无须用针，又见室内停棺四口，问系何人，言是父子四人，皆患霍乱而死者。余知此妇操劳过度，恸伤心血，宜用参术枣仁汤。党参10克，当归10克，白术12克，川芎片6克，炒枣仁10克，柏子仁10克，菖蒲10克，丹参15克，白芍10克，熟地12克，广陈皮6克，香附10克。水煎服。两剂轻，四剂痊愈。

○ 务姓妇，年七十余，六月患霍乱。迎余治时，泻止而吐不停，胃脉极细，此因邪去正虚，火性炎上，所以呕吐不止，饮食不进，命如游丝。又看某医之药，尽是半夏、砂仁、紫豆蔻、陈皮之类，意在降气，不知气足者降下，气虚者泛上。古人云："寒就湿，火就燥，自然之理也。"遂用参苓桂附汤，白术10克，炙甘草10克，党参12克，川牛膝10克，肉桂10克，附子12克，炮姜10克，丁香2.4克，熟地30克。煎成冷服，投其假热之所好。初服仍吐，一帖未终而吐轻，二帖而吐止。后改调理脾胃之药，又服三帖而痊瘳。（《湖岳村叟医案》）

巢渭芳医案

○ 丁未夏末，霍乱时行，城乡殇者接踵而毙。连榇都无购处。有马氏媳，年将三十，向有白带，阴分本亏。七月十四夜，顿患霍乱，脉绝神脱，大汗如雨，举家惶哭，请余往诊之。舌黄肢厥，渴饮目瞪。随用大剂羚羊、石膏、鲜斛、六一散、川连、银花、赤猪苓、车前。先服西瓜汁两大碗。半日脉始见微动，然神气大溃，牙枯、舌苔黄刺，遂每日续进甘凉濡润。如此者神

气时冒时清，半月津液方回；后服生鳖甲、生白芍、鲜斛、花粉、生谷芽、丹皮、女贞，十余剂方安。临症之难，不易言述，倘病家晦情，是症即难愈矣。（《巢渭芳医话》）

费绳甫医案

○ 某，霍乱必挟秽浊。暑湿霍乱，中无秽浊者，往往有之。苏州高妪，庚申夏，病暑湿霍乱，胸腹作痛，上吐下泻。发热脘闷，舌苔黄腻，口渴引饮，小溲短赤，脉象弦数。暑湿交蒸，上壅下迫，中道窒塞，否象毕呈。法当清暑渗湿。

酒炒黄芩一钱五分，酒炒黄连三分，滑石三钱，酒炒木通一钱，豆豉三钱，桑叶一钱五分，山栀一钱五分，薄荷叶一钱，连翘一钱五分，银花三钱，枳壳一钱，甘草五分，竹茹一钱。一剂病减，再剂霍然。

○ 南京沙君聚东之室，癸亥春，病湿热霍乱，胸腹作痛，呕吐泄泻，发热头痛，口渴苔黄，脉来浮弦洪数。肺邪顺传于胃，下迫大肠，津液宣布无权，气机流行失职，与挟秽浊之霍乱迥殊。此霍乱之变局，非霍乱之正局，刘河间苦辛寒泄邪清热，最合机宜。

酒炒黄连三分，吴茱萸一分，豆豉三钱，山栀一钱五分，桑叶一钱五分，石斛三钱，薄荷一钱，甘草五分，冬瓜子四钱，生熟谷芽各四钱。

进一剂，汗出热退，腹疼头痛吐泻皆止。改用甘凉生津，以善其后。

○ 杭州凌海槎之妻，己酉中秋，病霍乱吐泻，腹痛肢冷，发麻发热，苔黄，口渴引饮，小便色赤，脉来弦数。秽浊内蕴，暑湿外侵，中道气阻，清浊淆乱，病势虽危，尚可设法。芳香解秽，清暑渗湿，最合机宜。

酒炒黄连三分，滑石三钱，酒炒黄芩一钱，粉葛根二钱，苦桔梗一钱，晚蚕沙（包）三钱，粉甘草一钱，枳壳一钱，车前子三钱，竹茹一钱，荷叶一角。

进四剂，腹痛吐泻即止，四肢转温。秽浊已解，暑湿未清。发热尚炽，口渴引饮，苔黄溲赤。照前方去葛根、桔梗、蚕沙、枳壳、荷叶，加薄荷一钱、蝉蜕一钱、桑叶一钱。进一剂，汗出热退，苔化溲清。惟心悸口干，头眩不寐，饮食少进。暑湿皆退，胃阴已虚，当用甘润养胃。

沙参四钱，麦冬三钱，茯苓二钱，川石斛三钱，天

花粉三钱，甘草八分，川贝母二钱，陈皮白五分。

连服五剂而跃然起。

〇 常州杨廷选之夫人，发热头痛，呕吐泄泻，胸腹痛不可忍，舌苔白，诊脉浮弦而缓。此寒湿内蕴，风寒外袭，气机皆阻。

酒炒羌活一钱，防风一钱五分，荆芥一钱五分，苏梗一钱五分，陈皮一钱，苍术一钱，厚朴一钱，甘草五分，赤苓三钱，生姜三片。

一剂而愈。（《费绳甫医话医案》）

刘云湖医案

〇病者：某妇，年三十余岁。

病因：食桃实与包面等味，陡发霍乱。

证候：四肢厥冷，指甲紫黑，面色晦暗，腹痛呕吐，泄泻稀水。

诊断：六脉伏沉，舌苔灰黑，此寒食滞也。

疗法：与温中消滞。

处方：

炒苍术、藿梗、炒东楂三钱，半夏、砂仁、干姜、熟附片各二钱，陈皮一钱五分，粉草一钱，桂枝五分，灶心土二钱为引。

效果：一剂而愈。

理论：霍乱一证，属热者多，属寒者少，即六脉沉伏，四肢厥逆，指甲紫黑，面色晦暗，多有热极而反现此等症状者。吾人临床问疾时，若见此等症象，决不敢以理中四逆，为侥幸之投。今询出为食桃与包面之滞，可见理中之用，不为不适其宜。夫用药如用兵然，非探出敌情，何敢轻出，此自然之理也。且夫寒滞胃中，何以指甲紫黑，面色晦暗，须知胃为消化器官，有人即消，而各组织各细胞，皆取资于此，此中之滋养料，由乳糜管吸收，以输入血脉管而敷布于全身，以资营养，今胃中一伤于肉面之填息。再伤于桃实之冷滞，则胃中之酵素，早已变为炭素。而动脉管之色素，亦反变为静血脉管之色素矣。所以指甲紫黑，皮面晦暗也。且不独血色之变幻，而脉道反闭塞不通，所以六脉沉伏、四肢厥逆也。夫六脉沉伏，四肢厥逆，在转筋时始有之。今寒闭胃中，非热邪深入可比。热邪深入，到厥阴时肝邪为厉。肝主筋，故转筋而见厥逆，足为僵，血为之瘀，皮肤为之紫黑，六脉为之沉伏，乃危险之候。此症为寒集胃中，体温衰落，使细胞中组织中无生活力，不关筋

系间事。所以厥阴悬殊也。治之者须知病之原起。而后测其浅深寒热轻重而用药可也。

方论：此方合理中四逆浆水诸方而为加减者也。夫寒滞填满胃中，谓之饱食填息，方中苍术、山楂温脾消。干姜、附子大逐阴寒，以半夏降逆，藿香、陈皮、砂仁运用气化。其妙用在桂枝以活动细胞中生活力。使厥冷者可以立即回温。皮面指甲之紫黑者，亦转为红活矣。倘徒用理中四逆之老方，不免限于局部，其能化滞活血于顷刻乎。

〇病者：王某之母，年近七十。

病因：患湿浊气痹。

证候：欲吐不吐，欲泻不泻，胸闷气痛，状如霍乱。

诊断：孝移初治不效，自分必死，闻愚治孙瑞林痢症有奇效，乃请愚治，六脉洪数而滞。

疗法：与五苓散加芳香醒脾之药。

处方：

上平片三钱，泽泻、泽兰、炒苍术各二钱，石蒲、猪苓各一钱五分，桔梗、甘葛、橘络各一钱，桂枝五分。

效果：三剂痊安，其母感激逢人称道不置。

理论：是年夏季，病寒湿结痛者，颇不乏人，然经愚治者，大都以辛香疏通之法，如五苓理中泻心诸方，加石蒲、藿香、兰叶、橘络、只朴之类，然有效有不效，其效者，大约受湿甚微，一疏通而病自除。其不效者，受湿甚重，虽有辛香疏通苦寒之清泻，亦莫能通，间或自食巴豆而愈者，愚初以为孟浪之极，既观数人腹痛欲死，下之不通，自买巴豆食之见效，忽忆仲景《伤寒论》中，有谓丸药误下之戒，丸药盖汉时俗医习用之方，方不可改。王宇泰云：即甘遂巴豆也，今病者因痛剧而自服之，可知非寒湿内闭甚深，已服承气数次不效者，不可妄用也，援举服验症二则以证之。（《临床实验录》）

其他医案

一妇，产后停食，霍乱，用藿香正气散已愈。以后胸闷膨胀，饮食稍过，非呕吐即泄泻。脉数虚弱。余以为脾胃两虚，土不制湿也。用六君子汤加木香、益智治之，渐愈。后因饮食不调，更兼恚怒，又患霍乱，胸腹大痛，手足逆冷，用附子散，又用八味丸，补脾土之

母，而痛不复发。

一妇，产后吐泻作酸，面目浮肿。脉象弦虚，重取细涩。此脾胃虚寒，而肝郁乘脾也。遂以六君子汤加炮姜、越鞠丸而作酸退。又以补中益气汤加半夏、茯苓而吐泻止，脾胃康复如常矣。

一妇人，妊娠四五个月，忽然呕吐泄泻，手足挥霍，眼目撩乱。脉数弦芤。此外感风寒，挟暑湿而脾土不能胜，受其邪也。改用香苏饮，白术、砂仁、厚朴、藿香，一剂顿止。改用四君子汤加木香、砂仁，冲藿香露而痊瘳。

一娠妇，上吐下泻，势甚发厥，水谷不得入口。六脉已脱，法在不治。投以调中汤，一剂吐止阳回，脉起食进。改用调中养营汤，三剂而痊安，泻亦止矣。调中汤：用熟地四钱、葛根钱半、白芍钱半、厚朴八分、白术钱半、藿香三钱、木香八分、茯苓三钱、甘草五分。（徐灵胎《女科医案》）

江应宿治一妇人，六月中旬，病霍乱，吐泻转筋。一医投藿香正气散，加烦躁面赤，揭衣卧地。予诊视，脉虚无力，身热引饮，此得之伤暑，宜辛甘大寒之剂，泻其火热。以五苓散加滑石、石膏，吐泻定，再与桂苓甘露饮而愈。（凡治霍乱，俱要辛热寒凉并用。）（《名医类案》）

沈继庵内人，患发热头痛，遍身痛，干呕口渴，胸膈胀闷，坐卧不安。医与参苏饮，其干呕愈甚，又加烦躁。孙诊之，则右手洪大倍于左，左浮数，曰干霍乱也。以藿香正气散去白术、桔梗，加入白扁豆、香薷，一帖吐止，惟口渴额痛尚未除，以石膏、香薷、滑石各五钱，橘红、藿香、葛根各二钱，槟榔、木瓜各一钱，甘草五分，姜三片，一帖而愈。

陈三农治一妇，暑月方饭后，即饮水而睡，睡中心腹痛极，肢冷上过肘膝，欲吐利而不得吐利，绞痛垂死，六脉俱伏。令以藿香正气散煎汤吐之，一吐减半，再吐而安矣。

《局方》藿香正气散：朴、陈、桔、夏、草、芷、苓、藿、腹皮、苏叶。

陆祖如治陈敬桥母，四旬外，身躯肥胖，暑月多啖生冷，夜半腹痛，上不得吐，下不得泻。或与藿香正气散，入口即吐，不得下咽。诊之，左三部沉紧而细，右寸关沉实有力，面色紫胀，四肢厥冷，昏不知人，牙关紧闭，此寒气太重，中焦气滞，不得克化。先用乌梅擦牙，俟开，即投抱一丸三厘，腹中鸣响，去垢秽若干，四肢温暖，面色如常。然昏昏似醉，懒于言语，恐元气大削，遂用归、芍、川芎、茯苓、豆蔻、木香、陈皮、木通等，四剂痊愈。（《续名医类案》）

疟 疾

周小农医案

○某女，11岁。

九月廿九日诊：感冒并多食荤腻水菱等，寒热起伏旬余，且有便泄，腹痛拒按，口渴，汗出不畅。邪积交阻，表里同病，施治为难。青蒿四钱，滑石五钱，粉葛根二钱，酒炒黄芩一钱，雅连七分（姜汁炒），石斛四钱，夜明砂七钱，干莱菔五钱，楂肉三钱，野蔷薇花钱半，大腹皮二钱。另红曲八分，乌药七分，于术五钱，莪术一钱，郁金六分，研末调服。

三十日诊：述知热初汗出已畅，便泄日六次。昨推拿腹痛，积留而正亏，时有呃忒，脉亦虚软而数，面白无华，深恐厥脱。辽红参八分，姜雅连八分，淡芩炭一钱，宋半夏三钱，煨葛根二钱，益元散四钱，红曲三钱，白头翁三钱，楂肉三钱（赤砂糖钱半炒枯炭），秦皮钱半，白芍四钱，丹参三钱，夜明矾七钱，荷花七片，荷蒂三枚。隔夜预煎，露一宵，晨炖热服。另磨沉香五分，刀豆七分，于术一钱，雄精三分，鸡内金二具，研末，姜汤送服。

十月一日诊：寒热间日重轻，今系热重之日，腹痛较减，作呃三次。脉虚数，舌红苔薄。热起懊烦，渴不多饮，溲红，便泄臭秽，昨日三次。虚体邪热挟积，难于攻下，还防变端。红直参一钱，姜雅连八分，淡芩炭一钱，煨葛根三钱，白头翁四钱，楂肉三钱，赤砂糖二钱（拌炒枯炭），益元散四钱（荷叶包），红曲四钱，秦皮钱半，白芍四钱，丹参三钱，于术三钱，鸡内金四钱，荷花七片，荷蒂三枚。山黄土三两、楮叶五十片，煎汤代水。红灵丹一分冲服。

二日诊：瘅疟，红痢臭秽，热重时口渴较多，动则自汗，倦怠嗜卧，不思饮食。脉右数大，左濡小。正虚伏热挟积，再清气营伏热，并清肠秽。北沙参六钱，川连七分，涤芩炭二钱，白头翁五钱，益元散四钱（荷叶包），生地榆五钱，侧柏炭四钱，秦皮钱半，银花四钱（鲜生地洗净六钱同打），柴胡六分，夜明砂六钱，生石膏九钱，黑山栀三钱，甜茶三钱（姜汁炒）。山黄土五两、楮叶三两，煎汤代水。红灵丹九厘、琥珀五分，研末另服。晨服露水温一杯。

三日诊：瘅疟稍轻，红痢稍淡，溲如赭石汤，嗜卧神乏，口渴较减。脉数左盛，舌红，尖微灰，鼻衄。正虚热恋，冲脉之血外泄。再清气营伏热与肠秽。鲜沙参七钱，川连八分，淡芩炭二钱，知母钱半，生石膏九钱，生地榆五钱，鲜生地八钱（洗眼花三钱同打），侧柏炭三钱，黑山栀三钱，柴胡六分，夜明砂六钱，白头翁五钱，益元散四钱，甜茶四钱（姜汁炒），另萹草二两、楮叶三两、地锦一两（洗），煎汤代水。另炒槐蕊一钱、牛角鳃二钱（煅）、藕节炭一钱、化毒丹四分，研末，分三次冰糖汤送服。

五日诊：瘅疟经直清伏暑，且饮秋露，已大退。红痢转黄，溲赤，脉数而弱，舌红较淡，鼻衄已止，干燥少涕，嗜外神乏。正虚邪积未清，还防虚变。鲜沙参七钱，石斛四钱，炒麦冬三钱，白芍四钱，生地榆五钱，侧柏炭三钱，白头翁四钱，秦皮钱半，猪苓二钱，银花三钱，炒淡芩二钱，生甘草梢八分，戊己丸一钱。此后痢减，服燕窝根汤，食加，渐愈。（《周小农医案》）

丁甘仁医案

○李奶奶。正虚邪恋少阳，肝脾气滞，类疟寒热，已有数月之久，腹痛隐隐，纳谷减少，形瘦神疲，舌苔薄腻，脉象弦细，经事愆少，势将成瘵。姑拟扶正和解，理气和营。

潞党参（炒）三钱，软柴胡五分，仙半夏二钱，云茯苓三钱，陈广皮一钱，制香附钱半，肉桂心三分（研细末，饭丸吞服），春砂壳八分，紫丹参二钱，清炙草

五分，芫蔚子三钱，炒谷麦芽各三钱，生姜一片，红枣四枚。（《丁甘仁医案续编》）

章次公医案

○唐某，女。

此间日疟，苔白腻满布。前人称"无痰不作疟"，实对此等证而言，非任何疟疾皆得用本方也。

姜半夏9克，煨草果5克，陈胆星5克，薤白头9克，青陈皮各5克，威灵仙9克，炒枳实9克，佛手5克，马鞭草12克，甜茶5克。

○陆某，女。

疟连日作，已五六日，当恶寒时亦汗出津津，虚故也。凡用温补药，皆有间接扑灭疟原虫之意。

当归9克，白芍9克，煨草果6克，黄芪9克，桂枝5克（后下），威灵仙9克，山萸肉9克，五味子5克，粉草3克，巴戟天9克，生姜3片，红枣9枚，半硫丸6克（分二次吞）。

○罗某，女。

去夏曾病回归热，壮热一来复，脉静身凉一来复，循环不休，一月有余，此番又发作如前状。

明雄黄2.4克，煨草果9克，生苍术9克，黄芩9克，绿豆衣18克。

共研细末，分二十次吞服，一日三次。

○李某，女。

壮热八日不休，既非回归热，亦非伤寒。据其面容惨淡，实是温疟之类。

桂枝6克，知母12克，常山6克，石膏24克，草果6克，生甘草3克，粳米1杯，雄黄0.6克（研吞）。

○唐某，女。

近人研究马鞭草为截疟圣剂。此说未见古人记载，或是经验所得之单方。

马鞭草12克，陈胆星5克，煨草果6克，姜半夏9克，甜茶5克，陈青皮各5克，薤白头9克（洗），炒枳实9克，粉草2.4克，佛手6克。

○江某，女。

其热间日而作，并不战栗，此疟之不正轨者。苔腻有痰。

春柴胡6克，淡黄芩9克，煨草果9克，川桂枝3克，杭白芍9克，粉甘草3克，象贝母9克，马鞭草15克，春砂

仁2.4克，姜半夏9克，生姜2片，大枣5枚。

○张某，女。

久疟面色灰败，气血耗伤已极。肠无血以滋濡，故大便难而努责脱肛。

春柴胡6克，升麻5克，绵黄芪12克，潞党参9克，生白术6克，陈皮9克，全当归9克，清炙草3克，半贝丸9克（吞）。

另：陈红茶6克，五倍子9克，生地榆9克，煎汤乘热熏洗肛门。

○卜某，女。

疟原虫能破坏赤血球，故疟后体力多衰弱，假使疟原虫未能扑灭殆尽者，感寒、疲劳，动辄复发。

生黄芪12克，党参9克，白术9克，当归6克，炙草3克，桂枝1.5克，大枣5枚，生姜2片，升麻6克，柴胡5克，酒淋黑豆15克，陈皮6克。（《章次公医案》）

叶熙春医案

○张某，女，35岁。7月。

妊娠五月，时当初秋，新凉引动伏暑，以致营卫失和，寒热交乘，间日而作，热多寒少，口干喜饮，咳嗽痰稠，胸闷作泛，脉象弦滑而数，舌苔黄腻。治拟和解少阳，宣化痰湿。

柴胡2.4克，炒黄芩6克，陈青蒿6克，肥知母9克，仙露夏8克，象贝9克，青陈皮各5克，赤苓9克，姜竹茹9克，炒前胡8克，白杏仁9克（杵），带叶苏梗8克。

二诊：寒热虽未全止，但来势已轻，咳嗽痰松，胸闷亦舒，胃纳未苏，脉象弦滑，舌苔黄腻转薄。再守原法出入。

柴胡2.4克，炒白芍6克，炒黄芩6克，陈青蒿6克，赤苓9克，仙露夏8克，青陈皮各5克，川贝母6克，白杏仁9克（杵），冬瓜子12克，炒竹茹9克，炒香枇杷叶9克。

三诊：昨日疟发之期，寒热未来，咳嗽渐平，胃纳稍苏，苔薄白，脉缓滑。再当调中安胎。

苏梗8克，炒白术5克，炒黄芩5克，茯苓9克，炒陈皮6克，炒竹茹9克，藿梗5克，蔻壳3克，炒谷芽12克，杏仁9克（杵）。（《叶熙春医案》）

张锡纯医案

○疟疾兼暑热。

天津鼓楼东，徐姓媪，年近五旬，于季夏得疟疾。

病因：勤俭持家，中馈事多躬操，且宅旁设有面粉庄，其饭亦由家出，劳而兼暑，遂至病疟。

证候：其病间日一发，先冷后热，其冷甚轻，其热甚剧。恶心懒食，心中时常发热思食凉物。其脉左部弦硬，右部洪实。大便干燥，小便赤涩，屡次服药无效。

诊断：此乃肝胆伏有疟邪，胃腑郁有暑热，暑热疟邪相并而为寒热往来，然寒少热多，此方书所谓阳明热疟也。宜祛其肝胆之邪，兼清其胃腑之热。

处方：生石膏（研细）一两。均分作三包，其未发疟之日，头午用柴胡二钱煎汤送服一包，隔半日许再用开水送服一包，至次日前发疟五小时，再用生姜三钱煎汤送服一包。

效果：将药按期服完后，疟疾即愈，心中发热懒食亦愈。盖石膏善清胃热，兼能清肝胆之热，初次用柴胡煎汤送服者，所以和解少阳之邪也。至三次用生姜煎汤送服者，是防其疟疾将发与太阳相并而生寒也。（《医学衷中参西录》）

陆观虎医案

○病者：王某某，女，29岁。

辨证：间日疟。

病因：夏受暑温，入秋感风。

证候：怀孕八月间日发冷发热，头晕泛恶。脉滑数。舌质红、苔浮黄。

治法：抗疟安胎。

方药：

杭甘菊6克，栀子皮6克，鲜佩兰6克，杭白芍9克，桑寄生9克，上川连6克（水炒），淡子芩6克，炒常山6克，盐吴茱萸3克，煨草果6克，苎麻根15克。

方解：杭甘菊、鲜佩兰芳香化浊、解热、清上焦、止头痛。栀子皮、桑寄生、上川连、淡子芩、苎麻根清热安胎。杭白芍酸敛补虚退热。炒常山、煨草果燥湿而止疟。盐吴茱萸止呕。

○病者：杨何氏，女，32岁。

辨证：暑疟。

病因：夏伤于暑，邪伏少阳，遇秋外感风寒，寒热相搏而致。

证候：发冷发热，头晕，夜眠不安。脉细濡。舌质红，苔浮黄。

治法：芳香化浊止疟。

方药：

银柴胡6克，建曲炭9克，炒栀子皮6克，制半夏6克，炒黄芩6克，小青皮4克，炒青蒿9克，炒常山6克，益元散9克（鲜荷叶刺孔包），煨草果9克，鲜佩兰6克（后下）。

方解：银柴胡、炒常山、煨草果止疟以和解表里。建曲炭、制半夏健胃降逆。炒栀子皮、炒黄芩、小青皮化湿热，宽胸理气。炒青蒿、鲜佩兰芳香化浊。益元散祛暑化湿，健脾消胀。鲜荷叶升清。

○病者：耿某某，女，20岁。

辨证：间日疟（伤食）。

病因：夏伤于暑，内伤饮食，外感时邪。

证候：腹痛腰酸，先冷后烧，间日一发，有汗、纳少、泛恶。脉数而滑。舌质红、苔浮白微黄。

治法：祛邪消积化浊。

方药：

藿香6克，扁豆衣6克，鲜佩兰6克，枯芩6克，大腹皮6克，焦稻芽9克，益元散9克（包），苏梗6克，制半夏6克，姜竹茹6克，炒青蒿6克，木香3克，陈皮丝6克，炒山楂6克，神曲9克。

方解：藿香、苏梗调气止痛，化浊安呕。扁豆衣、焦稻芽祛湿，健脾养胃。青蒿、鲜佩兰、益元散祛湿清暑。枯芩清热。山楂健脾消积。神曲消食。腹皮、竹茹降逆消胀止呕。木香、陈皮丝宽胸利气。（《陆观虎医案选》）

陆正斋医案

○贾姑娘，8月7日诊。

疟来五次，寒热已衰。

大熟地5克，甜儿茶各3克，海南子4.5克，乌梅肉1枚，粉甘草1.5克，广皮4克，灯心0.3克，红枣2枚。

原案附言：此方为截久疟之神剂，但只宜阴虚之体，寒热势衰方可用之。若痰疟、湿疟等宜服香燥者，咸禁沾唇。（《陆正斋医疗经验》）

谢星焕医案

○（风温暑热）许书升之媳，秋深患疟，无汗。一日疟至，大衄不止。促余视之，乃风温暑热，合而为疟，迫蒸营中，以致营中扰乱、血行清道故也。然而血为红汗，疟邪当从衄解。惟衄血过多，神气昏倦，令取茅根一握，入龙眼二十枚，同煎饮之，其衄遂止。但肺气未肃，疏与泻白散，令其再进。其家见次日疟果不来，停药未服。越数日，忽然寒热如疟，牙关不开，二便阻闭，气升呃逆，忙延数医，咸议中风重症，无从措手。余至视之，知为肺气郁痹。因慰之曰：如此轻症，吾一剂可愈，疏与紫菀、杏仁、蒌皮、桑叶、柿蒂之属，另浸乌梅擦牙，牙开进药，顷刻二便通利，呃逆顿止。诸医不解。归语门人曰：天气下降则清明，地气上升则晦塞。此降令不布，则升令必促，故经言上焦不行，则下脘不通。夫下脘不通，则地道亦塞，总之，天失下降则如是耳。且人身脏腑，肺位最高，端司清肃之权，当知肺主治节，原与大肠相表里，水出高源，又与膀胱司气化，故二便之通闭，肺之关系常多。今肺气郁痹，治节不行，则周身气机上下皆阻矣，故自飞门至魄门亦阻矣。爰取微苦微辛之属，用以开降肺气，令其机化流通，启其橐籥，故二便自利而愈。仿徐之才轻可去实之义也。

○（似疟非疟）许静常之女，于归后患疟数月，自秋徂冬，百治不效，转居母家，就治于余。视其面黄肌瘦，唇淡口和，本属虚象，阅前医成方，悉多峻补，无一可投。询其病，间日一发，或二日一发，甚或一日一发，总无定期。此当着眼。须知脾主信，今无信。病不在脾胃也。又询发时，或早或晏，亦无定候。尤属无信。且发时寒则身冷如冰，热则身热如烙，有阴阳分离之象。口渴饮水，面赤如朱。有虚阳外浮之据。及诊其脉，颇觉弦大。当推水不生木。因谓此症全非疟疾，乃阴阳不协，致亢龙有悔，故为似疟非疟耳。处以八味丸，令服四剂，其疟不治果愈。蒙称神治，安知循古而非新裁也。

八味丸，方见卷二虚寒门寒毒中脏。

○傅妪，于疟疾流行之年，秋将尽忽然浑身战栗，瞬息大热烦躁。热去寒复生，寒止热复至，行寒后热，心烦意躁，脉来洪大无伦，两尺上涌抵指，唇红面赤，喜饮热汤，舌上白苔布满，时吐稠痰甚多，正《内经》所谓阳维为病，病苦寒热，发为劳疟。证虽疟名，方非疟治，急宜引阳回宅，整顿纲维，大固中州，阴阳调和，寒热自止。以六味回阳饮为主，加暖中摄下之药。是晚连进三剂，寒热顿止。次早精神爽利，仍服三剂。

间日微寒微热复至，再服原剂而痊。

附方：地黄，当归，人参，附子，甘草，干姜（以上名六味回阳饮），益智，肉桂，白术，澄茄，半夏。（《得心集医案》）

林珮琴医案

○ 族妇，暑证转疟，寒微热甚，汗多头眩，便硬：用竹叶石膏汤去参加知母，服愈。

○ 梁氏，粤产，地暖气泄，客居黄河以北，风土迥殊。今夏秋暑雨蒸淫，感症成疟，寒热烦满，微汗，以湿疟治。仿古柴平汤，用柴胡、黄芩、半夏、茯苓、枳壳、山栀、茅术、厚朴、陈皮、姜、枣。二服汗透，寒热减，改用清暑退邪，前方去茅术、朴、枳，加青蒿、香薷、薄荷，再剂而愈。

○ 刘氏，阴疟延久暂愈，临蓐后将息失宜，肤粟骨战，寒热沉绵，阴阳二维不司统束护卫。用理阳摄阴法：鹿角霜、补骨脂、当归各一钱，潞参、杞子、远志各二钱，茯神三钱，生白术八分，炙草六分，小麦半合，红枣五枚。十服诸症渐减。但右脉沉小，左寸虚。原方去鹿角、杞子、骨脂，加补心脾之药，用山药、枣仁、莲子、白芍俱炒。数服饮食进，寒热除。继由变生反目，气逆咳嗽，失音面晦，是脏真日漓，神采内夺也。切忌清肺理嗽。速用五味、山药、茯神、潞参、杞子、核桃肉、诃子皮、莲、枣。数十服嗽止音复，后加调补获痊。

○ 钱氏，怀妊六月余，客岁阴疟未止，因食牛脯，腹满不饥，谷食亦胀，致寒热沉绵，盛暑怯寒，衣絮无汗。此卫阳大衰，腑失通降，正虚邪锢，须防胎损。治宜温卫通腑，忌用芪术守补。潞参、鹿胶、当归、茯苓、草果、煨姜、炒楂肉、半夏、陈皮。六服疟止。（《类证治裁》）

吴塘医案

○ 丙寅正月初七日，伊氏，二十二岁，妊娠七月，每日午后先寒后热，热到戌时微汗而解，已近十日。此上年伏暑成疟，由初春升发之气而发，病在少阳，与小柴胡法。

柴胡五钱，姜半夏四钱，生姜三钱，人参二钱，炙甘草二钱，大枣（去核）二枚，黄芩三钱。

煮三杯，分三次服。一剂寒热减，二帖减大半，第三日用前方三分之一痊愈。（《吴鞠通医案》）

李铎医案

○ 陈女，年十一岁时，疟两月不已。医不分经混治，以致邪留正伤，延成疟母。左胁下痞块有形，按之则痛，面色萎黄浮肿，肚腹膨胀，足跗皆肿，肢体困倦，头顶痛，疟一日一发，热多寒少，此少阳厥阴太阴三经皆受病，邪气滋蔓难图，非泛泛轻恙，所喜胃纳尚佳。宗先圣缓攻法，无欲速也。严氏鳖甲饮加减。

鳖甲、山甲、白术、枳实、川芎、白芍、草果、槟榔、厚朴、陈皮、生姜。

又：十三日诊，进鳖甲饮，甚效，疟止复作甚轻，痞块略软，按之不痛，面浮亦渐消，寝食颇安逸。夫疟疾，原无大害，因初误混指伤寒，乱投表散，再谬于骤进参、术、黄芪守补，以致邪无出路，盘踞厥阴肝络，与气血扭结一团，若不拔邪留正，变幻莫测。仿叶氏通气血，攻坚垒，搜剔络中之邪，驱除疟母之癖。

鳖甲、金铃、桃仁、归须、甲珠、夏枯、牡蛎、丹皮、白术、附子。

或曰：案中既言参、术守补，何以此二方中俱用白术，岂不自相矛盾耶？曰：配法不同也。白术配枳实为消补互用，配附子走而不守，通阳驱邪，清痞除积，实有天壤之隔。不似若辈，套用补中益气、四君、六君，以为疟门必用之方，看似稳当，其实养虎遗患，贻祸非轻耳。疟止肿消，专治其痞，消痞丸每早晚各服五钱。六经皆能病疟，非独少阴经有，然施治当审在何经或兼何经，用药自如响斯应，疟止肿消，痞何能留。（《医案偶存》）

何其伟医案

○ 胎前疟疾，产后气阴两亏，疟势缠绵，盗汗骨蒸，脉形细数。不宜表散，又不宜温补。惟平补肝阴，兼固腠理。特恐不能速效耳。

生黄芪，炙鳖甲，炒白芍，炒枣仁，陈皮，红枣，制首乌，炒归身，秦艽肉，白茯苓，荷叶。（《嶂山草堂医案》）

叶桂医案

○ 华氏，二十岁，天癸始通，面黄汗泄，内热外冷，先天既薄，疟伤不复。《内经》谓"阳维为病，苦寒热"，纲维无以振顿，四肢骨节疼痛。通八脉以和补，调经可以却病。

淡苁蓉，鹿角霜，当归，川芎，杜仲，小茴，茯苓，香附。

○顾氏，进护阳方法，诸症已减，寒热未止。乃久病阳虚，脉络未充，尚宜通补为法。

人参，生鹿茸，当归，紫石英，茯苓，炙草，煨姜，大枣。

又：经邪不尽，寒热未止。缘疟久营卫气伤，脉络中空乏，屡进补法，仅能填塞络中空隙，不能驱除蕴伏之邪。拟进养营法，取其养正邪自却之意。

人参，当归，杞子，生白芍，茯神，桂心，炙草，远志，煨姜，南枣。

○袁妪，脉弦缓，寒战甚则呕吐噫气，腹鸣溏泄。是足太阴脾寒也。且苦辛寒屡用不效，俱不对病，反伤脾胃。

人参，半夏，草果仁，生姜，新会皮，醋炒青皮。

又：《灵枢经》云："中气不足，溲便为变。"况老年人惊恐忧劳，深夜不得安寐，遂致寒战疟发。当以病因而体贴谛视，其为内伤实属七八。见疟通套，已属非法，若云肺疟，则秋凉不发，何传及于冬令小雪当以劳疟称之。夫劳必伤阳气，宜乎四末先冷，疟邪伤中，为呕恶腹鸣矣。用露姜饮。

又：阳陷入阴，必目瞑欲寐，寒则肉膜筋骨皆疼，其藩篱护卫太怯。杳不知饥，焉得思谷？老年人须血气充溢，使邪不敢陷伏。古贤有取升阳法。

嫩毛鹿角，人参，当归，桂枝，炙甘草。

又：前议劳伤阳气，当知内损邪陷之理。凡女人天癸既绝之后，其阴经空乏，岂但营卫造偏之寒热而已？故温脾胃，及露姜治中宫营虚。但畏寒不知热为牝疟。盖牝为阴，身体重着，亦是阴象。此辛甘理阳，鹿茸自督脉以煦提，非比姜、附但走气分之刚暴。驱邪益虚，却在营分。奇经曰：阳维脉为病发寒热也。

鹿茸，鹿角霜，人参，当归，浔桂，茯苓，炙草。

又：正气和营，疟战已止。当小其制。

人参，鹿茸，当归，炒杞子，沙苑，茯苓，炙草。

○蔡氏，三日疟，一年有余，劳则欲发内热。素有结痞，今长大攻走不定，气逆欲呕酸，经闭四载。当厥阴阳明同治。（肝胃。）

半夏，川连，干姜，吴萸，茯苓，桂枝，白芍，川椒，乌梅。

○某氏，疟邪内陷，变成阴疟，久延成劳。务以月经通爽，不致邪劫干血。

生鳖甲一两，桃仁三钱，炒丹皮一钱，穿山甲三钱，楂肉一钱半，生香附一钱半

○潘氏，伏邪发热，厥后成疟，间日一至，咳嗽痰多，恶心中痞。其邪在肺胃之络，拟进苦辛轻剂。

杏仁，黄芩，半夏，橘红，白蔻，花粉。

○程氏，脉右大，寒热微呕，脘痞不纳，四末疟邪交于中宫。当苦辛泄降，酸苦泄热。邪势再减二三，必从清补可愈。

川连，炒半夏，姜汁黄芩，知母，草果，炒厚朴，乌梅肉。

○毛氏，用玉女煎，寒热未已，渴饮仍然，呕恶已减，周身皆痛，诊脉两手俱数，舌色灰白边赤，汗泄不解。拟用酸苦泄其在里热邪，务以疟止，再调体质。

黄芩，黄连，草果，白芍，乌梅，知母。
用秋露水煎药。

又：寒热由四末以扰中宫，胃口最当其戕害，热闷不饥，胃伤邪留。清热利痰固为要法，但有年气弱，兼之病经匝月，清邪之中，必佐辅正。议用半夏泻心法。

人参，半夏，黄连，黄芩，枳实，姜汁。

○方氏，劳疟再发。（劳疟。）
人参，草果，生姜，乌梅。
秋露水煎。

又：补中益气汤加草果、知母、姜、枣。

○钱氏，暑热伤气成疟，胸痞结，呕吐痰沫。皆热气之结，前医泻心法极是。

人参汁，枳实汁，黄连，黄芩，炒半夏，杏仁，厚朴，姜汁。

○朱某，女，厥阴冲气上攻，眩晕，间疟。安胃丸三钱，椒梅汤送。

○陈氏，疟母，是疟邪入络，与血气扭结，必凝然不动。今述遇冷劳怒，冲气至脘，痛必呕逆，必三日气降痛缓，而后水饮得入。此厥逆之气，由肝入胃，冲脉

不和，则经水不调。

元胡，川楝子，半夏，蓬术，蒲黄，五灵脂，姜汁。（《临证指南医案》）

金子久医案

○朱铁珊夫人（叔泉）。

寒少热多，间日而至，虽非正疟，固无妨碍。疟中邪热独炽，遂使脘满烦闷，益以误服鳝鱼助热、桃子耗气，升降窒碍，热势益剧，口渴溲多。今日疟非临期，诸恙遽尔退舍。所吃紧者，孕已九月。右脉滑大，舌质薄黄。清泄气分，和解少阳。

川雅连，黑山栀，酒芩，广皮，青蒿梗，知母，鲜石斛，软柴胡，枳壳，连翘，家苏子，荷叶。

又二方：

前日疟期，寒热又来，今日疟期，寒热已去，诸恙亦随之而减。脘宇竟未获通畅，旧恙脘痛，乘机勃发，胃纳依然不能多进，大便又阻，寤寐亦少。左脉弦数，右脉滑大。少阳、阳明余邪未清，治法仍用苦辛通降。

川雅连，苏梗，广皮，扁石斛，枳壳，茯神，瓜蒌皮，知母，酒芩，黑山栀，银花，荷叶。

又三方：

间日寒热，仅发三次，不足以去其邪，氤氲肺胃气分，烦冤愦，满闷欲嗳，头面烘热，无汗口腻，大渴引饮，大便十五日不更衣，小溲每周度数十行，夜不安寐，胃不增谷。左脉细弦无力，右脉数大而滑。孕已九月，津液耗炽。治法注重甘凉，藉以保津退热。

西洋参，知母，石膏，玉蝴蝶，茯神，元参，全瓜蒌，子芩，银花，黑山栀，橘红，竹心。

又四方：

昨下大便，已得更衣，今日又复两次，所下甚夥，肠胃垢浊，廓然一清。前半夜寤不安寐，后半宵寤欠安恬。脘气犹觉满闷，纳食亦不多进。舌白口燥，身热多汗。左脉仍形细数，右脉依然滑数。怀孕体瘦，阴液本难维持；炎日酷暑，元气何堪胜任。治法仍用甘凉，以冀热退津复。

西洋参，橘红，子芩，白杏仁，茯神，芽谷，霍石斛，连翘，银花，瓜蒌仁，知母，竹心。

又五方：

左右脉象，已见平均，根底舌苔，转见薄腻。前半夜虽能安寐，后半夜未能熟睡。胃不加纳，便不复通。

热久阴液耗伤，体虚血液枯耗，肠为之燥，胃为之干，遂使肠失传道之司，胃失化浊之机，所以口中尚嫌腻浊，脘宇尚觉窒滞。治法仍用甘凉气味，合乎邪少虚多之计。

西洋参，佩兰叶，知母，扁石斛，瓜蒌仁，酒芩，生芽谷，云茯神，橘红，净银花，青蒿子，竹心。（《三三医书·和缓遗风》）

袁桂生医案

○徐姓妇年近三旬，病疟数日，始犹起居如常，继则不能起坐。每至疟发时，口渴自汗，头晕心虚欲坠，手指蠕动，舌边破裂，苔薄黄不燥，大便溏，小便热，左脉细数，右脉小滑而亦兼有数象。盖生育已多，血液素亏，而又感受时令之暑气也。用西洋参、麦冬、元参、柏子仁、茯神、地骨皮、知母、白芍、青蒿、甘草，少加黄连为剂，服后诸症顿退，但关节酸痛，舌现白苔，胸次略闷，乃以原方去黄连、知母，加橘皮、半夏、当归、枣仁、生姜、红枣等，接服三日而瘥。

○张姓妇年二十五岁，患疟病，先由西医诊治，服"金鸡纳霜"。疟止，数日后复发，仍由西医用"金鸡纳霜"。如是者数月而疟终不断，延予诊治，疟症变为间二日一发。面黄头晕，胸闷作胀，但尚能饮食，舌苔白薄，脉息缓滑。盖暑湿痰滞蕴伏于中，营卫不能和调。"金鸡纳霜"虽能止疟，而性热有毒，且兼补性，不免有闭塞病气之弊，且服之日久，则中其毒。遂与柴胡桂枝汤合平胃散两剂，胸胀遂松，疟来亦轻，遍身发出疹块，上自巅顶，下及两腿，其痒异常，盖病气外泄之征也。仍以原方接服两剂而瘥。大抵"金鸡纳霜"治疟，只可一二服。无效，则须另用他药矣。（《丛桂草堂医案》）

魏筱泉医案

○秦邮章书甫之夫人，患疟经月不止，疟来热多寒少，心烦作哕，口干渴饮，脉弦且数，此证由阴气先伤，阳气独发，名曰瘅疟。予用陈修园氏治疟二方，即柴胡、粉草、茯苓、白术、橘皮、鳖甲、首乌、当归、知母、灵仙，服二帖，疟即未作，继进清热养阴之品，调理而瘥，此后凡伤阴疟病，用此法无不应验。（《清代名医医话精华》）

范文虎医案

○ 赵大嫂。疟日二、三发，舌淡红，脉沉而短，寒邪盛故也。

桂枝4.5克，柴胡6克，炙甘草4.5克，半夏9克，生姜4.5克，红枣6枚。

○ 徐师母。寒多热少，此名牝疟。舌淡白，脉沉迟，痰阻阳位所致，下血亦是阳陷也。秽浊蹯踞于中，正气散失于外，变端多矣。其根在寒湿。方拟蜀漆散。

炒蜀漆9克，生龙骨9克，淡附子3克，生姜6克，茯苓9克。（《范文甫专辑》）

郭志邃医案

○ 钱拱宸内室患疟，发热不凉，痰嗽烦闷，口渴不食。余诊之，气口脉虚，左三部微涩而数，此兼痧之症也。令其放痧，用散痧顺气活血解毒药不愈。次日又放痧，脉始弦数，又如前剂服之，不复烦闷矣。后用柴胡双解饮，三剂疟愈。止用消痰顺气药，加童便，饮五剂，痰嗽俱痊。

○ 沈恒生内室六月间疟疾，日晡寒热，已八日，忽壮热不已，昏沉不醒，延余诊之。左脉弦数不匀，右脉虚而沉涩，余曰："左不匀，右虚涩，非疟脉也。殆其为疟之变症，非痧而何？"刺左臂青筋一线，紫黑毒血、流出如花。不愈，服荆芥汤，加藿香、卜子、紫朴、槟榔，并化毒丹，微冷饮之，稍醒。次日，复刺指头紫黑血三针。用荆芥汤，加枳实、大黄，微冷饮之。热退后，用三香散，运动其气，调理一月而痊。（《痧胀玉衡》）

沈奉江医案

○ 某妇，患三阴大疟，已历四年。屡服各种截疟药及金鸡纳丸，而间二日寒热如故。先生用《医话》夜光丸意，加减鳖甲、夜明砂、花槟、醋制常山、半夏、草果等，再用雄精二分、辰砂二分，研末服，一剂而愈。（《三三医书·沈鲋翁医验随笔》）

姚龙光医案

○ 某女，年十九岁，夏季患疟，午初发寒，当即转热，二更始退，发寒热时心中烦躁懊恼，便不能支，其苦楚情状，自己亦形容不出，面赤气急，身微有汗，大便如常，小便色赤，两手脉俱弦数，惟左寸独滑如豆，数而有力，舌色鲜红，上有淡薄白苔。余思此证，惟心中独苦楚难受，脉惟左寸独滑数如豆，是乃邪气攻心而成心疟也。夫邪由四面而攻心脏，幸年轻初病，心血未虚，心气未馁，时时与邪相攻击，而邪气又未敢遽来相逼，只四面围绕而已。如贼入围城，城中兵精饷足，未敢遽来搏击，仅能远远围困，而城中防犯维严，日无宁晷，势难安枕，故疟证一来，则心中苦楚万端，职事故耳。然此亦难恃也，孤城坐守，外无救援，饷耗力疲，势难持久，若一旦溃败，其祸便不可测，故宜及早图之，因用蜀漆三钱为冲锋陷阵之将，直破敌垒而解其围，使兵民将帅溃围而出，故以为君，用生地、连心麦冬、元参心、当归、酸枣仁以养心气而厚其兵力，使贼邪不战而自溃，故以为佐使，但服讫，疟来时当更加剧，须忍耐两时之久，则自愈矣。此药服下果如所言，是日疟退甚早，汗亦出透，从此便愈，即嘱令勿药而安。（《崇实堂医案》）

吴简庵医案

○ 光禄卿范叔度五媳，疟疾未止，又兼患痢。疟发间日，寒多热少，痢下日夜无度，脓血稠黏，腹痛后重。汤饮不纳，势已濒危。余曰：肝脉弦数，脾部沉滑。此风暑下之邪客于少阳，湿热郁积于肠胃，不得宣通，故疟痢并作。亟用芍药汤先治其痢，行血则脓血自愈，调气则后重自除。虽棘手尚无妨也。服二剂痢痛减半。以原方去大黄、肉桂，加柴胡、升麻，服之甚效。改用黄芩汤送香连丸，服数帖痢止，更以小柴胡补中益气汤调理半月，疟亦痊愈。

少司马万和圃夫人，患恶寒发热，寒多热少，口苦耳闭，四肢厥冷，腹痛泄泻。饮食入口即呕，治已月余无效。诊脉虚迟细，由于感冒暑热成疟。阴阳未分，失于和解，惟事苦寒，脾胃受伤，心气大虚所致。亟用附子理中汤温补中焦，可冀渐愈。少马信，服数剂，甚效。

更用六君子加姜附，间服四味回阳饮、补中益气汤，调摄而安。（《临证医案笔记》）

李铎医案

○ 高氏妇，三阴疟，乃邪深留入三阴，三日始有疟发。其疟来必神昏谵妄，是邪扰心营所致，非治疟常法可疗，当循经图治，议未发两日，进牛黄清心丸，日二枚，看后期疟来何如，再拟方。

又两日进牛黄清心丸，疟来甚轻，虽神昏而不妄言，是为大效，是征邪扰心营也，议清心安营驱邪法。

洋参，麦冬，菖蒲，黄连，竹叶心，当归，茯神，志肉，甘草，白薇。水煎。

服三剂而神气清，六剂而霍然也。

治三阳之疟易，治三阴之疟难，若非循经施治，必致偾事。寿山

○ 吴太君，文庠候补监大使子益之母也，年六旬。青年守节，操劳茹苦，情志多郁，患心经热疟，经月不已，因初起杂投温补，热聚心胸，不饥不食，疟发于亥，退于午。古人谓：邪深则疟来日迟，气结必胸中朦混，是以发时神昏谵语，腹内烧甚，但病经匝月，人事虽沉困已极，而脉象仍弦而有力，以病因再四谛思，其为热痰乘心，实属无疑。且口甜，《内经》称为脾瘅，乃脾胃伏热，中焦困不转运可知，岂可复投血分腻滞之属？昨宗仲景半夏泻心法，加胆星以助半夏治痰热胶固，又加郁金凉心热、散肝郁，已获小效。兹以原方再加枳实六分，破其蕴结，必臻其效，勿以衰年久疟，总宜补剂，据理而推，此不治疟而专清其源，疟必自除矣。

又：疟止复作，因遽进劳腻，据述胸中痞塞，饮食下咽入胃，阻格不化，是以不敢进食，此为食疟也，用平胃散加柴、芩，二剂疟竟又止，复投一剂，去柴、芩，加白蔻仁、茯苓，则胸中旷然，加餐纳谷矣。以业经五十余天之病，中多反复，时发虚汗，昏冒肢痹，非审证的当，焉敢进平胃、柴芩克削清邪之药，若纯进补剂，则不但其疟不能遽止，定然邪留正伤，为患不浅矣。

时医不知病源何在，见其年老，疟发已久，即用补剂，案内前非治疟，而疟止，复因其茹荤太早，疟复发，放胆进平胃、柴芩等药，二剂亦止，是得力于四诊法要者。寿山（《医案偶存》）

王润园医案

○ 先生之母，余太师女也，年过八旬，颇壮健。夏秋，忽得疟疾，发则如火烧身，狂叫反侧，他医用药截之不效。招余治之，见其目如赤珠，口干唇破，时时呼冷水。问二便，则小便如血，大便闭数日矣。按其脉，则六部弦数尤甚。乃告曰：此热疟也。单热不寒，须内

清其热则火退而疟自止。若徒用截法，万无效理。因投以大剂白虎汤，重用石膏至两许，二服而热退，四服而疟已。（《醉花窗医案》）

雷少逸医案

○ 城南龚某之女，先微寒而后发热，口渴有汗，连日三发，脉弦而数，舌苔黄腻，此因夏伤于暑，加感秋风，名风疟也。遂用辛散太阳法去羌活，加秦艽、藿梗治之。服二帖，疟势未衰，渐发渐晏，且夜来频欲谵语。复诊其脉，与昨仿佛，但左部之形力，频胜于右。思仲景有云：昼则明了，夜则谵语，是为热入血室。今脉左胜，疑其血室受邪，即询经转未曾。其母曰：昨来甚寡，以后未行。此显然邪入血室之证也。姑守前方去防风、淡豉，加当归、赤芍、川芎、柴胡，服之经水复来，点滴而少，谵语亦减，惟疟疾仍然。再复其脉，左部转柔，余皆弦滑，已中病数，可服原方。幸得疟势日衰一日，改用宣透膜原法加柴胡、红枣治之，叠进三煎，疟邪遂解。

程曦曰：时证易治，兼证难疗。若此案不细询其经事，则医家病家，两相误也。倘见谵语之证，而为邪入心包，或为胃家实热，清之攻之，变证必加。苟不熟仲景之书，而今日之证，必成坏病矣。吾师尝谓不通仲景之书，不足以信医也。信夫！

○ 建陵靳某之妾，于仲秋忽患暑疟，连日一作，寒洒热蒸，汗出如雨，口渴欲饮，脉来弦滑，舌苔微黄，此暑疟也。靳问曰：因何致病？丰曰：良由暑月贪凉，过食生冷，其当时为患者，是为阴暑；伏匿日久，至今而发者，即《内经》所谓夏伤于暑，秋为痎疟是也。即用清营捍卫法，服下益热，急邀复诊。脉之转为弦迟，询之口反不渴。丰曰：此疟邪外达之征，请勿虑耳。观其形体肥白，知其本质虚寒，改用温补为主，以理中汤加豆蔻、制夏、蜀漆、柴胡，姜枣为引，以河井水合煎，连尝三剂，疟邪遂遁矣。

○ 江南陶某之室，寡居五载，腰如两截，带下淋漓，时值中秋，炎蒸如夏，或当风而纳凉，或因渴而饮冷，其阴邪乘虚而陷少阴，发为牝疟。脉噪沉小象，畏寒而不甚热，肌肤浮肿，面色痿黄，饮食减少而乏味，小水淡黄而欠舒，此阴虚邪陷之证，显而易见。丰用金匮肾气去萸肉、丹皮，加干姜、苍术，连服十余剂，诸

恙痊安。

○南乡鄞某之母，年逾六旬，偶沾疟疾，淹缠数月，药石无功，乘舆来舍就诊。诊其脉，两手皆弦，其疟连日而发，每于薄暮时，先微寒而后微热，神识渐渐昏闷，约一时许始苏，日日如是。阅前医之方，皆不出小柴胡汤、清脾饮等法，思其发时昏闷，定属痰迷。即以二陈汤加老蔻、藿香、杏仁、草果、潞参、姜汁治之。连进三剂，神识遂清。继服二剂，寒热亦却。

○鉴湖黄某之内，患疟三年，尪羸之至。无医不迓，靡药不尝，邀丰治之，脉象纤微无力，洒寒烘热，每发于申酉之时，舌淡无荣，眠食俱废，大便溏薄，月水不行。丰曰：此虚疟也。出方阅之，计有数百余纸，聊审近日之方，非参、芪、术、草，即地、芍、归、胶，未尝有一剂桴鼓。细思是证，乃疟邪深踞于阴，阴虚及阳之候。即用制首乌五钱，补其阴也；淡附片三钱，补其阳也；鳖甲二钱、青蒿五分，搜其阴分久踞之邪；鹿霜三钱、羌活五分，随即领邪而还于表；东洋参三钱、炙甘草八分，被其正而御其邪；生姜二片、红枣五枚，安其内而攘其外。诸药虽经服过，然制方实属不同。古云用药如用兵，孰为主将，孰为先锋，指挥得法，自可望其破垒耳。黄其深信，即使人拣来煎服，二剂寒热觉轻；又二剂，精神稍振；再又二剂，诸疴尽却。调补三月，月信始行，起居犹昔矣。（《时病论》）

刘云湖医案

○病者：族姊夏儒人，年近六旬。

病因：患时疟，陈庆云、龙范之均以小柴胡汤未能获效，转见头痛背微寒足冷，庆云复用党参、附片、细辛、桂枝之类，而病愈重。

证候：一昼夜烦躁欲死，干呕无物，胸腹搅乱。

诊断：乃请愚诊之，脉弦紧有力，乃谓之曰：误用参附，此庆云千虑之失也。

疗法：与畅脾和胃。

处方：

扁豆四钱，藿香、木瓜、谷芽、白芷各三钱，砂仁、陈皮、甘葛各二钱，云苓一钱五分，灶心土一块。

效果：一剂而呕吐止，至第三日，仍有烦躁干呕余恙。愚曰：宜于此方内去木瓜，加附子、干姜以温中、

贤延六叔坚持不可，不得已加草果一钱五分、丁香二钱，二剂痊安。

理论：头痛背微恶寒足冷，外感症彰明矣。烦躁干呕，胸腹搅乱，内滞之症益彰明矣。但外感症已现，宜用苏薄之药以微散之，兼以和中消滞，病未有不愈者。乃庆云小题大做，竟用参附桂枝，关门杀盗，又误用细辛，戕伐肺肾，又不免诛伐无过矣。察此病之原因，内为食滞胃经，外又寒邪感冒，内滞外感，而庆云用辛温内燥，甘温外补，邪气欲出不能，欲罢不得，反将胃腑阳气，束作一团，胃既被寒凝滞，温药搅乱，不能遂其消化作用，郁而呕恶。若不宣胃阳和滞气，顷刻传脾，则肝邪来侮，势必变为转筋霍乱，莫可救药矣。

或问党参之用，固为关门杀盗，而桂枝、附片、细辛者，得非温散乎。答曰：其害之主因虽在党参，而桂枝、细辛亦用之不当，有以促成险恶之候，何也？此病本内滞外感，而内滞较甚，外感轻微，盖病者本膏粱之体，内滞固素具而不觉，行将耳顺之年，阳气或微，夜凉失盖，固所难免。其发时疟，正脾经有寒也，脾经有寒，谓之脾寒。与寻常人病暑疟不同，今以党参固其表，使轻微之寒不能外透，关其门。附子、桂枝、细辛以温其里、杀其盗、不烦躁扰乱得乎。且桂枝下咽，阳盛则毙，古人早有明训，今寒疟表为党参所固，用桂枝以攻表，不益阳邪加甚乎。细辛为肾经通窍逐风药，此病与肾无关，而用细辛，不亦诛伐无过乎。此病加重之所由来也。

方论：此方为加减平胃散，不用辛散，微加甘葛以升胃郁，以轻描淡写之法，用于极剧之症。一剂而见平静，可谓得治病之要领矣。然善后用理中之法，终不见用，医道之难，良可浩叹。（《临床实验录》）

费绳甫医案

○周敬诒之夫人，道经沪上，患疟疾，间日一作，杂药乱投，酿成危症。胸脘痞懑，作恶呕吐，粒米难进。口渴引饮，口舌起泡作痛，彻夜不寐，月事淋漓八日，下紫黑血块，小溲涓滴，色赤觉热，脉来细弦而数。邪热自气入营，气血两燔，津液有立尽之势。治必气血两清，甘润生津，方能补救。

生石膏六钱，霜桑叶一钱五分，鲜生地八钱，玄参一钱，南沙参四钱，大麦冬三钱，川石斛四钱，天花粉三钱，川贝母三钱，生枳壳一钱，鲜竹茹三钱，鲜芦根

二两。

一剂病减，再剂霍然。

○ 胞妹适同乡钱绍云。戊子夏，胞妹归宁；病疟。二三发后，汗出不止，心慌头眩，有欲脱之象。予诊脉虚微。素体虚弱，大汗淋漓，津液外泄，正气从此散失。急用：人参一钱，西洋参一钱五分，浮小麦八钱，甘草五分，大枣五枚。煎服，汗即止，疟亦愈。（《费绳甫医话医案》）

任瞻山医案

○ 王某之妻，患疟疾，间日一作，因有孕，恐寒热损胎，发二三次即服截方、单方，俱无产。半月后方经余诊，询其发日头腰痛甚，阿姑嘱余速用截方，余晓之曰：疟疾乃外邪，外邪未散，截亦无济，况病头腰痛甚，风寒尚重，截方决然无济，尔屡截不愈者，乃外邪未散之故也。与桂枝汤加羌、独活、本，服一剂，次日疟作腰便不痛，疟退且惟头仍痛，改进补中益气汤加川芎、藁本，又服二剂，至晚头痛已愈，余曰：头腰皆愈，外邪散矣，疟自截已。至次日果愈。

○ 赵某之妻，病疟半月，每将发时，先胸紧气粗，随发寒热，口渴恶冷，余曰：此必寒痰凝于胃口，故发时胸紧气喘，欲截此疟，必须先祛坚顽之痰。与姜附六君子加菖蒲、艾叶为引，浓煎，令先嚼生大蒜一粒，随将药水送下，一服即愈。此痰在胃口，药下咽，痰即祛，故取效最速。（《瞻山医案》）

张汝伟医案

○ 黎女，年九岁。

但热不寒，是名瘅疟。日晡而作，天明乃退，已有一周。脉细弦有力，大便亦一周未更。苔糙腻尖绛，热结于少阳阳明。拟大柴胡汤加减法，平肝清热、导滞和中治之。

北柴胡、淡条芩各一钱，焦枳实、酒炒大黄、山栀仁、净连翘各三钱，炒白芍、广郁金各钱半，生姜一片，红枣三枚。

二诊：进大柴胡法，热已退净不发，大便下行颇畅，惟色见红蔼，脘中隐痛不移，此由跳跃奔走，伤气又伤胃所致。苔薄黄，两旁有紫筋。宜再疏营气，以清积热调之。

当归须、制香附各二钱，落得打、威灵仙、桃杏

仁、连翘壳、赤茯苓、象贝母各三钱，广郁金钱半。另陈海蜇（漂净）一两、鲜地栗（去皮）七个，煎汤代水煎药。

本证如末：此证二方服后，即告痊愈。小儿体质尚强，故见效特速也。

方义说明：以上二方，第一治疟，第二治脘痛。说明病变而方亦需变。落得打之治伤，威灵仙之领药上下行，尤为处方中之灵活处。（《临症一得》）

退庵居士医案

○ 徐氏，四四，痹热咳嗽，经月不解，此肺疟也。

柴胡，黄芩，半夏，橘红，杏仁，防风，苏叶，连翘，甘草。

两服疟愈。咳嗽未除，清金养胃而痊。（《肘后偶钞》）

魏长春医案

○ 病者：家母谢太夫人，年四十六岁。

初诊：九月二日。

病名：三阴疟夹痞。

原因：秋季久雨，山洪暴发，侵入住屋。涉水受湿，酝酿日久，化三阴疟，每逢寅巳亥日则作，已发七次，素有胸痹腹痞，疟发而痞亦升。

证候：三阴疟，冷多热少无汗，寒从背起。继发四肢，再则全身畏寒，心悸，腹痞上升。

诊断：脉象细软，舌淡红。疟疾三日一发，古称三阴大疟，能移早则邪达于阳，移晏则邪陷于阴。

疗法：温补三阴，辛散寒湿，兼佐消痞除疟。

处方：

生黄芪四钱，西党参四钱，厚附子三钱，麻黄一钱，全当归五钱，黄芩二钱，生姜三钱，白术四钱，炙甘草二钱，杜红花二钱。

次诊：九月五日。

服药三剂，发出白疹极细，三阴疟来，寒热势减，胃钝腹痞上升，脉软缓而弱，舌色淡红无苔，叶天士曰：阳疟之后养胃阴，阴疟之后理脾阳。今宗此法。

次方：

生黄芪五钱，西党参五钱，白术四钱，桂枝二钱，炙甘草二钱，厚附子三钱，制半夏三钱，柴胡二钱，茯苓四钱，常山四钱，黄芩钱半，生姜钱半，炒白芍五

钱，全当归五钱。

三诊：九月八日。

三阴疟发，寒热势微，发则鼻汗骨酸，左脉细软，右脉缓，舌淡红。叶天士曰：疟邪轻而正不甚虚者，寒热相等，而作止有时，邪气重而正气怯者，寒热模糊，来势必混而不分。今元虚邪恋，拟补中达邪。

三方：

东洋参三钱，西党参二钱，炙甘草一钱，当归三钱，炒白芍三钱，木瓜一钱，常山二钱，白术二钱，茯苓三钱，川芎一钱，附子二钱，大生地四钱，制半夏三钱，生姜一钱，陈皮一钱，生黄芪三钱，防风一钱，六神曲三钱，红枣四个。

效果：服药二剂，疟瘥而痞未消，因厌药暂停汤剂，用圣济鳖甲煎丸及金匮鳖甲煎丸，每日用高丽参汤送下，服一月瘥愈。

炳按：辨证如绘，立方有法，调治得宜，如痞用丸剂缓攻，深得古人心法，精思结构，可法可师。（《慈溪魏氏验案类编初集》）

郑在辛医案

○ 梁德卿在室之女八月间患疟，四十日矣。前医见久不愈，用参、术、归、鳖甲、知母，补截兼行，治之愈甚，每日只二时安宁，随又发矣。诊其脉弦而紧。且不发时仍恶寒身痛。余曰：病虽月余，表邪未解，半入于里，所以似疟而非真疟。幸为室女，里气不虚，未尽传里，何以补为？即于是日起，停止饮食，作伤寒治法，以羌活、桂枝、柴胡、苍、朴、二陈、生姜，表里两解，四剂方得汗。寒退身不疼，去羌活。又四剂，热退。至六日，寒热皆尽，而似疟亦止，大便随通，病虽久而邪未除，必以去病为急，即所以保正气也。（《素圃医案》）

其他医案

一妇，产后患疟，发热作渴，胸膈胀满，遍身作痛，三日不食，咽酸嗳气。脉弦滞涩。此饮食所伤，脾胃不能克化也。用六君汤加神曲、山楂，四剂而不作酸，脉之涩滞已觉流利，乃去神曲、山楂，又数剂而饮食渐进。其大便不通至三十五日，计饮食七十余碗，腹始闷，令用猪胆汁导而通之，其粪且不甚燥，疟乃愈。

一妇，产后患疟久不愈，苦楚万状，百疾蜂起。

或头痛，或腰痛，或身痛，或呕恶。其脉或洪大，或微细，或弦紧，或沉伏。此寒热交争，而正气不胜、邪不受制也。遂以六君汤加炮姜，二十余剂脉证始定。又用参、术煎膏，佐归脾汤，百余剂而始瘥。

一妇，产后朝寒暮热，或不时寒热，久不愈。脉弦迟疾不调。此正气内虚，不能胜邪而外却也。用六君子汤、补中益气汤相间煎服，各三十余剂而始瘥。

一妇，妊娠六七个月，患疟先寒后热。六脉浮紧。医用柴胡桂枝无效。予曰：此非常山不愈。众皆难之。越数日后，疟热甚难禁，仍从予言，投以七宝散，一服即瘥。

一妇，妊娠三四个月，即患疟疾，先寒后热，热多寒少。脉数弦浮。饮食减少。投以黄龙汤，四五剂而寒热俱减。改用逍遥散，而饮食渐进，数剂而疟疾痊瘥矣。（徐灵胎《女科医案》）

陆肖愚治陈振宇女，年二十七，产后患间日疟，已月余，寒热虽不甚，而身体倦怠，饮食减少，脉之左手平和，右手弱而无力。与补中益气汤，二剂觉胸膈饱闷，遂归咎人参。更医仍用青皮饮、二陈汤等，寒热反甚。用截药，或止数日复至，延至数月，肉削骨立。再诊之，其脉微弱已甚，曰：前日人参两许可愈，今非至斤不能奏效矣。用十全大补汤，二剂，仍觉闷。疑之，曰：直服至不胀闷愈矣。更倍参投之，遂饮食日增，服数十剂，方起。

薛立斋治一妊妇，疟久不已，嗳气下气，胸腹膨胀，食少欲呕，便血，少瘀痰。此属肝脾郁怒，用归脾汤加柴胡、山栀渐愈。又用六君子汤加柴胡、升麻而愈。

妊妇患疟已愈，但寒热少食头痛，脯热内热。此脾虚血弱，用补中益气汤加蔓荆子，头痛顿止；又用六君子汤加芎、归，饮食顿进。再用逍遥散加白术而寒热愈。

薛立斋治一妊妇，三月饮食后因怒患疟，连吐三次。用藿香正气散二剂，随用安胎饮一剂而愈。后因怒痰甚，狂言发热，胸胀手按少得。此肝脾气滞，用加味逍遥散加川芎，二剂顿退，四剂而安。

蒋仲芳治一孕妇疟疾大作，脉得弦数。用知母四钱，柴胡三钱，陈皮二钱，甘草一钱，井、河水各一碗，一煎至一碗，露一夜，明早隔汤顿服而愈。不愈加生首乌五钱，自盗汗甚，加黑豆三钱，食多加枳壳一钱。此方热多者宜之。

一孕妇疟疾，右脉微滑，左脉微弦。曰：脾虚生痰

也。以白术五钱，生姜三钱，井、河水煎。露一夜，温服而愈。此方寒多者宜之。（《续名医类案》）

瘅 疟

金子久医案

○ 东阁兜徐惠人夫人。（六月廿九日）

产育已有两日余，瘅疟发现七八日，面苍油亮，脘督侬懊。脉象小弦而动，舌质淡光而白。气分蒸腾之邪，外泄于毛孔，上焦胸膺之间，痦亮如水晶。若见风动作厥，便有阳越欲脱。治法，潜身中之阳以熄风，参用清气中之热以保津。

霍石斛，银花，连翘，西洋参，石决明，茯神，青蒿子，滁菊，橘白，川郁金，玫瑰露炒竹茹，芦根。

又二方（初二日）：

产后阳亢阴亏，发现独热无寒，一日作、一日辍，气分氤氲之邪。蒸腾于毛孔，自汗浆浆频出，痦现于颈项。产逾两旬，热近数候，阳津阴液俱受戕耗。脉象细中见弦，弦中见数。口味淡而兼苦，苦而兼甜，舌尖淡光，舌根松白。治法，补其不足，参用泻其有余。

西洋参，白芍，淡甘草，银花，黑豆衣，茯神，吉林参须，绿豆衣，橘白，石决明，苡仁，扁豆衣，霍斛。（《三三医书·和缓遗风》）

痢 疾

冉雪峰医案

○ 张姓母女，湖北人，母患痢，未遑请医治疗，病延日重，时有胎已七月，在病中小产，痢病既重，小产出血又多，晕厥一次，奄奄不支，惶急延予往诊，据述下痢无度，日百数十行，坠痛特盛，常坐便桶上数小时不起。诊得皮肤冷沁，色夭不泽，气粗神倦，奄忽恍恍，脉微弱中兼劲数艰涩，病颇险迫，此痢之夹虚夹小产者。

处方：

当归八钱，芍药八钱，黄连一钱，黄芩、黄柏各一钱五分，广木香一钱，厚朴一钱五分，茯神四钱，琥珀末八分，蒲黄三钱（炒半黑），香附末三钱（炒半黑），生甘草一钱五分（参傅青主女科方而变通之）。三剂。

神志勉可安定，坠痛略有减意，出血减少，原方去蒲黄、香附，加白头翁三钱，又三剂，痢减三之一，神

志较佳。前方当归减为四钱，去茯神、琥珀，加炒地榆一钱五分，阿胶三钱，去滓烊化，续服一星期，痢减三之二，神志安好，食思更佳。再服一星期，诸症悉愈。

讵母病方愈，女病又作，痢势程度，与乃母埒，因母病时，洗涤秽浊，扫除粪便，均其女为之，为一气之所傅化，用白头翁汤，随病机斡旋加减，二星期愈。窃疟痢均多发病，但疟虽轻，转变飘忽；痢虽重，颇有阶段次序。治痢较治疟为有程序，轻者二星期内可愈，较重四星期可愈，更重须月余方愈。若方药杂投，非任意攻下即遽补塞，本是可治之证，竟成不治之疾，我见多多。微者逆之，甚者从之，通因通用，塞因塞用，古人早有明诫，当参酌病因、体质、有无并发症，以及病的转归。其所主，以平为期。（《冉雪峰医案》）

丁甘仁医案

○ 王妪。寒热呕恶，饮食不进，腹痛痢下，日夜

五六十次，赤白相杂，里急后重，舌苔腻布，脉象浮紧而数。感受时气之邪，袭于表分，混热挟滞，互阻肠胃，噤口痢之重症。先宜解表导滞。

荆芥穗一钱五分，青防风一钱，淡豆豉三钱，薄荷叶八分，藿苏梗各一钱五分，仙半夏二钱，枳实炭一钱五分，苦桔梗一钱，炒赤芍一钱五分，六神曲三钱，焦楂炭三钱，生姜两片，陈红茶一钱。

另：玉枢丹（开水先冲服）四分。

二诊：得汗，寒热较轻，而痢下如故，腹痛加剧，胸闷泛恶，饮食不进，苔腻不化，脉象紧数。表邪虽则渐解，而湿热挟滞，胶阻曲肠，浊气上干，阳明通降失司，恙势尚在重途，书云：无积不成痢。再宜疏邪导滞，辛开苦降。

炒豆豉三钱，薄荷叶八分，吴萸三分（川雅连五分拌炒），枳实炭一钱，仙半夏二钱，炒赤芍一钱五分，酒炒黄芩一钱，肉桂心三分，生姜两片，青陈皮各一钱，六神曲三钱，焦楂炭三钱，大砂仁八分，木香槟榔丸（包煎）三钱。

三诊：寒热已退，呕恶亦减，佳兆也。而腹痛痢下，依然如故，脘闷不思纳谷，苔腻稍化，脉转弦滑，湿热尚滞留曲肠，气机窒塞不通。仍宜寒热并用，通行积滞，勿得因年老而姑息也。

仙半夏二钱，川连四分，酒炒黄芩一钱五分，炒赤芍二钱，肉桂心三分，枳实炭一钱，金铃子二钱，元胡索一钱，六神曲三钱，焦楂炭三钱，大砂仁（研）八分，全瓜蒌（切）三钱，生姜一片，木香槟榔丸（包煎）四钱。

四诊：痢下甚畅，次数已减，腹痛亦稀，惟脘闷不思纳谷，苔厚腻渐化，脉象濡数，正气虽虚，湿热滞尚未清澈，脾胃运化无权，今制小其剂，和中化浊，亦去疾务尽之意。

酒炒黄芩一钱五分，炒赤芍一钱五分，全当归一钱五分，金铃子二钱，元胡索一钱，陈皮一钱，春砂壳八分，六神曲三钱，炒谷麦芽各三钱，全瓜蒌（切）四钱，银花炭三钱，荠菜花炭三钱，香连丸（吞服）一钱。

○ 吕右。经闭一载，营血早亏，今下痢赤白，已延三月，腹痛后重，纳谷衰少，形瘦骨立，舌光无苔，脉象濡细。据述未病喜食水果，既病又不节食，脾土大伤，中焦变化之血，渗入大肠，肠中湿浊互阻，积而为

痢也。今拟温运脾胃，以和胃气，寒热并调，去其错杂。

炒潞党参一钱五分，熟附块一钱，炮姜炭六分，生白术三钱，清炙草六分，全当归二钱，炒赤白芍各一钱五分，肉桂心（饭丸吞服）三分，焦楂炭三钱，大砂仁（研）八分，阿胶珠一钱，戊己丸（包煎）二钱，炒焦赤砂糖三钱。

二诊：经治以来，血痢虽则轻减，而余恙如旧。舌边碎痛，恐起口疳之先端。谷食衰少，胃气索然。欲温中则阴分愈伤，欲滋养则脾胃益困，顾此失彼，棘手之症，难许完璧。专扶中土，以冀土厚火敛之意。

炒潞党三钱，生于术二钱，清炙草五分，炒淮药三钱，炮姜炭六分，全当归一钱五分，赤白芍（炒）各一钱五分，罂粟壳（炒）三钱，炒谷芽四钱，驻车丸（包煎）三钱。（《丁甘仁医案》）

○ 徐奶奶。初起寒热泄痢，上为呕恶，脘腹作痛拒按，里急后重，今泄痢次数虽减，而腹痛依然，欲吐不吐，渴喜热饮，自汗肢冷。左脉弦小而数，右脉沉细，舌苔干白而腻。此乃邪陷三阴，虚阳逼津液而外泄，湿滞内阻曲肠，气机寒窒不通，厥气失于疏泄，脾胃运化无权。颇虑阳亡厥脱，勿谓言之不预。急拟参附回阳、龙蛎敛阳为主，寒热并用，去其错杂为佐，冀望阳气内藏，气和滞化，始能出险入夷。尚希明正。

吉林参须八分，熟附片六分，陈广皮一钱，煅牡蛎四钱，龙骨三钱，带壳砂仁八分，仙半夏二钱，水炒川连三分（淡吴萸三分同拌），焦楂炭三钱，金铃子二钱，元胡索一钱，炒扁豆衣三钱，浮小麦四钱。

二诊：汗已止，四肢渐温，便泄痢亦止，惟胸闷泛恶，脘腹作痛，不能饮食，舌边红，中后薄腻，陷入三阴之邪，已得外达，湿滞内阻，肝失疏泄，脾胃运化失常，还虑变迁，今宜泄肝理气、和胃化浊。

炒赤白芍各钱半，金铃子二钱，炒元胡索一钱，大腹皮二钱，朱茯神三钱，仙半夏二钱，左金丸（包）六分，通草八分，陈广皮一钱，带壳砂仁八分，焦楂炭三钱，佛手八分。

另服秘制定痛丸、神仁丹。

○ 夏奶奶。初起寒热，继则痢下，血多白少，腹痛里急后重，口干不多饮，纳少泛恶，舌中剥边薄黄，脉象左弦小而数、右滑数，客邪湿热郁于曲肠，煅炼成

积；热郁血分，血渗大肠，症势非轻。姑拟白头翁汤加减。

白头翁三钱，北秦皮二钱，炒黄芩钱半，炒赤白芍各二钱，银花炭三钱，扁豆花三钱，全当归三钱，春砂壳八分，焦楂炭三钱，陈广皮一钱，苦桔梗一钱，戊己丸（包煎）钱半，荠菜花炭三钱，竹茹（炒）钱半。

二诊：昨投白头翁汤以来，痢血次数略减，少腹痛亦轻，里急后重，口干不多饮，纳谷衰少，夜不安寐，舌花剥，苔薄腻黄。咽喉糜腐，客邪湿热郁于曲肠，气机流行窒塞，阴液暗伤，虚火上浮。羔势尚在重途，还虑呃逆之变，再宜和胃化浊、清营调气。

白头翁三钱，炒黄芩钱半，炒赤白芍各二钱，全当归二钱，银花炭三钱，扁豆衣三钱，苦桔梗一钱，焦楂炭三钱，春砂壳八分，陈广皮一钱，佩兰梗钱半，戊己丸（包）一钱。

荠菜花炭三钱加香谷芽露、野蔷薇花露各四两、龙脑薄荷一支，剪碎泡汤漱口。

三诊：痢下两候，血虽止，次数不减，里急后重，口干不多饮，纳谷减少，舌花剥，苔薄腻而黄，咽喉糜腐渐减，脉象濡数。此阴液已伤，虚火上浮，湿热滞郁于曲肠，气机窒塞。仍宜清胃养阴，而化湿浊。

南北沙参各二钱，川石斛三钱，炒黄芩钱半，大白芍二钱，银花炭三钱，炒扁豆衣三钱，全当归二钱，春砂壳八分，生甘草六分，甘桔梗一钱，水炒川连六分，焦楂炭三钱，荠菜花炭三钱，苦参子七粒（熟桂圆肉包吞）。

○ 刘太太。便痢虽减未止，腹痛里急后重，口干不多饮，舌苔薄腻而黄，脉象左弦小而紧、右濡迟，谷食衰少，此乃湿热滞留未楚，肝失疏泄，太阴健运失常，阳明通降失司，气阴暗伤，湿浊不化，颇虑口糜呃逆之变。人以胃气为本，姑拟和胃化浊，泄肝理气，冀痢止能进饮食为幸，尚希明正。

银花炭三钱，炒赤白芍各二钱，全当归三钱，陈广皮一钱，春砂壳八分，苦桔梗一钱，焦楂炭三钱，炒谷麦芽各三钱，佩兰梗钱半，荠菜花炭三钱，炒扁豆衣三钱，金铃子二钱，炒元胡索八分，香连丸一钱（包煎）。

二诊：肠游转为溏泄黄水，日夜五六次，腹痛隐隐，内热不思饮食，口干不多饮，脉象左弦小而数、右濡细，苔薄腻而黄。此脾阳胃阴两伤，肠中湿热滞留未

楚，肝经气火内炽，还虑口糜呃逆之变。今宜养胃健脾，兼化湿浊，翼望泄止能进谷食，方有转机。尚希明正。

炒怀药三钱，生白术二钱，炒扁豆衣三钱，赤茯苓三钱，银花炭三钱，炒赤白芍各二钱，陈广皮一钱，春砂壳八分，苦桔梗一钱，炒谷芽三钱，炒苡仁三钱，戊己丸（包）一钱，干荷叶二角，银柴胡八分，佩兰梗钱半。（《丁甘仁医案续编》）

周小农医案

○ 怀孕七月，因瘅疟下痢流产，恶露不下，热痢不止。《医通》有七日不止必危之诫。脉数，苔黄，渴喜热饮。伏热瘀积交阻，危险防变。青蒿四钱，辰滑石四钱，青皮钱半，大腹皮三钱，软柴胡五分，归尾三钱，楂肉三钱，赤砂糖三钱（炒枯），赤芍炭二钱，失笑散七钱，白头翁五钱，干荷叶三钱，夜明砂五钱，红曲四钱，伏龙肝一两。楮叶七十片、山黄土三两，煎汤代水。香连丸钱半，吞服。另没药一钱，琥珀五分，䗪虫一钱（炙），藏红花三分，研末，赤砂糖调服。廿七日诊：服药热减，恶露少，痢见瘀血，转由便解之象。苔黄，脉虚数。伏热经邪入腑，再为清热导积行瘀。青蒿四钱，滑石三钱，柴胡五分，青皮钱半，大腹皮三钱，失笑散六钱，红曲四钱，白头翁五钱，楂肉四钱，赤砂糖三钱（炒炭），夜明砂六钱，全当归三钱，牛角鳃三钱，川芎钱半，没药三钱。另血竭二钱、玄胡三钱、明雄黄二分，研末，分二次，赤砂糖调汤送服。热减痢止，愈。（《周小农医案》）

翟青云医案

○ 楚某，女，年近花甲。

于大怒后，二月患痢，初病左胁大痛，饮食少进，所下尽是鲜血，寒热口苦，渴欲冷饮，每日夜五六次，每次下血约盅余。某医以为红痢，用治痢等药，三服无效。请余诊疗，肝脉弦数，脾脉细弱，此因怒气伤肝、木旺克土之故。经曰："肝藏血。"怒则肝叶开张，血不能藏，脾不能统，血流入大肠，大肠原非藏血之处，顺流而下，必然之势也。

治宜平肝为本，健脾为标。

方用酒白芍45克，当归30克，川芎12克，酒柴胡30克，青皮10克，广木香6克，香附10克，白术10克，山药

10克，薏苡仁10克，扁豆10克，莲子10克，甘草6克。水煎服。

一剂轻，两剂痊愈。

○杨某，女，年七旬。

禀赋甚厚。六月患痢一月未瘳，某医用十全、八珍等汤，服十帖不愈。请余诊治，六脉有力有神，年虽老确属实证。如贼在室，理应驱逐，用大承气汤一帖，泻下燥粪如核桃大五六枚，饮食大进，不治痢而痢自止。

（《湖岳村叟医案》）

何拯华医案

○病者：施天宝之妻，年三十五岁，住测水牌。

病名：热痢伤阴。

原因：素因血虚肝旺，秋患热痢多日，所服皆枳、朴、楂、曲、木香、槟榔、蒌仁、导滞丸等，一派消导攻痢等药，病遂伤及肝肾而大变。

证候：五色杂下，频频虚坐，呃逆不食，腹中空痛。

诊断：脉两尺独大，余弦小数，舌起雪花。脉症合参，此久痢伤及肝肾，张仲景所谓五液注下，脐中筑痛，命将难全也。

疗法：当用熟地、归、芍、阿胶补其肝肾为君，牡蛎、龟甲降其冲逆为臣，佐以旋覆、刀豆除其呃，使以鲜斛、炙草调其胃，以胃为肾之关，仿张会卿胃关煎之意，力图挽救于什一。

处方：

春砂仁三分（拌捣），大熟地五钱，白归身钱半，生白芍三钱，陈阿胶钱半（烊，冲），生打左牡蛎四钱，龟甲心四钱（生打），旋覆花钱半（绢包煎），刀豆子四钱（盐水煅），鲜石斛四钱，清炙粉甘草八分。

效果：连服四剂，呃逆止，雪花苔退，惟下痢虚坐不减，原方加鲜稻穗、炒香鲜荷叶、赤石脂、禹余粮，去旋覆、刀豆，再进四剂，虚痢已止，原方再加米炒潞党参钱半、小京枣四枚，叠进四剂，胃动复元而愈。

廉按：热痢伤阴，直至呃逆不食，舌苔雪花，病势危险，已达极点。方用大剂育阴潜阳，镇纳肝冲，虽属对症发药，然病势至此，不效者多，此妇幸获痊愈，已侥幸万分矣。惟为医者心存济世，志在救人，虽遇百难一活之症，亦当作万有一生之想，岂可见危而不受命哉。如果知难即退，在医者自为计则得矣，其如病人之生命何！

○病者：徐德生之妻胡氏，年三十五岁，住绍城市门阁。

病名：五色疫痢。

原因：内因肝热，外因久晴亢旱，秋令疫痢盛行，传染而发。

证候：下痢五色，青黄赤白黑杂下，昼夜三四十次，胸腹如灼，其痛甚厉，按其脐旁，冲任脉动，胯缝结核肿大，肛门如火炽，扬手、掷足、躁扰无奈，不能起床，但饮水而不进食。

诊断：六脉弦劲紧急，不为指挠，舌色纯红，苔焦黑。脉症合参，即张仲景所谓"五液注下，脐筑痛，命将难全"之症也。

疗法：毒势如焚，救焚须在顷刻，若延二三日外，肠胃朽腐，不及救矣。急宜重用犀角五黄汤合金铃子散，苦甘化阴，急下存津，以保胃肠之腐烂，昼夜连进三剂，纯服头煎，循环急灌，或可挽回于万一。

处方：

犀角粉一钱，鲜地黄四两（捣汁，冲），青子芩三钱，小川连钱半，生锦纹四钱，元胡索二钱（蜜炙），川楝子三钱（醋炒），生川柏钱半。

先用鲜茅根三两（去衣）、鲜贯仲一两，二味煎汤代水。

次诊：下痢次数已减其半，青黑之色已除，惟赤如烂血，白如鱼脑，间下黄汁，胸腹虽热，痛势渐缓，小溲赤涩，舌仍鲜红，焦苔大退，脉虽弦急，劲势大减，病势较前渐缓，但用急法，不用急药，三黄白头翁汤加减。

次方：

青子芩二钱，小川连一钱，生川柏一钱，白头翁三钱，犀角粉八分，全当归二钱，干艾叶三分，生甘草八钱，左牡蛎四钱（生打），鲜石榴一钱。

三诊：前用三黄泻火逐疫，犀、草凉血解毒，白头翁疏气达郁，归、艾和血止痛，因其所下已多，佐牡蛎固脱敛津，鲜石榴酸甘收涩，连进二剂，幸而腹痛下痢大减，冲任脉动已低，胯缝结核收小，脉转弦软，舌红渐淡，扪之少津，显系毒火烁液，下多亡阴。法当甘苦咸寒，以滋液救焚、养阴解毒，犀角五汁饮合鸦胆子主之。

三方：

黑犀角五分（磨冲），鲜生地汁四瓢，雅梨汁三瓢，甘蔗汁两瓢。

四汁用重汤炖温，临服冲入陈金汁二两。

另用豆腐皮泡软，包鸦胆子七粒，吞服，五汁饮送下，以服至四十九粒为度。

四诊：连进二剂，初下鲜红血丝，继下紫黑瘀块，终下白黏脓毒。约十余次后，下红黄酱粪四五次，腹痛已除，冲任脉动亦止，舌转嫩红而润，脉转柔软。此邪少虚多之候，用三参冬燕汤，滋养气液，调理以善其后。

四方：

太子参一钱，西洋参一钱，北沙参四钱，提麦冬二钱，光逼燕八分，青蔗浆一酒杯，建兰叶三片。

效果：连服四剂，下痢尽止，胃动思食，能进稀粥，每日大便嫩黄。后用一味霍石斛汤，调养旬余而痊。

廉按：熊圣臣谓白色其来浅，浮近之脂膏也，赤者其来深，由脂膏而切肤络也，纯血者阴络受伤，多由热毒以迫之，故随溢随下，此最深者也。红白相兼者，是则深浅皆及也。大都诸血鲜红者多热症，盖火性最急，迫速而下也；紫红紫白、色黯不鲜明者少热症，以阴凝血败，渐损而致然也；纯白清淡，或如胶冻鼻涕者无热症，以脏寒气薄滑而致然也。余谓凡人患痢疾时，其肠中之黏膜，必有红肿之处。其处生出之脓液，即白痢也。若血管烂破，有血液流出，即赤痢也。脓血兼下，即赤白痢也。若青黄赤白黑杂下，即五色痢也。其青者胆汁，黄者粪，赤者血，白者脓，黑者宿垢，最重难治。此案系五色疫痢之实证，属毒火蕴伏胃肠所致。初方以凉血解毒、急攻逐疫为主，仿喻氏疫在下焦者决而逐之之法；次方千金三黄白头翁汤加减，于泻火逐疫之中，参以固脱敛津；三方犀角五汁饮，于滋液救焚之中，妙在佐鸦胆子一味，善治热性赤痢，最能清血分之热及肠中之热，为防腐生肌、凉血解毒之要药；四方用三参冬燕汤，清滋气液，为善后必不可少之方法。然就余所经验，除疫痢外，多属阴虚证，张石顽所谓痢下五色，脓血稠黏，滑泄无度，多属阴虚是也。不拘次数多寡，便见腰膝酸软，耳鸣心悸，咽干目眩，不寐多烦，或次数虽多，而胸腹不甚痛，或每痢后，而烦困更增，掣痛反甚，饮食不思，速用猪肤汤合黄连阿胶汤加茄楠香汁、小川连、陈阿胶、青子芩、生白芍、鸡子黄，先

用猪肤、净白蜜各一两煎汤代水，甘咸救阴，苦味坚肠。若虚坐努责，按腹不痛，一日数十度，小腹腰臀抽掣酸软，不耐坐立，寝食俱废者，阴虚欲垂脱之候也。急宜增损复脉汤，高丽参、提麦冬、大生地、炙甘草、生白芍、真阿胶、山萸肉、北五味、乌贼骨、净白蜡，提补酸涩以止之，迟则无济。幸而挽救得转，可用参燕麦冬汤，米炒西洋参、光燕条、提麦冬、奎冰糖，滋养气液以善其后。若痢止后，犹有积滞未净，郁在下焦，小腹结痛，心烦口燥，夜甚不寐，宜用加味雪羹煎，淡海蛇、大荸荠、真阿胶（另炖烊冲）、山楂炭、陈细芽茶，标本兼顾，肃清余积，其间亦有用白头翁加阿胶甘草汤收功者。惟西医实验疗法，谓疫痢非虫即菌，一为赤痢菌赤痢，一为扁虫形赤痢，皆各用血清注射，以收成绩。若阴虚五色痢，终归无效。故举历验成法，附志于此。（《全国名医验案类编》）

黄仲权医案

○病者：阎氏妇，年二十四岁，住宿城。

病名：产后伏暑痢。

原因：夏月感受暑湿，至秋后娩时，恶露太多，膜原伏暑，又从下泄而变痢。

证候：痢下红白，里急后重，日夜四十余次，腹痛甚则发厥，口极苦而喜饮，按其胸腹灼手。

诊断：脉息细数，细为阴虚，数则为热。此张仲景所谓"热痢下重者，白头翁汤主之"是也。然此症在产后，本妇又每日厥十余次，症已棘手，严装待毙，偃卧如尸。余遂晓之曰：病热危险极矣，然诊右脉尚有神，或可挽救，姑仿仲景经方以消息之。

疗法：亟命脱去重棉，用湿布覆心部，干则易之，方用大剂白头翁汤加味，苦寒坚阴以清热为君，甘咸增液以润燥为臣，佐以酸苦泄肝，使以清芬透暑，力图挽回于万一。

处方：

白头翁四钱，北秦皮二钱，炒黄柏二钱，金银花六钱，川雅连一钱（盐炒），生炒杭芍各三钱，益元散三钱，陈阿胶一钱（烊冲），淡条芩二钱，鲜荷叶一张。

效果：次日复诊，痛厥已除，痢亦轻减，遂以甘凉濡润，如鲜石斛、鲜生地、鲜藕肉、鲜莲子、甘蔗等味，连服五剂，幸收痊功。然此证虽幸治愈，同业者谤声纷起，皆谓产后不当用凉药。噫，是何言欤，皆不读

《金匮要略》之妇人方，故执俗见以发此诽议。甚矣，古医学之不讲久矣。

廉按：胎前伏暑，产后患阴虚下痢者颇多，此案仿《金匮》治产后下治虚极，用白头翁加甘草阿胶汤，合《伤寒论》黄芩汤增损之，以清解热毒，兼滋阴血而痊。足见学有根柢，非精研仲景经方者，不能有此胆识。（《全国名医验案类编》）

何拯华医案

○病者：詹姓妇，年三十一岁，住念亩头。

病名：伏暑子痢。

原因：妊娠已七个月。夏季吸受暑气，伏而不发，至仲秋食鸭，积热下郁肠中而化痢。

证候：下痢赤多白少，如酱色紫，腹中滞痛，里急后重，解出颇难，必转矢气，痢即随出，日夜二三十行。

诊断：脉右弦滞，左弦小滑数，舌边紫赤，苔黄薄腻。脉症合参，此《产科心法》所谓子痢也。最防胎动而堕，饮食起居，亦宜谨慎，勿谓言之不豫焉。

疗法：法当凉血安胎，以当归黄芩汤合香、连为君，佐香、砂以运气疏肝，虽不用治痢套方，正所以治孕身之痢也。

处方：

油当归二钱，生白芍三钱，青子芩钱半，清炙草五分，青木香六分，小川连七分，制香附钱半，带壳春砂五分（杵）。

效果：二剂痢即轻减，原方加鲜荷叶一钱拌炒、生谷芽三钱，再进二剂，痢止胃动而愈。

廉按：孕妇患痢，治之极难，古人有三审五禁之法，三审者：一审身之热否，二审胎之动否，三审腰之痛否。五禁者：一禁槟榔、厚朴破其气，气破胎下也；二禁制军破其血，血破胎下也；三禁滑石、通草通其窍，窍通胎下也；四禁苓、泽、车前利其水，过利必伤阴，胎亦难保也；五禁人参、升麻提塞其气，塞则下痢愈滞，提则胎气上冲也。惟以调气凉血为最稳，张石顽所谓调气有三善，一使胃气有常，水谷输运；二使腹满腹痛，里急后重渐除；三使浊气开发，不致侵犯胎元也。其药以四制香附带壳春砂为最良，其次白头翁、白桔梗、炒银花、炒香鲜荷叶，又次佛手片、鲜茉莉、玫瑰瓣、代代花之属，凉血莫妙于芩、芍、连、梅、蒿、

柏等品。此案方法，适合调气凉血之作用，既不碍胎，又能除痢，稳健切当，正治孕痢之良剂。（《全国名医验案类编》）

尹榘山医案

○病者：李书田之妻，年逾四旬，住山东省城。

病名：伏暑烟痢。

原因：素嗜鸦片，性善怒，近五六年，郁怒更甚，时犯肝气，常有两胁中脘少腹作疼等症。公元一九二二年秋，咸滞下证。

证候：面白微黄，体格不甚瘦弱，大便时中气下陷，腰腹坠痛，里急后重。

诊断：脉左手沉弦而紧，右手虚数，舌苦厚腻，黄白相兼，此内挟肝郁，兼受暑湿，咸秋凉而发为肠澼也。按《内经》于肠游一证，辨论生死脉象极详。巢氏《病源》则谓痢而赤白者，是热乘于血，血渗于肠内则赤；冷气入肠，搏肠间津液凝滞则白；冷热相交，故赤白相杂。或热甚而变脓血，冷甚而变青黑，智由饮食不节、冷热不调、脾胃虚故变易多。时医惟王损庵一论，最得体要。曰："痢疾不外湿热二字，所受不外阳明一经，阳明为多气多血之府，湿阴邪也，湿胜于热，则伤阳明气分而为白痢，热阳邪也，热胜于湿，则伤阳明血分而为赤痢，湿热俱盛，则赤白俱见。"后之论者，谓夏月畏热贪凉，过食生冷，至大火西流，新凉得气，则伏阴内动，应时而咸为痢疾。此特论内伤外感之病因，或如是也。然病属肠胃，乃寒热相搏而成，胃有沉寒，肠有积热，寒气凝结则腹痛，热性急迫则泄泻，乃热欲走而寒复留之，寒既结而热复通之，其里急后重，腹作绞痛，皆血气阴阳不能调和之故。况案嗜鸦片之人，偶咸此证，更为加剧。日以灯头火熏灼肠胃，津液已耗，大便本难，兹复乘以邪热，而灯火肝火，相助为虐，烈焰肆威，肠胃何堪此苦楚，用轻剂则无效，用重剂则脾胃不堪，杯水车薪，有难乎为理者矣。情难坐视，竭尽绵力谨列治法于后。

疗法：妇人重肝血，以杭芍、当归活血为君，芩、连清热为臣，更用苍术、姜炭之渗湿散寒为佐，神曲、槟榔之治后重，龙骨收散气，木香开滞气以为使，末用升麻者，提清气之下陷，引用米豆者，解寒热之积毒，亦以保胃气也。

处方：

生杭芍八钱，归尾五钱，酒条芩钱半，姜连一钱，茅苍术八分，龙骨五分，广木香五分，神曲钱半，尖槟榔一钱，升麻四分，炮姜炭八分，粳米一撮，黑豆一撮，外用米壳三钱（浸水煎服）。

效果：每日二剂，二日后痢有数，渐带粪。又三四日，气不下陷，后重亦除，每日仅三四行，继以理中汤加归、芍，引用陈仓米收功。

廉按：痢之一证，古名肠澼，又名滞下，以肠中先有积滞而后下也。自洋烟输入中国，凡吸洋烟而病痢者，名曰烟痢。病人先自胆怯，必求峻补速止。医者不知病理，每以漫补止涩而坏事。岂知吸烟之大便，每多燥结，平日有五六日一更衣者，有十余日而始一行者，而其所食，未必不与不吸烟者等，则其肠中之积垢，年深月久，可胜道哉，故必缓通润下而始安。但病家皆谓吸烟之体多虚，若再下之，难保其不暴脱。余直断之曰：医家病家之所误者，只在此句。盖积滞在内，脾不能为胃行其津液，胃有陈积未去，势必不会旨纳新，所以，肌肉日削，外现之虚象百出。若得积垢一下，胃即能纳，脾即能运，何脱之有！惟病家见此虚象，一闻宜下，无不吐舌，此烟痢之所以难愈也。医者当委曲开导，得能转危为安，亦是救人之一端，切勿附和人意，漫补以杀人耳。此案宗张洁古芍药汤加减，妙在重用归、芍，润肠燥以破阴结，为治烟痢之主药，颇得李冠仙大归芍汤治痢之妙。（《全国名医验案类编》）

刘云湖医案

〇病者：武昌上新河裕华里魏媪，年六十。

病因：痢久脾气衰弱，又新食糯丸。

证候：致遍身气胀，泻泄稀溏。

诊断：六脉衰微，右关尺更形渺茫，此真火垂绝之候。

疗法：与理中汤加补命火之药。

处方：

正光结、冬术、故纸、炒谷芽各三钱，杭芍、熟附片、生益智、生山药各二钱，莱菔子一钱五，甘葛、炙草各一钱，大枣四元。

效果：服三剂而愈。

理论：痢久由于脾气衰，盖老年真元不足，岂宜再食糯米汤圆以复伤其脾胃乎，须知先天后天，为人生立命之根本，右关弱气胀不食，是后天亏损，右尺微泻不禁，为先天式微，先后天两虚，是人生之大禁，泻泄稀溏，肾失启闭之司也。

方论：此方当以抚先后天之真气为主，光结、白术、谷芽、益智、山药、炙草，所以补后天之气也，熟附片、故纸、杭芍，所以固先天之真气也。先后天气固，再以甘葛宣阳而气化行。莱菔消滞而脾胃利，自然消化复常矣。（《临床实验录》）

范文虎医案

〇邵老婆婆。湿热郁久成热痢，已一月有余。体疲乏力，脉细而数。前医以肉蔻、诃子、扁豆类治之，痢愈加重，腹痛，痢下皆是紫黑脓血，日下五十余行，烦热口渴，病势极危。

白头翁9克，北秦皮9克，黄柏9克，川连9克，驴胶珠9克。

二诊：下痢稍减，津液愈耗，舌已见糜，虚甚之故也。

三诊：渐瘥，守前法。

白头翁9克，北秦皮9克，川连9克，黄芩9克，人参9克，霍山石斛12克，麦冬9克。

四诊：痢下继续好转，脉仍细弱，舌红少苔，面色少华，元虚一时难复也。

莲子肉9克，人参9克，五味子9克，麦冬9克，杞子9克，枣仁9克，川连6克。

〇蒋老太太。痢下赤白，为重药所伤，日下十余次，每日但进米粥几匙。脉沉而细，脾肾虚寒、关门不利故也。

诃子肉9克，炮姜3克，白术9克，甘草3克，党参9克。

二诊：见效，尚需温补。

人参3克，南枣1枚，莲肉6粒。蒸熟服。

〇沈老婆婆。下痢胃绝，切宜忌食，以候胃气。舌淡而润，上有痰阻，故咳而呕。

当归18克，白芍18克，槟榔3克，甘草3克，车前子9克，炒枳壳9克，炒莱菔子9克，吴茱萸3克，姜川连3克，桂枝3克。（《范文甫专辑》）

陈修园医案

〇产已弥月，忽然下痢，腹鸣作痛，肛坠，着枕气逆上冲，咳嗽吐涎，脉象劲数，神形困倦，纳食渐减。

此乃下损及中，成为蓐劳之证，治之匪易。

人参一钱五分，怀山药三钱，白茯神三钱，建湖肉一钱，大熟地三钱（炒），赤石脂二钱。（《南雅堂医案》）

李修之医案

○ 产后患痢，昼夜百余次，不能安枕，用滞下通导，而后重转增。延家君治之，断为阴虚阳陷，用六味汤加肉桂以保衰败之阴，以补中汤加木香以提下陷之气。盖新产之后，营卫空虚，阴阳残弱，咸赖孤脏之力生血生气，庶可复后天资生之本。既患下痢，则知元阳已虚，又投峻剂，必使真阴愈竭，惟舍通法，而用塞法，易寒剂而用温剂，俾胃关泽而魄门通畅，仓廪实而传道运化自然，精微变化，清浊调和矣。可见胎前产后，所恃者脾元也，所赖者阳气也。坤厚既旺，乾健自复。丹溪云：产后以大补气血为主，虽有杂症以末治之，诚者是言也。（《旧德堂医案》）

陈在山医案

○ 病者：刘李氏，年三十三岁，孀居，住辽阳城内。

病名：产后暑湿痢。

原因：其夫殁后将六个月，忧郁成疾，身有妊娠之累。临产时，更受暑气熏蒸，兼之素嗜饮冷水，脾湿久已化热，而产前曾患腹痛泄泻，至产后转泻为痢矣。

证候：里急后重，下痢频频，红白相兼，思饮冷水，干呕恶食，小溲红涩，头汗不止，身热气促。

诊断：脉现弦滑洪大，舌苔黄白相兼而腻。脉症合参，虽谓产后多虚，而症属有余，外邪夹内郁，酿此最危之重症。先哲云：痢不易治者有三，曰产后、疹后、烟后。惟产后为最甚，因用药诸多禁忌，医故难之。今以脉象病形，不避俗说，不拘成法，对症发药可也。

疗法：治病不可执守成方，务在临症变通。古人傅青主，以生化汤加减治产后痢，治血瘀之痢也。薛立斋用胶艾四物等汤治产后痢，治血虚之痢也。其方与暑湿，毫不相涉。今受暑湿夹气郁，当以清暑利湿为主，兼开郁化滞之品。方用藿香天水散（即益元散）、木通清暑解热，苓皮、薏苡、车前利湿快脾，白芍、牡蛎敛阴止汗，木香、厚朴行气开郁，甘草和中，黄连坚肠，竹茹解烦呕，焦楂消宿积，花粉除渴，扁豆止泻。

处方：

广藿香钱半，浙苓皮三钱，薏苡仁四钱，车前子四钱，汉木通一钱，生白芍三钱，川厚朴二钱，鲜竹茹二钱，炙甘草八分，生牡蛎三钱（打），川黄连一钱。

次方：

浙苓皮三钱，川厚朴二钱，生薏仁四钱，车前子四钱，生白芍三钱，鲜竹茹二钱，炙甘草八分，广木香八分，焦山楂三钱，生牡蛎三钱（打），天花粉三钱，炒扁豆三钱。

效果：服前方三剂，身热退，腹痛止，痢转为泻。再服第二方五剂，诸症皆效，前后共十余日而痊。

廉按：胎前伏邪，娩后陡发，其脉有不即露者，惟舌苔颇有可征，或厚白而腻，或黄腻黄燥，或有黑点，或微苔舌赤，或口渴，或胸闷，或溲热，或便赤，或热泻转痢，此皆温湿暑热之邪内蕴。世人不察，辄饮以生化汤之类，则轻者重，而重者危。不遇明眼人，亦但知其产亡，而不知其死于何病，误于何药也。我见实多，每为惋惜。此案由暑湿邪，先泻后痢，治法注重伏邪，不拘于产后常痢，诊断独具卓识，方亦清稳平和。（《全国名医验案类编》）

○ 夏万一之内人，素有肝郁气弱之病，今则微染时令，泻痢无度，坏欲饮食，六脉皆虚，此刻虽系时令，仍照素常之症治之为是。

潞参，枣仁，香附，广皮，焦术，厚朴，炙草，醋芍，薏米，莲肉，扁豆，熟地，芡实，车前，大枣，竹叶。

第二方：茯神，枣仁，郁金，木香，香附，潞参，焦术，当归，醋芍，熟地，炙草，远志（蜜），莲肉，薏米，广皮。

第三方：潞参，茅术，茯神，香附，薏米，陈皮，莲肉，木香，醋芍，熟地炭，汾草，远志（蜜），紫朴，当归（炙），枣仁（炒），焦楂。

夏万一之内人，服前方，觉饮食加餐，余症不效，加减前方治之。

香附（炒），苍术（炒），陈皮，莲肉，木香，潞参，焦楂，汾草，当归，醋芍，川朴，仁米，皮苓，白蔻，芡实（炒），生姜。

第五方：元胡（炒），香附（炒），醋芍，本党，木香，当归，熟地，焦术，莲子，薏米，炙草，枣仁，白蔻，川芎，灯心。

第六方：茯神，郁金，元胡（炒），香附（炒），木香，枣仁（炒），本党，归身，醋芍，薏米，贡术，炙草，川断，丝子，砂仁，川朴。

第七方：茯神，寸冬，薏米，山药，醋芍，生地，莲子，当归，玉竹，广皮，汾草，节蒲，远志，金环，甘菊，灯心。

夏万一之内人，服前方，诸症皆效，稍觉身体虚弱，仍照前方去生地、环斛，加熟地、芡实、贡术、川芎等服一剂，再议丸药一料。

茯神，节蒲，环斛，莲肉，苡米，醋芍，熟地，当归，玉竹，陈皮，汾草，香附，丹参，芡实，寸冬，川断，丝子，人参，木香。共末、蜜丸，三钱重。

夏万一之内人，服前丸药一料，颇有功效，议第二丸药方，续服。

香附（炒），皮苓，当归，仁米，川芎，丹参，酒芍，汾草，白术（炒），熟地，广皮，木瓜，南茴，木香，莲肉，潞参，山药，元胡（炒），杜仲，柴朴，缩砂。共为细末、蜜大丸。（《云深处医案》）

魏长春医案

○ 病者：苏伯年君夫人刘氏，年三十余岁。九月三十日诊。

病名：热痢兼咳。

原因：夏伏暑湿，内蕴于肠，怒气刺激，引动伏邪化痢。

证候：下痢无度，身热胃呆，咳嗽痰黏气促。

诊断：脉数，舌红绛苔黄。证系伏经暑化痢，肺肠蕴热，止痢治喘，皆非善策。

疗法：清热润燥和中，苦辛甘寒，标本并治。

处方：

葛根三钱，川连八分，黄芩三钱，炙甘草二钱，鲜石斛三钱，桑白皮三钱，地骨皮三钱，粳米四钱，银花炭三钱，焦白芍三钱，天花粉三钱。

二方：十月二日改方。下痢未止，咳嗽痰韧气促，拟钱氏白术散合黄芩汤治之。

西党参五钱，炒于术三钱，茯苓三钱，炙甘草二钱，葛根三钱，淮山五钱，焦白芍三钱，黄芩炭三钱，红枣四个，粳米四钱，诃子三钱，银花炭五钱。

次诊：十月三日。下痢未止，内热较减，咳嗽。脉软，舌红绛而润。拟补中益气，合黄芩汤法，升清化滞。

三方：

炙黄芪五钱，西党参三钱，冬术三钱，炙甘草一钱，升麻一钱，柴胡一钱，炒白芍三钱，红枣四个，熟地炭八钱，黄芩炭三钱，银花炭三钱，天花粉四钱。

三诊：十月五日。痢瘥，便下色赤。咳嗽气促痰白，脉软，舌绛根起刺，用和中润燥法。

四方：

西党参三钱，冬术三钱，茯苓四钱，炙甘草一钱，葛根三钱，炒白芍三钱，黄芩炭三钱，淮山四钱，天花粉四钱，桑白皮三钱，太子参一钱，银花炭三钱。

四诊：十月八日。痢止气平，咳嗽未已。脉软，舌红泽。口润味淡，胃苏，用钱氏白术散，加滋养之剂。

五方：

西党参三钱，冬术三钱，茯苓三钱，炙甘草一钱，广木香五分，葛根三钱，鲜藿香一钱，米仁八钱，钗石斛三钱，丹皮二钱，淮山四钱，熟地八钱。

效果：服后咳止病愈。

炳按：太阴阳明同病，惟参甘多用，太阴肺病，恐反有阻碍，尚须斟酌之。

○ 病者：任阿玉之妻，年四十二岁。七月八日诊。

病名：风湿下痢。

原因：感风引动伏湿，中气不足，下陷成痢。

证候：寒热，便痢赤白，里急后重，腹痛口干。

诊断：脉软、舌苔白腻。证系湿重热轻，兼有表邪。

疗法：宗喻嘉言逆流挽舟法，用人参败毒散加减。

处方：

羌活一钱，防风一钱，桔梗一钱，前胡一钱，党参二钱，茅术三钱，陈皮一钱，川朴五分，炙甘草一钱，枳实二钱，莱菔子八钱，米仁八钱。

次诊：七月十三日。便痢较减。寒热未尽脉缓，舌淡红、苔薄白，腹笥胀痛，用经方柴胡桂枝汤，扶元达邪。

次方：

柴胡二钱，黄芩三钱，西党参三钱，炙甘草一钱，制半夏三钱，生姜一钱，红枣四个，桂枝一钱，白芍三钱。

效果：服药后，热退胀消，胃苏病愈。

炳按：人参败毒散，加陈仓米，能治噤口痢，挟有表证者。

　　○病者：冯子芳夫人，年约四十余岁。六月三日诊。

病名：赤痢伤阴。

原因：素有淋病，阴分不足，新感暑温化痢，日久不痊，肠液受伤。

证候：身热口渴，下痢赤色，日泄数十次，神疲沉睡。

诊断：舌光鲜红，脉数。阴虚热痢，伤阴化燥证也。

疗法：用黄连阿胶鸡子黄汤加味，清痢育阴润燥。若用温涩，有变噤口不食之险。

处方：

川连一钱，黄芩二钱，生白芍四钱，真阿胶三钱（另烊化，冲鸡子黄二枚），西洋参三钱，鲜石斛四钱。

次诊：六月四日。左脉弦，右脉滑实，舌赤光亮，苔白花，渴饮内热，便痢未已，阴液消耗，用猪苓汤，合前方润剂治之。

次方：

西洋参三钱，鲜石斛四钱，生白芍四钱，猪苓三钱，泽泻二钱，茯苓三钱，炒川连一钱，真阿胶四钱（另烊化冲）。

三诊：六月六日，舌红润痢减，口润不渴，胃醒思纳，此佳兆也，用喻氏清燥救肺汤加减。

处方：

冬桑叶三钱，枇杷叶五片，西洋参一钱，生甘草一钱，真阿胶三钱，鲜生地四钱，鲜石斛三钱，生牡蛎八钱，原麦冬三钱。

效果：服药后痢止，胃苏病愈。

炳按：阴虚痢，治法甚稳，如久痢，及五色痢，阴伤者，此方法可通用之。

　　○病者：董恒翔君夫人，年六十岁。八月十六日诊。

病名：实热赤痢。

原因：高年血热火旺，夏秋伏暑，酝酿成痢。

证候：下痢赤色，腹痛后重，口干胸满，气促头汗，胃呆。

诊断：脉象弦数，舌红苔黄腻。胃肠蕴热。肝亢阳盛，急性赤痢证也。

疗法：苦寒润肠，清肝解毒，白头翁汤合黄芩汤加减。

处方：

白头翁三钱，北秦皮一钱，川柏三钱，川连一钱，黄芩五钱，生甘草一钱，炒白芍八钱，鲜生地八钱，玄参八钱，苦参二钱，天花粉八钱。

次诊：八月十七日。痢下紫黑，腹痛后重。脉象弦滑，舌红苔白腻，胸满气促，头汗口干，用苦寒清润法。

次方：

葛根三钱，川连一钱，黄芩三钱，生甘草一钱，生白芍八钱，银花五钱，参三七一钱，苦参子三十粒（去壳吞下），鲜生地八钱，天花粉八钱，郁李仁肉三钱，油当归四钱。

三诊：八月十八日。身热未退。胃呆腹痛痢色转黄，脉数，舌红根苔厚，下痢虽瘥，热势未轻，仍宜苦寒清润法。

三方：

生白芍八钱，黄芩八钱，生甘草三钱，参三七一钱，银花五钱，天花粉八钱，川连一钱，生石膏八钱，知母八钱，玄参八钱，瓜蒌仁五钱，郁李仁肉五钱。

四诊：八月十九日。便痢数十次，色黄腹痛，热未除，脉弦滑，舌红苔薄，肠垢积滞未尽，仍宜清润。

四方：

油当归五钱，生白芍八钱，生甘草三钱，参三七一钱，川连一钱，黄芩八钱，白头翁三钱，北秦皮三钱，川柏三钱，地榆炭三钱，石莲子三钱，桃仁八钱。

五诊：八月二十一日，痢未止，腹剧痛，胃思纳，口渴，脉弦，舌苔黑腻，内热未尽，用升清导浊法。

五方：

生黄芪一两，滑石一两，白糖一两，生白芍八钱，生甘草三钱，木香槟榔丸五钱

六诊：八月二十三日，痢下赤白黑黄，数色相杂，日泄二十余次，腹痛，脉弦滑，舌边尖白，根苔黑腻，胃呆口渴，用洁古芍药汤下之。

六方：

生白芍五钱，当归三钱，枳壳一钱，槟榔三钱，广木香一钱，生甘草二钱，郁李仁肉三钱，生大黄三钱，桂枝一钱，桃仁三钱，川连一钱，黄芩三钱，赤砂糖一

两。

七诊：八月二十五日。痢下次数已减。色转黄白，腹痛瘥，口渴，脉滑，舌边尖红，根苔黄厚，仍宗前法下之。

七方：

生白芍五钱，枳壳三钱，生大黄三钱，黄芩三钱，川连一钱，生甘草一钱，郁李仁肉三钱，桃仁五钱，杜红花三钱，赤芍三钱，桔梗二钱，赤砂糖一两。

八诊：八月二十七日。痢减痛瘥，内热清撤，胃苏思食，脉缓舌红，根苔薄黄，用李东垣补中益气汤，合黄芩汤调理之。

八方：

生黄芪四钱，西党参三钱，炒冬术三钱，炙甘草一钱，升麻一钱，柴胡一钱，当归五钱，生白芍五钱，陈皮一钱，焦楂肉三钱，黄芩三钱，赤砂糖一两。

效果：服后痢止，痛愈停药。

炳按：重药治大证，苟非胸有成竹，何能收此效果。

○病者：方维祺君之母，年五十岁。八月六日诊。

病名：郁气夹滞下痢。

原因：素有肝郁气滞，兼伏暑湿，酝酿成痢。

证候：便痢赤白，腹痛后重，内热胃呆。

诊断：脉清不扬，舌苔黄腻。暑湿积滞，夹气成痢证也。

疗法：疏气清肠消滞，仿张洁古芍药汤法治之。

处方：

枳壳一钱，槟榔三钱，油木香一钱，油当归三钱，葛根三钱，川连一钱，桃仁五钱，赤芍三钱，郁李仁肉四钱，全瓜蒌五钱，银花炭三钱，炒黄芩三钱。

次诊：八月七日。舌苔薄黄。腹痛已止，便痢亦减，后重未已，胸满，脉弦，治宜清痢导滞。

次方：

莱菔子三钱，当归三钱，赤芍三钱，川连一钱，黄芩一钱，白头翁三钱，北秦皮三钱，桃仁三钱，郁李仁肉五钱，槟榔三钱，广木香一钱，枳实一钱。

三诊：八月八日，胸满不舒，便痢虽瘥，后重未已，脉缓舌红，根苔黄。用升清化浊法。

三方：

当归三钱，白芍五钱，香附三钱，川连一钱，葛根三钱，炒山楂三钱，枳壳一钱，独活一钱半，生茅术三

钱，防风钱半，升麻炭一钱半，天花粉六钱。

四诊：八月九日。便痢减，后重未已，脉软，舌淡苔薄黄，仍宗升清化浊法。

四方：

生黄芪三钱，防风一钱半，炒茅术三钱，川连一钱，山楂炭三钱，枳壳一钱，天花粉四钱，白芍三钱，地榆炭三钱，银花炭三钱，葛根三钱。

五诊：八月十一日。下痢止。胃未苏，胸满，脉缓，舌红苔薄，当用苏胃化滞法善后。

五方：

川石斛三钱，生谷芽八钱，米仁一两，六神曲三钱，香附二钱，扁豆花一钱，茉莉花一钱，炒白芍三钱，炙甘草一钱，泽泻三钱，鲜佛手三钱。

效果：服药后，胃苏胸畅，静养旬日痊愈。

炳按：本案前后立法甚佳，方分似嫌过重，体强者，尚须酌用，体弱者，更不胜任。（《慈溪魏氏验案类编初集》）

章次公医案

○任某，女。

数欲圊而便不爽，未痢之先腹中痛，苔垢腻，可知内有所积。

熟锦纹4.5克，薤白头9克，杭白芍9克，江枳实9克，苦桔梗4.5克，花槟榔9克，莱菔子9克，焦六曲9克，焦麦芽9克。

另：山楂炭9克，研细末，每服3克，一日三次。

二诊：痢之次数已减，腹痛后重亦瘥；其便仍赤而黏，不可再攻。

北秦皮9克，地榆炭9克，川黄柏4.5克，马齿苋12克，白槿花12克，石榴皮9克，陈红茶9克，山楂炭12克，香连丸4.5克。

○陈某，女。

体素不足，而病痢两周之久，今腹痛努责，便纯血水，神疲四肢不温，而体力更虚。

血余炭12克，阿胶珠12克，熟地黄15克，仙鹤草30克，赤石脂12克，炮附块6克，炮姜炭3克，绿升麻3克，粳米1撮，乌梅肉6克。

另：别直参12克、黄芪30克，煎汤代茶。

○欧阳某，女。

热挫，下如故。其便色赤而稀如沫，腹剧痛。

白头翁12克，白槿花9克，香连丸4.5克（分二次吞），桃仁泥24克，生枳实9克，油当归15克，杭白芍9克，元胡索12克，炒荆防各4.5克，生地榆12克。

二诊：依旧腹中剧痛，痛则冷汗出，临圊努责，而无所下。

熟锦纹9克，当归12克，炮附子9克，生艾叶6克，肉桂末1.2克（分二次吞），炮姜炭4.5克，薤白头2克，元胡索15克，制香附9克，陈红茶9克，糖炒山楂18克。

三诊：滞下、痛、后重及次数皆瘥减，其脉虽尚数，有热象，但无须退热。

炮附块9克，炮姜炭6克，生艾叶6克，薤白头12克，杏仁泥24克，元胡索12克，苦桔梗9克，海南片9克，当归15克，乌梅9克，神曲9克，陈红茶9克。

四诊：滞下因努责之故，多用胸脘痛者，神经痛也。脉见平，无碍。

炙乌梅9克，槟榔9克，石榴皮9克，川楝子9克，元胡索9克，山楂肉15克，神曲9克，当归12克，陈红茶9克。

○王某，女。

治痢大法，赤者属热当清，白者属寒当温，清者消其炎症，温者增加肠蠕动。赤白并有者，清温兼施。纯清者白头翁汤，纯温者附子理中汤。洁古之芍药汤，从二者脱胎而出。今予洁古芍药汤。

杭白芍15克，海南片9克，神曲12克，熟锦纹9克，山楂肉12克，粉草4.5克，香连丸4.5克（分三次吞），肉桂末1.5克（分三次吞）。

○李某，女。

下腹痛颇剧，汗多肤冷，呕恶频频，舌红，脉沉细。此数者皆为痢证所忌，高年有此，虚脱之变，指顾间事耳。

炮附块9克，潞党参9克，全当归9克，杭白芍12克，杏仁18克，玄胡索90克，马齿苋9克，败酱草9克，苦参片4.5克，旋覆花9克（包），伏龙肝90克。（煎汤代水）

○吴某，女。

排便努责不爽，次数频，圊与否皆腹痛，重身不可猛攻。

郁李仁9克（打），熟锦纹9克，生枳实9克，花槟榔9克，白槿花12克，薤白头12克，杭白芍9克，桑寄生12克，粉甘草4.5克，炒枯赤砂糖12克。

二诊：少腹剧痛，排便纯是白黏液，临圊努责甚久，怀子三月余，猛攻虑其伤胎。

杭白芍15克，白槿花15克，白头翁15克，北秦皮12克，桔梗9克，杏仁30克，全瓜蒌12克，细青皮9克，广木香3克，油当归12克，甘草4.5克，炒枯赤砂糖12克。

三诊：腹痛已不如昨日之酸楚不可耐，但仍有白黏液，不爽。

白头翁15克，白槿花12克，北秦皮9克，荠菜花12克，苦参片9克，银花炭12克，桔梗9克，杭白芍15克，川楝子9克，粉甘草6克，杏仁泥15克。

四诊：腹痛减轻，便亦畅爽，略带黏液。前方加减可矣。

白头翁12克，白槿花12克，银花炭12克，苦参片9克，秦皮9克，白芍12克，神曲9克，粉甘草3克。

○蒋某，女。

因痢而早产，产后痢如故，入夜次数尤频。最堪注意者，身热缠绵迄于今。夫热为痢之大忌，何况产后。

白头翁9克（酒洗），杭白芍9克，全当归12克，五灵脂12克，糖炒山楂12克，北秦皮9克，白槿花15克，姜川连0.9克，炒防风6克，荠菜花炭12克。

二诊：药数服后，下痢之有二十余行者减其半，呕恶亦止，胃纳稍好。如此总是佳象。凡胎前下痢，产后不止，病延时日久，正气之衰弱不言可知，改拟三奇散。

生黄芪9克，蜜炙防风9克，杭白芍9克，白槿花12克，山楂炭9克，全当归9克，麸炒枳实9克，马齿苋15克，乌梅肉4.5克，伏龙肝30克，炒枯赤砂糖30克。

○胡某，女。

下赤白痢，日十余行努责不爽，初起以油类下之。

郁李仁24克，杏仁泥30克，生枳实9克，油当归9克，槟榔9克，青皮6克，元胡索12克，川楝子9克，白芍9克，旋覆花9克（包），粉甘草3克，陈红茶9克。

二诊：药后痛大定，红黏液亦除，但依旧临圊欠爽。

郁李仁18克，桔梗9克，杏仁泥2.4克，生枳实9克，熟大黄9克，槟榔9克，川楝子9克，白芍9克，陈红茶9克。

三诊：大便色已转黄而质鹜溏，临圊见爽，日仅一二行，病十去八九，以下方调之。

白术9克，炒枳壳4.5克，槟榔6克，川楝子9克，白芍9克，茯苓9克，陈皮6克，焦六曲9克，焦山楂12克，陈红茶12克。

〇于某，女。

每年秋令必作痢，今年发作如前状。病已一来复，依然腹部胀满，里急后重。此为休息痢。高年脉弱，攻之无益。

炮附块6克，全当归9克，元胡索9克，海南片9克，杭白芍12克，川楝子9克，晚蚕沙9克（包），生艾叶4.5克，陈红茶9克。

〇贾某，女。

腹隐痛，间日一更衣，或日行数次。将圊，腹更痛，圊后则痛止，其便爽利。平素稍进冷食，则脘腹皆痛。盖往者属寒，今者属气。

薤白头12克，橘青皮各6克，晚蚕沙9克（包），制香附9克，元胡索9克，焦枳实9克，神曲9克，肉豆蔻9克，焦麦芽12克，艾叶6克，炮附片9克。

二诊：临圊少腹坠痛不可耐，圊后痛大定，但亦隐然不舒，一日便下四五行而溏，是肠病也。

熟锦纹9克，海南片9克，制香附6克，生枳实9克，薤白头12克，五灵脂9克，炮姜炭6克，制黑丑6克。

三诊：攻之，腹痛大减，便亦调整。经过期不至，腰痛。

熟锦纹9克，当归9克，杭白芍9克，五灵脂9克（包），炮姜炭4.5克，桃仁9克，炒蒲黄9克，海南片9克，薤白头12克，炒丹皮9克，元胡索9克，大川芎6克。（《章次公医案》）

退庵居士医案

〇周妪，六六，红痢三月不痊，宜逐邪兼顾本原。

谷芽，楂肉，砂仁壳，橘皮，黄芩，炒白芍，炒归身，炒冬术，银花，莲肉，炒山药，炙草。

四服痢止。苦以久痢而用涩药，如乌梅、石榴皮、诃子、罂粟壳之类，非不取效。奈痢之所生，由脾胃气滞，暑热内攻。初起必用寒凉清火邪，辛温开滞气；消导如山楂、枳实、神曲，重则大黄，尤为要药。原其故归于清邪逐秽，使肠胃通利，积滞何由而生？前案年高

痢久，日夜数十回，逐邪须兼顾本，自然有效。若涩药涩住，往往延为休息痢，或腹胀脚肿，诸患蜂起，病家不知，医者亦不经意，究竟是谁之过欤？

〇蔡氏，五九，血痢两月，医治无法，近日粥饮俱不进矣，胸闷干呕，腹痛不休，里急后重，昼夜六七十行，形神疲困，脉细数而沉，噤口重证显然，幸脉不致弦劲，势虽危险，总因热毒蕴蓄肠胃，非真土败之比，尽人心力。可冀斡旋。

川连一钱，黄芩一钱五分，白芍一钱五分（以上三味立斋先生以为治热痢主药），山楂三钱，厚朴一钱，橘皮一钱，木香（磨冲）少许，扁豆花廿朵。

两服干呕止，痢变白，但腹痛仍然，行数不能大减，肛坠，前方消热调气，其痢不减分毫，因忆目下天气收肃，出秽转侧，岂无感冒，肺与大肠相为表里，今脏腑之气皆郁而不伸，治病必当求本。

苏叶一钱，防风一钱，升麻七分，橘皮一钱五分，楂肉二钱，苦参一钱五分，白芍一钱五分，甘草四分，厚朴六分，蛀枣两枚（善治秋痢），姜皮四分（辛凉走表）。

一服痛痢减半，再剂其病如失，饮食渐进，胸膈不甚舒畅，因肝木动故也。况年及甲遇，大病新瘥，中州焉能骤健？缓调子复。

党参，白芍，麦冬（白米拌炒），炒银花，归身（炒黑），钩藤，橘皮，丹皮，炙草。

又方：五味异功散加归芍、熟地、砂仁、麦冬，十余剂而痊。

〇汤，四三，暑邪内迫，血痢缠绵，宜清热导滞。

苦参，黄芩，白芍，楂肉，厚朴，橘皮，葛根，银花，蛀大枣。

病历四旬，三帖而愈。（《肘后偶钞》）

陈秉钧医案

〇阴吹带下，日渐减轻，仍发痢，下赤白，气坠不爽，两便皆为不利，脉象细弦，治以和养。

阿胶珠，蒲黄炭，野于术，凤凰衣，制丹参，净苦参，红枣，血余炭，炒侧柏，焦楂炭，煅牡蛎，生白芍，广陈皮。（《莲舫秘旨》）

俞得玙医案

〇庚戌医案，七月初十日诊。脉象沉迟，红痢一

月，里急后重，舌苔滑白。按症乃受暑湿所致。以服鸦片烟灰，致暑热蕴蓄不出，延久必成休息。

杭白芍二钱（酒炒），制将军一钱五分，地榆炭二钱五分，全当归三钱，焦黄芩一钱五分，川黄连四分（姜汁炒），陈丁香五分，研末后入焦山楂三钱、陈枳壳一钱五分（麸炒）、天台桂子十粒。

二十二日复二孙信，并附还陈观察门丁代求加减原方。并照原方加减，以汤剂改丸方，嘱令按服。

诃子肉七钱（面裹煨），制将军八钱，川黄连三钱（姜汁制），罂粟壳八钱（去蒂蜜炙），地榆炭一两，陈枳壳七钱（麸炒），白芍药一两五钱（酒炒），条黄芩八钱（酒炒），厚肉桂三钱（去粗皮研米，勿见火），全当归二两，山楂肉一两二钱（炒焦色），广木香八钱（研束，勿见火）。

此证初患红痢，误服鸦片烟灰，非特收涩太早，几乎痛死。曾仿芍药汤法以救药，并祛除蕴积暑湿。据述服药病若失，停则复发，求恩赐加减。按此证业成休息，非丸药不能除根，照原方加诃子、粟壳，以肉桂易天台桂子，以木香易丁香，炼蜜为丸。每晨开水候温，吞下四钱。后予赴苏，陈观察门丁领此妇之子王某，登门磕头叩谢，云家母已服丸药痊愈矣，可见随处均可以救人也。志此以示子孙。（《摘录经验医案》）

朱南山医案

○ 上海同寿堂尼姑庵尼姑根芳，年已六十余岁，患痢疾，便下脓血，呕恶频作，不食数日，神志模糊，奄奄一息，弥留床上已二日余。延先君诊治，认为证系湿热交阻，逆冲胃口，以致噤口不食；毒邪炽盛，导致神志昏迷。乃处双炭饮（金银花炭二钱，熟军炭八分，板蓝根五钱，赤芍三钱，白术二钱，鸡内金三钱，黄芩二钱，连翘二钱，陈皮一钱），嘱以小匙缓缓喂服。几匙入口，呕逆乃止；尽一剂，神志已清，呕恶停而下痢次数亦减；二剂后得以起坐，病好大半，复经调理而愈。（《近代中医流派经验选集》）

孔云湄医案

○ 客问于予曰：君辨痢疾脉大身热之治，既闻命也。反而言之，若下痢不止，而脉细皮寒，则如之何？予曰：此在《内经》五虚之属也。经曰：五实死，五虚死。脉盛，皮热，腹胀，前后不通，闷瞀，此谓五实；脉细，皮寒，气少，泄痢前后，饮食不入，此谓五虚。其时有生者，浆粥入胃，泄利止，则虚者活。身汗，得后利，则实者活。此经之明训也。以此参之，可以知此证之治法矣。曰：请悉言之。予曰：脉细皮寒，非下痢之脉症也。细为气衰，寒则阳微。气衰阳微，已不能变化水谷，蒸血聚液，何得复有痢症？痢而有此，非见于久痢之余，则得于大病之后，皆至虚极危，十不保一之症也。何也？痢本内积有余之症，非不足之所生也。惟久痢之余，精气内夺；大病之后，脏气不守，是以脉细皮寒，犹然下痢。此时惟一补法，经曰：形不足者，温之以气；精不足者，补之以味。择气味俱醇之品，酌轻重而并进之，痢得止，犹有转机，痢不止，补亦难为矣。若更泥补增滞，与一切疑实疑虚兼症，则万无一生。此间不容发之候，无俟迟回观望从容尝试者也。曰：脉细皮寒，为虚已甚，尚有何实之可疑？予曰：不然，吾固见有疑者。向在粮艘，一少女患痢，逾半载矣，其父抱以就诊。脉细皮寒，形体羸瘦。以其目尚有神，饮食能进，治以附子理中汤，加归、芍、云苓之属。一剂痢减，再剂而饮食倍进，痢全止矣。附舟有赵姓者，同帮之常医也。谓予曰：此治非愚所及，亦非愚所敢用。问其故，曰：此虽久痢，水谷错杂之中，红白始终不断，敢谓湿热已尽乎？小便甚少，浊而有滓，敢谓膀胱无火乎？口燥喉干，时时作渴，敢谓膈上不热乎？现在盛暑炎天，姜附之热，似在禁例，此尤愚所必不敢用者，君可谓有胆有识。予曰：人身一小天地也。盛夏之时，阳在外，阴在内，脏腑方苦无阳，姜附有何畏忌？以夏月而禁姜附，设冬月有伏温之疾，亦将置芩连不用乎？药分四时，理之大概，此不容偏执不化者也。其余诸症，亦宜分别观之。夫痢红白滞下，湿热兼盛之病。当其盛也，水谷入口亦变红白；及其衰也，或为溏粪，或为糟粕。兹以久痢之故，水谷不能复变，脾胃之虚寒已极，湿热可谓无余矣，而犹不断红白者，阳陷不能复升，阴亏不能复守，脏气下溜，势成不返，大肠之垢尽，而脾脏之精华，亦被转挹旁吸而下，此所以水谷之中兼见红白，其实似痢而非痢也。五液注下，而命随之，而犹以为未尽之湿热，可乎？小便滞浊而少，极似膀胱有火，而在此女则不可以火论。经之言手太阴也，气虚则溺色变。夫小便由气化以出者也，气化盛则小便长，气化衰则小便短；长则多而澄清，短则少而浑浊；少极浊极，遂令其中无物而有物，非滓而似滓。此正肺气上衰，肾气下竭，阳不能熏蒸，阴不能浸润，以致膀胱零星之津，带胞宫之浊阴以出，虚寒不固之甚者也，而犹以为火，然乎？不然乎？燥喉干而渴，极似膈上有热，而在此女则不得以热论。方书之言渴也，本有热盛消水，与津液不足之两途。热盛消水属实热，津液不足即虚寒。试思此女之津液，足乎？否乎？胃腑为生津之源，水谷且际能化，岂能化津以上行？大小肠为运津之主，脂垢且不能留，岂能留津以上奉？内水不足，不得不借外水以自润，而外水方人，又复由胃挂肠，汩汩而去，正如开障决堤，下流顺而上流立涸，此所以燥舌干，时时作渴也。而犹以为膈上之热，则误之甚者也。大抵此证之虚寒，不必以其兼症为断，也不必以其久痢为断，直以其脉细皮寒为断。而脉细皮寒之中，又以脉细为主断。假令其脉细而数，数且有力，虽久痢皮寒，其中定有伏热，便少、口燥等症，又当别论矣。惟其脉细而无力，是以毅然遂用姜附。潭沱芜蒌之饥寒，非邓公薪火，冯公粥饭，则汉室难言中兴矣。此至平至稳之治，酌乎症，合乎良脉，而亦不悖乎时令，岂别有神识，而浑身是胆也哉？赵姓乃称善。此即疑虚疑实之确症，予向曰曾有是辨，君固以为疑，有何可疑乎？客乃喟然叹曰：疑也有理，而今而后，吾乃知认症之真未易也。（《孔氏医案》）

叶桂医案

○某女，舌色灰黄，渴不多饮，不饥恶心，下利红白积滞，小溲不利。此暑湿内伏，三焦气机不主宣达。宜用分理气血，不必见积，以攻涤下药。

飞滑石，川通草，猪苓，茯苓皮，藿香梗，厚朴，白蔻仁，新会皮。

○陆氏，经来暑秽瘀胀，心烦，自利黑瘀。

淡黄芩，枳实，川连，石菖蒲，郁金，橘红。

○陈妪，泻痢两月，肢体浮肿，高年自属虚象。但胸脘痞闷，纳谷恶心，每利必先腹痛。是夏秋暑热，郁滞于中，虚体挟邪，焉有补涩可去邪扶正之理？恐交节令变症，明是棘手重症矣。

人参，茯苓，川连，淡干姜，生白芍，枳实。

○陈氏，温邪经旬不解，发热自利，神识有时不清。此邪伏厥阴，恐致变痉。

白头翁，川连，黄芩，北秦皮，黄柏，生白芍。

又温，邪误表，劫津，神昏，恐致痉厥。

炒生地，阿胶，炒麦冬，生白芍，炒丹皮，女贞子。

○邱妪，进润剂，痛缓积稀。知厥阴下利，宜柔宜通，血虚有风显然。

生地，阿胶，丹皮，生白芍，银花，小黑稆豆皮。

○唐氏，下痢四十余日，形寒腹痛。

炒当归，生白芍，肉桂，炒山楂，青皮，茯苓。

○某氏，治痢古法，不越通涩。经停有瘕，腹浮肿，八脉之病。医惑于见痢，认为脾胃证。议用济生肾气丸。（《临证指南医案》）

王士雄医案

○朱氏妇患赤痢匝月，多医杂治。痢止三日矣，而起病至今，胸痞头胀，米饮不沾，口渴苔黄，溲热而痛，凛寒身热，夜不成眠，神惫形消。诸医技窘，乞余往视，脉数而弦，伏暑未清，营津已劫，气机窒塞，首议清泄。南沙参、石菖蒲、蒌、薤、栀、芩、茹、连、橘、半、白薇、紫菀，四剂而痰活胸舒，寒热大减，且能啜粥；改用北沙参、生首乌、柏子仁、冬瓜子、元参、蒌、薤、菖、栀，二剂坚矢下，授清养法而痊。（《归砚录》）

曹契敬医案

○天丰恒银楼韩介眉君太夫人，八旬余，患噤口痢。上则杳不思食，下则痢下粉糜，历经两旬，次数始由多而少，继转小溲不通，少腹胀急。高年气阴交竭，加以病久牵缠，舌苔光红，沉默昏睡。某君曾付以通利之剂，一无成效。因思小溲点滴不出，必以久病体乏，肾气不能行于膀胱。若仅治膀胱，徒作头痛医头之计耳。故不必治小肠，而专治肾。肾气开，小肠亦开。所谓补肾气，小便自行也。方用炒松、熟地、石莲肉、车前、泽泻、天冬、五味、党参、白果肉，另用肉桂三分，黄米饭糊丸，吞服。药服一剂，痢转淡黄，小溲通利。复方去肉桂丸。四五日后，遂转清养之味。（《翠竹山房诊暇录稿》）

孙西台医案

○治李妾出斑兼痢疾。日夜百余次，又兼带下，身中乍寒乍热，溅溅然汗出，手足时而厥冷，将倪涵初痢方加减不效。左肾脉将脱，左肾脉歇止，相火微极，肺脾两脉躁疾，为真脏见，心脉微而散，病势深危。《寿世保元》云：下痢如屋漏水者必亡，下如鱼脑者半生半死。此候正同，姑进此方，以冀挽回万一。此证为真元下陷，气血太亏，故用药与寻常治斑治痢不同，非亟救本原，如其胃气，但治标证，百病丛出矣，此舍证从脉之一端。即《灵》《素》塞因塞用之法也。如执倪涵初之说，谓治痢有三忌，一忌发汗，二忌利水，三忌温补，则温补之药不敢施，真坐以待毙矣，所以研脉不透，难洞识乎根原，施治不精，莫与穷夫变化。是在讲斯业者博综群籍，观其会通，临证时又内外合参，运以灵机而不滞于物，然后较量方药，调剂重轻，医者有慎审之心，庶病者获再生之庆。若夫斑有阴阳二证，冯楚瞻曰：阴斑者寒伏于下，迫其无根失守之火，上熏胃肺而发斑点，其色淡红，隐隐见于肌表，与阳证发斑色紫赤者不同。此胃气极虚，若服凉药，立见危矣。医不达权，安足语比。兹以参术治斑，达权之用也，法之变者也。

洋参三钱（微炒），于术五钱，伏龙肝一钱五分，炙甘草八分，炒粳米二钱五分，五味子十粒，酒白芍一钱，盐巴戟三钱，沉香末七分（冲），升麻五分，石斛三钱，牡蛎粉一钱，煅龙骨一钱，酒生地一钱五分，潞党参一两，归身三钱，青黛五分，麦冬一钱五分。

前方服后痢愈十之五，脉和缓些，进粥少许，惟便未成粪，带下如故，姑进此方。

洋参三钱五分（微炒），冬瓜仁二钱（盐炒），煅牡蛎三钱，盐巴戟三钱，炙黄芪八分，木香末六分（冲），酒芍一钱五分，萸肉四钱（去核），升麻四分，归身三钱，潞党参一两，玉桂心七分，远志八分，五味子十粒，于术五钱，沉香末八分，伏龙肝二钱，炒麦冬一钱，炒粳米二钱五分。

服前方后，便渐成粪，脉息细缓有神，白带渐稀，痢愈十之八九，胃气亦调，常思饮食，诸症渐就平复。惟头殊眩晕，相火虚甚，但无他虑矣。此方主之，十剂而愈。

焙附二钱，玉桂八分，潞党参一两五钱，石斛三钱，酒芍一钱五分，炒洋参三钱，熟地三钱（春砂制），炙黄芪一钱，炒麦冬一钱，炒粳米二钱，归身五钱，远志一钱，沉香末八分（冲），五味子十粒，炙甘草八分，天生术六钱，首乌五钱，牡蛎粉二钱，巴戟三钱，萸肉四钱（去核）。（《昼星楼医案》）

俞道生医案

○冯女孩。休息痢延绵既久，胃肠之气血必伤，肝少血养，肝气因之鸥张，犯胃侮中，中气不得旋转，胃汁停流，失其消化之作用。胃脘当心而痛，痛定而转为喘逆，鼻孔翕张，得食更甚，盖阳明肝木之气上冲于肺，肺乏肃降之司也。脉左沉细，右弦细，舌色如常，小便困难，肺气无以下达州都也。症非善候，恐其变端，暂拟疏理一方留候，诵芬先生法裁。

丽参1.5克（另煎冲入），制半夏4.5克，块茯苓9克，旋覆梗9克，台乌药2.4克，焙鸡金6克，吴茱萸1.2克（同炒），白芍4.5克，焦谷芽12克，沉香屑0.9克，淡附子2.4克，白杏仁9克，鲜佛手4.5克，引阳春砂仁1.5克（后入）。

复诊：景岳谓气不足则生寒，盖气虚则健运无权，胃寒则消化力弱，不得熟腐水谷，变化精微，酿成休息下痢，日有数行，食滞胃中一时难以下行，胃气挟肝木之邪，侮其所胜，肺乏制节之司，此喘逆鼻煽因之续发也。昨进温中疏理之剂，颇合病机，脉仍弦细，再宗原法化裁，仍候诵芬先生法正。

处方同前，除半夏、乌药、鸡金、吴萸（炒），加炮黑姜1.5克、焦白术4.5克、焦谷芽15克、煨木香2.4克、焦红曲6克、沉香1.5克（合炒）、白芍4.5克，制附子改3克、高丽参改1.8克，另炖冲入。

按：经二诊颇见效，痢减喘平。（《俞道生医案》）

陆观虎医案

○病者：张某某，女，39岁。

辨证：暑邪下痢。

病因：暑天多饮生冷，兼感暑邪。

证候：怀孕四月，腹痛下坠，大便成痢，发冷发热。脉滑数。舌质红，苔浮黄。

治法：清暑去滞。

方药：

炒黄连6克，大腹皮9克，扁豆衣9克，苦参6克，淡芩炭4克，荷梗6克，焦稻芽9克，淡姜炭3克，鲜佩兰6克，银花炭9克，香连丸6克（包煎）。

方解：用鲜佩兰、扁豆衣、荷梗清暑去冷热。淡芩炭、炒萸连、淡姜炭、银花炭以化寒火，清湿热。苦参、香连丸、大腹皮去滞止腹痛，焦稻芽和胃化积。

二诊：腹痛下坠，大便下痢均减，冷热已退。脉细而弦。舌质红，苔浮黄。寒火见化。按原方去银花炭，加桑寄生9克以固胎元。

○病者：王周氏，女，52岁。

辨证：停滞痢。

病因：肠胃不和，兼有寒火。

证候：大便白冻带血。脉细弦。舌质红，苔浮黄腻。

治法：两和肠胃，兼化寒火。

方药：

炒萸连6克，建曲炭15克，川通草4克，苏梗6克，山楂炭9克，扁豆衣9克（炒），广木香4克，七香饼9克（包煎），荷梗6克，制香附6克，香连丸6克。

方解：以炒萸连、香连丸治其下痢，兼祛寒火。七香饼化内伏之寒湿而止痢。苏梗、木香、香附芳香化浊理气。山楂炭、建曲炭宣导化滞。扁豆衣补脾除湿消暑。通草利尿，兼祛湿热。荷梗通气。连服三剂，肠胃和，寒火化，病即消除矣。

○病者：郝某某，女，55岁。

辨证：寒火痢。

病因：饮食不节，冷热并进，外感寒邪以致肠胃失和。

症状：头晕发冷，气短腹痛，下坠大便带脓。脉细弦。舌质红，苔浮白微黄。

治法：和肠胃，化寒火。

方药：

炒萸连6克，山楂炭9克，苏梗6克，荷梗6克，扁豆衣9克，广木香4克，陈皮9克，淡姜炭4克，炒青蒿9克，苦参9克，焦谷芽9克，大腹皮9克，银花炭9克。

方解：木香、苏梗、青蒿、荷梗、大腹皮理气，消胀，止腹疼。淡姜炭、银花炭、炒萸连解表化寒火。扁豆衣、焦谷芽、山楂炭、陈皮扶脾和胃，消导化滞。苦参燥湿清热。

○病者：郑某某：女，30岁。

辨证：热痢。

病因：积热内蕴，肠胃不和。

证候：胸脘发闷，腹痛，大便脓血年余，食时作呕。脉细弦。舌质红，苔浮黄微白。

治法：清化积热，兼和肠胃。

方药：

炒萸连6克，山楂炭6克，广木香3克，苦参6克，银花9克，陈皮6克，苏梗6克，扁豆衣9克，益元散9克，制半夏9克，荷梗叶各6克，伏龙肝30克（先煎去渣，代水）。

方解：以炒萸连治其下痢。加苦参、银花清湿热而治大便脓血。山楂炭消食。伏龙肝、陈皮、半夏和胃止吐。苏梗、木香化浊，并止腹痛。扁豆衣补脾，除湿消暑。荷梗、叶升阳气。益元散渗湿祛暑。连用三剂，积热化，肠胃和，病愈矣。

○病者：郑某，女，30岁。

辨证：寒火痢。

病因：肠胃不和，兼有寒火。

证候：胸痛腹痛，大便脓血，年余不止。脉细弦。舌质红，苔浮黄微白。

治法：理气化滞。

方药：

苦参6克，木香3克，扁豆衣9克，荷梗6克，益元散9克（包），萸连6克，山楂炭9克，佩兰6克，苏梗6克，银花炭6克，陈皮6克。

方解：佩兰芳香化浊。苏梗、木香、陈皮理气化郁和胃。炒萸连、苦参、银花炭化寒火，清肠中之湿热。扁豆衣健脾。山楂炭导滞。荷梗、益元散祛暑升清。

○病者：李某某，女，46岁。

辨证：虚冷痢。

病因：肠胃不和，兼有虚冷。

证候：大便带脓，腹痛而坠，纳呆，月经逾期未至。脉细弦。舌质红，苔微黄。

治法：和解肠胃，并治虚冷，兼顾月经。

方药：

炒萸连6克，焦建曲9克，苏梗6克，山楂炭9克，银花炭6克，广木香3克，苦桔梗6克，益元散9克，淡姜炭6克，扁豆衣6克，荷梗6克。

方解：以炒萸连、银花炭治其大便脓血。焦建曲、山楂炭、扁豆衣健胃和脾化积。苏梗、广木香、荷梗理气。姜炭祛寒并止腹痛。苦桔梗用以提气。益元散祛暑湿而利小便。

二诊：

证候：腹痛便脓均减，纳食不香，月水逾期未至。脉细弦，舌红，苔浮白。

方药：前方去苏梗、广木香、益元散、建曲、山楂炭，加杭白芍6克、焦稻芽9克、桑寄生9克、淡芩炭6克、陈皮丝6克。

三诊：

证候：大便脓减，天明腹痛，纳食不香，坠止。脉如前。舌质红，苔微黄。

方药：肠胃见和，治再和解，月水逾期未至，仍须兼顾。再于第二方内加苏梗6克、广木香3克、大腹皮9克、佩兰梗6克，去杭白芍、桑寄生、荷梗、焦稻芽。又服三剂，则诸恙皆愈。（《陆观虎医案》）

顾鬘云医案

○ 家母。操劳之体，真阴不足，夏令心阳少畅，交秋肺气郁而不宣，肝木挟暑湿，先从上扰，巅痛咳嗽。旧恙发而未甚，适触秽气，浊邪壅遏，反从下走，先泻转痢，赤白杂下，表有微热，正虚邪盛，势正方张，拟表里合解，邪宜速达，则免伤正。

广藿梗，赤芍，青皮，枳实，秦艽，赤芍，楂炭，建曲，白蔻仁，鲜佛手。

又诊：表热得汗而解，病势里急右重。痢次昼夜数十遍，赤白紫滞，纳谷免强，口苦舌糙。乃血郁热结也。每于痢下甚时，积多粪少，后重极甚，细参病机，寐中略有咳嗽，醒时痛缓，乍醒痛缓之时，积少粪下极畅，似乎寐则气火下行，阴液得养，肺气开而肠胃积滞能下。当顾肾阴而化里邪，逆流挽舟法，断不能用。谨以辨证之法，质诸高明教正焉。

广藿梗，桔梗，青皮，楂炭，丹皮，枳实，建曲，白芍，赤芩，益元散。

又诊：气分湿滞已减，但痛势盛于下午，邪伏血分何疑。痢色紫滞夹白，气阴兼理。

西党参五钱，建曲一钱五分（同炒），白蒺藜三钱，青皮五分，乌药一钱，阿胶二钱，荠菜花三钱，丹皮一钱五分，银花炭三钱，侧柏炭一钱，山楂炭三钱，加香连丸一钱。

又诊：舌苔渐化，纳谷较增，痢畅而稀，其痛势虽在胃脘，观食下时并不作痛，关脉弦数。属血分之邪发

越，肝木并逆也。

党参三钱（建曲一钱五分同炒），丹皮炭一钱五分，枳壳三分，银花炭三钱，阿胶三钱，青皮五分，白蒺藜三钱，侧柏炭一钱，乌药一钱，益元散三钱。

又诊：血分之暑邪郁邪俱化，痛止痢亦将止。脾气肾阴，虚机略振。便时指尖微冷，寐少耳鸣。守脏真为主，和肠胃为佐。

老山人参三钱，炮姜炭二分，五味子五分，枣仁三钱，熟地炭三钱，煨木香三分，白芍一钱五分，云苓三钱，陈皮三分，小红枣三枚。

又诊：胃气颇醒，知味加谷，食后气觉下坠欲便，小溲尚少。然痢必伤肾，不宜渗利。盖膀胱为津液之府，与肾为表里者也。

人参三钱，于术一钱五分，制首乌四钱，炒枣仁三钱，党参三钱，生芪一钱五分，阿胶二钱，炒白芍一钱五分，阳春砂仁五分，炒苡仁三钱，炙甘草三分。（《花韵楼医案》）

杜子良医案

○ 两浙盐运使世振之都转杰，其太夫人年近八旬，夏秋之交患暑痢，红白杂下，日夜一百余次，里急后重，腹痛如绞，心烦壮热，口渴舌干，溲少而热，眦角出血，六脉洪大而数，势极危险，予断为暑邪深入厥阴，伤及真液，为制白头翁汤合犀角地黄汤、益元散加马齿苋等味。座有德某，略涉医书，见予方而诧曰：八十高年，不用理中、人参、白术等药以防其脱，而反以苦寒投之，得毋败其胃气而转噤口痢乎？且元气不支，有虚脱之虑，先生何胆之壮也？予曰：暑毒成痢，非苦寒无以清其暑热而坚其阴，若投参、术、干姜等味，何异抱薪救火，肠胃将热极而烂，津液必因灼而枯，其危可立而待也。今太夫人年虽高，而邪气方盛，经曰：邪气盛则实，非此苦寒重剂莫可挽回。无粮之师，利在速战，迁延时日，诚有虚脱之虑。世公闻予所论，深韪之，遂如法而进一帖，壮热退，痢稍畅，再帖，渴止烦平，痢减过半。仍以白头翁汤加阿胶、甘草、芩、芍、香、连等，又数帖，后重除，腹痛愈，日夜痢下十余次，痢中已带粪矣。仍以前法，损益为治，胃日加纳，第阴气重伤，虚热之象时时呈露，转以甘寒之品，如石斛、沙参、苡仁、山药之类，调理经月而愈，始终未进补药，纯以清暑护阴为主，竟获成功。若

惑于俗见，投以参、术养寇留邪，未有不迁延而毙者。非世公相信有素，虽有良法亦无所用之。（《药园医案》）

陆正斋医案

○ 吴女，8月25日诊。

暑湿内蕴肠胃，下痢赤白，腹痛，里急后重，苔腻，脉微数，拟"通因通用"法。

莱菔子（炒研）6克，焦楂肉10克，六和曲4.5克，广藿香3.6克，广陈皮3.6克，南木香3克，炒麦芽6克，海南子4.5克，赤白芍各4.5克，法半夏4.5克，红白扁豆花2串，乔饼洗去糖10克。（《陆正斋医疗经验》）

许珊林医案

○ 郭通圆，静修庵尼。秋季患痢如鱼脑，腹与胁牵引而痛，气坠肛门肿痛，缠绵月余，面黄肌瘦，里急后重，脉象虚大。余曰："湿热郁蒸为痢，法宜透化。香燥耗液，反助火邪，与病不合，故不能愈。"乃与大豆黄卷、鲜藿香、黄连、黄芩、防风、木香、佛手、柑萝、葡子、茅术、车前、薏苡、泽泻、白芷、荷叶、青蒿、脑滑石等，服两剂而病减半，乃去白芷、豆卷、茅术，加石斛、茯苓，又四剂而病去其七八。后以调胃和中化湿之剂而愈。

○ 定海东山脚上某妪，前翁姓之邻居也，年四十余。患血痢，日数十行，里急后重，腹痛如绞，粒米不入者十余日矣。身大热，口大渴，症在垂危，呻吟欲绝，余因治翁姓子之症，乘便邀诊。脉两关尺俱沉弦而数，按之搏指。余曰："证属暑挟食积。"遂与大剂黄连、黄芩、荆芥炭、银花炭、槟榔、木香汁、醋制大黄、归尾、红曲、贯众炭、地榆、槐花、白芷、焦山楂等。一剂而病减半。乃去大黄，加甘草，再剂而十愈七八，腹亦不痛，稍能进食。复去槟榔、贯众、白芷、槐花，而加西洋参、石斛、炒麦冬、鲜荷叶、辰砂、益元散。又三剂而痊愈。其四岁孙亦患是症，但稍能食，与芍药汤去桂，加荷叶、益元散、焦山楂、五谷虫之类而愈。余治此三证，转危为安，群以为神，其实不过按证施治耳。（《清代名医医话精华》）

程茂先医案

○ 余内子年三十有七。二月间正食米饼，偶遇事拂意，停滞于中，胀痛不安。随用消导，渐好。因而面目浮肿，胸中手按微疼。予以顺气和中丸间煎剂加人参，服之遂愈，而肿亦消。后怀孕三月。八月初旬，午饭毕，又因事拂意，遂停滞饱闷，前症复作。予适赴濡须郑公俞之请，延医治之未效，随变滞下，不数日间而胎且坠。医乃用痢门之剂，无非苦寒之品，恶露遽止，而痢未除，急遣人速仆归来。脉息甚微，仅存皮骨，痢须稍减，而身尚热，少腹犹高。乃用温剂补中，数剂后，血反大行如崩。一昼夜不止，腹中疼痛，且有血片，势甚危笃，频进独参汤则稍定，否则昏晕，内子以为必不可起，向予而泣，余曰："无虑，此盖滞下时过用寒凉之所致也。故有血片而腹痛。若腹不痛，而血无凝片者，则真殆矣！"仍以大补之剂加童便饮之，渐止。过二日，经复大行一日，腹痛方减。乃以黄芪三钱、人参二钱、阿胶二钱、黑蒲黄一钱、炙甘草一钱、黑香附一钱、白术二钱、荆芥穗五分、陈皮五分。服二十余剂后，以补中之法，出入加减，至十月间方能盥栉。

○ 张天章乃政佘子肩文学之闺爱也。年三十余，孕六月矣。得痢疾，红白相兼，昼夜百余度，腹痛后重，乡间医者未诸有故无损之说，乃竟不敢通利。延挨两月，遂觉疲惫，以舟载来就医；更医数人，并无寸效。初医因妊，不敢用苦寒破滞之品，以致久而不愈。后医不思痢久中虚，而又过用寒凉，故中气益虚，而腰腹坠痛，小便不通，惟谓滴而已。正便时，稍闻响动，或人影足迹之声，或门帘风动，即不能解，无人惊动方可解出。渐致神不守舍，烦躁不安，夜不能寐。一医以为火热未退，复用芩、连、山栀、猪苓、泽泻之类，竟欲发狂，而小便反闭。急延予视之，六脉洪数，右大于左，予曰："此中气大虚，过用苦寒降下之品，以致腰腹坠痛，清气下陷而然。而小便不利，且畏人惊动，皆气虚不能运化，稍闻人声即中道而阻，皆虚之极也。"乃用补中益气汤，加山药、扁豆、白芍、木香之类，一剂而安卧，两剂小便通而红白减，十剂而痊愈。或难之曰："经云：痢脉洪大者死。今脉洪大而病痊者，何也？"予曰："君闻胎前脉宜洪大否？其胎脉也。又岂可与寻常患痢之人一概而论哉？"问者唯唯。

○ 有业篦头者年十八岁未冠。长夏患滞下，腹痛后重，红白相兼。初医通利，又医清解，药俱罔效。此时肛门胀痛，脓血日行十余度，里急殊苦，予因脉而复诘

之，乃知其为脏毒也。与蜡矾丸空腹吞之，数日而愈。（《程茂先医案》）

沈奉江医案

○ 王某之母年已古稀外，一日腹痛，下痢无度，神情倦怠。其孙文夔延先生诊视，脉细数，舌苔根浊而掯。先生曰："此痢不可与寻常病同治，大年正元早亏，食物不消，兼有积滞。"用人参须、枳实壳、花槟、神曲等。先生曰："此方非在尊府不开，痢疾忌补，补而且攻，未免招物议。"服后大便通利，腹痛亦止，竟两剂而愈。（《三三医书·沈鲐翁医验随笔》）

何其伟医案

○ 产后五月，脾虚泄痢，腹痛不止。久防腹满。

焦白术，炮姜炭，制香附，广陈皮，赤茯苓，焦白芍，焦楂肉，煨木香，炒苡仁。（《斠山草堂医案》）

陈士楷医案

○ 沈妻。

初诊：红痢为营分有邪，较之白痢为重。次数颇多、腹阵痛而里急后重，纳食呆滞，脉象细滑兼弦，苔糙腻，湿热盛而积滞又多，伤及营分。姑以清疏和利为治，必得腹痛递缓，次数减少为吉。

焦白芍，银花炭，青陈皮，佩兰叶，砂壳，广木香，佛手片，黄芩炭，炒丹皮，黑荆芥，益元散，吴萸，炒川连。

二诊：痢证原因大多是湿热积滞瘀结而成。进疏和方，痢次略减而其色仍红，腹痛里急，时或呕恶，脉细滑兼弦，苔糙腻黄。阳明湿热挟积滞而下迫，营分既伤，木气又来乘胃，只宜清疏为主治，必得纳增痢减为佳。

香连丸，银花炭，山楂肉，丹皮炭，炒秦皮，黄芩炭，青陈皮，砂壳，佛手片，炒枳壳，益元散，炒白芍。

三诊：进清疏之剂，红痢已微，次数亦少，原是松象。惟有时气攻作痛，咳嗽寒热，脘闷泛恶，脉缓滑，苔黄腻满。拙见积滞渐去，阳明经之湿热尚盛，木气乘胃，易以宣化清疏并进。

青蒿梗，焦山栀，黄芩，滑石，赤苓，佛手片，川楝炭，枳壳，银花，泽泻，竹茹，吴萸，炒川连。

四诊：红痢渐淡，不时腹中气升，泛恶随之，午后略有身热，脉细滑、苔黄腻。湿热尚盛，木来乘土，阳明失于和降，且拟和中抑木，参清疏为治。

藿梗，郁金，炒山栀，炒银花，滑石，左金丸，大豆卷，炒橘白，条芩炭，赤苓，竹茹。

五诊：昨投宣解清疏方，痢象和而身热亦凉，惟神疲纳少，脉来细滑，苔薄腻黄，阳明湿热虽分传上下而尚未尽达，再以和中化利为治。

黄芩炭，炒银花，炒白芍，佩兰叶，炒陈皮，石斛，赤苓，蔻壳，车前子，块滑石，炒橘白，炒米仁。

○ 金女。

初诊：痢疾为湿热之病，气分受伤者其色白，治宜攻下，血分受伤者其色红，昔人有忌下之说。痢经二日，赤白并见，腹痛里急，频频呕恶，甚则如呃，脉细滑数，苔糙腻，湿热积滞壅于阳明，急宜清疏推荡，不致呃甚为吉。

黄芩炭，银花炭，白芍炭，煨木香，白蔻壳，炒陈皮，甜石莲，滑石，焦六曲，赤苓，姜竹茹，吴萸，炒川连。

二诊：痢为险恶之证，痢次频仍，红多于白，腹痛呕恶，胸脘自觉壅塞，脉象左弦右细，苔糙厚，湿热盛而积滞又多，气营两伤，阳明之通降失职，邪势正在鸱张，恐多传变。

银花炭，炒秦皮，焦白芍，丹皮炭，煨木香，炒枳壳，甜石莲，大腹皮，佛手片，炒陈皮，焦六曲（吴萸、炒），川连。

三诊：昔人云：红痢治宜和营为主，调气为佐。又云发热呕恶呃逆为痢证所忌见。今痢下纯红，次数多而腹痛呕恶，甚则呃逆，神烦纳少，脉象中部弦滑，苔糙腻较昨略薄。营分积滞不克速达，势尚未稳，慎之。

白头翁，白芍炭，北秦皮，滑石，丹皮炭，银花炭，炒枳壳，竹茹，橘白，佛手，蔻壳，吴萸，炒川连。

四诊：红痢带血，先哲称为疫痢，已非轻候。杂以青黑二色，肝肾之阴液再伤，神烦口燥，呕恶频甚，目或上视，舌边色绛。种种现象均非痢疾所宜见，脉来细滑兼数，苔糙黄，正虚邪逗，风阳鼓动，有正不能支之虑也。勉以清养为主，熄风化浊为佐。

石斛，生地炭，炒白芍，侧柏炭，地榆炭，女贞子，西洋参，煅石决，辰茯神，熟枣仁，灯心，山萸肉,钩藤。

另以柿蒂、石莲、竹茹煎汤代水。

五诊:疫痢治法昔人有忌攻下之说。景岳谓多服攻剂,脏腑脂膏悉从痢下。今血痢频甚,气臭而腥,神疲乏力,口干舌绛,脉来细敷无力。拙见气阴大伤,邪势尚盛,所谓攻之不可,达之不复者是也。且拟扶正化邪,希冀万一,然恐无济于事也。

吉林参须,辰麦冬,生地炭,地榆炭,白芍,侧柏炭,建兰叶,泽泻,熟枣仁,茯神,辰灯心,石斛。

六诊:痢下青黑,气腥而臭,最为险恶,是肝肾两伤。进救正化邪法,腥气已微,青黑之色已净,而所下黏稠,赤、白、黄三色杂见,仍有噎恶,频吐谷物,神烦里急,脉细滑,苔糙薄,舌边色绛。细参诸症,阴气有来复之机,阳明尚有积滞,再从前方增减。

吉林参须,霍石斛,焦谷芽,炒白芍,生地炭,银花炭,甜石莲,炒橘白,炒泽泻,滑石,灯心,辰茯神。

七诊:叠进扶正化邪方,痢次已少,腹部微疼,足肿面浮,苔糙花,脉细滑。阴气渐能来复,余邪未净,当再从扶正以化余邪为治。

霍石斛,炒白术,黄芩炭,银花炭,生地炭,炒米仁,炒泽泻,茯苓神,炒白术,佛手片,滑石,灯心。

八诊:急则治标,缓则治本,古有明训也。五色痢证,虽由于浊邪之极盛,而属于正伤者居多,治本治标当权从缓急。昨投顾正化浊法,痢次递减,间有黄水,而色仍杂见,神烦寐少,耳鸣腰酸,诊脉细数兼弦,苔糙浮灰,舌边色绛。拙见浊邪渐去而阴气大伤,心肝阳亢,所谓标本同病者是也。且拟扶正为主,化浊为佐,应手为吉。

炒白术,生地炭,霍石斛,焦白芍,山萸肉,地榆炭,石莲,辰茯神,稆豆衣,杜仲,灯心,吉林参须。

九诊:心脾之阴血脉也,肝肾之阴真精也。痢血过多,真阴大伤,腰酸心悸,头眩耳鸣,由是而来矣。舌本中光,脉细数,纳食不旺,痢象未能遽净,其正伤而邪逗显然,爰再以清养和化治之。

霍石斛,生地炭,北沙参,制女贞,扁豆衣,佩兰叶,稆豆衣,云茯苓,谷芽,桑寄生,白蒺藜,杜仲。

十诊:肝主藏血,脾主统血。痢血之后,肝脾两伤,便下溏而未实,不时泛恶,头疼耳鸣,腰酸目花,脉细带弦,舌光色红,阴血亏而肝脾失养,虚阳化风旋扰,治宜滋熄。

生地炭,稆豆衣,霍石斛,炒白芍,广郁金,煅石决,扁豆衣,云茯苓,桑寄生,竹茹,制女贞。

十一诊:痢血之后,真阴必伤,叠进扶正化邪方,痢象悉除,纳虽少已有味,头眩耳鸣,不似前甚,脉来细数,舌仍光红,再拟滋养调摄,慎食为要。

西洋参,石斛,麦门冬,稆豆衣,炒白芍,制女贞,扁豆衣,白茯苓,香谷芽,炒橘白,灯心,石决明。

另有燕窝、枫斗石斛煎汤代茶。(《陈良夫专辑》)

缪遵义医案

○ 张某,女,余至时,门人周蕴石在坐,出所治张方,以下痢不止,手足厥逆,用附子理中,合茱萸、大枣、白芍,服后神气略定,痢稍缓。余谓此方极中病机,可仍服之,俟明日再议。孰知服后病忽增重,下痢日夜不止,面赤戴阳,神昏谵语,诸恶毕集。余制此方与之,服后痢乃止,辰粥四盂,神气宁静,脉亦循经,大是奇事。

人参五分,桂枝木六分,炙草四分,青花龙骨四钱,附子四分(泡),制于术一钱,炮姜炭六分,左牡蛎七分,加大枣二枚,赤石脂五钱,糯米三钱(绢包),朱砂一块(五六钱重)红绢包悬胎煮煎汤代水。

录张女病原方案:下痢不止,面赤戴阳,神昏谵语,循衣摸床,撮空理线,左脉中部短促而急,恐其下痢亡阴,神魂飞越,岌岌乎有难返之势矣。今议进救逆法,加参、附、术以收拾飞越之虚阳,以桃花汤固摄下焦。拦截去路,急存耗散之阴精,少厥同治。断鳌正极,在此一战,以冀挽回于万一,此亦不得已之极思耳。(《吴中珍本医籍四种·缪松心医案》)

丁叔度医案

○ 诊一产后病人,神昏不识人,舌苔黑滑,身大热,脉兴大,沉取乃空,大便日夜30余行,泻痢兼见。神昏舌黑,脉洪大,似有热也,然舌黑而滑,脉大而空,下有泻痢,身有大热,此乃阴盛格阳,如用白虎及苦寒药,下咽必死。遂立一方,系大剂四君子加黄芪15克、白芍10克、肉桂3克、熟附子3克。一剂服后,泻止多半,表热亦少退,服两剂症又大轻,三剂而神清识

人。后又连用甘温、辛热十余剂，黑苔始退，热退痢止而愈。（《津门医粹》）

王汉皋医案

○ 一妓从良数年，骄恣无度。秋患烟痢，服药罔效，好食荤辛，痛痢不止，目瞪，面青。余力辞不治。是夜死后，六脉尚跃也。（《王氏医存》）

萧琢如医案

○ 胡某妻近三四年来，每至霜降节，必发生痢疾，甚以为苦，不知所以。刻下时值七月，若至九月，难免不再患痢，届时当请屈驾诊治，铲除病根。余应之曰：可。至霜降时，胡果延诊，审视腹痛里急，赤白杂下，日夜二十余行，舌色鲜红，苔白而薄，身微恶寒，脉浮紧，自云先日食面受凉，遂而疾作，已两日矣。尚未服药，即与平胃散加羌活、防风、神曲、麦芽等味，以剪除新邪，二剂，外感已，继用大承气汤两剂，最后腹痛甚，下黑污臭粪极多，症减七八，恐其久蓄之积，根株未尽，复进大柴胡两剂，各恙皆平，乃以柴芍六君调理而愈，次年霜降时，疾不复作，仲景尝云：下利已瘥，至其年月日时复发者，以未尽故也。不诚然哉！（《遁园医案》）

徐守愚医案

○ 屠阿莲乃室，四十余，患痢红白相兼，每日十余次，此余医时已越二十日矣。其证胸闷呕恶，当脐刺痛，粒米不进，脉左部沉小，右关独大，舌红唇燥，头面赤，口不渴，所谓内真寒而外假热，但温其中可也。此方一剂，诸症皆减，即理中汤、苓桂术甘汤二方合用加味法。即二方加广木香、乌药。次服此方病愈七八，惜胃气尚未苏耳。

潞党参，炮姜，炙草，乌梅，广木香，白茯苓，南京术，大枣。

○ 史经第室人，八月初旬，患痢赤白，至十八日方愈。至二十日小溲始而短少，继而点滴不通，兼之呕恶频频，一似关格者。然余诊时脉微弱，舌微红，询知其口不渴。书云：不渴而小便不利者，热在下焦血分也，宜滋化气之法，遂以滋肾丸合五苓散加姜、夏、金樱根二剂而愈。

桂枝，知母，川柏，赤苓，猪苓，泽泻，仙居术，

姜夏，金樱根，老生姜，黑大枣。

○ 陈母，年臻七旬有余，患病一月，已属可虑，况目下六脉沉迟，舌苔白滑，四肢逆冷，汗出恶寒，昼夜下痢六七次，少腹刺痛，绵绵不休，米饮不进者十余日，证危已极。所幸者一线残阳尚可维系耳。考古治法，扶阳必先抑阴，抑阴在乎泄水。仲圣人参四逆汤加茯苓、桂枝扶阳抑阴，相辅而行，庶几近理。速进一剂，俾得熟睡一觉，便是佳处，以凡病必从睡里退也。

潞党，干姜，附子，茯苓，桂枝，甘草。

次诊：证渐减，粥饮可进。嗣后对证之药投以十余剂，可无反覆之虞，以年老人精力既衰，因病致虚，犹之雪上加霜，须待阳和。平素肝气郁伏，病后最易触犯，倘其于药饵外加之静养工夫，庶可复元。昨日原方再服数剂，不必更改，以求速愈。

再书其病巅末，秋杪骤感时邪，延及一月未得尽除。其间朝张暮李，愈治愈剧。以其胸中所存是时感，目之所注是时感，所以用药亦是时感。比余至，询知前三日有见黄苔而用调胃承气者，次日苔黄白滑，有用三仁汤者。病势如此而犹用时感套方，不知变计致气息奄奄，命在旦夕，是谁之过欤？其子耐庵涕泣而告余曰："弟早岁失怙，所恃者母耳。今病危如此，诸医束手，只得听天命、备丧具而已。然欲侥幸万一，乃请先生医治。以先生妙手，前此活我屡屡，今家母倘得垂危复生，不至终天抱憾，则感德何极！"余曰："证固重矣，幸脉尚有根气，未堪以不起断也。人参四逆汤加茯苓、桂枝，抑阴扶阳，庶可挽回。盖阴气抑得一分，即阳气扶得一分，但服药后须得熟睡片刻，病方能退。"时余小台山至东王村山路崎岖，精神困倦，思欲假卧，速进汤药，待余少眠数刻，应有好处。服一剂果得熟睡，醒而索粥；服二剂而诸症减半。其子耐庵喜出望外，欲固留数日以图脱然，余亦姑诺。不意王胜堂吕月汀亦因母病笃，邀余即往视焉。越四日复诊，而病已十愈七八矣。仍以原方与服，至二十剂而始复元，得起床褥。乃不逮一月，因食橘过度，兼之劳倦伤气，骤然身热昏眠，气急食绝。其子耐庵忧惧之至，又恐余因路远是却，亲自来嵊相邀。次朝同归西庚，诊得六脉浮濡，惟左关短涩。谓曰："病后劳复，虚浮之脉居多；其人肝气郁而不伸，是乃短涩。故食橘则快，不觉其过，病机如此。药宜温补。附子理中汤加木香辛甘化阳，佐以酸甘化阴，数剂后接服参芪建中汤，十余剂自然痊

愈。"

人参四逆汤加茯苓、桂枝。

潞党，干姜，淡附子，炙草，茯苓，桂枝。

附子理中汤加木香、乌梅。

淡附子，潞党，炙草，仙居术，广木香，乌梅肉。

人参建中汤加黄芪。

党参，黄芪，桂枝，酒芍，炙甘草，生姜，大枣，饴糖。（《医案梦记》）

黄凯钧医案

○产后起腹痛便溏，时兼痢下，脉细而虚，当从脾家所喜。

茅术八分，厚朴八分，橘皮八分，茯苓二钱，谷芽二钱，砂仁壳一钱五分，白芍一钱五分，炙草四分。

四服愈大半，改用香砂六君而痊。（《肘后偶钞》）

张希白医案

○庚戌季秋，闵松坡以产后下痢证见招。据述前数日，骤起腹痛，所下如鱼脑，或如冻胶。昼夜凡五六十次。昨产一男，败血不下，而痢如故。余以生化汤加味与之。明晨复诊，恶露虽通而下利仍多。见其头面及四肢微肿。口不渴，唇不焦，脉形细软无神。因谓松坡曰："中焦阳气本亏，又伤生冷，因之升降违常，阴寒独结，饮食所生之津液不能四布而反下陷。不进温补，则阴气日长，阳气日消。将如大地群芳，有秋冬而无春夏，其能生机勃勃乎？"以附子理中汤大剂与服，服后两时许，腹如雷鸣，陡下败血斗许，仍用原方加当归、川芎，两剂后恶露渐少，痢亦顿止。调理数日，康复如旧。（《清代名医医话精华》）

余景和医案

○常熟大东门外成兴祥茶叶铺执事胡少田先生之妻，素未生育，至三十九岁，始有娠。怀孕七月，始则咳嗽，继则下痢。初则不以为意，临产颇难，产下未育，心中悒郁，肝木乘脾，咳嗽、下痢更甚。邀余诊之，余曰：虽云新产，年近四旬，气血本弱，况产前咳嗽，本届土不生金，子反盗母气，脾胃反虚，清气下陷，转而为痢。咳、痢已有三月，又兼新产，名曰重虚。若多服益母草等味，再破血伤阴，《内经》所谓损其不足，且有无虚虚、无盛盛之戒。余进以十全大补汤

去桂枝，加枸杞、菟丝、杜仲、饴糖等味。众曰：产后忌补，断断不可。余曰：放心服之，如有差失，余任其咎。服后当夜，咳、痢均减。明日再进，其姑曰：产后补剂，胜于鸩毒，必致殒命。余谓少田曰：既令堂不信，君可另请妇科开方，暗中仍服补剂，免得妇女多言，使产妇吃惊。同道董明刚曰：此计甚善。余即回城，托明刚依计而行。余回寓，使人赠少田人参二支，曰：不服人参，下焦之气，不能固摄。少田即煎人参与服，其母知之，执持不可。后将《达生编》与众人阅看，产后并不忌补，其母始信，服后安然无恙。后再服数剂，咳痢均愈。此证若泥于产后忌补，或惑于妇人之言，冷眼旁观，以徇人情，免受人谤，将何以报少田之知己乎？然产后服人参败事者，亦复不少。惟药不论补泻，贵乎中病，斯言尽之矣。

○常熟寺前街李吉甫先生夫人，妊娠七月，痢下红白，他医治以利湿、清热、分消，痢更甚，肠滑后重，一日夜百余度。裴菊村前辈诊之，意欲治以补中益气汤，恐升提胎元；欲用温补，又恐胎前忌热。左右踌躇，邀余合诊。脉滑利而少力，腹中气机、湿滞已通，舌绛滑无苔，头眩耳鸣，虚热。余曰：治病不在胎前、产后，有病则病当之。《内经》云：陷者举之，当用升提；脱者固之，当用酸涩。若再用通套利湿之方，恐胎元滑脱矣。拟补中益气法，重用参、术，轻用升、柴，再以木瓜、肉果、煨姜，升提温涩。服数剂，略稀。余曰：滑脱太甚，非堵截之法不可。即以参附汤调赤石脂末，仍服前方。见其舌红渐渐转白，舌燥转润。余曰：清阳已经上升，而能布泽于上矣。痢势渐减，再以五味子、木瓜、干姜等研末，和赤石脂，饭糊为丸，每日用附子一钱、高丽参三钱，煎汁，送丸四钱。服药三十余剂，每日痢下仍有十余次，胃气亦苏。分娩时，母子俱全。然痢尚有六七次，再服异功、参苓白术等收功。吉甫曰：此儿定然热体矣。余曰：母子同气，岂有母能服热药之寒体，而子乃为热体乎？此儿三四岁时，有痰哮喘病，非温不宜。母子同气之言，洵不谬也。（《诊余集》）

刘世祯医案

○产后患病，发热、下痢不止，延医诊治月余未几濒于危。请余诊之，脉浮而大不数，知为太阳与阳明合病，《伤寒》云：太阳与阳明合病，必自下利，

葛根汤主之。遂用葛根汤加高丽参治之，因久病元气亏故加参，服一剂而下利止，服二剂发热亦除。复诊：脉转弦涩，弦为余邪移于少阳，涩因产后营气虚，用小柴胡汤加当归治之。服数剂告痊。（《医理探源》）

李铎医案

○ 新室二日，脉虚浮而大，是为忌脉。且胎前患痢，延至产后不止，全不纳谷，势成噤口，胃气已伤，尤属犯手，据述胸膈胀满作痛，身热腹痛，滞下多白，实有余邪未尽，以产后脉虚噤口，又不敢逐邪，致犯虚虚之戒。姑议大扶元神为主，少佐调气理胃，其余皆未治也。

山参，当归，川芎，姜炭，吴萸，安桂，山楂炭，木香，甘草（炙），白芍（酒炒）。

又：初七日复诊，左手脉略见有神，右脉仍虚浮散大，痢虽稍疏，而胃气不变，总是险途。且神昏气怯，呃逆时闻，中气戕败可知。诸书载胎前患痢，产后不止者危（危是死字）；若元气未败，脉有胃气，能进粥食者生。举此可知其概矣。除顿养元神，重扶胃气更无他策也，法以候裁。

人参，黄芪，白术，炮姜，附子，丁香，白蔻，炙草。

伏龙肝一大块，煎水澄清，进药，服后呃止食进，四剂诸病悉除，再用补中益气，元气悉复。（《医案偶存》）

孙御千医案

○ 太平桥季七翁令政痢疾证，戊子七月十六日，季七翁乃室，患痢极重，招予与姜体干诊视，予约体干同去。是日，予先至，痢已半月，五色相杂。始事者令君族侄祝冀堂，为梁溪著名士，因症由脾泻转痢，为脾传肾之脏病，药用干姜、白术、赤石脂、龙骨、蕲艾、人参等，一派辛温燥涩之药，但反佐川连、乌梅，病热日重，饮食已减，面色晦滞，精神困顿已极，诊脉细涩不和，右尺激之，时又鼓指，手温足冷，又时微热，舌苔白，心中烦，腹痛后重如初。予意此非脏病不利，为暑湿内郁肠胃，初未外达，又未内消，邪未去而阴已耗，液已亏矣。拟和阴润燥之剂。

阿胶，白芍，炙草，扁豆（炒），银花，茯苓，沙参，荷叶，丹皮，陈仓米汤煎。

是夜，只痢三次，烦痛亦减，但神倦似睡，汗微欲出，举家咸喜病减，又疑欲脱。十七日早，体干至，同进诊，脉象虚涩，未刻交白露节，正气当倍。

人参，阿胶，白芍，炙草，扁豆花，川连（姜汁炒），荷叶梗，神曲，广皮。

陈仓米汤煎服。一时许即索粥饭吃，神思稍清而能安卧。惟痔痛小便涩少，口中干燥，饮以麦冬汤一次，至夜，小便二次，痢竟止矣。十八日前方去川连、神曲、扁豆花，加麦冬、小麦以养心调理。令服四剂，饭后同体干归。（《珍本医书集成·龙砂八家医案》）

林珮琴医案

○ 包氏，春雨连旬，感湿成痢，脘闷食减，其治在脾。用平陈汤去甘草，加神曲、谷芽俱炒，薏米煎汤，一服便减。再加炮姜、砂仁，服愈。

○ 李氏，滞下自秋入冬，脉缓能食，前用升提止涩两不效者，以症非气滑脱陷也。今小腹痛辄下稠垢，非温通不愈，勿以休息痢混行补摄治。小茴香（炒）八分，干姜八分，煨木香五分，广皮、炙草各六分，砂仁一钱，地榆（酒炒）八分，数服止。

○ 张氏女，冬初胸脘热痛，食后胀痢血，脉小数，左关尺为甚，阴阳两伤，天癸将至之年得此，惧延损怯。瓜蒌仁（炒）钱二分，枳壳、黄芩、白芍（俱炒）钱半，厚朴（制）五分，地榆（酒炒）八分，生地炭钱半。诸症渐减，去瓜蒌、黄芩、厚朴，加当归（醋炒）、香附各钱半，红曲一钱，血痢亦稀，后服六味丸而安。

○ 谭氏，六旬外，下痢旬余，犹然腹痛后重，溺涩脉洪，目赤颧红，寐烦口干。忽而香连丸，忽而粟壳汤，忽而大黄，忽而肉桂，用药前后不伦，失于疏理。先以荸荠粉、山栀、石斛、丹皮、赤苓、麦冬、白芍、木香汁、枳壳、地榆、灯心，一啜诸症减，纳粥糜矣。转方，用煨木香、陈皮、白芍、当归、茯苓、地榆、车前子、甘草梢，痢大减，惟腹痛不定一处，则虚气滞也。用葱姜末炒麦麸，绢包热熨，痛已，服调理药而安。（《类证治裁》）

沈明生医案

○ 吴君一令媳，患痢已四十余日，食少倦怠。原医者曰：日久困惫，当从补治无疑，可疑吾师独谓其染患以来，膏粱未尝一日去口，则旧积虽除新积复起，旋去旋生，形虽虚而症固实也。日虽久而积固新也，法治应与初症同。先进导滞丸三服，嗣同补消兼进，乃嘱其清虚调养，后果痊愈。由此观之，初中末三法有难尽拘，而望、闻、切之外不可废问，且吴俗有饱不死痢疾一语。恣啖肥甘，唯恐不及，何异藉寇兵而资盗粮也。蔓延日久，驯至症实形虚，欲补形则碍症，欲攻实则虚其虚始也，求其多食而终至于不能食，良可悯也。因而叙师之法，并以诫夫世之患痢而不慎口服者。（《鹤圃堂治验》）

王润园医案

○ 同乡张七兄名守秩，其夫人患痢疾，屡治不效。托其戚梁某转邀余视之，则年五十余，人甚枯瘦。诊其脉，浮数特甚。问发热否？曰：热甚。问：渴否？曰：渴甚。余曰：若然，则腹必胀痛也。曰：然。乃告张曰：外似虚，却是实证，非下之不可。张不然其说，曰：体素虚，况痢则愈虚，再下之恐不相宜，万一病不可补，微利之可乎？余告以利之无益，若再迟数日，恐内蕴攻胃，成噤口也。张不得已，嘱余开方。余以大承气汤进。归经数日，又请往视，余曰：此病当大效，何迟迟至是。问来人，则前方恐过峻，减去芒硝故也。乃告其来人，曰：归语张某，不服芒硝，勿望余治也。来人归以实告，张勉强加芒硝服之，越半时腹中如坠，暴下如血块数次，病者气乏而卧，痢亦止矣。越日遣人又问，告曰：病已去，不必再下，但病实伤阴，以芍药汤和之，数剂则无误矣。归遂服芍药汤，半月而安。中秋备物作谢，言之始知其详。（《醉花窗医案》）

费绳甫医案

○ 盛某之女，患赤白痢，为重药所伤，痢仍不减。心烦懊恼，难以名状，卧必以胸腹贴紧被褥，且用手重按之，方稍安，每日但进米汤数匙，余诊脉极沉弱。脉症细参，初起不过暑湿挟滞，淆乱清浊，攻伐太过，气液伤残，中无砥柱。培补气液，尚可挽回。

吉林人参二钱，霍山石斛三钱，杭白芍一钱五分，粉甘草五分，白茯苓二钱，诃子肉一钱五分，莲子（去心）十粒。

连进两剂，心烦懊恼顿止，痢减食进。再进二剂，

下痢止而饮食增加。照前方去诃子肉，加怀山药二钱、陈皮一钱，四剂即康复如初。

○ 李某之夫人，患赤白痢，肚腹作痛，里急后重，每日三四十行，恶寒发热，头痛口渴，饮食不进，势极危险，延余诊视。脉来浮弦数大。此暑湿内蕴，风寒外袭，清浊淆乱，升降失宜，治必表里双解。

防风一钱五分，荆芥一钱五分，葛根三钱，桔梗一钱，枳壳一钱，酒炒黄芩一钱，香连丸（包）一钱，六一散（包）三钱，酒炒木通一钱，神曲四钱，焦山楂三钱，赤芍一钱五分，荷叶一角。

一剂汗出热退，下利腹痛皆止。

○ 镇江董陶庵，患血痢半年，口燥喉干，胸脘觉冷，神倦力乏，脉来弦细。此热入厥阴，中虚停饮所致。治必苦泄厥阴蕴热，兼培中蠲饮，方能奏功。

酒炒黄柏一钱，酒炒黄连二分，白芍一钱五分，高丽参一钱，北沙参四钱，茯苓三钱，甘草五分，陈皮一钱，制半夏一钱五分，甜川贝三钱，生熟谷芽各四钱，冬瓜子四钱。

连进二十剂而愈。（《费绳甫医话医案》）

雷少逸医案

○ 小产后计有一旬，偶沾风痢之疾，前医未曾细辨，以腹痛为瘀滞，以赤痢为肠红，乃用生化汤，加槐米、地榆、艾叶、黄芩等药，服下未效。来迎丰诊，脉之，两关俱弦，诘之，胎未堕之先，先有便泻，泻愈便血，腹内时疼，肛门作坠。丰曰：此风痢也，良由伏气而发。亦用生化汤除去桃仁，加芥炭、防风、木香、焦芍，败酱草为引，服二帖赤痢已瘳，依然转泻。思以立有云：痢是闭塞之象，泻是疏通之象。今痢转为泄泻，是闭塞转为疏通，系愈机也。照旧方除去防风、败酱，益以大腹、陈皮，继服二帖，诸恙屏去矣。

○ 郑某之母，患痢两月来，大势已衰，但频频虚坐，有时糟粕脓血相杂而下。合郡诸医，延之殆尽，仍邀丰诊。脉小而涩，两尺模糊。丰曰：凡治病有先后缓急，初起之时，邪势方盛，故用宣散消导之方，今牵延六十余朝，而脾肾并累亏损者，理当进暖补二天之法，弗谓丰前后之方，相去霄壤，乃用四君、四神加银花炭、炒陈米治之。服三剂，痢已减矣，惟两足加之浮肿，此必因湿从下注，再循旧法，加生薏苡、巴戟天，

连尝五剂，遂渐而痊。

○黄某之母，望六之年，忽患痢疾，曾延医治未应，始来邀丰。阅前医之方，系洁古芍药汤加减。询其痢状，腹痛即坠，坠则欲便，下痢皆赤。按其脉，右部缓急而迟，左部细小而涩，舌无荣，苔白薄。丰曰：此脾土虚寒，寒湿窃据，阴络之血，得寒而凝，凝则气机不行，清气不升而陷，所以有腹痛后坠赤痢等证。即进补中益气加炮姜、附片，令服二帖，遂中病矣，后用皆参、芪、术、附为君，约半月而愈。

程曦曰：此案用姜、附、参、芪，以收全效，益信王海藏谓血为寒气所凝，用热药其血自止不诬。今之医者，一见赤痢，非投凉血之方，即需清湿之药，尝见轻浅之病，误治转重者，众矣。（《时病论》）

张畹香医案

○锦鳞桥毛妇患痢，舌黄，口渴，痛在脐上下，用脾痢法，杏仁、厚朴、枳壳、银花炭、香连丸、陈皮。至第七日，脉沉实。用制军、枳实攻之。讵病家申刻即睡。所议方，每于次日始服。第八日，服下药，则小腹大痛。予谓是转入肝经，药在病后也，再以当归黄芩汤合金铃子散加柏子仁、炒小茴香。又七日，乃愈。是先脾后肝也。

○孕身患痢，治之极难。古人有五禁三审之法。三审者，审身之热否，胎之动否，腰之痛否。一禁槟榔、厚朴破其气，气破胎下也；二禁制军破其血，血破胎下也；三禁滑石、通草通其窍，窍通胎下也；四禁茯苓、泽泻利其水，利水必伤阴，胎不保也；五禁人参、升麻兜塞其气，痢愈滞，胎撞心也。法当凉血利气。鸡头山周，七月孕，身患痢，皋埠诸医无效。邀予。予以前法，二剂即愈。病家以方示诸医，皆云非痢疾方，何以得愈？噫！正惟非痢疾方，乃所以治孕身之痢也。幼科周七香兄，其两媳孕身，同时患痢。予以前法，皆两剂愈。予友朱谷堂，寒士也，如君孕八个月，患痢，虽不犯大黄、槟榔，然皆厚朴、枳壳、蒌仁、麻仁通套药，并非遵古治孕痢法。黄昏邀余治。正在腰腹大痛，势欲作产，谷堂手足无措。予诊脉浮大而舌净，今胎动一产，即母子皆伤。因忆《景岳全书》内有治孕痢欲产用当归补血法。用蜜炙绵芪一两、炒当归三钱、炒糯米一合，幸药铺不远，予为之扇火速煎，下咽，逾时痛止。

再诊关尺尚大，恐五更乃产，令再一剂，五更服之。次日午刻，谷堂至，称医为仙，五更果大痛，下咽痛止，以此方为妙，又服一剂矣。予谓中病即止，过剂即属兜塞，此痢胎前不能愈矣。果产后大作水泻，又邀予。予以痢为水泻为将愈，毋须诊，授以五苓散即愈。

○傅林傅妇，患三日，予诊脉滞大，舌苔黄厚，口不甚渴。予询解出如浆，然有时有块否？对曰：有时有之。予曰：此溏泻也，五泻之一。用胃苓汤而愈。

○周七香之母，年望八十。九月间患痢。已服过时手药矣。予诊六脉洪大逾分。凡高年之脉，皆洪大也。舌白浮，面灰色，口不渴。述病未起时，食蟹，予以谓蟹伤脾胃也。用枳术丸法。复入紫苏以消蟹积。两剂，其病如失。

○俗言：吃不杀痢疾。张氏云：痢能食者，脾病，胃不病治之易愈耳，总须忌口。《本草汇言》云：泻病，食鸭则成痢；痢，食鸭为难治。予治姚家方埠方姬，月初患痢，愈，嘱勿食鸭。逾月，误食复痢，其家人嘱再邀予。病者畏予笑其饕餮而止，遂不治。予见方书云：夏时少吃瓜果，秋时可免痢。后过酷暑，饭前后过食西瓜，致成似痢，非痢解出急滞不爽，粪如鸽蛋，色红，日六七行，诸药不效。患至两年，嗣以茅术、川连、归、芍、乌药、泽泻、广木香、砂仁，米饮为丸，服七两而愈。忌口半载后，食鸭，致周身化胀。服麻黄、生石膏入五苓散而愈。（《三三医书·医病简要》）

翟青云医案

○患产后痢，日夜十余次，三月未愈，服药不下四五十剂，均无效验。迎余治疗，至时见病者肉脱骨存，面黄唇白，绝无血色，言语低微，每日食而不过三四两，诊其六脉虚细欲脱，辞不治。伊夫泣告曰："堂上有七十双亲，下有二子三女，家贫如洗，井臼之操，全仗贱荆一人。倘一病不起，床前蹀躞之役，岂男子所为。祈先生大施仁慈，即不愈不敢归咎，万一全瘳，没齿难忘。"余曰："既诚心恳求，以穷吾术，吉凶不敢预定，试治之何如。"遂用桂附八味汤加减。服二帖后，病虽不轻，亦不加增，又服二帖，略有效。十帖之后，病去五六，二十余帖，诸症如失。又调养月余，方能行动。

桂附八味汤加减：

熟地12克，山药10克，茯苓10克，山萸肉10克，泽泻6克，油桂6克，附子6克，肉蔻10克，诃子10克，白术12克，五味子6克，炮姜10克，砂仁6克，炙黄芪10克，禹粮石12克，赤石脂10克，炙甘草10克。水煎服。

（《湖岳村叟医案》）

金子久医案

〇 胎前泄泻，绵延三四月；产后下利，经有十六朝。久下伤阴，阴虚则生火，火性急速，下而不禁，火升面红，烦冒艰寐。脉象滑疾，重按柔软，舌质干燥，苔见松白。咽喉有糜，两腮有点，阳脱阴耗宜防，育阴潜阳为亟。

盐水炒川连，生地炭，龙齿，牡蛎，蛤粉，炒驴皮胶，枣仁，白芍，麦冬，炙甘草，云神，橘红，谷芽。

（《金子久专辑》）

孙采邻医案

〇 费天如内人，寒热滞下，色兼红白，表里俱病。昼病无度，腹痛点滴，脉象沉滞。乃暑湿之邪感于盛夏，发于秋后，又为寒凝食积，郁而成痢。不饥纳少，防有噤口之虞。

淡豆豉三钱，薤白三钱，广木香一钱（切），滑石三钱，大腹绒一钱，桔梗一钱，五谷虫一钱半（炙），甘草六分，山楂肉三钱（炒），红曲三钱，广陈皮一钱半，煨姜三片。

前方两剂，滞下痊瘥。继用苡仁、扁豆、木香、陈皮、茯苓、炙草、藿梗、砂仁、鸡内金，养胃调脾，四剂而健。（《竹亭医案》）

李铎医案

〇 谢氏妇，年六旬，脉缓细，畏风，下痢气坠。数至圊，而欲出无所出，无所出而似有出，此气虚下陷，三奇汤加升麻，四剂而愈。

生芪，防风，枳壳，升麻。

〇 宗竺香孝廉令室，腹痛肠鸣，泄泻是水，寒热往来，里急后重，疟将变痢之势。诊脉两关部俱弦，肺脉浮急。《灵枢经》曰：诸急为寒。此必由新冒之寒凝于中，兼挟水谷内因之湿，停阻中下二焦，是以腹中汩汩，声达于外。古人谓：湿胜则泄，气滞为痢，主以分消，佐以调气，但其体质本虚，议分消兼疏补，温通中下，不敢以治痢常法施治，方呈竺香兄善自裁之。

苍术，云苓，川朴，姜炭，安桂，木香，吴萸，泽泻。

又：口渴喜热饮，原属寒湿作渴，非实热也。小水短烧，是膀胱气不化也，此方似属合法。

又：十七日，痢证已成，是为险途，两寸浮数，又属一逆。凡痢证，脉忌浮数，今见此脉，乃正气先拨，邪气反胜，大病之后安能当之，颇为棘手。且干呕，胃不纳食，胃气之败可知。据述喜饮烧酒，每呷一二口，腹中则有一刻爽快，此辛热通气之验。按，痢证古称滞下，又名肠游，以滞字是滞着气血之谓，非为食滞一端也。但朝不退，小溲短赤作烧，其辛燥大热之味，一切又宜远之。爰议辛苦甘缓调气之例，古参连戊己法是也。

丽参，吴萸连（制），木香，川朴，白芍，蔻仁，丹皮（炒），银花（炒），炙草黑。

又：十七八两日，进辛苦甘缓法，昨夜只登圊三四次，则痢已减十之七矣。且潮热已退，寸脉稍平，则是吉征。前法乃《内经》二虚一实，先治其实，开其一面之旨，服之果获大效，当仿此意加减再进。

原方去厚朴，加炒黑黄芩。

又：廿二日，仍去黄芩，用厚朴，则不腹痛，更为合宜，连服四剂，下痢痊愈，大为可喜。

又：廿四日，痢已痊愈，逆候悉除，诸款同安，洵可喜也，惟调理元气。

丽参，焦术，附片，茯苓，白蔻，木香，广皮，炙草。（《医案偶存》）

其他医案

一妇，产后食鸡子，腹中作痛，面色萎黄，服平胃、二陈，便下痢腹胀。服流气饮子，又小腹有一块，不时上攻，饮食少进。脉缓虚弦。此脾胃虚寒，肝木克侮脾土，而气陷结积也。用补中益气汤加木香、姜、茱渐减。又以八珍、大补二汤，俱加炮姜、木香，调理一月，痢止胀退而康。

一妇，产后痢，未至满月，即食冷物及酒，冷热相搏，而与血攻击，滞下纯血，缠绵极痛。诊其脉大无力。此湿热伤血，蕴蓄肠胃也。用黄芩芍药汤，三服而渐安。

一妇，产后腹痛，后重下痢无度，形体倦怠，饮食不进。与余为邻，余诊脉细软弱。曰：此脾肾俱虚，火不生土也。用四神丸、十全大补汤寻愈。但饮食不化，肢体倦怠，又用补中益气汤加炮姜而安。

一产妇，五月患痢，日夜无度，小腹痛坠，发热不恶寒。用六君子汤送香连丸，二服痢渐稀、痛渐减。又以前汤四神丸，四服痊愈。此乃湿热伤脾之痢也。

汤总兵妇人，怀娠病痢不止。壶仙翁诊之，其脉虚而滑，两关独涩。此血气不足，相火炎灼，而有似乎热痢，实非痢也。乃用黄芩、白芍以安胎，四物汤换生地黄以养血，数剂遂安。（徐灵胎《女科医案》）

徐大椿医案。烂溪潘开子表弟，其夫人怀娠患痢，昼夜百余次，延余视。余以黄芩汤加减，兼养胎药饮之，利遂减，饮食得进，而每日尚数十次，服药无效。余曰：此不必治，名曰子利，非产后则不愈，但既产，恐有变证耳。病家不信，更延他医，易一方，则利必增剧，始守余言，止服安胎药少许，后生产果甚易，而母气大衰，虚象百出。适余从浙中来，便道过其门，复以产后法消息治之，病痊而利亦止。盖病有不必治而自愈，强求其愈，必反致害。此类甚多，不可不知也。（雄按：此所谓利，即是泄泻，古人名曰利下，非今之痢也。痢疾古名滞下，若胎前久痢不愈，产后其能免乎？）《洄溪医案》

薛立斋治地官胡成甫之内，妊娠久痢，自用消导理气之剂，腹内重坠，胎气不安。又用阿胶、艾叶之类不应。薛曰：腹重坠下，元气虚也，胎动不安，内热甚也。遂用补中益气而安。又用六君子汤痊愈。（何以遗却内热？薛氏用药不惬人意，往往如此。）

盛用敬治陈杰妻有胎而患痢数月，昏厥六日矣，所下若室漏水，棺敛已具。盛诊之曰：无虑。药之痢止而胎动，越数日生一子。《吴江县志》

孙文垣表侄女孕已七月，患赤痢腹痛后重，体素弱。以白芍三钱，条芩一钱五分，白术、地榆各八分，甘草三分，二帖而愈。后因稍劳痢复作，以当归三钱，川芎一钱五分，真阿胶二钱，艾叶三分，一帖痊愈。（此非积滞为痢，故治法如此。）

朱丹溪治八娵将产患痢，脉细弦而稍数，后重里急。用滑石三钱，白芍二钱，枳壳（炒）一钱五分，木通二钱，甘草五分，白术二钱，茯苓一钱，桃仁九枚（研），同煎。

马元仪治张氏妇，孕八月患痢，昼夜四五十行，腹痛胎气攻逆，不思饮食。诊之两关尺沉细，下半彻冷。曰：据证亦湿热成痢，但脉沉则为寒，微细则为虚。又下半彻冷，乃火衰于下，土困于中，五阳之火，敷布于上，则水谷之气，顺趋而下，津液血脉不充，胎元失养而攻逆。便脓脉沉，腹痛脉微，均属危险。当舍症从脉，可以母子保全。用人参一两，合附子理中汤二剂，脉安和，四剂减半，调理而愈。

友人虞元静房中人方孕五月，患滞下腹痛，日不下数十次。为定此方，甫服一盅，觉行至腹即解一次，痛亦随已，滞亦痊愈。川黄连四钱，白芍、黄芩、枳壳各三钱，莲肉四十粒，橘红、干葛各一钱五分，扁豆、红曲各二钱，升麻五分，炙草一钱，乌梅肉一个。《广笔记》

魏玉横曰：汪陛堂，邻居也。其室人病痢已久，未尝药。初下红白，后单下红，每甚于夜，腹痛后重。渠岳翁乃儒而医者，与归脾合补中益气，持方问余。余曰：此古人成法也，第虑服之转剧耳。不信，服二剂，果下益频。乃延诊，脉沉且快。与枣仁、山药、杞子、地黄、当归、白芍、甘草、黄芩六剂痊愈。因问曰：君向谓归脾、补中，服之必增剧，已而果然，此何故也？余曰：久痢亡阴，芪、术、升、柴，令阳愈升，则阴必愈降，理所必然。又问：腹尚痛而后重未除，乃不用香、砂，此又何说？余曰：用香、砂亦无害，第不能速愈耳。

唐赤城内人，年二十余，孕月喜瓜果，夏间腹痛下痢，以为胎气，冬尽已分娩，而痛痢不减。一老医谓产后虚寒且久痢，与白术、炮姜、建莲、扁豆、香附、砂仁、木香、远志诸温燥健脾，痢转甚。又加补骨脂、肉豆蔻，痢益频，每粥食才下咽，粪秽即下出，不及至圊。视之乃完谷不化，金谓肠胃已直，泻若竹筒，病必不起，将治木。诊之脉细数而涩，额颊娇红，舌苔燥黑。曰：此痢疾也。第服药二剂，必见红白。因告以向医谓为虚寒将败之证，今以为痢，再下红白，宁望生乎？曰：病缘过伤生冷，滞于回肠，久从热化。产后腹空，其积将下，乃为燥热所劫，致积反留，而真阴愈伤，内热愈炽。今之频并急速，乃协热下利之痢，非虚寒下脱之痢也。试观其面红，阴虚可知，舌黑内热可知，但先助其阴，则其下必缓，而积滞见矣。与熟地、杞子各一两，枣仁五钱，服下面红顿减，舌黑渐退，食人遂不下迫。再服则里急后重，红白兼行。仍与前方，入芩、连、归、芍、甘草出入加减十余剂，已愈八九矣。以岁除停药。新正邀诊，已饮食如常，起居复故。惟便后微有淡血水。此脾络受伤之余证也。前方去芩、连，加乌梅，二剂可愈。乃云：舍亲谓先生用补药太早，致成休息痢。盖前医是其至戚，特令其邀予一次以相嘲耳。予因谓曰：与其为直肠泻，毋宁为休息痢乎？一笑而别。

凌表侄妇素怯弱，孕数月，几成损证。以重剂滋养而愈，已十月。因时感发痦，专科投荆、防、枳、桔等二剂，其师黄澹翁力止之，乃但服头煎。已而干咳咽痛，面赤口燥，夜热盗汗。因食生梨数片，遂泄泻如痢，腹痛后重，日夜十余行。或曰：立斋云梨者利也，凡病后及孕产，皆不可食。今腹痛下痢，非伤生冷而何？诊之，脉洪数左寸鼓指。曰：钱仲阳谓疹子无他症者，但用平药。今病人阴虚多火，滋养犹恐不及，乃用香窜以鼓之，致三阴之火，乘虚上冲，肺既热甚，热必下迫大肠而为痢，于梨何与？盖立斋之言，言其常耳。合脉与证犹当以凉润取效也。询其小便热短而口臭。用生地、杞子、沙参、麦冬、川连、蒌仁、元参、牛蒡，二剂痢止，后重除。忽肛门肿痛，谓欲作痔。曰：非也，此肺火下传，病将愈耳。去黄连加黄芩数剂，诸症痊愈。

薛立斋治一产妇，食鸡子腹中作痛，面色青黄，服平胃、二陈，更下痢腹胀。用流气饮子，又小腹一块不时上攻，饮食愈少。此脾胃虚寒，肝木克侮所致。用补中益气加木香、吴茱萸渐愈，又用八珍汤兼服，调理而安。（雄按：块既上攻，无论虚实，岂可再服升药。）

龚子才治一产妇血痢，小便不通，脐腹疼痛。以马齿苋捣烂，取汁三大合，煎沸，下蜜一合，调匀顿服即愈。

薛立斋治一产妇，屎后下血，诸药不应，饮食少思，肢体怠倦，此中气虚弱。用补中益气汤加吴茱萸、炒黄连五分，四剂顿止，但怔忡少寐，盗汗，用归脾汤治之而愈。

孙文垣治族女，小产后二十日矣，患赤痢一日十余次，怯寒恶食，小腹胀痛，诊之右寸滑大，知其虚中有热。盖缘恶露未尽，故小腹胀痛。专科泥丹溪产后大补气血之语，遂概施之，因而作痢。乃翁曰：病尚怯寒，何云有热？曰：恶寒非寒，反是热证，盖火极似水也。（时师多昧此旨。）饮药后当知之。以白芍、当归、滑石为君，桃仁、酒连、酒芩为臣，木香、桂枝、槟榔为佐，青皮为使，服下果去黑瘀血甚多，小腹顿宽。惟口干，小水少，恶心，怕饮食，体倦，仍里急后重，人参、川芎、白芍各一钱，当归一钱五分，酒连、陈皮各六分，木香二分，外与清宁丸，服下热除痢减十之八矣。但大便不实，恶心虚弱，以四君子汤加酒芍、陈皮、木香、肉果、酒连、当归，养之而平。

陆养愚治李尚田乃正，产后患痢，延及年余。肢肌羸瘦，面色黧黑，咸以不可为矣。脉之两手皆微小，而右关尺之间尚觉有力如珠，舌中常起黑苔。曰：微小乃久痢生脉，脉滑苔黑，必沉积在肠，久而未去也。若大下之，病当愈。李谓初病亦常服通利，今饮食不进者数月矣，安得所积乎？因检前方，大都纽于产后大补气血为主，即用消导，多杂参、芪、归、芍，补不成补，消不成消，致元气日衰，积滞日固，至收敛温涩，宜其剧也。乃以润字丸一两，分三服，令一日夜服尽，下紫黑如膏数缶许，口渴甚，煎生脉散，作茶饮之。胃渐开，又以润字丸，日服一钱，每日下稠积缶许，十日后方用补养，一月而痊。

张路玉诊大兵肛上一妇，胎前下痢，产后三日不止，恶露不行，发热喘胀，法在不救。服药一剂，反加呃逆。诊之，其脉三至一代，欲辞不治，因前医被留，不与排解，必致大伤体面。乃曰：此证虽危，尚有一线生机，必从长计议，庶可图治。彼闻言，始放其医而求药。遂与盏一枚，钱数文，令买砂糖熬枯，白汤调服，既可治痢，又能下瘀，且不伤元气，急与之服。彼欣然而去，医得脱而遁，至大兵去乃归。（雄按：存心可敬。）

薛立斋治一产妇，痢未至满月，因食冷物及酒，冷热与血攻击，滞下纯血，缠坠极痛，其脉大无力，口干，用黄芩芍药汤，三服而安。（《续名医类案》）

疟 痢

赵养葵治一孕妇，疟痢齐发。他医治两月余，疟止而痢愈甚，又加腹痛，饮食少进。赵诊之曰：虚寒也。以补中益气加姜、桂，一服痢止大半，再一服而反加疟疾大作，主人惊恐。赵曰：此吉兆也。向者疟之止，乃阴甚之极，阳不敢与之争。今服补阳之剂，阳气有权，敢与阴战，再能助阳之力，阴自退听。方中加附子五分，疟痢齐愈。大进补剂，越三月产一子，产后甚健。

张路玉治太学夫人，怀孕七月，先疟后痢，而多鲜血。与补中益气汤，加吴茱萸、制川连而愈。每见孕妇病疟胎陨，而致不救者多矣。

郝氏妇怀孕，九月患疟，三四发即呕恶畏食。诊其脉气口涩数不调，右关尺弦数微滑。此中脘有冷物阻滞之候。以小柴胡去黄芩，加炮姜、山楂，四服稍安思食。但性不嗜粥，连食肺鸭之类，遂疟痢兼并，胎气下坠不安。以补中益气去黄芪，加木香、乌梅，五服而产，产后疟痢俱不复作矣。其仆妇产后数日，亦忽下痢脓血，至夜微发寒热，小腹胀痛，与《千金》三物胶艾汤，去榴皮，加炮姜、山楂，六服而瘳。

万密斋治典史熊镜妻有孕，先于五月病热，或治之变疟，更医加痢，至八月疟痢并行，脉左沉实有力，右浮大而虚，此男娠内伤病也。用补中益气汤加条芩，倍白术，十余剂疟痢俱止，后以胡连丸，调理而安。后生一男。

沈尧封曰：夏墓荡一妇，丰前桥章氏女也。己卯夏，章氏来请云：怀孕七月，患三疟痢疾。及诊，病者止云，小便不通，腹痛欲死，小腹时有物隆起。至若痢疾，昼夜数十起，所下无多，仍是粪水，疟亦寒，热甚微。予思俱是肝病，盖肝脉环阴器，抵小腹。肝气作胀，故小腹痛，溺不利。胀甚则数欲大便，肝病似疟故寒热。予议泄肝法，许其先止腹痛，后利小便。彼云：但得如此即活，不必顾胎。用川楝子、橘核、白通草、白芍、茯苓、甘草，煎服一剂腹痛止，小便利，四剂疟痢尽除，胎亦不坠。以后竟不服药，弥月而产。

雄按：徐海堂云：秣陵冯学团之内，久患痞痛，每发自脐间策动，未几遍行腹中，疼不可忍。频年医治不一其人，而持论各异，外贴膏药，内服汤丸，攻补温凉，备尝不效，病已濒危，谕绝医药。迨半月后病热稍减，两月后饮食如常，而向之策动者，日觉其长，驯至满腹，疑其鼓也。复为医治，亦不能愈。如是者又三年。忽一日腹痛几死，旋产一男，母子无恙，而腹痞消。计自初病至产，盖已九年余矣。此等异证，虽不恒见，然为医者，不可不知也。（《续名医类案》）

呃 逆

翟青云医案

○ 邑西和寨王姓妇，年二十余。因天癸正行，偶逢大怒，经血遂止。至三个月时忽然鼻孔流血，复加呃逆，五日连声不断，饮食难进，奄奄待毙。他医作气上冲逆治之。均以木香饮顺气之类，无验。迎余往疗，诊得肝脉沉滞且数。此肝气郁结生热。肝为藏血之脏，肝郁而经血不下。肝热上冲呃逆者亦属火证，治先解肝郁，并凉肝血，使血下行，天癸一见，诸症尽扫，有何病魔之不除也。余用通经转逆汤，服二帖呃逆、鼻血皆愈，饮食大进，后又服五帖，经水始下，而获十痊。

通经转逆汤：

当归尾12克，生地12克，丹皮10克，红花6克，京白芍10克，川芎10克，三棱10克，莪术6克，栀子10克，龙胆草6克，茜草10克，生蒲黄12克，香附12克，牛膝10克，通血香6克，甘草6克。水煎服。

○ 西门内丁鸿宾之妻，年五十二，患呃逆月余，治之不愈，迎余往治。诊得肺脉洪大无伦。此是肺火上冲。治宜清金宁肺，一药可愈。用苏子18克，寸冬15克，生桑皮15克，黄芩10克，栀子10克，海浮石12克，葶苈子10克，桔梗10克，玄参12克。水煎服。一帖其病如扫。

○ 邑北关梁姓女十七岁，患呃逆，终日连声不绝。三月内服药不下二十余帖，殊无验，延余治之。诊得肝脉弦数，脾脉虚弱。此因肝郁生热、火性炎上之故，木旺土衰。倘得肝郁一解，土不受制，何病不除！余用柴胡30克，清半夏15克，郁金15克，龙胆草6克，胡黄连6克，广木香6克，栀子10克，香附10克，青皮10克。水煎服。一帖病去五六，二帖痊瘳。

○ 西陶陵岗贾姓室女，年十七岁，患呃逆证，三月不愈，远近医治无遗。迎余诊治，诊得肺脉沉涩，脾脉虚弱无力，经曰："诸气膹郁皆属于肺。"此因思虑伤脾，脾气郁结，肺为脾之子，母病及子，肺气不降，所以呃逆之证生焉。宜用苏子降气汤，服二帖有效，四帖痊愈。

苏子降气汤：

苏子15克，生桑皮12克，葶苈10克，杏仁10克，清半夏10克，枳实10克，桔梗6克，甘草6克，海浮石10克。水煎服。（《湖岳村叟医案》）

魏长春医案
○ 病者：徐养和君五媳，年十九岁。住东岙。

病名：气呃。

原因：日前受寒夹气，身体倦怠，昨晚气冲成呃。

证候：哕呃连声，气从腹上冲，四肢微厥无热。

诊断：脉迟缓，舌淡红，是虚寒气呃证也。

疗法：用旋覆代赭汤加丁香、沉香、吴萸，温中降气治之。

处方：

旋覆花四钱（包煎），生代赭石一两，西党参三钱，炙甘草一钱，制半夏三钱，生姜二钱，红枣八枚，公丁香三钱，沉香五分，吴茱萸三钱。

效果：服后气降，呃止病愈。

炳按：肺胃气逆呃逆，以枇杷叶、竹茹、小柿蒂、广郁金等，宣降肺气，即愈。（《慈溪魏氏验案类编初集》）

朱兰台医案
○ 吾友王君复旦妻朱氏，患呕逆证。气息奄奄，势危急，延余诊之。脉微数，述所服温燥药俱不应。干呕，咽中干燥至贲门，欲饮水自救，水入即呕，饮食不进已廿余日矣。余思胃主受纳，其脘通咽，谷气从而散宣。此必胃阴不足，欲散精上营于咽而不能，所以咽燥干呕。加之温燥日进，其阴更伤，法当补养胃阴。倘胃阴一线未尽，或者可效。遂用人参、山药、芡实、炙草养胃，天精草清燥止渴。濒濒灌入，一服呕平，数剂全瘥。（《疫证治例》）

陈士楷医案
○ 黄某，女。

初诊：胃气以下行为顺，上升为逆，湿热留痰，最能滞气。初起腹部胀疼，便下如痢，继转呃忒，昼夜无间断，脉沉滑，苔垢腻。证属湿热挟痰，阻滞气机，肝木先失调达，胃土又失和降，势尚未定，姑先以疏和化利为治，必得呃止则吉。

藿梗，左金丸，菖蒲，熟菔子，苏子，柿蒂，法半夏，台乌药，广郁金，青陈皮，白蔻壳，姜竹茹。

二诊：呃忒之症，原因不一。进和中降逆，佐以化痰之剂，呃略缓而咳痰频多，胸膈尚觉痞塞，腹鸣嗳气，脉象细滑兼弦，舌本带光，中有薄苔。良由湿痰内遏，中气滞而肝木上逆，势尚未稳，再拟前方增减。应手则吉。

左金丸，广郁金，橘红，沉香，川贝母，代赭石，台乌药，法半夏，薤白头，佛手片，旋覆梗，柿蒂。（《陈良夫专辑》）

傅松元医案
○ 一农妇，素嗜藜藿，年四十余。腹痛滑泄，乍去乍来，延已三载。其年夏末秋初，稍食瓜桃，致腹痛大泻，泻三日而邀余治。舌白，不食，脉沉微如伏，神疲不寐。乃与理中汤，加桂、附、山药、茯苓、炙粟壳，二剂痛停泻减。第五日，去党参、附子，加东洋参、五味、肉果、诃子，而食进泻停。第八日，复邀余诊，原痛泻既止，略食生冷，致呃忒二日，又不欲食，乃与四君子加丁香、肉桂、砂仁，三服，而呃渐平。（《医案摘奇》）

其他医案

一妇，产后恶露不通，三日后水谷入口即发呃二三声。医用丁香柿蒂汤不应，反加昏愦，口中喃喃，呃发则撮口抬肩，危迫殆甚。薛氏诊之，脉洪涩动。曰：此难产受惊，心气不下，胃气上逆，瘀血阻而升降失调也。其夫应之曰：然，三日不产，分娩后即便如此。遂以失笑散，热童便调下三钱，一剂而苏醒，再剂而呃减，三剂而呃定，恶露亦下而霍然矣。

一妇，产后恶露已行，身热不解，偶饮凉茶一二口，即发呃不止。薛氏诊脉急疾，重按紧涩不调。曰：此外有阳邪，内伤冷饮。遂以清魂散，磨入丁香、肉桂各五分，一剂热退，再剂而呃定霍然，脉亦和缓矣。（徐灵胎《女科医案》）

呕 吐

周小农医案

○ 宣君之内姨过某之姊，早失估恃，就养戚家。素有肝气，发则脘腹痛，胀满攻撑，食入阻窒，脉弦右濡，乃肝木乘于中州。拟香附、麸炒枳壳、金铃子、砂仁、木瓜皮、陈皮、苏噜子、香橼皮、白芍。二剂定，惟满腹小痛，火升颧红。原方加丹皮、蒺藜、牡蛎。火升减，心悸震跃，时轰灼。肝阳扰攘，宜予镇潜。白芍、牡蛎、蛤壳、阿胶、桑叶、丹皮、麦冬、枣仁、珍珠母等。服之相应。辍药数日，又起寒热，满腹轰灼，耳后胀疼，脉弦左甚，实非外感，仍是肝木郁勃。疏逍遥散去白术、姜，加钩勾、僵蚕、乌梅、橄榄膏出入为方。服之热止，耳后胀痛如失。

○ 荆妇荣氏，肝气，每于立春前为甚。肝气乘胃，呕吐一日数次。服疏肝降胃之剂数剂，吐止食进而愈。方为制香附、片郁金、宋半夏、连皮苓、醋炒柴胡、白芍、金沸草、赭石、檀香泥、远志、鸡内金、陈香橼、生谷芽、左金丸等。追闰五月，先病右胁腹闪痛；半月后，左胁亦痛引肩。性素肝旺易忿，气聚络瘀窒痹。用金铃子五钱，没药二钱，莪术钱半，白术一钱，赤白芍各二钱，生香附钱半，金沸草二钱，红花六分，归须钱半，丝瓜络三钱，首乌藤四钱，鸡内金三钱，参须五分，青葱管三茎，荷梗一尺。二剂，经行有瘀爽行，左右胁引痛均止。（《周小农医案》）

赵友琴医案

○ 十一月初七日，赵文魁请得端康皇贵太妃脉息：左关沉弦，右关沉滑。肝热轻清，惟中焦饮热欠清。今拟清热调中化饮之法调理。

大瓜蒌六钱，胆草三钱，炒栀三钱，酒芩三钱，腹皮子四钱，枳壳三钱，橘红三钱，焦楂四钱，炒稻芽四钱，姜连二钱（研），酒军二钱。

引用鲜竹叶水煎药。

按：前服清上调中舒化之方，肺肝结热轻减，而中焦饮热仍未清解，故仍当以清热化饮、调中和胃之法调理。方中大瓜蒌、胆草、炒栀、酒芩、姜连、酒军清泻肝胃饮热；腹皮子、枳壳、橘红、焦楂、炒稻芽理气调中，和胃化饮。引用鲜竹叶清热利尿，导饮热从小便而出。

○ 某某年九月十三日戌刻臣佟文斌、赵文魁请得老佛爷脉息，左关弦数，右部沉滑。此系胃蓄饮滞，肝热上乘，以致有时头晕，食后作呕。谨拟清肝调胃之法调理。

菊花三钱，薄荷三钱，天麻二钱，羚羊角二钱（另煎兑），陈皮三钱，法半夏二钱，竹茹二钱，姜朴三钱，枳实三钱（炒），槟榔三钱，焦三仙六钱。

引用一捻金一钱分冲服。

按：从左关弦数来看，乃肝经之郁，郁久化热之象；脉右部沉滑，脉沉主里，又主水蓄，脉滑为痰，是有形之阴邪。其症有时头晕，食后作呕，也说明肝热上乘，胃蓄饮滞。针对病因采用清肝热、定头晕，降逆逐饮以调胃腑之方法。

方中以菊花、薄荷、天麻清肝经之风热，且能定肝热引起的眩晕。羚羊角色白入肝、肺二经，在清肝肺之热中确是妙药。陈皮、半夏、姜朴、枳实合用具有平胃和中、展气退胀之功，又能降逆定呕，所以在肝热蓄饮、头晕、恶心、木郁上逆、胃气失降时，用之甚效。本方陈皮和胃宽中，法夏降逆和胃，姜川朴以宽中焦而展气，枳实破气结而兼导滞，竹茹和胃止呕，槟榔化水邪而导积滞，焦山楂化肉食，焦神曲以化面食，焦麦芽以化稻谷之积、又能通导胃肠，共为清肝热、降逆气、宽中导滞之功，故一药而愈。

方中最后，引用一捻金一钱五分，随汤药送服。考一捻金散，为六科准绝方，治小儿重舌、木舌。药用：雄黄二钱、硼砂一钱、脑子少许、甘草五分。研为细末用。

一捻金为临床小儿科常用药物，一般用于小儿蕴热口疮、重舌、木舌等症。因本品能清热化痰，故在痰热便秘时常用。北京地区药店甚多，配方也不一致，是否还加有清泄痰热之品也不一定，故录之以供参考。

在本方中何以用小儿清化痰热之药？余以为本药为儿科药品，又有效。用之副作用定微小，又可取效，这也是临床家经常运用的手法。为什么古人尚能临症变通用药，而今有人在教学中还是为教学而教学。如果不通过大量的临床实践，将自己临床所得再讲到书中去，那就再过一千年还是讲太阳病脉浮头痛……于治疗现代诸多疾患无益。必须既能介绍古人的思维，又能合今天的科学时代，将中国医学提高地运用于临床，更好地造福于人类。

○五月十四日戌刻，赵文魁请得皇上脉息：左寸关弦数，右寸关浮数。中州蓄饮，外受暑邪，以致头晕肢倦，时作呕逆，手心烧热，舌苔滑白。今拟清暑止呕化湿代茶饮调理。

藿香叶一钱五分，苏梗一钱五分，川连一钱五分（研），陈皮二钱，腹皮、子各二钱，木通一钱五分，

条芩二钱，竹茹一钱。

引用益元散三钱（泡）、三仙炭各二钱。

按：病属内有停饮，外受暑邪，"热得湿而愈炽，湿得热而愈横"，暑湿相合，弥漫上下，郁遏阳气，可见头晕、肢倦、呕逆诸症。治当清暑止呕，芳香化湿。药用藿香叶轻清走上，芳香解暑，兼能理气止呕，川连、条芩苦寒燥湿清热，苏梗、陈皮、腹皮理气宽中燥湿，竹茹清热止呕，木通、益元散清暑利尿，三仙炭消食导滞。合方代茶饮，以使三焦畅，湿热清而病解。

○五月十五日赵文魁请得皇上脉息：左寸关弦数，右寸关浮象较减，右关仍觉滑数。暑邪微轻，惟中州湿饮尚盛，以致头晕、肢倦、湿热下行。今拟和中化湿代茶饮调理。

藿香梗二钱，粉葛二钱，茅术二钱（土炒），陈皮二钱，赤苓皮三钱，猪苓二钱，扁豆三钱（炒），川柏二钱，六一散三钱（包煎），木通一钱。

按：药后暑邪渐解，中州湿饮尚盛，故仍有头晕、肢倦等征象，拟和中化湿法。遵循"通阳不在温，而在利小便"这一基本原则，药用赤苓皮、猪苓、扁豆、木通、六一散等健脾利尿；伍以藿香梗芳香化湿，理气和中；粉葛升阳；陈皮理气健脾；川柏清化湿热。合方代茶饮服，使湿有去路，邪热亦随之而祛，气机调畅，则病向愈。

○闰五月初七日，赵文魁诊得五奶奶脉息：右寸关滑数，左寸关弦数。蓄饮为热，膈间气道不舒，曾作呕吐，腹下作胀。允宜调中清热兼于利水调治。

南苍术二钱，法半夏四钱（研），云茯苓三钱，广陈皮二钱，生槟榔三钱，青皮子三钱，煨木香一钱五分，建泽泻三钱，广缩砂一钱五分，瓜蒌根三钱，生杭芍二钱，宣木瓜一钱五分。

引用白通草一钱。

按：右寸关脉滑数主饮热内蓄于肺脾，阻塞于胸膈；左寸关弦数主肝经郁热，肝气横逆，膈间气道不利。脾胃居于中焦属土，职司运化水谷，又为气机升降之枢纽。脾升胃降，以维持饮食物的正常消化吸收，使水津四布，气机调畅。肝居胁下属木，正常情况下，能曲能直，保持着升发条达冲和之性，能疏利气机，使气道通畅；疏泄脾土，助脾胃运化；疏通三焦，使水道畅达。若脾胃运化失职，则水谷不化精微反为痰饮，饮邪蓄于中，必阻气机升降，使脾土壅滞，土壅则木郁。肝

为刚脏，木郁不伸，久必化热，肝气横逆，乘脾克胃，使中焦气机升降逆乱，饮热之邪，郁气流窜，冲逆于上，则发呕吐，阻滞于下，则生腹胀。证属木土不和，治当疏土平土，调中柔肝，清热化饮，兼以理气行水。

方中用苍术、半夏、陈皮，燥湿健脾，化饮和胃止呕。砂仁辛温，归脾、胃、肾经，辛温通，芳香理气，偏行中下二焦之气滞，尤善理脾胃之气滞，醒脾和胃，止呕除胀。青皮子色青入肝，疏肝理气，以开肝经之郁。白芍、木瓜酸甘化阴，补肝之体，以缓肝之急，且能定抽，兼能和中祛湿。木香辛苦而温，归肺、肝、脾、胃、大肠经，辛散、苦降、温通，芳香而燥，可升可降，通理三焦，尤善行脾胃之气滞，《珍珠囊》称其能"散滞气，调诸气，和胃气，泄肺气。"槟榔降气利水导滞。茯苓、泽泻、白通草，淡渗利水，导饮热从小便而出。瓜蒌根清胸胃之烦热，且能生津润燥，以缓和诸药峻烈之性。本方饮、热、气并治，配伍严谨，所虑甚周。

闰五月初八日，赵文魁诊得五奶奶脉息：右关沉滑，左寸关弦而近数。呕逆已愈，只气道尚欠协和。今拟清胃调肝之法调治。

赤苓块四钱，法夏三钱，陈皮三钱，壳砂一钱，杭白芍三钱，槟榔三钱，青皮三钱，川连一钱五分（研），酒胆草二钱，木通二钱，泽泻三钱。

引用益元散三钱，包。

按：昨日药后，治中肯綮，病势衰减，呕逆已止。余邪未尽，气机尚欠调和。故治仍宗前法化裁，清胃调肝，击鼓再进。

方中半夏化痰降逆，和胃止呕。陈皮、青皮、砂仁，行气消积化滞。张子和云："陈皮升浮，入脾肺，治高而主通；青皮沉降，入肝胆，治低而主泻。"二者合用，通利三焦气机。白芍缓肝之急，胆草泻肝之火，川连清胃之热，槟榔降气行水，茯苓、泽泻、木通、益元散（滑石、甘草、朱砂）利湿化饮，泄热清火。诸药合用，使饮化热清，肝脾协和，气机通畅，而恙可瘥。（《赵文魁医案选》）

贺钧医案

○刘某，女。

始而下痢腹痛，或杂白垢，既止后，便结不通，胸痞烦扰，呕吐酸水痰涎，脉沉细右伏，舌苔腐白，口渴喜饮。肠胃余浊未净，肝气上逆也。通降为先。

上川连四分，淡干姜五分，姜半夏一钱五分，大白芍二钱（吴萸三分拌炒），白蔻八分（杵），枳实一钱，云苓三钱，旋覆花一钱五分（包），藿香一钱五分，川郁金二钱，姜竹茹一钱五分，姜汁三滴（冲）。

二诊：今日呕吐已止，烦扰亦安，胸痞亦减，腑通未爽，右脉已起，舌白转黄，口渴喜饮。肝胃初和，肠腑余浊未尽耳。守原意出入。

姜川连五分，淡干姜五分，姜半夏一钱五分，川郁金二钱，枳实一钱，大白芍二钱（吴萸三分拌炒），旋覆花一钱五分（包），佩兰二钱，藿香一钱五分，姜山栀二钱，姜竹茹一钱五分，姜汁三滴（冲）。

三诊：日来呕吐烦扰俱退，腑通亦爽，左脉亦起，舌白转黄，口渴。肝胃初和，守原意进步。

姜川连三分，淡干姜五分，姜半夏一钱五分，白蒺藜四钱，旋覆花一钱五分（包），枳实一钱，川郁金二钱，佩兰二钱，大白芍二钱（吴萸三分拌炒），云苓三钱。（《贺季衡医案》）

翟青云医案

○胡姓妇，年近七旬，患反胃症。每日饭后不一时许，呕吐不停，所食之饭，尽净吐出。某医作倒食治之，行气调胃止呕之药，无非香燥顺气之品，服过无数，四月不愈。邀余诊治，诊得肺胃脉洪数有力，年虽老而病有余。此是大肠有结粪，停滞不行，下窍不通，必反于上，肺脉之洪数，实由此也。胃为仓廪之官，大肠不通，胃中之水，不能由小肠传入大肠，胃有入无出，所以尽净吐出也。倘治肺胃，此是舍本求表，如何能愈？余用大黄18克，芒硝12克，桃仁15克，川牛膝10克，蜂蜜30克，冲服，一帖，下燥粪大如胡桃者三枚，如楝子者三十枚，皆硬似石子，由此诸症皆瘳。（《湖岳村叟医案》）

林珮琴医案

○李妪，由腰痛续得寒热呕吐，汗出畏冷，寸关脉伏，两尺动数。思高年水谷不入，呕多胃气先伤，况寸关脉不见，阳气已虚，足必时厥，宜其汗出而畏冷也。自述胫寒至膝，乃用煨姜汁热服，呕定，即与粥汤，右脉略起，因与吴茱萸汤，脉症悉平。

○夏氏，两寸洪大，两关弦滑，呕逆耳鸣。口干头晕，白带连绵。症属肝胃不和。吴萸、黄连（汁炒）、生白芍、山栀、半夏（青盐炒）、茯苓、苏子、枳壳、蒌霜。三服症平。

〇族女，情志怫悒，头眩颧赤，夏初食入即吐，脉虚小，经期错乱。由肝胆火风侮胃，不及传变，倾翻甚速，且胃虚作呃，木气乘土，久则冲脉失涵。络伤内溢，以冲为血海，隶在阳明也。先宜苦以降逆，山栀、羚羊角、竹茹、旋覆花、半夏曲、柿蒂。三四服眩吐止。去羚羊角、半夏曲，加阿胶（另化冲）、丹皮、白芍、茯苓、甘草，调养肝胃而经期顺。（《类证治裁》）

郑在辛医案
〇汪某，女，13岁。

夏月喜食瓜果，仲秋患心内怔忡作呕，幼科作气虚治，用参、术不效。又易医，误认为大虚，用归脾汤，本家恐其过补未服，至夜呕吐，即昏厥，手足逆冷，不知人事，用生姜汤灌下，数刻方苏。次日迎诊，六脉沉弦而紧，身疼头眩，手足冷麻，胸前嘈杂。余曰：沉弦主饮，紧则为寒，此外感风寒，内停冷饮，表里寒邪未解，脉沉怔忡，昏痰饮证，非虚也。用桂枝、苍术、半夏、茯苓、炮姜、白蔻、陈皮，数剂呕止，转发呃，更加附子，则每日吐冷痰水碗许，呃乃止，怔忡亦愈。仍用前剂，则夜夜微汗，身发瘾疹作痒，身痛方除，此风邪化热而外解也。继用理中、桂枝、二陈，医治月余，里寒退尽，能食不呕而痊。（《素圃医案》）

其他医案
一妇，产后朝吐痰夜发热，昼夜无寐。或用清痰降火，饮食日少，肌肉日瘦。余诊脉数虚弦。曰：朝间吐痰，脾气虚也；昼夜无寐，心脾血耗而肝火内扰也。遂用六君子汤、加味逍遥散、加味汤、加味归脾汤，以次调理，而诸症悉痊。（徐灵胎《女科医案》）

薛立斋治一妊妇，停食腹满，呕吐吞酸，作泻不食。以为饮食停滞，兼肝木伤脾土。用六君子汤以健脾胃，加苍术、厚朴以消饮食，吴茱萸、制黄连以清肝火，诸症悉愈。又以六君加砂仁调理，而脾土乃安。

一妊妇呕吐胁胀，或寒热往来，面色青黄。此木旺而克脾土，用六君子加柴胡、桔梗、枳壳而安。

一妊妇胸胁胀痛，吐痰不食。此脾胃虚而饮食为痰。用半夏茯苓汤渐愈。又用六君子加枳壳、苏梗、桔梗而饮食如常。后因恚怒胁胀不食，吐痰恶心。用半夏茯苓汤加柴胡、山栀而愈。（立斋治娠妇，亦时用半夏。）

一妊妇因怒寒热，胸胁胀痛，呕吐不食，症如伤寒。此怒动肝火，脾气受伤也。用六君子加柴胡、山栀、枳壳、丹皮而愈。但内热口干，用四君子加芎、归、升麻而安。（雄按：丹皮忌用。）

一妊妇霍乱已止，但不进饮食，口内味酸，泛行消导宽中。薛曰：此胃气伤而虚热也，当服四君子汤。彼不信，乃服人参荣养汤。呕吐酸水，其胎不安，是药复伤也。仍与四君子汤，俾煎熟令患者嗅药气，不作呕，则呷少许，恐复呕则胎为钓动也。如是旬余而愈。（胃虚固不待言，既作酸则犹有湿热，专用四君未尽合，否则人参养荣亦补剂，何以反加呕酸耶。）

沈尧封曰：费姓妇怀妊三月，呕吐饮食，服橘皮、竹茹、黄芩等药不效。松郡车渭津用二陈加旋覆花、姜皮，水煎冲生地汁一杯，一剂吐止，四剂痊愈。一医笑曰：古方生地、半夏同用甚少。不知此方即《千金》半夏茯苓汤，除去细辛、桔梗、川芎、白芍四味也。按呕吐不外肝胃两经病，人身脏腑，本是接壤，怀妊则腹中增了一物，脏腑机括为之不灵，水谷之精微，不能上蒸为气血，凝聚而为痰饮，窒塞胃口，所以食入作呕，此是胃病。又妇人既有妊，则精血养胎，无以摄纳肝阳，则肝阳易升，肝之经脉夹胃，肝阳过升，则饮食自不能下胃，此是肝病。《千金》半夏茯苓汤中，用二陈化痰能通胃也，用旋覆高者抑之也，用地黄补阴以抑阳也，用人参生津以养胃也，其法可谓详且尽矣。至若细辛亦能散痰，桔梗亦能理上焦之气，川芎亦能宜血中之滞，未免升提，白芍虽能平肝敛阴，仲景法胸满者去之。车氏皆不用，斟酌尽善，四剂获安有以也。

沈尧封治朱承宗室，甲戌秋，体倦吐食。诊之略见动脉，询得停经两月，恶阻证也。述前治法，有效有不效，如或不效，即当停药。录半夏茯苓汤方与之不效，连更数医。越二旬复邀沈诊，前之动脉不见，但觉细软，呕恶日夜不止，且吐蛔两条。沈曰：恶阻无疑，吐蛔是重候，姑安其蛔，以观动静。用乌梅丸，早晚各二十丸，四日蛔止，呕亦不作。此治恶阻之变局也，故志之。（藜按：仍是治肝之法。）

喻嘉言治李思萱室人有孕，冬月感寒，至春而发，因连食鸡子鸡面，遂成夹食伤寒，一月才愈。又伤食，吐泻交作，前后七十日，共反五次，遂成膈证。诊时其脉上涌而乱，重按全无，呕哕连绵不绝，声细如虫鸣，久久方大呕一声。曰：病人胃中全无水谷，已翻空向外，此不可救之证也。无已必多用人参，但才入胃中，即从肠出奈何？李曰：仅十两余，尚可勉备。喻曰：足矣。乃煎人参汤，调赤石脂末，以坠安其翻出之胃，气乃少回。少顷大便，气即脱去，凡三日，服过人参五两、赤石脂末一斤，俱从大肠泻出。得食仍呕，但不呕药耳。因思必以药之渣滓，如粟粥之类与服，方可望其稍停胃中。顷之传下，又可望其少停肠中。遂以人参、陈皮二味，剪如芥子大，和粟米同煎作粥，与半盏不呕，良久又与半盏。如是三日，始得胃舍稍安，但大肠之空，尚未填实。复以赤石脂为丸，每用人参汤，吞服两许，如是再三日，大便亦稀。此三日参、橘粥内，已加入陈仓米，每进一盏，日十余次，人事遂大安矣。仍用四君子汤调理。共用人参九两痊愈，然此亦因其胎尚未堕，有一线生气可续，不然用参虽多，安能回元气于无何有之乡哉。后生一子小甚，缘母病百余日，失荫故也。

黄咫旭乃室病膈气二十余日，饮粒全不入口。诊之尺脉已全不至矣。询其二便，自病起至今，从未一行，止是痰沫上涌，厌厌待尽。或谓其脉已离根，顷刻当坏。喻曰：不然，《脉经》：上部有脉，下部无脉，其人当吐，不吐者死。是吐则未死也。但得天气下降，则地道自通。此证以气高不返，中无开阖，因成危候，宜缓法以治其中，自然见效。遂变旋覆代赭成法，用其意不用其方。缘尺脉全无，莫可验其孕否。若有而不求，以赭石、干姜辈伤之，呼吸立断矣。姑阙疑以赤石脂易赭石，煨姜易干姜，用六君子汤加旋覆花煎调服下，呕即稍定。三日后渐渐不呕，又三日粥饮渐加。但不大便，已月余矣。日以通利为嘱，曰：脏气久结，饮

食入胃，每日止能透下一二节，积之既久，自然通透。盖以归、地润肠，恐滞膈而作呕，（喻君于肝肾病治法终身未晓）硝、黄通肠，恐伤胎而殒命。姑拂其请，坚持三五日，果气下肠通，月余腹中之孕渐著，而病痊愈矣。（雄按：归、地滞膈之说，何可厚非。魏氏独擅此长，谓可概治一切，未免矫枉过正。如后列施笠泽一案断不可投以血药者，乌得专究肝肾而不问其他耶。）

施笠泽治吴玄水妇妊病呕吐，四十日不进糜饮，二十七日不溲溺，众以为必死矣。诊其脉俱沉滑而数，曰：此痰因火搏，凝结中脘，阴阳失次，气苞血聚，是谓关格，靡有攸处，治之则生，不治则死。吴曰：虽九仙之木精石髓，其如不纳何？曰：姑试之。乃用鸡腔、沉丁香、海石等，末之若尘，用甘澜水浓煎枇杷叶，取汤调服，始吐渐留。旋进香砂汤，一饮而溲，再饮而糜进。然喉中有物，哽哽不能上下，此病根也。仍用煎汤探吐，吐出结痰如麦冬、莲实者三四枚，其病遂瘳，妊亦无恙。

陈霞山治一妇产后伤食，致胃虚不纳谷四十余日，闻谷气、药气俱呕，以参、苓、白术、炒曲各一钱，陈皮、藿香各五分，炙甘草三分，砂仁五分，陈米一合，用沸汤二碗，泡伏龙肝末，澄清汁煎药，服而安。

薛立斋治一产妇，患腹胀满闷呕吐，因败血散于脾胃，不能运化所致。或用抵当，（疑是抵圣汤）败血已下，前症益甚，小腹重坠似欲去后。薛谓脾气虚而下陷，用补中益气汤，加炮姜温补脾气，重坠如失，又用六君子汤而安。

一产妇停食霍乱，用藿香正气散之类已愈。后胸腹膨胀，饮食稍过即呕吐，或作泄泻，此脾胃虚极，用六君子汤加木香，治之渐愈。后因饮食失调，兼怒怒患霍乱，胸腹大痛，手足逆冷，用附子散，又用八味丸，以补土母而康。设泥痛无补法，而用辛散，或用平补之剂，必致不起。（《续名医类案》）

吐 血

周小农医案

○ 梁慕华，粤籍。己亥在鲁麟洋行。其母五旬余，六月曾经吐血，止后，十月十六日复发。十八日，经别医用降气止血，不效。十九日延诊，脉细弦，舌淡白，足厥冷，少寐，素有微咳气逆。吐血势甚，每次一盅，总计盈盆矣。间其验过否？曰："未。"取出示之，沉着浓厚，殷红而带紫块。放之冷水中，沉底不散。曰："此系肝经之血。"询其有气忿否？曰："有。"因曰："症势甚重，血不养肝，有动风痉厥之虑。"疏丹皮炭、侧柏炭、醋炒当归炭、参三七、茜草炭、玄精石、秋石、乳汁磨沉香、藕节、童便等。一剂血止，然足厥不暄，气火未降，犹防再吐。

廿一日，用大剂潜养。如牛膝炭、杞子炭、盐水煅牡蛎、生白芍、醋炒当归炭、丹皮炭、黛蛤散、旱莲草、女贞子、旋覆花、琼玉膏。服后，自因夜间血证服仙鹤草有验，复置猪精肉中煮服，脘闷不舒，气升复吐盏许，又起头痛少寐，足厥不暖。遂于十九日方中去侧柏、藕节、童便，加龟甲、龙齿、百草霜、生白芍。加十灰丸三钱，开水先服。

廿三日复诊：血止，头痛定，安寐足暖。惟心中懊恼，山根际又痛，夜间轰热，醒后肌凉汗冷，颈项尤多，探之不黏。脉象转静。筹思其故，乃阴虚而生内热也。阳气本虚，故汗不暖；虚阳未潜，山根犹痛。用煅牡蛎、龙齿骨、龟板、川贝母、滁菊、蒺藜、白归身、杭白芍、阿胶、茯神、枣仁、辰砂拌百合心、淮小麦。服后，热淡汗止；惟夜寐不酣，龈又作胀，虚阳尚未尽敛。用西洋参、大麦冬、玉竹、淮小麦、白芍、白石英、川续断、钩勾、滁菊、牡蛎、阿胶、冬虫夏草、琼玉膏等。头晕龈胀均退，遂可离床行动。静养调理而愈。（《周小农医案》）

孔伯华医案

○ 鲍姓，女。

肝脾不和，湿热交蒸，更兼平素善怒，饮食不节，久而邪气聚当胃脘，遂致胃痛发作之时，痛如刀割，脘中燔热，吞酸，满闷，懊恼作吐，有时吐物中伴有血出，大便秘结而黑，舌苔垢腻。经某某医院检查，诊为"十二指肠溃疡"合并"胃出血"病。脉弦紧而滑，两关位独盛，亟宜镇肝和胃、行气止痛、搜肃湿热以内消之。

石决明（生研先煎）24克，青竹茹12克，台乌药9克，盐橘核12克，龙胆草（酒炒）9克，旋覆花（布包煎）12克，生赭石12克，藕节7枚，煨粉葛根1.5克，水制甘草1.5克，藿香梗9克，陈皮6克，焦栀子9克，土炒焦白芍4.5克，槟榔炭（醋炒）4.5克，炒枳壳6克，醋军炭4.5克，川郁金（生白矾水浸）9克，苏合香丸1粒（冲服），犀黄丸6克（冲服）。

共诊9次，服药21剂，然后改配丸药，服两料后疾病痊愈。［中医杂志，1962，（7）］

翟青云医案

○ 本城内吴姓女，年十九岁。被诬奸情事，出堂就审，女恃理直气壮，触犯县尊，恼羞变怒，横加五刑拷打，任死不屈，三堂后无二词。大冤昭雪归家，愤恨郁怒，大病在床，两胁疼如刀刺，时上冲心，口吐鲜血。每日夜四五发，每一次辄疼死，约半小时方能苏醒。诸医治法，均是止血止疼之药，服二十余剂罔效，后事已备，待死而已。又过三日，病仍旧，无奈请余诊疗。诊得肝脉沉弦有力，直冲至寸部，脾脉滑数微虚，知属郁怒伤肝，木旺土衰，脾虚生痰。此证以疏肝调气为主，清利脾热化痰为标，用小柴胡汤重剂加减。服一帖病去三四，共服四帖，诸症十痊。

小柴胡汤加减：

小柴胡240克（酒炒），白芍60克（酒炒），法半夏10克（姜炒），香附12克（酒炒），郁金10克，乌梅3个，牙皂3个。水煎服。（《湖岳村叟医案》）

刘云湖医案

○ 病者：叶妇，年三十余，黄岗人，寓武昌上新河武显庙。

病因：自四月下痢赤白，时愈时发，近因服长春观药。

证候：症变吐血心悸，腹痛喜按，恶食不起，微恶风寒，此心脾血虚之症。

疗法：以建中汤加味。

处方：

炒白芍、炙远志、柏子仁、饴糖各三钱，焦于术、桂圆肉各二钱，炒二芽、粉甘葛、玄胡索各一钱五分，炙甘草一钱，桂枝五分。

效果：一剂稍见痊可。

接方：

炒白芍、百合、炙远志、柏子仁、浮小麦各三钱，焦于术、阿胶、粉甘葛、桂圆肉各二钱，玄胡索一钱五分，生龙骨、生牡蛎、炙甘草各一钱。

效果：诸症已愈，脉仍沉弱，拟营养阴液。

主方：

北条参、百合、炙远志、柏子仁、粳米各三钱，炒白芍、阿胶、桂圆肉各二钱，于术、炒二芽、生龙牡各一钱五分，炙草一钱。

效果：三效痊安。

理论：下痢赤白，时愈而发，则肠黏膜轮回中已有积垢败血可知。长春观为武昌送诊施药之处，其药物多系下等粗恶者，而其医士多庸俗无研究之可能，是以对于各证候多走马看花也。此证从四月至七月之赤白痢，中间消耗血液，不知凡几。今服长春观药，大约不外厚味破积，以伤伐其胃肠黏膜，乃微细血管，致血逆而上吐也。心悸是血液来源不足，腹痛喜按，是胃肠黏膜戕伐太甚，得按而痛稍安也。微恶风寒，是气虚表阳不足，自觉其微恶风寒也。

方论：此方以炙甘草汤加减，为柔以养血之剂。窃怪前人补血，均用熟地、元参，一派甘寒，所以愈补血而愈呆滞，而吐血反不愈者，张介宾、赵养葵、薛立斋其尤者也。要之血为阴质，必得阳气以化之。所以古人当归补血汤中用黄芪一两以补气，气行则血行，气用于血也。亦有血不足以营心，则用远志、桂圆、柏子以宁心，白芍以平定血液，白术、炙草以扶脾，脾能统血，合白芍、饴糖、桂枝又为建中之剂，使血液内外条达，

各安本位，庶不泛滥而吐逆也。其用二芽者，充谷气以助消化也。用甘葛者，轻扬胃气以调和消化也。玄胡索能活动胞中之血，不使其郁而为废料也。

次方加阿胶、生龙骨、生牡蛎、阿胶之质液类血，大能补血充液，龙骨、牡蛎，其性收涩，能收敛上溢之热，使之下行，而上溢之血亦随之而下行归经。张锡纯云：龙骨、牡蛎有补管补络之能，以其收敛之性，能使血液潜伏也，且人身阳之精为魄，阴之精为魂，龙为天地之元阳（徐灵胎曰：龙得天地纯阳之气以生，藏时多，见时少，其性虽动而能静，故其骨最黏涩，能收敛正气），故能安魂。牡蛎为水之真阴结成（海气结蠔山，即牡蛎山），故能安魄吐血，多者魂魄多所丧失，魂魄之丧失，由于血液之不能营养，龙骨、牡蛎固血液，亦能安魂镇魄，所以为止吐血之妙品也。三方加百合、条参保肺，粳米益胃，是本已固而兼治其标也。（《临床实验录》）

吴简庵医案

○ 道长吴霁峰长媳袁氏，患吐血痰嗽，愈后，缘食瓜果腻物，复吐鲜血甚多。余视其形体消瘦，饮食不纳，吐血气急，右脉虚软，乃脾肺气虚、火不生土之候。即用四君子加炮姜、熟附、五味子、苡仁，尚可见效，讵其母家畏服温补，另延医者以四物、知、柏、芩、连，致土败腹泻而殁。（《临证医案笔记》）

王士雄医案

○ 魏西林令侄女，娩后恶露延至两月。继闻乃翁条珊主政及两弟卒于京，悲哀不释。而为患干呕吐血，头痛偏左，不饥不食，不眠不便，渴饮而溲必间日一行。久治不效。孟英切脉，虚弦豁大。与麦冬、大枣，加熟地、首乌、鳖甲、二至丸、菊花、旋覆、芍药、贝母、麻仁、青盐等药。服后，脉渐敛，血亦止。七八剂，头痛始息。旬日后，便行安谷。逾年接枢恸，血复溢，误投温补而亡。（《王氏医案》）

顾晓澜医案

○ 徐妇，醋库巷。吐血之症，至倾盆累碗，数日不止，目闭神昏，面赤肢软，息急难卧，危如累卵。脉见左沉右洪，重按幸尚有根。此郁火久蒸，肺胃复缘暑热，外逼伤及阳络，致血溢不止，危在顷刻。诸药皆苦寒，是以投之即吐，借用八汁饮，意冀其甘寒，可以入

胃清上，血止再商治法。

甘蔗汁一酒杯，白萝卜汁半酒杯，梨汁一酒杯，西瓜汁一酒杯（生冲），鲜荷叶汁三起，藕汁一酒杯，芦根汁一酒杯，白果汁二匙。

七汁和匀，隔水炖热，冲入瓜汁，不住口缓缓灌之。

又：昨服八汁，夜间得寐，血幸未来，神亦稍清，惟神倦懒言，奄奄一息。脉虽稍平，右愈浮大无力，此血去过多，将有虚脱之患。经云：血脱者，益其气。当遵用之。

人参七分（秋石水拌），黄芪七分（黄芩水炙黑），归身一钱（炒黑），怀山药一钱五分，茯苓三钱，大麦冬一钱五分（去心），蒸北五味七粒，和入甘蔗汁、梨汁、藕汁。

又：血止食进，精神渐振，再照前方三服。

丸方遗失。

问血冒一症，诸方皆以苦寒折之，今以甘寒得效何也？曰：丹溪云：实火宜泻，虚火宜补。此妇孀居多年，忧思郁积，心脾久伤，复缘暑热外蒸；胃血大溢，苦味到口即吐。其为虚火可知，故得甘寒而止。若果实热上逆，仲景曾有用大黄法，或血脱益气，东垣原有独参汤法，不能执一也。（《吴门治验录》）

徐麟医案

○ 嵊习匕乡独山王畔奎之女，年二十六岁。缘去冬月经甫至，母女触怒，以致月信中阻，迨暮春之初，忽狂吐血一日，渐近于危，身热干咳，舌苔绛色芒刺、后截厚白，不时浊气上攻贯膈，其痛苦不堪名状。又须健汉紧捏其鼻，张口出气，胸膛虽不见宽舒，而厥逆庶免，或捏鼻者手稍松即时厥，去床前须摆立健汉四五人，挨次换捏。六脉之中，左三部伏而不显，右三部洪数而大，口渴不引饮。一日之间，痛厥三四次。及余诊时已越四日矣。诊视甫毕，痛厥又作，药才入口，又如前厥。余思月信，因触怒中阻，停积血室，日渐羸瘦，月前所吐之狂血，亦是天癸失其顺行之性。其当去之，

秽液停积血室，瘀积日久化为腐臭，其气上犯。肺胃、肝脾互并一处，结队连群，挟肝胆之郁火炎上而铄肺金，肺畏火，肺得胃逆则肺之窍道忽塞，呼吸失常，所以欲捏其鼻，鼻孔闭合则下焦之浊气虽不潜退，欲随火升似难作炎。舌色绛红如芒刺，由肺胃肝胆之火不得发越所致也。月水不以时下者，皆由风木闭塞于地中，地气不能升腾于天上，譬之沟渠阻塞，又以茅茨横逆中流，则沟渠愈阻，沟中之水未有不泛滥而作殃焉。

初方：东参、麦冬育阴润燥；居术、甘草守脾而生津；芍药、萸肉滋肝而熄风；川芎、红花、桃仁取其升清以祛瘀。法只如此，服后虽不见功而略获小效，改以元参、麦冬、红花、桃仁、黄芩、川连、大黄等味，是仿承气之变法也。书云：扬汤止沸，不如抽薪去火为至捷。此方服后得大便二三次，舌苔果润，余亦放心就眠。次日天明其鼻便可呼吸，昨日用健汉紧捏，今堪放手告退矣。又用元参、麦冬清少阳气热，丹皮、黄芩清少阳血热，仍用生甘草泻火，羚羊、五味清肝解热，生地、萸肉凉血熄风。如是旋治则上下奠安，中州宁静，庶无犯中及上之虞。方虽出乎臆见，服之果得弋获。王君黼亭见而奇之，坚令余识，以为此等证候罕得见闻，论亦确凿。余曰："多是臆说，未免高明窃笑耳。"至自余归后，病得稍瘥，本可复元。于不日闻女父招婿到家，欲完婚事。花烛之期未届，洞房之琴瑟先调。噫异哉！农愚昏愦，做事颠倒，男女配合，人之大伦，既不知女病甫愈，气血未振，男臂方刚，见佛就拜乎？为人父者，正当令女蓄神养精，闭关守寨，安可使乏挫敌冲锋？果至一战败北，未几而逝，呜呼哀哉！是殆命乎？（《医案梦记附案》）

其他医案

一妇，娠三四个月，每晨吐血升余，饮食如常。脉数洪大。此胎热伤阴，胃火迫血也。投以犀角地黄汤加用黄芩、石膏，去丹皮，三剂而血止；去石膏加阿胶、知母，数剂而痊安。（徐灵胎《女科医案》）

食 厥

余景和医案

○ 常熟星桥石姓妪，晨食油条一支，麻团一枚，猝然脘中绞痛如刀刺，肢厥脉伏，汗冷神昏。余诊之，曰：食阻贲门，不得入胃，阴阳之气，阻隔不通，清阳不能上升，浊阴不能下降，故挥霍撩乱，窒塞于中。宜用吐法，以通其阳。用生莱菔子三钱、藜芦一钱、橘红一钱、炒盐五分，煎之，饮后以鸡羽探喉吐之，再以炒盐汤饮之，吐二三次，痛止肢温，厥回汗收。惟恶心，一夜干呕不已。余曰：多呕，胃气上逆，不能下降。以乌梅丸三钱，煎化服之，即平。后服橘半六君子三四剂而愈。夫初食之厥，以吐为近路，其阳可通。若以枳实、槟榔等消食攻下，其气更秘，危矣。（《诊余集》）

痞 证

孔伯华医案

○ 严某，女，七月十二日。

肠胃停滞，脾湿颇盛，遂致食后胃脘胀满，大便秘，精力疲倦，口渴喜饮，小便如常，脉弦滑数而实，亟宜清渗芳化。

云苓皮四钱，炒秫米三钱，广藿梗三钱五分，代赭石三钱，旋覆花三钱（布包），川厚朴五分，法半夏三钱，青竹茹四钱，焦六曲三钱，莱菔子三钱，炒枳壳钱五分，大腹绒三钱，小川连八分（吴萸二分同炒），滑石块三钱，肥玉竹三钱，天花粉三钱，珍珠母四钱，藕两，保和丸三钱（分吞）。（《孔伯华医集》）

章次公医案

○ 刘某，女。

心下痞，进食梗梗然不舒，得之胸襟拂逆。

薤白头12克，木瓜9克，大川芎6克，谷麦芽各9克，制香附9克，广橘皮6克，生枳壳9克，神曲9克，佛手9克。

○ 尹某，女。

胸次窒闷，迄今二月之久，胸襟怡悦，则所苦瘥减，可见是肝失条达。

醋柴胡9克，香甘松5克，旋覆花9克（包），白苏子9克（包），杭白芍9克，佩兰梗9克，广玉金5克，小青皮5克，生枳实9克，制黑丑6克，左金丸2.4克（吞），佛手9克。

二诊：先是胸襟拂逆，继之胃与肠之功能亦障碍，食物不消而泄。其胸次之窒闷，则终日如此。

制川朴3克，制香附9克，生苍术9克，薤白头18克，广郁金5克，台乌药6克，大川芎9克，神曲15克，石菖蒲9克，上肉桂2克。

上药共研细末，每次吞服1.5克。

三诊：经投散剂，症状大见改善。仍用前方。（《章次公医案》）

林珮琴医案

○ 金氏，寒热拘急，脉不紧数，胃痛，饮入辄呕，中焦痞阻，溺涩痛。宜宣通法。白通草、制半夏、橘白、草豆蔻、枳壳、苏梗、赤苓、甘草梢、煨姜。一啜症减，痞满未除。用泻心法。半夏、黄连俱姜汁炒、黄芩、干姜、陈皮、枳壳、甘草梢、木通、山栀。二服痞安。

○ 殷氏，身热胸痞，气促微咳，呕吐粥饮，痰黏溺涩，经止数月，脉息三五不调，兼带浮数。医投桂、附热剂，致咽喉肿碍，格阳于上。予谓此怀妊恶阻，兼外感也。宜辛凉以解痰热。用豆豉、杏仁、蒌皮、鲜竹茹、陈皮、茯苓、制半夏、枇杷叶。二服热退痞消。

○ 张氏，寒热似疟，胸痞不食，汗止腋下。阅所服方，混用枳、朴、楂、柏、槟榔、青皮之属。此邪在上焦，误行克伐，徒伤中下焦耳。予用半夏泻心汤去芩、连、甘草，加柴胡、煨姜、蒌皮、苏梗、茯苓。数服随愈。

○ 巢氏，发热胸痞，时呕，胀入背胁，脉沉小。仿小陷胸汤。用半夏、瓜蒌、枳壳、陈皮、茯苓，加姜煎。二服病除。（《类证治裁》）

叶桂医案

○ 谈氏，胸痞不饥，热不止，舌白而渴。此暑邪未尽，仍清气分。（暑邪阻气。）

鲜竹茹，淡黄芩，知母，橘红（盐水炒），滑石，桔梗，枳壳汁，郁金汁。

○ 朱妪，目垂气短，脘痞不食。太阴脾阳不运，气滞痰阻。拟用大半夏汤。

人参，炒半夏，茯苓，伽楠香汁。

又：脉微有歇，无神，倦欲寐。服大半夏汤，脘痛不安。不耐辛通，营液大虚，春节在迩，恐防衰脱。

人参，炒麦冬，北五味。

○ 俞女，脘痹身热。当开气分。

杏仁，瓜蒌皮，枇杷叶，广皮，枳壳汁，桔梗。

（《临证指南医案》）

其他医案

东垣治一贵妇，八月中，先因劳役，饮食失节，加之忧思，病结痞，心腹胀满，且食则不能暮食，两胁刺痛。（琇按：两胁刺痛，终是木气乘土。）诊其脉，弦而细。至夜，浊阴之气当降而不降，膜胀尤甚，大抵阳主运化。饮食劳倦，（琇按：先生平生只此四字。）损伤脾胃，阳气不能运化精微，聚而不散，故为胀满。先灸中脘，乃胃之募穴，引胃中生发之气上行阳道。又以木香顺气汤助之，使浊阴之气自此而降矣。

钱国宾治陈小山妻，年三十二岁，痞成形，状宛如鲫鱼，长五寸，阔寸许，头尾口牙悉具，渐渐游行穿肠透膜，上近喉边，下近谷道，饮血咬肝，声呼痛楚，形神狼狈，其脉强牵，尚有胃气可治。先以古方五味紫金锭磨服止痛，次以煅刀豆壳一两为君，以此豆能杀痞也。乳香、没药定痛活血，麝香通窍，木香顺气，调以砂糖作饵，痞受毒药，旬日内伏不动，月余而化，便出如蚬肉一堆，以四物、参、术、枸杞、香附，调理百日痞安。

刘子平妻，腹中有块如瓢，十八年矣，经水断绝，诸法无措。张令一月之内，涌四次，下六次，所去痰约一二桶，其中不化之物，有如葵菜烂鱼肠之状，涌时以木如意描之，觉病稍如刮，渐渐而平，及积之尽，块反靥如白，略无少损。至是面有童色，经水既行，若当年少，可以有子。

张主簿妻病肥气，初如酒杯大，发寒热，十五年余。后因性急悲盛，病益甚，惟心下三指许无病，满腹如石片，不能坐卧，针灸匝矣，徒劳力耳。张曰：此肥气也，得之季夏戊已日，在左胁下，如覆杯久不愈，令人发痎疟。痎疟者寒热也，以瓜蒂散吐之，如鱼腥黄涎，约一二缶，至夜令用舟车丸、通经散投之，五更黄涎浓水相半，五六行，凡有积处皆觉痛。后用白术散、当归散，和血流经之药，如斯涌泄，凡三四次方愈。

杜弓匠子妇，年三十，有孕已岁半矣，每发痛则召侍媪侍之，以为将产也，一二日复故，凡数次。张诊其脉涩而小，断之曰：块病也，非孕也。《脉诀》所谓涩脉如刀刮竹形，主丈夫伤精、女人败血。治法有病当泻之。先以舟车丸百余粒，后以调胃承气汤加当归、桃仁，用河水煎乘热投之。三日后又以舟车丸、桃仁承气汤，泻出脓血杂然而下，每更衣以手向下推之揉之则出。后三二日，又用舟车丸以猪肾散佐之，一二日又以舟车丸、通经散如前数服，病去十九，俟晴明当未食时，以针泻三阴交穴，不再旬已消矣。

孙主簿季述之母，久患胸中痞急，不得喘息，按之则脉数且涩。曰：胸痹也。因与仲景三物小陷胸汤，一剂知，三剂愈。《医学纲目》

一妇人年近三十，患腹左胁，有一大块，坚硬如石，有时痛，肚腹膨胀，经水不调，白带频下，夜热，脉急数。以《千金》化铁丸一料，块消即孕，生一女。（此方疑龚杜撰，四物之外，一派破血行气而已。）

陆养愚治茅鹿门三夫人，经期参前，腹中有块升动，有时作痛作胀，大便不实，脾胃不和，其脉人迎大于气口二倍。（以此断为血有余。）茅问曰：此证屡服消导及养血之药，轻则枳实、枳壳、木香、豆仁，重则槟榔、棱、莪，俱以养血佐之，药颇中和，而病反增剧，何也？曰：据脉左盛于右，气不足而血有余，今所服不惟诛伐无过，且损不足，而益有余，欲其病之不剧，得乎？用人参、白术、陈皮、干姜、大枣以益其气，用消痞丸以去其血之瘀，其方用（香附）醋炒四两，元胡索（醋炒）一两五钱，归尾二两，川芎、红花、桃仁、海石、瓦楞子（火煅醋淬）各一两，醋打面糊为丸，与煎剂相间服，未半料而块已失，大便结实，经水如期。

姚氏妇久患痞积，两年之间，攻击之剂，无遗用矣，而积未尽除，形体尪赢。李曰：积消其半，不可伐矣，但用补剂，元气一复，病自去耳。遂作补丸，服毕而痞果全消。逾三年调理失宜，胸腹痛甚，医以痛无补法，用理气化痰之剂，痛未减，脉之大而无力，此气虚也。投以归脾汤加人参二钱，其痛乃止。

冯楚瞻治戚氏妇，腹中有块作痛，发则攻心欲死，上则不进饮食，下则泄泻无度，医药三百余剂不效。脉之六部沉细已极，右关尺似有似无，明系火衰土弱，肾家虚气上凌于心脾，土不能按纳奔豚之气，非温补不可。用炒干熟地八钱，补水以滋土。炒黄白术六钱，补土以固中。炮姜、熟附各二钱，补火以生土。更入五味子一钱以敛之。俾祖气有归，脏得其藏，而肾乃纳而不出也。数剂而安，一月痊愈。

琇按：冯公此案，前人所未发，字字如良玉精金，后贤宜三复之。

杨乘六治朱氏妇病胸膈痞闷，兼寒热往来，口干作渴，饮食不进，服宽利清解药益甚。脉之右关弦数而沉，面色带红，舌干微黄，乃与益阴地黄汤。或曰：胸满不食累月矣，二陈、枳壳尚不能通，地黄、山药、五味、萸肉，俱酸涩阴滞之物，其可投乎？曰：此证本因肝胆燥火，闭伏胃中，其原则由于肾水之不足，盖肾者胃之关也。水不足，则火旺熏蒸，而胃阴亏，胃与肝胆相并，且为其所胜，又肾既不足，则肝胆阴木，无水以养，而燥火独炽，于是乘其所胜之虚而入之。且冲于上则口干咽燥，流于下则二便秘急，塞于中则为胸闷。脉浮弦而关更甚，右手沉细而关则带滑，此肝木有余、脾血不足之候也。与疏肝助脾、调气养血，则火降郁开，而痰自内消矣。用调气养荣汤，加陈皮、前胡，佐茯苓

消痰止嗽，青皮、香附、豆仁、白芍疏肝宽肠。总之气得川流，则血自津润，数剂后用润字丸间服，每次五分，十日症递减。改用六君子，改养血调气药，盖邪之所凑，其气必虚，壮者气行则愈，弱者著而成病也。后以纯补间用调气治嗽之品，五旬而痊。

一妇人小腹中有块，其脉涩，服攻药后脉见大，以四物汤倍白术、白芍，甘草为佐，俟脉充实，间与硝石丸，两月消尽。

蒋仲芳治陈氏妇，年廿六，生痞块已十年，在脐上，月事先期，夜则五心发热，火嘈膨闷，忽一日痞作声上行至心下，则闷痛欲绝。为针上脘，瘀下而痛定，然脐旁动气不息，复针天枢穴，动气少止，遂用当归五钱，白芍、白术、元胡、丹皮、川芎、条芩各一钱，枳实、官桂、槟榔、木香各三分，醋炙鳖甲二钱，水煎空心服，至十二剂而愈。

聂久吾治刘氏妹，禀气怯弱，性情沉郁，年三十，病晚间发热，天明复止，饮食少进，烦躁不安，肉削骨露，医药不效。诊其脉歇至，因其烦躁发热，颇用芩连知柏等凉剂，虽无效，亦不觉寒凉，第恐多服伤胃，则无生机矣。因问其热从何处起，曰：自右胁一围先热，遂至遍身，乃悟此必气郁痰结而成痞块，胸膈壅滞遂燥热，气结而脉亦结，此脉与症合，不足忧也，当先攻痞，以除其根，则诸症自愈。因用磨痞丸，每日服三次，服至三四次，而块消其半，热渐退，至七八两，块消热尽除，不数月痊安矣。当其痰凝气滞，痞结右胁，不惟医者不知，而病者亦不觉也，非察其病根而拔去之，何能取效也。三棱、莪术（皆醋炒）、花粉、大黄（酒炒）、制香附各八钱，槟榔、黄连（姜汁炒）、黄芩（酒炒）、枳实（炒）、贝母、连翘各六钱，山栀、前胡、青皮、醋炒延索各一钱，广皮四钱，南木香二钱，郁金三钱，为末，先用竹沥洒润，次用黏米粉搅硬，糊丸绿豆大，每服百丸。

按：此案与痰门陆养愚治董浔阳夫人脉症俱同而方异，大约陆按乃剿袭耳。今此案入痞门者，俾知痞证，有痰结一端也。

化痞膏方：蜜陀僧六两，阿魏五钱，羌活一两，水红花子三钱，同研细末，用香油一斤，熬膏退火摊贴。凡患此证，肌肤定无毫毛，须看准以笔圈记，方用膏贴。多年者只用两张，内服克坚酒，水红花子研三钱，浸火酒两斤，日服三次，随量饮之。（《续名医类案》）

痞 闷

○ 一妇，产后食角黍，烦渴痞闷，腹痛，大便欲去，服消导之剂不应，饮食日减，肌体日瘦，已半年矣。脉软沉滞。薛以为食积久停。令用大酒曲炒为末，温酒二钱，俄顷腹鸣，良久乃下粽而愈。

○ 一妇，产后食鱼胙，腹痛患痢。脉弦微涩。此鱼为水中之味，胙为鱼肉之滓，惟能助湿伤脾，滑利肠胃，所以诸药不能克应。令以陈皮、白术等分，生研为末。茉莉花浓汁调下三钱，数服而痛痢痊瘥。（徐灵胎《女科医案》）

伤 食

任瞻山医案

○ 王秦川之妻，临产发作时吃鸡汤泡饭一碗，约一时久，即眼斜口牵，手足掣掉，人事不省，恐临产气虚，用芪、术补剂不醒。次日迎余诊，面色惨淡，身有微汗，脉六七至而紧结，余曰：此鸡汤泡饭之为害也，其体乃阳虚中寒，汤饭饱食，停滞胃脘，即化痰阻塞脾之大络，遏蔽灵气，致精神昏乱，而为仆倒牵引，如痫证然。治宜消导，与二陈汤加厚朴、砂仁、山楂、麦芽、菖蒲二剂，呕出顽痰而醒。（《任瞻山医案》）

王润园医案

○ 间壁郝源林之继室，虽再醮而抚子孙如已出，内外无间言，里党咸重之。秋初忽得不食证，精神馁败，胸膈满闷。且年过五旬，素多辛苦，以子延楷来求余治，视之，则气乏面枯。问头疼发热否？曰否。诊之，右关独大，余俱平平，知为食积。告曰：病极易治，药须三服必痊愈。病者摆手曰：余素不能吃药，吃药则吐。余笑曰：既不服药，此病又非针可除，难道医者只眼一看而病去也？请易以丸何如？病者有难色。其子曰：请一试之，万一丸药亦吐，则听之矣。病者应允，乃令服保和丸一二两当愈。其子为入城买保和丸，劝服之才三四钱许，则膈间作声，晚则洞下数次，越日而起，精神作，且思食也。后遇其子于途，称神者再再。

○ 医人强学潮之妻，蜂目而豺身，顽物也。夫殁后，益无忌，仇媳而爱女。在家则捶楚其媳。其女适吾里王姓，粗悍不让其母，而其母年过六旬，往返吾里日数四，疾健如奔。壬戌春，气后食停，得心胃疼证。前尚忍之，后不可忍。延任医治之，任更愦愦，谓年老气虚，施补剂，服则痛滋甚。又请任治，任拒曰：疾不可为矣。其女家与前习天主教者为邻，知余看王病，乃请治其母，余本欲辞，而王再三恳愚。不得已，为一诊，见其右关实大而滑数，肝部亦郁。告曰：此气滞停食也，必与人争气后，遂进饮食，食为气壅，郁而作痛。其女从旁极赞余神，反诉其母，常劝尔勿食时生气，而尔不悛，今谁怨焉！请一方。乃以越鞠平胃散加枳实，重用香附。告曰：两服后保无虞矣。后五日遇其女于街，告曰，母病已痊愈，称谢数次。

○ 裕州牧莲舫兄之夫人，号杏云，灵石漪泉翁女也。工书画，善音律，一切博奕棋酒，无所不通。适李时，莲舫尚诸生，劝之读书，不数年得乡举，后以誊录议叙牧裕州。杏云随之往，日行事件，多经其手。而莲舫多萎靡，且好狎邪游，并娶二妓。以防捻不力失官，后虽开复，而空坐省城，益不自释，日与夫人反目。辛酉秋，夫人不得已回介，家道式微，翁姑俱老，诸事赖之保全。余曾一次，即为余画桃花春燕扇幅，至足感也。壬戌夏，忽遣人邀余，问之，则杏云病矣。急随之往，则衣饰楚楚，诊其脉，则六部沉伏。余曰：此郁滞也，宜逍遥散。夫人亦知医，点头称是。二服而痊。又隔月，余赴捕厅之饮，先见晓圃，晓圃曰：兄来正好，五嫂又病矣，何不一视。入而问之，杏云曰：以为感冒，但觉憎寒发热，肢体沉困，用柴胡四物汤，一服而腹作痛，昨夕犹缓，朝来无止时矣。时疫气流行，恐其为疫，故请大哥一视。诊之则余脉俱平，惟右关颇实而滞。告曰：此非外感，亦非瘟疫，仍是食为气滞，故中脘不通。不惟增痛，且多胀也。况胸间作闷，时时作嗳气，以藿香正气散疏之则无病矣。杏是之，称不谬。乃处一方。越二日，遇晓圃于酒市，问之，则曰二服痊愈，家五嫂命致谢焉。（《醉花窗医案》）

其他医案

一妊娠妇人，因停食服枳术丸，胸膈不利，饮食益少。更服消导宽胸之剂，其胎下坠，小腹重滞。余诊脉软弦滑。此脾气伤而不能承载其胎也。先用补中益气汤四剂，升举其胎，后以六君子汤调其中气，俾饮食如常，改用八珍汤补其气血，而胎孕痊安。

一妇，妊娠之后，饮食不节，脾胃不调，时常腹痛泄泻。即以六君子汤调其中气，改用八珍汤数服而安。（徐灵胎《女科医案》）

吞 酸

章次公医案

○吴某，女。

吐酸而兼有白沫者，多属消化不良之胃酸缺乏；如果气候转变，经期以内，其发益频，亦是神经之过敏。此二者可作古人之胃寒论治。

淡吴萸5克，炮附块6克，旋覆花12克（包），干姜2.4克，荜茇9克，姜半夏18克，云苓15克，元胡索9克。（《章次公医案》）

陆正斋医案

○万传英，女，49岁，客船员，7月7日诊。

头晕耳轰，呕吐酸水，知饥不能纳谷，胸腹愧闷，脐右动气。

苏梗4.5克，郁金3克，香附4.5克，炒山栀4.5克，橘皮3克，枳壳3克，茯苓10克，神曲4.5克，丹参4.5克，砂仁壳1.5克，佩兰4.5克，炒谷芽10克，金橘饼2个，佛手3克。

7月9日诊：减谷芽，加：砂仁2.5克，青皮3克。

○严某某，女，78岁，住李选区，6月25日诊脘腹胀痛，吐清酸水，食不甘味。

香苏梗4.5克，制半夏6克，橘皮3克，吴萸2.5克，白

茯苓10克，川朴3克，木瓜2.5克，砂仁2.5克，沉香1克，佩兰4.5克，老蔻米2.5克，煨姜1片，金橘饼1枚。

按：痰湿中阻，中焦不运，故腹胀食不甘味，气机不畅，郁而成酸，先生以二陈合理气温化之品，是为对因治疗。

○王某某，女，68岁。3月13日诊。

肝逆犯胃克脾，脘腹攻痛，呕吐黄色酸水。

炒白芍12克，吴萸1.5克，金铃子5.4克，炒枳壳4.5克，元胡5.4克，白茯苓12克，制半夏5.4克，广橘皮4.5克，旋覆花（包）5.4克，苏梗5.4克，广郁金5.4克，新绛2.4克，陈香橼皮5.4克。

按：此疏肝和脾法，肝气得疏，气机得畅，中焦得运，则酸水自除矣。（《陆正斋医疗经验》）

张聿青医案

○吴媪，风阳较平，眩晕大减，而余威未靖。吞酸涌涎，时止而仍作时。再养肝熄肝，参苦辛以制心火，而佐金气以平肝木。

阿胶珠，杭白芍，黑豆衣，池菊，茯神，炒杞子，女贞子，潼沙苑，左金丸。《张聿青医案》）

李修之医案

○青溪何伊群之内，患吞酸已二十余载矣。因病随年长，复加恚怒，胸膈痞塞，状若两截，食入即反，肢体浮肿。治者非破气消导，即清痰降火，投剂累百未获稍安。邀予治之，左三部弦大空虚，右寸关沉而滞涩，乃苦寒伤胃、清阳下陷之征也。盖胃司纳受，脾主运动，胃虚则三阳不行，脾弱则三阴不化，致仓禀闭塞，贲门阻滞，奚能化导糟粕转输出入乎？况气者升于脾而降于胃，运用不息流行上下者。今胸脯气噎，乃气虚而滞，非气实而满。如误认有余之象，妄施攻伐之方，不特无补于脾而反损于胃。所以投剂愈多，而病势愈剧也。立方用六君子加炮姜、官桂，先将代赭石一两槌末和入清泉，取水煎药，才服入口觉胸宇不宁，忽然有声，隔绝隧道，食亦不吐。或云：虚而用六君子此千古正治，毋庸议论，如代赭石治。法今人未闻，愿领其详。予曰：医者意也。代赭系代郡之土，禀南离之色，能生养中州。脾胃属土，土虚即以土补，乃同气相求之义也。（《旧德堂医案》）

其他医案

薛立斋治一妇人，饮食后或腹闷，或吞酸，自服枳术丸，饮食日少，胸膈痞满，腿肉酸痛，畏见风寒。或用养胃汤，腿痛浮肿益甚，月经不行。此郁结所伤，脾虚湿热下注。清晨四君子汤、芎、归、二陈，午后以前汤送越鞠丸，诸症渐见愈。又用归脾、八珍二汤兼服，两月余而经行。

一妇人胸满少食，或腹胀吞酸，或经候不调，此中气虚，不能施行化也。用补中益气加砂仁、香附、炮姜而进饮食，更以六君、芎、归、贝、桔梗而经自调。

一妇人饮食少思，胸中嘈杂，头晕吐痰，此中气虚而有热，用六君子汤加黑山栀、桔梗而愈。后因劳碌，头晕发热，吐痰不食，用补中益气加半夏、茯苓、天麻而痊。

一妇人中脘嘈杂，口中辛辣，或咳嗽吐痰发喘，面色或白或赤，此脾气虚而肺中伏火也。用六君子加山栀、桔梗、柴胡及炒黑片芩治之寻愈。

一妇人嘈杂吞酸，饮食少思，大便不实。此脾气虚寒而下陷，用补中益气汤加茯苓、半夏、炮姜渐愈。又常服人参理中丸而安。

一妇人饮食后嘈杂吞酸，此热郁为痰，用六君子汤送越鞠丸渐愈。又用加味归脾汤而痊。后因怒两胁胀痛，中脘作酸，用四君子汤送左金丸渐安，仍用六君汤送下越鞠丸而瘳。

陈三农治一妇，每食止碗许，稍加，非大便泄泻，即嗳腐吞酸，腹胀痞闷。此脾虚寒不能化也。用六君子加茱、连、藿香、香附、砂仁、神曲、煨姜而愈。

薛立斋治一妇人，饮食少，每碗许，稍加非大便不实，必吞酸嗳腐。或以为胃火，用二陈、黄连、枳实，加内热作呕。曰：末传寒中，故嗳气吞酸，胀满痞闷。不信，仍用火治，虚证并至，月经不止。始信。以六君子加炮姜、木香，数剂元气渐复，饮食渐进。又以补中益气，饮食渐进，加炮姜、木香、茯苓、半夏数剂痊愈。后因饮食劳倦，兼之怒气，饮食顿少，元气顿怯。用前药便加发热，诚似实火，脉洪大按之而虚，两寸如无，此命门火衰，用补中益气加姜、桂及八味丸，兼服两月余，诸症悉愈。此症若因中气虚弱者，用人参理中汤，或六君子加木香、炮姜不应，用左金丸或越鞠丸。虚寒者加附子，或附子理中汤，无有不愈。

一妇人年二十余，饮食每每因怒气，吞酸嗳腐，或兼腿根焮疼。服越鞠丸等药不应。此脾气虚，湿气下注而然。以六君子汤、香附、砂仁、藿香、炮姜数剂少愈，更以六君汤数剂而愈。（《续名医类案》）

遗　粪

○一产妇，素脾泄，产后饮食少思，五更必遗粪，几不自觉，倦怠无力。六脉软弱。此中气虚寒，脾肾不足，而肠胃滑脱也。令以补中益气汤送四神丸，半月而霍然。（徐灵胎《女科医案》）

肺系病证 >>>

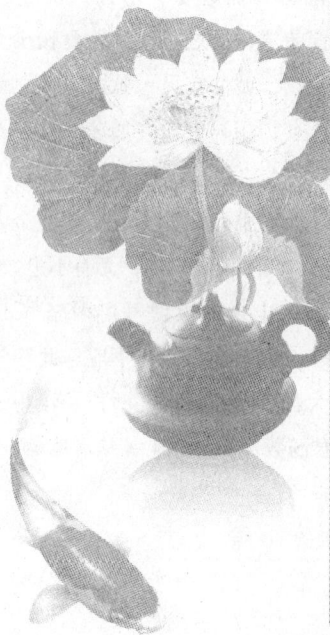

咳 嗽

周小农医案

〇 戴右，沪北。戊申春仲咳嗽气逆。寿医初投清肃，咳稍解。因其带多腰酸，用杜仲、牛膝、杞、芍之类，旋加参、术。是妇多气腹胀，故服之胃口钝。加以新感寒热，热解胃钝脘胀，就诊于予。自述不时鼻衄干燥，痰韧如生虾，有木火刑金之象。气滞多嗳，而胃土亦病，宜治其肝。疏方香附、金铃、八月札、糯稻根、黑山栀、旱莲、花粉、石斛、莱菔英、青蛤散、白芍、甜杏仁、芦根、枇杷叶等。服后，气通嗳爽，复用木蝴蝶、苏噜、橘白叶、青蛤散、绿豆衣、地骨、丹皮、茅花、扁金斛、芦根、枇杷叶等。诸恙均减，纳食胜前，续定滋水清肝之法而安。肝咳与外感嗽治法迥异，张伯龙《雪雅堂医案》颇备，此宗其意，以见一斑。

〇 荣某氏，辛亥春初亥刻咳剧，痰味则咸。询知此证发于立春之日，口渴，气短，欲呕，颧赤，少腹震痛。脉弦，舌红。因思立春木气上僭，消瘦易怒，木火之质，卫气上升，化火灼津，宜与镇摄。决明、青铅、紫石英、甜杏仁、旋覆、龟板、牛膝炭之类。知医者过来视方，颇讶此非治咳药而以为询。余详解此旨，径投之去。竟以潜摄之品三剂而定。

〇 沈姥，年六十余。癸丑正月，寒热咳嗽，脘闷便秘。某君照风邪外感治之，不减。脉滑数，苔白罩黄，腹中按之满痛，决为痰气食交阻。拟苏梗、厚朴、半夏、茯苓、瓜蒌、枳实、竹茹、陈皮、浙贝、杏仁、豆豉、楂炭，莱菔煎汤代水。服后，痰食下行，遂得畅便，咳嗽脘闷渐退，寒热自止。

〇 袁揆仁表戚之室，乙卯四月患桑毒咳嗽。桑毒者，系无锡乡间一种特别症，因春蚕汛中桑地浇肥，日晒雨淋，其土淫热，系桑者赤足践踏，初则足肿生疮，不数日足肿减，即咳嗽喉颈粗，痰吐腥韧，是桑地热毒湿火迫于肺。即疏桑皮、地骨、枯黄芩、黑山栀、茯苓、冬瓜子、薏苡、杏仁、枳实、瓜蒌、兜铃、防己、芦根。另用川贝母、银花、月石、雄精、净青黛，研细，化服。咽腻、咳嗽、颈胀大减。

复诊原方加减，渐即告痊。

此证失治后即延疳黄，浮肿无力，或转泄泻，淹笃不治。（《周小农医案》）

孔伯华医案

〇 李某，女。

七月十八日：肝肺气郁，热居上焦，头部晕楚，咳嗽胸中闷损，身倦腰疼，脉弦滑，左关大，亟宜平肝降逆，兼肃肺络。

杏仁泥三钱，川郁金四钱，白蒺藜五钱，龙胆草二钱，苏子霜钱五分，青竹茹四钱，酒黄芩二钱，石决明八钱（生研生煎），全瓜蒌五钱，清半夏三钱，海浮石五钱，荷叶一张，滑石块五钱，杭菊花三钱。二剂。

二诊：七月二十日。服前方药后，肺热较平，咳嗽渐止，第肝阳仍盛，头部尚不能清楚，湿邪为肝气所迫，腰部仍觉痛楚，脉属弦数，左关仍盛，再从前方加减。

生石膏四钱（先煎），石决明八钱（生研生煎），知母三钱，川黄柏三钱，地骨皮三钱，青竹茹四钱，龙胆草钱五分，白蒺藜五钱，桑寄生四钱，杏仁泥三钱，霜桑叶三钱，荷叶一个，生滑石块三钱，羚羊角一分（镑片，另煎兑入），二剂。（《孔伯华医集》）

俞长荣医案

〇 夏某某，女，35岁。初诊日期：1964年4月18日。

患咳喘已一年许，屡治未效。咳嗽气喘，痰白，时吐清水。经常大便溏泄，进生冷油腻时，则每日须溏泄4～5次。恶寒畏冷，肢末欠温。月经周期正常，但量多色较淡。面部微浮。舌苔白滑，脉象沉小。

辨证：脾肾阳虚。

治法：温中蠲饮，摄肾纳气。

方药：

茯苓、菟丝子各9克，附子、法夏、苏子各6克，陈皮、五味各4.5克，胡芦巴12克，炙甘草3克。

5月6日：前方连进3剂，咳嗽显著减轻，大便正常。嗣因多食青菜，致咳喘溏泄复发，脉象舌苔如前。仍宜益火生土，从本立法，桂附理中汤加味主之。

潞党参、炒白术、附子、胡芦巴各9克，干姜、炙甘草、破故纸各6克，五味子4.5克，肉桂1.2克（另研冲）。

上药连服4剂，咳嗽泄泻基本消失，继以桂附八味丸收功。至八月中旬追访，据称将近三个月来，咳喘、泄泻均未再发，身体壮实，近来虽进水果、蔬菜、生冷，均安如常人。［中医杂志，1964，（1）］

赵友琴医案

○ 十月二十七日，赵文魁请得端康皇太妃脉息：左关稍弦，右寸关滑而近数，肺胃蓄饮较减，惟肝热尚欠清和。今拟清肝调中化痰之法调理。

杏仁泥三钱，瓜蒌六钱，浙贝三钱，胆草三钱，莲子心三钱，丹皮三钱，竺黄三钱，橘红三钱，腹皮子各二钱，枳壳三钱，酒军一钱五分，青皮三钱（研）。

引用焦三仙各三钱、枯芩三钱。

按：浮风虽解，但肝胃饮热未解，肺热未净，仍需清肝调中化痰之法治疗。方中杏仁、瓜蒌、浙贝、竺黄、橘红宣肺清热化痰；胆草、莲子心、酒军、丹皮清肝泄热；腹皮子、枳壳、青皮理气和胃；引用焦三仙消食和胃，枯芩泄肝肺蕴热，用之为引以求肺、胃、肝并调，气道宣通，痰热自易清化。

十一月十九日，赵文魁请得端康皇贵太妃脉息：左关沉弦，右关沉滑。诸证均愈，只上焦浮热未清。今拟清上调中抑火之法调理。

甘菊花三钱，桑叶三钱，薄荷八分，胆草三钱，青皮子三钱（研），姜连二钱（研），姜朴三钱，枳壳三钱，腹皮子四钱，酒军一钱五分，酒芩三钱，木通二钱。

引用橘红三钱、焦楂四钱。

按：肝经郁热化火上犯，肺气不利，中州蓄饮。前方服后，诸症轻减，但上焦浮热未清，中焦停饮化而未尽，胆经郁热仍有；故仍需以清上调中抑火之法调理。

甘菊花、桑叶、薄荷清肃上焦浮热；青皮子、姜朴、枳壳、腹皮子调中理气化饮；胆草、酒军、酒芩、木通清泻肝经火热，使肝经火热不致上犯；引用橘红、焦楂和胃化饮，以治肺胃。

○ 二月初八日，赵文魁请得端康皇贵妃脉息：左关弦而近数，右寸关滑数。肝肺结热，痰饮不宣，以致左臂作疼，时有咳嗽。今拟清肝理肺化痰之法调理。

酒胆草三钱，姜朴三钱，羚羊角六分（面），丹皮三钱，苏子叶四钱，杏仁三钱（炒），橘红三钱，瓜蒌八钱，辛夷仁二钱（研），黄芩三钱，枳壳三钱，酒军二钱。

引用钩藤三钱、桑叶一两熬汤煎药。

按：肝肺结热，痰饮不宣，痰热互结，阻于络脉，故有左臂作疼，时咳嗽等证；痛在肝肺，而又有痰热，治当以清肝理肺化痰之法。方中酒胆草、羚羊角、丹皮、黄芩、酒军入肝经清肝热；姜朴、苏子、杏仁、橘红、瓜蒌、辛夷仁、枳壳理气宣肺化痰；引用钩藤、桑叶入肝经，平胆热，使本方重在清肝热，则肝热清，肺气宁，痰自易化。况且病本在肝，而肺为标，故以其二味为引药恰合病机。

二月初九日，赵文魁请得端康皇贵妃脉息：左关弦数，右寸关滑数。肝气渐舒，肺热湿饮未化。今拟清肝理肺化饮之法调理。

小生地四钱，胆草三钱，羚羊角八分（面，煎），生栀四钱（仁研），炙桑皮四钱，瓜蒌六钱（捣），杏仁四钱（研），苏子四钱（研），枯黄芩三钱，广红三钱，薄荷三钱，甘菊三钱。

引用酒军一钱五分。

按：肝气虽渐舒，但肺热湿饮未化，治当续以疏肝清肺化痰饮之法。方中薄荷、甘菊入肝肺二经，能疏泄二经之热；小生地、胆草、羚羊角、生栀养肝阴而清热；炙桑皮、瓜蒌、杏仁、苏子、枯芩、广红清热肃肺化痰；引用酒军，酒制则入肝经，且能增强行气活血之功，《大明本草》称它有"通宣一切气，调血脉，利关节"的功用，可见酒军之功主要在于宣气活血，作为本方之引药，调肝和肺，理气和血，是很恰当的。

二月初十日，赵文魁等请得端康皇贵妃脉息：左关弦而近数，右寸关沉滑。肝气较舒，惟肺热痰饮不化。今议用理肺调中化痰之法调理。

溏瓜蒌六钱（捣），杏仁四钱（炒），辛夷二钱

（后下），苏子三钱（炒），苏薄荷二钱，姜朴三钱，枳壳三钱，橘红三钱，羚羊角面六分（煎），枯芩三钱，生栀四钱（仁研），甘菊三钱。

引用炙桑皮三钱。

按：服前方后，肝气较舒，惟肺热痰饮欠化，病变重点在肺，故治疗以理肺化痰为主，佐以调肝；方用甘菊、薄荷、辛夷疏风泄热调气；溏瓜蒌、杏仁、苏子、姜朴、枳壳、橘红、黄芩清热宣肺、化痰和胃；羚羊角、黄芩、生栀清泄肝热；引用炙桑皮甘寒，泻肺化痰，引药入于肺经，重在泻肺化痰，符合病情。

二月十一日，赵文魁等请得端康皇贵妃脉息：左关弦缓，右寸关沉滑。诸症均愈，惟肺热痰饮欠清。今议用理肺清热化痰之法调理。

南苏子三钱（炒），杏仁四钱（炒），瓜蒌六钱（捣），桑皮三钱（炙），旋覆花三钱，枯芩四钱，羚羊角六分（面），生栀四钱（仁研），青皮子三钱（研），枳壳三钱，橘红三钱，酒军一钱五分。

引用法半夏三钱（研）。

按：诸症均愈，惟肺热痰饮欠清，故重在理肺清热化痰，又素体肝热气郁，故当佐以清肝理肺，方中苏子、杏仁、瓜蒌、桑皮、旋覆花、枯芩清热宣肺化痰；羚羊角、山栀、枯芩清其肝经郁热；酒军入血调气，青皮子、枳壳、橘红理气开郁，共调气血。引用法半夏辛温入肺经，能化痰消痞散结，作为引药旨在使全方之功用重在理肺化痰。

二月十三日，赵文魁等请得端康皇贵妃脉息：左关弦缓，右寸关沉滑。诸症均愈，惟肺经浮热未清。今议用清上理肺化痰之法调理。

甘菊花三钱，薄荷二钱，防风二钱，杏仁四钱（研），苏叶子各二钱，瓜蒌六钱（捣），枯芩三钱，生栀四钱（仁研），酒胆草三钱，橘红三钱，枳壳四钱，酒军一钱五分。

引用金沸草三钱。

按：诸症均愈，惟有肺经浮热未清，故以清上理肺化痰为法。方用菊花、薄荷、防风疏风泄热；杏仁、苏叶子、瓜蒌、橘红、枳壳宣肺化痰；虽病重在肺，但素体肝热，故用枯芩、生栀、酒胆草、酒军清降肝热而和肺，肝热得降则肺热易清；引用金沸草，金沸草为旋覆花之全草，入肺经能降气行水消痰；用之为引旨在加强全方理肺化痰之功。

○宣统十四年正月二十一日，赵文魁诊得春格脉息：左关稍弦，右部浮滑。浮风袭肺，致令伤风作嗽。今用疏风清肺止嗽之法调治。

木笔花二钱，白芷二钱，薄荷一钱五分，杏仁三钱（炒），炙桑皮三钱（炒），陈皮二钱，枳壳三钱，前胡三钱，清夏片二钱，粉葛二钱，酒军一钱五分。

引用酒芩三钱。

按：肺主气，司呼吸，外合皮毛，主宣发肃降。其气以下行为顺，性属娇脏，不耐邪侵，无论外感六淫，抑或内生痰浊饮热，均能阻碍肺气宣降，使之失却治节之令，气逆于上，咳呛作矣。以内因言，每以痰热阴滞为多，以外因论，辄以感受风邪为最。《内经》云："风者，百病之长也"，其性轻扬，中人多伤人之上部，肺居上焦，外合皮毛，故必首当其冲。脉浮主风邪在表，脉弦滑主痰热内蕴。从病机推论，当有发热、恶寒、头痛、鼻塞、流涕等症。故治疗当用疏风清肺、化痰止嗽方法。

方中白芷、木笔花（即辛夷），辛温芳香，入肺经善散肺中风邪而通鼻窍，入胃经能引胃中清阳之气上达头脑以止头痛。薄荷辛凉入肝肺，疏散上焦风热，清头目、利咽喉，芳香透窍。葛根辛甘性平，升阳生津，解肌退热。黄芩、桑皮清泻肺中实火，兼行肺中痰水。肺与大肠相表里，故用大黄走大肠，荡积滞，导肺热下行。杏仁苦温，入肺和大肠，《本草求真》谓"杏仁，既有发散风寒之能，复有下气除喘之力"。前胡，苦辛微寒，入肺经，《本草纲目》谓其能"清肺热，化痰热，散风邪"。《本草逢原》称其"功长于下气，故能治痰热喘嗽，痞膈诸痰，气下则火降，痰亦降矣。本品为痰气之要味，治伤寒寒热及时气内外俱热"。前、杏合用，则散风下气，祛痰止咳之力尤著。陈皮、半夏，健脾和胃，理气燥湿化痰，以绝生痰之源。枳壳理气宽胸，运中焦而助肺气升降，内外兼治，上中齐调，用心可谓良苦矣。

正月二十二日，赵文魁诊得春格脉息：左部微弦，右部滑而近缓。浮风渐解，只肺热尚欠清和。今用化风清肺止嗽之法调治。

木笔花一钱，薄荷一钱五分，白芷二钱，杏仁三钱，炙桑皮三钱，枯芩三钱，陈皮三钱，法夏三钱，大瓜蒌六钱，前胡三钱，苏子三钱（炒）。

引用炒栀仁三钱。

按：上药服后，脉已不浮，弦势亦减，说明药已中病，风邪渐解，痰热已轻。但病势尚未尽退，肺热尚欠清和，故仍宗前法出入，旨在尽逐穷寇也。

今方仍有木笔花、薄荷、白芷疏散上焦风邪。桑皮、黄芩清泻肺热。陈皮、半夏燥湿化痰，健脾和中。复配瓜蒌宽胸理气，化痰清热。栀子宣泄三焦郁火。前胡、苏子下气利膈，消痰止咳。俾热尽清，痰尽消，肺气清和，咳痰乃瘳矣。

〇十月十九日，赵文魁请得端康皇贵太妃脉息，左关稍数，右寸关缓滑。风热较减，惟肝肺余热未清。今拟用清上调肝理肺之法调理。

荆芥穗三钱，防风三钱，薄荷二钱，甘菊三钱，苏子叶各二钱，杏仁三钱（炒），瓜蒌六钱，酒芩四钱，生石膏八钱（研），青皮三钱（研），枳壳四钱，酒军一钱五分。

引用橘红二钱、胆草三钱。

十月二十日，赵文魁请得端康皇贵太妃脉息：左关尚数，右寸关缓滑。肝气较舒，惟肺经痰热未清。今拟照原方加减调理。

荆芥穗二钱，防风二钱，薄荷二钱，杏仁四钱（炒），苏叶子各二钱，瓜蒌六钱，酒芩四钱，生栀四钱（仁研），生石膏八钱（研），青皮三钱（研），枳壳三钱，熟军一钱五分。

引用橘红三钱、鲜青果七个，打。

十月二十一日，赵文魁请得端康皇贵太妃脉息：左关尚数，右寸关缓滑。肺经风热未净，痰饮欠清。今拟用清上理肺化痰之法调理。

荆芥穗三钱，防风三钱，薄荷二钱，杏仁四钱（炒），苏叶子各二钱，瓜蒌六钱，桑皮四钱（炙），酒芩四钱，生石膏八钱（研），生栀四钱，胆草三钱，竺黄四钱。

引用橘红四钱、风化硝八分，煎。

十月二十二日，赵文魁请得端康皇贵太妃脉息；左关尚数，右寸关缓滑。肺热较减，惟痰饮欠清。今拟照原方加减调理。

甘菊花三钱，薄荷二钱，防风二钱，杏仁四钱（炒），大瓜蒌六钱，桑皮四钱（炙），酒芩四钱，生栀四钱（仁研），生石膏八钱（研），竺黄四钱，浙贝三钱（研），元参六钱。

引用橘红三钱、风化硝六分。

按：郁热内蕴，浮风外受，则肺热痰嗽，前服清上理肺化痰之剂，肺热得以轻减，既然得效当以续前方之法，以清肝调肺化痰浊。

方中甘菊花、薄荷、防风疏风清热，以调肝肺；杏仁、大瓜蒌、桑皮宣肺化痰；酒芩、生栀、生石膏、竺黄清宣肺热以化痰；浙贝、玄参理肺清热化痰结；引用橘红理肺化痰，风化硝咸寒化痰结而泻热，二药为引旨在理肺清热化痰浊。

十月二十三日，赵文魁请得端康皇贵太妃脉息：左关尚弦，右寸关滑而近数。肺热较减，惟肝木欠舒。今拟用清肺疏肝化痰之法调理。

溏瓜蒌六钱，杏仁四钱（研），桑皮四钱（炙），酒芩四钱，酒胆草三钱，生栀四钱（仁研），竺黄三钱，浙贝三钱（研），青皮子三钱（研），枳壳三钱，酒军二钱，前胡三钱。

引用生石膏八钱（研）、橘红三钱。

十月二十四日，赵文魁请得端康皇贵太妃脉息：左关略弦，右关沉滑。肺热轻减，惟稍有咳嗽。今拟用清肺止嗽化痰之法调理。

大瓜蒌四钱，酒芩三钱，生栀三钱（仁研），竺黄三钱，杏仁泥三钱，浙贝三钱（研），前胡三钱，枳壳三钱，天花粉四钱，橘红三钱，胆草三钱，熟军二钱。

引用鲜青果五个打。

〇八月十八日，赵文魁请得端康皇贵妃脉息：左关弦数，右部缓滑。风邪欠解，肺胃蕴热尚盛，以致头闷肢倦，口渴作嗽。今拟用疏风清胃之法调理。

荆芥穗三钱，薄荷二钱，防风三钱，苏叶子各二钱，溏瓜蒌六钱，杏仁四钱（炒），橘红三钱，枯黄芩四钱，酒胆草三钱，石膏六钱（生研），酒军二钱，淮牛膝三钱。

引用羚羊角面六分，先煎。

八月十九日，赵文魁请得端康皇贵妃脉息：左关微弦，右部缓滑。风邪渐解，蕴热较轻，惟头闷肢倦，口渴作嗽。今拟照原方加减调理。

荆芥穗三钱，薄荷二钱，防风二钱，苏叶子各二钱，溏瓜蒌六钱，杏仁四钱（炒），橘红三钱，生石膏六钱，枯黄芩三钱，花粉四钱，酒军一钱五分，生栀仁四钱（研）。

引用羚羊角面六分，先煎。

按：连服疏风理肺清热之剂，外风渐解，蕴热也得轻减，惟头闷肢倦、口渴作嗽之症仍在，故续前方，继以疏风理肺清胃之剂调理。方中荆芥穗、薄荷、防风、苏叶疏风邪而调肺胃之气；苏子、溏瓜蒌、杏仁、橘红理肺化痰；生石膏、枯黄芩、花粉、酒军、生栀仁清理肺胃之热；引用羚羊角面，清肝平肝，以解肝经蕴热，以求新旧之痰并祛。

八月二十三日，赵文魁请得端康皇贵妃脉息：左关弦而近数，右关滑而稍数。肺气未和，肝阳未静，以致有时咳嗽，食后身倦。今拟用和肺清肝之法调理。

苏叶子三钱，前胡三钱，防风二钱，浙贝三钱（研），炒杏仁三钱，瓜蒌五钱，黄芩三钱，橘红三钱，炒枳壳三钱，胆草三钱，焦三仙各三钱，酒军一钱五分。

引用羚羊角面三分，先煎。

八月二十五日，赵文魁请得端康皇贵妃脉息：左寸关弦而近数，右寸关浮滑。肝肺有热，外感风凉，以致头闷肢倦，胸满作嗽。今拟清解和肝理肺之法调理。

苏叶子各二钱，薄荷一钱五分，防风一钱五分，杏仁三钱（炒），地骨皮三钱，玉竹三钱，淡豉三钱，橘红三钱，大瓜蒌六钱，枳壳三钱，酒军一钱五分，枯芩三钱。

引用羚羊角面六分，先煎。

八月二十八日，赵文魁请得端康皇贵妃脉息：左关弦而近数，右寸关滑数。肺气渐和，咳嗽较轻，惟肝阳鼓荡，气道欠调，以致有时烦急。气窜作疼。今拟用和肺调气化热之法调理。

苏叶子三钱，前胡三钱，防风三钱，钩藤三钱，炒杏仁三钱，瓜蒌五钱，浙贝三钱（研），秦艽二钱，生石膏六钱（研），黄芩三钱，知母三钱，橘红络各三钱。

引用羚羊角面六分，先煎，青皮子三钱，研。

按：风邪伤肺，肝阳鼓荡，内外交病，肝肺气滞，气道不利，以致有咳嗽、烦急、气窜作疼之症，虽连服清肝调肺之剂，郁热渐开，咳嗽渐轻，病势有减，但肝肺之气仍未调和，故仍当以和肺调气化热之法。方中苏叶子、前胡、防风、杏仁疏风和肺；瓜蒌、浙贝、生石膏、黄芩、知母清肺化痰；钩藤清热平肝；秦艽、橘红络化痰和络；引用羚羊角清热平肝，青皮子疏肝理气，二药入肝经，旨在镇肝阳以和肺气。

○九月二十四日，赵文魁诊得老太太脉息：左关滑数，右关沉弦。肺经郁热，蓄滞痰饮，以至鼻干口燥，咳嗽有痰。今用清肺止嗽化痰之法调治。

杏仁泥三钱，前胡三钱，莱菔三钱（炒），苏子二钱（研），炙桑皮三钱，夏曲三钱，广皮二钱，条芩三钱，瓜蒌仁四钱（研），川柏三钱，礞石四钱（煅）。

引用炙麻黄二分。

老太太清肝化湿代茶饮方：

龙胆草三钱，青皮二钱，枳壳二钱，姜朴三钱，葶苈子三钱，泡半夏曲二钱，广皮二钱，木通一钱。

水煎代茶。

按：本案脉象左关滑数，为痰热蕴郁之象。右关沉弦，脉主里证，单手脉弦，亦主内有痰饮。痰饮所得，以脉象分析，非从外感，而由内伤。痰热壅阻肺气，肺失清肃，故咳嗽气粗，痰多，质黏厚或稠黄，咯吐不爽。肺热内郁，灼伤津液，则见鼻干口燥。其舌苔当薄黄腻，舌质当红。因此，清热肃肺、止嗽化痰是其正治。

方中杏仁，能散能降，"缘辛则散邪，苦则下气，润则通秘，温则宣滞行痰"（《本草求真》）。前胡亦长于下气，"故能治痰热喘嗽，痞膈诸痰，气下则火降，痰亦降矣，为痰气之要药。"两药配伍，均归肺经，以降气为主，又都具疏散之性，一温一凉，相得益彰。莱菔子、苏子并用，取《韩氏医通》三子养亲汤意，降气消痰，止嗽平喘。桑白皮、黄芩，清泄肺热。陈皮、半夏，有二陈汤燥湿化痰、顺气止嗽之功。瓜蒌仁，润肠通便，上下同治，大肠火泄，肺气亦得肃降。方中尚用了黄柏、青礞石二味，乍看似与病状有隙，但与下述清肝化湿代茶饮对照互参，即可了然。以药测证，患者当有肝经湿热之象，如胸胁胀痛、口苦易怒、小溲短赤等等。因肝脉布两胁，上注于肺，肺经痰热，燔灼肝经，使其络气不和。疏泄失司，而致金木同病。因此除内服清肺化痰方外，亦以龙胆草、青皮、木通等组方，清泄肝胆经热，频服常饮，加强疗效。

诸药配伍，热清肺肃，痰化嗽平，效得益彰。

九月二十五日，赵文魁请得老太太脉息：右关滑数，左关沉缓，肺热轻减，痰滞亦清，惟有时咳嗽，痰热犹盛。今用清肺止咳化痰之法调治。

杏仁泥三钱，苏子二钱（研），广红三钱，法夏三钱，炙桑皮三钱，条芩三钱，川柏三钱，苦梗三钱，枇杷叶三钱（炙），寸冬三钱，川贝三钱。

引用煅礞石四钱。

按：详析脉证，可知为痰热壅肺之证，初诊药后，症状已轻，但脉仍滑数，时有咳嗽，知其痰热未尽，仍用清肺化痰止咳方法调治。杏仁、苦梗、杷叶宣肺止咳，苏子、法夏、桑皮肃肺化痰，升降相因，理其肺脏。臣以条芩、川柏、广红、贝母清化痰热。佐以寸冬养阴护肺且"能泻肺火化痰"（《本草从新》），更引用青礞石清化痰热以为使。（《赵文魁医案选》）

萧琢如医案

○ 矿工扬州黄某妻，患咳嗽，久而不愈，据云：毫无余症，惟五更时喉间如烟火上冲，即痒而咳嗽，目泪交下，约一时许渐息，发散清凉温补，备尝之矣。率无寸效，脉之弦数，舌色红而苔白，曰：此有宿食停积胃中，久而化热，至天明时，食气上乘肺金，故咳逆不止，医者不究病源，徒以通常止咳之药，施之，焉能获效？为授二陈汤加姜汁、炒黄连、麦芽、莱菔子一帖知，二帖已，上症验案甚多，聊举其一，不复赘云。（《遁园医案》）

何拯华医案

○ 病者：宋宝康之妻吴氏，年三十四岁，住本城南街。

病名：孕妇燥咳。

原因：妊已七月，适逢秋燥司令，首先犯肺而发。

证候：初起背寒干咳，咳甚无痰，喉痒胁疼，甚至气逆昔嗽，胎动不安，大便燥结。

诊断：脉右浮滑搏指，左弦滑数，舌边尖红，苔薄白而干，此《内经》所谓"秋伤于燥，上逆而咳。"似子痫而实非子痫，子痫当在九月，令孕七月，乃由燥气犯肺，肺气郁而失昔，所以经谓"诸气膹郁，皆属于肺"也。

疗法：当从叶氏上燥治气，辛凉宣上。故用桑、菊、荷、蒡疏肺清燥为君，蒌、贝润肺化痰为臣，佐以鸡子白、雅梨皮开其音，使以嫩苏梗安其胎，庶几肺气舒畅，而痰松昔扬，胎气自安矣。

处方：

冬桑叶二钱，薄荷叶八分，瓜蒌皮二钱，鸡子白一枚（后入），白池菊二钱，牛蒡子钱半，川贝母二钱，雅梨皮一两。

次诊：连进三剂，昔清咳减，咯痰亦松。惟大便五日不通，脘腹胀满，口干喜饮，不能纳谷，脉仍搏数，舌边尖尚红，扪之仍干。法当内外兼治，外用蜜煎导以引之，内用五仁汤加减以通润之。

次方：

松子仁四钱（杵），炒麻仁三钱（杵），甜杏仁三钱（去皮），柏子仁三钱（杵），瓜子仁二钱，金橘铺二枚（切片），萝卜汁一瓢（煎汤代水）。

先用净白蜜一瓢，煎汤代水。

三诊：一剂而频转矢气，再剂而大便通畅，腹胀顿宽，咯厌虽松，而咳仍不止，左胁微痛。幸口燥已除，胃能消谷，脉数渐减，舌红渐淡，可进滋燥养营汤，冲润肺露梨膏，保胎元以除咳。

三方：

白归身钱半，生白芍三钱，蜜炙百部钱半，蜜枣一枚（剪），细生地三钱，生甘草五分，蜜炙紫菀三钱，金橘铺一枚（切片），叶氏润肺雪膏一两（分冲）。

效果：连服四剂，昔扬咳止。胃健胎安而愈。

廉按：六气之中，惟燥气难明，盖燥有凉燥、温燥、上燥、下燥之分。凉燥者，燥之胜气也，治以温润，杏苏散主之。温燥者，燥之复气也，治以清润，清燥救肺汤主之。上燥治气，吴氏桑杏汤主之。下燥治血，滋燥养营汤主之。此案孕妇病燥，较男子燥证为难治，初中末三方，皆对症发药，层次井然，且无一犯胎之品，非率尔处方者可比。

○ 病者：室女朱姓，年十五岁，住南门外朱家夭。

病名：燥咳似痨。

原因：内因肝郁经闭，外因时逢秋燥，遂病干咳不止，专门产科作郁痨治，服过逍遥散加减，已十余剂。病势增剧，来延予治。

证候：面黄肌瘦，唇燥咽干，懒言神倦，便结溲赤，夜间潮热，逢寅卯时，燥咳无痰，胸胁窜疼，至天将明，寐时盗汗出而身凉，经停三月，饮食渐减。

诊断：脉右浮涩，左沉弦涩，按之尚有胃气，舌红兼紫，此由肝郁气窒，以致血瘀，瘀血化火，冲肺作咳，似痨嗽而尚非真痨也。

疗法：姑先用解郁养营，以消息之。

处方：

瓜蒌仁三钱（炒），干薤白钱半，焦山栀二钱，粉丹皮钱半，真新绛钱半，苏丹参三钱，京川贝三钱（去心），广郁金二钱（磨汁，冲），地骨皮露一两（分冲）。

次诊：连服三剂，二便通畅，饮食大增，潮热盗汗渐减，脉象亦渐流利，解郁养营，幸中病机。惟咳久不止，恐将成痨。再照前方去蒌、薤，加归身一钱、鲜生地五钱，外用紫菀噙化丸三粒，以通降之。

次定丸方：

紫菀五钱，鲜枇杷叶五钱（去毛，炒香），生桑皮三钱，甜杏仁三钱（去皮），款冬花三钱，绛通钱半，醋炒生川军钱半。

蜜丸，如樱桃核大，每夜噙化三丸。

三诊：三剂后，潮热盗汗已止，干咳十减八九，面黄渐润，精神颇振，脉亦渐起而流利，舌紫亦退，转为红活。仍用前方，煎送当归龙荟丸钱半，仲景䗪虫丸钱半。

四诊：连进四剂，诸恙俱瘥，寝食精神复旧，惟少腹隐隐作痛，此经水将通之候，脉象流利，两尺尤滑，其明征也。改用寇氏泽兰汤合柏子仁丸加减。

四方：

泽兰叶三钱，生赤芍二钱，元胡索钱半（酒炒），生淮牛膝三钱，全当归三钱（酒洗），柏子仁三钱，陈艾叶二分，鸡血藤膏钱半（烊化，冲），卷柏钱半，广郁金二钱（磨汁，冲）。

效果：连进四剂，经通脉和，寝食俱增而瘥。

廉按：肝郁气窒，以致血瘀者，必先疏畅其气，故首用蒌、薤以宣通上焦之气郁。郁久必从火化，内应乎肝，故继入当归龙荟丸。合仲景䗪虫丸，直泻肝经之郁火以通其经。迨郁解火清，经水有流动之机，然后用温通消瘀，因其势而利导之。前后治法，层次井然，可以似痨非痨者进一解。（《全国名医验案类编》）

沈奉江医案

○ 水警厅第一队长，合肥刘姓媳年十七岁，容貌雅秀，躯干不长，自结婚后，日渐瘦削，寒热咳嗽，言语音低，经事不利，已五月矣。他医用肃肺之药，不效。先生以为破瓜太早，有伤正元，此虚咳也。用黄芪、党参、归身、首乌、桂枝、白芍、鸡血藤、续断、甜杏仁气血并补等品出入，两服而寒热退，咳嗽减，形容亦转丰腴。复方加细生地、丹参、藏红花、月秀花、阿胶、蜜炙马兜铃等以通其月事。

○ 琴雪轩某牙科之女病顿咳已四月，不咳则已，咳则百余声不止，气不接续，骨瘦如柴。先生用麻杏石甘汤两剂而愈。年余又病寒热咳嗽，痧点隐约不透。先生偕门人丁士镛同去诊视，脉象闷郁，舌苔光红，壮热口糜，神情模糊。曰："此邪热炽盛，故痧点不能透达也。时医只知透发，但余须用犀角、紫草清凉一派，此药非君家不开，防时医之訾议也。"其家信，服之大便得解，痧点外达；再剂点齐；三剂而愈。（《三三医书·沈鲐翁医验随笔》）

范文虎医案

○ 李某，女。

风热犯肺，咳呛痰稠，气喘，舌红，脉滑而数。

桑白皮9克，葶苈子4.5克，苏子9克，黄芩9克，海石9克，天冬9克，橘红4.5克，杏仁9克，竹茹9克。

○ 应师母。燥咳无痰，为日已久，口干咽燥，午后潮热，脉细而弱，舌中脱苔。阴虚生热，治颇不易。

生石膏30克，麦冬24克，小生地24克，炒麻仁24克，炙鳖甲9克，杏仁9克，枇杷叶9克，清甘草3克，肺露500克（代水）。

二诊：小生地24克，驴胶珠6克，生白芍9克，麦冬24克，生龙骨9克，炙甘草3克，炒麻仁12克，生牡蛎24，杏仁9克，肺露750克。（《范文甫专辑》）

李铎医案

○ 傅，孀居，年四二，久嗽经年，痰多食少，身动必息鸣喘促，面色痿黄，黯悴神夺，诊脉左搏数，左小急。自觉内火燔燎，寡居独阴，自多愁闷思郁，加以操持焦劳，五志厥阳烦煎，上熏为咳，非泛泛客邪干肺之嗽，实为内伤重病，且忧苦久郁，必气结血枯，五液内耗，是以经来涩少，色见紫黑，有延成干血痨嗽之累。议进琼玉膏，滋水益气，以制厥阳之火，暂用汤剂，益胃中之阴，以血海隶于阳明，勿损胃气为上。至治嗽救肺诸法，谅无益于斯病耳。

参条，云苓，怀山药，扁豆，苡仁，北五味，石斛，阿胶，百合，甘草。

○ 李氏妇，年二十五，干咳半载，咽嗌干涸，肌肉消瘦，停乳不月，此明系内伤阴亏津涸，兼之肺肾不交，气不生精，精不化气，是以干涸如此，议金水同源之治。

沙参，麦冬，贝母，百合，桑叶，熟地，五味，玉竹，阿胶。

又：进金水同源法咽嗌稍有润气，咳如原。思喻氏清燥救肺法，滋干泽枯，培养生气，于斯症正合宜也。

桑叶，石膏，芝麻，杏仁，高参，阿胶，枇杷，麦冬，生地，甘草。

又：进喻氏法咳缓咽润，半年久病，大效已著，不必汲汲。以无月信，恐延成干血痨为虑，但宜培养肝肾真阴为本，俾真阴一足，则水到成渠矣。

复脉汤去姜桂，加玉竹、麦冬。（《医案偶存》）

陈士楷医案

○ 金某，女。

肺为华盖，诸经之火，皆能乘肺而为咳。少阴之脉，上络于咽，肝脉亦循咽络肺。上升之气自肝而出，气郁则生火，气盛则克金，此自然之理也。失血之后，咳呛咽干，气升若逆，面赤耳鸣，痰薄黏而其味带咸，每至寅卯之时，咳呛较甚，纳食未能充旺，脉象细滑兼数，舌苔薄糙，尖边脱液。其为阴血内乏，肝木失于涵养，遂致气火郁勃，冲扰肺金，而津液被熬炼成为痰沫，少阴真水不得上潮，肺金失于润养，肝木遂有升而无制。考肝为刚脏，是气火所从出，肾水既亏，不能涵养肝木，斯木火内逆，而诸疴蜂起矣。治之之法，计维壮水以涵木，清火以保金，俾金水相生，庶肝木有制而气火得以填平，可免积虚成损之虑。

北沙参，京玄参，沙冬青，炙紫菀，奎白芍，黛蛤壳，细生地，煅石决，川贝母，谷芽，桑白皮。（《陈良夫专辑》）

陈在山医案

○ 陈董氏，五五，脉来沉数无力，素有阴虚喘咳之患，近日咳甚，痰多胁痛，拟用清肃肺金法治之。

第一方：玉竹，沙参，寸冬，橘红，杏仁，甘草，当归，醋芍，双叶，阿胶，枳壳，生地，茯神，焦枣仁。

第二方：玉竹，生地（炒），莲房（炒），橘红，杏仁，桑叶，寸冬，莲肉，山药，芡实，元参，当归，醋芍，藕节，甘草。

第三方：玉竹，桑叶，杏仁，橘红，当归，寸冬，山药，莲房，藕节，莲子，芡实，甘草，香附，醋芍，天冬。

第四方：蜜百合，皮苓，广木香，桑叶，寸冬（炒），杏仁，橘红，熟地（炒），玉竹，山药，莲子，莲房炭，芡实，甘草。

以上数方自服之后，诸症已经痊愈，饮食加餐，惟肺嗽未能利，便言及汤药实属难进，欲求丸药服之，以防病后。

羚羊三钱，当归身四钱，玉竹四钱，山药四钱，百合四钱，橘红四钱，杏仁二钱，桑叶三钱，炒生地四钱，莲肉四钱，芡实三钱，莲房炭三钱，寸冬三钱，贡胶四钱，甘草三钱，淡寸蓉四钱，细末蜜小丸，每服二三钱，开白水送下。

陈董氏，夏日之嗽，业经治愈，又逢秋凉，动作不慎，咳嗽复发，脉来惟右寸关小数，余皆虚缓之极，此阴虚之证也，仍用清理法。

毛橘红，杏仁，桑叶，玉竹，生地（炒），寸冬，莲房炭，百合，山药，芡实，甘草，阿胶珠。

又丸药方：羚羊尖，玉竹，山药，百合，化橘，杏仁，桑叶，莲子，莲房炭，芡实，寸冬，贡胶，甘草，寸冬，生地，枸杞，东洋参。共末蜜丸，三钱重。（《云深处医案》）

程杏轩医案

○ 嘉庆甲子初秋，牧兄邀视伊母恙。云："家慈年逾五旬，外腴内亏，病经八日，上热下冷，痰多汗少，咳嗽作呕。昔患淋痛；兹亦带发。医为散风清暑，治俱不应，又以为肝火，拟用龙胆泻肝汤。"求为决之。予曰："淋证为本，感证为标，从本从标，当观病之缓急，未可臆断也。"比往诊视，脉细面青，身热足冷。时正酷热，病人犹盖毡被，舌苔白滑，胸腹胀闷，不渴不饥。谓牧兄曰："尊堂之病，乃寒湿内伏，加感外邪，治宜温中逐邪，淋痛无暇兼顾。"方用苍白二陈汤，加姜附、白蔻以温中燥湿，桂枝、秦艽以彻其表。牧兄问："服药以何为验？何期可愈？"予曰："伤寒以舌为凭，舌苔退净，病邪自清，计非二候不可。"初服舌苔稍退，再剂已退其半，服至四剂，寒热全解，舌苔退净，淋痛亦止。惟腹闷食少，大便未行。次日忽便泻数次，金以伤寒漏底为虑。予曰："无妨。仲圣云：胃家实，秽腐当去也。"方易六君子汤加谷芽、苡仁、泽泻、神曲健脾渗湿。三日内共泻二十余行，始得胸宽食进。越日忽又发热，诊脉浮大。予曰："此复感也。"牧兄曰："病人日来，俱卧帐中，邪何由入？"予曰："想因日前便泻，夜间下床，恙久体虚，易于感耳。"仍用六君子汤，加姜附秦艽，一服即平。

○ 晋翁乃媳，秋间咳嗽，不以为意，交冬渐甚，午后寒热。医云外感，服药不效，遂致形倦肌瘦，食少便溏。予视其行动气促，诊脉弦劲无胃，询其经期，三月未至。私谓晋翁曰："此殆证也，危期速矣。"翁惊曰："是病不过咳嗽寒热，何以至此？"予曰："经云：二阳之病发心脾，有不得隐曲，女子不月，传为风消息贲者，死不治。刉脉弦劲无胃，乃真脏也。经又云：形瘦脉大，胸中多气者死。脉证如此，何以得生。"辞不举方，逾旬而殁。（《杏轩医案》）

王润园医案

○ 邻人郭某之女，再醮于邻村，归宁恒数月不返。一日忽患咳嗽，初略不为意，久而增盛，延人治之，则曰：此虚劳也。始而补气，继而行瘀，又转而理脾疏肝。药屡易而病不减。一日其母偕之来，浼余治。因问曰：嗽时作时止乎？抑咳则面赤气急声声接续乎？曰：急甚。观其面色红润，知非虚证。乃诊其脉，则右寸浮滑而数，余则平平。告曰：此痰火郁在肺经，常苦胸膈满阿，发则痰嗽俱出，不但非虚劳，且大实热证也，进以芩连二陈丸加桑皮，木通以疏之，三日而嗽减。再请余治，则数象减而滑则依然。余曰：热退而痰仍在，不去之，恐复作。因用平陈汤加枳实、大黄下之。凡二进，下顽痰数碗，胸膈顿宽，而嗽亦止矣。

咳嗽一证，风寒暑热，饮食郁滞，思虑劳倦，皆能致之。《医宗必读》阐《内经》之旨，讲此证最为详尽，学者当究心，若一概施治，未有不致悖谬者。（《醉花窗医案》）

邵兰荪医案

○ 安昌李妇，呕减热缓，呛咳渴饮，脉滑数，经停月余。小溲稍利，偶有呃逆，脘痛。宜宣肺、和中、化痰。九月初五日。

瓜蒌皮三钱，射干钱半，广橘白一钱，白前二钱，广郁金三钱，光杏仁二钱，焦山栀三钱，柿蒂七只，川贝母二钱，霜桑叶三钱，天花粉三钱，引枇杷叶五片。

三帖。

又：呕逆已瘥，脉小滑，经停月余，呛咳脘闷，气冲欲呕。宜清养肺胃化痰。九月初九日。

黄草斛三钱，川贝钱半，大腹绒三钱，藿梗二钱，橘白一钱，扁豆衣三钱，广郁金三钱，绿萼梅钱半，桑叶三钱，炒谷芽四钱，蔻壳钱半，鲜枇杷叶七片（去毛）。

三帖。

又：呛咳未除，舌红，潮热，脉滑数，经停，胸闷心悸。宜清养肺胃为主。九月十三日。

南沙参三钱，冬桑叶三钱，橘红一钱，炒知母钱半，地骨皮三钱，川贝母钱半，谷芽钱半，绿萼梅钱半，银胡一钱，紫菀二钱，黄草石斛三钱，鲜枇杷叶七片。

三帖。

介按：肝经郁热上升，犯胃则呕恶呃逆，冲肺则咳呛脘闷，日久而痰气凝滞，经隧不宣。初方宣肺化痰，继则养胃清肝，终则又参入滋液退热。方法颇有次序。

○ 大西庄沉妇，气喘呛咳，右脉小数，左关弦细，舌灰黄底红，癸水不调，外寒内热，胃钝便闭。宜防血溢。十月初九日。

霜桑叶三钱，光杏仁三钱，瓜蒌皮三钱，南沙参三钱，川贝二钱，甘菊二钱，焦山栀三钱，橘红一钱，紫菀钱半，白前钱半，谷芽四钱，（引）枇杷叶五片（去毛）。

三帖。

介按：肝阴素亏，厥阳上冲肺胃，肺气失于清肃，以致咳喘而大便不爽，兼以阴虚内热，阳微外寒。治以清宣肺痹，养胃液而制肝逆。

○ 遗风庞妇，呛咳头晕，左脉弦细，气口搏大，形寒，钝胃，经停二月余。宜清肺胃熄风。三月念号癸卯初二日。

南沙参三钱，桔梗钱半，谷芽四钱，桑叶三钱，苏梗钱半，川贝二钱，川断三钱，甘菊钱半，紫菀二钱，光杏仁三钱，炒杜仲三钱。

清煎四帖。

介按：肝阳化风，旋扰不息，时届春令，肝阳愈旺，更受外风，逆乘肺胃，遂致呛咳头晕。兹以柔肝养胃、清肺疏风，乃是对症疗法。

遗风庞妇，咳嗽稍减，腹中癥块不利，呕恶涎沫，癸不及期。宜清肺、平肝、调经。

紫菀钱半，生牡蛎四钱，仙半夏钱半，茺蔚子三钱，川贝钱半，香附三钱，广橘红一钱，玫瑰花五朵，甜杏仁三钱，钗斛三钱，生款冬三钱，枇杷叶五片（去毛）。

四帖。

介按：冲脉为病，气逆里急，在男子则为内疝，女子则为瘕聚。今冲脉之气上逆，犯胃则呕吐涎沫，冲肺则咳呛不止。且冲脉即是血海，隶于阳明，细揣病情，治宜镇冲养胃。兹因腹瘕呕恶，治以清肺平肝，方法极佳。如能酌用镇冲养胃之品，则奏效尤捷矣。（《中国医学大成·邵兰荪医案》）

李振声医案

○江氏女病咳，羸瘠，两目畏日。医以地黄治之。翁曰：服地黄必厥。果厥，乃以甘草生、炙各半治之。八十日愈。（《李翁医记》）

方公溥医案

○张女孩。

十二月四日诊：风邪袭肺，郁而化热，咳嗽气逆痰盛，肌热，筋纹青紫，口渴喜饮，急与清宣豁痰。

粉前胡3.2克，象山贝4.5克，净蝉蜕1.5克，炒牛蒡4.5克，薄荷叶1.5克，连翘壳6克，冬桑叶4.5克，嫩勾尖4.5克，玉桔梗2.4克，光杏仁4.5克。

十二月七日复诊：痰鸣较瘥，咳嗽较爽，夜卧渐安，口干唇焦，夜有微热，再进一步治之。

处方同前，除薄荷，加甜葶苈3克、苏子霜3克、广橘络3克。

十二月九日三诊：肌热已解，痰鸣气逆渐平，咳嗽亦爽，舌苔白腻，口微干，仍当宣解。

处方同前，除苏子、连翘，加生甘草1.5克、干芦根6克。

十二月十日四诊：痰鸣气急已平，咳嗽减而未痊，再与理肺化痰。

处方同前，除蝉蜕、芦根，加莱菔子4.5克。（《方公溥医案》）

何其伟医案

○产后阴虚，咳嗽，骨蒸，便溏，纳食作胀，脾肺

两损，难愈矣。

香青蒿，款冬花，川石斛，冬桑叶，橘白，地骨皮，川贝母，川郁金，炒苡仁，红枣。（《韩山草堂医案》）

雷少逸医案

○古黔刘某妇，素吸洋烟，清癯弱体，自孟冬偶沾咳逆，一月有余，未效来商丰诊。阅前所用之药，颇为合理，以桑、菊、蒌、蒡、杏、苏、桔、贝等药，透其燥气之邪。但服下其咳益增，其体更怠，昼轻夜剧，痰内夹杂红丝，脉形沉数而来，舌绛无苔而燥。丰曰：此属真阴虚损，伏燥化火刑金之候也。思金为水之母，水为金之子，金既被刑，则水愈亏，而火愈炽。制火者，莫如水也，今水既亏，不能为母复仇。必须大补肾水，以平其火，而保其金。金得清，则水有源，水有源，则金可保，金水相生，自乏燎原之患。倘或见咳治咳，见血治血，即是舍本求末也。丰用知柏八味除去山萸，加入阿胶、天、麦，连进五剂，一如久旱逢霖，而诸疴尽屏却矣。（《时病论》）

任瞻山医案

○王姓孀妇，年三十，素常体弱脾亏，咳嗽吐痰，常取效者，惟姜附六君子汤，倘久嗽不愈，乃于阴中补阳，用附桂理阴煎即愈，此二方乃常应效之最速者。是年病咳嗽吐痰甚多，日夜约吐三四碗之多，其痰色雪白，前得效之二方俱不能效。经云白血出者死，此是死证耶？然察其脉浮而无力，至数却又平如，食量较常虽减，尚能日进两碗，精神亦颇可，却又似不死之象。病既是不死，何常效之药毫无效耶？再四细察，较常新增头痛一症，其头痛只在额前，额前属于阳明，因湿痰聚于阳明胃腑，中虚不能使之下趋，势必上潮而咳嗽，此亦阴气上射之嗽也，法宜祛湿；痰色雪白者乃冰凝之象，中寒已极也，法宜补阳。然前药俱用干姜、桂、附而毫不效者何也？乃少逐湿之药耳，湿不去故药虽温而无济。此证正合古书云，邪去则补药始得力也。与附子理中汤兼五苓散以逐湿，服二剂头痛咳嗽俱减半，四剂十减其九，此时湿已去矣，只宜补正，以理中汤兼理阴煎并补脾肾，二十余剂而大安。

理阴煎：

熟地，当归，干姜，甘草，或加附、桂。（《瞻山

医案》)

叶桂医案

○某女，风热上痹，痰多咳嗽。

杏仁，嫩苏梗，橘红，桑叶，白沙参，通草。

○某女，风温发热，咳。

薄荷，连翘，杏仁，桑皮，地骨皮，木通，黄芩，炒楂。

○汪女，暑热入肺为咳。

花粉，六一散，杏仁，橘红，大沙参，黑山栀皮。

○潘氏，久咳不已，则三焦受之，是病不独在肺矣。况乎咳甚呕吐涎沫，喉痒咽痛。致咳之由，必冲脉之伤，犯胃扰肺，气蒸熏灼，凄凄燥痒，咳不能忍。近日昼暖夜凉，秋暑风，潮热溏泄，客气加临，营卫不和，经阻有诸，但食姜气味过辛致病。辛则泄肺气助肝之用，医者知此理否耶？夫诊脉右弦数，微寒热，渴饮。拟从温治上焦气分，以表暑风之邪。用桂枝白虎汤。

○朱女，肝阴虚，燥气上薄，咳嗽夜热。

桑叶，白沙参，杏仁，橘红，花粉，地骨皮。糯米汤煎。

○陆女，燥风外侵，肺卫不宣，咳嗽痰多，不时身热。当用轻药以清上焦。

桑叶，杏仁，花粉，大沙参，川贝，绿豆皮。

○钱氏，脉右数，咳两月，咽中干，鼻气热，早暮甚。此右降不及，胃津虚，厥阳来扰。《金匮》麦门冬汤去半夏加北沙参。

○范氏，两寸脉大，咳甚，脘闷头胀，耳鼻窍闭。此少阳郁热，上逆犯肺，肺燥喉痒。先拟解木火之郁。（胆火犯肺。）

羚羊角，连翘，栀皮，薄荷梗，苦丁茶，杏仁，蒌皮，菊花叶。

○陆姬，脉小久咳，背寒骨热，知饥不食，厌恶食物气味。此忧思恺郁，皆属内损。阅方药，都以清寒治肺不应。议益土泄木法。（郁火伤胃。）

炙甘草，茯神，冬桑叶，炒丹皮，炒白芍，南枣。

○尤氏，寡居烦劳，脉右搏左涩。气燥在上，血液暗亏，由思郁致五志烦煎，固非温热补涩之症。晨咳吐涎。姑从胃治。以血海亦隶阳明耳。

生白扁豆，玉竹，大沙参，茯神，经霜桑叶，苡仁。

用白糯米半升，淘滤清入滚水泡一沸，取清汤煎药。

又：本虚在下，情怀恺郁，则五志之阳，上熏为咳，固非实火。但久郁必气结血涸，延成干血痨病。经候涩少愆期，已属明征。当培肝肾之阴以治本，清养肺胃气热以理标。刚热之补，畏其劫阴，非法也。

生扁豆一两，北沙参三钱，茯神三钱，炙草五分，南枣肉三钱。

丸方：熟地（砂仁末拌炒）四两，鹿角霜（另研）一两，当归（小茴香拌炒）二两，淮牛膝（盐水炒炭）二两，云茯苓二两，紫石英（醋煅水飞）一两，青盐五钱。

另熬生羊肉胶和丸，早服四钱，开水送。

○施氏，脉细数，干咳咽燥，脊酸痿弱。此本病欲损。

阿胶，鸡子黄，北沙参，麦冬，茯神，小黑稆豆皮。

○范姬，久咳涎沫，欲呕，长夏反加寒热，不思食。病起嗔怒，气塞上冲，不能着枕。显然肝逆犯胃冲肺，此皆疏泄失司，为郁劳之症。故滋腻甘药，下咽欲呕矣。小青龙去麻、辛、甘，加石膏。

○颜氏，久有痛经，气血不甚流畅，骤加暴怒，肝阳逆行，乘肺则咳。病家云"少腹冲气上干，其咳乃作"，则知清润肺药，非中窍之法。今寒热之余，咳不声扬，但胁中拘急，不饥不纳，乃左升右降，不司旋转，而胃中遂失下行为顺之旨。古人以肝病易于犯胃，然则肝用宜泄，胃腑宜通，为定例矣。

桑叶，丹皮，钩藤，茯苓，半夏，广皮，威喜丸三钱。（《临证指南医案》）

顾靆云医案

○蒋。产虚未复，郁怒动肝，肝火上熏肺胃。寅卯时咳呛缠绵，半载未能全止，纳谷勉强，五心烦热。脉细，左部虚细，右寸关弦数。虑涉损途，急挽可许向吉。

北沙参三钱，天花粉一钱五分，瓜蒌皮一钱五分，广郁金四分，羚羊角一钱五分，真川贝三钱，炙橘白五分，生谷芽三钱，制首乌四钱，怀牛膝一钱五分，滁菊瓣一钱，扁豆衣一钱五分。

又诊：五更咳呛得缓，癸水先期而至，舌心露质，诊脉左见数象，助中刺痛。产后营虚肝郁也。

北沙参四钱，天花粉一钱，瓜蒌皮三钱，广郁金五分，羚羊角一钱五分，川贝母二钱，青蒿梗一钱五分，炙橘白五分，制首乌四钱，阿胶二钱，怀牛膝一钱五分，鲜稻叶五钱，怀山药三钱。

又诊：前进平肝养阴，寅卯时咳呛渐稀。脉息左部弦数，右尺虚软。经事乍过，毓阴平肝为主。

生西洋参一钱五分，川贝母三钱，瓜蒌皮一钱五分，炒白芍一钱五分，制首乌四钱，元武板五钱，广郁金三分，怀山药三钱，金铃子一钱，鲜佛手一钱。

又诊：郁火已化，阴血不致为其所耗矣。脾气尚弱，纳谷不多，大便少调。脾胃之根，在乎金水流行，水火升降，为佳。

参须七分，羚羊角一钱五分，炒木瓜五分，五味子三分，麦冬二钱，金石斛三钱，杜仲三钱，白芍一钱五分，怀山药三钱，橘白五分，生谷芽三钱，鲜佛手一钱五分。（《花韵楼医案》）

退庵居士医案

○ 倪氏，四六，咳呛有年，每到春时发作，入夏渐愈。今已小暑，其病反增，内热口苦，呕痰多汗，声喘背痛，两脉虚数微弦，此久嗽肺伤，必夺母气，治法宜补胃清金。

党参，白术，茯苓，半夏，橘红，杏仁，连翘，北沙参，炙草，茅草根。

又四帖，病减其半，前方去连翘，再服四剂，照方制丸料，用茅根与大枣、葱汤泛丸，可冀来春不发。

○ 姚氏，二四，旧冬起咳嗽，延至二月复吐红痰而臭，脉来细数异常，自汗。屡次更医，皆谓阴虚，投四物六味之类；后一医以为肺痈，今往专科诊治。病家有亲，知予能治难病，相邀诊治，观其脉症，若为阴虚必燥，焉得有汗，内痛胁上必痛，脉必洪大，今皆无有，以予观之，属肺受外邪，此脏最娇，久嗽必伤其膜，红痰因此而出，更土生金，子夺母气，臭痰属脾虚。试观世间腥秽浊物，吐一宿，其气立解，治法必须从标及

本，先用疏散肺邪。

杏仁，薄荷，防风，橘红，桔梗，桑皮，连翘，甘草。

两服咳嗽大减，改用培土生金法，稍佐利肺，六君子加苡仁、扁豆、山药、杏仁、前胡，四服痰少而腥气无矣，嗽痊愈。原方去后五品，加麦冬、归、地，调补复元。（《肘后偶钞》）

张聿青医案

○ 朱右，每至经来，辄先腹胀，兹则感风咳嗽痰多。先治新感，再调本病。

牛蒡子三钱，前胡一钱五分，橘红一钱，茯苓三钱，桔梗八分，桑叶一钱，光杏仁三钱，白蒺藜三钱，象贝二钱，丹参二钱，池菊花一钱五分。

二诊：咳嗽稍减，音仍带涩，还是肺邪未清。经来腹胀。再商。

前胡一钱，橘红一钱，茯苓三钱，大力子三钱，丹参二钱，苏梗三钱，杏仁三钱，川贝二钱，蝉蜕一钱，制香附二钱。

三诊：音涩渐开，咳未全止。再拟清金润肺。

川贝母二钱，白茯苓三钱，炒蒌皮三钱，桔梗一钱，前胡一钱，光杏仁三钱，冬瓜子三钱，生甘草四分，生梨肉一两。

○ 宋媪，冬藏不固，感召风邪，肺合皮毛，邪袭于外，肺应于内，咳嗽咽燥。宜清肃太阴，俟咳止再商调理。

川贝母二钱，桔梗一钱，杏仁泥三钱，花粉二钱，茯苓三钱，桑叶一钱，冬瓜子三钱，前胡一钱，川石斛四钱，菊花一钱五分，枇杷叶（去毛）四片。

二诊：清肃太阴，咳仍不减，夜重日轻，舌干咽燥。肺肾阴虚，虚多实少。宜兼治本。

北沙参三钱，川贝母二钱，甜杏仁三钱，川石斛四钱，青蛤散四钱，茯苓三钱，前胡一钱，桔梗八分，枇杷叶（去毛）四片，琼玉膏四钱（二次冲服）。（《张聿青医案》）

袁桂生医案

○ 镇郡陶骏声君令阃，肿胀呕吐，缠延月余。先是胎前足肿，产生肿益甚，咳嗽呕吐，经此间诸名医治之，叠进舟车丸、五皮饮、瓜蒌薤白白酒汤及八珍汤等

弗效，且面目肢体悉肿，腹胀如鼓，咳喘不得卧，呕吐痰水，辄盈盆碗，吐后亦能饮食。诊其脉弦滑而有胃气，言语亦甚清晰，初用小半夏汤，加干姜、五味子及厚朴半夏甘草人参汤、枳术汤等，无大效，且呕吐大发。其时有人荐他医治之，亦无效。陶君复延予治。询得其情，则从前延诸名医时，亦时发时止，或吐或不吐。但每觉胸膈闷塞，则知病将复发。必吐出痰水数碗，然后始觉宽畅。近日又觉闷塞异常，呼吸几不能通，今虽吐后，犹嫌闷塞，咳嗽不得卧。予沉思久之，恍然曰：此肺中气管为痰饮闭塞不得通也。气管之所以闭塞者，缘腹胀尿少，胃中及膈膜均为痰饮充塞之地。膈中痰饮充塞，则溢于肺中气管，肺中气管亦充塞，则满而闷塞不通，呼吸不利，内既充满，则激而上出而为呕吐，以故盈盆、盈碗，皆痰涎水沫。痰水既出，则膈膜肺胃等处皆松，故知饥能食。待数日后痰水聚多，又复作矣，是则此病之真谛也。治法以驱痰饮为要，而驱肺中气管之饮为尤要。苦思半晌，为立一方，用三子养亲汤，合二陈汤加麝香五厘和服，以白芥子能横开肺中之饮，麝香香窜，能通气管及膈膜间之闭塞，且能止吐。明日复诊，述昨药服后，觉药性走窜不已。上窜至咽，下窜至小腹，胸部尤觉窜走，随窜随呕，吐出痰涎甚多，半夜未能安枕，而胸闷觉宽，呼吸便利，呕吐亦止，盖气管之闭塞通矣。遂以原方去麝香，接服三剂，而胸次大舒，咳嗽亦减，仍以原方加冬虫夏草、北沙参、生姜、红枣。又三剂而浮肿亦消，咳嗽大定，但腹胀如故，坚满不舒，乃停煎剂，每日单服禹余粮丸二次，每服三钱，忌盐酱等物，五日后胀渐消，十日后胀消及半，而精神疲愈，自觉心内及脏腑空虚。盖饮滞消而气血虚也。令以前丸减半服，并以参、术、归、芍、山药、茯苓等煎剂相间服之，不十日而胀全消，病竟愈。闻者莫不叹服。迄今六年，病未复发，且已经孕育矣。（《丛桂草堂医案》）

林珮琴医案

○ 杨氏，秋间呛嗽，子午刻尤甚，咳则倾吐，晡后热渴面赤，经期错乱。此肺受燥邪，不能肃降为标；金受火克，不能生水为本。急则治标，先于润剂兼佐咸降。用杏仁、蒌仁、苏子、半夏、丹皮、麦冬、百合。三服咳吐已止，能纳食而虚火已退。后用燕窝清补肺气，再用六味丸料，加白芍、五味、淡菜熬膏，蜜收服

愈。

○ 张氏，产后感风咳嗽，用辛散轻剂不效。改用阿胶、五味、当归、潞参、茯苓、甘草、甜杏仁（炒研），一啜而安。可知橘、桔、芎、苏，虚体慎用。（《类证治裁》）

贺钧医案

○ 范某，女。

病由一夏操劳，感风而起，呛咳失音未解，遽行凉降，风邪遂伏肺部，继又清养润肺，邪气更无出路，肺之治节无权，于是气多痰壅，痰为气薄，间咳无声，痰难出，面浮目窠肿，渐及遍体，两胁作胀，脉弦滑细数，舌红根黄。此下虚上实，肝木横中候也。有攻之则不及，补之则不化之弊。

甜葶苈三钱（炒），川贝母二钱，金苏子二钱，法半夏三钱，贡沉香四分（入轧磨冲），鲜姜衣四分，旋覆花二钱（包），生桑皮二钱，橘红二钱，连皮苓四钱，大白芍三钱。

二诊：昨为开肺达邪，降气化痰，面部目窠肿见退，两眼已能睁视，脉之数象亦减，转为细滑少力，舌苔转白就形腐腻，咳声略扬，痰难出，身肿脘满，拒按作痛，两胁俱有胀意。种种见证，痰湿久留于脾，臃气壅仄，下元虽虚，不宜亟补，以原方更增温运之品为是。

甜葶苈三钱（炒），川朴一钱，金苏子二钱，旋覆花二钱（包），贡沉香四分（磨冲），大杏仁三钱，桂枝木一钱，桑白皮二钱，连皮苓四钱，姜半夏三钱，新全皮二钱，鲜姜衣四分。

同日午后又诊，午后以开化中更增温运，颇能安受，舌上白腐苔更多，几将满布，痰声较起，而仍难出，咳则火升面绯，右脉亦略数。中宫久积之痰，正在化而未化之间，再以三子养亲汤合二陈汤降气化痰，以补前药之不逮可也。

莱菔子三钱（炒），白芥子一钱五分（炒），金苏子二钱，大杏仁三钱，姜半夏二钱，陈皮二钱，云苓四钱，旋覆花二钱（包）。

○ 郭某，女。

春初呛咳痰多而黏，曾经带血，入夏咳减而胃呆，日来气从上逆，脘闷，呼吸引痛，不得平卧，便结口

干，舌红中黄，切脉右手小数。胃之宿痰壅遏，左升太过，右降无权。亟为清肝润肺、降气化痰，毋令痰鸣气粗为要务。

大麦冬三钱，大白芍三钱，竹沥半夏三钱，金苏子二钱（蜜炙），川贝母二钱，黄郁金二钱，煅龙齿八钱，青蛤壳八钱，旋覆花二钱（包），沉香二分（梨汁磨冲），云苓神各四钱，玉蝴蝶一钱五分。

改方：去龙齿，加南沙参三钱。

二诊：进清肝润肺、降气化痰一法，尚合病机，气之上逆就平，渐能平卧，黏痰亦吐去不少，脉息止渐调，惟久按尚有息止伏，余部较前略浮而滑，痰气之纠结初化，而又适感新邪，表分微热，两腿清冷不和，舌苔顿转滑白满布。一派新感见象，当先从标治。

蜜炙前胡一钱五分，川郁金二钱，薄橘红二钱，旋覆花二钱（包），云苓四钱，炒竹茹一钱五分，金苏子二钱，竹沥半夏三钱，大白芍三钱，大杏仁三钱，姜皮三分。

三诊：经治来，烦扰、脘闷及诸多枝节俱退，夜分不得久卧，卧则气逆懊侬，必得呛咳吐去痰涎而后快，胃纳未复；大便燥结，舌心及根端板腻而黄，两足肿，越夜则退。胃失和降，加以肝家气火本旺所致。未宜滋补，当再降气化痰、润肃肺胃。

南沙参三钱，竹沥半夏二钱，大杏仁三钱，全瓜蒌三钱（打），白苏子二钱，炙桑皮二钱，淡天冬三钱，旋覆花二钱（包），川贝母二钱五分，连皮苓四钱，海浮石四钱，枇杷叶三钱。

服二三剂后，如大便见调，原方加青蛤壳五钱。

润肠方：白芝麻二两（炒研），松子肉二两，大杏仁二两，胡桃肉二两，白苏子一两（炒）。

捣泥，瓷罐收贮，每晨白蜜调服五六钱。

拟方从下虚上实立法。

南沙参三钱，法半夏三钱，川贝母一钱五分，生牡蛎八钱（先煎），大白芍三钱（沉香二分煎汁炒），焦谷芽四钱，生诃子肉一钱五分，白苏子二钱（炒），大麦冬三钱，云神四钱，薄橘红二钱，玉蝴蝶一钱五分。（《贺季衡医案》）

郑在辛医案

○ 张其相兄未出室令爱，首春咳嗽，乃恣食生冷，肺受寒邪，所谓形寒饮冷则伤肺也。前医初作伤风，以

苏、前解表，殊不知邪不在表而直伤肺，不知温肺，致寒不解，咳甚吐血。前医见血，遂改用归、芍、丹皮、苏子、杏仁、贝母以滋肺热。服二剂，遂发寒战栗，手足厥冷，身痛腰疼，咳吐冷水，脉沉细紧，表里皆寒。正合小青龙加附子证，用麻黄、桂枝、细辛、赤芍、干姜、附子、半夏、茯苓、杏仁、甘草。二剂手足回温，四剂通身冷汗大出，咳止大半，再去麻黄、附子，二剂痊愈。若泥吐血阴虚，迟疑其间，安得有此速效耶？（《素圃医案》）

吴简庵医案

○ 大司冠韩桂舱有少妾咳嗽不已，气促痰喘，体瘦食减，泄泻畏寒，先服清火滋阴，继用补中收敛之剂，俱不见效。余曰：脉迟细弱，皆由金寒水冷，元阳下亏，生气不布，以致脾困于中，肺困于上而成此证。按此皆不必治咳。即用六味回阳饮加五味子，但补其阳，服数帖甚效。后以劫劳散、人参养荣汤，不两月而诸症悉愈。（《临证医案笔记》）

陈莲舫医案

○ （咳嗽潮热）吴太太敬修太史夫人。

诊脉多次，无非咳嗽在肺，灼热在肝，不外乎肝肺两经，咳嗽或轻或重，潮热旋平旋作。久而不愈，必及于中，中者脾胃也。病境到此，药之偏阳偏阴皆为窒碍，越人所以有过中难治之论。纳谷不见运，所谓胃失其市也，更衣屡见溏，所谓脾失其使也。遂至阳明机关失利，太阴敷布无权，腹腰作胀，四肢亦胀，诸症蜂起。近来咳痰，且复带血，便溏，有时艰涩，种种阴阳造偏。水升火降失其常度，凌于心，气冲惊悸，汗出艰寐；迫于下，经水仍行，带脉失固。且小溲畅利较安，少则发病，肺虚不能通调水道也；气若有不摄，目赤牙痛，肝虚不能驯驭龙雷也。脉息右手弦大，属木扣金鸣；左关肝脉反小，经言肝为罢极之本。自后夏热秋燥，与病不合，风消息贲，尤为吃紧。曷勿用复脉汤，较四物、蒿甲、清骨、泻白诸方，自有力量，而尚灵动。候质高明。

吉林参，元生地，生白芍，左牡蛎，元金斛，陈阿胶，炙甘草，抱茯神，炒丹参，新会白，川贝母，生谷芽，加红皮枣、枇杷叶。

○ （咳逆痞胀月枯带多）（王太太方）种种见证，

都起于肝。前则肝邪侮胃，脘胀结痞；兹则肝邪刑肺，咳嗽气逆。肺阴愈弱，肝气愈旺，时刻懊恼，痞为上升，胀甚神迷，脉来弦细。奇经亦损，月枯带多。最恐由虚成损。拟肝肺两和，候政。

西洋参钱半，法半夏钱半，东白芍钱半，抱茯神、苓各三钱，二竹茹钱半（玫瑰露炒），真獭肝八分，真川贝八分（去心），左金丸八分，炒丹参钱半，代代花七朵，四制香附三钱，枇杷叶（去毛）三片，新会白八分，炒杜仲三钱，瓦楞子三钱（煅）。

第二方：

西洋参钱半，佛手花四分，炒丹参钱半，新会白八分，二竹茹钱半（玫瑰露炒），宋半夏钱半，东白芍钱半，抱茯神、苓各三钱，金石斛三钱，枇杷叶三片（去毛），川贝母钱半（去心），炒杜仲三钱，合欢皮钱半，沙苑子钱半，红皮枣三枚。

膏方：

调左右之升降，摄上下之气营。

潞党参三两，瓦楞子两五钱，野于术两五钱，新会皮一两，西绵芪三两（生熟各半），法半夏两五钱，黑芝麻两五钱，佛手花四钱，花百合两半，川贝母一两五钱（去心），炒丹参一两五钱，叭杏仁三两（去皮尖），甘杞子一两五钱（焙），炒当归三两，炒杜仲三两，沙苑子一两五钱，大熟地三钱，东白芍一两五钱，白燕窝四两，上南枣二十枚，北五味四钱，抱茯神二两，苓三两，二竹茹一两五钱（玫瑰露炒），上湘莲四钱。

上味浓煎三次，去渣存汁，以陈阿胶三两五钱收膏。每日酌进一二瓢许。临服时，和入另煎吉林参须五分，另磨沉香五厘同服。

○（咳嗽失血兼惊悸艰寐）女子以肝为先天，经云肝为罢极，遂至营阴不足，气火有余。两胁攻胀，有时刺痛，属肝之横逆；当脘懊恼，有时烦灼，属肝之冲犯。甚至口无津液，两耳发鸣。凌于心则为惊悸，艰寐，刑于肺则为咳嗽喉涩，连次咯血，且为痰为沫，胶黏难吐。心与肺之见证，无非由肝而发。肝为将军之官，脘腹间升而少泽，扰攘不安。久病不复自觉，力不能支，神不能振。奇经遂失禀丽，居而忽至毫无色泽，似经非经。种种证情，虚热多而实寒少。虽膏肓发冷，足亦不暖，汗多怯寒，无非营卫不协，所致挟痰挟火。所以实不能攻，虚不受补，偏于凉则碍痰，偏于温则碍

火。从本虚标实调理，拟备轻重两方。

轻方：

北沙参，寸麦冬，合欢皮，新会络，瓦楞子，抱茯神，宋半夏，东白芍，黑料豆，全福花，绿萼梅，海贝齿，竹二青（玫瑰露炒），灯心（飞青黛末拌打），冲濂珠粉二分。

重方：

吉林须，东白芍，炒丹参，佛手花，冻秝米，淡秋石，炒阿胶，抱茯神，苍龙齿，川贝母，黑料豆，叭杏仁，冲濂珠粉二分，鸡子黄一枚，煎入龙眼肉二枚（内包川连，外滚金箔），竹二青（玫瑰露炒）。

如心中懊恼难过，或两胁刺痛作胀，姑备急治法。若连诸症，仍服一轻一重正方。

人参磨汁，沉香磨汁，水梨打汁，白芍磨汁，地栗打汁，人乳汁，甘蔗打汁，藕汁。

如腹痛，去梨汁；脘嘈，去地栗汁；倘泄泻，诸汁均不服。

汁饮内人参摩汁，不同煎剂，发胀。

诸汁调匀温服。如嫌胶黏、略冲开水，徐徐酌服。

病情较前略有增减，痰血不发，黑涕渐平，心里懊恼觉减。惟近来见证，仍属肝邪为多，扰于胃则脘胀纳减，得嗳为舒，侮于脾则气攻便燥，下屁为松。肝气之旺，必由肝营之亏，气无营养，走散无度。其气之逆而上升，又复散而横窜，腹部两胁皆为膨胀，及于腰俞，牵于尾闾，无所不至。其心旁漉漉痛响，小溲短赤，挟动龙雷；内热外寒，左颧发热，背俞愈寒。起病总在于肝，连及于心，牵及脾胃，从中必有挟痰郁火。其不能受补者，为肝病本来拒补。所以用药极为细腻，恐黄连、肉桂名进退汤，苏梗、参须名参苏饮，实在不敢轻试。再拟调其气而潜其阳，和其营而清其阴，参以熄风豁痰。候政。

轻方：如洋参不合，改用北沙参。

西洋参，苋麦冬，玉蝴蝶，合欢皮，东白芍，珠母粉，宋半夏，炒丹参，京元参，抱茯神，柏子仁，佛手花，竹二青，莲子心。

煎入左金丸。

重方：

北沙参，宋半夏，抱茯神，霍石斛，夜交藤，炒丹参，东白芍，鲜橘叶，炒阿胶，北秫米，远志肉，绿萼梅，合欢皮，柏子仁，叭杏仁，加竹二青。

另煎吉林参须三分，冲。另研濂珠一分，冲。

复诊：近示病情，反复甚多。大约春分大节，厥阴当令正旺所以气攻尤甚，甚至上升欲呕。升之太过，降更无权，扰胃刑肺，失血复发，痰中连次带溢，或为懊侬，或为膨胀，潮热时来数次，皆无一定，并有形寒之象。见证如此，恐交夏先为吃紧。用药以肝为纲领，苟得肝火肝气平淡，不特肺胃不为其侮，而心气亦藉以镇摄。并叙大经先生论脉：弦大而缓，恐似脉小病退，脉大病进。是否，候政。

北沙参，玉蝴蝶，竹三七，元金斛，炒丹参，川贝母，糯稻根，佛手花，抱茯神，东白芍，炙甘草，沙苑子，新会络，红皮枣。

示及病由，服紫河车后，既有膨胀，又出汗淋漓，又似不为服药而起。仍时寒时热，口苦发热，小便频数且短，舌苔尖缝起刺，且有时腹痛，有时气不接续，种种见证，仍属心肝致虚，中焦复失输运。读方先生方，潜阳育阴，确是正治，实因病情转辗不定，未必即能取效。拙拟迭次服药，虽不多，而亦有过无功，然不能不敬遵尊命议药。目前腊尾春头，厥阴又属当令，本为虚不受补，当从轻浅调治，以养心止其汗，柔肝和其热，佐以运用脾阳，化湿浊，鼓中气，并开胃纳。拟方候政。

北沙参，白茯神，绿萼梅，炒丹参，生谷芽，炒淮麦，糯稻根，元金斛，法半夏，玉蝴蝶，新会白，麻黄根，夜交藤，炒竹茹，红皮枣。

细读病情一半，跃跃欲用肉桂，读至末条，与拙见相同。所以用桂者，为现在病情懊侬欲呕，腹痛且膨，属上热下虚，有欲过中之势。中者，脾胃也，被肝来克，脾升胃降无权，胃阴伤，口唇干燥，脾阳困，便干后溏。奇脉亦损，经耗带多。女科门本有寒热往来，皆由肝出，万无用截疟诸品，最合十全大补之法。倘不敢轻服，一剂分三日服，请为试之。大约有裨无损，未识能首肯否？以方案代书札，祈为鉴政。

安肉桂，元生地，抱茯神，炒丹参，炙甘草，红皮枣，炙阿胶，炒夏曲，淡乌贼，新会白，代代花。

○ 某三小姐，示及病情，表为之虚，内为之实，因感冒发散太过，容易嚏喷。拟实表清里，用玉屏风散法。

西芪皮，北沙参，冬瓜子，新会皮，川贝母，嫩白薇，黄防风，光杏仁，白茯苓，冬桑叶，竹二

青。（《陈莲舫医案秘钞》）

顾晓澜医案

○ 张妇。两关虚数而弦，肝胃两伤，虚火上蒸肺部，干呛恶心，气促头眩，舌干而燥。此由水不制火，金不制木，营虚液少之故，若再以苦寒伤胃，势必成瘵而后已，先用金水两调之法。

北沙参三钱，麦冬肉二钱，当归须一钱五分（米炒），甜杏仁二钱，原生地三钱，茯苓三钱，橘络一钱（蜜拌），鲜藿斛二钱，建兰叶二片。

又：用金水两调法，脉象少平，气促头眩已解，惟干呛火升，痰不易出，带下颇多，再用清滋端本一法。

肥玉竹三钱（米炒），北沙参三钱（米炒），瓜蒌皮一钱五分，川贝母一钱五分，原生地五钱（酒洗），钗石斛三钱，麦冬肉一钱五分，当归须一钱五分，炙甘草五分，煅牡蛎三钱，白螺蛳壳二钱，建兰叶二片。

又：脉象渐平，俱嫌少力，咳呛头眩，胸闷脘痛，皆上焦虚火易升，少腹有块，冰冷指尖，有时而清，赤白带下，皆下焦寒凝结。今用引火下行一法，可以两顾。

大熟地七钱（姜汁炒），归身二钱（小茴香炒），大白芍一钱五分（桂酒炒），制半夏一钱五分（蜜水炒），陈皮一钱（盐水炒），茯神三钱，北沙参三钱（米炒），麦冬肉一钱五分（米炒），炙甘草五分，白螺蛳壳二钱（煅），炙龟板三钱，橘叶十片。

丸方：上西党参四两，炙黄芪二钱，蒸冬术一两五钱，茯神四两（朱拌），远志一两（甘草水浸），酸枣仁一钱五分（炒），大白芍一两二钱（酒炒），归身一两五钱（土炒），炙甘草八钱，煨木香五钱，大熟地四两（砂仁炒），炙龟板三两。

上药治末，先用真桂圆肉四两，麦冬肉一两，川石斛六两，金针菜一斤，合欢皮八两，熬浓汁，代蜜为丸，如桐子大，每空心，开水送四钱。

问此证似与梵门桥张妇相仿，何又不用养营交泰法，曰：梵门桥张妇，血虚气无所附，肝胃之不和，实由心脾两亏而起，此妇肝胃两伤，虚火炎金，干呛恶心，头眩脉促舌燥，渐有劳怯之状，气分急而血分可缓，故始终用以金水两调，少佐清滋而俞，去桂不用者，恶其燥也，审机发药，取其中病而止，不可拘执古人陈法。（《吴门治验录》）

抱灵居士医案

○ 予母，干咳难出，舌白厚润，黄苔。口渴，以华盖合凉膈散去硝，加桔梗一剂不应，延至十日。发热，手心甚，头痛不食，脉洪，以荆防败毒散一剂，热退，头痛止，咳痰，口涎，呃逆，心悸，咳甚则干呕；以小青龙汤、四七汤俱不应；以柿饼汤当茶，咳减，舌苔退，进食。二月干咳，痰难出，以麦冬汤，咳呕俱止。间日又干咳，鼻穿，口和，舌淡黄润苔，以柿饼汤、麦冬汤三剂不应；以华盖散加知母，鼻流清涕；以败毒金沸草散，咳呕清涎；以生枇叶煎服而愈。数日又咳，以玉竹饮子加芪、麦不应；以麦冬、陈米而愈。夜咳，以金水六君煎加杏、枣仁而痊愈。（《李氏医案》）

程茂先医案

○ 陆永锡文学令婶年三十五岁，孀居二载。六月间，患咳嗽内热，夜不安寐，吐痰每次半碗许。若咳时痰不得出，则咳声不休，饮食减少，面色微黄。但觉膝内隐隐痛起，则延及遍身皆痛，如此半月余矣！初邀余诊视，六脉弦滑，约五至，两尺近弱，余曰："此脾经湿郁而然，脾土受郁，久则为热，上蒸于肺，故令咳嗽，金虚则脾土弱，饮食不作，肌肤悉皆化痰涎矣。盖足膝内痛，起则延及遍身皆热痛者，乃足三阴血虚故也。"经云：阴虚生内热。乃以加味逍遥散，倍当归，加二母、地骨皮、麦冬、陈皮、酒芩之类，未效。彼欲急于见功，更医。又用枳朴驱痰流气之剂，嗽愈甚，痛愈急。七日后，复请予诊视，六脉缓弱无力，余曰："症属血虚，医反流气，所谓诛罚无过，宜乎病加重也！"乃以前方加人参一钱煎服，数剂咳止热除。再服十余剂，诸症悉愈。仍复制丸药一料，调理以戒不虞。（《程茂先医案》）

其他医案

一妇，产后一月有余，小腹作痛，咳嗽、食少，微觉潮热憎寒。脉涩弦数。此冲任受寒，血滞而上干肺络也。日久失治，乃荣怯之根。投以新制温经饮，三剂而稍凉，调治半月而痊瘳。

新制温经饮：肉桂、杏仁、米仁、丹参、黑荆芥、茯苓、续断。

一妇，产后咳嗽痰鸣，时有寒热。脉数弦浮。此外感风寒，留恋肺络也。投以旋覆花汤，三剂而咳嗽稍减，调治半月而痊安。

一娠妇，咳嗽不已，咳甚则大便遗出不禁。脉之虚软微数无神。此肾阴亏损，肺气不足，不能收摄而司开阖也。朝用补中益气汤加麦冬、五味，以培土生金；夕用地黄汤合生脉散，以收摄肾气而安。

一娠妇，久嗽不止，其痰上涌，日吐五六碗许，诸药不应。脉虚数无神。此气阴两亏，不能收摄邪水，而水泛为痰也。朝用地黄汤，夕用四君子汤，更迭调治，数服稍减，一月痊安。

一孕妇，因怒咳嗽，呕吐痰涎，两胁作痛。脉沉弦数。此肝火侮金，肺失清肃也。全福花汤加羚羊角、山栀、生地，调治三日而减。后以润肺抑肝，半月而痊安。（徐灵胎《女科医案》）

薛立斋治一妊妇，嗽时小便自出，此肺气不足，肾气亏损，不能司摄。用补中益气汤以培土金，六味丸加五味以生肾气而愈。

一妊妇咳嗽，其痰上涌，日五六碗许，诸药不应。此水泛为痰，用六味丸料，及四君子汤各一剂稍愈，数剂而安。

一娠妇因怒咳嗽，吐痰，两胁作痛，此肝火伤肺金。以小柴胡汤加山栀、枳壳、白术、茯苓治之而愈。但欲作呕，此肝侮脾也，用六君子汤加柴胡、升麻而愈。

沈尧封曰：钱彬安室人，内热咳呛涎痰，夜不能卧，脉细且数，呼吸七至。邀余诊视，问及经事，答言向来不准，今过期不至。余因邻近，素知伊禀怯弱，不敢用药。就诊于吴门叶氏云：此百日劳不治。妇延本邑浦书亭疗之，投逍遥散不应，更葳蕤汤亦不应。曰：病本无药可治，但不药必骇病者，可与六味汤。因取六味丸料二十分之一煎服，一剂咳减，二剂热退，四剂霍然。惟觉腹中有块日大一日，弥月生一女，母女俱安。越二十余年女嫁母故。后以此法，治怀妊咳呛涎痰，或内热，或不内热，或脉数，或脉不数。五月以内者俱效，五月之外者，有效有不效。

沈尧封治一妇，妊七八月，痰嗽不止，有时呕厚痰数碗，投二陈、旋覆不应，用清肺滋阴愈甚。遂不服药，弥月而产，痰嗽如故，日夜不寐。三朝后用二陈加胆星、竹茹，吐出厚痰数碗，嗽仍不止。更用二陈加旋覆、当归，少减，稍可吃饭，因嗽不减，痰渐变薄。加入生地四钱，食顿减，嗽转甚，通身汗出，脉象微弦。

用归身三钱、茯苓二钱、炒甘草一钱、紫石英三钱，因汗欲用黄芪，因嗽又止。推敲半晌，仍用炒黄芪三钱，一服汗止，嗽亦大减，十剂而安。

薛立斋治一妇咳嗽，见风则喘急，恶寒头痛，自汗口噤，痰盛。薛谓：脾肺气虚，腠理不密。用补中益气加肉桂，数剂而安。

一产妇咳而腹满不食，涕睡面肿气逆，此病在胃，而关于肺。用异功散而愈。

孙文垣治赞圣令堂产后左胁痛盛，（此胁痛缘肺实而气机不利。）咳嗽痰不易出，内热气壅不能伏枕。与以瓜蒌仁六钱，桑白皮、苏子、杏仁、半夏、桔梗、枳壳各一钱，水煎服之，气定喘除，外与保和丸及七制化痰丸而安。

缪仲淳治施灵修乃正，产后发寒热，咳嗽不止。因本元虚弱，误用姜、桂势甚剧。（二句宜细玩之。）用鳖甲、白芍、牛膝、生地各四钱，山楂、麦冬、益母草各五钱，橘红、当归各二钱，青蒿、杜仲各二钱五分，枣仁八钱，远志、五味各一钱，茯神三钱，竹叶十三片，数剂辄定。（方亦太杂。）

聂久吾治一妇年四十余，因产过多，身热日夜不止，午后益盛，肌肉瘦削，经水不行，诸医无效。与花粉、山药、百合、香附、麦冬各八钱，天冬五分，地骨皮、当归、二母各六分，生地（生炒用）四分，白芍（生炒）三分，前胡四分，茯苓七分，生甘草三分，姜一薄片，龙眼三个，服十余剂而身热已退。又加桔梗四分、酒炒芩连各六分，二十四剂而安。（《续名医类案》）

咯 血

周小农医案

〇 张子昌之小女，庚申三月十七日诊：曾有痰血，昨日又发。迩来不时五心内热，鼻灼口干，脉见左数，引阴虚木火上炎为患。女贞、旱莲、丹皮、地骨、竹茹、天冬、天竹子、茜草、功劳子、甘菊、白薇、芦荟、水仙花、白茅根。另清咽太平丸，卧前服。

廿二日复诊：鼻灼五心内热大减，口渴觉腻。脉左数已静，右部尚数，苔白。此届经来不多，热甚灼阴之故。再和阴化湿，涤痰通营。当归、赤芍、白芍、抚芎、功劳子、丹参、茜草、银柴胡、竹茹、花粉、浮海石、白残花、橘白、茺蔚子。另川贝母、甜杏仁研服，渐愈。

〇 陈省三母，许君研农之叔岳。戊戌秋曾经咯血，止后咳则常恋，痰腥而浓。己亥三月九日，因气忿复吐血成碗，研农治以清瘀平肝而暂止。复发则愈甚，每至气升则咳血并来，喉间轰热。十五日晚，手足曾微痉。十六日血吐愈多，心跃怕烦，掌中汗出，舌指并有震意。追暮，许君邀往诊视。述知过翰起以为肺血，用鲜生地等；王君子柳知其为肝血，用玄精石、龙、牡、飞龟甲心等。余亦以为肝血。众不相，使以水验血之浮沉，则沉着于下。吐在脚炉之血凝积浓厚，赤而且多。症势危甚。脉弦急不敛，舌红苔少。勉用淡秋石、醋炒当归炭、青蛤散、乳汁磨沉香、丹皮、玄精石、女贞子、旱莲草、盐水煅牡蛎等。翌晨许子来云："用药血未大吐，但痰中尚带血丝。"

复诊：脉较静，心跃、怕烦、手震皆减，嗽略少，尚有头晕火升。因谓之曰："血去甚多，复元甚难，首宜戒忿，复发难瘳。"药宜滋潜为主。阿胶、冬虫夏草、杞子、白芍、青铅、牛膝炭、麦冬、山药、女贞、旱莲、牡蛎。另八仙长寿丸汤下。有其戚陶君孝箴来诊，谓轰热是热势起伏，用川连、郁金、山栀、茅根等味。以血为肺胃所出者。省三以某方有效在前，未服其方。噫！血已验，症已轻，而犹持异议，足为寒心。

三诊：血已全止，诸症均退。惟起坐头晕，口燥作麻，下午火升。予谓血与嗽皆肝火冲激而来，故药用镇潜而效。今仍宜镇潜养阴，以防复吐，前方增损。嘱延王君调理，予遄往申寓。闻延至翌年而殇。（《周小农医案》）

章次公医案

○刘某，女。

六年前有肺病，此番咯血盈口，脉搏之次数较温度超过不少，此宿疾复发。

仙鹤草30克，白芍9克，桑叶皮各9克，花蕊石30克，阿胶24克，白及9克，甜杏仁12克，粉甘草3克。

二诊：血止后，咳亦不剧，多汗神倦，两耳不聪，虚象也。

熟地12克，冬青子9克，白芍6克，旱莲草12克，鳖甲12克，牡蛎30克，甘杞子9克，北沙参9克，米仁12克。

○徐某，女。

咯血虽止，痰红依旧；流产后旬日，恶露淋沥，腹时痛，病者面色苍白。血中失其凝固力，故叠进止血重剂而血不止。

生阿胶30克（烊冲），仙鹤草18克，苎麻根15克，熟地30克，旱莲草18克，白及6克，炙鳖甲18克（先煎），玄武板18克（先煎）。

另：生血余12克、化龙骨9克、牛角鳃12克，共研细末，每次吞服5克，日三次。

二诊：古人治血大法：血热妄行者清之；气不摄血者固之；脾不能统者温之。其血出于上部，非潜即润。潜，现代所谓钙质；润，多属黏滑性。均能增加血液凝固力。

生阿胶30克，煅牡蛎30克（先煎），牛角鳃12克，炙鳖甲18克（先煎），麦门冬9克，白及9克，玉竹9克，熟地30克，花蕊石30克（研米吞服）。

○钱男。痰中夹血最忌为血丝与血点，淡红色散漫不聚者无碍。避免气管之刺激可矣。

仙鹤草12克，知母9克，桑皮9克，旱莲草12克，玉竹9克，麦冬9克，黑木耳12克，马兜铃4.5克，白茅根1札，淡竹叶30片。（《章次公医案》）

退庵居士医案

○陈女，二十，春末起咳呛，长夏吐红，恶风潮热脉数。盖由肺受风热，气不外泄，致血妄行，非阴虚火升之比，可以勿忧，但轻疏太阴，弹指奏功。

杏仁二钱（研），防风一钱，薄荷一钱，桑叶一钱五分（蜜水炒），丹皮一钱五分，前胡一钱五分，连翘一钱五分，甘草四分。

又：前方理表降气；热退嗽宁，可见吐红一症，屡有外感，昧者不察，润补杂投，竟有弄假成真，治病求本，医门要诀，今但清养肺胃。

麦冬二钱，茯苓二钱，苡仁三钱，橘红八分，杏仁二钱（研），北沙参二钱，连翘一钱五分，甘草四分。（《肘后偶钞》）

刘云湖医案

○病者：武昌裕华里孙妇，年二十一，系吾乡孙家上湾人。

病因：前于未嫁时已经血不调。

证候：近来咳血头空心慌，月经虽多而甚形惨黑，且又咳唾兼红，手足逆冷。

诊断：脉象寸关洪涩，两尺虚弱，皆由为室女时多啖生冷或下冷水，致血不下行，逆而上唾也。

疗法：宜理其经，次调脾胃。

处方：

龟板四钱，制香附、归身各三钱，白芍、阿胶、佛手各二钱，破故纸、玄胡索各一钱五分，橘络、小茴、炙草各一钱，童便半杯。

效果：脉象较前平匀，腹痛咳嗽亦缓，惟胸膈闭闷，合之左脉洪数，显系肝气横逆，于前方去杏仁、橘络、玄胡、小茴、童便，加旋覆花一钱、桂圆肉一钱五分，以善其后。

理论：经血不调，是血液不循轨道矣。血之轨道，由左心房心室而大动脉，而浅层动脉，而微细脉管，再转而回血管，由肺动肺，经肺部以呼炭吸氧，仍转入左心房心室，若使其间误食冷物，误下冷水，阻碍血液流行，则血液不循轨道而旁溢，所以咳血，或月经太多而惨黑矣。此手足逆冷，是血热不达四末之故。脉寸关洪涩，是血管阻滞之象。两尺虚弱，是体温不能下达也。

方论：此方以龟板、白芍、阿胶、炙草调补血液，以香附、归身、佛手所以活血化气，橘络所以疏通经络，故纸、元胡、小茴所以温养下焦，归纳肾气也。用童便者，所以引血归经也。（《临床实验录》）

林珮琴医案

○韦氏，晡热呕咳痰血，此上损候也。用阿胶（蛤粉炒）、百合、茯神、鲜藕各三钱，潞参、山药、白芍、丹皮各二钱，贝母一钱，五味四分，红枣五枚。二剂红止，热渐退，去丹皮、阿胶、鲜藕，加瓜蒌仁。二服痰嗽亦除。

○ 蒋氏，小产后痰嗽带血，晡寒宵热，食减肌削，脉小弱。此病损已久，胞系不固，胎堕后营卫益伤。宜仿立斋先生治法，以甘温补阳则寒热可减。近人专事杏、贝，希冀嗽止，恐寒凉损脾，反致不救。用潞参、山药、茯神、炙草、阿胶、白芍、五味、杞子、莲、枣。数服颇安。再加黄芪、鹿角霜，数服诸症渐止，饮食渐加。又丸方调理得痊。

○ 荆氏，高年食后触怒，气升血涌，洞泄稀水，身热背寒，心烦头眩。经云：怒则气逆，甚则呕血及飧泄，故令气上。症由肝阳郁勃，震伤血络，疏泄太甚，木必侮土，胃中水谷不化，更兼暑湿司令，地气泛潮，故下迫暴注，气上故中脘失宽，主以降逆，佐以除满，则血归经而胃自和。用厚朴（制）、山栀（炒）、郁金、苏梗、茯苓、薏苡、砂仁、降香、枳壳。一啜微汗，前症若失。

○ 戴氏，情志内损，火迫络伤嗽血，晡寒宵热，脉右虚，左数，营损卫怯，先以腻润弥络，育阴和阳。待夏至阴生，阳不加灼，复元可望。阿胶（水化）、生地（炒）、麦冬各一钱，茯神三钱，杞子、山药、甜杏仁（俱炒）二钱，丹皮、石斛各钱半，五味（焙）五分。六服诸症向安，惟胸右微痛，加白芍二钱，蒌皮八分，痛止。

○ 史氏，胸痛呕血，色兼红紫，头眩脘闷，脉芤微，此忧思损营，宜敛补心神，兼舒脾结。凡离络之血色变紫，非必积瘀使然。潞参、茯神、白芍、五味、枣仁、炙草、当归（醋炒）、合欢花、郁金、木香（俱磨汁冲）。三服已安，调理寻起。（《类证治裁》）

张聿青医案

○ 唐右，小产之后，肝肾损伤不复，腰足软弱少力，白带绵下，甚则咯血凝厚，外紫内红，肝络暗损。治病必求其本。

阿胶珠，生白芍，厚杜仲，旱莲草，生山药，煅牡蛎，炒牛膝，丹皮炭，女贞子，潼沙苑（盐水炒）。

又：养肝益肾，脉症相安，带下腰足酸弱，咯血凝厚，有时气冲作哈。肝肾阴虚，奇脉不固。仍守肝肾并调，兼固奇脉。

阿胶珠三钱，白芍三钱（酒炒），厚杜仲三钱，金毛脊四钱，生山药三钱，生地炭四钱，煅牡蛎四钱，潼沙苑（盐水炒）三钱，女贞子四钱（酒蒸），鸡头子三钱。（《张聿青医案》）

蒋宝素医案

○ 失血之脉，缓静为顺，洪大为逆。半产后二气紊乱，血随气上，咳血甚涌，食少痰多，脉洪长、且大、且数，即肺疽之类。虑难收效。

大生地，羚羊角，金银花，北沙参，大麦冬，紫菀茸，蛤粉，炒阿胶，当归身，川贝母，苦桔梗，炙甘草，童子小便。（《问斋医案》）

徐灵胎医案

○ 一妇，素有咳嗽，怀孕至六个月后，每咳燥痰，必带鲜血。脉数虚弦。饮食减少。此血虚挟热，肺金受克，而动血妄行也。如不早治，即种蓐劳之根。投以二地二冬二母汤加阿胶、白芍，三十余剂，直至分娩，咳嗽虽未全定，而血不复来矣。（《女科医案》）

李振声医案

○ 邵伯镇一贫妇人，病咳嗽吐血，形枯神悴，待命于床蓐。翁始署滋阴公用之药。忽顾所供神曰：我无以对此。复诊之曰：血瘀。尚可治。亦用百劳丸而愈。（《李翁医记》）

痨

程吉轩医案

○ （潘氏室女经闭成痨不治之证）潘氏室女，年十五岁，初患腹痛，驯至咳嗽寒热，形瘦小，诊脉细数，询经事愆期三月。予曰："瘵证也。"辞不治，未百日而殁。历见妇人咳嗽寒热，脉数经闭者，多不可治，若室女更无一生。任用补虚清热、解郁调经诸法，总无灵效。求诸古训，鲜有良法，惟《金匮》载有大黄䗪虫丸及百劳丸二方，喻氏阐发其义。窃思此证，当其初起血痹不行，痨瘵将成未成之际，即以此药投之，祛旧生新，或能图功，亦未可料。倘迁延时日，元气已衰，则无及矣。识此质诸明哲。（《杏轩医案》）

哮 喘

周小农医案

○ 张彦卿之妻，素体肥，有喉痛。丙辰二月患咽痒，频咳痰多，凛寒不扬。脉滑数，舌稍黄厚。看前医之方，泥定春寒，且寒水司天，径用麻黄、桂枝之剂。驯至高枕不眠，痰韧可扯长至尺许。不知春令风气已温，外寒束状，郁于肺部，辛温开泄，熬夜成痰，愈吐愈多。即用兜铃、射干、冬瓜子、杏仁、芦根、象贝母、瓜蒌、桑皮、枇杷叶、鼠粘子、莱菔汁、半贝丸。

复诊：喘咳大定，已能起坐，惟苔色罩灰。减半贝丸，用雪羹汤代水煎药。另用川贝母、月石为末，同甜杏仁霜冲服，以泄热痰，渐以向愈。

○ 王楚江之妻，沪南。禀质阴亏。丙午立春之汛，咳嗽忽作，先与清扬肃肺，转觉气逆脉弦。楚江言及气从脐上冲，而痰则带咸。于疏化痰浊药中，加石英、青铅、沉香、蛤壳。气逆一平，咳即大减。越数旬，凛热，不饥，便阻，恶风，头痛。自后喘咳又作。脉左弦右滑。卫气既愔，兼有新感。桑叶、旋覆、瓜瓣、杏仁、半夏、陈皮、茯苓、瓜蒌皮、竹茹、枇杷叶、芦根、雪羹。有荐戴济川者，戴谓：不识此证，如何应诊！此恙仅须一二剂即愈。疏方则小青龙汤也。且谓初诊姑减其制，若第二剂麻黄三分要加倍云。楚江以药分寒热，不自主裁。会有罗店沈君在沪，邀其一视，即是予议，云非伏寒，姜、桂、麻黄不可用也。仅加甜葶苈、戈制半夏而已。服后气平咳减，诸恙亦退。沈君回沪，嘱仍邀予调治。病者最不喜药，一退即不善后。嗣回宁波，闻其交节则喘汗，形肉大削。痛医用温散，更不相宜。盖此证宜于平日常服七味都气丸之类，以养肝肾而潜卫气，与治外感咳不同。（《周小农医案》）

冉雪峰医案

○ 肖某之女，长沙人，前在新疆乌鲁木齐工作，往来戈壁沙漠间，由于携带衣具少，适值大风，为风沙袭击，患胸痹短气，咳逆㖷喘不得卧，音暗，目钝少光，珠微突也，病历有年，时轻时重，时发时止，来中医研究院诊察。X线透视见肺门纹理粗糙，两肺野显示透明度较强，两膈位置较低（下降）并运动不良，为加简明按语：咳逆喘急，不得卧，音暗，脉虚数。病历年久，肺伤较重，清肺利膈，豁痰散结，以开上痹，敛浮越，畅中气。拟方：柔紫菀、百部根各三钱，全瓜蒌四钱，大浙贝三钱，川厚朴一钱五分，小杏仁、天竺黄各三钱，化橘红一钱五分，左牡蛎四钱，鲜苇茎六钱，甘草一钱，鲜竹沥四钱，同煎去滓，冲入竹沥，分温二服。复诊三次，约三星期，有效，咳喘减缓，勉能安寐，声音渐出。审度此病，肺伤较重，决不如是痊可之易，但既有效，即按法治疗，不敢多事，若病发时，再作进一步治疗办法。喘病在上为实，在下为虚，未发治脾，已发治肺，此病与脾关系小，拟未发疏肺，已发泻肺，后在疾病过程中，微发则加重疏肺并微兼泻意亦有效。两月余相安无事，曾再至新疆及回长沙故里，长途奔驰，舟车劳顿无恙，讵住京偶因感冒突然触动大发，韵喘如曳锯，鱼口气急，目钝色苍，证象特殊（此为本院治疗中大发第一次）。即按前规划，急与泻肺，药用：全瓜蒌五钱，半夏三钱，枳实、厚朴各二钱，苦葶苈（炒研）、瓜瓣各四钱，小杏仁、天竺黄各二钱，苡仁四钱，鲜竹沥八钱，三剂减缓，六剂平复。后于清肺养肺中，亦侧重疏肺，勿俾浊痰滞气瘀塞，容易再发，现经年少发，胸次开豁，食思转旺，体重加增，面间欣然有腴色，病已向愈，再经调摄休养，可望恢复正常。（《冉雪峰医案》）

赵友琴医案

〇 十二月初一日，赵文魁请得老太太脉息：左关沉弦，右寸关滑而近数。肺经有热，留饮不宣，以致胸闷喘促，咳嗽有痰。今拟清肺定喘化痰之法调治。

杏仁泥二钱，川贝二钱（研），橘红三钱，桑皮三钱（炙），莱菔炭二钱，瓜蒌四钱，葶苈一钱，酒芩二钱，炙杷叶三钱，前胡三钱，炒栀三钱。

引用竹茹一钱五分。

按：喘息之证，有虚实之分，与肺肾两脏直接相关。肺主一身之气，以清肃下降为顺，为呼吸之本；肾主纳气，为呼吸之根。实喘多责于肺，由邪气阻滞于肺、肺失宣降、气道不利所致。虚喘多责于肺肾两脏，病由肺虚日久，牒及于肾，肾失摄纳，气奔于上而起。本案病人脉息，左关沉弦，说明内有停饮，右寸关滑而近数，说明胸膈之处有饮热滞留。痰饮郁热，蕴蓄于肺，肺气不宣则胸闷，气逆于上则咳嗽喘促。病性属实，当以祛邪为治，用清肺定喘、化痰蠲饮之法。

方中杏仁消痰润肺，下气止咳定喘。川贝清热化痰，润肺止咳，"能散心胸郁结之气"（《本草别说》）。瓜蒌甘寒润降，清热化痰，利气降浊宽胸。竹

茹、枇杷叶，清热化痰止咳，和胃降逆止呕。橘红理气化痰燥湿。前胡下气祛痰，清热散风。桑皮走肺性降，味甘淡，能行肺中痰而利小便，性寒凉能清肺中之火，以为泻肺平喘之用。葶苈辛散苦泄而性寒，功专泻肺中之实而下气定喘。莱菔炭下气化痰而消食除胀。黄芩清肺中之火及上焦实热。栀子清心、肺、三焦之火而导热下行。综观全方，乃针对肺中痰饮热邪而治。

十二月初二日，赵文魁诊得二老太太脉息：左关沉弦，右寸关滑而近缓。肺热轻减，痰饮未清，所以喘促轻微，咳嗽尚作。今以理肺止嗽化痰之法调治。

杏仁泥三钱，橘红三钱，法夏三钱，瓜蒌四钱，莱菔炭二钱，葶苈一钱五分，酒芩三钱，前胡三钱，白芥子二钱（炭），胆草三钱，炒栀三钱。

引用浙贝三钱、知母三钱。

按：经用清肺化痰定喘之法，肺热减，喘促轻，说明药物切中病机。惟痰饮未清，咳嗽仍作，当继用前法变化，加强化痰止嗽之力。

方中杏仁、半夏、前胡，下气化痰，降逆止咳。橘红、莱菔炭，理气化痰止咳。浙贝母、瓜蒌，清热化痰，宽胸散结。葶苈子泻肺行水，下气定喘。白芥子豁痰利气，止嗽定喘。胆草清肝胆湿热。栀子降三焦郁火。知母清肺胃实热，且能"消痰止咳，润心肺"。（《日华诸家本草》）诸药协同，功专力宏，直捣病所，求其速愈也。（《赵文魁医案选》）

赵寄凡医案

〇 吴某某，女，56岁，农民。

咳喘十余年，每年冬春加重，1962年春来津治病，途中劳累又感受风寒咳嗽。喘不能平卧，吐大量白泡沫样痰，恶寒，发热，无汗，周身疼痛，脘腹胀满，不能进食，口不渴，二便利，脉弦，舌淡紫苔白腻。

辨证：痰饮内停，外感风寒。给以小青龙汤原方：

麻黄10克，桂枝10克，芍药10克，甘草10克，五味子10克，干姜10克，细辛3克，半夏10克。

服药二剂咳喘症状大减，可以平卧入睡，饮食增加，精神面色明显好转，查舌质已不紫，舌苔见化，脉弦亦见缓，病人十分高兴，连声称赞赵大夫救他一命，又给原方三付加茯苓，咳喘基本已愈。（《津门医粹》）

陈士楷医案

○ 许妻。生痰之源有二，脾与肾也。痰沫稀薄味咸，咳呛气逆，动则喘息，脉细滑，舌碎苔薄白，此肺气先虚、肾水亦乏使然，宜清上益下法。

生地炭，制女贞，杏仁，紫石英，款冬花，蛤壳，淮牛膝，川柏，黛灯心，川贝，紫菀。（《陈良夫专辑》）

费绳甫医案

○ 溧阳洪瑞初之夫人，咳嗽哮喘，喉际痰声漉漉，口渴引饮，夜坐凭几而卧。诊脉弦滑洪大。此痰火销烁肺阴，肺气肃降无权。辛温祛寒涤饮，反为痰火树帜而劫肺阴。

梨汁，荸荠汁，芦根汁，冬萝卜汁，鲜竹沥。

上药隔汤炖温连进二次，喘咳皆平，即能平卧。

南沙参四钱，川贝母三钱，瓜蒌皮三钱，甜杏仁三钱，苡仁三钱，冬瓜子四钱，海浮石三钱，鲜竹茹一钱。

服五剂，口渴止而病若失。

○ 孟河都司刘文轩之太夫人，发热，汗出不解，咳嗽气喘，苔黄带灰，胸腹胀痛，势濒于危，急延余诊。脉来沉滑。此痰滞交阻，肺胃失肃降之权，非攻下不可。

礞石滚痰丸五钱，淡姜汤送下。

服后大便即行，热退痛止，喘咳皆平。太夫人性不喜药，以饮食调养而安。（《费绳甫医话医案》）

魏长春医案

○ 俞燧生君之母，年约六十岁，住华家巷。九月二十三日诊。

病名：中寒夹哮喘。

原因：素患哮喘，卒中寒邪。

证候：昏眩自汗，肢冷腹痛，泄泻，鼻冷气喘。

诊断：脉象沉细，舌淡红。真火衰微，寒中脾肾。经所谓阳气衰于下，则为寒厥是也。

疗法：用真武汤，合龙牡救逆法，加黑锡丹，温纳元阳。

处方：

淡附子一钱，炒白芍三钱，炮姜一钱，炒白术三钱，茯苓四钱，化龙骨四钱，煅牡蛎四钱，炙甘草一钱，黑锡丹一钱（吞）。

效果：服后阳回肢暖，痛泻皆止，病愈。

炳按：脾肾虚寒，外寒重袭肺胃，则成是病，故用真武合龙牡，加黑锡丹，以镇摄肾气，而见效。（《慈溪魏氏验案类编初集》）

方公溥医案

○ 吴某，女。

十二月十五日诊：痰喘故恙，感寒复发，气急痰虚，背部酸楚，夜不能平卧，脉浮滑，舌苔薄白，亟拟温降理肺、平喘化痰。

净麻黄4.5克，淡桂枝4.5克，光杏仁12克，淡远志6克，粉甘草3克，嫩射干4.5克，新会皮4.5克，淡干姜3克，五味子3克，炙冬花9克，白芍药9克，制半夏9克，紫苏子9克，白茯苓9克。

十二月十八日复诊：

投以温降理肺、平喘化痰，症势大有转机，药既应手，再从前法化裁调治。

处方同前，除陈皮加嫩白前9克。

十二月二十一日三诊：

咳嗽痰喘减而未净，近见头痛肢楚，仍从前法出入。

处方同前，除桂枝、白前、五味子、干姜。加新会皮4.5克、制川朴4.5克、香白芷9克。

○ 杨某，女。

十月二十九日诊：痰喘剧发，胸闷不舒，痰多白沫，脉象浮弦，舌苔白腻，法当温降平喘祛痰。

蜜炙麻黄9克，制半夏6克，淡远志6克，杜苏子9克，五味子3克，炙甘草4.5克，淡干姜3克，北细辛3克，川桂枝4.5克，白芍药9克，光杏仁9克，嫩射干6克，炙冬花9克。

十月三十一日复诊：

投以温降平喘祛痰，喘咳较有转机，咯痰较易，再从前法化裁。

处方同前，除苏子、细辛、干姜、桂枝，加白当归9克、新会皮4.5克、云茯苓9克、白石英（打）12克。

十一月二日三诊：

咳嗽哮喘减而未痊，痰多，牙痛，仍宗前意出入。

处方同前，除白当归、白石英、白芍、五味子。加杜苏子9克、嫩白前9克、旋覆花（包）9克。（《方公溥

医案》）

王润园医案

○ 里中武庠杨乐斋之二嫂，廿余而寡，抚一子，人颇精强，一切家政，皆经其手，诸娌娌不及也。然郁郁独居，肝气时作，发则喘咳交臻，呻吟不食，如此者经年矣，延医数辈皆以痨瘵论。壬戌春，病复发。卧床月余，阖家无可措手。杨邀余视之，诊其左关滑数，右寸关俱甚。乃告之曰：此气郁停痰，并非痨症。前必多服补药，因而增剧，万勿为虑，药不十剂，保无恐矣。乃以平胃、二陈、四七汤合进之，药入口才刻许，膈间漉漉作声，顿觉宽展，二帖后，喘咳息，而食少进。家人皆惊其神，以为痊愈，遂停药。余亦忘之，未过三日病又作。又延余视，诊之，脉少衰，而滑数未改。因问服几帖？以二对。告曰：二帖路已开，病未愈，少亦须四服，但得大解胶黏秽物，则全去矣。不必易方，宜照前服之，三日后再见也。病者听之，越日晨起，暴下恶物数次，食大进，喘咳皆归乌有。更告以香砂六君子丸调摄之，尤当稳固，而其家皆淡漠，不知听之否也。倘调养不善，恐明春再作也。（《醉花窗医案》）

吴简庵医案

○ 协揆英煦斋太夫人，年近八旬，忽痰喘不语，视其神疲气逆，语言謇涩，肢体俱冷，汤饮不进，六脉细微，独右关浮大而滑。时协揆随扈五台，众医见病沉困，不敢议方。余曰：系高年阳气衰弱，脾虚不能运化水谷，故致中痰壅滞，上下不得宣通。所幸禀质素厚，且神门重按有根，脾脉虽滑大而不躁，亟进四味回阳饮以救元阳，虚脱尚可望痊。服药后即吐脓痰成碗，手温能言。脉亦有神，惟喘不能止。自云胸中痰多即欲吐出为快，奈无气为送出。仍以原方重用参、附，加制胆星、当归。越日，吐痰涎甚多，而喘总不止。乃真阴命火俱衰。用六味回阳饮加肉桂，服数帖，脉旺证减。以六君子汤加当归、蛤蚧，服数帖，喘定痰少。改投贞元饮加人参，并五福饮加姜、附，服药月余而安。

○ 尚书那绎堂太夫人，年逾八旬，患气促痰喘，饮食不进，足膝俱肿，脉旺燥痰，有表无里，此高年气血将竭、孤阳离剧之候。急进四味回阳饮加当归速救元阳，防其虚脱。乃定方后，主家固畏温补，又有坐知医者云：现在饮食不进，痰火上逆，岂可温补？另延他

医，服化痰降气之药，不一月而逝。

○ 相国庆树斋夫人，年逾七旬。因食饱遭凉，即痰喘气急，饮食不纳，医治月余罔效。余曰：脉见浮大滑数，皆由肺虚感寒，既失疏散，复误温补，以致寒束于表，阳气并于膈中。久则郁而成热，火烁肺金，不得泄越，故膈热喘急弗止也。即进定喘汤，去麻黄，加枇杷叶、茯苓以清热降气、涤痰疏壅，服后痰喘减半，更用加减泻白散，甚效。后以百合固金汤，调理而安。（《临证医案笔记》）

章次公医案

○ 张某，女。

当咳之初起，音即为之嘎。其咳迄今旬日，此风袭于肺。盗汗、自汗、心中悸，则关乎平日之虚。

蜜炙麻黄3克，射干6克，川贝母2.4克（研末分冲），杭白芍9克，粉甘草4.5克，五味子3克，浮小麦12克，桑白皮12克，麦门冬9克。

○ 叶某，女。

听其呛，乃急性气管炎。痰白而黏，白是寒，黏是湿。

生麻黄1.2克，苏荠子各9克，白前6克，炙紫菀9克，生苍术3克，橘皮6克，炙冬花9克，射干3克，粉甘草2.4克，桔梗6克，山慈菇片9克（研末分二次调入）。

○ 赵某，女。

咳六七日，干呛少痰，因此气粗喘促。夫治咳有痰，总当祛之，无痰则镇之。

生麻黄4.5克，旋覆花9克（包），白前6克，杏仁泥12克，款冬9克，苏子9克，百部9克，粉甘草3克，杭白芍9克，白果5只。

○ 唐某，女。

慢性气管炎，多有痰。今虽咳于冬令，但为干咳，届时亦能自止，仍是急性气管炎。

生麻黄6克，五味子4.5克，杏仁泥12克，白前9克，天竺子9克，车前子12克（包），旋覆花9克（包），百部9克，桑白皮9克，粉草4.5克。

二诊：服药数剂，咳嗽大减，再事原法加减。

生麻黄4.5克，杏仁泥12克，天竺子9克，白前9克，桑白皮9克，百部9克，粉甘草4.5克，冬瓜子9克。

○ 庄某，女。

鼓槌指多见于呼吸系病及循环系病，盖末梢循环

郁血故也。今咳呛气逆，不能平卧，祛痰镇咳，固属重要，强心药亦不可少。

炮附块9克，全当归9克，熟地黄15克，远志3克，北细辛2.4克，五味子4.5克，炙款冬9克，胡桃肉9克，炮姜炭4.5克，罂粟壳9克，补骨脂9克。

○ 吴老。

气急不能平卧，已历二月之久，左卧则腹中水声漉漉，痰不多，必用力乃能咳出。今察其两足浮肿，胸次窒闷异常，尿少，脉微弱，当从肾治。

炮附块9克，熟地黄15克，远志4.5克，北细辛3克，五味子4.5克，苏子12克（包），茯苓9克，核桃肉9克，白果10粒（去壳），鹅管石24克（煅先煎）。

○ 陈某，女。

四日来，哮喘发作，服麻黄素后，喘稍减而盗汗多。

附块6克，银杏15枚（去壳），五味子4.5克，陈皮6克，天竺子9克，甘草9克，麻黄3克，黄芪12克，远志4.5克，紫菀9克。

二诊：哮喘大发，喉间有水鸡声。

麻黄6克，黄芪12克，党参12克，浙贝15克，远志9克，紫菀9克，冬花9克，厚朴6克，杏仁12克，甘草6克，肉桂1.8克。

三诊：哮喘稍定，但周身汗出漐漐。

巴戟9克，仙灵脾9克，破故纸12克，炮附块4.5克，当归12克，白术18克，黄芪18克，党参12克，麻黄6克，甘草6克，肉桂2.4克。

四诊：哮喘已成尾声。

原方加益智仁9克，细辛4.5克。

五诊：今日上班工作，体力不支，腰背酸，失眠。

巴戟9克，仙灵脾9克，破故纸12克，当归9克，益智仁9克，党参12克，山药12克，炙甘草6克，白术15克，黄芪12克，肉桂1.8克。（《章次公医案》）

方略医案

○ 同乡魏姓少妇，偶沾感冒，请医服表药二剂，因用细辛太重，开发肺窍，扰动少阴，以致气出如喷，饮食不下。迎余视之，见其面色怫郁，手足掣跳，难以定诊。少顷，病势少懈，诊之脉上涌无根，未几复喘，此时纵用药得当，滴水不能吸受可若何？别思良法。令将秤锤烧红淬醋，使酸气入鼻，稍宁片刻，庶几煎药可

入。如法行之，气促略平，随用洋参二钱，五味二钱，麦冬一钱，炒白芍一钱五分，极力收敛，二剂而安。（《尚友堂医案》）

林珮琴医案

○ 汤氏，宿哮秋发，咳呕气急，暑湿为新凉所遏。宜辛平解散，用橘皮半夏汤加桔梗、象贝、杏仁、茯苓、枳壳、香薷、生姜。数服而平。

○ 巫妇，梅夏宿哮屡发。痰多喘咳，显系湿痰郁热为寒邪所遏。暂用加减麻黄汤温散。麻黄三分，桂枝五分，杏仁二钱，苏叶、半夏制各钱半，橘红一钱，桔梗八分，姜汁三匙，二服后随用降气疏痰：瓜蒌皮、桑皮（俱炒）一钱，贝母、杏仁（俱炒研）各二钱，海浮石三钱，前胡、枳壳各八分，苏子（炒研）六分，茯苓二钱，姜汁三匙。数服哮嗽除。（《类证治裁》）

程茂先医案

○ 汪让之婢者，年约十五六岁，病数日方延予过诊。乃至房门外，即闻喘声如雷，举家惶惧，且发热，浑身叫疼，耳且聋，问之多不解应，六脉细数而浮，大便五日未通。余先用加味麻黄汤一剂。次日再诊时，在榻边方微闻喘急之声，乃再以清金之剂加酒大黄，大便随通一两次，而病退矣。后以清热化滞调理而安。然此证内外俱实，予故先取其标，而后取其本，亦乃急则治标之意也。（《程茂先医案》）

李铎医案

○ 吴氏妇，年四十余，气喘而急，咳嗽痰鸣，稠痰带红；胸胀而痛，不能倚卧，面色黯悴，唇淡白，昏冒闭厥，脉细欲绝。以脉象形色而论，似属产后虚损之证，据所见病候，又是热积痰凝之状，询其家人辈，述因郁气及嗽久服糖食过多，以为顺气化痰，讵知水橘糖食助热生痰，且甘能令人满，是以食下即满闷，比际本元固虚，而标证更急，当舍脉从证治，加味四七汤。

杏仁，半夏，川朴，茯苓，苏子，香附，神曲，北沙参。

竹沥一羹匙，姜汁一茶匙刺，入服。

又：昨方颇效，大吐稠痰，诸候渐平，爰议固本，兼治其痰。

高丽参，茯苓，沉香，苏子，橘红，半夏，神曲，

厚朴,竹沥。

此方服二帖,气顺痰下,食进病除。

○东坑傅姓妇,年五旬余,论哮证之发,原因冷痰阻塞肺窍所致,故遇寒即发者居多。盖寒与寒感,痰因感而潮上也,此番加以食冷物糍果,犹滞其痰,肺窍愈闭愈塞,呼吸乱矣,脉亦乱,而哮自加甚。是以旬日来不能安枕,困顿不堪,时际严寒,虽拥衾靠火,难御其寒,非重用麻、杏、细辛猛烈之性不能开其窍而祛其寒,佐以半夏、厚朴、苏子而降气行痰,再加麦芽、神曲消食导滞,引以姜汁利窍除痰,连服四剂,必有效也。

此方服二剂,即能就诊而卧,可谓奏效之速,其子持方来寓云:乃母言药虽奏功,而不敢再进,求易方。余晓之曰:麻辛虽猛烈,能发汗,一到此症,虽盛夏之月,孱弱之躯,不发汗,不伤气,何况此严寒冻栗之际,冷痰塞窍之病,非麻辛不能通痰塞之路,非诸苦降辛通佐使之味不能除冷滞之气,且既获效,又何虑焉。令其照方再服二帖,必痊愈。但不能即刈其根而不复发也,宜常服药,歼其痰伏之魁,拔其痰踞之窠,庶或能除其根耳。(《医案偶存》)

郑在辛医案

○邵子易兄令眷,年四十外,形盛多痰,素有头风呕吐之病,每发一二日即愈,畏药不医,习以为常。二月间感寒,头痛呕吐,视为旧疾,因循一月,并不服药。渐致周身浮肿,咳喘不能卧,呕吐不能食,已五日矣。方请医治,切脉至骨,微细如丝,似有如无,外证则头疼身痛,项强肤肿,足冷过膝,咳喘不能卧,滴水不能下咽,沉寒痼冷,证皆危笃,必须小青龙汤,方能解表里之寒水。但苦药不能下咽,先经半硫丸一钱,通其膈上之寒痰,继以麻黄、桂枝、细辛、附子、干姜、半夏、茯苓、吴萸,煎剂与服。初剂尚吐出不存,又进半硫丸一钱,次剂方纳。如斯三日,虽小有汗,足微温,而脉不起,全不能卧,寒水之势不退。余辞之,令其另请高明。有一浙医视为湿热,用木通、灯草、腹皮为君,幸病家粗知药性,不令与尝。专任于余,改用生附子,十剂至四五日,通身得汗,喘咳始宁,方得平卧,频频小便而下体水消,非此大剂,何能化此坚冰。后用理中桂苓加人参,匝月方健。询彼家仆人,乃平素贪凉食冷所致。若此证属脾肾虚寒,则不可治矣。

(《素圃医案》)

孙采邻医案

○孙妪舟人,素有咳喘证,交冬更甚,肺俞畏寒,喘咳频增,闻烟酒则愈咳。年五旬又四,交冬即发者,贫妇不免单衣食薄,舟中又不能避风寒,所以咳无停,而常有畏寒兼喘之势。欲求方愈疾,而又惜费。余怜其贫苦,而想一省便简易之方以应之,药虽平淡,实有至理存焉,因识之。

生白果肉二十一粒(去心衣),胡桃肉两枚(连皮用),冰糖五钱,鲜生姜一钱五分。

四味共捣,极烂。用滚水冲服,连渣齐饮,每早晚各饮一服,无间。

按:是方也唯外感风寒而致身热头疼,鼻塞喘咳者,则禁服,竹亭再识。

遵法服之五日,不第喘咳止,而畏寒之势顿平矣。后偶遇寒冷,劳力复发,如法行之,一服而止。予乃一时之灵机,竟成千古之秘方。(《竹亭医案》)

许珊林医案

○祖庙巷高太太,年三十余。平素肝阳极旺而质瘦弱,患痰火气逆,每日吐痰一二碗,喉间咯咯有声,面赤烦躁。舌苔中心赤陷无苔,脉弦细虚数,乃感受风邪,少阳木火偏旺,风得火而愈横,风火相煽,肺金受制,阳明所生之津液,被火灼而成痰,旋去旋生,是以吐之不尽。痰吐多而肾液亦伤,故内热。《素问》云:大颧发赤者,其热内连肾也。痰随气以升降,气升痰亦升。治当用釜底抽薪法,先以清火降气为主,火降、气降而痰自瘥矣。方书"治心肝之火以苦寒,治肺肾之火以咸寒"。古有成法,方用咸苦寒降法。丹皮、山栀、青黛、竹茹、竹沥、杏仁、黄连、黄芩、羚羊角、石决明、川贝母、旋覆花、海浮石,加指迷茯苓丸三钱。连服三剂,气平热退,痰喘俱瘥,安卧如常。后用清肺降火化痰之药,如沙参、麦冬、石斛、竹茹、青黛、山栀、牡蛎、鳖甲、阿胶、川贝母、海石、茯苓、仙半夏、橘红、首乌、雪羹等,出入为方。调理数剂而愈。(《清代名医医话精华》)

也是山人医案

○沈妇,廿八。唇裂频呕,口干头痛,不寐足冷,左胁向有瘕聚，便秘，胸腹热炽，面色黄，脉左关弦大，右寸搏大，此属温燥内郁。喉间呼吸有声，是症虽属痰喘之象，但麻黄一味大谬。议喻嘉言清燥救肺汤合肺肝之治。

霜桑叶一钱，生石膏三钱，白蒺藜二钱，鲜生地五钱，杏仁三钱，石决明三钱，拣麦冬三钱，生甘草二分，大麻仁一钱五分，加鲜枇杷叶二张（去毛，蜜炙）。

又：呕频稍减，唇裂退。

霜桑叶，炒石膏，拣麦冬，真阿胶，杏仁，白蒺藜，制洋参，鲜生地，生甘草，加枇杷叶三钱。

又：呕大减。润肺燥，益肝液。

鲜枇杷叶，北沙参，紫石英，白蒺藜，真川贝，真阿胶，甜杏仁，拣麦冬，炙鳖甲，霍山石斛，黑芝麻。

又：呕减，潮热，咳乃胀痛，肝脉仍弦，大便秘，肺胃衰，肝阴亏，肝火上越。

紫菀草一钱，拣麦冬三钱，白蒺藜二钱，甜杏仁三钱，紫石英五钱，郁李仁，真石斛二钱，真阿胶二钱，咸苁蓉五钱，鲜枇杷叶三钱，小川连三分。（《珍本医书集成·也是山人医案》）

王士雄医案

○耳姓妇，回族，患哮。自以为寒，频饮烧酒，不但病加，更兼呕吐泄泻。两脚筋掣，既不能卧，又不能坐。孟英诊曰：口苦而渴乎？泄泻出如火乎？小溲不行乎？痰黏且韧乎？病者曰：诚如君言，想为寒邪太重使然。孟英曰：汝何愚耶？见证如是，犹谓受寒，设遇他医，必然承教，况当此小寒之候，而哮喘与霍乱，世俗无不硬指为寒者。误投姜、附，汝命休矣。予北沙参、生苡仁、冬瓜子、丝瓜络、竹茹、石斛、枇杷叶、贝母、知母、栀子、芦根、青果、海蜇、莱菔汁为方，一剂知，二剂已。

○张氏妇，患气机不舒，似喘非喘，似逆非逆，似太息非太息，似虚促非虚促，似短非短，似闷非闷，面赤眩晕，不饥不卧。补虚清火，行气消痰，服之不应。孟英诊之，曰：小恙耳，旬日可安。但必须惩忿，是嘱。予黄连、黄芩、栀子、楝实、鳖甲、羚羊角、旋覆、赭石、海蜇、地栗为大剂，送服当归龙荟丸，未及十日，汛至，其色如墨，其病已若失，后予养血和肝调理而康。

○邵奕堂室，以花甲之年，仲冬患喘嗽，药之罔效。坐而不能卧者，旬日矣。乞诊于孟英。邵述病源云：每进参汤，则喘稍定。虽服补剂，仍易汗出，虑其欲脱。及察脉，弦滑右甚。孟英曰：甚矣！望、闻、问、切之难，不可胸无权衡也。此证当凭脉设治，参汤切勿沾唇。以瓜蒌、薤白、旋覆、苏子、花粉、杏仁、蛤壳、茯苓、青黛、海蜇为方，而以竹沥、莱菔汁和服。投匕即减，十余帖痊愈。

同时，有石媪者，患此病极相似，脉见虚弦细滑。孟英予沙参、蛤壳、旋覆、杏仁、苏子、贝母、桂枝、茯苓等药之中，重加熟地而瘳。所谓病同体异，难执成方也。

○潘肯堂室，仲冬陡患气喘，医治日剧。何新之诊其脉无常候，嘱请孟英质焉。孟英诊曰：两气口之脉，皆肺经所主，今肺为痰壅，气不流行。虚促虽形，未必（即）为虚谛，况年甫三旬，平昔善饭，病起于暴，苔腻痰浓，纵有足冷面红、不饥、不寐、自汗等症，无非痰阻枢机，有升无降耳。遂与石膏、黄芩、知母、花粉、旋覆、赭石、蒌仁、通草、海蜇、竹沥、芦菔汁、梨汁等药，一剂知，二剂平。乃去"二石"石膏、赭石，加元参、杏仁，服旬日而安。俟其痰嗽全蠲，始用沙参、地黄、麦冬等，以滋阴善后。（《王氏医案》）

其他医案

一妇，产后喘急自汗，手足俱冷，常以两手护其脐腹。脉细沉软。此真火衰弱、虚阳欲脱也。投参附汤，四剂而安。后加熟地、黄芪、白术、当归，丸服而喘不复发。

浦江吴辉妻，孕八个月分娩，因二日后洗浴，即气喘，坐不得卧。五日后，身热恶风，得暖稍缓。两关脉动，尺寸皆虚。百药不效。余以丹皮、桃仁、桂枝、茯苓、干姜、枳实、厚朴、桑皮、苏叶、五味、蒌仁，三服而得卧，其痰如失，盖作污血感寒治之也。

吕沧州治经历哈散室人，病喘不得卧，众作肺受风邪治之。吕诊之，气口盛于人迎一倍，厥阴弦动而疾，两尺俱短而离经。因告之曰：病盖得之毒药动血，致胎死不下，奔迫而上冲，非风寒作喘也。乃用催生汤加芎、归，煮二三升服之，夜半果下一死胎，喘即止。哈散密嘱曰：病妾诚有怀，以室人见嫉，故药去之，众所不知也。众惭而去。

一妇，娠六个月，恼怒气逆，喘急不宁，已数日矣。脉弦而疾。以全福汤加抑肝顺气之药，三啜而安卧如常。（徐灵胎《女科医案》）

张子和治吴产祥之妻，临月病喘，以凉膈散二两、四物汤二两、朴硝一两，作二服，煎令冷服。一服病减大半，次又服之病痊。张曰：孕妇有病当十月九月内，朴硝无碍，八月者忌之，七月却无妨。十月者已成形矣。（雄按：朴硝究宜慎用。）

周仁斋治一孕妇痰喘。用生半夏一钱五分，肉桂、干姜各五分，五味子三分，麻黄二分，先以水煎，后下药勿令太热，热服其喘即止。（半夏、肉桂皆孕妇所忌，宜酌用。）《证治大述》

薛立斋治吴江庠室力湖仲子室，二十余，疫疾堕胎时咳，服清肺解表之药，喘急不寐。此脾土虚而不能生肺金，药复损而益其也。先与补中益气加茯苓、半夏、五味、炮姜，四剂渐愈。后往视之，用八珍汤加五味、十全大补汤而愈。

沈尧封曰：产后喘有闭脱二证。下血过多者是脱证，喉中气促，命在须臾，方书虽有参苏饮一方，恐不及待。恶露不快者是闭证，投夺命丹可定。如不应当作痰治。此皆急证，更有一种缓者，娄全善所云：产后喘者多死，有产二月，洗浴即气喘，坐不得卧者五月，恶露得暖稍下。用丹皮、桃仁、桂枝、茯苓、干姜、枳实、厚朴、桑皮、紫苏、五味、瓜蒌煎服即卧，其疾如失。作瘀血感寒治也。按：此亦是痰证，所以能持久，痰滞阳经，所以恶寒。方中着力在瓜蒌、厚朴、枳实、桂枝、茯苓、干姜、五味数味，余皆多赘。

娄全善治一妇，产后洗浴即气喘，但坐而不得卧已五日，恶风，得暖稍宽，两关脉动，尺寸俱虚，百药不效。用牡丹皮、桃仁、桂枝、茯苓、干姜、枳壳、桑白皮、紫苏、五味子、蒌仁，服之即宽，二三服即卧，其疾如失。盖作汗出感寒治之也。《治法汇》（雄按：寸脉既虚，何以用枳、朴？尺脉既虚，何以用丹皮、桃仁？若谓恶露不行，案中胡不叙及。）

薛立斋治一产妇，喘促自汗，手足俱冷，常以手护腹，此阳气虚脱也，用人参附子汤，四剂愈。

缪仲淳曰：己丑，予妇产后五日食冷物，怒伤脾作泻，乃微嗽，又三日泄不止，手足冷发喘，床亦动摇，神飞扬不守。一医投以人参五钱，附子五钱，疗之如故。加参、附又不效，渐加参至三两、附子三钱，一剂霍然起。《广笔记》

缪仲淳治于中甫夫人，产后气喘，投以人参五钱，苏木、麦冬各三钱，一剂愈。（《续名医类案》）

肾系病证

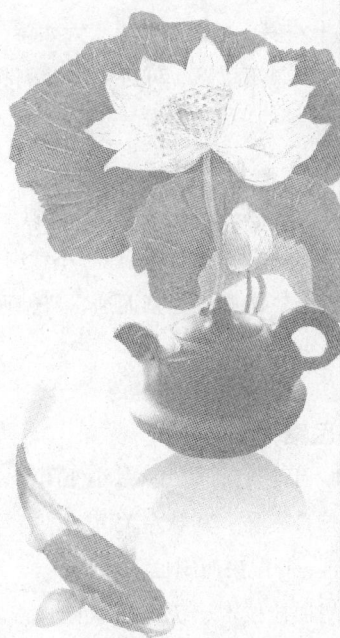

癃 闭

冉雪峰医案

○ 分娩后小便不利,秘涩若淋状,助产士为之导尿,惟屡导屡胀,不导即不小便,状若癃闭,所导小便中,时杂血液,自觉少腹坠胀,内中消息停顿,服药不效,时未弥月即来我处就诊,脉弱而数,舌绛津少,烦扰不安。予思此证膀胱气滞不化,类似胞系了戾,但彼在胎前,此在产后,彼为虚中夹实,此为实中夹虚。所以然者,产后空虚,客邪乘之,查阅前所服方药,为肾气丸加减,肾气丸鼓荡肾气,以补为通,虽似相宜,但能化气而不能消炎,未尽合拍,且秘涩若淋,脉带数象,桂、附似当慎投。拟方,当归、白芍各四钱,黄柏、知母各三钱,升麻一钱五分,苏条桂五分,研末冲服。二剂,少腹坠闷若缓,但仍须导尿。复诊,原方加青木香、蒲黄各三钱。又二剂,少腹渐舒,曾自小便一次,量虽少,但启闭有节,因劝其可忍耐则忍耐之。停止管导,俾气机转动,得以恢复,病可向愈。改方用:当归、白芍络三钱,黄柏、知母各二钱,苏条桂四分,以上同煎,许氏琥珀散八分,用前药汁吞服。越后三日,小便渐次畅利,一星期,已无不舒感觉,与常人无异。(方中琥珀散出许国桢御药院方,为琥珀、蒲黄、海金沙、没药四味等分制散。)(《冉雪峰医案》)

余景和医案

○ 常熟大河镇李姓妇,孀居有年,年四十余,素体丰肥。前为争产事,以致成讼,郁怒伤肝,后即少腹膨胀,左侧更甚,小便三日不通。某医进以五苓、导赤等法,俱无效。就余寓诊,余曰:此乃肝气郁结,气滞不化。厥阴之脉,绕于阴器,系于廷孔。专于利水无益,疏肝理气,自然可通。立方用川楝子三钱、青皮二钱、广木香五分、香附二钱、郁金二钱、橘皮钱半、官桂五分、葱管三尺,浓汁送下通关丸三钱,一剂即通。明日来寓,更方而去。所以治病先求法外之法,不利其水而水自通,专于利水而水不行,此中自有精义存焉,非浅学所能领略也。(《诊余集》)

黄澹翁医案

○ 患小便不通,投八正散不效,询知头痛鼻塞,因用前胡、防风、半夏、细辛之剂不效,午刻复召,诊其脉,左寸关沉弦而细,右寸微洪,及验舌,色白如粉刺,始知厥阴家,寒与气凝,而昨昔之制军,尚欠斟酌也。方用干姜、吴萸、桂枝、细辛、郁金、元胡、通草、麝香、沉香。虽夜间稍通,而腹大气逆,呕吐恶心,辗转烦躁,举室惊慌;次早诊其脉,右寸浮洪而数,左寸关沉细如无,因以左金丸服之,呕止,因连进二钱四分,至晚通利如注。(《黄澹翁医案》)

吴塘医案

○ 保女十八岁,怒郁,少腹胀大如斗,小便涓滴全无,已三日矣,急不可忍,仰卧不能转侧起立,与开阴络。

降香末三钱,香附三钱,广郁金二钱,龙胆草三钱,琥珀五分,两头尖三钱,归横须三钱,韭白汁(冲)三匙,麝香(同研冲)五厘,小青皮五钱。

煮三杯,分三次服,一帖而通,二帖而畅。(《吴鞠通医案》)

王汉皋医案

○ 一妇,年五十余岁,秋月小便闭结,脐下胀痛,不能坐卧,三日夜矣。其脉左关沉结,右尺沉弱,右关沉濡。乃肝热、脾湿瘀而闭也。

用小柴胡加桂枝木、茯苓、车前子,一剂;外用麝香少许,涂于脐下,膏药盖之。不时水利而愈。(《王氏医存》)

林珮琴医案

○ 阴虚阳搏谓之崩,崩久成漏,冲任经虚可知。据述五月间因悲思血下成块以后,红白相间,至仲冬后淋沥未止，服药不效。近又少腹重坠，两胁掣痛如束，小便至夜点滴不通，或以为气粗窒痛。用茜草、归须、桃仁等通络。不应，又以为血虚滑脱。用蒲黄、石脂、石英等镇摄。淋痛更剧，脉沉弦。予谓此症乃漏久而膀胱气陷也，通络则漏厄益渗，镇摄则胞门益坠。法宜温而升之，固以摄之，于理为近。用升麻六分，菟丝饼、赤苓各三钱，元胡、当归（俱醋炒）各二钱，阿胶、棕灰各一钱半，茴香、补骨脂（俱酒炒）各一钱，沙苑子二钱，一服得溺而掣痛止，数服淋漏俱除。（《类证治裁》）

王士雄医案

○ 管君芝山拉余治其表嫂吴媪，年五十五岁。上年仲夏患癃二十余日，愈后小溲迄未通畅，已成锢疾。今秋分后，溺秘不行，医疗旬余，温如姜、桂、乌药，凉如栀、芩、黄柏，利如木通、滑石，皆不效，其有用益智等以涩之者，渐至腰腹皆胀而拒按，胸高腿肿，不饥不食，大便不通，小溲略滴几点，热痛异常，舌绛无津，渴喜沸饮，而不敢多啜以增胀满，呻吟待毙。脉软而微，乃阴虚气化无权也。以沙参、熟地、连、蒌、苓、泽、麦冬、紫菀、牛膝、车前，加附子一钱、桂心五分，煎成冷服，一周时溺出桶许，而大便随行，进粥得眠，口苦而喜凉饮，即去附、桂、连、蒌、膝，加知、柏、芍药、砂仁，数服而起。缘境窘不复调理，锢疾闻犹存也。（《归砚录》）

横柳病鸿医案

○ 产后伏湿中焦，脾胃失于运行，以致周体浮肿，腹大，咳呛气逆，多痰，溺少便溏，舌白脉弦。肿胀已成，未易愈也。

桑皮三钱，葶苈子四分，杏仁三钱，腹皮二钱，茯苓皮三钱，米仁三钱，川桂枝五分，麦芽三钱，加海蜇三钱、地栗四枚。（《何鸿舫医案》）

金子久医案

○ 产后腹笥膨满，小溲约束不循常度，决非脾胃湿浊之阻痹，亦非膀胱州都之失职。细参病源，系是临产过久、冲任奇脉致伤，冲任二脉行于腹里，二脉既伤，气街不和，故腹笥不为产后软小也。肝肾居于下焦，以产先伤其下，肝肾受伤则冲任未始不受其害，因冲任

隶属肝肾也。肝主疏泄，肾主封藏，肝不足相火易动，动则关窍愈通，肾不足津易燥，燥则在大便维艰。左部脉象弦大，右部亦欠柔静，舌质中央淡绛，两边略起薄白。真阴无有不虚，营分岂有不热，法当养肝肾之阴，以固下元，参用通冲任之气，以调机关。

白归身，杞子，鹿角霜，麻仁，肉苁蓉，白芍，炙龟板，牛膝，菟丝子，小茴，左牡蛎，橘络核。（《金子久专辑》）

陆观虎医案

○ 病者：杨某某，女，40岁。

辨证：癃闭。

病因：湿热滞于膀胱，气化失司。

症状：小便频数，色黄量小，少腹紧迫，两腿酸困，月水不准。脉细弦。舌红，苔白。

治法：固脬气，通水道。

处方：

瞿麦9克，猪赤苓各6克，泽泻6克，萹蓄9克，木瓜9克，生山药9克，通草3克，桑枝15克，益母草9克，益智仁6克，乌药6克。

方解：瞿麦、猪赤苓、泽泻、萹蓄、通草泻膀胱湿热，利水通小便；生山药、益智仁、乌药三味即缩泉丸，用以止小便频数；木瓜与桑枝舒筋活络，以治腿酸困；益母草活血调经。

○ 病者：崔某某，女，29岁。

辨证：癃闭。

病因：热结膀胱。

证候：少腹作痛，下坠，小溲迫痛不利。口角疱疹，得食作吐。脉细数。舌红，苔黄布刺。

治法：顺气、平肝、清热。

处方：

鲜佩兰6克，陈皮6克，佛手3克，苏梗6克，大腹皮6克，代代花3克，炒黄连3克，杭芍9克，蒲公英9克，连翘9克，净银花6克。

方解：佩兰、陈皮、佛手、苏梗、代代花、大腹皮芳香开胃，散郁顺气，故能止腹痛下坠，止吐，利小便，因气行则水行；杭芍平肝清热，止腹痛。连翘、银花、蒲公英清热解毒，散热结；炒黄连清泻肝火，少腹坠痛自止。

○ 病者：杨某某，女，36岁。

辨证：癃闭。

病因：肾阴阳俱虚。

证候：心悸气短，下午发热，溲灼烧难排，少腹坠胀。脉细。舌质红。

治法：补肾、清热、宁心、利溲。

处方：

朱连翘6克，朱通草3克，海金沙9克，茯神6克，朱灯心3克，青蒿6克，远志3克，萹蓄6克，益元散9克，瞿麦9克，扁豆衣6克，金匮肾气丸6克（包，另服）。

方解：朱连翘、远志、朱通草、茯神、朱灯心草安神以止心悸，利水道；海金沙、萹蓄、瞿麦、益元散、扁豆衣利小便以治少腹坠胀；青蒿治阴虚午后发热；金匮肾气丸补肾以治肾虚。（《陆观虎医案》）

许恩普医案

○ 癸巳，孙来山尚书小姐因寒癃闭二日，腹胀如鼓。李山农方伯知医，曾治尚书湿病而愈。兹治小姐不效，素信余医，代为荐诊。少阳脉弦，知为虚痞。拟以柴胡半夏茯苓汤加减，汗解溺畅，遂愈。（《三三医书·许氏医案》）

程茂先医案

○ 年近四旬，体质素弱，孀居多年。患小便不通数日矣，小腹急坠而胀疼。初医用五苓分利之药，非惟便不能通，而转增胀急。乃逆予脉之，六部缓而无力，色白而黄，此中气不足，七情内伤，升降之气不能如常，乃虚闭也。经云：膀胱者，州都之官，津液藏焉，气化则能出矣。今元气大虚，不能行运化之机，其便故闭。即如少年气旺，一便即行。老年气衰，久而不出，且了而不了，便后余滴，皆气虚之过也。药用参、芪、归、芍、苓、术以补中，甘草、香附、陈皮以理气，一剂即通，数剂而愈。（《程茂先医案》）

其他医案

一妇，产后小便不通，诸药不应。脉数沉涩。此冲任血虚气燥，膀胱不能施化，而水竭焉。令以梨汁和人乳各一杯，日、夕兼进而溺渐通，口亦不燥矣。

吴宅宠人，胎压膀胱，胞系了戾，小便不通。丹溪症脉，两手似涩，重取则弦。曰：此得之忧患所致。夫涩为血少气多，弦则为结有饮。盖血少则胞弱而不能自举，有饮则气溢而不能承载，故胎元下坠，而膀胱失职

也。遂以四物汤加麦、术、半夏、陈皮、生草、生姜，空心煎饮，以指探喉中，吐出药汁，少顷气定。又与一帖，次日亦然。如是八帖，而胎自还复，小便通利如常。

一妇人，四十一岁，怀孕九个月，转胞小便不出已三日矣。下急脚重，不堪存活，来告急于余。往视之，见其形悴，脉之，右濡而左稍和。此饱食而气伤胎，系弱不能自举，而下坠压着膀胱偏在一边，气为所闭，故水窍不利，小便不通也。遂以人参、归身、白芍、白术、半夏、炙草、生姜煎浓汁，与四帖，任其叫咳。至次朝，又与四帖，药渣并作一帖，煎令顿服之。探喉令其吐出，皆黑水，小便立通。后就此方加大腹绒、枳壳、葱青、砂仁，与二十帖，以防产后之虚。果得就蓐平安，产后亦健。

一妇人，妊娠七八个月，患小便不通，诸医不能利，转加急胀。诊其脉细弱。意其血气虚弱，不能承载其胎，胎重坠下，压住膀胱下口，因此溺不得出。用补药升扶则起而小便自下。若药力未至，愈加急满，当令老练稳婆，用香油涂手，自产门入内，托起其胎，则溺出如注，而胀急无不自解。一面却以人参、黄芪、升麻大剂煎服。如或稍有急满，仍当手托取溺。如此三七日后，则元气渐完，而胎气渐举，小便无不如常。

一司徒李杏冈仲子室，孕五个月，小便不利，诸药不应。余诊六脉细数。曰：非八味丸不能效。不信，仍用分利之药，遂肚腹肿胀，喘急不卧，以致不救。

儒者王文远室，重身患小便不通，小腹肿胀，喘急不能安卧者已三日，几至于危。六脉细数，重按无神。用八味丸一服，小便滴沥。再以前丸加车前子一剂，即利。肚腹顿宽，而产顺痊安矣。

一妇，妊娠饮食如故，烦热而倚息不得卧。此名转胞不得溺，以胞系了戾致此。但当利小便则愈，肾气丸去丹皮、牛膝主之。

肾气丸，即八味丸加车前子、怀牛膝。（徐灵胎《女科医案》）

薛立斋治一妇人，患小便淋沥不通，面青胁胀，诸药不应。此肝经滞而血伤，用山栀、川芎煎服而愈。

一妇人小便不利，小腹并水道秘闷，或时腹胁胀痛，此肝火。用加味逍遥散加龙胆草，四剂稍愈。乃去胆草，佐以八珍散，加炒黑山栀兼服而愈。

薛立斋治一妇人，小便自遗，有时不利，日晡益

甚。此肝热阴挺不能约制。用六味丸料，加白术酒炒黑黄柏七分、知母五分，数剂诸症悉愈。若误用分利之剂，愈损真阴，必致不起矣。

一老妇患前症，恶寒体倦，四肢逆冷。薛以为阳气虚寒，用补中益气加附子，三剂不应。遂以参附汤四剂稍应，仍以前药而安。附子计用四枚，人参斤许。

小便不通由于气闭，若用泽泻、木通、车前、茯苓之类，反不效。宜用归身一两，川芎五钱，柴胡二钱五分，升麻二钱五分，一服即通。年老人可以加参。（《续名医类案》）

钟大延治一贵家孕妇，小便秘肿痛，面赤发喘，众医莫效。大延诊之曰：是可弗药，乃胎压膀胱耳。令其周身运转而瘳。《宁波府志》

孙卓浮梁人，素精岐黄。正德间，邑令以宸濠之变，先舆送其夫人避山中。病前秘五日，腹大如鼓，仰而张目，息已微。急召孙，孙曰：此盛暑急驱，饮水过度，羞溺而转脬也。法以猪尿脬吹气贯满，令女婢投入冲之，而溺淋、淋下，遂起。《江西通志》

孙文垣治一富家妇，大小便秘者三日。市师以巴豆丸二帖，大便泻而小便愈秘，胀闷，脐突二寸余，前阴胀裂，不可坐卧，啼泣呻吟，欲求自尽。孙曰：此转脬病也。榆树东行根皮一寸，滑石三钱，元胡、桃仁、当归、瞿麦各一钱，临服，入韭菜汁半杯。服后食顷，小便稍行，玉户痛甚，非极用力努之，则不能出。改用升麻、桔梗、枳壳、元胡索，煎成，调元明粉二钱，乃提清降浊之意。服后大小便俱行，始不胀急。次日报云：每便时腹先痛，有淡血水，小便短。再以丹参、丹皮、当归、白芍、甘草、青皮、香附、元胡、茯苓、山栀、山楂，两帖而安。

黄履素曰：予窗友贺立庵方伯，常言其伯父贺岳精于医，曾治一孕妇将坐草，患小便不通，百药不效，愈饮愈饱，束手待毙。贺君诊之曰：此乃脾气虚弱，不能胜胎，故胎下压塞膀胱，以致水道不通，大健其脾则胎举，而小便自通。以白术二两（土炒），加炒砂仁数钱，别加一二辅佐之药，服一剂小便立通。其神如此。予常记此言于怀中，壬寅岁，内人有妊，临月竟同此病，医疗无效，危甚。余以此法告医者，喜医虚心，如法治之立效。遂举长子寅锡。余若不闻此言，母子均殆矣。（雄按：今夏钱希敏室人，患此甚危。速余视之，脉甚滑数，睛赤口干，与车前子、滑石、血余、瓜蒌、

牛膝、紫草、沙苑，大剂投之，溺仍不行，竟产一男。既而胞下，溲满其中。盖儿已出胞，频饮汤水，尽贮于中也。余虽初不料其如此，然设非开泄导下，则胎不即下，而再加健脾燥补之药，则吉凶不可知矣。临证不亦难乎。）

李时珍尝治数人，小便不通，及转脬危急者，令将葱管吹盐入茎内，极有捷效。又小儿不尿，乃胎热也，用大葱白切四片，乳汁半盏，同煎片时，分作四服即通。不小便者，服之即通；不饮乳者，服之即饮乳。若脐四旁有青黑色皮，口撮者，不可救也。《本草纲目》

薛立斋治司徒李杏冈仲子室，孕五月小便不利，诸药不应。薛曰：非八味丸不能救。不信，别用分利之药，肚腹肿胀，以致不起。

儒者王文远室，患小便不通，小腹肿胀，几至于殆。用八味丸一服，小便滴沥。再以前药一料加车前子，一剂即利，肚腹顿宽而安。

陆养愚治方思桂女，年十四，患大小便不通，已三日。村医与丸药数十粒，如芝麻大，服之大便立通而泻，小便仍秘。又二日胀闷，脐下突出，胀时抽痛，不能坐卧，啼泣呻吟，欲求自尽。脉之沉数，而两尺尤甚，曰：此转脬病也。时尚炎热，以六一散井水调服之，小便稍行，行时阴中极痛，后仍点滴不畅，大便努责而无积，腹痛时作，痛则如刀刺。再诊脉仍沉数。乃用升麻三钱，柴、葛、甘、桔各一钱，以提清降浊，服后二便俱行，小便纯血，大便亦带血水。其家犹危之。曰：今无恙矣，向者丸药必巴豆也，病本热郁，而以极热之药攻之，向之刺痛，今之溺血，皆巴毒使然也。以犀角地黄汤加黄连、山栀而愈。

万密斋治一娠妇，小便淋沥不通，医作转胞治之不愈。乃用槟榔、赤芍二味研末，顺取长流水煎汤，调服效。此方治男、妇一切血淋，淋涩水道疼痛，用之无不神效。马元仪治沈氏妾，妊娠八月，下利二十余日，利后患小便淋闭，渴而引饮，饮毕方去滴许，涩痛异常，已三昼夜。诊得肺脉独大，余脉虚涩。曰：下利经久，脾阴必耗，燥火自强。今见肺脉独大，是火居肺位，金被火制，气化不及州都，便溺何由而出。经曰：病在下者治上。令上窍越则下窍自行矣。且妊妇之体，脉见虚涩，气血不能养胎可知。若再行趋下，不惟病不除，且有胎动之患。因与紫菀五钱，专理肺气，下及膀胱；干葛一钱，升发胃气，敷布津液。火郁则气燥，以杏仁、

苏子润之，燥胜则风生，以薄荷清之，加枳壳、桔梗，开提三焦之气。一剂小便如泉，再剂利下亦止。

吴桥治赵氏妇，故孱弱，有身七月，病不得大小溲，医者递以四苓利之，卒不利。久则小腹前后胀急痛楚，躁乱昏愦，殆将不胜。桥诊之，则以补中益气汤加黄连为剂，一服小溲稍行。明日为汤液五斗，呼絮壶者口授之，扶病者坐临盘，递引汤沃病者腹。沃已，口授产妪举手捧其胎，大小溲即行，病愈矣。病得之食砒而吐未尽，春遗毒触胎，病者故内虚，胎气下堕而压脬矣。或曰：胎压脬而不得小溲诚是也，大溲何为？桥曰：小溲塞则鼓膀胱，是将壅大肠，其气亦为不利故尔，闻者曰：善。《太函集》（《续名医类案》）

小便数

薛立斋医案

○ 一妇人，患小便频数，日晡热甚。此肝脾血虚气滞，而兼湿热也，用加味逍遥散加车前子而愈。

○ 一妇人患前症，发热烦躁，面目赤色，脉洪大而虚。此血虚发躁。用当归补血汤数剂而痊。

○ 一妇人久患前症，泥属于火，杂用寒凉之剂，虚症悉具。曰：此脾胃亏损，而诸经病也，当补中气为主。遂以六君、补中二汤兼服，两月余而愈。（《续名医类案》）

淋　证

施今墨医案

○ 王某某，女，34岁。

病已十日，初起症如感冒，旋即腰部感觉疼痛，排尿时尤觉不适，小便混浊，尿意频频，而尿量减少。经西医诊为急性肾盂肾炎，饮食尚可，因排尿频频，卧不安枕。苔薄白，舌质红，六脉浮数。

辨证立法：湿热蕴郁下焦，肾及膀胱均受其损，排尿不利，腰痛不适。小便混浊者湿热蒸熏之故也。拟清热利湿活瘀治之。

处方：

车前草10克，炒韭菜子10克，血余炭10克（同布包），海金沙10克，益元散12克（同布包），旱莲草10克，金银花10克，白薏仁12克，川黄柏5克，白茅根30克，赤白苓各10克，炙草梢3克，条黄芩6克，炒泽泻10克，淡竹叶6克，血琥珀末3克。分二次冲。

二诊：服药四剂，尿量增多，疼痛减轻，排尿时仍感不适，小便混浊不清。

处方：

台乌药6克，川萆薢10克，益智仁5克，石菖蒲5克，川黄柏5克，炒莱菔子10克（布包），滑石块10克（布包），金银花12克，血余炭10克，海金砂10克（同布包），炒泽泻10克，白薏仁12克，炙草梢3克，淡竹叶6克，小木通5克，云苓块10克，白茅根30克。

三诊：前方又服四剂，腰际及排尿时之疼痛已见好。小便清长不混，拟予丸方收功。每日早服萆薢分清丸10克，晚服知柏地黄丸10克。连服十日，白开水送下。

处方：

紫河车30克，陈阿胶60克，鹿角胶30克，米党参30克，炙黄芪30克，野于术30克，生熟地30克，山萸肉60

克，川杜仲30克，杭白芍30克（酒炒），卧蛋草30克，川萆薢30克，炒泽泻30克，醋柴胡15克，炙升麻15克，怀山药60克，旱莲草60克，血余炭30克，炙草梢30克，山卷柏30克，云苓块60克，川续断30克，车前子30克，炒远志30克，焙内金30克。

共研细末，蜜小丸，每日早晚各服10克。

○ 常某某，女，32岁。

病已半载，小便频数量少，时现血尿或小血块，溺时尿道不适，有时疼痛，经第三医院检查为膀胱结核证。舌苔薄黄，脉象滑数。

辨证立法：肾与膀胱为表里，主水液。二者均病则行水不畅，热郁膀胱则生血尿。拟升清阳，利小便，活血，行气以止痛。

处方：

北柴胡5克，杭白芍10克，黑升麻3克，黑芥穗3克，车前草12克，旱莲草12克，大蓟炭6克，小蓟炭6克，赤茯苓15克，赤小豆15克，冬瓜子12克，冬葵子12克，制乳没6克，台乌药6克，春砂仁3克，生熟地各6克，海金沙10克，血余炭10克（同布包），炙草梢3克。

二诊：前方服五剂，小便量增多，次数减少，尿中仍现血色，溺时疼痛。

处方：

前方去大小蓟炭，加仙鹤草12克、阿胶珠10克、石韦10克。

三诊：服七剂，尿中已无血块，色仍暗红，尿量多，次数减少，疼痛亦稍轻。

处方：

早晚各服加味滋肾丸20粒，午服断红丸1丸。服二十日。

四诊：丸药服完，小便中血减少，尿频好转，有时尿道仍觉不适，拟丸方。

处方：

血余炭60克，旱莲草30克，陈阿胶60克，炙黄芪30克，野党参30克，野于术30克，生熟地30克，赤茯苓30克，白茯苓30克，黑芥穗30克，黑升麻15克，仙鹤草60克，当归身30克，山萸肉60克，炒杭芍60克，车前子30克，车前草30克，五味子15克，苦桔梗15克，御米壳30克，台乌药30克，凤尾草30克，炙草梢30克。

共研细末，怀山药300克打糊为丸，如小梧桐子大。每日早晚各服10克，白开水送。

五诊：丸药已服完，情况很好，小便已无血色，尿时偶感不适，病情好转，然体力较差，倦怠思卧，心跳头晕，腰酸楚。拟补气血、强腰肾、健脾胃、利小便法。（《施今墨临床经验集》）

章次公医案

○ 唐某，女。

以往有子宫附属器炎症疾患，愈后未久，以疲劳少腹痛又作，尤以溲时尿道刺痛为苦，大便难，五日不更衣。此泌尿系感染。

粉草薢9克，大小蓟各9克，荜澄茄9克，萹蓄草9克，凤尾草9克，香白芷9克，炙乳没各3克，小茴香6克，杭白芍6克，桃仁泥12克，元明粉18克。分二次冲，通天梗4.5克、滋肾通关丸12克，分二次吞服。

二诊：凡小溲先痛后溲者，炎症在尿道口；溲与痛俱作者在尿道；其痛在溲毕者，其炎症在上端或膀胱。假使肾盂肾炎急性发作者多伴见腰痛，且有起伏热。病者所患是也。

嫩白薇12克，桑白皮9克，生山栀12克，柴胡梢6克，青蒿子9克，松子仁18克，杭白芍9克，石韦9克，银花12克，紫花地丁9克，黄柏9克，生侧柏叶30克（煎汤代水）。

○ 庄某，女。

其症状可划分三大类：一、小溲频数，溺时疼痛；二、头眩，心动悸，夜间少寐；三、两腿皮下紫癜成片。二与三，纯属体虚气血不足。此方以治其淋痛为主。

阿胶9克，干地黄15克，赤猪苓各9克，琥珀2.4克（分二次吞），飞滑石12克，冬葵子12克，泽泻9克，二至丸12克（包）。

○ 陈某，女。

以六味地黄丸加味，小便反见减少。小溲既有脓血，如不排出，则其热不能退，尿量亦无从增加。

生侧柏15克，小蓟9克，蒲公英9克，银花9克，白薇9克，荜澄茄9克，知母12克，车前子30克，黄柏6克，生苡仁30克。

二诊：得效。上方加牛膝9克、丹皮9克。（《章次公医案》）

蒲辅周医案

○ 姚某某，女，30岁。

初诊日期：1963年8月15日。

于1960年患过急性膀胱炎，服呋喃西林与合霉素等已好转。今年3～6月先后复发四五次。现在尿短频、尿道灼热感，腰痛，食纳正常。脉右寸关弦虚，右尺微弱；左寸尺沉数，左关弦数。舌质暗红，苔黄腻。

辨证：湿热蕴于下焦，清浊互结。

治法：升清降浊。

方药：

萆薢9克，益智仁4.5克，石菖蒲6克，赤茯苓6克，山茵陈6克，泽泻4.5克，黄柏（盐水炒）4.5克，知母4.5克，上肉桂（去粗皮，细末冲服）0.6克，白通草3克。

8月27日（复诊）：服中药6剂，并自用六一散代茶饮，尿频及尿道灼热感均减轻。脉沉细微数，左关弦数。舌淡，苔白腻。仍宜和脾利湿。原方去菖蒲，加滑石9克、甘草梢5克、生白术3克。5剂，服药后症状消失。（《蒲辅周医疗经验》）

陆观虎医案

○病者：张某某，女，30岁。

辨证：血淋。

病因：膀胱热积伤络。

证候：小便作淋带血，少腹隐痛时作，痛作尿至。月水逾期未至。脉数，舌质红、苔微黄。

治法：清热止淋，兼顾妊娠。

处方：

杭芍6克，杜仲9克，佛手3克，侧柏炭6克，陈皮6克，代代花3克，桑寄生9克，藕节5克，苎麻根7克，子芩6克，续断6克。

方解：杭芍泻火敛阴生津；杜仲、寄生补肾固摄，治小便余沥；续断补肝肾、强筋骨，并能安胎；佛手、陈皮、代代花顺气、行气而去滞血；侧柏炭、藕节清热止血；苎麻根凉血止血散瘀而治血淋；子芩泻火去湿热。

○病者：李某某，女，43岁。

辨证：溲痛。

病因：湿热下注，肝肾不足。

证候：小便作痛，腹坠腰酸脊痛，大便不畅。脉弦细。舌质红，苔微黄。

治法：疏肝补肾，利湿清热。

处方：

云茯苓9克，川杜仲9克，芫蔚子9克，焦苡米16克，川续断9克，蒲公英9克，焦稻芽15克，青陈皮各3克，佛手6克，杭白芍9克，代代花3克。

方解：云茯苓、焦苡米益脾助阳，淡渗除湿；杜仲、川断补肝肾、通血脉，治腰酸脊痛；蒲公英化热毒，止溲痛；焦稻芽消食开胃；青陈皮、佛手花、代代花伐肝疏气，宽胸顺气开郁；杭白芍敛肝阴平肝，和血止痛；芫蔚子活血利水。（《陆观虎医案》）

张梦侬医案

○杜某某，女，28岁。1966年秋。

病方数月，尿如乳汁，腰酸腿软，头昏目眩，形容憔悴，气短音低，脉沉细迟，舌苔白厚而滑。

辨证：湿盛阳弱，脾肾俱虚。

治法：温补脾肾，散寒利湿。

方药：

炙黄芪、党参、白术、萆薢、杜仲、菟丝子各15克，干姜、益智仁、炙甘草、贯仲、升麻各10克，白芷12克，茯苓25克。

服上方10剂，小便由混浊转黄而至正常。头昏、目眩、腰痛都减，续服数剂以善后。（《临证会要》）

陆正斋医案

○吉某某，女，5月12日诊。

湿热瘀滞，小便频数，血淋少腹痛。

川雅连1.5克，炒黄芩6克，炒川柏6克，龙胆草7.5克，黑山栀6克，丹皮参各6克，炒小蓟10克，血余炭2.5克，莲蓬壳10克，牛膝炭2.5克，当归身10克，甘草梢3克。

按：《诸病源候论·诸淋病候》云："血淋者，是热淋之甚者。"热毒炽盛，入于血分，动血伤络，血溢脉外，与溲俱下，是故发为血淋，因其邪热炽毒，急投以清热泻火、凉血解毒之品。上列两案均为肝经实火证，尤以吴案高年气血两衰，先生明辨虚实，断为实证，遣用苦寒峻剂，毫不犹豫，具见审证用法之果断。

○吴老太，7月15日。

厥阴肝脉络阴器。湿热下注，小溲淋痛，口苦咽干，尺脉濡数。年逾古稀，气血衰矣。然此证系有余之象，非不足也。拟泻肝导赤法。

炒柴胡3克，炒黄芩7.5克，细木通7.5克，龙胆草7.5克，黑山栀7.5克，当归身7.5克，炒生地12克，泽泻7.5

克，粉甘草1.5克，丹皮7.5克，车前子10克，青竹叶20片。

按：古稀之年，肝肾俱衰，阴不足而阳有余，邪热外袭，内动肝火，下移膀胱。急则治标，方用龙胆泻肝汤加味，泻肝火，清湿热。俾肝火除，邪热去，下焦不为其所扰，则膀胱气化正常，制约月权，小便通利。（《陆正斋医疗经验》）

王士雄医案

○朱湘槎令媳，患溲涩痛，医与渗利，反发热，头痛，不饥，口渴，夜不成眠。孟英诊之，脉细数。乃阴虚肝郁，化热生风，津液已烁，岂容再利？与白薇、栀子、金铃、知母、花粉、紫菀、麦冬、石斛、菊花，服之即愈。

○许培之祖母，年逾七旬，久患淋漏，屡发风斑。孟英持其脉，弦而滑，舌绛口干。每以犀角、生地、二至、芩、蒿、白薇、元参、龟板、海蝱之类，息其暴；甘露饮增损，调其常。人皆疑药过凉。孟英曰："量体裁衣。"病属阳旺，气血有余，察其脉舌，治当如是。病者乃云：十余年前，偶患崩而广服温补，遂成此恙。始知先天阳气虽充，亦由药酿为病。（《王氏医案》）

姚龙光医案

○年四旬，自颇知医，初春患病，历夏徂冬，叠经名手医治，即孟河、费马诸名家亦皆亲往就诊，服药百余剂，病日加重，冬月下旬，已回家待毙矣。后闻吾名而来就治，曰：始只食少体，腹胀溺涩，白带时下，现白带如注，小便极难，努挣许久，只有点滴，混浊如膏，小腹坠痛，几欲自尽，腹不知饥，口不能食，每日早晨神气稍清，至午则疲惫不能动作，医药备尝，百无一应，吾已自知不起，而罪实难受，不如早去为妙，请诊视而示我死期耳。吾见其肌消气弱，目钝无神，诊其脉，六部俱微，惟两尺略滑。余曰：病久神伤，因误治而致此，幸脉症相符，非死候也。彼曰：吾不畏死，先生毋诳我。余曰：吾非行道者流，不求智，不求利，欲赚尔何为？贵恙本脾虚湿重，故溺涩腹胀，医见小便不利，为用五苓利湿，讵知脾阳不健，湿气壅遏，愈服淡渗之剂，脾阳愈伤，壅遏愈甚，浊气下流，清气亦因之下陷，医虽屡更药，仍一辙，故愈治而病愈重也。又或因饮食日减，肢体倦怠，认为脾虚，用参、术等味，讵知脾湿已重，参、术不能补脾，反来助湿，是脾愈困而湿愈生，腹胀便秘恶食愈甚也。今清气下陷，浊气下壅，痰湿下流，故白物淫淫而下，小便艰涩坠痛，中虚而有阻滞，则心肾不交，故不寐肢冷，先为升清化浊，后为交能心肾，须至木气得令，春韫升发之时，方得痊愈。用川厚朴、枳壳、陈皮、半夏、牡蛎、苦参、破故纸、升麻、柴胡、柏树东行根皮、煅白螺蛳壳，煎服，连进六剂，果坠痛减，小便通，为易方常服，又开丸方补心肾，令日日间服，至三月果愈。（《崇实堂医案》）

叶桂医案

○某氏，气闭成淋，气闭。

紫菀，枇杷叶，杏仁，降香末，瓜蒌皮，郁金，黑山栀。

又：食入痞闷，小便淋痛，照前方去紫菀、黑栀，加苡仁。（《临证指南医案》）

其他医案

一妇，产后小水淋沥，或时或出，服分利降火之剂不效，已二年矣。脉软微数。此肺肾虚乏，气不施化也。今朝服补中益气汤加车前子，暮用六味地黄丸加麦冬、五味，各数剂；而日渐痊安矣。

一妇，妊娠六七个月，溺出涩痛，淋沥不断。脉带沉数。此湿热积于膀胱，气不施化，而溺窍不利也。先投五淋散，服三剂而涩痛稍减。又以导赤散加麦冬、山栀、黄芩、知母，数服而小便清利。后用加味黑逍遥散去丹皮，加麦冬、知母，调理一月，而精神倍加。

一孕妇，患淋，血赤涩痛。脉数沉涩。此热结水府，伤血室而阻塞溺窍也。先投加味木通汤，利其溺窍，而涩痛稍减。又以知柏地黄汤去丹皮，加山栀、麦冬，数服而血自止。后以八珍汤加麦冬、知、柏，调理一月而痊安。（徐灵胎《女科医案》）

溺 血

周小农医案

○ 素体阴亏，产后溲血，又如浓泔赭色，劳动则甚，补摄则减，兼有气忿，头痛齿疼，胃痛撑胀，便燥少寐。肝燥化风，脏液不足，中虚生湿，口腻是征。宜为调补三阴，参以安中益气，疏肝以固血室。大生地、首乌、阿胶、鳔胶、潼蒺藜、旱莲、菟丝、牛膝、丹皮、杞子、小蓟、血余炭、芡实、龙骨、巴戟、萆薢、川断、甘菊、香附、黄芪、益智、远志、于术、鸡内金、青盐、金铃子、骨碎补、天冬、归、芍、牛角鳃、黑木耳、柏子、枣仁、珠儿参、合欢皮、乌梅、百草霜、河车、茧壳炭、龟板胶（牡蛎粉炒），研末，桑椹膏开水化，泛丸，晒。晨晚各服四钱，竟愈。（《周小农医案》）

施今墨医案

○ 徐某某，女，30岁。

血尿已四个月，时发时止，腰酸胀，少腹右侧时痛，小便频，量不多，头晕气短，倦怠无力，饮食睡眠尚可。经第二医院检查，诊断为右肾结核、膀胱炎，拟动手术摘除肾脏。患者不愿手术，要求中医治疗。舌苔薄白，脉细数。

辨证立法：腰为肾府，腰酸则为肾虚，虚则不固，下渗而为血尿。头晕气短，倦怠无力，均属体力不足之征。拟滋肾阴、清虚热、利尿、止血法为治。

处方：

鲜茅根12克，鲜生地12克，川续断10克，川杜仲10克，山萸炭15克，仙鹤草25克，川石韦10克，川草薢10克，白蒺藜10克，沙蒺藜10克，阿胶珠10克，败龟板12克，盐知母6克，盐黄柏6克，车前草10克，旱莲草10克，春砂仁3克，大熟地10克，炙草梢5克。

二诊：服药甚效，遂连服十一剂之多，头晕、气短已好，腰酸减轻，最近一星期小便色淡已无血，少腹疼痛尚未全止。

处方：

北柴胡5克，杭白芍10克，黑升麻3克，黑芥穗5克，炙黄芪12克，米党参10克，全当归6克，野于术5克，川续断10克，川杜仲10克，春砂仁5克，生熟地各10克，川草薢12克，川石韦10克，益智仁5克，台乌药6克，阿胶珠10克，山萸炭12克，炙草梢5克。

三诊：前方又服十剂，除腰微酸胀及少腹时有疼痛之外，其他均好，小便无血色已有半个多月，为近四个月以来未有之佳象。

处方：

前方加五倍量，蜜小丸常服。（《施今墨临床经验集》）

何澹安医案

○ 腹膨便溺，下注尿血，由肝经热郁、膀胱络伤也。先宜疏滞，然后培补奏效。

川黄连，当归须，赤芍，车前，枳壳，制生军，牛膝炭，赤苓，泽泻，新绛屑。

接服方：

生于术，琥珀屑，赤苓，泽泻，荷蒂，生米仁，川郁金，草薢，生草。（《中国医学大成·何澹安医案》）

王士雄医案

○ 祝氏妇，患溺血，五六年矣。医皆作"淋"治。孟英诊视，脉弦数，苔黄口苦，头痛溺热。曰：是溺血也。法当清肝。与久淋当滋补者迥殊。病者极为首肯。盖其出路自知，而赧于细述，故医者但知其为淋也。（《王氏医案》）

其他医案

一妇，产后面黄尿血，胁胀少食。脉数虚弦。此肝火乘脾、迫血而偏渗也。用加味逍遥散、补中益气汤兼服，而血定胀平矣。后怀抱不乐，食少体倦，惊悸无寐，而尿血仍作，用加味归脾汤，二十余剂将愈。惑于众说，服犀角地黄汤，诸症复作。仍服前药，四十余剂而始得痊安。

一妇，妊娠，因怒溺血，烦热食少，胸乳间作胀。脉弦洪涩。此血虚挟肝火而血动也。投加味逍遥散去丹皮，六味地黄丸去丹皮、泽泻，兼服渐愈。又用八珍汤加柴、栀、麦冬、知母而痊安。

一孕妇，素食膏粱，性耽酪酒，积热阳明，有伤血室，而溺血不止也。脉数洪涩。先投清胃散去丹皮，加白芍、知母，三剂而血减。又以生地黄丸，数剂而痊瘳。后以加味黑逍遥散去丹皮，加麦冬、知母，而临蓐平安，产后亦健。（徐灵胎《女科医案》）

水 肿

丁甘仁医案

○徐某，女。

产后二月余，遍体浮肿，颈脉动时咳，难于平卧，口干欲饮，大腹肿满，小溲短赤，一舌光红无苔，脉弦而数，良由荣阴大亏，肝失涵养，木克中土，脾不健运，阳水湿热，日积月聚，上射于肺，不能通调水道，下输膀胱，水湿无路可出，泛滥横溢，无所不到也。脉症参合，刚剂尤忌，急拟养肺阴以柔肝木，运中土而利水湿。

南北沙参各9克，连皮苓12克，生白术6克，清炙草1.5克，怀山药9克，川石斛9克，陈广皮3克，桑白皮6克，川贝母9克，甜光杏9克，大腹皮6克，汉防己9克，冬瓜子皮各9克，生苡仁15克。

另用冬瓜汁温饮代茶。

二诊：服药3剂，小溲渐多，水湿有下行之势，遍体浮肿，稍见轻减，而咳嗽气逆，不能平卧，内热口干，食入之后，脘腹饱胀益甚，舌光红，脉虚弦带数，皆由血虚阴亏，木火上升，水气随之逆肺，肺失肃降之令，中土受木所侮，脾失健运之常也，仍宜养金制木，崇土利水，使肺金有制节之权，脾土得砥柱之力，自能通调水道，下输膀胱，而水气不致上逆矣。

南北沙参各9克，连皮苓12克，生白术6克，清炙草1.5克，川石斛9克，肥知母4.5克，川贝母6克，桑白皮6克，大腹皮6克，汉防己6克，炙白苏子4.5克，甜光杏9克，冬瓜子皮各9克，鸡金炭6克。［中医杂志，1925，（11）］

朱小南医案

○汪某，37岁，已婚。

1963年9月就诊。新产后35天，食欲不振，面目浮肿，后渐全身虚肿，精神疲倦，面白，目窠虚浮如卧蚕状，精神倦怠，切脉虚缓，舌质淡，苔腻。尿常规正常。曾服过利水药，肿稍退，不数日又复虚浮。症属产后脾虚浮肿。治宜健脾补中之法。

潞党参2.4克，黄芪9克，白术6克，黄精9克，茯苓9克，陈皮6克，枳壳4.5克，薏苡仁12克，赤小豆12克，棉花根30克，红枣7枚。

用上方加减，服数剂后虚肿消失，精力亦充。（《中医当代妇科八大家》）

张锡纯医案

○受风水肿：

邑北境常庄刘氏妇，年过三旬，因受风得水肿证。

病因：原系农家，时当孟夏，农家忙甚，将饭炊熟，复自馌田间，因做饭时受热出汗，出门时途间受风，此后即得水肿证。

证候：腹中胀甚，头面周身皆肿，两目之肿不能开视，心中发热，周身汗闭不出，大便干燥，小便短赤。其两腕肿甚不能诊脉，按之移时，水气四开，始能见脉。其左部弦而兼硬，右部弦而颇实，一息近五至。

诊断：《金匮》辨水证之脉，谓风水脉浮，此证脉之部位肿甚，原无从辨其脉之浮沉，然即其自述，谓于有汗受风之后，其为风水无疑也。其左脉弦硬者，肝胆有郁热也，其右脉滑而实者，外为风束胃中亦浸生热也。至于大便干燥，小便短赤，皆肝胃有热之所致也。当用《金匮》越婢汤加减治之。

处方：

生石膏（捣细）一两，滑石四钱，生杭芍四钱，麻黄三钱，甘草二钱，大枣四枚（擘开），生姜二钱，西药阿司匹林一瓦。

中药七味，共煎汤一大盅，当煎汤将成之时，先用白糖水将西药阿司匹林送下，候周身出汗（若不出汗仍可再服一瓦），将所煎之汤药温服下，其汗出必益多，其小便当利，肿即可消矣。

复诊：如法将药服完，果周身皆得透汗，心中已不发热，小便遂利，腹胀身肿皆愈强半，脉象已近和平，拟再治以滋阴利水之剂，以消其余肿。

处方：

生杭芍六钱，生薏米（捣碎）六钱，鲜白茅根一两。

药共三味，先将前二味水煎十余沸，加入白茅根再煎四五沸，取汤一大盅，温服。

效果：将药连服十剂，其肿全消，俾每日但用鲜白茅根一两，煎数沸当茶饮之，以善其后。

或问：前方中用麻黄三钱原可发汗，何必先用西药阿司匹林先发其汗乎？答曰：麻黄用至三钱虽能发汗，然有石膏、滑石、芍药以监制之，则其发汗之力顿减，况肌肤肿甚者，汗尤不易透出也。若因其汗不易出，拟复多加麻黄，而其性热而且燥，又非所宜。惟西药阿司匹林，其原质存于杨柳皮津液之中，其性凉而能散，既善发汗又善清热，以之为麻黄之前驱，则麻黄自易奏功也。

或问：风袭人之皮肤，何以能令人小便不利积成水肿？答曰：小便出于膀胱，膀胱者太阳之府也。袭人之风由经传府，致膀胱失其所司，是以小便不利。麻黄能祛太阳在府之风，佐以石膏、滑石，更能清太阳在府之热，是以服药汗出而小便自利也。况此证肝中亦有蕴热，《内经》谓"肝热病者小便先黄"，是肝与小便亦大有关系也。方中兼用芍药以清肝热，则小便之利者当益利。至于薏米、茅根，亦皆为利小便之辅佐品，汇集诸药为方，是以用之必效也。

○阴虚水肿：

邻村霍氏妇，年二十余，因阴虚得水肿证。

病因：因阴分虚损，常作灼热，浸至小便不利，积成水肿。

证候：头面周身皆肿，以手按其肿处成凹，移时始能复原。日晡潮热，心中亦恒觉发热。小便赤涩，一日夜间不过通下一次。其脉左部弦细，右部弦而微硬，其数六至。

诊断：此证因阴分虚损，肾脏为虚热所伤而生炎，是以不能漉水以利小便。且其左脉弦细，则肝之疏泄力减，可致小便不利，右脉弦硬，胃之蕴热下溜，亦可使小便不利，是以积成水肿也。宜治以大滋真阴之品，俾其阴足自能退热，则肾炎可愈，胃热可清。肝木得肾水之涵濡，而其疏泄之力亦自充足，再辅以利小便之品作向导，其小便必然通利，所积之水肿亦不难徐消矣。

处方：

生怀山药一两，生怀地黄六钱，生杭芍六钱，玄参五钱，大甘枸杞五钱，沙参四钱，滑石三钱。

共煎汤一大盅，温服。

复诊：将药连服四剂，小便已利，头面周身之肿已消弱半，日晡之热已无，心中仍有发热之时，惟其脉仍数逾五至，知其阴分犹未充足也。仍宜注重补其真阴而少辅以利水之品。

处方：

熟怀地黄一两，生杭芍六钱，生怀山药五钱，大甘枸杞五钱，柏子仁四钱，玄参四钱，沙参三钱，生车前子（装袋）三钱，大云苓片二钱，鲜白茅根五钱。

药共十味，先将前九味水煎十余沸，再入鲜白茅根，煎四五沸取汤一大盅，温服。若无鲜白茅根，可代以鲜芦根。至两方皆重用芍药者，因芍药性善滋阴，而又善利小便，原为阴虚小便不利者之主药也。

效果：将药连服六剂，肿遂尽消，脉已复常，遂停服汤药，俾日用生怀山药细末两许，熬作粥，少兑以鲜梨自然汁，当点心服之，以善其后。（《医学衷中参西录》）

叶熙春医案

○林某，女，22岁，2月。杭州。

始有寒热，治后虽退，而咳嗽不已，由上而下全身漫肿，头大如斗，双目合缝，气逆不耐平卧，小溲短少，食入腹笥作胀，按脉浮滑而数，舌苔白薄。水气内停，风邪外袭，两者相搏，溢于皮肤成肿。经云："病始于上而盛于下者，先治其上。"拟大青龙法。

生麻黄3克，白杏仁9克（杵），生石膏15克（杵，先煎），甘草2.4克，桂枝木2.4克，陈皮5克，粉猪苓9克，生姜皮1.5克，茯苓皮12克，清炙桑白皮9克，炒椒目5克（包）。

二诊：气逆略平，汗出无多，咳嗽如故，肿势未消，按脉浮滑，舌苔白薄。水气逆肺，肺失肃降，气机不利，水湿难消。再拟疏风宣肺，行气利水。

生麻黄3克，白杏仁9克（杵），桂枝木5克，生石膏15克（杵，先煎），冬瓜子皮各12克，陈皮5克，带皮苓9克，清炙桑白皮9克，炒椒目3克（包），生姜皮2.4克，紫背浮萍6克。

三诊：肺气得宜，汗出尿增，水肿十去五六，咳嗽大减，气逆渐平，脉浮，苔白。病有转机，再以原法出入。

生麻黄1.5克，白杏仁9克（杵），桂枝木3克，茯苓9克，炒晒白术5克，炙陈皮5克，炒枳壳5克，泽泻6克，大腹皮9克，防己5克，清炙桑白皮6克。

四诊：水肿已退八九，气逆亦平，食后腹筒仍胀，脉弦而细，舌苔白薄。水为阴邪，水湿久停，中阳不展，脾失健运，再拟温中化气利水。

桂枝木5克，姜皮3克，冬瓜子皮各12克，清炙桑皮9克，茯苓皮15克，泽泻6克，炒晒白术6克，猪苓9克，炒椒目3克，平地木15克，大腹皮9克，红枣5只。

五诊、六诊：水肿已消，咳嗽气逆俱平，接服六君子汤加猪苓、泽泻、桂枝等健脾化湿，连续进十余剂而告痊愈。（《叶熙春专辑》）

傅世杰医案

○ 魏某之母，40余岁，1938年秋诊治。缘产后二旬，面色苍白，全身浮肿，下肢尤甚，腹胀如鼓，身倦无力，不欲饮食，舌质淡，苔薄，脉沉细无力，前医用十枣汤峻剂逐水，其肿益甚，然产后多属脾胃虚损，不任克伐。此病标证虽急，应以治本为要。故以健脾温肾，方可本安标除，即用实脾饮加减：

党参，白术，茯苓，山药，炙草，陈皮，木瓜，薏米，附子，肉桂。

服药3剂，诸症略减。然仍感乏力，宗原方加黄芪，继进3剂，肿消胀减，后用上方加当归、白芍、熟地等药调治月余，诸症消失。病告痊愈。（《古今救误·傅世杰医案》）

黄文东医案

○ 秦某，女，49岁，工人。

初诊：1975年6月21日。

全身浮肿已八九年，腹胀食后更甚，身重无力，大便溏，小便甚多，每逢夏季加甚，冬日较舒。曾经中西医治疗，均未见效。舌质淡，苔灰厚腻，脉濡细。由于脾虚湿重，气机运行失常，充满于肌肤，因而发生浮肿，治以健脾燥湿为主，用胃苓汤加减。

苍白术各9克，川朴4.5克，茯苓12克，炙甘草4.5克，桂枝4.5克，木防己12克，赤芍12克，槟榔4.5克，焦神曲12克。14剂。

二诊：7月5日，腹胀浮肿已减，舌苔厚腻，微黄未化，二便通利，仍守原法。

前方加藿香、佩兰各9克。7剂。

三诊：8月2日，服药时断时续，病情尚未稳定。近来浮肿减轻，二便通调。舌苔薄黄，脉濡细，仍守原法。前方去川朴14剂。

四诊：8月30日，浮肿基本退尽，略有轻度腹胀，精神已振，纳食有时欠香。舌苔薄腻中黄，脉濡细已较有力，余湿未清，脾胃功能渐复，从初诊以来，单服中药治疗，病情已趋稳定。仍拟前法加减，初诊方去槟榔加陈皮9克。（《黄文东医案》）

戚云门医案

○ 脾病则九窍不利，以至阴之脏，不得阳和舒布，斯水俗入胃，传送不行，清浊混乱，遂成腹满肿胀之病。此《经》旨所谓脏寒生满病。三阴结，谓之水也。病者胎前即患喘咳，产后继以肿胀，经今百日有余，脉来微弱无神，在右尤甚，可知气血式微，中焦窒塞，升降无由，州都失职，决渎不宣，日居月诸，灌入隧道，津液脂血，浸淫洋溢，悉化为水。总由中央孤脏无气，不能灌溉四旁，以镇流行，则水湿泛滥而难支矣。读病机一十九条，所以胀病独归脾土。盖脾损不能散精于肺，则病在上；胃损不能司肾之关钥，则病于下。三焦俱病，以肾纯阴之剂投之，求其向愈。岂可得乎？勉拟东垣脾宜升胃宜降，合以回阳，不失乎人事之当尽也可。

真武汤加肉桂。（《珍本医书集成·龙砂八家医案》）

何其伟医案

〇 偏产后，营虚木旺，神色萎黄。不宜用攻伐之药，且恐肿满。

上肉桂，归身，枸杞，丹参，制香附，陈皮，清阿胶，白芍，杜仲，秦艽，白茯苓。

〇 经阻数月，周体肿胀，面黄而浮；脉沉而微。此脾阳不振，非浅恙也。

制附子，炮姜炭，法半夏，秦艽，带皮苓，五加，炒白芍，生白术，炒苡仁，陈皮，冬瓜皮。

复诊：照前方去白术、秦艽、五加皮、冬瓜皮，加制于术、炒熟地、山萸肉、车前。

再复：肢肿稍退，腹胀未舒。此脾肾两亏所致，证属棘手，安望其通经耶！

上肉桂，炒白芍，炒怀膝，生苡仁，泽泻，大熟地，焦于术，制香附，茯苓皮，腹皮。（《簳山草堂医案》）

王旭高医案

〇 冯，产后数十日，忽发肝风，心荡不寐，继以血崩。今周身浮肿，气逆不得安卧，头眩，口不渴，病势夜重，血虚气胜、木旺土弱也。土弱不制水，水反侮土。土既受木克，又被水侮，是为重虚。欲培土，先补火，佐以泄木，即《内经》虚者补之、盛者泻之之义。

肉桂，冬术，茯苓，泽泻，大腹皮，木香，陈皮，炮姜，神曲，通草，血珀。

渊按：温而不燥，补而不滞，和养肝脾之气，以招失亡之血，其胀自消。（《王旭高临证医案》）

雷少逸医案

〇 海昌濮某之媳，孤帏有数载矣，性情多郁，郁则气滞，偶沾风湿，遂不易解。始则寒热体疼，继则遍身浮肿，述服数方，佥未中肯。丰知其体素亏，剥削之方，似难浪进，姑以两解太阳法去米仁、泽泻二味，白茯用皮，再加陈皮、厚朴、香附、郁金治之。服二剂稍有汗出，寒热已无，浮肿略消，下体仍甚。思前贤有上肿治风、下肿治湿之说，姑照旧法除去羌活，更佐车、椒、巴戟，连尝五剂，始获稍宽，后用调中化湿之方，医治旬余，得痊瘳矣。（《时病论》）

吴瑭医案

〇 甲子三月廿一日，通女，十九岁，右脉大于左，浮而紧，诸有水气者腰以上肿，当发汗，但其人自汗，不得再发，咳而衄。仍以肺气为主，用小青龙汤去麻、辛。

杏仁泥四钱，半夏五钱，制五味一钱，生薏仁三钱，炙甘草二钱，桂枝三钱，炒白芍一钱五分，干姜二钱。

水五杯，煮取二杯，分二次服。

廿二日：于前方内加茯苓块五钱。

廿四日：风水愈后，咳亦止，多汗。议苓桂术甘汤加黄芪蠲饮而护表。

茯苓五钱，生绵芪三钱，炙甘草三钱，桂枝四钱，于术三钱。

煮取二杯，分二次服。三帖。（《吴鞠通医案》）

费绳甫医案

〇 福建郑雅村协戎之夫人，咳嗽面浮，腹胀，腿足浮肿。余诊其脉，右寸浮弦。此乃湿热上灼肺阴，肺不能通调水道，下输膀胱所致。

南沙参四钱，大麦冬三钱，川贝母三钱，瓜蒌皮三钱，大杏仁三钱，连皮苓四钱，香豆豉三钱，地肤子三钱，五加皮二钱，冬瓜子四钱，薄橘红一钱。

连服六剂，咳嗽即止，面浮腹胀、腿足浮肿皆消。惟天癸过期不行，心悸内热。此胃中气液皆虚，阴血不能下注冲任。遂用人参须五分，北沙参四钱，大麦冬三钱，生白芍一钱半，粉甘草三分，川石斛三钱，川贝母三钱，陈广皮五分，云茯神二钱，藕五片。进十剂，经通而愈。

〇 镇江李君慕尧，先气喘而后腹胀，面浮腿肿。书云：先喘后胀治在肺，先胀后喘治在脾。医治肺无功，因脾虚气弱，中无砥柱，湿痰阻肺，清肃无权，当脾肺兼治。脉来右关沉弱，右寸细弦，纳谷无多，小溲短少，肺脾同病已著。

吉林参须八分，北沙参四钱，连皮苓四钱，冬瓜子皮各三钱，地肤子三钱，汉防己一钱，炙内金三钱，甜川贝三钱，甜杏仁三钱，瓜蒌皮三钱，薄橘红一钱，鲜竹茹一钱，紫苏子八分。

连服十八剂，腹胀面浮、腿足浮肿皆消，气喘亦止。照前方去防己，加麦门冬三钱、苡仁三钱，以善其后。

○ 如皋马仲良之室，腿足浮肿，胸腹胀大如鼓，面浮手肿，小溲不利，延余诊治。脉来细弦，此湿热充塞，气失流行。仲圣谓："治湿不利小便，非其治也。"湿必以小便为出路，若得小便畅行，湿热可从下泄。

车前草六钱，瞿麦草六钱，连皮苓四钱，冬瓜子皮各四钱，桑白皮三钱，陈皮一钱，大腹皮一钱半，汉防己一钱半，川厚朴一钱，苍术一钱，苡仁四钱，杏仁三钱。

连服十剂，小便即利。续服十剂，面浮手肿皆退。再服十剂，胸腹胀大，腿足浮肿全消。惟经停三月，腹内结块，湿热已清，而积瘀未化。照前方去车前、瞿麦、汉防己、桑皮、大腹皮，加当归尾一钱半、红花五分、桃仁一钱、丹参二钱、香附一钱半、茺蔚子三钱、䗪虫三钱。

进六剂，经通块消而愈。（《费绳甫医话医案》）

孙采邻医案

○ 予老母岁在甲子，年正古稀，时值仲冬。忽然头面浮肿，痛痒无定，不时火升，肌肉如针刺，发根有疙瘩，搔之即滋水淋漓。服后方三剂，浮肿痛痒减其五六，再二剂而平。

苍耳子一钱五分，白芷一钱，小生地三钱，丹皮一钱五分，炒元参三钱，甘草八分，河水煎服。

头面不时觉痒，外用元明粉，化水搽之。取其咸能软坚，消肿完痒，而又不过于咸寒，诚良法也。搽之果然应手而愈，快极。（《竹亭医案》）

谢星焕医案

○ （肺气壅遏）陈景阶内人，初冬忽然遍身浮肿，小溲不利，医以利水消导之药，胀满日甚，气急不能着枕。视其形色苍赤，脉象浮大，独肺部沉数，舌苔灰黄，以苏叶、杏仁、防风、姜皮四味，连进二剂，气急稍减。再与人参败毒散加入生黄芪与服，小水通，肿胀遂消。缘此证时当秋尽，肺气消索，天气暴寒，衣被单薄，风邪内入，腠理闭遏，营卫不通，肺气愈塞，致失清肃之令，又无转输之权，水邪泛溢，充斥三焦。故启其皮毛，疏其肺窍，合《内经》开鬼门之法，盖腠理疏通，天气下降，而水气自行也。（《得心集医案》）

张汝伟医案

○ 大产后一月，脾胃虚弱，湿热不化。头面足踝浮肿，色黄如疸象，诊脉细软，苔绛。宜健脾运中，以化湿热治之。

炒白术、炒白芍各三钱，炒枳壳、香橼皮、新会皮各钱半，地枯萝、茯苓皮、大腹皮、猪赤苓、冬瓜子皮各三钱，益元散（包）四钱，川木通八分。

二诊：服前方后，肿势已减退六七，胸中之气闷，亦较宽松，但仍有些恶寒，此水湿虽行，营分反有如波澜之象，故见形寒、苔薄腻，宜仍前意加减。

炒川芎一钱，新会皮（炒）、炒白芍、苍白术各二钱，大腹皮、冬瓜皮、福泽泻（炒）、牛膝梢、生熟苡仁各三钱，炒枳壳钱半，炮姜炭四分。

三诊：肿已退净，形寒之象亦无，腹中又觉微痛。按此病因产后已四十余日，瘀露早净，但未畅通。前者湿热积而不化为肿，今肿退血虚，而为腹中之痛，亦必然之理也。今宜养血理气为主，仍佐以化湿利便为要。

当归须、赤白芍各二钱，细生地（炒）、茺蔚子、猪赤苓、冬瓜皮各三钱，炒川芎、川通草各一钱，川广郁金、炒枳壳各钱半，生元胡钱半，广木香五分（打）。

四诊：诸恙俱安，据述舌白，胃气不香，为之悬方，用胃苓散加减。

本证始末：此证自始至末，共诊四次，计八天，其疾痊愈，中间先腹胀足肿，肿退后，形寒如外感，寒去则又腹痛，变得快，治得快，终于八日愈，而十日全部复元，照常工作。

方义说明：此证三诊三方，各有不同，看似见证治证，等于头痛治头，实则对于产后二字的主要关键，始终不肯放松，此为治病要法，不可不知也。（《临症一得》）

林珮琴医案

○ 族女，脘胀嗳腐，经迟腹痛，间发寒热。按东垣云：胃为卫之本，脾乃营之源。脾胃阳衰，纳运不旺，致胀满瘀停，宜乎营卫失度、冲任不调矣。仿《内经》浊气在上则生䐜胀之例，以通阳降浊。二陈汤去甘草，加白蔻壳、韭子、益智子俱炒，小茴香、谷芽、神曲俱炒，香附姜汁制、煨姜。数服诸症皆平。

○ 沈氏，胎前腹满，产后面目肢体浮肿，咳频溺少，此肺气不降，水溢高原也。或劝用肾气汤，予力阻不可。一服而小水点滴全无，胀益甚，脉虚濡欲绝。用五皮饮参茯苓导水汤。去白术、木瓜、槟榔、腹皮，加杏仁、苏梗、瓜蒌皮、冬瓜皮、制半夏。数服肿消，腹渐宽矣。后用茯苓、半夏、生术、砂仁、薏仁、陈皮、苏子、木香、厚朴，水泛丸。服两料遂平。

按：肺为水之上源，主气。此证水阻气分，以肺不能通调水道，下输膀胱，故溢则水留而为胀。其症年余，无汗，得苏杏微汗而肿消，得五皮行水而便利，兼仿《内经》开鬼门、洁净府遗法也。

○ 李氏，有年，食入气壅，绕脐积冷，胀连胸胁，溺少便溏，脉沉微。全是腑阳向衰，浊阴凝结。前用二苓、木通开太阳之里，砂仁、陈、夏，理太阴之滞，干姜、厚朴、薏仁，温通利湿，冷胀减，便溺爽，而胸痹未舒，犹是中脘清阳不旋之故。其家用俗传牛口中蚀出秈稻草煎汤，服甚适。予仿用仲景瓜蒌薤白白酒汤，加半夏、青皮、厚朴、乌药、木香。旋转清阳，可以纳谷。

○ 张氏，腹腆胀连带脉。腰围紧掣如束，脉坚而搏指，此病久，兼入奇经。宜通其腑，并理带脉。枳实、大腹皮、怀牛膝（酒蒸）、茵陈、砂仁壳、益智仁、牛膝、桂心。数服腹软溺利。伊兄复请，终以沉疴辞之。

○ 金氏，中年经断，脘腹胀大，季胁紧掣如束，食下满，逾时痛，便泻日数行，晡后股胫重坠，脉阳搏阴微，症由瘕聚胞宫，气闭留，可导使下。失治则冲病及带，腰围绷急，中下焦气机钝窒，运纳无权，满痛瘕泄，气虚下陷，由来渐矣。前年立法温通腑阳，胀宽能纳。今先主通降，胀缓再议。半夏曲、茯苓、草果煨、砂仁壳、苏子、橘白、大腹皮、川椒目、降香。三服满痛除。专调带络，为其气虚则绷急而陷下也。潞参、升麻、益智子、沙苑子、茯神、牛膝炭、当归须。三五服后，腰肋松而股胫复常。（《类证治裁》）

柳谷孙医案

○ 子肿咳嗽，均属脾肺气窒之病。产后浮肿咳喘，寒热无汗，加以口甜脘闷，两便不爽。湿浊困窒，气机不畅。表里两层，均无外达之路，故病势缠绵不解。拟方疏肺和中，俾邪机得以外达。

苏子叶，杏仁，紫菀，川广郁金，茯苓皮，广陈皮，蔻仁，青蒿，苡米，瓜蒌皮（姜汁炒），佩兰叶，益母草，茅根肉（去心），桑白皮，大腹皮。

○ 肤肿起于胎前，剧于产后。据述褥中恶露不畅，弥月不减。古人谓血分化为水分者，以消瘀为主。拟用疏瘀行水、温调脾肺之法。

桂枝，椒目（盐水炒），归尾炭，红花（酒炒），广木香，杏仁，冬瓜皮，大腹皮，茯苓皮，桑白皮，苏子叶，青陈皮，六曲炭，姜皮。

二诊：前与疏瘀行水，肿势稍平。舌中黄浊，兼有浊积。拟于前方增入疏滞之品。

桂心（研冲），茯苓皮，大腹皮，青陈皮，冬瓜皮，莱菔炭，楂肉炭，六曲炭，枳实炭，长牛膝（红花酒煎拌炒），姜皮，通草。

三诊：肿势减而未平，甚于上脘。拟从气分着想。

桂枝，于术，广木香，茯苓皮，大腹皮，冬瓜皮，炙鸡金，川朴，砂仁，焦谷芽，生熟神曲，通草，姜皮。（《柳宝诒医案》）

范文虎医案

○ 产后患肿胀，腹大如鼓。云初起于腹，后渐及遍体，按之没指而软，诸医以为是水胀也；皮不起亮光，以为是气胀也；而皮不过急，以为是血臌也。去产下后，恶露极旺，上法治之皆无效果，反而气紧加甚。今气喘，舌淡红，脉近芤，初按之急甚，重按极虚。余思之良久无法，后忆及《冷庐医话》有治产后肿胀，用生黄芪30克煎汁，煮糯米半杯，成粥，淡食。依法治之，五日霍然若失。（《范文甫专辑》）

张仲华医案

○ 南浔王妇，去年疟疾，原属暑湿郁于气分，阻遏营卫运行之常，故时有闰余之疟参错其间，至春血阻而经不行，自气痹而肿，肿先于头面，及至阴之地。至阴，厥阴也。厥阴为肝，肝本与胆为表里，此疟肿之所由迭起也。肝本为风脏，交春则风木内动，风鼓湿动，则头面先肿也。迁延至今，湿热熏蒸于内，风阳鼓动于外，加以情志或有不调，饮食或有不节，则清阳升降之机益形窒滞，而肿及周身，胀至于废食也。顷喉间呼吸有音，而颔下如垂，疟状反轻而微，时或便于而数围，溺少而气秒，齿燥口干，舌质煞白，脉象左弦数而右沉弦数实，脐突背平，是又脾肺大失通降之权，而肝气益横逆矣。急须缓剂以理气平逆为先，必得喘汗不至，庶乎可望迁延而开生机之一线。

旋覆花一钱五分，前胡一钱五分，云苓二钱，小川连三分，大腹皮一钱五分，沉香三分，紫菀一钱五分，生姜皮三分，五加皮二钱，橘皮一钱五分，桑皮一钱五分，丝瓜络三钱。

光按：此证与疟迭起，仍当用越脾法加减。（《柳选四家医案·评选爱庐医案》）

蒋宝素医案

○产后血化为水，肿胀出于《金匮要略》，肾气汤主之。然桂无佳品，以鹿代之。

大熟地，怀山药，山萸肉，云茯苓，粉丹皮，建泽泻，制附子，鹿茸。

○腹大如怀，月事时下，过月不产，病名石瘕。危如朝露，多酌明哲。勉拟《医话》五花煎挽之。

月季花，山茶花，水红花，红桃花，玫瑰花，益母草，花蕊石，抚糖炒山楂，蛤粉，炒阿胶。（《问斋医案》）

横柳病鸿医案

○新产营虚，风温易感，形寒咳呛，泛恶多痰，畏风，形浮足肿，脉弦。法以疏散，佐以营卫两和。

细生地三钱，桑叶钱半，前胡钱半，苏叶钱半，象贝三钱，枳壳钱半，防风钱半，杏仁三钱，加生姜二片、大枣三枚。（《何鸿舫医案》）

曹仁伯医案

○诸腹胀大，皆属于热；诸湿肿满，皆属于脾。脾经湿热，交阻于中，先满后见肿胀，肤热微汗，口渴面红，理之不易。

防己，茯苓，石膏，腹皮，陈皮。

再诊：湿热满三焦，每多肿胀之患，如邪势偏于下焦，小便必少，前人之质重开下者，原为此等证而设，然此病已久，尚盛于中上二焦，胡以中上两焦法施之，诸羌不减？或者病重药轻之散。将前方制大其剂。

竹叶，石膏，鲜生地，麦冬，知母，半夏，五皮饮。

原注：此十二岁女子，腹暴胀大，面跗俱肿，面红口渴，小便黄，此证属热，所见甚少。

诒按：此等方治胀病，非有卓见者不能存之，为临证者增一见解。（《柳选四家医案·评选继志堂医案》）

退庵居士医案

○朱女，14岁。

上下俱肿，半年来病日加重，不思纳食，痞则谵语，咳呛脉数。此气虚兼滞，须补养疏通安神。

党参二钱，龙眼肉七枚，枣仁二钱，茯神一钱五分，砂仁壳一钱，远志一钱，大苏梗一钱，橘皮一钱，杏仁二钱五分（去皮研），桑皮一钱一分（蜜水炒）。

四服眼鼻分明，踝细大半，夜眠安静能纳，神气通畅，将前方增减药味分两，作丸料。彼父以此女为不起，访予诊治，一决生死，今得如此速效，感激无尽。盖肿胀虽列一门，其实殊途。肿易治而胀难治，缘胀关脏腑，肿则重在水，轻在气，若能别其虚实，辨明所兼，应手取效，亦非难也。欲辨肿胀，但看头足俱浮，大腹不甚坚紧者为肿，独大腹坚紧如鼓，青筋累累为单胀最重。或头面朝肿，两脚晚肿，惟腹无时不然者，始为胀兼肿也。将肿胀缕析于此，以俾学者之豁目焉。

○沈氏，四二，三疟住后足肿，旋及大腹胸胁，纳食大减，气急脉细；此分明脾肾两虚，脾虚则不能制水，肾寒则膀胱不能化，失渗泄之能，以成泛滥之势；治法莫稳于四明加减肾气丸，并补中益气汤，分早晚而进。但此法久服方有效，又奈汤丸中药品，有力者方能办，今田家之妇，粒食不缺为幸，焉能办此？坐忍其毙，又非仁人之用心；因推敲一方，以欲退其肿，必在利水；欲利其水，必先利气，而不知单利其气，仍如无云而致雨，岂可得耶？然则何如？须按《内经》气化能出之法，在温而利之也。

椒目一钱，丁香十只，老姜皮七分，橘皮一钱二分，苏梗八分，通草七分，大腹二钱，泽泻一钱五分，车前子一钱，茯苓皮二钱。

五帖皮肤发痒纳增。又五帖皮肤皱揭，顿觉宽松。前方应效虽速，所谓急则治标，非万全之法；改用培土利气暖肾，以冀痊愈；前方去通草、车前子，加党参二钱、生冬术二钱，十服，病去其半，又用异功散，加黄芪、苡仁、丁香、椒目、泽泻、老姜皮、大苏梗，十余剂，而饮食起居如常。（《肘后偶钞》）

程茂先医案

○ 汪敬坡一婢，仆夫女也，年及笄，尚未出室，形长，色苍而黄。去年十二月，患咳嗽，内热倦怠，经事不通半载矣。今年二月，予适在彼，托予诊视。面色通身浮肿。艰于行步，六脉沉濡细微，腹胀喘闷，夜不能向左而卧。余曰："曾服何药？"出示其方，非五苓、平胃，即渗湿、五皮、二陈、桑杏之类，余曰："此徒治其标而遗其本。"经云：二阳之病发心脾，有不得隐曲，女子不月。二阳者，胃与大肠也。今经事半载不通，胞脉闭也。胞脉者，属于心而络于胞中，今气上迫于肺，故作喘息。《内经》云：其传为息贲之类。又云：诸湿肿满皆属于脾。今遍身浮肿者，脾虚之极也。乃不和补中行湿之法，而及渗利之耽，则胃气之存也几希矣。《脉经》云：水气浮大者生，沉细者死。又云：咳嗽左右不得眠者，法皆不治。故不与业。敬坡素颇知医，因余所言，乃自用参苓白术之类。余曰："药须如此，奈何用失其时。胃中正气已虚，恐不能运行其药力，正犹渴而穿井，斗而铸兵，不亦晚乎？"缠延半月，未愈。又医乃与劫药四分，法用牛肉数两，作肉饼二个，均纳其药于内，蒸熟，作二次，早晨与食之。下午肿且消去大半，其仆意谓余诊不专精，乃特告于余曰："今早服某先生药只得四分重，今肿已消去一半。"余曰："药果如此，医其神乎！"斯夜二鼓，腹中大胀，痰喘厥逆而死。呜呼！病者支离若此，仍复用以劫剂，果乃病家之不度耶？抑亦医者之未察也？（《程茂先医案》）

周召南医案

○ 梅野仪右卫门妻，年四十岁。面黄而浮青气，今年四月患湿疮，以热扬频溉，足上肿起，至九月头脸肿满，胸膈胀硬，呼吸不利，下体、腰胁肿痛，按之如板，坐卧不能，喘呼欲绝，诸药不效。诊之脉细无力，此风水相搏，一身尽肿之症。但肿病之危，多延时月，继无一重而即若此之甚危者。细察其由，盖因偶饮冷酒，以致斯极。此与阴气填塞，膜胀乃生大不相同，经曰："形寒饮冷主伤乎肺，肺伤则不能通调水道，下输膀胱。"所以内外合邪，上下并迫而见此危候也。治宜先散肺邪以救急，后治脾肾以成功可也。方以麻黄汤合四苓散，制剂重一两，煎成与之徐徐饮下，药未服已，气即稍宽，不及法，以五苓散加麦冬、车前，以清其化

源。五剂肿愈大半，后以济生肾气汤以治其本，又五剂而肿胀全退。（《其慎集》）

金子久医案

○ 胎前浮肿名谓子肿，胎前咳嗽名谓子嗽。昨日带病分娩，今朝腹筍未瘥，自觉有形如块，甚而动定无常，面部浮肿，肢体亦肿，恶露颇少，带下不多，皆由平时气血亏虚，加以气血凝滞，最危险者，气上冲逆，坐不得卧，咳不得息，幸无面红烦热，而不阳飞阴随。脉象颇具滑芤，重按殊觉无神，面无华色，舌有白苔。阳气虚于上，阴气耗于下，俾得扶过三朝，或无变生枝节。血虚之体，无须化瘀。气滞已见，务宜顺气，气顺则血行，气调则血和，暴产赖乎阳气，益气万不可少。

人参，干姜，五味子，牛膝，川芎，当归，川贝，附块，紫石英，甘草，橘皮，枳壳。（《金子久专辑》）

邵兰荪医案

○ 后马金，室女食积化肿，脉濡右大，舌滑，便溺涩。宜消食消肿。

焦六曲四钱，大腹皮三钱，通草钱半，冬瓜皮三钱，炒莱菔子二钱，赤苓四钱，枳壳钱半，炒麦芽三钱，陈皮一钱，车前三钱，杜赤小豆四钱。

清煎三帖。

介按：食积伤脾，脾失运化之权，更兼湿热壅滞，溢于皮肤而化肿。治以消积逐水，则浮肿自退。

○ 后马金，闺女舌微黄，脉弦濡，便利稀水，浮肿已退。宜分消为稳。八月廿九日。

广藿梗二钱，炒川连八分，泽泻三钱，鸡内金三钱，滑石四钱，猪苓钱半，炒菔子三钱，通草钱半，省头草三钱，厚朴一钱，新会皮钱半。

清煎三帖。

介按：湿热久蕴，脾气未复化泻，再以清热渗湿、理气消积。俾气行湿退，则肿泻均瘥。（《中国医学大成·邵兰荪医案》）

方仁渊医案

○ 胎前浮肿便溏，中土之虚象已著。产后浮肿不退，泄泻更甚，加之以寒热至以气促，病亟极矣。刻诊身热多汗而不解，脉空大而无神，既无腹痛之瘀阻，且

见舌质之淡白，细揣脉证，合诸方书，悉属气血两伤见象。论治法，古人谓血生于心，气主于肺。然后天生化之本，则脾胃为扼要，况泄泻呕吐，中焦久已受伤，若再舍此他图，窃恐无粮之师，非但不能战，且不能守。今拟理中合生化汤意，以冀应手。理中汤加全当归，桂枝、炒白芍、苓皮、车前子。（《倚云轩医话医案集》）

叶桂医案

○ 殷氏，行动气坠于下，卧着气拥于上，此跗肿昼甚，头胀夜甚，总是中年阳微，最有腹大喘急之事。济生丸十服。

○ 唐氏，紫菀、杏仁、通草、郁金、黑山栀。

又：三焦不通，脘痹腹胀，二便皆秘。前方用开手太阴肺，苦辛润降，小溲得利；兼进小温中丸，泄肝平胃，胀势十减有五，但间日寒热复来，必是内郁之气，阳不条达，多寒战栗。议用四逆散和解，其小温中丸仍用。

生白芍、枳实、柴胡、黄芩、半夏、杏仁、竹茹、生姜。

○ 张姬，腹臌膜胀，大便不爽，得嗳气稍快，乃阳气不主流行。盖六腑属阳，以通为补，春木地气来升，土中最畏木乘，势猖炽。治当泄木安土，用丹溪小温中丸，每服三钱。

○ 张氏，用镇肝逆理胃虚方法，脉形小弱，吐涎沫甚多，仍不纳谷，周身寒凛，四肢微冷。皆胃中无阳，浊上僭踞，而为膜胀。所谓食不得入，是无火也。（肝犯胃阳虚。）

人参、吴萸、干姜、附子、川连、茯苓。

○ 陈姬，久郁，伤及脾胃之阳，面无华色，纳粥欲呕，大便溏泄，气陷则跗肿，气呆则脘闷。有中满之忧，用治中法。（肝犯脾胃。）

人参、生益智、煨姜、茯苓、木瓜、炒广皮。

○ 程女，脉数，恶心，脘胀。（肝脾不和夹暑邪。）

炒半夏、广皮、藿香（黄连一分，煎，水拌），茯苓、郁金。

又：暑伤脾胃，则肝木犯土，左腹膨，泄泻。

人参、厚朴、广皮、炒泽泻、茯苓、木瓜、炙草、炒楂肉。

又：人参、炒柴胡、炒白芍、炒黄芩、茯苓、炙草、生姜、大枣。

○ 唐女，气臌三年，近日跌仆呕吐，因惊气火更逆，胸臆填塞胀满，二便皆通，自非质滞，喜凉饮，面起瘰瘰。从《病能篇》臌胀属热。

川连、淡黄芩、半夏、枳实、干姜、生白芍、铁锈针。（《临证指南医案》）

王士雄医案

○ 产后昏谵汗厥，肌肤浮肿。医投补虚、破血、祛祟（痰）、安神之药，皆不能治。举家惶怖，转延孟英诊耶。询之，恶露仍行。曰：此证病家必以为奇病，其实易愈也。昔金尚陶先生曾治一人，与此相似，载于沈尧夫《女科辑要》中，方用石菖蒲、胆星、旋覆花、茯苓、橘红、半夏曲，名"蠲饮六神汤"。凡产后恶露行而昏谵者，多属痰饮，不可误投攻补，此汤最著神效。如方服之，良愈。（《王氏医案》）

其他医案

一妇，产后四肢浮肿，寒热往来，气喘咳嗽，胸膈不利，呕吐酸水，两胁疼痛。脉弦浮涩。此夹肝气受邪，邪逆而气不得下降也。遂用旋覆花汤，微汗而解。后用小调经散，以泽兰煎汤调下，则喘肿诸症悉平矣。

一妇人，年三十余，经水断绝月余，渐渐周身浮肿。脉缓数涩滞。此血化为水。椒仁丸作汤，三啜而经水先通，再服而肿全消矣。

一妇人，年四十，小水先不利，渐渐喘满浮肿，以后经水断绝不来。脉沉伏，寻按俱滑。此水壅阻经。宜专治水，葶苈丸三下，而肿全消。服桑白皮散，而经行如常度矣。（徐灵胎《女科医案》）

一女子禀厚，患胸腹胀满，自用下药，利十数行，胀满如故。脉皆大，按则散而无力。朱曰：此表证反攻里，当死。禀质厚，时又在室，可救，但寿损矣。以四物汤加参、术、带白陈皮、炙甘草，煎服。至半月后尚未退，自用萝卜种煎浴二度，又虚其表，稍增，事急矣。前方去芍药、地黄，加黄芪，倍白术，大剂浓煎饮之，又以参、术为丸吞之。十日后，如初病时。又食难化而自利，以参、术为君，稍加陈皮为佐，又与肉豆蔻、诃子为臣，山楂为使，粥丸吞之，四五十帖而安。

项彦章治一女，腹痛，胀如鼓，四体骨立。众医或以为娠，为蛊，为瘵也。诊其脉，告曰：此气薄血室。其父曰：服芎、归辈积岁月，非血药乎？曰：失于顺气也。夫气，道也。血，水也。气一息不运，则血一息不行。经曰：气血同出而异名，故治血必先顺气。俾经隧得通，而后血可行。乃以苏合香丸投之。三日而腰作痛，曰：血欲行矣，急治芒硝、大黄峻逐下，下污血累累如瓜者可数十枚而愈。其六脉弦滑而且数，弦为气结，滑为血聚，实邪也，故气行而大下之。又一女病，名同而诊异，项曰：此不治，法当数月死。向者，钟女脉滑为实邪，今脉虚，元气夺矣。又一女子病亦同，而六脉独弦，项曰：真藏脉见，法当逾月死。后皆如之。

一妇素多怒，因食烧肉，面肿不食，身倦，脉沉涩，左豁大。此体虚，有痰所隔，不得下降。当补虚利痰为主。每早以二陈加参、术大剂与之，探吐出药，（琇按：亦用吐法。）辰时后，用三和汤，三倍术，睡后，以神佑丸七丸挠其痰，一月而安。

一妇，形弱瘦小，脉细濡近快。又一妇，身中材颇肥，脉缓弱无力。俱病鼓胀，大如箕，垂如囊，立则垂坠，遮拦两腿，有碍步履。汪视之曰：腹皮宽缒已定，非药可敛也。惟宜安心寡欲，以保命耳。后皆因产而卒。或曰：病患鼓胀，有孕谓何？汪曰：气病而血未病也，产则血亦病，阴阳两虚，安得不亡。又一妇，瘦长苍白，年五十余，鼓胀如前，颇能行立，不耐久远，越十余年无恙，恐由寡居，血无所损，故能久延。

一妇，年逾四十，瘦长善饮，诊之，脉皆洪滑，曰：可治。《脉诀》云：腹胀浮大，是出厄也。得湿热太重，宜远酒色，可保终吉。遂以香造丸，令日吞三次，每服七八十丸，月余良愈。

江篁南治一富妇，因夫久外不归，胸膈作胀，饮食难化，腹大如娠，青筋露，年五十四，天癸未绝，大便常去红，六脉俱沉小而快，两寸无力，与二术、参、苓、陈皮、山楂、薏苡、厚朴、木香，煎服七剂，腹觉宽舒，继以补中除湿、开郁利水，出入调理，两月而愈。

李时珍治一人妻，自腰以下胕肿，喘急欲死，不能伏枕，大便溏滞，小便短少，服药罔效。其脉沉而大，沉主水，大主虚，乃病后冒风所致，是名风水也。用《千金》神秘汤加麻黄，一服喘定十之五，再以胃苓汤，吞深师蒿术丸，二日小便长，肿消十之七，调理数日痊安。《本草纲目》

溧水令吴涌澜夫人，每五更倒饱，必泻一次，腹常作胀，间亦痛。脉之两手寸关洪滑，两尺沉伏。曰：此肠胃中有食积痰饮也。乃与总管丸三钱，生姜汤送下，大便虽行，不甚快利。又以神授香连丸和之，外用滑石、甘草、木香、枳壳、山楂、陈皮、白芍、酒连调理而安。

一妇因子远出，饔飧不给，忧愁成病，变为水肿喘急，粥饮不入者月余矣。诊之六脉欲绝，脐突腰圆，喘难着席，脾肾之败，不可为矣。因处十味方，令服四剂，喘微定，而肿渐消，觉思饮食，复诊其脉略有起色，又四剂肿消食进。

沈涛祖母，年七十余，自上年患腹胀满，医以鼓胀治之，服沉香、郁金、香附等药数十剂，病转剧，脾滞腿肿食减。诊之，左关弦洪，右关弦软，此肝木乘脾之象也。先用逍遥散加川连、吴茱萸，连进三剂，胀减泻止，饭食顿加，复用归芍六味，调理而痊。（肝肾调治法。）

三原民荀氏妇者，病蛊胀，诸医束手，气已绝矣。逾二鼓忽苏，家人惊喜。问之曰：适已出门，若将远行者，途遇一老人云：吾已延孙思邈真人医汝，速反也。及入门，见真人已先在，年可三十许，以连环针针心窍上，久之遂醒，不知身之已死也，视之果有上下二孔，七日始合，又十一年而终。三原医士王文之说。《池北偶谈》

万密斋治万邦瑞之女，年十四，病肿，寅至午上半身肿，午至戌下半身肿，亥子丑三时，肿尽消，惟阴肿尿不得出，诸医莫识其病。万曰：此肝肾病也，肾者水脏也，亥子丑水旺之时也。肝属木，肾之子也，木生于亥，子丑二时，肝胆气行之时也。肝经之脉，环阴器，当其气行之时，故阴肿而尿不出也。水在人身随上下，午时以前，气行于上，故上半身肿，午时以后气行于下，故下半身肿，此病源也。五苓散泻水之剂也。经曰：诸湿肿满，皆属脾土，平胃散燥湿之剂也。以二方为主，名胃苓汤，加生姜皮之辛热，助桂枝、陈皮以散肝经之邪，茯苓皮之甘淡助猪苓、泽泻以渗肾经之邪，防己之通行十二经以散流肿上下之邪也，十余剂而愈。

张子和曰：涿郡周敬之，自京师归，鹿邑道中，渴饮水过多，渐成肿满。或用三花神佑丸，惮其太峻，或用五苓散，分利水道，又太缓，淹延数月，终无一效。盖粗工之技，止于此耳，后手足与肾皆肿，大小便皆秘，托常仲明求治于张，张令仲明付药，比至已殁矣。张曰：病水之人，其势如长川泛溢，欲以杯杓取之难矣，必以神禹决水之法，斯愈矣。（合陈三农案观之，则洁净府一法，当用宜速用也。）

薛立斋治一妇人，面目浮肿，月经不通，此水分也。朝用葶苈丸，夕用归脾汤渐愈。更用人参丸兼服而痊愈。（泻补兼行法。）

一妇人素性急，先因饮酒难化，月水不调，或用理气化痰药反吐，腹膨胀，大便泄泻。又加乌药、蓬术，肚腹肿胀，小便不利。加猪苓、泽泻，痰喘气急，手足厥冷，头面肢体肿胀，指按成窟。脉沉细，右寸尤甚，此脾肺虚冷，不能通调水道，下输膀胱，渗泄之令不行，生化之气不运也。东垣云：水饮留积，若土在雨中则为泥矣，得和气暖日，水湿去而阳化，自然万物生长，喜脉相应。遂与金匮加减肾气丸料服之，小便即通，数剂肿胀消半，四肢渐温，自能转侧。又与六君加木香、肉桂、炮姜治之痊愈。后不戒七情，不调饮食，顿作泄泻，仍用前药，加附子五分而安。（误消用补法。）

孙兆治一女子心腹肿痛，色不变。经曰：三焦胀者，气满，皮肤硁硁然石坚。遂以仲景厚朴生姜半夏人参甘草汤，下保和丸渐愈。

丹溪治一妇血气俱虚，患单腹胀，因气馁不能运化，濒死，但手足面目俱肿，气尚行，阳分犹可治。遂以参、术、芎、归、白芍以敛胀，滑石、腹皮以敛气，苏、桔、卜子、陈皮以泄满，海金沙、木通利水，木香运气而愈。（补泻兼行法。）

一妇人胸膈不利，饮食少思，腹胀吞酸，或用疏利之剂，反致中满不食，此脾土虚而肝木胜。用补中益气汤，加砂仁、香附、煨姜，又以六君子加芎、归、桔梗而愈。

吴江史元年母，久病之后，遇事怫意，忽胸腹胀满，面目微肿，两腿重滞，气逆上升，言语喘促，所服皆清气之剂，不效。薛曰：此脾肺虚寒也，先用六君子汤，一剂病热顿减，后用补中益气加茯苓、半夏、干姜，二剂形体顿安。后以七情失调，夜间腹胀，乃以十全大补加木香而痊。

丹溪治一妇人夜间发热，面先肿，次及肚足，渴思冷水，用麻黄、葛根、川芎、苍白术、木通、腹皮、栀子、甘草愈。（此开鬼门法。）

叶天士治一女子，年二十七岁，病肿甚异，寅后午前上半身肿，午后丑前下半身肿，上下尽消，惟牝户肿，小便难，诸医不能治。经云：半身以上，天之阳也，宜发其汗，使清气出上窍也。身半以下，地之阴，宜利小便，使浊阴出下窍也。正上下分消，以去湿之法。惟半夜阴肿，不得小便，此又当从肝经求之。盖厥阴肝经之脉，丑时起于足上，环阴器。又肝病者，则大小便难，用胃苓五皮汤，发汗利小便也。内有茯苓，所以伐肾肝之邪、木得桂而枯，又以辛散肝经之水，以温肾之真寒湿也。连服十余服而肿尽消。

徐文江夫人，病蛊胀，张涟水治之，百药不效。张曰：计穷矣。记昔年西山有一妪患此，意其必死，后过复见之。云：遇一方上人得生。徐如言访妪，果在也。问其方，以陈葫芦一枚去顶，入酒以箸松其子，仍用顶封固，重汤煮数沸，去子饮酒尽，一吐几死，吐后腹渐宽，调理渐愈。盖元气有余，而有痰饮者也。若肾虚脾弱者，宜用金匮肾气丸、十全大补汤去当归加车前子、肉桂。

汪石山治一妇人，五十七岁，五月间因劳夜卧天热开窗，醒来遍身胀痛，疑是痧症，刮背起紫疙瘩，因而胸膈胀痛，磨木香服之，致小腹作痛，咳嗽气壅，不能伏枕，吐痰腥臭，每次一二碗，亦或作泻，肛门胀急，自汗不止，身表浮肿。（纯是肺热壅塞之候。）医作伤寒，而用发散，或作肺痈，而用寒凉，绵延一月，医皆辞去，其子来召汪。汪曰：第未知得何脉耳？告曰：医谓脉洪数也。曰：年逾五十，血气已衰，又加小劳，当酷热之时，又不免壮火食气，其洪乃热伤元气而然，非热脉也，所可虑者，脉不为汗衰，为泄减耳。彼曰：用生脉汤人参一钱，麦冬二钱，五味二钱，病似觉甚。曰：邪重剂轻，宜黄芪五钱固表，人参五钱养内，白术三钱，茯苓钱半，渗湿散肿，陈皮七分，吴茱萸四分，消痰下气，再加甘草五分以和之，麦冬一钱以救肺。（雄按：既知邪重则生脉已误，何以犹谓剂轻，而竟再误，以大补耶，温热客邪，古贤往往疏忽也。）依法煎服十余帖，后虽稍安，脉与病相反，终不救。

琇按：是症终挟热邪，初时或宜凉膈、白虎为是。

萧万舆曰：曾氏妇年四旬，素郁怒，孀居十载，神思为病。忽一日因行经暴怒，血上溢，兼致膜胀，或投散气药，不效，且渐笃。曰：此脏病得之数年，今始显发，丹溪鼓胀论可鉴也。脉之洪短，与病相符，峻补脾元，不半载可愈。议用六君，加姜、桂，倍人参、白术，彼惧不敢服，因改投金匮肾气丸，服一月血逆已止，胀虽如故，未见增剧，为药力未到，须宁耐耳。不信，另延一医恃有神丹，谓旦夕可愈，果投一剂，一咽半响，而即胀消，便泄进食，静睡，精神爽愉，举家钦以为神，愿掷百金酬谢，而尤刺余之迂缓也。及察前方，乃阿魏、姜黄、甘遂、甲片、葶苈、牵牛、元胡之属。越数日，症仍作，投前药亦随手而应，独气困息耳，不三日，朝夕喘满不堪，再投不应，日甚一日，不及旬而殁。

吴桥治王英妻，年三十许，病胀满，剂以补中气、利小水者皆无功，久之喘急而汗沾衣，呕逆不能下，昏乱殊甚。桥切之，浮取弦数，沉取涩滞，则以为蓄血，下之宜，或以汗多亡阳，亟下则速之毙。桥曰：否，病系血滞故气壅，壅则腾腾上蒸而汗出焉。遂进桃仁承气汤，薄暮始进，呕者半之，中夜下败血三升，喘即定，乃酣寝，诘朝腹胀平。《太函集》

聂久吾治司理毛具茨夫人，病两月余，初时每至五鼓，胸腹胀，气上冲，不能卧，起坐方安，已而渐至四鼓，又渐至三鼓即胀，今则二鼓起，而终夜不能卧矣。初以为气血不调，与调气二剂，不应。因思其病作于夜间，而日间不胀，必血虚故。改用四物等补血，数剂病减半，因延诊之，其脉弱，不惟血虚，气亦虚也，改用八物汤加二陈，十余剂痊安。

薛立斋治一产妇，饮食少思，服消导之剂，四肢浮肿。薛谓中气不足，朝用补中益气汤，夕用六君子汤而愈。后因怒腹胀，误服沉香化气丸，吐泻不止，饮食不进，小便不利，肚腹四肢浮肿，用金匮加减肾气丸而愈。

一产妇泄泻，四肢面目浮肿，喘促恶寒，此脾气虚寒，用六君子加姜而泄泻愈，又用补中益气而脾胃健。

杜壬治一妇产后忽患浮肿，众作水气治不效。曰：水气必咳嗽、小便不利，今便利而不作嗽，独手足寒，乃血脏虚寒，气塞不通，故生浮肿也。治宜益和血气，后服丹皮散愈。

张子和治曹典吏妻，产属忧恚抱气，浑身肿，绕阴器皆肿，肝经所络。大小便如常，其脉浮而大，此风水肿也。先以水漤其痰，以火助之发汗；次以舟车丸、浚川散，泻数行。后四五日，方用苦剂涌讫，用舟车丸、通经散，行十余行。又六日，舟车、浚川复下之。末后用水煮桃、红，丸四十余丸，不一月如故。前后涌者二，泻凡四，约百余行。当时议者，以为倒布袋法耳。病再来则必死。不知此乃《内经》治郁之玄旨，但愈后慎房室等事，况风水不同，水无复来之理。（《续名医类案》）

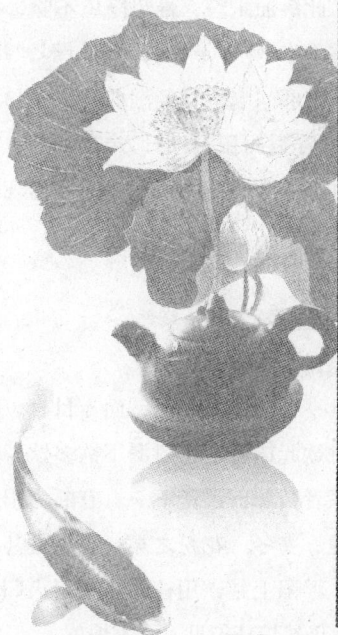

脑部病证 ▶▶▶

癫 狂

哈荔田医案

○ 韩某某，女，23岁，未婚。1974年2月13日初诊。

主诉：素性抑郁寡欢，每因小事而执拗不解。于2年前逐渐发现神情呆滞，语多怪诞，或怒目瞠视，或自怒自责，或多言兴奋，或向隅独泣，诸般表现多在经前数天开始发作，经后始渐趋平静，一如常时。曾在某医院住院治疗，诊为周期性精神病，经用中西药物治疗，效果不彰而自行出院。询之素日抑郁寡欢，痰多口黏，不食不寐，惕然易惊，胸闷呕恶。月经周期尚准，经量或多或少，色鲜无块，每次带经约4～15天。视苔白腻，舌边尖红，切脉沉弦略滑。

辨证：此系肝郁失志，心营暗耗，痰气互结，蒙蔽心窍所致。

治法：导痰开窍，养心安神。

方药：

清半夏9克，云茯苓9克，炒枳壳9克，淡竹茹6克，广陈皮6克，节菖蒲9克，广郁金9克，浮小麦30克，炙甘草9克，生龙牡各15克，羌活9克，夜交藤15克，朱砂粉1.5克（冲），琥珀粉1.5克（冲）。6剂，水煎服。

二诊（2月20日）：

服药期间已停用镇静药，夜寐可得3～4小时，泛恶口黏有减，惊悸渐平，纳食呆少，腑行不畅。上方减元肉、生龙牡，加焦三仙各9克、大枣5枚、酒川军6克（后下）以健脾和胃。予3～6剂，水煎服。

三诊（3月1日）：

食欲有加，腑行已畅。近因经期将届，小腹胀坠，夜寐多梦，多言兴奋，但其他精神异常现象未再发作。拟导痰安神兼以调经为治。

方药：

清夏9克，茯神9克，枳壳9克，郁金9克，香附9克，竹茹6克，菖蒲6克，橘红6克，丹参15克，桃仁9克，夜交藤30克，合欢花15克，全龙齿15克（打）。6剂，水煎服。

四诊（3月8日）：

服药期间，于3月2日经事来潮。第一天血少，小腹略感胀疼，二三天后经量增多，色红，下血块少许，腹痛已止，带经5天而净。再予养心安神、导痰和胃之剂。

方药：

清夏9克，茯苓9克，陈皮9克，枳壳9克，竹茹9克，焦三仙9克，菖蒲6克，郁金6克，浮小麦30克，麦门冬12克，首乌藤24克，炒枣仁9克，生龙牡各15克，炙甘草6克，朱砂粉1.5克（冲），琥珀粉1.5克（冲）。4剂，水煎服。

五诊（3月25日）：

近日纳馨寐和，精神亦佳，偶有泛漾脘痞，舌苔薄黄略腻。此痰浊未净，惟恐隐患不除，症状再起，继用原方加香附米6克，予4剂，隔日1剂，并加服白金丸1付，以荡涤余邪。嘱下月经潮前1周仍服3月1日方5剂，日服1剂；经净后再服3月8日方5～10剂，恪守上法调治两月后，月事正常，症无反复，遂停药观察。（《中医当代妇科八大家》）

李聪甫医案

○ 石某某，35岁。

分娩后一日，忽发高热，面赤目直，脱衣揭被，狂躁妄言，时欲起床奔走，口渴不欲多饮，恶露未净，腹中作痛。医者数辈，议论不一，有断为阳热实邪，用白虎汤加生地、麦冬、花粉之类，狂越更甚，有认为产后血舍空虚，浮阳上越，用桂附八味引火归元，服后稍能安睡，醒后仍然惊狂幻见，全家惶惑。

诊见脉沉弦细数，舌质暗赤。溲清便秘，躁热汗出，必因恶露不净，蓄血如狂。傅青主有"败血攻心"之论，遂仿其和血逐瘀法，用安心汤加味。

全当归30克，正川芎15克，生地黄10克，苏方木10克，牡丹皮10克，生蒲黄6克，青荷叶1块。

1剂而狂躁定，身热退，再剂而恶露下，人事清。（《李聪甫医案》）

周小农医案

○ 严寒至华氏寒暑表余度，寝至未设火炉，初产迟延临盆，感寒由子宫而入，战振血晕三次。醋炭熏鼻，乃醒。知产孩已殇，更属悲郁。第三日，腹高脐突，胀满如鼓，不可手按（形如覆釜，较孕时尤高）。大便既秘，小溲多而自遗，淋漓不断。入夜胀甚，不寐，谵语微笑。医投回生丹，仅泻而瘀不行。脉左微弦，右软无力；苔薄黄，糙刺质红。严寒内侵，子宫作胀，气滞血凝。向有肝气，气塞肝横，子宫胀大，压于尿泡则不禁，压于大肠则便秘。谵语微笑，瘀血冲心须防。拟通瘀消胀，内外并治。全当归七钱，丹参三钱，五灵脂三钱，川郁金三钱，茯神三钱，丹皮炭钱半，远志八分，蒲草三钱，婆罗子七钱，鬼箭羽五钱，单桃仁三钱，制香附三钱，紫菀三钱，瓦楞子（煅）五钱。另藏红花三分，血珀五分，龙涎香一分，没药七分，鸡内金一具，炙研细末，参须汤调服。外治：因连宵失眠，火僭，苔糙刺，温药内服不妥，故以肉桂末五分，血竭一钱，没药、乳香各一钱，玄胡一钱，失笑散钱半，鬼箭羽钱半，研末，醋调，涂脐腹，大膏药罨之。复诊：瘀血畅行，大解三次甚干，脐腹高突处已软。初更未经，谵妄欲笑，追成块瘀血下行，即得安寐，小溲不禁亦愈。再理气消瘀，安神宽胀。全当归五钱，川郁金三钱，茯神三钱，远志一钱，丹参三钱，失笑散六钱，鬼箭羽五钱，紫菀三钱，玄胡三钱，红曲三钱，黑豆四钱，制香附三钱，婆罗子五钱。另血竭一钱，没药九分，沉香四分，血珀五分，藏红花二分，研细末服。外治：脐腹仍敷末药。当日服药，呵欠多寐，神情转振。翌日改方，去郁、蒲，加马鞭草、桃仁各三钱。二剂，腹胀全消，愈。（《周小农医案》）

李振声医案

○ 产后发寒热，手舞且笑，俗所谓惊风也。医曰：宜凉。翁曰：宜温。治以凉益剧。翁令以葱数斤，与布同煮，以布贴少腹。病果已。（《李翁医记》）

沈奉江医案

○ 书院弄蔡姓妇未病之前言语稍觉不伦，继则寒热大作，神识昏糊，狂呼："有大蛇来！"两手环转，日夜不休。有时大呼："三老爷具呈伸冤！"两目翳封，甚至裸体，奔匿桶中。延医诊之，与牛黄清心丸、至宝丹，口如龙喷。看请邓君诊视，以为痰火扰乱神明，与大黄一两、元明粉五钱，数服无效，险象迭呈。或以为武痴也。不饮不食已五六日矣。其夫惶恐，欲备后事。时先生与蔡姓同居，适家人病，是时在五月，杪市上枇杷已少，先生命购一篓与食，而分半与蔡姓。蔡妇食之味甘美，屡次索食，其夫又觅得数篓，日夜与食，病转机，两目之翳亦退。谅系肝木太旺，枇杷属金，能润心肺，兼平肝木，故见效如是。

十年后，秋间又诊。始病伏邪，寒热交作，舌苔浊腻，质绛，有旬日矣。用芳香清暑之品，寒热减轻，其人饮食不慎，恣食各物，忽转为癫狂，两目失神，彻夜不寐，喃喃自言，有时谩骂，赤身裸体，不避亲疏。先生诊之曰："此痰火扰乱神明，心神不安也。"用马宝一分，濂珠二分，辰砂三分，胆星三分，天竹黄三分，石菖蒲三分（研米），竹沥二两，徐徐灌服，一剂神清，癫狂遂已。

○ 打铁桥下邓元利洋货店饧君之妻病癫，终日喋喋自言语，命立则立，坐则终日呆坐；与食则食，不与亦不索。如是者年余矣，中西医均不效。一日，先生遇邓君于新市桥，详述病状。邀至中隐诊所，为立一方：用羚羊角五分、贝母三钱、珠粉五分，并赠与马宝五分研和，分三次服，稍愈。再和前方服，未过半，病已爽然若失。逾月遂有娠，生一子，举家欣喜过望。（《三三医书·沈鲐翁医验随笔》）

柳谷孙医案

○ 病起产后，始则狂笑，继则呆木。瘀热流于厥阴，兼有浊痰蒙胃。病历年余，灵明渐锢，此非轻剂所能奏效。

礞石滚痰丸，每服钱半，空心，临卧前服。

丹参，桃仁，苏木，降香。

四味煎汁，分两次送丸。

○ 时邪郁伏已久，乘小产血室空虚，脏气震动，蒙陷于里。始则狂谵，继则昏蒙，口噤戴眼，循衣撮空。种种恶候，层见迭出，势已难于挽救。所见之证，大致在于厥阴。观其腑垢屡通，而病情转剧，其邪机深入乎脏可知，脉象弦数带促，舌光红，鼻煤气逆，阴液伤而肺胃亦被燔灼。姑拟潜熄厥阴，清养肺胃；而清神化热，托邪之意，即寓其中。然亦不过聊尽愚忧，以冀万一之幸而已。

羚羊角，丹皮，白薇，广郁金，丹参，泽兰叶，鲜生地（纹去汁，姜汁拌炒），西洋参，麦冬（去心），钩钩，黑荆芥。

另：妇科回生丹一粒化开，和入西血珀四分，即用药汁调服，冲入童便。

二诊：痰热已化，神识渐清，危病转机。刻诊脉象弦数未静，耳聋面浮，筋节麻木，寐则多梦。脏腑中火热虽去，而营中之余热，经络之气机，岂能一日清肃。当此大病伤残之后，须清其余热，和其胃气，畅其经络。凡腻补之品，尚难骤进。况偏卧痰多，脾肺之气，胎前久已失调，刻下尤宜照顾。拟清营和胃、两调脾肺之法，缓缓图复，冀不再生波折为要。

当归，白芍，小生地，白薇，丹皮，瓜蒌皮，桑白皮，广郁金，橘红，冬瓜皮，洋参，夜交藤，甜杏仁，川石斛，竹茹。（《柳宝诒医案》）

谢星焕医案

○ 戴琪圃圃室人，小产后业已越月，忽然浑身战栗，卒倒无知，目瞪手撒，半响略醒，旋发强言，或骂或笑或歌或哭，一日两发。驱风养血之药，投之无算，而病不少衰。延余视之，见其产后久病，犹气旺神充，因笑曰：病之情由，吾深得之。戴曰：何谓也？余曰：令正之禀，必素多肝火，前之小产，必因多进补剂，以致血得热则沸腾而下。产后身中之火未熄，冲任之血未安，胞宫之秽未尽，则污瘀之血，势必从火势而冲心胞，以致神魂狂乱，稍顷火降而人事清，移时火升而神机似乱矣。故病发时浑身战栗者，正《内经》所谓诸禁鼓栗，如丧神守，皆属于火。病经两旬，若谓血虚风动，安得久病而神不衰耶？用铁落饮合当归龙荟丸，加漆渣、桃仁、花乳石，下污血一片，而神清病愈。世知药能治病，抑知药能治鬼乎？近时通弊，尤属可笑，故记之。

○ 周捧书乃室，小产后数日，恶露如崩，胸紧腹胀，气迫窒塞，怒目而视，人事大困，自言见鬼于前。余临其帷，犹用法师敕符喷水，燃火叫喊。余见之大为惊骇，盖知其心阳将脱也。急以芪、术、鹿茸、姜炭、枣仁、五味、龙齿，约重斤余。捧兄以产后瘀血，且因

天令亢热，疑不敢用。因面令煎服。进药时神气愦乱，目已半合，身已将僵，余为惊怖，盖恐其药之不及也。亟为灌完，随命复煎一剂更服，毫不为动，于是又煎一剂，服之而神少醒，自云：身非已有，渺茫不知所从，盖神魂尚未归宅之验耳。更加五味一倍，又服一剂。是晚神魂略安，犹然时惊时惕，时恐时昏，不敢开目。次早脉犹未敛，按之豁大如空，下血淡少。仍与前方连进一剂，始敢开目，饮食大进。忽然腹中作痛，下血水，腥臭不堪，意者果有瘀乎。于是原方加泽兰、益母、生蒲黄、肉桂一剂，下出朽腐白肉一团。众妇不知何物，余曰：此变胎也，妇视之果然，痛始除，胀始消。随以归脾汤加鹿茸、姜炭、肉桂，连进十剂而健。初视时，舌白胀满塞口，外以蒲黄、干姜末搽舌。遂缩如原。（《得心集医案》）

黄云台医案

○ 产后营虚未复，骤因郁勃，阳升怒狂，或笑或哭，语有错乱，上视搐搦，号佛呼神，脉形弦细窒滞。屡经痉厥，此乃水不涵木，挟痰迷漫。宗《内经》意，先用铁称锤烧红，沃以酸醋令嗅，取酸先入肝，辛金制木，然后用药。

川连，茯神，钩钩，橘红，金箔，细石菖蒲，阿胶，远志，天竺黄，丹参，石决明。

雪羹汤代水。

二诊：风阳稍定，舌黄浊腻，痰凝气滞使然。

西洋参，钩钩，远志，天竺黄，石菖蒲，沉香汁，茯神，橘红，胆星，血琥珀，石决明，雪羹汤。（《黄氏纪效新书》）

王九峰医案

○ 《经》以重阳为狂，重阴为癫。胎产之后，恶露不行。因子卧，卒败血上冲，扰乱心胞，瘀凝作胀，人事不省，如醉如疯。鼓动肝风，多笑多语，心神不安。胞络者，臣使之官，喜乐出焉。化郁是理。脉来沉，沉者郁也。气血不得和畅，气化风火，败血随之，癫狂见矣。仍宜化瘀。

归身，桃仁，杏仁，丹参，郁金，石决，赤芍，童便。

○ 心火肝火上亢，神不安舍，舍空痰火居之。月事不调，面有带症，头常作痛，遍身骨节俱疼，近来肌肤

作痒，两目呆瞪。项颈气胀，牙缝出血，右鼻作腥，语言错乱，脉来滑数，肝风痰火不宁，扰乱心胞为患。

川连，鸡子清，半夏，竹茹，生地，钩藤，阿胶，羚羊角，白蒺藜。（《王九峰医案》）

张希白医案

○ 丙午秋夜，邻人来叩户，云昨日午刻，内人生一男，身体颇安，饮食亦不减，忽于今日酉刻，连叫数声，遂发狂怒，大言骂人。因问其恶露有否？曰：甫产颇多，今尚未止。又问其头上有汗否？曰：无。老人思索良久曰：是殆胎前所聚之痰饮，未得与瘀齐下耳。彼恳用药，爰以半夏、胆星、橘红、石菖蒲、旋覆、云神。即前辈所谓六神汤者授之。明晨，其夫人来曰：三更服药，睡至黎明始醒，病遂失。（《清代名医医话精华》）

吴鞠通医案

○ 章氏，四十二岁，先是二月间病神识恍惚，误服肉桂、熟地等补药，因而大狂。余于三月间用极苦以折其上盛之威，间服芳香开心包，医治三十日而愈，但脉仍洪数，余嘱其戒酒肉，服专翕大生膏补阴配阳，彼不惟不服丸药，至午节大开酒肉，于是狂不可当，足臭远闻至邻，不时脱净衣裤，上大街，一二男子不能缚之使回。五月十四日，又延余诊视，余再用前法随效，二三日仍然如故。盖少阳相火旺极，挟制君主行令，药虽暂开其闭，暂折其威，相火一动，而仍然如故。延至六月十六日午刻，复自撕碎其裤，人不及防，而出大门矣。余坐视不忍，复自惭无术以其病，因谓其胞弟曰：此症非打之使极痛，令其自着裤也不可。伊弟见其乃姊如是景况，羞而成怒，以保父母体面为义，于是以小竹板责其腿，令着裤，彼知痛而后而自着衣，着后稍明。次月十七日立秋，余与大剂苦药一帖而痊愈。盖打之功，与天时秋金之气、药之力，相须而成功也。后以专翕大生膏而收全功。（《吴鞠通医案》）

袁桂生医案

○ 产后忽大笑不止，笑声达户外，虽以手掩其口，亦不能止其笑。面色黄淡无华，两脉细小，自汗气促，此临盆下血过多，脑无血养，致脑之作用失其常度。殆由平日愤郁太过，遂来有此变象欤。治法当以补养气

血、滋益脑髓为主，而一切治标之药，皆不可犯也。拟方用熟地、阿胶、枣仁、茯神、柏子仁各四钱，白芍三钱，五味子一钱，党参三钱，黄芪二钱，鸡子黄一枚，生冲和服，服后即能安寐。至次日下午，笑复作。盖血液尚亏，一剂之药力不足以填之也。仍以原方服二剂后，笑不作。遂以饮食调补而安。（《丛桂草堂医案》）

林珮琴医案

○ 某氏，因惊致癫，向暗悲泣，坐卧如痴十余年，神衰肌削，此失心难治痼疾，非大补元气不为功。仿安志丸。人参、黄精、茯神、当归、远志、枣仁、菖蒲、乳香各研极细。用猪心切开，入朱砂，以线缚定，再箬裹扎紧，酒煮研烂，入各药末，加煮枣肉捣丸桐子大，另用朱砂为衣。每服六七十丸，参汤下，以无力用参而止，惜夫。

○ 张氏，恍惚狂妄，视夫若仇，持械弃衣，莫之敢近，脉滑而弦。用独圣散吐之，去（黏）涎宿沫颇多，捶胸言痛，诊脉稍平，然犹独言独笑，知其痰沫去而心舍虚，神魂未复也。用瓜蒌仁、贝母、橘红、胆星、菖蒲汁、郁金汁、姜汁、枳壳、茯苓。一剂胸痛定。乃仿龙齿清魂散。用龙齿（煅）、茯神、铁粉、牡蛎、乳香、远志、枣仁、当归，二剂如常。

○ 王氏，独言独笑，痰多气郁。用温胆汤降涤扰心涎沫，数服效。（《类证治裁》）

方略医案

○ 副贡范渔娶媳胡姓，陡发癫证。每日鸡鸣而起，跣足蓬首，辄赴庭厨，操刀自割，家人夺之乃止，狂呼有大冤枉，食人则快。惶惶求治，百方不效。甘友文水与范莫逆，力荐余治。诊得右手脉伏，左手脉弦，唇面色青，余以麻黄附子细辛汤加半夏、南星、橘红、北芥子、石菖蒲、姜汁对服，癫态稍定，但痴呆不言，饮食不知饱餍。又以鸭翎蘸蓖桐油搅喉中，吐出胶痰碗许，神识虽清，经信已闭半载，用原蚕沙四两，铜铫炒黄，熬酒一瓶，空心热饮，一月后而经通叶孕，次年得生孙矣。

○ 同邑黄姓女，感冒风寒，服药解表后，忽如癫证，喜乐不时，或哭或笑，神识不清，诸药罔效，余用生姜汁调生白矾末四分对服，遂得吐痰而愈。

○ 桃源熊求才妻，因人盗笋，赴林中呼号怒骂，归即发狂，乱言五次，遂至纵火持刀，无所忌惮。家人扃锁内室，縶其手足，咸称邪祟，迎余诊视。令其夫烧圆石一枚，置勺中，再令扶坐，解其缚，以醋浇石，使烟气入鼻，乃得安寝就诊。其脉关滑尺数，余曰："此因经期适至，大呼大怒，气从上升，热入血室，瘀血直冲，故发狂妄证，实阻经，非祟也。"投以桃仁承气汤加犀角、羚羊角、归尾、红花、丹皮、元胡、郁金、牛膝，三剂经血下行，其病如失。次年春月，获生子焉。

仲景热入血室三条，法綦详备，此证凭脉施药，神明于古方之中，确有见地，而议论高古，尤为真儒医手笔。安所弟喻居仁注。（《尚友堂医案》）

其他医案

一妇，产后时癫时狂，或言或笑，或怒或哭。脉数弦洪。此心气虚而心火为之升降也。先以茯神汤专补其心，癫狂之势日以渐减。又用八珍汤加远志、枣仁，三十余剂而瘥安。

一妇，产后亦患前症，用安神化痰等药，病益甚，反加神思困倦，饮食不进。余诊之，脉软微涩。此心脾血气大虚而挟郁也。遂以参、术、芎、归、茯苓、枣仁、远志，大剂与服，计四斤余而渐安。又用归脾汤，五十余剂而瘥愈。（徐灵胎《女科医案》）

薛立斋治一产妇，患癫狂，或用大泽兰汤而愈。后又怔忡妄言，其痰甚多，用茯苓散，心虑顿愈。又用八珍散加远志、茯神养其气，遂瘥。

一产妇亦患此，用化痰安神等药，病益甚，神思消铄，薛以为心脾气血不足，用大剂参、术、芎、归、茯神、枣仁，四斤余而安，乃以归脾汤，五十帖而愈。

一产妇形体甚倦，时发谵语，用柏子仁散，稍愈。又用加味归脾汤而愈。又因怒狂言胁痛，小便下血，用加味逍遥散，以清肝火，养肝血顿瘥。又佐以加味归脾汤而安。

魏玉横治一妇，产后数日，日晡减热，大汗，狂言妄语，不可禁制，晨则了了。诊之，六脉弦长，不便不食，此临盆去血过多，肝失其养，燥而生火，遂入胃之大络，非如败血上冲之候也。（若属败血，则昼夜热狂矣。）与生熟地、甘杞子各一两，麦冬五钱，一剂减，二剂瘥。

丁润兄室，素有吞酸症，孕八九月心腹大痛，时时眩晕欲绝，与大益气汤，十余帖痊愈。临盆胞水先去，三日而复产，自汗谵妄。专科与炮姜、附子数帖，遂发狂、耳聋。更医以茯苓、车前、半夏、浮麦等，多帖无效。诊时已弥月，脉弦急如蛇行，此精血皆夺之候，亟与地黄、杞子、麦冬、沙参，一帖脉稍和，症稍减。仍召前医，谓不必服汤剂矣，与丸子令服二三口，发厥而终。此与前症大同，一生一死，谓非误治可乎。

缪仲淳治张璇浦乃正，产六朝发狂，持刀杀人，阴血暴崩，肝火炎故也。令先饮童便一瓯少止，再服龙齿、泽兰、生地、归身、半夏、牛膝、茯神、远志、枣仁大剂，仍加童便顿服而止。

施笠泽治庠友唐仲声乃正，产后惊悸恍惚，语言错乱，此产后心虚，败血停积，上干胞络，致病若此。先用佛手散加石菖蒲、五灵脂、刘寄奴、姜黄等药，以除败血，后以归脾调理而愈。至明年五月复产，复病前症，遍延诸医，施仍书前方，一医讶曰：寄奴、蒲黄等药，从何来邪？仲宣疑不复用。至是冬，施偶同李士材过大洪桥，忽遇仲宣喜而迎曰：内人自乳子后，或歌曲嗔笑，狂妄不常，向服安神清心之剂不效，夜来几自缢矣。今偶值二子，岂天赐邪，幸为诊之。遂偕往诊之，六脉沉涩，曰：瘀血挟痰，久且益坚，非前药所能疗。用归尾、桃仁煎汤，下滚痰丸二服，每服三钱，下去恶物，复用镇惊镇肝，调理而愈。

冯楚瞻治一产妇。后两月急患癫疾，久不愈，或连日不食，或一食倍进，或数日不寐，或间宿不寤，脉乍洪乍小，左寸两尺常弱，消痰镇心俱不效。夫诸燥狂扰。火之病也。二阴一阳，火之原也。主智闭藏，肾之用也。产后未久，少阴虚也。以八味加牛膝、五味，大剂冷服。其所食鸭肉、猪肘，入肉桂同煮，调治数日，乃一日稍轻，一日如故。此心脾亦不足，脾主信而为病也。朝服加味八珍汤，夕服归脾汤去黄芪、木香，加白芍、麦冬、五味、肉桂，服后渐安，月余痊愈。

王中阳治一妇，疑其夫有外好，因病失心，狂惑昼夜，言语相续不绝。举家围绕，捉拿不定。王投滚痰丸八十丸，即便伴睡，是夜不语。次夜，再进一服，前后两次，逐下恶物，患人觉知羞赧，遂饮食起坐如常，五七日能针指，终是意不快。王虑其复作，阴令一人于其前，对傍人曰：可怜某妇人中暑暴死。患者忻然，问曰：汝何以知之？说者曰：我适见其夫备后事也。患者有喜色，由是遂痊。王再询其家人曰：患者月水通否？

其姑曰：近来月余不进饮食，瘦损羸劣，想不月也。如血稍鲜时，即来取药。既而报曰：血间鲜红矣。即令服婚合门中滋血汤止之，再服增损四物汤，半月痊安，更不举发。（内伤实证）

一妇瘦长色苍，年三十余，忽病狂言，披发裸形，不知羞恶。众皆为心风，或欲饮以粪清，或吐以痰药。汪诊其脉，浮缓而濡，曰：此必忍饥，或劳倦伤胃而然耳。（以缓濡之脉，断为胃虚，汪公真开后学无数法门）经云：二阳之病发心脾。二阳者，胃与大肠也，忍饥过劳，胃伤而火动矣。延及心脾，则心所藏之神，脾所藏之意，皆为之拢乱，失其所依归矣，安得不狂？内伤发狂，阳明虚竭，法当补之。遂用独参汤加竹沥，饮之而愈。（内伤气虚）

吴茭山治一女子，瘦弱性急，因思过度，耗伤心血，遂得失志癫疾。或哭或笑，或裸体而走，或闭户而多言。父母忧疑，诸疗罔效。吴诊其脉，浮而涩。思虑过伤，神不守舍也。用紫河车二具，漂洗如法，煮烂如猪肚，切片任意啖之，二次即愈。（缓濡则用参，浮涩则用河车，症同而脉异，随脉用药，神乎技矣）后服定志丸一粒，日煎补心汤一服，调理百日后，乃毕婚，次年生子，身肥壮。（内伤血虚）

浙江一妇人癫狂不止，医以瓜蒂半两为末，每一钱重，井花水调满一盏投之，随得大吐。吐后熟睡，勿令惊动，自此无恙。同上窦材治一人得风狂已五年，时发时止，百法不效。窦为灌睡圣散三钱，先灸巨阙三十壮，醒时再服。又灸心俞五十壮，服镇心丹一料，但病患已久，须大发一回方愈。后果大发一日全好。又一妇人产后得此症，亦如前灸，服姜附汤而愈。

范纯佑女丧夫发狂。闭之室中，夜断窗棂，登跳树上，食桃花几尽。及旦家人接下，自是遂愈。按：此亦惊恐伤肝，痰挟败血，遂致发狂。偶得桃花利痰饮，散滞血之功。与张仲景治积热发狂，用承气汤。蓄血发狂，用桃仁承气汤之意相同。苏鹗杜阳编本《本草纲目》

一妇人癫狂十年，至人受以真郁金七两、明矾三两为末，薄糊为丸，梧子大，每服五十丸，白汤下。初服心胸间觉有物脱去，神气洒然，再服而苏。此惊忧，痰血结聚心窍所致，郁金入心去恶血，明矾化顽痰故也。《本草纲目》

龚子材治一人癫狂乱打，走叫上屋。用瓜蒂散，吐出臭痰数升，又以承气汤下之而愈。

一人气心疯，即是痰迷心窍发狂，用真花蕊石，煅，黄酒淬一次，为细末，每服，一钱黄酒下。

一妇人发狂，弃衣而走，逾屋上垣，不识亲疏，狂言妄语，人拿不住，诸医束手。龚令家人将凉水乱泼，不计其数，须臾倒仆。脉之六部俱弦数有力，此热极生风也。用防风通圣散，加生地黄、黄连、桃仁、红花、丹皮，三剂而安，后复服祛风至宝丹而痊愈。

凌汉章治金华富家妇，少寡得狂疾，至裸形野立。凌视曰：是谓丧心。吾针其心，心正必知耻。蔽之帐中，慰以好言，释其丑，可不发。乃令二人坚持，用凉水喷而针之果愈。《明史》（雄按：固是正论，恐难效法。）

一妇人狂言叫骂，歌笑不常，似祟凭依，一边眼与口角吊起。或作狂治，或作心风治，皆不效。乃是旧有头风之病，风痰使然。用芎辛散加防风服之顿愈。

李士材治张少椿女以丧子悲伤，忽雷雨交作，大恐，苦无所避。旦日或泣、或笑、或自语、或骂詈，如见鬼祟。诊其心脉浮滑，余皆沉细。此气血两亏，忧恐伤心，心伤则热，热积生风也。以滚痰丸，用桔梗、元胡、陈皮、杏仁煎汤送下，出痰积甚多而愈。《医通》（雄按：此脉沉细，恐是血气郁滞，如果两亏，何以可用此药奏功。）

龚子才治一女子，年二十岁，未婚。患每见男子，咬住不放，后昏倒，阴户流出冷精，顷间即醒。其厥阴肝脉弦出寸口，乃阴盛，思男子不可得也。令其父母用棍痛责，使之思痛而失欲也。服抑青丸而愈。（雄按：治法凛然，胜于药石。）

一妇因夫病垂危，心患之，乃夫病愈，妇即病疯狂，昼夜不思眠食，白日裸身狂走，或登高阜，或上窑房，莫能禁也。乞韩治，将至其家，其妇正在袒裼狂跳中，忽自觅衣覆体，敛容屏息，若有所俟者。邻媪讶之，初不解其何意，俄而韩至，令之跪则跪，因跪而受针。（时韩为本邑宰。）为针其百会一穴、鬼眼二穴，各二十一针。针毕即叩头谢曰：吾今不敢为祟矣，愿乞饶命，吾去矣。言毕而醒。（雄按：此二条皆临以邑宰之威，而又善针法，祟身退避。故抱有为之才，必居可为之地而后易建大功也。）

柴屿青治少京兆傅嘉言夫人忽患癫症。诊知胸有郁结，投以逍遥散加郁金、香附两剂，而痴象顿愈，惟神气尚果不语。即用前方为散，服三两。用灵苑方服之而瘥。（灵苑方见孙兆案。）

王海藏治许氏阳厥狂怒，骂詈不避亲疏，或哭或歌。六脉举按无力，身表如冰石，发则叫呼声高。洁古云：夺其食即已。因不与之食。乃以大承气汤，下得脏腑积秽数升，狂稍宁，数日复发。复下，如此五七次，行大便数斗，疾缓身温，脉生良愈。此易老夺食之法也。《大还》《纲目》亦收。

陈良甫治一女人，眼见鬼物，言语失常，循衣直视，众医多用心药治之，无效。乃投养正丹二帖，煎乳香汤送下，以三生饮佐之，立愈。又一男子亦常病此症，亦用此药收效。养正丹与百乙方、抱胆丸无异，抱胆丸内无硫黄，有乳香也。自合方见效。《良方》

刘宏壁治一富室女，正梳洗间，忽见二妇相拘，方奔逸，复挤至，遂大叫，叫后乃大哭，哭已即发狂，寒热相继，目眩不眠。以为鬼祟召巫符咒而益困。因诊之，肺脉上鱼际，肝亦双弦。知所见者，本身之魂魄也。盖肝藏魂，肺藏魄。因用小柴胡汤，去甘草之恋，加羚羊角、龙骨、牡蛎，清肺肝、镇惊怯，一服而安。（《续名医类案》）

中　风

冉雪峰医案

○汉口高某，其爱人患中风，口眼㖞斜，半身不遂，言语謇涩，转侧维艰，延予商治。见其颜面灰白，并不红润，脉亦微弦劲，并不数急，无诸热型，看不出热极生风、风阳上冒等象。以为实则非纯实证，且年方四十岁月，并不为老，身犹壮健，体质并不为弱；以为虚则非纯虚证，病机不甚紧迫，病理却多分歧。询知经事适来，偶因烦劳折回。予曰：盖月事轮回，偶因情志激荡阻隔，迫而逆流上冲，干犯于脑，不显气盛热炽等象，只显半身不遂，不显神识昏瞀者，此与血厥、血晕类似，乃中风病之又一原因，不得局限外风一途，亦不得局限任何原因之一途。拟用许氏白薇汤及杨氏紫金丸合裁加减：白薇四钱，归尾、白芍各三钱，甘草一钱，怀牛膝三钱，白茅根四钱，橘络一钱，青木香五钱，同煎，紫金丸三钱（即蒲黄、灵脂二味炼制），用前药汁二次吞服。三剂，经畅行，手足渐次活动，原方去紫金丸，续服三剂，渐能起坐。前方去牛膝，归、芍加为各五钱，守服一星期，痊愈。病者已能用人牵扶步行住宅左右一周，自示能行以为快。上案侧重降逆豁痰，此案则侧重消瘀通络，因病施治。（《冉雪峰医案》）

丁甘仁医案

○李妪。旧有头痛眩晕之恙，今忽舌强不能言语，神识时明时昧，手足弛纵，小溲不固，脉象尺部细小，左寸关弦小而数，右寸关虚滑，舌光红。此阴血大亏，内风上扰，痰热阻络，灵窍堵塞，中风重症。急拟滋液熄风，清神涤痰，甘凉濡润，以冀挽救。

大麦冬三钱，大生地三钱，川石斛三钱，左牡蛎四钱，生石决四钱，煨天麻八分，川贝三钱，炙远志一钱，天竺黄一钱五分，竹沥半夏一钱五分，鲜竹茹一钱五分，嫩钩钩（后入）三钱，淡竹沥（冲服）一两，珍珠粉（冲服）二分。

此方服十剂，诸恙已轻。原方去竹沥、珠粉、天竺黄，加西洋参一钱五分、阿胶珠一钱五分。

○祁妪。中风延今一载，左手不能招举，左足不能步履，舌根似强，言语謇涩，脉象尺部沉细，寸关濡滑，舌边光、苔薄腻，年逾七旬，气血两亏，邪风入中经腧，营卫痹塞不行，痰阻舌根，故言语謇涩也。书云：气主煦之，血主濡之。今宜益气养血，助阳化痰，兼通络道。冀望阳生阴长，气旺血行，则邪风可去，而湿痰自化也。

潞党参三钱，生黄芪五钱，生于术二钱，生甘草六分，熟附片八分，川桂枝五分，全当归三钱，大白芍二钱，大川芎八分，怀牛膝二钱，厚杜仲三钱，嫩桑枝四钱，红枣十枚，指迷茯苓丸（包）四钱。

此方服三十剂，诸恙均减，后服膏滋，得以收效。（《丁甘仁医案》）

施今墨医案

○ 龙某某，女，59岁。

平素患高血压病，一月以前突然中风不语，急至医院抢救。口歪，语言不清，右半身不遂，经治月余，诸症稍见转好。出院后，拟服中药治疗，现症为语言不利，心烦不眠，右半身不用，下肢有痛感，口干思饮，小便多而黄，大便干燥。血压170/100毫米汞柱。舌苔白厚中间带黑，脉寸关均弦，尺脉弱。

辨证立法：年近六旬，气血已亏，下虚阳亢，血压过高。经云："邪之所凑，其气必虚。"内因为主，外因为由。突然中风，血络壅阻，以致口歪舌强，语言不利，半身不用。血行不畅，心脑失养，郁则生热，遂有心烦不眠、口干便结、舌苔中黑诸症。脉寸关弦而尺弱，是为上充血、下元虚之象。拟用清热安神、通调血络法。

处方：

夏枯草10克，炒远志10克，朱茯神12克，枳实炭6克，青竹茹10克，川黄连4.5克，陈皮炭10克，淮牛膝10克，朱寸冬6克，炒香豉10克，生栀仁6克，酸枣仁12克，甘草梢3克。

二诊：前方服二剂，大便通畅，是属腑气已通、血络行将通达之兆，他症尚未轻减，再拟引血下行，调节盈亏。

处方：

首乌藤15克，生蒲黄10克，磁朱丸6克，秫米12克（同布包），怀牛膝10克，桑寄生15克，嫩桑枝15克，紫石英12克，紫贝齿12克，酸枣仁18克（生炒各半），朱茯神12克，干石斛12克，清半夏6克，茺蔚子10克，炒远志10克，合欢花10克，甘草梢3克。

三诊：前方连服五剂，睡眠较好，但仍不实，心烦口干，均见轻减，舌苔薄白，已无厚黑之象，拟用黄连阿胶鸡子黄汤化裁，并施针灸治疗，以期速效。

处方：

川黄连4.5克，朱寸冬10克，朱茯神10克，桑寄生18克，嫩桑枝18克，茺蔚子12克，怀牛膝12克，干石斛12，夜交藤15克，合欢花10克，炒远志6克，生枣仁15克，生栀仁6克，杭白芍10克，炙甘草4.5克，双钩藤10克，陈阿胶10克。另烊兑服。

另：生鸡子黄2枚，分二次调下。

四诊：又服五剂，睡眠比前更好，口渴心烦均减轻，头尚晕，小便有时黄，原方再服三剂。

五诊：服药后睡眠已达七小时之多，头晕见好，精神转健，自觉右脚有血往下行之感，手微酸，右臂痛，再予丸方，仍配合针灸治疗。

处方：

绵黄芪18克，野党参60克，地龙肉30克，净桃仁60克，川红花30克，祁蛇肉60克，川桂枝30，全当归60克，明玳瑁30克，明天麻30克，酒川芎30克，杭白芍60克，白蒺藜60克，大生地60克，天麦冬30克，干石斛60克，五味子30克，何首乌60克，真黄精60克，东白薇30克，金狗脊60克，云黄连30克，酸枣仁60克，磁朱丸30克，云茯神30克，怀牛膝60克，远志肉30克，夏枯草60克，条黄芩60克。

共研细末，蜜为丸，每丸重10克，每日早晚各服1丸，本方可服半年，感冒发烧时停服。（《施今墨临床经验集》）

王显夫医案

○ 黄某，女。

初诊：年逾五十，素体劳乏，突遇恶风，猝然昏仆，面带赤，痰涌，口眼㖞斜，喑不能言，脉形弦劲，四肢不强，病势如中脏恶候。姑拟驱风达痰、平肝清神急救之。

苏合香丸1粒，至宝丹1粒（开水融化，先行灌服），羚羊片3克（先煎），石决明30克（先煎），磁石30克，牙皂6克，竹沥夏6克，茺蔚子6克，怀牛膝12克，地龙4.5克，生白芍12克，煨天麻2.4克，防风4.5克，蝎尾2枚。

二诊：服前方后神志稍清，口眼未正，言语艰涩，右手足不甚灵动，脉形尚弦，风痰留阻，经络尚盛。幸病邪已从外泄，冀其逐渐转机。

苏合香丸1粒，至宝丹1粒（同前服），羚羊片1.5克（先煎），石决明30克（先煎），竹沥夏6克，蝎尾1枚，牙皂4.5克，煨天麻1.8克，炒独活6克，怀牛膝12克，地龙3克，防风3克。

另：用西洋参3克煎汤代茶。

三诊：险象已除，言语渐觉清晰。惟口眼尚斜，右半肢未能举动。前方去苏合、至宝、羚羊续服二剂。

四诊：口眼已正，右手足亦能举动，饮食渐进，二便俱通，脉象弦而小，舌苔少液少神。予侯氏黑散加减善其后。

西洋参3克（另煎代茶），炒白芍9克，茯苓9克，滁菊花12克，防风4.5克，磁石15克，当归12克，炒黄芩4.5克，竹沥夏4.5克，盐牡蛎12克，炒白术6克，绛矾丸2.4克（包煎），枸杞子9克。

此方服五剂后即能起床，饮食、动作渐转正常，又与调益气血、健运脾胃及养肝之方十余剂而愈。（《上海老中医经验选编》）

陈士楷医案

○胡某，女。

初诊：人生不外气血两字，气属阳而主运行，血属阴而司营养。麻由气弱，木属血虚，方书详哉言之。素体气分不足，痰湿内盛，加以操持伤血，心肝失养，遂致风火走窜，发为痉厥。两进调养气阴，佐以化痰之剂，痉已定而筋脉尚有抽动，手臂时觉麻木，咳痰不豁，语言即有笑状，寐少便艰，脉来左手濡小、右三部弦滑带数，验苔白腻，舌本碎而色绛。拙见是气血两亏，运行与营养各失其职，不特留痰未能遽楚，即风火依然未静，致成标本同病之候。考肺为气之主，肝者血所藏，言其体则曰气血，言其用则曰营卫。人之经脉皆起于指端，营卫流行之气不能周及四末，手臂麻木由是而来，心寄君火，肝寄相火，偶遇矜心作意，君相之火，随之而升，斯或为咳，或为笑矣。且风从火出，火自风生，阴血不能营养筋脉，则风阳内窜易生抽动。目前证象，仍宜益气滋阴，以治其本，佐以化痰清水，兼顾其标。能得渐入佳境，庶腊尽春回，不致再有反复，录方候正。

吉林参，细生地，白蒺藜，制丹参，川贝母，络石藤，霍石斛，炒白芍，制冬青，辰茯神，黛蛤壳，炒滁菊。

二诊：先贤谓有形之血，不能速生，无形之气，所当急固。麻木递舒，略能行动，气血原有来复之机。惟语言仍笑，兼有咳痰，心阳亢而留痰未楚，法宜益气存阴，佐以熄降为法，徐图效力。

吉林参，原生地，阿胶珠，丹参，炒白芍，灯心，京玄参，霍石斛，辰茯神，冬青子，川贝母，泽泻。

○高某，女。

丹溪曰：无痰不作眩。景岳曰：无虚不晕。又曰：麻属气虚而夹痰，木属血虚而夹湿。然人身左半属肝而

右属肺，气为阳，血为阴。昼为阳，夜为阴，是以阳虚者昼甚，阴虚者夜甚。年逾八秩，阴肾必虚，兼以情志怫郁，肝阳暗动，耳鸣欠聪，延及数月，近忽肢末麻木，眩晕兼作，均偏于左，入夜较剧，口干不渴，便薄筋疲，心悸少寐，日暮微热，咯痰不豁，曾见红楼，脉六部弦滑，均见数象，苔薄糙腻，根际起刺，显属阴虚于下，阳浮于上，风阳内动，偏中之兆也。但向无痰饮，虽素体丰伟，本属阳旺之体，惟年渐高，体渐弱，湿滞痰生，有所由来也。总之见证阴虚为多，阳虚为少，拙见当以养血熄风为主，益气化痰为佐，是否有当，录候高明教正之。

台参须，夜交藤，潼蒺藜，川贝母，炒橘络，淮牛膝，川石斛，生地炭，奎白芍，炒当归，钩藤，嫩桑枝。（《陈良夫专辑》）

章次公医案

○陈某，女。

中风一证，前人有外风、内风之分，有真中、类中之别。内风即现代所称之脑溢血。此病以出血面积之大小、吸收之迟速而定其预后。一蹶不复者为真中；贻留偏枯不遂，或麻木不仁者为类中。如年事已高，而见偏废，其废在六十日不恢复者，即难根治。考初中而能苏者，生命多能保全。治偏废之法，扼要有二：一、营养疗法，前人有"治风先治血，血行风自灭"之说；二、恢复神经之麻痹，古人有祛风之说。此二者奏效皆缓。今拟方如下：

全当归12克，制首乌9克，牛膝12克，枸杞子9克，白芍9克，豨莶草12克，川断9克，炙僵蚕9克，蝎尾1.8克，大活络丹1拄（入煎），竹沥60克（分冲）。

另：常服海带汤；生西瓜子或菊花煎汤代茶。（《章次公医案》）

陆观虎医案

○病者：田某某，女，29岁。

辨证：中风右上、下肢不仁。

病因：痰热郁盛，风邪入络。

证候：右上、下肢不仁，喉堵心悸，夜不能眠，舌歪，子舌下垂，咳嗽乏力，痰多，月水方至。脉细弦。舌质红，苔浮黄。

治法：清热熄风，化痰养血。

处方：

钩藤15克（后下），朱连翘9克，炒竹茹6克，大贝母9克，生枇杷叶（拭毛，包）4克，冬瓜子4克，龙胆草6克，元胡9克，益母草9克，当归尾6克，杭白芍9克，淡子芩6克，粉丹皮6克。

方解：当归、杭芍、益母草、元胡、子芩、丹皮调经养血兼清血分之热。竹茹、龙胆草、钩藤凉肝镇静熄风。冬瓜子、大贝母、生枇杷叶、朱连翘清热化痰止咳。

二诊：咳嗽已止，月水方净，痰减，右上、下肢稍能动转。口歪未正。仍按原方去冬瓜子、生枇杷叶、元胡、益母草，换川芎4克、鸡血藤9克以活血，秦艽6克活血荣筋，橘络4克以达其络。

○病者：袁夏氏，女，58岁。

辨证：中风。

病因：肝风挟痰。

证候：右上肢麻木，乏力头晕，纳呆语謇，便稀。脉细数。舌质红、苔浮黄。

治法：镇肝豁痰。

处方：

钩藤15克（后下），海风藤9克，嫩桑枝30克，白蒺藜9克（去刺炒），天仙藤9克，宣木瓜9克，杭甘菊6克，天竺黄6克，生赭石9克，石菖蒲9克，忍冬藤9克，石决明12克，指迷茯苓丸6克（包煎）。

方解：钩藤、白蒺藜、杭甘菊、石决明镇肝熄风。天竺黄、石菖蒲、生赭石、指迷茯苓丸宣痰开窍。嫩桑枝、宣木瓜温经通络以止肢麻。海风藤、天仙藤、忍冬藤舒筋活络。

○病者：周张氏，女，68岁。

辨证：中风。

病因：年高，气血虚衰，肝肾不足，风从内生致中风兼有痰阻。

病状：语謇，左半身不利，步履不便，痰多，乏味，脉细弱。舌质红，苔浮黄。

治法：平肝化痰，宣窍通络。

处方：

石菖蒲6克，陈胆星6克，杭白芍6克，制女贞子6克，木瓜9克，珍珠母12克，竹沥15毫升（冲），半夏6克，丝瓜络6克，石决明9克，酒桑枝15克，天仙藤9克，

海风藤6克，薄橘红6克。

方解：木瓜利其筋骨。桑枝通利经络。白芍、女贞子补益营血而治半身不利。竹沥、陈胆星、半夏、薄橘红利湿化痰。菖蒲宣窍解謇。石决明、珍珠母入肝肾潜阳平肝。天仙藤行气活血。丝瓜络宣通经络。海风藤追风以治瘫痪。

○病者：赵张氏，女，34岁。

病名：中风（右）。

病因：邪风未清，湿热内蕴。

证候：右头、脸作肿生疖，心悸，右半身不利，视物模糊。脉细弦，舌质红，苔浮刺。

治法：活络驱风，清热利湿。

处方：

连翘6克，大小蓟各6克，嫩桑枝30克，蒲公英9克，宣木瓜9克，丝瓜络6克，忍冬藤9克，海风藤9克，当归尾9克，天仙藤9克，指迷茯苓丸9克（包）。

方解：连翘、大小蓟、当归尾、蒲公英解毒、活血、清热，散其疖肿。天仙藤、海风藤、忍冬藤、丝瓜络驱风活络。嫩桑枝、宣木瓜除湿痹，利关节。指迷茯苓丸豁痰开结。（《陆观虎医案》）

魏长春医案

○病者：冯鹤庵君夫人，年七十七岁。一月三日诊。

病名：中风卒厥。

原因：年迈之体，阳气偏衰，卒中风寒昏厥。

证候：面青鼻冷，心腹麻痹，悸满肢冷，自汗涔涔。

诊断：脉象迟细，舌白。证属元阳不固，风寒卒中阴经，势有暴脱之险。

疗法：用附子理中汤加味，温煦元阳，以逐寒邪。

处方：

厚附子一钱，西党参三钱，于术三钱，炙甘草一钱，干姜一钱，肉桂四分（去皮研冲），加陈酒一杯（冲）。

次诊：一月四日。阳气渐复，肢已暖，胸觉满，口淡且黏。脉细软，舌白。神识清朗，效不更方。用理中、真武、吴萸合剂。复方图治。藉以温补三阴。

次方：

厚附子一钱，西党参二钱，于术三钱，干姜一钱，

焦甘草一钱，茯苓四钱，焦白芍二钱，吴茱萸五分。

效果：服温补方，阳还胃苏，病瘥。

炳按：卒中寒证，附子理中汤以温煦脾阳、逐寒散邪，故能速愈。

○ 病者：颜余庆君之母，年七十一岁。民国十七年三月十八日诊。

病名：中风。

原因：高年阳气素虚，腠理不密，卒中风寒，跌仆倒地。

证候：昏眩遗尿，泄泻三四次，醒后肢冷呵欠。

诊断：脉迟，舌淡红。迟脉属阳虚，风寒中于太阴也；舌淡红，乃体温不足也；阴霾弥漫，阳不用事，有脱绝之虞。

疗法：用理中暖脾，桂枝合吴萸温肝，姜附还阳。

处方：

淡附子三钱，西党参三钱，于术四钱，干姜二钱，炙甘草二钱，吴茱萸二钱，桂枝一钱，炒白芍三钱，生姜汁一小匙（分冲）。

效果：服药后，肢暖阳还，病愈。

炳按：此病状为中风，乃寒中也。中寒则别有其证，或腹痛泄泻，无跌仆倒也，呵欠遗尿之症状。

（《慈溪魏氏验案类编初集》）

刘云湖医案

○ 病者：汪二婆，年八旬。

病因：子日以催生为业，素有昏眩之疾。

证候：一日早餐，忽然言语不明，徐即歪斜倒地，幸其子扶抱甚急，得昇于床，旋见人事昏感，鼾声如雷，追急乃请治于愚。

诊断：愚诊六脉沉濡，时形散乱。谓之曰：此元阳欲脱，中风危急之症也。其子力求挽救。

疗法：乃与大补元阳。

处方：

生黄芪、山萸肉（去净核）各一两，炒白术、熟地各五钱，熟附片四钱，云神、枣仁、远志各三钱，生龙骨、生牡蛎、石菖蒲各一钱五分，炙草一钱。

效果：三剂乃愈，五剂后即能起床。

理论：中风二字，须分内外二种。外中之风，中字宜读去声，谓风之中人，如矢石之中人无异。仲景《伤寒论·中风篇》云，中风则令人头疼身痛，发热恶寒，干呕自汗，此系外中之风也。若夫卒中偏枯之症，乃脏真告匮，肝邪内扰成风，肝主疏泄，风则令神经动摇，口眼歪斜，角弓反张，是由内起之风，谓之中风者，乃人身内动之气，中字宜读平声也。

风之意义，及动摇之代名词，空气之动摇曰风，人之神经病或癫狂证，多动而不宁，亦曰风。小儿之急慢惊，见手足蠕动、角弓反张者，名曰惊风。暮年真气溃败，不能充畅经脉，填塞细胞中之生活力，力无所主，使经脉剥闰，神经颠倒，手足抽搐，或角弓反张，口眼歪斜，此则名之曰中风也。古云风善行而数变，书曰四方风动，又曰移风易俗，庄子大快噫气为风，顾称为风者，即动流之互词也。近人以风字指风雨之风，不能变通其用意，所以动手便错也。《内经》以肝为风脏，因肝虚易于疏泄，疏泄即动摇之义，肝具生生之气，西医谓人身温度，以肝部为最高，可知人身之生活力，当以肝强为主。肝虚则温度低落，阴寒四起，百病丛生矣。所以凡中风证，痰火交作，皆肝阳竭灭，不能收摄也。金元四大家，主痰主火主气，皆朱深悉风之意义耳。

人之病中风者，西医谓之脑溢血。由脑中血管破裂，即《内经》所谓血之与气，并走于上，则为大厥，厥则暴死，气反则生，不反则死，足见中风之证，有卒死无治者，有死而复生者，盖血管如果破裂，必死无疑，但脑冲血，不过气血上并，血管未必遽然破裂，故不必死，尚有气反则生之期望也。以吾人考验而得，证以新旧学说，人之元气，发源于命门中相火，命火生脾土，是釜底添薪，先天足而后天自有余也。命火为水中之火，水中之火，足以化气，故胸中大气，赖此火以发燃，西医谓燃烧作用，在于养化，此盖其言末，非探其本，燃烧作用之本，实根据于命门，故道家炼气，先从此始，所以有水火既济之功能也。夫水火既济，而水又生木，故肝肾本于一体，肾阳足而肝阳未有不足。人之神经系统，虽属于肝，而实则栽培于肾，人到中年以后，神经运用过度，则肝阳逐渐衰落，燃烧作用，必然衰减，命火即示孤微，如是神经末梢，即渐渐不能充裕，肌肉时有麻木不仁之患，头脑时有昏闷之虞，此即中风预兆。若积虚最久，元气大亏，根本动摇，气忽注于一偏，如气球之破裂漏风，球即收缩而不能旋转，人身十分元气，亏乏五成，余五成必取收缩变化，或偏注而为半身不遂，即是偏枯（此王清任言之）。更甚而病及神经中枢，则卒然口眼歪斜，角弓反张，此又收缩之大变象，称为中经络，是即此义。更进而昏不识人，鼾声目闭，痰声漉漉，手撒遗尿，是元阳脱绝，西医称为脑溢血。盖由脑神经散乱，血管破裂，而气根脱离，偏于上窜，是即经谓气血上并，厥而不反之义也。西医知有贫血而不知有贫气，殊不知血为气配，气行则血行。气即血之领导，血中无气，即是死血，气中无血，乃为脱气。脑溢血之见症，由气血并走于上，总是神经空涸，而气血得以乘隙也。如此可称极期，即国医中血脉中脏腑之说是也。由是以观，实非外来之风，概由中阳不足，不能充裕神经，因而细胞中无生活力，不能濡养筋肉，故现手足抽搐，角弓反张也。胸中大气，不能旋转，故痰涎壅盛，口噤音哑也。因此病本内虚而起，故曰中风也。人身以元阳为根本，以卫阳为屏藩，元阳即命火也，西医谓之造温功能；卫阳即大气也，西医谓之体温。暮年嗜欲多端，早已脏真告匮，操劳过度，随即卫气亦虚，虽现躯干丰肥，饮食强健，不过后天有余，岂能敌先天之不足哉。若此者，其饮食起居，须防其太过，太过则不可收拾矣。今将其目击者特为述之，家慈年七旬，每逢佳节，必防食肉味，食后每每吐泻如霍乱状，愚每用参附理中汤应手而效，盖暮年中阳不足，不能取消化作用。以参附助起元阳，理中增培脏气。自然吐泻止而消化功能恢复矣。此与平时之霍乱大有不同，若用霍乱套方，则误矣，不幸于民国十四年正月十五日，竟以饱食糍粑而得卒中，一蹶不起。盖因元阳本虚，脾胃虽能进食，且不能消化，全无燃烧作用，只合停于中胃，以阻隔大气，不能上下贯串，因以消亡，糍粑黏硬之性，误人不浅。沔阳医士雷鸣先生之次郎，年二十余，因晚膳食糯米二大碗，一卧而逝，想亦阻隔大气不能上升之咎。糯食之误人如此，足以证年老气虚者，不可不加意于慎食也。

中风之脉，有大浮数滑，与沉涩弱微之分。大抵大浮数滑为充血，沉涩弱微为气虚。此证六脉沉濡，时形散乱，皆气虚证也。然亦有浮大弦鞭之极，甚至四倍以上者，《内经》谓之关格，乃阳亢无根、阴气垂绝之候也。昔愚诊黄州府中学校教员余先生，年过五旬，病半身不遂，请治于愚，愚诊六脉弦革，重按有力，此脏真告匮，孤阳无偶，无法治疗，延半年而逝。凡中风之脉，最忌刚劲。此人之脉象刚劲，症象偏枯，因其色欲伤精，先天之精液已竭，虽日食参燕亦无济矣。

方论：此方仿王清任补阳还五汤之遗意也。王清任曰：人身元气，藏于气管之内，分布周身，左右各得其半，人行坐动转，全仗元气。若元气足则有力，元气衰则无力，元气绝则死矣。若十分元气，亏二成剩八成，每半身仍有四成，则无病；若亏五成，每半身只剩二成半，此是虽未病半身不遂，已有气亏之症，因不疼不痒，人自不觉，若元气一亏，经络自然空虚，有空虚之隙，难免其气向一边归并，如右半身二成半归并于左，则右半身无气，左半身二成半归并于右，则右半身无气，无气则不能动，不能动名曰半身不遂。不遂者不遂人用也。故用补阳还五汤，用黄芪四两，以大补元气，充亏乏之隙，加防风一钱者，黄芪畏防风，黄芪得防风而力更大，以相畏而相使也。其佐归尾、赤芍、川芎、桃仁、红花、地龙等，无非活血通经，以期气与血周身流动，究与内脏无大裨益。盖中风证，虽是元气大亏，亦因脑神经涸其运用。循环器厥少流通，肝气低微，命火垂绝。故愚不敢用归尾、红花等，而用山萸温肝固阳。云神、枣仁、远志宁心益肾。生龙牡有坚固虚脱之力，石菖蒲有豁痰开窍之能，白术扶脾阳而助消化，熟地滋肾阴而充津液，以炙草佐诸药以成功。其较王氏之补阳还五汤，不益周且密哉。

或问王氏补阳还五汤，黄芪用四两，今子只用一两，其于元气大虚有济乎。答曰：王氏用黄芪四两，加归尾、赤芍、桃仁、红花之类，意在推行气血，疏通障碍，其实一面补之，一面消之，虽四两等犹一两也。愚用黄芪、山萸肉各一两，山萸肉味酸性温，大能收敛元气，振作精神，流通血脉，较黄芪为优，虽各一两，亦可当用黄芪二两，况有白术、茯神、枣仁、远志、炙草等，是阴阳两补，内外兼顾，岂非胜于王氏之补破兼施乎。王氏知气虚宜用大补，不知气虚之源，仍属内脏亏损，知补中带破，以流通气血；不知补中兼涩，以实内真，此亦王氏之缺点。愚非妄议古贤，亦有特殊之征验，故引而出之也。（《临床实验录》）

雷少逸医案

○ 北野贺某之妻，陡然昏倒，口目歪斜，神识朦胧，左肢不遂，牙关紧闭，脉大无伦，但其鼾声似睡，分明肺绝之征。谓其婿曰：死证已彰，不可救也。复延他医诊治，终不能起。

○ 城西马某之母，望八高年，素常轻健；霎时暴蹶，口眼㖞科，左部偏枯，形神若塑，切其脉端直而长，左三部皆兼涩象。丰曰：此血气本衰，风邪乘虚中络，当遵古人治风须治血、血行风自灭之法。于是遂以活血祛风法，加首乌、阿胶、天麻、红枣治之，连服旬余，稍为中窍。复诊脉象，不甚弦而小涩，左肢略见活动，口眼如常，神气亦清爽矣，惟连宵少寐，睡觉满口焦干，据病势已衰大半，但肝血肾液与心神，皆已累亏，姑守旧方，除去秦艽、桑叶、白芍、天麻，加入枸杞、苁蓉、地黄、龙眼。又服十数剂，精神日复，起居若旧矣。（《时病论》）

翟青云医案

○ 馨山继室，年三十余，八月染病。招余往诊，得肝脉弦数已极。余告曰：肝之一脏，在天为风，在四时为春，在五行为木，在人为肝。又云："诸风掉眩，皆属于肝。"今肝脉如此弦数，惟恐风将作矣。馨山不甚介意，后于来日午时仓惶招余往，至时，但见目闭口开，两手握固，六脉洪大无伦，形如死尸，问之不语，此是类中风之热也。又恐药不济急，用针刺少商、厉兑、少泽、人中、上星、百会诸穴，以泻脏腑之热。刺已，人事稍醒，又服平肝清热药，一帖痊愈。方开于后。

当归6克，川芎10克，生地18克，白芍15克，羚羊角6克，龙胆草10克，丹皮10克，甘草6克。

水煎服。（《湖岳村叟医案》）

沈湘医案

○ 韩姓老妇，中风，头痛痰鸣，口㖞且噤，从齿缝中可见舌上痰涎甚多，颈侧大筋作痛彻背，脉弦大。系"风痰壅于阳明"。用白芷、防风、黄芩、白附子、升麻、甘草、犀角、薄荷、连翘、桂枝、白芍、花粉、橘红、竹茹等出入加减治之，服药三剂，诸恙悉减，口能半张。改用天麻、防风、茯苓、竹沥、瓜蒌仁、竹茹、菖蒲、桂枝、橘红、白附子、胆南星、姜汁、法半夏等药，又服八剂，情况更为好转。后以调气血、祛风痰之药调理而愈。（《沈绍九医话》）

秦景明医案

○ 一六旬妇，身体壮盛，正月间忽得中风，卒倒不省人事，口噤不能言语，喉如拽锯，手足不遂。一友投牛黄丸二三颗不效，急煎小续命汤灌之，亦不效。予

诊，六脉浮洪而滑，右手为甚。此因平日奉养极厚。《内经》曰：凡消瘅、击仆、偏枯、厥痿，气满发逆则在肥贵人，属膏粱之病。又经曰：土太过，令人肢体不举。宜其手足不遂也。即丹溪所谓湿土生痰，痰生热，热生风也。当先涌泻之。乃以稀涎散、莱汁调灌之，涌出痰涎数碗。少顷，又以三化汤灌之厚朴、大黄、枳实、羌活。至晚泻二三行，喉声顿止，口亦能言，但人事不大省。知上下之障塞已通，中宫之积滞未去也。用加减消导二陈汤主之。即二陈汤加枳实、黄连、莱菔子、木香、白蔻仁，每日二服。数日后，人事渐省，腹中知饥，仍进薄粥。但大便犹秘结，每日以润字五分，白汤点姜汁送下。自此旬日，手足能运动而有时拘挛，大便已通而有时干燥，此吐泻后血耗无以荣筋，津衰无以润燥。用四物汤加秦艽、黄芩、甘草，数日剂而愈。

○ 一妇怀抱郁结，筋挛骨痛，喉间似有一核，服乌药顺气之剂，口眼歪邪，臂难伸举，痰涎愈甚，内热潮热，食少体倦。此系郁火伤脾、血燥生风所致。用加味归脾汤本方加柴胡、山栀。廿余帖后，但见伊之形体渐健，饮食渐加，又服加味逍遥散十余剂。痰热稍退，喉核稍利。更用升阳益胃汤数剂，诸症渐愈。但臂不能伸，此肝经血少也，用六味地黄丸而奏绩。（《秦景明先生医案》）

吴鞠通医案

○ 陶氏，六十八岁，左肢拘挛，舌厚而蹇，不能言，上有白苔，滴水不能下咽，饮水则呛，此中风挟痰之实证。前医误与腻药补阴，故隧道俱塞，先与开肺。

生石膏四两，杏仁四钱，鲜桑枝五钱，云苓块五钱，防己五钱，白通草一钱五分，姜半夏五钱，广皮三钱。煮三杯，分三次服。服一帖而饮下咽，服七帖而舌肿消，服二十帖。诸病虽渐减，而无大效。左肢拘挛如故，舌肿虽消，而语言不清，脉兼结。余曰：此络中有块痰堵塞，皆误补致壅之故，非针不可。于是延郏七兄针之，针法本高，于舌上中泉穴一针，出紫黑血半茶杯，随后有物如蚯蚓，令伊子以手探之，即从针孔中拉出胶痰一条，如勺粉，长七八寸，左手支沟穴一针透关，左手背三阳之络用小针针十余针。以后用药日日见效，前方止减石膏之半，服至七十余帖而能策杖行矣。服九十帖能自行出堂上轿矣，诸症悉除。

○ 李氏，七十二岁，伏暑夹痰饮肝郁，又加中风、头痛，舌厚白苔，言謇畏寒，脉洪数而弦，先与辛凉清之。

连翘三钱，苦桔梗三钱，桑叶三钱，银花三钱，茶菊花三钱，甘草一钱，薄荷一钱五分，刺蒺藜二钱。煮三杯，分三次服。四帖。

又：头痛畏寒，舌厚渐消，苔不退。兹以通宣三焦，兼开肝郁。

飞滑石六钱，半夏四钱，白蔻仁二钱，云茯苓连皮五钱，薏仁五钱，广郁金二钱，杏仁泥五钱，香附二钱，白通草一钱。煮三杯，分三次服。服二十余帖而大安，一切复元。（《吴鞠通医案》）

东旸医案

○ 张叔和观察，请诊其太夫人之恙。年已七旬有四，晨起饮人乳一怀，倦怠而卧，忽然动风，口歪于左，舌卷不能言。诊其脉，右寸独大，尺极微，左三部如丝不绝。余诊病，向不肯作险语，此真年高病重，恐难奏功，因嘱其另延高手。叔翁强予为治，勉用理中加化痰、疏木、熄风之品。服后右寸渐平，左脉略起。叔翁孝思纯笃，偶择一鲜花娱亲，太夫人因接而嗅之。知其神识稍清，叔翁喜甚。余谓脉虽稍起，而语言不发，诚恐无功。且风病亦有传经之义，至第六日传至厥阴，恐有异象，不可不防！第五日，右寸脉忽大，左脉忽小，与起病时脉象无异。第六日，右寸更大，左脉愈小，深以为虑。后果症象大变，痰涌气脱，至第八日，手足牵引，呼吸渐促，无可挽回矣。（《医学求是》）

李铎医案

○ 陈垂勋之母，五十一岁，孀居二十一载。独阴无阳，平日操劳茹苦过度，当夏四月，阳气大泄，阳虚邪害空窍，猝然昏冒欲仆，而汗出肢冷，左股麻木不举，神昏不语，家人即投桂附理中丸二枚，仓惶召余赴诊。其脉大而浮滑，虚中阳脱之状若绘矣。急投黑锡丸百粒，旋进大剂参附四逆加芪术，以固卫阳而益气止汗。次早复诊，脉仍滑大，但汗止神气稍振，能言，而左股麻木不仁，加以头疼如裂，眼黑头旋，仍进大剂参附玉屏风二剂，厥后日进芪附纯阳大补气血，调理半载，渐次痊瘳。

此阳虚至极之证也，若非大剂芪附等药回阳固脱，

内何能治。（《医案偶存》）

王士雄医案

○ 郑芷塘令岳母，年逾花甲，仲春患右手足不遂，舌謇不语，面赤便闭。医与疏风不效，第四日，延诊于孟英。右洪滑、左弦数，为阳明腑实之候。疏石菖蒲、胆星、知母、花粉、枳实、蒌仁、秦艽、旋覆、麻仁、竹沥为方。或虑便泻欲脱，置不敢用，而不知古人中藏宜下之，"藏"字及"府"字为伪。柯氏云："读书无眼，病人无命"，此之谓也。延至两旬，病势危急。芷塘浼童秋门复恳孟英视之，苔裂舌绛，米饮不沾，腹胀息粗，阴津欲竭，非急下不可也。即以前方加大黄四钱，绞汁服，连下黑屎五次。舌謇顿减，渐啜稀糜（指稀饭、粥食）。乃去大黄，加西洋参、生地、麦冬、丹皮、薄荷，服五剂，复更衣，语言乃清。专用甘凉充津涤热。又旬日，舌色始淡，纳谷如常。改以滋阴，渐收全绩。逾三载，闻以他疾终。（《王氏医案》）

吴简庵医案

○ 大京兆阎墨园太夫人，年逾八旬，冬至日，卒倒昏沉，口喎语涩，汗出如珠，右半身不遂。众皆以年高中风，脉症已见败象，束手无方。余曰：六脉似有若无，缘年纪衰败，气血将离，厥逆气脱之候，而非真中风也，所幸尺脉重按有根。《难经》曰：上部无脉，下部有脉，虽困无能为害，即宜重用参附峻补元阳。遂用人参五钱、熟附三钱，煎汤，加姜汁，频频灌下。次晨脉稍复，汗亦减。仍煎人参七钱，熟附、当归、白术、炮姜各四钱，连进五日，神清能言，身稍能动。嗣以附子理中汤、六君子、大补元煎，调养三月而安。（《临证医案笔记》）

其他医案

一妇，产后患中风，手足不便，诸治不效，反加腹痛雷鸣，自汗泄泻，四肢厥冷。脉细弦滑。此脾土虚寒，而不能制湿以召风也。投六君子汤加姜、附各五钱，未应。以参、附各一两，干姜炮黑五钱，白术五钱，三剂始应。又以十全大补汤加姜、附，三十余剂而始安，手足亦渐渐轻捷矣。

一妇，新产后血崩发热，右手足不便。脉数微弦。此血虚中风，而不能统血归经以荣筋也。投大秦艽汤屏

去风燥诸药，加虎骨、鹿角霜，三剂而血定热退。惟手足偏右软痿，毫不能举动转移，犹喜饮食渐进，神志渐宁，脉更软数。改用十全大补汤去川芎、甘草，加炮姜、黑附、虎骨胶、鹿角胶，三十余剂而轻便如常。此吴云昌长媳。

秦艽用荆芥灰汁煮。

一妇，妊娠六七个月，一日清晨昏仆，移时苏醒，语言谵妄，手足抽搐不已，脉象弦数。此木旺风淫、热乘于心之候也。先以羚羊角散，三剂而神志清，语言静。惟抽搐未定，小水频数，更以加味黑逍遥散去丹皮，加池菊。水煎去渣，冲竹沥、姜汁数匙服。

丹溪治一妇人，怀孕六个月，忽然痫发，手扬足掷，面色紫黑，合眼则口角流涎，昏仆不省人事，半时而苏。医与震灵丹五十余服，其疾时作时止，毫无减症，直至临产时方自愈。产一女，蓐中子母皆安。次年，其夫疑其毒必发，求治之。诊其脉浮轻取弦，重取涩，按至骨则沉实数滞。此风火内郁而生痰也。时当二月间，因未见痫发症状，未敢与药。意其旧岁发痫，时在五月。欲静待其时，料此疾必复作，当审证施治。至五月中，其疾果作，皆在巳午两时，遂教以自制防风通圣散，用甘草多加桃仁，稍加红花，或服或呕，至四五十剂，涌出痰涎斗余，疾渐疏而轻，后疥身发痔而愈。

一妇人，怀孕之后，欲语无声，遂至无语，举家惊惶，邀余诊之。曰：此名子喑，非病也，不须治之。黄帝曰：人有重身九月而喑，何也？岐伯对曰：胞之络脉绝也。帝曰：何以言之？岐伯曰：胞络者，系于肾，少阴之脉，贯肾系舌本，故不能言。帝曰：治之奈何？岐伯曰：无治也，当十月复。（徐灵胎《女科医案》）

头　眩

陈莲舫医案

○熊太太，就述证情，大致肝病为多。经言：诸气之升，皆属于肝。肝体阴而用阳，侮犯中焦，烁灼上冲。苦主火，酸主肝，其为肝火无疑。甚至上蒙清空之部；为头眩，逼近宫城之处，为心悸。考诸脏附于背，营枯不能受热；冲脉镇于下，血损不能高枕。女科本以肝为先天，由悲伤起因，由肝而及心脾，总之三阴皆虚。虚不受补，肝病拒补也。愈虚而愈不受补者，所以前能受补而今不能受也。发时若形外脱，其亏损可知。拟上两方，一为发病服，一为调理服，进退其间，服无不效。

病发时如热升上冲，咨酸口苦，若欲脱象诸症，服三五剂不等，服之应效，多服亦无不可。

西洋参，法半夏，玉蝴蝶，真獭肝，石龙齿，北橘叶，竹二青，左金丸，生白芍，佛手花，辰茯神，制丹参，炒远志，红皮枣。

受补可加吉林须五分。

调理方，大约十月、十一月天寒，必能受补，不计帖数。

生白芍，抱茯神，炒归身，佛手花，橘叶，宋半夏，煅龙齿，制女贞，玉蝴蝶，竹茹，盐水炒杜仲，蛤粉炒阿胶，吉林参须，潼蒺藜，白蒺藜。

煎入龙眼肉三枚，内包黄连二分，外滚金箔一张。（《陈莲舫医案秘钞》）

眩　晕

周小农医案

○ 孙明琛妻，大孙巷。

疟后风痰留恋，外风引动内风，头晕宿恙又发，咳嗽，痰韧色白，气逆自下而上，自觉虚甚，不寐，口腻味酸。脉虚数，苔白。肝阳挟痰不降，肺气不肃。症情虚而挟实，清肺潜肝、安神化痰为法。粉北沙参、冬甜瓜子、光甜杏仁、象川贝母、青蛤散、旋覆、赭石、紫石英、磁石、天麻、薏仁、潼白蒺藜、青盐半夏、秫米、苇茎、金器、青铅。另廉珠、血珀、伽楠香、辰砂，研末，灯心汤下，庚申九月二十八日方。

复诊：投剂之后，得寐二时许，头晕略减，咳嗽痰声，气逆由脐而上，不时火升自汗。苔腻，前半苔蜕皮碎红痛，未蜕者色灰，脉细软无力。阴虚阳浮，痰浊招恋，疟后虚热不清，小溲尚黄。症情夹杂，犹恐精神不能潜守，余热蒸痰昏迷。再清上潜下、安神涤痰为法。冬甜瓜子、瓜蒌皮、蛤粉、决明、紫菀、光甜杏仁、南北沙参、旋覆、白芍、牛膝炭、冬虫夏草、淮小麦、鲜首乌，另磁石、紫、石英、金器、芦根、灯心，先煎代水，猴枣、川贝母、廉珠、伽楠香四味研，竹沥温调，二十九日方。

三诊：大便秘而已通，寐亦较久，惟昏晕时作，不肯多言，胸中懊恼，咳痰不爽，气短火升，自汗略止，溲泡仍黄。脉虚软无力，苔枭，前半红痛。阴虚阳浮，烁津蒸痰，下虚上实。再益阴潜阳、安神化痰为法。天麻、潼白蒺藜、藤藤、滁菊、象川贝母、竹茹、竹黄、蛤粉、蒌皮、珠母、杞子、牛膝、北沙参、功劳子叶、阿胶。另龟甲、鳖甲、牡蛎、关蛇、地栗、苇茎、金器，煎汤代水。另廉珠、蛤蚧尾、猴枣、血珀，研末，竹沥调服。十月初一日方。

四诊：昏晕大定，心中懊烦亦退，夜寐较安，咳嗽气短均减；惟头晕，鼻气灼热，舌上亦觉灼然，火升已平，溲色尚黄。脉象虚软，左较有力，舌根浊中蜕，色红有刺。外觉形寒，阴虚风阳消烁，津液被伤，多汗表疏。再拟清养。金川石斛、北沙参、天冬、首乌、杞子、天麻、滁菊、潼白蒺藜、阿胶、归身、牛膝、象川贝母、蛤粉，初三日方。

五诊：头昏未泯，舌上火出，夜寐已酣，因咳即醒，日间则否，溲色带黄，脉象虚软，左较有著，苔已全蜕，舌红。阴虚阳气消烁，诸症未能尽熄，再拟育气育阴，潜阳安神，以摄卫气。霍石斛、西洋参、天麻、杞子、潼白蒺藜、滁菊、二冬、白芍、首乌、茯神、枣仁、萸肉、淮麦、冬虫夏草。另三甲、龙齿、胡桃，煎汤代水。初六日方。二剂。

六诊：服前药稍能起坐，饮食两碗，畏药而辍五日。十三日小雪，头晕复起，肢麻异常，心中难以名状，怕烦畏寒。脉虚软无神，苔剥灼然。良由阴血大亏，虚阳未泯，扰于心神则难过，恐虚中生波。生地、苁蓉、白芍、杞子、西洋参、制首乌、二冬、归身、天麻、蒺藜、萸肉、丹皮、五味、冬虫夏草、阿胶。另三甲、龙齿、贡淡菜，煎代水。十四日方。

七诊：头晕火升，肢麻，虚烦退而未止。脉虚弦，重按杳然，舌上灼痛。阳升烁阴，尚防留恋，不易复原。霍石斛、二冬、玉竹、生地、白芍、归身、西洋参、首乌、杞子、桑寄生、枣仁、阿胶、天麻、蒺藜。另珠黄散掺于舌剥处。十六日方。此后就西医治，三反四复。最后有人知为肝阳，静养食疗竟愈。

○ 谢蕙卿之室，向有血崩，肝阳易僭。丁巳冬诊：眩晕畏风，头痛，带下腰楚，少寐，火升颧红，兼症痰多白腻。脉细濡，苔白。初疏驱风化痰之法，甚宜。继思上实下虚，不耐劳勘，与匮药丸方，服之眩晕不甚作矣。大生地、山萸肉、杞子、山药、磁石、龟板、丹皮、滁菊、龙骨、杜仲，研，以阿胶化水泛如火麻仁大，晒干。复加台参须、天麻、远志、于术、茯苓神、半夏、泽泻，取末，用新会皮、夜交藤煎汤，泛于前丸，令大如绿豆为度。每晨空腹盐汤下三钱。

○ 袁姥,年五十余,沪南。庚子诊。因上年血崩之后,每眩晕头痛,寅卯少寐,便艰带红,牙酸微痛,暮分腿胫轰灼,黎明掌心微汗方敛,腰酸体软,兼有燥咳,痰味觉咸,清肺摄纳方效。是血虚阳僭,肺阴不足,心肾不交。首乌、山萸、熟地、当归、白芍、杞子、龙齿、百合、枣仁、茯神、甘菊、牡蛎、天麻、菟丝、苁蓉、女贞、香附、乌贼、潞党、沙参、麦冬、杜仲、川断、阿胶、龟板胶煎收膏。服一料,足胫夜热、腰酸、便红均愈;惟眩晕头痛,越数月举发,仍以滋养取效。(《周小农医案》)

张菊人医案

○ 潘某,女。

初诊日期:1954年2月。

体本虚弱,多年来襟怀不适,因遭事故,致肝木上升而头目眩晕,肝木侮土而呕吐不休。右脉弦劲,饮食不思,二便不利,舌绛苔薄,情势颇急,可能发痉。宜凉肝安胃,服观后效再商。

桑叶9克,杭菊花9克,粉丹皮9克,黑栀子9克,大白芍9克,细生地24克,姜川连2.1克,法夏6克,姜竹茹12克,黄郁金9克,羚羊角1.2克(另煎),兑苦丁茶9克。

服上方左脉见平,舌绛见淡,苔薄见宣,眩晕立止,惟呕吐如前,纳食不香,二便未调。依前法去羚羊加安胃品以止呕吐。

桑叶9克,菊花9克,丹皮9克,栀子炭9克,夏枯草9克,苦丁茶9克,细生地18克,大白芍9克,法夏6克,姜竹茹12克,干苇根15克左,金丸4.5克(分二次送服)。

上方服两剂,呕吐为止,舌苔已消,胃纳已香,二便正常,再以小剂泄肝安胃善后。(《菊人医话》)

沈仲圭医案

○ 伍某某,女,74岁。

初诊日期:1977年5月23日。

头目昏眩,颈项强痛,四肢无力,鼻痂干结,大便干燥,尿多而黄,脉沉细,尺部弱,舌有裂纹,苔微白。(血压250/160毫米汞柱)。辨为肾阴不足,肝阳上亢。

方药:

玄参、麦冬、牛膝、茯苓各12克,代赭石24克,生龙骨、生牡蛎各15克,钩藤、菊花、远志、蝉蜕各6克。

二诊:服上方3剂,头晕见减,大便仍干,小便略少,血压降至230/110毫米汞柱。又有心悸胸闷,脉弦细。前方去代赭石、蝉蜕、玄参、麦冬、茯苓,加菖蒲、白蒺藜、女贞子、茺蔚子各9克,丹参、首乌各12克,磁石15克。

三诊:投药3剂,血压降至190/100毫米汞柱,头晕、便干、胸闷、心悸略减,但下肢关节肿痛,脉细数有歇止,舌剥。前方除茺蔚子、牛膝、龙骨、女贞,加羌活、独活、鸡血藤各9克,随访一月,血压趋于稳定,身体轻松有力。[中医杂志,1980,(4)]

严苍山医案

○ 杨某,女,44岁。

血压高亢,胸闷泛恶,头晕痛殊甚,脉弦滑,苔薄腻,厥阴为风脏,相火寄焉。风火相煽,上窜于巅,故致晕痛。兼之胃失和降,则胸闷泛恶,症情非轻(血压达230/135毫米汞柱),须防突变,急予平肝潜阳、和胃降逆,势见缓和乃吉。

玳瑁片6克(先煎),姜半夏9克,生石决明15克(先煎),菊花6克,竹茹6克,薄荷炭3克(后下),炙僵蚕9克,姜黄连2.4克,钩藤9克(后下)。

牛黄清心丸1粒(化服)。

二诊:头晕痛,纳呆泛恶,心悸气短,苔腻薄黄,脉沉而小滑,与症状未合,是因脾土失运则痰生,因痰生热,因热生风,血压过高,风阳亢逆,故拟予化痰浊、和胃平肝,不斤斤于泻肝也。

北沙参9克,竹茹6克,竹沥半夏9克,陈皮6克,白蒺藜9克,北秫米9克,稻豆衣9克,炒枳壳4.5克,菊花6克,生石决明15克(先煎),钩藤9克(后下),生苡米9克,朱茯苓9克。

三诊:用和胃平肝化浊法,中焦痞闷顿舒,脉象亦起,头晕痛渐瘥,纳渐增,泛恶亦止,然腻苔尚未尽化,再宗原法损益之。

北沙参9克,生石决明15克(先煎),竹茹6克,陈皮4.5克,炒枳壳6克,佩兰6克,生苡米9克,白蒺藜9克,朱茯苓9克,北秫米6克(包),谷麦芽各12克。(《上海老中医经验选编》)

王渭川医案

○ 李某,女,38岁,成都中医学院干部。

初诊：1963年12月11日。

症状：经四川省某某医院检查诊断为美尼尔氏综合征、风湿痛。症见眩晕、两颧红赤、咽干耳鸣、心烦肢麻、心悸气紧、胸胁痛、关节痛、腰痛、失眠多梦、大便干燥、小便短黄。月经按期，但淋漓不断。舌绛苔少，少津。脉象细数。

辨证：此乃肝肾阴虚之证。

治法：滋水柔肝，疏风通络。

方药：一贯煎合天麻钩藤饮加减。

川楝子9克，沙参9克，石斛12克，明天麻18克，钩藤98，刺蒺藜18克，夜交藤60克，朱茯神12克，枸杞12克，细生地9克，鸡血藤18克，砂仁6克，蔻仁6克，山萸肉12克，桑寄生15克，菟丝子15克。1周6剂，连服2周。

二诊（12月25日）：症见头晕、心悸，胸痛显著减轻，潮热已退，惟腰骶骨痛影响睡眠，有时半身痛，大便稍干。月经情况如前。舌质红，苔薄白。脉见细数。治疗守前法继进。方药：上方加蜈蚣2条，乌梢蛇9克，千年健24克，火麻仁9克，三七1.5克（冲服）。1周6剂，连服3周。

三诊（1964年1月16日）：诸症悉解，基本痊愈。舌质淡红。苔薄白，脉见平缓。治疗继巩固疗效。照上方再连服4周后，病情痊愈，上班工作。（《近现代二十五位中医名家妇科经验》）

章次公医案

○ 王老太。

头晕不时发作，晕之甚者，天地为之旋转，且呕吐不休。近来其发更频，脉弦细，舌质红，大便燥结，数日一行，血压略高。

明天麻3克，白芍9克，稆豆衣12克，干地黄12克，沙苑9克，黑芝麻12克，霜桑叶9克，首乌9克，六味地黄丸30克。分十天吞服。

○ 孔某，女。

头昏数日，昨曾因昏而跌仆，其容惨白；面色萎黄，其脉软弱，当是急性脑贫血。

山萸肉9克，潞党参9克，生黄芪9克，黑大豆30克，杭芍9克，酸枣仁9克，潼沙苑9克，炙草3克，肉桂末10克（分两次冲入），明天麻2.4克。

另：十全大补膏30克，早晚各一次，每服一茶匙。

○ 吴某，女。

因头晕而呕吐，其病在肝不在胃。眩晕有虚实之分，今右脉虚细，面色不华，是虚象也。

生熟地各15克，杭白芍9克，冬青子9克，枸杞子9克，菟丝子9克，桑椹子9克，怀山药9克，云苓9克，桑麻丸9克，分二次吞服。

另：党参膏180克，早晚各服一匙。（《章次公医案》）

施今墨医案

○ 张某，女，54岁。

平时喜进膏腴，体态素丰。年及五旬时，经水闭止，逐渐发现头晕、耳鸣、心跳、气促。经医院检查血压为180/100～210/120毫米汞柱。三年来屡经治疗，时轻时重，血压迄未降至正常。近数月来，除上述症状外，又添鼻衄，有时周身窜痛，胸间堵闷，性情急躁，饮食减退，大便干结数日一行。舌苔黄垢，脉象寸关弦数有力。

辨证立法：喜食膏脂，体质丰满，腑实生热，热甚生火，迫血上行，遂有头晕耳鸣诸症。上焦郁热甚久，邪寻出路，致生鼻衄。肝热气实，急躁、胸闷，又以更年期之后，益使症状明显。脉象弦数，舌苔黄垢，均属腑实火盛之象。理应苦寒折逆、清火泻实之法。

处方：

条黄芩6克，川黄连3克，生石膏18克，酒川军4.5克，鲜生地10克，大生地6克，山栀子6克，龙胆草4.5克，旋覆花6克，代赭石12克（同布包），东白薇6克，怀牛膝12克，白蒺藜10克，沙蒺藜10克，代代花4.5克，厚朴花4.5克，川郁金6克。

二诊：前方连服三剂，大便已通畅，鼻衄未发，头晕、胸闷均已减轻，耳鸣心跳仍存。血压180/110毫米汞柱，仍照前法略作调整。

处方：

酒黄芩6克，灵磁石24克（紫石英24克同打布包先煎），旋覆花6克（代赭石12克同布包），大生地6克，鲜生地6克，炒山栀6克，酒黄连3克，龙胆草4.5克（酒炒），怀牛膝12克，白茅根18克，东白薇6克，沙蒺藜10克，厚朴花6克，佛手花6克，炒远志6克，黄菊花10克。

三诊：前方连服七剂，鼻衄未发，头晕耳鸣均甚见轻，食欲渐开，胸间不闷，大便亦不干结。据检血压150/110毫米汞柱。患者即将返乡要求常服方。

处方：

前方去白薇、白蒺藜、厚朴花、佛手花，加蝉蜕4.5克、菖蒲4.5克。

○陈某，女，38岁。

病已匝年，主要症状为头时晕痛，失眠，精神不振，心烦怕吵。屡经治疗，时轻时重，经北京医院检查血压190/120毫米汞柱。近日来上述诸病症均感加甚，又有恶心、易于出汗现象，月经量少。脉弦上溢鱼际，尺弱。

辨证立法：情志郁结，气血阻抑，血充于上，盈亏失调，肝阳上亢，致有头晕头痛、失眠等症。病久不愈，正气已亏，体倦乏力，精神不振，血少则心烦，月经量少，阴病则喜静。先拟上病治下、移盈补亏之法治之。俟血压有下降之势，再拟补血强心，使之阴平阳秘，斯病可痊。

处方：

紫石英18克，灵磁石18克（打，先煎），旋覆花（4~15克同布包）6克，炒远志6克，蟹化石30克（打碎先煎），云苓神各10克，白蒺藜12克，川牛膝15克，熟枣仁12克，半夏曲12克，玫瑰花4.5克，厚朴花4.5克，东白薇6克，谷麦芽各10克。

二诊：前方连服九剂，血压172/110毫米汞柱，较诸前时已有下降之势，症状均有所减轻，病属慢性，拟服丸药，以观其效。仍按原方，将剂量加一倍，研细末，为蜜丸，每丸重10克，早晚各服1丸，白开水送服。

三诊：服丸药一个月，情况甚好，诸症大为减轻。睡眠可达五六小时，精神甚佳，已不心烦，据检血压160/100毫米汞柱。

处方：

夏枯草10克，生龙骨12克，生牡蛎12克，蟹化石24克（打碎先煎），灵磁石（紫石英18克同打布包）18克，云苓神各10克，白蒺藜12克，炒远志10克，鹿角霜20克，橘红络各4.5克。

四诊：前方连服二十剂，除觉乏力口干之外，诸症若失。血压为140/100毫米汞柱。病邪已退，正气未复，拟用强心补血巩固疗效。

处方：

夏枯草10克，白蒺藜12克，蟹化石30克（打碎先煎），朱寸冬10克，朱茯神10克，远志肉10克，金石斛6克，鲜石斛6克，黄菊花10克，东白薇6克，大生地6

克，鲜生地6克，西洋参4.5克（另炖兑服），陈阿胶10克（另烊兑服），鹿角胶6克（另烊兑服）。

五诊：前方连服二十剂，检查血压130/90毫米汞柱，已趋正常，仍将上方去鲜石斛、鲜生地，加龟胶20克，除三胶另兑服外，其余诸药共研细末，炼蜜为丸，每丸重10克，早晚各服1丸，白开水送服。（《施今墨临床经验集》）

孔伯华医案

○卢妇，十一月十一日。肝热上犯，气机郁阻，以致头晕胸闷，两胁亦觉胀满，兼因湿中，腰部浮肿，脉沉弦滑，法宜清柔和化。

生石决明八钱（先煎），旋覆花四钱（布包），代赭石三钱，枳实三钱，生知母三钱，生黄柏三钱，桑寄生六钱，小青皮三钱，乌药三钱，滑石块四钱，川楝子三钱（打），辛荑三钱，牛膝三钱，冬瓜皮两（炒），龙胆草三钱，鲜荷叶一个，藕两，瓜蒌两，元明粉钱，苏合香丸一粒（分化）。

二诊：十一月十三日。连晋前方药，头晕减，胀满未消，脉沉弦。再依前方加减，石决明改两，牛膝改四钱，加焦稻芽四钱、大腹绒钱五分。

三诊：十一月十六日。药后症均见轻，腰部浮肿亦消，再变通前方。大腹绒改三钱，加厚朴花、杜仲各二钱、橘核四钱，荷叶改二个。

○董妇，九月初三日。小产后伤及阴分，肝阳失潜，遂发头晕、心悸，身作战抖麻窜，失眠疲倦无力，取脉弦滑，亟宜以敛阳育阴以消息之。

生鳖甲钱半（先煎），真玳瑁三钱（包，先煎），珍珠母八钱（生，先煎），合欢皮四钱，盐川柏三钱，川芎一钱，炒远志一钱，血竭花五分，旋覆花二钱（布包），夜交藤钱半，朱莲心三钱，青竹茹四钱，藕两，桑寄生八钱，生赭石二钱，朱茯神二钱，全当归二钱，焦枣仁二钱。

二诊：连进前方药，诸症见轻。再按前方去血竭花、川芎、全当归，加生龙齿四钱、生牡蛎六钱、焦稻芽四钱、石决明一两、瓜蒌八钱、首乌藤二两及苏合香丸一粒。（《孔伯华医集》）

赵友琴医案

○二月初七日，赵文魁请得端康皇贵妃脉息：左关沉弦，右寸关沉而近数。肝经有热，胃蓄湿饮，以致头晕肢倦、中气欠调。今拟清上调中化饮之法调理。

冬桑叶三钱，薄荷二钱，防风一钱五分，胆草三钱，大瓜蒌六钱，酒芩三钱，炒栀三钱，橘红三钱，炒枳壳三钱，酒军三钱，姜朴三钱。

引用羚羊角面六分，先煎。

按：肝经有热，气机郁滞，胃蓄湿饮，中气欠调，故有头晕肢倦之症，治当以清上调肝和胃化饮。方中桑叶、薄荷、防风疏风泄热治于上，但风药疏泄之性也利于调畅气机；瓜蒌、橘红、枳壳、姜朴理气和胃治于中，气调胃和则饮湿自除；胆草、酒芩、炒栀、酒军清肝热、化郁滞以调气；引用羚羊角面，入肝经，清肝热、平肝阳而定晕，用为引药，重在清肝热、平胆火，使肝经阳热之气不致于上扰为晕。

○ 十月十八日酉刻，赵文魁请得端康皇贵太妃脉息：左寸关弦而近数，右寸关浮滑。肝肺结热，外薄浮风，以致头晕肢倦、胸闷作嗽。今拟清解调肝理肺之法调理。

苏子叶四钱，杏仁三钱（炒），薄荷二钱，防风二钱，炙桑皮三钱，前胡三钱，橘红三钱，酒芩四钱，生石膏六钱，知母三钱，枳壳三钱，酒军一钱五分。

引用鲜青果七个，打。

○ 六月初八日，赵文魁请得端康皇贵妃脉息：左寸关弦而近数，右寸关浮滑。内蓄饮热，外受暑邪，以致头晕肢倦、口渴引饮。今拟清暑调中化饮之法调理。

粉葛根二钱，薄荷一钱五分，防风一钱五分，苏梗一钱五分，生石膏六钱，知母三钱，川连二钱（研），橘红三钱，腹皮子四钱，枳壳三钱，酒军二钱，枯芩四钱。

引用滑石块六钱、灯心竹叶水煎药。

按：旧有饮热内蓄，又外感暑邪，内外交困，故有头晕肢倦、口渴引饮等症。新病为急，故当以化暑清热为主。方中葛根、薄荷、防风、苏梗辛散调气治暑于外，石膏、知母苦寒清暑热于内；佐以川连、黄芩、酒军、橘红、腹皮子、枳壳清化饮热，使新邪旧疾不致相互为患，则外邪易祛。引用滑石、灯心竹叶水清心利小便，为治暑之妙法。

○ 十月二十五日戌刻，赵文魁请得端康皇贵太妃脉息：左寸关浮滑，右寸关滑数。肺胃蓄有饮热，复感浮风，以致风热搏结，停于中脘，是以头晕身热、胸满欲呕。故拟清解理肺化饮之法调理。

南薄荷二钱，苏叶二钱，荆芥二钱，防风二钱，生石膏六钱，花粉三钱，焦楂四钱，酒军二钱，姜连二钱（研），陈皮三钱，炒枳壳三钱。

引用酒芩三钱、竹茹二钱。

按：肺胃饮热未解，复感浮风，饮热挟浮风上泛，而致头晕身热、胸满欲呕。今拟清解理肺之法为治，乃是急则治标之法。方中薄荷、苏叶、荆芥、防风疏风调卫，生石膏、花粉、姜连清泄肺胃饮热；陈皮、枳壳理气化饮；焦楂、酒军和胃理血以泄伏热，引用酒芩、竹茹清泄肺之热，兼化痰浊，使全方之力重在调肺胃为主。

十月二十六日，赵文魁请得端康皇贵太妃脉息：左关稍弦，右寸关滑而近数。浮风已解，蕴热较轻，惟头晕肢倦、胸闷腿疼。今拟清上调中活络之法调理。

南薄荷二钱，苏梗二钱，甘菊三钱，桑叶三钱，大瓜蒌六钱，萸连一钱五分（研），杏仁三钱（研），酒芩三钱，橘红络各三钱，牛膝三钱，槟榔三钱（焦），炒栀三钱。

引用焦三仙各三钱。（《赵文魁医案选》）

陆观虎医案

○ 李某，女，54岁。

辨证：头晕。

病因：肝火炽盛，上冲于头。

证候：头晕、喉堵、气迫作窜。脉左关实。舌质红、苔微白。

治法：平肝泻火，潜阳熄风。

方药：

白蒺藜9克，杭白芍9克，珍珠母12克，杭甘菊9克，紫贝齿15克，代代花3克，冬桑叶6克，丝瓜络9克，佛手花3克，云磁石9克，钩藤钩3克。

方解：白蒺藜平肝泻火。杭甘菊、冬桑叶、钩藤钩清热熄风。珍珠母、紫贝齿、磁石潜阳熄风，降逆镇肝。杭白芍、代代花、佛手花敛阴和血，顺气开郁。丝瓜络除风化痰。

○ 吴某，女，41岁。

辨证：头晕。

病因：肝火炽盛，暑风郁结。

证候：头晕不清，发热，乏力。脉弦数。舌红、苔黄。

治法：清暑祛风，平肝泻火

方药：

白蒺藜9克，丝瓜络6克，炒栀子6克，杭甘菊6克，赤芍12克，忍冬藤6克，陈皮6克，通草3克，粉丹皮6克，鲜佩兰6克，益元散9克（鲜荷叶包）。

方解：白蒺藜散风清热以止头晕，赤芍、丹皮、栀子、通草泻伏火。佩兰利水、凉血，行血中之滞，引热下行而通小便。益元散芳香化浊，清暑宁心，以祛暑风。忍冬藤凉血解毒，疗风养血。陈皮调中快膈，导滞顺气。（《陆观虎医案》）

陈士楷医案

○金某，女。

初诊：心与肝为子母之脏，心火欲其降，肝气欲其平。若营血内乏则心肝两脏均失营养，于是虚火、虚风为之翔越，或走窜经脉而为肉瞤筋惕，或冲扰少阴而为心悸寐少；甚或气郁于内为嗳为矢，火升及巅为眩为晕。症状之候往倏来，时缓时甚，总不外乎气郁化火，火甚生风三语宙以扼要。按脉六部均细，左手弦滑。考《脉经》，细为阴血之不足，弦滑为风火之未静。舌红，苔薄淡黄。拙拟平肝理气，清火熄风，参益阴为治。

炒白芍，佛手片，广郁金，制丹参，合欢皮，潼蒺藜，辰茯神，山栀，煅石决，野稆豆，甘杞子，霍石斛。

二诊：风与火皆属阳邪，营与血悉为阴属。阳欲其秘，阴欲其平。肝病虽多，气、火、风三者而已。进清熄润养，佐以舒郁之剂，头晕、失眠渐得安宁，心悸、惊惕虽减未净，腹胀纳少，频频嗳气，且有泛泛之状，脉细滑，苔薄糙，木气内郁，脾胃之升降有乖，营血内乏，肝火之旋扰未降，拟和中疏木、清火益阴，从标本两顾之。

生白芍，炒枳壳，广郁金，炒橘皮，代代花，炒谷芽，煅石决，山栀，霍石斛，女贞子，潼蒺藜，酸枣仁。

○蒋某，女。

初诊：郁则为肝气，发则为肝火，盛则为肝风，一定之理也。头眩耳鸣，乳头抽痛，舌红苔糙，此属肝火之窜越，但脉来沉涩，木气之郁滞尚盛矣。目前征象补剂难投，只宜舒郁清肝主治。

炒白芍，制女贞，炒川芎，广郁金，稆豆衣，川楝子，佛手片，橘络，小青皮，钩藤，煅石决，山栀。

二诊：气有余便是火，火盛则生风。头眩耳鸣，遍体筋搐，乳头抽痛，脉沉弦，苔菁黄。木气化火，火复化风而走窜。宜以清熄疏达为治。

炒白芍，潼蒺藜，广郁金，夜交藤，滁菊花，稆豆衣，大秦艽，橘络，煨天麻，钩藤，生石决，山栀。

三诊：肝为风火之脏，赖血液以濡之。火盛则生风，血虚亦生风。乳头抽痛已止，筋脉仍有抽搐，头眩耳鸣，皆风阳窜越之征，亦即血不营肝之候。脉沉细弦，苔薄糙，治宜养之、熄之。

生熟地，女贞子，潼蒺藜，甘杞子，阿胶珠，淮牛膝，稆豆衣，炒白芍，滁菊花，钩藤，橘络。

○汪某，女。

初诊：人之阴有三，肺胃之阴津液也，心脾之阴血脉也，肝肾之阴真精也。经有云：阴精所奉其人寿。先哲云：人之气阴，依胃为养。今眩晕耳鸣，纳少脘痞，筋惕咽疼，或寐熟汗泄，脉来细弱，舌苔中黄，其为阴液大亏、虚火化风旋扰，逼液外泄可知。考经有云：少阴之脉，上循喉咙。肝为风火之脏，当以滋养下元参以理胃，冀其阴液来复，庶肝经之气火亦不治而愈矣。

西洋参，郁金，谷芽，鳖甲，牡蛎，沙参，川石斛，辰茯神，石决明，钩藤，冬青，潼蒺藜。

二诊：古称下焦之病多属精血两亏。又云：心脾之阴血脉也，肝肾之阴真精也。血脉亏则心悸而寐不能安，真精亏则阳升而眩晕耳鸣，纳少腹胀，脉细苔薄。症脉合参，总属阴不涵阳，阳易升浮，古人谓阳欲上浮，阴下涵之则不浮；阴欲下脱，阳止吸之则不脱。计维以养阴制阳主治，惟肝郁未舒，佐以解郁尤为至要焉。

西洋参，灵磁石，辰茯神，牡蛎，丹参，潼蒺藜，金石斛，女贞子，龙齿，郁金，佛手，谷芽。

三诊：津、精、汗、血、液，诸般灵物皆属阴。薛立斋云：妇人以心脾为立命之源。汗为心之液，而《内经》论汗则分脏言之，寐中汗泄责之心病，醉饱汗泄责之脾病。前进养阴制阳法，诸觉妥适，而昨因食蟹，腹中渐觉膜胀，至夜寐少，自汗淋漓，脉来六部细弱，苔色边黄，脾气先滞而心肝之阳陡然升逆，故液失所守，诸疴蜂起也。仍宜前法参以和中治之。

西洋参，煅龙齿，煅牡蛎，女贞子，辰茯神，干瘪桃，石斛，熟枣仁，浮小麦，山楂肉，制丹参，谷芽。

○ 朱妻。

血为阴属，所以营养百脉者也。心主血而不能藏，夜则复归于肝，肝藏血而不能主，昼则听命于心。心肝两经，全赖营血以涵之也。血虚则络燥，络燥则生风，且心寄君火，肝寄相火，血分既虚，心肝失养，君相之火，亦易化风浮越，昔人是以有风从火出，火自风生之说也。平素经事淋漓，且有带下，或为耳鸣，或为心悸，自汗多而四肢欠暖，甚则气升及脘，即觉气怯，眩晕随之，偶或便下艰涩，尤形不适，入夜未能安寐，目视时或带花，脉来细滑而弦，舌淡红，苔中脱，边部薄黄。种种现象，良由阴血内亏、风阳偏旺。或冲扰于神明则为寐少；或升浮于巅顶则为耳鸣；其汗多而目瞀者，亦属心肝阳亢之征。盖汗为心之液，目者肝之窍，心肝之火有升无降，逼液为汗，上蒸其窍。丹溪谓气有余，便是火。时觉气逆，非气之逆，实火之浮也。总之气宜降不宜升，升则为火而风动，火降则风定而气亦平，有时便下通畅，便觉舒适者，此即风静火降之征也。况心主血，肝藏血，心与肝为子母之脏。赖阴血以护之，经事过多，血从外泄，若久耗而不复，便有晕厥昏痉之变。目前证象，欲冀风火之渐熄，须求阴液之内充，爰拟滋养为主，清熄为佐，能得阴血滋生，风阳递熄，庶可日臻佳境。

盐水炒生地，蛤粉炒上清胶，甘杞子，奎白芍，制女贞，潼蒺藜，辰茯神，川连炒枣仁，白薇，煅牡蛎，生石决。

另用西洋参、枫斗石斛煎汤代茶。（《陈良夫专辑》）

陆正斋医案

○ 张奶奶，住利民区。

头晕，心悸，胸闷不舒。

云茯神9克，老苏梗4.5克，薏苡仁9克，象贝母1.5克，橘皮3克，郁金4.5克，半夏9克，刺蒺藜4.5克，炙远志4.5克，朱灯心0.3克。

按：眩晕一证，滋肾清肝、熄风潜阳，固为正法，亦有夹痰饮为患变生眩晕诸证，不仅从风论治。又心为火脏，火气之上，水气承之。若停饮水气乘心则心悸；阻遏气机则胸闷不舒。本案针对主要病机，化痰消饮为先，佐以理气开郁之品，每收缓晕止眩之效，而心神以宁，胸闷可除矣。

○ 陈某某，女。

5月14日诊：头晕，脘痛，肢麻振颤，步履艰难，动作不便，晨起面浮，晚卧足肿。

夜交藤10克，宣木瓜5.4克，甘菊花5.4克，带皮茯12克，橘皮络各3.6克，苡仁12克，左牡蛎（杵，先煎）12克，泽泻8克，双钩藤10克，嫩桑枝15克，丝瓜络4.5克，金橘饼2枚。

按：肝阳偏亢、虚风扰动、风湿注络之症，方主平肝熄风、渗湿通络。（《陆正斋医疗经验》）

程杏轩医案

○ 予童时见族中一妇人，头额常系一带，行动须人扶掖，云无他病，惟头目昏眩，饮食倍增，形体加胖，稍饥心内即觉难过，医治无效，只得弃药，越数年疾自愈，形体退瘦，饮食起居如常。其致病之由，及所服方药，均不可考。后堂弟媳，年二旬余，因遭回禄，忧郁成疾，见证与族妇仿佛。予知其疾由郁而起，初投逍遥达郁，继加丹栀清火，更进地黄、阿胶滋水生木，白芍、菊花平肝熄风，磁石、牡蛎镇逆潜阳等法，俱不应。他医以为无痰不作眩，药用豁痰；又以为无虚不作眩，药用补虚，亦皆无验，遂不服药，四旬外，病自瘳。予生平所见眩晕之疾，未有甚于此二证者，且病中诸治不应，后皆不药自痊，事亦奇矣。细求其故，盖病关情志，是以草木无灵。由此观之，凡情志内伤致病，皆可类推。（《杏轩医案》）

程茂先医案

○ 夏文台令政年四十余，面色黄白。九月间清晨如厕，忽然倒仆，即时扶持就榻，面壁蹲卧。懒语，眩晕难当，身如飘羽，邀予诊之。六脉沉缓无力，不及四至，且不禁寻按，余曰："据脉乃属气虚卒倒，但丹溪云：无痰不作晕。此必气血虚而挟痰也。"其夫直告夜来曾有内事，恐是阴证，余曰："脉须沉濡，手却温和，腹中无故，非阴寒可知。"乃仿补中益气汤，倍加参芪，加半夏七分、川芎七分、天麻五分，煎服二剂，眩晕之症已去。忽增胸脯胀闷，其夫趋告予曰："服药如此，恐不宜于参芪耶？"予曰："脉症相当，须独参汤亦在不禁。此必因小愈过食而然。若果不宜于参芪，则服前药眩晕之症不当愈矣。"彼熟思曰："因忌口无菜，多食熟萝卜，得非此邪。"余曰："夫萝卜之味，甘多辛少。"又曰："甘能作胀，况患者脾气素弱，今复多食，未免不能运化精微，宜乎滞而胀闷。"乃令仍守前方，每剂加香附一钱、砂仁五分，煎服两剂而瘳。吁！病者多食熟萝卜，于小愈犹自变症蜂起，况他腥腻之物，在患者可不慎欤？（《程茂先医案》）

沈湘医案

○ 中年妇人，阴虚素质，经常头晕，因手臂疼能前医按风湿治疗，用祛风除湿之药，更伤其阴，病情日渐增重。病者形体消瘦，头晕，脉细微数，舌质微赤而干少苔，此臂痛乃阴虚筋失所养之故，当养血益胃，因阳明主润宗筋也。方用：杭菊花、玉竹、麦冬、旱莲草、秦当归、鲜藕、甘草、白芍、夜交藤。再诊：臂痛头晕均减，改方以沙参、丹参、白芍、玉竹、石斛、夜交藤、茯神、牡蛎、甘草、桑寄生、潼蒺藜、生地炭等调理而愈。（《沈绍九医话》）

方公溥医案

○ 周某，女。

十二月十七日诊：头脑眩晕，两耳作鸣，肝胃失调，嗳逆，纳呆，脉象弦滑，法当平肝熄风。

嫩勾尖9克，炒天虫9克，炒竹茹9克，新会皮4.5克，代赭石12克，川天麻9克，生甘草3克，滁菊花9克，白芍药9克，炒麦芽9克，宋半夏9克，云茯苓9克，炒枳实4.5克。

十二月二十四日复诊：头眩、呕逆已平，胃纳亦见增进，耳鸣仍甚，再从前法出入。

处方同前，除生草、枳实、茯苓、半夏，加生牡蛎（打）24克、石决明15克、灵磁石（打）15克、淮牛膝9克。

○ 王某，女。

六月二日诊：血虚风动，易于上冲，头晕掉眩，筋惕肉眴，症势已深，亟宜补益心脾，参平肝之品。

白芍药9克，朱茯神9克，淡远志6克，淮牛膝9克，双钩藤9克，生甘草3克，花龙骨24克，生牡蛎24克，柏子仁9克，黑芝麻12克，盐水炒全当归9克，制首乌9克。

六月六日复诊：气冲较平，眩晕略安，筋惕肉眴，减而未痉，而进一步养营镇纳。

处方同前，除远志、黑芝麻，加竹沥半夏6克、石决明12克。

○ 王某，女。

十二月五日诊：肝风内动，头胸眩晕，心悸频频，神疲乏力，两脚浮肿，胃脘近见胀闷，法当熄风安脑和中。

白芍药9克，白当归9克，嫩勾尖9克，炒天虫9克，新会皮1.5克，制香附12克，左牡蛎18克，朱茯神12克，炒竹茹9克，炒麦芽10.5克，川天麻9克，黑芝麻12克，花龙骨18克（打）。

十二月九日复诊：进熄风安脑和中法，头昏眩晕已见好转，心悸亦轻，药既奏效，仍从前法扩充。

处方同前，除龙骨、牡蛎，加代赭石打12克、肥葳蕤9克。（《方公溥医案》）

谢星焕医案

○ 姜吉甫翁令正，据述今春分娩，得子甚小，患胎风症，不育。今秋燥气异常，患咳者比比，及大雪，正值肾阴当权，得咳嗽气促畏寒之恙，每临夜两颧赤如火烙，认为寒邪外束。与以疏散之药，数日未效。然亦不介意。偶于五鼓时，忽然眩晕，四肢如麻，倏时冰冷，人事默默，胸紧气促，喉内痰鸣，逾时方醒，醒而复发。医者认为虚寒痰厥，进附杞陈半之剂，未中。余见其形体清瘦，脉来弦数劲指，问知数日不寐，寐则口中乱语，且睡中每多惊怖，如坠于地，唇舌二便如常。因谓曰：尊阃之体，肝火太旺，以致血燥无以荫胞，所以胎小而多风。即今之病，亦属肝风之症。夫人之一身，心高肾下，水火固不相射，然须相济。经曰：君火之下，阴精乘之。今元阴浇薄，何供所乘，所以火愈炎，木愈燥，风愈张，风火相煽，心主撩乱，而人事眩晕矣。治法发散、攻下、温补诸方，皆不相宜，发散而火愈升，攻下而阴愈亡，温补而阳愈亢。即补水之剂，亦后来调养之法，施于此际，殊属迂远。大约木喜条达，风宜静镇，火宜滋润，遂其生发之性，不令抑郁枯槁，使守其常而不变。吉翁闻余议，颇不以为非，促令疏方，连进数剂而愈。

附方：

当归，白芍，丹参，丹皮，桑叶，川贝，柴胡，薄荷，枣仁，黑麻，洋参，麦冬，天冬，甘草，金银煎汤。

越旬日，人事清健，诸病顿除，更委善后之法。余诊毕论云：尊阃玉体清瘦，为尺涩关弦。夫涩者，血虚也；弦者，肝燥也。至于形质，在五行之中，禀木火而生者，其为人也性急，主正直，主多惊，主多怒，主善忧，主善敏，种种不一。大抵木有凋谢之日，又有生发之期；火有遏止之时，又有炎威之候。而火生乎木，木又畏火。前此之眩冒，肝风张也。吾不用驱风之药，但取养肝润燥之品，既已呈效。今嘱善后，所云补水之剂，可参用矣。诚能怡情善养，药饵平调，滋润苞根，不使枯槁作燃，即保无虞。管见酌方。后如叶梦，即当赐音召诊。

附方：

地黄，人参，麦冬，茯神，当归，生芍，枸杞，葳蕤，阿胶。（《得心集医案》）

陈在山医案

○某妇，二十三，病肝郁火盛，项后似有抽搐之意，头眩目昏，心火燃炽，脉无定数，仅防癫狂之患，以疏通少阴、厥阴二经之气为主。

茯神，生地，枣仁（生），川芎，郁金，白芍，寸冬，节蒲，薄荷，柴胡（醋），菊花，甘草，丹参，钩藤，枳壳，灯心。

服此方六剂，病觉痊愈，止药静养为佳，不必再求医药矣。

天气和缓，常服天王补心丹可也。（《云深处医案》）

林珮琴医案

○褚氏，高年头晕，冬初因怒猝发，先怔忡而眩仆，汗多如洗，夜不能寐，左寸关脉浮大无伦。此胆气郁勃，煽动君火，虚阳化风，上冒巅顶所致。用丹皮、山栀各钱半，甘菊、白芍（俱炒）各三钱，钩藤、茯神各三钱，柏子仁、枣仁（生研）各八分，桑叶二钱，浮小麦二两，南枣四枚。二服悸眩平，汗止熟寐矣。随用熟地、潞参、五味、茯神、麦冬、莲子、白芍，数服痊愈。凡营液虚，胆火上升蒙窍，须丹、栀、钩藤、桑叶以泄热，炒菊、芍以熄风和阳，再加茯神、枣仁、柏子仁、小麦以安神凉心，风静汗止，必收敛营液为宜。

○丰氏，眩晕痞呕，多酸苦浊沫，肝木乘土，胃虚

食减，瘀浊不降，得虚风翔，则倾溢而出，厥阳上冒，清窍为蒙，故眩晕时作。诊脉涩小数，两寸尤甚。先用降浊熄风。瓜蒌霜、苏子、半夏、茯苓、杏仁、天麻、甘菊炭、钩藤、橘皮。诸症平，思纳食矣。又照原方去苏子、杏仁、钩藤，加茯神、莲子、钗石斛、荷叶煎汤，十数服而安。

○室人，烦劳伤阳，无寐耳鸣，头晕欲呕，伏枕稍定，虚阳上巅，风动痰升，眩呕乃作。宜潜阳熄风。牡蛎（煅研）、白芍、五味、甘菊炭、天麻（煨）、半夏（青盐炒）、生地（炒）、茯神、桑叶，二服随愈。

○许氏，中年经行太多，目眩头晕。用摄阴和阳。熟地、白芍、甘菊（俱炒）各二钱，当归（醋炒）八分，丹皮、牡蛎粉各钱半，甘草（炙黑）一钱，嫩桑叶三钱，红枣三枚。二服愈。（《类证治裁》）

任瞻山医案

○朱姓一妇，年近六旬，病眩晕。视物旋转，眼光乍黑，头似散大，脉四至濡弱，又吃饭时，吞之下咽，胸中有一钱痛至胃口。夫眼光乍黑乃阳虚也，视物旋转者乃气虚不能主持也，头似散大者即阳虚而神不能固也，此妇尚幸下焦阳气有根，故旋晕旋爽，若下焦阳衰，即成非风卒倒之危候矣，食下一线痛者，因胃中气虚，接纳不畅，涩滞而痛也。乃用温胃饮加蜜芪、附片，气涩咽滞乃倍加当归以利之，十余剂痊愈。此后凡诊食下作一线痛者，皆用此方，愈者甚多。

温胃饮

人参，白术，扁豆，陈皮，干姜，当归，甘草。

○厉维英之妻，年三十余岁，病眩晕。前医用半夏天麻白术汤及补中益气汤，旬日无效，方迎余诊。诊其脉四至平和，面色惨淡，精神疲倦，每日眩晕三五次不等，醒时亦曛曛不快，晕时先恶心，身上出汗，即眩晕，将醒时吐痰几口，此中气不足，致痰停中州之证。夫中气既虚，不宜消耗，寒痰停滞，大忌寒凉，前所服半夏天麻白术汤内有神曲、麦芽、苍术、陈皮以耗气，色淡神疲之气虚人岂能堪此耗散乎？又有朱苓、泽泻、黄柏之寒凉，恶心吐痰之中寒证，雪上可再加之以霜乎？即补中益气汤亦有升麻之凉散，陈皮之降气，二方治十余日不效者，皆此数味夺温补之功，自相矛盾之咎也。余仍用半夏天麻白术汤，减去耗气寒凉数味，加附

片、砂仁、云苓，日进二剂，恶心即减半，晕亦略减，五六日痊安，惟饮食尚未复原，然后解进养中。煎加附片、黄芪十余剂痊安。夫同是一方，后效前不效者何也？总在求病得其本，加减得其宜也。故先哲有云，二味误投，众善俱弃，即此一证之治可鉴也。余经治眩晕，惟虚寒证甚多，皆用此方及附子理中汤，或养中煎加附片，愈者不可胜记。间有痰凝气滞于中者，乃用姜附六君子汤，略投陈皮以利气，气顺仍减去陈皮，虑其夺补气之功也。半夏天麻白术汤乃健脾燥湿之剂，治中虚眩晕所最宜者，然温补之中杂投寒凉消耗，此古人立方之不善者，自相掣肘，焉能去病。后之用此方者，余前所减之药，一味不可更换。

养中煎

人参，山药，白扁豆，甘草，茯苓，干姜。（《瞻山医案》）

王士雄医案

○ 曾稼梅令媛，患眩晕，脘痛，筋掣，吐酸，渴饮，不饥咽中如有炙脔。朱某与温胃药，病日剧。孟英诊脉，弦滑，投竹茹、贝母、吴茱萸、黄连、旋覆、赭石、栀子、楝实、枳实、郁金雪羹之药，十余剂始愈。

○ 比丘尼心能，体厚蹒跚。偶患眩悸，医以为虚。久服温补，渐至发肿不饥。仲夏，延孟英视之，脉甚弦滑，舌色光绛。主清痰热，尽撤补药，彼不之信，仍服八味等方。至季夏再屈孟英诊之，脉数七至，眠食尽废，不可救药矣。果及秋而茶毗。

○ 王雪山令媳，患心悸眩晕。广服补剂，初若甚效，继乃日剧，时时汗出，肢冷息微，气逆欲脱，灌以参汤，稍有把握。延逾半载，大弗不资。庄之阶舍人，令延孟英诊视，脉沉弦且滑，舌绛而有黄腻之苔，口苦溲热，汛事仍行。病属痰热，误补则气机壅塞，与大剂清热涤痰药，吞当归龙荟丸，服之渐以向安。仲夏即受孕，次年二月诞二子，惜其娠后停药，去痰未尽，娩后复患悸晕不眠，气短不饥，或作产后血虚治不效，仍请孟英视之。脉极滑数，曰：病根未刈也。与蠲痰清气法，果应。

○ 李甫华令正，患头震。孟英脉之，弦滑，乃肝经郁怒火升也。投：当归龙荟丸而瘳。然不能惩忿，其病屡发之后，更兼溺闭，腹胀。喘汗欲绝。亟邀孟英视

之，脉甚弦涩。口苦苔黄，舌色紫黯，汛虽不愆，内有瘀滞也。以雪羹加金铃、旋覆、栀子、滑石、桃仁、茺蔚、车前子、木通，仍吞龙荟丸，外以田螺、大蒜、车前草捣贴脐下，服后果先下黑血。溲即随通。继而更衣，粪色亦黑，遂愈。

○ 胡秋谷令媛，年甫笄，往岁患眩晕，孟英切其脉滑，作痰治，服一二剂，未愈。更医谓"虚"，进以补药，颇效，渠信为然。今冬复病，径服补药，半年后，眠食皆废，闻声惊惕，寒颤自汗，肢冷如冰。以为久虚欲脱，乞援于孟英。脉极细数，目赤便秘，胸下痞塞如样，力辨其非虚证。盖痰饮为患，乍补每若相安，惟具只眼者，始不为病所斯也。投以旋覆、赭石、竹茹、贝母、蛤壳、花粉、桑叶、栀子、瓜蒌、薤白、黄连、枳实等药，数服即安，而晕不能止，乃去赭石、薤白、瓜蒌、枳实，加元参、菊花、二至、三甲之类，服匝月，始能起榻。（《王氏医案》）

其他医案

一妇人，畴昔有脾胃之症，烦躁间显，胸膈不利，而大便秘结。时冬初，外出晚归，为寒气拂郁，闷乱大作。此火不得伸故也。医漫投疏风丸，大便行而其患犹尔，继疑药力微，益以七八十丸，下两行，而其患犹尔，且加吐逆，食不能停，痰甚稠黏，而涌吐不已，眼黑头旋，心恶烦闷，气促，上喘无力，心神颠乱，兀兀不休，口不欲言，目不欲开，如坐风云中（虚），头痛难堪，身若山重（湿），四肢厥冷（寒），寝不能安，夫前证胃气已损，复两下之，则重虚其胃，而痰厥头痛作矣。以白术半夏天麻汤。（方载丹溪。）（《名医类案》）

张路玉治董司业夫人，体虽不甚丰，而恒有眩晕之疾。诊其六脉皆带微弦，而气口尤甚。盖缘性多郁怒，怒则饮食不思，而为眩晕矣。岂平常体肥多湿之痰，可比例乎。为疏六君子方，水泛为丸，服之以培中土，中土健运，当无敷化不及，留结为痰，而成眩晕之虑。所谓治病必求其本也。

薛立斋治一妇人头晕吐痰，用化痰理气药，肢体酸麻，服祛风化痰药，肢体常麻，手足或冷或热，此脾土虚而不能生肺金。用补中益气加茯苓、半夏、炮姜，二十余剂而愈。后因怒吐痰，自服清气化痰丸，饮食不进，吐痰甚多，胸胁胀满，教用六君子倍加参、术，少

加木香，数剂而愈。

陈自明治一妇人，苦头风，作晕数年，服太乙丹一粒，吐痰碗许，遂不再发。

冯楚瞻治金绍老夫人，因岁事积劳，忽眩晕不省，妄有见闻，语言杂乱。诊其脉细数无伦，真阴真阳，并亏已极。乘此初起，即可挽回，愈久愈虚，愈虚愈脱矣。用全真一气汤，日进二剂，每剂人参八钱，不十日而痊瘳。（《续名医类案》）

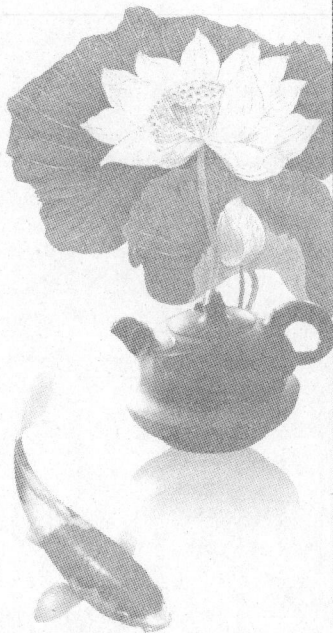

外感疾病 ▸▸▸

外　感

陆观虎医案

○病者：罗某某，女，41岁。

辨证：伤风（重感风邪）。

病因：重感风邪。

证候：头痛，身痛，吐酸，发冷发热，胁痛，咳嗽，脉细数。舌质红，苔薄黄。

治法：疏风清热。

方药：

冬桑叶9克，白蒺藜9克，杭甘菊6克，大贝母9克，丝瓜络6克，冬瓜子9克，生枇杷叶（拭毛，包）9克，草决明9克，半夏6克，焦稻芽15克，陈皮6克。

方解：桑叶解表。蒺藜、菊花、草决明疏风清热止头痛。大贝、冬瓜子、杷叶、半夏、陈皮止嗽化痰并止吐酸。丝瓜络去身痛。焦稻芽以消食升胃。

○病者：高某某，女，32岁。

辨证：伤风。

病因：内热受风。

证候：头胀，流涕，腰痛，打嚏，妊娠三个月。脉滑数，舌质红，苔有浮刺。

治法：疏风化热，兼以保胎。

方药：

建连翘6克，净银花6克，薄荷叶（后下）3克，丝瓜络6克，川杜仲9克，桑寄生9克，川续断9克，佛手3克，杭甘菊9克，淡子芩6克。

保胎牛鼻丸1付。

方解：以连翘、银花、薄荷、丝瓜络、淡子芩散风清热。杜仲、续断止腰痛。菊花清头热。佛手理气。桑寄生、保胎牛鼻丸安胎。

○病者：黎某，女，19岁。

辨证：伤风（风痰）。

病因：外感风邪，痰热滞肺。

证候：咳嗽，头晕，发热，口苦，痰不易咯，胯酸。脉细数。舌质红，苔浮黄腻。

治法：散风清热，化痰利肺。

方药：

冬桑叶9克，白蒺藜9克，杭甘菊9克，大贝母9克，炒赤芍9克，陈皮丝4克，炒栀子6克，生枇杷叶9克，六一散9克（包），忍冬藤9克，苏薄荷6克（后下）。

方解：以桑叶、薄荷、栀子散风清热解表。蒺藜、菊花散风除头晕。大贝、陈皮、生杷叶止嗽化痰利肺。赤芍、忍冬藤活筋络而止胯酸。六一散利小便而清内热。

○病者：唐某某，女，31岁。

辨证：伤风（重感风邪）。

病因：重感风邪。

证候：头痛，脘堵，乍冷乍热，腰腿痛。脉细数。舌质红，苔浮黄。

治法：疏风清热。

方药：

白蒺藜6克，杭甘菊6克，炒青蒿6克，扁豆衣9克，炒黄芩6克，炒栀子6克，佛手花4克，川杜仲6克，朱通草3克，青陈皮各6克，炒赤芍6克，粉丹皮6克，苏薄荷6克（后下）。

方解：白蒺藜、菊花宣头风止头痛。青蒿、赤芍、丹皮、薄荷清热解表。杜仲止腰痛。栀子、黄芩清三焦肠胃之实热。扁豆衣、青陈皮、佛手花和胃平肝消脘堵。朱通草利尿以泄毒秽。

二诊：

证候：冷热已退，头痛已减，皮肤起瘰，月水方至，纳少，胸闷脘堵。脉已不数。舌质红，苔略黄。

方药：

白蒺藜9克，杭甘菊6克，冬瓜皮9克，焦稻芽9克，鲜佩兰6克，茯苓皮9克，土泽泻6克，路路通5个，山楂炭9克，玄胡索6克，益母草9克。

三诊：

证候：头痛已减，口干，心跳，余恙均退，月水将净，脉细弦，舌红苔薄黄。

方药：

连翘9克，净银花9克，石斛9克，大贝母9克，炒赤芍9克，朱通草4克，土泽泻6克，鲜茅根6克，玄胡索6克，益母草9克，淡竹叶6克。（《陆观虎医案》）

章次公医案

○徐某，女。

三日来恶寒发热，头痛骨楚，而温温欲吐。舌苔白腻，用下方辛温解表以退热，芳香化浊以镇呕。

处方：

荆芥穗5克，紫苏叶5克，藁本9克，川桂枝5克（后下），香白芷5克，川羌活9克，姜半夏9克，广陈皮5克，六神曲6克，生姜2片。

二诊：胃肠型感冒与肠伤寒，在难于肯定之际，用发汗剂可以得其梗概。今药后热已退净，两日未再升，非肠伤寒也。胃呆，大便难，食后有泛恶现象，以下法调其肠胃。

处方：

佩兰梗5克，姜半夏5克，薤白9克，广陈皮5克，生枳实9克，云苓9克，白豆蔻5克，六神曲9克，佛手5克，谷麦芽各9克。

○王某，女。

用麻桂发汗，其热依然不下挫；舌苔厚腻，胸闷泛恶，湿阻中焦，当疏邪化湿。凡邪之挟湿者，其热往往不能迅速下挫，大攻其表无益也。

川桂枝5克，生苍术3克，橘皮3克，姜竹茹6克，带叶佩兰6克，炒枳壳6克，姜半夏3克，生姜1片，六神曲9克，晚蚕沙12克（包）。

○葛某，女。

在感冒流行之际，虚人最易感染，其发亦异于常人。今恶寒特甚，手足厥冷，脉细欲绝，盖当归四逆汤证也。

全当归9克，川桂枝6克（后下），杭白芍9克，北细辛3克，梗通草5克，淡吴萸3克，川羌活9克，左秦艽9克，清炙草3克，生姜2片，大枣7枚。

○田老太。

发热旬日不退，而恶寒未罢；渴喜热饮，而两足不温；持其脉时有歇止。此证上热而下寒，是戴阳之渐；热在外而寒在内，是格阳于外。暑令有此证候，温补之剂，效如桴鼓，古人以井水喻之，致知格物，医者亦不可不知。有谓夏令禁用附桂者，实不可从。夫医者药随证转，何可拘泥？拟四逆汤合玉屏风散。

炮附块9克，炮姜炭5克，清炙草6克，生黄芪12克，生白术9克，蜜炙防风3克，全当归9克，北细辛3克，梗通草6克。

○马某，女。

临风洒然毛耸，一身酸楚如被杖，此时气之征也。重身六个月，大便难，不可峻下。

川桂枝5克（后下），杭白芍9克，粉甘草3克，青防风9克，川羌活9克，左秦艽9克，光杏仁15克，炒枳实9克，全瓜蒌12克，六神曲9克，生姜2片，大枣7枚。

○王某，女。

寒热无汗，一身骨节尽痛；经事适来，故精神烦闷特甚。此仲景所谓热入血室。进一步可见精神症状。

软柴胡5克，净麻黄3克，川桂枝5克，川羌活9克，大川芎5克，桃仁泥12克，粉丹皮9克，京赤芍9克，生甘草3克。

二诊：形寒肌热已减，经水时有时无，脐下结块而痛。凡经行而病热，所苦皆倍甚。

软柴胡5克，全当归9克，大川芎9克，桃仁泥12克，炙乳香9克，炙没药9克，制香附9克，小青皮9克，玄胡索9克，台乌药9克，生艾叶9克。

○任某，女。

先是一身骨节酸痛，如有虫行皮中；一周后见高热而右脉沉伏，胸中憎热如炙，不可须臾耐。然则初起之骨节酸痛，实乃经行之前驱。月事不应至而至，入暮神志有昏糊状，是热入血室之候。

醋炒柴胡6克，酒炒黄芩9克，净连翘15克，生茜草9克，嫩紫草5克，炒荆芥6克，姜半夏9克，石菖蒲9克，辟瘟丹1粒（研末吞）。

○王某，女。

其舌尖红，流行性感冒之的证。古籍以时令定病名，有称为冬温者。得汗不解，法当凉散。

薄荷5克（后下），豆豉9克，桔梗5克，浮萍草5克，前胡6克，杏仁泥16丸，桑叶皮各9克，菊花9克，粉草3克，全瓜蒌9克，枇杷叶3片（去毛，包）。

○邵某，女。

寒热三日，脉数不净，舌红苔腻，颇类时症初起，不可忽视；兼见咳呛不爽，七日不更衣，则咽喉咽饮作痛，良有以也。

豆卷12克，鸡苏散12克（包），川郁金3克，杏仁泥9克，活芦根1尺，葛根9克，黑山栀9克，枳实9克，紫菀9克，全瓜蒌12克。

○张某，女。

感冒发热三四日，咳引胸膺痛，咯痰不爽，临风毛耸。

荆芥9克，白前9克，桔梗3克，紫菀9克，陈皮6克，百部6克，甘草3克，苏子12克。

二诊：服止嗽散后，咳减轻，咳引胸膺痛已除，咯痰仍不爽，怕风。

桔梗3克，苏子12克，陈皮6克，大力子9克，薄荷叶5克（后下），象贝母9克，粉草3克，车前子9克（包）。

○徐某，女。

曾患风疹块者，如有感冒，用辛温之发散药，恒能引起疹之复发。本来西药中之水杨酸制剂，特异质亦能发疹；中药荆芥、西河柳亦然。

前胡6克，秦艽9克，刺蒺藜9克，桔梗5克，当归6克，桂枝3克（后入），苏子9克（包），神曲9克，晚蚕沙9克（包），白芍9克，粉草3克，谷麦芽各9克。

○张某，女。

骤然而热，恶寒，无汗，头痛，一身酸楚，胸中苦闷，苔薄白而腻，脉不数。感冒之象毕露，一般非一候不能解。

荆芥6克，防风6克，大川芎5克，薤白头9克，春砂壳3克，生枳实6克，粉甘草3克。

○夏某，女。

形寒骨楚，一身拘急不舒，此风寒外束之象；胸闷，喜太息，舌前光红，虽渴欲饮冷，而其脉不见洪大。仍当温散。

麻黄2克，荆芥5克，紫苏叶6克，川芎5克，枳实9克，神曲9克，全瓜蒌12克，晚蚕沙9克（包），杏仁泥12克，甘草3克。

二诊：药后，渴欲饮冷者转为思沸饮，此露出中寒之本质矣。可见胸闷、喜太息与两脉软而数，皆寒为之也。

生麻黄3克，炮附片5克（先煎），细辛3克，白芷9克，白芥子9克，羌活6克，陈皮6克，荜澄茄9克，晚蚕沙9克（包），生姜3片。（《章次公医案》）

刘云湖医案

○病者：孙家咀袁松亭君之夫人杨氏，年五十余。

病因：素常勤健家务，因食糯米汤圆，次日又自操酒席数桌，当夜即病。

证候：壮热恶寒，头痛骨节疼痛，腰痛甚，呕吐，甚则谵语。

诊断：延愚诊之，脉洪大有力，询知为食糯米汤圆后，又劳于工作，不免感寒气，此内滞外感症也。

疗法：与理中消滞，兼以发表。

处方：

炒苍术、生米仁、藿梗、楂炭、干姜各三钱，半夏、云苓、薄荷各二钱，羌活、厚朴、砂仁、陈皮各一钱五分，生姜大片。

效果：药入口即吐出，次日病稍减轻。

再诊：脉仍洪急，与理中合代赭旋覆汤加减之。

接方：

潞党、云苓各三钱，半夏、干姜、楂炭各二钱，于术、厚朴、旋覆花（布包）各一钱五分，白蔻仁、粉草一钱，生赭石三钱，生姜大片。

效果：剂尽而愈。

理论：或问同一秋感夹滞也，他方中多用消暑之药，如黄芩、滑石者，此何以单用温燥也？答曰：用药随人为转移，其他妇孺，多不善调节，故兼有伏暑，而袁君夫人平日沉缄静默，不作分外之举，此所谓长于养生卫生者，固愚所相信也。尔来年五十又五矣，正气有所不支，偶尔尝试新味，又适小有作劳，故外寒因得乘隙而入也。凡内滞外感证，其病情与伤寒同，但先寒而后不寒耳，壮热是其本能，因寒塞在中，格阳于外，中部之壅塞甚，体温不能适当地流通，故现高热，热久则神经迷痹，故时作谵语。食填胃中，胃气不能升降，故呕吐也。

方论：首方以姜术温中，以楂炭、厚朴消滞，以羌活、薄荷发表。其入口即吐者，食停胃口，胃气不能接收也。故次方即加代赭旋覆以镇压其胃气也。（《临床实验录》）

王汉皋医案

○ 缪某母，70岁。

夏月感寒。予视时，已过七日矣。微渴，思热饮，二便如常，舌白苔厚如积粉，清晨犹恶寒，少阳证也。右脉胜于左，里证重于表也。以大柴胡汤加熟军微下之，服至三帖恶寒止，四帖内热止，共行稀粪六遍，表里俱解而愈。感寒白苔，原系少阳证，但未见如此之厚。《温疫论》云：邪在募原当舌见白苔，邪重者苔如积粉，岂重疫而兼感寒者耶？若然，年老之人何能延至十数日尚愈乎？若云积滞之苔，则胸膈并不硬痛。噫！此所以难辨矣。（《医权初编》）

王燕昌医案

○ 一命妇，耄年，秋夜忽死忽生。诊得六脉沉细不数。乃感寒风，遏抑卫气而肺窍闭也，用四君加桂枝、白芍、麦冬、紫菀、贝母、生姜，一服愈。又一老妇，灯节后午刻，邻屋被火，惊而受风，半日死生数次。亦用前方加防风，一服而愈。又用六君加麦冬、白芍、黄芩二剂。（《王氏医存》）

萧琢如医案

○ 陈某妻，患病旬日，自以单方疗之，不应。更数医亦无效，一日两手拳曲而振掉，身大热，面赤口渴，无汗，二便不通，举家惊扰。诊之，脉浮洪而弦数，舌红苔黄燥。即为刺少商穴，两手即伸。审系表有风寒而里有实热，法当表里两解，与河间防风通圣散，两帖，汗下兼行，诸症悉愈。继转疟疾，热多寒少，改用小柴胡去法夏、人参，加桂枝、花粉、知母、常山、青皮，三帖而安。（《遁园医案》）

吴简庵医案

○ 保定宗明府述小女年已十八，体素虚羸，前因食后烦热脱衣，即憎寒发热，诸医皆和伤寒治之，兼旬无效，且病势日沉，似为所误，特此远迢乞拯全之。予视其形瘦气怯，呼吸促急，懒言手冷，脉息微细，乃阴虚感冒，误用表散克伐，以致营卫亏损，真元耗散，子午不交，气脱证也。急投贞元饮（熟地黄、炙甘草、当归）加人参、肉桂速济本元，尚可望痊。连进数服甚效，惟中气不足，脾胃虚寒，易以交味回阳饮，间用附子理中汤，病日减，饮食进，脉亦旺，后以峻补气血之

剂收功。（《临证医案笔记》）

沈奉江医案

○ 某妪，96岁，壮热神糊，延先生诊视，脉细弱，苔光。先生曰："大年精血枯槁，虽有外感，未便过于疏散，非扶正达邪不可。"用人参须一钱，苏叶、川贝母、菖薄、郁金等，一剂而神识清，再剂热退。（《三三医书·沈鲐翁医验随笔》）

王士雄医案

○ 一铁匠妇患感，杂治经旬，身热不退，不眠妄语，口渴耳聋，求治于余。脉来细数，唇红面白，肌瘦汗频。虽是贫家，却为娇质，神虚液夺，余暑未清。以西洋参、甘草、小麦、黄连、麦冬、石斛、丹参、莲心、竹叶为剂服之，神气遂安；自云心悸，因加红枣与紫石英，服之浃旬，竟以告愈。

○ 乙卯六月，余三媳患感。身热头重，脘闷，频呕不食，耳聋。余投清解药一剂，病不少减，而汛事非期而至，邪虽尚在气分，但营阴素亏，恐易陷血室。亟迓半痴至，投小柴胡加减一帖，病少瘥而虚象毕呈，少腹右角甚形掣痛；半痴于清解中即佐养营通络柔肝之品，服四剂，证交七日，得大战汗而愈。原方为三儿遗失，惟记后四剂，重用干地黄为君，是血虚者必养血则得汗，而儿妇气分甚郁，苟不先行清展气机，则养血之药不能遽入，此因事制宜之所以不易也，要在先辨其体气与病情耳。更奇者，同时余内侄许贯之茂才室，体极清癯，似较余媳更弱，且娩已五次，而产后即发壮热。半痴视为暑证，投大剂凉解数帖，即战汗而瘥。无何胃气渐复，忽又壮热，便闭渴闷，不饥不食，或疑新产误饵凉药使然，幸病家素信，仍延半痴诊之。右甚滑实，曰食复也。诘之，果啖豆腐稍多。遂投枳实栀豉汤加蒌、翘、桔、薄、芦菔汁，三啜而瘥。斯人斯证，使他医视之，必以为营阴大亏矣，而半痴独不顾及，凭证用药，应手而瘥，且愈后不劳培补，寻健如常。可见产后不必皆虚，而体气之坚脆，亦不能但凭于形色之间也。嘻，难矣。丁巳冬，余假馆潜斋，适半痴草《归砚录》，余读至"结散邪行，气通液布"二语，因追忆两案，笔之于此。又可见佳案之遗漏尚多，惟冀同志者钞存以期续采仁和徐然石附识。（《归砚录》）

方略医案

○ 丁申之室人，病恶寒发热，头痛呕吐，其兄亦知医，屡投清热解表不效。余诊左手脉浮无力，右关脉弱，此脾虚感寒。中气不足，不能送邪外出故也。以六君子汤加桂枝，一服汗出热退，食入不吐，仍用六君子汤去桂枝，服三四剂而愈。

○ 黎鲍苗室人，春月感寒，兼有风痰，过服凉药，忽转癫证，神识不清，乱言无次，恣食生米、土、炭等物，鲍苗惶惶，求治于余。诊得六脉浮滑，投以桂枝、尖紫苏叶、北防风、北桔梗、法半夏、制南星、化橘红、北芥子、石菖蒲、枳壳、全蝎、僵蚕、甘草、生姜，热服三剂，汗出咳痰而愈。（《尚友堂医案》）

费绳甫医案

○ 孔夫人，病感冒。医用发散太过，阴液伤残，心悸不能自持，内热口干，头眩耳鸣，神倦自汗，夜不成寐，每日只饮米汤数匙，其势甚危。延余诊之，脉来弦细。阴液亏损已极，倘汗多气促即是脱象。

西洋参三钱，麦冬三钱，白芍一钱五分，甘草五分，石斛三钱，浮小麦五钱，红枣五枚。
连进三剂，诸恙皆减。照方加大生地三钱。
服十剂而安。

○ 游桂馨之如夫人，感冒解后，内热心悸，口干头晕，夜不成寐，大便燥结，每日只进米汤数匙，卧床不起，已经月余。延余诊之，此胃阴虚而气不下降，两手脉来皆沉细无力，治必清养胃阴，方能挽救。

北沙参四钱，麦冬三钱，白芍一钱五分，甘草三钱，石斛三钱，川贝母二钱，大玉竹三钱，青皮甘蔗四两，陈皮一钱，鲜芦根二两。
连进三剂而病减，再进三剂而愈。（《费绳甫医话医案》）

抱灵居士医案

○ 陈婆，泣后冒风作呕。以藿香正气散一剂，呕止，恶风甚，遍身麻木，头目蒙昧，脉浮紧；以疏邪实表汤加细辛三剂，冷汗大出；以桂枝汤合玉屏风散加归、胆、羌、附、竹沥、姜汁三剂不应；以桂枝汤加黄芪、防风、附子、乌药、姜虫、牡蛎、姜汁十剂，恶风好，汗止，头昏，口苦，心懵懂，舌两路黄苔；以归、芪、茯神、石菖、天麻、防风、桂枝、全蝎、僵蚕、炙

草十剂而愈。

○ 沈媳，咳痰恶风、冷汗、足冷，或以泻白、参苏之类反剧。予诊脉迟细，此阳虚受风湿也。以异功散加黄芪、防风、枣仁、煨姜一剂，咳止、安寝；以桂枝汤加黄芪、羌、防、术、附、麻黄根，汗止大半，以桂枝汤加羌、防、芪、术、法夏、干姜，汗止、吐痰、冷甚；以二陈汤加姜、桂、羌、防、牡蛎、白术而愈。数日感风，咳嗽作呕，以二陈汤加干姜、桂枝、桔梗、白术、藿香一剂而痊愈。（《李氏医案》）

费晋卿医案

○ 时温感冒，著于太阳阳明，遂头身皆痛，恶寒发热，口燥作恶，无汗，脉来缓浑，邪滞交阻。拟解肌疏邪，冀透汗为幸。

豆卷五钱，薄荷一钱，葛根二钱，枳壳一钱，焦白术二钱，荆芥一钱，秦艽一钱半，法半夏二钱，藿香二钱，酒芩一钱，抑青丸六分，茅根四钱，竹茹一钱半。

○ 感冒暑邪，寒热日作，胸闷头痛，脉来濡数。拟用疏解。

豆卷四钱，神曲三钱，荆芥穗一钱，藿梗一钱，苏梗一钱，生草五分，枳壳一钱，新会皮一钱，赤茯苓二钱，蔻仁五分，川朴一钱，法夏一钱，谷芽三钱，青荷叶一角。

○ 某。外感风邪，内有食滞，发热恶寒，胸闷不舒。治宜表里双解。

青蒿一钱，葛根二钱，前胡一钱，薄荷一钱，陈皮一钱，连翘二钱，豆豉三钱，制半夏一钱，神曲三钱，生熟谷芽各三钱，荷叶一角，姜一片。

○ 某。外感风邪，发热咳嗽，咽喉作痛。宜祛风清热，兼以化痰。

桔梗一钱，生甘草五分，冬桑叶一钱，蝉蜕一钱，薄荷一钱，连翘二钱，杏仁三钱，象贝三钱，云苓二钱，鲜竹叶三十张。

○ 外感风邪，发热恶寒，头痛，脉浮，舌白。治宜疏解。

荆芥一钱，光杏仁三钱，豆豉三钱，香附二钱，桑叶二钱，苏梗三钱，大力子三钱，前胡一钱，赤芍二钱，新会皮一钱，佛手八分。（《费伯雄医案》）

李铎医案

○ 陈妪，年七旬，左脉洪大而数，潮热自汗，头目昏痛，鼻干唇紫，口渴，咳嗽，胸满，能食，便闭，病越旬日，此阳明中风之证。古人谓：胃实则潮热自汗，例在可下，但胸满、头汗，尚有表邪未除。议先进柴葛解肌法一二剂，再商下法。

柴胡，葛根，白芷，川芎，桔梗，杏仁，厚朴，枳实，甘草，青葱管。

又：十六日，连进柴葛解肌法二剂，表邪已退，稍能安神，惟胸闷、便闭、脉沉实。宗仲圣发热汗多者，急下之，大承气汤。

喻嘉言曰：营卫交会于中焦，论其分出之名，则营为水谷之精气，卫为水谷悍气，论其同出之源，则混然一气，何繇分孰为营，孰为卫哉？惟风为阳，阳能消谷，故能食；卫为阴，阴不能消谷，故不能食，以此辨别阴阳，庶几确然有据耳。（《医案偶存》）

朱兰台医案

○ 谢氏，染疫，连服麻桂败毒散五剂，汗不出。延余诊之，脉中取而数，舌苔白黄微黑。发热微觉恶寒，头颅紧箍疼痛，身体痛，口涩不能耐，内府挥霍撩乱，无可如何。问其所苦，莫名其状，莫觉其所。知系疫证，即以芦根加羌葛柴胡提出三阳表分，黄芩以清少阳腑热。因体质羸弱，加人参匡扶正气。服一剂汗出，寒热解；二剂便溏，诸症除；三剂内腑肃清，而胁下疼痛。余以邪出少阳之经，用小柴胡汤加陈皮、白芍、台乌之属而愈。后以调补剂复其体。（《疫证治例》）

许恩普医案

○ 甲午，王子捷太史令媛感冒风寒，理宜解表和中，汗彻即愈。而世医误以犀角、羚羊角等药引邪入内，不能言语，病剧。延余诊视，脉沉紧，用羌活汤加附子、肉桂，去黄芩、生地，一服能言，发出疹子而愈。

○ 庚寅张季端殿撰夫人体虚难眠。延余诊视，脉沉细，用温补药数服而愈。嗣后感冒风寒，渠以为旧症，用参芪等药服之，以致沉重。复延诊视，脉紧无力，知为虚人外感，治以再造散加减，解邪和中之剂，服之寒颤，似药不合，渠言："奈何？"余复诊之，脉动，言："发汗时以姜、白糖水饮之助气。"夫人胞叔杨子琛明府知医，信余，力言不错，药邪相争，故寒颤耳。张留余俟之，至十点钟时，果汗而愈矣。（《三三医书·许氏医案》）

袁桂生医案

○ 安氏，陡患发热恶寒，手麻胸闷，身困，舌苔白腻，脉息沉缓，盖乘凉贪食西瓜过度，冷滞伤胃，而又感冒风寒也。初用藿香正气散煎服，无大效，手足俱麻，胸闷作痛，乃于原方加桂枝、丁香、当归各一钱五分，安睡一夜。明日午后，手复麻，胸闷作痛，嗳气作恶，舌苔白腻，口不渴，脉沉小缓，手微凉，不发热。盖寒湿之气与痰水阻遏中焦，胃中阳气受其压抑，不能运化如常。其手足麻者，中焦受病，则应于四末，脾胃主四肢也。病热殊重，前药尚不免嫌轻，易方以桂枝二钱，厚朴一钱，苍术二钱，吴茱萸六分，母丁香、半夏各一钱五分，木香一钱，茯苓三钱，当归二钱，加生姜煎服。先服头煎，服后旋即呕出清水涎沫约有碗许。胸腹窜痛，上下不停，手仍麻，复以二煎与服。服后出汗矢气，而痛遂止，能安寐，于是诸病悉除，但不思饮食而已，乃以桂枝汤合平胃散减轻其剂，接服两剂而痊。（《丛桂草堂医案》）

赵友琴医案

○ 十二月二十一日，赵文魁请得淑妃脉息：右寸关浮滑而数，左寸关稍弦。肝肺结热，外感风凉，以致头闷肢倦，胸满口渴。今拟和解清理肝肺之法调理。

南薄荷一钱五分，防风一钱五分，苏梗一钱，青皮一钱五分，生栀仁三钱，酒芩二钱，瓜蒌三钱，陈皮三钱，生石膏三钱，知母二钱，枳壳五分。

引用淡豆豉一钱五分。

按：本例外感风凉，郁闭肝肺积热于内，而成此证。治当先以疏解外邪，外邪去则气机畅，而肝肺结热有泄越之路。故以南薄荷、防风、苏梗疏解外邪以利头目。脉滑而数、口渴者，肺经郁热为甚，故以生石膏、知母辛寒透达，苦寒清解伏热。脉弦者，肝经郁热之象，以青皮、生栀仁、酒芩清泄郁热。肺主一身之气，外感风凉束，内有饮热煎熬，必致津液输布不利而成痰，故以瓜蒌、陈皮清化痰浊，瓜蒌兼可利肺宽胸，辅枳壳以解胸闷。引用淡豆豉苦寒入肺，解表、宣郁、除烦。

○ 十月初二日，赵文魁请得端康皇贵太妃脉息：左关弦而近数，右寸关微浮。肝经有热，感受风凉，以致头闷肢倦，中气欠调。今拟化风清肝调中之法调理。

南薄荷二钱，防风二钱，白芷二钱，淡豉三钱，腹皮子四钱，陈皮三钱，连翘四钱，银花三钱，炒枳壳三钱，酒芩四钱，熟军二钱。

引用炒栀仁四钱、姜朴三钱。

十月初三日，赵文魁请得端康皇贵太妃脉息：左关沉弦，右关沉滑。浮风已解，惟气道尚欠调和。今拟疏肝调气清热之法调理。

青皮子三钱（研），姜朴三钱，枳壳三钱，酒芩三钱，甘菊花三钱，薄荷一钱五分，炒栀三钱，防风八分，腹皮子四钱，黄连一钱五分（研），橘红三钱。

引用酒胆草三钱、地骨皮三钱。

按：肝热内蕴，胃地欠调，又外感风凉，肺气欠和，致肝胃肺同病，气道因而不利，虽服前方浮风已解，但气道仍未调和，仍当疏风调气、清热调解。方中甘菊、薄荷、防风外疏风邪，内畅气机；黄连、炒栀、酒军清热；青皮子、姜朴、枳壳、腹皮子、橘红理气和胃化痰，以畅气道；引用酒胆草清泻肝经火热；地骨皮甘淡寒，泻肺经伏火，二药为引旨在使肝肺二经之热并清。

○ 正月初七日，赵文魁等请得端康皇贵妃脉息：左寸关弦数微浮，右部略滑。肝胃结热，稍感风凉。今议用清表调胃舒化之法调理。

荆芥穗三钱，防风三钱，薄荷二钱（后下），甘菊三钱，鲜石斛四钱，花粉四钱，酒芩三钱，炒山栀三钱，酒胆草三钱，瓜蒌六钱，枳壳四钱，酒军三钱。

引用郁李仁四钱，研；橘红三钱。

按：左寸关弦数微浮，浮脉主表，属卫分证，弦数为肝阳有余之象，右部略滑，亦是积滞结热表现。脉案中虽未详谈及症状，以脉测症，当有身热、微恶风寒等表证，和头痛、口渴、心烦、胸胁痞闷不舒、大便干结等热郁之证。舌质或红，或舌边尖红，苔薄黄或黄腻。治疗上，一则轻清宣解，以祛外风；一则寒凉泄降，以除郁热。气机调畅，外风得散，邪有出路，则诸症向愈。

方中薄荷辛凉清疏，与辛温之芥穗、防风共用，加强其宣散疏解之力。石斛、花粉，甘寒清胃，生津止渴。栀子苦寒泄热，以利三焦，配伍甘菊、酒芩、胆草，疏利肝胆，解其郁结之热。瓜蒌、枳壳、橘红，宽胸散结，理气和络。引用郁李仁、酒军，导滞通腑，使肝胃结热从下而行。

诸药配伍，使上焦得开，中焦调畅，下焦通利，共奏清表调胃舒化之功。

○ 八月十六酉刻，赵文魁请得端康皇贵太妃脉息：左寸关弦而近数，右寸关缓滑。肝肺有热，外受浮风，以致头闷伤风，身肢较倦。今拟疏风清肝理肺之法调理。

辛夷花一钱五分（研），薄荷一钱五分，防风一钱五分，白芷二钱，大瓜蒌六钱，胆草三钱，竺黄二钱，枯芩三钱，炒枳壳三钱，熟军一钱五分，橘红三钱，羚羊角六分（先煎）。

引用青皮子三钱，研；炒栀仁三钱。

十月二十一日酉刻，赵文魁诊得平格脉息：右脉浮滑，左关弦数。肺经有热，外受浮风。今用化风清肺之法调治。

白鲜皮二钱，连翘二钱，赤芍三钱，薄荷二钱，牡丹皮二钱，浮萍一钱，黑栀二钱，枳壳二钱，新会皮一钱，防风二钱，酒军一钱五分。

引用当归三钱。

按：本案属肺经蕴热、外受浮风所致。肺居上焦，外合皮毛，肺中有热，肌表不利，感受风邪，风性善行而数变，风热阻络，气血不和，则发身热、瘙痒等证。治宜清肺疏风方法。用薄荷、连翘辛凉清解，主治风热郁于肺卫；浮萍，味辛，性凉，轻浮入肺，可祛风，如《神农本草经》记载：浮萍"味辛寒，主暴热身痒"，专疏肌表风热；防风，能通行一身，解表驱风，如《珍珠囊》有：防风"治上焦风邪，泻肺实……。"白鲜皮，清热燥湿止痒，可行皮达肺，善行祛风。诸味风药相合，祛使风邪从表而出。肺与大肠相表里，以酒军苦寒泻下之品，导肺热从下而祛，再以赤芍、牡丹皮清热凉血，黑栀、枳壳、新会皮宣郁理气，透邪外出，引以全归养血疏风，遵"治风先治血，血行风自灭"之意。

○ 十二月二十九日亥刻，赵文魁请得端康皇贵妃脉息：左寸关弦而微数，右寸关浮滑。肝肺有热，外受浮风。今拟化风清肝抑火之法调理。

香白芷三钱，防风三钱，薄荷二钱，僵蚕三钱（炒），生赤芍三钱，丹皮三钱，生栀四钱，连翘三钱，炒枳壳三钱，酒军三钱，酒芩四钱，橘红三钱。

引用生石膏六钱、胆草三钱。

端康皇贵太妃化风消肿药酒方:

元明粉一钱,樟脑一钱五分,冰片三分,麝香少许。

共研细面,用烧酒淬化,随时擦之。

按:肝肺素有蕴热,易受浮风之侵袭,内有蕴热,外又有风邪,治当清热疏风并施,使风热之气并从外解,方中香白芷、防风、薄荷、僵蚕、连翘疏风清热,肝肺并调;生栀、酒芩凉解气分之热;赤芍、丹皮、酒军清泄血分之热,使肝肺蕴热并祛;枳壳、橘红宣气化湿;引用生石膏、胆草旨在清泄肝肺之热。所拟化风消肿药酒方,辛香与咸寒并用,以消肿散结,并取烧酒之辛温之性以助药势,用之治痰热肿核,则效更速。

○ 正月初五日,赵文魁请得皇后脉息:左寸关微弦,右寸关浮滑。肝肺结热外感风凉,以致头闷肢倦,咽痛作嗽。今拟清热和肝理肺之法调理。

板蓝根一钱五分,连翘二钱,薄荷一钱五分,苏梗、子各一钱,杏仁二钱(研),赤芍二钱,元参三钱,黑栀子二钱,酒芩二钱,瓜蒌四钱,陈皮一钱。

引用鲜青果五个,打;干寸冬三钱。

按:平素肝郁不舒,日久化火内蕴,偶感风凉即成内外相引之势,肺卫郁闭,肝热结阻枢机不利,升降出入失和,气不畅达则热邪难清,故治疗应以清热调理肝肺气机并举,用药清透之中注意升降。方中连翘、薄荷清中寓有宣透之意;杏仁苦降且可宣阳,调肺之要药;苏梗、子并用,宣降并调;瓜蒌开肺之结气;陈皮调中焦滞气。上药共用,起调气机以助清热之作用。栀子炒黑,黄芩酒制,皆取其清热同时宣阳之功。板蓝根解热解毒以利咽。元参育阴液以制阳邪。赤芍一味血分之药,凉血活血即可助清泄肝热,但毕竟不是血分证,故不可为主药。引用鲜青果以开肺肝结热,麦冬增液润燥以防火势增重。

○ 十月二十二日,赵文魁诊得平格脉息:左关沉弦,右部滑缓。风邪轻减,只蕴热未清。今以清热调中之法调治。

白鲜皮二钱,赤芍三钱,防风二钱,僵蚕二钱(炒),炒茅术二钱,川柏二钱,木通一钱,枳壳二钱,金银花二钱,连翘一钱,熟军一钱五分。

引用牡丹皮二钱。

按:药后风邪轻减,肺中蕴热未清,治依前法。加僵蚕祛风化痰,用金银花甘寒,芳香疏散,善散肺经邪热。炒茅术健脾燥湿,木通清心降火利尿,诸药合用,清热调中而收功。(《赵文魁医案选》)

感 寒

○ 冯楚瞻治一孕妇劳役受寒,忽四肢厥冷,喘急大作,额汗如雨,六脉沉细欲绝。令以人参五钱,桂、附共三钱煎服。病家曰:已孕三四月,服桂、附保勿堕乎?曰:此时重母不重子,未有母亡而子活者。服下少顷即吐出清水,药入肠胃,其声汩汩直达而下,作嗳数声,喘减汗收,脉渐起。乃平和调理,以渐而安。十月足生一子。

○ 张路玉治一妇人,素禀气虚多痰,怀妊三月,因腊月举丧受寒,遂恶寒呕逆清血,(血字疑水字之误。)腹痛下坠,脉得弦细如丝,按之欲绝。与生料干姜人参半夏丸,二服不应。更与附子理中加芩、半、肉桂,调理而康。大抵怀孕母气多火,得连则安,多寒得桂、附则安,多痰得芩、半则安。务在调其偏胜,适其寒温。未有母气逆而胎得安,亦未有母气安而胎反坠者。(较冯说自然。)所以《金匮》有怀妊六七月,胎胀腹痛恶寒,少腹如扇,用附子汤温其脏者。然认症不果,不得妄行是法。一有差误,祸不旋踵,非比芩、连之误,犹可引延时日也。(《续名医类案》)

感 暑

孙文垣治一妇人年十六，初产女，艰苦二日，偶感暑邪，继食面饼，时师不察，竟以参、术投之，即大热谵语，口渴，汗出如洗，（暑证多汗。）气喘，（暑伤气。）泄泻，泻皆黄水，无尿，（协热下利。）日夜无度，小水短少，饮食不进，症甚危恶。时六月初旬，女科见热不退，乃投黄连、黄芩、白芍之剂，诸症更甚。又以参、术大剂，肉果、干姜等止泻，一日计用参二两四钱，泻益频，热益剧，喘汗转加，谵语不彻口。医各束手谢曰：汗出如油、喘而不休死症也。又汗出而热不退，泻而热不止，谵语神昏，产后脉洪大，法皆犯逆，无生路矣。惟附子理中汤，庶侥幸万一。孙诊之，六脉乱而无绪七八至，独右关坚硬。（食积。）因思暑月汗出乃常事，但暑邪面食瘀血，皆未销熔，补剂太骤，致蓄血如见鬼。若消瘀去积解暑，犹可生也。用益元散六钱，解暑清热止泻利水为君，糖球子（即山楂）三钱为臣，红曲、泽兰各一钱五分，消瘀安魂为佐，橘红、半夏曲、茯苓，理脾为使，三棱五分，消前参、术，决其壅滞为先锋，饮下即略睡，谵语竟止，连进二剂，泻半减。次日仍用前方，其下渐减，大便止二次，有黄屎矣，恶露行黑血数枚。次日诊之，脉始有绪，神亦收敛，进粥一盏，前方去三棱、红曲，加扁豆，大便一次，所下皆黑屎，热尽退。改用六君子加益元散，青蒿、扁豆、香附、酒芍、炮姜，调理而安。（三棱亦消瘀之品耳，略消参、术之壅滞，则山楂已足矣，非三棱事也。）（雄按：炮姜是蛇足矣。）

○ 易思兰治石城王福谦之妃，癸酉年六月受孕，偶患泄泻，医用淡渗之药止之。自后每月泻三五日，有作脾泻者，用参苓白术散之类，二三服亦止。然每月必泻五七次，至次年三月生产后，连泻半月，日夜八九次，诸药不效，惊惶无措。召易诊之，两寸尺俱平和，惟两关洪大有力，曰：此暑病也。以黄连香薷饮治之，一剂减半，再剂痊愈，惟肝脉未退，又用通元二八丹，调理半月后平复。

○ 陆祖愚治李丹山子室，自来元气不足，产后六七日，正当酷暑，而卧房在楼，忽头疼气喘，昏闷，体若燔炭，沉沉昏去。或以为伤寒，令门窗尽闭，帐幔重围，用二陈、羌活、防、芎、苏一剂，口干唇裂，喘急欲绝。诊之六脉浮洪而散，乃冒暑而非感寒，宜凉解而不宜温散。令取井水洒地，铺以芦席，移病人卧其上，饮以香薷饮，遂微汗而苏，再用清暑益元汤，四剂而起。（雄按：论证甚超，用药可议，何不用益元散、西瓜汁等物。）

○ 沈明生治刘舜泉孙娘，夏月产后晕厥，不知人事。或谓恶露上攻所致，投去瘀清魂等剂，瘀不行，晕厥益甚。又作痰治食治，皆不效。沈至，回翔谛审，笑曰：吾得之矣，此暑热乘虚而入，急宜清暑，非黄连不可。或谓血得冷则凝，今恶露未去，若投寒凉，是速其毙也。沈笑曰：有不讳，吾任之。药甫入口，厥苏晕止，再进而恶露行。盖产时楼小人多，炎敲之际，益助其热，乍虚之体触之，岂能不病？经云：暑伤心。又云：心主血，为热冒而晕厥，此中暑而非恶露明矣。或曰：舍症从时，理固然矣。然血热则行，冷则凝，亦古训也。今用寒凉而恶露反去，何也曰：热行冷瘀，以血喻水，道其常耳。子独不观失血者，有用温暖药而得止，则瘀血者，岂无用苦寒而得行，岂造化之微，权逆从之妙也，安可执乎！（雄按：病虽因暑而恶露不行，必佐清瘀之品，断非单以黄连治之也。诸读者须默会之。）（《续名医类案》）

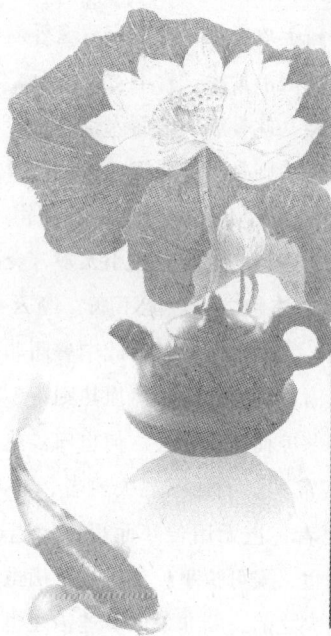

发热病证

烦 热

○ 沈尧封曰：子烦病因，曰痰，曰火，曰阴亏。因痰者，胸中必满，宜二陈加黄芩、竹茹、旋覆花。阴亏火盛，仲景地黄阿胶汤最妙。汪讱庵《医方集解》有竹叶汤一方，治妊娠心惊胆怯，终日烦闷，名子烦。因受胎四五月相火用事，或盛夏君火大行，俱能乘肺，以致烦躁胎动不安。亦有停痰积饮，滞于胸膈，以致烦躁者，麦冬钱半，茯苓、黄芩各一钱，人参五分，淡竹叶十片。竹叶清烦，黄芩消热，麦冬凉肺，心火乘肺，故烦出于肺，茯苓安心，人参补虚，妊娠心烦，固多虚也。如相火盛者，单知母丸。君火盛者，单黄连丸。神不安者，朱砂安神丸。切不可作虚损，用栀、豉等药治之。一方茯苓为主，无人参，有防风，一方有防风、知母，无人参。有痰者加竹沥。

○ 薛立斋治一妊妇，烦热吐痰，恶热恶心头晕，此脾虚风痰为患。用半夏白术天麻汤，以补元气，祛风邪，渐愈。惟头昏未痊，乃用补中益气汤加蔓荆子，以升补阳气而愈。

○ 一妊妇烦热兼咽间作痛，用知母散（知母、麦冬、黄芪、子芩、赤苓、甘草）加山栀、竹沥以清肺金而愈。后内热咳嗽，小便自遗，用补中益气加麦冬、山栀，以补肺气，滋肾水而痊。（雄按：后治未妥。）（《续名医类案》）

潮 热

○ 一妇人，月经不调，饮食少思，日晡潮热。脉涩虚数。此肝脾两亏，气血俱虚也。用十全大补丸加山萸、山药、丹皮、麦冬、五味，以敛虚阳，二十余剂而霍然。

○ 一妇人，生育多胎，月经不调，两足发热，年余，其身亦渐潮热，劳动则足跟酸痛。又年余，唇肿痛裂。又半年，裂唇出血，倦怠食少，经停不行。脉涩弦数。此气血两虚，燥热相乘肝肾之症。彼误服通经丸，遂致不起。

○ 一妇人，足跟热痛。脉数虚软。此足三阴虚，圣愈汤三十余剂而安。后发遍身瘙痒，误服风药，反潮热抽搐。脉数弦洪。此血虚挟热生风而肝病也。以天竺黄、牛胆心为丸，四物同麦冬、五味、芩、连、炙草、山栀、柴胡。煎汤送下，三四服遂愈。

○ 一妇，素甘清苦，勤于女工，感冒风邪，自用发散之剂，反朝寒暮热，热多寒少。其脉或浮洪，或弦细。面色青白，或萎黄。此风邪虽去，而气血伤残也。用十全大补丸三十余剂渐愈，又用加味逍遥散调治半载而康。

○ 一妇人，干咳无痰，遇夜潮热，自汗盗汗，倦怠面黄，经停食少。脉软弦数。此血气大虚，而心脾郁结也。先服劫劳散，改用归脾汤，调治年余渐安。（徐灵胎《女科医案》）

寒　热

〇 一妇，产后恶露已行，恶寒发热不休。脉象软数，重按无神。此营卫大虚，不能布濩也。用十全大补汤加炮姜，数剂而愈。惟饮食不甘，肢体倦怠，用补中益气汤加炮姜而渐安。后又饮食后犯怒气，遂复恶寒发热，反抽搐咬牙，难于候脉，视其面色青中带黄，欲令按腹，以手护之。此必肝木侮脾土，饮食停滞，而清阳失敷，百脉皆无禀气以滋荣也。六君子汤加木香、钩藤，一剂而减，四剂而痊安。

〇 一妇，产后恶露已行，发热不止。脉数虚软。此血气虚而阳欲外亡也。余欲用八珍汤加炮姜治之，其家自恃知医，以为风寒未解，欲用小柴胡汤。余曰：寒热不齐，乃气血虚乏，不能外卫之象。不信，仍服一剂，汗出不止，谵语不绝，烦热作渴，肢体抽搐，始信余治。乃改用十全大补汤加炮姜，不应。脉洪大，重按全无。此因虚极生寒，乃内真寒而外假热也。仍以前方加附子，四剂稍缓，二十余剂痊安。

〇 吴菱山治一妇人，产后去血过多，食后着恼，头疼身痛，寒热如疟。左手弦大，微有寒邪；右手弦滑不匀，乃饮食挟痰火也。二者皆因虚而得，宜养正祛邪。遂以茯苓补心汤去地黄，加羌活、青皮、葱、枣，三服汗出身凉，其患渐瘥。然后以八物汤调理半月后始痊愈。

〇 一妇，产后恶露未尽，瘀血入络，又感寒邪，身疼寒热如疟。脉浮紧细弦涩。与生料五积散，五帖恶露下而寒热诸症悉痊。

〇 一妇，产后恶露未尽，因早离床抹浴，寒湿之气客于经络，乍寒乍热不已。脉紧细软涩。此寒郁其经，不能运行血气，而托出外邪也。令与生料五积散，三剂恶露下，而寒热亦解。

〇 一少妇，初产，甫经四日，冷物伤于脾胃，但觉身中不快，心腹满闷，或呕逆食少，或腹胁刺痛，晨恶寒，晚发热，深夜则恍惚谵语，当昼则抽搐类风，变异多端。诸医莫测，或作虚风，或云血热。用温热行血而获效，以寒凉退热而病增，如此半月，卒无定见。汪石山诊其脉弦而紧。遂令按小腹，急痛，知瘀血未尽也。思此证恶露原通，未必血瘀腹中，但因寒凉所伤，血瘀停滞下焦，日久遏抑，溢于经络，所以变生诸症。须得大调经散，倍入琥珀，化诸恶血成水，其患方愈。遂合前药服之，五日后，行恶水斗许，臭不可近，患人觉倦，病势渐减，然后以人参养营汤，数十剂，月余如初。（徐灵胎《女科医案》）

温病伤寒病证 ▶▶▶

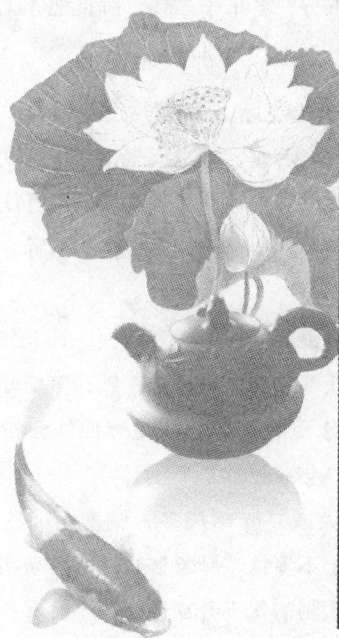

风 温

丁甘仁医案

○ 冯太太。旧有痰饮，风温引动伏邪，挟痰交阻，阳明为病，肺热叶举，清肃之令失司，发热无汗，气喘咳嗽，咯痰不爽，胸膺牵痛，脉象浮紧滑数，舌中灰黄，边薄腻。口干欲饮，症势非轻，急宜麻杏石甘汤加减，清解伏邪而化痰热。

净麻黄（先煎去白沫）四分，熟石膏三钱，光杏仁三钱，生甘草二钱半，淡豆豉三钱，象贝母三钱，嫩前胡二钱半，炙兜铃一钱，竹沥半夏二钱，炒竹茹二钱，川郁金二钱半，冬瓜子三钱，活芦根一尺，枇杷叶露（冲服）四两，真猴枣粉（冲服）二分。

二诊：昨投麻杏石汤加减，得汗表热较轻，而里热尚炽，咳嗽气逆，喉有痰声，难以平卧，口干不多饮，脉象滑数而促。风温伏邪挟痰瘀阻塞肺络，肺炎叶举，清肃之司不得不行，恙势尚在险途，未敢轻许不妨。再宜清解伏邪，宣肺化痰，冀热退气平为幸。

水炙桑叶皮各钱半，光杏仁三钱，川象贝各二钱，熟石膏三钱，竹沥半夏二钱，炒竹茹钱半，旋覆花（包）钱半，炙白苏子钱半，马兜铃一钱，瓜蒌皮三钱，冬瓜子三钱，炙远志一钱，活芦根一尺，枇杷叶露四两（冲服）。

○ 惠珠小姐。风温伏邪，蕴袭肺、胃，身热四天，得汗不解，胸闷咳嗽，舌边红，苔薄腻，脉浮滑而数。宜宣肺化痰，辛凉疏解。

淡豆豉三钱，荆芥穗一钱，薄荷叶八分，苦桔梗一钱，连翘壳三钱，嫩前胡钱半，净蝉蜕八分，光杏仁三钱，熟牛蒡二钱，象贝母三钱，冬瓜子三钱，炒枳壳一钱。（《丁甘仁医案续编》）

○ 余太太。风温之邪，挟湿痰逗留少阳阳明为病，畏风身热，得汗不畅，咳嗽不爽，胁肋牵痛，稍有泛恶，项强转侧不利，口干不多饮，舌质红，苔薄腻，脉象濡滑而数。阳明经邪不得外达，痰湿逗留肺络，气机

不宣，还虑缠绵增剧。再拟疏解少阳之经邪，宣化肺胃之痰湿，尚希明正。

粉葛根一钱五分，银柴胡一钱，炒豆豉三钱，黑山栀皮一钱五分，竹沥半夏一钱五分，炒竹茹一钱五分（枳实一钱同炒），光杏仁三钱，象贝母三钱，连翘壳三钱，炒荆芥一钱，冬瓜子二钱，通草八分。

二诊：得汗表热渐退，而里热不清，口渴不多饮，咳嗽呕恶，夜不安寐，舌苔薄腻，脉象濡滑。风温之邪，挟痰滞交阻肺胃为病，胃不和则卧不安也。再拟祛风宣肺，和胃化痰。

清水豆卷三钱，净蝉蜕八分，嫩前胡一钱五分，霜桑叶三钱，朱茯神三钱，竹沥半夏一钱五分，枳实炭一钱，炙远志一钱，光杏仁三钱，大贝母三钱，通草八分，炒竹茹一钱五分，冬瓜子二钱，鲜枇杷叶（去毛，包）三张。

○ 刘小姐。风温之邪，挟痰热逗留肺胃，移于少阳，身热四候，朝轻暮重，咳嗽痰多，口干欲饮，舌前半淡红，中后薄腻，脉象濡滑而数，胸闷不思饮食。阴液暗伤，津少上承，症势非轻。姑拟生津达邪，清肺化痰。

天花粉二钱，银柴胡一钱，青蒿梗一钱五分，嫩白薇一钱五分，赤茯苓三钱，象贝母三钱，冬桑叶二钱，银花炭三钱，清水豆卷四钱，焦楂炭四钱，粉葛根一钱，冬瓜子三钱，连翘壳三钱。

二诊：寒热大减，咳嗽痰多，胸痹不能饮食，大便溏薄不爽，口干不多饮，脉象濡数。阴液暗伤，燥邪痰热逗留肺胃，太阴清气不升，还虑正不胜邪，致生变迁。人以胃气为本，今拟和胃化痰，清肃肺气。

水炙桑叶皮各一钱五分，川象贝各二钱，稻豆衣三钱，抱茯神三钱，远志一钱，炒扁豆衣三钱，焦楂炭二钱，银花炭三钱，冬瓜子三钱，生熟谷芽各三钱，干芦根一两，干荷叶一两。

三诊：寒热已退，便溏亦止，惟咳嗽痰多，胸痹不

能饮食，白痦隐隐布于胸腹之间，左脉细弱，右脉濡数无力，肺之阴已伤，燥邪痰热留恋，还虑正不胜邪，致生变迁。再宜养正和胃，清肺化痰。

南沙参三钱，水炙桑叶二钱，抱茯神三钱，炒怀山药三钱，川象贝各二钱，生苡仁四钱，冬瓜子三钱，生熟谷芽各三钱，远志一钱，炒扁豆三钱，浮小麦四钱，干荷叶一角。（《丁甘仁晚年出诊医案》）

叶熙春医案

○ 单某，女，28岁。

产后十日，恶露已净，感受风温，突发壮热，见汗不解，咳嗽痰稠，气急烦渴，红疹隐隐。昨晚起神志昏迷，两手抽搐，舌绛而燥，脉弦数。为产后新虚，无力御外，温邪由表转里，由气入营，且动内风，亟宜清营泄热熄风为治。

牛黄至宝丹1粒（先化吞），带心连翘12克，黑山栀9克，元参9克，川贝9克，花粉9克，鲜芦根60克（去节），鲜竹叶卷心30支，双钩12克，炙前胡6克，杏仁9克（杵）。

二诊：壮热得减，神识已清，抽搐亦定，疹点隐回，夜来寐安，而咳嗽痰多，渴欲喜饮，脉细数，舌绛，苔薄黄，温邪已有外达之渐矣。

青连翘12克，银花9克，淡子芩5克，知母9克，花粉12克，鲜芦根24克（去节），淡竹叶8克，炒大力子6克，炒枇杷叶12克（包），杏仁9克（杵），炙前胡6克。

三诊：温邪留恋气营，昨日红疹又现，咳嗽尚频，痰稠胸痛，脉细数，苔薄黄，原法增损续进。

青连翘12克，银花9克，嫩紫草9克，丹皮5克，鲜芦根24克（去节），生甘草2.4克，淡竹24克，炙桔梗5克，橘红5克，炒枇杷叶12克（包），炙前胡6克。

四诊：疹已默消，咳嗽亦稀，余热尽退，脉转缓滑，而痰多胸痛如故，再清余邪。

川贝粉3克（研吞），杏仁9克（杵），炒大力子9克，银花9克，桔梗5克，生甘草2.1克，炙前胡6克，生蛤壳18克（杵），炒枇杷叶12克（包），陈芦根21克，化橘红5克。（《叶熙春专辑》）

魏长春医案

○ 冯肃惠君太夫人，年六十九岁，民国十八年四月十三日诊。

病名：风温化燥。

原因：素有痰火，新感风邪，恶寒发热，胁痛，服西医泻剂，热陷转剧。

证候：壮热头汗，胁肋疼痛，咳痰白韧，神昏沉眠。

诊断：脉弦滑数，舌红中剥，干裂强硬，苔黄厚，温邪犯肺，热蒸心包，因而神昏，势非轻浅，恐热痰内闭，喘脱堪虞。

疗法：扶元养液，清热化痰闭窍。

处方：

鲜石斛五钱，鲜生地八钱，水芦根二两（去节），淡竹沥一两（冲），西洋参三钱，万氏牛黄清心丸二粒（去壳研灌）。

次诊：四月十四日，热势减低，神清口干，咳痉，痰白胶韧，头汗未止，肠鸣便实，脉象滑数，舌柔润泽，苔黄滑腻，温邪在肺，用清润法。

次方：

西洋参一钱，鲜石斛三钱，鲜生地五钱，淡竹沥一两（冲），水芦根一两，冬瓜仁四钱，生米仁八钱，苦杏仁三钱，瓜蒌皮三钱，制半夏二钱。

三诊：四月十五日，身热退尽，神识已清，便解咳痉，痰白黏，胃思纳，自汗涔涔，脉缓，舌尖红中剥脱液，舌质柔软，苔黄厚腻，拟滋阴安神敛汗。

三方：

西洋参一钱，原麦冬三钱，五味子三分，桑叶二钱，枇杷叶五片（去毛），钗石斛二钱，朱茯神四钱，川贝二钱，旋覆三钱（包煎），化成骨三钱，生牡蛎四钱。

四诊：四月十六日，胃气较展，自汗未敛，夜眠欠安，脉软弱，舌红润，苔化未尽，用宁神敛汗法。

四方：

稻豆衣三钱，桑叶三钱，淮小麦三钱，生白芍三钱，炙甘草一钱，川石斛三钱，原麦冬三钱，远志二钱，朱茯神四钱，甘杞子三钱，酸枣仁三钱。

五诊：四月十七日，自汗未敛，胃苏寐安，脉软弱，舌苔黄腻，用扶元敛汗和中法，善后。

五方：

化龙骨三钱，生牡蛎三钱，生白芍三钱，炙甘草五分，朱茯神四钱，生米仁八钱，西洋参钱半，淮山三钱，木瓜一钱，谷芽八钱，绿梅花一钱。

效果：服药后舌苔化，汗敛便调寐安，拟养胃阴法善后。

炳按：是案救液去邪，扶元调胃，步步为营，使邪无藏身之所，元气有御敌之力，则邪自去矣。（《慈溪魏氏验案类编初集》）

郑沛江医案

○病者：徐寡妇，年二十余岁，业农，住南通通兴镇西。

病名：风温挟湿。

原因：夫病瘵死，抑郁为怀，是其凤因。冬伤于寒，是其伏因。辛勤田野，加冒风雨，新感风温，是其诱因。

证候：初起体热，咳嗽胸闷，身痛头疼，便泻口渴，不甚引饮。早经前医，历投凉解疏化等剂。嗣黄安仁先生介绍予诊，病已月余，神倦瘠瘦，口燥咽干，大便不行，溲赤而涩，月汛二期不至奄奄待毙。

诊断：脉微欲绝，舌绛苔少。予断为真阴已亏，故脉微神倦，肝脉上巅。肝热，故头疼不减。舌绛者胃阴将亡也，苔少者胃气犹存也，咽干口燥者伏寒化火、阴虚火旺也。眼目昏花、暗中见鬼谓之瞀，肝筋被灼、筋不得伸谓之瘈，火炽于上则瞀（目乃火之户），风淫于筋则瘈（肝主筋）。经云：诸热瞀瘈，皆属于火。又曰：诸风掉眩，皆属于肝。详审病机，其为水亏木旺也无疑。至于大便不行、天癸逾期，又是血虚液涸之症，小溲赤涩，乃肝旺而失疏泄之职，幸胃动勿饥，客邪已去十分之八九，此则尚有生机也。

疗法：治以大队浓浊之阿胶、龟胶、鳖甲、生地，填阴补隙、壮水制火为君，臣以平肝之白芍、牡蛎，佐以杏仁、麻仁通幽泄火，五味敛阴，使以甘草调养胃阴，犹恐不足，令药前吞生鸡卵一枚。

处方：

生白芍三钱，陈阿胶钱半（烊冲），龟胶钱半（烊冲），大生地三钱，炒麻仁三钱，五味子一钱，生牡蛎三钱，粉甘草二钱，连心麦冬三钱，炙鳖甲四钱，甜杏仁三钱（去皮，杵）。

效果：两剂而脉起，瘈止神清，苔生，便溺畅利，饮食稍进。惟四肢无力，不能起床，渐次调补，逾两月而汛至，体健而愈。

廉按：辨证详明，处方精切，从吴氏三甲复脉汤加减，潜镇摄纳，为治内虚暗风之正法，是得力于《温病条辨》者。（《全国名医验案类编》）

钱苏斋医案

○病者：华镜文室，年三十岁，住苏城皮市街。

病名：风温暴泄。

原因：产后弥月，新感风温，发热咳嗽。第三日经邻医徐某，投桂枝汤，乃作暴泄，症势大剧。

证候：泄泻一昼夜十余次，津涸神昏，气促痰鸣，舌苔焦黄干燥，齿板面黝，目闭多眵，身灼热，渴饮无度。

诊断：脉弦而快，症本风温犯肺，不与清解，反投辛温，肺热移于大肠，乃用暴泄。《内经》所谓暴注下迫、皆属于热也。况产后营液先伤，利多又足亡阴，当此一身津液倾泻无余，非甘寒急救其津液，不足以挽兹危局，若误认为脾病，与以温燥升补之药，必阴下竭而阳上厥矣。

疗法：欲存阴必先止下利，欲止泻必清肺热，因以白虎汤为君，专救肺热，佐以甘凉诸品以救津液，不得谓泄泻之症，忌进寒凉也。

处方：

鲜霍斛二两，鲜沙参三钱，川贝母三钱，生甘草一钱，生石膏二两，鲜生地二两，鲜竹叶三钱，鲜芦根二两，肥知母三钱，麦冬肉三钱，竺黄片三钱。

又方：塘西青皮甘蔗榨清汁一大碗，频频服之。

效果：用大剂甘寒，服竟日，而泻止津回，热解身凉，竟以大愈。后加西洋参、扁豆衣等，两日即痊。

廉按：风温误投桂枝汤，在上者轻则失音、重则咳血，在下者轻则泄泻、重则痉厥，此由鞠通之作俑也，为其所欺以误人者，数见不鲜，今用大剂甘寒以救误，竟得大愈，全在医者之处方对症。用量适当耳，然而幸矣。（《全国名医验案类编》）

过允文医案

○病者：周恒和妇，年五十二岁，住徐舍市。

病名：风温时毒。

原因：吸受风温，误服辛热。

证候：头面赤肿，壮热便闭，谵语昏狂，口大渴，舌鲜红，溲赤而短。

诊断：两脉洪数有力，已成阳明热盛之候。

疗法：先用釜底抽薪法，后用清凉品以消热毒。

处方：

生川军五钱，元明粉三钱，生甘草一钱，济银花五钱，小枳实三钱，天花粉五钱，青连翘三钱，元参五钱。

次诊：服一剂，下大便二次，色黑而坚，后少溏薄，尚有昏谵。

次方：

生川军一钱，白池菊二钱，大青叶三钱，济银花五钱，冬桑叶二钱，天花粉五钱，生粉草一钱，活水芦根一两，生绿豆一两（煎汤代水），羌活八分，紫雪丹五分（开水先下）。

三诊：服一剂热减，再剂肿全消。惟津亏热不退，不能眠，甘寒复苦寒法。

三方：

天麦冬各三钱，鲜生地五钱，小川连五分，鲜石斛三钱，济银花五钱，鲜叶三十片，大玄参三钱，汉木通八分，生绿豆一两，丝瓜络三钱，辰砂染灯心三十支。

效果：一剂热清得眠，三剂痊愈。

廉按：识既老当，方亦清健，是得力于河间一派者。（《全国名医验案类编》）

刘云湖医案

〇病者：吾乡王家咀王炳阳之室，年五十余。

病因：往女家感受风温。

证候：归即寒热咳嗽，入夜热甚，次晨昏昧无知，手足蠕动，不语亦不食，炳阳惶惧，请愚诊之。

诊断：脉左数极沉涩、右沉伏如无，此风热炽灼成痰，蒙蔽心包，至危之候也。

疗法：与开窍清温豁痰。

处方：

广郁金、黄芩、光杏仁、银花各三钱，蒌壳、连翘各二钱，薄荷、半夏、泽兰叶各一钱五分，粉草一钱，竹沥大匙（冲）。

效果：一剂而神识清朗，尚有微热。

处方：

连翘、杏仁、前仁、苡仁、黄芩各三钱，金银花、藿香梗各二钱，粉草一钱，灯心草一籽。

效果：一剂调理而安，同时家之偶之子年五岁，亦

病壮热无汗，昏睡，先与虎标万金油，次服前方安好。

理论：风为空气中之动气，其力量大能撼山岳而覆舟舰。小则协和畅以生万物，然有时不利于人者，或挟细菌或杂寒热，致人感受种种不良之状态，亦必因其人之自然有缺，而风乃乘隙而入也。人身固有老废物及碳酸类，每日必借排泄功能放散于外而始快，其放散之路，必由汗腺而出。一旦汗腺为风邪所阻，或益以风中挟有细菌与寒热者，不独汗腺中之碳酸不能外泄，而又增益以风送之毒素。与碳酸合作，阻塞循环之路，使血管及脉道，满布炭质，而因以内外不通。同时心房瓣膜，亦失其搏动作用，脑之延髓，亦失其运动知觉之能力，以故昏而且哑也。然又有一说，每见直中昏哑之人，其胸部多痰声漉漉，口角流出涎沫，或曰此痰闭心包耳。要知痰闭心包是事实，然其所以致痰闭心包者，亦是因碳酸不能外泄，风邪挟毒素以凑合则应去不去之浊液，蕴酿成痰；内闭清明之府，外塞循环之路，所以昏愦而哑也。若炳阳之室，年已五十，为中气不支，风毒内蕴，与此说何异焉。

方论：此方即谓轻以散风、凉以清热、香以化浊之法也。薄荷、杏仁辛散微苦而开上焦，以宣以肺之气，兼以散风。黄芩、半夏辛苦而开中焦，以除胸膈之郁气。且黄芩、半夏为泻心汤，泻心者即所以开胸也。均以郁金、蒌壳佐之，使上中气宣，而碳素自排泄而出矣。再以银翘清余热，泽兰、竹沥以化浊痰，故一剂而大有立苏之幸矣。次主加藿香梗、前仁、苡仁等，有降浊升清之妙。推陈生新之功，故二剂而卒获全效矣。（《临床实验录》）

范文虎医案

〇陈师母。风温内热，干于经络，面部浮肿，通体疼痛，热迫下利。

炙鳖甲9克，麻仁9克，杏仁9克，桃仁9克，生石膏24克，象贝9克，小生地24克，生甘草3克，鲜水芦根24克。

〇沈师母。风温，咳嗽痰红，热结旁流，身热入晚尤甚，耳聋谵语，舌干绛而细，其中血迹斑斑，脉细而数，证势危殆，不得已下之。泄其热，存其津。

鲜大生地30克，元参24克，麦冬24克，生大黄9克，玄明粉9克。

二诊：此证譬如屋宇失火，任其焚烧。而救火车不

到，可乎？服昨药已得下，瘥来有限，理当再下。但元虚太甚，姑缓一日。仍救可危之至。

鲜大生地30克，元参24克，麦冬24克，甘草3克，象贝9克，杏仁9克。

三诊：已瘥多，神清，血亦止。再稍稍下之泻其余热。

鲜大生地30克，元参24克，麦冬12克，炒枳壳4.5克，生大黄6克，杏仁9克。（《范文甫专辑》）

林珮琴医案

○ 王氏，七旬有三，风温伤肺，头晕目眩，舌缩无津，身痛肢厥，口干不饮，昏昧鼻鼾，语言难出，寸脉大。症属痰热阻窍。先清气分热邪。杏仁、象贝、花粉、羚羊角、沙参、嫩桑叶、竹茹、山栀。一般症减肢和，但舌心黑而尖绛，乃心胃久燔，惧其入营劫液。用鲜生地、犀角汁、元参、丹皮、麦冬、阿胶煨化、蔗汁。三服舌润神苏，身凉脉静，但大便未通，不嗜粥饮，乃灼热伤阴，津液未复，继与调养胃阴，兼佐醒脾，旬日霍然。（《类证治裁》）

凌履之医案

○ 王小姐。胎前吐泻频频，中土已伤，肺之生源大惫，况临蓐又艰，气营更为消耗，产后八朝，即劳烦悲哭，且受外邪，以致寒热自汗，咳呛音哑，四肢酸楚，麻木颇似痿痹，曾服和营通络、辛温泄肺之品，自汗更多，诸恙如故，今据脉象，虚细滑数，寸口稍大，舌苔淡白，时或燥渴，痰略白沫，论此脉证，显属肺气大虚，不克敷布津液，以营养四末故也，势颇淹缠，调治非易。

高丽参须2.4克，炒归身9克，炒川断9克，叭杏仁9克，佛手柑2.4克，炒蒌仁9克，蜜炙苏子4.5克，阿胶珠9克，炙黄芪9克，云茯苓9克，川贝母4.5克，败叫子2只。

复诊：肺胃风温内伏将发，适为食积所阻，互于胶结，不得外达，内陷逼近心包，卒致神明昏乱，狂妄谵语，不食不寝，已二晨夕矣。身热鼻衄，燥渴，嗳恶，痰略色赤，似血非血，脉洪滑而数，舌苔黄腻，此邪食深踞。化热伤营，即不内闭，亦恐酿成疹点，急与辛凉，以泄其表，芳香以开其中。

大豆卷9克，荆芥4.5克，炒枳壳2.4克，赤茯苓9克，

焦麦芽9克，蔗浆1瓢，焦山栀9克，杏仁9克，炒瓜蒌仁9克，桑叶4.5克，菖蒲汁1瓢。

三诊：汗后，脉象较昨稍平，舌苔更黄，神志虽得略清，而烦躁未静，此邪食似已分解，余热尚甚，犹深踞于手厥阴之界，而神志未得内安其位，故郁火上冲即躁动不宁，再与清开，以泄郁热。

黑山栀，净连翘，淡竹叶，焦瓜蒌，薄荷梗，赤苓，肥知母，光杏仁，梗通草。

至宝丹半粒，以菖蒲汁服。

四诊：风温外从汗泄，食滞内由便达，邪食分解，郁热亦清，神明得以内守，烦躁呓语渐除，但营阴暗耗，未能骤复，尚觉燥渴，体倦，脉象细数，舌苔根微黄，再与清养，以免余波续出。

玄参心9克，川石斛9克，云茯神9克，剖麦冬9克，梗通2.4克，凉川贝4.5克，炒知母4.5克，谷芽9克，莲子肉12克，广白3克。

五诊：脉仍滑数而数，舌光绛根部黄苔，带焦黄，便难，口燥，咳呛痰多。此肺胃阴津，为热邪所劫，一时未易恢复，故燎原之势难熄，而余焰犹内炽也，欲蠲其痰，必先制火，欲制其火，需在复阴。盖痰为郁火炼液而成，而火实生于阴不足耳。

西洋参，知母，蒌实，真川贝，蜜炙桔红，麦冬，石斛，云神，叭杏仁，白茅根。（《云间凌履之医案及药性赋》）

退庵居士医案

○ 李氏，二八，脉浮而数，头痛恶风，发热咽痛，防发疹子，此风温犯肺之症状也。与轻清宣上法。

薄荷一钱五分，杏仁二钱，牛蒡子二钱，连翘一钱五分，橘红八分，桔梗一钱，辽参叶五分，生甘草四分。

又：一剂，咽痛止，肤见红点，再剂知为发疹，着手了无痕迹，此系疹发不透，故腹痛呕吐，胸闷兼作，惟其邪气不外泄，必致内陷，急投以凉泻法，使邪从下出。

酒炒锦纹二钱，枳实一钱五分，黄连一钱，石膏五钱，瓜蒌皮二钱，广橘皮一钱五分，赤芍一钱五分，生甘草四分。

又：服后解下腥秽多，腹痛胸满顿除，皮腠忽然破揭，此为皮肤被邪气冲突，如水薄堤松之理。疹邪不达

皮毛而内迫，观此愈明，今大势已定，自可无忧，虽尚有微热微呕，但用轻剂足矣。

半夏一钱五分，川连六分，川斛三钱，茯苓一钱五分，橘皮一钱，麦冬一钱五分，甘草三分。

又：两服热呕痊愈，惟寤不成寐，长夜转侧，一见黄昏灯火，辄生忧闷，至天明心始安，他无所苦，但求夜卧安枕。思《经》云：胃不和则卧不安。议和阴阳以安神，神静自然得寐矣。

半夏一钱五分（和胃通阳明为君），细生地三钱，生白芍一钱五分，归身一钱五分（以上三味补血润胃为臣），茯神一钱五分，北秫米三钱（包煎），枣仁二钱（以上二味安神宁志为佐），橘皮八分，炙草四分，龙眼肉三分（以上辛甘和阳以纳阴为使）。申时煎服，酣眠彻夜，精神顿复。（《肘后偶钞》）

王士雄医案

○ 沈裕昆妻，偶发脘痛，范某予逍遥法，痛颇止，而发热咽痛，邀顾听泉诊视之，知感温邪，予清散法，痛已止而热不退。七日后，目闭鼻塞、耳聋肢搐、不言语、不饮食。顾疑险证，愿质之孟英。而沈之两郎，皆从王瘦石学（医），因请决于师。瘦石亦谓孟英识超，我当为汝致之。时已薄暮，乃飞刺追邀。比孟英亲视：其外候如是，而左手诊毕即缩去，随以右手出之。遽曰：非神昏也。继挖牙关，察其苔色白滑，询知大解未行。曰：病是风温，然不逆传膻中，而顺传胃腑。证无可恐。听泉学问胜我，知证有疑窦，而虚心下问，岂非胸襟过人处！但温传胃，世所常有，而此证如此骇人，乃素有痰饮盘踞胃中，外邪入之，得以凭藉，苔色之不形黄燥者，亦此故耳。不可误认夫温为热邪，脉象既形弦滑以数，但令痰饮一降，苔必转黄。此殆"云遮雾隐"之时，须具温太真燃犀之照，庶不为病所欺。昔人于温证，仅言逆传不言顺传，后世遂误执伤寒在足经，温热在手经，不知经络贯串，岂容界限？喻氏嘉言，谓伤寒亦传手经，但足经先受之耳。吾谓温热亦传足经，但手经先受之耳。一隅三反，既有其逆，岂无其顺？盖自肺之心包，病机渐进而内陷，故曰逆。自肺之胃腑，病机欲出而下行，故曰顺。今邪虽顺传，欲出未能，所谓"胃病则九窍不和"，与逆传神昏之犀角地黄汤证大相径庭。郭云台云：胃实不和，投滚痰而非峻。可谓治斯疾之真诠。遂书小陷胸合蠲饮六神汤加枳、朴，以芦

菔煮水煎药，和入竹沥一杯，送下礞石滚痰丸四钱。沈嫌药峻，似有难色。孟英曰：既患骇人之病，必服骇人之药。药不瞑眩，厥疾勿瘳，盍再质之瘦石、听泉乎？沈颔之。王、顾阅方，金以为是。且云：如畏剂重，陆续徐投可也。

翌日，孟英与听泉会诊，脉症不甚减。询知昨药分数次而服。孟英曰：是因势分力缓之故也，今可释疑急进，病必转机。听泉深然之。黎明，果解出胶韧痰秽数升，各恙即减，略吐言语，稍啜稀粥，苔转黄燥，药改轻清，渐以向安，嗣与育阴柔肝而愈。（《王氏医案》）

温载之医案

○ 余因公晋省，途次资州莲池铺，在彼暂憩。因茶社人满，即在药店少坐。见一老媪来店诊脉。气喘吁吁，须臾饮茶数次，面赤气粗。其医处以温散之方，携药而去。余曰："此媪之病，此方恐非所宜。"其人讶，曰："阁下必能知医。"余曰："略知皮毛。"其人虚心，即求指示。余曰："虽未诊脉，观其外象，乃属风温之症。此病最忌温散。"渠曰："其媪系我舍亲，已服表药两剂，其热渴俱不能退。既属知医，敢求赐一良方。"余曰："此白虎汤证也，外加元参、麦冬、生地、花粉、连翘等味，可服二剂。"其人即照方拣药。将前方立刻换回。余即前进。嗣后折回，问及此事，渠云："即服足下之药而愈。"并云："从此知治温之法矣。"感甚！（《温病浅说温氏医案》）

陈士楷医案

○ 孙妻。

初诊：身热不退，头痛肢酸，神志时清时昧，脘痞太息，鼻塞唇燥，脉弦细数，苔糙黄浮灰，舌尖色绛，此属温邪入营之候，不得宣达，有津伤风动之虑，势欠稳妥，姑拟宣达清泄为治。

犀角，连翘，川贝母，广郁金，鲜菖蒲，豆豉，瓜蒌皮，鲜石斛，山栀，杏仁，清心丸。

二诊：温邪不从外达，势必内结。昨进清泄之剂，神志依然时清时昧，鼻塞气粗，耳听欠聪，便下失达，脉细滑数，左手兼弦，苔黄浮灰，舌绛起刺。温邪内结，津液耗损而神明被蒙，证势仍欠稳妥，拟清心达邪之法，应手则吉。

犀角，淡豆豉，山栀，大连翘，玄参，广郁金，菖蒲，川贝，石决明，石斛，玄明粉，至宝丹。

三诊：阳明之邪，本当假大肠为去路，昔人是以有釜底抽薪之法。进清心达邪方，神志稍慧，腑气通畅，脘闷口渴，苔灰舌刺，脉细滑数。燥矢虽去，伏热尚盛，津液受劫而神明被扰，险途依然未出，再以清心化热，参保津为治。

犀角，郁金，知母，石膏，山栀，玄参，连翘心，生地，川贝，石决明，鲜石斛，天花粉。

四诊：温病以津液为至宝，留得一分津液，方有一分生理。连进清心泄热方，热象徐退，神识渐清，仍或泛恶，脉细滑数，苔黄起刺，舌本色绛，温邪未能尽退，津液受劫，再从清泄，参保津为治。

犀角，竹茹，玄参，鲜石斛，生石决，知母，瓜蒌皮，桑皮，广郁金，天花粉，地骨皮，灯心。

五诊：温邪须顾津液，百病胃气为本。前进保津泄热之法，苔已退而舌色转红，刺尚未平，精神疲乏，脉来濡细带数，肺胃津液未克递复，后天生生之机尚未勃发，当易甘平养阴之法，徐图效力。

洋参，生石决，广郁金，鲜石斛，制女贞，玄参，泽泻，茯神，花粉，灯心，谷芽。

六诊：肝为风木之脏，高巅之上，惟风可到。昨因哭泣，旋即头痛，体复灼热，神烦妄语，脉弦细数，舌红苔花。津液未复，余邪未清，复得肝郁化火，风阳旋扰，当从清热保津，参入熄风为治。

羚羊，石决明，知母，鲜石斛，连翘心，白蒺藜，天花粉，钩藤，广郁金，茯神，滁菊，竹叶卷心。

七诊：火郁则生风，理固然也。前进保津泄热熄风之剂，头痛虽未止而幸能间断，口干善饮，精神疲乏，不时烘热，便秘不通，脉细滑数，舌红苔微。证由津液未复，胃热肝阳互相冲扰，当仍以前法为治。

羚羊角，肥知母，鲜石斛，玄参，瓜蒌皮，滁菊，石决明，枳壳，麻仁，广郁金，天花粉，鲜生地。

八诊：伏热久逗，津液与水饮皆能炼而为痰，胸膈为清气流行之部，亦属积痰受盛之区。叠进保津泄热之剂，便下溏而色如酱，伏热之邪，当从下达，无如身热不净，至夜尤灼，神情烦躁，胸膈如窒，口干舌红，脉细滑数。肺胃之阴津未克速复，心肝之阳遂亢而无制，阴虚不复则余热难泄，再拟清热保津、标本两顾治之。

羚羊角，西洋参，鲜石斛，鲜生地，地骨皮，肥知母，天花粉，炒蒌皮，川贝母，石决明，制丹参，炒枳。

九诊：津与液皆属阴，是阴中之阳也，所以充身泽毛，润养百脉者也。前方连服数剂，今诸疴徐退，惟肌肤觉燥，口干欲饮，头痛隐隐，大便少解，脉细数，苔干黄。时邪之后，津液大伤，余热已净，法宜培养后天，仿吴氏增液汤加味为治。

原金斛，鲜生地，京玄参，麦冬，炙鳖甲，肥知母，制女贞，桑皮，麻仁，阿胶珠，谷芽，滁菊。（《陈良夫专辑》）

暑　风

郑在辛医案

〇扬州太守如夫人，年及三十，平素虚弱，参术汤丸不辍。盛暑忽身疼发热，呕吐痰水，犹以平日之虚，召用补剂。及诊其脉，浮弦而细，对以非平常之虚，乃暑热伤气，复受风邪暑风证也。须先治风，以葛根、藿香、二陈、砂仁、厚朴、生姜。一剂即汗出发热身痛皆愈，少刻手足挛搐，目珠上视，喘喝遗尿，身僵不语矣。暑中惊畏，急复再召，脉则不浮，但弦细耳，神昏僵卧，但能咽药，因脉之细，乃气虚伤暑而卒中也，面垢遗尿，皆属暑病而非脱证，用古方消暑丸三钱，温胃涤痰，服药时许，即目开能语，续以香砂六君子汤，二剂而愈。（《素圃医案》）

恶 寒

○ 吴洋治汪伯玉婶杜冬举仲子，曾病喑且痿，四肢汗溢，而甚恶寒，历春夏滋深，挟纩拥絮犹栗栗。曰：物极则反，吾且极之，病由递产而虚，势重不可亟反，激而后反，其易为力哉。于是补以参、芪，敛以桂枝，固以龙骨、牡蛎，经年寒犹故也。汪以为言，洋曰：毋谓徐徐，及瓜而后可治。又明年夏先期一月，而诊之，曰：药力告盈，其可以已。则以盘水沃青巾者二，以石水浮瓜者三。谓汪曰：洋无戏言，通言语，彻衣衾，其在今日。乃命女仆奉盘水进。杜难之，手语曰：吾病产后，且不可水。洋曰：无害，以两手按青巾试之。病者曰：宜。然后乃沃两巾，寻嗽以盂水，已复饮之，既削瓜而合啖其半，于是汗止声出，单衣如常。先是溪南吴千妇病与杜同，洋治以响法效。《大涵集》（雄按：此先救其表，而后清其里也。然及瓜而后可治，虽医者有此眼力，恐痛者无此耐性何。）（《续名医类案》）

伤 寒

魏长春医案

○ 病者：徐荣茂之母，年六十一岁，三月十二日诊。

病名：伤寒化燥。

原因：病久热陷，劫津伤阴。

证候：夜热早凉，盗汗，咳逆喘促，口渴引饮。

诊断：脉细舌红糙，伤阴化燥证也。

疗法：育阴滋液，清肺化痰。

处方：

西洋参一钱，原麦冬三钱，五味子一钱，茯苓四钱，旋覆花三钱（包煎），代赭石四钱，炒白芍三钱，原金钗一钱五分，川贝二钱，仙半夏二钱。

次诊：三月十三日。便解寐安，咳逆气促未止。用扶元生津、降气化痰法治之。

次方：

西洋参一钱，原麦冬三钱，五味子一钱，茯苓四钱，淮牛膝三钱，川贝二钱，仙半夏二钱，甜杏仁三钱，鹅管石四钱，款冬花三钱。

三诊：三月十五日。热退胃呆，咳逆气促。舌红脉细。渴瘥心悸，用泻白散合生脉散加减，清肺滋液法。

三方：

北沙参三钱，原麦冬三钱，五味子一钱，川贝二钱，茯苓五钱，原金钗二钱，桑白皮三钱，地骨皮三钱，竹茹三钱，米仁八钱，甜杏仁三钱。

四诊：三月十七日。咳嗽未止。咯痰较爽，胃苏，病已渐瘥，拟清养肺胃善后。

四方：

北沙参三钱，原麦冬三钱，五味子一钱，川贝二钱，茯苓三钱，生谷芽八钱，米仁八钱，钗石斛钱半，紫菀三钱，款冬花三钱，紫石英八钱。

效果：服药后，咳嗽止，身强，病瘥。

炳按：肺胃热伤阴液，养阴清肺泄热，为正治之法。惟五味子，须佐辛散，一散一收，相互为用。若重用五味，苟外邪未尽，则敛邪深锢不出，造成肺痨矣。学者，不可不知也。（《慈溪魏氏验案类编初集》）

刘云湖医案

○ 病者：武昌上新河恒心里二号，倪妇年四十余，青山人。

病因：与夫不睦，而有离居之感，不免胸怀抑郁。

证候：一日陡病伤寒，不寒热而心烦不寐，呕吐苦水，勺水不入，腹胀而痛，五六日来病不增减，延愚诊之。

诊断：脉沉而弱，此三阴虚寒证也。

疗法：与温肝泻心之剂。

处方：

云苓四钱，潞党、炒白术、杭白芍各三钱，灶心土二钱，旋覆花、淮牛膝、乌梅各一钱五分，黄连、甘草各一钱，吴萸、生赭石各八分。

效果：一剂而轻，三剂痊愈。

理论：病因胸怀抑郁，乃交感神经受其刺激，西医谓之依卜昆堊里病（译言忧思病），然交感神经，既受刺激即有虚怯种种不良之影响。伤寒者，亦毒素之感于外者也。人身不能保持自然疗能之态度，则外界之毒素乘隙而入，不寒热已超过肌表矣。心烦不寐，已直入内部矣。夫伤寒病本应由表入里，今不寒热而呕吐心烦不寐。可知是交感神经失其抗御之力量，而毒素因而长驱直入也。呕吐为胃病。肝为神经系统，国医谓之为风脏，风动则痰生，故令胃中呕吐也。腹满而痛，腹满属脾病，国医所谓脾，盖指消化全部作用。凡病忧思抑郁者，每每多不喜食。古人所谓忧思伤脾，即木克土之义也。总之是交感神经受其刺激，系统本于肝，故曰厥阴之为病也。

方论：此方以扶脾安胃为主，温肝其次。故用参术苓草、灶心土以扶脾而和胃，扶脾胃所以抑肝邪也。更以白芍营养肝气，即以安顿神经。一然肝主疏泄，疏泄则炎生。蛔虫出必不内安。故以黄连、乌梅之一苦一酸，合吴萸之辛温以安之。肝气平，则胃气因之而降，其赖代赭石、旋覆、牛膝以下引之也。

○ 病者：蕲水周林氏，年四十九，住武昌上新河武显庙，以纱厂工作为生活。

病因：偶病伤寒。

证候：胸气痹痛，恶风寒甚。

诊断：送愚诊之，愚因他事甚忙，仓卒间见胸膈气痛，遂与瓜蒌半夏薤白汤，加厚朴之类。下午即变症下利，恶寒甚，更兼腹痛。再诊脉仍弦紧，恶寒症犹在，邪有外散之机。

疗法：遂与桂枝加葛根汤。

处方：

葛根三钱，黄芩二钱，桂枝、杭芍、杏仁、砂仁各一钱五分，陈皮、甘草各一钱，麻黄八分，生姜大片，红枣三元。

效果：一剂汗出痛止，脉现和缓，利亦不作矣。接服香砂六君子汤，尽剂而安。

理论：伤寒阳邪下陷而利，俗语谓之漏底。实因太阳证未罢，医者误用下药，以致表邪内陷，是为下后坏病。《伤寒论》曰：太阳病桂枝证，医反下之，利遂不止，脉促者表未解也。喘而汗出者，葛根黄连黄芩汤主之。此言中风误下，非言伤寒也。风为阳邪，故下后喘而汗出，内有热也。以葛根升下陷之阳气，芩连清内部之热毒，此系伤寒误下，亦必以葛根升阳，必佐以麻桂解表，其不用黄连者，因内热不重也。或谓下之为逆，因用承气汤过早，乃为坏病。今未用承气汤，而瓜蒌、半夏、薤白、厚朴亦能为坏乎。答曰：伤寒表未解，寒气积于胸中，而为痹痛。瓜蒌、半夏、薤白、厚朴为陷胸之剂，均皆下气之药。夫人之正气，本应上冲，以抵抗病毒，今抑之下降，其邪不乘虚内陷而为利乎。故凡初病伤寒者，总以升散为主。若兼降气之品，未有不败者也。

方论：或又谓仲景云，下之为逆，欲解外者宜桂枝汤。仲景桂枝汤原为治下后虚证而表未僻者立法，今参用麻黄，不虑发汗过峻乎。答曰：凡病先汗而表未解，仍复下之，病未能除，此为坏病，用桂枝汤以和解之，乃定法也。若表邪既未经发汗，卒用下剂，寒邪全入于胸，仅用桂枝，提出肌肉，而不使达之肤表，病何能除，故以麻黄开汗腺透肤表为要。且麻黄之用，有桂枝以监之，芍药以敛之，姜枣以和之，何虑其力量过峻乎。仲景之法，千头万绪，活用在人，医者宜化裁之。

○ 病者：鄂城王扶虚夫人胡氏，年近五旬，寓武昌武胜门内。

病因：素有崩带等疾，一日偶病伤寒。

证候：无热恶寒，无汗而喘，身痛骨节疼痛。

诊断：脉细数而紧，舌苔白干而厚。

疗法：即应大发其汗，兼散其阴邪。加味麻黄汤主之。

处方：

麻黄、桂枝、云苓、半夏各二钱，杏仁三钱，羌活、砂仁各一钱五分，陈皮、甘草各八分，生姜大片，葱白三茎。

效果：当未服药时，王君持方入市，药坊谓滑羌活与麻桂并用，未免过燥。王君信愚甚深，不为摇动，立命进服，逾时未汗而病退大半，稍能进食，次晨复诊病全退，惟口味不和，稍有呕恶。

接方：进香砂六君子汤愈。

理论：《伤寒论》曰：无热恶寒发于阴也。说者谓发于阴者即寒伤营。魏荔彤云：风伤卫，寒伤营，既在太阳，未有不发热者，但迟早不同耳。至于恶寒则同也。程桂生云：发于阴而不即者，以阴行迟也。愚按：近今实验学说，阴盛必阳衰，是心机衰弱，血行无力，一时不能达到浅层，取抵抗作用，故无热恶寒。然无热恶寒，其病又与少阴证同。少阴病脉沉而细，此则紧中兼细兼涩，似与少阴差别。一紧字形容脉之有力，细涩有寒气内伏意。可知是无热恶寒，乃暂时耳。太阳病脉多浮，并头项强痛，今不浮，亦不头项强痛，不浮，故无热。病不在上。故不头项强痛。以是推之，正陈修园所谓病太阳之气，则通体恶寒也。无热恶寒，是体温不能放散于外，体温之来源出于内脏，内脏之总领发于心机。心为血液循环，温度随血行以运于全躯，达于肌表。若心机盛，血行畅旺，浅层血管有资，则为发热。心部贫血，血行衰弱，浅层血管无资，故无热而恶寒也。凡人体之寒热，关于血液之盛衰，近人身躯瘦弱四肢常厥冷者，动曰血脉不足，不知此乃先天禀受之差，其人少壮必多疾病。非惟多病，且不永年矣。可知非疾病之能弱人，亦先天禀受不足，有以招致疾病也。若外感之无热恶寒，乃一时心部贫血，不足以达于肌表，从事抵抗，必其人平日有他种疾患，减灭其自然良能之势力，最易招惹外界风寒乘袭，此乃人自弱之，必藉药力以助其弱，庶可转弱为强。若天造之弱，虽无外邪乘袭，亦终于寒怯而矣。

方论：仲景制麻黄汤，为太阳伤寒之总方。今加半夏、砂仁、陈皮者，以舌苔干厚，胃有积寒，砂仁、陈皮、半夏之辛香，能温胃消积。羌活之味厚而辛，专走肌络，使重浊之阴气，一齐从表而排出。盖麻黄专走表皮通汗腺。羌活直达真皮，横窜经络，得桂枝以助之，所以成功也。若有脉浮头项强痛之症，则羌活不堪用矣。然虽见愈而汗不出者，因有云苓引之，从小便暗

除也。凡服麻黄汤中加以利尿之药或冷服，多不发汗，愚亦屡验麻黄汤中加云苓、泽泻、车前、滑石等药不发汗，东医三浦博士云，麻黄冷服，颇得利尿之效，始终不见发汗，汗之与尿，固互为消长者也。此症或亦因其冷服已乎。

○ 病者：汉川蔡姓女，年十四，寓武昌上新河明德里，向在震寰纱厂工作。

病因：偶感暴寒。

证候：头痛恶寒，发热无汗，通身骨节疼痛。

诊断：脉浮紧微数，舌白微黄而滑。

疗法：姑与羌活汤。

处方：

羌活、神曲各三钱，云苓二钱五分，防风、秦艽各二钱，枳壳、砂仁各一钱五分，甘草一钱，生姜大片。

效果：服后寒热身痛已解，又得汗出，惟口渴夜不能寐，乃寒已散而伏温内起，仿吴鞠通桑菊饮加减主之。

处方：

活水芦根四钱，冬桑叶、麦冬、花粉各三钱，连翘二钱，杏仁、桔梗各一钱五分，甘草一钱，灯心三只。

效果：一服而愈。

理论：昔人云：温病十有八九，伤寒百无一二。盖指单纯的伤寒立论。若四时杂感，亦得称为伤寒者。诚以太阳为寒水之经，乃人一身之门户。外感之症，先从此入。先伤太阳，故亦名伤寒也。然亦有因暴寒引动伏气而发者，在春则有寒疫兼温晚发等症；在夏则有霉湿挟热疹疫等症；在秋则有疟痢伏暑等症，不得谓温热湿暑疹疫疟痢，绝对无暴寒感动也。吾人临床问疾时，每见病湿热温暑疹疫疟痢诸症，其初起无不头痛恶寒发热，此暴寒相兼之明征。迨其后脱离太阳，现出各病之本相，始知为温热暑湿疹疫疟痢诸症也。若无头痛发热恶寒，是无外感，不得谓之伤寒也。故有外感相兼症，当以祛寒为标，清温泄热利湿、清暑化疫为本也。

仲景《伤寒论》不专论伤寒，三百九十七法，一百一十三方，均可治杂病。其首立伤寒中风温病三大提纲，则外感之规模具矣。其后五苓散可以治湿，栀子、黄芩、白虎承气可以治温热，则治外感之规模亦具矣。王朴庄云：本论凡冠以经病者，指即病中风伤寒也。但冠以伤寒二字，则温病、热病、湿病也。称合病者，亦温热湿之病也。即可知伤寒为广义之伤寒，岂仅

冬月为伤寒乎。柯韵伯云：凡论中不冠以伤寒者，即与杂病同义，伤寒论可以治杂病，况四时杂感乎。独怪金之刘河间以为《伤寒论》只论伤寒，与温热无关。复引起叶天士、吴鞠通诸人，直欲脱离伤寒圈子，大失仲景本旨，无怪陆九芝为之辨驳也。

方论：或问同一伤寒也。前服麻黄汤，此何以用羌活汤乎？答曰：前服麻黄汤者，是冬时之正伤寒也。此服羌活汤者，乃春时之暴寒也。《金鉴》云：春应温而反寒，为之寒疫。张元素治感冒四时不正之气，统用九味羌活汤。然其中药味多有不合春时之症者。故愚加减用之，亦因时制宜耳。

此症初起，头痛恶寒，发热无汗，遍身骨节疼痛，宛似伤寒。然脉浮而数，舌微黄，可知内有伏温，故一服羌活汤后，即成温化也。雷少逸云：葱豉汤，乃《肘后》良方，用代麻黄，通治寒伤于表。此方以羌活、防风、秦艽代麻黄，以枳壳、砂仁开上中之气。其姑与者，盖探试之意，知非一剂所能成功也。待其温邪现出，津液不免为发汗所伤。故重用鲜芦根、麦冬、花粉以滋津养液，桑叶、竹叶、连翘以清心肺之热。必佐以杏仁、桔梗者，取其邪在土者因而越之之义也。（《临床实验录》）

雷少逸医案

○ 城中王某之女钢针齐时，偶觉头痛畏寒，身热无汗。延医调治，混称时证，遂用柴葛解肌，未效又更医治，妄谓春温伏气，用葳蕤汤又未中病。始来商治于丰，按其脉，人迎紧盛，舌白而浮，口不干竟。丰曰：春应温而反寒，寒气犯之，是为时行寒疫。前二方，未臻效者，实有碍乎膏、芩，幸同羌、葛用之，尚无大害。据愚意法当专用辛温，弗入苦寒自效。即以松峰苏羌饮加神曲、豆卷治之，令其轻煎温服，谨避风寒，复被安眠，待其汗解。服广煎，果有汗出，热势遂衰，继服一煎，诸疴尽却矣。（《时病论》）

王励斋医案

○ 梁妇，二十余岁，生产半月。夫患疫，即日夜服劳。夫方愈，便卧疫。一医见腹泻口渴，于止泻药中加黄连一钱，滞与疫俱闭愈甚。复延予治。见其面黄体弱，又兼产后劳碌，定属虚证，但胃口痛满欲吐，夜间恶寒无汗，此少阳风寒夹滞不出，而兼时疫也。脉在虚实之间，舌无苔，思热饮，以小柴胡汤合达原饮一帖，下稀粪四五遍，觉少快。又进一帖，恶寒止，汗渐出，但腹胀满终不愈。前方加枳、桂、青皮、熟军一帖，觉下一物，愈大半。又小其制一帖，觉痊愈。服药四帖，共行二十余遍，并未用补收功。

○ 康僧子，年二十，未娶。素无痰，同时染疫，脉弱，舌润黄苔，膈间微痞。予舍脉从症，以大柴胡汤微下之，自七日自汗，舌黄退，身仍热，不安静，身现隐隐红疹，脉愈弱。予思内外俱通，脉当出而愈小者，真虚脉也。身热疹现者，虚火炎也。再视小便已如象牙色，予令速进稀粥，渐愈。若断以先见，则梁妇决当虚，而康子决当实矣。孰知反是，是知无意无必，方为尽善之道也。按：二证喜年少，故痊。梁妇未有下虚者，但虚少实多。因年少，犹能当消伐之药。实去而虚证未现，故愈。康子虚多实少，故实去而虚证即现。因年少，未至虚脱，幸辨之早，速进稀粥救之。二证若系老人，则亡阳而死矣。

○ 十三总族媳，感寒四日汗愈。会大风雨垣颓，复感寒，至八日方延予视。舌白干苔而短，谵语，唇裂，口内全无津液，不渴，胸下微痛而软，四五日不大便。小便尚有。左脉欲绝，右脉豁大。予思舌干当黄当渴，今反白而不思饮者，气虚液槁也。舌燥谵语，脉当沉数，反豁大者，亡阳之渐也。唇裂者，亦虚火泛溢也。虽小便尚有，本届虚证，无实火，不得以此断为可治之证。种种虚证，虽四五日不大便，胃口微痛，敢下乎？纵欲治之，亦系生脉散。凡遇贫而且愚之人，不可令其服参，予令彼另延高明。不二日而卒。

○ 张妇，春初感寒，表未解。一医用三黄石膏汤四五帖，转增危困。至十二朝，方延予视。左脉甚弱，右脉少强，皆微数无力。舌干无苔无刺，全似津液不生之虚干舌。接胃口微痛，不按则不痛。三日前曾食饭一碗，病初泻下数行。问其病情，耳聋不知。若以脉与舌断之，证属不治。然年少素无他疾，不当有此虚证，且神情不乱。予舍脉舌而断之以理，以小柴胡合小承气汤与之，未愈。转治于蒋天邑，天邑以予方加倍一服痊愈。前潘国彩有此舌而下愈者，乃膏粱善饮之人，必有痰饮，故有此舌也。此乃藜藿之妇，痰饮何来？想因过服凉药，凝伏太甚，火气不能上达于舌耳。彼脉大而有力者，因误服热药；此脉小而无力者，因误服凉药。然

外有寒热之殊，其内伏火则一，故皆脉数舌干，攻下而愈也。（《医权初编》）

张希白医案

○ 余表弟媳，冬月患恶寒，头痛如破，痛腰如折，周身骨节酸痛。怕冷异常，舌无苔，脉紧而细。五日绝不发热。询知平日饮食甚微，即夏月不离复衣。余曰："此正太阳寒伤营证，与张石顽治陆氏病无异。想因素体虚寒，不能发热，从来治法未有正发汗之理。"爰以景岳大温中饮去熟地、麻黄、肉桂，加桂枝，一剂而寒罢，二剂而热作。复诊从石顽用补中益气加熟附，数服而诸恙霍然。因知古人医案，皆足为后学法守，业医者奈何多口头滑过！（《清代名医医话精华》）

曹家达医案

○ 寒热往来，每日七八度发，已两候矣。汗出，齐胸而还，经事淋漓，法当解表为先，以其心痛，加生地，倍甘草。

净麻黄一钱，川桂枝二钱，生甘草三钱，生苡仁一两，杏仁三钱，生白芍钱半，生地五钱，制川朴一钱，生姜二片，红枣六枚。

二诊：昨进药后，汗出，遍身漐漐，心痛止，经事停，大便溏薄瘥，麻木减，仅自臂及指矣。黑苔渐退，口干渐和，夜中咳嗽得痰，并得矢气，是佳象。前方有效，不必更张。

净麻黄一钱，川桂枝钱半，生甘草二钱，生白芍钱半，大生地五钱，制小朴一钱，杏仁五钱，生姜二片，红枣六枚。

三诊：寒热如疟渐除，大便已行，舌苔黑色亦淡，麻木仅在手指间。惟余咳嗽未楚，胸胁牵痛，有喘意，参桂枝加厚朴杏子法。

杏仁四钱，厚朴钱半，川桂枝二钱，生草三钱，白芍二钱，大生地六钱，丝瓜络四钱，生姜一片，红枣六枚。

按：服此大佳，轻剂调理而安。

○ 缪姓女，予族侄子良妇也，自江阴来上海，居小西门寓所，偶受风寒，恶风自汗，脉浮，两太阳穴痛，投以轻剂桂枝汤，计桂枝二钱，芍药三钱，甘草一钱，生姜二片，大枣三枚。汗出，头痛瘥，寒热亦止。不料一日后，忽又发热，脉转大，身烦乱，因与白虎汤。

生石膏八钱，知母五钱，生草三钱，粳米一撮。

服后，病如故。次日，又服白虎汤，孰知身热更高，烦躁更甚，大渴引饮，汗出如浆。又增重药量，为石膏二两，知母一两，生草五钱，粳米二杯，并加鲜生地二两，天花粉一两，大小蓟各五钱，丹皮五钱。令以大锅煎汁，口渴即饮。共饮三大碗，神志略清，头不痛，壮热退，并能自起大小便。尽剂后，烦躁亦安，口渴大减。翌日停服。至第三日，热又发，且加剧，周身骨节疼痛，思饮冰凉之品，夜中令其子取自来水饮之，尽一桶。因思此证乍发乍止，发则加剧，热又不退，证大可疑。适余子湘人在，曰：论证情，确系白虎，其势盛，则用药亦宜加重。就白虎汤原方，加石膏至八两，余仍其旧。仍以大锅煎汁冷饮，服后，大汗如注，湿透衣襟，诸恙悉除，不复发。惟大便不行，用麻仁丸二钱，芒硝汤送下，一剂而瘥。

葛根汤方治取效之速，与麻黄汤略同。且此证兼有渴饮者，予近日在陕州治夏姓一妇见之。其证太阳穴剧痛，微恶寒，脉浮紧，口燥，予用：

葛根六钱，麻黄二钱，桂枝三钱，白芍三钱，生草一钱，天花粉四钱，枣七枚。

按诊病时已在南归之前晚，亦未暇问其效否。及明日，其夫送至车站，谓夜得微汗，证已痊愈矣。予盖因其燥渴，参用瓜蒌桂枝汤意。吾愿读经方者，皆当临证化裁也。（《经方实验录》）

吴简庵医案

○ 席存濂说内人体素虚寒，前缘感冒发热、头痛、舌干、烦躁。时索水饮而不纳，服发散及凉解药均不应。余曰：神昏不语，额手俱冷，脉浮大无力，系经迟血滞，脾胃中虚，内阴寒而外假热，非伤寒热病也。速与附子、理阴煎（熟地、当归、炙甘草、干姜，或加肉桂）以温补阴分。伊骇曰："证见烦热，尚堪温补耶？"予云："温可立生，寒凉攻下必毙。"次日欢笑来云：昨惧温补，另延某诊，令服三黄石膏汤，与尊方大相霄壤，无所适从，遂将两方卜之，忽风起，将凉方飘去，即以温方煎服，甫及半日，病减能言矣。余复视，其神苏病退，六脉变为细弱，乃气血虚寒，更以六味回阳饮（人参、制附子、炮干姜、熟地、炙甘草、当归身）数帖而愈。（《临证医案笔记》）

孙采邻医案

○ 李某内人，似寒似热，头痛且重，呕恶痰涎，小溲赤痛，腹膨时疼，经水匝月未行，骨节酸疼，脉象沉小。病起数日，食饮不贪，乃风寒内蕴，兼之肝胃不知。法宜疏通，俾经行，庶乎渐安。

蔓荆子一钱半，老苏梗一钱半，广藿梗一钱半，陈皮一钱，小青皮一钱，生香附二钱，赤茯苓三钱，川芎一钱，制半夏一钱半，秦艽一钱半，葱白二枚。

临服入生姜汁三小匙（冲）。

二诊：服前方两剂，二便通利，头痛缓，惟干呕，小腹疼，经水未行。拟疏表和里法，冀其经转为安。

蔓荆子一钱半，白池菊一钱半，川芎一钱，花粉一钱半，瓜蒌仁三钱，淡茱萸三分，藿香一钱半，木香八分（切片），黑山栀一钱半，生香附二钱，半夏一钱（炒），鸡内金二钱（炙）。

服两剂经行，其余痊愈。（《竹亭医案》）

朱兰台医案

○ 族叔湘德之继配刘氏，染病月余，医退谢不治；请余至。诊之，脉虽细数，而浮部有力；身虽热，而微觉恶寒；神识不清，舌黄白，小便滴沥，室中秽气刺人鼻观，僵卧不起，频用布帛换帖。医作肾虚治之，服参茸归地数十剂，愈治愈危。细审病证，脉浮恶寒，表未解也，表未解而口渴，小便滴沥，是邪陷膀胱，经腑同病。忆嘉言治痢，有逆流挽舟之法，虽前后二阴不同，可比例而得也。主以人参败毒散，提陷邪从表分而出。随令服莱菔汁数碗，二以解地黄之凝，一以止上消之渴。不日而肌表微似有汗。诸证皆除。

○ 李谭氏家贫孀居，抚一子，字喜五，年十八。春月患伤寒六七日；壮热谵语，人事昏沉，干咳引胸膈痛，小便短赤，前医力辞不治。延余治。诊得脉六七至，重按全无，舌薄微有白刺，口渴欲饮热汤。余曰："此少阴阴证伤寒也。阴寒入肾，则元阳遭其逼迫，飞越于外，外虽热而内实寒，所谓假热是也。寒盛凌心，心无所持，则语无伦次，所谓郑声是也。人事昏沉，正少阴之证。《论》云少阴病，但欲寐是也。阴寒射肺，故干咳。气不化精，故小便。脉六七至重按全无者，以元阳将脱离之际，故脉亦见欲脱欲离之象也。舌薄微有白刺，口渴欲饮热汤，明系阴病见证。"遂主通脉四逆汤，因脉无神无力，加洋参。是夜服二剂，热虽略

减，而干咳更甚，且痰中带血。举家疑是姜附致误，急延余至。余曰："阴病虽难以回阳，今痰中带血，正是阳回佳兆，以血体阴而用阳也，速进数服必效。"是夜又服二剂。至：子丑值少阴主气之时，大汗而愈。善后用本方加芪术之类，培补正气，不半月神完气足矣。

○ 族兄嫂谭氏，年七十染疫。身热嗜卧，错语神昏，旬日不进食。延余治，偕门人匡子风阁同诊，脉沉无力。余顾风阁曰："此系何证？"曰："少阴寒化证。脉沉嗜卧，即《论》中少阴病提纲所云，脉沉细，但欲寐也。元阳不藏，故身热。元阳沦灭，心神不能主持，故神昏错语。"余不禁欣然喜曰："子可出论治矣。"医而能辨三阴，斯道其庶几乎？主附子理中汤。顷间又延某至。诊毕谓余曰："此火证，当用下剂，主六一承气汤。"余不然之。主人信余甚坚，遵余主方，数剂而愈。

○ 族鼎卿之妻贺氏，病患虚损，屡经余治得安。已丑春，忽寒热咳嗽，胸满胁疼，势沉重，医作虚劳治之较剧。族延其从侄锦堂至，锦主小柴胡汤，病小瘥。旬日乃延余。诊之，脉浮弦，舌黄带黑，验证系少阳经腑同病。小柴胡汤本属对方，而不收全效者，以方中少用黄芩耳。因谓锦曰："善哉方也，但宜君黄芩。盖正伤寒邪传少阳，入腑舌黄。此舌黄带黑，未免夹疫，疫属热邪。君黄芩以清热，得柴胡以提之，其病自当立解。"果数剂而效。

○ 辛卯春，族兄廷魁子染病，诣诊之。发热微恶寒，头两侧痛，呕逆食不入，内腑挥霍撩乱，口苦，气粗而臭，舌苔白焦，脉中取而数。细思诸症，若果系春温，必渴而不恶寒，今口苦而不渴，发热而恶寒，明是疫传少阳，经腑同病。诊气蕴蓄，游行少阳三焦，故内腑挥霍撩乱。挟少阳胆热上蒸，故口苦舌焦，气粗而臭。呕逆食不入，外溢少阳之经，故头两侧痛，发热恶寒。以脉论，在伤寒邪传少阳脉弦，此中取而数，确属疫耳。遂主小柴胡汤加蝉蚕银花，服一剂汗出证平。次日日晡，忽壮热烦渴自汗，复诊，舌苔微白，舌根黄焦，大便溏，小便热，脉数虚大。知诊邪得前方少阳之邪已解，而余邪传入阳明，随其王时而作，所以脉证若此。乃进人参白虎汤二剂立瘥。

○ 从兄敬皇妻刘氏，患伤寒。发热恶寒，腰痛如折，经数日赶余归。诊之，脉沉细数，神识不清。余

曰："此两感伤寒也。"进人参四逆汤数剂，诸症愈。过三四日忽日晡时微热，求更方。余曰："原方再进二三剂，看如何。"翌日观之，日晡热甚。余知少阴脏寒少退而太阳表邪人腑，用调胃承气汤微荡其热乃得。然犹不敢遽用，令再服原方。次日下午乃进调胃承气汤，甫半剂则便溏。再进则速下二三次，潮热顿已，仍令服原方以复其初。（《疫证治例》）

费绳甫医案

○ 杨某夫人，发热头痛；恶寒无汗，呕吐泄泻，胸腹痛不可忍，舌苔白润，脉浮弦而缓。此内有寒湿，而外感风寒也。风寒非温散不解，其治在经；寒湿非温燥不化，其治在腑。乃参用麻桂平胃法。

酒炒羌活一钱，防风一钱五分，荆芥一钱五分，苏梗一钱五分，焦茅术一钱五分，川厚朴一钱，赤茯苓三钱，陈皮一钱，甘草五分，生姜三片。

一剂，表里之症悉退而愈。

○ 吴某妻，患伤寒，先恶寒而后发热无汗，苔白头痛。医用寒凉药，即胸脘闭塞，呼吸之气难以出入，势濒于危。急延余诊，右手脉已不应指，左寸关尚浮弦。风寒已伤营卫，加以寒凉遏抑，引邪入里。伤及中阳，气道不通。向来阴虚痰重，不胜麻、桂。

防风二钱，荆芥一钱五分，苏梗二钱，葱白二钱，半夏一钱五分，橘红一钱，杏仁三钱，厚朴一钱，甘草五分。

一剂，胸脘即舒，气道流通。再剂，汗出热退而愈。

○ 伤寒热入胃中，与糟粕相结，则为口渴引饮，谵语无伦；热入血室，则为昼则明了，暮则谵语，如见鬼状。温热湿温、阳明散漫之热，熏蒸心包，则为口渴引饮，谵语无伦，神识乍清乍昏。是凡见以上诸症，罔不由于热者也。温热湿温，固为热邪，即系伤寒，亦必在寒邪已化热之后，历古至今，几若印板文字矣。广东郭映堂少君之症，竟有不然者。郭君住南市杨家渡，其少君鋈益，年十三岁，丁未七月十五日，发热头痛，大便泄泻，八九日不退，驯至口渴引饮，神识乍轻乍昏，谵语无伦，入夜尤甚，始就治于余。诊其脉，仅浮弦，并不洪数。苔白滑润，满布至尖，舌并不绛。且病逾一候，尚点汗未得，断为外感风寒，失于温散所致，然风

寒着人，人身中温暖之阳气，本有化邪为热之能力，且已发热至八九日，乃外显热象而内实未化者，必前手误用栀豉、银翘温热治法，遏抑其邪，邪不得越所致。凡寒邪所至之地，皆阳气不到之处。阳气不得行于营卫之间，而但周旋进退于脏腑之中，则是阴反在外，阳反在内。人身之有阳气，犹天之有日光。阳为阴掩，犹之日为云遮，其光不显，故神识乍清乍昏也。谵语无伦，入夜尤甚者，夜则营卫行于阴，阳盛则阳愈受梏，不与阴和，反与阴争也。渴而引饮者，凉药助其湿痰，湿痰碍其运行，浊饮不去，则津液不生也。病因于寒，邪不在里，但用辛温之剂，使遏抑之风寒外达，内停之痰湿渐消，则一切假热之症，皆能自退。

防风二钱，荆芥一钱五分，苏梗二钱，苍术一钱，厚朴一钱，半夏一钱五分，广皮一钱，茯苓二钱，甘草五分，葱白（为引）二钱。

两剂而泄泻即止，头痛口渴，神昏谵语皆减。惟汗出不畅，热退未清耳。前方加桂枝一钱、羌活一钱、生姜三片，又两剂而得畅汗，热退尽，神识清，谵语止，白苔化，风寒湿痰一律肃清。改用生津益气，善后而愈。此病下手，本当即用姜桂，则凉药遏抑之寒邪，易于外解；以神昏谵语，且兼口渴，举世莫不以为热，虽用药者独具真知灼见，自信不谬，能保病家之不疑而他图乎！惟先用轻淡之品，使稍见功效，而后加重，则病家之心安，而吾辈救人之志遂矣。粗工不察，以为热证，治以寒凉，转遏转深，转深转郁，待郁久化热，则弄假成真，逼入心包。温之则劫阴，凉之则增遏，即用开达，亦多不及矣。余故尝曰：治病必先辨证，辨证须辨兼症，徐洄溪谓：有一症不具，即须审慎者；固难为"见病治病，知常不知变者"道也。（《费绳甫医话医案》）

徐守愚医案

○ 陈某妻年三十余，小产后偶然外感。延及一月，不能起床，有似怯证。邀余诊之，脉浮缓无力，每日午后恶寒发热，头亦时痛，四肢拘急，胃气全无。此太阳与少阳合病，因所感者轻，故仅牵延而不传变耳。用柴胡桂枝汤加半夏、茯苓、广皮兼顾阳明，一剂而寒热除，二剂而四肢舒，三剂而能食粥。后进潞党、茯苓、干姜、广皮、宣木瓜疏肝健脾之剂，调理旬日而愈。（《医案梦记》）

郭志邃医案

○ 余次女四月间头痛发热，属伤寒太阳经证。用羌活冲和汤加减治之，稍愈。至第四日，原照伤寒治之不应，更面赤身热，必胸闷闷不已，六脉洪大无伦。余曰："此伤寒兼犯痧症，当看痧筋刺之。"余女不信，至晚疾益甚，始欲放痧。在左腿弯下，刺青筋一针，流紫黑毒血，余更有细青筋不甚现。是缘不信，多缠绵一日，痧气壅阻，故痧筋有隐隐者尔。服必胜汤三。头服，稍觉身松，未愈。次日，指上痧筋复现，刺血九针，服药未愈。俟至夜，右腿弯复现青筋二条，刺出毒血，服圆红散乃少安。后又骤进饮食，复发热面赤，用山楂、卜子、柴胡、陈皮之类。饮之不应，脉仍洪大无伦。此因痧毒复发而然。刺两足十指青筋，去其毒血，用必胜汤稍冷服。二剂未已，偶饮稍温茶，立刻狂言。此痧未尽散，因温饮而复发也。用冷井水二碗饮之，更冷服药五剂，然后痧气乃清，但病久身虚发晕。服参汤而苏。后用十全大补汤加减治之，调理二月而痊。（《痧胀玉衡》）

巢渭芳医案

○ 孙某妻年未四旬，值四月中，伤寒两候，已成陷证，谵语，舌垢黄、中焦黑，便泄一夜三四次，目红胸痞，举家以为祟症，邀补山寺诸僧礼忏不应，又用女巫画朱符咒等法，迟误至三候矣。社川岳丈与渭本家，邀往诊之。两脉沉细而伏，目昏红，言语若癫状，此六急下症之一也，以大承气下之，两剂而痊。病退后面浮肢肿，用建中收功。（《巢渭芳医话》）

姜学山医案

○ 业候令政，素多郁怒，因产后咳嗽未除，口干喜饮，至春夏之交，忽恶寒壮热，身重头疼。其上则时欲饮水，水入即吐；下则气痛泄泻，小水全无。所服皆柴胡、黄芩、桔梗、竹茹、泽泻、猪苓等药，外热似减，诸症转甚。予忝在相知，为越俎而代庖焉。诊脉两寸浮大，关尺弦数，且闻嗳气频加，并见上气难忍，不得不略陈一二，以辨证定治。大凡伤寒之来，始太阳而终厥阴，在一经则有一经之症，有一经之症，必有一经之脉，以符合之。虽其错综变化，自不可执，要不外乎？同中查异，所谓有者求之，无者求之是也，故有时上病不必治上，下病不必治下，从乎中治。有时上病而反治

下，下病而反治上，运用存乎一心。夫当头痛治头，脚痛医脚，遂以毕神奇之用而称大方家哉！即今外显恶寒发热，头痛吐逆，是太阳表证未解也。喜饮汤水，仍不能饮，非热邪之入里，乃津液聚于胸中也。肺主气；水出高源，故《经》曰：膀胱者，州都之官，津液藏焉，气化则能出矣。胸中为津液结聚，兼以素多郁怒，遂使肺失其职，不能通调水道，下输膀胱，须开其水饮，达阳和，则上之口干不治自愈，而下之小便不利亦多矣。因请立方，遂以小青龙减麻黄、细辛、五味，加茯苓、前胡、紫朴、苏梗、广皮，一剂立效，嗳气未除，两寸尚浮，此气逆攻气；再加益智、香附，服后向安，但下午微寒，寒退又热，至天明始退，如是者二日，此客病已去，本病犹存，因用调理脾胃，兼养血分之品，投之乃愈。壬寅初夏。

桂枝，白芍，炮姜，炙草，半夏，茯苓，前胡，紫朴，苏梗，广皮。（《珍本医书集成·龙砂八家医案》）

萧琢如医案

○ 杨某，初患感冒，医治不效，久之，傍晚谵语见鬼，群疑为祟，遂绝药。专信僧巫符篆亦不验。一日其夫踵门求诊，余曰："毋庸往视，尔妻病起时，必值月事，试逆计之。"其夫曰："正当月经初来，以冷水洗漱即患寒热，屡变至此，何见之神也？"余曰："昼日明了，暮则谵语，为热入血室，仲景已有明训，吾从读书得来，并无他奇。"为疏小柴胡汤服之，三剂而瘥。（《遁园医案》）

其他医案

一妇，新产后恶露涩少，寒热不止，饮食少进，神志时昏。脉软细数。此冲任两亏，寒邪伤之，为血分伤寒。投三物建中汤合清魂散，二剂而寒热顿解。改用八珍汤去川芎、甘草，加姜、桂，三剂而痊安。

三物建中汤：当归、赤芍、肉桂。

一妇，产后寒热泄泻，恶露不行，小腹痛胀。脉细紧数。此中气大虚，寒邪伤之，而不能化血也。投理中汤合三物建中汤去当归，加荆芥、泽兰，三剂而寒热退，恶露行，小腹痛减，泄泻渐稀。又以理中汤加熟地、肉桂，数剂则泄泻定，腹痛除，调理半月而健旺如常。

一娠妇，寒热头痛，恶寒身痛。脉数弦滞。此寒邪外盛，营气被遏，而清阳不伸也。投芎芷香苏饮，一汗而寒热顿解，疼痛亦退。惟胎动不安，饮食少进，投以紫苏饮，三剂而胎安食进，健旺如常矣。

一娠妇，伤寒汗出后，恶寒已罢，潮热不解，脉数弦濡。投以黄龙汤三剂，而身热顿解。后以加味逍遥散去丹皮，加地骨皮，而康复如常矣。（徐灵胎《女科医案》）

缪仲淳治于润父夫人妊九月，患伤寒阳明证，头疼壮热，渴甚，舌上黑苔有刺，势甚危。缪投竹叶石膏汤。索白药子（医马病者）不得，即以井底泥涂脐上，干则易之。一日夜尽石膏十五两五钱，病瘳，产一女，母子毋恙。

治妊娠伤寒，护胎为要，否则坠胎多死，以白药子为细末，鸡子清调摊绵纸上，如碗大，自脐贴至脐下，胎存生处，干即以湿水润之，临产者慎勿忘此。（《续名医类案》）

伤　暑

周小农医案

○ 严某，其室向有嗽恙，进清肺而愈年三十余，经事已少。甲子夏五月下旬，天暑，屋向西晒，感受热邪，经来不多。自服红花煮酒，腹痛沃吐血沫，两手搐搦，口噤目斜，不省人事，遗尿不知。脉沉弦劲，左伏，舌不得见。卧处甚热，逼近炉灶。暑邪引冲脉之血上逆，热入营血，内风陡动，痉厥之象，危险万分。勉拟清热熄风、和营化瘀法，丹皮二钱，青蛤散五钱，七孔决明一两，钩勾五钱，丹参二钱，益元散三钱（荷叶包），明天麻二钱，银花三钱，玳瑁钱半，竹茹二钱，鳔胶三钱（蛤粉炒松），童便一盏，茜草炭钱半，单桃仁三钱，另西血珀五分、上犀黄三厘、羚羊角七厘、参三七三分（研末如霜，冲服）。疏方后，嘱用乌梅擦牙，口竟不开。其夫用火刀凿去一齿，药方灌入，一剂而醒。经行数日，各恙均已。

○ 王某之室，己亥五月中身热无汗，自服艾叶汤，后延予诊，脉数，苔厚而干。口渴，溲红而涸。余用三仁汤去川朴，加豆卷、黑山栀、郁金、芦根等。热势起伏，胸闷殊甚，旋发疹瘔。略佐甘凉生津，即觉口腻恶心。改用泻心汤加减。口渴不欲热饮，反喜水果，一若病机偏于热重者。然谵语虽剧，苔揩腻白罩黄，稔知中有痰饮。转用温胆汤加竹黄、竹沥、郁金、菖蒲、雪羹等，呕出痰涎盆许，热退神清，不思冷物矣。此暑湿挟痰之证，其中渴饮喜凉之际，最难支持者。病人苦求其弟龚某，欲觅西瓜解渴，虽死不怨也。设泥热则握冰，胸前罨冰，能无偾事否。温病挟痰、挟水、挟气、挟食均多，见识不清，则难已病，不可不审。（《周小农医案》）

施今墨医案

○ 张某某，女，62岁。

昨日急急出城探视女病，烈日当空，途中亦未少休，当晚又赶回城内，劳苦乏倦，在院中乘凉时竟然入睡，夜间即感周身酸楚无力，今晨已觉发热，头晕，自汗，口干不思饮，恶心不欲食，大便两日未解。舌苔薄白，六脉濡数。

辨证立法：白昼外出受暑，夜晚乘凉感风，是为伤暑之证。患者年逾六旬，体力本已不足，更易受暑感佩，急拟清暑热祛风邪为治。

处方：

鲜佩兰10克，鲜苇根15克，厚朴花6克，鲜藿香10克，鲜茅根15克，玫瑰花6克，鲜薄荷6克，嫩桑枝18克，冬桑叶6克，益元散15克（鲜荷叶包煎），川郁金6克，半夏曲6克，酒黄芩6克，建神曲6克，酒黄连3克。（《施今墨临床经验集》）

陈憩南医案

○ 病者：曾仰山之妻，年二十六岁，体素弱，澄海人，住汕头。

病名：仿暑腹痛。

原因：时当盛暑，登楼浇花，至晚头眩，天明无恙，越数日腹痛，适月事后期，医作经治，而不知其有暑邪也。

证候：满床乱滚，时时发昏，四肢发厥，冷汗常流，家人惶骇，惊为不治。

诊断：得六脉细涩，沉候数而鼓指有力。询家人曰：畏热乎？大便秘乎？小便数而无多乎？其夫从旁对曰：然。余曰：病系感暑不发，伏于肠胃，阻碍气机，因而作痛。脉症合观，其为暑因误补而腹痛，可无疑矣。其夫曰：最先延吴医诊治，谓系停污，服胶艾四物汤加香附，不应。次加红花、桃仁，不应。继再加三棱、莪术，又不应。乃转请秦姓老医，谓是中气大虚，肝风内动，服黄芪建中汤，加入平肝驱风之药，服三剂而痛转甚。遂日夜叫呼，饮食俱废，发昏作厥，病遂日深。更医多人，毫无寸效。不得已恳救于福音医院之洋医（怀医生、莱医生），咸谓周身灰白，乃系血流入腹，非剖视不可。举家商酌，绝对不从。今先生曰仿暑，药必用凉，但内子虚甚，其能胜乎？余曰：语云，急则治其标。西昌喻氏曰：议病勿议药，议药必误病。诚哉其言乎？且夫人惟体正虚，不能托邪外出，是以真面目不露，率尔操觚者，乃致误耳。经曰：暑伤气。又曰：肺主气。今肺被暑伤则气虚，气虚不能统血流行，是以脉见细涩，而外形肺虚之本色，周身灰白，西医所以误谓血流入腹也。如果见信，克日呈功。

疗法：主用清热则暑邪自除，腹痛可止，清热通气汤极效。

午后三时，水煎取服，翌日再服。

处方：清热通气汤。

羚羊角一钱（先煎），金银花二钱，钩藤钱半，滑石粉三钱（包煎），小青皮一钱，全青蒿钱半，陈枳壳一钱，甘菊花钱半，川厚朴一钱，淡竹叶钱半，条黄芩二钱，杭白芍三钱。

效果：一剂能眠，二剂思食，适月事通，病良已。

廉按：伤暑腹痛，何至满床乱滚，实因诸医不明因症，漫用成方，误补致剧。此案诊断时，全在一番问答，始得查明其原因，对症发药，药既对症，自能应如桴鼓。故诊断精详，为医家第一之要务。（《全国名医验案类编》）

许珊林医案

○ 马姓妇。夏月患气喘呕吐，头汗如雨，粒食不进，已二日矣。乃邀余诊。其脉洪大而数，舌苔微白，中心黄而四旁带赤。余曰："此暑邪充斥肺胃，气失肃降而喘。"乃以葶苈子、知母、南花粉、枇杷叶、碧玉散、川连，一剂而愈。

○ 宁郡乐姓女，年及笄。夏秋之交，患腹胀痛，瞀闷呕逆，水谷不入，肢冷汗出，身热口渴，脉之浮部洪数，沉部弦劲。是为暑秽之邪，从口鼻吸受，直趋中道，入于募原，挟少阳胆火而上冲，故胸腹痛而呕逆也。方用荸荠汁、藕汁、西瓜汁、莱菔汁各一杯，磨郁金、枳实、木香、槟榔各五分，投之而瘳。（《清代名医医话精华》）

孙御千医案

○ 赵羹和令堂汪氏暑证戊子六月，赵羹和令堂，因两孙布痘而殀其一，劳碌悲伤之后，骤发寒热，呕吐头痛，汗多腹中胀闷，二便不快。城中医者，先用小柴胡汤，后因其胸闷恶心，加入草豆蔻之辛温，遂困苦不堪，乃招予治。诊左脉不弦而小弱，右洪大，头偏右痛，抽掣入巅，目白赤，时泛恶心，交申酉时，则寒微热甚，口虽渴，脘痞不能饮汤，苔白，汗出淋漓，似有昏厥之象。余曰："此非少阳证，乃暑邪由肺入胃，暑必兼湿而作壅阻，弥浸三焦气分，若延入营中，须防变幻。"遵河间法，用宣明甘露饮，一剂，症减半；二剂，寒热止。改用人参、麦冬、甘草、竹叶、半夏、茯苓、五味、粳米，霍然。（《珍本医书集成·龙砂八家医案》）

张汝伟医案

○ 汤某，女，14岁。

暑热劳动之余，猝受飓风之袭，猝然间呕吐狼藉，胸痞腹痛，形寒心热，此为中暑挟食之证，误认为痧。针灸交下，呕吐虽止，而烦躁益甚，汗点全无，脉见濡弦，苔黄厚腻，真合《内经》所谓体若燔炭，汗出而散，用疏表法。

陈香薷八分，炒香豉、朱连翘、焦枳实、猪赤苓、细生地、炒苡米、莱菔子、车前子、甘露消毒丹、六一散（包）各三钱，鲜荷叶一张（去蒂）。

二诊：投前方后，汗出如渖，腹痛除而泄亦定，暑热留恋于阳明，神志时糊，略有谵语，再与辛凉清化，宣窍治之。

紫雪丹二分（调服），鲜菖蒲三钱（打汁冲入），晚蚕沙（包）三钱，炒淡芩一钱半，鲜荷叶一张，大竹叶三十张，鲜藿香五钱（煎汤温服）。

三诊：进紫雪后，谵语定，身热退，神疲力乏，目赤如鸠眼，苔转黄腻，渴欲饮水，病势虽平，暑中挟有疫毒，再宜清热解毒为要。

冬桑叶钱半，杭菊花、连翘壳、炒丹皮、炒银花、大青叶、山栀仁、天花粉、车前子（包）各三钱，炒赤芍二钱，鲜荷叶一张。

本证始末：此云南路九江路口粉坊店主之女，大暑中劳动工作之余，忽受飓风之袭而起。此证上列三方，即告痊愈，真如暴风骤雨之来，其去也亦迅速，前后只四日耳。但当第二日汗出昏谵之际，他连请三医，其中二位，竟作痢治，用柴胡、葛根、芩、连、木香等，幸而未服，否则殆矣。

方义说明：此证第一方之扼要，是香薷之表、甘露消毒丹之解毒而清，其他化滞利小便，是引导出路。第二方病势已解，暑热之邪，易入阳明，两阳合并，故用紫雪以清心。菖蒲宣窍，蚕沙入络，淡芩清伏热。荷叶、竹叶、藿香疏散，第三方不过清其余热耳，惟大青叶一味，是注重解毒，彻底地防其再发，为得力之品。（《临症一得》）

退庵居士医案

〇高妪，六五，身热浃旬，神昏遗弱，气短耳聋，舌苔灰滞，此暑邪内陷之症，前方香豉、杏仁、石膏、知母非不清暑宣气，其如不及何？非《局方》至宝丹不能直达病所，驱邪外泄，更用清芳淡补之剂调其中，症虽危险，或可有效，先用灯心汤调进至宝丹两丸；续进：

瓜蒌皮一钱五分，橘红六分，通草六分，北沙参三钱，麦冬三钱（六味因气短重用），西瓜翠衣六分，鲜荷梗七寸，淡竹叶三十片。

两服热减神清，已能起坐如圊，惟舌赤而思冷饮，暑毒尚未销尽，与凉解血热法：

犀角五分，连翘心一钱，白金汁一小匙，通草七分，郁金一钱，滑石二钱。

一服能下黑粪数枚，内陷之邪始解，继用生脉散调理痊愈。（《肘后偶钞》）

沈奉江医案

〇先生之媳钱世嫂怀妊五月，病暑邪，壮热烦躁，抛手掷足，神识昏糊，目定直视。热时身如炭炙，赤身卧地者累日；不热则身冷如冰，面色青灰；人中掀起，舌苔黄揩而腻，腹中作痛，号呼不已，请诸道长诊视，均不敢立方。先生嘱极热时用井底泥贴其胸腹，泥为热沸。先服西瓜与薄荷绞汁数碗，继服川连、佩兰、黑山栀、连翘、子芩、郁金、菖蒲、鲜荷叶蒂、薄荷及牛黄清心丸，前后共透红白痦九次，枯皮满屑。西瓜汁共服二十余个，热势稍衰，尚难把握。先生子亦苏世兄，私与服枳实槟榔丸三钱，恐病不起而胎在腹中也。从此妊未足七月而呱呱坠地。产后又变为五色痢，日夜无度，七日不减。先生以为生机绝望矣。与服桃仁承气，略见小效；并以鸦片灰泡汤服之，而痢渐稀，调理月余始安。（《三三医书·沈鲂翁医验随笔》）

王士雄医案

〇李德昌之母，仲夏患感，医诊为湿，辄与燥剂，大便反泻，遂疑高年气陷，改用补土，驯至气逆神昏，汗多舌缩，已办后事，始乞诊于孟英，脉洪数无伦，右尺更甚。与大剂犀角、石膏、黄芩、黄连、黄柏、知母、花粉、栀子、石斛、竹叶、莲心、元参、生地之药，另以冷雪水调紫雪丹。一昼夜，舌即出齿，而喉舌赤腐，咽水甚痛。乃去三黄，加银花、射干、豆根，并吹以锡类散，三日后，脉证渐和，稀糜渐受。改授甘凉缓剂，旬日后，得解坚黑矢而愈。

〇濮东明令孙女，素禀阴虚，时发夜热，少餐不寐。仲夏患感，发疹，汛不当期而至。孟英用犀、羚、知、贝、石膏、生地、栀、翘、花粉、甘草、竹叶、芦根等药，疹透神清，惟鼻燥异常，吸气入喉，辣痛难忍，甚至肢冷。复于方中加元参、竹茹、菊叶、荷杆；各患始减，而心忡吐沫，彻夜不瞑，渴、汗、便黑，改投西洋参、生地、麦冬、小麦、竹叶、黄连、珍珠、百合、贝母、石斛、牡蛎、龟板、蔗汁诸药而愈。季秋适姚益斋为室。

〇许少卿室，故医陈启先生之从女也。夏初患感，何新之十进清解，病不略减，因邀诊于孟英。脉至弦洪豁大，右手为尤，大渴大汗，能食妄言，面赤足冷，彻夜不瞑。孟英曰：证虽属温，而真阴素亏，久伤思虑，心阳外越，内风鸱张。幸遇明手，未投温散，尚可无恐。与龙、牡、犀、珠、龟板、鳖甲、贝母、竹沥、竹叶、辰砂、小麦、元、丹参、生地、麦，为大剂投之。外以烧铁淬醋，令吸其气；蛎粉扑止其汗；捣生附子贴涌泉穴。甫服一剂，所亲荐胡某往视，大斥王议为非，而主透疹之法。病家惑之，即煎胡药进焉！病者神气昏瞀，忽见世父启东扼其喉，使药不能下咽。且嘱云：宜服王先生药。少卿闻之大骇，专服王药，渐以向愈。而阴不易复，频灌甘柔滋镇，月余始能起榻。（《王氏医案》）

王汉皋医案

○ 一老妇，暑月觉似乱拳由内撞外，满腹乱疼，时歇时作，六脉虚大不数，亦汗，二便不闭。乃伤暑夹食也。用四君加香薷、薄荷、乌梅、白芍、扁豆，略加肉桂、丁香、神曲，一剂疼止，又用六君加白芍、谷芽，数服痊愈。（《王氏医存》）

汪廷元医案

○ 江元韬姻翁侄女，长夏发热头昏，口渴，乃冒暑也。数日后，汗大泄，痰鸣壅闭，食入即呕，下利不止，脉虚细无力。是谓五虚。予以为暑伤元气，而药剂过当，以至于此。而犹云暑邪所为虚虚之误，祸不旋踵矣。以六君子加粳米、五味等。再服症转，旬余乃安。

○ 巴文或兄令爱，暑月壮热，舌苔黄，烦渴热饮，间有谵妄。至五日，舌转黑苔，湿润有津，知其热淫于内。与连翘、黄芩、青蒿、麦冬、赤芍、竹叶、元参、甘草，势已稍减。或又荐他医。医以脉来数而无力，喜热饮而凉，舌苔黑而不燥，不知火极似水，认作寒证。詈予前手药误，举家无措，乃立温散一方，又令以姜汤送消暑丸。病人更烦躁无耐，其乃弟独强予救之。予以胃中按之牢若痛，转矢气，黑苔微干，已有应下之症，宜以咸寒苦辛泄之。用大承气汤二剂，大便始通，各症虽退，而黑苔反燥，夜间潮热，仍与犀角地黄汤加减而后愈。（《广陵医案摘录》）

李振声医案

○ 余门人吴澜之叔母，七月，病寒热，服姜而昏不知人。一医投大黄，一医投附子，昏益深。诸医皆曰：脉无根，中死法。翁诊之，独曰：不中死法。脉弦而缓，非无根。病得之暑伤手少阴心。用大黄、附子皆死，用散药生。令服鲜紫苏汁，即能言，索饮食。他医明日诊之，皆曰：脉有根，不中死法。（《李翁医记》）

孙文垣医案

○ 竹匠妇孕五月患心痛，究所由，为失足堕楼也。教饮韭菜汁一盏痛随止。又服他医药二帖，心复痛，吐鲜血盈盆，胸间冲冲上抵，痛不可言，危在顷刻。再诊六脉皆洪大，汗出如雨，喘息不相续。亟令移居楼下，与益元散五钱，紫苏汤调服。戒之曰：今夜若睡，听其自醒，切勿惊动，汗止即苏也。服后果睡，至晓汗敛，胸膈不痛，喘息亦定。再与固胎饮一帖痊安。先是邻医诊之，谓吐血脉宜沉细，今反洪大，又汗出喘息不休，危在今夜。见病起，来询曰：孕妇不得汗、下及利小便，谓之三禁。昨剂悉犯之，而反获效，何也？曰：医贵审症。盖妇之汗，非由病，以楼居低小，当酷暑热逼故也。汗血去而胎失养故上抵，喘息不续。移楼下避暑气，益元散为解暑圣药，紫苏又为安胎妙品，气下则血归元，而病痊矣。法出《医垒元戎》中，四血饮是也。乃唯唯而退。（雄按：紫苏虽安胎，大汗如雨者，不嫌太散乎？请酌之）。（《续名医类案》）

杜子良医案

○ 晏氏，夏月感受暑热，呕吐不止，心烦壮热，人事昏瞀，满舌滑腻苔，岌岌可危，举室慌乱。予曰：暑邪深入心包，蔓延三焦。先以白矾水定其呕吐，继进三石汤清涤暑邪。服后人事清醒，舌仍滑腻，仍以前法出入加减，烦热退，胸痞开，舌苔腐化，转用清心凉膈，以善其后。（《药园医案》）

袁桂生医案

○ 马某，女，30岁。

今年七月患暑病。初由幼科某君诊治，用青蒿、六一散、瓜蒌、贝母等药三剂，又用大黄等药二剂，大便虽通，而病不退。幼科仍主张用大黄，病家不敢从，乃延予治。病人午后发热，胸闷不舒，口燥溲热，膈间热较他处为甚，舌苔黄薄有裂痕，脉滑兼数。盖暑湿蕴伏，肺胃病在上焦，攻下只通肠胃，与肺无涉也。治宜轻清开化上焦，则病自愈。拟方用杏仁、沙参、贝母、蒌皮各二钱，桔梗一钱，石菖薄六分，佩兰一钱五分，连翘三钱，黄芩、麦冬各二钱，鲜石斛三钱，枇杷叶一片，煎服。明日复诊，述昨药服后，夜间能睡，热通，胸闷亦除。但觉饥而欲食耳。遂以原方去菖蒲、蒌、贝、桔梗、黄芩、杏仁，加丝瓜络、天花粉、甘草，两剂而安。凡病在上焦，皆不可用重药。叶天士言之最详。此即《素问》所谓："其高者，因而越之"之义，盖不仅指吐法言也。

○丁某，女，年逾六旬。

病延多日，由其婿金峙生君延予治。胸次闷塞不舒，饮食不进，身不发热，惟胸部一片热，溲热口干，舌苔薄腻，脉弦小滑，此暑湿痰滞郁结上焦不通。先宜宣开上焦，然后再议调补。方用石菖蒲三分，香橼皮、佛手、佩兰、枳壳、桔梗各一钱，麦冬、杏仁各一钱五分，连翘二钱。接服两剂，胸闷松，稍能进粥汤，惟心悸怔忡，头晕汗多，盖病退而气血虚也。遂易方用北沙参、白芍、干地黄各二钱，黄芪一钱，枣仁、柏子仁各三钱，香橼皮八分，麦冬一钱五分，甘草五分。接服四剂，诸恙悉除矣。（《丛桂草堂医案》）

金子久医案

○天暑地热，经水沸溢，上见吐衄，下见崩漏，血去之后，营阴大耗，暑热乘虚羁入营分，是以身热暮剧，口渴引饮，肝阳乘扰阳明，烦闷气逆懊憹，脉象左部弦芤，右部大小不匀，当用清营通络，佐以潜阳平木。

犀角尖，鲜生地，赤芍，粉丹皮，连翘，黑山栀，橘红，参三七，广郁金，石决明，牛膝，白茅根。（《金子久专辑》）

郑在辛医案

○吴瑾仲郡宰令政年近五十，素有经水似崩之证，乃气血两虚之体也。暑月出门拜寿，劳而中暑，归家手足麻木厥冷，汗出如浴，脉细如丝，此气虚中暑，正合清暑益气证。不虞前医作中寒治，用人参一两，加干姜、附子、半夏、吴萸，其时手足虽温，汗虽旋止，而虚烦畏热，席地而卧，渐至怔忡不寐，日夜频餐，有类中消。内伏暑邪，时时泄泻，如斯四十余日，日服人参二三两，又拟加鹿茸以止泻，病家惟恐亡阳急脱，请余诊治。切脉至止调匀，虽虚细而兼数，虚则有之，未至于脱也。人参当用，不须若是之多，此中暑之膈消也。用人参三钱，白术、茯苓、石斛、麦冬、五味子、当归、丹皮、枇杷叶、甘草，兼补兼清，出入加减。五日后即登床而卧，十日后即食减如常，半月后，经水行多，即加黄芪、枣仁，而减少人参，去丹皮、枇杷叶、麦冬。但家事多劳，气血本虚，参芪补剂，服之经年，而不能少间耳。

○苏茶馆内人夏氏，年近五十，身素瘦弱，盛暑得病半月，历医数人。因其身热烦躁，舌干口燥，间出妄语，胸前发红疹数十点，皆作伤寒治之。至十七日，招余一诊，以备终事。诊其脉，细迟无力，重取欲绝，并无伤寒六经形证。乃中暑虚热也。以汤试之，惟咽一口，响至少腹，唇口虽干，全无血色，渴惟热饮，病中日出大便，惟三日未通，此腹馁，非阳明内实也。斑乃胃虚，虚火游行于外，急用米汤以救胃气。药用人参、白术、麦冬、五味、茯苓、甘草、陈米。甫一剂下咽，即神清舌润，斑俱散矣，劝其进食，其夫恪守前医之言，坚不与食，至夜则咬牙寒战，现虚寒真象。再用理中、苓、桂，温补回阳，后虽欲进食而胃气大伤，见食既呕，乃于榻前烹炮香饵以诱之。温剂两月，方得起订。（《素圃医案》）

暑 湿

施今墨医案

○高某某，女，56岁。

盛暑酷热，贪食生冷，院中乘凉，深夜始睡。今晨忽腹痛如绞，腹泻四次，恶心呕吐，不思食，头痛微热，腰酸身倦。舌苔薄白，六脉濡数。

辨证立法：外感暑湿，内伤寒滞，互相中焦，胃失和降，故呕吐、不食。脾乏健运，因似腹泻。即予祛暑、利湿、和胃、健脾法治之。

处方：

藿香梗4.5克，苍术炭10克，扁豆花6克，苦桔梗4.5克，白术炭10克，扁豆衣6克，姜厚朴6克，陈广皮4.5克，云茯苓10克，白通草4.5克，炒薏仁12克，姜半夏6克，炒香豉10克，干芦根12克，炙草梢3克，大红枣3枚，鲜生姜3片。

二诊：服药二剂，呕吐腹泻均止，但觉胸腹不适，食欲欠佳，全身酸软无力，头已不痛，但觉晕。

处方：

云茯神10克，厚朴花4.5克，野于术4.5克，云茯苓10克，玫瑰花4.5克，陈皮炭6克，佩兰叶10克，益元散（用鲜荷叶包煎）10克，炒枳壳4.5克，扁豆花10克，甘桔梗4.5克，扁豆衣10克，炙草梢3克。（《施今墨临床经验集》）

叶熙春医案

○蒋某，女，27岁。

日间冒暑受热，夜来露宿感凉，初起形寒，继而壮热无汗，头胀而痛，胸闷欲呕，周身关节酸痛，脉象浮弦而数，舌苔白薄。暑为表寒所遏，阳气不得伸越，先拟疏表。

杜苏叶5克，防风3克，广藿香9克，佩兰9克，蔓荆子6克，青蒿6克，白蒺藜9克，银花5克，六月霜9克，夏枯草9克，丝瓜络15克。

二诊：服药后汗出，身热大减，胸闷未宽，脉象转缓，舌苔薄腻。暑热尚未尽除，再以宣化继之。

广藿梗6克，佩兰8克，制厚朴5克，炒枳壳5克，陈皮6克，云苓12克，陈青蒿6克，丝瓜络9克，淡竹叶9克，六一散9克（鲜荷叶包），夏枯草9克。（《叶熙春专辑》）

汪逢春医案

○唐女士，15岁。

初诊：七月二十四日。

头痛，形寒身热，肌肤干涩，无汗，泛恶欲呕，腹部阵痛，舌苔垢厚，两脉细弦滑数。饮食内伤，暑邪外束。拟以芳香疏化，防其逆传。

陈香薷七分，鲜佩兰钱五，鲜藿香钱五（三味同后下），制厚朴钱五（川连七分同炒），制半夏三钱，白蔻仁钱五，大腹皮三钱（洗净），枳壳片钱五（苦梗一钱同炒），姜竹茹三钱，新会皮钱五，鲜煨姜七分，苦杏仁三钱（去皮尖），大豆卷三钱，焦麦芽四钱，鲜佛手三钱，太乙玉枢丹二分（研末，小胶管装好，匀两次送下）。

二诊：七月二十五日。

药后得汗而诸恙均减，大便已通，小溲不畅，腹痛虽缓，气坠后痛不止，舌苔未化，两脉弦滑。暑邪渐解，积滞未化。再以芳香疏通，防其转痢。

鲜佩兰钱五，鲜藿香钱五（同后下），制厚朴钱五（川连七分同炒），鲜佛手三钱，焦麦芽四钱，赤苓皮四钱，花槟榔三钱，鲜煨姜七分，生熟赤芍钱五，建泻片三钱，煨葛根七分，保和丸四钱（布包），麸枳壳二钱，木香梗一钱，上上落水沉香末二分，白蔻仁末二分（二味同研，胶管包好，匀两次，药送下）。（《泊庐医案》）

陆观虎医案

○病者：刘周氏，女，43岁。

辨证：暑湿（咳嗽）。

病因：暑湿上蒸，肺气失宣。

证候：头晕，咳嗽作呛，左腿抽痛，泛恶，脘中不舒，喉堵。脉细弦。舌质红，苔浮黄。

治法：宣肺顺气，清暑利湿。

方药：

朱连翘6克，大贝母9克（去心），陈皮丝6克，白蒺藜9克（去刺炒），炒赤芍6克，益元散9克（鲜荷叶包刺孔），杭甘菊9克，焦苡米9克，黛蛤散9克（包煎），冬瓜子6克，生枇叶6克。

方解：以冬瓜子、枇杷叶止其咳嗽。大贝母、黛蛤散清化痰热。朱连翘治喉堵。杭菊、白蒺藜清风热、疏肝风，治头晕。赤芍泻肝散瘀。陈皮开胃、顺气、化痰，祛其脘中不舒。焦苡米化湿。益元散、薄荷叶清化暑湿。

○病者：杨何氏，女，32岁。

辨证：暑湿。

病因：外感暑湿，秽浊伤脾。

证候：发冷，身热，头痛，泛恶，脘闷。脉细数。舌质红，苔浮黄腻。

治法：疏化暑湿。

方药：

鲜佩兰6克（后下），炒青蒿9克，鲜荷梗6克，杭甘菊6克，青陈皮各6克，扁豆衣9克，制半夏6克，炒黄芩6克，益元散9克（鲜荷叶包刺孔），焦麦芽9克，鲜藿香6克（后下），白蔻仁6克（杵），焦苡米9克。

方解：鲜佩兰、鲜藿香祛暑开化秽浊。益元散清化暑湿，兼利小便。陈皮、半夏和胃止恶，白蔻仁治脘闷。青蒿、黄芩抬其冷烧。焦麦芽、扁豆衣、焦苡米化湿醒脾和胃。杭甘菊、小青皮平肝清热，治其头痛。连服三剂即愈。

○病者：张某某，女，40岁。

辨证：暑湿。

病因：暑湿郁结，肝脾两虚。

证候：气短自汗，头晕眼花，脘堵，畏寒，发凉，纳少，腹胀。脉细濡，舌红苔微黄。

治法：清暑利湿，柔肝扶脾。

方药：

云茯苓6克，炒青蒿6克，猪赤苓各6克，焦苡米9克，扁豆衣9克，青陈皮各6克，浮小麦9克，杭白芍9克（炒），大腹皮9克，杭甘菊6克，六一散9克（包）。

方解：以浮小麦止其自汗。杭甘菊清热而利头目。焦苡米、扁豆衣清暑扶脾渗湿之用。猪赤苓、云茯苓、六一散清暑渗湿利水。青蒿清内热而祛发凉。大腹皮治腹胀。青陈皮消脘堵而开胃。杭白芍入肝脾二经，柔肝扶脾而健脾运。

○病者：高某某，女，35岁。

辨证：暑湿（便秘）。

病因：暑湿互滞，肠胃不和。

证候：脘腹作痛而堵，大便不顺，呕吐，心跳，头晕，气短。脉细弦。舌质红，苔浮黄。

治法：疏解暑湿，兼和肠胃。

方药：

鲜佩兰6克，建曲炭9克，益元散9克（鲜荷叶包刺孔），苏梗6克，山楂炭9克，扁豆衣9克，木香3克，大腹皮9克，保和丸6克（包煎），炙半夏6克，小茴香6克。

方解：鲜佩兰、益元散、鲜荷叶疏化暑湿而止头晕与心跳。苏梗、木香理气，治其脘腹作痛。山楂炭、建曲炭、保和丸、扁豆衣健脾运和肠胃。炙半夏止呕吐。连服三剂病即告痊矣。

○病者：林某某，女，17岁。

辨证：暑湿（鼻衄）。

病因：暑湿蕴结化火。

证候：全身酸懒，鼻衄，喜睡，肛门前发痒，气短、纳少，便燥。脉细弦。舌质红，苔微黄。

治法：清暑利湿。

方药：

鲜佩兰6克（后下），丝瓜络6克（炙），天花粉9克，云茯苓9克，藕节9克，猪赤苓各6克，焦苡米12克，山楂炭9克，益元散9克（鲜荷叶包刺孔），焦稻芽9克，陈皮丝6克。

方解：鲜佩兰、益元散、鲜荷叶祛暑化浊，和胃渗湿升阳。藕节止鼻衄。天花粉治便燥。焦稻芽、陈皮、山楂炭健运和胃。丝瓜络通络治全身酸懒。云苓、焦苡米、猪赤苓渗湿健脾，喜睡是为湿困，故须理湿。

○病者：成某某，女，18岁。

辨证：暑湿（吐泻）。

病因：寒湿伤脾，素体阳虚。

证候：腹痛吐泻，手足厥逆。脉沉细。舌苔灰白。

治法：温中化湿，祛寒逐秽。

方药：

炒黄连6克，苏梗6克，广木香3克，山楂炭9克，建曲炭9克，大腹皮6克，焦稻芽9克，荷梗6克，扁豆衣6克，土香饼9克（包），鲜佩兰6克（后下）。

方解：苏梗、广木香理气祛寒止痛。鲜佩兰芳香化浊祛暑。炒黄连泻心清火，行气解郁，以化寒火而止吐泻。扁豆衣消暑除湿，降浊升清。荷梗清暑通气。焦稻芽、山楂炭、建曲炭温中健脾和胃。大腹皮下气消胀。七香饼（丁香皮、甘松、益智仁、砂仁、广皮、莪术、香附）治寒湿内阻。（《陆观虎医案》）

凌晓五医案

○姑奶奶，暑风秽湿互扰阳明，升降不和，寒热如潮，脘闷络酸，口干溺少，脉弦滑数，苔黄腻。惟恐汗出不彻，转受白痦之弊，治宜清解一法。

连翘，川斛，赤苓，川郁金，银花露，佩兰叶，青蒿子，益元散，纯钩，牛蒡，地骨皮，杏仁，竹茹。（《三三医书·凌临灵方》）

张畹香医案

○治松林薛妇，年三十余，暑月手足麻木，瘛疭，不能起立，立即倒。俗医谓之摇头痧，诸药不效。予诊脉弦小。《名医论》云：暑湿入肝则麻木。用生地、归身、阿胶、木瓜、刺蒺藜、滑石，服之即效。是暑湿直中肝经也。

○又莲河桥马妇，八月间患伏邪，久亦手足麻木瘛疭，舌净鲜红，亦以此汤愈。是暑湿传入肝经也。又乎水妇女，年三十余，壬戌九月间，在松林，往诊。病由八月间，身热咳嗽，因避难不能服药。至是则瘛疭神昏，脉弦，身微热而咳嗽尚有。予谓是暑湿由肺传心入肝，当先从肝心退出，仍归肺分则净若可。用薄荷、杏仁、桑叶等则身可凉也。于是以生地、归身、刺蒺藜、麦冬、益元、木瓜、银花、连翘、石菖蒲数剂，瘛疭除，神清，而身反大热咳痰，再用辛凉合领邪外出法乃愈。（《三三医书·医病简要》）

袁桂生医案

○张某，女，14岁。

初觉身体困倦，饮食无味，越两日薄暮，先恶寒，旋即发热，谵语不识人，手舞，吃吃然笑不休，口渴烦躁，其家骇怪，以为痧，又以为邪祟。至夜深时，叩门延诊，予视其脉，滑数不调，舌尖红，舌苔白腻，身热有汗，盖暑湿痰滞蕴结于中焦之病也。用小柴胡合小陷胸汤去人参，加滚痰丸三钱，同煎，服后得大便三次，神清热退，能安睡矣，但尚不知饥，仍与小柴胡汤加枳壳、桔梗、佩兰、益元散，二服而瘳。（《丛桂草堂医案》）

黄云台医案

○钱某，女，22岁。

白痦渐退，热有起伏，甚于下午，入夜胸中烦闷，汗多淋漓。此气分之邪留恋，考之经训，阴气先伤，阳气独发，后贤义取甘寒宣化，然恙久质弱，又属产后，诚恐顾此失彼。诊脉左弦数，右濡细数，舌白不多饮，食下腹鸣且痛，鹜溏，必兼暑湿，治非易也。

羚羊角，丹皮，茯苓，建曲，通草，白薇，地骨皮，泽泻，谷芽，稻叶。

二诊：据述咳大减，寒热亦轻，有往来之象。参以和解升阳，原方去羚羊角，加西洋参、青蒿。（《黄氏纪效新书》）

贺钧医案

○李某，女。

热邪内蕴，暑湿外蒙，充蔽三焦，欲从燥化而未果，是以壮热虽减，而汗尚未布，疹子甫从外达，四末尚未全及，左脉不甚了了，心烦谵妄，舌苔糙白，舌根满腻，邪热由气分而传营分之据。拟清营达邪，不致内陷肢冷呃逆为顺。

鲜生地一两，香豆豉四钱（合杵），香白薇四钱，净连翘三钱，大杏仁三钱，赤苓四钱，益元散五钱（荷叶包），黑山栀三钱，上银花四钱，粉丹皮三钱，荷叶一角。

二诊：昨从清营达邪立法，夜来烦扰就安，表热亦减，惟未霍然退清，午后又复烦躁，热势较甚，舌苔黄浊虽松，后半未净，脉数已减，疹点亦就退。种种见证，气分伏邪仍未全透，纯凉固嫌太早，温解又非所宜，仍守清营达邪为治。

鲜石斛四钱，薄荷一钱（合杵），净连翘三钱，酒

子芩二钱，大杏仁三钱，云神四钱，黑山栀三钱，竹茹一钱五分，炙甘草八分，益元散五钱（包）。（《贺季衡医案》）

金子久医案

〇甲寅，大塘兜陆梯云夫人（首方）。（闰五月三十日）

孕已四月，病起八日，时在炎日酷暑，所受之邪，无非暑热伤气。暑必挟湿。暑为天之阳气，湿为地之阴气，阳邪从上而受，阴邪从下而受，二气相搏，上下无间。上焦气伤而化痦，下焦气阻而不便，痦少疹多，便闭溲短，暑湿之邪无由出路，头为之痛，耳为之聋，夜不安寐，胃不思食。前日无汗，体若燔炭；现在有汗，身如燎原。口渴喜饮，舌质燥白。左脉滑数，右脉濡滞。叶香岩先生论白痦一症，多是暑湿氤氲气分。治法从气分着想，做千金苇茎汤加羚羊清肺以解肌，参石斛清胃以泄热。

羚羊角，丝瓜络，生子芩，白杏仁，连翘，滁菊，鲜石斛，黑山栀，薄荷叶，生苡仁，银花，芦根。

又二方（六月初一日）：

产育未逾一年，后孕已越四月，血虚营热，一定无疑。迩来吸受暑湿，热邪由肺犯胃，阻气入营，蒸腾于外，为痦为疹；氤氲于内，为烦为闷。耳有蝉鸣，头有胀痛，昨夜稍得安寐，今早尤能安睡。汗泄溱溱，肌腠热势渐渐和缓。病起已有九日，便闭已过一旬。口淡无味，舌白少苔，左脉流利如珠，右脉窒塞如滞。红疹多于白痦，气热胜于营热。治法似宜甘淡轻清，藉以宣泄肺胃气分。

羚羊角，连翘，银花，生子芩，鲜石斛，白杏仁，瓜蒌皮，生苡，芦根，佩兰叶，青蒿子，丝瓜络。

又三方（初二日）：

昨下一点钟，身体复热，迨至三点钟，始得开凉，热剧无汗，热缓有汗，脘闷气逆，口渴喜饮，大便未病先闭，屈指已有旬余，小溲亦见通利，少腹时或作痛，胸腹、手臂发现痱子，时觉瘙痒，甚而作痛。舌薄腻，口觉淡味，左脉滑动而大，右脉塞滞而小。暑湿热邪，皆伤气分，蔓延三焦，阻塞二腑。最关系者，孕已四月，设有腹痛迁延，便有带病小产。治法当清气分之邪，所谓治病则胎自安。

连翘，羚羊角，竹叶，生子芩，瓜蒌子，杏仁，芦根，银花，鲜石斛，荷梗，佩兰叶，丝瓜络，知母。

又四方（初三日）：

暑为熏蒸之气，湿乃氤氲之邪，所在气分，必在肺胃。气分为病，无形无质；暑湿为患，忽凉忽热。昨夜已见身凉、有汗，顷晨倏尔身热、无汗，胸脘满闷，足骱酸楚，一昨少腹似痛而胀，目前痛胀似有若无，大便过旬不下，自觉后重欲圊，小溲每日一行，所行亦不过利，三焦窒滞，决渎失司。最可虑者，孕已四月，用药诸多室碍，见症变幻不一。左脉流滑，固为孕之正脉；右脉窒滞，确是气之贲郁。清气、清热，是为扼要。天气炎热，身体燔炭，设或一旦增剧，便是束手无策。至以疹点或多或少，亦是热邪忽潮忽平。现在邪在气分居多，治法不外清气范围。

熟石膏，知母，银花，连翘，生芩，黑山栀，芦根，羊角，薄荷，杏仁，荷梗，鲜石斛，丝瓜络。

又五方（初四日）：

暑湿之邪，如烟如雾；气分之阻，无形无质。大便十多日不更衣，小溲每周度一通行，下流既窒，上流必塞，督闷脘满，在所不免，烦冤嗳气，亦所当然。胸膺红疹较少，手臂丹痱密多。昨夜窘寐能安，今晨热尚燎原，汗出颇少，转侧殊多。病起十有二日，并非表邪过郁；阴虚怀孕之体，津液难保无伤。脉滑，孕之正脉；脉滞，气之抑塞。凉膈散泻膈上无形之热，羚羊法潜肝中未动之风。

连翘，黑山栀，知母，熟石膏，银花，广郁金，薄荷，生子芩，风化硝，羚羊角，芦根，鲜石斛，荷梗。

又六方（初五日）：

暑湿热邪，本无形质，所伤在气，固无疑义。怀孕四五月之躯，发热十三日之久，未始不伤于阴分，难保无耗于津液，舌转灰燥，是为确据。脘满嗳气，口渴引饮，气分尚有蒸腾之火；潮热暮剧，殊多汗泄，营分亦有燎原之势。手臂红痱较少，头面丹疹尚多，大便十日不下，小溲昼夜一行，三焦窒阻，六腑闭塞，一团气火，无从出路。热病以津液为材料，治法以甘凉为注重。可恃者，神气清爽；所怕者，热势剧烈。左脉尚滑大，与病不悖。

鲜生地，黑山栀，银花，连翘，鲜石斛，白茅根，荷梗，西洋参，广郁金，知母，瓜蒌，蜜石膏，竹卷心。

又七方（初六日）：

胸膺红疹，如有若无；头面丹点，倏多忽少。两臂亦有红点，并不密布，形状渐热，昼缓夜剧。口渴随热随起，昨日热缓，神倦欲睡，至夜热甚，身多转侧，热甚、热缓，皆少汗泄。脘宇有时懊憹，有时呕泛，口中或觉淡腻，或觉甜腻，大便十多日不临圊，小溲每昼夜一通行，腑气一日不通，潮热一日不平。患起十四日之久，津液必两就其伤，气分蒸腾之热，无形无质；营分燎原之火，忽焰忽灭。左脉搏指而滑，右脉弦细而数，舌中灰腻，舌尖白净。甘凉清气以生津，咸寒滋阴以津液。

西洋参，蜜石膏，知母，银花，鲜斛，生子芩，荷梗，瓜蒌子，广郁金，连翘，元参，竹心，鲜生地，藿香。

青蒿露煎药。

又八方（初七日）：

发热有十五日之久，大便有十八日之闭，潮热或起暮夜，或起日昼，烦闷随热剧而长，随热缓而消，热甚转侧多动，热减神倦少睡。手臂红痱稀少，头面丹疹密多，胸腹又见如晶白瘩，口味自觉淡而兼甜。脉不更动，仍形左大右小；舌不迁变，依然外白里腻。怀孕四五月之多，纳食十余日不进。气津阴液已耗，气火营热尚炽，种种见端状似瘅疟。瘅疟之原委，阳亢而阴亏，治瘅疟之法程，喻嘉言为最妙。当仿其旨甘凉濡胃。

西洋参，蜜石膏，知母，淡甘草，鲜生地，生子芩苗叶，鲜石斛，青蒿子，银花，瓜蒌皮，元参心，竹卷心。

又九方（初八日）：

孕已四五月之多，病有十六日之久，疹瘩风波已平，肌肤自觉癣痒，瘅疟潮热未定，身体仍形发热，或剧于下午八点钟，或甚于下午四点钟，每剧烦冤懊憹，转侧多动，逾时神清气爽，安静欲睡。前半苔不多，后半苔亦少，脉象左三部滑大，右三部滑数。大便十九日不下，小溲每周度一行，下流虽有窒滞，腹笥并不胀满，急遽攻涤，必妨阴液，昔贤所谓下不嫌迟。不过脏气不通，潮热急难就轻。治法仍宜甘凉咸寒，藉以清降而保津液。

鲜生地，西洋参，元参，淡甘草，蒿梗，子芩，风化硝，蜜石膏，蜂蜜，银花，知母苗叶。

又十方：

午诊脉象，左脉滑大，右脉滑数；顷诊脉息，左手稍缓，右亦不急。舌质前半仍形少苔，后半亦不多苔。潮热之势，忽轻忽重，烦闷懊憹，随热随起。转侧多动，亦随热而至；气急口渴，又随热而来。热势发现，时刻无定，日久阳亢阴虚，热久津伤液耗，疑是瘅疟，似不悖谬。大肠、小肠，均被热阻，大便十九日不通，小溲每周度一行。脘宇或有呕吐，或有甜气，皆热腾之征，亦气升之兆。治法重于甘凉，不免腻于膈间；若不重于甘凉，津液难以维持，况正值虚多邪少，舍甘凉别无良策，参用咸寒沉降，以润腑、润燥，稍加流动气机，以助传道之职。

西洋参，蜜石膏，蜜枳壳，天花粉，元参，橘红，炒知母，大豆卷，捣生地，风化硝，元参心，净银花苗叶，枇杷叶。

霍斛汤煎药。

又预拟方：

预拟甘凉寒咸，藉以保津润液，如得更衣者用之，如不更衣者停之。

西洋参，麦冬，知母，银花，生子芩，橘红，青蒿子，滁菊，云曲，绿豆苗叶。

霍斛汤代水煎药。

又十一方（十七日）：

身热日渐见退，疹瘩亦已尽回，周身之癣痒似不可禁，胃思食而加餐，寤安静而多寐，五月之身孕并无动静，二旬之便闭未觉临圊。左脉滑大并无刚躁之势，右脉虚小颇有柔软之形。舌质不红、不紫、不燥、不湿；口味或甜、或腻、或苦、或干。阴分为迁延而戕伤，气分有余邪而未尽，腑气窒滞，碍难滋养，尚宜甘凉，廓清胃腑。按九窍不和，多属胃病也。

绿豆衣，黑豆衣，瓜蒌仁，柏子仁，白杏仁，生子芩苗叶，省头草，西洋参，元参心，冬瓜仁，连翘仁，净银花。

又十二方（二十日）：

前日大便已通，所下尚嫌不多，肠中留蓄之垢，未必廓然一清。下流既少通降，上流必有窒滞，气分淹留之邪，尚难速化营分，郁伏之热，未易遽清。所恃胃纳渐增，津液自为来复，于是五月身孕，相安无事。潮热尚未尽退，盗汗颇多。左脉流滑而大，右脉柔软而数。舌质或光或白，口味时甜时腻。治法仍守前意，无须更易法程。

西洋参，绿豆衣，黑豆衣，子芩，扁石斛，滁菊苗叶，佩兰叶，瓜蒌子，忍冬藤，连翘，炒知母，桑叶。

又十三方（二十三日）：

前日便下不多，昨日后午亦少，二十多日之积垢，尚不足以尽其余，腑道失迫降之司，腹筒有痛胀之状。六腑以胃为长，胃气以通为顺，胃气窒则腑亦窒，腑气降则胃气亦降。胃少通，腑少降，得食之后，脘宇为胀，气分淹留之邪，亦难骤然廓清。潮热退，掌心尚见焦灼；自汗少，盗汗反为殊多。口甜腻，舌少苔，左脉大，右脉软。孕耽五月，病缠一月。治法通阳明之腑，藉此化气分之热。

西洋参，瓜蒌仁，佩兰叶，生子芩，彩云曲，扁斛，绿豆衣，黑豆衣，川雅连，净银花，新会皮苗叶。

又十四方（二十四日）：

大便连下三次，所下仍形不畅，腑中定有未尽之垢。身体复热三日，掌心更觉烦灼，气分尚有淹留之邪，口中时甜、时淡、时腻，脘宇午通、午窒、午胀，头觉晕眩，舌中淡光。自汗不少，盗汗更多。左脉弦大而数，右脉滑大而数。病势迁延一月，态疲系于五月，身热如此纠缠，余邪如此缱绻。半由阴分之亏，半由阳气之亢，余烬未尽，凤垢未下，急难遽用滋养，又难过用清凉，不若仍用苦寒坚阴、甘凉清气为平稳也。

西洋参，银花，佩兰叶，生子芩，炙枳壳，炒知母，吴萸，炒川连，连翘，黑山栀，焙滁菊，扁石斛。

青蒿露代水煎药。

又十五方（二十五日）：

自汗颇多，气分蒸腾之余邪未尽化也；盗汗更多，阴分淹留之余热未廓清也。自汗多则气分愈伤，盗汗多则阴分愈亏，亏则易于生热，热则肝阳易升，嗳气、头胀，乃肝病之确据；发热、口渴，是阴虚之现象。凤垢未去，新垢又来，一两次之更衣，不足以尽其余。口有甜味，舌有薄白，左脉弦滑，右脉柔软。仍宜两清气阴，略佐辛芳，藉化湿浊。

西洋参，熟石膏，知母，佩兰叶，吴萸，川连，茯神，扁石斛，生子芩，炙枳壳，鲜佛手，冬桑叶，银花。

青蒿露煎药。

又十六方（二十六日）：

掌心热，足心亦热；自汗多，盗汗亦多，中宫自觉窒滞，纳食为之不加，寤寐尚称安宁，口味又觉淡腻。舌苔薄白，里多外少；脉象依然，左大右小。肺胃蒸腾之热，不易速化，肠腑留蓄之垢，又难遽清。昨夜两手麻木，头窍又觉晕胀，耳有鸣响，目无昏花。阳明之络为热灼而致虚，厥阴之风由液少而致动，阴阳两就，其伤营卫，两不相治，为寒为热，不得不防。治法辛甘化风，参用酸甘化阴。气分尚有留邪，仍用石膏、石斛以泄蒸腾之焰；阴分犹有伏热，尚宜黄连、黄芩以清遗余之烬。

桂枝，炒白芍，淡甘草，生子芩，石膏，川石斛，明天麻，吴萸，炒川连，炙枳壳，西洋参，滁菊，佩兰叶，桑枝叶。

青蒿露煎药。

又十七方（二十七日）：

桂与芍为辛甘化风，芍同草为甘酸化阴。络中之风，得辛甘略形休息；身中之阴，得酸甘略形敛抑。于是昨日身热较退，迨至深夜亦不复热，手臂酸麻又不觉重，头目晕胀尚觉如故。气分蒸腾之焰未能扑灭，阴分蕴蓄之热又难廓清。自、盗两汗，依然不少，肛门里急，仍不临圊。脉象左大右小，舌苔里腻外白。治法仍祖前意，略行变通数味。

桂枝，炒白芍，佩兰叶，生子芩，银花，炙枳壳，扁石斛，吴萸，炒川连，淡甘草，熟石膏，茯神，西洋参，桑枝叶。

青蒿露煎药。

又十八方（二十八日）：

表邪已解，里气已通，尚有氤氲之热，运出毛孔，遂使汗泄浆浆，动静皆多。病延三十多日，怀孕亦有四五个月，一身津液已为邪伤，一团余热未获消灭，于是而补虚，则热不能化；于是而清热，则虚不能任。虚热纠缠，一至于此。左脉虚软而大，右脉沉软而滑。舌质朝薄见腻，暮见淡光。口味时或淡腻，时或干燥。治法半补其虚，参用半清其热。

西洋参，青蒿子，奎白芍，麦冬，银柴胡，元参，地骨皮，佩兰叶，生子芩，茯神，忍冬藤，扁斛。

又十九方（二十九日）：

手心热，足心亦热；自汗多，盗汗亦多。久热则阴亏于内，多汗则阳越于外。阳不入阴，寤不恬寐，病后意中之事，尚不足以为虑。舌质外见淡光，里见薄腻。脉象左部数大，右部滑数。手臂时或酸楚，头窍时或胀满。三十多日之病缠，津液岂有不耗；四五个月之怀孕，营阴安能充足。气分蒸蒸之热，运出于毛孔，营分炎炎之火，逼入于肝胆。一半补虚，一半清邪，使正气不为清而致虚，则邪气不为补而树帜。

西洋参，笕麦冬，知母，净枣仁，扁石斛，忍冬藤，淡甘草，云茯神，白芍，焙滁菊，生子芩，元参心。

青蒿露煎药。

又二十方（七月初一日）：

手心属手少阴经，足心属足少阴经，四肢又为诸阳之本，热势剧于两心、四肢，盖热久阴分之亏，其原由阳气之亢。病机迁延三十余日，怀孕亦有五个多月，阴分虚者益虚，阳气亢者益亢。气分余波之热，时消时长；营分未尽之火，忽焰忽熄。舌质中央淡光无苔，脉象重按柔软数大。滋少阴之液，以潜浮阳；濡阳明之津，以泄余热。

紫丹参，黄柏，知母，西洋参，麦冬，扁石斛，生子芩，白芍，元参，淡甘草，云神，忍冬藤。

青蒿露煎药。

又二十一方（初二日）：

疹从营出，痦从气化，见回已过半月，余邪尚有淹留，内则蔓延气腑，外则布散血络，满面发现瘰垒，手臂又见痱瘰，胸膺一带，亦有显现。发热剧于手足两心，酸楚觉于左右两腕，动多自汗，静多盗汗，脘不知饥，头有晕胀。迤逦三十多日，怀孕五个余月，熏蒸之热氤氲于内，浮炎之火迫现于外，耗伤气津，消烁阴液。舌质中光少苔，脉象左大右数。两清气营，藉养阴液。

西洋参，人中黄，茯神，滁菊，紫丹参，生子芩，扁石斛，忍冬藤，麦冬，茅根，丝瓜络，奎白芍。

青蒿露煎药。

又二十二方（初三日）：

热起于足之涌泉，延于手之劳宫，有汗则衰，无汗则盛。纳食之后，脘宇自觉满胀；热甚之际，头窍又觉晕胀。动则自汗较少，静则盗汗尚多。汗出沾衣，身发痱瘰。痱者，小节也；瘰者，瘰也，痒如虫行，痛如针刺。半由气分未化之余邪，半由血络无形之风热。左脉虚弦而大，右脉沉数而滑。口渴朝剧，舌质淡光。清气分之余热，泄血络之风热。

生首乌，笕麦冬，扁石斛，西洋参，黑荆芥，生子芩，绽谷芽，甘中黄，真滁菊，炒白芍，忍冬藤，白茅根。

青蒿露代水煎药。

又二十三方：

手足热多属阴亏，头晕胀确是阳亢。阴既虚，阳既亢，营分虚热易生，气分余邪愈留，汗出见湿，乃生痤痱，有时癣痒，有时疼痛。得食脘觉满胀，入夜寤少恬寐。手臂时或酸楚，身体时或罩热。左脉虚弦而大，右脉沉数而滑。口渴剧于上午，舌光现于中央。治法养胃中之津，藉以潜身中之热。

生首乌，石决明，真滁菊，甘中黄，西洋参，笕麦冬，云茯神，扁石斛，生子芩，绽谷芽，荷叶梗，忍冬藤。

青蒿露代水煎药。

又预拟方：

有孕久病，血液无有不伤；有汗多热，阳津未始不耗。气液已由迁延而不复，余邪必淹留而未清。诸病变出，由此来也。手足心热独高，头臂之疡极多，时痒时痛，纯红无白，无非热在阳明血络。舌光少苔，淡而无绛，不外虚在阳明气津。胎前宜凉，病后宜清，预拟凉血清气，以备善后调理。

西洋参，麦冬，白芍，绿豆衣，扁石斛，生子芩，吉林参须，真滁菊，橘络，茯神，茅根，淡甘草。

大生地露代水煎药。（《三三医书·和缓遗风》）

顾仪卿医案

○ 某女，14岁。

七月初忽然患病，三日后始行告知呕吐不止，胸中懊憹极甚；昼夜不安。切其脉，沉细而数。自言心中觉热而外身不热。请医看视，方中虽有发表之药，而掺入川朴、磨枳实、莱菔子等味，以为表里双解。予为断不可用，即用葛升汤。因其吐不止，方中去升麻，以淡芩三钱代之；外不热而脉不扬，去芦根，再加薄荷根四钱、玉枢丹四分，磨冲，希其得汗邪解。服两剂后，头上稍有微汗，吐虽止而懊憹如故。再四踌躇，细思此证必因内蕴暑邪、外为寒气所遏。是以身不热而脉沉细数，懊憹者，即暑邪所伏也。遂于原方中去玉枢丹，加桂枝木六分、芦根四钱，取白虎桂枝之意，服后即一汗而解。加芦根而少用者，因桂枝辛温，非暑日所宜，故以芦根监制也，后遇此等症可以为法。（《医中一得》）

陈士楷医案

○ 李妻。伏邪有浅深之殊，邪从阳明而达，必见呕逆；邪从少阳而达，必见疟象；若蕴久不达，则熏蒸而传疹瘑。始发之时，须求表里俱通，庶少反复。据述始起寒热如疟，继则反转壮热神烦，或间凛寒，经七八日，颈有晶瘑，更衣失通，躁扰口渴，苔黄泛恶，脉象濡数。古人云：暑先入心，暑必兼湿。又云：热不外达，必致里结。此证暑湿郁蒸，未能速达，致热结于阳明，气分宣降失司。想伏热以达表为轻，下行为顺，今表里三焦未尽通过，热从内讧，虑其津液受劫，致多传

变。叶氏谓时邪须顾津液，又云疹子为邪热外露之象，见后宜热退神清，方为外解里和。爰拟清宣伏邪，参以疏腑，望其热退便行，庶无反复，不致风动神昧为吉。

大豆卷，山栀，青蒿，郁金，枳实，竹茹，天花粉，石斛，赤苓，玄明粉，黄芩，碧玉散。（《陈良夫专辑》）

暑　温

陆观虎医案

○病者：刘某某，女。

辨证：暑温。

病因：时当暑令邪热伤气，更因产后乳痛，气血双亏，元气不足与暑相搏。

证候：羔经七天，发冷发热，头痛肢痛，纳少，腹痛乳少。脉细数。舌质红、苔微白。

治法：芳香化浊，清凉祛暑。

方药：

淡豆豉12克（炒香），青蒿4克（炒），炒栀子4克，杭甘菊4克，鲜佩兰4克（后下），丝瓜络4克，陈皮丝4克，忍冬滕9克，半夏曲9克，益元散9克（包），鲜藿香6克（后下）。

方解：藿香、佩兰芳香化浊和中。益元散、青蒿拟祛暑热而利湿。淡豆豉解表退温热。栀子清三焦蕴热。丝瓜络、忍冬藤通络以止肢痛。半夏曲、陈皮丝化湿痰和胃。杭甘菊平肝清热，止头痛。

二诊：服药三剂后发冷、腹痛已止。纳增，身热退而未净。肢痛仍作，头痛脉细濡，舌质红，苔黄。暑湿见退乃按原方，去淡豆豉、炒栀子，换桑枝、宣木瓜各9

克，以去肢痛。连服五剂后又来复诊。

三诊：身热已净，肢痛已止，头痛亦减，乳汁已多。脉细，舌质红，苔微黄。暑湿已退，按二诊方去益元散、鲜藿香二味，再服三剂霍然而愈。

○病者：李某某，女，13岁。

辨证：暑温。

病因：感受暑邪十余天，化热而致。

证候：发热头晕头痛，胸闷腹痛，纳呆便燥，溲黄。脉细弦，舌质红，苔浮黄腻。

治法：芳香化浊，清暑利湿。

方药：

鲜佩兰6克（后下），淡豆豉6克，炒栀子4克，苏梗6克，蔻仁6克，杭甘菊4克，川通草3克，光杏仁9克，山楂炭5克，焦建曲6克，焦苡米12克，益元散4克（包）。

方解：鲜佩兰芳香化浊，和中。豆豉解表退热，止胸闷。甘菊平肝清热，止头痛。栀子清三焦之热。山楂炭、焦建曲、焦苡米、蔻仁健脾利湿，治纳呆。益元散清暑利湿。杏仁宣肺。苏梗顺气。川通草清热利水。（《陆观虎医案》）

湿 温

周小农医案

○ 陈永芳之室，虹口。戊戌首夏，身热有汗，面油，胸闷异常，口渴欲得冷物，溲红而短。脉糊数，舌苔揩腻色白。一医泥其渴饮，以为温热，用鲜石斛六钱，鲜地、石膏称是。服之恶心吐出，转延余诊，决其中有湿浊停阻。初进杏仁、薏仁、滑石、通草、蔻仁、竹茹、知母、半夏、芦根、玉枢丹，服之胸闷顿减，热势起伏，有时厥冷。转用香豉、山栀、通草、杏仁、滑石、连翘、薏仁、半夏、川朴、野蔷薇花、苏叶、竹茹及郁金、菖蒲末。肢转暖，胸前发疹痦，胸闷大退。向之渴喜冷饮者转喜热饮，稍温即拒，且涌吐冷涎，喜卧向日暖处（前卧偅朋僻处，且妄言）。移榻时坐起即厥，目定，口噤，肢冷。诊时齿震，言謇不清。进半夏、橘红、赤苓神、白僵蚕、远志、菖蒲、郁金、淡姜渣、蔻仁、薏仁、胆星等。痉定，冷涎略少，腹闷，连得矢气。进礞石滚痰丸。得便，病减大半。续与化痰理湿，热退而安。此湿温之痰湿重者。（《周小农医案》）

丁甘仁医案

○ 邹某，女。

湿温九天，身热午后尤甚，口干不多饮，头痛且胀，胸闷不能食，腑行溏薄，舌苔薄腻带黄，脉象濡数，左关带弦，温与湿合，热处湿中，蕴蒸膜原，温布三焦，温不解则热不退，湿不去则温不清，能得白痦，而邪始有出路，然湿为黏腻之邪，最难骤化，恐有缠绵之虑。姑拟柴葛解肌，以去其温，芳香淡渗，而利其湿。

软柴胡八分，葛根一钱五分，清水豆卷三钱，赤苓三钱，泽泻五钱，银花炭三钱，连翘二钱，鲜藿香一钱五分，鲜佩兰一钱五分，神曲二钱，大腹皮二钱，通草八分，荷叶一角，甘露消毒丹（包）四钱。

二诊：湿温十二天，汗多，身热虽减，而溏泻更甚于前，日夜有十余次之多。细视所泻之粪水，黑多黄少，并不臭秽，唇焦齿垢，口干欲饮，饮入肠鸣，小溲短小而赤，舌边红，苔干黄，脉象左濡数，右精迟，跌阳之脉亦弱。此太阴为湿所困，清气下陷。粪水里黑多黄少，黑属肾色，是少阴胜跌阳负明矣，况泻多既伤脾，亦伤阴。脾阳不能为胃行其津液，输动于上，伤阴津液亦不上承，唇焦齿垢，职是故也。书云：自利不渴者属太阴，自利而渴者属少阴。少阴为水火之脏，为三阴之枢，少阴阴阳两伤，上有浮热，下有虚寒，显然可见。脉证参观，颇虚正不敌邪，白痦不能外达，有内陷之险，欲滋养则碍脾，欲温化则伤阴，顾此失彼，殊属棘手。辗转思维，惟有扶正祛邪，培补中土，冀正旺则伏邪自达，土厚则虚火自敛，未识能弋获否。

人参须一钱，米炒于术二钱，清水豆卷四钱，云苓三钱，生甘草三分，炒怀山药三钱，炮姜炭三分，炒扁豆衣三钱，炒谷芽、苡仁各三钱，干荷叶一两，陈仓米一两（煎汤代水）。

三诊：湿温两候，前方连服三剂，泄泻次数已减。所下粪水，仍黑黄夹杂，小溲短赤，口干欲饮，齿缝渗血，舌边红，苔干黄，脉象濡数，尺部细弱，白痦布于胸膺脐腹之间，籽粒细小不密，伏温蕴湿，有暗泄之机。然少阴之阴，太阴之阳，因泻而伤，清津无以上供。泻不止，则正气不复，正不复，则邪不能透达，虽逾险岭，未涉坦途也。仍宜益气崇土为主，固胃涩肠佐之。

吉林参一钱，米炒于术二钱，生甘草三分，云苓三钱，炒怀山药三钱，炒川贝二钱，禹余粮三钱，炒谷芽三钱，橘白一钱，炒薏仁三钱，干荷叶一角。

四诊：湿温十七天，泄泻已减七八，粪色转黄，亦觉臭秽，太阴已有健运之渐，白痦布而甚多，色亦显明，正胜邪达之佳象。口干而腻，不思谷食；睡醒后面红，稍有谵语，逾时而清，脉濡数而缓，舌质红苔黄。良由气阴两伤，神不安舍，余湿酿成痰浊，留亦中焦，胃气呆顿。今拟七分扶正，三分祛邪，虚实兼顾，以善其后也。

人参须八分，炒于术一钱五分，炒川贝二钱，云苓神（辰砂拌）各三钱，远志一钱，炒淮药三钱，橘白一钱，炒谷芽仁各三钱，清水豆卷三钱，佩兰一钱五分，清炙枇杷叶二钱。（《丁甘仁医案》）

○ 万老太太。阴虚体质，肝气挟痰饮交阻，氤氲之邪外袭，蕴湿内阻，太阴阳明为病。身热晚甚，有汗不解，咳嗽痰多，头痛眩晕，胸闷不思饮食，舌质红，苔黄腻，脉濡滑而数，本虚标实，虑其增剧。姑拟疏邪化痰，宣肺和中。

清水豆卷三钱，仙半夏三钱，大贝母三钱，赤茯苓三钱，炒扁豆衣三钱，炙远志一钱，焦楂炭三钱，广陈皮一钱，炒谷芽三钱，生苡仁三钱，干荷叶一角，佩兰梗一钱五分。

二诊：身热渐退，脘痞撑胀，时轻时剧，纳谷减少，腑行溏薄，痰多咳嗽，口干不多饮，舌质红、苔薄腻，脉象左虚弦，右濡滑。肝气肝阳上升，痰湿互阻，肺脾肃远无权，还虑缠绵增剧。今拟平肝理气，和中化浊。

旋覆花一钱五分，代赭石三钱，仙半夏二钱，稆豆衣三钱，象贝母三钱，赤茯苓三钱，炒扁豆衣三钱，陈皮一钱，乌梅炭五分，广木香五分，砂仁壳八分，干荷叶一角，炒谷芽三钱，苡仁三钱。

三诊：身热已退，脘痞撑胀略减，腑行不实，纳谷减少，舌质红，苔薄腻，脉象左虚弦，右濡滑。荣血本亏，肝气肝阳上升，湿痰逗留中焦，肺脾肃运无权，能得不生枝节，可望入坦途。再宜柔肝理气，和胃畅中。至于夜不安寐，亦是胃不和之故也。

炒白芍二钱，旋覆花一钱五分，代赭石四钱，赤茯苓三钱，炒枣仁三钱，炙远志一钱，仙半夏二钱，广陈皮一钱，煨木香六分，稆豆衣三钱，干荷叶一角，炒扁豆衣三钱，炙乌梅四分，炒谷芽、苡仁各三钱。

四诊：肝气渐平，脘痞撑胀大减，夜寐稍安，惟头痛眩晕，口舌干燥，舌苔干腻，脉弦小而滑。荣血亏耗，肝阳升腾，扰犯清空，痰湿未楚，脾胃运化无权。宜柔肝潜阳，和胃化痰。

白生芍二钱，代赭石二钱，全福花一钱五分，稆豆衣三钱，朱茯神三钱，炙远志一钱，炒枣仁三钱，枳实炭（同拌）一钱，橘白一档，炒杭菊一钱五分，川贝母二钱，生熟谷芽各三钱，钩藤三钱，荷叶边一角。

五诊：胸闷脘痛，脐腹饱胀，头眩咳嗽，舌苔干腻，脉弦细而涩。此血虚不能养肝，肝气横逆，犯胃克脾，通降之令失司。木喜条达，胃以通为补，再拟泄肝理气，通胃畅中。

当归须一钱五分，大白芍二钱，银柴胡七分，潼白蒺藜各一钱五分，朱茯神三钱，砂仁八分，橘白络各一钱，金铃子三钱，全瓜蒌四钱，制香附一钱五分，煅瓦楞四钱，黑芝麻三钱，炒谷麦芽各三钱，地枯萝三钱。（《丁甘仁晚年出诊医案》）

○ 黎小姐。素体两天不足，伏邪湿热内蕴，少阳为病，肺胃宣化失司，寒热日作，早轻暮重已延三候，口干不多饮，咳嗽咯痰不爽，舌苔薄腻，小溲短赤，脉象濡滑而数，本虚标实，显然可见，颇虑正不胜邪，致生变端。姑拟和解枢机，宣肺化痰，尚希明正。

南沙参三钱，软柴胡一钱，仙半夏二钱，赤茯苓三钱，新会皮钱半，生泽泻钱半，光杏仁三钱，象贝母三钱，冬桑叶三钱，佩兰梗钱半，冬瓜子三钱，炒谷麦芽各三钱，甘露消毒丹四钱（包煎）。

○ 项太太。湿温后气阴两亏，余湿留恋，脾胃不和，口有甜味，脘中嘈杂，纳少，小便短赤，汗多心悸，动则头眩，舌前半红绛，中后微腻，脉象细弱。宜养正和胃，苦化湿热。

西洋参钱半，川雅连（水炒）三分，川贝母二钱，瓜蒌皮三钱，朱茯神三钱，青龙齿三钱，白通草八分，广橘白一钱，佩兰梗钱半，生熟谷芽各三钱，浮小麦四钱，嫩钩钩（后入）四钱。

○ 解太太。湿温五候，身热较轻不退，咳嗽痰多泛恶，不能饮食，舌苔薄腻，脉象濡滑带数。余邪蕴湿酿痰，逗留上中二焦，肺胃宣化失司。还虑正不胜邪，致后变迁。今拟和解枢机，宣气淡渗，尚希明正。

银柴胡一钱，嫩白薇钱半，仙半夏二钱，赤茯苓（朱砂拌）三钱，白蔻壳八分，姜竹茹二钱，福泽泻钱半，光杏仁三钱，象贝母三钱，炒谷麦芽各三钱，佩兰梗钱半，冬瓜子三钱，枇杷叶（去毛）四张。

○ 胡太太。湿温挟滞，太阴阳明为病。身热两候，得汗不解，胸闷泛恶，口干不多饮，遍体骨楚，舌边红，苔薄白而腻，脉濡滑而数。此无形之温，与有形之湿蕴蒸募原，湿不化则气不宣，气不宣则湿不化。拟解肌达邪，芳香化湿。

粉葛根钱半，炒豆豉三钱，藿香梗钱半，枳实炭一钱，制小朴一钱，仙半夏二钱，赤茯苓三钱，白蔻壳八分，福泽泻二钱，炒麦芽三钱，姜竹茹二钱，甘露消毒丹（包煎）四钱。

○ 王太太。湿温三候，身热朝轻暮重，有汗不解，胸痞泛恶，小溲短少，腑行溏薄，舌苔白腻，脉象濡滑而数。此无形之伏温，与有形之痰湿互阻募原，太阴阳明为病，还虑缠绵增剧，姑拟疏阳明之经邪，化太阴之蕴湿。

清水豆卷四钱，粉葛根钱半，藿香梗钱半，赤猪苓各三钱，福泽泻二钱，制川朴一钱，仙半夏三钱，大腹皮二钱，六神曲三钱，白蔻仁八分，佩兰叶钱半，甘露消毒丹（包）四钱。

二诊：湿温二十三天，身热有汗不解，朝轻暮重，口干不欲饮，且有甜味，腑行不实，小溲短少。脉象左弦、右濡滑。此无形之伏邪，与有形之痰湿互阻募原，少阳阳明太阴为病。湿为阴邪，阴盛格阳，故身热而不欲饮也。还虑缠绵增剧，今拟和解枢机，助阳化湿。尚希明正。

银柴胡一钱，清水豆卷四钱，熟附片八分，赤猪苓各三钱，福泽泻钱半，仙半夏二钱，陈广皮一钱，制苍术一钱，大腹皮三钱，白蔻仁八分，制小朴一钱，范志曲二钱，佩兰梗钱半。

三诊：湿温二十四天，身热上午已减，下午依然，有汗不解，口干不欲饮，咳嗽痰多，且有甜味，小溲短少，舌苔薄腻，脉象左弦、右濡。伏邪痰湿逗留募原，少阳阳明太阴三经为病。湿痰渍之于肺，清肃之令不得下行，故咳嗽气逆也。还虑缠绵增剧，再宜助阳化湿，宣气淡渗。

熟附片八分，清水豆卷四钱，光杏仁三钱，赤茯苓三钱，生泽泻钱半，仙半夏二钱，陈广皮一钱，制苍术一钱，制小朴一钱，炒苡仁四钱，佩兰梗一钱，白蔻仁八分，冬瓜子皮各三钱。

四诊：湿温二十五天，身热上午轻减，下午依然，入夜更甚，苔腻稍化，咳嗽加盛，脉象濡滑而数。伏邪蕴湿酿痰由募原而上，渍之于肺，清肃之令不得下行，且蕴湿为熏蒸，黏腻之邪，最难骤化，所以身热而不易退也。还虑缠绵增剧，再宜和解渗湿、宣肺化痰。

嫩前胡钱半，仙半夏二钱，银柴胡一钱，赤茯苓三钱，水炙远志一钱，水炙桑叶皮各钱半，光杏仁三钱，象贝母三钱，通草八分，福泽泻钱半，薄橘红一钱，生苡仁四钱，冬瓜子三钱。

○ 郁小姐。湿温十九天，有汗身热，时轻时剧，手指逆冷，渴喜热饮，白㾦布而即隐，舌苔干腻而黄，胸闷泛恶，谷食不进，神疲萎顿，脉象左细弱模糊，右濡滑而数，重按无神。此气阴两伤，津无上承，湿热痰浊逗留中焦，肺胃宣化失司。颇虑正不胜邪，致厥脱之变。勉拟养正和胃而化痰湿，未识能得转机否？

南沙参三钱，吉林参须八分，川象贝各二钱，赤茯苓三钱，广橘白一钱，炒竹茹钱半，通草八分，嫩白薇钱半，嫩钩钩（后入）三钱，枇杷叶（去毛）四张，鲜建兰叶（去毛）五张，香稻叶露（后入）四两，佛手露（冲服）一两。

○ 盛小姐。发热六天，表不热而里热甚，气急胸闷，口干引饮，心中不了了，胆怯如见鬼状，适值经来，行而不多，腑气六日未行，邪热不得从外而解，反陷血室，挟痰热蒙蔽心窍，神明无以自主；阴液暗伤，津少上承，症势重险，颇虑痉厥之变。

炒黑荆芥一钱，银柴胡一钱，粉丹皮二钱，炒赤芍二钱，朱茯神三钱，枳实炭一钱，石菖蒲八分，天花粉三钱，杜红花八分，桃仁泥（包）三钱，元胡索一钱。

○ 郭小姐。伏温挟湿挟滞，太阴阳明为病，发热十八天，汗泄不畅，口干不多饮，小溲短赤，腹痛泄痢，夹血甚多，舌质红，苔薄腻微黄，脉象濡数。伏温蕴蒸阳明，湿热滞郁于曲肠，气机窒塞，表里同病。拟解肌清温，而化湿浊。

粉葛根钱半，炒黑荆芥一钱，炒赤芍二钱，炒银花三钱，连翘壳三钱，净蝉蜕八分，细青皮一钱，鸡苏散（包）三钱，苦桔梗一钱，焦楂炭三钱，象贝母三钱，香连丸（包）一钱，干荷叶一角。

二诊：湿温十九天，得汗表热略减，腹痛泄痢次数亦少，胸闷气粗，口干欲饮，小便短数，白㾦布于胸膺之间，舌质红，苔薄腻黄，脉象濡数。咳嗽、咯痰不爽，伏温湿热蕴蒸气分，肺胃宣化失司，湿浊郁于曲肠，气机流行窒塞，再宜前法进治。

粉葛根钱半，金银花三钱，连翘壳三钱，鸡苏散（包）三钱，净蝉蜕八分，苦桔梗一钱，象贝母三钱，炒赤芍二钱，焦楂炭三钱，香连丸（包）一钱，通草八分，荸荠梗钱半，荷叶一角。

○ 陈小姐。湿温匝月，正虚邪陷三阴，虚阳外越，神不守舍，脉伏肢冷，神糊谵语，气逆喉中痰声漉漉，舌质红、无津，肺金化源告竭，阴尽津枯，则危在旦夕间矣。勉拟回阳救阴，敛阳安神，亦不过尽人力，以冀天佑。

别直参钱半，大麦冬三钱，五味子五分，熟附块钱半，煅牡蛎四钱，花龙骨三钱，朱茯神三钱，生于术二钱半，川象贝各二钱，干荷叶一角，炙远志一钱，真猴枣粉二分（冲服）。（《丁甘仁医案续编》）

章次公医案

○ 应某，女。

此湿温证已逾三候，依旧耳聋、大渴，尤以大便多泄为可虑。三黄汤加苦寒清泄药。

苦参片6克，白槿花9克，川连1.2克，黄柏9克，黄芩4.5克，秦皮9克，银花炭12克，天花粉9克，绿豆衣12克，飞滑石6克（分两次冲入药中），活芦根30克。

○ 施某，女。

凡湿温证牙龈易于出血者，如见便溏，须防肠出血。今热势过高，而面色苍然，神所萧索，非病之常规也。

鲜生地30克，玄参9克，麦冬9克，银花15克，带心连翘12克，小蓟12克，赤苓12克，冬青子9克，旱莲草9克，郁金4.5克，九节菖蒲4.5克，至宝丹0.9克（分三次服）。

二诊：湿温十七日，正在紧要关头，出血虽止，依然面黄神痿，两脉数。用全真一气汤合紫雪丹，一面育阴扶正，一面慧神祛邪，此变法也。

炮附块4.5克，潞党参9克，麦冬9克，熟地12克，白术9克，五味子4.5克，淮牛膝9克，淡竹叶9克，紫雪丹0.9克（分三次服）。

三诊：热渐退，再以养阴温阳并进。

炮附块4.5克，生熟地各12克，生白术9克，炮姜灰3克，白芍12克，麦冬9克，怀牛膝9克，清炙草3克。

四诊：心脏已无问题，当侧重清热；病在三期之外，尤当注意营养。

银柴胡4.5克，青蒿9克，白薇12克，干地黄12克，白芍12克，冬青子9克，怀山药9克，生麦芽9克。

五诊：已入恢复阶段，腹胀下利，亦不可忽。

秦皮9克，川连2.4克，苦参9克，银花炭9克，枳实炭9克，山楂炭15克，白槿花9克，滑石9克，荠菜花炭9克。

○ 刘某，女。

吞厚朴末，闷已瘥减。湿温证之闷大别有二：热度高时，心脏不强之闷，其脉多虚弱；热不高亦闷者，营养缺乏居多，仲景称为虚痞。此二者，党参皆能治。厚朴、郁金之治闷，纯是健胃作用，因其芳香挥发，多少有催动血行之故，对于心脏不强，稍有助益；用于虚痞则无效。病者汗多，面色不华，虚象居多，芳香类药不宜常服。世人只解芳香化浊（栀子厚朴汤），不解甘温健脾并用之法（如泻心汤），仲景之说，衰佚久矣。

川连1.2克，姜半夏9克，干姜4.5克，党参9克，黄芩6克，粉草3克，生姜1小块，厚朴末2.4克（分二次吞）。

○ 谢某，女。

壮热一候，苔白腻满布，胸中窒闷异常，呻吟之声，不绝于耳。此温邪挟湿，交阻肠胃，非短时间所能取效，予达原饮加味。

粉葛9克，柴胡4.5克，黄芩9克，知母9克，枳实9克，槟榔9克，煨草果4.5克，白芍9克，粉草1.5克，佛手9克。

○ 陈某，女。

热十三日，舌边尖红，苔中白腻，此湿温证。病者神志有迷蒙状，胸前后呈现不明显之红点，此毒邪欲由毛窍外泄，当因其势而利导之。

银花9克，连翘9克，黄芩9克，升麻3克，竹叶30片，黑山栀9克，紫花地丁9克，赤芍9克，丹皮9克，紫草9克。

二诊：精神症状特别显著，血中热毒炽盛也。

银花9克，连翘12克，紫草6克，紫花地丁12克，丹皮9克，赤芍9克，焦山栀9克，赤苓9克，碧玉散12克（包）。（《章次公医案》）

叶熙春医案

○ 闻某，女，21岁。

温邪夹湿，困于太阴阳明，微寒身热，胸次塞闷，咳嗽多痰，不思纳谷，时时欲呕，脉滑数，舌苔薄黄，而腻。浊邪犯于清旷,肺失肃化;蕴湿留于中焦,胃失和降。拟宜畅气机,清利湿热。

清水豆卷9克、白杏仁9克(杵)、制苍术5克、炒枳壳5克、带皮苓12克、炒竹茹9克、浙贝母9克、炙橘红5克、白蒺藜9克、益元散9克(包)、生苡仁9克。

二诊:身热略减,咳嗽较稀,胸满呕恶仍有,脉弦滑,苔黄腻,湿热未清,原法加减。

制厚朴5克、白蔻仁3克(杵,后下)、浙贝母9克、姜汁炒竹茹8克、白杏仁9克(杵)、大腹皮9克、前胡6克、炙橘红6克、云茯苓12克、益元散9克(包)。

三诊:湿化热退,痰咳均减,无如邪去正虚,头昏目眩,脉象转缓,舌淡无垢。脾胃未健,再拟调理。

米炒上潞参9克、茯神9克、新会白5克、杏仁9克(杵)、仙露半夏6克、杜仲9克、炒香麦芽9克、制扶筋9克、福泽泻6克、建曲5克(包)、红枣3枚。

○ 丁某,女,47岁。

湿温一候,身热朝轻暮重,痦出未透,胸宇塞闷,沉困嗜卧,渴饮不多,大便溏薄,小溲短赤,舌尖绛,中白腻,脉滑数。宜化湿透痦。

赤苓9克、白杏仁9克(杵)、炒苡仁12克、制厚朴3克、青连翘9克、大豆卷9克、淡竹叶9克、炒大力子5克、淡子芩5克、飞滑石12克(包)、鲜芦根1尺5寸(去节)。

二诊:汗出白痦显露,身热未退,渴饮溲短,脉象滑数,舌苔黄腻。湿温化痦,邪在气分,治当清解。

青连翘9克、淡子芩5克、益元散9克(包)、川石斛12克、苡仁12克、淡竹叶9克、青蒿梗6克、白杏仁9克(杵)、炒橘红6克、赤苓12克、瓜蒌皮9克、鲜芦根1尺5寸(去节)。

三诊:白痦透达,热势渐退,胸闷较宽,渴饮亦瘥,惟昨日又增。咳嗽,湿化余热未清,苔腻转薄。再拟两肃肺胃。

白杏仁9克(杵)、瓜蒌皮9克、前胡8克、知母8克、益元散9克(包)、川石斛9克、苡仁12克、赤苓12克、泽泻6克、陈芦根15克、猪苓6克。

四诊:热退痦回,诸恙渐愈,并思纳谷,舌净,脉象缓滑。再拟清养肺胃。

米炒上潞参6克、川斛6克、益元散9克(包)、谷麦芽各9克、白杏仁9克(杵)、广郁金5克、炒橘红6克、红枣3枚。

六诊:余热未尽,津伤未复,头昏体痛,知饥少食,脉见小数,再以清养继之。

细生地12克、扁石斛9克(劈,先煎)、陈青蒿6克、神曲5克、省头草6克、生鳖甲15克、米炒麦冬12克、炒香豉3克、地骨皮9克、砂仁1.5克(杵,后下)、生谷芽8克、炒谷芽8克。

七诊:大病初瘥,湿热尽化,胃津渐充,脉缓无力,头昏心悸,耳作蝉鸣,正虚未复,再当调理。

米炒上潞参9克、生鳖甲15克、辰茯神15克、元参9克、生白芍5克、神曲5克、生谷芽8克、熟谷芽8克、砂仁1.8克(杵,后下)、稆豆衣9克、细生地12克、扁石斛9克(劈,先煎)、红枣3个。

○ 沈某,女,30岁。

形寒壮热,热度稽留在39℃~40℃之间,见汗不多,头眩,骨节酸疼。口渴喜饮,胸闷作呕,神烦不寐,大便薄泻,小便短赤,舌糙绛,脉弦数。宜和解宣化法。

柴胡3克、葛根6克、小川连2.1克、乌梅肉9克、陈蒿根6克、花粉6克、竹叶6克、佩兰6克、刺蒺藜8克、蔓荆子6克、夏枯草8克。

二诊:前方服后,壮热已减,诸症见瘥,神安得寐。但由病前任意饮食,尚有食滞于中,便下黑垢,小溲短赤如前。原方出入再进。

柴胡2.4克、威灵仙9克、蔓荆子6克(蜜炙)、南山楂9克、炙鸡金9克、竹叶8克、酒炒黄芩5克、佩兰6克、潼蒺藜9克、川石斛9克、夏枯草9克。

○ 麻某,女,32岁。

湿温三候,壮热不退,胸闷烦躁,神昏谵语,口不渴饮,小溲短少,大便秘结,舌尖边绛,苔中白腻,脉沉而数。此属湿温不从气分而解,扰及心营,有痉厥之虑,用清透宣开之法。

牛黄至宝丹2粒(分二次吞)、带心连翘12克、黑栀9克、鲜石菖蒲根8克、鲜竹茹卷心40支、炒大力子9克、飞滑石12克(包)、川贝5克、鲜芦根30克(去节)、白蒺藜8克、炒香豉5克、橘红6克。

二诊:痦露,胸宇较宽,热减,神识转清,营分之邪已得外达,而大便不下,腑气未通耳。

瓜蒌皮9克、丹皮6克、鲜石菖蒲根3克、飞滑石12克(包)、川贝5克、炒香豉5克、广郁金5克、黑山栀

9克，橘红5克，芫荽子9克，竹叶卷心40支，鲜芦根2尺（去节）。

三诊：白痦尽透，胸闷已宽，惟热势尚有起伏，并增咳嗽，再以两清肺胃。

苡仁9克，白杏仁9克（杵），赤苓9克，橘红6克，宋半夏6克，姜竹茹9克，清水豆卷9克，藿梗9克，炙前胡5克，北路太子参5克（先煎），炒香白薇8克。

四诊：热势尽退，大便亦下，咳嗽痰多，胸胁隐痛，原方出入再进。

宋半夏8克，茯苓12克，姜竹茹9克，橘红6克，焦枳实2.4克，白杏仁9克（杵），枇杷叶12克（拭包），炙前胡6克，清水豆卷8克，青蒿梗6克，广藿根5克。（《叶熙春专辑》）

俞道生医案

○ 姑娘。脉来弦软，舌根苔黄腻，湿邪郁久蕴酿成温，流连脾胃之间，阻塞升降之道，始有寒热类疟，继则寒少热多，热不遽清，入暮尤甚。胸腹发现白痦，大便欲解不通。脘中满闷者，浊邪蒙蔽清阳也。耳聋失聪者，湿热上蒙清窍也。此皆湿温所有之证，湿为黏腻之邪，温乃化热之渐，互相涵合，所以一时最难廓清者也。但此热因湿邪蒸酿而生，故欲去其热，安得不先去其湿邪？况素体湿痰，病邪尤易滋蔓，兹拟化湿为主，清热佐之，使其热势分清，仍转疟疾，庶有向愈之机。

米泔制苍术4.5克，制半夏4.5克，块茯苓9克，制川朴4.5克，原滑石9克，新会皮4.5克，福泽泻6克，焦瓜蒌9克，白杏仁9克，广藿香9克，白蔻仁1.8克（后入），鲜佛手4.5克，引鲜佩兰20克（后入）。

复诊：湿温证，大便先通，伏邪自里还表，身热得汗而解，诚佳境也。但脾胃膜原之间，余邪无不留恋，一时遽难廓清，脉右尚弦，舌根黄腻苔未化，是其明证也。且湿痰之质，中气素亏，湿偏太阴居多，而太阴为卑监之土，宜刚不宜柔，再拟调中健脾，化其余湿。饮食起居，诸宜谨慎。自来夏秋之病，余邪未清，最怕劳复、食复，古人谓病每加于小愈，岂虚语哉。

处方同前，除滑石、瓜蒌、豆蔻、鲜佩兰，加川桂枝1.5克、生谷芽12克、省头草4.5克、带壳砂仁3克（后入），改藿香为广藿梗9克。

三诊：湿温重浊之邪，逗留脾胃，盘踞膜原，一时本难清澈。脾为营之源，胃为卫之本，脾胃既病，营卫失调整，膜原为三焦之门户，实人之半表半里也。故身热已清，疹点既化之后，续发寒热，发时虽无定期，而形颇类乎疟，寒则战栗，热则汗多，纳谷仍呆，胃为湿困，消化乏其功用也。脉弦细滑，舌苔黄色复布，伏邪从中外达，吴又可谓有九传之变，即此类耳。再拟和中化湿，兼调营卫。

处方同前，除白杏仁、省头草、泽泻、鲜佛手，加炙知母9克、杭白芍4.5克、银柴胡1.5克、淡水姜2片、煨草果3克、粉猪苓6克，改米泔制苍术为苍白术各3克。（《俞道生医案》）

陈士楷医案

○ 周妻。

初诊：湿热之为病也，其传化本无一定，轻则为疟，重则为疹，治之之法，不外乎汗下清三者而已。初起身热不扬，继增哕恶，频吐黄水，胸脘灼热，汗不解而便不行，兼有头眩，口干唇燥，杳不思纳，脉象缓滑，右手带数，苔糙腻，上罩黄色。拙见湿遏热伏，阳明之气，失于宣降，遂致三焦困顿，里邪不能外达，为疟为疹，热犹未定。目前治法，汗下清三法参酌而用之，分达其蕴结之邪，以觇传化。

豆豉，山栀，左金丸，薄荷，连翘，炒枳实，块滑石，瓜蒌皮，竹茹，生大黄，玄明粉，鲜石斛。

二诊：昔人云，温邪为病，须究表里三焦。又云，阳明之邪，当假大肠为去路。前宗此意立方，进宣表通里之剂以分达三焦之邪，服后身热递和，汗颇畅而便下亦通，脘闷呕恶，渐次舒适，原属表解里和，三焦通利之象，不可谓非松候也。惟口仍作干，谷纳未旺，耳中时有鸣响，脉来濡滑带数，舌苔薄黄，尖边色红。此乃湿热之邪虽得从表里而分达，所余无几，然肺胃之津液已受其劫损，致虚阳易浮，化风上扰。目前治法，当清理余剩之湿热，以化其邪，掺入养阴生津之品，以顾其正，能得津复热退，庶几渐入康庄。

沙参，鲜石斛，肥知母，山栀，广郁金，天花粉，京玄参，泽泻，生石决，钩藤，碧玉散，香谷芽。

○ 某女。

初诊：身热旬日，不甚亦不解，汗微而稍有白痦，脘闷口干，耳听欠聪，咳痰不豁，便下溏薄，脉细滑，苔白腻。证由湿温挟痰，郁而失达，治宜宣降化利。

大豆卷，鲜菖蒲，滑石，焦山栀，广郁金，黄芩炭，象贝母，陈皮，杏仁，赤苓，牛蒡子，米仁。

二诊：湿温内发，以出表为轻，下行为顺。进宣降化利方，身热依然不扬，汗出甚微，白疹隐约，耳聋脘痞，咳痰不豁，便下涩而又秘，脉细滑，左手兼弦，苔糙腻，口干不甚喜饮。此乃无形之温邪与有形之痰湿相持不化，欲冀湿化热清，尚须时日，非欲速可以从事也。

牛蒡子，广郁金，杏仁，豆豉，橘红，连翘心，炒枳壳，辰滑石，制半夏，黛蛤散，竹茹，佩兰叶。

（《陈良夫专辑》）

张汝伟医案

○ 刘某，女，31岁。

始则形寒身热，状如疟象，继则忽寒忽热。一日夜数作，热退时汗出如浆，汗未止而形寒又作。手足额上，以手扪之，热度不高，胸亦不痞，而腹中亦不痛，但有莫名之懊侬，经水适至，胸中白痞红疹并见，但如蚊迹而不显，诊脉细而小数，苔光而润泽，根微薄腻，略有咳嗽，治予宣肺疏解法。

大豆卷、炒牛蒡、光杏仁、猪赤苓、象川贝各三钱，轻马勃、玉桔梗、粉前胡、嫩射干各八分，冬桑叶钱半，枇杷叶二张（包）。

二诊：投剂后，热略退沏有形寒，咳较松，痰黏不爽，痞见于腰事项间，胸中反隐，懊侬依然，口渴舌绛，热虽有伤阴之象，而邪尚条透达为虑，再从前意，转为轻灵。

冬桑叶、炒牛蒡、炒淡芩、炒广皮、姜竹茹各钱半，枇杷叶二片（去毛包），清水豆卷、象川贝、一光杏仁各三钱，薄荷叶八分（服二剂）。

三诊：表热退净，形寒亦除，懊侬亦解，汗多渴饮，白痞第三次。续发，甚稀疏，夜卧略有谵语；苔转干红，脉细数，经事未净，不至热入血室，宜与育阴清热。

南沙参、细生地、黑山栀、朱翘心、桃杏仁、炒丹皮、海蛤散（包）、鸡苏散（包）各三钱，炒广皮、广郁金各钱半，竹叶心三钱。

四诊：湿温两候，白痞分三次透足，今谵语已除，神气清朗，手足温和，惟口渴痰多，经事亦净，宜再育阴疏化，勿使淹缠乃吉。

西洋参八分，原金斛、细生地、带心翘、川贝母、冬瓜子、云茯苓各三钱，玉桔梗、橘白络各钱半，炒丹皮二钱，鲜芦根去节一两。

本证始末：刘女士是一女教员，住白赛仲路。此证共诊六次，计十八天，即能起床散步，可饮紫粥三盏，始末再诊，前方乃一至四方也。

方义说明：湿温之证，最属淹缠，即如此证初起时，如过投朴术之燥，必致劫津，若用柴芩法，必致热陷入营，若因夹经而用血分之药，必致内陷。诊时认定叶氏"温邪上受，首先犯肺"八字，作立方目标撤纯用轻疏宣肺之品，第二方懊侬去除，不用清心泄热，仍从前意，是以守为攻法。第三方，证情明显，然后从经事方面着想，用一些凉血清热之品。第四方，病退正虚，育阴疏化自是正常治法。此说明治病必须步骤不乱，进攻退守之间，分析不明，必致淹缠，而生变化。录之，以备参考规矩之用耳。（《临证一得》）

魏长春医案

○ 病者：方庆财之妻，年十八岁。住鄞岙。

初诊：八月四日。

病名：湿温食复。

原因：六月伺患湿温化疟，寒热旬日，服丸药截止，余湿未清。七月二十五日，误食水果、鸡鸭，寒热复发，迁延旬日，病乃加剧。

证候：发白痞晶亮，气逆喘促，胸闷，咳嗽痰韧，便闭溲少，神昏谵语，沉迷耳聋，头汗。

诊断：脉数，舌红苔薄白。湿温痰热蒙蔽，肺失清肃，胃热冲脑故神昏，痰火犯肺故喘促也。

疗法：拟麻杏石甘汤，佐以竹沥姜汁，清透肺胃热痰，兼达湿热伏邪。加紫雪丹清热开窍，小陷胸合栀豉，清搜胸膈痰湿，疏导肠胃食滞，复方图治。

处方：

紫雪丹五分（灌），炙麻黄一钱，苦杏仁三钱，生石膏八钱，生甘草一钱，制半夏三钱，全瓜蒌八钱，淡竹沥一两（冲），生姜汁一小匙（冲），焦山栀三钱，淡豆豉三钱，川连一钱。

二方：八月五日改方。服药后，白痞较昨更多，夜间潮热。咳嗽神识稍清，解燥矢一次，热痰内蕴，仍用清化。

炙麻黄一钱，苦杏仁三钱，生石膏八钱，炙甘草一钱，旋覆花三钱（包煎），瓜蒌皮三钱，川贝二钱，川连八钱，淡竹沥一两（冲），制半夏三钱，朱茯神四钱。

次诊：八月六日。白痦发透，夜间潮热，咳嗽痰韧气促，神昏谵语，便实。脉象滑数，舌红糙，苔黄白，湿温伏邪，有化燥之象。拟进清燥救肺汤，去麻杏胶用玄参，加鲜生地、朱茯神、银花、鲜竹叶、全瓜蒌、知母等，清肺化痰，润燥凉营。

三方：

桑叶三钱，枇杷叶五片（去毛），玄参八钱，知母三钱，原麦冬八钱，鲜生地八钱，生石膏八钱，炙甘草二钱，朱茯神四钱，银花三钱，鲜竹叶二钱，全瓜蒌四钱。

三诊：八月八日，昨吐胶痰甚多，神清，内热已减。夜间虽发寒热，真势极轻，咳瘥气平，胃苏脉缓舌红润，根苔黄，病已转机，仍投清燥救肺汤加减。

四方：

桑叶三钱，鲜枇杷叶五片（去毛），玄参三钱，益元散四钱，生石膏八钱，火麻仁四钱，叭杏仁三钱，旋覆花三钱（包煎），青蒿三钱，炙鳖甲四钱，鲜生地四钱，全瓜蒌四钱。

效果：服后热退胃醒，停药静养数日，强健如常。

说明：按此妇湿温化疟被截，湿遏热伏。复因杂食鸡鸭水果酿痰，当此之时，若遽大剂寒凉，势必白痦遏伏，痰热内闭结胸，故用紫雪丹清热开窍，佐麻黄姜汁之辛热，陷胸之滑润，待气机一转，伏湿化燥，虽见舌色红糙，苔黄白，邪由荣分转出气分，大剂清燥救肺，治之转燥为润。若始畏麻黄生姜汁之性热，石膏之性寒，继畏玄参地冬甘腻，只用辛凉清热、甘淡渗湿，以为药性和平，则病重药轻，恐难奏效。若谓药性猛烈太偏，则日医和田启十郎曰：凡药物皆利用其特有之偏性，以矫正病的倾向，故不偏性，则不能为药物。邹润安曰：凡药所以致生气于病中，化病气为生气者也，凡用药取其禀赋之偏，以救人阴阳之偏胜也，是故药物之性，无有不偏者。何廉臣先生曰：吾侪业医，当遵守医圣仲景之遗法，临病探源、对证发药，创所谓经验学派。诚探本之言也。

炳按：先后用药有法，说明病理治疗，可法可师。

○病者：虞氏，年四十二岁。住龚冯村。

初诊：七月二十二日。

病名：湿温类疟。

原因：操劳家政过度，阴分不足，体瘦多带。七月

初病湿温类疟，寒热无汗，医用清脾饮、达原饮等方排湿疟治，苦辛过投，湿化阴伤，症延二候。

证候：背冷身热无汗，渴不思饮，口苦且淡，呕逆，喉中梅核气塞，头重耳聋，便闭四日，带下如注。

诊断：脉弦，舌红中剥，湿温遏伏，营阴受伤，湿邪化燥，实中夹虚之证。

疗法：治宜清营达邪，使湿温外达，化疟化痦，则病有出路。

处方：

柴胡一钱，黄芩二钱，当归三钱，生白芍四钱，鲜生地八钱，丹皮二钱，玄参三钱，天花粉三钱，银花三钱，鲜首乌三钱，青蒿二钱，知母二钱，炙鳖甲四钱，鲜荷叶一角，益元散四钱（包煎）。

次诊：七月二十四日。服药后，便解二次溏薄，背冷身热有汗，口干呕逆黄水，头眩胃呆，喉中梅核气塞，脉象弦滑，舌红绛中剥脱，苔白，湿温误作疟治，正亏，邪遏，阴虚宜滋，湿邪宜渗，体质病证相反。治宜顾本为主，佐以搜营中伏邪，仿喻嘉言清燥救肺汤加减。

次方：

桑叶三钱，枇杷叶三片（去毛），苦杏仁三钱，玄参三钱，原麦冬三钱，生甘草八分，鲜生地八钱，青蒿三钱，炙鳖甲四钱，鲜石斛三钱，知母三钱。

三诊：七月二十六日。服后背冷较减，身热稍瘥，口味苦，胃气略展。舌红绛光滑，中剥苔薄，喉中气塞，便解溏酱，耳窍失聪，卧床，不起坐。脉象弦滑，拟搜阴分伏邪。

三方：

青蒿三钱，炙鳖甲四钱，银柴胡二钱，玄参三钱，天冬三钱，紫菀三钱，鲜生地八钱，鲜首乌三钱，鲜石斛三钱，生甘草一钱，知母三钱，原麦冬三钱，朱茯神四钱。

经过：服药后，泻溏酱粪五次，口舌润泽。病家周泻不安，改延丈亭镇胡子木先生诊，拟养阴祛邪法。用鲜石斛、鲜生地、知母、青蒿、竹叶、秦艽、半夏、银柴胡、郁金、甘草、川朴、川连等味。拟方颇具卓识，服后湿化泻止。苔化，舌红绛光滑，口干，病家因丈事路远不便，次日复邀余诊。

四诊：七月二十八日。脉象虚数，用清燥养液育阴法。

四方:

鲜石斛三钱,鲜生地八钱,知母三钱,鲜首乌三钱,玄参三钱,淡竹沥一两(冲),生白芍四钱,炙甘草一钱,火麻仁一钱,驴皮胶三钱(另炖冲),原麦冬三钱,炙鳖甲四钱,冰糖拌炒生石膏四钱。

五诊:七月三十日。服药二剂,颈项胸背发出白痦甚多,色白如晶,胸喉气塞,痰韧,小溲热长,便解酱粪,虚里穴震跃。脉象虚数,邪少虚多,用复脉法。

五方:

炙甘草二钱,原麦冬三钱,鲜生地八钱,炒麻仁四钱,驴皮胶三钱(另炖烊冲),北沙参五钱,生白芍五钱,淡竹沥一两(冲),鲜石斛三钱,玄精石四钱,炙鳖甲四钱,生牡蛎八钱,辰茯神五钱。

六诊:八月三日。热退,白痦晶亮未隐,口润味苦。舌色淡红润,根苔薄白。脉缓,夜少安寐,便解燥粪,痰韧,两耳已聪,胸脘喉间塞满。当其白痦透发之前,见胸闷,应以育阴透痦为主。今热退痦透,脉静舌润,仍见胸脘喉间塞满,当属胃虚客气上逆。若误解陆九芝先生之言,以丹瘀斑疹,四者之齐与不齐,以脘闷之解与未解为辨,仍用透达则误矣。况陆氏曰,有是四者热必壮,四者之解与不解,以汗出之透与未透为辨,临证以辨明虚实寒热为主。今当宗金匮旋覆代赭汤,去姜、枣,加麦冬、麻仁、白芍、朱茯神、紫菀、川贝、钗石斛等。和中降逆,养胃润燥。

六方:旋覆花三钱(包煎),代赭石八钱,西党参三钱,炙甘草一钱,制半夏一钱,原麦冬四钱,炒麻仁四钱,生白芍五钱,朱茯神四钱,紫菀三钱,川贝二钱,钗石斛三钱。

七诊:八月六日。白痦渐隐,胸脘气畅,盗汗,喉间觉燥,胃醒思纳,寐安,便解燥粪,脉缓,舌淡红润,营卫不和,气液两虚。拟六君子汤加减。

七方:西党参三钱,怀山药四钱,朱茯神四钱,橘白一钱,炙甘草一钱,制半夏二钱,原麦冬四钱,生白芍四钱,川石斛三钱,北沙参三钱,大生地四钱,远志一钱。

效果:得补精神恢复,服此方数剂,病愈。

炳按:此证曲折多端,中途易医,体又瘦弱,素有带下,阴虚阳旺可知,而能收功,亦云幸矣。(《慈溪魏氏验案类编初集》)

杜子良医案

○ 高女,病时证,请一市医诊治,云系伤寒。投以麻黄汤,嘱进两帖,初进烦躁,再进必霍然。如法而行,初果烦躁,再进则昏沉谵语发狂,请其复诊,谓为邪入阳明腑。以大承气下之,药后大吐大泻,肝风内动,四肢抽搐,舌干无津。高乃大骇,茫然无所措,托友来恳。诊时两手振振起劲,六脉俱伏,予曰:此病甚危,究竟初起如何?高云:初病寒热,头身俱痛,服药后变症若此。予曰:此药误变成坏症。此刻未能决定何病,予意先定吐泻,再商后法。予以温胆汤合左金丸,服后吐泻俱定,肝风不熄,抽搐昏迷如故,改进增液汤。肝风定,抽搐平,舌上津回,转现滑白苔,神识清醒,身痛而胸痞,汗出频,仍现出湿温本来面目之象。改用三仁汤,滑苔腐化,胸痞开,身痛释,病乃大愈,此症的系湿温,误认伤寒,鞠通吴氏所谓:汗之则神昏,下之则洞泻是也。(《药园医案》)

沈奉江医案

○ 陶氏妇病湿温,始延龚医,用茅术、川朴燥药,服二十四剂不效。神情萎顿,气息奄奄。先生诊之,舌苔厚白而干。曰:"此胃阴伤也,阴伤则苔无以化。"方中用鲜石斛一两大养其阴,苔顿化,病转机,能食稀粥,调理而愈。(《三三医书·沈鲂翁医验随笔》)

袁桂生医案

○ 赵姓妇年近四旬,禀质素弱,春间患怔忡不寐,自服人乳二十日始愈,夏间复病。每日午后发热,身困胸闷作恶,不思饮食,泄泻,自用元参、麦冬、山栀、桔梗、薄荷、甘草等药,热愈甚。延予诊治,右脉弦数,舌苔白腻,小便热,予谓:此湿温病,最忌滋腻之药。虽体质素衰,亦不宜用补药。当先治病,特方法宜和平,而不可用重剂耳。遂拟方用黄芩一钱五分,苡仁、滑石、青蒿各三钱,佩兰一钱,蔻仁、甘草各六分,橘皮五分。接服两剂,热退泻减,但胸次作痛,怔忡复作。手麻不寐,脉转缓小,咳嗽舌尖红,中苔薄腻,遂改用蔻仁六分,木香、佛手各八分,枣仁、柏子仁、茯神、茯苓各三钱,佩兰一钱,枇杷叶一片。两剂诸恙全退。能进饮食矣。(《丛桂草堂医案》)

湿 热

魏长春医案

○ 病者：包杏村君夫人，年约三十岁。住北门慈湖学校。

初诊：六月二十九日。

病名：湿热夹气。

原因：湿热夹气，邪遏未达，病起四日，病者自疑体虚成损。冯敬疆先生嘱伊延余诊治。

证候：形寒内热乏汗，头眩胸闷，肢酸沉重，二便不畅。

诊断：脉沉弦数，舌红苔薄黄。肝郁气滞，湿遏证也。

疗法：化湿疏气发汗，宗吴鞠通三仁汤加减。

处方：

苦杏仁三钱，生苡仁八钱，白蔻仁五分（研冲），橘皮一钱，淡豆豉八钱，杜藿香一钱，川朴五分，连翘八钱，益元散五钱，紫金锭二块（研，烊化）。

次诊：七月一日。服疏透剂，汗出，胸膈气畅，脉缓，舌红苔薄腻，面色萎黄，治宜解郁渗湿。

次方：

苏梗一钱，杜藿梗一钱，香附三钱，生米仁八钱，淡豆豉三钱，橘皮一钱，绵茵陈四钱，川朴五分，连翘五钱，丹参三钱，丝瓜络二钱，佩兰二钱。

三诊：七月三日。胸膈气畅，面色萎黄，咳嗽痰多，脉缓，舌红苔化，仍进疏气和中法。

三方：

柴胡一钱，枳实一钱，赤芍三钱，通草一钱，香附三钱，苏梗一钱，前胡一钱，苦杏仁三钱，米仁四钱，赤苓三钱，佩兰二钱。

效果：服后病愈，包君自书"社会救星"四字来谢。

炳按：湿热多因气滞而停，故治湿，以宣肺气为主要，若更兼肝郁，而气结不行，则湿更受阻，故宣气之外，疏肝解郁，尤更不可少也。（《慈溪魏氏验案类编初集》）

范文虎医案

○ 董师母。脉滑数，苔黄，舌底红。湿化热，防下陷。

生茅术9克，省头草9克，生石膏30克，知母9克，生甘草3克，生米仁24克，鲜芦根30克，象贝9克。

○ 林嫂。伏湿化热，用温化则吉，凉药殊不相宜。

藿香9克，川朴6克，柴胡6克，生白芍6克，炒枳壳6克，炙甘草3克。

○ 如伦兄。湿热内陷，湿浮于上，热盛于内，脉来无伦次，神识不清，小腹胀满。势极危殆，姑救之，以尽人力。

桂枝4.5克，猪、茯苓各9克，泽泻12克，藿香9克，川朴6克，陈皮4.5克，茅术9克。

二诊：稍瘥。

桂枝4.5克，猪、茯苓各9克，泽泻15克，藿香6克，川朴9克，陈皮9克，生茅术9克，鲜省头草7片。

三诊：又稍稍瘥些。

柴胡7.5克，白芍7.5克，甘草7.5克，枳壳7.5克，半夏9克，象贝9克。

四诊：神识已清，湿热渐化，大有转机矣。

西党参3克，生冬术3克，归身3克，生黄芪6克，姜半夏9克，象贝9克，炙甘草3克，柴胡6克。

五诊：

生黄芪12克，西党参9克，归身6克，生冬术6克，柴胡9克，炙甘草3克，麦冬9克，姜半夏9克。

六诊：

炙甘草3克，红枣8枚，西党参9克，炒麻仁12克，大生地12克，生姜3克，驴胶珠3克，麦冬9克。

七诊：炙甘草汤半分量。

○ 俞师母。湿温不化，郁蒸肌腠，发为白痦，如水晶色,脉弦数。

炙鳖甲9克,小生地24克,青蒿9克,麦冬24克,桃仁9克,滑石9克,玄参9克,竹茹9克。(《范文甫专辑》)

许珊林医案

○吴氏,仲秋患湿热证,迁延月余。每日晡时必先微寒,旋即发热,至天明而热始退,胸闷不食。前医固执小柴胡汤出入加减,愈治愈剧,乃延余诊。诊毕告曰:"疟脉自弦,今脉不弦而濡小。其为脾胃虚弱,湿邪阻遏膜原而发。此潮热当从太阴、阳明两经主治。且令阃体肥,痰盛之质,外盛中空。中者,阴所守也。中

虚即是阴虚,是以治法又与寻常湿热不同。若用风药胜湿,虚火易于上潜;淡渗利水,阴津易于脱亡;专于燥湿,必致真阴耗竭;纯用滋阴,反助痰湿上壅。必须润燥合宜,刚柔相济,始克有效。乃以沙参、石斛、麦冬、芡实、牡蛎、仙半夏、竹茹、陈皮、薏仁、黄芩等。调理数剂,潮热除而胃渐开。余因上郡,彼就邻近之医治之。方中仍用柴胡,服一剂而寒热又作。复来邀余。仍仿前法,以桑叶、川贝、苓、泽、谷芽等,互相出入,调理而愈。叶天士云:"柴胡劫肝阴,非正疟不可用之。"观之益信。(《清代名医医话精华》)

燥

叶熙春医案

○翁,妇,33岁。

近年小产二次,肝肾阴亏,八脉失维,已可想见。阴虚不复,经血不充,冲海空虚,任脉早病。迩来新产,调儿辛劳,眠食失时,不足之躯,又感秋燥,上乘犯肺。形寒身热,胸闷气逆,咳嗽痰稠,时见于呕,风阳内扰,寐不安宁,鼻孔干燥,筋络掣痛,更衣不润,口渴欲饮,不思纳谷,脉来弦细,舌质绛,苔黄燥。阴虚于前,风扰于后。拟辛凉咸寒并用。

羚羊角尖1.5克(先煎),冬桑叶6克,白杏仁9克(杵),青连翘12克,川贝9克,甘菊6克,天花粉9克,扁石斛9克(劈,先煎),冬瓜仁12克,鲜竹茹9克,蛤壳18克,橘红5克,白茯苓12克。

二诊:邪达肌表,从汗而解,寒热之争,所存无几,木火渐熄,已不刑金,肺得清肃,咳逆顿减,脉转弦滑,津液来复,渴饮见瘥。惟痰伏尚多,又夹食滞,明知其虚,不能贸然进补,非特留邪,且有中满之虑。再宜两清肺胃,为急标缓本之图也。

原干扁斛9克(劈,先煎),川贝6克,冬瓜仁12克,天花粉9克,云茯苓12克,甘菊6克,甜杏仁6克(杵),炒橘红5克,莱菔子5克,炒谷芽9克,青连翘9克。

○章,妇,30岁。

肝阳过盛,木火内炽,上刑于肺,肺阴受戕。今春曾经咯血,入秋以来,燥气凌之,小有寒热,咳嗽频频,痰中带血,脉象左弦右芤,舌苔中黄边白。燥气偏胜,邪在肌表,先拟辛凉透泄。

冬桑叶6克,甘菊6克,甜杏仁9克(杵),川贝9克,冬瓜仁9克,天花粉9克,枇杷叶12克(包),原干扁斛6克(劈,先煎),炒白薇9克,淡子芩炭5克,旱莲草9克,甜水梨1只。

二诊:表邪得解,寒热已退,脉象仍然如前,咳嗽早晚尤甚。肝肾之阴不足,水不涵木,木叩金鸣,血络内伤。如今表邪已解,当伐肝阳,佐润燥金。

杭甘菊6克,川贝6克,白石英6克(杵,先煎),天花粉9克,炙白薇9克,甜杏仁9克(杵),旱莲草9克,白芍5克,制女贞子12克,盐水炒丹皮5克,青盐制陈皮6克。

三诊:前用润金滋燥,咳去大半,奈肺阴已伤过久,肝阳一时难平,痰中仍然夹红,脉数而芤,舌苔燥白。再拟滋水涵木,清养肺金。

蛤粉炒阿胶9克,白芍5克,甜杏仁9克(杵),天冬9克,白石英15克(杵),天花粉9克,盐水炒细生地15

克，甘菊6克，旱莲草12克，冬瓜仁12克，青盐制陈皮6克。

本方服三剂，咳稀略血亦止。四诊处方以原法去甘菊、白芍，加白薇6克、制女贞子9克。服四帖后渐愈。（《叶熙春医案》）

范文虎医案

○ 宋老婆婆。素有痰饮气喘，新感秋后燥热，以致内热气紧加甚。

大生地12克，炙甘草3克，麻仁12克，生石膏12克，杏仁9克，麦冬9克，枇杷叶9克，鳖甲9克，沙参9克，桑叶9克。

二诊：身热见减，咳喘未止。燥热伤肺，当以甘润。

沙参9克，甘草3克，枇杷叶9克，石膏12克，阿胶9克，麦冬9克，麻仁9克，桑叶9克，杏仁9克。

三诊：清燥救肺汤，另用麻黄3克、生梨1只，蒸服。（《范文甫专辑》）

方略医案

○ 监生王万绅妻，冬月患病，治至新春，奄奄一息，医云六脉俱代，法在不治，迎余诊视。食少肌瘦，皮枯似癣，瘙痒不安，二便闭塞，粪从吐出，此不经见之证。但脉虽代，幸不按期，惟右手寸脉六至一止，其为促脉无疑，余曰："此秋燥证也，八月金旺时得之。"投以仙长寿饮加玉竹、龟板二十余剂，二便顺畅，饮食日增，皴皮尽脱，肌肤润泽，脉息亦为之流利。（《尚友堂医案》）

林珮琴医案

○ 王女，秋感风燥，头晕热烦，咳连胸胁震痛，吸气有音。治宜清肃上焦，勿令气痹。豆豉、杏仁、贝母、橘红、蒌皮、桑皮（蜜炙）、桔梗、嫩桑叶，枇杷膏和服。三剂而平。

○ 董氏，经闭忽通，下损佳兆。近逢秋燥，寒热渴烦，脉数唇干，嗽多寐少。证由阴液不足、肺脾感燥而成。治在滋养营液。用《局方》甘露饮：生熟地黄、麦冬、石斛、甘草、茯神、枇杷叶，加五味、杞子、甜杏仁、梨肉，四服症退，数脉顿改。但着左卧则咳而胁痛，去五味、梨肉，加桑皮（蜜炙）、白芍。四服更

适，饮食亦加，调理渐愈。

○ 汤氏，衰年食少病羸，胃阴虚弱，冬感风燥，疥疬瘙痒，时或寒热谵烦，口渴舌焦，额汗冰指，脉左虚大，右疾数。此阴阳交损，兼风燥劫津，治先甘润除烦。鲜地黄、玉竹、沙参、石斛各二钱，麦冬、当归各钱半，黄芪八分，霜桑叶二钱，蔗汁半杯冲服。热退舌润。随用潞参、黄芪、茯神、枣仁、当归、白芍、玉竹、莲、枣。平补阴阳，症愈。（《类证治裁》）

俞道生医案

○ 朱某，女。

燥邪上受，先犯乎肺，肺则不能通调水道，下输膀胱，脾胃温邪，因而内动，咳呛时哑，身热便溏相继发生矣，脉左滑细，右弦滑，舌心苔黄腻，际此燥湿相持两难分解，拟以辛泄淡渗，使其表里之邪，渐渐输化为善。

白杏仁9克，大豆卷9克，玉桔梗2.4克，制半夏2.5克，新会红4.5克，块茯苓9克，泽泻6克，制川朴2.4克，焦苡仁12克，鲜佛手4.5克，炒白芥子2.4克，枇杷叶3片（去毛，绢包）。

复诊：寒热渐解，咳呛略松，脘不痞满不舒，大便微有溏薄，脉左细涩，右滑软，舌苔黄化薄，肺燥胃湿得以分解，气机尚未调达也。再宗原法化裁。

处方同前，除大豆卷、桔梗、半夏、新会红、白芥子、枇杷叶，加旋覆梗6克、黄川贝4.5克、梨汁制半夏4.5克、盐水炒新会皮4.5克、香橼皮2.4克、引带壳砂仁3克（后入）。（《俞道生医案》）

雷少逸医案

○ 戴某之女，赋禀素亏，忽患微寒微热，乏痰而咳。前医用芪皮、桂、芍，和其营卫；百合、款冬，润其干咳；西党、归身，补其气血。方药似不杂乱，但服下胸膈更闭，咳逆益勤。寒热依然不减。丰诊其脉，浮弦沉弱，舌苔白薄，此感秋凉之燥气也。即用苏梗、橘红、蝉蜕、淡豉、蒌皮、叭杏、象贝、前胡。服二剂，寒热遂减，咳逆犹存，病家畏散，不敢再服，复来邀诊。丰曰："邪不去则肺不清，肺不清则咳不止，倘惧散而喜补。补住其邪，则虚损必不可免。仍令原方服二剂，其咳日渐减矣。后用轻灵之药而愈。可见有是病当用是药，知其亏而不补者，盖邪未尽故也。

○钱某之妹,素来清瘦,营血本亏,大解每每维艰,津液亦亏固已。迩来畏寒作咳,胸次不舒,脉象左部小涩,而右部弦劲,此属阳明本燥,加感燥之胜气,肺经受病,气机不宣,则大便益不通耳。遂用苏梗、杏仁、陈皮、桔梗、蒌皮、薤白、淡豉、葱叶治之。服二剂,畏寒已屏,咳逆亦疏,惟大解五日未行。思丹溪治肠痹之证,每每开提肺气,使上焦舒畅,则下窍自通泰矣。今照旧,章加之兜铃、紫菀、柏子、麻仁,除去苏、陈、葱、豉。令服四煎,得燥屎数枚,肛门痛裂,又加麦冬、归、地、生黑芝麻,服下始获痊愈。程曦曰:"鞠通论燥气,有胜复之分。今观书中之论治,更有表望之别焉。如秋分至立冬之候,有头痛恶寒作咳者,是燥气在表之证也,法当宣散其肺。有大便秘结而

艰难者,是燥气在里之证也,法当滋润肠胃。其能识胜复,别表里者,则治燥之法,无余蕴矣。

○阮某之妾,干咳喉痛,缠绵匝月,始延丰治。未诊即出前方。阅之,初用辛散之方,后用滋补之药,不但罔效,尤增咳血频频。细诊其脉,左部缓小,右部搏指,舌尖绛色而根凝黄。此属燥之伏气,化火刑金,虽干咳吐红,真阴未损。前以辛散治之固谬,以滋补治之亦非,斯宜清畅其肺,以理其燥,肺得清肃,则咳自平,而血不上自止。即用桑叶、杏仁、兜铃、浙贝、栀皮、杷叶、蒌壳、梨皮,再加橄榄为引。请服三煎,忌食煎炒之物,服下稍知中窍,继进三剂,遂获痊可。(《时病论》)

火　热

易思兰治一妇,产后半月余,胃中有清水作逆而吐,以为胃寒,令煮鸡倍用椒、姜,初觉相宜,(凡内热虚火之人,初服辛热之药,亦有小效)至三五日清水愈多,以姜、椒煎汤,时时饮之。近一月口气渐冷,四肢发厥,昼夜作逆,腹中冷气难堪,有时战栗,用四君子汤,人参一钱至二钱,初服少安,久则不应。又加炮姜亦不效。众议用附子理中汤,(庸俗必趋之道)易诊之,六脉俱无,以食指复按尺部中指、无名指之后,(诊法录)脉来实数有力,左右皆同,发言壮厉,一气可说三五句,唇焦颊赤,大便五六日一次,小便赤少,此实热证也。询之其俗,产后必食胡椒炒鸡为补。此妇日食三次,半月后得此疾。乃用三黄汤治之,连进四盏,六脉俱现,姜椒汤不欲食矣。又进四盏,身不战栗,清水减半。服四日,口中热气上升满口,舌尖俱发黄小粟疮,大便八日不通,以四苓合凉膈散,空心一服,至午不动。又以甘草煎汤,调元明粉五钱,热服一时许,腹中微鸣,吐出酸水一二碗,大便连去二次。又复元明粉五钱,下燥矢十数枚,后以四苓、三黄、山栀、枳壳,调理痊愈。主人曰:荆人之病,医皆以为虚而用姜、附,先生一诊而遂用大剂三黄汤,更加元明

粉,寒凉之剂以通之,不以产为掣肘,公何见也?易曰:脉症明显,不详察耳,脉法云:极大极微,最宜甚酌,凡诊脉遇极大无力者,须防阳气浮散于外,若极微之脉,久久寻而得之,手指稍稍加力按之至骨,愈坚牢者,不可认作虚寒。今脉左右三部,初按悉无,再以食指按其尺部,中指、无名指按其尺后,脉来实数有力,所谓伏匿脉是也。此乃阳匿于下,亢之极矣。又大便秘结,小便赤少,唇焦颊赤,气壮言高,自脉与症视之,其为实热明矣。若果虚寒,脉当浮大无力,何以实数有力,症当气息微弱,何以言貌壮强,其口气冷,吐清水,四肢厥,时战栗者,正热极似水,阳遏阴浮之义也。战栗则热入血室,热极则生风矣,热在肝肾,不在心经,故言语真诚,而不妄也。其致病之由,于食椒鸡过多,胡椒性味辛热,能散寒逐败,鸡属巽而入肝,性温能活滞血而养新血。鸡可常食,椒性大热有毒,不可过多,多则热毒积于肠胃,而诸怪症作矣。至于服姜椒而反现寒症者,正古云服黄连多而反热者,服姜附多而反寒之谓也。用三黄者,黄连味苦入心,苦能下泄,如天气下降,自能引地气上升,黄芩利大肠之热毒,黄柏生肾水以制火,甘草稍解诸药之毒,元明粉软坚,四苓

散合凉膈散，清利大小便，此药一服，故口舌生疮，其毒自口而出。虽不补产后之虚，然内邪既去，则正气自昌，而虚弱者充实矣。是不补之中，而有大补者在也。

按：此为火极似水，乃物极必反之候。凡患此为燥热温补所杀者多矣。哀哉！

○许学士云：记一妇人产后，护密阁内，更生火，睡久及醒，则昏昏如醉，不省人事，其家惊惶。许用荆芥，佐以交解散。云服之即睡，睡之必以左手搔头，觉必醒矣。（盖为火所逼也。）

○魏玉横曰：沈协兰室人善病，自颇知医，最重《景岳全书》，数年来所服多温补之剂，约桂、附几各半斤。近以产后恶露淋漓，赤白时下，咳嗽日甚，小便自遗，脉之右手鼓指，两关弦数，右尺弱，面有红光，舌当中无苔，胸多冷气，喜热饮，稍凉则不快，所服乃寿脾煎，加姜、桂等，乃列案与之。曰：病本三阴不足，久服温补，则气分偏胜，遂至绵延不已，其误在便溏气冷，又喜热饮，认为脾胃虚寒，不知火盛下迫则作泻，上冲则反冷，郁于中则得辛热而暂散。此理方书多未论及，今以产后去血，血益虚则火益盛。面有红光，火炎上也；恶露赤白，肝脾热也；咳嗽便遗，肺虚肝

盛，肾不秘密也；辛温燥烈，宜急远之。方用生熟地、杞子、沙参、麦冬、钗斛。初犹畏麦冬之寒，以二钱太重，只用六分，数剂，后觉相宜，渐加至一钱五分，十余剂，便不喜热饮，症渐平。又加蒌仁，二十余剂，每日大便下青黑杂物，而辛气满房户，盖桂、姜之热，久泊回肠，因营气渐充，乃势不能容而下出也。若再投温补，其害可胜言哉。书此以为偏服温补者戒。

○杨氏二妇妯娌也，其姒新产发热，头晕不能起坐，坐则欲仆，恶露红白，两乳壅肿，子户旁肿如鸡卵，痛甚势将成痈。专科与炮姜、白术、荆芥、桂枝等，更呕恶不寐。脉之弦数，六至有余，乃与生地、杞子、地丁、麦冬、当归、银花、甘草、黄连、蒌仁，六剂痊愈。其娣产弥月，耳聋，头及乳腹常痛，带下绵绵，每浴汤中摇漾如钱，子户亦肿痛。医与香燥转甚，亦用前方加减而愈。又朱朗斋之妹，产后赤白淋沥，口干咽痛，前方去地丁、当归，加白芍，四帖痊安。其初杨姒所生儿食乳即吐，自母服药后亦不呕矣。凡此皆少厥二阴阴虚火盛之病，若谓产后，而用辛温，是杀之也。（《续名医类案》）

春　温

丁甘仁医案

○冯奶奶。春温伏邪挟痰滞内阻，太阳阳明为病，寒热五天，头胀骨楚，胸闷泛恶，舌苔薄腻边红，咯痰不爽，胸膺牵痛，邪势正在鸱张。虑其增剧，《经》云："体若燔炭，汗出而散。"宜辛凉汗解，宣肺化痰。

淡豆豉三钱，粉葛根钱半，荆芥穗钱半，薄荷叶八分，赤茯苓三钱，枳实炭一钱，苦桔梗一钱，川郁金钱半，嫩前胡钱半，光杏仁三钱，象贝母三钱，焦麦芽三钱，姜水炒竹茹钱半，连翘壳三钱。（《丁甘仁医案续编》）

严执中医案

○病者：张东楼之妹，年十九岁，住常州陈巷。

病名：春温。

原因：去岁暮略受寒邪，寒郁化热，至今春复新感风寒而发。前医令服解表药数帖，汗出而热不退。

证候：初病头疼身痛，胸闷食少，口渴引饮，晚伺热重，时或呢喃。一星期后，经行忽停，因而少腹疼痛，连夜谵语，咳嗽黏痰，用力而不得出，齿焦舌刺，索茶而不多饮，屈指已廿七日。

诊断：六脉弦数，尺部细候则促，证属春温而邪入阴分，蓄血胞宫也明矣。幸喜二九之年，真阴尚未消烁，如急救得法，犹可转危为安。

疗法：治病必求于本，故重用黑原参、原麦冬、鲜生地、肥知母、粉丹皮，滋阴清热为主；川贝母、牛蒡子、广陈皮，理气豁痰为辅。又思蓄血下焦，大便燥

结，扬汤止沸，莫若釜底抽薪，因用桃仁泥、广箱黄，前后通行合治，而丹皮佐桃仁，甘草佐大黄，意在一则防缓，一则恐急。余若芦根、茅根、银翘与川贝、牛蒡等，不过邪由外入者，仍使之由外而出，所以吴鞠通、叶天士、陈平伯、王孟英诸先生，谓为温邪发表之要药也。

处方：

肥知母三钱，川贝母三钱，桃仁泥三钱，生甘草五分，净连翘三钱，黑元参五钱，粉丹皮三钱，广箱黄三钱，金银花三钱，广陈皮一钱，鲜生地五钱，原麦冬三钱，牛蒡子二钱。鲜芦根三钱、鲜茅根一两（去衣）二味先煎代水。

效果：予方一出，当时诸医议论纷纷，谓死期将临，尚用大黄三钱，怂恿病家莫服。予见胶柱派反对，乃大声曰：倘病者服余方而死，余愿出大银百元，为之棺椁丧葬。于是病家使病者连服两煎，果月信复来，腥臭难闻，夜不谵语，日不糊涂，身热亦退，颇思饮食。延余复诊，苔腻黄已化，脉弦数已缓，惟咳嗽稠痰，比前尤多。予乃于前方去大黄、桃仁泥，加全瓜蒌，连服四剂痊愈。

廉按：病属冲任伏热，桃仁承气加减，正合病机，然非素有胆识者，不敢担任。（《全国名医验案类编》）

魏长春医案

○病者：虞文照君小女，17岁。

初诊：民国十三年三月二十日。

病名：春温夹痰。

原因：感受温邪，灼液酿痰，病起八日，曾服疏透剂不效。

证候：恶寒发热，内热甚炽，口干渴饮不止，微咳气促，骨痛头痛，耳聋大便四日未解。

诊断：脉数舌红糙，温邪蕴伏阳明，表里皆实。

疗法：用凉膈银翘加减，表里两清。

处方：

薄荷三钱，鲜淡竹叶五十片，生甘草二钱，连翘三钱，生大黄四钱，元明粉三钱，黄芩三钱，焦山栀三钱，银花三钱，天花粉三钱，苦桔梗二钱。

次诊：三月二十一日。昨夜泻三次，今晨大泻一次，渴饮稍减，喷嚏咳嗽气促，咯痰白厚胶黏，耳聋，内热未尽，头汗面赤。脉两关洪滑数，舌质红绛苔灰。

肺炎肠热，太阴阳明同病，治宜清润。

次方：

鲜淡竹叶五十片，生石膏一两，活水芦根一两（去节），桃仁三钱，原麦冬三钱，生甘草三钱，黄芩三钱，冬瓜仁四钱，玄参三钱，生米仁四钱，知母三钱，银花三钱。

三诊：三月二十二日，胸满气逆胃呆，咳嗽咯痰不爽，微有鼻煽，口干面赤内热。脉两关洪数，左尺泽滑数，舌红绛起刺干燥，用清热潜阳。

三方：

原麦冬八钱，小生地八钱，玄参五钱，知母四钱，生白芍四钱，炙甘草三钱，生鳖甲一两（先煎），生牡蛎一两，生龟板一两，水芦根一两，天花粉四钱，生石膏八钱。

四诊：三月二十四日。二便通调，吐出厚白痰涎盈碗，热减咳嗽甚剧。脉左滑数，舌质红润，苔厚黄灰滑腻，肠胃痰火未尽，仍进清肺胃法。

四方：

水芦根一两，生米仁八钱，冬瓜仁四钱，桃仁四钱，原麦冬六钱，小生地六钱，黄芩三钱，川柏三钱，知母三钱，炙甘草三钱，制半夏三钱，茯苓四钱，生石膏八钱，竹茹三钱。

五诊：三月二十五日，咳嗽甚剧，吐出白痰盈碗，微思纳食，腹满肠鸣，大便不爽。面赤，脉右弦滑数，舌质红润，苔黄白厚腻，肠胃实热未尽，再清下之。

五方：

玄参五钱，原麦冬六钱，大生地六钱，黄芩三钱，生大黄四钱，元明粉四钱，生甘草三钱，知母三钱，川柏三钱，生牡蛎一两，天花粉四钱。

效果：服后泻三次，痰热下行，热退胃苏停药。

炳按：此证初病，邪在肺胃，宜辛凉开透，桔梗少用则开肺宣气，重用则载药上行，其他药力亦不下降。古人云，桔梗为肺部之舟楫，载药上行，此指重用而言也。（《慈溪魏氏验案类编初集》）

陆观虎医案

○病者：马王氏，女，32岁。

辨证：春温。

病因：体质素弱，郁热不宣，时邪侵袭，邪热互结。

证候：发热头痛，咳嗽胸闷，纳呆，夜眠不安，全身窜痛，病势不轻，诸宜小心。脉浮数。舌质红，浮黄微白。

治法：清热宣肺。

处方：

淡豆豉9克，大贝母9克，丝瓜络6克，炒栀子9克，炒赤芍6克，杏仁泥9克，忍冬藤9克，朱连翘6克，白蔻仁9克，薏苡12克，佩兰6克。

方解：豆豉、忍藤、丝瓜络、炒赤芍清热解表。朱连翘、炒栀子清热除烦。大贝润肺。杏仁宣肺降逆止咳。佩兰化浊气。白蔻仁、焦苡米宽中健胃。（《陆观虎医案》）

费绳甫医案

○ 安徽蒯光辅之室，患春温，咳嗽发热，热盛时神昏谵语，口渴引饮，苔黄溺赤，脉来弦数。邪热灼津，从肺熏蒸胞络，与邪入胞络迥殊。芳香宣窍，万不可投。

黄连三分，黄芩一钱，山栀一钱五分，豆豉三钱，薄荷一钱，蝉蜕一钱，川石斛三钱，生甘草八分，鲜竹茹一钱五分，银花三钱，连翘一钱五分，杏仁三钱。

连进两剂，汗出热退，咳止神清。惟心悸头眩，眼花神倦，邪退阴虚已著。

西洋参一钱五分，川石斛三钱，生甘草八分，天花粉三钱，川贝母三钱，鲜竹茹一钱，桑叶一钱，生谷芽四钱。

连服三剂而愈。（《费绳甫医话医案》）

冬　温

章次公医案

○ 曹某，女。

冬温廿八天，神志时明时昧，唇焦齿燥，邪未去而阴已伤，阴伤则热愈炽，恐有痉厥之变。

北沙参9克，玄参9克，带心麦冬9克，天冬9克，白芍9克，连翘9克，黄芩9克，桑白皮9克，白薇12克，川贝6克，朱灯心1.5克，粳米1杯。

二诊：检温不甚高，但脉数不静，其主因在咳。病温已匝月，两颧发赤，邪犹留恋，已见神蒙，不可再见气逆。

南北沙参各9克，玄参12克，桑白皮9克，连翘9克，石菖薄9克，陈胆星6克，川贝6克，甜葶苈9克，远志4.5克，牛黄清心丸1粒（化服）。（《章次公医案》）

巢渭芳医案

○ 恽某，女，57岁。

冬温未清，热毒尚甚，以致两头耳面皆肿，苔黄而刺，治宜苦泄清解。生军、黑山栀、怀牛膝、淡芩、飞滑石、马勃、赤苓、枳壳、通草、连翘、大腹皮、藿香、板蓝根汁一匙，冲。（《巢渭芳医话》）

王士雄医案

○ 戴氏妇，年五十六岁，仲冬患感，初服杨某归、柴、丹参一剂；继服朱某干姜、苍术、厚朴药五剂。遂崩血一陈，谓其"热入血室"，不可治矣。始延孟英诊之，脉形空软促数，苔黑舌绛，足冷而强，息微且善笑。询其汛，断逾十载。曰：冬温失于清解，营血暴脱于下，岂可与热入血室同日而语耶？必由误服热药所致，因检所服各方而叹曰：小柴胡汤与冬温何涉？即以伤寒而论，亦不能初感即投，况以丹参代人参，尤为悖谬。夫人参补气，丹参行血，主治天渊。不论风寒暑湿，各气初感，皆禁用血药。为其早用，反至引邪深入也。既引而入，再误于辛热燥烈之数投，焉得不将仅存无几之血，逼迫而使之尽脱于下乎？女人以血为主。天癸既绝，无病者尚不宜有所漏泄，况温邪方炽，而阴从下脱，可不畏哉？病家再四求治，孟英予西洋参、生地、苁蓉、犀角、石斛、生芍、银花、知母、麦冬、甘草、蔗浆、童溺，二剂。足温舌润，得解酱粪，脉数渐减而软益甚。乃去犀角，加高丽参，数帖。脉渐和，热退进粥，随以调补，幸得向安。

○ 吴馥斋室人，春间娩子不育，汛事亦未一行，偶患呕吐发热，眩晕心嘈，大解溏泻，口渴溲痛。或疑为娠，或疑为损。孟英诊曰：产及一载，而经不至，腹不胀，脉弦缓，非娠非损，乃血虚痰滞而感冬温也。以羚羊、淡豉、竹茹、白薇、栀子、枇杷叶、知母、葱白、花粉，投之，三剂，热退吐止。去葱、豉、羚羊，加生地、甘草、橘皮，调之而愈。

○ 张肖江妹，暮冬患感，朱某进温散药数服，病日剧。孟英视之，目瞪不语，面赤气逆，昼夜需人抱坐，四日不着枕矣。乃冬温挟痰，误提而气不肃降也。以旋、赭、杏、贝、花粉、茅根、冬瓜子、紫菀、薤白、蒌仁、苏子、石菖蒲、竹沥为剂，芦菔汤煎。三帖，大便行而能卧矣。自言胸中迷闷，改用小陷胸（汤）合三子养亲（汤），加沙参、知母、旋、贝、竹茹、枇杷叶，数剂热退知饥而愈。（《王氏医案》）

雷少逸医案

○ 鲍某之女，闺中待字，经水素不调匀，一月两期，难免血海无热。一日忽患冬温，发热咳嗽，胸闷喉疼，天癸又至。斯时用芩、连、栀子，以却其温，实有碍乎经事。倘用归、芎、艾叶，以调其经，实有碍乎温

气。细推其证，口不作渴，其邪在肺而不在胃；腹不作痛，其经因热而不因寒。古人虽谓室女莫重于调经，然今温邪告急，不得不先治标。其实清肺之方，治上而不妨下。遂用牛蒡、象贝、桔梗、射干、桑叶、薄荷、蒌皮、叭杏，青果为引。连用三剂，躯热退清，咳嗽亦衰大半，但腹内转疼，天癸滴沥靡尽。仍照原方，益以香附、泽兰，又服数煎，诸恙平复矣。（《时病论》）

抱灵居士医案

○ 赵媳，冬温发热口渴，不恶寒，遍身拘急，内外皆痛，便秘，唇焦，口干作呕，脉浮缓。以双解散去硝、麻、术、朴、熟军一剂，夜烦热甚；以大柴胡汤用生军一剂，泻二次黑恭，足能履，热在腹，内热烦躁，唇裂出血，饮水；以火齐汤加生地、荷草、生军一剂，泻二次，唇好，热在，咽痛，饮水，下身热；以凉膈散去硝，加元、桔、生军、连翘一剂，不纳药，恶寒发热，作战，呕涎，腹痛，此欲作战汗也；盖顾被以热姜汤一碗饮之，出大汗一峰，热退，时有身痛，小腹间痛，呕涎口渴，咽痛，脉迟；以橘皮竹茹汤加羌活、花粉、黄芩、甘桔、黑楂、淮通、寸冬、生姜一剂，咽痛，便难；以甘桔汤加翘、牛、元、熟军一剂而愈。始终尚有余焰，间日夜热，解便难而痛，作呕以大柴胡汤下之而愈。（《李氏医案》）

温　病

冉雪峰医案

○ 马某，女。

病温，自力治疗，羁迟多日，过经不解，秽浊内干，清窍蒙蔽，气逆神昏，烦乱谵妄，乃请予诊治。脉弦数劲疾，苔黄而灰，底绛，舌上津少，盖邪热既炽，阴液复伤，拟清宫汤加减：卷心竹叶四十九片，莲子心八分，元参四钱，连心麦冬、连翘心各三钱，犀角尖六分（磨汁），鲜芦根八钱。六味同煎，冲入犀角汁，外至宝丹一粒，先用银花露一两，温开水半杯化服，续服煎剂二剂，热渐减，神渐清。复诊，煎剂如上，改至

宝丹为安宫牛黄丸，又一剂，得大便一次，通身漐漐有汗，热退气平神清，病已向愈，以归地养营加减善后。逾一星期，证象甚佳，无残余留邪状况。然当病方愈未大愈时，即与其爱人同宿，因之复热，昏顿谵妄。查温病表而再表，里而再里前者去而后者来，如剥蕉叶，有清下至十余次而始愈者，但此病前此愈时，得大便，得周身汗出，内外之气俱通，必不至无端自复，询知确为劳复。舌如胭脂，津涸，困顿昏瞀，与前此热炽纯为动象有别，乃阴竭阳亢，余烬复燃，虚风上巅，较前次治疗，更费周折。拟方：鲜生地汁一两，青蒿露、地骨皮

露各五钱，元参心、连心麦冬各三钱，犀角尖磨汁四分，白薇三钱，鳖甲四钱，鲜菖蒲八分，青木香二钱。三剂病减，五剂热退病除，再以归地养营加覆盆子、菟丝子、女贞子收功。此病治疗不难于前此之热入心包，而难于后此之犯房劳复，不得不清，不敢过清，不得不补，不敢过补，以补为清，以清作补，安其所因，随其所宜。（《冉雪峰医案》）

周小农医案

○张赞卿母，七十二岁，西水关。

庚申五月中旬患寒热，转但热胸痞，咳嗽痰腻，苔捎。汪医谓邪痰与气火合病，与桑、菊、杏、前、薄、桔、蒡、贝、郁、蒌、风化硝、竹叶、灯心、玉枢丹之类四方，不应。渐至晡后热重，神迷不清。廿一日延余诊，以吐为快。此次热经旬有八日，晡后热甚昏谵，自汗黏腻，脘痞，凤咳痰不爽利。脉左数右濡，苔浊而干。脐腹拒按作痛。温邪挟气湿痰积交阴，有胃实之征。但古稀之外，难于攻击耳。拟小陷胸汤加减，取居高建瓴之义。

瓜蒌三钱，半夏二钱，枳实一钱，川连六分，生薏仁三钱，苦杏仁三钱，金石斛五钱，蓬莪术三钱，大腹皮二钱，金沸草二钱，青蒿三钱，荷梗尺许。用萝卜三两、灯心一把煎汤代水。

另：广郁金三分、川贝母三分、伽楠香八厘、风化硝三分，研服。

廿二日复诊：昨诊热沉迷已减，腻汗止，大便先痰浊，后干结如栗，甚畅，腹满即松，按之尚疼，咳痰白黏较爽，自觉大腹热灼。脉数，苔白。温邪挟痰积气湿尚多，恰交三候，势防转变。

川连七分，枳实一钱，杏仁三钱，白蔻花六分，生薏仁五钱，炒红曲三钱，秦艽三钱，川楝子二钱，青蒿三钱，佩兰叶十片。

外以萝卜三两、茅根一两、海蜇二两、地栗五枚，煎代水。

另：制雄精二分、广郁金五分、川贝母一钱、菖蒲二分，夜间灯心汤下。

廿四日诊：热发夜半势减，无烦懊昏糊等征，咳痰由多而少，由韧而黄。按脘腹尚痛，自觉攻动矢气。脉数，苔微黄。述知昨日曾有微呃，邪积挟痰犹盛。

川连七分，金石斛五钱，厚朴花七分，瓜蒌皮三钱，枳实一钱，射干二钱，新会皮一钱，云苓五钱，瓜瓣一两，青蒿三钱，生薏仁七钱，枯芩二钱，建泻叶六分，枇杷叶七张，冬瓜肉一两五钱煎代水。

另：西月石二分、川贝母二钱、风化硝四分、郁金三分，研末，冲服。

外治方：京三棱、莪术各钱半，白芥子十四粒，研，水调敷脘中。又炒红曲三钱，皮硝五钱，木香导滞丸四钱，研细，加干面、鸡子白打饼，清晨烘热，敷脐中布扎（此未照用）。

廿五日诊：痰浊宿积下行甚畅，夜热颇轻，脉象转靖，苔犹捎浊，腹犹稍痛；邪积留恋，湿热依附，恐尚有变。

生薏仁五钱，紫菀二钱，冬瓜子二钱，瓜蒌皮三钱，杏仁三钱，郁金三钱，枳实一钱，竹茹一钱，川连五分，青蒿三钱，云苓三钱，金石斛四钱，金沸草三钱，莪术三钱。

另：半贝丸钱半（先服）、风化硝二分，冲汤。

廿六日改方：去莪术、枳实、风化硝，加泡射干八分、陈皮一钱、枇杷叶五张，以病势旋衰，辍药数日。犹因平时肝病，每进戒烟丸，日服多数，并服烟泡等，又转热炽神糊，亲女不识，后事齐备矣。

三十日又延予诊：热届四候，恋而未清。今晨热炽神糊，妄言，口渴，遍发斑疹。脉数左弦，苔转灰黑。温热挟痰，内窜营络，恐其内陷厥阴而致昏痉。

金石斛八钱，鲜沙参八钱，丹皮三钱，鲜生地七钱，鲜薄荷七钱（同打），牛蒡子三钱，银花二钱，绿豆衣七钱，竹茹一钱，竹黄三钱，石菖蒲八分，玉泉散三钱（荷叶包），生蛤壳一两，辰麦冬三钱。外用鲜竹叶三十片，白茅根二两，冬瓜三两。萝卜二两，煎代水。

另：万氏牛黄清心丸一粒、犀角尖十分、川贝母五分，研另服。

六月初一日诊：斑疹又透，且有汗达，热未复盛，痰干转润。脉数略缓，苔煤减，边布白。津液既生，声低骤亮。热邪由营络泄肌表而透，总期不再波澜，方有生机。

金石斛五钱，鲜沙参六钱，丹皮二钱，鲜生地六钱，鲜薄荷五钱（同打），生白芍五钱，辰麦冬三钱，青蛤散七钱，竹茹一钱，竹黄三钱，淡芩二钱，牛蒡子三钱，玉泉散二钱，荷叶包，连心翘三钱，石菖蒲五分，野蔷薇花一钱。

另：玳瑁三分、犀角尖八厘、川贝母四分、制雄精二分，研服。

初二日诊：斑疹尚未尽回，汗略少，热未退，头晕，脘觉不舒，当脐按之作痛，风米略食未舒。脉数较和，苔煤未尽蜕，边较白腻。津液一复，蕴湿痰积又见。古稀难于攻动，恐再变幻。

益元散三钱，丹皮钱半，瓜蒌皮二钱，杏仁三钱，牛蒡二钱，石斛四钱，淡芩钱半，竹茹钱半，竹黄二钱，青蛤散七钱，滁菊钱半，青蒿三钱，白薇二钱，秦艽二钱。

另：川贝母七分、制雄精二分、石菖蒲一分、娑罗子五分，研冲。

初三日诊：夜热较炽，觉神识沉迷。脉濡数无力，苔煤黑又满，尚润。中脘大腹按之甚痛。病轻四十余日，高年正虚，气积未化，即欲达下，亦属不易，姑拟缓导，兼扶正气。

北沙参三钱，金石斛六钱，辰麦冬钱半，生白芍四钱，甜杏仁三钱，青蒿梗三钱，牛蒡子三钱，辰滑石四钱，竹茹一钱，竹黄钱半，郁金、瓜蒌皮各三钱，枳实六分，石菖蒲五分，白荷花七分。

另：川贝母五分、伽楠香一分、保赤丹五厘、风化硝四分，共研，另服。

外治用京三棱三钱、莪术三钱、白芥子三钱、萝卜子三钱、橘皮钱半，研末，加白酒糟、葱白头、生姜、鸡子白、面粉打和，烘热，敷脘腹。

初五日诊：前吐出与大解痰浊约有四碗，脘间尚窒闷，腹部灼然，便解之痰积甚秽。述知中虚少运，略有燥味，口干。将近五候，邪薮不清，正虚不克支持为虑。姑再缓扶正气，轻涤痰滞。

青盐半夏三钱，化橘红八分，云茯苓四钱，金沸草三钱，杭白芍五钱，生白术三钱，金石斛五钱，北沙参三钱，枳实一钱，制香附二钱，甜杏仁三钱，紫菀三钱，娑罗子五分，萝卜一两，黄土一两，雪羹汤代水。

另：晚服半贝丸钱半，朝吞苦参子去壳三十五粒。

初六日诊：脘部窒痛，腹热未清，溲少，呕吐痰涎，饮入觉胀。中虚痰浊交阻，余热因此不撤。痰滞已去者甚多，总由土衰不运，无澈底澄清之象，舍半扶半消别无善法。

金沸草三钱，杏仁霜二钱，化橘红八分，云茯苓五

钱，生薏仁三钱，青蒿三钱，紫菀肉二钱，枳实一钱，白芍三钱，北沙参二钱，莪术钱半，娑罗子五钱，炒红曲一钱，风米汤煎药。

另：鸡内金五分、瓦楞子五分、半贝丸一钱、白蔻仁二分、公子香一分，研末，分二次服。

二剂后，嘱少食风米粥，半煮萝卜佐食，化其余痰余积。用保和丸一钱，一日分二三次服，渐以告痊。（《周小农医案》）

钟翊乾医案

○病者：戴女，年十五岁，住清泰乡。

病名：时疫温毒。

原因：冬寒潜伏膜原，至首夏外感时毒而发。

证候：身热口渴，两足酸痛，不能起立，神昏谵语，面青晦浊。

诊断：脉沉细似伏，由病机遏不能达，故阳证而见阴脉，刘河间所谓蓄热内甚。脉道不利，反致沉细欲绝也。

疗法：泄热解毒，以两石、芩、连、山栀为君，银花、连翘为臣，但清凉无涤秽之功，故佐以玉枢丹芳香辟秽，陈金汁以浊泄浊，使以茹、络、冬藤，疏通脉络。

处方：

生石膏五钱（研细），飞滑石四钱（包煎），焦山栀二钱，银花三钱，连翘三钱，淡黄芩钱半（酒炒），小川连四分（酒炒），淡竹茹三钱，丝瓜络三钱，金汁一两（冲），鲜忍冬藤四钱，玉枢丹五粒（研细，药汤调下）。

效果：初方连服二剂，足痛瘥，谵语减。于原方减石膏、金汁，加番泻叶钱半、人中黄二钱、板蓝根二钱。服后便溏，色黑如酱，头面反肿，口不能开，咽微痛。又将番泻叶加足三钱、鲜大青叶五钱、鲜生地六钱、金果榄二钱，服后再解黑溏粪颇多，夹有燥矢，病遂愈。

廉按：谳语引证确凿，处方清芬灵通，妙在玉枢丹善解温毒，惟人中黄一味，不如仍用金汁为是。（《全国名医验案类编》）

陈务斋医案

○病者：陈梁氏，年二十五岁，广西容县。

病名：温疫内陷。

原因：素因食物不节，消化不良，宿滞化热。诱因温疫流行，传染菌毒而发，又因药误而内陷。

证候：初起恶寒发热，头痛项强，腰脊疼胀，肢倦口渴，由午至酉，起立即仆，不省人事，牙关紧闭，肢冷至肘，脘腹灼热，气粗喘急，唇缩而焦，齿黑而干，目赤面青，经昼夜不醒。

诊断：左右脉伏，舌紫而苔罩白腻，此吴又可所谓体厥脉厥也。由疫毒将发，新凉外束，伏邪欲达而不能遽达，遂致脉伏不见，热极而厥，厥深热亦深。故前医叠用辛散通关方法，竟一昼夜不效。病势甚凶，危在顷刻，惟脉伏多系实证，虽见昏厥，开达得法，或可挽救于什一。

疗法：初用竹沥合童便，重加紫雪一钱，频频灌下，以豁痰宣窍，清热降火。服后神识略醒，再用刘氏双解散，去防、术、芎、归、芍等，加红花、中白、牙皂、磨犀，取荆、薄、麻黄速解肌表，以辛散外寒，犀角、翘、栀速透上焦，以清宣里热，硝黄、芩、膏荡涤肠胃，以凉泻伏火。然病至内陷昏厥，必有有形之痰火瘀热，蒙闭心与脑神气出入之清窍，故用牙皂、桔梗以开痰，红花、中白以涤瘀。君臣佐既经配合，而使以益元散者，解热毒以调和诸药也。一服后，则肢表厥减，面唇略润，诊脉略见沉弦数。再二服后，人事略醒，牙关缓软，四肢厥除，惟手足麻挛，口甚燥渴，体中发热，心常惊悸，起卧无常，诊脉起而洪弦数。又用犀羚钩藤汤加人中白，取其直清心肝，泻火熄风，泄热通络，化痰利水。一服后，热退体和，肢表麻挛已除，惟咽干口渴，烦躁不眠，诊脉弦数略减。又用人参白虎合犀角地黄汤，双清气血两燔，润津燥以救阴液。

处方：防风通圣散加减方。

荆芥穗一钱，苏薄荷一钱，带节麻黄三分，生大黄四钱，生山栀三钱，犀角尖二钱（磨冲），净朴硝三钱（冲），益元散三钱（包煎），西红花二钱，人中白二钱，生石膏六钱（研细），青连翘四钱，青子芩三钱，小牙皂一钱，津桔梗一钱。

次方：犀羚钩藤汤加人中白方。

犀角尖一钱（磨冲），羚羊角二钱（先煎），钩藤钩五钱，人中白三钱，牙皂角一钱，生石膏六钱，知母三钱，莲子心四钱，川木瓜三钱，龙胆草二钱，淮木通二钱。

三方：人参白虎合犀角地黄汤。

西洋参三钱，生石膏三钱，肥知母四钱，粉甘草一钱，陈粳米六钱，黑犀角三钱，鲜生地四钱，生赤芍三钱，牡丹皮钱半。煎服。

效果：五日牙关不闭，四肢厥除，人事已醒。十日热退体和，食量略进。二十日烦躁已除，食量大进，元气回复而痊。

廉按：凡疫病目赤面青，昏厥如尸，四肢逆冷，六脉沉伏者，此为闷疫。闷疫者，疫毒深伏于内而不能发越于外也。渐伏渐深，入脏而死，不俟终日也。至于急救之法，先刺少商、中冲、曲池、委中等穴，以宣泄其血毒，再灌以紫雪合玉枢丹，清透伏邪，使其外达，或可挽回。此案方法，大旨近是，惟少一刺法，则未免缺点矣。（《全国名医验案类编》）

严绍岐医案

○病者：王氏妇，年三十余，住昌安门外。

病名：温病发斑。

原因：素因血虚肝旺，适五月间病温，五日后始延予诊。

证候：面红热盛，神昏烦躁，口虽干，不喜饮，间有呃逆。

诊断：脉沉小数，舌鲜红无苔，予断为邪在血分，将发斑也。

疗法：以犀、羚、生地、大青清营透斑为君，桑、丹、芦、竹、杷叶宣络达邪为臣，佐二蒂以止呃也。

处方：

犀角片五分（先煎），鲜生地八钱，冬桑叶二钱，鲜竹茹三钱，羚角片一钱（先煎），鲜大青五钱，丹皮钱半，真柿蒂三十个。先用鲜水芦根一两、青箬蒂十令、鲜枇杷叶一两（去毛，抽筋）、鲜竹叶心四钱，四味煎汤代水。

效果：两剂斑出神清，呃除身凉。继以鲜石斛三钱、鲜生地五钱、甜梨肉一两、青甘蔗一两、佛手片一钱、金橘脯两枚，养胃阴而醒胃气，三服即胃动而痊。

廉按：血分病温斑未出，而神昏呃逆，病势已危，犀羚五鲜汤加味，虽属正治，然近今犀羚价昂，贫者不易购服，可用生玳瑁三钱、草犀三钱以代犀角，羚羊角一钱（欲称黑羚羊）以代羚角，功用亦大致相同，请医者一试便知，当信迁叟之言，非妄谈以欺同道也。

（《全国名医验案类编》）

〇病者：张氏妇，年三十二岁，住鲍渎。

病名：产后温病。

原因：时交暮春，产后三日，自服生化汤，腹痛除而恶露行，伏温遂乘机外溃。

证候：一起即身灼热，汗自出，不恶寒，反恶热，咳嗽气逆，渴喜凉饮。

诊断：脉右浮滑，左小数，舌红苔黄薄腻。据症参脉，此产后伏温，从血分转出气分也。前哲石顽老人虽云：凡遇胎前产后所患，不拘何病，总以胎产为本，以病为标，若产后当理血分，然亦当随机应变。余遂断之曰：此伏热证，虽在产后，亦当轻清透达为首要。

疗法：以桑、杏、甘、桔轻宣其肺为君，茅根、青箬清透其伏热为臣，生地、白薇凉其血为佐，赤芍、丹参通其血为使，遵《内经》急则治标之法。

处方：

冬桑叶二钱，白桔梗一钱，光杏仁三钱，青箬叶三钱（切寸），赤芍钱半，根生地四钱，生炙甘草各三分，东白薇三钱，苏丹参三钱，鲜茅根五钱（去皮）。

效果：两剂即灼热咳逆大减，原方去桑、桔，加鲜斛、归身养胃和营，再进三剂，诸病疴尽却，胃能纳谷而痊。

廉按：胎前宜凉，产后宜温，虽皆熟在人口，然亦一偏之见，总要查悉原因，辨明证候为第一。前哲徐洄溪曰：近人有胎前宜凉之说，颇为近理。至于产后则阴血尽脱，孤阳独立，脏腑如焚，经脉如沸，故促景专以养血消瘀为主，而石膏、竹茹亦不禁用，余每遵之，无不立效。乃近人造为产后宜温之邪说，以姜、桂为主药。夫果阴阳俱脱，脉迟畏寒，血水淋漓，面青舌白，姜、桂亦有用时。乃血干火燥，炖现热证，亦用热药，则经枯脉绝，顷刻而毙，我见以百计。更有恶露未净，身热气塞，烦躁不寐，心烦腹痛，皆由败血为患，亦用姜、桂助其火而坚其瘀，重则即死，轻则变成蓐劳。造为此等邪说者，九死不足以蔽其辜。由此类推，凡胎前伏温，产后陡发，对症用药，另犀角、石膏，亦不必忌，何况其次，如此案之轻清透达乎。但方虽清稳，尚属伏温轻证之疗法，与张氏寿甫之滋阴清胃汤（元参两半、当归三钱、生白芍四钱、生甘草钱半、鲜茅根二钱），异曲同工。（《全国名医验案类编》）

张锡纯医案

〇天津一区，李氏妇，年二十七岁，于中秋节后得温病。

病因：产后六日，更衣入厕受风。

证候：自厕返后，觉周身发冷，更数小时，冷已又复发热，自用生姜、红糖煎汤乘热饮之，周身得汗稍愈，至汗解而其热如故。迁延两日热益盛，心中烦躁作渴。急延愚为诊视，见其满面火色，且微喘，诊其脉象洪实，右部尤甚，一分钟九十三至，舌苔满布白而微黄，大便自病后未行。

诊断：此乃产后阴虚生内热，略为外感拘束而即成温病也。其心中烦躁而渴者，因产后肾阴虚损，不能上达舌本，且不能与心火相济也。其微喘者，因肾虚不能纳气也。其舌苔白而微黄者，热已入阳明之腑也。其脉洪实兼数者，此阳明腑热已实，又有阴虚之象也。宜治以白虎加人参汤更少为变通之，方于产后无碍。

处方：

生石膏（捣细）三两，野台参四钱，玄参一两，生怀山药八钱，甘草三钱。共煎汤三盅，分三次温饮下。

方解：按此方即白虎加人参汤，以玄参代知母，生山药代粳米也。《伤寒》书中用白虎汤之定例，汗吐下后加人参，以其虚也。渴者加人参以其津液不上潮也，至产后则虚之尤虚，且又作渴，其宜加人参明矣。至以玄参代知母者，因玄参《本经》原谓其治产乳余疾也。以生山药代粳米者，因山药之甘温既能代粳米和胃，而其所含多量之蛋白质，更能补益产后者之肾虚也。如此变通，其方虽在产后用之，可毫无妨碍，况石膏《本经》原谓其微寒，且明载其主产乳乎。

复诊：服药一剂，热退强半，渴喘皆愈。脉象已近和平，大便犹未通下。宜大滋真阴以退其余热，而复少加补气之药佐之。诚以气旺则血易生，即真阴易复也。

处方：

玄参二钱，野党参五钱。共煎汤两盅，分两次温饮下。

效果：将药煎服两剂，大便通下，病遂痊愈。（《医学衷中参西录》）

〇病者：王义源之女，年十四五，住盐山城东牛留里。

病名：温病。

原因：仲春中旬，感受春温。医者诊治失宜，迁延十余日，病益增剧，医者诿为不治。

证候：心下胀满甚剧，喘不能卧，自言心中干甚，似难支持，其舌苔白而微黄，小便赤少，大便从前滑泻，此时虽不滑泻，仍每日下行。

诊断：脉搏一呼吸五至，左脉似弦而有力，右脉似大而有力，然皆不堪重按，知其温病之热，本不甚剧，因病久真阴亏损，致小便不利，所饮之水，停于肠胃则胀满，迫于心下则作喘，其心中干甚亦真阴亏损之征也。

疗法：当滋其真阴，利其小便，阴足则心不觉干，便利则胀消，而喘亦可定，至于些温病之余热，亦不治自愈也。

处方：

鲜白茅根（去净皮与节间细根剉碎）六两，用水三大碗煎一沸，俟半句钟，视其茅根，若不沉水底，再煎一沸，至茅根皆沉水底，其汤即成。去渣当茶，数次温饮之。

效果：饮茅根汤两日，其病霍然痊愈。盖白茅根凉润滋阴，又善治肾阴有热，小便不利，且具有发表之性，能透温病之热外出，一药而三善备，故单用之而能立建奇功也。然必剖取鲜者用之，且复如此煎法（过煎则性变），方能有效。

廉按：发明茅根功用，较徐洄溪尤为详明，方虽简单，药用周到，可谓温病善后之一种简效法，惟症既喘不得卧，拟仿《外台》法，再加鲜枇杷叶二两，轻降肺气何如？（《全国名医验案类编》）

丁叔度医案

○ 患者某某，女，48岁。

仰卧床上，目赤上翻，喘促有痰，以竹筷撬牙，见舌苔黑干而裂，齿枯唇紫，全身已由温而渐凉，皮肤作深红色，脉沉数模糊，扬手掷足，烦躁不安，险象丛生。证属阴液将竭，乃用大剂增液汤加豁痰与透表药。

处方：

元参30克，麦冬24克，生地24克，瓜蒌15克，竹茹15克，牛蒡子9克，葛根15克，蝉蜕9克，薄荷叶9克。水煎服。

处用方：芫荽（即香菜）、黄酒、热水擦前胸、后背及四肢。连治两天，目稍可转动，神智略清醒，遍身出红疹白㾦，喘亦略定，舌渐润，热亦渐退。又经上

药治疗及调养，7～8天后身体已辗转自如，饮食如常。（《津门医粹》）

沈湘医案

○ 徐某，女，40岁。

体质瘦弱，夏季病温，壮热无汗，咳嗽气喘，口不甚渴，舌质红，苔白乏液，两脉数疾无力，邪热方盛而津液已伤，法当清肺育阴。

处方：

连翘三钱，竹茹三钱，青蒿三钱，玄参三钱，麦冬四钱，玉竹三钱，知母三钱，甘草一钱，浙贝母三钱，甜杏仁三钱，莲子心一钱五分，地骨皮四钱，桑叶三钱，桔梗二钱，鲜藿香三钱。

二诊：病无进退，脉症如昨，仍守前法。

处方：

薄荷一钱，连翘三钱，竹茹三钱，青蒿三钱，玄参三钱，麦冬四钱，石斛六钱，玉竹三钱，生地三钱，知母三钱，兜铃二钱，甜杏仁三钱，莲子心一钱五分，鲜藿香三钱。

三诊：咳嗽气喘，身热汗出，热不为汗衰，体温在40℃以上，体倦神疲，气阴两伤，法当养阴益气。

处方：

沙参一两，杭菊花四钱，桑叶二钱，炙紫菀三钱，生地四钱，知母四钱，石斛八钱，麦冬四钱，玄参三钱，赤芍三钱，竹叶心四根，莲子心一钱五分，浙贝母三钱，甜杏仁三钱，竹茹三钱，荷叶一角，地骨皮八钱，玉竹五钱，甘草三钱。

此方服后，汗透全身，咳喘俱减，邪势大衰，体温降至37.8℃。当热减后，另用洋参须三钱、石斛一两煎水频服。

四诊：病势已大减，热衰喘平，体温为37.5℃。

处方：

沙参五钱，茯神三钱，橘饼四钱，白芍三钱，甜杏仁三钱，款冬花三钱，紫菀三钱，浙贝母三钱，粳米四钱，谷芽四钱，玉竹四钱。

以后仍以本方出入加减，调理痊愈。（《沈绍九医话》）

袁桂生医案

○ 张兆魁君室人，年约三旬，体质瘦小，发热谵

语，口渴心烦，欲食冷物，胸闷溲热，舌苔黄腻不燥，两脉俱数。与小陷胸汤加柴胡、黄芩不效，烧热益甚，遂改用凉膈散，大黄、元明粉各用三钱，服后得下两次，并得战汗，而热全退，惟精神萎弱，懒于言动，复以党参、麦冬、枸杞子、干地黄、黄芪、灸甘草等补养气血之药，两剂而起居饮食如常矣。（《丛桂草堂医案》）

张畹香医案

○ 大坊口赵妇，产三日后患温邪。予遵张石顽先生论，凡遇胎前产后，所患不拘何病，总以胎产为本，以病为标。名病为产后患温邪，产后当理血分，以根生地凉其血，赤芍、川芎通其血，以薄荷、桔梗、川连、甘草辛凉其肺。而黄芩、白芍产后所禁，不用。不过四剂，乃愈。（《三三医书·医病简要》）

孔云湄医案

○ 丁姓之室某氏，以夫病焦劳月余，眠食尽废，得病之始，便苦昏沉，数日后，人事茫然矣。时其夫犹愈不能起，夫兄代主其事，惩前病，不轻投药，取予前案所立清解方，姑试一二剂，不知前治其夫于久病之后，解邪兼以养正，以正复而余邪易去也。此治其妻，于方病之始，清热不宜养阴，以阴盛而痰涎愈充也。治法既误，病遂日重，缠绵二十余日，奄奄一息，呼吸垂绝。适予过其门，邀入诊视，其脉沉细而涩，仅足四至，欲观其舌，口开舌已缩。予细询其始末诸症，盖不言不动者，已数日矣。予出，诸丁问何如。予曰：此下证也。前症以用下药太早，几至不救，此症以失下日久，又将不救矣。过与不及，为害正同，虽然此症不下，不复得三日延。其老人曰：病势危迫如此，何敢议下？且不食二十余日，肠中尚有物乎？予曰：人之胃与大小肠，盘叠腹中，其路甚迂，其藏贮亦甚广，自非洞泻多日，决无空无一物之理，至于病势危迫，正以失下之故，非过下而至此也。何所惮不敢议下？盖此症之可下者四：脉沉而涩，中必有结，一可下也；大便久废，余滞何往，二可下也；舌胎干厚，胃有实热，三可下也；鼻孔色黑，大肠燥结，四可下也。推脉仅足四至，气息奄奄，不言不动，此处最易惑人，吾为诸君悉言其故。夫热邪之病人，其令人谵狂、昏乱、脉气喷张者，亦借人之气血津液以助其势，如一夫夜呼，百室沸腾，声闻遐迩，震耳骇心。非尽倡乱者之威，亦惧乱者之形情张之也。

此病方盛之时，脉势且勿深论，只其谵言妄动，烦躁不宁之数象，岂非有耳所共闻哉？前已见热，岂能不清而自变？热已内袭，岂能不解而自平？然而热盛之极，渐渐耗其气血，渐渐损其津液，渐渐而气血为之不给，渐渐津液为之尽亏，若使失今不治，且将日消日涸，奄然枯僵以归于尽，而犹望其脉形两壮，气高声扬，而现热征，必不得之事矣。是故阴极似阳，阳极似阴，非真似也。赤釜沸水，水竭而釜亦不鸣；烈火焚薪，薪尽而火亦无炎。吾于此症，不以其脉四至为断，而以其脉之沉涩为断；不以其形气不足为凭，而以其神识不清为凭。盖以外现之阳邪，既以灼阴而蚀气，内陷之真热，料必焦胃而枯肠。清之恐其不及，润之恐其不周，惟于攻下之中，佐以清润，庶几人不伤而病可解，然非一味直泻，强以难任也。诸君何畏焉？丁姓长幼皆唯唯。乃以地黄、归、芍、郁李仁之属，佐大承气汤，眼下一日夜之久，始下结滞二三升，肢体活动，饮食渐进，人事总未甚醒，其家走问于予，欲再服前药。予曰：此病去而精神未复，当静俟之，此药胡可再也？逾数日，予复过其居，其夫匍匐仅能起，道谢不甚成辞。入视病者，则精神爽亮，日进四餐矣。（《孔氏医案》）

温载之医案

○ 姚妇，年六十余，染患温病，被医误用辛温发散，已成危症延余诊治，见其两目直视，对烛不见其光，舌起芒刺，昏不知人，身热如火。诊其脉，洪大无伦，重按无力。论法：温病目盲者死，俱为不治之症。医乃活人之术，一息未断，岂忍坐视病家，力求挽救，余即慨然自任。即用人参白虎汤，重加元参、二冬、生地、银花、连翘、花粉、车前仁等味，令其浓煎频服。旁有一人请用承气汤以下之，余晓之曰："承气汤系泊阳明实火。此为温病，乃热邪布散于上焦，宜辛凉润剂以泄其上焦之热。若用下药，必然气脱而死。"次日延视，入门见其欣欣然，有喜色，云："服此药两碗即得安眠，今日目能见物，并知人事矣。"余随用前方加减出入。次日，泻出黑水，其热如汤。调理月余方瘥。此病若遇庸手，一下必脱，是温病之不可轻于议下也。（《温病浅说温氏医案》）

王仲奇医案

○ 刘姑，忆定盘路，二月廿七日。

温热入营，头痛体酸，热甚烦躁，颧赤唇绛，或有呓语，脉弦数，舌绛赤无苔，有芒刺如杨梅，据云刺头上出血，色见焦黄，此温热将化为毒之征兆，勿谓寻常感证也。

连翘三钱，银花三钱，紫地丁三钱，紫草一钱，丹皮（炒）半钱，天花粉三钱，夏枯草二钱，川郁金二钱，茯苓三钱，香白薇（炒）二钱，白茅根肉五钱。

二诊：三月初四日，燥屎已下，郁热下行，颧红、唇绛、舌赤均已退淡，芒刺亦软，惟午后稍觉烦躁，入夜犹欠清爽，盖营分余邪未尽也，脉已软静，守原意小其制可矣。

银花三钱，连翘二钱，香白薇（炒）二钱，川贝母（去心）钱半，海蛤粉（包）三钱，川郁金钱半，茯苓三钱，夏枯草三钱，杏仁（去皮尖）二钱，丹皮（炒）钱半，紫菀钱半，冬桑叶二钱。（《王仲奇医案》）

曹契敬医案

○ 紫粉弄李福山之甥女，归宁父母，忽形寒壮热，头痛如劈。其舅之友绍一西医，头部用冰冷罩法，腹部用热汤焐，谓病情重要，名脑膜炎。始则神识清楚，渐至狂躁不宁，糊语直喊，弃衣登高，其力之大，虽藏获辈莫能制之。病已五日，忽深夜叩门，急邀诊治，并谓之用药，素信实在，请急以石膏重剂拯之。余云：用药方针诊后再定。及闻其语音之响，察其神色之暴，脉搏沉郁，舌苔白腻，一派体实病实，欲达不得之象。断不能迎合尊意，遽用凉药。欲停西药，则其友强执不能。并服中药，则恐有药力相反之处。为一时权宜之计，令其中西药石一律暂停，及头上之冰冷罩、腹部之热水，亦撤去不用，专以热烧酒和飞面滚擦胸部。翌晨神志较清，狂躁略定，即令用牛黄清心丸一粒，分两次服；并以牛蒡、夕利、紫菀、杏仁、象贝、枳壳、郁金、干菖蒲、莱菔子、紫贝、连翘、车前、泽泻、枇杷叶等服之。药后神识大清，热度大减。复诊又值经至，乃用荆芥、夕利、赤芍、杏仁、象贝、枳壳、丹参、元胡、茺蔚、泽泻、枇杷叶。连服两剂，诸恙安和。病者忽私食粽子两枚，又致壮热，腹痛如绞，乃用苏梗、牛蒡、赤芍、夕利、象贝、半夏、青皮、槟榔、莱菔子、赤苓、泽泻。连服数剂，宿垢畅下，热亦和淡。忽又邀诊，谓前为西医烫伤腹肌，巨腐成片，痛不可言，转辗床褥。良以重病之后，经此剧痛，阴液大伤。外用白膏药、生肌散，内服鲜金斛、桑叶、丹皮、银花、连翘、土贝、石决明、茯神、通草、芦根，旬余日始得完口。原此病之肇端，温邪郁遏，痰滞交阻，在初起时可从透表导滞而解。彼仅以头痛过甚，曰为脑膜炎，强以冰冷块抑遏，乃致邪不外泄，而酿成剧变。幸青年正气充足，尚能胜任耳。

真风斛甘淡微寒，退热生津。西洋参苦寒微甘，清肺补阴。二味合和炖服，退虚热留恋，大有功也。范生寿萱之妹病温邪证，以重表过甚，身如燔炭，鼻衄大作，神思疲惫，面色㿠黄，医均谓危病之后。阴伤火炎，难以复原。深恐转入怯途，又虑液动风，脉来细弦，少寐舌光，便行极艰，溲赤如血。即付以洋参、鳖甲、地骨、川贝、元参、知母、白芍、料豆衣、黑栀、紫贝、连翘、车前、芦根、糯稻根须，如法服八剂。其病若释，惟虚热迄不能解，即令服参斛汤。未及兼旬，即见神复肌和，一切如常。与在沪时所诊大昌当友张君达夫病症相同，亦以虚热纠缠。服此二味而瘥。故余对于种种虚热之症，必令服之，每获奇效。（《翠竹山房诊暇录稿》）

程杏轩医案

○ 汪氏妇患热病，壮热不退，目赤唇干，舌黑起刺，便闭溲赤。诊脉弦数有力，应用清剂无疑。试问："渴乎？"曰："不甚渴。惟喜饮沸汤，数口稍凉，即不思饮。"如此热证，当渴饮水，何反嗜饮沸汤？若以此一端而从阴治，似乎不可。偶忆律云，二罪俱犯，以重者论。今脉证均属阳热，乌可以喜饮沸汤一事为疑。先与小白虎汤，病状仿佛。知其药不胜病，乃进大剂白虎汤，石膏重用四两。因其胃热上冲，呕恶不食，更加芦根、竹茹为引。另取元明粉蜜拌涂舌，以润其燥。如此寒凉叠进，阅十四朝，始得热退神清，便通舌润。使拘古法，以喜热从阴而投温药，不几抱薪救火乎？孟子云："尽信书则不如无书"，斯言可证矣。（《杏轩医案》）

费绳甫医案

○ 王女，发热神昏，口噤发厥，来势颇险。诊脉浮弦洪大。邪热从肺逆传心包。用紫雪丹五分，开水化服。热退神清，厥止能言，惟脘懑作恶，大便不通。络邪已泄，而阳明邪滞交阻。用黄连（酒炒）三分、竹茹一钱、法半夏一钱五分、瓜蒌仁三钱、苦杏仁三钱，大便畅行，胸脘宽舒，阳明邪滞皆清，而余邪留恋少阳，寒热往来，继进柴胡一钱、酒炒黄芩一钱、法半夏一钱五分、甘草三分、天花粉三钱，寒热即止而愈。

○ 苏州王子箴之室，发热神昏，口噤不语，红疹满布，脉来弦大。此邪热不从外泄，内陷包络，非用芳香宣窍，安能通其内闭。用至宝丹一钱，开水化服。汗出热退，神清能言，红疹仍发，口渴引饮。络邪外透，余邪留恋，销铄津液。

冬桑叶一钱、薄荷一钱、蝉蜕一钱、牡丹皮二钱、牛蒡子一钱五分、净银花三钱、天花粉三钱、生甘草五分、冬瓜子四钱、光杏仁三钱、川通草五分、鲜竹茹一钱五分，两剂而安。

○ 上海丁顺兴之室，病发热鼻衄，作恶呕吐，咳嗽口甜，饮食不进，脉来细弦，势濒于危。痰热内蕴，风邪外袭，肺胃肃降无权，法当表里并解。

荆芥一钱、白茅根三钱、酒炒黄连三分、吴萸一分、象贝母三钱、佩兰叶一钱、川石斛三钱、鲜竹茹一钱、冬瓜子四钱、生熟谷芽各四钱。

服二剂，汗出热退，鼻衄止，口甜呕吐皆减。照前方去荆芥、茅根，加南沙参四钱、甜杏仁三钱、薄橘红五分，连服六剂而安。

○ 上海王荣生，发热汗出不解，口渴引饮，苔黄溺赤，目赤流泪，余诊其脉弦滑洪数，邪热灼津，津伤热炽。

生石膏八钱、薄荷叶一钱、银花三钱、连翘一钱五分、酒炒黄芩一钱五分、酒炒黄连三分、牛蒡子一钱五分、丹皮二钱、天花粉三钱、象贝母三钱、冬桑叶一钱五分、生甘草五分、竹叶三钱、芦根四两。

连进三剂，汗出热退而瘥。（《费绳甫医话医案》）

巢渭芳医案

○ 巢氏，年将三十，得温病旬余，神昏谵语，胸腹拒按，苔黄而腻，脉细右弦实，大便时溏。其公婆视为祟山病，不可医药，延越两日，送居补山寺避难。神气日益不支，呻吟不安，延他医治之，进鲜生地、石膏，病势益甚。随邀余诊，诊脉视舌如前，即行大承气汤两剂，霍然而退。余曰：此非祟也，乃邪结胃腑，再迟三

日无救矣。其父母信佩之至。凡用承气汤，必需脉实证实，否则不能轻用。再则服承气汤后，病人中阳必伤，须加意调养，否则虚羞丛生，变端百出。（《巢渭芳医话》）

王士雄医案

○ 蒋君寅防太夫人患恙，适余游武林，专丁招往。病已七日，龈糜颐肿，寒热时形，脘闷头疼，不眠不食，苔黄便秘，脉数而弦。是冬令伏邪发为温病，血虚肝旺，禀赋使然。以枳、桔、羚、翘、栀、菖、葱头、兜铃、射干为前茅，三剂而热退肿消，以小陷胸汤合栀豉，加菖、芩、竹茹、雪羹开中坚，亦三剂而便畅胸舒，渐啜糜粥；以西洋参、肉苁蓉、麦冬、石斛、川贝母、竹茹、归身、知母、黄连为后劲，渐安眠食而痊。其庶祖母年八十六岁，患胸闷便秘，少腹瘕痛，夜分凛寒，两目更冷，不饮不食，口苦息粗，咸以高年为虑。按脉弦数而涩，此肝气素滞，食阻上焦，升降并愆，故脉涩而息不调也，岂可误以为正气之羸乎？进枳、桔、蒌、薤、菖、苑、苏、连、橘核、旋覆之方，投匕而瘥。次年臂病复如是而较甚，余亦以此法瘳之。寅防曾于去冬患血溢，与清舒肝胆而安。惟久患不眠，臂冷食少，自云服补心丹及知柏八味丸甚合。余曰：脉至弦细而缓，因赋质阴亏，心多思虑，五入内炽，烁液成痰，阻碍气机，故脉证如是。滋腻之药，不可再投。用沙参、丹参、丝瓜络、茅根、旋覆、橘、半、菖、芩，服十余剂而愈。（《归砚录》）

姚龙光医案

○ 陆女，年二十余，夫死，产一遗腹子，八日而病，为医所误，势颇危剧，陆姓求治于余，余怜其孤而贫，且恐母死子必不保，因往诊焉，房中秽气熏人，不堪立足，见其喘急气促，呼长吸短，言不能成声，食不能入口，日夜危坐，苦楚万状，汗大如雨，一诊脉时，二毛巾皆湿，如由水内拽起，舌本青紫，苔全剥落，绝粒已经三日，脉两手浮大滑急，重按坚数，前所服药，均四物等类，余曰：此本温病，医者不知辛凉解散，而反用阴滞之药，壅塞隧道，致有此内闭外脱之候，若不开其闭，必不能固其脱也，以磨槟榔汁二钱，磨枳壳汁二钱，绞萝卜、生姜汁各半酒杯，另用桑白皮、苦桔梗、苦杏仁、金苏子、赤芍、元胡、生甘草、飞滑石煎

出，对汁和服，一帖喘汗皆减，二帖喘汗皆止，大小便通畅，易方调理，共服八帖而痊，母子安好，现子已五岁，肥壮可爱矣。（《崇实堂医案》）

王润园医案

○ 长媳初入门十余日，得温病。呻吟叫号，反侧不安。因新妇，急告其父。其父延一医来，则吾里中丙午茂才也。幼尝同考试，其人玩世不恭，乡党薄之，颇落拓。虽通医理，而所读不知何书，每治病，药寥寥三四味，皆以分计，故获效甚少。请视长媳，出告余曰：痧也。宜服犀角解毒汤。尚觉近理，急服之，痧未出而热如故。又易一医，乃河南武安药侩也，初解药性，立方字常误，胸无墨水，而治病颇有一二效者。适为邻治病，延之来。诊脉不一刻，即出曰：此是痧症，又兼胃寒，故胸烦作呕耳，须用温散。请其方，则平胃散也。余不欲令服，而家中人皆曰：时医常以误效，请一试之。药入口则热几如狂，昼夜不安，实无可处，余乃入诊之，脉极沉极数，而外症甚险。告其父曰：以弟愚见，当是阴虚血热。此热证，非痧证也。如是痧，流连将十日，何无一点发耶。此虽新来，乃弟儿妇，当以私意治之，倘有误，亲家亦相谅也。其父诺。乃以大剂地黄汤易生地，合三黄汤满饮之。二更许沉沉睡矣。又恐余热未清，加蝉蜕、灯心，四服而热止，病始安。令常服麦味地黄丸，半月痊愈。

○ 余舅母王氏，守节三十年，苦而益笃，经纪家政，今已抱孙。体素弱而不甚服药。壬戌夏，忽得热症，烦躁不安，浑身如火。初请其族婿董某治之。董固寡术，以为风也。用小柴胡汤发之。次日，则热几如狂，时而昏不识人。表弟以农忙无暇顾，遣人告余，急往视之，则全家惊惧。诊之则两手沉数无他象，惟舌苔焦黑，语近謇涩，而心甚清。因告曰：此热病也。董以温治，故错。此时必膈间胀闷，咽干口渴，大便秘，小便黄赤。幸血分尚清，无斑痧等类，形症虽危，尚易治也。因问思凉水否？曰思甚。乃命取新汲水两碗满饮之，顷刻间觉头目俱清，进以三黄解毒煎合犀角地黄汤。两服而热退。又以归芍地黄汤连进而清其血。五日后又视之，则病全清，惟思食过甚。乃告表弟曰：此时胃气初升，食难化之物，最易反复，宜节之，虽得罪，

亦断不可任其多食也。

吾里中有口头语，见卧病者，则曰伤寒热病，医者来，则曰汗证也。而不知伤寒与热病二者大相反。盖伤寒，则真伤于寒，须用热散，仲景之法是也。热病，则外而风寒暑热，内而饮食嗜欲，皆能致之。一或不慎，杀人易如反手。春温夏热，河间之法最善。至饮食嗜欲，则合东垣、丹溪之法，参而通之，无遗蕴矣。（《醉花窗医案》）

陈在山医案

○ 杨氏，偶染时令，吐泻甚，呕而渴，周身发热如火，有时恶寒，脉来浮数而紧，此温病之阳邪也，用大剂银花连翘汤加伏龙肝，一剂痊愈。（《云深处医案》）

杜子良医案

○ 某氏，进门未久，屡发肝厥，厥愈之后，一日，梳妆毕，默默不语，面上发赤，自啮其肉而不知痛，对镜吐舌，问人曰：如此好看否？常向天井探视，一若有所见者，自歌俚词，旁若无人，又欲自缢。家人以为祟，符咒祈禳，僧道齐醮，乡傩退送，一一遍试而无效。予诊其脉，滑数有力，以为痰火也，用涤痰、滚痰、凉膈等法无效，以为邪祟也，用苏合香丸，亦无效。忽忆《松峰说疫》，载有扣头瘟一症，与此情形颇多相似，乃与病家言：此症若防闲不疏，断无死理，拟仿扣头瘟立法，开其膈中驱其疫邪，即或不效，与病者无损也。盖膻中为臣使之官，喜乐出焉，疫邪客之，则膈中气郁，有忧愁而无喜乐。用活人败毒散加鬼箭羽、斧凿柄等味，药俱将进之际，病人自言曰：此药不可服，服之必死。不似从前见药即服之状，家人以为奇，乃强灌之，即昏然睡去良久。睡醒身大汗而头发热，自述头痛及肌肉咬伤之处痛楚，家人告以自咬、歌唱之事，茫然不知，问其初病情形，但云先觉头痛心烦，既而昏不再觉。连服四剂，诸病悉失。一月后又发一次，情状如前，仍用前方，两帖而愈，不复发矣。（《药园医案》）

痧

魏长春医案

○病者：李筱纯君夫人，年约三十余岁。

初诊：民国二十一年六月二日。

病名：慢性痧胀。

原因：吸受暑秽，兼夹气郁成病。身倦乏力。病起四日。

证候：寒热肢酸目赤。胸脘胀满，腹痛，唇白头重，动则欲呕。

诊断：脉弦舌绛。暑秽夹气郁遏，气血失于流通，成慢性痧胀。

疗法：治宜芳香逐秽，透达伏邪，勿因舌绛，而用阴腻也。

处方：

鲜藿香一钱，川朴一钱，制半夏三钱，赤苓四钱，淡豆豉三钱，益元散五钱，银花三钱，青木香一钱，紫金锭二块（研化），连翘三钱。

次诊：六月三日。脉缓舌红，根苔薄黄。热减胸闷头眩，经水未届期而来。拟宣化气分伏湿。

次方：

苦杏仁三钱，米仁八钱，白蔻仁五分（冲），鲜藿香五分，川朴五分，制半夏三钱，赤苓四钱，鲜佛手三钱，连翘三钱，丹皮三钱。

效果：服药后湿化，胸畅胃苏病愈。

炳按：治痧亦宜活血通络。盖痧者，经络中凝滞不通，而为痧胀也。（《慈溪魏氏验案类编初集》）

郑在辛医案

○年将及笄，出痧后半月，惟口甜喜睡，不思饮食，胃中隐隐微痛，脉虚软而迟。幼科以口甜胃火，作余热治之，此常理也。但脉不长不数，口不渴而反喜睡，必以前过用膏芩，热虽减而中寒生，致有此证。且口甜者，脾虚之真味也。胃阳发露，无实热脉证，反属虚寒，当变法治之。用六君子汤加炮姜、益智仁，二剂

知，四剂即口不甜而能食。大凡痧痘真阳未破之童身，苦寒可以恣用，出幼男子，经通女子，及已婚娶破阳，痧痘当用膏连十分者，宁用七分，以防中寒。

曾治一妇人，产后未满月出痧，幼科尚未用凉药，痧回七八日，卒然腹痛厥逆呕吐，六脉全无，竟用四逆汤加人参、肉桂，数剂方痛止脉出。又见一幼男子出痘后，未得温补，卒然腹痛厥冷汗出，未终日而殒。（《素圃医案》）

齐秉慧医案

○妇人隐疾，多有兼痧，最难认识，惟在审脉。倘脉不合，更当秘问其夫，方知病情，庶不致误耳。曾治俞清庭室人，血淋半载矣，头面手足俱肿。诊之六脉洪大紧盛，热已极矣。因何头面手足俱肿，殆非痧乎？令其家老成人放痧筋二十余针。乃用解毒之剂，而肿痛俱消。继用补中益气汤、六味地黄丸调理而愈。

○胎前痧毒攻胎，可畏者，胎孕绞痛，宜防殒命。况痧有毒血攻冲胎中，胎孩嫩极，难于安静。安胎宜归、术、陈、砂，痧所大禁；痧胀宜破气破血，胎孕又忌。余常刮、放不应，活血用红花、两宝、丹参、益母草、真桑寄生消痧而不损胎元，顺气用香附、陈皮、朴、砂、乌药行气而不伤胎气，散痧用荆、防、独活、细辛透窍而不动胎气，消食用曲、麦、楂肉、莱菔宽中而不伐胎性，采择稳当，用最神奇，皆从寤寐神游中得来。若痧毒势盛，权宜用克伐一二味，又恐于胎有害，余故反复踌躇，而不敢轻任也，高明酌之。曾治俞光斗之妻，孕娠七月，闷乱不安，寒热交作。延余至时兼痧已发，脉尚未现，用药不应，更渐昏沉，如痴如醉。明早复脉，左脉俱伏，面色微黑，方知其有痧也。令视其腿弯果有青筋，刺六针，出紫黑毒血，稍安。乃与真桑寄生、红花、益母草、荆、防、吴曲、莱菔子煎汤，冲砂仁末调冷服之。继与小柴胡汤，用黄芩退少阳之腑热，加茯苓、归、地以健脾养血而安。

○ 产后用药，必须温暖；痧胀用药，独喜清凉，斯二证相反也。施治之法，毋执产后，亦毋执痧证，惟调剂得宜斯可耳。余制一法，散痧用独活、细辛，破血用红花、桃仁，顺气用香附、乌药、陈皮，解毒用紫花地丁，消食用曲、麦、山楂。如产后利，用姜灰、肉桂温血，痧证大禁；痧利，荆、防散痧，连翘、薄荷清热，产后不宜；况痧胀急，尤重大黄、枳实、槟榔以通积滞，产后又禁，恐伤气分。产后服药宜温，痧胀宜冷。痧误用温，胀更加胀；产后用冷，瘀渐加瘀。余临证惟取微温之气，毋害产后，亦毋助痧祸。痧若凶危，微温之剂难于制之，重加童便消痧清热，方保两全。同志者委曲调护，周旋其术以救人，诚能仰体。上帝好生之心，而亦自求多福之阶也。曾治贡生梁尔常之侧室，产后七日，周身疼痛，寒热往来，昏沉之极。诊其六脉，乍隐乍现。视其中指、无名指稍黑，方知兼痧也。刺二指各三针，出紫黑毒血，臂弯一针，舌底一针，痧退。用归、术、地、芍，加桃仁、山楂、益母草四剂，寒热乃退，调补月余而元气康复。（《齐氏医案》）

郭志邃医案

○ 产后六日，遍体疼痛，寒犹如疟，昏闷异常。延余，六脉时有歇指，阅左中指、右无名指，微带黑色，乃知兼痧之症。刺指上紫黑毒血七针，臂上毒血一针，舌底下紫黑毒血一针，昏闷疼痛稍缓。用独活、桃仁、苏木、香附、童便、姜黄、山楂，微温服二剂，疼痛昏闷俱除。但寒热未缓，用金银花、丹参、益母草、艾叶、柴胡、独活、姜灰、牛膝、山楂，温服四剂，寒热乃瘳，调补月余而健。

○ 余邻许秀芝女嫁为养媳妇，手足下半身俱肿，大腹亦胀，发出两腿足紫血疱，如圆眼大。《密难数记》皆云：此烂疯之症。服药益甚，秀芝怜惜其女，载与俱归，求余治。视疱多可畏，及见有痧筋，发现于腿弯，方知痧者，犹树之根；疱者，犹树之叶也。遂为放痧三针，又刺指头痧二十一针，尽去其毒血。复诊其脉，六部俱和，殆其痧毒之气已散，但存肌表紫疱而已。用苏木、红花、泽兰、桃仁、乌药、桔梗、川芎、牛膝，二剂温服。凡紫血疱尽收瘄结痂而愈。

○ 余三婶母寡居。四月间忽然昏迷沉重，不省人事，颜色俱变，渐渐黑色。余曰："此暗痧也。"审其

腿弯，有青筋三条，刺之紫黑血流如注，不醒，刮痧亦不醒。用沉香郁金散加砂仁，并荆芥汤，稍冷服之，不醒。次日用宝花散、薄荷汤加大黄丸，微冷服，亦不醒。至五日，复刮痧，用三香散加砂仁汤温下而后醒，渐调理乃痊。

○ 用成屠兄夫人，忽然昏迷沉重，痰涎壅盛，已三日矣。延余往视诊，脉洪大无伦，身不发热，口不干燥，惟不省人事。余曰："脉症不合，此痧胀也。"刮痧稍醒，用沉香郁金散、荆芥汤，加山棱、蓬木、枳实、紫朴、砂仁，微冷饮之，五剂而愈。

○ 方居安内室正月头痛，恶寒发热，心胸烦闷，口渴咽干，头汗如雨，痰喘面黑，十指头俱有黑色。已五日矣，延余诊之。气口脉虚，时或歇指，左手三部，洪数无伦。余曰："非痧而有是脉，恐不能生矣。"因看痧筋，幸其弟善放痧，见有青筋，曰："此真痧也。"刺顶心一针，左臂弯一针，右腿弯一针，毒血已去，不愈。余想：其饭后起病。即以矾汤稍冷多服，吐去宿食，烦闷痰喘头汗俱除，余症未愈。次日，其弟复为放痧，饮以阴阳水一碗，亦未愈。余用柴胡、山楂、连翘、红花、卜子、枳实、荆芥、花粉，加酒制大黄二钱，俟微冷服二剂，大便通而安。迨后十余日，腹中大痛，口吐涎沫，此又因秽气所触而复痧也。令其刮痧少安，用藿香正气汤稍冷服之，腹痛顿止。后用补中益气汤、十全大补汤，调理如旧。

○ 俞仲嘉长女五月发热咳嗽，呕吐痰涎，胸中胀闷，面目浮肿，延他医伤风痰嗽之药四剂。心中益胀闷，遂止不药。将及一月，余偶过，求余诊之。右寸脉虚，知其为痧之变症也。刮痧讫，用防风散痧汤，加贝母、薄荷、童便，微冷饮之即痊。

○ 吴子瑞一女十一月间忽然痧胀，心中烦闷，昏沉不语。子瑞善放痧，稍醒悟，更终日无声。余诊之，左关有力，右脉沉伏，伤气之痧也。此女日为后母所署，故有此变。用陈香丸一丸，煎汤微冷饮之，稍有声焉，未愈。次日，左脉弦长而动，余曰："怒气伤肝，痧气犹阴于肝经之故。"刺腿弯紫筋三针，血流如注，又刺顶心臂指二十余针，乃用三香散、陈皮犀朴汤，加元胡、香附，微温饮之，乃痊。

○ 汪君美内室六月间发晕昏迷，延余诊之。两寸

尢而散，余脉如常，但重按之，时见歇指。此暑热秽气触犯心经之痧也。扶之不起，先用宝花散、薄荷汤，并藿香汤冷服。稍醒扶起，刺出毒血三针，不愈，用沉香阿魏丸、薄荷汤，微冷饮之，渐安。后用四物汤调理而愈。

○ 翰黄闻兄长女手足俱肿，将逮于腹，延余诊之。六脉弦细沉迟，知其为慢痧之变症也。云宜先放其痧，缘畏刺不放。余辞不用药，恐药气稍冷，不能治及于血肉之分也。越六日，肿胀益甚，复延余治。今其仆妇为主女放痧，三十余针，紫黑毒血已出，用宝花散稍冷服之，并用散痧解毒、消瘀顺气之剂治之。以其痧久绵延，难于速效，计服二十四剂，方得肿胀俱消，安平如旧。

○ 翰黄闻兄一婢久生疮，患腹大如臌，手足俱肿，延余诊之。左脉微数，右脉或时歇指。余思疮毒入内，作肿作胀，其脉必然洪数有力，方见脉症相对，乃可治其疮毒。今左脉微数，右脉歇指，脉症不合，必慢痧为患也。视其腿弯，果有痧筋青色，刺五针，紫黑毒血流之如注，未愈。又刺指头毒血二十针，用宝花散，并付桃仁红花汤八服，服后肿胀俱消如旧。

○ 故友麓庵朱兄夫人，公范母也。口吐痰涎，腹中绞痛，医治沉逆，六日不愈，延余诊之。左脉微伏，余曰："痧也。"令刮之少安，用药不服。次日，复昏沉大痛，举家惊惶，亲戚填门，复延余。刺左中指一针，出毒血，兼令刮痧不愈。用降香桃花散，冲砂仁汤，微冷送下，并用防风散痧汤，加山豆根、茜草、丹参、金银花、山楂、卜子，稍冷服而安。

○ 廉斋朱先生夫人夏月痧痛危急，刮痧放痧不愈，更易三医，莫敢任事，举家无措。宋臣王兄邀余往视，六脉微伏，治之未愈，其晚绞痛如前。明晨，贤郎宗伊兄复邀余。右手脉伏，更放痧三十二针，兼刮痧讫。用宝花散、沉香丸，清茶稍冷饮之，并用散痧解毒、活血顺气之剂，亲友尚恐无救，留余俟饭后，坦君云夏王兄曰："睡矣何如？"余曰："睡则神情已定，气血渐和，殆将安。"越翌日乃瘳。

○ 秦馥生内室素患脚肿及腿，渐升于腹，夜苦心中饱闷，饮食不宁，日间行动，足腿复肿，十余年矣。诊脉细数，令其家人为之数放足面及两旁痧，用川楝子、金银花、木通、泽泻、槟榔、泽兰、青皮、枳壳、乌药、连翘，温饮八服遂愈。

○ 王介甫内室腹痛，放痧二次，忽左胁有块，屡痛不止，坐卧不安。延余，脉尢而沉微，此毒留滞不行之故。用苏木散，并三香散，合桃仁红花汤，微温服，块消痛减而瘳。

○ 朱子佩女痧发痛极，头汗如雨，延余诊之。脉尢而洪实，放痧不出，刮痧不起，用细辛大黄丸，微冷服。又用荆芥银花汤，稍冷服。又三日，痧筋乃现，放之，服药如前，腹痛不止。至十数日，日用药加大黄，大便下死蛔三条，结粪亦下，痛犹不止。又现痧筋，放之，服前药乃愈。

○ 朱子佩夫人身热吐痰，胁痛，饮丸汤，益喘呕不已。延余，左脉洪数，右脉似伏，余曰"痧也"。子佩刺其腿弯痧筋，二针不愈。服童便，喘呕稍减，余用阿魏丸、大黄丸，白汤微冷下，身热吐痰俱已。又用必胜汤微冷下，三服而瘳。

○ 汤茂珍次女八月伤寒，日晡壮热，口渴发斑，头痛如破，声重耳聋，吐蛔二条，迷闷几死。两寸脉微无力，两关弦细，两尺左滑右紧。放腿弯痧三针，略松。用清凉至宝饮，加黄芩、牛膝、石膏、桃仁、泽兰、乌药、枳壳，微冷饮之，不应。复放痧，用熟大黄三钱、细茶一撮，煎服而瘳。

○ 刘香仲孙女二月间伤风发热咳嗽，麻疹隐现不发，喉哑失音，脐腹疼痛，昏闷沉沉，前医不治，延余。左脉尢，右脉涩，时有歇指，以火照手背指上痧筋，放二十余针，用沉香丸清茶稍冷饮之，付紫朴汤，合荆芥银花汤，俱微冷饮之。后连放指头痧二次，如前药，加黄芩、石膏、芒硝、大黄，微温饮之。喉稍有声，乃去石膏，加黄柏，温饮之。下死蛔四条，大便通而愈。

○ 陆迪安内人发热咳嗽，胸腹疼痛，叫喊非常，脉症不合，令其仆妇放腿弯痧，未愈。先以宝花散、阿魏丸，清茶稍冷饮之。服必胜汤，减大黄，加枳实、连翘、卜子，二剂，微冷饮之，疼痛稍已。次日，如前剂减五灵脂，加荆芥、黄芩，微温饮之，疼痛乃止。麻疹即发，再剂而瘳。

○ 闻德音内人腹中疼痛，右脉微而弦，左脉细而涩，令其婢放腿弯痧三针，血流紫黑色，未愈。用宝花散、救苦丹，清茶稍冷饮之。服以和脾宣化饮，加茜草、桃仁，微冷饮之，发出一身类麻疹者。余用防风散痧汤，减细辛，加连翘、红花、金银花、桃仁，治之而痊。

○ 施均李孙女发热咳嗽，腹胀昏沉，微有麻疹形影，大便泻黄水，有用升发之药不效，延余治之，脉上盛而下虚，乃知发热咳嗽，虽本伤风，实非因伤风而有麻疹形影也。放指头痧二十余针，用圆红散调黑糖，微冷汤饮之。稍觉清爽。用独活红花汤，加山楂、卜子、泽兰治之，连送二剂，大便下尽黑物而愈。

○ 妇人吐血干嗽，昼凉夜热已久。忽午后发热异常，肿闷沉重。他医以为怒气血虚，用养血化痰顺气之剂，病势益盛，昏迷痰喘，不省人事。延余，左关似紧非紧，余脉应指不匀。余思怒气填胸，左关必须有力，平时劳弱，脉亦自宜弦数，内有郁血，上中二部，亦当见芤。何脉不对症若是？看其左腿弯，有紫筋数条，历历可指，其为兼痧之症明矣，故昏迷痰喘。先刺其痧筋，出其毒血，倍用宝花散，清茶微冷饮之。方得神情清爽，不复痰喘昏迷、胀闷沉重之势。但劳弱由于本原不足，绵延未愈。

○ 汪子建母七旬有余，素犯痰火老弱之症。忽痰涎壅盛，喘急不休，喉声如锯。延余诊视，六脉不匀，有如雀啄，虽老弱痰火之脉，尝有歇指，亦不足怪。然视其骤然作变，病必有异，余曰："此兼痧证，尚可治也。"阅其左腿弯下有青筋二条，刺之紫黑血流如注。先用散痧消食、豁痧顺气之剂，并进牛黄抱龙丸，病势渐安，后惟补其气血乃痊。

○ 盛君和母五十岁，痰火多年，忽面赤头汗，遍身俱肿，喘急烦闷倍常。延余诊视。余思老年痰火，固所宜然，何面赤头汗，遍身俱肿之骤也。及按其脉，又与症相合，不可据以为痧。然恐痧之为祸不小，若竟以老弱痰火治之，终觉疑而不安。细视其十指，有细红丝筋，历历可验，则其痧之为老弱症也明矣。先治其痧，刺指头二十余针，去其毒血。次用稍冷汤服宝花散，面赤头汗身肿俱除，喘急亦渐和缓。惟是老弱痰火，为终身之疾。

○ 邵洪玉内室日晡发热，头汗如雨。延余，六脉震动不常，故知其痧。刺出十指紫黑毒血二十针，不愈，煎紫朴汤稍冷服三剂，痧气已尽，用大黄三钱，枳实、陈皮、厚朴各一钱，煎汤温饮，下其结粪，热退身凉。后朝用补中益气汤，夕用六味地黄丸，调理而痊。

○ 张可久女十五岁，痘后三十二朝，忽然发晕沉重，不能转侧，延余诊治。右脉微细，左脉洪大，时一歇指，视其指头黑色，青筋历历，刺出毒血，不愈。用降香桃花散，合枳实大黄汤，稍冷饮之，不愈。用三香丸，微温服而痊。后伤食为秽气所触，腹痛刮痧，服棱术汤，加明矾二分，微冷饮之而安。

○ 陈肃远内人本质素虚，凡遇病非人参不效。四月间，心胸烦闷，汗流不绝，闻声惊恐。初病延余，脉未显难辨，余闻素虚，虽不敢用参，付平剂不应。延他医付药加参补之，疾益甚。复拉余，按脉不见沉微，反见浮洪紧大，余曰："痧也。"三子叔汤为母放痧毕。余用宝花散、沉苍阿魏丸，微冷茶饮之，渐安。肃远恐虚实未明，停药二日。后用归身、山药、茯苓、麦冬、沙参、丹皮，四剂而愈。

○ 张方曦内人十一月间，胸腹中气不舒畅，惟是盘旋绞绞于胸腹肠胃中，叫喊几死。将及半日，时晚，延余诊其脉，洪大无伦，今其仆妇放指头痧二十余针，用救苦丹、沉香丸，清茶稍冷饮之，未愈。服防风胜金汤，加桃仁、红花，治之而痊。

○ 骧武弟妇患黄气病。面色萎黄，腹胀如臌，腿足俱肿，六脉微涩，令仆妇为之放痧三十余针，俱紫黑色毒血。用沉香郁金散、清凉至宝饮，加青皮、乌药、槟榔、山楂、卜子、牛膝，俱稍冷服，腹胀始松。后惟用黄气病本药，微冷饮，四剂则痊。

○ 妇人患血淋三月矣。头面腿足俱肿，六脉洪实紧盛，余意血淋热证也。洪实紧盛，热脉也。何乃头面腿足骤然俱肿，殆其痧乎？令其家人放腿弯痧二十余针，多用清凉解毒之剂，治之而痊。（《痧胀玉衡》）

曹契敬医案
○ 甫九龄，形寒身热，不饥不渴，咳嗽痰多，便闭溲少。盖温邪证也。儿科遭施以清解之味，如桑叶、牛蒡、赤芍、竹茹、连翘、莱菔子、山慈菇、芦根、枇杷叶等。继以病势转剧，复用川连、豆豉、牛蒡、黑栀、鲜石斛、芦根，迁延至十四日，陡然胸闷神昏，自言自笑。其乡人曹君急招余诊，即令以纸捻燃火，靠近其肌肤摇动之，隐约间见红点密密。余曰："此温毒痧子欲达不能之象。"众讶之，全谓既是痧子，岂有热经多日而不显布者邪？余不之问，遂付以薄荷、蝉蜕、前胡、牛蒡、枳壳、郁金、莱菔子、泽泻、枇杷叶等解之。并用牛蒡、苏叶、牙皂、菖蒲、紫菀、园荽、莱菔子浓煎。外焰胸膈，阅宿汗出痧透，神清气爽。转方略用清泄，即见安和。黄渡蒋君伯先以其子女殇于疫痧者多矣，契其子慰堂来诊，谓疫痧之后，连热不退，恐将涉

怯。余细察其形容笑貌饮食一切，复检阅前诊各方，及验其舌根，叩其腹音，乃知为积滞蕴蒸。迄未通降，加以病后胃强脾弱，嗜食尤多。非导其宿垢，无以廓清其痰火积滞蕴蒸之热。因用青蒿、地骨皮、丹皮、枳壳、杏仁、川贝、青皮、楂炭、槟榔冲磨、全瓜蒌、泽泻、保和丸一剂，即下黑垢不少，热势旋亦和淡。倘于葛方而泥日多宜清，蒋方而拘病后宜补，则葛之昏变，蒋之涉祛，意中事也。故不必以年幼质弱，过于疑虑，转误病机。谚谓有病病当良有以也。（《翠竹山房诊暇录稿》）

痫证兼痧

齐秉慧医案

○（痫证兼痧）曾治徐知州妾，犯羊痫风七载矣，已生二子，诸医不应。延余诊之，六脉紧伏不匀。视其

手臂、两侧少阳穴有痧筋，现放之。乃与沉香滚痰丸，微温汤饮之，遂不再发。（《齐氏医案》）

麻 疹

罗端毅医案

○病者：徐姓妇，年三十岁，住台州。

病名：妊娠疫疹。

原因：妊娠六月，患疫疹，邀毅诊视。

证候：头目浮肿而赤，遍身疼痛，胸腹郁闷，头脑剧痛，疹形略见头面，狂躁不安。

诊断：脉数，舌红。家人惶恐，祈神许愿。毅曰：神鬼之事，何足信哉？盖热毒盘踞于中，则烦躁不安，热气上蒸，则头脑剧痛。疫疹欲出不能出，正在战出之候，则湿身疼痛。妊娠患是症者，最为危险。何则？母病热疫，则胎亦热，胎热则动，疫火煎熬，恐有堕胎之患。少顷，疫疹通身遍出，邻人在旁云：麻疹全身既已出齐，虽有烦躁，亦无妨害。余曰：汝等不知本年患是症者，皆非真正之麻疹，古人所谓瘟疫流行者，即此等

之证候是也。虽全身出齐，而亦有异同之点，疹形松浮者轻，紧束者重，红活者轻，紫黑者重。况伊之症，疹形紧束而兼紫黑，形虽见于外，而毒根深藏于内，故胸腹郁闷不安，前人谓胃热将烂之候，指斯时也。若不急治，危在顷刻。

疗法：用余师愚清瘟败毒饮加紫草茸，大剂凉血以消毒。

处方：

生石膏六两（研细），小生地一两，乌犀角二钱，小川连四钱，焦栀子四钱，肥知母六钱，淡黄芩三钱，苦桔梗钱半，赤芍三钱，生甘草一钱，元参心四钱，青连翘四钱，牡丹皮二钱，紫草茸二钱，鲜竹叶四十片。

次诊：服药片时，即小产一女。产后瘀血不行，腹大如未产之状，患者似觉尚有一胎在内，少顷又产一

男，仍腹痛如前。家人随向邻家，寻觅姜来煎汤与服（吾台风俗产后必食姜炒米饭等）。余闻其书，竭力阻止，若服此等热物，人必狂躁，不可疗救，不但目前不可服，即至数日，亦切勿一滴沾唇。再拟一清热去瘀之方。

次方：

全当归三钱，川芎八分，鲜生地六钱，粉丹皮钱半，光桃仁钱半，泽兰三钱，淡黄芩钱半，益母草五钱，制香附二钱，紫草茸一钱，生赤芍二钱，生甘草八分。

效果：嘱服数剂，余即返舍。随后伊母家请一专科麻痘之老医来诊。病家即将余之言告曰：不可服姜等云云。老医曰：产后无姜，不能去瘀，不妨服下。幸病家素信鄙人，且观其症果系热病，老医之言，似欠妥当，姜等未敢与饮。老医书方与服（未知拟何等方），服后烦躁。仍用毅所拟清热去瘀之原方，服数剂而愈。

说明：本年瘟疫流行，正月起，至今尚未断绝，如疫痘、疫疮、疫疹、疫咳等病证，东南未平，西北又起，死于非命者，不知凡几，殊深惨痛，如吾黄之新桥管、廓屿番、上云墩数村为尤甚。患疫痘死者十之八九，疫疹死者十之三，医者作正痘麻疗治，用温补顶托、错药而死者，亦十之二三。惟疫咳侵于小儿，村村俱有，极其繁多，父母不知，以小人咳嗽为平常之症，不服药可愈，至咳久医不及而死者，亦十之二。鄙人诊治，见有疫气传染，不论痘疮麻疹之属，如遍身疼痛，有汗烦躁，其脉浮沉皆数，则用清瘟败毒饮加减；无汗烦躁，遍身疼痛，胸腹胀闷，脉数便结，形寒壮热，则用防风通圣散加减；若轻症，但寒热咳嗽发疹，用银翘散加减，或用荆芥穗、防风、连翘、牛蒡、桔梗、杏仁、前胡、葛根、甘草之属，如用加味，或生地、丹皮、紫草，或花粉、银花之类相出入，治愈者约十之八九。观此，医者必须随机达变，切不可拘泥于专科之书明矣。

廉按：台州所谓疫疹，杭宁绍谓之疫痦，江苏则称疫痧。王孟英曰：麻也，痧也，疹也，瘄也，各处方言不同也，其实一也。其辨证首要，端在形色。先论疹形，松浮酒皮面，或红或赤，或紫或黑，此毒之外现者，虽有恶症，不足虑也；若紧束有根，如从皮里钻出，其色青盘，宛如浮萍之背，多见于胸背，此胃热将烂之征，即宜大清胃热，兼凉其血，以清瘟败毒饮加紫草、红花、桃仁、归尾，务使松活色淡，方可挽回，稍存疑虑，即不能救。次论疹色，血之体本红，血得其畅，则红而活，荣而润，敷布洋溢，是疹之佳境也。淡红有美有疵，色淡而润，此色之上者也。若淡而不荣，或娇而艳，干而滞，血之最热者。深红者，较淡红而稍重，亦血热之象，凉其血，即转淡红。色艳如胭脂，此血热之极，较深红而更恶，必大用凉血，始转深红，再凉其血，而淡红矣。紫赤类鸡冠花而更艳，较艳红而火更盛，不急凉之，必至变黑，须服清凉败毒饮加紫草、桃仁。细碎宛如粟米，红者谓之红砂，白者谓之白砂，疹后多有此症，乃余毒尽透，最美之境，愈后蜕皮。若初病未认是疫，后十日半月而出者，烦躁作渴，大热不退，毒发于颌者，死不可救。至若妊娠疫症，母之于胎，一气相连，盖胎赖母血以养，母病热疫，毒火蕴于血中，是母之血即毒血矣，苟不亟清其血中之毒，则胎能独无恙乎。须知胎热则动，胎凉则安，母病热疫，胎自热矣。竭力清解以凉血，使母病去而胎可无虞，若不知此，而舍病以保胎，必至母子两不保也。至于产后以及病中适逢经至，当以类推。若云产后经期，禁用凉剂，则误人性命，皂口在此宵。此皆余氏师愚实地经验独出心裁之名论也。此案诊断颇有发明，方法悉宗余氏。胎虽不保，而产妇生命幸赖此以保全，即产后清热去瘀，亦属适当之疗法，似此危证，幸收全功，盖不执产后宜温之谬说，对症发药之效能耳。案后说明，确有见地。（《全国名医验案类编》）

汪朴斋医案

○ 又族侄媳产后发疹，遂延医治，乃痘科也。曰：此出瘄麻。竟用桔梗、荆、防发之，两日忽作喘汗热闷，几乎欲绝，乃请予视脉，见寸大尺空，按之且迟。予曰：此非瘄麻也。缘下部虚寒，其无根失守之火，浮游于上，发虚疹加蚊迹，隐隐于皮肤之内。且新产才七朝，岂堪任此凉散？以其痘科不知产症耳。急进十全大补汤加附子，而汗止喘定，二剂后易八珍汤，半月后与六味而痊。此症设被坏事，只云中麻发不出而死，亦无怨其错者，是以医家宁可推出以让知者治，不可贪而误人性命也。（《三三医书·评注产科心法》）

其他医案

凡孕妇出疹，恐热毒内蒸而胎受伤，当以清热安胎而兼解散之剂，使胎无虞而疹易解也。故曰疹与痘不同，痘宜内实，若胎落而母亡；疹宜内虚，故胎去而母存。虽云胎去而母存，孰若子母两全之为妙。业是者当识此。

一孕妇出疹，热甚而触动其胎，胎堕而去血过多，疹虽没而燥热烦喘，昏愦闷绝。余谓血脱也。当益其气，以理中汤而苏，又以人参一两、当归五钱、阿胶、炮姜、荆芥、艾叶，又随症调理愈。

一孕妇出疹，热极烦闷。医以清热安胎之剂，而热甚。余谓《心鉴》曰：凡孕妇发疹，热极不退者，内实故也。必下其胎，坠胎下疹，即随热内解，母命可存。否则热甚喘胀，子母难全。不从余治，果如而毙。

一孕妇疹出热盛，小腹痛而漏血。余谓热盛触动其胎。以升麻葛根汤加荆芥、紫苏、条芩、当归、川芎、阿胶、白术、陈皮、砂仁治之，血止，愈。亦有不同前治，胎堕而子母俱亡，或子亡母存。

一产妇疹不易出，热甚而去血不已。余谓产后气血不足，不能拘毒尽外解。以麻黄葛根汤加当归、阿胶、荆芥、白芷、人参治之，血止疹尽透，调理而愈。

一娠妇疹不易出，热极闷乱，喘胀。余谓疹热危剧，必不能两全，宜下其胎，胎去而母存矣。以表散而兼堕胎药，其胎堕下疹透热退而愈。

一妊妇疹出热盛，堕胎而难产。余以鱼胶三寸（烧灰存性）、麝香一分，共研末，好酒调下即产。若难之甚，横生逆产，用鱼胶一尺制如前法，虽其胎立下但不能活矣。

一妇人疹后咳嗽，夜热早凉，面白少神，肌瘦唇赤。咸谓气血不足，用八珍汤不效，余审其疹后房劳不慎，用六味地黄汤合生脉散，又独处百日愈。

又一妇疹后房劳不慎，渐为虚怯枯涸告毙。

（《三三医书·专治麻痧初编》）

瘟　疫

翟青云医案

○ 王某，母年六十余。三月间染疫，数医不愈，危殆已甚。迎余往诊，观其满面通红，言语喃喃，胸腹拒按，形如死人，不饮不食，业已数日，余辞不治。其子叩首求救，碍于人情，实难脱身。据伊六脉按至伏滑微细劲硬。知是老人阴虚，津液枯竭，邪毒结于肠胃。遂用扶正攻邪之药，煎成与服。一时许泻下臭水秽便。明日手足少能动移，略进汤水，后改用养阴退热解毒之味，调理月余方愈。

扶正攻邪汤。

西洋参10克，当归10克，生地12克，玄参10克，麦冬12克，知母10克，杭白芍10克，金银花12克，丹皮10克，大黄15克，地骨皮10克，青蒿6克，枳壳10克，木通6克，连翘10克，甘草6克，蜂蜜15克（为引）。

○ 朱女，年十八，于四月染疫，邀余时已病旬余日矣。诊得尺脉沉数，病势大热不止，每日晡时，如见鬼神，狂言乱语，竟无宁刻。问其母："病前见天癸否？"伊母云："未病前一日适逢，天癸刚过。"始知热入血室，遇此险症，若不明治法，一用下药无不立死。余用吴又可小柴胡汤加减。服二帖，后发鼻衄而愈。

小柴胡汤加减。

柴胡12克，清半夏6克，党参10克，生地12克，丹皮10克，赤芍10克，穿山甲6克，炙鳖甲10克，黄芩10克，甘草6克。水煎服。

○ 李兰之母，禀赋甚厚，年七十余。于四月染疫，初得六脉闭绝，四肢厥冷，已过膝肘，气喷如火，大渴思饮，躁扰不宁，小便赤涩，大便闭结，唇红舌刺，真阳证也。余至时，某医用附子理中汤，业已煎成，尚未进口，请余诊断可服与否。余云："内实真热，外观假寒，倘若服之，何异火上添油，抱薪救火？恐汝有终天之恨，悔之何及。"余知此证乃阳毒发厥。经曰"热深厥亦深"此之谓也。遂用大承气汤。大黄18克，芒硝12克，厚朴10克，枳实12克，加犀角6克、黄连6克、生地

18克、寸冬12克、木通10克。煎服半碗，二时许，大便解下三次，厥回大半，脉现滑数。又煎服一碗，至夜解下五六次，色似坏瓜，气极臭秽，渐渐舌苔亦退，热渴大减，险证皆无。后用柴胡养荣汤加生四物汤，五帖后，发鼻衄甚多，越二日，周身发出红斑极稠，调理三十余日，平复如常。

○ 李玄之母，年四十余，于七月患疫。邀余时，误服祛风药三四帖，头面胸腹两乳肿甚，合家惊恐。余诊六脉沉滑有力，用大承气汤。

大黄60克，芒硝30克，枳实15克，加黄连15克、木通10克、薄荷叶10克、金银花60克、连翘15克。

连服二剂，病不解。无奈，又投前方，两剂病衰六七。越三日，照初方又投一帖，知里邪将尽，后用普济消毒饮，服六七帖方获全功。

○ 胡某之夫人，年五十余，七月病疫，屡治未愈，危殆已极，邀余往诊时，送棺服已备五日，诸医俱各束手。余诊得肺胃脉隐然有力，必脉急数，问之不语，按胸腹间，似有疼痛状，大便六七日未解，午后潮热。吴又可云："阳明实证也。"视彼药方，发表清热，杂然乱投。辗转详诊，据此脉证，确系温疫误治，变成结胸，非下不可，但下焦无病，若用芒硝恐伤下焦之血，用大承气汤，去芒硝，加洗肠胃清温化毒等味，煎成令先服一盏，不见动静，又服一盏，二时许，泻下秽物三次，极臭难闻。由此神志清爽，身热渐退，饮食能进。后改柴胡养荣汤出入加减，调理两月，方获痊愈。此证若泥老人不宜下之说，岂不殆哉？

加减大承气汤。

大黄18克，枳实12克，麦冬12克，玄参12克，丹皮10克，知母10克，金银花12克，花粉10克，油厚朴10克。水煎服。

柴胡养荣汤。

当归12克，柴胡12克，陈皮10克，茯苓10克，知母10克，玄参10克，麦冬12克，金银花12克，连翘10克，白芍12克，甘草6克。水煎服。（《湖岳村叟医案》）

林珮琴医案

○ 张氏，疫症投补，壮热烦冤，齿焦唇血，舌芒刺，昏谵，循衣撮空，颔颤手战，脉小数，此热邪深陷，液涸风生，已显痉象。速用生地六钱，鲜斛、天冬各四钱，赤芍、元参各三钱，连翘、栀子、知母各一

钱，鲜藕二两，石菖蒲汁冲服。唇舌稍润，躁扰渐平。三服神识清爽，调理得痊。

○ 赵氏，疫疠用五积散，烦渴，昏谵不寐，舌缩唇黑。又误进麻黄汤，肢搐鼻衄，脉数无度。窃谓五积散治伤寒恶寒，方中姜、桂、苍、朴皆热燥，疫症本不恶寒，服此营液愈涸，邪焰益炽，是抱薪救焚，再服麻桂，强汗劫津，更伤表气，与内陷热邪风马不及，势必痉厥衄红矣。勉用鲜生地、石斛各五钱，天冬、麦冬各二钱，山栀、知母、赤芍、连翘各钱半，犀角（磨汁）七分，蔗汁一杯冲服，即安睡，醒而神苏。

○ 王氏，初春感疫，寒热不时，头胀面肿，此鼻吸疠邪，袭入窍络，目闭项痛，失治则结核溃脓，急须解散。仿普济消毒饮，升麻、柴胡、桔梗、薄荷、陈皮、连翘、甘草，加山栀、荆芥、冬桑叶。三服而消。

○ 韦妪，病疫兼旬，烦渴脉数，舌黑神迷，症成内闭，用犀角尖、元参、牛黄、鲜生地、连翘、麦冬、石菖蒲、银花露。二服热减神清。

○ 何氏，暑疫汗烦，疹出目瞑，舌焦脉洪长，症已传胃。仿石顽以秽攻秽，人中黄、豆豉、石膏、犀角汁、银花露、知母、山栀。症退。

○ 贡氏妹，时疫秋发，传染必深，初起寒热，耳后结核，头眩胫冷，疹出便泻，宜从少阳透热泄湿，表里分解。医虑其体素阴虚，早投阿胶、熟地、鸡子黄滋腻，致壅气分之邪，脉来沉数，热势深陷，必难汗解，姑用清里彻热法：黄芩、羚羊角、人中黄、栀皮、连翘、滑石、通草、灯心。日再服，头汗齐颈，热犹蒸湿，思欲清扫弥漫，虽核消疹退，泻止胫温。而舌心已干，邪劫胃液，随用鲜地黄、石斛、麦冬、沙参、花粉、白芦根。舌已强，光燥无津，脉更促数，用透营滋液，犀角尖（磨汁）、鲜地黄、藕汁、天冬、西瓜翠衣、芦根、淡竹叶、栀心、知母。舌犹干黑而缩，目瞑多睡，三焦受邪，幸前药沁透心包，膻中不为热痰蒸蔽，然机窍不灵，仍用昨犀角方，加水甜梨肉二服，即以梨片安舌上，咀其凉润，越宿，舌津黑蜕，汗出热解。

○ 张氏，据述病经旬余，仍头晕脘闷，热烦汗潮，今夏延境治疫，皆湿土郁蒸致病，节交处暑，炎燔未除，必是时气晚发，胆火上冒，湿热交搏，灼及心营，神呆液涸，撮空齿噤，热极生风，遂成痉厥。速宜透邪

救液，遥拟一方：生地、犀角、羚羊角、元参、赤芍、鲜梨、麦冬、蒌仁、连翘、芦根。三服症平。

○ 眭女，口鼻吸入疠邪，头晕脘痞，烦热面红，适值经行，连小腹亦胀闷，脉右小数，左模糊，乃湿热与气血混并，治宜上下分解。栀皮、嫩桑叶、枳壳、瓜蒌霜、郁金、杏仁、薄荷、人参、丹皮、赤芍、桃仁。日二服，头晕腹胀已减，但热烦，中脘微痛，犹是热蒸湿痰阻气，且烦出于肺，防其变现斑疹。用宣通法：枳壳、瓜蒌霜、白蔻壳、大贝母、杏仁、丹皮、赤芍、牛蒡子、连翘、灯心。二服汗出未彻，红疹稀疏，邪已外透，渴不多饮，而溺赤便溏，胸仍不宽，脉仍小数，湿热尚炽。法用辛凉透热于表，甘淡渗湿于里。薄荷、豆豉、通草、牛蒡子、杏仁、贝母、瓜蒌、枳壳、赤苓、滑石、车前子、灯心。数服诸症渐平，但口燥饥不思食，乃病后胃津未复，法宜凉润调养胃阴。麦冬、石斛、玉竹、白芍、沙参、薏仁、茯神、蔗汁。数服而瘥。

○ 眭女，热渴脘闷，舌苔里黄尖赤，头痛未解，手心如烙，湿邪搏热，僭踞上中焦，速速透解，毋俾出入募原，酿成陷里重症。枯芩（酒炒）、豆豉、枳壳、蒌霜、栀皮、薄荷、杏仁、荷叶边，二服汗出热减，去豆豉、荷叶边，加连翘、牛蒡子、丹皮。预防入营发疹，忽咳而衄，此蕴热迫血，直犯清道，为疫毒将解之兆，用黑山栀、鲜生地、杏仁、大贝母、花粉、沙参、芦根、蔗汁。数服愈。（《类证治裁》）

朱兰台医案

○ 邓氏，因月初巨在宝郡染疫归，服事旬日，巨愈而氏染之。发表温补不应，月杪，延馥治。诊之，脉弱数，口苦，舌苔黑滑。发热呕逆，满口白涎，唾之不已，耳聋嗜卧，少气懒言，头颅倾倒，大便旬日未通。势危迫。细审病情，乃是疫传少阴、里寒外热证也。肾阳衰微，邪入随而化寒，迫阳外越，故发热。即《内经》所谓重寒则热也。呕而口吐白涎不已，即嘉言所谓浊阴上逆也。耳聋嗜卧，少气懒言，头颅倾倒，明系少阴见证。惟此阴霾惨冽，而口苦一症，殊有不可解者。《论》中口苦乃少阳胆热不溢，岂阴气内盛，而胆尚热乎？《内经》"心热则口苦，兹舌苔黑滑，水凌火位，而心尚热乎？静思良久，乃元阳沦丧，所致三阳不升，

三阴不降，而心胆虚热伴阴寒上逆。大便旬日未通，正升降失职，中枢不运使然。法宜扶阳建极，厥疾自瘳矣。主以附块三两，术芪各四两，北姜二两，炙草八钱，人参四钱，半夏四钱，砂仁三钱。顷间又延某至。诊毕，以柴胡双解饮。议决于馥，馥曰：凡证当阴阳难辨之外，贵于公共证中，寻出专证来，庶有把握。若此发热、耳聋、口苦、呕逆、便逆，似少阳阳明病。而参以脉弱数，舌苔黑滑，嗜卧少气，头颅倾倒，其里寒外热，确有明征，当此阳消阴长之时，不速以大剂猛进，真阳亡在顷刻矣。"某遂称馥主方为善。进一剂。次早诊之，大有起色。馥归，嘱令服原方二三剂后，分两减半。又数剂而痊愈。

○ 某氏，病体厥，床下置火盆二，重衾盖覆，犹欲其子覆卧被上，以通暖气。诊之，脉紧数，舌苔白焦如积粉，口臭气粗，喷热如火。余思此乃疫病，火郁于内，阳气不达肤表，外虽若冰，而内若炭也。主吴氏三消饮，芩知硝黄以荡内热，羌葛柴胡透发火郁，服四五剂体厥解，内热亦轻，本方减硝黄又数剂而愈。（《疫证治例》）

李铎医案

○ 一妇，年逾五十，患葡萄疫。周身发出，形如葡萄，三五攒簇，四六相连，颈项皆肿，咽喉闭塞，憎寒发热。医者不识何病，谓是梅疮外毒，幸其所有荆防败毒二剂无碍。此症本属凶恶，所喜形色红活，若再迟一二日，形色一变紫黑，则不治矣。余用芩连消毒饮加元参、漏芦、僵蚕、蓝靛叶数帖，兼进僵黄丸数颗而愈。

黄连，黄芩，柴胡，桔梗，牛子，射干，防风，荆芥，僵蚕，枳壳，连翘，元参。

僵黄丸原方无人中黄，余制加之。

白僵蚕一两，人中黄一两，锦纹大黄二两。为末，姜汁和丸，弹子大，每服一丸，井水化服。

歌曰：人间治疫有仙方，一两僵蚕二大黄，姜汁和丸弹子大，井华水调便清凉。易老是症学问未到，识见未到，何能晓此？宜乎时医不识。寿山。（《医案偶存》）

王三尊医案

○ 钱某妻病疫，服他医药数帖不效。余视虽年少

体壮，诊脉甚弱，日夜泻数次，舌无苔，不大思饮，时微汗，胃不硬痛。余以补中益气汤当归换白芍，数帖而愈。若谓温疫无补法则杀人矣。

《温疫论》有屡下，用大黄至十二两者。予于周开周妻验之。其人年十九，未至生育，体健，兼之胃有宿积，下后半日，舌复干燥，又以承气汤下之，一医委之而去。余因年少，体健，舌干，故放胆屡下之。共计用生熟大黄五六两；芒硝将一两，佐以花粉、芩、连、膏、母、蒌仁、枳、朴、青、槟等甚伙，热犹不退，复发痧，又发颐，犹出厚脓，收口甚速而愈。其脉不复记矣。（《医权初编》）

方略医案

○ 梁某病瘟疫，恶寒发热，咳嗽，目红面赤，口渴烦躁，六脉似浮非浮，似数非数，重按无根。余曰："此证大难。初服药轻病反重，再服重病即危，必三服后，乃得由重转轻。"第恐信不真，而酿成莫救，勿谓言之不早也。初用葛根汤加苏梗、桔梗、川芎、秦艽、前胡、甘草服之，遂卧床不起；次用柴葛解肌汤加麦冬、贝母、花粉、泽泻服之，意神识不清；末用真元饮合生脉散服之，乃得汗出热解，诸病一一如扫。

○ 庚寅辛卯，连年水灾，大饥之后，继以疫证，余同居患病者二十余人，皆发热口渴，面赤唇焦，便闭烦躁，医者不识何证，寒热互投，舍药而亡者五六人，亲族不敢过问。内子张亦染此病，迭经医治，月余不减，形骸骨立，耳无闻，目无见，儿媳惶惶，治棺以待。遣人赴省告余，余归，投以生地、麦冬、天冬、洋参、玉竹、龟板，大剂煎服，调治半用，乃获生还，亦大幸也。（《尚友堂医案》）

徐守愚医案

○ 一中年寡妇，体质怯弱，忽病瘟疫，医者咸谓时当秋后，证属晚发，俗名秋呆子，乃以吴鞠通《条辨》中套法施治，十余日而病加重。治锋系凝夏堂弟，托伊作札邀余诊。脉沉实有力，右关更甚。身壮热，舌焦红，神昏谵语，齿坐脚挛，大便闭，小便赤，显系阳明胃腑病，下之可愈。余用大承气汤加人中黄方。其家翁凝夏行医有年，不知瘟疫治法，见而骇之，即携前方以示余曰："小媳阴分多亏，服养阴清热之剂尚不能愈，投此峻剂，毋乃不可乎？"余视其方，乃复脉去姜桂，

暑湿证中育阴套法耳！胡可治病？于是余正色相告曰："古人谓釜中扬沸，不如釜底抽薪。余方抽薪法，较之育阴润燥，因循误事，以蹈扬沸之弊者，相去远矣，病势至斯，何可姑待？"维时治锋在座，见余论证处方，声声称善，奈何其兄凝夏尚然踌躇莫决，弥深顾虑者，乃复晓之曰："余所不惮山路崎岖来斯一诊者，一则应治锋雅招，一则图令媳复苏，如服此方则病不愈，罚银百两，愈则分文不取。"余言激切至此。凝夏乃放胆命服。果药一下咽，遂得熟睡。至天明泻出黑粪无数，再剂而病脱然。次朝凝夏趋余前而揖曰："先生真良医也，弟昨晚不免犹豫者，非敢致疑，实以谨疾耳。自贱荆亡后，家内事尽委此媳，关系匪浅。病几危笃，安得不致慎重耶？然服药迁就，终属慢师，跪求恕罪，夫复何言。"余起而辞之曰："令弟治锋与余交好，今治阁下媳如治治锋媳也，何敢介意？"拱别而归，因并记此，以知时医世界，无往不然，可发一叹。（《医案梦记》）

范文虎医案

○ 唐师母。天行疫毒，伏于血分，壮热不退，扬手掷足，人事不醒。元气虚损，不能外托，故化热。治者见热而用寒凉之剂，因用凉药未免过性，反致欲达不达，中途阻滞。今日满面发疹，亦是邪无出路，而行于肌肤之间，发亦不透，且致便血，间或吐血。久郁生火，理所固然。今日思治，惟有解毒活血兼以疏肌之药，仿"火郁发之"之意。是否请高明酌夺。

桃仁24克，连翘9克，柴胡6克，大生地15克，红花15克，赤芍9克，归尾9克，炒枳壳9克，生甘草6克，葛根6克，麻黄1.8克，地丁草12克。

二诊：疹透，热减，均是好事。

桃仁24克，连翘9克，柴胡6克，大生地30克，红花15克，赤芍9克，归尾9克，炒枳壳9克，生甘草6克，葛根9克。（《范文甫专辑》）

王汉皋医案

○ 一妇，温疫十六日，汗不出，六脉沉弦，乃卫气滞塞，木郁克土也。问得欲食酸橘，亟与一枚，小嚼未咽，即大汗解。（《王氏医存》）

简庵医案

○ 贺部吴黻亭夫人，头痛壮热，心烦躁乱，舌燥

口渴，时欲饮水，按脉洪大而长，此感春瘟时疫，失于凉解，误服复燥之剂，致热伤肺胃，邪毒炽盛，津液内烁。亟用白虎汤加花粉、淡竹叶以清肺胃实热，服之稍效。以原方重用石膏加麦冬、山栀、黄芩，越扫，烦渴减而目赤唇裂，胸膈不利，易用凉膈散，服二剂，诸症渐退。惟大便闭结，更以承气养荣汤（知母、当归、生地、芍药、大黄、枳实、厚朴），下胶滞甚多，旋用清燥养营汤（知母、天花粉、当归身、地黄汁、白芍、陈皮、甘草、灯心）数帖而瘳。（《临证医案笔记》）

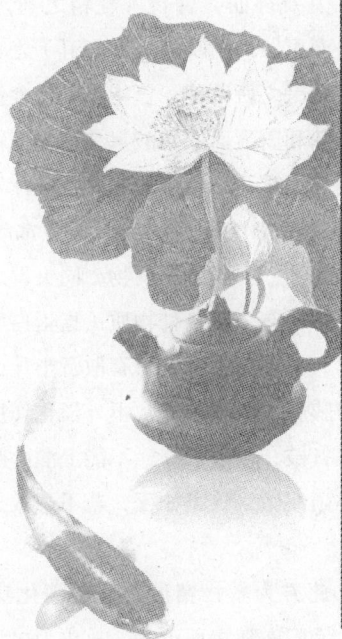

痛　证 ▶▶▶

头　痛

廖仲颐医案

○周某，女，45岁。

头部冷痛10余年，终年戴皮帽，还需以帛裹之，寒冬尤甚，四肢不温，间见足肿，夜间尿多。爰因产后感受风寒，当时失治，尔后虽常服药，终难获愈。舌淡苔白，脉沉无力。

辨证：产后气血虚弱，风寒入髓海所致。

治法：温阳散寒，补益气血。

方药：

黄芪18克，当归12克，肉桂6克，附片15克，天麻10克，藁本6克，荷叶15克。

上方服15剂后，头部冷痛已好转，数年皮帽裹帛已除，诸症悉减，寒凝已散，气血未复，仍宜益气养血。方药如下：

黄芪15克，白术10克，升麻10克，柴胡10克，西党15克，当归10克，陈皮6克，炙草5克，川芎5克，北辛3克。

连服10剂而获痊愈。（《湖南省老中医医案选》）

刘云湖医案

○病者：武昌上新河殷复顺柴铺，嘉鱼人，其幼媳年十二。

病因：前因食滞，误食二丑及神曲末，以耗散其脾液。

证候：今忽发为头痛，沉闷昏不能举，心烦懊恼，渐至两目常闭，状类垂死而已。

诊断：脉左关洪缓无力，右关稍带洪弦，此真阴下夺、阳无阴济也。

疗法：拟养阴济阳、镇风定痛之剂。

处方：

熟地、冬术、云神、炙远志各三钱，正光结二钱五分，白芍、枣仁、山药各二钱，炒二芽各一钱五分，天麻、炙草各一钱。

效果：初服不甚见效，延三日服至四次，始获痊愈。犹幸中道另拟他方而未服也，不然一误而再误矣。

理论：治病无须求急，急则生变。每见富室治病，药未进而即希病愈，药服稍久而未见有效者，即曰不对症，乃另请甲医，甲视前药无功，另行别法，药后仍未见效，又请乙医，乙医不效，又请丙医，如此有一日更数医者，不独未悉病情，而并未解药理耳，如此而此者不知凡几。书曰：若药弗暝眩，厥疾不瘳，盖药性之验与否，以一日为原则，其中即有变化，必俟其变化已就百后知其真假，何也。以其服药后必有暝眩状态也。若此证乃至三日后而有验，其效验可谓太缓矣。假令其中另有别图，不但不愈反而加剧，必归咎于前药之误，不令前功俱没乎。所以医家病家，于此等处宜特别注意。

误食二丑及神曲，皆伐脾耗精之药。神曲助消化之力甚大，而更以黑白牵牛（即二丑）之克伐，当能使脾液消磨。国医之所谓脾，盖指小肠化食作用。小肠化食，参有胆汁和腑液而成胃酸素，今为消耗药所磨灭，胆汁感多输之困难，是以来源竭少，胆汁发源于肝，胆汁之消耗多，必影响于肝，所以两目常闭，昏闷如死也。腑液即脾汁，脾胰虽是两物，同央胃之左方下侧，为消化之长，含有分解各种物质（指蛋白质、碳水化合物等）酵素。《难经》云：脾有散膏半斤，即是脾也。亦名胰，胖胰脾，大同小异，不外消化作用。今消化功能已为二丑打破，精液下夺，不能上灌心脑。所以头沉闷而痛，心烦懊恼，状类如死，若不急救，然亦去死不远矣。

方论：此方为救亡精液，重整消化功能之药也。精液下夺，元阳亦随之而下陷，故头为之沉痛，目为之闭。光结、白芍甘平营养，收复元阳，云神、远志、枣仁、炙草，以培养心脑，冬术、山药以整理脾胃，二芽以增强酵素，熟地以滋其精液，其奏效较迟者，因其方过平淡，无奋兴药。若加黄芪、山萸肉于内，其效验必更捷也。

或问人身精液，是当津液，其用精者，果伤人之精髓乎。答曰：精者精微也，统人身之重要液体，不必专泥于精髓也。《内经》云：水谷之精气，藏于精者春不病温，何尝指精髓哉。云津液者，水素也，如汗液唾液是也。云精液者，膏液也，统一身血液体液水谷所化之精液也。津液二字，岂可混淆哉。（《临床实录》）

岳美中医案

○ 某夫人，41岁。印尼人。

婚后已20年，初次妊娠为左侧宫外孕，手术治疗后，始终未能受孕，经检查诊为手术后左侧输卵管阻塞，月经来潮时左侧头面作痛，两乳发胀，此等症状已有多年，经治不愈。平时白带不多，舌正常，脉弦细有力，尺脉带涩象，眼睑下晦暗。

辨证：肝郁气滞夹热。

治法：调肝解郁。

方药：丹栀逍遥散加减。

柴胡3克，白芍6克，茯苓6克，甘草1.5克，当归6克，白术4.5克，生姜3克，丹皮4.5克，黑栀子6克，青皮3克，薄荷1克，陈皮3克，半夏4.5克，黄连3克，香附6克。

服上方6剂，此后经期无头痛，经血亦畅，量中等，除左脉稍滑大外，无其他异常，嘱照此方，于下次来潮前再服3剂，以巩固后效。（《岳美中医案集》）

吴塘医案

○ 乙丑三月初八日，赵氏，五十五岁，六脉弦而迟，巅顶痛甚，下连太阳，阳虚内风眩动之故。

桂枝六钱，生黄芪六钱，生姜五钱，白芍三钱，全当归二钱，大枣（去核）三枚，炙甘草三钱，川芎一钱，胶饴（化入）五钱。

辛甘为阳，一法也；辛甘化风，二法也；兼补肝经之正，三法也。服二帖。

初十日，阳虚头痛，愈后用黄芪建中。

桂枝四钱，生绵芪五钱，生姜三片，白芍六钱，大枣（去核）三枚，炙甘草三钱，胶饴（化入）五钱。（《吴鞠通医案》）

林珮琴医案

○ 张氏女，患头痛，每发须吐尽痰沫，痛乃止。诊其脉沉缓，知为太阴痰厥头痛。仿东垣半夏天麻白术汤加减，愈。按：太阴头痛，必有痰也，苍术半夏汤主之。少阴头痛脉沉细，足寒而气逆，麻黄附子细辛汤主之。太阴、少阴二经虽不上头，然痰与气逆壅于膈间，则气不畅而头为痛也。（《类证治裁》）

王旭高医案

○ 范妻，产未满月操作，猝遇大雨淋身，水寒之气自毛窍而入于骨节，内舍于肾，外达太阳、阳明，是以始病腰疼，继而上攻头痛，遍体机关不利也。脉沉而寒热，寐少而恐惧，纳少而恶心，邪气留连于胃肾。据云头痛甚则汗出，太阳之表虚矣。用许学士法。

香豆豉，牛蒡子，豆卷，杜仲，磁石，藁本，白芷，川芎，金狗脊，赤苓，半夏，甘菊花。

渊按：太阳表虚，风药未免太过，况得之产后乎！

复诊：前投益肾通经，和胃泄湿，头项腰脊之痛原有松机。今产后两月有余，经水适来，而心跳恐惧，是营气虚而不摄也。拟和营止痛，仍佐理胃泄湿。

党参，桂枝，秦艽，枣仁，杜仲，豆卷，半夏，赤苓，苡仁，金狗脊，归身，陈皮，桑枝（酒炒）。

三诊：产后营虚，雨湿寒气袭入，经络机关不利。前投宣通养血两法，俱无少效。虽头痛略松，而右半之腿臂转增痛热。犹幸脾胃稍旺。今恶风、发热、口干，是寒湿渐化为热矣。拟疏泄湿热以通经络，再议。

羚羊角，丹参，防风，秦艽，苡仁，陈皮，羌活，丝瓜络，防己，当归，白芷，木通，桑枝，忍冬藤。（《王旭高临证医案》）

其他医案

薛立斋治一产妇，患头痛，日用补中益气汤不缺，已三年矣，稍劳则恶寒内热。脉软而涩。薛以为阳虚不能布濩，仍用前方加熟附子二钱，三十余剂而痛不再发。

一妇，产后头痛，面青口苦，已二年矣，日服四物等无效。薛诊之，脉数虚弦微涩。曰：此肾水不足，不能涵养肝木，而血虚生风也。用六味丸加柴胡、归、芍、五味子，两月余，而二年之患已全瘥矣。

一郭茂恂嫂金华居，产七日不食，始言头痛，头痛已，又心痛作，既而又目睛痛，如割如刺，更作更止，相去无瞬息间。每头痛甚，欲取大石压，良久渐定。心痛作，则以十指抓臂，血流满掌，痛定。目睛痛，又以两手自剃取之，如是十日不已。众医无计。脉缓不虚。此无他，乃积聚转攻，经气窒塞，所以更迭作痛。余用杀虫药，先进黑龙丹半粒，疾少间，中夜再进，乃瞑目寝如平时。至清晨下一行，约三升许，如蝗虫子，三疾减半。已刻又行，如厕毕，而顿愈矣。（徐灵胎《女科医案》）

一妇人，畴昔有脾胃之症，烦躁间显，胸膈不利，而大便秘结。时冬初，外出晚归，为寒气拂郁，闷乱大作。此火不得伸故也。医漫投疏风丸，大便行而其患犹尔，继疑药力微，益以七八十丸，下两行，而其患犹尔，且加吐逆，食不能停，痰甚稠黏，而涌吐不已，眼黑头旋，心恶烦闷，气促，上喘无力，心神颠乱，兀兀不休，口不欲言，目不欲开，如坐风云中（虚），头痛难堪，身若山重（湿），四肢厥冷（寒），寝不能安，夫前证胃气已损，复两下之，则重虚其胃，而痰厥头痛作矣。以白术半夏天麻汤。（方载丹溪。）

戴人治一妇，头偏痛，五七年，大溲燥结，双目赤肿，眩晕，（实）凡疗头风之药，靡所不试，且头受针灸无数。戴人诊之，急数而有力，风热之甚也。此头角痛，是三焦相火之经，乃阳燥金胜也。燥金胜，乘肝则肝气郁。肝气郁则气血壅，气血壅则上下不通，故燥结于中，寻至失明。以大承气汤投之，入河水煎二两，加芒硝一两，使顿饮三五服，下泄。如汤，且二十余行。次服七宣丸、神功丸以润之，菠菱、葵菜、猪羊血以滑之。三剂外，目豁首轻，燥泽结。释而愈。按：此所以治之症，既已多年不解，岂非风湿热三气郁滞胶固而然耶？故其所施之法虽峻，而于中病之情则得也。

俞子容治一妇人，年逾五旬，病头痛，历岁浸久，（虚）有治以风者，有治以痰者，皆罔效。脉之左沉，寸沉迟而茁，曰：此气血俱詹也。用当归二两、附子三钱，一饮报效，再饮其病如失。

一妇人，患偏头痛，一边鼻塞，不闻香臭，常流清涕，或作臭气一阵，治头痛之药，靡所不试，罔效。人莫识其病，有以为脑痈者。一医云：但服局方芎犀丸，不数十服，忽作嚏涕，突然出一铤稠脓，疾愈。

江篁南治从姊，年四十，冬月产后，以伤寒发热自汗，两太阳痛，上连于脑，彻痛甚，日夕呻吟，不得安寝。以补中益气汤，加蔓荆子、川芎、当归、细辛少许，一服痛减，再服乃安。

瞿文炳治陆母，年七十，头响耳鸣，顶疼目眩，面麻腮肿，齿苏唇燥，口苦舌强，咽肿气促，心惊胆怯，胸满痰滞，胁肿腰痛，足软膝疼，已二年矣。近一月来，至不得眠，惟人扶而坐，稍稍倚卧，即垂绝。瞿诊视，知气挟肝火而然，先与抑青丸一服，即时熟睡，醒后，诸症如失，仍服补中益气调理而痊。

程文彬治一妇人，患头风，虽盛暑，必以帕蒙其首，稍止，略见风寒，痛不可忍，百药不效。盖因脑受风寒，气血两虚，气不能升，故药不效。令病人口含冷水，仰卧，以生姜自然汁少许，灌入鼻中，其痛立止。（妙法。）遂与防风、羌活、藁本、川芎、甘草，数服而愈。

孙文垣治乐川内人，患头痛如刀破，发根少动，则痛连满头，痛倒不省人事，逾半时乃苏，遍身亦作疼，胸膈饱闷，饮汤水停膈间不下。先一日因怒，吐水数次，蛔虫三条。今或恶风，或恶热，口渴或不渴而大便秘，脉则六部皆滑大有力。此痰厥头痛也，先以藿香正气散止其吐。继以牛黄黑虎丹清其人事，头仍痛甚。又以天麻、蒿本各三钱，半夏二钱，陈皮、白芷、薄荷、麻黄、生姜、葱白煎服，得少汗而头痛少止。至晚再服之，更痛止大半，人事未全清。此盖中州痰盛，非下不可。乃用半夏五钱、巴霜一分，面糊为丸，每服三十丸，生姜汤下。下午大便三次，皆稠黏痰积也。饮食少进，余症瘥可，惟遍身疼未尽去，改用二陈汤加前胡、石膏、蒿本、薄荷、枳壳、黄芩、石菖蒲，调理而安。（木盛土衰。）

娄全善治一老妇人，头痛岁久不已。因视其手足，有血络皆紫黑。遂用三棱针尽刺出其血，如墨汁者数盏。后视其受病之经刺灸之，而得痊愈。即经所谓大痹为恶，及头痛久痹不去身，视其血络，尽出其血是也。（三阳风热。）

一妇苦头痛，误为外感治，发散消导，愈投愈甚。诊之气口急大而数，按之即濡，右脉而虚大。询之先不热，服药后始热。曰：风寒必先发热，在一二日间，岂有先不热而后热者。此气虚头痛也。观其气短不足以息，余皆可知，今发散过度，复耗其气，又复下之，复损其血，气血两伤，宜乎虚火独炽，而身反热也，非大补讵能挽回。遂以补中益气汤大剂，加熟附子一片为向导。（雄按：此药未尝无疵。）服下即熟睡，觉而痛止。第人事不清，复加筋惕肉瞤，振振不宁，彼归咎于补剂。曰：虚极所致。复更一医，用柴胡表药，致一身之火，游行于外，变为斑烂。彼益信为寒矣，化斑、承气日进，遂不救。

一老妪头痛连额，发散，降火备用不效。而上皆出小红泡，有微水不甚溃。一月后痛悉移于右，左眼胞上红肿，且懒于言动，饮食不知，用辛凉愈甚。六脉濡弱如蛛丝，初按少弦。因作气虚治，六君倍黄芪，加蔓荆子，三服后渐安。心跳不眠愈急，乃以调中益气汤加茯神、元参、枣仁、柏子仁，连进数服顿愈。

立斋治一妇脑左肿痛，左鼻出脓，年余不愈，时或掉眩，如坐舟车。正许叔微所谓肝虚，风邪袭之而然也。以川芎一两，当归三钱，羌活、旋覆花、细辛、蔓荆子、防风、石膏、蒿本、荆芥穗、半夏曲、干地黄、甘草各五钱，乃制一料，每服一两，姜水煎服而愈。

刘云密曰：一妇季冬受寒，至于中春，巅顶并左后脑痛，是原病手足太阳寒水，寒久郁化热上行，以病于手太阳，因风升之化不达，而病亦在左厥阴也。《经》谓过在巨阳、厥阴者诚然。诊者云：手太阳热甚于风，

足厥阴热胜于湿，更谓脾肺亦有郁热，余止治手太阳而微兼肺，以手太阳之气化在肺，主气者也，心有微热，并治足厥阴，以风升之化达，而手太阳之气化乃畅，更微利小肠，以通血脉而和其气，并心经之热亦去，故不必多治他经也。按此亦治巅顶之一，因见寒者温治之未尽耳。（酒片芩二分半，酒枯芩分半，蔓荆子二分半，防风分半，黄连二分半，柴胡三分，蒿本三分，升麻二分，川芎二分，酒黄柏三分，当归三分，木通四分，牛膝三分，水煎一剂立愈。）

缪仲淳治黄桂峰乃正，产后头痛，大便秘，用生料五积散，一剂不效。今加归身一两，一服大便通，头痛立止。

薛立斋治一膏粱之妇，产后月经不调，唇裂内热，每焮作，服寒凉之剂，后不时出水。薛用加味清胃散而愈。后值春令兼怒，唇口肿胀，寒热作呕，痰盛少食，用小柴胡加山栀、茯苓、桔梗，诸症顿退。但内热仍作，乃以加味逍遥散，调理而安。（《续名医类案》）

心　痛

〇 一妇，产后心痛，昏愦口噤，冷汗不止，手足厥逆，六脉弦细，势甚危急。余以六君子汤加附子、炮姜，以回其阳顿苏。又以十全大补汤加炮姜、附子，补其血气而痊安。

〇 一妇，产后心痛，手不可近腹。脉大涩滞。此瘀血蕴蓄。余投失笑散，下血而愈。次日复作，又用前药而安。

〇 一妇，产后心痛，用大黄等药，其血虽下，复患头痛，而发热恶寒。次日昏愦，自以两手坚护其腹，不得诊脉。视其面色青白，薛以为脾气虚寒而作痛也。用六君子汤加姜、桂而痛止。又用八珍汤加姜、桂而痊

安。

〇 一妇，妊娠心痛，烦热作渴。脉数虚弦。用白术散即愈。后因停食，其痛仍作，胸腹胀满，按之愈痛。此因饮食停滞，用人参养胃汤。按之不痛，乃停滞已化、脾胃受伤也。六君子汤调补，而痛胀痊瘳矣。

〇 一妇，素有心疼疾，受孕之后，不时举发，诸医杂治罔效。延至四月，适小肠经脉养胎，其痛牵脐，势不可忍。命予脉之，弦细而紧。此手太阳受邪，即女子之疝也。投以火龙散，三啜而痛如失。（徐灵胎《女科医案》）

心腹痛

○ 薛立斋治一妊妇心腹作痛，胸胁作胀，吞酸不食。此肝脾气滞，用二陈、山楂、山栀、青皮、木香而愈。又因怒仍痛，胎动不食，面色青黄，肝脉弦紧，脾脉弦长。此肝乘其土，用六君子汤，加升麻、柴胡、木香而愈。

○ 一妊妇心腹作痛，胎气上攻，吐痰恶心，饮食少进。此脾虚气滞而为痰。用六君子加柴胡、枳壳，诸症渐退，饮食渐进。又用四君子加枳壳、山栀、桔梗而安。后因怒两胁气胀，中脘作痛，恶寒呕吐，用六君子加柴胡、升麻，一剂而愈。

○ 朱丹溪治孙皖君，因近丧，冒恶气伤胎，肚痛手不可近，发热，口中不思饮食。须安胎散滞气，青皮二钱，黄芩、白芍各二钱，归尾一钱五分，木香五分，甘草（炙）四分，水三盏，先煎苎根二大片，煎至二盏，去苎根，入前药同煎至一盏，热服痊愈。

○ 吴洋治汪伯玉从叔母，吴病小腹急痛，面痒恶寒。医路万先生曰：妊娠转胞。洋曰：不然，此阴证也。叔曰：若病得之内，诚如公言。万拂衣行，厉声曰：吴生杀而婶矣。洋即为灸气海一穴，进理中汤，顷之疾平。万语塞。《太函集》（《续名医类案》）

胁 痛

张锡纯医案

○ 邻村西楼庄，李姓妇，年近四旬，得胁下疼证。

病因：平素肝气不舒，继因暴怒，胁下陡然作疼。

证候：两胁下㽱疼甚剧，呻吟不止，其左胁之疼尤甚，倩人以手按之则其疼稍愈，心中时觉发热，恶心欲作呕吐，脉左右两部皆弦硬。

诊断：此肝气胆火相助横恣，欲上升而不能透膈，郁于胁下而作疼也。当平其肝气泻其胆火，其疼自愈。

处方：

川楝子（捣碎）八钱，生杭芍四钱，生明没药四钱，生麦芽三钱，三棱三钱，莪术三钱，茵陈二钱，龙胆草二钱，连翘三钱。

磨取生铁锈浓水，煎药取汤一大盅，温服。

方解：方中川楝、芍药、龙胆，引气火下降者也。茵陈、生麦芽，引气火上散者也。三棱、莪术，开气火之凝结，连翘、没药，消气火之弥漫，用铁锈水煎药者，藉金之余气，以镇肝胆之木也。

效果：煎服一剂后其疼顿止，而仍觉气分不舒，遂将川楝、三棱、莪术各减半，再加柴胡二钱，一剂痊愈。（《医学衷中参西录》）

孔伯华医案

○ 吕妇，九月二十八日。水不涵木，气机横逆，膈下痛楚，左胁尤甚，舌苔白腻，脾家兼有湿邪，六脉弦滑，左关独盛，治当滋水抑肝、化气渗湿之品。

生牡蛎三钱（先煎），旋覆花二钱（布包），生赭石二钱，台乌药二钱，生桑皮三钱，桑寄生五钱，黛蛤粉六钱（布包先煎），川楝子钱半，云苓皮三钱，炒秫米三钱，川厚朴七分，醋青皮钱半，白蒺藜四钱，知母三钱，藕两。（《孔伯华医集》）

魏长春医案

○ 翁香山君夫人，年六十六岁。住沈家弄。四月七日诊。

病名：虚寒胁痛。

原因：素有痰饮，阳气衰弱，感寒成病。

证候：胁肋掣痛，指甲色现青黯，头痛自汗，便闭，吐酸苦水。

诊断：脉象沉迟，舌淡红。阳衰血寒证也。

疗法：用当归四逆汤加味，温养肝血，佐以半硫丸，温通寒闭。

处方：

吴茱萸三钱，桂枝一钱，生白芍二钱，炙甘草一钱，生姜一钱，北细辛三分，通草一钱，当归三钱，红枣四个，半硫丸二钱（分吞）。

次诊：四月八日。汗敛，胁肋痛止，转为腹痛，指甲色仍青黯，胃呆便闭。脉沉，舌淡，用四逆、真武合半硫丸加味，温散寒邪。

次方：

厚附子三钱，干姜三钱，炙甘草二钱，半硫丸三钱吞，吴茱萸三钱，茯苓四钱，白术三钱，生白芍三钱。

三诊：四月十日，大便已解，腹痛未愈，胃醒思纳，脉沉软，舌淡红。用四逆、真武、二陈合剂，温散寒邪，宣化痰湿。

三方：

厚附子三钱，干姜三钱，炙甘草一钱，炒白芍三钱，茯苓三钱，白术三钱，陈皮一钱，制半夏三钱，益智仁三钱。

效果：阳回寒散，病愈身健。

炳按：虚寒胁痛，寒气冷饮，结于胁肋，故当温通以达阳气，而散冷饮停寒，驱逐其源。

○袁阿毛之妻，年三十六岁。住三河口。一月四日诊。

病名：肝郁夹瘀痛。

原因：产后恶露未尽，复因抑郁气滞，瘀血积聚，胁腹掣痛。

证候：胁肋疼痛，牵动乳下虚里，面色青白，神疲胃呆。

诊断：脉象弦细、舌红苔黄。血液瘀滞，夹气作痛，虚中挟实证也。

疗法：用新绛旋覆花汤加减，活血通瘀，疏气止痛。

处方：

新绛二钱，旋覆花三钱（包煎），全瓜蒌四钱，当归尾三钱，丹参三钱，乳香二钱，没药二钱，川楝子三钱，生白芍四钱，广郁金三钱，桃仁二钱。

次诊：一月七日。脉象轻缓，舌红苔薄。胸痹满痛，经络掣痛，大便通畅，痰属血海瘀滞未化，续用通导法。

次方：

杜红花五钱，桃仁五钱，归尾三钱，赤芍五钱，柴胡一钱，玄参三钱，桂枝八分，淮牛膝三钱，枳壳一钱，炙甘草一钱，丹参二钱。

三诊：一月九日。脉缓，舌红苔薄，咳嗽腹痛，小溲频数，瘀积未化，仍宜疏浚血海。

三方：

参三七一钱（研吞），杜红花三钱，桃仁五钱，丹参三钱，车前子三钱，泽兰三钱，川楝子三钱，玄胡索三钱，枳实一钱，柴胡一钱，赤芍三钱，苦杏仁三钱。

四诊：一月十一日。脉象软缓，舌淡红。腹痛未已，仿建中合调经散治之。

四方：

生黄芪五钱，西党参三钱，桂枝一钱，生白芍五钱，炙甘草一钱，生姜一钱，红枣四个，乳香三钱，没药三钱，甘松三钱，丹参三钱。

五诊：一月十五日。脉缓，舌红苔薄，寒热往来，胁肋疼痛，经水延期。血海气机未调，用四逆散加味。

五方：

川柴胡一钱，生白芍三钱，炙甘草一钱，枳壳一钱，丹参三钱，杜红花三钱，茯苓四钱，淮牛膝三钱，苏叶一钱，当归须三钱。

六诊：二月十八日。经水来后，胁肋痛止，停药一月。昨因忿怒气郁，腹痛复发，脉象迟软，舌红苔薄。治宜活血疏气。

六方：

杜红花五钱，桃仁三钱，当归三钱，赤芍三钱，川芎一钱，茯苓三钱，熟地六钱，苏叶一钱，香附二钱，桂枝一钱，吴茱萸一钱。

七诊：二月二十日。服药之后，腹痛已止，腰背酸楚，脉象弦软，舌淡苔薄黄，脘宇嘈杂。仍宜活血疏气。

七方：

桃仁三钱，杜红花五钱，归尾三钱，赤芍二钱，川柴胡一钱，川芎一钱，佛手一钱，青皮三钱，枳壳一钱，丹参三钱。

效果：服后酸痛蠲除，精神恢复，病愈。

炳按：肝郁络瘀作痛，去瘀通络，凝塞不通则痛，故以通治痛也。（《慈溪魏氏验案类编初集》）

赵友琴医案

○赵文魁请得端康皇贵妃脉息：左寸关弦而近数，右寸关沉滑。肝气郁滞，湿饮欠调，以致流患作疼，牵及腰际。今拟清肝活络拈痛之法调理。

青皮子三钱（研），玄胡三钱（炙），赤芍三钱，姜朴三钱，腹皮子四钱，牛膝三钱，防己三钱，法夏三钱，橘红络各三钱，枳壳三钱，酒军二钱，木通二钱。

引用赤苓四钱，茅术三钱，炒胆草三钱。

正月初七日，赵文魁请得端康皇贵妃脉息：左关沉弦，右关沉滑。肝气舒畅，惟脉络尚欠协和。今拟清肝活络舒化之法调理。

青皮子三钱（研），羚羊角一钱（先煎），瓜蒌八钱（捣），胆草二钱，橘红、络各三钱，钩藤四钱，黄芩三钱，炒栀三钱，淮牛膝三钱，枳壳三钱，军炭二钱，防己三钱。

引用天仙藤三钱，丝瓜络一钱。

正月十二日，赵文魁请得端康皇贵妃脉息：左寸关弦而近数，右寸关沉滑。肝热气滞，胃蓄湿饮，以致中气欠畅，左胁作痛。今拟清肝调气化饮之法调理。

青皮子三钱（研），元胡四钱（炙），沉香六分（煎），姜朴三钱，溏瓜蒌六钱，黄芩三钱，羚羊角一钱五分（先煎），川连二钱（研），炒枳壳三钱，橘红三钱，酒军二钱。

引用焦楂四钱、杭白芍四钱。

正月十三日，赵文魁请得端康皇贵妃脉息：左关沉弦，右关沉滑。诸症均愈，惟肝气尚欠调和。今拟和肝调气舒化之法调理。

青皮子三钱，姜朴三钱，沉香六分，元胡四钱（炙），腹皮子四钱，酒苓四钱，生栀四钱（研），羚羊角一钱（先煎），杭白芍四钱，石斛三钱（金），花粉三钱。

引用橘红三钱、熟军一钱五分。

按：本案为肝气不舒，肝阳上亢，气滞不行，湿饮内生，停聚于胃，饮热互结之证。皇家之室，多逸少

动，气机运行迟缓，加之终日无所事事，必多愁善感，肝气不调，气郁不行，"气有余便是火"，遂致肝阳内结。肝失疏泄，脾土必壅，运化失健，复因恣食肥甘，每易致湿邪内停，且肝气不利，则三焦水道亦失通畅，焉能不生饮乎？初诊（正月初六日）脉见弦滑，说明内有蓄饮，脉数提示内有郁热，病偏在中上二焦，故病脉见于寸关。肝气郁滞，胸中大气不舒则胸闷；肝阳上扰于心神则心烦急躁；湿饮阻滞经络，肝阳内动，则伤筋抽痛。治宜清肝调气，化饮活络。故用胆草、羚羊角、钩藤，清泻肝热；青皮、枳壳，调理气机，气能化湿，气化则湿化；姜朴行气化湿；瓜蒌宽胸利气；黄芩、栀子，清热祛湿、泻火除烦；郁李仁渗湿利水，导湿邪下行。橘红络燥湿通络止痛。焦楂、锦纹，泻脾土之壅滞，《内经》云："风浮于内，治以辛凉，佐以苦甘。"故治当辛凉清解、祛除外风为主，佐以苦甘泄热，调肝理气化饮，标本兼顾。方中薄荷气味辛凉，功专入肝与肺，能消散风热、清利头目。淡豆豉辛苦而寒，具疏散宣透之性，既能透散表邪，又能宣散郁热、散风邪、宣肺气而除胸满。柴胡味苦性凉，专入肝胆，芳香疏泄，既能疏散风邪而退身热，又能疏肝解郁而止胁痛。防风、白芷性味辛温，疏散风寒。辛温与辛凉同用，旨在祛除浮风，无论风挟热或凉均宜。连翘味苦微寒，苦能泻火，寒能胜热，轻清上浮，入心经擅清心火而散上焦之热，又入小肠清泻火腑，导热下行，兼能利尿。《本草求真》云："连翘味苦微寒，质轻而浮，书虽载泻六经郁火，然其轻清气浮，实为泻心要剂，心为火主，心清则诸脏之火皆清矣。"瓜蒌甘寒润降，能上清肺胃之热而涤痰导滞，下润大肠以通便，且能利气宽胸，散结消肿，《本草纲目》谓其"能降上焦之火，使痰气下降也。"橘红行气宽中，燥湿化痰蠲饮。枳壳宽胸下气，消胀除满。大腹皮下气宽中，利水化饮。大腹子即槟榔，能行气消积，利水化湿。《本草求真》谓："槟榔性苦沉重，能泄有形之积滞。腹皮其性轻浮，能散无形之积滞，故痞满膨胀、水气浮肿、脚气壅逆者宜之。惟虚胀禁周，以其能泄真气也。"沉香理气止痛，大黄炒炭，功擅凉血化瘀。元胡理气化瘀止痛。诸药相配，外散浮风，内蠲水饮，又能调气清热，可谓辨证精细，用药贴切。

正月十四日，赵文魁等请得端康皇贵妃脉息：左关弦而近数，右关滑数。浮风渐解，惟肝气欠舒，湿饮输

化未净。今议用和解疏肝化饮之法调理。

醋柴胡一钱五分，薄荷二钱，防风二钱，粉葛三钱，青皮子三钱（研），瓜蒌六钱（捣），沉香一钱（煎），姜朴三钱，炒枳壳四钱，羚羊角一钱（五分先煎），酒芩三钱，酒军二钱。

引用橘红三钱。

按：昨日之方，药证相符，故服后浮风渐解，胸满咳嗽、寒热头痛等症渐消。今左关脉弦近数，左关为肝经，弦又为肝脉，可知肝气郁不舒，数为热象，肝体阴而用阳，肝气郁则肝阳必亢，故脉近数。右关候中焦脾胃，滑为痰饮内停，数主热邪偏胜，说明饮热互结，停蓄于中焦，故治疗当用和解调肝化饮之法。

方中柴胡、薄荷、防风均入肝经，既能疏散外风，不使风邪残留，又能疏肝解郁，清散肝经之郁热。葛根辛甘性凉，轻扬外散，鼓舞胃气上行；《本草纲目》谓其能"散郁火"。青皮辛苦而温，主入肝胆二经，其气峻烈，沉降下行，疏肝胆，破气滞，散结消坚止痛。枳壳、厚朴，偏走脾胃，行气宽中，燥湿化痰。沉香辛苦性温，入脾胃肾三经，行气止痛。《本草通玄》谓其"温而不燥，行而不泄，扶脾而运走不倦，达肾而导火归源，有降逆之功，而无破气之害。"诚为理气之佳品。橘红行气宽中，燥湿化痰。瓜蒌宽胸理气，清热化痰。黄芩清热燥湿，泻肺中实火。羚羊角咸寒，主泻肝火，兼清心肺。酒军苦寒，走而不守，既泻心肝之火，又荡胃肠之热，尚可通利血脉。与昨日方相较，本方理气清肝之力尤胜，气能化饮，气行则饮消。气行饮消郁解则热邪易祛。热清不能灼津，则痰涎亦无从生矣。

正月十六日，赵文魁等请得端康皇贵妃脉息：左关弦而近数，右关滑数。诸症渐愈，惟肝胃饮热未清。今议用和胃清热化饮之法调理。

杭白芍四钱，醋柴胡一钱五分，大生地四钱，薄荷一钱五分，生栀仁四钱（研），羚羊角一钱（先煎），萸黄连二钱（研），瓜蒌六钱（捣），腹皮子各二钱，青皮三钱（研），酒黄芩四钱，酒军二钱。

引用橘红三钱。

按：服上次药后，浮风尽散，诸症渐愈。然胃中蓄饮结热迁延日久，难以速去，肝气仍郁，故脉仍弦数。治当用调肝和胃、清热化饮之法，祛除肝胃饮热之痼疾。肝者体阴而用阳，肝阴易亏，肝阳易亢，肝气易郁，故以白芍、生地之甘寒，滋阴养血，补肝之急。以

柴胡、薄荷之辛凉，疏肝之郁，缓肝之热。青皮理肝之气，羚羊角泻肝之火。萸黄连清肝和胃，降逆燥湿化饮。酒黄芩清肺燥湿。酒军导饮热下出。栀子苦寒，既升且降，宜散心肝郁热而除烦满，导三焦之火下行而利水气。橘红行气宽中、燥湿化痰。瓜蒌宽胸利气、清热化痰。腹皮子行气导滞，利水祛饮。本方组合严密，根据肝郁饮热而设。对皇贵妃之类好逸少动，多食肥甘，且又情怀不遂者，甚为常备之法。

正月三十日，赵文魁请得端康皇贵妃脉息：左关沉而微弦，右寸关滑而近数。表感已解，惟尚有头闷肢倦。今拟清解调中活络之法调理。

南薄荷二钱，白芷三钱，防风四钱五分，淡豉三钱，杭菊花三钱，枯芩三钱，炒栀三钱，瓜蒌六钱，橘红络各三钱，姜朴三钱，枳壳三钱。

用淮牛膝三钱、天仙藤三钱。

按：素体肝胃不和，气血欠畅，感邪之后极易滞于络脉，而使络脉不和，故表感虽解，而尚有头闷、肢倦等络脉不和之证。治当以清肝和胃治其本，疏风活络治其标。方中薄荷、白芷、防风、淡豉、菊花外疏风邪，内调肝胃；瓜蒌、橘红、姜朴、枳壳理气和胃化饮；橘络以络通络，能和脉络；枯芩、炒栀清降肝热，内热得清，则外风也易解。牛膝酸苦而平，《本草备要》认为其"能引诸药下行"，《本草经疏》称其"走而能补，性善下行"；天仙藤苦温，《本草求真》称其"苦主于疏泄，性温得以通活，故能活血通络，而使水无不利，无风不除，血无不活。"二药为引，旨在活血疏风通络，使气血调畅，脉络自和，而头闷、肢倦之症自除。

二月初三日戌刻，赵文魁请得端康皇贵妃脉息：左关弦数，右寸关沉滑。肝肺有热，熏蒸上焦。今拟清上调中化饮之法调理。

甘菊花三钱，薄荷一钱五分，苏叶一钱五分，白芷二钱，生栀仁三钱，黄芩三钱，知母三钱，川柏三钱，腹皮子四钱，枳壳三钱，酒军一钱五分，橘红三钱。

引用冬桑叶一两，熬汤煎药。

按：肝经气热或横逆犯胃，或上灼肺金。今肝热上灼于肺，使肺气失于宣肃，营卫之气失于调和，再内热盛，也易外受风邪；故方用菊花、薄荷、苏叶、白芷疏风宣肺，且风药疏泄又能调肝气；腹皮子、枳壳、橘红理气和胃化痰。腑气通则肺气自能肃降，也利于肝气的条达。生栀仁、黄芩、知母、川柏、酒军清热泻火，使

肝经火热从下而解，不致上犯。引用冬桑叶苦甘而寒，能清肺肝之热，又能养肝之阴血，作为本方之引药，而清泄肺肝之热甚妙。

二月初四日，赵文魁等请得端康皇贵妃脉息：左关弦数，右寸关沉滑。肝肺结热未清，湿饮未化。今议用清上调中化湿之法调理。

甘菊花三钱，薄荷二钱，辛夷三钱（后下），防风三钱，溏瓜蒌六钱，姜朴三钱，黄芩四钱，枳壳三钱，腹皮子各二钱，姜连二钱（研），酒军一钱五分，橘红三钱。

引用冬桑叶一两熬汤煎药。

按：本案与前案证情相近，肝肺热结，湿饮未化，治当以清肝宣肺、和胃化饮法，故用药也是续前方进退，旨在疏风调肝、清热宣肺、和胃以化湿饮。（《赵文魁医案选》）

林珮琴医案

○ 某氏，左胁痛，卧必偏右，咳则气急，痰带血丝。症由五志怫抑，损伤营络。仿《内经》肝苦急，急食甘以缓之。潞参、茯苓、甜杏仁、白芍、杞子、枣仁、川贝母（俱炒）、桑皮（蜜炙）、金橘皮、炙草、红枣，煎服效。

○ 沈氏，气攻肋胁左右，上入乳际，痛引胸背，子夜特甚。思人身气血，于子丑时注肝胆，子时注胆，丑时注肝。今肝阳上升，诸气皆逆，势必营卫失度，瘀浊不降，呕逆便艰，有自来矣。用微苦微辛以泄降。杏仁、当归须、青皮（醋炒）、元胡、郁金、枳壳（炒）、瓜蒌，广木香汁冲，二服随定。（《类证治裁》）

谢星焕医案

○ （呕吐胁痛）陈飞云学博之女，产后两月，忽然战栗，左胁微痛，胸中窒塞，屡进表散之剂，寒栗愈盛，呕吐清水。时值天气炎热，诸医莫辨虚实。招予视之。诊其面色，红中带青，脉象甚微，久按觉弦。细揣知为久寒在血。其左胁微痛，是肝气郁而不伸。肝挟相火，是以面色青红。木邪侮土，是以胸中窒塞，呕吐清水。因思厥阴中寒，相火内寄，非发表温经，病必不解。但发表宜兼养血，温经最忌助阳。宗仲景治厥阴久寒之例，与当归四逆加吴萸、生姜，药下立安。

○ （肝郁胁痛）刘氏妇，青年寡居多郁，素有肝气不调之患。今秋将半，大便下坠，欲解不出，医用疏导之药，并进大黄丸。重闭愈增，气虚可验。两胁满痛。非补中可投，诊脉浮大而缓，是风邪确据。饮食不进，四肢微热，中虚可知。小水甚利，月经不行。又是蓄血之症。据此谛审，不得其法。细思独阴无阳之妇，值此天令下降之时，而患下坠之症，脉来浮大且缓，系中气久伤，继受风邪入脏无疑。两胁满痛，肝气郁而不舒。惟有升阳广着。四肢独热，亦风淫末疾之义。月经不行，乃风居血海之故。执此阳气下陷，用三奇散，加升麻以提阳气，复入当归，少佐桃仁，以润阴血，果然应手而痊。

三奇散：

黄芪，防风，枳壳。（《得心集医案》）

吴简庵医案

○ 英氏体质素弱，月信杳然，左胁疼痛，久而结成痞块，发则痛如刀刺，不能转侧俯仰。诊脉虚软无神，乃营卫不足、八脉空竭、气血亏损所致。即用人参养荣汤大补气血；外用熨痞诸法，可冀渐效。若再投辛燥、泄气、耗血之药，恐病势日增也。（《临证医案笔记》）

吴塘医案

○ 伊氏，二十岁，肝郁胁痛，病名肝着，亦妇科之常证，无足怪者。奈医者不识，见其有寒热也，误以为风寒而用风药。夫肝主风，同气相求，以风从风，致风鸱张；肝主筋，致令一身筋胀；肝开窍于目，致令昼夜目不合不得卧者七八日；肝主疏泄，肝病则有升无降，失其疏泄之职，故不大便，小溲仅通而短赤特甚。医者又不识，误以为肠胃之病，而以大黄通之，麻仁润之，致令不食不饥，不便不寐，六脉洪大无伦，身热，且坐不得卧，时时欲呕，烦躁欲怒，是两犯逆也。《金匮》谓一逆尚引日，再逆促命期，不待智者而知其难愈也。议宣通络脉法，肝藏血、络主血故也；必加苦寒泄热，脉沉洪有力，且胆居肝内，肝病胆即相随故也。

新绛纱四钱，苏子（研）四钱，归横须四钱，桃仁四钱，旋覆花（包）五钱，降香末四钱，川楝皮五钱，云连（炒）二钱，广郁金三钱。

急流水八碗，煮成三碗，昼夜六次服。

又：服前方见小效，即于前方内减川楝皮二钱，加：丹皮（炒黑）三钱，生香附二钱。

又：胁痛减去大半，但不得寐，时时欲呕，议两和阳明、厥阴，仍兼宣络。

半夏（醋炒）五钱，降香末三钱，黄芩二钱，新绛三钱，苏子霜三钱，青皮一钱五分，桃仁三钱，川楝子二钱，秫米一撮，归须三钱，广郁金二钱。

煮三碗，分日二、夜一三次服。

又：昨方业已效，今日再复苦药，即苦与辛合能降能通之义，即于前方内加古勇连姜汁炒二钱。

又：昨用苦辛法，脉减便通，今日腹觉通，将近经期，一以宣络为主。

新绛纱（包）五钱，丹皮（炒）三钱，元胡索二钱，旋覆花（包）三钱，归须三钱，制香附二钱，降香末三钱，郁金二钱，两头尖二钱，桃仁泥三钱，条芩（酒炒）一钱五分，苏子霜二钱。

水八杯，煮取三杯，分日二、夜一三次服。

又：昨日一味通络，已得大便通利，腹中痛止，但不成寐；今日用胃不和则卧不安，饮以半夏汤，复杯则寐法，仍兼宣络，此仲景先师所谓冲脉累及阳明，先治冲脉后治阳明法也。

新绛纱四钱，半夏一两，降香末二钱，旋覆花（包）五钱，秫米二两。

水十杯，煮成四杯，日三夜一，分四次服。

又：昨与半夏汤和胃，业已得寐，但脉沉数，溲赤短，议加苦药，泄肝热而通小肠火府。

新绛纱四钱，黄柏（盐水炒）二钱，生香附三钱，旋覆花（包）五钱，半夏六钱，炒云连二钱，降香末三钱，秫米一两。煎法如前。

又：昨日和胃宣络，兼用苦通火府，今日得寐，溲色稍淡，口亦知味，是阳明已有渐和之机矣。惟胸中微痛，背亦掣痛。按：肝脉络胸，背则太阳经也，是由厥阴而累及少阳，肝胆为夫妻也；由少阳而累及太阳，少太为弟兄也。今日仍用前法，加通太阳络法。

新绛纱三钱，黄柏（盐水炒）一钱五分，桂枝嫩尖三钱，旋覆花（包）三钱，半夏五钱，川楝子皮二钱，降香末三钱，秫米六钱，古勇黄连一钱，生香附三钱。

煎法如前。

又：绕脐痛瘕也，亦冲脉肝经之病。

桂枝尖三钱，云连（炒黑）一钱，淡吴萸（炒黑）三钱，新绛纱三钱，半夏五钱，生香附三钱，全当归（炒）三钱，秫米八钱，小茴香（炒黑）三钱，川楝子三钱。

煎法如前。

又：两和肝胃，兼治瘕痛。

淡吴萸（炒黑）三钱，半夏八钱，全当归三钱，新绛纱三钱，乌药三钱，生香附三钱，旋覆花（包）三钱，青皮二钱，小茴香（炒黑）三钱，降香末三钱，云连（炒黑）一钱五分，淡干姜二钱，桂枝尖三钱，秫米一两。

煮成四杯，日三夜一，分四次服。

又：腹中拘急而痛，小便短赤，皆阴络阻塞、浊阴凝聚之象。与宣通阴络降浊法。

桂枝尖三钱，归须三钱，小茴香（炒）三钱，降香末三钱，吴萸一钱五分，桃仁泥（炒）二钱，川楝子三钱，琥珀（研细、冲）三分，元胡索二钱，新绛纱三钱，麝香（研细、冲）五厘，两头尖二钱。

水六杯，煮成二杯，每服半杯，冲韭白汁两小茶匙，日二、夜一、明早一，分四次服。

又：仍用前法，但昨日未用半夏，今彻夜不寐，酉刻再服《素问》半夏汤一帖。

又：因肝病不得疏泄，兼有痹痛，议两疏气血法。

桂枝尖三钱，新绛纱三钱，归须三钱，川楝子三钱，小茴香（炒黑）三钱，防己二钱，降香末三钱，晚蚕沙三钱，牛膝三钱，桃仁泥三钱，古勇连（吴萸汁炒）一钱（不用田连，田连即种连，徒伤脾胃也。）

煮三杯，分三次服。

又：诸症悉减而未尽除，左脉已和，右脉弦大，是土中有木，于疏气血之中，兼泄木安土法。

桂枝尖三钱，半夏五钱，新绛纱三钱，川楝子三钱，白芍（酒炒）三钱，小茴香（炒）三钱，降香末三钱，防己二钱，归横须三钱，茯苓皮三钱，青皮二钱，广郁金二钱，杏仁泥三钱，牛膝二钱，晚蚕沙三钱。

煮三杯，分三次服。

又：右脉弦，刚土中木盛。

姜半夏六钱，白芍（酒炒）六钱，新绛纱三钱，桂枝尖四钱，归须三钱，川楝子三钱，茯苓块四钱，郁金二钱，小茴香三钱，降香末三钱，广皮二钱。

煎法如前。

又：脉沉数，头痛时微时盛，向来时发时止，已非一日。此乃少阳络病，虚风内动也。今日且与清胆络法，勿犯中焦。

苦桔梗一钱，白芍（焦）二钱，甘菊花（炒）二钱，羚羊角八分，丹皮一钱五分，刺蒺藜一钱，钩藤钩一钱，桑叶二钱，生甘草八分。

共为粗末，分三次服。

又：治下焦络法。

整当归（酒洗）五钱，白芍（酒炒）六钱，生香附三钱，新绛纱二钱，泽兰一钱五分，广郁金三钱，桂枝尖二钱，砂仁一钱五分。

煮三杯，分次服。

又：同前。

桂枝尖一钱，炒白芍六钱，生香附三钱，降香末三钱，泽兰一钱，广木香一钱，新绛纱三钱，川芎八分，桂圆肉二钱，全当归三钱。

煮三杯，分三次服。

○ 尹氏，三十二岁，误服大辛大温，致伤心阳，使下焦浊阴来攻，过提致少阳无忌，有升无降，上愈盛而下愈虚。且与镇固法，非治病也，特医药耳。

新绛纱三钱，姜半夏六钱，焦白芍三钱，旋覆花（包）三钱，炙龟板五钱，黑栀子三钱，代赭石（煅）一两，降香末三钱，古勇连一钱五分，紫石英（研细）一两。

煮成三大茶杯，分三次服，渣再煮一杯服。

又：镇冲脉，泄胆阳，业已得效，仍宗其法，其血络之郁痛未能纯治，盖事有缓急也。

紫石英一两，新绛纱三钱，焦白芍五钱，代赭石一两，旋覆花（包）四钱，炒栀子三钱，炙龟板八钱，姜半夏六钱，古勇连一钱。

煮成三大茶杯，分三次服，渣再煮一杯服。

○ 癸亥十一月廿八日，苏氏，三十二岁，脉弦数，左尺独大，瘕居右脉，发则攻心，痛跃不止，病名肝着，先宜宣络，后补八脉。

新绛纱三钱，桃仁（炒）三钱，炒丹皮三钱，旋覆花（包）三钱，郁金二钱，元胡索二钱，降香末三钱，归须二钱，两头尖（拣净）三钱。

煮三杯，分三次服。

十二月初一日：肝着用通络法，业已见效，仍宗前法。但必须用化瘤回生丹间服为妙，取其治病不伤正

耳。

新绛纱三钱，半夏三钱，生香附三钱，旋覆花（包）三钱，桃仁三钱，苏子霜三钱，降香末三钱，乌药二钱，元胡索二钱，广郁金二钱，归须二钱。

煮三杯，分三次服。二帖。

初三日：于前方内加两头尖三钱，丹皮（炒黑）五钱，白芍（炒）三钱，薤白汁三小匙。

初六日：药力不及，且用进法。

新绛纱三钱，生香附三钱，桃仁泥三钱，旋覆花（包）三钱，归须一钱五分，焦白芍六钱，川楝子三钱，丹皮五钱，藏红花二钱。

煮三杯，分三次服。三帖。

十四日：新绛纱三钱，桃仁五钱，黑栀子五钱，旋覆花（包）三钱，香附（生）三钱，苏子霜三钱，降香末三钱，郁金二钱，元胡索三钱，川楝子三钱，归须一钱五分，藏红花三钱。

煮三杯，分三次服。

十六日：业已见效，照前方日服半帖，丸药减三分之二。

甲子正月十九日：经来五日，颜色已正，不得过行伤正，其瘕气留为丸药缓化可也。兹议宁心止汗。

白芍（炒）六钱，直熟地五钱，牡蛎五钱，茯苓五钱，炙龟板八钱，丹皮三钱，麦冬（不去心）五钱，五味子（制）一钱，小麦（洗净后入）三钱，洋参二钱，整豆豉（大红纱包）三钱，大枣（去核）二枚。

水八碗，煮取八分三碗，分三次服。三帖。

戊子二月十四日：继脉弦紧，肝郁瘀血作烧，兼之痰饮喘咳不得卧，不能进食，当脐疝痛，为日已久，势甚危急，勉与逐痰开胃，兼之化瘀止热。

新绛纱三钱，良姜二钱，桃仁泥三钱，旋覆花（包）三钱，青皮二钱，小枳实三钱，姜半夏六钱，归须二钱，苏子霜三钱，降香末三钱，广皮三钱，川椒炭三钱。

煮三杯，分三次服。二帖。此方下有案未痊。

○ 庚寅六月廿九日，恒妇，十九岁，肝郁兼受燥金，胁痛二三年之久，与血相搏，发时痛不可忍，呕吐不食，行经不能按月，色黑且少，渐至经止不行，少腹痛胀。汤药先宣肝络，兼之和胃，再以丸药缓通阴络。

新绛纱三钱，桃仁三钱，川椒炭三钱，旋覆花（包）三钱，归须三钱，苏子霜三钱，姜半夏五钱，青

皮二钱，广橘皮三钱，降香末三钱，生姜五钱。

煮三杯，分三次服。十四帖。外以化瘤回生丹，每日清晨服一钱，开水调服。

七月十四日：诸症俱减，照原方再服七帖，分十四日服。每日仍服化瘤回生丹一钱。

廿八日：痛止胀除，饮食大进，惟经仍未行，六脉弦细，右更短紧，与建中合二陈汤，以复其阳。

姜半夏四钱，桂枝四钱，生姜三大片，广橘皮三钱，白芍（炒）二钱，大枣（去核）二枚，炙甘草三钱，胶饴一两（去渣后化入）。

煮二杯，分二次服。每日服化瘤回生丹一钱。

八月十七日：服前方十数帖，兼服化瘤回生丹十数丹。一切俱佳，经亦大行。（《吴鞠通医案》）

曹契敬医案

○ 邓君之夫人胁痛。气逆撑攻，曾经某医付以旋覆花、赭石、瓦楞、左金丸、橘白、半夏、鸡金、佛手、绿梅瓣、谷芽。煎药一盂，其夫促伊速服。遂一气饮尽，讵知药甫下咽，胸腹即饱胀如鼓，痛剧致厥。谓药不对症，邀余往。及诊不为处方，惟告以此乃服药过猛，痰气骤经压迫所致，稍缓得矢气便愈，并嘱其嗣后凡服降气之药，宜宗多顿少吃之法。遂依法仍服前方，毫无苦楚，此乃医者所宜预告者也。余如润肺利溲导滞助运诸剂，俱宜分次缓服。又如眼科药宜食后服，通便药宜食前服，表药宜少煎，补药宜久煎，疟药须于病前服之。斯于医者药力，病情出入攸关非浅也。（《翠竹山房诊暇录稿》）

任瞻山医案

○ 吉齐于之妻，妊娠已有五六月，忽病左胁痛甚，紧按略减，面色惨淡。脉六至且大，其色淡是阳虚，喜按亦属气虚，与六气煎三剂，无效。细思病属阳虚无疑，补阳何致无功？复思脉数固属阳虚，阳虚不致脉大，脉大者，阴亦虚也。然火甚者脉亦洪大，若是火证，必口渴躁烦，痛而拒按，此证口不渴又喜按，非火证也。喜按者本属阳虚，脉大必是阴虚，此乃阴阳俱虚之证，治宜阴阳并补，与六气煎合小营煎，外加附片，服一剂，病略见减，三剂而大安。

六气煎：

黄芪，肉桂，人参，白术，当归，甘草。

小营煎：

熟地，当归，枸杞，白芍，淮山，甘草。（《瞻山医案》）

其他医案

薛己治一妇人，胁下肿痛、色赤、寒热。用小柴胡加芍药、山栀、川芎，以清肝火而愈。但经行之后，患处仍痛，用八珍汤以补气血而安。若因肝胆二经，血燥所致，当用小柴胡加山栀、胆草、芎、归主之。久而脾胃虚弱，补中益气为主。若兼气郁伤脾，间以归脾汤。朝寒暮热，饮食少思，须以逍遥散为主。

庠生马伯进之母，左胛连胁作痛，（背胛上胯骨连侧胁是小肠与胆，连胁是肝脾。）似疮毒状。薛曰：此郁怒伤肝脾，与六君加桔梗、枳壳、柴胡、升麻。彼另用疮药，其痛甚，乃请治。其脉右关弦长，按之软弱，左关弦洪，按之涩滞，果肝脾之疾，饮食之毒，七情之火也。乃用煎药，加以大补之剂，脉症悉退，再加芎、归痊愈。（《名医类案》）

窦材治一妇人，脾气虚致积气留于胁下，两胁常如流水，多服草神丹而愈。（原批：脾虚致积，当用温行，水流胁下，当行温化。）

王海藏治一妇人，先病恶寒，手足冷，全不发热，脉八至，两胁微痛。治者从少阳治之，阳在内伏于骨髓，阴在外致使发寒，治当不从内外，从乎中治也，宜以小柴胡调之，倍加姜、枣。

朱丹溪治一妇人脾疼，带胁痛，口微干，间已多年。时尚秋，用二陈汤加川芎、干葛、青皮、木通，下芦荟丸二十粒。

一妇人气晕，两胁胸背皆痛，口干，用青皮、半夏各一钱，白术、黄芩、川芎各三钱，木通二钱五分，陈皮、桔梗各二钱，甘草（炙）半钱。上分六帖，煎热服。又胁下有食积一条扛起，加吴茱萸、炒黄连。

薛立斋治一妇人，性急吐血发热，两胁胀痛，日晡益甚。此怒气伤肝，气血俱虚也。朝用逍遥散，倍加炒黑山栀、黄柏、贝母、桔梗、麦冬，夕以归脾汤、地黄丸而愈。

龚子材治一妇人，口苦胁胀。此肝火也，用小柴胡加黄连、栀子少愈。以四君子汤加当归、白芍、柴胡，调理脾胃而瘥。

吴孚先治蒋氏妇善怒，两胁作痛，历所医用补脾伐肝不应。脉之左关细涩，右脉无疴。此肝胜则克脾，脾败则自困。补尚嫌缓，何以伐为？乃与四物汤加阿胶、玉竹、枣仁、枸杞，令服三十剂，胀减七八，丸服痊瘳。

柴屿青治侍卫范讳弘宾夫人，吐痰胁痛，饮食无味，告以肝病二十年矣。率服平肝之药，凡香附、郁金等各服过数斤，（此二味为治肝病要药，然用之气病则可矣，用之血病则与干将、莫邪无异也，慎之。）今为我理肝气可也。柴曰：肝脉已虚，理无再用伐肝，况肾肝同治，乙癸同源，自应以滋肾养肝为主。先服加味逍遥散二剂，即以八仙长寿丸进。太夫人曰：熟地腻膈，恐勿堪用。柴曰：此方熟地，直走肾家，断无腻膈，且风以散之，必需雨以润之。服后果验，调理数月而康。

按：二地腻膈之说，不知始自何人。二地腻膈之说，何尝无之。此与参、芪助热，同一至理。乃好用参、芪者，必引甘温除大热之语，以为参、芪不热。及试之阴虚之人，而其弊立见。盖参、芪所去之热，乃脾肺虚乏之热，非肝肾亏损之热也。今玉横又以为二地不腻，不知二地之不腻，乃脾肺火燥之体，非脾肺虚寒之人也，矫枉者必过其正，然哉。文田案：王氏驳正魏说，真可谓平允通达。至今数百年，人皆畏之如虎，俾举世阴虚火盛之病，至死而不敢一尝。追已濒危，始进三数钱许，已无及矣。哀哉！

内翰李蒲汀太夫人，左胁内作痛，牵引胸前。此肝气不和尚未成疮，用小柴胡汤加青皮、枳壳，四剂少可，再加芎、归治之愈。

詹渭丰母年六十余，九月间疟后自汗，余已愈之。

至十一月胁痛大作，医以加味黑逍遥散治之，未为误也，服一剂，至夜分忽晕厥欲脱，盖柴胡、白术皆非阴虚火盛之人所宜进也。黎明急余治。脉之两关俱伏，两尺极微，足冷过膝，面如纸灰。云：初起左胁痛，服药后移于右，遂发厥，厥虽止而痛剧，不可转侧，痛处不可按。察其舌燥硬如干荔，已危矣。姑与生熟地、杞子各五钱，沙参、麦冬各三钱，服下痛略减。前方加倍，再入米仁五钱、蒌仁二钱，其痛乃复归左胁，能转动矣，仍服前方数剂而愈。余常治数贫人，感症后不能进饮食，宛如百合病。脉之或弦或涩，按其胁或左或右，或有块无块，皆曰：痛甚。检其方诸燥药外，有服柴胡至二三两者，察其舌或中干、或枯燥、或紫赤，是皆诛伐太过，伤其肝肾也。悉以前方，相其伤之轻重，为剂之大小，数服而愈。又赵氏子年十六，金氏女年十七，其家皆素封，病胁痛，服逍遥散，皆五十余剂，病益困。以前方去熟地与之，皆不服，乃更从香燥而殁。盖地黄、杞子，举世咸畏之如虎，缘《本草》谓地黄腻而杞子热也。其杀人亦多矣，言医药者可不慎哉。

陈理堂母六旬外，久病胁痛，每发必伏枕经旬。医所与皆香附、郁金、青皮、木香、小茴、元胡索、五灵脂、龙胆草之类，或配六郁，或偕左金而已。近发则腰背胀痛，呕逆便秘，口燥不眠。脉则两寸搏指，两关弦而乏韵。此将成关格之候。投以滋水养肺金之剂，或入川楝，或入川连，只一二剂即愈。戒以多服，以杜其渐，然性甚畏药，愈即止矣。关格之患，其将来乎？

此与膈证门胡氏妇病同。（《续名医类案》）

胃　痛

周小农医案

○ 张女，年三十余，住上海四马路。守独身主义，茹素。因其嫂与其母争产涉讼，气忿，肝胃撑痛，甚则欲吐。甲子三月，请余至沪。时张女仅食粉糊一小盅，脉以痛甚不起，舌淡苔白。此肝气顺乘胃脘，宜为理气宣络、和肝苏胃。茯苓五钱，制半夏三钱，白芍五钱，旋覆花三钱，新绛一钱，橘叶络各一钱，金铃子钱半，生附二钱，娑罗子五钱，乌辣草一钱，木蝴蝶一钱，枸橘李一钱，老苏梗二钱，青葱管三茎。另伽楠香一分，狗宝八厘，龙涎香一分，鸡内金一具，桂子二分，研末冲服。服数剂，痛即减轻。继疏丸方：脘痛既减，食入作饱，迟食作嘈，火冲则呛。和胃运脾，清肺理气为法。黄精、白术、益智、远志、金铃子、菟丝、鸡内金、归、芍、香附、木蝴蝶、甜杏仁、娑罗子、陈香橼、功劳子、青蛤散、麦芽、乌药。交粹华药厂机制提炼，米粉糊丸如赤豆大，晒。中晚餐后各服数分。即以健旺。

○ 孙惠林之室，住青山湾。辛酉八月诊：向有肝胃，因气又发，脘腹攻撑，气机不通，驯至脘如石板，痛不可按，四肢厥冷，目瞪面厥，脉亦伏匿。其女掐人中呼唤，历时许稍醒，延诊。脉细伏，苔黄，口渴里热，身强不能转侧，中脘有形如桙，二便俱闭。肝火为炎，厥气乘胃，枢机痞塞，九窍皆闭，拟清肝解郁、开降气机。柴胡、丹皮、乌药、香附、金铃子、玄胡、郁金、京三棱、莪术、旋覆、橘叶络、新绛、青皮、枫果、雪羹、茅根，煎汤代水。当归龙荟丸四钱，包煎。另龙涎香、玉枢丹、伽楠香、鸡内金，研末冲服。复诊：撑痛减，痞软，脉起，便通，渴热减。宜气柔养，旋安。（《周小农医案》）

胡住想医案

○ 兰妇人，年五十余。素有心疼，久已疏矣。七月间，旧病忽作，医以宽中导气、削坚攻血等剂，致中气愈虚，不思饮食，神惫，迎予治之已五六日不食。诊之，六脉俱沉，惟脾胃弦细，似有神，寻亦难得；外证则心口痛，左胁胀硬，呕苦酸水，但能饮清汤，如吃米汤一口，即饱胀不胜，正木来克土之症也。然其人脉病虽笃，面色、肌肉犹不甚脱，忆古人凭证不凭脉之语，投以异功散加吴萸、干姜，佐以姜炒山栀三分。二帖，病失十五，再二帖而愈。（《慎柔五书》）

退庵居士医案

○ 柴妪，五一，两脉虚细，当脐作痛，连及胸胁，而兼身热足冷，此系元虚阳亏，当投温补。

党参，于术，黄芪，归身，白芍，桂心，橘皮，香附，炙草，煨姜，大枣。

四服热退神旺。（《肘后偶钞》）

林珮琴医案

○ 巢氏，素有胃气，或用温胃之剂，不效，延至痛引背胁，脉短涩。予谓短为宿食，涩为气中血滞，宜疗痛无已也。用元胡、五灵脂（酒炒）、当归、红曲、降

香末，痛止。（《类证治裁》）

抱灵居士医案

○ 一老妇，胃痛心悸，喉干，呕涎，便秘，舌净，身胀喜捶，痛时则太阳筋露，额汗热蒸，杂治一年不效。予诊脉洪滑有力，此肝火克胃也。以凉膈散去硝下之，痛减；以二陈汤加枳壳、桂皮、白芍、元胡、韭汁一剂，又用滚痰丸下黑恭，痛住两日，三更痛一回，头汗止，背扯好；以木通、灵脂、白芍、桂皮、栀、茯苓、陈皮、瓜蒌、姜汁、竹沥、韭汁四剂，吐血子如豆，病减十之八九。宜再进一剂，因便秘，或以青礞石丸、坠痰丸利四次，大吐痰涎，痰逼喉，咳，心慌，汗出而痛。予以温胆汤加白术、黄连、竹沥、姜汁好；又以滚痰丸。下利如胶漆者甚多，日夜痛，分明攻痰太过、胃虚之象。或以导痰、化痰二剂，泻二次，就要知机，或又以凉膈散大泻六七次，慌痛汗泻，前是有余，今乃不足也。予欲进归脾汤或六君子汤加干姜，又以养心汤不应。后虽以六君子汤加枣、志、芡实一剂，痛好，以诃、蔻、苓、术，泻好；以玉屏风散，汗止；以六君子汤加芡实、枣、志、山药，慌好。莫非变虚宜补之理，惟归脾汤加陈为妙，然老年气衰虽补不复，变症百出矣。（《李氏医案》）

李铎医案

○ 赵氏妇，年二十，左脉沉弦而滑，右寸浮滑，右关濡弱，脘痛胸胀，漉漉有声，饮食下咽，阻隔不纳，汗出形寒，唇红舌黄，口渴喜饮热汤，证属厥阴乘阳明而致。盖因胃土久虚，肝木愈横也。据述素有胃痛，因饮冷酒而起，又足见胃阳已虚。《内经》谓胃为之市，容受百物，脾为之使，运行水谷。今者胃痛，遇饮冷即发，不惟胃虚，而脾已乏运行之力。兹议先服景岳神香散二两每服二钱，淡姜汤调，俾胸膈舒展，脘痛必已。并拟小建中加吴萸一法，建立中气而平肝木，继以补土泄木法而愈。

○ 吴妪，年六旬，患胃气痛，手不可近，僵卧不能转移，极苦难名，脉弦涩，口燥唇紫，舌苔微黄，热痰稠黏，便闭，此是肝木乘胃，热厥而痛。据述昨晚发厥，头昏大汗，则自服附桂理中丸三枚，汗虽止而痛愈剧。且常患胃痛甚轻，服肉桂磨汁则渐止，此番因食鸡酒肉腻而发，显然肝实作痛，兼食滞停于中脘，断非寒

痛也。法宜泻木清胃为主，佐以导滞，方用吴萸、黄连、白芍、川楝、甘草、山楂、厚朴、荔枝核，煎水吞百顺丸三钱。食顷先下燥矢，复下垢滞不少，痛减六七，二剂去白顺丸，加元胡、枳壳，痛止如失。

桂附理中，寒痛则可，若系肝实食滞，则大相左矣，后治合宜。寿山

○ 上舍吴老十内人，患胃脘痛，牵引左胁，半载不已，医方杂投，愈治愈剧。一医作脾虚肝木侮土，进参术六君则痛楚异常，每痛时呕吐痰水，味多酸苦，不能进食，大便六七日不解，诊两关弦实，坚劲不和。论病本是肝木侵犯胃土，但久病入络，必有凝痰聚瘀，是以每投参术补气，壅塞隧道，而痛增剧，且便闭脉实，吞酸吐酸，皆属于火。又年仅四七，形非大衰而天癸不通，是未及时而先止，必无是理，乃经闭也，此为病之根本。余拟一方，用金铃子、元胡、灵脂、归须、桃仁、生蒲黄、苓、半、香附、青皮、桂枝心入络行瘀、平肝除痰之剂，及进神香散二钱，痛缓进食，捷效已著。次日复投一剂，痛又作，询知因私进娣姒单方，欲图速愈，以致前方不效。第三日复诊，脉如原，改用行瘀通下之法，莪术、田七、元胡、灵脂、红花、归尾、梧桐子，水煎，吞百顺丸二钱，先下燥粪，再下溏粪，痛始克止，人事困顿，令其停药两日，再商调理，以痛初止，不可聚药。后服调营养肝，渐次复原，经水果通。

肝木犯胃入络，兼之痰凝瘀聚，不为宣络行瘀，平肝除痰，反用壅补诸药，医之不明，误人实甚。寿山（《医案偶存》）

沈奉江医案

○ 凌学放之夫人病肝胃气痛，先生治之而愈，案云：

厥阴脉起大敦络，抵少腹下脘，为肝之部。十月为阳之尽，阴盛阳衰，厥气横逆，上侮胃土，则呕恶不喜饮食。脉象弦细，虚寒无疑，须交一阳来复，方能霍然。兹本《经》旨："肝欲散，急食辛以散之。"木静则土亦安。

高良姜、制香附、制附子、青皮、陈皮、煨木香、谷芽、白芍、吴萸四分（同炒台乌药），另荜茇一分半、蔻仁二分、瑶桂三分、沉香二分，研末饭丸。

复诊：天寒阳伏，阴气当权，厥阴为阴中之至阴，

缘以质本虚寒，遇冷即痛，况脾胃素多痰浊，肝木上侮土也。再用制香附、干姜、橘络、细青皮、煨木香、公丁香、砂仁、半夏、乌药、炒莱菔子、小茴香，另公丁香、沉香、蔻仁、瑶桂研末饭丸。（《三三医书·沈鲶翁医验随笔》）

王润园医案

○ 心胃痛一证，《内经》条目甚多，先辈名公，分为九等，极为详尽，《金鉴》遵之，编为歌诀而莫不有虚实之分，可谓无遗蕴矣。

曾忆邻村有医士姓王名维藩者，余同谱弟丹文茂才之族叔也，故业医，货药饵，邻有妇人病胃痛者请王治之，王用《海上方》中失笑散，服之立效。后凡有患心胃痛者，王辄以失笑散治之，效否各参半。王素食洋烟，一日自觉胃痛，亦自取失笑散服之，痛转甚，至夜半痛欲裂，捣枕推床，天未明寂然逝矣。

因思失笑散为逐瘀之药，王之邻妇必因瘀血凝滞，故用之立效。其余风寒暑热、饮食气郁，皆能致之，若概以失笑散施治，又不求其虚实，几何不误人性命乎。

王用失笑散不知曾杀几人，故己亦以失笑死，殆冥冥中之报也。业医者，可不多读群书，以求其是乎。

○ 医士郭梦槐之妻，以家道式微，抱郁而病，发则胸膈满闷，胃气增痛，转侧不食。郭以茂才设童蒙馆，而赀不给馁粥，见其妻病，以为虚而补之。病益甚。乃来求余，诊其六脉坚实，人迎脉尤弹指，因告之曰：此气郁而成痰也，则发头晕，且增呕逆，久而胃连脾病，恐成蛊。郭求一方，乃以香砂平陈汤加大黄、枳实以疏之，二服而大解，病若失矣。（《醉花窗医案》）

陈士楷医案

○ 某女。

胃居中脘，最畏木侮，肝属木而主藏血，其脉挟胃而贯膈，气与火皆从肝出。据述素性怫郁，近则胸膈痞室，得饮辄吐，或见涎沫，或见酸水，现近旬日，食不下咽，语言声低，口干苔剥，便下失达，信事淋漓不绝又几半月，脉来细滑而沉。种种现象，良由木气化火，乘侮阳明。胃气既失通降，营血又受冲激，若迁延日久，胃液肝阴势必两受其伤，愈多变态。考仲圣有急下存阴之法，今便秘不行腹胀且疼，半由于腑气失于和降，半由于肝木失于疏泄。失拟通腑泄浊，和胃抑木，

为斩关夺门之策，候其腑气通利，再觇进止。

生大黄，厚朴，炒枳壳，广郁金，鲜菖蒲，法半夏，姜山栀，姜竹茹，姜川连，生白芍，川楝子，原金斛。

○沈媳。

初诊：肝为刚脏，体阴而用阳，气有余，即是火，郁则为气，发则为火。胃居中脘，性喜和降，若肝经气火冲扰阳明，胃气势必失降。始起寒热交作，其状如疟，本属阳明湿热，熏蒸出表，继转脘腹胀疼，气升即有泛呕，甚则痉厥，大便失于通降，迄今已有一旬，证情屡见变迁。顷按脉来细滑而沉，舌苔黄腻微灰，尖边带光，口苦咽燥。拙见是木气素郁，化火上乘，阳明被其冲扰，和降因之失司。考肝经之脉，环绕少腹，人身左半属肝，今腹胀不舒，偏左尤剧，其为肝郁可知。痉厥不离肝病，呃忒不离气逆，二者互见，当责之木郁化火，攻冲肆扰，但证延多日，胃津不免被劫。急宜抑肝和胃，参通腑主治，平其气，降其火，务使厥定呃止，便不通利，方为佳境。

霍石斛，左金丸，青陈皮，广郁金，炒枳壳，佛手，姜竹茹，制川朴，川楝子，炒石决，姜山栀，燕制丸。

另用枇杷叶煎汤代水。

二诊：昨从肝经气火，冲扰阳明议治，厥象定而呕渐止，便下亦颇通畅，原属松机。惟脘痞胸闷，腹部仍有吊痛，纳不振而稍有咳痰，脉细滑，苔糙灰，边尖色绛。此厥阴气火挟痰肆扰，阳明之和降仍乖，而津液已受耗损，当以清熄化降、参养液为治。

霍石斛，制女贞，北沙参，川贝母，广郁金，左金丸，川楝子，生白芍，炒枳壳，炒竹茹，煅石决，木蝴蝶。

三诊：气、火、风三者皆从厥阴而来，阻滞于内都属气，冲扰于上都属火，若升及头巅，则为风阳。连进清熄和降之剂，呕吐已止，痉厥亦定，饮食渐启，脘腹之胀痛亦微。惟咳痰黏而不豁，苔黄尖脱，上罩微灰，脉来细滑而沉。拙见是风阳渐熄，肝经气火挟痰犯肺，当再清肺熄肝、化痰保津为治。

北沙参，剖麦冬，川贝母，玄参心，黛蛤散，广郁金，川楝子，霍石斛，钩藤，炙桑皮，煅石决，枳壳。

○林某，女。

凡痛拒按为实，喜按为虚，有间断者为虚，无间断者为实。今脘痛绵绵，按之似减，苔糙黄，更衣四日未行，拙见胃有湿热浊邪，适在经后，脉细，心悸，营分则虚也。

左金丸，制半夏，九香虫，山楂肉，乌梅炭，当归，炒川芎，炒白芍，石决明，玉蝴蝶。

○某女。

胃气以下行为顺，肝气以横逆为害。湿热痰沫，阻遏中宫，则胃失降而肝木乘侮，脘腹痞闷，噫恶频频，脉弦细，苔糙干，治宜和中泄木。

藿梗，左金丸，法半夏，广郁金，石决明，橘红，金铃子，赤茯苓，山栀，姜竹茹，佩兰叶。

二诊：气与火皆从厥阴而来，上冲于咽道者，都是火。进和降法，噫恶已止而咽干，痰黏不豁，脉细数，苔糙，中宫之湿热渐化，木火之亢盛未平，宜清降之。

左金丸，山栀，广郁金，黄芩，川楝子，仙半夏，蛤壳，杏仁，石决明，竹茹，黛灯心。（《陈良夫专辑》）

周声溢医案

○田氏女，苏州人。胃气痛甚，剧痛则狂呼，已五日不食，食则呕，神气甚惫。自述其自四月起，病已五月矣。经历中西医士不少，旋愈旋发，备历其苦，已不能支矣。切其脉六脉紊乱，时急时缓，且甚结涩。余问之曰：月事何如？曰：自四月至今五月，停而不行久矣，中间惟第四月来过一点滴，旋即不现。余问之曰：来此点滴之时，胃痛如何？曰：稍适。余曰：此经气逆冲之痛，痛并不在胃。肝气闭塞，隧道不通，蕴闷之久逆而上冲，是以痛剧时咽喉梗隔，得食时因冲而呕也。与以畅达肝气之方，桑枝、白芍、郁金、旋覆花、代赭之属一剂，而经行能食矣，再剂而痛止食加矣。来复诊与以香附、元胡、红花之属，八日而经尽病愈矣。前服之方余虽未见之，大率皆暖胃和气之品，专治在胃，是以无效也。（《医学实验》）

脘　痛

张寿颐医案

○ 产后阴阳两虚，经久不复，萎黄乏力，脘痛呕恶，畏寒，脉细微已甚，舌㿠白无华。幸胃纳尚佳，亟投温养，冀得转机。

黄连0.3克（同炒），淡吴萸1.2克，北细辛1.2克，明附片4.5克，炒潞党4.5克，焦冬术4.5克，天仙藤4.5克，台乌药4.5克，姜半夏4.5克，九菖蒲2.1克，川椒红10粒，乌梅炭1.2克，木香2.1克，茯苓6克。（《张山雷专辑》）

王旭高医案

○ 时女年二十七，天癸未通，脘痛不时发作，曾经吐蛔，兼见鼻血。想由胃中有寒，肝家有火。

金铃子散加五灵脂、香附、干姜、川连、使君子肉、乌药、乌梅、茯苓。

复诊：肝胃不和，脘胁痛；得食乃安，中气虚。拟泄肝和胃。

二陈汤去草，加川连、六神曲、乌药、高良姜、香附、砂仁。（《王旭高临证医案》）

陈莲舫医案

○ （陶太太）女科以肝为先天，善郁而多火，厥阴冲犯阳明、太阴，当道脘宇窒痛，自午至夜半作痛者，都属气痹营亏，由胃犯脾，更衣结燥为脾约，溏薄为脾泄，皆自脾升胃降失司，中无砥柱。郁火为炽，心中每发嘈杂。壮火不能运谷，所以谷纳更呆，肢体瘦削，遇事善怒。照述处方，拟柔肝调中，佐以苦辛通降，应无不合。

西洋参，生白芍，新会叶，左金丸，四制香附，沙苑子，炒竹茹，炒夏曲，佛手花，玉蝴蝶，抱茯神，炒杜仲，合欢皮，红皮枣，随服吉林须五分。（《陈莲舫医案秘钞》）

小腹痛

陆正斋医案

○ 产后小腹痛，血液淋漓不尽。

当归9克，大丹参8克，抚川芎3克，茺蔚子4.5克，炙甘草1.5克，炮姜炭1.5克，炒艾叶5片，荆芥炭4.5克。

二诊加蒲黄拌炒阿胶。（《陆正斋医疗经验》）

其他医案

一妇人，妊娠以后，常患小腹作痛。脉数虚弦，重按细涩。此肝脾血虚，风寒外搏，痛甚亦能坠胎，亟以逍遥散加川楝子、小茴香，数剂而痛退，胎孕痉安。

一妇人，怀孕小腹作痛，其胎不安，气攻左右，或时逆上，小便不利。脉数沉弦。此肝火郁滞，肝气不能发越也。投小柴胡汤加青皮、山栀，清肝火、化肝气而愈。后因暴怒气逆，小腹胀满，小便不利，水道重坠，胎仍不安。此亦肝木盛而肝火炽。用龙胆泻肝汤，一剂胀退痛安，水道便利。乃以四君子汤加升麻、柴胡，培土升阳，而胎顾痉安矣。（徐灵胎《女科医案》）

腹　痛

周小农医案

○ 徐妇，丁丑六月诊：育蚕劳乏，气郁挟湿，口甜苔黄腻，食入阻饱，左少腹痛。拟理气消食行湿。川朴、蔻仁、远志、香附、甘松、佩兰、通草、二苓、娑罗子、泽泻、橘叶核、金铃子、大腹皮、玄胡、乌药，研末服。二剂。腻苔口甜已减，惟食入阻饱，少得嚫痛。再通气运食理湿。川朴、苏梗、半夏、薏仁、通草、郁金、莪术、甘松、远志、采芸曲、乌药、橘核、金铃子、大腹皮、檀香泥、沉香末（冲）、五香丸六分、越鞠丸三钱。三剂。气机流畅，脘懣腹痛均退，饮食加多，口甜苔腻均化，事繁易忿，肝僭眩晕。转宜息风生力，参入前效。甘松、远志、娑罗子、采芸曲、扁豆衣、萆薢、刘寄奴、牛膝、蛤壳、泽泻、天麻、檀香泥、蒺藜、滁菊、沉香末（冲）。越鞠丸、五香丸，开水吞服。渐愈。（《周小农医案》）

丁甘仁医案

○ 丁少奶奶。少腹为厥阴之界，新寒行动厥气，气逆于上，胃失降和，少腹痛又发，痛引胸脘，纳少微恶，不时头眩，脉弦细而数，舌光无苔。阴血亏虚，宜养血泄肝，和胃畅中。

大白芍二钱，金铃子二钱，元胡索一钱，白蒺藜（去刺炒）三钱，赤茯苓三钱，陈广皮一钱，炒竹茹二钱，焦谷芽三钱，制香附钱半，春砂壳八分，煅瓦楞四钱，嫩钩钩（后入）三钱，青橘叶钱半，紫丹参二钱。（《丁甘仁医案续编》）

哈荔田医案

○ 张某，女，32岁，已婚，1971年4月8日出诊。

主诉：停经2月余，尿检妊娠试验阳性。于1周前突见阴道少量出血，伴右下腹疼痛增剧，肛坠欲便。妇科检查：宫体正常大小，稍软，后位，宫颈举痛，右侧附件压痛明显，扪及包块约4×3×2厘米，诊为"输卵管妊娠破裂"。刻诊：右下腹疼痛拒按，经血淋漓，色黯，夹有血块，便秘，纳少。舌质紫暗，苔薄黄而腻，脉弦数。

辨证：证属瘀血内积，阻滞胞脉，冲任失调，不通则痛。

治法：化瘀以止血，理气以止痛。

方药：

当归12克，赤芍药9克，刘寄奴9克，生蒲黄9克，五灵脂9克，制乳香6克，制没药6克，益母草15克，川茜草6克，川芎片6克，香附米6克，火麻仁9克，番泻叶3克（后下便后停服）。3剂，水煎服。

二诊（4月12日）：

药后腹痛轻减，腑气得行，出血渐减，脉弦略数，舌质略紫，苔腻已退。原方去泻叶、麻仁，加三棱、莪术、车前子（布包）、鸡内金各9克。3剂，水煎服。

三诊（4月26日）：上方出入，续服10余剂，出血已止，诸症悉除，再予五味异功散加减，以为善后之计。

处方：

太子参15克，炒白术9克，云茯苓9克，广陈皮6克，稻麦芽各12克，鸡内金6克，香附米6克，佩兰叶9克，泽兰叶9克，郁李仁9克，炒枳壳6克，粉甘草4.5克。5剂，水煎服。

于5月5日妇科检查：右侧包块消失，附件增厚，轻度压痛。嘱服八珍益母丸，每日早、晚各服1丸，连服半个月。（《中医当代妇科八大家》）

刘奉五医案

○ 佟某某，女，57岁，外院会诊病历。住院号重939。会诊日期：1974年9月29日。

患者因右下腹持续胀痛11小时，下腹肿物如妊娠3个月，伴有发热，于9月3日急诊入院。9月4日晨，在硬膜外麻醉下行剖腹探察术，发现卵巢囊肿约12厘米×15厘米×8厘米大小。并行切除。术后3周右下腹痛仍不止，高烧不退。9月22日以后一直恶心呕吐，不能进食，大便有黏液，日解4次，伴有里急后重。曾用庆大霉素、卡那霉素、氯霉素、链霉素、青霉素、红霉素等药物。发烧持续不退，迄今已3周余。检查：体温39.5℃，消瘦，精神萎靡，语言低微。血压130/80毫米汞柱。血查白细胞15.2×10^9/升，中性白细胞90%。9月25日内诊：左侧附件包块约9厘米×8厘米×6厘米，穿刺有脓，伤口继发感染（12厘米×5厘米大小）。病理报告（9月10日）为卵巢浆液性乳头状囊腺瘤，部分区域增生活跃，伴有急性炎症。血沉第一小时80毫米，第二小时为116毫米，抗"O"1：400单位。大便镜检：有少数脓球。舌质紫暗，舌苔白腻，脉弦滑略数。

西医诊断：①术后感染。②细菌性痢疾。

辨证：湿热内蕴。肠胃不和，气血壅滞。

治法：清热燥湿，和胃化滞。

方药：

黄芩9克，黄连4.5克，竹茹9克，枇杷叶9克，陈皮6克，冬瓜子30克，炒枳壳6克，赤小豆15克，半夏6克，连翘9克。

治疗经过：9月30日服上方二剂后，腹痛、腹胀减轻，已能排气，大便日解4次，量少色棕黑。大便化验仍有脓球，红细胞。体温在37.8℃～38.4℃之间。脉弦细，舌象同前，拟以清热燥湿、解毒止痢。方药如下：白头翁24克，川连4.5克，黄芩9克，生白芍6克，银花9克，秦皮9克。10月5日，体温下降至36℃，精神尚好，下腹亦无胀痛，肛门坠感消失，大便仍稀，日解4次，稍带血液。恶心作呕，呕吐物为苦水量少，伴有恶寒战栗，腰背发凉，起座头晕，纳食欠佳，舌暗红，苔黄垢，脉弦细。停用青、链霉素。证属胃肠湿热内蕴，兼感外邪。拟以化湿清热解表。方药如下：柴胡6克，葛根6克，半夏9克，藿香9克，橘皮6克，白芍9克，白蔻6克，苡米仁15克，杏仁6克，生姜3片，大枣3枚。10月7日服药后吐止，大便日2次。体温38.2℃，精神欠佳，白细胞21.9×10^9/升，中性白细胞90%，淋巴细胞10%，加用四环素、卡那霉素。方药如下：柴胡9克，葛根9克，桂枝6克，半夏9克，黄芩9克，党参9克，苡米仁12克，藿香9克，砂仁6克，陈皮6克，草蔻6克，生姜3片，大枣3枚。10月10日，体温仍高（38.2℃～38.9℃），大便溏稀，日解4次，镜检（-），血查白细胞24.4×10^9/升，中性白细胞92%，淋巴细胞8%。内诊：盆腔包块为2.5厘

米×3厘米×2厘米，无压痛。10月8日，加用四环素后见有恶心呕吐，经讨论后停用全部抗生素，继续服用中药观察，方药如下：柴胡9克，葛根9克，半夏9克，黄芩9克，马尾连9克，陈皮9克，白芍9克，枳壳6克，竹茹9克，枇杷叶9克，生姜3片，大枣3枚。10月12日，药后体温降至37.3℃～37.5℃之间，恶心呕吐已止，纳食增加，大便日解3次。原方白芍加至15克，再服3剂。药后至10月13日，大便正常，日解1次，精神食欲均好，体温逐渐下降。自10月19日以后，体温恢复正常。10月21日查血：白细胞6.8×10^9/升，中性白细胞66%，淋巴细胞34%。10月25日内诊检查：子宫萎缩靠后，无触痛，未触及包块，前后穹窿均软，无触痛。经观察一般情况恢复，伤口愈合良好。10月30日出院。（《近现代二十五位中医名家妇科经验》）

魏长春医案

○刘某，女，13岁。

右下腹部块物肿硬如掌大，疼痛，恶心，呕吐，大便稍干，便后觉痛稍减，痛时不能伸腰，食饮不振，发热。经西医检查为亚急性局限性腹膜炎。系阑尾炎穿孔引起。脉洪数而紧，此气血涩滞、寒火郁结而成。宜消瘀、活血、败毒，拟卫生汤加味。

方用：

皂刺6克，归尾6克，羌活4.5克，制乳香4.5克，红花2.4克，沉香1.5克，石决明6克，白芷3克，炮甲珠6克，银花9克，连翘4.5克，草节3克，川军6克，天花粉4.5克，官桂3克，桃仁9克。

黄酒饮2剂。

复诊：腹痛减轻，恶心呕吐止，便行二次，热退。仍宜消瘀活血。

方用：

连翘6克，天花粉6克，大贝4.5克，炙穿山甲4.5克，归尾9克，白芷4.5克，官桂3克，川军6克，银花9克，香附4.5克。

黄酒饮2剂。

三诊：局部肿硬消失，疼痛，食欲增，前方出入，继服2剂而安。

○钟某，女，28岁。

1959年4月2日初诊。面色萎黄，舌淡苔薄，脉软而弱，口干，腹胀疼按之坚，月经量少。西医诊断为结核

性腹膜炎，粘连性肠梗阻。中医谓之脾劳，本元虚弱，运化无力，不通则痛。宜调补内脏、理气活血。以自订验方五参五皮饮去桑白皮、地骨皮、丹皮，加陈皮、茯苓皮及干蟾皮治之。西党参、丹参、苦参、北沙参、元参、生黄芪皮、青皮、陈皮、茯苓皮、干蟾皮。3剂后腹疼减轻，按之濡，午后颧赤，脉软弱，舌淡红，苔微黄，效不更方，再进3剂。痛止腹软，纳增，眠安，二便通畅，前法续进，再服7剂。（《著名中医学家学术经验·魏长春医案》）

庞泮池医案

○谭某，女。

初诊：1972年因左侧输卵管囊肿至妇产科医院手术切除，据谓系炎性肿块，此次1974年1月26日妇科检查发现右侧又出现囊肿约6厘米大小，目前右下腹胀痛、右腰酸楚俯弯不利，脉弦细，苔薄质红，平时带下甚多而黏，湿热瘀血，结聚下焦，予以清热利湿、理气化瘀。

处方：

柴胡4.5克，当归丸20粒（分吞），元胡索15克，丹皮9克，炒山栀9克，红藤30克，败酱草15克，小茴香6克，桑寄生9克，赤白芍各9克，桃仁9克，青陈皮各4.5克。5剂。

二诊：药后腹痛好转，妇产科医院复查右侧输卵管积水3厘米大小，脉弦细数，苔薄质红，仍宗原意。原方加苡米仁9克、震灵丹9克（分吞），败酱草改为30克。7剂。

三诊：诸症续减，惟过劳后腰骶部牵引作痛，少腹隐痛，仍宗理气活血、化瘀益肾。

处方：

柴胡4.5克，赤白芍各9克，丹皮9克，炒山栀9克，当归丸20粒（吞），红藤30克，败酱草30克，元胡索15克，小茴香4.5克，苡米仁12克，桃仁12克，川断12克，桑寄生12克，震灵丹9克（吞）。7剂。

四诊：继续服药，诸症改善。10月份妇产科医院复查，输卵管积水已消除，经期尚准，经行腹痛亦减，牵吊亦除，惟常常口干，临经乳房胀痛。脉细数，苔薄白质红。再以肝郁气滞论治，予以理气解郁、养血调理收功。

处方：

柴胡4.5克，当归9克，白芍9克，郁金9克，川楝子9克，红藤30克，苡米仁12克，桃仁12克，小茴香9克，黄芩9克，枸杞子9克，制香附9克。（《近现代二十五位中医名家妇科经验》）

张锡纯医案

○肠结腹疼兼外感实热。

沈阳张姓媪，住小南门外风雨台旁，年过六旬，肠结腹疼，兼心中发热。

病因：素有肝气病，因怒肝气发动，恒至大便不通，必服泻药始通下。此次旧病复发而呕吐不能受药，是以病久不愈。

证候：胃下脐上似有实积，常常作疼，按之则疼益甚，表里俱觉发热，恶心呕吐。连次延医服药，下咽须臾即吐出，大便不行已过旬日，水浆不入者七八日矣。脉搏五至，左右脉象皆弱，独右关重按似有力，舌有黄苔，中心近黑，因问其得病之初曾发冷否？答云：旬日前曾发冷两日，至三日即变为热矣。

诊断：即此证脉论之，其阳明胃腑当蕴有外感实热，是以表里俱热，因其肠结不通，胃气不能下行，遂转而上行与热相并作呕吐。治此证之法，当用镇降之药止其呕，咸润之药开其结，又当辅以补益之品，俾其呕止结开，而正气无伤始克有济。

处方：生石膏（轧细）一两，生赭石（轧细）一两，玄参一两，潞参四钱，芒硝四钱，生麦芽二钱，茵陈二钱。

共煎汤一大盅，温服。

效果：煎服一剂，呕止结开，大便通下燥粪若干，表里热皆轻减，可进饮食。诊其脉仍有余热未净，再为开滋阴清热之方，俾服数剂，以善其后。（《医学衷中参西录》）

刘云鹏医案

○李某某，女，39岁，已婚，沙市市棉纺厂干部。

初诊：1979年3月3日。患者于1978年12月8日，因陈旧性宫外孕在本市某医院手术，术中发现盆腔内组织粘连，术后阴道出血淋漓不尽，持续26天，至1979年元月2日方止。但小腹疼痛，呈阵发性加剧，痛剧时伴尿频。腰痛，白带多色白，平时盗汗，门诊以"盆腔炎"收入院。妇科检查：外阴为已婚经产型。阴道通畅光滑，子宫颈光滑，横裂。子宫后位，活动受限。右侧附件阴性，左侧附件增厚，压痛（＋＋）。住院医生用四逆散加活血化瘀药，共服9剂，效果不佳，患者诉昨晚腹痛剧，继而月经来潮，伴腰痛如折，小腹坠痛，左肩如冷水浇浸疼痛。脉沉细，72次/分。舌质紫暗，有瘀点，舌苔灰色。

辨证：证属寒凝肝脉、瘀血疼痛之证。

治法：温肝散寒，祛瘀镇痛。

方药：当归四逆汤合生化汤加减。

酒当归24克，川芎9克，桃仁9克，姜炭6克，炙甘草6克，桂枝6克，细辛3克，木通6克，炒白芍18克，大枣9克，蒲黄9克，五灵脂9克，川牛膝98克。共3剂。

二诊：1979年3月6日。患者服药后，月经量明显减少，色淡红略暗，仍感腰痛，有时心慌，脉沉弱，76次/分。舌质暗，舌苔薄。守上方加丹参15克，以助其养血之力。再服3剂。

三诊：1979年3月10日。患者月经已净两天，现阴道有黄绿水液流出，伴口干，时感右下腹挛急疼痛，脉沉弦软，82次/分。舌质暗，舌苔灰色。刘老认为此乃寒凝血瘀、日久化热、寒热错杂之厥阴肝病，治当温经祛瘀止痛，佐以清热。方选当归四逆汤加减。

方药：

酒当归15克，桂枝6克，炒白芍18克，细辛3克，炙甘草6克，木通9克，吴茱萸9克，酒黄连6克，生姜9克，大枣9克，酒黄柏9克，败酱草15克。共4剂。

四诊：1977年3月14日。患者服药后仍感右下腹疼痛，口干喜饮，脉沉弦软。舌质紫暗，舌灰白。

方药：

①守上方去黄柏。共3剂。②红藤30克，败酱草15克，金银花30克，丹参15克，紫花地丁15克，元胡9克，三棱9克，莪术9克，蒲公英15克。共3剂。每日重剂。浓煎100毫升，保留灌肠。

五诊：1979年3月17日。患者仍感腰腹疼，阵发性胃脘部隐痛，纳食少，脉沉弦软，72次/分。舌质暗，瘀斑渐退，舌体胖，舌苔灰白色。治疗继续温经化瘀，少佐清热止痛之品。

方药：

当归15克，桂枝6克，白芍18克，细辛3克，甘草6克，木香9克，吴茱萸9克，黄连6克，生姜9克，大枣9克，败酱草15克，乳没各6克。共3剂。

六诊：1979年3月20日。患者腹痛略有好转，白带减少。脉沉弦软，68次/分。舌质淡暗，有齿印。守上方去黄连。共4剂。

七诊：1979年3月24日。患者右下腹仍感坠痛，大便后尤甚，白带减少，左肩似凉水浇浸一样的十年宿疾，现已好转，脉沉弦细，72次/分。舌质淡暗，有齿印。守3月17日方，桂枝加至9克。共4剂。

八诊：1979年3月28日。患者白带较前明显减少，腹部疼痛减轻。妇科检查：外阴经产型。宫颈光滑，脓性白带量中等。宫体偏右水平位，正常大小，附件正常。脉舌同上。继守上方加减。停止灌肠。

九诊：1979年4月10日。患者经以上治疗后，症状基本消失，月经于4月1日来潮，三天即净，经来较畅。脉沉弦软，72次/分。舌质淡略暗，边有齿印。守上方5剂，带药出院。（《近现代二十五位中医名家妇科经验》）

许恩晋医案

○ 李星若夫人，腹痛如绞，日久欲死。延余诊视，脉沉细，知系虚寒气结，他医误用凉药以致病剧。余始拟以附子理中汤加减，一服而愈。旋因食抄，绞痛如故，九日不便。诊脉虚细，系九结中之秘结，不可攻下。拟以前方加润导之品，便通而愈。旋又风抄，九月初一日痛绝，齿脉俱闭，仅存一息。其胞兄内阁中书虹若言："女初三日吉期，设无救，奈何？"余为情急，恐药饵不及，嘱星若亲灸章门、虎口、三里等穴；并将前方加山甲、牛膝、桂枝、木香等品；乌药擦牙，以箸启齿呷药。一时而苏，脉复。余出曰："包办喜事无虞。"数服而愈。丙申年来请言夫人血崩晕绝。往诊，脉扰急，知系小产，非血崩也。治以生化汤加参芪去旧生新之品，遂愈。马积生太史夫人亦患腹痛如绞，数月病剧。延余诊视，脉息腹痛相同，因体因症加减拟方，不敢服，以为与他医用寒药相反也。适曾任广州府冯端本太守寿日，与马姻亲，李星若亦姻娅，同往。称祝既，马遍询同乡可否服余之药？金云："可。"归即试服，次早请余，言病减半矣。深信不疑，连服数剂而愈。农部张馨庵、屠逊庵亦河南人，两夫人亦患此证欲死，均为如法治愈。（《三三医书·许氏医案》）

程杏轩医案

○ 许生咏堂母病请治，据云因食豚肝面饼，后偶触怫郁，致患腹痛，自用麦芽、楂曲、香砂、二陈不应。因其痛在少腹，以为寒凝厥阴，加吴萸、炮姜，服之益剧。予问："痛处可按乎？"曰："拒按。"又问："日来便乎？"曰："未也。"切脉沉细，视舌苔黄中心焦燥。顾谓生曰："此下证也。"生曰："连服温消，诸剂不验，思亦及此。因家母平素质亏，且脉沉细，故未敢下。"予曰："痛剧脉伏，此理之常，质虽虚而病则实，书称腑病以通为补，仲师云腹满不减，减不足言，当下之。"又云："舌黄未下者，下之黄自去。"今痛满拒按，舌黄焦燥，下证悉具，夫复何疑！"方定大承气汤，用元明粉代芒硝，仍加香砂、楂曲，兼行气滞。服头煎后，便行一次，其痛略定。随服复煎，夜半连下三次，痛势大减，舌干转润。易以调中和胃，旬后起居如常。（《杏轩医案》）

林珮琴医案

○ 夏氏，当脐痛，触寒屡发，痛来饮食都废，神色清减，脉虚弦。据述服和肝调气不应，数年前曾以鸦片烟脚为丸，服下痛止。夫鸦片能行下身经络，此证明系血络阻滞为患，况痛久入络，宜辛温以通之。若但如四七汤、四磨饮仅开气分。昔贤谓经主气，络主血。不分经络，安能应手？用当归须（酒拌）、元胡、小茴（酒焙）、新绛、桃仁（研）、旋覆花（绢包煨），服效。

○ 沈氏，冬寒小腹瘕聚，左胁撑痛，上攻胸背，大小便不通，胀闷欲绝，汤饮不下，兼发寒热，脉短涩，宜先导其瘀滞，古云痛则不通也。枳壳、桃仁各一钱，厚朴（姜制）、青皮（麸炒）各七分，元胡（酒炒）、归尾（酒润）各钱半，苏梗、郁李仁各二钱，沉香（磨汁）三分。二服痛定，二便通调，惟左胁偶一隐痛。原方去桃仁、归尾、苏梗、元胡，加郁金、香附，沉香改木香，仍磨汁冲服。又将煎剂挫为细末，服愈。（《类证治裁》）

杨爵臣医案

○ 王老太太，症见胸腹满痛，不思食，舌苔白腻，时有一股热气从少腹下窜肛门，坠痛异常，便溏而难小溲，必得热汤熏蒸始稍出，脉右滑实左弦细，杂治无效。予按滑实为痰滞积中，弦为痛，细为营弱，此系肺金为实邪阻遏，不能通调。故从运阳和营，以调化之。

桂心五分，酒洗白芍一钱五分，制半夏二钱，茯苓二钱，六曲一钱，木香五分，茜草五分，大腹皮一钱，甘草梢五分，橘核八分，生谷芽五分。

次诊：胸腹拒按稍松，舌苔前半亦减。

泽泻三钱，土炒白术钱半，桂枝八分，白芍二钱，原蚕沙钱半，生楂肉钱半，浮小麦二钱，姜汁少许。

症减，胸满未除，易方两服愈。

桂枝五分，川朴五分，牡蛎三钱，泽泻二钱，白术钱半，生楂肉二钱，原蚕沙三钱，盐水炒陈皮一钱五分，生谷芽五钱（先煎），生姜汁少许。（《治验论案》）

张聿青医案

○ 某右，疏通气机，痛势不退，良由产后恶露未清，营卫流行为之所阻。再为宣通。元胡索，五灵脂，蓬莪术，乌药，丹参，泽兰，乳香三分，没药（去油）三分，上沉香三分，西血珀四分（上四珠研末，先调服）。

二诊：月事稍行，少腹之痛，由此而减。的是恶露未清。再为宣通，务使其营气畅达。

元胡，乳香，制香附，当归须，生熟谷芽，没药，郁金，南楂炭，台乌药。（《张聿青医案》）

袁桂生医案

○ 张姓妇年四十余，先于四月间患心悸怔忡，头眩发热，予以天王补心丹加青蒿、地骨皮等药治愈矣。及至夏间，陡患腹痛上冲于心，呕吐清水，下利红白，痛甚则手足俱冷，汗出神疲。按其脉沉迟而小，望其色则面白唇淡。盖阳虚中寒之病，殆由乘凉饮冷所致。问之，果连日卧竹床乘凉，且稍食西瓜等物也。与附子理中汤加吴茱萸、桂枝、白芍、砂仁，一服痛缓，两剂痛始平，手足温，遂以原方去附子，减轻姜、萸，自是利止食进，复以归芍六君子汤调治数日而痊。（《丛桂草堂医案》）

费绳甫医案

○ 安徽程慕唐总戎之夫人，胸腹痛不可忍，内热口干，咳痰带血，饮食不进，已经六日，每日但进米汤数匙，已备后事。程氏请余往诊，以决行期，非敢望愈也。诊脉左关沉弦，右关细弱。此郁怒伤肝，阳升灼胃，气失降令。误投辛温下气，助肝火而动胃阴，阴液将枯，木火愈炽，势虽危险，非死证也，尚可设法挽回。程氏喜出望外，请速处方。

白芍一钱五分，牡蛎四钱，酒炒黄连二分，吴茱萸一分，北沙参四钱，麦冬三钱，石斛三钱，甘草三分，广皮白五分。一剂，胸腹作痛即止，内热口干皆退。再剂，咳痰带血已止，饮食渐进。照方去黄连、吴萸，加毛燕三钱（绢包）煎汤代水。服十剂，饮食如常而愈。（《费绳甫医话医案》）

方略医案

○ 罗姓妇，三年腹痛，痛则闭门静卧，羞光怕日。余诊其脉，沉迟而弱，明系中寒，何以历治不效？总由恣食寒凉荤茹，又不耐心服药，故时愈时发，令服丸药一料，乃得痊愈。

方用黄芪（酒炒）三两，党参（米炒）二两，白术（土炒）二两，茯苓一两，半夏八钱，砂仁一两，小茴一两五钱，川椒一两，附片二两，广皮五钱，公丁香六钱，破故纸二两，吴萸八钱，神曲一两，上肉桂六钱。共碾末，红枣一斤，去核，煨姜二两，去皮，煎汤和丸，小豆大，早晚开水吞服三钱。

○ 次媳朱氏，体素薄弱。戊戌仲春，患胃气疼痛，牵引少腹，医者不知暖中驱寒，徒执便闭为阳结，口渴为热盛，投以生血寒凉，腹痛日甚，连更数医，若出一辙。病延两月，日增沉重，食少肌瘦，卧床不起，奄奄待毙。余偕次儿后静侨寓江城，未之知也。四月望后，遣人至省告余，即使次儿携药以归。用附桂理中汤加吴茱萸、川椒、砂仁、小茴，大剂煎服，腹痛稍减。服至三十余剂，计用熟附三斤有余，方能阳气遍达，阴寒痰饮不敢肆虐，结聚脐中，发为阴毒，坚大如盘，溃流清水。又服芪、术、附、桂、干姜、党参、茯苓、山药、故纸、小茴，年余乃得脓干口敛，肌肉复生。《伤寒》书云：脏结者不治。其此证欤？

○ 彭凤书先生室人，年届五旬，经信未断而兼失血，入冬后，腹时作痛，医药叠更，无效。延及孟春，腹痛愈剧，咳嗽多痰，头背恶寒，手足冰冷，腰酸体重，少腹胀痛，饮水倾吐，色如屋漏，危急之际，迎余诊治。六脉沉迟而弱，两尺更甚，面白唇淡，口不作渴，山根伤现，腹得热、手重按，痛乃稍缓，此太阴痰饮、少阴真寒、厥阴呕逆之证，授以附桂理中汤加砂、蔻以涤饮，椒、萸以散逆。先生见方药迥不侔前，因谓余曰："内子生平肝脉过旺，体瘦多火，常患齿痛，一切温热之品素所禁用。"余曰："尊阃向来脉症，弟固不知，由今而论，其为三阴真寒无疑。盖脉沉迟，三阴里寒也；弱者，病久气虚也，腹痛，寒盛于中也；头背恶寒，寒淫于外也。阳微不能顺布，故四肢厥逆，阴寒上逆则吐，吐水如屋漏而有秽气者，喻氏所谓胃底之水也。但此证服桂附理中汤，必得泄泻，乃能痛减，喻氏所谓阴邪从大便而出，呱呱有声者是也，景岳所谓通则不痛是也，舍此温补，别无他法。"先生见余议病详悉，放胆令服，然腹痛每日不减，兼之大便闭塞，于是生熟附子大剂陡进。服至两旬，而大便略解，经信亦通，服至三旬，而冬尽春回，里阳来复，阴凝自化，乃得泄泻，胀痛俱除，饮食加进，百体顺昌。是证也，非先生确有真见，相信之深，既服桂附而腹痛未已，则以为药不对证，或因大便闭久，则以为燥热伤阴，势必更医易方，其不至偾，乃事者几希矣。（《尚友堂医案》）

郑在辛医案

○ 程若思守戎令眷年二十外，腹痛作泻已久，渐增口舌生疮。因疮痛不能食热物，益致痛泻不止。前医谓痛泻宜温，口疮宜凉，用药牵制，辞不治。决之于余，诊其脉，两关虚大无力，食物便呕，呕止即腹痛，痛则下泻，而满口之疮，白如米粒。余曰："此脾虚寒也。盖脾土虚则肾水乘之，逼心火上逆，致口舌生疮，乃上焦假热，实中焦实寒，惟治其寒，不惑其热。宜用附子理中汤冷饮，使暗度上焦之假热，而冷体既消，热性随发，脾土得温而实，则肾水不上乘心，心火不逆，口疮不治而自愈。此五行相乘之道也。"遂以附子理中汤加茯苓，令其冷饮，病人不知有姜附也。服四剂，口疮果不痛，再求治痛泻。予曰："但药热饮，则痛泻自止。"温补一月，痛泻方愈。后十余年，怀孕病痢，亦用桂、附、干姜而愈，胎竟不堕。人之脏腑各异，不可以一例论也。（《素圃医案》）

孙文恒医案

○ 吴江吴太仆长君肖峰令政，太宗伯董浔老次女也。患咳嗽、体倦、多汗、腹痛，呻吟不绝口者半月，吴江之医不效，访远近名最著者，如姑苏盛氏后湖、王氏后山、震泽沈氏竹亭，先后递治之而痛愈加。予适寓苕城，龙山公邀予乘快舡兼程而进。至则诊其脉。左手三五不调，右手沉弦，面色青而息甚微，腹中漉漉有声。予因问上年夏月曾病否？肖峰曰：曾头痛体倦多汗，动止无力，不能亲事，但不咳嗽，不腹痛。今五月初，病如上年，而市医谓伤风所致，用参苏饮表之，始咳嗽。沈为其清嗽，则加腹痛；王与盛谓通则不痛，以沉香滚痰丸下之，则势惫而不可支，予方殚思，谓此乃疰夏病。仲景谓春夏剧、秋冬瘥者是也。而龙山公诘问：疰夏何为咳嗽？予曰：原不咳嗽，由参苏饮而咳嗽也。汗多又重发汗，肺金受伤，故燥而嗽。何为腹痛？予曰：原不腹痛，因治嗽而寒其中气，腹故痛也。后事者，又不究其因寒而痛，乃谓通则不痛，而用寒凉滚痰之剂，重伤其中气，不思五月六阳之气皆散于外，汗而又汗，汗多则亡阳，夏至一阴将萌，腹中尚虚，虚而复下，下多则亡阴，阴阳俱亡，不惫何待。予欲酌一方以起之，恐从事者又将议其后。龙山促之，乃用酒炒白芍五钱，甘草、黄芪各三钱，桂枝二钱，大枣二枚，水煎，临服加饴糖一合。吴下诸公，果群然又辩。龙山公曰：不必辩，病者望此以苏其生，速煎饮之。饮讫而睡，自巳至申不醒。先事者，皆摇首，命仆急携药囊将去，且语龙山公曰：夺令妹之速者，孙君也。《本草》云：夏不用桂，伐天和也。诸痛不补，助邪气也。故一饮而不醒，吾侪行矣。龙山公以其言语余，因诘病者之熟睡。予曰：所善者，以其睡也。睡则阴气生，阴生则汗可敛，痛可止也。假令药不对症，安得有此。又诘所投之剂何名。予曰：此仲景小建中汤也，出《金匮要略》。盖建者，立也，中者，阳明所主，今腹痛如缚，带脉急缩也，东垣治例，腹痛以芍药为君，恶寒而痛，加桂、甘草，缓带脉之急缩，用以为臣。经曰：急者缓之。面青脉弦，肝气盛也，肝属木，木盛则脾土受制，而又误下，因伤之极，故痛之猛也。经云：木得桂而枯。佐以黄芪，伐肝补脾，又能敛汗止痛，此建中之所由名也。语未竟，内报病者醒而索粥，予曰：与之，谷气进则有本矣。粥后又睡。至天明，腹全不痛，惟稍咳嗽，加五味子、麦门冬，兼治疰夏而痊瘳焉。龙山公述病之始末，剂之药味，报大宗伯，宗伯公致书于予曰：足下以四味之常药，振不起之危疴，名震三吴，声溢两浙。昔宋景濂为朱丹溪立传，吾固不敏，幸先生以所治节条付之，俾序以传于后，俾工是术者，有所籍乎！予怃然语龙山公曰：何修而得老先生宠幸之深也。第令妹被克伐太过，阴阳俱亡，今病虽愈，而脉弦不退，犹可为虑，幸叮咛戒暴怒、节饮食，谢去人事，恬澹多补，庶可永年。不然亥月阴极阳生，恐不能保无患也，慎之慎之。后至期，与肖峰龃龉，怒而绝药，果以凶闻。召人多予之直与先见云。（《中国医学大成·孙文恒医案》）

抱灵居士医案

○ 宋母，左胁痛至腹，手冷至节，吐清水，脉沉细小、右伏，或以平胃散加香砂、吴萸、肉桂，不纳药。予推三关，掐老龙穴，痛止；以附子理中汤不纳药；以槟榔、丁香、枳壳、当归、木香、陈皮、紫苏、灶心土、马鞭草一剂，纳药，痛减，脉出，潮热，手温，右脉沉细，以小柴胡汤加槟榔、枳壳、白芍、木香之类而痊愈。（《李氏医案》）

谢星焕医案

○（血寒腹痛）蒋振辉乃室，向有腹痛带下之疾，用通经去瘀之药获效，医者病家，辄称用药之妙。讵痛虽暂止，而经水自此失常，迨至旬日一下，又旬日点滴不断。累延半载，腹痛仍作，痛时少腹有块，触之则痛愈增，痛缓则泯然无迹。旧医犹引旧例，更指拒按为实之条，用尽通瘀之药，以为通则不痛，而有形无形，置之弗论。自此胀痛愈增，无有缓时，及加呕逆不止，大便不通，医复于桃仁、灵脂药中，更加大黄、枳实。服下腹中窒塞，气急上冲咽嗌，四肢冷汗时出。迫切之顷，夤夜邀视，病家绝不怪前药之误，尚问巴霜丸犹可及否。余曰：补之不暇，尚可通乎。况腹中真气悖乱，愈攻愈散。于是以丁、蔻、附、桂、小茴、川楝，猛进二剂。所幸少年形体尚旺，俾浊阴迷漫之逆，藉以潜消，后加紫石英、枸杞、当归、苁蓉亟进，间以归脾汤吞滋肾丸一月方健。缘此症多由房劳过度、冲任损伤所致。医者不知专固奇经，反行破气耗血，致有此逆。最可恨者，医与病家不知定乱反正之功，谓余为偶然之中，且议少年妇女，服此补剂，必难叶孕。嗣后每一临月，辄用通行之药，致令果不叶孕，可胜慨哉。

○（积热腹痛）吴妪，初起心腹间微痛，越二日，痛苦异常，汗大如雨，水米不入，口不作渴，小水清利，神昏懒言，坐难片刻，俨然虚极之象，自云：素属中寒，难以凉剂。诊得六脉时伏，内外一探，虚实难决。因思痛症脉多停指，况阳明痛极必汗，若三阴之痛，必面青背曲，何得汗大如雨。势必内有积热，所以饮食加痛，病方入里，所以口不作渴，痛难支持，所以神昏懒言，乍观虽惑，细究无疑。于是君以芩、连、白芍平肝清火，臣以槟榔、厚朴下气宽中，佐以油归润肠，使以泽泻下行，三剂通利而痊愈。盖此症极多，治不一法，倘大便旬日未解，及壮实之体，宜承气汤攻之，正所谓痛随利减，通则不痛之意也。

○（宿食腹痛）傅妇，素属阴亏，常宜斑龙丸。无病求诊，冀余写补剂。余曰：以示其威，令其自散可耳。以四君子汤加枳壳一剂，服下腹中略响，正邪气缓散之征。讵妇女辈闻余言有滞积，竟私煎服浓姜茶二汤一碗，下咽之后，腹中绞痛难堪，下利数十行，头身大热，十指微冷。时值傍晚，急延余视。初不知其服姜茶汤也，谓曰：四君逐邪，果有如此之暴耶。因述所误。盖微积久伏，肠胃素薄可知，得此姜茶刮决之物，岂不大张其势。然至圊虽勤，所下甚少，余邪尚存未尽，而既已误治惹动其邪，无如乘其元气未败，再与疏通尽驱其邪，更以小剂行气之品一剂，泻下腹痛略减，但潮热指冷不除。次早复诊，问所下何物。视之，一围白沫，隐然秋深肠游之征。此时人事困顿，脉仍弦紧，是知当理阳气，投建中汤以建立中气，弗投理中以复削其阳气，与金匮小建中汤一剂，其症悉痊。愈后，余不禁自笑，盖初因未病，余寻病治之，中因自误，余即以误治之法治之，末因脾阳衰弱，余全不以补药补之，见亦奇矣。而非见之奇，实见之先耳。

小建中汤：

芍药，桂枝，甘草，饴糖，姜，枣。（《得心集医案》）

王士雄医案

○角里街怡昌烛铺苏姬，年已六旬。偶患腹痛，医谓寒也，进以热剂，痛渐剧而腹胀便闭，按之甚坚，又以为肠痹，攻之而愈痛，遂绝粒不眠，呼吸将绝。挽余诊之，脉滑而数，舌绛苔黄，口臭溺无，热阻气也。以雪羹煎汤调益元散五钱徐灌之，即痛减气平；次日以雪羹汤送当归龙荟丸三钱，便行溺畅；随以轻清药数帖而痊。

○邱氏妇年四十余，患少腹瘕聚，时欲上冲，昏晕而厥，卧榻数月，足冷面红，瘕不成寐，诸治不应。余按脉虚细而弦，口干无液。与大剂一贯煎，覆杯即愈。人咸诧异称神，余却愧钞来墨卷也。（《归砚录》）

○夏酝泉，延孟英视钱姬之病，腹痛欲绝，因见弦滑之脉，与当归龙荟丸而安。（《王氏医案》）

叶桂医案

○裴氏，脉数，按之涩，腹痛呕吐。恐痧秽格拒，宜宣通气分。（上中二焦气阻）。白蔻仁，桔梗，黑山栀，香豉，半夏，广皮白。

○某氏，肝郁，腹痛有形，经不调。（肝郁血滞。）

香附，川芎，当归，肉桂，五灵脂，木香，吴萸，炒白芍。（《临证指南医案》）

胡住想医案

○刘某夫人，年及三十，禀体元弱。未病十日前，身如舟中行，后忽遍身痛，脐下痛，牙关紧不言，目瞪汗出，大小便不通，身热。延余视之，诊其脉俱浮细，来往不定，一息十余至，重按则无。退而思之，外证皆属阳虚，脉又无神，脐下痛甚，目瞪至死而醒，阳和之气欲绝，而胃气虚，升降失司，故大小便不通。且东垣云：里虚则急。以此思之，则内外俱虚，宜先建中，将四君去茯苓，加归、芪各二钱，熟附二分。午时服一帖，遍身痛稍缓，而小便溺矣。申时又进前剂，汗止，遍身痛已，大便亦通，但脐下痛不减，及两胁痛，此阳虚也，寒甚也。又加附子五分，脐痛止矣。但大便了而不了，有欲出而不出之状，正东垣所谓血虚，加当归身，一帖而愈。（《慎柔五书》）

余景和医案

○壬辰二月，余治常熟青龙巷口钱姓妇。始因肝气寒热，他医进以破气消导发散，而致呕吐，气上冲心，由下焦上升，即昏厥不知人事，气平则醒。邀余诊之。余曰：呕吐气上冲则厥，此是风邪犯于足厥阴肝经，破气温中，俱无益也，当以乌梅丸三钱，煎化连渣服。服后呕吐即止，气冲亦平，再调以平肝降逆之剂，二三剂而痊。大市桥孙姓妇，亦脘痛，气冲胸膈，则肢厥神昏，呕吐额汗。余以乌梅丸三钱煎化服之，气冲厥逆渐平，后服仲景黄连汤加吴萸，三剂即痊。此二证皆春天少阳风热之邪，误服破气消导寒凉等品而入厥阴者，所以病入于里，徒事发表消导无益也。（《余听鸿医案》）

其他医案

虞恒德治一妇，年五十余，小腹有块，作痛二月余。一医作死血治，与四物加桃仁等药，不效。又以五灵脂、元胡索、乳香、没药、三棱、莪术等丸服，又不效。其六脉沉伏，两尺脉绝无。虞曰：乃结粪在下焦作痛耳，非死血也。（可见死血脉必短涩。两尺绝无而断为结粪，亦奇。）用金城稻藁，烧灰，淋浓汁一盏，服之，过一时许，与枳实导滞丸一百粒催之，下黑粪如梅核者碗许，痛遂止。后以生血润肠之药，十数帖，调理平安。

一妇，年四十，患腹隐痛，常烧砖瓦熨之，面胸畏火气，六脉和，皆微弦，苦夜不得寐，悲忧一年。众作心病治，遂觉气复自下冲上，病虽久，形不瘦，此肝受病也。（脾主肌肉，病在肝不瘦。）与防风通圣散吐之，时春寒加桂，（木得桂而枯。）入姜汁调之，日三四次。夏稍热，与当归龙胆丸，间与枳术丸，一月而安。

吴茭山治一妇，患脐下虚冷腹痛，用川芎、归身、炙芍、炒元胡、丁皮、干姜，服之效。

一妇人，年近五十，病腹痛，初从右手指冷起，渐上至头，头如冷水浇灌，而腹大痛则遍身大热，热退则痛止，（非石翁不能讲明此症。）或过食，或不食皆痛，每常或一年一发，近来二三日一发，远不过六七日。医用四物加柴胡、香附，不应。更医用四君、木香、槟榔，亦不应。又用二陈加紫苏、豆蔻，又用七气汤等剂，皆不应。汪诊脉皆微弱，似有似无，或一二至一止，或三五至一止，乃阳气大虚也。（凭脉断证。）独参五钱、陈皮七分，煎服十数帖而愈。夫四肢者，诸阳之末。头者，诸阳之会。经曰：阳虚则恶寒。又曰：一胜则一负，阳虚，阴往乘之则发寒。阴虚，阳往乘之则发热。今指稍逆冷，上至于头，则阳负阴胜可知矣。阳负则不能健运而痛大作，痛作而复热者，物极则反也。及其阴阳气衰，两不相争，则热歇痛亦息矣。况脾胃多气多血经也，气能生血，气不足，则血亦不足。仲景曰：血虚气弱，以人参补之。故用独参汤服，而数年

之痛遂愈矣。

江篁南治一妇，年四十余，常患腹疼，先从心前痛小腹，既而腰俞尽痛，兼吐清水，或吐食，每吐而后愈，合眼则觉麻木，（食入反出，是无火也，合眼麻木，阳虚而气不行也。）其经水将行之前，腰腹作痛，行或带紫凝结，（赤带）兼有白带，或一月再至。（虚）初用二陈合四物，附地黄，加乌药、香附。三服，不验。乃投东垣当归附子汤，四服稍愈。遂加分两，作丸服之。（当归附子汤：治脐下冷痛，赤白带下。当归二分，炒盐三分，蝎梢、升麻各五分，甘草六分，柴胡六分，黄柏少许，附子一钱，干姜六分。）（《名医类案》）

薛立斋治一妇人，小腹胀满，小水不利，或胸乳作痛，或胁肋作胀，或气逆。薛以为肝火而血滞伤脾，用四物、柴胡、青皮、元胡索、木香而愈。

一妇人久患腹痛，去瘀血方止，已而复大痛，诸药不纳。薛以脾胃之气虚寒，用参、术、炮姜，丸如黍，每用数粒，津咽下后，以二味浓煎渐呷而愈。

龚子才治一妇人脐腹疼痛，不省人事，只一剂立止。人不知者云是心气痛，误矣。方用白芍药、五灵脂、木通（去皮），三味等分，每服五钱，水醋各半，煎至七分，去渣温服。（此瘕痛也。）

孙文垣治严印老长媳患腹痛，有小块累累然，腹觉冷甚，两寸关皆滑数，两尺沉微。此脾气弱而饮食不消，又当秋令湿淫之候，不利亦泻，宜预防之。与白术、苍术、茯苓、甘草、白蔻仁、木香、半夏、陈皮、泽泻煎服，其夜果泻一度，次早又泻一度，小腹仍痛，且里急后重。盖其禀赋素虚，当补中兼消兼利。白芍药三钱，桂心一钱，甘草、人参、茯苓、泽泻、陈皮、白术各八分，升麻、葛根各六分，服后脉皆软弱不滑，累块亦消。改以人参、黄芪、白术、白芍各二钱，炙甘草、陈皮、泽泻、葛根、柴胡、茯苓各一钱，调理而安。

张道南内人以饮食忤于气因腹痛，不饮食五日矣，两寸关弦尺滑。孙曰：此上焦气虚，下有郁滞。以姜黄、青皮为君，山楂、槟榔、当归、杏仁、乌药、枳壳为臣，柴胡、木香为佐，吴茱萸为使。（此证气虚轻而郁滞重，故治法如此。否则，未通其郁，先伤其气，可若何？即调理善后之方亦仍以通郁滞为重，不然用小建中汤何尝有此等加减法耶？）服后气稍顺，然后用葱二

斤，煎汤浴洗腰腹，即将熟葱擦摩，使气通透，（郁滞外治法。）洗毕即安卧少顷。其夜大便通，先下皆黑硬结块，后皆清水。此积滞行而正气虚也，以建中汤加山楂、茯苓、泽泻、柴胡、香附、姜、连调理而瘥。

李十材治一妇人，郁怒之余，胸腹胀痛。先服消痰顺气化食之剂不效，更以人参补之亦不效。诊之，六脉弦而数，此内有郁热，为寒凉饮食壅之而痛。用黄连三钱，栀子一钱五分，橘红、白豆蔻各二钱，钩藤、木香各八分，官桂二钱，加姜汁半盏。二剂痛止，四剂复加干姜、人参而霍然。

一妇人小腹块痛，医作阴治，投热剂不应，又有作燥矢治者，硝黄润肠丸等药屡用不减。询之，七日前作寒起，遂腹痛，左三部皆弦小无力，右寸关俱弦滑，必起于外感内伤，挟气下早，故食滞不下。每疼则下黄水，止作无时，下伤气液故作渴。遂以炒白芍药、茯苓保脾，木香、青皮疏气，炒山楂清块中之火，当归润燥，陈皮、甘草和中。小水不利，加泽泻、升麻、车前，二剂黄水虽少，痛块不减。用葱豉熨法复投二剂，二便大去而安。

陈良甫治家提干内人，病心腹胀痛。众投木香、槟榔、大腹、白芍、姜、桂之类，病益甚。诊之六脉弦紧而和，不似病脉。但诊之两手如火，以此知其热也。众问治法，曰：大凡心腹刺痛，不可便作虚冷治之。或曰：非冷而何，热即生风，冷即生气是也。曰：不然。

《难经》云：虚则痒，实则痛。又仲景曰：腹痛者，桂枝加芍药汤，痛甚者桂枝加大黄汤。家云：荆布素来质弱。曰：有可辨处，遇痛时使一婢按之，若痛止是虚寒证也，若按之转甚，手不可近，叫唤异常，曰此实热无可疑者，当用大柴胡汤治之。众皆不许。乃与责状而投之，八服愈。《良方》

朱丹溪治一妇上腹大痛，连及两肋，以香附末，汤调而安。

傅青主治一妇，妒恶夫有所昵，忽患腹痛，辗转地上不可忍，其夫求治。先生令持敝瓦釜置妇床前，捣千杵，服之立止。此移易性情之法，不问药饵。张子和之后，此术不传久矣。刘绍文《九畴古文》

一妇人少腹痛，百药不效。一医用杉木节，童便煎服，下血而愈。《医学纲目》

包海亭夫人患腹痛连少腹，上连心，日夜靡间，百药不效。诊其脉两寸关俱伏，独两尺实大，按之愈甚。询知其起于暴怒，风木郁于地中。投以芎（上）、柴胡（中）、升麻（下），下咽嗳气数十声，痛立已，已而作喘。曰：是升之太骤也。以四磨汤与之遂平。

蒋仲芳治吴氏母，年六十余，患腹痛，日泻四五行，已三四年，遍治不效。诊之二尺沉紧，曰：内有沉积也。用熟大黄三钱入本病药中，煎服一帖而痛如失。（沈抄本。）（《续名医类案》）

腰胁痛

一妇，产后腰痛，牵引腹胀，善噫，诸药皆呕。脉涩弦濡。薛以为脾虚血弱，胃气不化，而浊阴窒塞，肾家受制使然也。用白术三斤，久制醇热，焙脆为末，每剂一两，米饮调下，四剂痛减，四十余剂而霍然矣。（徐灵胎《女科医案》）

薛立斋治一产妇，腰痛腹胀善噫，诸药皆呕。薛公为脾虚弱，用白术一味炒黄，每剂一两，米泔浸时饮匙许，四剂后渐安，服百余剂而愈。

一产妇因怒，两胁胀痛，吐血甚多，发热恶寒，胸胁胀痛，此气血俱虚。用八珍汤加柴胡、丹皮、炮姜，而血顿止。又用十全大补汤，而寒热退。此病非用姜辛温，助脾肺以行药势，不惟无以施其功，而反补其胀耳。（雄按：亦须参之以胀，始可用也。）

王时亨室产后腰间肿痛，两胁尤甚，此由瘀血滞于经络而然也，不早治必作骨疽，遂与桃仁汤，二剂稍愈。更用没药丸，数剂而瘥。亦有恶血未尽，脐腹刺痛，或流注于四肢，或注股内，疼如锥刺，或两股肿痛，此由冷热不调，或思虑动作，气所壅遏，血蓄经络

而然，宜没药丸治之。亦有经血不行而肿痛者，宜当归丸治之。凡恶血停滞，为患匪轻，治之稍缓，则流注以

为骨疽，多致不救。（《续名医类案》）

腰背痛

○ 一娠妇，颈项强直，腰背作痛。脉象弦浮。此膀胱经受邪，宜从太阳经治。用拔萃羌活汤，一剂而痛减。改用独活寄生汤，二剂而痊瘳。后以八珍汤加秦艽、杜仲调补，而胎顺产矣。

○ 一妇人，怀妊八月，腰痛不能转侧，大便燥结。医用人参等补剂，痛势益加。用硝、黄通利药，燥结虽行，而痛势如故。邀汪石山诊之。脉稍洪近快。曰：此

血热血滞也。投以四物汤加木香、乳香、黄柏、麻仁，煎服四五剂，痛势减而燥结润。复加发热面赤，或时恶寒，此热化滞行，乃从外泄也。仍以前方去乳香、黄柏，加柴胡、黄芩，二剂而寒热除。又背心觉寒，腹痛复作，汪诊脉已平和近软，此热滞去而元气虚，不能外卫以守中也。于前方去黄芩加人参，三剂而诸症悉退，胎孕痊安。（徐灵胎《女科医案》）

腰 痛

章次公医案

○ 张某，女。

腰酸，背脊亦拘急不适，洒然有寒意，所苦甚于夜分。年过五十，不任重剂，寓祛风于养血之中。

青防风6克，稀莶草9克，秦艽9克，当归9克，川芎3克，晚蚕沙9克（包），川桂枝2.4克，白芍9克，桑寄生12克，生姜3片，大枣10枚，人参再造丸2粒（每服1粒）。（《章次公医案》）

陈莲舫医案

○ （许太太）连病损及三阴，渐及奇经，经水久居不行，遂至营卫偏胜，寒热每每发作，诸虚杂出，肢腰酸痛，络脉拘牵。心脾既虚，肝邪偏旺。脘腹胀满，纳少泛酸，气升口干，种种营虚气痹。趁此冬令，治须培养。

吉林参，四制香附，鸡血藤膏，川贝母，生白芍，玉蝴蝶，炒竹茹，炒阿胶，潼蒺藜，炒夏曲，抱茯神，佛手花，新会叶，红皮枣。

万一感冒，如寒热咳痰，气喘脘满，或肝气重发，脘痛骨酸等，服三五剂。

冬桑叶，光杏仁，佛手花，左金丸，川贝母，杭菊花，姜竹茹，嫩白薇，焦米仁，生白芍，炒夏曲，新会红，炒丹参，干荷叶。（《陈莲舫医案秘钞》）

林珮琴医案

○ 巢氏，中年经断，两尺艽弱，下元先亏，腰膝酸痛，宜温补下焦，必月事来乃望体安。杞子、熟地（俱炒）、牛膝（酒蒸）、当归、沙苑子、菟丝饼、茯苓、核桃肉，十数服而如常。

○ 魏氏，秋间崩漏数次，胫膝宵热，曾用摄补而安。今经止数月，腰痛由季胁控引少腹，辄疑瘀动将崩。诊脉左寸动，胎也，非瘀也。痛引季胁，必带脉虚为病，按冲任二脉循腹胁，夹脐旁，皆络于带，而带脉之病，实太阴所主，故《素问》言邪客太阴之络，令人腰痛引小腹，不可以养息。而王叔和谓带脉为病，左右绕脉，腰脊痛也。宜治带脉以固胎元。如所服参、芪、

地、术呆补，不能人奇经，安望有效？沙苑子、杞子、小茴香、归须、续断、杜仲、桑寄生、补骨脂、糯稻根须，数服痛止，又用膏方而胎固。

○吉氏，有年，外嗽痰红，头眩脘闷，咳则腰痛若折，少腹筋掣痛注，右腿艰于起坐，卧必偏左，脉左沉弦、右沉弱，症属肝肾亏损。但先从气分调补，勿用血药滞腻。沙苑子、橘核、当归（俱酒炒）、杜仲（盐水拌）、茯苓、砂仁壳、川贝母、萎霜、甜杏仁（炒）、白芍（炒）、核桃肉，三服痛止嗽稀。更订膏方，用血燕根、猪脊髓、桑寄生、杞子、核桃肉、制首乌、玉竹、潞参、当归、茯神、湘莲子，鹿角胶收膏。每用膏六钱，开水和服，痊愈。（《类证治裁》）

其他医案

淳于意治济北王侍者韩女，病腰背痛，寒热。众医皆以为寒热也。臣意诊脉，曰：内寒，月事不下也。即窜以药，旋下病已。病得之欲男子而不可得也。所以知韩女之病者，诊其脉时，切之肾脉也，涩而不属。（琇按：气滞血不流而脉涩，是为郁病。）涩而不属者，其来难坚。故曰：月不下。肝脉弦出左口，故曰：欲男子不可得也。（琇按：《脉诀》所谓溢上鱼际，惟师尼室女嫠妇有之，然今人无论男妇，多有此脉。）（此案又见经水门。）

张子和女僮，冬间自途来，面赤如火，至隐阳病腰胯大痛，里急后重，痛则见鬼神。张曰：此少阳经也，在身侧为相火，使服舟车丸、通经散，泻至数盆，病犹未瘥。人皆怪之以为有祟。张大怒曰：驴鬼也。复令服调胃承气汤二两，加牵牛头末二两同煎，服之大下数十行，约一二缸，方舍其杖策。但发渴，恣其饮水、西瓜、梨、柿等。张曰：凡治火，莫若冰水。水，天地之至阴也。约饮水一二桶，犹觉微痛。乃刺其阳陵穴，以伸其滞，足少阳胆经之穴也，自是方宁。女僮自言此病每一岁须泻五七次，今年不曾泻，故如是也。常仲明悟其言，以身有湿病，故一岁亦泻十余行，病始已。此可与智者言，难与愚者论也。（凡泄泻证极多。）

薛立斋治一妇人，腰痛三年矣，每痛必头晕目紧。薛以肝脾气虚，用补肝散而愈。三年后因劳役患头晕兼恶心。用补中益气汤加茯苓、半夏、蔓荆子而愈。

一妇人苦腰痛数年不愈，薛用白术一味大剂服，不三日而痊。乃胃气虚之症，故用白术也。

一妇人先腰胯作痛，后两腿亦痛，薛以为足三阴虚寒，外邪所伤。用小续命汤、独活寄生汤，或作或止。所用饮食极热腹中方快。薛曰：邪气去而元气虚寒也。诊其脉果沉细，用养肾散渐愈，又用十补丸而痊。

一妇人所患同前，但发热作渴，喜冷饮食，脉洪数，按之迟涩。薛以为血虚有热，用羚羊角散去槟榔，加白术、茯苓数剂，更用加味逍遥散而痊。

一妇人患前症，时或膝腿作痛，脉浮数，按之迟缓。此元气虚，而风湿所乘。用独活寄生汤顿愈。又用八珍汤而安。

一妇人因怒患前症，寒热往来，口苦不食，晡热内热。薛以为肝火血虚，先用小柴胡、山栀顿愈，又用加味逍遥散瘥。

一妇人患前症，寒热头痛，殊类伤寒。此寒邪之症，用槟榔败毒而安。又用补中益气汤调理而愈。

苏颂治一女子，忽得小腹中痛，月经初来，便觉腰间切痛连脊间，如刀刺锥刺，痛不可忍。众医不别，谓是鬼祟，妄服诸药，终无所益，其疾转增。审察前状相当，即用积雪草药，夏五月正放花时，即采曝干，捣切为糁。每服二方寸，和好醋二小合，平旦空腹顿服之，每旦一服，以知为度。《天宝单行方》、《本草纲目》

立斋治一妇人患腰痛脚弱，驰长不能动履。以人参败毒散加苍术、黄柏、泽泻而愈。

刘宏辟曰：一女病腰痛。医以杜仲、补骨脂等治之不效。诊其脉浮细缓涩，知为风寒入干血脉耳。与当归四逆汤，剂尽痛瘥。同年周六谦患腰痛，牵及两胯，每酉戌亥三时则发，余时则否，脉沉而涩。予以此汤少加附子，二剂而愈。次日前医来，深诋此汤之谬。复进杜仲等药，腰痛如故。怪而问之曰：或又服他药耶？已以实对。令其再服四逆汤一帖愈。（《续名医类案》）

遍身疼痛

○ 一妇，产后身腹作痛，发热不食，烦躁不寐，盗汗胁痛。服解散祛瘀之药，不时昏愦。六脉洪大，重按如无。此元气大虚，邪气陷伏。投补中益气汤加炮姜、半夏，病势顿退。又二三剂，寝食甘美。但背强而痛，此邪虽外解，血气并虚。又用八珍汤、十全大补汤，调理半月而康复如常。

○ 一产妇，遍身头项作痛，恶寒拘急。脉紧浮数。此风寒伤营之证。用五积散一剂，汗出遍身而愈。但倦怠发热，此外邪去而真气内陷，用八珍汤调理而安。

○ 一妇，六月生产，产后多汗倦怠，不敢袒被，故汗渍被褥，冷则浸渍，得风湿疼痛。脉细弦浮。遂以羌活续断汤，数服而愈。（徐灵胎《女科医案》）

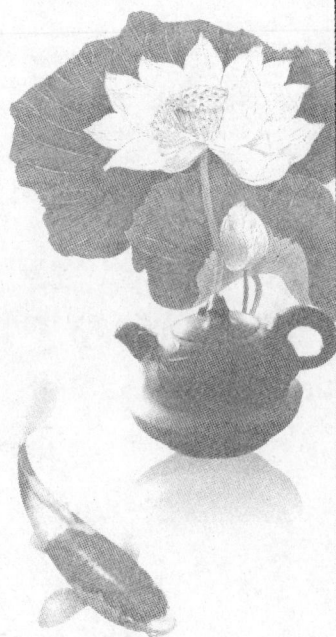

汗　证 ▸▸▸

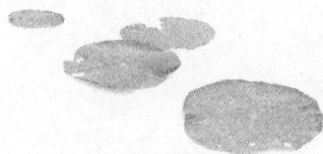

出汗病证

周小农医案

〇 产后数旬，烘热盗汗，胃纳不充，食入脘阻，头晕肢麻。血虚木旺，阳乘于阴也。为拟柏子仁、淮小麦、枣仁、茯苓、白芍、牡蛎、沙苑、南烛子、桑寄生、鲜首乌、秦艽、香橼皮、鸡内金、红枣。复诊：诸恙均减。用生地、萸肉、茯苓、山药、白芍、白薇、地骨皮（用桂枝汤炒）、龙骨、牡蛎、生黄芪、枣仁、淮小麦、香橼皮、红枣，数剂即健。（《周小农医案》）

丁甘仁医案

〇 产后未满百日，虚寒虚热，早轻暮重，已有匝月，纳少便溏，形瘦色萎，且有咳嗽，自汗盗汗，脉濡滑无力，舌苔淡白。此卫虚失于外护，营虚失于内守，脾弱土不生金，虚阳逼津液而外泄也，蓐劳渐著，恐难完璧。姑拟黄芪建中汤合二加龙骨汤加味。

清炙黄芪三钱，炒白芍二钱，清炙草六分，川桂枝五分，牡蛎四钱，花龙骨三钱，米炒于术三钱，云茯苓三钱，炒淮药三钱，炒川贝二钱，浮小麦四钱，熟附片八分。

二诊：前投黄芪建中二加龙骨，寒热较轻，自汗盗汗亦减，虽属佳境，无如昔日所服之剂，滋阴太过，中土受戕，清气不升，大便溏薄，纳少色萎，腹痛隐隐。左脉细弱，右脉濡迟，阳陷入阴，命火式微。《脉诀》云：阳陷入阴精血弱，白头犹可少年悉。殊可虑也，再守原方加入益火生土之品，冀望中土强健，大便结实为要着。

清炙黄芪三钱，炒白芍一钱五分，清炙草六分，熟附片八分，牡蛎三钱，花龙骨三钱，炒淮药三钱，米炒于术三钱，云苓三钱，大砂仁（研）六分，炒补骨脂一钱五分，煨益智一钱五分，浮小麦四钱。

三诊：寒热轻，虚汗减，便溏亦有结意，而咳嗽痰多，纳谷衰少，形瘦色萎，舌光无苔，脉来濡细，幸无数象。脾弱土不生金，肺虚灌溉无权，仍拟建立中气，

培补脾土，能得谷食加增，不生枝节，庶可转危为安。

炒潞党参三钱，清炙黄芪二钱，炒白芍一钱五分，清炙草六分，熟附片八分，左牡蛎四钱，花龙骨三钱，米炒于术三钱，炒淮药三钱，炒川贝二钱，大砂仁（研）五分，陈广皮一钱，浮小麦四钱，红枣五枚。（《丁甘仁医案》）

阮士军医案

〇 某，女性，24岁。

两腋下潮湿黏手，黄染衣服，臊气甚浓，经来加重。治宜固表阳，祛风湿。用防己黄芪汤加生茅术15克，茯苓、泽泻各20克，车前子（包）、草各12克。服3剂后，腋窝汗出已少，气味稍淡。上方加滑石（包）20克，服6剂，气味十去六七。再用8剂时，正值经潮，气味复浓。四诊增汉防己、生黄芪各60克，加川芎、丝瓜络各10克，并嘱保持腋下清洁，6剂后症状若失。继服15剂，腋下汗止，臊气已除。后以归芍异功汤调治月余而收功。（《中医名方应用进展·阮士军案》）

李铎医案

〇 程景祥室人，年六一。头晕自汗，能食心嘈而手心汗，昼夜不息。诸医进归脾养心敛汗大补之剂，千手雷同数月无效。医者谓汗多亡阳，病者虑昏冒汗脱，举室惊惶，日无甯晷。壬戌之冬，适余诣湾，请为诊治，按其脉如平人，视其形容如常，且能饮食，则非危证。审其汗出必心嘈，头昏而神气不乱，食肉饮一瓯则心嘈瘥可。按手心汗宝鉴云，津液自胃腑傍达于外则手足自汗，乃热聚胃腑逼而出者。又《素问》谓胃中热则消谷，参此二义则非真阳虚自汗无疑矣。余用二加龙牡汤加小麦、石斛、地黄之类，频服数十剂渐次而瘥。

按汗出不止多属气血两虚，而眩晕自汗原有营阴亏损，阳越不潜而致者，又当辨其能食不能食及手心汗，昼夜不止者曷故也。使置此数端不究，徒执气虚血虚，

概施呆方以治，业医亦觉大易矣。附癸亥春治一妇，经来腹痛，寒热而疟，医以表散破血行气药服之，寒热腹痛虽除，而头晕通身汗出不止，脉大而虚，此真是气血两虚之证，用黄芪六钱（蜜炙）、归身二钱、炒枣仁三钱、炒白芍二钱、炒甘草一钱、炙小麦三钱、龙胆肉十枚、南枣肉三个，水煎服一剂神效。

凡汗多不止谓之亡阳，又汗不得出亦谓之亡阳。如心痞胸烦，面青肉响者不治，色黄手足温者可治。

凡汗漏不止则真阳脱亡，故谓之亡阳，其身必冷，多成痹寒矣。

又三阳实三阴虚汗不出，三阴实三阳虚汗不止。（《医案偶存》）

叶桂医案

○某二一，脉细自汗，下体怯冷。卫阳式微使然。（卫阳虚。）

黄芪三钱，熟附子七分，熟于术一钱半，炙草五分，煨姜一钱，南枣三钱。

○朱三六，脉微汗淋，右胁高突而软，色痿足冷，不食易饥，食入即饱。此阳气大伤，卫不拥护。法当封固。

人参，黄芪，制川附子，熟于术。

○孙五八，肉瞤筋惕，心悸汗出，头痛愈，畏风怕冷。阳虚失护，用真武汤。

○某，劳伤，阳虚汗泄。

黄芪三钱，白术二钱，防风六分，炙草五分。

○顾氏，劳力怫怒，心背皆热，汗出，往时每以和阳治厥阴肝脏得效。今年春夏，经行病发，且食纳顿减。褚氏谓"独阴无阳，须推异治"。通补既臻小效，不必见热投凉。用镇其阳以理虚。

人参，半夏，茯苓，炙草，牡蛎，小麦，南枣。

○张五六，脉弦大，身热，时作汗出。良由劳伤营卫所致。经云："劳者温之。"（营卫虚。）

嫩黄芪三钱，当归一钱半，桂枝木一钱，白芍一钱半，炙草五分，煨姜一钱，南枣三钱。

○某二一，脉细弱，自汗体冷，形神疲悴，知饥少纳，肢节酸楚。病在营卫，当以甘温。

生黄芪，桂枝木，白芍，炙草，煨姜，南枣。

○某，汗出寒凛，真气发泄，痰动风生。用辛甘化风法。

生黄芪，桂枝，炙草，茯苓，防风根，煨姜，南枣。

○梅四三，案牍积劳，神困食减，五心汗出。非因实热，乃火与元气势不两立，气泄为热为汗，当治在无形。以实次宜清，虚热宜补耳。（劳伤心神。）

议用生脉四君子汤。

○方，茹素恶腥，阳明胃弱，致厥阴来乘，当丑时潎然汗出，少寐多梦。（胃阴虚。）

人参，龙骨，茯神，枣仁，炒白芍，炙草。

煎药吞送蒸熟五味子三十粒。

又：镇摄汗止，火升咳嗽，仍属阴虚难得充复。育阴滋液为治。

熟地炭，人参，炒麦冬，五味，炒萸肉，川斛，茯神，女贞子。

接服琼玉膏方。

经云："阳之汗以天地之雨名之。"又云："阳加于阴，谓之汗。"由是推之，是阳热加于阴，津散于外而为汗也。夫心为主阳之脏，凡五脏六腑表里之阳，皆心主之，以行其变化。故随其阳气所在之处，而气化为津。亦随其火扰所在之处，而津泄为汗。然有自汗、盗汗之别焉。夫汗本乎阴，乃人身之津液所化也。经云："汗者，心之液。"又云："肾主五液。"故凡汗证，未有不由心肾虚而得之者。心之阳虚，不能卫外而为固，则外伤而自汗。不分寤寐，不因劳动，不因发散，潎潎自出，由阴蒸于阳分也。肾之阴虚，不能内营而退藏，则内伤而盗汗。盗汗者，即《内经》所云寝汗也。睡熟则出，醒则渐收，由阳蒸于阴分也。故阳虚自汗，治宜补气以卫外；阴虚盗汗，治当补阴以营内。如气虚表弱、自汗不止者，仲景有黄芪建中汤，先贤有玉屏风散；如阴虚有火、盗汗发热者，先贤有当归六黄汤、柏子仁丸；如劳伤心神、气热汗泄者，先生用生脉四君子汤；如营卫虚而汗出者，宗仲景黄芪建中汤，及辛甘化风法；如卫阳虚而汗出者，用玉屏风散、芪附汤、真武汤及甘麦大枣汤，镇阳理阴方法。按症施治，一丝不乱，谓之明医也。夫复奚愧（邹滋九）。（《临证指南医案》）

曹南笙医案

○ 初诊：新产阴气下泄，阳气上冒，日晡至戌亥，阳明胃衰，厥阴肝横，肝血无藏，气冲扰膈，致心下格拒，气干膻中，神乱昏谵，若恶露冲心则死，回生丹咸苦直达下焦血分，用过不应，谅非瘀痹。初由汗淋发热，凡外感风邪，邪滞汗解，此热昏乱，即仲景所谓新产郁冒也。倘失治必四肢牵掣如惊似风痫则危，议从亡阳汗出谵语例。一用救逆法。

生龙骨，桂枝，生牡蛎，淮小麦，炙甘草，南枣。

二诊：气从涌泉、小腹中直冲胸臆，而心下痛、巅晕、神迷，此肝肾内怯无以收纳自固，每假寐必魂魄飞越，惊恐畏惧，救逆法镇阳颇应，但稍补虚宁神、益之固之耳。

人参，龙齿，枣仁，茯神，炒黑杞子，黑壳建莲，紫石英一两（捣碎先煎代水）。

三诊：两法皆效，下元虚损无疑，八脉无气把握，带下淋漓不止，梦魂跌仆，正经有下虚则梦坠也，议镇固奇脉方。

人参，龙齿，枣仁，茯神，桑螵蛸，炒黑，远志，紫石英（煎汤代水）。

产后骤脱，参附急救是挽阳固气方法，但损在阴分，其头痛汗出烦渴，乃阳气上冒，开泄则伤阳，辛热则伤阴，俱非新产郁冒之治，仿仲景意立方。

生左牡蛎，生地，上阿胶，炒黑楂肉，芜蔚子。

（《吴门曹氏三代医验集》）

沈奉江医案

○ 用药料坠胎，产后大寒战栗，卧床振动，难过异常；寒后发厥，汗出如雨，脉伏目定，危在顷刻。请先生诊治，谓曰："此气血交乱，阴阳错杂，寒之不可，温之不能，用药棘手。"拟重用交加散加味，一剂而愈。（《三三医书·沈鲐翁医验随笔》）

程杏轩医案

○ 圣翁夫人，夏间病患热盛无汗、烦渴昏谵，医治旬余不解。圣翁外贸，伊郎荫千克延予诊视，脉数舌黄。谓曰："此热病也，非清不可。"疏竹叶石膏汤与之。时夜将半，闻叩扉声甚急，启视，荫兄慌入而言曰："病危矣。"询其故。曰："妙剂当服头渣，至暮未见动静。再服复渣，更静，后忽寒战肢抖，少顷汗出如浆，肤冷息微，闭目不语。众以为殆，归咎药性太凉，欲投参附以救其脱，亟求复诊以决之。"予即随往，扪其肌肤果冷。细按脉虽虚耎，然至数和缓，并不急疾。曰："无妨，此战汗出也。因本气不足，邪气鸱张，予重用清剂驱之，邪不能留，逐与正争，是以战而汗出。邪虽从此而解，正亦由此而亏，且任其养息，切忽惊扰，元气来复，自然肤暖神苏，若骤进参附，诚恐余烬复炎，反为害矣。叶氏论温热病战汗解后，胃气空虚，有肤冷一昼夜之说。"取书与阅，群疑始释。另立一方，用生脉散加茯神、玉竹、白芍、甘草，嘱市药煎好，俟其苏醒与服，并啜稀粥，以养胃气。次早荫兄来谢云："昨夕非子有定见，几为旁言所误，遵嘱静守，逾时汗敛神苏，忙将煎好之药服讫，复睡至晓，肌肤已温，惟形倦气怠耳。"更为辅正养阴和胃，渐次而康。（《杏轩医案》）

其他医案

一妇，产后略闻声响，其汗如雨，顷刻昏愦，诸药到口即呕。脉软沉细。余以为脾土虚寒，火不能生，而卫气不密也。用参附末、五味子，浓汁细丸，干噙咽汁，仍以参、附、芪、术、熟地、归身、五味，数十剂而汗定身康矣。

一妇，产后盗汗不止，神思困倦，口干引饮。脉数虚涩。余以为血虚有热。遂令以当归补血汤代茶，又以当归六黄汤，芩、连、柏（炒黑），倍人参、五味子，煎服四剂，盗汗不复作，渴亦顿解而身康矣。（徐灵胎《女科医案》）

虚　汗

李铎医案

○产后气虚生寒、血虚发热之证。医用香苏、小柴胡诸法，以致大汗如洗，衣被尽透，为害非轻，所喜脉无躁扰，阳欲外越而尚不越，亟宜养营敛阳，勿杂他岐。

当归，党参，黄芪（炙），于白术，龙骨，牡蛎，枣仁，五味，白芍，甘草。

又：服养营法寒热已轻，汗亦稍息，已属有效。因停药，又复大汗淋漓，产后藩篱不固，非藉药饵以资之，鲜不偾事矣。兹议十全大补减辛加酸，以酸能收敛止汗也。

上党参，黄芪，五味，当归，白芍，茯神，熟地，枣仁，白术，甘草，桂圆肉。

又：发热自汗日久不已，势成蓐劳，自昨夜以来，腹中疠痛，宗仲景生姜当归羊肉汤。

黄芪（炙），人参，当归，肉桂，生姜。

用羊肉一斤，煮汁去肉，入前药煎服，大效。

又：热退十七，疠痛顿除，惟汗出不止，本属气血两虚，与黄芪（炒）八钱，酒炒白芍三钱，归身三钱，枣仁（炒）二钱，甘草（炒）一钱，小麦（炒）三钱，南枣肉、龙眼肉各三钱，煎服，二帖而安，真神效也。

产后气血两虚，误用表解，将必脱汗，治以十全、羊肉汤，理真法密。寿山（《医案偶存》）

横柳病鸿医案

○产后大小便血，汗出过多，腹膨作胀，气下坠，心跳殊甚；脉左细数无力。营液大亏。拟养营参以理气法，未知合否。

归身，生地，川芎，丹参，木香，山楂，白芍，泽兰，桃仁，炒小茴香，煨姜，炒车前。

○失血后又复胎产，阴伤及阳。形凛肌灼，盗汗，咳呛，火升，脉数。肺肾已伤，客邪上袭也。

生地三钱，鳖甲三钱，地骨皮钱半，丹皮钱半，

蛤壳四钱，沙参三钱，川贝二钱，桂枝五分，炒白芍钱半，桑白皮三钱，加枇杷叶两片（去毛）。

（时希按）此以桂枝祛客邪，而以生地、鳖甲、地骨皮等治其虚烦，内外有别。复诊客邪去，则去桂枝而改银柴胡、淮小麦，加减之间，井然可取。

复诊：失血后胎产，阴伤及阳。灼热，盗汗，咳呛，胸闷。脉数。劳怯重候也。

沙参三钱，细生地三钱，鳖甲三钱，地骨皮钱半，川贝母二钱，山药三钱，蛤壳三钱，炙草四分，淮小麦钱半，银柴胡一钱。（《何鸿舫医案》）

其他医案

缪仲淳治于中甫夫人，产后气喘，投以人参、苏木、麦冬各五钱，一剂愈。五日后忽自汗，无间昼夜，畏闻响声，饮热茶汤即汗遍体，投以人参、黄芪各五钱，加归身、生地，二剂不效，即令停药。金坛俗忌未弥月不得诊视，乃遍检方书，至《证治要诀》治汗门内，有凡服固表药不效者，当法补心，汗者，心之液也。洒然曰：是矣。病人素禀有火气，非不足也，产后阴血暴亡，故心无所养而病汗。亟以枣仁一两炒为君，生地、白芍、麦冬、五味、枸杞、牛膝、杜仲、归身、阿胶、牡蛎、龙眼肉，大剂与之，至三十二剂罔效。于惧曰：得无不起乎？曰：非也。前投参、芪不应，而遽止之者，以参、芪为气分药，剂且大，其不应者，必与症不合也。兹得其症，复何惑乎？盖阴血也，难成易亏者也，不可责效旦夕。仍投前剂，至四十二帖，忽得睡，汗渐收，睡愈熟，至四日夜，醒而霍然，颜色逾常，血足则色华也。

琇谓能于方中加炒焦黄连三五分，则数剂可愈。（雄按：还须去归身，效始速。）

冯楚瞻治一产妇，因头汗甚多延诊，余无他苦，脉之虽洪而缓。曰头汗过多，诸症谓之亡阳，然产后阴气太虚，正喜其亡阳与阴齐等，此薛氏之谓可勿药而愈

也。病家疑之，别延一医，峻用参芪温补，遂暴注下泻，完谷不化。益认阳虚，重用参、附、炮姜，其泻愈甚，不数日其肉尽削，精神困顿。复延诊，六脉洪弦甚数，此真阴竭矣，何能挽救！盖产后头汗，乃阴虚，虚火上蒸，孤阳上迫，津液不能闭藏，误作阳虚，重加温补，燥热之气暴注下趋，而为完谷不化，乃火性急速，不及变化而出也。重以温热焚灼，势必穷极，尚何药之可救哉！（雄按：薛氏此言，不通已极。魏氏谓其不能养阴，余谓良由泥于产后宜温补，故不敢用壮水养阴之

法也。）

案中亡阳，与阴齐等，薛氏谓可勿药而愈，此正薛氏生平不能峻用养阴之缺处也。予尝遇此证以重剂生熟地、白芍、杞子、麦冬、枣仁，察其有火，则少加芩、连。不过二三剂，愈矣。冯君论此证虽了了，而不与药，致病家属之庸手而败，亦守而未化之过也。（何尝了了，不过习与温补，遇此等症，便茫然无所措手耳。）（《续名医类案》）

自　汗

章次公医案

○ 多产体力暗耗，卫气不能卫外为固，故恶寒甚而自汗，便溏，舌淡，脉弱，温补之。

生黄芪9克，川桂枝4.5克（后下），白芍9克，党参9克，山萸肉9克，升麻2.4克，补骨脂9克，煨益智9克，白术9克，红枣7枚，炙草3克，生姜2片。（《章次公医案》）

陆正斋医案

○ 王某某，女，24岁。

产后失调。自汗畏风，时感发热，腹胀便溏，时或泛恶，舌淡苔薄白润，脉濡细。营卫两虚，气湿互阻，法当兼顾。

桂枝3克，白芍7.5克，当归7.5克，广皮3克，清水半夏4.5克，白茯苓6克，炙甘草2.5克，煨姜1片，红枣2枚。（《陆正斋医疗经验》）

谢星焕医案

○ （谵语自汗）黄杏帘先生之媳，体气屡弱，素禀肝火，且针黹书画，日夕劳神。今秋产后，即下榻如常，因目中觉燥，自取旧方，药只熟地、白芍二味，立时恶露顿止，目瞪反张，逾时方醒，醒而复发。昏夜邀视，合室惊惶，坐视片刻，连发二次，醒时忽言见鬼，一身战栗。余诊两脉，幸无洪大，知为神魂不藏，隔壁喊叫，闻之则发，探病客至，见之亦发，立时怒目上

视，十指紧撮，牙关随闭，面若涂朱，汗出如雨，片时之久，稍呕微涎，人事复清。余坐二时之久，已发三次。家人咸称邪祟，又议恶露上攻。余曰：闻声则惊，见生人则惕，显属正气大伤，因生惧怯。且恶露虽止，腹无着痛，实因芍地酸寒凝滞之故。惟有收敛温通一法，尚何恶露可破，邪祟可驱哉？重用参、归、姜、桂、龙齿、五味、茯神、钩藤、龙眼，叠进不辍，其势渐缓，恶露随下而痊，或问曰：病因血止而变，今用补血而反通者，何耶？答曰：《素问·病机篇》云：血气者，喜温而恶寒，寒则凝而不流，温则消而去之耳。

○ （腹痛自汗）吴应新内人，产后寒热腹痛，诸医以芎归加入行瘀之药，两投愈痛，人事困顿。余以血虚腹痛，当温养血液，疏以理阴煎，畏而弗服。明是血虚发热、气虚生寒之症，误以时行疟症之治，以致大汗如洗，衣被皆透，举室慌乱，复延余至。原知产后津脱之症，未敢轻许可治，所喜脉无躁扰，神明未乱。亟以大剂人参养荣汤，叠进三剂，外以五棓末津调敷脐，其汗稍收，而寒热乃除。惟腹痛既非瘀血，必是内寒无疑。但血去液伤，辛温难进。爰拟交骨未缝，寒入阴中，仿仲景产后腹中疗痛属寒疝之例，与当归生姜羊肉汤，服下腹痛果除。后数已又因换衣触寒，寒热复起，舌心灰黑。与理阴煎加附子一剂，寒热虽熄，而大汗仍来。重进养荣汤，三剂不应，外以荞麦粉扑之，汗亦不止，余甚踌躇。其家以为尸汗，咸称不治。余曰：药虽未效，

症尚未变，且脉亦甚微，亦属吉象，仍将原订养荣汤用五味子八钱，外以龙骨、牡蛎粉扑之，其汗稍息。复将原方昼夜三剂，其汗始收，舌黑始退。自云心多惊怖，犹是血去液伤，重进归脾养心，数十剂始健。

养心汤：

黄芪，茯苓，茯神，当归，川芎，半夏，柏仁，甘草，枣仁，远志，五味，人参，肉桂。

〇（口渴自汗）吴鹤皋乃室，是临川陈祥光之女，产后两旬，忽然汗出二日，医治数日，身热烦扰，口干发渴。祥光因鉴媳妇之误命也，请诊而任其治焉。视其舌光如镜，边刺红燥，身热烙指，汗出黏手，口虽渴而热汤不畏，脉虽洪而重按无力，可知汗血同源，内液枯涸之故。非收神敛液，势必神丧而亡。急用黄芪、桑叶、麦冬、五味，四味同煎，不杂他味者，盖仿血生于气，水生于金之意也。直进十余剂而康。祥媳误案，附虚寒门误表气脱。（《得心集医案》）

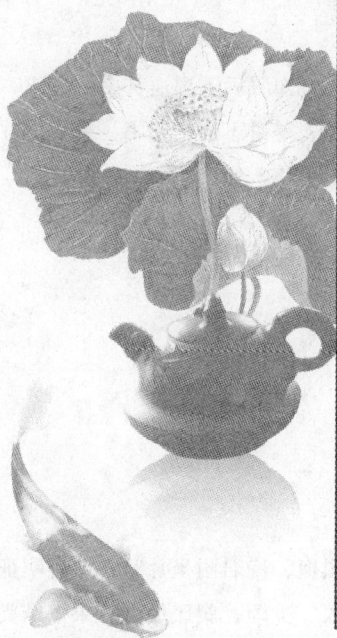

血　证 >>>

血风病

王旭高医案

○ 孙，前年小产，恶露数日即止，因而腹中作痛结块，心神妄乱，言语如癫，此血风病也。胞络下连血海，上系心胞，血凝动火，火炽生风，故见诸症。诊脉弦搏，肝阳有上亢之象，防加吐血。为治之法，当以化瘀为先，清火化痰为佐。

川贝，赤苓，丹参，蒲黄炭，五灵脂，川连，香附，元胡，焦山栀，茺蔚子。另回生丹一粒，开水化服。

渊按：血风病有数种，此因产后瘀凝而得，病在冲任血海，上及心胞，不脱产后着笔。（《王旭高临证医案》）

蓄血证

曹家达医案

○ 某，女，年未二十，体颇羸弱，一日外出市物，骤受惊吓，归即发狂，逢人乱殴，力大无穷。……病已七八日矣，狂仍如故……经事二月未行。……脉沉紧，少腹似胀，……此蓄血证也，下之可愈。遂疏桃核承气汤与之。

桃仁30克，生军15克，芒硝6克，炙甘草6克，桂枝6克，枳实9克。

翌日问之，知服后下黑血甚多，狂止，体亦不疲，且能啜粥，见人羞避不出，乃书一善后之方与之，不复再诊。（《经方实验录》）

瘀

方略医案

○ 靖邑虞田李龙泮妻，年近四旬，患发热腹痛，医以小建中汤投之，未减，随用附子理中汤二剂，心烦，便闭，痛甚，昼夜不安。余与舒君德昌、王君声拔同往诊视。入室搴帷，热气扑面，口渴，舌粗，脉劲而数。予曰："此阳明蓄血证也，法宜犀角地黄汤合桃仁承气汤主之。"二君相谓："生平医病多矣，未尝见有此证，先生之言得毋欺乎？"予曰："服药后必下结粪，

结粪后必下黑血，浼君耐坐片晌，即有明征。"命其子将药煎好灌入。少顷，腹胀便急，果下结粪数枚，旋下瘀血碗许，死蛔三条，改用滋阴生血，数服而安。人咸以为异，夫医亦何异？惟切脉审证，能得古人之所同，乃为今人之所异耳。（《尚友堂医案》）

柳谷孙医案

○ 唇舌紫暗，幼时已然。近来爪甲色青，营血凝涩

已甚，年已及笄，癸水不通，而便下瘀紫，黑血甚多，少腹绞痛，冲脉之气逆升于上。脉象细涩而数，营阻血瘀，非温养疏通，不能奏效。病经十载，难冀速功。

全当归，白芍，红花，元胡，丹参，牛膝（吴萸三分煎汁拌炒），乌药，香附，川断，丝瓜络，降香。

再诊：瘀血上吐下泻，近日多吐气逆，脉象左手弦硬，右手细数，爪甲唇舌紫黑，较前稍活。惟气火上逆，目红喘促，血之壅滞者，尚未流通。仍当和营导瘀，佐以通降之法，俾得下行为顺。

归尾，赤白芍，长牛膝（红花八分炒），楂肉，元胡，丹皮，丹参，生地炭，乳香，旋覆花（降香同包），代赭石，苏木，茺蔚子。

另：锦纹大黄（酒煮）六分、西珀屑三分，二味研末，冲服。（《柳宝诒医论医案》）

孔云湄医案

○姻戚赵某之室，患淋，绵延数日，䐜胀呕吐，心中烦热，饮食因以不进。诊其脉，六部俱沉，滞涩有力，曰：此非淋证，腹内必有积血。若从淋治，专用淋药，则误矣。家人曰：然。前用淋药四剂，小便愈不能下，以为积血诚是。渠自一二年来，经行不顺，临期腹疼，恒三五日一见，甚无多也。但病在经，何以小便淋漓，而又䐜胀呕吐，心中烦热，何也？得毋转入发热乎？予曰：此病久而失治，癥瘕发热之说，诚所不免，然现在脉来不数，而所积之血，犹在忽聚忽行，半通半塞之间，谓发热则未也。其所以变现诸热证者，涩滞有力之脉，全现于沉部，阳陷阴中之明征也。夫经行不顺，阳气尽郁于血分，胞宫积血之区，其蕴热必深矣。胞热而上蒸于心包，轻则为烦热，重则为瞀闷，下移于膀胱，轻则为淋浊，重则为癃闭。所以然者，胞本女子之一脏，上通心包，下近膀胱者也。此证心中烦热，小便淋漓，正是胞宫移热之所为。而胞宫之热，则又血瘀气郁之所致。总一经行不顺，是其病本也。䐜胀呕吐，又属因病而病，节外之支也，何也？巨阳引经者也。小便不利，巨阳不能引经下行，则气逆而上，可以为䐜胀，亦可以为呕吐；水逆而上，可以为呕吐，亦可以为䐜胀矣。此虽大为人累，实皆无关病源。但理其久郁之气，下其久积之血，血流气畅，诸症自止矣。妄用淋药，无益也。遂用香附、元胡、枳实、郁金理其气，赤芍、当归、川芎和其血，柴胡以散其邪，鳖甲以破其结，而加大黄、红花引之直下，一剂而血积行，数剂而小便利，十余剂后，饮食大进，诸症霍然矣"。（《孔氏医案》）

其他医案

南濠陈鳌妻新产五六日，患腹痛，恶寒发热，医曰：此元气太虚。正合丹溪云：产后当大补气血，遂用人参大剂。入口痛剧，面黑发喘而死。殊不知丹溪以产后当以大补气血为主治，有杂症以末治之。今陈氏之妻，因瘀血未尽而恶寒发热，不先去其瘀血，骤施大补，是失丹溪主、末二字之意矣。主末者，即标本之谓也。《续医说》（丹溪之言，本有语病，不须为之回护。）

吴孚先治杨氏妇，产后一月，半身以下忽肿胀，脐突，小便不通，或以五皮饮加车前、牛膝，治之不效。吴曰：先经断而后肿胀，名曰：血分，（分，平声）且按小腹有块如拳，如败血尚结于胞门，非温无以化之。以姜、桂佐行瘀之剂，下血如黑漆数升，便利肿消。

孙文垣治温氏妇，产后五十余日，右胁胀痛，手不可近，（非虚痛可知）赤白带下多如脓，发热便秘。诊之曰：此恶露未尽，血化为脓，宜急治之也。常见数妇病此，治之不善，积久为毒，有成肠痈者，有内成毒从腰俞出者，皆瘀血为患也。急用泽兰叶、山楂、五灵脂，消恶露为君，川芎、当归、茯苓、白芍为臣，益母为佐，香附、青皮为使，外与当归龙荟丸，润大便，使热从之去。服后次日，腹胁皆宽，痛亦止。又食荤与鸡子，复作痛，但不如前之盛，与保和丸，用山楂煎汤，关下三钱，遂愈。（若用行气等药，则引恶血入四肢，发为痈毒，故产后以去恶露为要着。）

潘印川子室，年二十五，因难产伤力，继以生女拂意，后又女死悲戚，即时晕厥，洎醒神思眛昧，手足瘛疭目上视。孙至，因疭不能诊脉。细询之，自产后，恶露绝无。时有女医在傍，与人参大嚼及独参汤，并粥杂进。盖参与粥皆壅塞膈上，故神昏瘛疭不已也。教以手探喉中，乃随手吐出痰饮粥食盈盆，瘛疭方定。以川芎、山楂、泽兰叶、陈皮、半夏、茯苓、香附进之，稍得睡。不虞女医又私与补药，子丑时，陡然狂乱，人皆异之，目为神附，褥襄无已。曰：此恶露不尽，乃蓄血如见鬼之症，非真有神物相附也。（此时何不明言女医之失。）

徐以正言叱之，即缄默，继以清魂散加滑石、童便与之，天明小便乃行，狂乱皆定。既而女医欲要功，又以药进，则狂乱如前。再与川芎一钱五分，当归四钱、泽兰、益母各一钱，临服加童便，连进二帖不效。此必胸中有痰作滞，故药力不行，即用前剂大加山楂，恶露稍行，神思即清，静睡片时。手足微动，或以掌批其面，或以手捶其胸，昏乱不息。诊其脉近虚，早间面红而光，申酉时面白，此血行火退，当补矣。与人参、川芎、泽兰各一钱，当归、山楂各二钱，茯苓、陈皮各八分，卷荷叶一片，煎熟调琥珀末五分，服半时许，嗳气二声，此清阳升而浊阴降矣。自是恶露微行，大便亦利，饮食渐进而安。细阅是案，其得肯綮处，全在知恶露未行。及误服人参两着，至其用药，亦只见症治症而已。（雄按：此证总不宜用川芎，而方用之，是白璧之瑕也。至于嗳气，谓为清阳升而浊阴降则误矣。其症既因痰阻瘀滞，气窒不行，故用多方通降而得愈。则是浊阴降而清阳始升也，何可颠倒其词哉。）

俞东扶曰：此条前半段治法不难，盖得其参粥杂进之病情，自有消瘀及消痰食之方法，但探吐法尤其捷耳。蓄血如见鬼，知者亦多。后半段恶露稍行，神思即静，略睡片时，昏乱不息，仍是蓄血形状，乃于轻剂消瘀之是复用人参，并不以前曾误用，而畏蹈故辙，此为高手。其讲脉与面色极是，但产后谵语昏狂，有纯因于痰者，又不可不知。

高鼓峰治一妇人，产后恶露不尽，至六七日鲜血奔注，发热口渴，胁痛，饮食不进。或用四物汤调理，或用山楂、青皮、元胡、黄芩等药，卒无一效。脉洪大而数，此恶露未尽，留泊血海，凡新化之血，皆迷失故道不去，蓄血瘀则以妄为常，曷以御之。遂以醋制大黄一两、生地黄一两、桃仁泥五钱、干漆三钱，浓煎饮之。或曰：产后大虚，药毋过峻否？曰：生者自生，去者自去，何虚之有，第急饮之，果熟寐半夜，次早下黑血块数升，诸症如失矣。复用补中益气而安。（雄按：此鼓峰杰出之案，然干漆可删，愈后亦不宜遽投补中益气汤。）

薛立斋治一立妇，患恶露不下，服峻犷之剂，恶露随下，久而昏愦，以手护其腹。薛曰：此脾气复伤作痛，故用手护也。（虚痛喜按。）以人参理中汤，加肉桂二剂，补之而愈。

按产后恶露不下有二。一则瘀滞宜行；一则血虚宜补。予常治数人皆二三日而止。察其入果虚，一以大剂养营而愈。

陆肖愚治谢四府如夫人，分娩旬余，忽臀下微微作痛。或谓血虚，用大料芎归十剂而痛不减，又谓血当补气，阳生则阴长，加参、芪五六剂，而痛益剧。脉之六部沉弦而左关尺更紧。询之止左边近肛门一点痛耳。问痛处热否？曰：极热。曰：此气血不足而痛也。乃产后败血凝滞于肝经。臀乃肝经所络之地，凝而注之。不急治，久必成毒。当行血海之瘀滞，解经络之蕴结，庶可消耳。不信。更医仍以八物汤投之。一日，痛处顿肿，又与寒凉解毒之品，致疮口不收，大便作滞，饮食不进，肌肉半削。再诊脉微细如蛛丝，按之犹觉有神。曰：今宜大补矣。乃用四君子加芪、桂、附。数剂泻止食进。又加当归、熟地，约十剂成痂而愈。

一产妇患恶露不行，瘀塞溺道，小便不利，遍身浮肿，喘急不得卧。用牛膝膏治之愈。丹皮、大黄、当归、桂心、桃仁、蒲黄、元胡、香附、瞿麦、川芎、麝香。先用土牛膝三两、水五碗煎减半，火上熬煎。

孙文垣治陈达庵之媳产半月而腿疼。专科曰：虚。与八珍汤，十日疼益盛，疼处甚热。可知非虚。谓曰：慎勿认虚认风。此产后败血凝滞血海，流于经络。不急治则瘀无从出，久必化脓成毒，或为肠痈。今腿疼是其候也。不信。复延专科。曰：风也。但丹溪云：产后当大补气血。虽有他症，从未治。投十全大补痛转剧。大发寒热，小腹近胯红肿出脓。外科又与收口太早，腰俞复发一毒，肿痛寒热如初。十日后，大溃脓而不收口，精神萎顿，肌肉徒削，饮食不进，恶心恶寒，奄奄一息。诊之六脉濡大无力，清水无脓。曰：势呕矣。速为保脾。与人参、白术各五钱，甘草、干姜、附子各一钱，黄芪三钱，白芷、桂心各五分。外科曰：白术作脓，恐不可服。曰：脓不死人，饮食不进，则死人也。四帖，神气回，饮食进。症减脓成，改用参苓白术散，调理一月而安。

朱丹溪治一妇人，年十八，难产七日，产后大便泻，口渴气喘，面红有紫斑，小腹胀痛，小便不通。用牛膝、桃仁、当归、红花、木通、滑石、甘草、白术、陈皮、茯苓煎汤，调益母膏不减，后以杜牛膝煎浓汁一碗，饮之，至一更许，大利下血一桶，小便通而愈。《心法》（雄按：此证余每以当归龙荟丸投之立效。）

缪仲淳治庄敛之次女，产后恶毒未净，至夜发热，脾胃却弱，腰腹大痛。时师谓产后气血俱虚，投以人参、当归诸补剂转剧，成虚其成痨劳也。诊之，谓不数贴即痊矣。用白芍、扁豆、杜仲各三钱，红曲、苏子、车前各二钱，萸肉、麦冬、青蒿各四钱，橘红、干葛各钱半，炙草八分，牛膝五钱，黑豆八钱，泽兰一钱，十剂而恶露净，发热已，腹痛亦止。但腰痛未尽除，脾胃尚未健，改用白芍、山楂、橘红、麦芽、石斛、扁豆、沙参各三钱，砂仁、杜仲、萸肉各一钱，五味一钱，炙草五分，牛膝五钱，莲肉四十粒，十余剂，脾胃亦健而痊愈。

来天培治王正权室人，产后十余日，患寒热腹痛，目赤而涩，羞明疼痛。诊之脉沉而涩，询其恶露未尽，知停瘀为患，以当归、川芎、桃仁、红花、甘菊、生地、丹皮、银花、连翘、蝉蜕，清火行瘀驱风等剂，六帖而痊。

薛立斋治一妇，产后四肢浮肿，寒热往来。盖因败血流入经络，渗入四肢，气喘咳嗽，胸膈不利，口吐酸水，两胁疼痛。遂用旋覆花汤，微汗渐解，频服小调经散，用泽兰根煎汤调下，肿气渐消。

一产妇腹痛，或用抵当汤，败血已下，前症益甚，小腹重坠，似欲去后。此脾气虚而下陷，用补中益气加炮姜，温补脾气，重坠如失，又用六君子汤而安，归脾汤调理而愈。（《续名医类案》）

紫 癜

张伯臾医案

○ 周某，女，49岁，住院号：749071。

一诊：1974年12月2日。

四肢紫癜已四月余，刻下遍体皆发，色红，怕热瘙痒，腹痛便溏，脉细涩模糊，舌暗，苔薄白润。脾虚不能摄血，血热迫血外溢，正虚血热，易感风邪，拟益气凉血、祛风化湿。

生黄芪、赤芍、旱莲草、丹参各12克，生白术、炒防风、乌梅、炒丹皮、苦参各9克，生甘草6克，紫草、大生地各15克。

稍加减服14剂。

二诊：1975年1月3日。

阵发性紫癜每周发一次，发则烦热，腹痛便溏，刻下虽发而症状较前已轻，脉细涩，舌淡红润。脉舌属虚，症则属实，再拟扶正祛风。

炙黄芪18克，炒白术、炒当归、紫草、鸡血藤、炒赤芍各12克，炒防风9克，生草3克，乌梅肉、广木香各6克。

稍加减服14剂。

三诊：1975年1月17日。

二周来紫癜未发，腹痛便溏烦热亦瘥，纳增，精神转佳，脉细，舌淡红。正气渐复，血热亦清，再拟扶正和营以善后。

炙黄芪18克，炒防风、乌梅肉、全当归各9克，炒白术、炒白芍各12克，炙甘草3克，仙鹤草30克，大枣7枚。

7剂。（《张伯臾医案》）

陈锦韶医案

○ 黎某，女，16岁。1965年9月2日就诊。

病发于三伏天，起病急骤，口鼻鲜血上涌，继而两腿出现斑疹数处。

检查：体质健壮，唇赤口干，手掌心热甚，小便深红，尿味刺鼻，大便鲜血随粪而下，无痔疮史，腹部隐痛，两肘黄豆大瘀块两处，两腿铜钱大瘀斑八处，色泽红紫或深紫，呈对称分布，无碰伤史。据云：曾食鲜炒笋等，隔日又食蟹。舌苔深黄而干，舌质绛，脉细数。按之有力。

诊断：肌衄，血热型之重证。

治法：宜凉血止血祛瘀，犀角地黄汤加味。

药用第一方：犀角（另煎冲服）10克，生地、白芍、大小蓟、白茅根各15克，丹皮、槐花、生地榆各10克。

水煎服。

第二方：鲜红色铁树叶5片，鲜九干菜（全草）60克。

后服。

服上方三天后，小便正常，掌心不热，肘部瘀块隐约可见，两腿瘀斑转淡蓝而沉着，精神佳，内证俱平。嘱原方加田三七4.5克。1周后，瘀斑全部吸收，诸症已愈。嘱服原方，另有鲜红铁树叶5片，猪胰腺1~2条，水煎佐餐。（《老中医医案医话选》）

张蓥梅医案

○叶某，女，14岁。

初诊：1971年10月12日。

全身紫癜已一月半，四肢突发紫癜，两上下肢不等丘疹样出血点。诊为"过敏性紫癜"。给服强的松稍好转，减至每日20毫克，全身紫癜大发。症见：全身发疹，点点斑斑，色泽鲜红，以下肢为甚。脉弦细带数。苔薄尖红。

生地黄、败龟板、金狗脊、菟丝子、女贞子各12克，川黄柏、肥知母、谷麦芽各9克，旱莲草、鲜藕节各30克，乌梅45克，大红枣6枚。

以上方为基础，或加当归、白芍以养血，或加紫草、仙鹤草以止血。在服用中药的过程中，逐渐减强的松用量。于1971年12月12日，完全停服激素，未再发。再以八珍散加减善其后。（《临证偶拾》）

张惠玲医案

○孙某，女，20岁，1992年9月15日初诊。

患者5个月来每逢月经来潮时全身瘙痒，周身起红紫斑。5月前正值经期患感冒、高热，继之全身瘙痒、周身起红斑，尤以外阴、口周、眼周为甚，并伴有小腹疼痛，经净后瘙痒渐消，红斑色变紫并多数消退，仅有口周、眼周紫斑仍不消退，后每逢经期上症重复出现。曾按经期过敏性紫癜给予治疗，服阿司咪唑、马来酸氯苯那敏等药无效。刻诊：经潮第1天，全身瘙痒，周身点片状红斑，口眼周围明显片状紫斑，稍高出皮肤，压之不退色，伴心烦、口苦，舌边尖红、苔黄，脉滑数。实验室检查：WBC 7.5×10^9/升，RBC 4.0×10^{12}/升，N 0.6，E 0.03，B 0.005，L 0.3，M 0.04，PT 210×109/升。

辨证：紫斑（热毒蕴结）。

治法：清热解毒，滋阴散瘀，凉血祛风。

方药：升麻鳖甲汤加味。

升麻4克，甘草、当归各9克，雄黄1.5克，生地、鳖甲、玄参、紫草各30克，木通3克，蝉蜕10克，丹皮15克。3剂，水煎服。

复诊：瘙痒基本消失，紫癜色变淡，嘱暂停中药，下次月经潮前5天再诊。

10月10日三诊：舌尖红、苔黄，脉滑数，瘙痒尚未作，继服原方5剂。经潮，无任何不适感，仅有口、眼周紫斑，色较淡，上方去鳖甲，加桃仁、红花各15克，丹参20克，薄荷10克。守方15剂，面部紫斑消退告愈。
[新中医，1995，（1）]

情志神志病证 ▶▶▶

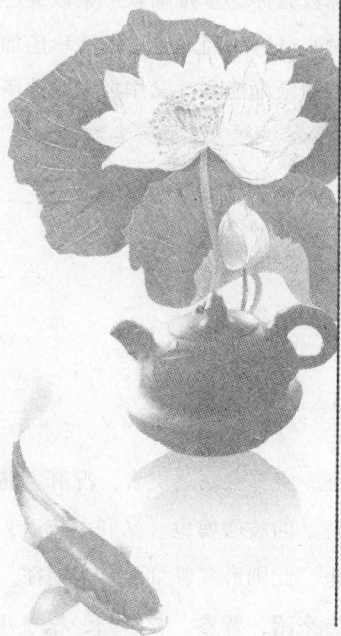

悲　伤

○ 薛立斋治一孕妇无故悲泣，用大枣汤而愈。后复患以四君子加麦冬、山栀而愈。

○ 陈良甫曰：乡先生郑虎卿内人黄氏，妊娠四五个月，遇昼则惨戚悲伤，泪下数次，如有所凭。医与巫者兼治皆无益。良甫时年十四，正在儒中习业，见说此证，而虎卿惶惶无计。良甫遂告之管先生伯同，说先人曾说此证，名曰脏燥。悲伤，非大枣汤不愈。虎卿借方看之甚喜，对证治药，一投而愈。《良方》（《续名医类案》）

不　语

○ 一妇，产后不语。脉数弦浮软涩。此气亏血涩，挟风邪而心气闭塞，神机不能鼓舞也。用七珍散，一剂而能言，三服如旧。后因劳而不语，内热晡热，肢体倦怠，饮食不进。脉软微数。此心脾火虚，挟热而神机不能开发也。用加味归脾汤为主，佐以七珍散而愈。后复因怒不语，口噤发搐，腰背反张，或小便见血，或面赤，或青或黄。脉数弦浮，重按绵软。余以为心血太虚而不能化气，致见心肝脾三经之色。用八珍汤加钩藤、茯神、远志，四剂而渐渐能言。又用加味归脾汤，百余剂而病不再发矣。（徐灵胎《女科医案》）

谵语妄言

甘澍医案

○ 傅补轩内人，产后匝月，忽患四肢僵痹，呼号鬼神。众惊以为邪祟，祷之不灵，召余往诊。脉得右大左伏，面青唇白，舌苔边白中黑，兼之久未更衣，小便短少。按此证舌心带黑，便闭溺短，当推实热例治，然无口渴痞满之患。舌黑而滑，四肢僵冷，当推虚寒例治，而脉候又非微细迟弱。复于色窍细审，面青目瞪，似属肝邪为患居多，且左脉隐伏，应有绸缪郁结之情。原肝为刚脏，体阴而用阳，魂被火迫外游，故探病客来，未至先知。虚证亦有肝不藏魂，能知宅外之事，而妇人产后血虚。尤多此证，宜养荣汤之类者。况肝主筋，热盛筋急，故目瞪上视，四肢僵痹也。又肝主疏泄，脏病联腑，故便闭不通也。此则肝气膹郁，足为明征。补轩与余素契，执前医方来阅，皆参、甘、归、杞守补之味，大概泥于左脉不见，惑于丹溪产后当补气血一语，似于凭症审视之道，尚未尽善。补轩信余甚笃，并述右乳肿痛，已经数日。原乳房属阳明，乳旁属厥阴。经曰：营气不从，逆于肉里，乃生痈肿。故见症子阳明厥阴之部分，又肝之为病，足为明验。直疏以逍遥散合龙荟丸进退酌用。是夜连进二剂，谵语肢痹俱止。惟于天晓时，前症欲萌，旋尔又止，是得前方叠进之力。设认症不确，小剂暂试，势必病重药轻，前症复萌，定归咎于药之不当，又作更方之想，则失之远矣。其前症欲萌于天明时者，乃肝木旺于寅卯故也。后又将原方加疏肝导气一剂，诸症潜消。视其乳房果红肿进迫，欲作脓溃之势，继将原方加公英、香附、白芷托里排脓，果得出脓一碗，肿痛悉瘥。只经数日，尚未更衣，渠母促用通剂。余以下不嫌迟，遵王道之治立方，用五仁以代通幽，连进数日，大便渐通，末症亦渐以除，未费调补而安。此虽余临症审治之不差，实补轩信余之不差也。倘补轩任前医参甘稳当之方，势必肝气愈结，四肢渐变厥逆，指甲皆青，神识愈见昏愦，舌卷乳缩有之，而参、附、姜、桂，又安能禁之不用。值此错乱纷更，则余亦无所适从矣。（《得心集医案》）

其他医案

一妇，产后形体倦甚，时发谵语妄言。脉数虚涩。此心气虚而血不荣心也。用柏子仁散稍减，又用加味归脾汤而愈。又因暴怒胁痛狂言，小便下血。脉软弦数。此肝血虚而肝火旺，肝热则多言也。用加味逍遥散以清肝火，养肝血而瘥。又以加味归脾汤，三十余剂痊安。

一妇，产后形体倦甚，时发谵语妄言。脉数虚涩。此心气虚而血不荣心也。用柏子仁散稍减，又用加味归脾汤而愈。又因暴怒胁痛狂言，小便下血。脉软弦数。此肝血虚而肝火旺，肝热则多言也。用加味逍遥散以清肝火，养肝血而瘥。又以加味归脾汤，三十余剂痊安。（徐灵胎《女科医案》）

惊 恐

林珮琴医案

○ 贡氏，惊悸恍惚，不饥不食不寐，脉虚促。病因怒恐而得，胆火上冒则头眩心仲，胸脘刺痛，气结，呵欠怯冷，倏烦热多惊，皆阳越失镇，服药鲜效，总由治失其要。先镇浮阳，再议和阴。牡蛎、龙骨（俱煅研）二钱，磁石一钱，柏子仁、连翘心各五分，茯神、生枣仁各二钱，三服症象大减，改用羚羊角六分，嫩桑叶三钱，熟地、枣仁、茯神、白芍各二钱，小麦一合，麦冬、半夏各钱半，数服能寐思食矣。

○ 族女，产后心虚善恐，见闻错妄，此由肝胆怯也。用酸枣仁汤养阴血。枣仁、潞参、当归、茯神、熟地、远志、莲子、炙草。服稍定，时恍惚，不思食，去熟地，加竹茹、菖蒲。服渐瘥。（《类证治裁》）

恍 惚

一妇，产后心神恍惚，盗汗自汗，发热晡热，面色黄白，四肢畏寒。脉软微数。此血气大虚，神失所依，而心脾之阳不能上奉而外敷荣内也。用八珍汤，不应。更以十全大补、加味归脾二汤，俱加枣仁、五味，服五十余剂方始克应。后因劳怒发厥昏愦，左目牵紧，两唇抽动，小便自遗。脉软急疾。以为肝火炽盛，生风而撩扰，神明失其主宰而昏厥也。仍以十全大补汤加钩藤、山栀，数服而病愈。再用十全大补汤加辰砂、远志，丸服而病不复发。（徐灵胎《女科医案》）

郁　证

周小农医案

○ 荣秉之三令媛，幼因闻受聘夫之噩信，每每寡欢。辛丑春月，忽头眩欲仆，手足冷，耳鸣，心悸，烘热，以为肝郁所酿，用天麻、蒺藜、蛤壳、牡蛎、磁石、甘菊、茯神、桑叶、丹皮、龙齿、合欢皮、白芍、川贝母等，诸症均减。因郁闷不解，气机不畅，用老苏梗、郁金、木蝴蝶、绿萼梅、蒺藜、橘叶络、茯神、远志、丹皮，郁闷循解。惟烘热屡用初方未应，继审肝脉甚实，加羚羊，大减。此忧郁而成肝病，仍以清木火而验。（《周小农医案》）

范文虎医案

○ 郁师母，月事不行三月，胸闷而善叹息，心悸不寐，入寐则梦，病来如神灵所作，脉弦涩，皆是血府有瘀所致。作虚证治，则误矣。

当归9克，生地12克，桃仁9克，红花9克，甘草3克，枳壳6克，赤芍9克，柴胡9克，牛膝9克，川芎6克。（《范文甫专辑》）

陈士楷医案

○ 汪女。郁不离肝，而痛亦不离肝。胸胁刺痛，时欲太息，是肝气亦是肝郁也。惟治郁之法，古人以逍遥散为主方，施于肝阴素弱之体，究属非宜。脉来六部细弱，其阴之不足可知，纳少咽疼，耳鸣汗泄，系属阴弱阳浮，兼挟肝郁之候。拙拟轻剂滋养，参以理胃舒郁为治，特非畅怀不能为功耳。

西洋参，阿胶珠，当归，生白芍，合欢皮，萱草，橘白，白茯苓，女贞子，生石决，煅牡蛎。

汪女。《内经》论郁分五脏以立名，丹溪又分六郁，景岳则又分怒、思、忧三因。脘常窒而时欲太息，甚则兼痛，泛呕纳少，脉来沉小。昔人谓郁不离肝，痛不离肝。又云：治郁之法以逍遥散为主方，然此方只可施于肝阴充旺之体，苔薄、舌红、盗汗、耳鸣常有，素

体阴弱阳浮可知，只得宗其旨，不宗其方，投以平肝舒郁，合理气疏中主之。

川石斛，炒白芍，广郁金，川楝子，炒枳壳，合欢皮，台乌药，川贝母，橘络，绿萼梅。（《陈良夫专辑》）

王士雄医案

○ 朱氏妇，素畏药，虽极淡之品，服之即吐。近患晡寒夜热，寝汗咽干，咳嗽胁痛。月余后，渐至餐减经少，肌削神疲。孟英诊之，左手弦而数，右部涩且弱。曰：既多悒郁，又善思虑，所谓病发心脾是也。而平昔畏药，岂可强药再戕其胃？诚大窘事。再四思维，以甘草、小麦、红枣、藕（肉）四味，令其煮汤，频饮勿辍。病者尝药大喜，径日夜服之。逾旬复诊，脉症大减。其家请更方，孟英曰：毋庸也，此本仲景治脏燥之妙剂，吾以红枣易大枣，取其色赤补心，气香悦胃，加藕（肉）以舒郁怡情，合之甘、麦，并能益气养血，润燥缓急。虽若平淡无奇，而非恶劣损胃之比。不妨久住，胡可以为果子药而忽之哉？恪守两月，病果霍然。（《王氏医案》）

许恩普医案

○ 唐纳霖侍御小姐年已及笄，病剧。延余诊视，脉涩，知为气郁，询以母氏，唐曰："故。"余曰："俗语'能从讨饭之母，不跟做官之父'。"小姐笑。复问兄嫂，唐曰："不和，因得病。"余曰："小姐自有家耳，诸事忍让，何气为？"询婿谁家。唐曰："待字。"余曰："有高绍祥者，年弱冠，宦家公子，才貌均佳，今科备中，堪为良偶。"唐颔之。因拟以调气之品，数服而愈。（《三三医书·许氏医案》）

林佩琴医案

○ 眭氏，食后脘痞呕酸，口燥鼻衄，经四月乃行。

沉绵十载，凡气分延及血分，乃肝郁不舒，致浊升血逆，有终身绝孕之累。生香附、吴萸（黄连汁炒）、黑山栀、茯苓、苏子、郁金、泽兰。数服痞呕渐减，去香附、吴萸，加丹皮、白芍、当归、元胡（俱酒炒）、椒目。数服经行。再加金橘皮、木香汁，加减前药为丸。渐平。

○ 王氏，病久怀抱悒郁，脉细涩少神，左尤甚。呕酸食胀，胃阳不舒，左耳项痛连发际，虚阳上攻，胆气横溢，木郁土衰，必至便秘经阻。用吴茱萸汤去姜、枣，加制半夏、橘白、茯苓、枳壳、甘菊、钩藤、嫩桑叶，三服甚适。去吴萸，加谷芽、益智、当归，又数服，诸症渐除。

○ 谢氏，右腋气瘤碗大，经先期，至则浑身牵痛，结缡十载，从未孕育。头晕带下，食后吐酸，脉沉弦。症由郁久伤肝，肝经气逆，致生风火，动血震络，腑气失降，呕眩浊逆，营卫失调，脉隧阻痹。治用两通厥阴、阳明法，黄连、山栀（俱姜汁炒）、香附（童便制）、枳壳、郁金、茯苓、当归、贝母、橘络、丝瓜络。数服症减。改用加味逍遥散去柴胡、白术，加贝母、郁金汁，合胶艾汤，数服而经渐调。

○ 邹氏，因丧女哀悒，渐次胁痞，食入胀加，痰浊不降，呕苦便溏，脉虚迟。此悲愁郁损生阳，致气窒浊壅，治在泄肝温胃。仿吴茱萸汤，吴萸、干姜各五分，制半夏、茯苓各二钱，枳壳、砂仁壳、橘白、乌药各八分。三服呕止胀宽食进。改用通腑利湿，大腹皮（洗净）二钱，厚朴五分，半夏曲八分，椒目十五粒，茯苓二钱，砂仁壳八分，煨姜钱半。数服而安。（《类证治裁》）

陈在山医案

○ 刘乐天儿媳病心慌、心悸，四肢酸痛，已两月余，六脉沉数有力，独左关微浮，是肝火盛，心气虚，气血不和之为病也，用调经养血药，以疏通肝气之治。

香附，厚朴，青皮，枳壳，醋芍，熟地，当归，炙草，川芎，焦术，潞参，木瓜，茯神，广皮，灯心。

第二方：茯神，西参，香附（炒），枣仁（炒），厚朴，归身，节蒲，醋芍，焦术，寸冬，炙草，木瓜，橘皮，柴胡（醋），蜜芪，灯心。

服前二剂，不甚见功，脉来沉缓，惟两尺微浮，

按其情性郁闷，不若静养为妙，服药有何盖哉，况自觉胸中郁闷难除，而草木之能，何能疗此重症，其家苦求设法调治，余勉拟加减逍遥散方，服二剂，无论效否，善养可也。柴胡（醋），醋芍，当归，茯神，焦术，薄荷，甘草，元胡，香附（炒），节蒲，郁金，木香，广皮，厚朴，引生姜。（《云深处医案》）

王汉皋医案

○ 一女子，年十五岁，忽嬉笑怒骂，经巫婆治数日更甚。医用天麻、南星、半夏、防风、桂枝、朱砂、赤金等药，止而复发。诊得六脉沉细略数，望其目赤、唇红，问其二便有热。乃用逍遥散加山栀、丹皮同十枣汤，一剂证止，三剂痊愈。盖思有所郁兼脏躁也。（《王氏医存》）

郑在辛医案

○ 刘振寰翁令眷，己未年在扬患病。其长郎刘必达兄祈签令彼问治于余，遂至瓜镇，道其病源。病人年五十外，清癯茹素，初秋因郁怒，遂胸腹不宽，两肋胀痛，不良则增，食则不能过膈间，或吐出。郡城诸医，皆以清痰理气，丁、沉香燥，治之愈剧。渐至大便秘结，数日一通，每至黄昏，即后重欲大便，空坐秽桶，不能起立，又无粪下，至五鼓方可登床。如此四十日，百药不效，困惫不堪，坐桶时能食饮汤稀粥，至登床后，天明即呕逆不能食矣。余未诊脉，以意度之，此肝火也。先因郁怒伤阴，继复香燥耗血，致火上逆，则呕吐，下迫则后重。昼则气升故吐，夜则气降故坠。但病久气血皆虚，须用血药以滋肝，左金以折肝，参草以补中，定方立论。用当归、白芍、人参、茯苓、甘草、黄连、吴茱萸、山栀、橘红，令彼持回试之，如不效，再易方。服二剂，即不吐，四剂即出下气，不坐秽桶，夜可就枕。再索药，即照前方，服至二十剂，即霍然起矣。余初有移居郡城之意，未果，因彼再三谆请，迁意遂决。（《素圃医案》）

汪廷元医案

○ 白公夫人体素厚，偶因郁结，遂干咳无痰，不饥不食，大便不通，终夜不寐，常绕内宅而走，如此十昼夜，人亦不倦。镇江一医劝进附子理中汤。予曰："今左脉弦大，右脉数大，乃阳亢阴盛，燥火内扰，安有温

补之理？"与《金匮》酸枣仁汤，加当归、白芍、麦冬、麻仁、小麦，一饮即效，三饮而诸病良已。（《广陵医案摘录》）

曹契敬医案

○ 苏州张同顺锡作张某之妻，至田间工作。忽被暴徒将其右手银镯抢去。既受惊骇，又复懊丧。由是气化不利，中宫痰气郁结，自言自语，废食忘寝，神机呆木。来诊，付以金箔镇心丸、白金丸、磁石、礞石、胆星、半夏、橘红、竹沥、石决明、杭甘菊、茯神、连翘等平肝化痰、宁神镇心之剂。病势十去八九，而终不能全瘥。时笑时哭，惟不若前之甚耳。爰令其夫询以昔之夺镯者面貌身量服饰何似。乃先仿其左手银镯式样配制一只，再嘱友人乔装，一似暴徒，纳镯于怀。遂诱病妇仍往田间工作，出其不意，令伪暴徒佯作夺取该妇银镯之状，而众人又佯获之。于争夺喧嚷之际，即将怀中之镯投诸妇人。该妇陡见其昼夜思念不置之物，突然天外飞来，欣喜若狂，大笑不已，竟无法尼止。遂令饮盐汤一大碗，俄顷间，非特哭止，旧病亦消释无余。要知病之细微，在均宜体察之，不仅有益于病家，亦于医者之宅心有关也。（《翠竹山房诊暇录稿》）

王润园医案

○ 典史宋晓岚，同乡也。丙辰春，与余同携眷入秦。将至临潼，其孙女甫周岁，坐车为雨泥所滑，女失手坠车下，轮辗其腹，顷刻而毙，亦气数也。其媳以恸女故，日切悲哀，兼介入，安土重返，乡思颇切，晓岚尤吝于财，虽宦游而饮食衣服，不遂妇愿。至夏忽患胸胁大痛，喘嗽不宁，饮食俱减。晓岚来求治余，诊其左脉弦而牢，右寸坚而滑，知为气郁，乃以左金丸合颠倒木金散进。二服后，吐痰涎数碗，再视之，则左少软，而右亦渐平矣。因以逍遥散加木香、青皮等叠进之，半月后始就平复。因劝晓岚曰，儿女情怀，须少宽假。前日之病，久则成癫，若不去其痰，遥遥千里，携带而来，竟成废人，不悔之甚乎。晓岚遵之，辞色稍温，三月后，如居故土矣。

○ 里中张士美之妻，以夫不自立，常抱抑郁，而性颇桀骜，一切衣食稍不遂意，辄负气相争。壬戌夏，其次子以食积胃热致喉肿，请邻人张宝玉治之，张不学无术，以针刺其喉，用新白布擦之。越日，益水汁不下，

三日而殁。士美之妻因丧子而增病，乃胸膈作痛，饮食不思，终日昏睡，头目眩晕，适余至其家，请一视之，诊其六部沉郁，肝脏尤甚，乃告之曰：此气郁也，数药可愈。但须戒忿怒，不然虽愈将复发也。处以香砂四七汤，三服而痊。（《醉花窗医案》）

费绳甫医案

○ 镇江杨石泉之室，终日悲伤，必痛哭一次，方能安逸，遍治无功。余诊脉右寸实，左关弱，此肺实肝虚，金来克木。治必补肝泻肺。

女贞子三钱，旱莲草一钱半，淮小麦三钱，甘草五分，大枣二枚，桑白皮三钱，地骨皮三钱。

连进八剂，病即霍然。（《费绳甫医话医案》）

其他医案

丹溪治一室女，因事忤意，郁结在脾，半年不食，但日食熟菱米枣数枚，遇喜，食馒头弹子大，深恶粥饭。朱意脾气实，非枳实不能散，以温胆汤去竹茹，与数十贴而安。

一少妇年十九，因大不如意事，遂致膈满不食，累月愈甚，不能起坐，巳（脾）午（心）间发热面赤，酉（肾）戌（心包）退，夜小便数而点滴，脉沉涩而短小，（沉为气滞，涩为血瘀，短小为虚）重取皆有，经水极少。此气不遂而郁于胃口，有瘀血而虚，中宫却因食郁而生痰。遂补泻兼施，以参、术各二钱，茯苓一钱，红花一豆大，带白陈皮一钱，浓煎，食前热饮之，少顷药行，与粥半匙，少顷与神佑丸，减轻粉、牵牛，（减轻粉、牵牛，即小胃丹）细丸如芝麻大，津液咽下十五丸，昼夜二药，各进四服，至次日，食稍进，第三日，热退面不赤，七日而愈。

一女许嫁后，夫经商二年不归，因不食，困卧如痴，无他病，多向里床睡。朱诊之，肝脉弦出寸口，曰：此思想气结也，药难独治，得喜可解，不然令其怒，脾主思，过思则脾气结而不食，怒属肝木，木能克土，怒则气升发，而冲开脾气矣。令激之大怒而哭，至三时许，令慰解之，与药一服，即索粥食矣。朱曰：思气虽解，必得喜，则庶不再结。乃诈以夫有书，且夕且归。后三月，夫果归而愈。

程仁甫治一妇，年二十余，秋生一子，次年春夏经行二次，既而不月，自以为妊。至六七月，渐渐内热口

渴，八月，大热大渴。程未诊视，为用补血安胎之剂，不效。自秋徂冬，连经数医，症渐重。次年二月复诊，六脉沉数，浮取不应，形瘦憔悴，烦热不休，日夜手握铁器，或浸冷水中，一日用茶二十余碗，体倦食少，恶心，吐出如豆沫状，胸满不快，经闭不行。程思前症皆火郁于内，不能发泄，故热渴也；经曰：火郁发之，是共治也，用升阳散火汤四剂，热去其半，心胸舒畅，继用参、芪、甘、归、芍、地、知、膏、味、麦门、葛、陈，生津止渴，气滞加青皮，干呕少加藿香，出入服至五十余剂，更以人参固本丸对坎离丸，每料加鹿角胶三两，五味、桃仁各一两，红花七钱，以为生血之引用也。服二月余，热退，口渴十去七八，口沫清，丸药数料，三年后，经行有孕。（《名医类案》）

张子和治项关令之妻，病饥不欲食，常好叫呼怒骂，欲杀左右，恶言不辍，众医半载无效。张视之曰：此难以药治。乃使二嫗，各涂丹粉，作伶人状，其妇大笑。次日又令作角觝，又大笑。其旁令两个能食之妇，常夸其食美，其妇亦索其食，而为一喽之，不数日怒减食增，不药而瘥，后得一子。夫医贵有才，无才何得应变无穷。

孙文垣治丁耀川母，年四十四，常患胃脘痛，（肝木侮胃）孀居十五年，日茹蔬素，七月因怒吐血碗许，不数日平矣。九月又怒，吐血如前，加腹痛。（肝木乘脾）次年二月，（木旺之时）忽里急后重，肛门大疼，（肝火后迫）小便短涩，惟点滴痛不可言，（肝火前迫）腰与小腹热如汤泡，（三阴火炽）日惟仰卧不能侧，侧则左胯并腿作痛，两胯原有痛，二阴之痛，前甚则后减，后甚则前减，（诸痛属火）至不能坐，遇惊恐则下愈坠疼，（惊则火动，火动则水伤）经不行者两月，往行经时，腰腹必痛，下紫黑血块甚多，今又白带如注，口渴不寐，不思饮食，多怒，面与手足虚浮，喉中梗梗有痰，肌肉半消。诊之脉仅四至，两寸软弱，右关滑，左关弦，两尺涩。据脉上焦气血不足，中焦有痰，下焦气凝血滞，郁而为火。盖下焦肝肾所摄，腰胯肝之所经，二便肾之所主也。据症面与手足虚浮，则脾气甚弱，饮食不思，则胃气不充，不寐由过于忧愁思虑，而心血不足，总为七情所伤故尔。经曰：二阳之病发心脾，女子得之则不月。此病近之，所幸脉不数，声音清亮，当先为开郁清热，调达肝气，保过夏令，（欠通）后再峻补阴血，必戒恼怒，使血得循经乃可愈。初

投当归龙荟丸，以彻下焦之热，继以四物汤、龙胆草、知、柏、柴胡、泽兰，煎吞滋肾丸，连服两日，腰与少腹之热渐退。后以香薷、石苇、龙胆、桃仁、滑石、杜仲、牛膝、甘草梢、软柴胡，煎吞滋肾丸，二阴全减。

韩约斋子妇，每怒动则夜卧不安，如见鬼魅，小水淋沥，今又大便秘结，腹中疼痛，腰胯胀坠，如生产状，坐卧不安，因痛而脉多不应指。孙曰：此肝经郁火所致，法当通利。以杏仁、桃仁各三钱，柏树根皮、山栀仁、青皮各一钱，槟榔五分，枳壳八分，水煎服之。少顷大便通，痛胀遂减。

琇按：此亦治标耳，非滋水生肝，病何能已。

一妇人因夫荒予酒色，不事生产，多忧多郁，左胯及环跳穴疼痛过膝，（肝火下郁于经隧）大小便频数，（肝火下迫于二阴）脐腹胀痛，口干。脉之右手弱，左手数，近又发热恶寒，汗因痛出，时刻不宁，此食积痰饮瘀血，流于下部足厥阴经，挟郁火而痛，恐成肠痈。与神效瓜蒌散，一帖痛减半汗止，数脉稍退，小腹坚如石，按之且痛。再与前药，小腹稍软，余无进退。再进之，每帖大瓜蒌二枚，加丹皮、莪术、五灵脂、金银花，诸症悉平。

亮卿内人，头痛遍身痛，（挟暑）前后心乳皆胀，玉户撮急，肛门逼迫，（皆肝火为患）大便三日未行，口干，因大拂意事而起，下午发热似疟，恶心烦躁不宁，而时当盛暑，乃怒气伤肝，挟暑热而然。以石膏三钱，青皮、柴胡、枳壳各一钱，半夏曲、黄芩各八分，甘草、桔梗各五分，夜与当归龙荟丸下之，大小便皆利，热退诸症悉减。惟略见恶心，与青皮饮两帖痊安。

程湘内人，鼻衄后眩晕，嘈杂呕吐清水，夜卧不安，腹中饥而食不下膈。孙谓由脾虚，肝胆有郁火也。以人参、黄连、白术、扁豆、甘草、陈皮、半夏、竹茹、茯苓、石膏，水煎，调理而平。

龚子才治何进士夫人，患经行胃口作痛，憎寒发热。一医以四物汤加官桂、香附，服之即吐血，而痛愈甚。诊之六脉洪数，乃郁火也，以山栀二两，姜汁炒黑色，服之立愈。

沈氏妇夏月发寒热，医以为疟也，时月事适下，遂淋漓不断，又以为热入血室，用药数帖，寒热益厉，月事益下。色紫黑，或如败酱。医且云服此药，势当更甚，乃得微愈矣。乃疑其说。请吕诊之，痿顿不能起坐，脉细数甚，按之欲绝，问其寒热，则必起未申而终

于子亥。曰：郁火虚证耳。检前药则小柴胡汤，彼意以治寒热往来，兼治热入血室也，又加香薷一大握，则又疑暑毒作疟也。乃笑曰：所谓热入血室者，乃经水方至，遇热而不行，故用清凉而解之。今下且不止，少腹疼痛，与此症何与，而进黄芩等药乎，即灼知热入血室矣，当加逐瘀通经之味，香薷一握，又何为者？乃用肉桂二钱，白术四钱，炮姜二钱，当归、白芍各三钱，人参三钱，陈皮、甘草各四分。一服而痛止经断，寒热不至，五服而能起，惟是心时作痛，此去血过多，肝肾伤也。投都气饮子加玉桂、牛膝各一钱而痊愈。使卒进寒凉重阴下逼，天僵地折，生气不内，水泉冰溃，不七日死矣。乃云：更甚方愈，夫谁欺哉？庸妄之巧于卸脱而悍于诛伐如是夫。

张路玉治江礼科次媳，春初患发热头疼腹痛，咳逆无痰，十指皆紫黑而痛。或用发表顺气不效。诊之脉来弦数而细，左大于右，曰：此怀抱不舒，肝火郁于脾土而发热，热蒸于肺故咳。因肺本燥故无痰，脾受木克故腹痛，阳气不得发越故头疼。四肢为诸阳之本，阳气不行，气凝血滞，故十指疼紫。其脉弦者肝也，数者火也，细者火郁于血分也。遂以加味逍遥散，加桂枝于土中达木，三剂而诸症霍然，十指亦不疼紫矣。

张飞畴治一妇，平昔虚火易于上升。因有怒气不得越，致中满食减，作酸嗳气，头面手足时冷时热，少腹不时酸痛，经不行者半载余，其脉模糊，快而无力，服诸破气降气行血药不愈。此蕴怒伤肝，肝火乘虚而克脾土，脾受克则胸中之大气不布，随肝火散漫肢体，当知气从湿腾，湿由火燥，惟太阳当空，则阴霾自散，真火行令，则郁蒸之气自伏。又釜底得火则能腐熟水谷，水谷运则脾胃有权，大气得归，而诸症可愈矣。用生料八味倍桂、附，十日而头面手足之冷热除，间用异功而中宽食进，调理两月，经行而愈。

紫屿青治潼川守母，八十三，在沈阳礼部时，闻伊母在京病甚，忽身热吐痰，妄言昏愦。众医俱主发表，病势日增，始求治，悲泪哀号，自分必死。诊其右关沉涩微滑，曰：此思虑伤脾，更兼郁结，痰涎壅盛，脾不能运也。身热昏愦，清阳不升，脾气伤也。先用二陈、瓜蒌治其标，继用归脾加神曲、半夏、柴胡，调治数日而痊。向使误服表剂，岂不蹈昔人虚虚之戒耶。

陆养愚治沈立川内人，胸膈不舒，咽嗌不利，中脘少腹常疼，大便溏，经水淋沥，腰膝无力，倦怠头眩，得食少可，食后则异常不快。半年间顺气清热、开郁化痰消食之药，服将百剂，脉之左手沉数而细，右手沉弦而微，此肝脾燥热忿郁积久而致。前属有余，今为不足，宜用补剂。沈曰：前用人参五分，且有开气之药，极痞满，恐补不能投。曰：参少而兼开气，所以痞满也。乃用八物汤，人参一钱，服之大胀，乃加参二钱，胀即减，加至三钱，竟不胀矣。又合六味丸。空心服之，调理二月而痊。

一妇郁怒忧思，胸腹胀痛，痛甚则四肢厥冷，口禁冷汗。用二陈汤加芎、归、乌药、青皮、枳壳、香附、厚朴、苏叶，一剂痛胀即愈，后去苏叶，加姜炒黄连，再服一剂而安。

一妇郁怒不发，久之噫声甚高，言谈不知终始，嘈杂易饥。经曰：心病为噫。此因忧而血郁于心胸也，用桃仁承气汤（大黄、桃仁、桂枝、芒硝、甘草），下蓄血数升而安。经曰：血蓄在上则喜忘，在中则喜狂也。

薛立斋治一妇人，身颤振，口妄言，诸药不效。薛以为郁怒所致，询其故，盖为素嫌其夫，而含怒久也。投以小柴胡汤稍可，又用加味归脾汤而愈。

一妇人年六十有四，久郁怒，头痛寒热，春间乳内时痛，服流气饮之类益甚，不时有血如行经，又因大惊恐，饮食不进，夜寐不宁。此因年高去血过多，至春无以生发肝木，血虚火燥，所以至晚阴旺则发赤。经云：肝藏魂，魂无所附，故不能寐。先以逍遥散，加酒炒黑龙胆草一钱，山栀一钱五分，二剂肿痛顿退，又二剂而全消，再用归脾汤加炒栀、贝母，诸症悉愈。

一妇人因丧子，怀抱不舒，腹胀少寐，饮食素少，痰涎上涌，月经频来。曰：脾统血而主涎，此郁闷伤脾，不能摄血制涎归源。由用补中益气、济生归脾二汤而愈。又用八珍汤，调理而愈。

顾霖苍妇，寒热如疟，便血不已，左胁有块，攻逆作楚，神气昏愦。诊之两脉弦数兼涩，弦则为风，数则为热，涩则气结。此脾肝之气悒郁不宣，胸中阳和郁而成火，故神明不清；肝之应为风，肝气动则风从之，故表见寒热也。人生左半，肝肾主之，左气逆，故左胁攻楚有块也。肝为藏血之地，肝伤则血不守，而风热益胜，为亡血之由也。用生首乌一两，滋燥而兼搜风，黄连一钱，治火兼以解郁，柴胡以疏其表，黄芩、知母以清其里，枳实、厚朴以和其中。一剂脉起神清，再剂便行热解而安。（方论俱佳。）

缪仲淳曰：甲申夏，旧妇因郁火痰喘身热，手拳目张，半月不眠食，按其胃口不痛。诸医疑其虚也，或云中暑，百药试之，痰喘滋急，以皂角末嚏鼻通窍，痰上逆如沸。延杨石林诊之，请亟吐之。先大夫曰：病久矣，虚甚可奈何？石林曰：经云：上部有脉，下部无脉，其人当吐，不吐则死。即以盐汤吞之，去自痰数碗喘定。先大夫曰：何以药之？石林曰：吐即药也，待其熟寝，勿服药以养胃气。夜半啜粥二碗，诘旦投六君子汤，数剂而起。石林者，里中博雅士，不行术而精医者也。（深得子和之法。）

一女与母相爱，既嫁母丧，女因思母成疾，精神短少，倦怠嗜卧，胸膈烦闷，日常恍恍，药不应。予视之曰：此病自思，非药可愈。彼俗酷信女巫，巫托降神言祸福，谓之卜童，因令其夫假托贿嘱之。托母言女与我前世有冤，汝故托生于我，一以害我，是以汝之生命克我，我死皆汝之故，今在阴司，欲报汝仇。汝病恍恍，实我所为，生则为母子，死则为寇仇。夫乃语其妇曰：汝病若此，我他往，可请巫妇卜之何如？妇诺之。遂请卜，一如夫所言。女闻大怒诟曰：我因母病，母反害我，我何思之，遂不思，病果愈。此以怒胜思也。

萧万舆治一妇，年四旬，怀抱郁结，呕痰少食，胸膈胀痛，虽盛暑犹着绵衣，六脉浮结，或烦渴不寐，此命门火衰、元气虚寒也。以六君子加姜、桂及八味丸，不两月而症痊矣。

易思兰治徐文淙妻，卧病三年，身体羸瘦，畏寒战栗，后发热得汗如解，脊背拘痛，腰膝软弱，饮食不进，则肠鸣作泻，心虚惊悸，胸肋气胀，畏风畏热，头眩目昏，月信愆期。易诊之，曰：此气郁病也。左寸脉心小肠属火，当浮大而散，今心脉大而散却不浮，盖心为一身之主，藏神而生血，宜常静而不宜多动，人能静养，则心血充满，脉自浮大。若事事搅乱，心不宁则神不安而血不充，是以脉无力而不浮。怔忡惊悸之病，由之以生。况诊七八至或十二三至，又往关中一猎，有类以灰种火之状，此乃君火郁于下，而无离明之象也。据脉论证，当有胸中烦闷，蒸蒸然不安，蒸出自汗，则内稍静，而腠理不密畏寒为验。左关肝胆属木，宜弦细而长，今左关弦长而不细，又侵上寸部二分，推之于内外见洪大有力，是肝气有余也。盖因火郁于中，下不能承顺正化之源，木母太旺，上助心火，中侮脾土，肝藏血而主筋，病当头眩目昏，脊背项强，卒难转侧，背冷如冰，甚则一点痛不可忍，下则腰膝软弱无力，脾胃不和等症为验。左尺肾与膀胱属水，脉宜沉濡而滑，惟此部得其正。右寸肺与大肠属金，脉宜短涩而浮，兹诊得沉滞而大，按三五至或十数至一结，结乃积深，沉则气滞，此正肺受火邪，气郁不行也，病当胸膈不利。或时闷痛，右肋胀满，饮食不进，大肠鸣泄等症为验。右关脾胃属土，脉宜缓而大，此部虽无力，犹不失其本体。右尺三焦命门属相火，亦宜沉静，不宜浮大，此部浮取三焦脉，浮而无力，侵上脾胃，是君火郁于下而相火升于上，侮其金也，病主气满胸膈嘈杂、饮食不利等症为验。详六部脉症，惟左尺得体，肾为寿元，根本尚固。右关脾土，为木所侮，虽是少力，然来去缓大而不弦，此五脏之源，生气有存，无足虑也。病症多端，要之不过气郁而已。丹溪云：气有余，便是火。火郁则发之，先投以和中畅卫汤，用苏梗、桔梗开提其气，香附、抚芎、苍术、神曲解散其郁，贝母化其郁痰，砂仁快其滞气，郁气散则金体坚，木平水王，何虑相火不降耶。若夫木当夏月，成功者退，虽王不必专治。服三剂而肺脉浮起，胸次豁然，诸症顿减。继以清中实表，固其腠理，月信大行，久积尽去，表里皆空，用补阴固真之剂，并紫河车丸，日进一服，月余痊愈。（《续名医类案》）

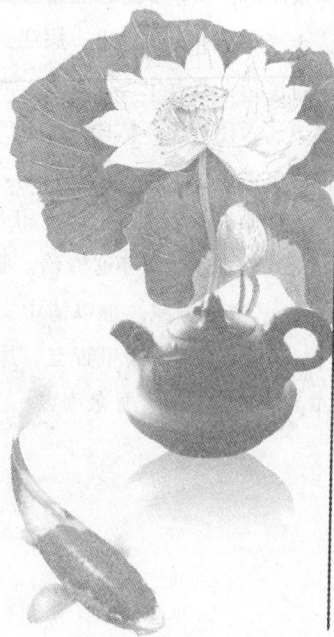

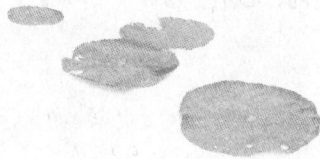

其他病证 ▶▶▶

大小便不通

陆岳医案

○ 方某，女，14岁。

患大小便不通，已三日。方君与村医商之，投丸药数十粒如芝麻大，服之，大便立通而泻，小便仍秘；又二日，胀满脐突，少腹时常抽痛，不能坐卧，啼泣呻吟，甚至欲求自尽。予诊其脉，沉数而两尺为甚，曰：转脬病也。时正孟秋，天气炎热，予以六一散，井水调服之，而小便稍行，行时阴中极其痛楚，自此两三日间，必努力挣而后出，频挣频出，点滴不畅，大便努责而无积，腹痛时作，痛时如刀刺。予再诊之，脉仍沉数，用升麻三钱，桔梗、柴胡、葛根、甘草各一钱，提其清以降浊，服后大小便俱行，小便纯血，大便亦带血水，其家犹危之。予曰：今无患矣，向者丸药必巴豆也，令爱之秘乃热郁，而以极热之药攻之，向之刺痛，今之尿血，皆巴豆毒使然也。以犀角地黄汤加黄连、山栀，数剂而愈。（《陆氏三世医验》）

贺钧医案

○ 室女二便不通，少腹急胀，气从下坠，头肢麻痹，脉沉细，舌白。湿浊结于肠腑，气失通调，癃闭可虑。

当归二钱，淮牛膝一钱五分，猪茯苓各三钱，上肉桂五分（去皮，切），冬葵子四钱，小茴香一钱（盐水炒），台乌药一钱，泽泻一钱五分，川楝子一钱五分，炒枳壳一钱五分，瞿麦四钱，蟋蟀七对。

另：荠菜花五钱，青葱一握，紫苏五钱。煎汤熏洗。（《贺季衡医案》）

朱丹溪医案

○ 治一妇人脾疼，后患二便不通。此是痰隔中焦，气聚上焦。二陈加木通，先服后吐，渣再煎，烧皂角灰为末，粥清下。（《续名医类案》）

其他医案

亚卿李浦汀侧室，妊娠大小便不利，或用降火理气之剂，元气反虚，转加胀闷。肝脉弦急，脾脉迟滞。视其面色，青黄不泽。余曰：此郁怒伤阴，肝脾之气不能输化，乃大虚证也。遂以归脾汤加山栀、木香，而大便先通。改用加味逍遥散去丹皮加生地，数剂而二便通利，胎亦痊安。

主政王天成之室，妊娠痢疾，愈后二便不通。其家世医，自用清热之剂未效。余症其脉，浮大而涩。此气血两虚，津液无以下润也。朝用八珍汤加麻仁、杏仁，夕用加味逍遥散去丹皮加车前子，数剂而二便通利，胎亦痊安。（徐灵胎《女科医案》）

虫 证

余景和医案

○ 余在师处，见吾师诊太平洲万安桥陈姓妇，年三十余岁，膈中时痛时止，时痛如针刺，止则亦无所苦，饮食如常，二便亦利，肌肉瘦削。吾师曰：上膈空旷之地，无有形质之物可停；寒食闭塞，又不能饮食如常；既饮食如常，又不当肌肉瘦削；若云寒气痛，痛在络中，未必时痛时止，且痛如针刺。一定是食管有虫粘住不下，在至高之处，杀虫等药又不能及。若以末药，又恐粘人食窍，填塞不通，有妨饮食。宜设一涌吐之法，不知可能得效否？嘱病家停三日再来取方。吾师乃穷思三日，得一吐法：先令病人以鱼肉等佳味下饭，使其食之极饱；再以香油煎蛋，煎之极香，使病人坐在煎蛋之炉前，吸煎蛋之香气，又以葱汁熏之；再令病人将所煎之蛋食下，约三枚，病人饱不堪言；再以雄黄五分、花椒三分、藜芦五分，为细末，调服之，后饮以炒盐汤，以鸡羽搅喉探吐，使其胃中谷食倾涌而出，探三次，胃中所食水谷，探之尽尽，以乌梅安胃丸一钱，煎汤止呕。所吐之水谷痰涎半桶，以清水淘净，拣出虫二十余条，形如年鱼，头阔尾锐，色紫有黑点，旁有两目，中有一目，其虫软而能伸缩，见风片刻即死，究不知何名。吾师云：此由食马蝗子粘在食管而生，食人血肉，久则长大，阻塞食管，而成痛格。所语亦想当然耳，然食管生虫，余所目击，若非吾师之巧思，虽读书万卷，亦徒然耳。孟子曰：大匠能与人规矩，不能使人巧。诚哉，是言也！（《诊余集》）

其他医案

一妇人，忽生虫一对，于地能行，长寸余，自后月生一对。医以苦参加打虫药为丸服之，又生一对，埋于土中，过数月，发而视之，暴大如拳，名子母虫，从此绝根。

吴茭山治一妇，产后恶露欠通，寒热时作，小腹结成一块，形大如杯，抽刺疼痛，用聚宝丹、蟠葱等药，俱不效。一日，吴诊其脉，洪而紧，以琥珀膏贴患处。二日后，其块渐软；其痛如常，倏然阴户中觉如虫行动状，少顷小溲，出虫三条，形长寸许，身红头紫有嘴。出此之后，其痛渐缓，过后二次，仍出四条，虫状如前，痛止身安，诸患皆愈。因意病者未产之前，尿胞必有湿热生虫之患，偶因产后去血，况服诸香燥热之剂，及贴琥珀膏，亦是迫虫之物，虫不能容，所以因而出也。

太仓公治一女，病甚。众医皆以为寒热笃，当死不治。公诊其脉，曰：蛲瘕。蛲瘕为病，腹大，上肤黄粗，循之戚戚然。公饮以芫花一撮，即出蛲可数升，病已。三十日如故。病蛲得之于寒湿，寒湿气宛笃不发，化为虫。公所以知其病者，切其脉，循其尺，索刺粗而

毛美奉发，是虫气也。其色泽者中，脏无邪气及重病。《史记》

汪石山治一妇，每临经时，腰腹胀痛，玉户淫淫虫出，如鼠粘子状，绿色者数十枚，后经水随至。其夫问故，汪曰：厥阴风木生虫，妇人血海，属于厥阴，此必风木自甚，兼脾胃湿热而然也，正如春夏之交，木甚湿热之时，而生诸虫是也，宜清厥阴湿热。即令以酒煮黄连为君，白术、香附为臣，研末粥丸，空腹吞之。月余经至，无虫且妊矣。

唐时京盛医人吴元祯治一妇人，从夫南京还，曾误食一虫，常疑之，由是致疾，频治不减。请吴医之。吴揣知所患，乃择主人姨奶中谨密一人，预戒之曰：今以药探吐，以盆盂盛之，当吐时，但言有一小蛤蟆走去，然切不可令病人知之，是诳治也。弥仆如约，此疾顿除。《北梦琐言》

窦材治一妇人病腹胀，诸药不效。令解腹视之，其皮黄色，光如镜面，乃蛲瘕也。先炙牛肉一片令食，后用生麻油调轻粉五分服之取下，下蛲虫一合，如线如须状。后服安虫散而愈。

尹蓬头者，传称骑铁鹤仙，盖异人也。一贵人闺女弱病，形容俱变，医人束手，无药可愈。母钟爱不能舍。偶邀视之，曰：有痨虫，尚可医。请用何药。曰：药力不能治，只消与我同宿一夜便好也。母信其仙术，决无戏言，白之于父。父大怒云：胡说，岂有公侯家女，与一疯道士同宿之理。后见女殊无生意，母又涕泣言之，恳切不已，从之。尹令纸糊一室，室不许留孔，设一榻，不用障，令女去其相衣，用手摩足心，极热如火抵女阴户，东西而睡也。戒女云：喉中有虫出，可急叫我。女不能合眼，而尹鼻息如雷。天将明，女报虫从口中飞出，尹四顾觅之不见，曰：从何处钻去，不能除根，定要害一人也。盖乳母不放心，因开一孔窥之，虫出女口，已入乳母之腹也。天明父母视之，女之颜色已变。尹大笑而去。后数月女方择婿，而乳母死矣。《续金陵琐事》

郭茂倩嫂，金华君，产七日不食，始言头痛，头痛已，又心痛作，既而目睛痛，如割如刺，更作更止，相去无瞬息间。每头痛甚，欲取大石压，良久渐定。心痛作，则以十指抓壁，血流满掌，痛定目复痛，又以两手自剜取之，如是十日不已。众医无计。进黑龙丹半粒，疾少间，中夜再服下，瞑目寝如平昔。至平旦下一行，

约三升许，如蝗虫子，疾减半，已刻又行如前，则霍然顿愈矣。《纲目》

孙文垣治一妇人心痛唇红，痛则大发热头痛，少顷出汗，脉大小不一。（虫脉。）曰：此虫痛之症，痛吐白沫可征也。（凡心腹痛而唇红吐白沫者多属虫症。）槟榔、川椒各二钱，杏仁一钱五分，石菖蒲一钱，乌梅七个，（太多。）炮姜、草豆仁、陈皮各五分，山栀一钱。一剂痛减半，再服痛痊愈。

龚子才治一妇，年四旬，心胃刺痛，时痛时止，（虫痛。）不思饮食，食即吐，手足厥冷，胸中痞闷，口干作渴。曰：此胃中有虫也。以二陈汤，加槟榔、枳实、乌梅、花椒、黑姜、苦楝根皮、生姜，煎一服，下虫一大碗而愈。

张路玉曰：近有女子咳逆腹痛，后忽喜呼叫，初是呀呷连声，渐至咿唔不已，变易不常。或如母鸡声，或如水蛙鸣，或如舟人打号，每作数十声，日发十余次，忍之则胸中闷闷不安。此为叫虫，即应声虫之类也。复有一人忽发热痞满，后常兀兀欲吐，吐中必有虫数枚，状如虾形，跳跃不已，诸治不应。或令服铜绿涌之，不过二三度遂绝，不复见矣。

至顺辛未，上埠一妇人，就山林中探笋归，觉手黏如饴，一时不暇洗盥，既剥笋壳，又以齿啮之，由是成癥，产蛇而死。盖受蛇遗之毒也。《静斋至止正直记》孔行索。

张子和曰：予昔过夏邑西，有妇人病胀如鼓，饮食乍进乍退，寒热更作，而时呕吐，且三年矣。巫觋符咒，无所不至，惟俟一死。会十月农隙，田夫聚猎，一犬杀死，于大树根盘，遗腥在其上，病妇偶至树根，顿觉昏愦眩瞀不知人，枕于根侧，口中虫出，其状如蛇，口眼皆俱，以舌舐其遗腥。其人惊见长蛇，两袖裹其手，按虫头极力出之，且二尺余，重几斤。剖而视之，以示诸人，其妇遂愈。虫亦无名，此正与华元化治法同，亦偶中吐法耳。

一妇人于壁上取鸡翎卷耳，适蜈蚣生子在翎上，带入耳中，生小蜈蚣，穿脑内且痒，百药莫效。梦神人传一方，令炒鸡肉热置一器，内留一小孔盖上。令病者以耳受之，鸡气熏入，蜈蚣悉攒鸡肉上，其病乃立愈。《广笔记》

济宁店主女，年十八，劳病三载，体瘦神昏，疾日重矣。视其形神憔悴，眼露光芒，六脉杂乱。细问起居，女曰：腹中常隐隐痛，喜食糖果。及看面生白点，方知是虫也。与雄黄丸十粒，槟榔汤送下，至午不动。又催五丸，腹中大响，下虫百余，形如土鳖，上有鱼鳞，下有黑嘴，四足能动。此女昏晕半日方醒。饮以薄粥，用人参、当归、槟榔、紫苏、赤茯苓各一钱，丁香五个，乌梅一个，数服除虫之根。又以调理方而别。钱案。

蒋仲芳曰：姚轶指妇，年二十余，骨蒸潮热，干咳口干，百治无效。遇一方士，曰：肺中有虫，今当盛夏，正可引出。即用童子鸡一只，去毛杂煮熟，贮漆盘中，以盘盖，半开半闭，俟病者睡着，以半开处置病人鼻边，觉来即将盘盖盖紧。俟晨用水一大桶，置盘中，揭开视其鸡上，小虫有翅者二三百，即倾在长流水中。第二夜用鸡引之，又去虫七八十，虫尽而病愈，至今无恙。予意鸡喜食虫，故虫亦喜食鸡。正如蜈蚣与鸡相仇之意。煮熟者取其香，盛夏则虫四散，睡着不动，则虫闻香易出，付之长流水者，欲其去而永不来也。后试他人亦验。然其要处，不可令病人先知，恐虫亦知，而避去耳。（《续名医类案》）

痹

林珮琴医案

○ 王氏女，风寒湿合而成痹，蕴邪化热，蒸于经络，四肢痹痛，筋骨不舒。盖邪中于经为痹，中于络为痿。《金匮》云：经热则痹，络热则痿。倘经腑治失宣通，延为痿躄。杏仁、滑石、石膏、赤苓、威灵仙、蚕沙、薏仁，数服痛减，乃用白术、薏仁、茯苓、桂枝、片姜黄、钗斛、归身、玉竹、五加皮、桑枝煎汤，数十服肢体活动。又服丸剂平补肝肾，步履如常。

〇族妇，右臂痛手不能举，此为肢痹。用舒筋汤。片姜黄、当归、羌活、炙草、姜渣、海桐皮，加桂枝，四五服渐瘳。凡筋得寒则急，得热则纵，软短为拘，弛长为痿。风寒湿三气杂至合而成痹。风胜为行痹，寒胜为痛痹，湿胜为着痹，宜宣风逐寒燥湿，兼通络。如臂痛，服舒筋汤，必腋下漐漐汗出，则邪不滞于筋节，而拘急舒矣。如气虚加参、芪，血虚加地、芍，肩背加羌活、狗脊、鹿胶，腰脊加杜仲、独活、沙苑子，臂指加姜黄、桂枝，骨节加油松节、虎膝，下部加牛膝、薏苡、五加皮、虎胫骨，经络加桑寄生、威灵仙、钩藤。久而不痊，必有湿痰败血瘀滞经络，加桂心、胆星、川乌、地龙、红花、桃仁以搜逐之。（《类证治裁》）

其他医案

张三锡治一妇月中着恼，素体厚多痰，臂痛移走，两足且肿。以为虚治，服参、归痛益甚，恶心迷闷。作郁痰治，二陈、越鞠加秦艽、丹皮，二服稍减，大便四五日不去矣，投搜风丸后用化痰舒气，二陈、二术、酒芩、酒柏、木通、泽泻、香附调理而愈。

陆养愚治凌绎泉夫人，妊将七月，忽两足软痿，不能履地，分娩后顿愈。一月后仍作，且胸胁痛，夜分发热，或以四物入牛膝、木瓜、虎骨、鹿胶，或作或止。后以脾主四肢，与参、术，胀痛闷绝。仍用养血之品，无进退。经年，诊之，询其饮食如常，肌肉如故，足胫浮肿，胸胁揉按则微痛，否则痞闷，其脉沉缓而滑，此湿痰积于胸，流于四肢，故痛而缓，宜乎滋阴不减、补气增剧也。用二陈汤如苍术、威灵仙、黄柏、白芥子，数剂痛定热除，加苡仁，十剂步履如故。

薛立斋治一产妇，身腹作痛，发热不食，烦躁不寐，盗汗胁痛，服解散祛血之药，不时昏愦，六脉洪大无力。用补中益气加炮姜、半夏，一剂，顿退二三，又剂，饮食甘美，但背强而痛，用八珍散、十全大补汤，调理而安。

一产妇遍身头顶作痛，发热不食，脉浮紧，此风寒之症也。用五积散，一剂，汗出而愈。但倦怠发热，此邪气去而真气虚也，用八珍汤，调理而愈。

周慎斋治一妇产后受湿，遍身疼痛，众以风药治之，遂致卧床不起，手足渐细。此产后气血虚，而风药愈损气血故也。治宜大补气血，用参、芪各钱半，防己五分，煎服愈。

一产妇遍身痛，坐不得卧，已经两月，痰多食减，众治不效。以参、归各一两，木香一钱，为末，酒煎，分为九次服之愈。

马元仪治卜氏姜，产后胸中作痛，痛甚则迫切不能支，至欲求死，诸治不效，延至五月病转危急。诊其脉，两手弦涩少神，不能转侧，不得言语。曰：胸中者，阳气所治之部，今为阴邪所入，阴与阳搏，所以作痛。前医破气不应，转而和血，又转而温补，又转而镇逆。不知阴阳相结，补之则无益，攻之则愈结，若镇坠之，益足以抑遏生阳，而阻滞邪气。惟交通一法，足尽开阳入阴，通上彻下之妙，使阴治于下，阳治于上，太虚之府旷然，何胸痛之有哉。用人参三钱、肉桂一钱，合仲景黄连汤，一剂痛减，二三剂顿释，次进加桂理中汤，数剂痊愈。

按：是症即胸痹是也，故入痛痹门。

缪仲淳治王善长夫人，产后腿痛，不能行立，久之饮食不进，困惫之极。诊之曰：此脾阴不足之候，脾主四肢，阴不足故病下体，向所饮药虽多，皆燥苦之剂，不能益阴。用石斛、木瓜、牛膝、白芍、枣仁为主，生地、枸杞、茯苓、黄柏为臣，甘草、车前为使，一剂辄效，四剂而起。

来天培治潘履端内，年约四旬，患头身手足麻木疼痛，产后感风，不能节劳，致风入经络，而成痛风之症也。询之果以前岁产后而起。以归身、红花养血，钩藤钩、秦艽通经络，黄芩、银花清火，羌活走百节，川芎理头痛，菖蒲利肠消满，甘草缓痛、姜皮达肌肤、通腠理，服二剂而头痛愈，腹胀减。惟发热身疼未除，更心神恍惚不寐，脉稍和，此表证稍退、里热未清，改用生地、归、芍、柴胡、地骨皮、续断、钩藤、半夏曲、枳壳、枣仁、建莲二剂，而诸症痊。惟两膝内肿痛，扶杖而行，此风入三阴而将愈矣。前方减柴胡、地骨皮、半夏曲、枳壳，加丹皮、赤芍、红花、威灵仙、青风藤、防己、牛膝、五加皮、生甘草，又三四剂痊愈。

薛立斋治人产妇，六月多汗人倦，不敢袒被，故汗出被里，冷则浸渍，得风湿身疼痛。遂以羌活续断汤，数服愈。（未选入）。

陈良甫治一妇人，先自两足踝骨痛不可忍，次日流上于膝，一二日流于髀骨，甚至流于肩，肩流于肘，肘流于后溪，或如锤锻，或如虫啮，痛不可忍，昼静夜剧，服诸药无效。陈诊之，六脉紧，曰：此真历节证也，非解散之药不能愈，但用小续命汤，一剂而效。邓安人夏月亦病历节，痛不可忍，诸药不效。良甫诊之，人迎与心脉虚。此因中暑而得之，合先服酒蒸黄连丸，众医莫不笑，用此药一服即愈，自后与人良验。《良方》

宋青龙中司徒颜奋女，苦风疾，一髀偏痛。有人令穿地作坑，取鸡矢荆叶燃之，安胫入坑中熏之，有长虫出，遂愈。《范汪方》《本草纲目》

孙文垣治姚画老夫人，年几七十，右手疼不能上头，医者皆以中风治不效，益加口渴烦躁。诊之右脉浮滑，左平。曰：此湿痰生热，热生风也。治宜化痰清热，兼疏通经络，乃可瘳也。二陈汤倍加威灵仙、酒芩、白僵蚕、秦艽，四剂病去如失。

李妓体素肥，患痛风，自二月起至仲冬，诸治不效。六脉大而无力，手足肢节肿痛，两胯亦痛，不能起止，肌肉消半，日仅进粥二碗，月经两月一行。曰：此行痹也。以人参、白术、薏仁各三钱，当归、枸杞、杜仲、龟板、苍耳子各二钱，晚蚕沙、秦艽、防风各一钱，附子、甘草、桂枝、黄柏各五分，五帖痛止肿消，改用归芍六君子加薏仁、丹参、红花、石斛、紫荆皮三十帖痊愈。（案中孙胡为友人，昵此妓，无力赎之。孙乃力肩治愈，设法卒归其人为良家妇。兹以文繁节之。）

一妇人年五十余，向来小水短少，今则右背盐匙骨边一点痛，夜尤甚，已半月，治不效，且右边手肢节皆胀痛，筋皆暴起，肌内上生红点子。脉两手皆滑数，右尺软弱，乃湿热伤筋，而起痛痹。以东垣舒筋汤为主，两帖而愈。

一妇人两腿作痛，时亦走痛，气短自汗，诸药不应。诊之尺脉弦缓，此寒湿流注于肾经也。以附子六物汤治之而愈。但人谓附子有毒，多不肯服，若用童便炮制，何毒之有，况不常服，何足为虑。薛中气不足，以补中益气汤加附子，服之三年，何见其毒也。经云：有是病，用是药。

薛立斋治一妇人，肢节作痛，不能转侧，恶见风寒，自汗盗汗，小便短，虽夏亦不去衣，其脉浮紧，此风寒客于太阳经，用甘草附子汤，一剂而瘥。

一妇人月经不调，且素有痛风，遇劳必作，用众手重按稍止，此气血俱虚。用十全大补加独活而痛痊，用六味丸、逍遥散而经调。

一妇人肢体作痛，面色痿黄，时或赤白，发热恶寒，吐泻食少，腹痛胁胀，月经不时，或如崩漏，或痰盛喘嗽，头目眩痛，或五心烦热，口渴饮汤，或健忘惊悸，盗汗无寐等症，卧床年许，悉属肝脾亏损、气血不足所致，用十全大补、加味归脾，兼服月余，诸症悉痊。

张仲景治妇人六十二种风，及腹中血气刺痛，以红蓝花酒主之，红花一味，以酒一大碗，煎减半，顿服一半，顷之再服。

立斋治一妇人，肢节肿痛，胫足尤甚，时或自汗，或头痛，此太阳经湿热所致，用麻黄左金汤，二剂而愈。

马元仪治陈氏妇，患痛痹，手足瘈疭，周身尽痛，不能转侧，口干烦躁。脉之弦数兼涩，此阳明津液不足则生热，热极则生风。手足瘈疭者，风淫末疾也。口干烦躁者，火邪内炽也。惟专滋阳明，不治风而风自熄，不治痛而痛自除矣。用生首乌一两，生地五钱，黄连、黄芩、半夏曲、枳壳、桔梗各一钱，四剂症减六七，又数剂而痊。

一妇人臂痛肢挛，不能伸屈，遇寒则剧，脉紧细，正陈良甫所谓肝气虚，为风寒所中，流于血脉经络，搏于筋，筋不荣则干急而为痛。先以舒筋汤，更以四物汤加丹皮、泽兰、白术治之而痊。亦有臂痛不能举，或转左右作痛，由中脘伏痰，脾气滞而不行，宜茯苓丸，或控涎丹治之。

刘云密治一女子年三十外，病冬月怯寒，并头痛背重坠而痛，下引腰腿及腿肚痛甚，右臂痛不能举。医以五积散为主，加羌活、乌药以散凝寒而行滞，似亦近之，然但除怯寒与腰痛，而头腿肚及右臂之痛，只小愈耳，至背之重坠而痛，毫未减。盖只知散寒，而不知达阳，只知行胃肾之气，而不知达胸中之阳也。夫阳气受于胸中，而背固胸之府也。因简方书，有以姜黄为君，而用羌活、白术、甘草四分之一，乃加入附子三分，服头饮，则诸痛去其三，再如前剂，用其三之一，与前渣同煎，服竟而诸症霍然。此以姜黄达上焦之阳，为其能不混于治血，且不等于治气之味也。（《续名医类案》）

气血郁痹

薛雪医案

○ 少腹微膨，经来后期多痛，秋冬膝踝冰冷，冲气致左胁攻触，脘中胀闷，痛不能食。此属气血郁痹，络脉不和。虽无性命之危，然恐有不得孕育之累矣。

炒元胡，炒小茴香，川楝子肉，穿山甲，当归尾，生牡蛎，炒烟尽五灵脂，生蒲黄。接服后药。

前方专主温通气血，痛果得缓，瘕气亦不上攻触。今复形寒，食不化，与养营方，兼暖冲任，为孕育之基。

人参，紫石英，艾粉，四制香附，淡苁蓉，肉桂，归身，巴戟天。各碾细末，以白花益母草膏为丸。

○ 悒郁内损经阻，筋骨皆痛，损伤不复，即起劳怯。温养疏通，望其郁痹气血和融。若但清热，见血理嗽，百无一治。

当归，生杜仲，桑寄生，炒枸杞子，生鹿角。（《扫叶庄一瓢老人医案》）

腹泻后头眩痛发热

陈莲舫医案

○ （罗少耕大姨太太）肝体不足，肝用偏旺，早有脘胀头眩，入夏来郁湿扶滞中焦，脾胃受困，加以肝木来侮，勃发呕泻。现在呕止泻平，并无寒热，惟胃纳总未见旺。着紧者尤在头部发热，热而痛，痛而晕，日轻夜重，其热势痛势上及巅顶，旁及眉棱。合之脉弦滑，舌苔光红，中心少液。证情似虚而非实，本而非标，虽属外因，当从内因调理。录方候政。

西洋参，风霍斛，制女贞，蜜炙桑叶，荷叶边，杭菊花，抱茯神，元精石，白蒺藜，竹二青，东白芍，炒丹参，苍龙齿，生熟谷芽，红皮枣。

复方：

风从肝出，热从心生，属内风而非外风，虚热而非实热。所以上扰清空则为头部眩晕，煽烁娇脏则为气冲发呛。牵连诸恙，两耳时鸣，神志恍惚，有时出汗，有时泛痰。脉弦滑较减，仍细实少力，舌红势渐淡，仍光剥少液。虚非一脏，心肝两亏，肺脾亦为受病。须得持久调理，以冀次第复元。

西洋参，夜交藤，炒怀膝，东白芍，甜橘饼，红皮枣，灵磁石，抱木神，风霍斛，白蒺藜，糯稻根，全福花，炒丹参，冬青子，滁菊花，枇杷叶。

再复方：

手三阳之脉受风寒伏留而不去，则名厥。头痛入连在脑者，则名真头痛。此《难经》之论头痛，专从外感立说也。兹则并无外感，都属内虚，虚则生风，上扰清空。向有头晕，晕甚为痛，有根屡发。现在发而较平，痛或仍晕，耳鸣亦未平复，肝风之外又挟肝气。侮于脾，早有脘胀；刑于肺，近为胸闷。甚至欲嗳不出，得食作酸。脉两手细突，舌光剥少液。再从熄养，于和阴之中参以调气。是否有当，即候政行。

西洋参，珠母粉，夜合花，奎白芍，新会叶，风霍斛，绿萼梅，抱茯神，炒丹参，炒淮膝，滁菊花，白蒺藜，竹二青，荷叶边。

三复方：

诸风掉眩，皆属于肝。肝气挟痰刑于肺，屡发咳呛，胸次突塞。肝阳为热扰于心，神烦不安，彻夜少寐，欲嗳不利，得太息较松，食入即胀。脉息弦减仍滑，舌苔红退转润。再拟清养。

北沙参，川贝母，抱茯神，玉蝴蝶，东白芍，炒淮膝，竹二青，红皮枣，合欢皮，金石斛，远志肉，炒丹参，夜交藤，新会红，代代花，鲜莲心。

四复方：

北沙参，刀豆子，全福花，玉蝴蝶，光杏仁，鲜莲子心，金石斛，抱茯神，代赭石，川贝母，竹二青，枇杷叶，佛手花，远志肉，夜交藤，淮牛膝，红皮枣。

○ 风气通于肝，高巅之上，惟风可到，是头痛属肝风为多。然痛连眉棱者，张子和谓属足阳明胃经，似不得专责诸肝，又当兼责诸胃。夫胃与肝为表里，胃之经与胃之腑亦表里也。病情由表及里，即由经及腑。头痛止后，纳食从此呆钝，口中并为乏味。土愈虚者木愈强，胃系既属上逆，肝气从胃内侮，自脘宇上至胸膈，抑塞鲜通，欲嗳不出，转为呃忒，食物至咽，似乎格格不下。至于艰寐频仍，牵连而发，虽属心阴不足，心阳有余，亦未始不关肝火之旺。肝，经不云乎入卧则血归于肝，胃不和则卧不安，以肝主藏魂，血虚则魂失安藏，惊悸不能交睫；胃居乎中，气弱则中怠常度，上下因之失济。历诊脉情弦滑略减，六部皆见细软，舌苔红剥已平，略形滋润。目前调理，偏温燥恐碍营虚，偏滋腻有妨气滞。铢两于两营之间，拟柔肝和胃为主，佐以养心，兼以保肺，于干呛少痰亦能关涉。候政。

第一方：

北沙参，全福花，佛手花，夜交藤，枇杷叶，红皮枣，川贝母，代赭石，真獭肝，金石斛，竹二青，鲜莲子心，陈秫米，抱茯神，绿萼梅，炒淮膝，鲜橘叶。

附加减：

如呃忒已平，去全福、代赭，加炒丹参、奎白芍。

如头痛发热平而复作，加元精石、杭菊花。

如咳呛较甚，吐痰不利，加光杏仁。

如自汗盗汗，汗出甚多，加炒淮麦，或加糯稻根。

第二方：

西洋参，炒淮膝，夜交藤，新会红，红皮枣，元金斛，奎白芍，抱茯神，川贝母，忘忧草，潼夕藜，炒丹参，佛手花，北秫米，竹二青。

附加减：

如屡屡火升，夜寐不合较甚，加珠母粉。

如头部眩晕，行动即来，加明玳瑁。

如呃忒时来，喉间气逆，加全福花、代赭石。

如干呛少痰，胸次窒塞，加枇杷叶、光杏仁。

如口中不渴，呕吐清水，当脘懊怀，加仙露半夏。

如嗳气不爽，每每上泛作酸，舌苔不见光剥，口中不喜引饮，试加左金丸入药同煎。

如见口渴舌剥，此丸即不能用。

第三方：

吉林须，潼夕藜，抱茯神，奎白芍，竹二青，西洋参，白夕藜，海贝齿，炒归身，代代花，滁菊花，合欢皮，新会皮，炒丹参。

附加减：

如服后作胀，气升发嗳，用参须代水磨乌沉香一分，冲药内服。服沉香后胀势仍少平复，只得不用参须，并沉香亦无须加入。

如服后面部大升，眩晕复来，方内亦去参须，加入盐水煅石决明八钱。

如大便四五日不解，用瓜蒌仁三钱，不应再加入火麻仁三钱。若大便畅解，即当除去不用，恐太过反为便溏也。少食者便自少，与寻常停滞腑闭不同，一切攻下之剂均在禁例。

备感冒风寒挟滞方，如头痛头寒，脘胀泛恶，便溏纳呆，舌白脉细等症，暂服此方一二剂，平即不服。

黄防风，川郁金，白茯苓，粉前胡，老苏梗，新会皮，姜竹茹，佛手柑，厚朴花，焦建曲。

备感冒风热挟痰方，如咳嗽头疼，身热汗少，口渴引饮，脉浮舌黄等症，暂服此方一二帖，平即不服。

冬桑叶，光杏仁，柔白薇，杭菊花，方通草，川贝母，白茯苓，蜜炙前胡，薄荷梗，枇杷叶。（《陈莲舫医案秘钞》）

脱

周小农医案

○ 陆子俊妻陈氏，生育既伙，经来过多。丙子秋疟，一发即由西医截止，三发三截。早劳房事，冲任震动，烦躁气逆。延张医诊，以其脉数，苔揩腻，投以清脾饮加苍术、陈皮、蔻仁，转加二妙丸等。数剂，烦躁少寐，转延余诊，已十月下旬矣。脉弦数左弱，苔白。以其硕长阴亏之体，冲气既逆，偏燥非宜，转用温胆加蒿、薇、金铃、炒枣仁、合欢花、首乌藤、朱砂安神丸。夜寐加多，懊烦略减，胸前发斑疹，转予清营化斑。翘、栀、知母、元参、丹参、丹皮、银花、竹叶，稍加犀、羚末药。斑疹即化，烦懊大定。仍用温胆汤加蒿、薇、金铃等。忽转凛寒，自以橡皮热水袋熨背及足，怔忡冲气如欲脱状。即《温热论》肾虚则邪解即见欲脱症是也。是晚或介龚医，用青蒿、鳖甲、知母、丹皮、黑豆衣。未服。继加冷汗，赶往晨诊，脉亦躁急无绪，阴阳两亏，虚脱见证。即疏吉林参、麦冬、五味、鳖甲、龙骨、牡蛎、淮小麦、茯神、冬虫夏草、白芍、桂枝、炒枣仁、山萸肉、首乌、甘杞子、杜仲、嫩毛鹿角。服后冷汗减。午后热汗仍出，放而不收。即嘱服二剂。是日出汗到翌晨，又赶往晨诊，嘱以干河车煎汤代水煎汤。十时汗止，共出汗廿四小时。以后守定益气血、补阴阳潜纳法。向之头不动转者，已能回顾，夜寐亦安。既又经行，冲脉之攻筑渐息。惟苔白罩灰，旬余不便。即拟增液汤加苁蓉、火麻仁、怀牛膝、玄精石、甜杏仁、柏子霜，并研蜣螂、玄明粉，装入胶囊服之，便解漆黑。其家延西医，用灌肠导余积。以服补在先；未酿脱变。十一月进医院，院中室温八十余度，所饮药水中有酒味，提动肝阳失眠，即出医院。又延中医某调理，兼肝气撑动，竭力图维，并安其神，恢复甚缓。继延朱医调补，稍有起色，渐愈。（《周小农医案》）

杨爵臣医案

○ 村妇王氏。妇年近三旬，旧病痫，寻愈有年。一日午后，浣衣觉不爽，就卧。至夕人事不省，痰响如曳锯。其夫奔告求治。比往漏近三下。诊得：睛露口张，壮热，微汗浸浸，面赤若妆，微喘状，甚烦难；脉寸关洪大，重按无力，尺脉全无。先有医谓中风，用疏风去痰大剂，药已就煎。予曰：此脱候也，此药入口立败。其夫骤起将药倾去，叩求立方。勉用固阳填镇熄风法，服后两时，汗敛神清能言。次早延往，云：偏身痛，心烦难极。取前方加减一服，愈。后竟操作如常。当初方立就，其夫持市药，有数医在肆，睹方骇怪，药肆亦讶姜附太重。幸其夫深信不疑，遂致应手回春。甚矣，此事难知，然不料取效神速若斯也。

初方：

炮附子三钱，干姜二钱，炙黄芪三钱，炙蚕三钱，钩藤三钱，防风二钱，磁石三钱，酒炒白芍三钱，炙草一钱五分。

次方：

桂心一钱，白芍三钱，炙草二钱，当归三钱，防风二钱，杏仁二钱，炙芪三钱，紫石英二钱，炮附子二钱，炙蚕二钱。

如此重证，两方痊愈，竟无须再药，虽曰神妙，然益见误药之为害大矣。业斯道者愿慎之。（《治验论案》）

余景和医案

○ 常熟塔前高姓妇，十一月二十九日生产，至十二月朔，下血甚多。请王姓医治之，进以当归、杏仁、冬瓜子等，又方加以肉桂。初五邀余诊之，脉芤而无力，面色㿠白，唇舌俱白，毫无华色，神气疲乏已极，口唇掣动。余诊之曰：此气随血脱，血虚则内风煽动。宜遵血脱先固气之法，非大补不可。立方：党参一两，黄芪一两，枸杞一两，当归三钱，白芍二钱，桂枝五分，炙草六分，龙骨三钱，枣仁五钱，茯神三钱，红枣十枚，桂圆肉十粒，服后神气略清，精神渐振。照方减半，又服二剂。惟小便自遗，大便不更，此系神气不固，血液亏损，津液不能敷布大肠。又改方：淡苁蓉三钱，杜仲三钱，杞子五钱，潼沙苑三钱，白芍二钱，菟丝子三钱，蒲黄炒阿胶二钱，红枣五枚，桂圆肉六枚。服后小便遗止，大便已通。后服和营理气、调养肝肾而痊。俗云产后忌补，不可执一而论也。

○ 辛卯冬，余至五渠夏宅诊脉，回至舟中，有陆二官，余之仆也，其妻追至舟中云：家中侄媳病重，欲邀余诊，余因有别事，不能逗留。陆二夫妇匆匆回家，余亦反棹，已去里许。余在舟中忖之，看陆二夫妇惊惶失色，必病势危急，若袖手不救，于心何忍？即停舟步行至其家。见其家中聚集多人，病人势已临危。余即问其病情，因子子胎难产，去血过多，气脱矣。余即诊其脉已绝，目瞪直视，牙关紧闭，用火刀撬之，舌缩色白，面色如纸，肢体俱冷。余即将艾叶炙其小足指外，两炷，稍能伸缩。余曰：未必竟死，此乃气随血脱也。若不急救，三四时气必绝矣。用黄芪四两，当归二两，炒枣仁三两，煅牡蛎四两，煅龙骨一两，炙甘草三钱，炒淮麦三钱，红枣三两，炒白芍六钱，桂枝钱半，桂圆肉二两，茯神二两，党参四两，给其药资一元，将大罐煎沸，以气熏其鼻，频频灌之。再添水煎，再熏再灌，共服十余碗，肢体渐渐转热，至四更始醒。此证若从市医产后忌补，聊将生化汤塞责，必死无疑。余之亲历产后，每每当补宜速补，决不敢因循误事，以致不救。（《诊余集》）

吴简庵医案

○ 周比部太夫人，年逾八十，冬至之际，卒然昏愦不语，手足不遂，寒战汗泄。余曰：脉息细微，此高年营卫败竭、真气元阳虚脱之象，年纪、脉证俱逆，法在难治，如服四味回阳饮，煎浓徐徐灌下，或冀万一。遂服两剂，神气、脉象似有生机，更用六味回阳饮，汗收能眠，神清脉旺，仍以原方加白术、肉桂，连服数帖，四肢身体稍能动，易服十全大补汤加人参养荣汤、大补元煎相间服之，调理百日而瘳。（《临证医案笔记》）

袁桂生医案

○ 庚戌三月，叶姓妇卧病垂危，其子来邀余诊，行色怆惶，口称某医已经诊治数日，称为不治。并求速往。视之果神色大衰，时出冷汗，手冷额冷，面色萎黄，心悸头晕，精神不支，脉息小弱。盖阳气大虚，亡阳在急之危候也。遂以四逆加人参汤，再加黄芪、白术、枣仁、白芍、红枣等，姜、附各用一钱五分，参、芪、术均用三钱，急煎与服。旋即汗止手温，神气亦转，能进米粥。原方去附子，稍轻其剂，接服三日痊安。（《丛桂草堂医案》）

其他医案

东垣治一妇人，经行黑血凝结成块，左厢有血瘕，水泻不止，谷食有时化，有时不化，至今岁四月，血块暴下，水注并作，是前后二阴有形之血脱竭于下，无形之气先已下陷，故水泻日已四五行，不食则微满，食罢则心烦不快，甚至饮食不进，形神困顿。曰：夫圣人治病，必本四时升降浮沉之理，经权常变之宜。若不本四时，以顺为逆，非其治也。且治之大法，必先岁气，无伐天和，无盛盛，无虚虚；遗人夭殃，无致邪，无失正，绝人长命。故阳盛阴虚，下之则愈，汗之则死；阴盛阳虚，汗之则愈，下之则死。大抵圣人立法，各自有义。且如升阳以发散之剂，是助春夏之阳气，令其上升，乃泻秋冬肃杀寒凉之气，此病是也。当用此法治之，乃升降浮沉之至理也。夫天地之气，以升降浮沉，乃从四时。如治病逆之，则杀人矣。故经云：顺天者昌，逆天者亡。可不畏哉！夫人之身，亦有天地四时之气，不可止认在外，人体亦同天地也。今崩下不止，是前阴之气血已下脱矣；水泻又数年不愈，是后阴之气阳已下陷矣。后阴者，主有形之物也；前阴者，乃精气之门户。今俱下竭，是病人周身之气，常行秋冬之令，阴主杀，此等降下之病是也。阳升阴长，春夏是也。在人身之中，令气升浮者，谷气上行故也。既病则周身血气皆不升长，谷气又不上行，其肌肉消少，是两仪之气俱将竭矣。既下元二阴俱脱，血气消竭，假令当日原是热证，今下焦久脱，已化为寒矣。此病久沉久降，寒湿大胜，当急救之。泻寒以热，降湿以燥，大升大举，以助生长补养，血气不致偏枯。圣人立治之法，湿气大盛，以所胜助之，助甲胆风木上升是也。余以补中、调中、清燥三方，屏去黄柏，加桂、附，或姜、附，迭举三法，调治半年，而康复如常。

东垣治一女子，月事不调，漏下恶血，或暴崩不止，多下水浆之物。此劳伤形体，心火乘脾，故倦怠嗜卧，四肢不收，气喘短促，无气以助。脉缓弦急，按之洪大，乃血脱气陷，得之脾土受湿热之邪也。投调经升阳除湿汤，三啜而病如失。

东垣治一妇，久患血崩，面黄乏力，倦怠少气，脉大而涩。此脱血气陷，脾胃受病也。投益胃升阳汤，半月而愈。（徐灵胎《女科医案》）

虚　损

周小农医案

○ 张氏，扬名乡。戊午五月诊：始因春间喉痛，溃平之后，不时凛热，后以午夜举发，微咳口渴，便艰纳少。脉右数，舌光。是气阴为余蕴所伤，枢机亦属不舒。拟川石斛、元参、瓜蒌、紫菀、金铃、山栀、丹皮、郁金、银柴胡、淡芩、沙参、白薇、苏噜子、鲜首乌。三剂。热后有汗，胃纳略增。原方出入。夜热循止，口润便爽。续予六味地黄丸，复入养津退虚热之品，长服调理而安。

○ 袁昂之室，外戚也。丁巳身热数月，脉弦苔白，审知以肝郁，故肢亦作痛。进柴胡、金铃子、丹皮、黑山栀、郁金、白芍、钩勾、白蒺藜、元胡、木蝴蝶、香附、苏梗等，一服而热退，此肝火郁而为热也。

○ 戊午九月，慧山任姓妇，患身热年余。余察面色黄不甚瘦，脉弦实，隐有气郁。以逍遥散、金铃子散、化肝煎出入为方，三剂而愈。

○ 己未，小渲张姓女，在沪患寒热，二月不止。来锡。诊时脉濡数，苔薄，口不甚渴，溲不甚赤。非时感。细询其母，知不甚多言，隐有气郁也。加味逍遥散去白术、草、姜，加青蒿、白薇、秦艽、郁金，六剂而愈。

○ 高福保家一妇，辛酉三月诊：身热连绵，数旬不退，胸脘气闷，脉细不起，舌红不食，颇似劳损。询有气郁，从肝郁疏达之例，逍遥散、金铃子散出入，加伽楠香、川贝母、乌药研末。服二剂，热减，脘闷亦舒。复予调理而安。

○ 谢蕙庭室人，瘦弱阴虚，经来则多。丁卯年五十岁。

八月十一日诊：少寐不酣，时有轰灼，口燥嗳噫，胃纳不馨。脉弦动不靖，苔淡黄。阴虚生内热，神不安帖。宜和中安神，潜阳化痰。石斛、甜杏仁、川贝母、秫米、竹茹、黛蛤、紫贝、远志、山萸肉、杞子、麦冬、扁豆、于术。

十二日诊：昨寐尚酣，吐痰甚韧，灼热烦闷，胃纳尚馨，脉弦似敛。阴虚生内热，酿痰则少生气血。再和中安神，潜阳化痰。石斛、天术、甜杏仁、麦冬、川贝母、扁豆、蛤壳、龟板、杞子、夜交藤、远志、枣仁、冬虫夏草、半贝丸、朱砂安神丸。

十四日诊：夜寐已安，惟虚火烘灼胸背四肢，头昏烦闷。脉象尚敛，苔薄。阴虚内热，再壮水之主，以制阳光，参以安神涤痰。石斛、天冬、炒枣仁、白芍、龙骨、龟板、首乌、杞子、鳖甲、牡蛎、合欢皮、阿胶、冬虫夏草、半贝丸。

廿四日诊：服仙方旬余，有胡芦苦寒伤脾，沉香灼阴，以致虚火熏灼，喉关红疼，胸口烦闷，胃纳亦退。拟养胃生津，降火化痰。二冬、石斛、山药、女贞、黛蛤、珍珠母、滁菊、功劳子、北沙参、元参、龟甲、川贝母、扁豆衣、生谷芽。

廿五日诊：喉关之红已减，虚火稍平，溲色黄秽，口渴觉松，夜寐不酣。脉数已软，苔积不厚。再降火安神，和中化痰。茯神、石斛、山药、沙参、金铃子、功劳子、元参、黛蛤、决明、甜杏仁、枣仁、龟甲、百合、扁豆衣。

廿六日诊：喉关之红已松，惟火升灼甚，夜寐尚酣，溲黄未净。脉数未加，苔亦松薄。再养阴降火，潜阳安神。天冬、沙参、生地、丹皮、石斛、山药、茯神、金铃子、百合、女贞、旱莲、龟甲、珍珠母、扁豆衣。

廿七日诊：喉关之红未加，虚火上升，目鼻口间均到，惟已较轻；夜寐不甚酣，二便颇热。脉数未净。再养阴潜阳，降火安神。二冬、沙参、生地、山药、茯神、金铃子、二至、麻仁、龟甲、元参、珍珠母、枣仁、扁豆、朱砂安神丸。

廿九日诊：喉关之红又退，胸腹火灼微作，便秽不甚，痰吐尚顺。脉右略数，苔淡黄。再原法增损。百合、沙参、黛蛤、石斛、玳瑁、龟甲、金铃子、丹皮、沙参、生地、枣仁、茯苓神、生首乌、川贝母、朱砂安神丸。

九月初一日诊：昨晚气火上灼颇甚，逗留胸腹等处，小溲觉赤，大便颇润。脉软略数，苔淡黄。喉略见红。阴虚之体，木火上升，痰浊不清。兹拟大清厥阴，安神涤痰。大麦冬（破去心，加雅连五分扎）、竹茹、丹皮、玳瑁、黑山栀、沙参、银柴胡、小麦、石斛、茯神、炒枣仁、川贝母。另磨羚羊尖三分，开水冲。

初二日诊：昨晚灼热烦懊未作，今日略觉火升喉胸，溲黄，便见黏痰。脉右未靖。足见阴虚固然，内挟木火。再着重清肝泄火。竹茹、丹皮、黛蛤、麦冬（去心，雅连五分包扎）、山栀、沙参、石斛、茯神、枣仁、白薇、玳瑁、川贝母。另羚羊尖二分、辰砂一分、郁金二分，研冲。

初四日诊：前昨火发较缓，交节又起风恙，胃痛痰吐较少，脉较前和。再前法参入舒展气机。石斛、金铃子、丹皮、远志、山栀、郁金、苓神、枣仁、白薇、川贝母、火麻仁、木蝴蝶、丝瓜络、朱砂安神丸。

初五日诊：火为元气之贼，每晚烘灼胸肢，发于阴分，清肝即走，足见症属阴虚木旺，引动胃气，腹有满意。宜为清熄木火，参以流动气机（与心栽先生同酌）。沙参、川贝母、麦冬（去心加，雅连五分包）、石斛、苓神、枣仁、黑山栀、丹皮、远志、黛蛤、青皮、竹茹、竹黄、乌药、郁金。另磨羚羊尖二分、犀尖二分、玳瑁三分、珠粉二分，研细冲服。

初六日诊：昨日服后，灼热之火未作，大腹之满亦止。今日略觉心虚，二便之热未清。再昨意增减。沙参、柏子、预知子、川贝母、麦冬（去心，加雅连五分包）、石斛、苓神、枣仁、黑山栀、丹皮、远志、郁金、黛蛤、竹茹、竹黄。另磨羚羊尖、犀角尖各二分，冲服。

初十日诊：此次经来，色紫且多，为前二月所无，亦属热征。迩日火灼已馁，气短闷塞不畅，头晕心悸。

再清火潜阳安神。石斛、南北沙参、山药、小麦、元参、黛蛤、二至、地榆、茯神、枣仁、川贝母、珠母、紫菀、麦冬（去心，雅连五分包扎）。

十七日诊：夜寐由火升气阻不酣，溲略热，大便秘，阴虚，气火均旺。前法参以疏肝和中。丹皮、金铃子、香附、白芍、黄精、元参、枣仁、茯神、麦冬、川贝母、青皮（蜜水炒）、九节菖蒲（米炒）、龟甲、火麻仁、乌药、朱砂安神丸（包煎）。另伽楠香一分、金箔二张、辰砂二分、鸡内金一具，研细蜜调，开水冲服。

廿日诊：比届节气，肝气大作，幸即敉平。晚间虚火游行目口等处，四肢酸软，风火不熄。再育阴熄风，涤痰安神。滁菊、珍珠母、黑豆衣、黄精、茯神、枣仁、麦冬、功劳子、桑寄生、川贝母、白芍、北沙参、制首乌、元参、朱砂安神丸。

廿三日诊：昨夜灼热在心腹间，动气筑筑，肝血不足，则生火炎，脘中似阻，气亦未疏，吐痰似灰。再养阴滋液，救焚涤痰。珠儿参、麦冬、鲜生地、元参、金铃子、竹茹、白芍、苓神、丹皮、阿胶、玄精石、香附、龟甲、枣仁、鸡子黄、海蛇。

廿五日诊：前拟滋液救焚，五志厥阳之火稍平，或伏大腹，或停尻傍，痰灰已淡。再原方删香附，加石英。

十月三日诊：火势已减十之七，惟迩日衣覆过多，又加气忿，喉间自觉烘灼。仍宗前意。沙参、元参、丹皮、生地、金铃子、牛膝、枣仁、茯神、柿霜、白芍、二冬、龟甲、黛蛤、青盐、玄精石、泡射干、鸡子黄。延至冬至，见颧红火升，服膏方一料而定。嗣后气忿火升，则进前方，延至花甲之外。膏方案云：《经》谓阴平阳秘，精神乃治。阴虚之体，火炎夜升，中治未几，又加西术草药，增喉痛赤纹，进清养降火乃应。嗣以二便气秽，进清肝撤薪，火升大减，惟不能全已，阴血之不足也。交节肝气脘痛，眩晕少寐，水亏木旺，自宜滋填，壮水之主，以制阳光，参以和胃安神，理气养络，滋潜下焦。西洋参、二冬、生熟地、山萸、丹皮、寄生、山药、白芍、磁石、石英、牛膝、苁蓉、滁菊、龙骨、牡蛎、茯神、枣仁、首乌、珍珠母、木瓜、火麻仁、柏子仁、二至、黄精、杞子、甘草、金铃子、鳔胶、桑椹、川贝母、莲子、淡菜、小麦、芡实、猪脊髓、鲍鱼、燕窝，水煎三次，去渣，加阿胶、龟甲胶、

柿霜、白蜜、冰糖收膏。（《周小农医案》）

○陈女，年十八岁。乙卯热病数月。愈后气营大伤，足弱，溲频不禁，经停不行，有时腹热便艰，形羸，面青白无华。脉细，舌红无苔。脏阴枯涸，劳怯根萌。就诊于余，以其劳损如是，姑劝其服扶元之丸方而已，初未必其可起也。己未四月，其戚偕子来诊，谈及陈女，谓服丸后诸恙均愈，经行肥壮。诚可快慰。

丸方为当归、白芍、苁蓉、杞子、茯苓、丹皮、山萸肉、覆盆子、白薇、山药、桑螵蛸、菟丝、鸡内金（研末），用河车、鸡血藤膏、两仪膏溶化，丸如绿豆大。晨服三钱。（《周小农医案》）

章次公医案

○孙某，女。

面色萎黄，爪甲淡白。此气虚血不足，连夜发热，予补中益气汤加味。

党参9克，黄芪15克，白术9克，全当归9克，柴胡4.5克，升麻3克，陈皮3克，粉草3克，春砂仁2.4克（后下），带叶佩兰9克，肉桂末1克。分三次吞。

二诊：投补中益气，身热退。气虚，一时难复，苔腻，口淡。此方催进食欲。

佩兰梗9克，春砂仁2.4克（后下），薤白头6克，宣木瓜9克，生鸡金9克，佛手片4.5克，陈皮4.5克，炒麦芽9克，六神曲9克，山楂肉12克。

三诊：大便不约，急则自遗，脾阳虚也。予附子理中。

制附块4.5克，土炒党参9克，炒白术9克，炮姜炭4.5克，清炙草3克，北细辛2.4克，五味4.5克，炙紫菀9克，炙远志4.5克。

四诊：便溏自遗者已能约，咳剧，痰黏腻不爽。

白苏子12克，旋覆花9克（包），炙紫菀9克，陈皮4.5克，北细辛2.4克，五味子4.5克，炙款冬9克，白果10枚（去壳），炙远志4.5克，杭白芍9克，清炙草3克。（《章次公医案》）

○狄某，女。

头昏。心动悸，食少，夜难酣寐，其虚也益甚，治在心脾。

生黄芪6克，潞党参9克，生白术9克，白归身9克，抱茯神12克，炒枣仁9克，远志肉6克，龙眼肉9克，广木香2.4克，炙甘草2.4克。（《章次公医案》）

顾晓澜医案

○袁某，女，十八岁。

面黄肌瘦，唇燥舌干，咳吐白痰，懒言神倦，据述二七经通之后，天癸四载不来。骨热盗汗，便燥溲赤，诸药不应，已成骨蒸劳热。诊脉沉涩之中，尚有胃气，姑先用宣郁养营一法。

瓜蒌仁三钱，薤白一钱五分（白酒洗捣），川郁金三分（磨汁），炒丹皮一钱，丹参三钱，大麦冬一钱五分，茯苓三钱，黑山栀一钱五分，地骨皮露三钱（冲服）。

又：二便得通，寝食稍进，骨蒸盗汗亦减，渐能振作精神。脉象亦稍流利，宣郁养营得效，再照前方去麦冬，加生地五钱。

又：骨蒸盗汗已止，寐食大增，面黄渐润，精神颇振，咳痰痊愈。脉亦渐起，惟月事未通，即以前方煎送。

当归龙荟丸三钱，渐加至四钱。

又：脉象流利，两尺尤滑。诸恙俱愈，寐食精神复旧，惟少腹隐隐作痛。此天癸将通之兆也。

全当归三钱（酒洗），川芎一钱（酒洗），川郁金汁四分，元胡一钱五分（酒炒），蓬术一钱（酒炒），炮姜炭七分，艾叶三片，鸡血藤膏一钱五分（溶入）。

又：脉和经通，诸恙俱愈，用合欢皮三钱、金针菜五钱，煎汤送。

归脾丸三钱，常服。

问经秘四年，骨蒸劳嗽，诸药不效。今独以宣郁养营收功，何其神也？曰：症虽难治，然脉象沉涩之中，尚有胃气，此由天癸甫通，即抱失恃之痛，悲伤忧郁，心脾两亏，后母又不能加意调摄，任食寒凉，遂成此疾。愈通愈闭，所以四年不痊。即《内经》云：二阳之病发心脾，女子不月也。且交睫则有汗，可见血尚未枯，先与宣郁养营俾心脾，两复其初。继以当归龙荟丸泻厥阴之郁热。未用温通而愈。嘉言喻氏已立案于《寓意草》中，阅者未能留心耳，何神之有？（《吴门治验录》）

胡住想医案

○曹梧冈令爱，年十七岁。七月间以劳倦发热，不思饮食，六脉俱洪，用逍遥散四剂遂愈。自后饮食不甚贪，肌肉不生，此脾胃虚也，还宜服补中之剂，彼视为泛常，不及调养。延至十一月间，忽气喘咳嗽，此土不能生金也，且发寒热，复诊之，六脉无伦次，无至数，偶来一如游丝，亦无定迹，外症喘急吐痰，不食面红，遍身冰冷，两目有时而左红赤、有时而右红赤，此脾胃久虚，真阴渐亡，虚阳上越之危证，以六君加姜、桂各三分、门冬、五味、黄芪。二帖嗽为稍缓，四帖而寒热止，饮食增。又诊之，右三脉尚弦细，用补中加姜、桂，晚煎八味丸一钱五分，十余剂而痊。至来年正月间，复病如前，盖因节下饮食过伤，亦缘前之元气未复，脾胃未充故耳。其症比前更重，脉亦如前，日夜不睡，以归脾汤加大附三片，姜、桂各二分。服一剂，即鼻勾睡一晚。又三剂，更服补中加姜、桂、山药、故纸，二十余剂。复诊之，上三比前觉定，但弦不和，仍服前汤，用八味丸四十余粒同煎服之，又二十余剂，身温症退而平。（《慎柔五书》）

○ 张敬山夫人，年四十外。病已八月多矣，遍身肉尽脱，气喘，不思食，延予视之，六脉俱和缓有神，四至，虽名有胃气。经曰：形肉尽脱者不治，脉不应病者死。姑用六君加门冬、五味、干姜二剂，初觉不安，顷之遂鼾睡，气喘亦疏，声亦响亮。复诊之，六脉俱细，脾肺二脉，似来似去，欲脱之象，此的为死候矣。再三谛询，彼云稍可，但小思食耳。予思此脉比前反退，甚是不宜，又勉进前剂一帖。又泻，增胸膈饱闷，且不纳水汤，此中气已虚，不能输运，遂查历日，乃乙巳。曰：今晚死矣。重于甲，卒于乙，此五行之定制也。已而果然。友人薛理还云：久病脉有神，服药顿退，此决死之病。正如灯火之将火，又愈明而遽绝耳。（《慎柔五书》）

王寿芝医案

○ 锦城东门外四十里，为龙泉驿，山势蜿蜒，盘曲而上，岚光湿翠，空濛沾衣，亦佳境也。山阿邹姓农家子有病。妇闻机匠妇临危而安，特进城延治。先云住仅数里外，至其地，又数里外，观其嗫嚅不吐，中情狡诈，恐有他虞，不往。盖是时咕匪满地，拉人索财夕故疑之。伊固请，必令道实，乃云知先生难请，予实住龙泉驿山中，闻之失笑，令导车往，渐次上山。久不出门，忽睹荞麦青翠，方田如挂，耳畔鞠轹格磔，野鸟乱鸣，亦殊爽心豁目。循至山麓，偏颇难行，舍舆田坎，缓步萦纡曲折，已睹蓬门，告予至矣。入其室，汲山泉

煮茗予饮，问病不肯语，欲试我也。乃下指即见空芤无力，语曰："此妇血崩后，服诸凉药，口干舌燥，夜间发热耶？"曰："然。"以当归补血汤与之，持方去，独坐草堂上饮茶。顷来一叟，尘土满面，不揖即坐，贸然曰："此方汝开耶？向闻汝为成都治病好手，乃以补药欲杀我女耶？有两味药算一个方子耶？"气愤愤然，几于不顾而唾。予曰："汝医家乎？"答云："年七十五，行医五十多年，医过数千人，此处我为巨擘，吾女一月前血崩，服四物汤自止，又服生地、麦冬、地榆、槐角、荆芥、黄芩、柴胡，渐渐夜里发热，不思食，想非犀角……"予不令说完，笑索原方，放步走，病家追出，要予返，予索谢二百金，愈乃受谢，邀邻居一似监生秀才者作保，乃出前方与之。时已薄暮，就茅店宿。次早老叟来，笑不可仰，询之，云："昨日实在冒撞，吾女服先生药，出微汗，热即减，顷又思食，此何说也？"予曰："其说长矣，此理非汝知，予可去矣。"自为赁舆而归。

当归补血汤：

黄芪二两，当归二钱五分。

陈修园曰：凡轻清之药，皆属气分，味甘之药，皆能补中，黄芪质轻而味微甘，故略能补益。《神农本草经》以为主治大风，可知其性矣。此方主以当归之益血，倍用黄芪之轻清走表者为导，俾血虚发热，郁于皮毛而不解者，仍从微汗泄之。故证象白虎，不再剂而热去如失也。元人未读本经，此方因善悟暗合，究之天之仁爱斯民，特出此方而假手于元人，非元人识力所可到也，吴鹤皋以阳生阴长为解，亦是庸见，故特详之。

空芤者失血，一定不易之脉也，故上手即知其血崩。失血者阴虚，故热，医见其热，投以苦寒冀热退身凉，岂知苦以益燥，愈燥血愈枯，不死不止。尝见医吐血者，专以黄连等泻热，始服而膈间一快，再服而食减，三服而咳嗽作，另延彼善于此者调治。又专用六味地黄汤，或加知柏，或加桂附，亦始服而小效，常服而嗽增，日吐白痰，肌肤瘦削，变为劳怯，每年因此而死者，不可胜数。老叟乡下昏愚，哪解读书？大约略识数字，见医可博饭，从事于兹，胸中只有《医方捷径》《一盘珠》《医方便览》等书，即称知医，村民有病，东延西请，随手杂凑，头疼治头，脚疼治脚，幸而获效，放胆为之，活至七十余。治过数千人，想亦造孽无穷矣，为之婿者，爱钱如命，以小人腹度君子，不以利

诱，其心不动，且视此道不尊也；假厚求以令彼服吾药，乃可奏技，玉良诡遇，亦苦极矣，宜请复后仍请辞也。（《寿芝医案》）

沈奉江医案

○西乡丁巷丁妇早年孀居，膝下乏嗣，年近不惑。遍体发热，虽严寒之时，袒裼裸裎，喜贴冷处。他医投清凉药不效，已数年矣。先生以为心肝之郁火，用羚羊角、珠粉研末，及人参、合欢皮、盐水炒远志、郁金等解郁之品，约服二十余剂，而完全不发热矣。（《三三医书·沈鲍翁医验随笔》）

方公溥医案

○徐某，女。

六月一日诊：肝肾两亏，头眩，眼花，精神困倦，法当养营滋肾。

熟地黄9克，大淮药9克，当归身9克，关沙苑9克，甘枸杞9克，粉丹皮4.5克，福泽泻9克，山萸肉4.5克，川茯苓9克，白芍药9克，石决明9克，生牡蛎15克。

六月三日复诊：头眼昏花较瘥，小溲尚带频数，脉较有神，再与滋肾培元。

处方同前，除当归、枸杞、白芍、石决明。加益智仁9克，盐水炒补骨脂9克，花龙骨（打）15克，淡苁蓉9克。

○柳某，女。

七月二日诊：血虚，微感外邪，头重，肢麻，心悸，纳呆，眼倦，乏力，寒热乍发，急与养营宁心，稍佐疏解之品。

白当归9克，生龙齿15克，左牡蛎15克，白芍药9克，制首乌9克，左秦艽9克，嫩桑枝9克，荆芥穗9克，关沙苑9克。

七月三日复诊：头重、肢麻、心悸、眼倦诸恙均减，惟咳嗽痰阻、大便欠爽，再从前法出入。

处方同前，除首乌、桑枝、荆芥。加新会皮4.5克，炒苡仁9克，光杏仁9克，香谷芽9克，代赭石9克，象山贝9克。（《方公溥医案》）

张锡纯医案

○虚劳证阳亢阴亏：

天津南门外升安大街张媪，年九十二岁，得上焦烦热病。

病因：平素身体康强，所禀元阳独旺，是以能享高年。至八旬后阴分尽衰，阳分偏盛，胸间恒觉烦热，延医服药多用滋阴之品始愈。迨至年过九旬，阴愈衰而阳愈亢，仲春阳气发生，烦热旧病反复甚剧。其哲嗣馨山君，原任哈尔滨税捐局局长，因慈亲年高，于民纪十年辞差归侍温清。见愚所著《衷中参西录》深相推许，延为诊视。

证候：胸中烦热异常，剧时若屋中莫能容，恒至堂中，当户久坐以龛收庭中空气。有时觉心为热迫怔忡不宁，大便干燥四五日一行，甚或服药始通。其脉左右皆弦硬，间现结脉，至数如常。

诊断：即此证脉细参，纯系阳分偏盛、阴分不足之象。然所以享此大年，实赖元阳充足。此时阳虽偏盛，当大滋真阴以潜其阳，实不可以苦寒泻之。至脉有结象，高年者虽在所不忌，而究系气分有不足之处，宜以大滋真阴之药为主，而少加补气之品以调其脉。

处方：生怀山药一两，玄参一两，熟怀地黄一两，生怀地黄八钱，天冬八钱，甘草二钱，大甘枸杞八钱，生杭芍五钱，野台参三钱，赭石（轧细）六钱，生鸡内金（黄色的捣）二钱。

共煎三大盅，为一日之量，徐徐分多次温饮下。

方解：方中之义，重用凉润之品以滋真阴，少用野台参三钱以调其脉。犹恐参性温升不宜于上焦之烦热，又倍用生赭石以引之下行，且此证原艰于大便，赭石又能降胃气以通大便也。用鸡内金者，欲其助胃气以运化药力也；用甘草者，以其能缓脉象之弦硬，且以调和诸凉药之性也。

效果：每日服药一剂至三剂，烦热大减，脉已不结，且较前柔和。遂将方中玄参、生地黄皆改用六钱，又加龙眼肉五钱，连服五剂诸病皆愈。

○虚劳兼劳碌过度：

天津二区宁氏妇，年近四旬，素病虚劳，偶因劳碌过甚益增剧。

病因：处境不顺，家务劳心，饮食减少，浸成虚劳，已病到卧床懒起矣。又因有讼事，强令公堂对质。劳苦半日，归家病大加剧。

证候：卧床闭目，昏昏似睡，呼之眼微开不发言语，有若能言而甚懒于言者。其面色似有浮热，身间温度三十八度八分，问其心中发热乎？觉怔忡乎？皆颔之。其左脉浮而弦硬，右脉浮而芤，皆不任重按，一息六至。两日之间，惟少饮米汤，大便数日未行，小便亦甚短少。

诊断：即其脉之左弦右芤，且又浮数无根，知系气血亏极有阴阳不相维系之象。是以阳气上浮而面热，阳气外越而身热，此乃虚劳中极危险之证也。所幸气息似稍促而不至于喘，虽有咳嗽亦不甚剧，知尤可治。斯当培养其气血，更以收敛气血之药佐之，俾其阴阳互相维系，即可安然无虞矣。

处方：

野台参四钱，生怀山药八钱，净萸肉八钱，生龙骨（捣碎）八钱，大甘枸杞六钱，甘草二钱，生怀地黄六钱，玄参五钱，沙参五钱，生赭石（轧细）五钱，生杭芍四钱。

共煎汤一大盅，分两次温饮下。

复诊：将药连服三剂，已能言语，可进饮食，浮越之热已敛，温度下降至三十七度六分，心中已不发热，有时微觉怔忡，大便通下一次，小便亦利，遂即原方略为加减俾再服之。

处方：

野台参四钱，生怀山药一两，大甘枸杞八钱，净萸肉六钱，生怀地黄五钱，甘草二钱，玄参五钱，沙参五钱，生赭石（轧细）四钱，生杭芍三钱，生鸡内金（黄色的捣）钱半。

共煎汤一大盅，温服。

方解：方中加鸡内金者，因虚劳之证，脉络多瘀，《金匮》所谓血痹虚劳也。用鸡内金以化其血痹，虚劳可以除根，且与台参并用，又能运化参之补力不使作胀满也。

效果：将药连服四剂，新得之病痊愈，其素日虚劳未能尽愈。俾停服汤药，日用生怀山药细末煮粥，少加白糖当点心服之。每服时送服生鸡内金细末少许，以善其后。（《医学衷中参西录》）

陈士楷医案

○ 周某，女。

古人谓损怯之因，积渐而成，久虚不复则成损，久损不复则成怯。土为万物之母，五行互为生克，土虚而不能生金，则木无所制而侮其不胜，土反受克。始起腹胀咳痰，经久不止，土弱而金亦虚矣。近日便薄如气利，临圊必先腹痛，气攻有形，其为肝气亢逆，中土受克显然也。惟土木之病，法在温养。今形瘦口干，自汗夜热，肝阴与胃液交亏，刚燥之剂又在禁例。脉象细数兼弦，苔花如糜，不寐纳少，或见盗汗，已耗之气阴，难以遽复；尚存之气阴，日有折损，将何恃而无恐耶！况人之气阴，依胃为养，胃既不纳，脾运又钝，肝木从而乘侮，惟恐滋之无功，攻之不可矣，措方非易。姑拟培土生金，仍参抑肝之品，以冀木平纳增，庶可迁延时日，候正。

焦冬术，炒白芍，辰茯神，川贝母，泽泻，霍石斛，女贞子，砂壳，生石决，枣仁，玉蝴蝶，砂壳。

○ 俞某，女。

初诊：据述小产之后，自觉郁闷，骤然咳呛，迄已匝月，咳仍剧而痰中带血，兼有哕恶，至夜火升体灼，自汗淋漓，得食腹胀，或嗳或矢，脉来弦细数，舌苔糙黄。种种见症，肝气郁而化火，灼金为咳，逼液为汗，伤及阴血，且阴不济阳，则阳从上越，夜分体灼，即由是而来。肝喜条达而恶郁遏，肝郁不舒，则火自内燔，肺金受其灼克，阴血不免愈伤，若迁延日久，便有积虚成损之虑。眼前治法，滋腻恐其碍膈，清降势必无功，拙拟薄味润养，参以熄肝舒郁，以保柔金而平刚木，能得渐生效力，庶为佳境。录方正之：

霍石斛，炒白芍，石决明，地骨皮，广郁金，炙竹茹，女贞子，炙鳖甲，炙桑皮，川贝母，黛蛤壳，根生地。

二诊：气有余便是火，心者火之主，肝为火之母。咳呛声干，咽痒且梗，咯痰间有血缕，入夜身热，自汗多而寐不安枕，脉细滑数，左手较弦。证由阴血内伤，心阳偏亢，木气又复化火，金受克而液受逼，所谓阴不济阳者是也。考肺胃之阴，谓之津液；心肝之阴，谓之营血。若自汗不止，夜热咳久，浮阳既有升而无制，血液更有剥而无复，殊非佳境。拙拟清肺熄肝、化痰降火，从标本两顾之，应手则吉。

地骨皮，黛蛤壳，石决明，白芍，白薇，根生地，女贞子，霍石斛，炙鳖甲，玄参心，炙桑皮，灯心。

另糯稻根煎汤代水。（《陈良夫专辑》）

郑在辛医案

○ 教门阮汉章室女，年十七岁。素脾虚作泻，因丧弟悲恸，即经闭半年，腹中有形而痛，发热咳嗽，腹胀作泻，虚劳证全。《内经》云：二阳之病发心脾。有不得隐曲，女子不月，其传为风消，为息贲者，死不治。此证幸其脉细缓，不涩不数，真阴未伤，尚属脾虚，犹为可治，然非百剂，断不能取效。市井之医，欲攻积通经，予止之曰："血之源本于心脾，今心脾俱病，血源不生，虽通无益，徒伤阴也。"遂用白术、茯苓、甘草、丹参、土炒当归、鳖甲、沙参、香附、陈皮等药，果热渐退，咳泻皆止。但腹胀未减，经闭未通，腹有结块，此必积瘀。用古方万应丸，以生干漆炒去黄烟为末，用地黄、牛膝熬膏为丸，日服三十丸，米汤清晨吞下，将一月，经水即通，下紫黑血块，渐次腹消。仍以前药调治而愈。若不先治其本，妄行攻坚，鲜有不败者也。

○ 徐从甫令爱年近四十，暑月病疟，治失其宜，疟虽止而遗病不瘥。自毗陵来就医，脉细涩无神，脾胃败伤，呕酸腹胀，面目浮肿，发热自汗，不思饮食，形骸骨立，经绝不行已半年矣。检毗陵药方，皆干姜、丁、沉、吴萸、半夏、陈皮、厚朴疏削等药。后气血交虚，何能当此燥剂，致增诸证。余用人参六君子汤加当归、芍药、砂仁，平补以调气血，一月有余，病减半能食，热退而汗全止。次年春间，值彼诞辰，大劳数日，前症复作，更多咳嗽喉痛，口舌生疮，夜出盗汗，俨似阴虚劳病，拟治后事。予曰："脉不细数，虽经不至，真阴未伤，犹可治也，不过因劳而复，仍属脾虚。"《中藏经》曰：脾虚则上下不宁。谓咳嗽发热也，此为假火。不可以水折，反用人参、白术、茯苓、炮姜、麦冬、五味、甘草，合理中生脉汤，服二剂，口疮愈，再二剂，喉痛止。去炮姜，加归、芍，十数剂热汗、咳嗽全退。后以白术煎膏，人参汤化下，专主补脾，百日而康，经亦续行。（《素圃医案》）

任瞻山医案

○ 朱宗怀之妻，病发热口渴，伊叔业医，久治无效。询其病原，云：由咳嗽吐痰起，渐至发热，皮肤之热亦微，腹内之热更大，下午及上半夜更甚，下半夜及上昼略轻，口渴喜茶，无论冷热，脉四至浮大。问：前服何药？云：逍遥散、小柴胡、四物汤。余曰：此阴虚证也，始起咳嗽吐痰，痰必不多，乃肺金欠润之证。盖人之阴阳如天秤然，只宜平等，不宜偏盛，此重则彼轻，此轻则彼重。此证阴虚，阳必胜之，故上午阳浮

于外则热颇轻，下午阳伏于内则热更甚也，此乃阴虚畏阳之亢也。口渴喜茶，无论冷热，此内水不足，欲得外水以济之，故不分冷热，得水便快也。脉浮大者，阴虚之确证也。前服之药，惟四物颇可，惟川芎之性温燥善动，亦不相宜，只宜用纯阴静重之品，与左归饮。彼曰：阴虚阳亢宜补阴泻火，今只补阴而阳亢不用制乎？曰：此非亢阳之火，由阴虚也，非阳之有余也，待阴足能以配阳，则阴阳自和矣，是犹天乎不可凿砝码也。果服十剂而大安。（《瞻山医案》）

王旭高医案

○ 徐，咽干干咳，全由津液之亏；内热经停，已见虚劳之候。设欲生津降火以养其阴，而饮食减少者适以伤脾。计惟调其中气，俾饮食增而津液旺，以复其真阴之不足。盖津液生成于水谷，水谷转输于脾胃，舍此别无良法也。

白扁豆，茯苓，白芍，玉竹，炙甘草，怀山药，苡仁，金石斛，玫瑰花，枇杷叶。（《王旭高临证医案》）

秦景明医案

○ 一妇人素弱，产后失于调理，遂成弱症。早寒暮热，脾胃不实，咳嗽多痰，睡卧不宁，时而胸前作楚，时而满身疼痛，虽参芪日进，竟无功绩。予诊之，正值一阳冬旺之时，忽现弦木春令之脉。予曰："真元殆尽，内气耗散极矣，一交立春便夜僵之人奈何。"主人怪曰："内子虽病，然起居动静无异平日，岂遂至斯耶。"岂知立春之第二日早起栉沐进膳如故，至午后一泻而逝，主人始叹服予言也。

○ 一妇年未四旬，生育已多，且小产数番，以致怯弱。其病不时眩晕、恶心、胸膈痞满，饮食不进，头面四肢浮肿，晡时潮热，大便时泻时燥，夜间恍惚。予诊：左寸浮涩，右寸浮滑，两关弦细，两尺初取觉洪大，重按则少神。知其心脾肾三经受病，而纯以清凉为治非也。以陈皮、贝母、前胡、苏子、木通、米仁、归身、白芍、天麻为煎剂，在巳午未三时服。清晨用熟地、人参、附子、杜仲、山药、麦冬、知母、白术、五味为丸，淡姜汤下。黄昏服安神丸。如此分为三治，至二月而愈。

愚按：生育过多，精血自然不足。兼之小产，益增

元所气之虚，症见水衰火旺，有昧劫虚宜补之说，用寒凉病难去体。予以健脾肾清心，三项分治，补药一进，虚回而火自熄矣。（《秦景明先生医案》）

柳谷孙医案

○ 令嫒之病，前次晋诊，已邪少虚多之疾，况近日又发疹瘩，又能汗解，其邪谅已无多；惟体气向系阴虚，邪既乘虚陷入，则阴气不充，其力不能鼓邪外达，故在他人可一汗而解者，在此屡汗不清也。汗屡出则阴愈伤，驯至晚热盗汗，咳嗽脉数，从此延成损候者，亦往往有之。其机关全在邪机将退之时，只要汗便两畅，邪机外出之路，方能通达不滞，即当专意养阴，助阴气以托余邪，断不可畏其留邪，迁延贻误。盖养阴之品，类多滑润，绝不至有留邪之弊。惟性味酸涩收敛者，必须避之。古人如伤寒门中之复脉、黄连阿胶汤；温热门中之三甲复脉、定风珠等方，大剂滋补，皆用于邪机未尽之时而初无顾患者，诚以阴气苟充，则邪之已化热者，自能鼓之外达，不必虑其留邪也；设或有未化之邪，夹杂于内首当兼用清化。令嫒之病，阴气既已大伤，此时即有余邪，亦屡伤阴烁肺之余热；正与三甲复脉之例相似；惟彼则专主肝肾，此则兼重脾胃有异耳。兹就愚意所及，悬拟一方。其胸中空洞者，是肺胃之津气两虚也。虚热熏灼及肺则作咳，咳则引动气火上升不已，故热作而气亦不平也。舌苔微黄，口中燥渴。胃中谷气，为热所蒸则苔黄；胃阴本亏，复为热灼则燥渴。此病阴虚为本，而此等见症，均属标病；但阴气得复，则各症均在所治之中矣。拟方如左，录候采用。

生地，白芍，洋参，白薇，归身，牡蛎，丹参，牛膝炭，百合，北沙参，金石斛，夜交藤，竹茹。

加减：如舌苔黄甚，加生枳实、瓜蒌皮；晚来热者，加鲜生地煎燕窝汤可服。（《柳宝诒医案》）

冉雪峰医案

○ 陈某，女，泰国人。往岁曾患甲状腺功能亢进，有心跳、眼球突出、易倦等证象；经手术后，症状好转，不久又出现容易疲倦、食欲不振及眼眶浮肿、皮肤干燥、月事减少、色黑等症。在某医院治疗，认为甲状腺大部切除，功能低减，治以甲状腺制剂（轻量），谓宜久服，半年余转来中医研究院门诊部诊治。查询如上经过，此病前为甲状腺功能亢进，后为甲状腺功能减

退，根据现有证象为基础，调摄整个机体为斡旋，润液育阴，凉营沃燥，随病机出入加减于其间。初拟方系人参养荣丸合五子衍宗丸加昆布、海藻、桑螵蛸等，似效不效。继拟方：当归、白芍、川芎各9克，茯神12克，枣仁9克，元胡索、丹皮、茅根、泽兰叶各9克，生谷芽12克，煎服。二星期有效，四星期效著，心跳胸痹未发，手不颤，各症大半好转（前药中，或加栀子、地骨皮、山萸肉、牡蛎及威灵仙、元胡索等）。继续拟方宗前法，加重培育扶正，又四星期，一般状况甚佳，病已向愈，体重加增，自觉无不适。末后拟方，仍宗前法，轻其制而减其量，半清半调，隔日服一剂，阅四月无变化，即偶有不适或附带他病，随治随愈，时值夏热，赴青岛避暑，病大体已愈，为拟调摄方：人参归脾丸500丸，每服3～6克，日二次。秋凉回京，尚来诊一次，一般良好，嘱仍服归脾丸缓调善后。（《冉雪峰医案》）

邓铁涛医案

○ 吕某某，女，44岁，通信初诊日期：1975年8月31日。

患者于1960年至1968年共妊娠6胎，其中流产5胎，足月分娩一胎。1969年秋冬开始，月经失调，后突然闭经，性欲减退，并有恶寒，全身无力，嗜睡，记忆力差，感情淡漠，对周围事物反应迟钝，怕冷、汗多、腰背疼痛，全身肌肉关节酸痛，面部及双手明显肿胀，按之随按随起，体重由120市斤增至140市斤，毛发脱落，眉毛稀疏，并有心悸及心前区隐痛，胸闷，脉率缓慢，血压偏高，纳呆，食后腹胀、便溏，小便量少，基础代谢低于正常，诊为"甲状腺功能减退症"。用甲状腺素片每日90毫克维持达三年之久。舌质多淡胖，苔白润而厚，脉沉迟细。

辨证：起于多次流产，冲任耗损，营血亏乏，脾肾阳气衰微。

治法：固冲任，调气血，扶脾温肾。

方药：（1）方：黄芪30克，党参18克，白术24克，当归12克，炙甘草、柴胡、升麻各6克，巴戟天、杞子各9克，陈皮3克。

（2）方：黄芪18克，茯苓30克，白术、首乌各24克，泽泻、桂枝、山药、淫羊藿各9克，菟丝子12克。

二方交替服，（1）方服3天，（2）方服1天，治疗20余天后，精神好转，胃纳增加，大便成形，颜面四

肢肿胀、腰痛、怕冷等症状均减轻。仍以上方为基础加减出入，服药近一年（有时自服甲状素片，每日不超过30毫克），恢复全日工作，仍服药巩固。（赵立诚等整理。浙江中医杂志，1980，8：363）

魏长春医案

○朱双林夫人，年四十八岁。一月二十日诊。

病名：抑郁误补成损。

原因：营血素虚，忿怒受气，抑郁成病。前医误认虚劳，用甘温滋腻、大补之剂，以致气机壅塞，胃呆病剧。

证候：洒淅寒热，自汗谵语，胃呆欲呕，便闭腹大，精神疲惫。

诊断：脉象迟弱，舌色淡红。叶天士曰：内伤者，内中之脏气伤也。此乃虚中夹实，肝脾不和，误补成损。

疗法：营气虽虚，肝经郁气未畅，不当腻补，宜以疏通气机、调和营卫为先。

处方：

桂枝一钱，生白芍三钱，炙甘草一钱，茯苓三钱，炮姜一钱，橘红一钱，仙半夏二钱，稆豆衣三钱，乌梅一钱，当归二钱，绿梅花一钱，火麻仁四钱。

次诊：一月廿二日。寒热稍轻，胸满不舒，腹大胃呆，便闭失寐，脉象沉细，舌淡红苔白。吴鞠通论虚不受补之证有三：一者湿热盘居中焦；二者肝木横穿土位；三者前医误用呆腻，闭塞胃气，致胃虽虚而不受补。今病者营气虽虚，肝经郁气未舒，即犯木穿土位，忌补之戒。拟仿逍遥散大意，平肝开郁通痹法。

次方：

桑叶二钱，炒白芍三钱，瓜蒌皮三钱，炙枳壳一钱，夜交藤三钱，川石斛三钱，火麻仁四钱，生米仁四钱，绿梅花一钱，佛手一钱，丝瓜络三钱，丹参三钱，紫菀三钱。

效果：服此方三剂，诸恙渐痊。

炳按：此证误补致虚，实因体虚邪实。凭实治病，不用补虚，似虚非虚，非真损也。

○陈林宝君夫人，年五十岁。于四月十六日诊。

病名：咯血后虚损。

原因：去年冬季咯血，血止瘀留，胸胁痞满，服药日久无效。

证候：心悸气促，胸臂胁肋疼痛，右半身有汗。

诊断：脉沉弦滑大，舌红苔黄。咯血之后，瘀滞于络，故见胸胁刺痛，左半身无汗。治宜养正逐邪、通络攻瘀，俾瘀血去，病可已也。故《金匮·血痹虚劳合篇》：盖虚劳者必血痹，而血痹者未有不虚劳，治虚劳当知治血痹，治血痹亦即所以治虚劳也。其用大黄䗪虫丸，多取破血之药，不嫌其峻。后人学识肤浅，以为虚劳，至肌肤甲错，奚堪再任攻破。惟王清任识见超卓，著《医林改错》一书，以为百病多由血瘀，其立言虽近于偏，然逐瘀汤歌诀，有血化下行不作劳之语。故唐容川亦盛称清任有识也。

疗法：虚体夹瘀之证，不宜腻补，拟以通络破瘀降逆，二加龙骨牡蛎汤合旋覆花汤加减。

处方：

化龙骨四钱，生牡蛎八钱，生白芍三钱，炙甘草一钱，白薇三钱，淡附子五分，参三七一钱，西藏红花五分，旋覆花三钱（包煎）。

次诊：四月十八日。脉弦，舌淡红。寒热往来，咳嗽痰多，嗽则胸臂掣痛。痰瘀未化，用旋覆代赭汤加味，镇逆和营补中。

次方：

旋覆花三钱（包煎），炙甘草一钱，生代赭石八钱，西党参二钱，制半夏三钱，生姜一钱，茯苓三钱，红枣四个参三七一钱，生牡蛎八钱，紫石英八钱。

三诊：四月二十日。寒热已退，咳嗽未止，脉软，舌淡红润，右半身出汗。血痹虚劳之证，胃纳未强，拟镇逆调中和营法。

三方：

旋覆花三钱（包煎），代赭石四钱，西党参二钱，炙甘草一钱，制半夏三钱，生姜一钱，淮牛膝三钱，红枣四个，杞子三钱，丹参三钱，白芍三钱。

四诊：四月廿二日。咳嗽欲呕，心悸不宁，胃气未展，用辛甘温养气血法。

四方：

广木香三分，阳春砂仁五分（研冲），当归三钱，桂枝五分，小茴香一钱，白芍三钱，茯苓三钱，炙甘草一钱，鸡血藤三钱，生姜一钱，红枣四个，北秫米四钱，制半夏三钱。

效果：服后咳止汗敛，病痊。

炳按：血痹虚劳，初瘀在络，余屡用金匮旋覆花汤合金铃子散，即叶氏辛润通络法，亦甚效。

○陈蓉堂君夫人林氏，年三十七岁。五月一日诊。

病名：虚损。

原因：平素体弱多病，近因家庭细故，忿怒抑郁，胸腹胀满。服辛香平肝通气药，变为崩血，血虽止而诸病蜂起，服药不效。

证候：寒热盗汗，咳嗽，日晡颧红，胃呆，腹痛便溏，带下，咽中梅核气塞，口味觉咸，形质羸瘦。

诊断：脉象细软，舌绛中剥开裂。细软脉，是真火衰弱，脾胃失于健运；舌绛中裂，非阴虚火旺之劳瘵，乃火衰津液之不升，其与脉象细数、阴亏火旺之损证，迥然不同也。

疗法：《难经》曰：损其肺者，益其气；损其心者，调其营卫；损其脾者，调其饮食，适其寒温；损其肝者，缓其中；损其肾者，益其肾。夫脾胃居中，而运水谷，脾胃气盛，则四脏虽虚，犹能溉之，否则四脏俱失其养，故虚损伤脾胃者则不治。今上下交病，宜治其中，兼佐引火归原。

处方：

吉林人参一钱，原麦冬五钱，五味子一钱，炙甘草一钱，化龙骨五钱，生牡蛎五钱，淡附子一钱，瑶桂片八分，生白芍三钱。

次诊：五月二日。腹痛已瘥，咽润气平，热退多汗，大便亦实，脉缓，舌淡红润中裂。引火归元法，既已奏效，当续宗前意增损。

次方：

吉林人参一钱，原麦冬五钱，五味子一钱，化龙骨五钱，生牡蛎五钱，生白芍三钱，炙甘草三钱，瑶桂片八分，厚附子一钱，淮山五钱，萸肉五钱，红枣四个。

三诊：五月三日。昨食鸡肉，不合胃机，脘满泄泻，口干较润，汗减带止。脉缓，舌红润中裂。拟生脉散养液，理中汤和中，龙牡纳气敛汗。

三方：

吉林人参一钱，原麦冬五钱，五味子一钱，化龙骨五钱，生牡蛎五钱，炒白芍三钱，炙甘草二钱，炒于术二钱，淮山五钱，炮姜一钱，厚附子一钱。

四诊：五月四日。寒热断，颧赤退，盗汗敛，腹痛除，带下止，夜寐安，胃纳未增，便下溏薄，脉软缓，舌淡红中裂，用归芍异功散加味，调补营气。

四方：

西党参三钱，炒于术二钱，茯神三钱，淮山五钱，炙甘草一钱，当归三钱，白芍三钱，陈皮一钱，鲜佛手三钱，罂粟壳四钱，黄芪皮二钱，酸枣仁三钱。

五诊：五月五日。昨寐不安，盗汗脘满，便溏不实。脉软，舌淡红润，口干，咽中气塞。脾肾气弱，消化不良，仍宜生脉散、理中汤加味，润肺和中。

五方：

吉林人参一钱，厚附子一钱，炒于术二钱，炮姜一钱，炙甘草一钱，原麦冬二钱，五味子一钱，阳春砂仁五分，诃子二钱，益智仁三钱。

六诊：五月七日。胃苏热退，咽喉润泽。脉象软缓，舌淡红润，根苔微黄。便溏未实，脘满盗汗，带下。宗严氏归脾汤法，调养营气。

六方：

吉林人参一钱，原麦冬三钱，五味子一钱，枣仁三钱，远志二钱，炒白芍二钱，当归三钱，淮山四钱，阳春砂仁五分，陈皮一钱，制半夏三钱，茯神四钱，炙甘草一钱。

七诊：五月九日。潮热退尽，便实汗敛，胃纳加增，惟胸脘觉满。脉软缓，舌淡红润，根苔微白。步履有力，尚祈注意起居，谨慎饮食，怡情悦性，勿触愁怒，则可渐臻佳境矣。

七方：

当归三钱，炒白芍三钱，吉林人参一钱，炒冬术三钱，茯神三钱，炙甘草一钱，陈皮一钱，制半夏三钱，夜交藤三钱，小草三钱。

八诊：五月十一日。脉软缓，舌淡红润，苔化。胸畅便实，精神强健，行动如常，用淡味调和脾胃，香砂异功散加味。

八方：

太子参一钱半，炒于术三钱，茯神三钱，炙甘草一钱，陈皮一钱，阳春砂五分（冲），炒米仁四钱，谷芽四钱，木瓜一钱，鲜藿香梗一钱，鲜佛手三钱，炒白芍三钱。

效果：服后胃苏病愈。

炳按：肺脾中上之病，滋养之中，参以桂附引火归元，尚是一法。若下焦肝肾阴虚，肝阳上扰之证，桂附不能用也，宜滋阴降火，与本类所采各案不同，不可误作本类各案治之。

○郑敏生夫人，年三十三岁。二月十日诊。

病名：虚损。

原因：血亏之体，寒湿内蕴，调治不善，留邪成损。

证候：寒热盗汗，少腹悠痛，便闭面浮，容色青黯，怔忡不寐。

诊断：脉弱，舌淡失荣，血分寒瘀成损也。

疗法：甘温养血祛邪。

处方：

桂枝一钱，炒白芍五钱，炙甘草一钱，生姜一钱，红枣四个，吴茱萸一钱，制半夏三钱，北秫米四钱，橘红一钱，远志二钱，茯苓三钱。

次诊：二月十二日。寒热已退，盗汗未敛，少腹坚满，便闭五日，夜寐已安，脉缓舌红。寒结肠痹，营卫不和，用玉屏风、五苓、半硫加味，温通寒结。

次方：

生黄芪四钱，防风一钱，炒白术三钱，泽泻三钱，带皮苓四钱，桂枝一钱，吴茱萸一钱，半硫丸一钱（吞），猪苓三钱，生白芍五钱。

三方：二月十四日改方。畏寒盗汗，少腹坚满，大便已解，改方用补中益气合桂枝汤加减。

生黄芪四钱，西党参三钱，白术三钱，茯苓三钱，炙甘草一钱，升麻一钱，柴胡一钱，陈皮一钱，香附三钱，桂枝一钱，炒白芍三钱，制半夏三钱。

三诊：二月十八日。畏寒已瘥，盗汗未敛，二便通调，少腹微痛，脉缓舌淡红。胃气已苏，用通痹化湿法。

四方：

当归三钱，生白芍四钱，川芎八分，丹参三钱，茯苓三钱，米仁八钱，稆豆衣三钱，酸枣仁三钱，泽泻三钱。

效果：服后汗敛，痛止病愈。

炳按：此肺脾阳虚，气滞血涩，似损未成，乃损之初步治法。

○ 王松茂君之母庄氏，年四十六岁。一月二十九日诊。

病名：脾损。

原因：寡居守节，教子治家，历年辛勤过度，劳倦伤脾成病。

证候：寒热往来，烦躁自汗，咳嗽，痰薄白如涎，胸胁隐痛，胃呆便闭。

诊断：脉象软弱无力，舌淡红，证系神经衰弱，因之虚象丛出。

疗法：宜柔肝和胃，兼调营卫。

处方：

炙甘草一钱，炒白芍三钱，茯神四钱，紫菀三钱，蜜炙桂枝一钱，款冬花三钱，橘红一钱，当归三钱，制半夏二钱，北秫米三钱，苦杏仁三钱，淮牛膝三钱。

次诊：二月一日。脉细软无力，舌淡红。夜寐不宁，咳嗽牵引胁痛，自汗气短，拟甘温调和营卫。

次方：

生黄芪四钱，蜜炙桂枝一钱，炒白芍三钱，炙甘草一钱，西归身二钱，北秫米三钱，制半夏三钱，干姜一钱，款冬花三钱，紫菀四钱，五味子一钱。

三诊：二月二日。咳嗽稍减，夜睡亦安，神倦乏力，脉软缓弱，舌色淡红无苔。阳弱阴凝，液不上升故口干。当用温补肺肾，益火之源，以消阴翳。

三方：

蜜炙桂枝一钱，炒白芍三钱，炙甘草一钱，茯苓三钱，西党参二钱，款冬花三钱，紫菀三钱，川贝二钱，杜百合四钱，五味子一钱，远志三钱，制半夏三钱。

四诊：二月四日。脉象软缓，舌红润，苔薄滑。胃苏汗敛，二便通调，夜间咳痰，薄白如沫。脾不摄津，治宜建中。叶天士曰：中虚久咳，当用建中，乃虚则补母，扶土生金法。徐灵胎评叶氏，用建中治劳治咳之非，谓建中与阴虚火炎之体相反，然阳虚气弱之劳咳，未尝禁人勿用。治病当分体质寒热，甘温甘寒，随症而投，一律禁用，何异因噎废食乎。

四方：

生黄芪四钱，西归身三钱，桂枝一钱，炒白芍三钱，炙甘草一钱，生姜一钱，红枣七个，饴糖一两（冲），远志三钱，茯苓四钱，制半夏三钱，原麦冬三钱。

效果：服建中汤后，咳愈身健停药。

炳按：此证乃劳倦伤脾、阳虚气弱，故用归芪建中进退收效。（《慈溪魏氏验案类编初集》）

林珮琴医案

○ 胡氏女，寒热咳嗽，经断食少，肌削口干无寐，脉虚数，损象已具。经云：二阳之病发心脾，有不得隐曲，在女子为不月。二阳足阳明胃也，胃虚则受谷少而血无由生，故症见心脾。心主血，脾统血，情志不遂，日为忧思烦扰以耗竭之，故月水枯也，宜滋化源。仿立斋先生法：朝用归脾汤加柏子仁，夕用都气丸加杞子、白芍、枣仁、贝母。两月诸症悉退，后经自通而病霍然。

○ 狄氏，月闭劳热，医用通经之品，喘嗽气促，怔忡自汗。又用寒凉退热，食减肌削，乍寒乍热，诊其脉弱数而促，此下损及中也。急用潞参、茯神、黄芪、炙草、白芍、当归、五味、枣仁、银柴胡，四剂诸症渐减，加山药、熟地炭、莲、枣。补心脾兼调肺肾，热嗽悉除，能进食矣。逾月后，忽腰腹痛，下胎形三寸许，儿头已半损烂。予深自咎临诊未审其母舌青黑与否，然计其经闭后已六月，乃知胞宫血涸，胎形不长，干热累月，必反枯瘠深隐。通经破血药数十剂不能令堕，俟气血通调，瘀腐之膈膜者，乃去而不复留也。况血枯经闭，漫与三棱、莪术、牛膝、桃仁，不速之毙乎？志此为榨干汁者鉴。

○ 妹，积年羸怯，经当断不断，热从腿膝上蒸。今岁厥阴风木司天，又值温候，地气湿蒸，连朝寒热烦渴，寤不成寐。悸咳善惊，总由阴亏心火燔灼，兼乘木火司令，气泄不主内守，阳维奇脉，不振纲维。越人云：阳维为病苦寒热。今藩卫欲空，足寒骨热，所固然已。先培元气，退寒热，待津液上朝，冀烦渴渐平。用潞参、茯神、麦冬、白芍、丹皮、龟板、熟地、柏子仁、红枣、蔗汁。三服寒热大减，烦渴渐止，但觉寒起足胫。原方去麦冬、龟板，加首乌、杞子、牛膝（炒炭），壮其奇脉，二服不寒但热，原方又去首乌、杞子、柏子仁，加莲子、龙眼肉。数十服遂安。

○ 谢氏，崩带后蒸热，头晕齿痛，食后嗳腐痞恶，不时便泻。始由冲任经伤，阴虚生火，医用青铅镇摄，虚火愈炎。中气愈陷，反使发际汗多如水，下部泄气如风，不知症缘阴亏，肝阳失制，上则为眩晕，下则为蒸泻，中则为风翔浪掀、食入漾漾欲呕。治宜和阳熄风，佐以运脾，否则补虚添胀，滋肾碍脾，势必食减肌削，延成下损及中之咎。杞子炭、甘菊炭、牡蛎粉、白芍、山栀、神曲（俱炒）、半夏（青盐炒）、茯神、丹皮、嫩桑叶、浮小麦煎汤。三服诸症渐平。原方去栀、曲，加鳖甲、山药、熟地炭，蒸热渐愈。（《类证治裁》）

夏禹铸医案

○ 一女，年十三岁，身极瘦弱，每食只能一茶盅许，终日微微烧热，下午加甚。诸中医俱作童痨治不效。延予一望，知为血虚，血虚必肠胃无滋，以至窄狭，故不能多食。用四物汤加厚朴、橘红，服十剂，兼用熟大麦米为饭。半月愈。此望色审窍，而知血虚烧热之一验也。（《幼科铁镜》）

张聿青医案

○ 郑右，由咳嗽而致见红，咳嗽由此更甚，内热连绵，春间复发肛痛，月事由此停阻，心中烦懊，咳甚咽中微痛，脉细弦而数，舌红心剥。肺肾并损，不能许治。以金水双调法，聊作缓兵之计而已。

北沙参三钱，白芍（酒炒）二钱，蛤黛散四钱（包），女贞子（酒蒸）三钱，炙生地四钱，茯神三钱，川贝母（去心）二钱，生山药三钱，枇杷叶（去毛，炙）三钱，都气丸四钱（开水分二次服）。

二诊：脉稍柔缓，内热略减，咽痛亦轻，胃气稍振。然咳嗽时轻时重。金水并损，何能遽复。姑踵效方，以观其后。

大生地，生甘草，蛤黛散，川贝母，云茯苓，大天冬，生山药，杭白芍，扁豆，都气丸。

三诊：内热咳嗽递减，胃气渐振，纳食之后，胸脘亦舒，足见冲气逆上，则胸中必致填塞。滋养之剂，在所必进。

大生地四钱，天冬三钱，白芍（酒炒）二钱，海蛤壳五钱（打），云茯苓三钱，阿胶珠二钱，生甘草三分，山药三钱，生扁豆三钱，川贝母一钱五分，怀牛膝（盐水炒）三钱，都气丸五钱（分二次服）。

四诊：饮食渐增，适交节令，咳仍轻减，时带恶心。肺肾并虚，中气亦弱。盖中气下根于肾，自必此响而彼应也。前法参以补气。

大生地四钱，阿胶珠二钱，川贝二钱，党参二钱，茯苓三钱，蛤壳五钱，炙甘草三分，怀牛膝（盐水炒）三钱，生扁豆三钱（研），白芍（酒蒸）一钱五分。

五诊：肺肾并调，兼养肝阴，呛咳递减，呕恶未止。药既应手，宜再扩充。

奎党参三钱，生熟甘草各三分，杭白芍一钱五分，怀牛膝（盐水炒）三钱，白茯苓三钱，蛤黛散三钱（包），大麦冬（去心）三钱，大生地四钱，川贝母二钱，款冬花二钱，车前子三钱，生山药三钱。

六诊：脾肺肾三脏并亏，脾不能运则生痰，肺不能降则呛咳，肾不能收则气逆。虚损不复，痛泄咽疼诸恙，时轻时重。脉数细急。聊望缓兵耳。

麦冬三钱，生甘草六分，扁豆衣三钱（炒），生山药三钱，阿胶珠三钱，桔梗三分，白芍二钱，川贝母二钱，木瓜皮（炒）一钱五分，八仙长寿丸四钱。（《张丰青医案》）

其他医案

高鼓峰治吴餐霞室人妊娠，患胸腹膜胀，不思饮食，口渴下痢，医以消导寒凉与之，病转甚而胎不安。高曰：此得于饮食后服凉水所致耳。（脉必沉而迟濡）投以大剂理中汤，数剂乃瘥。

一妇人患内伤证，孕已八月，身体壮热口渴，舌苔焦黑。医以寒凉治之。高曰：无论内伤，即麻黄、桂枝证也，须安胎后攻邪。今两手脉数大无伦，虚热盛极，乃复用寒凉，阳受阴逼，其能久乎？投以滋肾生肝饮，一剂热退，继用补中益气汤而愈。

薛立斋治一妊妇，因停食服枳术丸，胸腹不利，饮食益少。少服消导宽中之剂，其胎欲坠。此脾气虚而不能承载也，用补中益气及六君子汤，中气渐健，其胎渐安。又用八珍汤加柴胡、升麻调理而瘥。

一妊妇饮食停滞，心腹痛胀。或用人参养荣汤加青皮、山楂、枳壳，其胀益甚。其胎上攻，恶心不食，右关脉浮大，按之则弦。此脾土不足，为肝木所侮。用六君子加柴胡、升麻而愈。后小腹痞闷，用补中益气汤，升举脾气乃瘥。（《续名医类案》）

薛立斋治一妇人，发热盗汗，自汗，殊畏风寒，饮食少思，或腹痛吞酸，或大便不实。此脾胃诸经不足、气血亏损，朝用补中益气，夕用八珍汤，倍用参、芪、白术各二十余剂，寻症渐愈。因丧母哀伤，盗汗便血，用加味归脾汤，数剂而止。仍用前二药，又五十余剂寻愈。月经两月而至，适因怒，去血过多，发热作渴，肢体酸倦，头目晕痛，用逍遥散、加味归脾汤二药调补瘥。

一妇人饮食少思，胸膈不利，或胸中作痛，或大便作泻，或小便不利，用逍遥散加山栀、茯神、远志、木香而愈。后因怒，寒热往来，倦怠烦热，以前药加炒黑黄连三分，顿愈。用八珍汤调理，后因怒吐血燥渴，用人参五钱，苓、术、当归各三钱，陈皮、甘草各一钱，治之而愈。

一妇人内热口干，头晕吐痰，带下体倦，饮食少思。此脾气虚弱，而不能生肺金，用补中益气汤，加茯苓、半夏，脾气渐强，饮食渐进，诸症渐退。再用加味逍遥散，治之寻愈。

一妇人日晡热甚，月水不调，饮食少思，大便不实，胸膈痞满，头目不清，肢体倦怠，发热烦躁。此七情肝脾亏损之症，用《济生》归脾汤、加味逍遥散、补中益气汤调治，元气渐复而愈。

一妇人胸胁膨满，小腹闷坠。内热晡热，饮食不甘，体倦面黄，日晡则赤，洒渐恶寒。此脾肺气虚，先用六君加川芎、当归，诸症渐愈。又用补中益气加茯苓、半夏，诸症瘥愈。然饮食失节，劳怒，恶寒发热，不食，用加味小柴胡二剂而热退，用逍遥散、归脾汤调理而愈。

一妇人月经不调，饮食少思，日晡热甚，此肝脾气血俱虚。用十全大补，加山药、山茱、丹皮、麦冬、五味而愈。次年秋寒热如疟，仍用前药而愈。

沈大方室赵氏，初患痰喘热渴，或以降火散气治之，肌日削而气日索，延至甲辰木旺痰盛，身热口腐，腹胀神昏绝食，此乃虚热无火。薛投壮水生土之剂随愈。至戊申夏初，坐则头坠不能视，卧则背冷透体，烦热晕眩，咳呕痰涌，手足麻冷，热成危殆。薛曰：此内真寒，而外假热也。遂与羌、附大补之剂，三四剂势渐安，仍以前药加减而愈。（此沈自述之案）

胡念庵治一中年妇，夜热咳嗽，本小疾耳，为张李二医，合用滋阴退热药（应是苦寒之剂）。月余，致面青脉急，喘促吐血，呕沫日数升，饮食不进。二医束手，覆而不治。胡为重用参、附，十余剂而安。此非其本原受亏，乃误药所致，故易收功也。《医林指月》

立斋治一妇人素勤苦，冬初患咳嗽发热，久而吐血盗汗，经水两三月至，遍身作痛，或用化痰降火，口噤筋挛，此血虚而药损耳。遂用加减八味丸，及补中益气加参、冬、五味、山药，治之年余而愈。

沈氏仆恶寒发热，时躁烦，两脉空大，自觉气从耳鼻冲出洞然若无关闻，此脾肺亏损，阴火内动也。凡人受天之气必先入肺，乃行于下，其别气走于耳，宗气出于鼻，亦从胸中注于肺，以行其上，是肺实居气之要路，以行治节，肺脏亏损，则气之出入皆失其常，法当补脾敛肺，而气自治矣。黄芪、白术各五钱，炙草、防风各一钱，二剂脉稍敛，热稍减，四剂而燥已，耳鼻间气治如常，再以七味地黄丸，补养水脏而愈。

黄锦芳治一女，患虚劳证，脉虽数而不甚，是尚可治，但饱不思饮食，痰涎甚多。索前医单视之，用白术、地黄以补脾清火，广、半、附子以除痰固虚，意颇周密，但病多水壅，白术之滞、地黄之湿，皆所不宜。改用香、砂、橘、半以疏其脾，饮食渐加，至三剂微见阴火起，随用龟板、阿胶潜伏之味，而火渐熄，食渐加，痰渐少，以后随病增减，总以疏脾滞为要，遂愈。此乃阳伤六七，阴伤二三，劳在将成未成之际，故尚可治。若再用白术、地黄，必不救矣。凡虚劳证，脾肺俱损者，即为难治。脾喜燥而恶湿，肺苦燥而喜润，饮食不进，宜用香砂，则于肺燥不宜。咳血吐血，宜用胶、地，则于脾湿不宜。惟燥热甚而能食不泻者，润肺当急，而补脾之药亦不可缺也。倘虚极不食而泻多，虽咳嗽不宁，亦必以补脾为急，而滑润之品，不可轻投，盖脾有生肺之能、肺无补脾之力，故补脾之药，尤要于补肺也。至手脾肾俱伤者，尤难措手，方欲以甘寒补肾，而食少不化，又恐不利于脾，方欲以辛温快脾，而阴气耗竭，又恐愈损其水，两者并衡而卒以健脾为急者，以脾上交于心、下交于肾也，要知滋肾之中，扶以砂仁、沉香；壮脾之中，参以牛膝、菟丝、龟板，随时活法以治之，庶几有济。葛可久曰：劳证施治宜早，若至脾败不食，则万无一生。故治劳须于平时力救脾胃为佳。尤在泾曰：风劳骨蒸，久而咳嗽吐血，脉来弦数者，柴胡梅连散主之。盖邪气久积于表里之间而不退，非可一汗而去者，故用柴胡之辛散，必兼乌梅之酸收。而久积之风，内蕴骨髓者，已变风之体而为热，则宜用黄连、柴胡之苦寒以清之。然兵无向导，则不达贼境；药无引使，则不通病所，新病且然，况伏邪乎！故胆以合胆，髓以合骨，薤白之通阳，童便之通阴，而表里肌肤之邪，庶尽出欤。

罗氏秦艽鳖甲散，与柴胡梅连同意，亦治风劳骨蒸肌热之症，然减前胡之泄气，而加当归之和血，去黄连之苦寒，而用青蒿之辛凉，气味为较和矣。久病之人，未必不宜缓法也。阳虚者，气多陷而不举，故补中益气多用参、芪、术、草，甘温益气，而以升、柴辛平，助以上升。阴虚者，气每上而不下，故六味丸多用熟地、萸肉、山药，厚味体重者补阴益精，而以茯苓、泽泻之甘淡，引之下降。气陷者多滞，陈皮之辛，所以和滞气。气浮者多热，丹皮之寒，所以清浮热。六味之有

苓、泽，犹补中之有升柴也。补中之有陈皮，犹六味之有丹皮也，其参、芪、归、术、甘草，犹地黄、萸肉、山药也，法虽不同，而理可通也。

归脾汤，兼补心脾，而意专治脾。观其于甘温补养药中，加木香醒脾行气，可以见矣。龙眼、远志，虽曰补火，实以培土，盖欲使心火下通脾土，而脾益治，五脏受气，以其所生也，故曰归脾。虚劳之人，气血枯耗，生气不荣，则内生寒冷，张鸡峰所谓冷劳是也，宜建中、复脉、八味肾气之属，甘温辛润，具生阳化阴之能者治之。亦有邪气淹滞，经络瘀郁者，元珠所谓体虚之人，最易感于邪气，当先和解，微利微下之，次则调之，医不知而遽行补剂，往往反使邪气不解。是故虚劳之治，固不必专以补阴降火为事也，罗氏论虚劳之症，都因邪伏血郁而得，不独阴亏一端，至晚寒热，时减时增，其为阳陷入阴可知，滋肾生肝最为合法，略加损益，不更张也。熟地、白术、丹皮、茯苓、怀山药、柴胡、鳖甲、炙草。

真阳气弱，不荣于筋则阴缩，不固于里则精出，不卫于表则汗泄。三者每相因而见，其病在三阴之枢，非后世方法可治。古方八味丸，专服久服，当有验也。

肺实于上，肾虚于下，脾困于中之候也。然而实不可攻，姑治其虚，虚不可燥，姑温其下，且肾为胃关，而火为土母，或有小补，未可知也。（金匮肾气丸。）

裴兆期曰：补虚之最切要者，在扶胃气。胃气强则饮食进，饮食进则气血生，补何如之。今之不善补者，概用归、地、参、术、甘草、黄芪等类，以为补虚之法，莫此若矣。不知此等品类，皆甜腻壅膈之物，胃强者尚可，胃弱者服之，不胀则泻，不泻则呕吐而不能食矣，病不转加者，未之有也。

一宦室妾，年二旬，不甚得所，抑屈伤脾，饮食渐减。几半岁后乃月事不来，日晡潮热。医以养血滋阴为治，浸至肌肉消烁，喘息不眠，恶心不能食，大便不通，脉来数弦，右关特细。《素问》云：二阳之病发心脾，有不得隐曲，女子不月。其传为风消，为息贲者，即此类也，在法不治，旬余果卒。夫二阳者，胃与大肠也。病者传化失常，饮食少进也。发心脾者，治于脾心也，因不得遂其隐曲之情，心脾屈结而发也。心生血，脾统血，肠胃既病，则心脾无所资而血脉枯，故不月。血既枯则阴不胜阳而生热，热盛则生风，而肌肉消烁矣。故曰风消。肺属金主气，金为热迫，则气上贲，喘

息不宁，故曰息贲。初起时即宜开导肠胃中积滞，使真气流通，胸膈宽利，能饮能食，始用血分等药，调月事之不来，退日晡之潮热，方为正治。乃不审二阳，因抑屈久而积滞不行，为受病之根，漫执月事不来，日晡潮热，是血少阴虚，不用逍遥则用四物。朝餐暮饵，而卒至于死，良可叹也。女子患此者甚多，余故详著其症，并释经义云。

或曰：养血滋阴之药，世皆用之以补虚劳不足者也。子且谓有伤脾之患，而大补丸，反多耗气之品，何以取之？曰：此深有当于脾胃元气本然之妙，乾乾不息者也，昼夜循环于脏腑肢体关窍间。若天行之健，而未始或息停者也。细思此方虽用人参、白术补气为君，而又以渗湿消痰之茯苓、半夏为臣，更以开滞疏壅之枳实、山楂、陈皮、厚朴、木香、砂仁、黄连、神曲、谷芽为佐使，名为大补，而实无有所谓大补之药，为使脾胃通调，胸膈利和，能饮能啖，不失其常，降浊升清，时靡有闲，旋推以陈，旋致以新，助彼乾乾不息之妙而已矣。虽无所谓大补之药，而大补之理实具焉。以故每施之脾胃气衰之人，为胀为肿，为痞为痰，为久疟久痢，与高年百损，产后诸虚，而不克加餐等病，屡获奇效。不然则山楂、枳实、厚朴、陈皮等药，耗元气者也，曷有补于人哉。

魏玉横曰：姚葭田室人，年三十余，颀而肥白，前二子皆殇，后孕而胎堕，今又恶阻甚逆，脉之虚软而大。与杞子、地黄、沙参、麦冬、川连等渐向安。又腰腹腿足时痛，或加当归、白芍，或加山药、枣仁、熟地用至两许。或下坠，则以补中益气一二剂，以熟地、山药代参、术。或时胸腹胀痛，稍用香、砂、橘、术，则中气便觉冲畅。良由久虚荣弱，香燥毫不相宜，彼执方治病者，可与言治法乎哉？后服药几百帖，足月生男。

胡乾若室人，年二十余，婚数年无生育。因诊翁，便求诊，曰：孕也。然三阴俱不足。曰：孕或未然，今所患夜热咳嗽，腹痛便溏，左足不良于步。询其腹痛必内外牵引，腰亦必痛，足之筋则短而不舒，又下午则肿否。曰：皆如所言，然则三阴虚损无疑矣。与杞、地、归、芍、沙参、麦冬等，令服五十剂，临月再服二十剂，乃无后患。又服十余剂病已痊，遂不药。后临产晕厥，产后复厥，专科以其寒热往来，则投柴胡、桂枝，腹痛便溏，则与炮姜、白术，致身发白痦，细者如芝麻，粗者如绿豆，腹痛甚则偃卧，以蒲团著腹，左右旋

转稍可。脉之弦急而数，舌黑而燥。此肝火乘三阴大伤为患也。令以前方加熟地、川连、白芍、甘草数剂而愈。次年患痢，医以痢药愈之。又明年腹痛便溏，与前年初孕证同，召前医则仍以为痢也，恪与攻伐，遂胎坠而死。又张氏姐妹三人，每胎皆腹痛泄利，产后乃止。此虽胎气，亦由肝木乘脾所致。

薛立斋治大尹俞君之内，产后发热晡热，吐血便血，兼盗汗，小便频，胸胁胀痛，肚腹痞闷，此诸脏虚损也，症当固本为善。自恃知医，用降火之剂，更加泻利肠鸣，呕吐不食，腹痛足冷，始信薛言。诊其脉，或浮洪，或沉细，或如无。（大虚之脉类多如此。）其面或青黄，或赤白，此虚寒假热之状，时虽仲夏，当舍时从症。先用六君子加炮姜、肉桂，数剂胃气渐复，诸症渐退，更佐以十全大补汤，半载痊愈。

儒者杨敬之内人，患症同前，但唾痰涎，或用温补化痰之剂，不应。面色细黑，两尺浮大，按之微细。此因命门火衰，不能生脾土，脾土不能生诸脏而为患也。用八味丸补土之母而痊。

一妇人产后血竭，朝寒暮热，肚腹作胀而痛，按之不痛，以为血气俱虚，用八珍之类，治更加发热烦躁。仍用当归补血汤，热躁渐止。用八珍、麦冬、五味子气血渐复。

一产妇朝寒多热，或不时寒热，久不愈，用六君、补中益气，兼服百余帖而安。

沈尧封治邹氏妈，产后便泄，用参、附温补未效。新诚吴敬一诊云：虚寒而兼下陷，用补中益气加熟地、茯苓、桂、附。应手取效。以是观之，方论内言下虚而可升提，不尽然也。

陆氏妇产后发疹，细而成粒，不稀不密，用荆芥、蝉蜕、鼠粘等药，一剂头面俱透。越一日渐有回意，忽大便溏泄数次，觉神气不宁，问其所苦，曰热曰渴，语言皆如抖出，脉虚细数有七至。沈师金大文诊之曰：此阳脱证也，属少阴。用生附子三钱（水洗略浸，切片焙，水炒米色），炮干姜八分，炒甘草一钱，炒白芍一钱五分，水煎冲人尿一杯调羹，青鱼胆汁四小茶匙。（因无猪胆故以此代之。）服毕即睡，觉来热渴俱除，续用黄芪建中汤加丹参、苏木，二剂而安。

产后恶血不行，余血渗入大肠，洞泄不禁，如下青黑物，的奇散极验。荆芥大者四五穗，于盏内燃火烧成灰，不得犯油火，入麝香少许研匀，沸汤一两呷调下。

此药虽微，能愈大病，慎勿忽视。又《千金》胶蜡汤，治产后利。黄蜡二棋子大，阿胶二钱，当归二钱半，黄连三钱，黄柏一钱，陈米半升煎汤，煎药服。

裴兆期治一妇难产后，发热不止，汗多语错，六脉洪大而虚，六昼夜不合眼，一合眼则飘飘如入云中，投以参、芪、归、术、丹皮、童便及炒黑干姜之类，不验，反增头眩耳鸣，恶心嘈杂，欲呕不呕。裴翻然曰：此非气血大亏，乃痰涎壅盛也。更方用半夏三钱，天麻二钱，茯苓、橘红、白蔻仁、厚朴、黄连、枳实各一钱，竹茹三钱，铁锈水煎服，二剂气爽神清，身凉脉静。继以人参大补脾丸，日进二服，以培胃中元气，月余痊愈。

产后虚弱，豆腐浆一碗，冲入打散鸡子一枚，再加豆腐皮一张、龙眼肉十四枚、白砂糖一两，同滚透，五更空心服。产后失调，往往延成劳损，而贫户医药无赀，富家又每为药误，此方甘平和缓，补血滋阴，贫富皆宜，允为妙用。（《续名医类案》）

内外冷热

○ 一妇人，食少呕涎，面黄腹痛，手足逆冷，月经不行。六脉沉细。此内外俱冷，阳虚不能鼓运其经血也。六君子汤加桂、附、姜、茱，数剂而经行痛止，丸服而连生子女。

○ 一妇人，烦渴恶热，暴呕酸水，饮食不进，面赤带青。六脉沉数。此郁怒伤肝、火逆乘胃，为内外俱热之证。黄连一两，淡姜汁略拌，水煎浓汁细呷，以解内外积热，嗣后渐加白术、当归、陈皮、炙草以调血气，以养胃气，渐进稀粥软饮，改用加味逍遥散十剂痊安。（徐灵胎《女科医案》）

冷热内外真假

○ 一妇人，口干烦渴，畏风恶寒，大便秘结，手足逆冷。六脉沉数。此内真热而外假寒也。先用黄连解毒汤，热服取汗，后用六味丸而痊愈。

○ 一妇，初患痰喘热咳，医以降火散气治之，肌日削而气日索。延至甲辰，木旺痰盛，身热口腐，腹胀神昏，绝食几死。此虚热无火，内有真寒。投以壮火生土之剂，随服随效。越数岁，夏初，坐则头坠不能起视，卧则背冷，觉风透体，有时烦热眩晕，咳嗽痰涌，手足厥冷。六脉沉伏。此内真寒外假热，遂以姜附大补之剂投之，不三四日，而大势已平，仍以前药加减而愈。（徐灵胎《女科医案》）

发 渴

○ 一妇，产后发渴，朝寒暮热，肚腹作痛，以手按之不痛。脉软微数。余以为气血俱虚，津液不能上奉也。当以八珍之类治之。彼不信余言，反行逐血，更加发热烦躁，脉更软数。余用当归补血汤，热燥渐止。更以八珍汤加麦冬、五味，补其血气，滋其津液，而腹痛止，渴亦顿解矣。

○ 一妇，产后恶露不行，上渴下泻，无少宁时。脉软弦浮。此脾胃虚而津液不能上奉也。与七味白术散，二剂泄泻顿止。又用八珍汤加糯粉炒麦冬、五味子，三十余剂而渴亦全解。（徐灵胎《女科医案》）

症犯厥阴

余景和医案

○ 壬辰二月，余治常熟青龙巷口钱姓妇，始因肝气寒热，他医进以破气、消导、发散，而致呕吐，气上冲心，由下焦上升，即昏厥不知人事，气平则醒。邀余诊之，余曰：呕吐气上冲则厥，此是风邪犯于足厥阴肝经，破气温中，俱无益也。当以乌梅丸三钱，煎化连渣服。服后呕吐即止，气冲亦平。再调以平肝降逆之剂，

二三剂而痊。大市桥孙姓妇亦脘痛，气冲胸膈，则肢厥神昏，呕吐，额汗。余以乌梅丸三钱，煎化服之，气冲厥逆渐平。后服仲景黄连汤加吴萸，三剂即痊。此二证皆春天少阳风热之邪，误服破气、消导、寒凉等品，而入厥阴者。所以病入于里，徒事发表、消导，无益也。（《诊余集》）

麻 木

陈士楷医案

○ 柯某，女。

人一身之筋脉皆肝主之。据述手指带麻，二臂不能伸举，脉细，苔薄糙，产后血虚为本，拟滋养通络为治。

首乌藤，生白芍，潼蒺藜，生米仁，橘络，当归身，鸡血藤，稆豆衣，云苓，络石藤，谷芽。（《陈良夫专辑》）

林珮琴医案

○ 睦氏，年近六旬，肢麻头晕屡发。今春头右畔麻至舌尖，言謇目红，龈浮齿痛，厥阳升逆，鼓煽痰火，入窍入络，轻为麻瞀，甚则口眼㖞僻，手足不遂，偏枯类中，由来者渐矣。用滋阴镇阳以熄风，缓效为宜。熟

地四钱，钩藤三钱，石斛、杞子、茯神、白芍、牡蛎、磁石各二钱，羚羊角七分，山栀、甘菊（俱炒）各一钱。十数服症减，去磁石，加冬桑叶、黑芝麻，再去钩藤、栀、菊、羚角等，加潞参，以桑椹熬膏，及阿胶和丸。渐安。（《类证治裁》）

李东垣医案

○一妇，麻木，六脉中俱得弦洪缓相合，按之无力，弦在其上。是风热下陷入阴中，阳道不行。其症闭目则浑身麻木，昼减夜甚，觉而嗣开，则麻木渐退，久则止。惧而不睡，身体重，时有痰嗽，觉胸中常是有痰而不利，时烦躁，气短促而喘，肌肤充盛，饮食大小便如常，惟畏麻木，不敢合眼为最苦。观其色脉形病，相应而不逆。经曰：阳病瞑目而动轻，阴病闭目而静重。又云：诸病皆属于目。《灵枢》曰：开目则阳道行，阳气遍布周身，闭目则阳道闭而不行。如昼夜之分，知其阳衰而阴旺也。且麻木为风，皆以为然。细校之，则有区别耳。久坐而起，亦有麻木。喻如绳缚之人，释之觉麻作，良久自已。以此验之，非有风邪，乃气不行也。不须治风，当补肺中之气，则麻木自去矣。如经脉中阴火乘其阳分，火动于中而麻木，当兼去其阴火，则愈矣。时痰嗽者，秋凉在外，湿在上而作也，宜以温剂实其皮毛。身重，脉缓者，湿气伏匿而作也，时见躁作，当升阳助气益血，微泻阴火，去湿，通行经脉，调其阴阳则已，非脏腑之本有邪也。遂以补气升阳和中汤主之，黄芪五钱，人参三钱，炙甘草四钱，陈皮二钱，当归身二钱，生草根一钱（去肾热），佛耳草四钱，白芍三钱，草豆蔻一钱半（益阳退寒），黄柏一钱（酒洗，除湿泻火），白术二钱，苍术钱半（除热调中），白茯苓一钱（除湿导火），泽泻一钱（用同上），升麻一钱（行阳明经），柴胡一钱。上咬咀，每服三钱。水二大盏，煎至一盏，去渣，稍热服，早饭后、午饭前服之。

至八帖而愈。

吴茭山医案

○一妇，夏月取风凉，夜多失盖，因得冷风入骨，两足麻木，疼痛不已。服祛风止痛药，不效。与大防风汤数服，其疾渐瘳，仍以乌头粥服三晨而愈。

汪石山医案

○一妇，或时遍身麻痹，则憒不省人事，良久乃苏。医作风治，用乌药顺气散，又用小续命汤，病益甚。汪诊之，脉皆浮濡缓弱，曰：此气虚也。麻者，气馁行迟，不能接续也。如人久坐膝屈，气道不利，故伸足起立而麻者是也。心之所养者血，所藏者神，气运不到，血亦罕来，由心失所养而昏憒也。用参、芪各二钱，归身、茯苓、麦冬各一钱，黄芩、陈皮各七分，甘草五分，煎服而愈。（《名医类案》）

其他医案

巴慈明妇，产后眩晕心悸，神魂离散，若失脏腑之状，开眼则遍体麻木，如在云雾之中，必紧闭其目，似觉少可，昼日烦躁，夜则安静。服四物等则呕逆不食，姜附等则躁扰不宁。其脉虚大而数，按之则散，举之应指，此心火浮散之象，因艰产受惊，痰饮乘虚袭入心包络中，留伏膈上，有入无出，致绵延不已。盖目开则诸窍皆开，痰火堵塞心窍，所以神识无主，目闭则诸窍皆闭，痰火潜伏不行，故得稍安。与东垣所云：合眼则阳气不行之麻迥别，况昼甚夜轻，明是上焦阳位之病，与理痰清火之剂，诸症渐宁。然或因惊恚，或因饮食，不时举发，此伏匿膈上之痰，无从搜涤也。乘发时用独参汤下紫雪，开通膈膜，仍与前药，调补半年而愈。（《续名医类案》）

痰　饮

丁甘仁医案

○俞，女，暴寒外束，痰饮内聚，支寒于肺，失司，气喘咳嗽大发，故日夜不能平卧，形寒怯冷，纳少泛恶，苔白腻，脉浮弦而滑。拟小青龙汤加减。疏解外邪，温化痰饮。

蜜炙麻黄1.2克，川桂枝2.4克，云苓9克，姜半夏6克，五味子1.2克，淡干姜1.2克，炙苏子6克，光杏仁9克，熟附片3克，鹅管石（煅）3克。

哮吼紫金丹2粒（另吞），连服两天。

二诊：服小青龙汤两剂，气喘咳嗽，日中大减，夜则依然，纳少泛恶。苔薄腻，脉弦滑，夜为阴盛之时，饮邪窃居阳位，阻塞气机，肺胃下降之令失司，再以温化饮邪，肃降肺气。

川桂枝2.4克，云苓9克，姜半夏6克，橘红3克，五味子1.2克，淡干姜1.2克，水炙远志1.5克，光杏仁9克，炙苏子15克，旋覆花（包）15克，熟附片3克，鹅管石3克（煅）。

三诊：气喘咳嗽，夜亦减轻，泛恶亦止，惟痰饮根株已久，一时难以骤化，脾为生痰之源，肺为贮痰之器，今拟理脾肃肺、温化痰饮。原方去旋覆花、远志二味，加生白术15克、炒补骨脂15克。（《丁甘仁医案》）

叶熙春医案

○俞，男，60岁，10月。

脾阳虚则积湿为痰，肾阳惫则蓄水成饮。饮痰上泛，咳嗽气逆，痰味带咸，形寒畏冷，脉象滑而无力，舌苔薄腻，体虽虚腻补难投，虑为痰饮树帜耳。

炮姜3克，拌捣炒五味子2.1克，细辛2.4克，姜夏6克，茯苓12克，炙橘红4.5克，金沸梗9克（包），煅代赭石15克，煅灵磁石15克，炒杜仲12克，沉香末1.8克（分冲），炙紫菀9克，红枣3枚。（《叶熙春医案》）

赵锡武医案

○邓某，女，48岁，已婚。

入院日期：1963年6月15日。

因浮肿气短半年，一周来加重而入院。于1961年1月感冒后，开始咳嗽气短，下肢逐渐浮肿，心下痞满，咳吐白痰，尿少，既往有八年慢性咳嗽史。脉弦细数，苔白唇色紫。西医诊为慢性肺心病。

辨证：心肾阳虚，水饮内停，痰湿阻遏，肺气壅塞。

治法：清宣肺金，降气化痰，温阳利湿之法。

方药：越婢合真武汤加减。

生石膏12克，麻黄3克，甘草9克，云苓12克，白术9克，杭芍9克，附子6克，生姜9克，大枣（擘）5枚，车前子15克，白茅根30克，杏仁9克。

上药服3剂后，尿量增加，每日达1500～1900毫升，下肢浮肿明显减退。服5剂后，浮肿不显，肝大回缩，咳嗽减轻，于上方加入厚朴6克、陈皮6克，气喘亦减，仅有胸闷，故上方去白茅根、车前子、厚朴，加苏子9克，再进5剂后，症状减轻，仍咳嗽未愈，乃肺气不宣所致，故改投宽胸理气清肺之法，方用厚朴麻黄汤加减。

方药如下：

厚朴6克，麻黄3克，半夏9克，杏仁9克，甘草9克，沙参18克，小麦30克，茯苓9克，细辛3克，五味子6克，生姜4.5克。

服上方后症状已大减，病情稳定。（《赵锡武医疗经验》）

赵友琴医案

○九月二十六日，赵文魁请得老太太脉息：左关沉缓，右关滑缓。肺热已减，惟痰饮犹有。今用清金止化痰之法调理。

杏仁泥三钱（研），苏子二钱（研），前胡二钱，麦冬三钱，炙桑皮三钱，广橘红二钱，栀子三钱，知母三钱（生）。

引用煅礞石三钱。

按：脉症虽安，但不可骤然停药，恐灰中有火，死灰复燃，故仍以清金化痰之法调理善后。用杏仁、苏子、前胡、桑皮疏调肺气，广橘红、栀子、煅礞石清化痰热，知母、麦冬养阴润肺以安其未受邪之地。

○七月二十七日，赵文魁请得端康皇贵妃脉息：左关沉弦，右关沉滑。肝肺有热，中州蓄饮。今拟清肝理肺化饮之法调理。

酒胆草三钱，青皮三钱，姜朴三钱，枯芩三钱，炒栀仁三钱，瓜蒌六钱，木通二钱，花粉三钱，腹皮子四钱，枳壳三钱，熟军一钱五分，焦楂四钱，引用羚羊角面六分，先煎。

八月初二日酉刻，赵文魁请得端康皇贵妃脉息：左寸关沉弦近数，右寸关沉滑。肝热气滞，木盛乘脾，以致胸胁满闷，目青神倦。今拟清肝调气快脾之法调理。

杭白芍四钱，青皮三钱，香附三钱（炙），木香八分，朱赤苓四钱，萸连一钱五分（研），薄荷一钱，胆草三钱，腹皮子四钱，焦楂四钱，新会白三钱，引用炒稻芽三钱，枯芩三钱。

八月初三日，赵文魁请得端康皇贵妃脉息：左关尚弦，右寸关沉滑。肝热气滞欠舒，脾经湿饮未化，今拟用原方加减调理。

大生地四钱，杭芍四钱，荑连一钱五分（研），青皮三钱（研），炙香附三钱，木香一钱五分（研），胆草三钱，姜朴二钱，腹皮子各二钱，三仙各二钱，焦熟军二钱，黄芩三钱。

引用羚羊角面六分，先煎。

八月初四日，赵文魁请得端康皇贵妃脉息，左关略弦，右部滑而近数。肝热气滞较舒，脾经湿饮少化。今拟用疏肝清热化湿之法调理。

大生地四钱，杭白芍四钱（生），黄连二钱（研），胆草二钱，炙香附四钱，青皮三钱（研），木香二钱（研），姜朴三钱，腹皮子各二钱，三仙四钱，焦熟军二钱，生栀三钱（仁研）。

引用羚羊角面六分，久煎。

按：肝热气郁，脾湿内蓄，连服调肝清热化湿之方，病见稍减，既然有效，故守前法续进。方中大生地、杭芍养肝阴，柔肝体；荑连、胆草、熟军、生栀清肝热；香附、青皮疏肝解郁；木香、姜朴、腹皮子、焦三仙理气和胃化湿；引用羚羊角而清肝热、平肝阳。

八月五日，端康皇贵妃清上除湿熏洗方：

甘菊花一钱五分，薄荷一钱五分，赤芍二钱，青皮二钱，元明粉二钱。

水煎随时熏洗。

○ 七月初三日申刻，赵文魁诊得老太太脉息：左关沉滞，右部沉缓。肝气结郁，中脘蓄水，口干作渴，留饮不消，故今痰涎壅盛，胸胁微满。今用清肝导热化痰之法调理。

川郁金二钱（研），青皮三钱，姜朴二钱，杭芍四钱（炙），桑皮四钱，法夏二钱，广红二钱，莱菔子一钱五分，煅礞石四钱，川贝三钱（研），条芩三钱，蒌仁三钱（研）。

引用枇杷叶四钱（炙）。

按：脉沉是饮邪伏积于体内之候，沉而兼缓或滞，是邪阻气机、血行不畅的表现。本案乃痰浊水饮夹杂为患。"痰之与饮，虽曰同类，而实有不同也。"以性状论，"饮清沏而痰稠浊"。从病变部位分，"饮惟停积肠胃，而痰则无处不到"。所相关之脏腑，"水谷不化而停为饮者，其病全由脾胃而来，周身无处不到，化而为痰。凡五脏之伤，皆能致之。"（见《景岳全书·痰饮》）。饮之所得，张子和认为，"其来有五：有愤郁而得之者，有困乏而得之者，有思虑而得之者，有痛饮而得之者，有热时伤而得之者，饮证虽多，无出于此。"本脉案之饮，从脉象上看，当属首条所列之因；从诊病时间分析，适值夏暑当令，又恐是热时伤冷所得。"因隆暑津液焦涸，喜饮寒凉，本欲止渴，乘快过多，逸而不动，亦为留饮。"（见《儒门事亲》）因留饮不消，水蓄中州，津液不能上承，故口干作渴，但必渴喜热饮，且饮而不多，故饮人则吐，饮邪壅阻，郁久化热，熏蒸津液，淡乃生焉。而胸胁为气机升降之道，大凡有形之邪，皆能阻气机之周流，今痰涎壅盛，盘踞胸胁，脉络受阻，肺之清肃之令不行，肝之条达之性亦窒，故见胸胁胀痛。治疗上，应于痰涎、水饮两兼顾之，一以清肝化饮，一以泻肺涤痰。

方中郁金辛苦而寒，行气疏肝解郁，青皮辛苦而温，主人肝胆二经，其气峻烈，沉降下行，与郁金相配一寒一温，加强疏肝行气解郁之功。杭芍酸缓柔肝，兼制青皮等药之辛燥。厚朴姜制，取其辛散之性，辛以散结，温可燥湿，与法夏同用，共奏下气除满、燥湿消痰之功。桑皮味甘，性寒，归肺经，甘淡能行肺中痰水而利小便，寒凉能清肺中之热以复其宣肃之性，故泻肺行水，"非桑皮不可"。枇杷叶、橘红、贝母宣肺化痰。瓜蒌用仁，《本草思辨录》认为："瓜蒌实之长，在寻痰浊下行，故结胸胸痹，非此不治。"莱菔子性味辛甘而平，顺气开郁，下气化痰，消胀除满。青礞石，因其质重力峻，一般痰热之证少用。但《本草纲目》却认为："青礞石，其性下行。肝经风木太过，气不运化，积滞生痰，壅塞中上二焦……故宜此药重坠。"由此可见，本案用它，是切中病情的。诸药配伍，使肝气得舒，痰饮渐化，则各恙递蠲。

七月初四日，赵文魁诊得老太太脉息：左关沉弦，右部沉缓。肝气郁滞，脾胃不足，故胸膈微满，心下悸动，浮热虽轻，痰涎犹盛，今用清肝益脾化痰之法调理。

川郁金三钱（研），青皮三钱，姜朴二钱，杭芍四钱，朱茯神四钱，焦术三钱，法夏二钱（研），广橘红三钱，煅礞石三钱，川贝三钱（研），蒌仁四钱

（研），知母三钱（生）。

引用炙桑皮三钱。

按：《金匮》云："心下有痰饮，胸胁支满。"但痰饮之形成其原因各不相同，本案诊得脉左关沉弦，右部沉缓，示肝郁脾弱之象。肝郁则气不疏达，脾弱则运化失职，致水津内停，痰饮内生，邪郁则化热，而见浮热不适，治疗不可拘于"温药和之"，当以清化方法。方中用郁金、青皮、姜朴、白芍疏肝解郁；焦术健脾以治其本；半夏、广橘红、礞石、川贝等清化痰热治其标邪；痰热拢心故用朱茯神以宁心安神治其悸动，引用桑皮佐金平木以利肝之疏达。

七月初六日，赵文魁诊得老太太脉息：左关沉缓，右部滑缓。诸症俱安，惟胃气悸动，痰饮犹盛，今用益气清热化痰之法调治。

朱茯神三钱，焦术三钱，酒芍四钱，川芎三钱，炒莱菔三钱，法夏三钱（研），桑白皮四钱（炙），川贝三钱（研），煅礞石四钱，蒌仁四钱（研），赭石三钱（煅）。

引用枇杷叶四钱（炙）。

按：经以上二诊治疗之后，诸症俱安，惟胃气悸动，实为饮热为患，故用朱茯神为主药以安神制其悸动；焦术可"消痰逐水"（《珍珠囊》），他药仍仿前法，清肝化痰以治其痰热。（《赵文魁医案选》）

曹家达医案

○宋子载之妻年已望五，素病胸膈胀痛，或五六日不得大解，夜睡初醒，则咽燥舌干。医家或以为浮火，或指为肝气，花粉、连翘、玉竹、麦冬、山栀之属，多至三十余剂。沉香、青皮、木香、白芍之属，亦不下十余方。二年以来，迄无小效。去年四月，延余诊治。余诊其脉双弦，曰：此痰饮也。因用细辛、干姜等，以副仲师温药和之义。宋见方甚为迟疑。曰：前医用清润之品，尚不免咽中干燥，况于温药？余曰：服此当反不渴。宋口应而心疑之。其妻毅然购药，一剂而渴止。惟胸膈胀痛如故，余因《金匮》悬饮内痛者用十枣汤下之，遂书：

制甘遂一钱，大戟一钱，炙芫花一钱。

用十枣浓煎为汤，去滓令服，如《金匮》法，并开明每服一钱。医家郑仰山与之同居，见方力阻，不所，令减半服之，不下，明日延余复诊。知其未下，因令再

进一钱，日晡始下。胸膈稍宽，然大便干燥，蓄痰未下。因令加芒硝三钱，使于明早如法服之。三日后，复延余复诊，知其下甚畅，粪中多痰涎。遂令暂行停药，日饮糜粥以养之。此时病者眠食安适，步履轻捷，不复如从前之蹒跚矣。后一月，宋又延余诊治，且曰：大便常五六日不行，头面手足乳房俱肿。余曰：痰浊既行，空隙之处，卫气不充，而水饮聚之。《金匮》原有发汗利小便之法以通阳气。今因其上膈壅阻特甚，且两乳胀痛，不得更用缓攻之剂，方用：

制甘遂一钱，大戟末一钱，王不留行二钱，生大黄三钱，芒硝三钱。

一泻而胀痛俱止。宋因询善后之法，余因书：

苍术一两，白术一两，炙甘草五钱，生麻黄一钱，杏仁三钱。

令煎汤代茶，汗及小便俱畅。即去麻杏，一剂之后，永不复发云。余按十枣汤一方，医家多畏其猛峻，然余用之屡效，今存此案，非惟表经方之功，亦以启世俗之蔽也。（《经方实验录》）

周小农医案

○王云卿，米业。其小女年十八岁，自甲寅七月起，呕吐涎水，嗳气连属，纳饭尚安，饮粥则吐。屡就城北王君及南城孙子诊，均数月未愈。至乙卿冬月，诸症反盛，腹满呕逆，经阻至四月有半，间有内热，症已甚重，就诊。察前医之方，偏重温通，如吴萸、丁香、蔻仁、荜茇等，屡投之矣，盖拟为胃寒也。然舌红，光剥无苔，唇干起裂，胃阴已伤，人亦消瘦异常，诊脉弦数，询有气郁，乃灵胎所谓蓄饮症，惟已不能温转，用王氏孟英宣气涤饮法。金沸草、苏梗、山栀、茯苓、薏仁、郁金、橘叶络、苏噜子、淮小麦、鸡内金等。脉之弦者略敛，惟呕水嗳噫犹然，喜淡恶咸，胃虚饮停，病机逗露。且带浊颇多，亦中虚湿浊下留之征。询致病原由，乃甲寅夏饮已坏之西瓜汁而得。因拟二术、连皮苓、泽泻、新会皮、益智、草薢、生薏仁、枳实末、鸡内金、老苏梗，用伏龙肝煎汤代水。连服四剂，溏泻叠作，水气下行，腹中气畅，呕水吸取噫顿减。惟脉弦苔剥，上中宜通宣，而阴液已消耗，为难治耳。生于术、云茯苓、宋半夏、盐水炒陈皮、金沸草、枳实末、川石斛、泽泻、车前子、范志曲、生薏仁、伏龙肝。呕水已减，腹满肠鸣，溲黄，经已通行，尚不甚多。再师孟英

法，效方图治。金沸草、茯苓、半夏、大腹皮、枳实、泽泻、当归尾、抚芎、桃仁、红花、泽兰、五灵脂、四制香附。并用鸡内金、血珀、没药三味，研末服。经已畅，去上三味及桃仁、红花、泽兰、五灵脂，加台白术、益智仁、乌药。

十二月二日：嗳噫呕水大退，溲色犹黄。颈项素有痰痹。拟通络涤饮，兼养胃阴。金沸草、橘白络、制僵蚕、茯苓、薏仁、泽泻、石斛、冬术、益智仁、竹茹、枳实、半夏曲、枇杷叶。服上方，呕水已止，嗳噫气逆微作，苔之剥者略布。腹虽已舒，便犹艰涩。养胃降逆，复入润养。如川石斛、麦冬、半夏、茯苓、旋覆、赭石、冬术、枳实、竹茹、麻仁、蒌皮、枇杷叶。正在日见起色，乃因大动忿怒，气机一闭，小溲不行，呕水嗳气复剧。左脉骤弦，苔之布者复剥。足见枢机一窒，火浮水停，求愈甚难，变坏极易，自以旷怀为第一要义。川石斛、麦冬、菖蒲、郁金、茯苓、青盐半夏、山栀仁、炒泽泻、橘叶络、金铃子、枳实末、丹皮、益智，用车前子一两、伏龙肝二两，煎汤代水。气机通畅，嗳噫循减，水尚上沃，脉数苔剥。体虚不经攻导，复用石斛、紫菀、茯苓、枳实末、冬术、半夏、泽泻、大腹皮、橘皮、苏梗、草薢、鸡内金、伏龙肝。

至丙辰正月七日来诊，沃水嗳气，溲少便阻。猥以年关辍药，液亏水停，略参导水下泄之法，以祈捷应。金石斛、炒松麦冬、紫菀、野于术、茯苓、黄精、扁豆衣、泽泻、枳实末、益智、新会白、青盐半夏。另生谷芽、车前子二味重用，煎代水。十枣丸二分，谷芽汤下。水由下泻甚多，嗳噫呕水顿止。据云，十枣丸仅服其半，已觉甚惫。即嘱去十枣丸，原方服十剂。苔剥布白，即服丸方，至今五月，停饮已愈。

丸方附后：停饮年余，米饮即吐，嗳噫日夜千余声，气逆欲咳。他人已投温通，舌苔剥而唇燥裂，经停至四月余。诊脉弦数。询知症由伤饮，叠进通胃涤饮，水由便泄，经亦续行。惟气阴消耗，枢机易阻，不无反复，万勿忿怒。拟上下分治，通补并用，以善其后。金石斛、麦冬、于术、猪茯苓、甜杏仁、广皮、党参、枳实、益智、泽泻、金沸草、草薢、鸡内金、枇杷叶，用半夏曲糊丸，服于饭后。助脾胃之消导，弭水饮之逆流。又用四物加杞子、苁蓉、丹皮、金铃子、茺蔚子、远志、香附等，藕粉或山药粉丸，空腹服。与前丸间服少许，以养血潜肝润肠而平冲气之上逆。缘病经年余，

面无血色，气阴大亏，久久调理，当可复原。

○荆妇荣氏，自经辛酉崩愈，血虚肝旺；喜进水果，阳虚停饮。至癸亥四十五岁时，又患反胃，呕吐酸水。饮食虽纳，转瞬即吐。自春浃秋，精神疲弱，冲气上僭，足厥不暖，偃息卧床，达一年有余。脉左小弱，右濡；舌白滑。药进大小半夏汤、旋覆代赭汤加桂、芍、刀豆，以涤饮养胃潜降，旋止旋吐。虽试吸鸦片，亦不能摄纳其冲气也，旋亦以溺少止吸。烟性涩，于停饮不宜。酸水蚀铅桶之底，腐穿其二。嗣勘定火衰胃虚，进健胃涤饮，温命纳冲，如于术、半夏、茯苓、泽泻、石英、白芍、龟甲、沉香、丁香、小茴、桂、附、当归、鹿角、陈香橼之类，其效略显。逢儒复探讨阴阳升降之微，间投灵砂丹三粒，酸涩之上涌渐衰。特厥气撑胀，则研虎肚、沉香为末，日冲服数次。并饮牛肉汁以养其胃。转方着重温化饮邪、益胃健运，如于术、茯苓神、桂枝、姜半夏、丁香、扁豆衣、谷麦芽、檀香（炒）、採芸曲、白芍、香附、刀豆、伏龙肝，间加车前以引水入州都；黑芝麻以润肠液之燥；或增别直参以振中气；怀牛膝以益肾肝；不离温潜纳冲健胃驱饮之旨。服药百数十剂，反胃竟愈。（《周小农医案》）

曹契敬医案

○杨家院子成姓女年十六岁，初时形寒身热，两手无力。延医服药，迄未得效。其舅略谙医理，按其脉见歇止。曰："是病者所大忌。"乃嘱莅寓就诊，谓："此人外貌虽好，脉象已变，请细察之。"余切其脉，果如所言，重按良久，则犹未尽然。揆之诸症，必为痰食中阻，以有形之物阻碍气化，故有时沉伏，宛如歇止。法宜从通降导滞入手。偕来者咸谓："脉既如此，攻克之剂恐非所当，似宜进以补益。"余力辟之，曰："六腑以通为补，证以舌根垢腻，胸闷便闭，两手酸痛，无一非中脘停滞积痰之症，补之适足增其病耳。"付以会皮、半夏、枳壳、青皮、槟榔、莱菔子、全瓜蒌、元明粉同打一剂而宿垢畅下，并无自汗肢冷之虚波。翌晨诊之，脉转显达，两手亦能举动。继即疏运互进，原复如常。夫脉见歇止，尚非仅出于痰食病也。即妇人怀孕，亦间见斯脉，皆无妨碍。周慎齐脉法：凡杂病、伤寒、老人见歇止者，俱将愈之兆。惟吐而歇止者死。（《翠竹山房诊暇录稿》）

姚龙光医案

○ 蒋阶平内眷刘氏，病患旬余，历经名手医治，反至沉困，余族小湖为之敦请数次，因往诊视，乃知患病已十八日，每日酉刻发寒，四肢冷至肘膝，三更转热，亦仅四肢发烧，五更始退，面色微红，口渴而不欲饮，食久不进，小便一日一次，色赤而少，大便十七日不行，诊其脉六部沉微，舌色嫩红，苔黏滑，心中烦热，胀闷，坐卧不安，前医视为阴虚火结，用青蒿鳖甲汤重剂十余服，反致危笃，断以不治。予思沉微之脉，阻脉也，四肢为诸阳之末；四肢独冷，阳微也；寒热在阴分之时，交阳分则退，属阴邪也；渴不欲饮，舌红苔滑，面有红光，心中烦闷，阴盛于内，逼阳于外也，大便不通，小便赤涩，阴结于内，输机失职也。此证定属水饮，而外显假热之象，若用阴药，是以阴益阴，为助邪也。以苓桂术甘汤加细辛、厚朴与服，是夜病退甚早，肢冷亦轻，三服后小便清畅，大便下行多水，舌苔满布，舌色转白，脉亦起矣。再用六君子汤调理，寝食如常而安。（《崇实堂医案》）

张聿青医案

○ 翁媪，痰饮内阻，肺气失降，咳嗽痰多气逆，卧着尤甚，食入胀满。脉象沉弦，舌苔白腻。宜温开饮邪，用重药轻服法。

麻黄（蜜炙，后入）三分，淡干姜三分，北细辛二分，长牛膝（盐水炒）三钱，白芍（酒炒）一钱，桂枝三分，五味子（同干姜打）四粒，炙草三分，茯苓三钱。

二诊：辛温以开太阳，喘咳稍轻，痰略见少。再用三子养亲汤以温肺蠲饮。

白芥子五分（研），生莱菔子二钱，广橘红一钱，炒于术一钱五分，淡干姜三分（五味子四粒同打），炒苏子三钱，茯苓三钱，炒枳壳一钱，制半夏一钱五分。（《张聿青医案》）

陈莲舫医案

○ 陈太太二十三年十一月二十九日方：历年病深，上损下损，吃紧在势欲过中。中者脾胃也，胃失其市，脾失其使，水谷不化，精华酿痰蓄饮，按之漉漉有声，是其明征。肝邪乘虚，横逆更甚，脾胃日为受伤，胃受之则或泛或呕，脾受之则或溏或结。又复牵连心肺两

经，肺病为呛痰，心病为惊悸。诸病丛集，元气益虚，以致气之窒塞，腹痞又复攻胀；风之窜络脉，肢麻又复搐搦。种种上为虚阳，下为虚寒，因之头眩、口燥、肌瘦、腰酸，无虚不至。现在用药，偏滋阴必为气滞，偏补气必为阴灼，所以取效较难，流弊甚易。将所示诸方及证由反复推详，拟保肺以制肝，并柔肝以养心，肝能有制而得养，脾胃可以醒复，而痰邪饮邪亦可潜移默化，以冀上下摄而营卫和。

元米炒西洋参，鸭血炒丹参，人乳汁炒香附，蛤粉炒阿胶，化橘红，玉蝴蝶，真獭肝，沙蒺藜，辰茯神，云茯苓，炒夏曲，酸枣仁，煅龙齿，炙甘草，竹二青，红皮枣，生东白芍，冬虫夏草，盐水炒杜仲。

如用吉林须，不连于术服，当无胀满。如仍胀满，调入伽楠香摩汁五厘服。如口喉发燥，用盆秋石三分泡汤，煎吉林须服。每用吉林须约五六分。

上方配合，义在能升能降，有通有补，清不用寒，温不用燥，温而甘者，无损其阴，清而通者，无害其气，虽属平淡，尚为紧凑。如服后合式，作膏滋，用十倍料，如一钱用一两，提出方内之炒阿胶收膏。如调理，将方常服，四季皆合。

二十四年十一月初一日方：肝邪素不能平，上扰为热，咳痰口燥；下陷为寒，腹膨作痛；诸虚杂出，艰寐心悸，四肢麻痹，脉来弦涩，右兼滑。拟调肝肺而和心脾。

西洋参，炒杜仲，炒夏曲，制女贞，炒丹参，川贝母，红皮枣，橘叶，金石斛，真獭肝，远志肉，佛手花，丝瓜络，制香附，抱茯神。

煎方不计帖数。如服膏滋，仍照上年十一月廿九日煎方，以十倍料作膏。

二十七年十二月二十日方：示及之恙，早有腹痞，或膨或痛，肝脾素为不和，肝失疏泄，脾失输运，气愈阻滞，痛胀复作，痞亦时升，甚至凉汗淋漓，鼻管空洞。大约中气久虚，不受辛通。诸害纷沓而来，腹腿酸痛，头顶抽搐，心悸肢麻，并述及舌苔灰糙且干，中有郁火。用药甚为牵制，阴有热宜清，气为滞宜温，调停二者之间，拟苦辛通降，与旧咳亦无窒碍。

调理方：

吉林须，潼蒺藜，炒杜仲，炒夏曲，白蒺藜，川贝母，代代花，抱木神，生白芍，制香附，新会皮，炒丹参，炒归身，红皮枣。

如服参须或胀满或燔热，仍用西洋参钱半。

又方：腹胀且痛尚未平，复服此方。

左金丸，炒丹参，杭菊花，法半夏，抱木神，佛手花，红皮枣，玉蝴蝶，炙甘草，九香虫，生白芍，炒川楝，新会皮，竹二青。

三十年三月初十日方：示及近时病由，病在肝肺。左肝右肺，为升降道路。向有积瘕，左行于右，左块较软，右部时升。肺能制肝，是胜其所胜；肝反制肺，是胜其所不胜，所以左减而右增也。夙昔诸虚毕集，吃紧总在咳嗽多痰，瘕块攻动，病本纷沓，药多牵制，拟肝肺两和。

吉林须，新会络川贝母，生白芍，炒丹参，炙甘草，丝瓜络，全福花，炒杜仲，宋半夏，炒川楝，醋炒元胡，佛手花。（《陈莲舫医案秘钞》）

傅松元医案

○ 黄安甫妇，产后得寒热，因多饮，渐起瘕胀，咳逆，食少，延四月，寒热乍止乍来，而咳不已，致胸胁支满，屡以消瘕、平咳软坚、化气为治，总不能去其支满，直至浑身软肿。邀余治，问知寒热尚未止，胸满胁胀，咳嗽气怯，脉左右弦滑。余为其用达原饮，加柴、枳、桑皮、炮姜、半夏、陈皮，去知母、黄芩，二服疟止，肿胀不退。乃改用槟、沉、陈、夏、葶苈、桑皮、枳朴、防己、附子、炮姜等，仍不应。余曰："此病迁延日久，近地诸医，皆不能去其支满，请往苏州就诸名医诊之。"安甫应诺，即日唤舟同妻赴苏。请马培之诊，马亦作瘕治，不效。再请费伯雄诊，费以中满治，亦不效。乃回刘再商于余。余曰："此证以我所见，是支饮变灌饮。但用药非寻常之品，故请先治于苏州诸医。今诸名医既不识此证，余再为尔立方。"乃用海藻、桑皮、白芥子、泽泻、槟榔、厚朴、半夏、陈皮，下灵砂丹，丹丸赤豆大，六粒，分二服。明日来邀云："服灵砂丹三粒，二便得快下数次，今腰带宽半尺。"病者云："恐再服三粒，腰至把握，一身两段矣。"余再四譬喻，总不信。余曰："汝欲去病根，须服完六粒。"后多人劝其再服，二日吞二粒，而弃其一粒未用也，由是病退。后年生一子，乳名生麟。产后又病如前，延未半载，再服灵砂，虽五粒一服，亦不应而亡。生麟，即今黄翔卿是也。（《医案摘奇》）

郑在辛医案

○ 萧姐玉兄令眷，年近三十，痛头眩呕吐，饮食减少，经水不调，积年已久。因其大便秘结，真州时道，皆作血虚肝火，而以归、芍、丹皮、生地黄、麦冬、贝母治之，病益甚。甲申冬，白海陵回真州，舟中招诊。脉细紧而滑，畏寒抱火，手足麻木，十数日一发，饮食不餐，胸口一胀，即头眩呕吐，吐去痰水稍愈，隔十数日又发，遇行经而血甚少，亦不如期。以脉症相参，此气病，非血病，乃脾胃虚寒痰饮证也，所以脉紧而滑，若血病则涩矣。滋阴养血，适足益病。夫大便秘结者，津液上吐，无以润肠，乃冷秘、虚秘，非燥秘也。遂用人参、白术、茯苓、半夏、炮姜、天麻、香附、生姜，以东垣白术半夏天麻汤为主，专用气药，以温胃阳，全不杂一味血药，恐助阴也，立方回真州，令其常服。两月后，萧兄持煎药方来，求立丸、方，谓药已中病，病愈大半。今大便反溏，非若从前之秘结。观此则非血虚燥结明矣。凡人禀气血之躯，患病不偏于气，即偏于血，不辨气血之偏，何能求效耶？（《素圃医案》）

王寿芝医案

○ 师名锡庆，号小堂，江西萍乡人。以副榜发川知县，予受业焉。师母甘氏女，道光丙午年，年已四十岁，师署平武县事，携眷同往。经水愆期，延医诊脉，谓洪滑流利，断其有喜。师自诊如之，遂不服药。盖师平日涉猎医书最多，不与人治，而家庭小恙随手与方，无不效也。十月满足，腹大如抱瓮，日俟其产而毫无动静。又三四月，渐增行路喘促，饮食胀满，适亦卸事回省，予至师门谒候，谈及令诊，诊之滑大无伦，七八至一歇止，十数至一歇止，二三十至又一歇止，当即断为痰饮，确乎非孕。师曰："滑大予见及，歇止予亦见及，以为年纪过大，生产又多，胎气不足，宜有是脉。在平武时，常服参术补药，今虽不产，而复内震动，睡左则左，睡右则右，不咳不呕，何以直断为痰饮而非孕？"予对曰："水饮上射于肺则咳，溢出于胃则呕，既咳且呕，水有消路，腹自平软，人皆知为病，不疑胎矣。今气道闭而不通，水积日多，腹大如鼓，是为水臌，再不用逐痰行水之剂，只用补益，实其实，虚其虚，迨至水气四溢，散漫作肿，其时欲消水而脾胃无权，欲培土而水饮横肆，两难兼顾，病必不起，乘此胃口虽胀满而尚纳食，行路虽喘促而尚能卧，根本未离，尚可医治。"曰："金匮肾气汤可服否？"对曰："肾气汤治水饮利小便，堪推神剂，然上中焦之气化不行，欲其直达下焦，未必如此便易。"曰："为之奈何？"对曰："半夏加茯苓汤，平平浅浅中，极有精义，连服十剂，果能喘稍平、胀稍减，再议他治。"如言服足十剂。又诊，师母云："近日腹如雷鸣，胃口加胀，口舌干燥，想系生姜太多之故。"告以水气凌脾，脾津不能上潮，所以口渴加胀者，药不胜病，病与药拒；腹雷鸣者，阳气宣动，是大佳兆。可勿疑虑，生姜泻心汤与之。本方一两者，酌减为二钱半，嘱服三剂，其病或增或减，或变他候，速速来告，以便另为处方。第二日告曰："服药后满腹俱响，水声漉漉。"第三日云："腹痛甚，气往下坠，恰似生产，请即往视。"至见小堂师谓予曰："医可谓明矣，药可谓神矣。自子认此证为痰饮，予朝夕将痰饮门遍观，以为方必在此册也。昨归，乃见用者为生姜泻心汤，茫然不识所谓；又闻须服三剂，总疑寒热夹杂，未必中窍，乃今早腹痛气坠，尚以为产，顷间稳婆已来，亦云儿头向下，业已转身，乃痛极而泻，泻水如注，起则腹消大半。观此，确系水饮证矣。"语次，婢女出云："又痛又泻，太太问药尚存一剂，未知可接服否？"予告以对症之药，放心再服，有水自泻，无水自止也。两日后又来延请，师母出见，拜谢云："第三剂后，大泻两次，腹不痛，而身轻如释重负，此病非遇高手，不知变为何等古怪！"诊之，细濡无力，急与大振脾阳之术附汤十余剂，饮食大进，行动时，气亦舒缓，可勿药矣。小堂师谓四十尚非经尽之候，必月信调畅，乃可止药。为易术附为归附，温煦中寓流行之意焉，两月后月信大至，反腰痛腿痛诸疾，诊之，两尺短涩，水火俱虚，恰合十补丸证治，开方与服，从此无病。生姜泻心汤治伤寒汗出解之后，胃中不和，心下痞硬，干噫，食臭，胁下有水气，腹中雷鸣下利者，此汤主之。

生姜四两，甘草三两，人参三两，干姜一两，黄芩三两，半夏半升，黄连一两，大红枣十二枚。

煎成，去渣，再煎服。

陈灵石曰：太阳为寒水之经，寒水之气伤于外者，可从汗而解之；寒水之气入于里者，不能从汗解之。汗出解后，而所现之证，俱属水气用事，为本条之的证。陈平伯云：君生姜之辛温善散者，宣泄水气，复以干姜、参、草之甘温守中者，培养中州，然后以芩连之苦寒者，涤热泄痞；名曰生姜泻心，赖以泄心下之痞，而兼擅补中泄水之长也。倘无水气，必不用半夏、生姜之辛散，不涉中虚，亦无取干姜参草之补中。

方义讲解极明。此证用此汤者，亦缘胃中不和，知为水饮盘踞于胃，虽未痞硬，而已作胀。肺为华盖，位居最上，水寒之气，由胃凌肺，一故行路喘促也。此病若再误治，寒气必下传于肾，不但行路喘促，必至哮吼不止，不但胀满，必至痞硬而痛，周身皆寒，阳光淹郁，必四肢发厥，脾肾两绝而死。乘其胃肠尚运，以参草姜枣补之，则中宫有权，阳气勃发。半夏降逆神品；生姜散水神品；二者相助为理，温化其水，抑之使下，所以现出腹如雷鸣之全象也。必用芩连者，心肺之阳，为寒所郁，又于服小半夏汤后，口舌发干燥见之，不仅脾津不升已也，辛苦相资，寒热两解，下利者得之而止，不下利者化之使利，亦治肿病开鬼门、洁净府一大法也。师嫌夹杂，盖未究心于《伤寒论》耳。

十补丸：治气血两虚，先天之水火俱衰，少年而有老态者。

鹿茸，泽泻，附子，肉桂，山萸，淮药，茯神，人参，当归，白术各等分。

炼蜜为丸，如梧桐子大，米汤送下三钱。

陈修园曰：此方与十全大补同意。但十全大补汤，从气血之流行处着眼，气血者，后天有形之用也。此方从水火之根本处着眼，水火者，先天无形之体也，二方分别在此。

归附汤温煦流行，能致经水自动，以经者阳也，先天真一之气，得阳而运也。水饮阻经奈何？妇人之经，其源在胃，阳明胃脉，冲任附之，胃热则冲任干槁，胃寒则冲任凝结，皆足以致经水断绝。今病寒气闭结，所以得温药而化，化则通矣。通后腰腿作痛奈何？戊胃土也，癸肾水也。戊癸相合而化火，人身强健，此时阳气初通，无以化育真水、滋养肾经。下部皆属于肾，肾虚焉得不通？以此投之，化无形之水火，为有形之气血，自绰绰有余裕也。（《寿芝医案》）

王润园医案

○ 备三之夫人，工诗善画，刺绣尤冠一时，人亦风流自喜，词辩滔滔，余在备三处闲谈，诸寅作斗叶之戏，余不喜此事作壁上观，晚餐甫设，有媪自内出，启备三曰，太太不知何故，忽患心烦发呕，坐卧不安，闻王大老善医，急请入视。余偕备三人，则二婢扶坐，粉汗淫淫，作捧心状。急诊其脉，脾部细弱，左寸滑数特甚。乃曰：夫人所患是脾虚停痰证也。盖由思虑伤脾，饮食不化，平日必有健忘惊悸之疾。此时痰涎绕心包络，故烦呕交作。须先清其痰，后理其脾。清痰须用莲子清心饮，理脾须用人参归脾丸。病以渐来，亦以渐去，且夕难痊愈也。乃先以清心饮投之，二日而烦呕止。再进归脾汤，十日而四视之，病若失矣。

○ 里中相周庞兄之母，年五十余，得吐食证。始以为霍乱，吃塘西痧药数粒，症如故。又请一医以为气郁，用四七散开之，仍如故。庞求余治，余细问形症，既非霍乱，亦非气郁。按期脉，则右关弦甚，余各平平，乃顿悟曰：此水积也。病必小便不利，好饮水，胸膈闷滞，时兼头晕，病者点头称是。因以五苓散加苍术、木通利之，越日吐止。庞又请视，告曰：不必再视，但常服香砂六君子丸，不但不能停水，且大益于脾胃，于老人甚相宜也。庞遵之，其母遂健。（《醉花窗医案》）

孔云湄医案

○ 从弟之妇，病数年矣，脉甚弱，服药皆用补，腹中亦有积块，弗敢动也。后又停饮作痛，水声漉漉，小便短少。予为其脉弱也，不用峻剂，除参、苓、枳、术外，加泽泻、车前之属，水不下，少加大黄，亦不下，再加之，仍又不下，而脉转起矣。予曰：此脉为病锢，真气不达于寸口，非本弱也，攻之可无恐。乃制控涎丹，加葶苈、车前，丸以炼蜜，服钱许，满腹皆水，泻下斗余。补养数日，再服再泻，计二十日间，泻下四次，下水无算，腹中之水犹未尽，而积块则软小矣，六脉神气亦不衰。乃嘱从弟向藜治之。向藜较予谨细，必能愈此证。然亦可见向之弱脉，不甚足凭矣。或曰：无脉可以意治，有脉又不足凭，然则脉可不论乎？予曰：不可。凭脉者常也，舍脉者变也。（《孔氏医案》）

痰 湿

陈莲舫医案

○ （陈太太）时邪已清，仍扰动痰湿，旧病湿不由便而达，痰不上咯而松，以致口淡脘闷，神疲纳少。痰邪湿邪阻遏气道，气有余便是火，热迫冲脉，每每先期而至。现当痧后，又天气未凉，未可峻补。再清热以宣痰浊，调气以化湿滞。从前调补之法，尚须变通。

西洋参，盐半夏，抱茯神，杭菊花，炒萎皮，叭杏仁，北秫米，川贝母，海贝齿，生白芍，炒丹参，绿萼梅，竹二青，鲜荷叶。（《陈莲舫医案》）

痿 证

丁甘仁医案

○ 封某，女。

温病后，阴液已伤，虚火灼金，肺热叶焦则生痿躄，两足不能任地，咳呛不爽，谷食减少，咽喉干燥，脉濡滑而数，舌质红，苔黄，延经数月，恙根已深，姑拟养肺阴、清阳明，下病治上，乃古之成法。

南沙参9克，川石斛9克，天花粉9克，生甘草1.5克，川贝母9克，肥知母4.5克，瓜蒌皮9克，光杏9克，络石藤9克，怀牛膝6克，嫩桑枝9克，冬瓜子9克，活芦根1尺（去节）。

二诊：前进养肺阴、清阳明之剂，已服10剂，咳呛内热，均见减轻，两足痿软不能任地，痿者萎也，如草木之萎，无雨露以灌溉，欲草木之荣茂，必得雨露之濡润，欲两足之不萎，必赖肺液以输布，能下荫于肝肾，肝得血则筋舒，肾得养则骨强，阴血充足，络热自清，治痿独取阳明，清阳明之热，滋肺金之阴，以阳明能主润宗筋而流利机关也。

大麦冬6克，北沙参9克，抱茯神9克，怀山药9克，细生地12克，肥知母4.5克，川贝母6克，天花粉9克，络石藤6克，怀牛膝6克，嫩桑枝9克。

三诊：五脏之热，皆能成痿，书有五痿之称，不独肺热叶焦也，然而虽有五，实则有二，热痿也、湿痿也。如草木久无雨露则萎，草木久被湿遏亦萎，两足痿躄，亦犹是也，今脉濡数，舌质红绛，此热痿也，叠进清阳明、滋肺阴以来，两足虽不能步履，已能自行举起之象，药病尚觉合宜，仍守原法，加入益精养血之品，徐图功效。

北沙参9克，大麦冬6克，茯神9克，怀山药9克，川石斛9克，小生地9克，肥知母4.5克，怀牛膝6克，络石藤9克，芫蔚子9克，嫩桑枝9克，猪脊髓2条（酒洗，入煎），虎潜丸9克。清晨淡盐汤送服。（《丁甘仁医案》）

周小农医案

○丁鹤皋之外甥女，十龄许，乙卯冬，寒热之后，下体厥冷痛痹，不能行动，无意手触，痛甚则啼，起居需人，二便自遗。脉沉细，苔白。是寒气内袭，血脉痹而不通。初疏桂枝尖、当归须、玄胡、橘络、新绛、乳香、松节、白茄根、益智仁、萆薢、续断、独活、葱须。服数剂，腿足之痛，由密转疏，由重转轻，大便已调，小便尚遗，足仍痹而不能行，是兼痿也。即用营养络隧、益肾固气之药，如桑螵蛸、巴戟肉、补骨脂、归身、杜仲、杞子、狗脊、续断、黄芪、防风、牛膝、首乌、菟丝等。另用健步虎潜丸，兼自服药酒。迨丙辰春，已能行走自如矣。（《周小农医案》）

叶桂医案

○李氏，右肢胻足无力如痿，交子夜痰多呛嗽，带下且频。是冲脉虚寒，浮火上升，非治嗽清热。夫冲为血海，隶于阳明，女科八脉，奇经最要。《内经》论之，女子五七年岁，阳明日衰。今天癸将绝年岁，脉络少气，非见病治病肤浅之见，愚意通阳摄阴以实奇脉，不必缕治。冲脉虚寒。

薛氏加减八味丸二两匀七服，盐汤送下。（《临证指南医案》）

其他医案

滑伯仁治一妇，始病疟，当夏月，医以脾寒胃弱，久服桂附等药，（久服则偏胜。）后疟虽退，而积火燔炽，致消谷善饥，日数十饭犹不足，终日端坐如常人，第目昏不能视，足弱不能履，腰胯困软，肌肉虚肥。至初冬，伯仁诊之，脉洪大而虚濡，曰：此痿证也，长夏过服热药所致，盖夏令湿当权，刚剂太过，火湿俱甚，肺热叶焦，故两足痿易而不为用也。遂以东垣长夏湿热成痿之法治之。日食益减，目渐能视，至冬末，忽下榻行步如故。

江篁南治一妇，年近四十，寡居数年，因劳役倦怠，忽项强难转，既而手不能运上头，渐次足疼，莫能移步，不嗜食，呕恶，微咳稠痰，肌体清癯，经事不甚愆期。屡医经年不效。春初，江诊之，右脉浮濡损小而数，或三五不调，左稍大而涩，按之无力，曰：此痿证也。经云：诸痿起于肺热，又谓治痿独取阳明。盖肺主气，病则其气膹郁，至于手足痿弱不能收持，由肺金本燥，燥则血液衰少，不能营养百骸故也。阳明者胃也，胃主四肢，又五脏六腑之海也，主润宗筋，能束骨而利机关也。阴明虚则宗筋驰纵，故手足痿而不用也。（琇按：此段纯抄石山。）痿兼湿重者，则筋缓而痿软，兼热多者，则筋急而作痛，状与柔风、脚气相类。柔风、脚气皆外所因，痿则内脏不足之所致也。此妇聪慧勤劳，孀居多忧，血液虚耗，故致此疾耳。丹溪云：断不可作风治，此正合东垣清燥汤证，但脉体甚虚，多为杂治所误。乃以芪、参、归、术、茯苓、生地、麦冬、香附、黄柏、知母、甘草煎服，二十余日稍愈，间服清燥汤，两月而安。（《名医类案》）

易思兰治一妇人，年十九，禀赋怯弱，庚辰春因患痿疾，卧榻年余，首不能举，形瘦如柴，发结若毡，起便皆赖人扶，一粒不尝者五月，惟日啜甘蔗汁而已，服滋阴降火药百帖不效，有用人参一二钱者，辄喘胀不安。其脉六部俱软弱无力，知其脾困久矣。以补中益气汤加减治之，而人参更加倍焉，服二剂遂进粥二盏、鸡蛋二枚，后以强筋健体之药，调理数月，饮食步履如常痊愈。或问曰：诸人皆用滋阴降火，公独用补中益气何也？易曰：痿因内脏不足，治在阳明，阳明者胃也，为五脏六腑之海，主润宗筋，宗筋主束骨而利机关。痿由阳明之虚，胃虚不能生金，则肺金热不能荣养一方。脾虚则四肢不能为用。兹以人参为君，芪术为佐，皆健脾土之药也。土健则能生金，金坚而痿自愈矣。又问向用人参一二钱，便作喘胀，今倍用之，又加诸补气药而不喘胀何也？曰：五月不食，六脉弱甚，邪气太盛，元气太衰，用参少则杯水车薪，不惟不胜，而反为所制，其喘胀也宜矣。予倍用之，如以大军摧大敌，岂有不剿除者哉！加减补中益气汤方：人参一钱，黄芪八分，归身八分，陈皮六分，白术八分，炙甘草五分，泽泻六分，黄柏五分，丹皮六分。

陆养愚治施凤冈母，年及五旬，患四肢削而微肿，腕膝指节间肿更甚，筋外露而青，向来月事后，必烦躁一二日，因而吐血或便血一二日，服凉血药丹皮、生地、芩、连之类，三剂方止，若不服药，则去血必多。近来天癸既绝，血证亦减，而肢节之症作矣，史国公药酒服之无效。数年间，苍术、乌、附、羌、防、稀莶及活络诸汤，驱寒胜湿之剂，皆遍服。今且饮食便尿，动辄须人，挛痛尤不可忍，脉之六部微涩，两尺缓弱尤甚，曰：始因过用寒凉，损其肝气，继则多用风燥，耗其肝血，肝主筋，今气血俱虚，筋失其养，故肿露而持行俱废也。用人参、川芎、当归、首乌，少佐肉桂、秦艽为煎剂，以虎潜丸料倍鹿角胶为丸，服月余而减，三月而行持如故，半年痊瘥。（雄按：用药未善。）

薛立斋治一妇人患血痔，兼腿酸痛似痹，此阴血虚不能养于筋而然也。宜先养血为主，遂以加味四斤丸治之愈。

一妇人筋牵痹纵，两腿无力，不能步履，以《三因》胜骏丸治之而瘥。河间云：脚气由肾虚而生，然妇人亦有病脚气者，乃因血海虚，而七情所感，遂成斯疾。今妇人病此亦众，则知妇人以血海虚而得之，与男子肾虚类也。男女用药固无异，更当兼治七情，无不效也。（因虚而成，故以入痿。）（《续名医类案》）

噎 膈

孔伯华医案

○ 刘妇，十月初八日。肝家热郁，湿痰阻遏津液，逐致噎食呕逆，脘次及两胁际疼痛，舌赤无苔，脉弦滑而数，亟宜润化豁痰、柔肝调气。

钗石斛四钱，川郁金三钱（生白矾水漫），天竺黄二钱，瓜蒌两，旋覆花三钱（布包），代赭石三钱，黛蛤粉八钱（布包先煎），板蓝根四钱，川牛膝三钱，鲜芦根二两，台乌药三钱，竹茹一两，鲜九菖蒲根四钱，陈皮一钱，青皮一钱，川楝子三钱，荷梗尺许，郁李仁二钱，桃仁钱半，杏仁钱半。

另方：鲜芦根二两、鲜九菖蒲根四钱、雅梨一枚、荸荠七枚、藕三两共捣汁兑服。

二诊：十月十九日。肝郁脾湿，痰闭津液，渐成噎食，喜纳干物。连晋前方药，胁际痛楚较减，噎尚不能

免，脉仍弦滑，再为增减前方。

钗石斛三钱（先煎），上好天竺黄三钱，天花粉三钱，台乌药三钱，板蓝根四钱，黛蛤粉一两（布包先煎），肥玉竹三钱，川楝子三钱，川郁金三钱（生白矾水漫），法半夏三钱，全瓜蒌一两（元明粉，钱半），郁李仁三钱，荷梗尺许，旋覆花四钱，代赭石四钱，杏仁泥三钱，川牛膝三钱，广陈皮钱半（盐水炒），六神丸三十粒（分吞）。

另方：鲜芦根二两、鲜九菖蒲根六钱、雅梨一个、藕二两、荸荠七枚，共捣汁兑服。（《孔伯华医集》）

冉雪峰医案

○ 李某之爱人患噎膈，自云已三十年，近年加剧，其脉虚数，兼带滞涩象，其证心下痞结，胃脘闷痛，食不得下，自觉食至近胃处，转弯下去，方保安受，否则

必须吐出，饥则心慌嘈杂欲食，食则痛剧欲吐，吐后再食，食后又吐，不吐，即以手指探喉际令吐，痛苦莫可名状。拟方利膈舒脘，醒气活血，辛苦开降。方用：瓜蒌五钱，半夏三钱，黄连一钱，干姜一钱五分，枳实一钱五分，郁金三钱，甘草八分。服药三剂后稍安。病者问：此病能愈否？予答：噎膈重病，非短期可愈，但能安心服药，安心静养，积以时日，亦有向愈者。予思此证虽历年久，体虽虚而为实证。古人治噎膈虚证，有资液救焚汤；噎膈实证，有进退黄连汤，因参酌二方间，合两法为一法，随病损益，半润养，半舒展，半疏利，则不拘拘用其药，却处处师其意。如用前方加参须、归须、柿霜、瓜瓣，或去半夏加蒌根、葳蕤，或去枳实加橘红、缬草，或去郁金加琥珀、血竭。随其所主，多方斡旋，三月病减，半年大减，一年痊愈。此媪已七旬余，现精神康健，自云病未复发。噎膈本难治，而亦有治愈者，录之以供参考。（《冉雪峰医案》）

沈青霞医案

○乙酉二月十九日，方大少奶奶心胆虚怯，如人将捕之状，时而惊悸，心中跳动不宁，寤不成寐，胸中之气上冲，则咽中如有肉块堵塞，大便闭结，五六日一行，食物则噎，已有六七年矣。尔来只能食稀粥薄物，倘食干饭，则中脘格拒如针刺疼。按：心跳是怔忡来源，食下阻隔，是噎膈已成。此证本属不治，如能看破俗事，不生气，不烦恼，或者可愈。仿仲景法。

川朴，半夏，茯苓，生姜，苏叶。

二十一日：元胡，乳香，苏叶，半夏，生姜。

三月初三日：宝应来往船上，因悲哀过度，咽喉堵塞，胸中格拒，食物稀少，勉强纳下，则胸中痛如针刺，大便不通，面色青黑，此病最难着手。

川朴，苏叶，半夏，茯苓，生姜。

初四日：川楝子，元胡，乌药，川朴，半夏，茯苓，丹参，苏叶，陈皮，砂仁。

初五日：气郁积劳有年，阳气渐衰，浊凝瘀滞，格拒在乎中焦，饥不能食，或食喉开不能下咽，故水液可行，干物梗塞。此证皆因七情五志过极，阳气内结，阴血日枯，中脘阻隔，如针刺疼，不食不便，噎膈已成，有何法想？遍查古今方书，噎膈之证，四十岁以里者可治，四十岁以外者不可治也。太仓公云："治之得法，未有不愈者。探其源，中脘必有积聚、顽痰、瘀血、逆

气阻隔胃气所致。先用消瘀、去痰、降气以润之，继进猛药以攻其积。或可望通，然此证多反复，必须身心安逸，方可却病。"

川楝肉，元胡，桃仁，红花，薄橘红，川郁金，瓜蒌皮，半夏。

初六日：原方。

初七日：杏仁，半夏，桃仁，苏子，郁金，枳实，归尾，蒌皮，川连。

姜汁。

膏滋药：熟地，生地，山药，枸杞，当归，萸肉，炙草，白蜜。

初八日：二方，一日分早中晚服。

初九日：三方，分早中晚服。

初十日：膈者，阻隔不通，不能纳谷，病在胸膈之间。足阳明胃经，燥粪结聚，所以饮食拒而不入，便结而不出，都因忧患气结，日积月累，遂成噎膈之病。必须釜底抽薪，最为紧要，扬汤止沸，愈急愈增；岁月深远，无有不为似是而非之药所误，此膈病之所以不能愈者，天下皆然。鄙意既有积瘀，非下不通，他人以为久病正虚，张眼吐舌。殊不知下法，各有不同，此证积瘀已久，非攻补并施，不能胜任。此法虽猛，百无一生之证，急用之，尚有余望，否则逡巡观望，何济于事？

大黄，人参，芒硝，桃仁，归尾，䗪虫。

白蜜为丸，早晚两服。日夜下黑粪如羊矢，黑血胶结半桶，上焦稍宽。

十一日：服法照前，日夜三四回，下粪如羊矢，黑血更多，干粥能进二碗一顿，闻饭香极，无气味矣。

十二日：服丸如前，日夜下粪如黄豆，黑血半桶而黑血不多矣，早起吃粥加一碗多，能睡而安。

十三日：停服前丸，息二三日，看其动静，服膏滋药三次，刻想吃矣。

十四日：吃饭一盅，想添不敢添，头面四肢肿盛，此下后虚极而肿。

十五日：前用攻补兼施，直透关钥，引宿积之瘀，一涌而出。所谓陈莝去而肠胃洁，癥瘕尽而营卫昌。胸中豁然，能吃饭一碗矣。胁下腹中作胀，大便三日未行，先进和中畅卫法。

苏梗，香附，连翘，木香，苍术，川芎，神曲，桔梗，川贝，砂仁，生姜。

十六日：上焦宽展，下焦胀坠，结粪已在肠间，直

至肛门。津液为燥屎耗干，真气虚弱，不能传送而出。用保元养液丹八分，前丸二分，幸而食饭又增，至上灯时，连出四次屎，如羊矢，如小豆，约有半桶而无瘀血矣。

十七日：结屎已行，腹中胀坠不觉，饮食又增矣。鄙意总要宿积去尽，方算拔去病根，恐其日后再聚也。用保元养液丹八分，前丸，煎方并用。

大生地，瓜蒌，枸杞，山药，当归，炙草。

十八日：安睡太平，又下黑屎如小豆者极多。予思此屎，皆耗亡胃阴之物，今积聚已去，而元气耗损已竭，用保元丹调养心脾，以舒结气而固真源；用补阴丹填精益血，以滋枯燥而补胃阴，防其再为干枯闭小也。如胃阴日充，在上之贲门宽展，则食物入；在下之幽门、阑门滋润，则二便不闭，而膈证愈矣，浑身皮肤虚肿。

十九日：大便已转白色而干，饮食下咽，并无格碍矣。服保元丹二回，煎方一帖，虚肿仍旧。

二十日：大便如猫粪灰白色，是肠胃受伤已极，非数日间所能复元也。保元丹，补阴丹。

二十一日：午后大便，粪色稍转黄色。服保元丹两次，八味丸一次，虚肿仍然。

二十二日：连日饭食加添，且能吃肉，各种丹丸照服，浮肿亦渐见消。

二十三日：大便粪色渐黄，且不结燥，亦不间日而出矣。饮食加增，头昏作痛者，因天暖闷躁，在船上，其气不能舒畅所致，无碍也。

二十四日：中焦膈塞已除，食饭下咽不噎，惟咽喉间似乎有气上堵，或有忽无；此是家常素昔，心有不平之气所致。宜开怀养息，自无此气也，仲景云："吐之不出，咽之不下之气也。七气汤主之。"（《青霞医案》）

林珮琴医案

○ 某氏，因恼怒曾呕瘀血，已是肝逆。今胸痛吐沫，脉涩尺微，食入反出，火土两衰，蒸化无力，乃脾肾阳衰候也。然犯辛燥，又虞动血，择其辛温通降者宜之。韭子（炒研）、苏子、沙苑子、砂仁、降香汁（冲）、茯苓、半夏曲、益智子（煨研），数服食进，痛沫悉止。

○ 钟氏，脾胃阳衰，浊饮不降，食入胀痛，有吐逆翻胃之虞。右脉濡涩，左微弦。宜泄肝浊以通腑阳。厚朴（姜制）五分，椒目六分，茯苓三钱，半夏（姜制）钱半，苏子（炒研）七分，枳壳（炒），陈皮，加姜，此《三因》七气汤加法，气降则饮降矣。再服呕胀减，大便得通，嗣用温脾胃，兼辛通降逆。半夏、砂仁、韭子（炒研）、益智仁（煨研）、茯苓、石见穿、生姜。数服渐纳谷食矣。（《类证治裁》）

吴简庵医案

○ 全氏怒后食饭，患胸膈膨胀，气逆上冲，食不能入。按脉弦滑数，由于忧悉郁结，适与气食相逆，痰涎结聚，壅滞胃脘，阴阳不得升降，遂致噎塞，即用七气汤（半夏、厚朴、茯苓、紫苏、姜、枣）加陈皮、白芍、官桂以行气消痰，则郁解结散，而胸次自通。（《临证医案笔记》）

费绳甫医案

○ 湖川施少钦封翁之夫人，年已六旬，胸腹作痛，饮食不进，卧床月余，将成噎膈。延余诊之，脉来细弦。此肝阳上灼胃阴，气失降令。

北沙参四钱，川石斛三钱，白芍一钱半，酒炒黄连二分，吴茱萸一分，陈皮一钱，冬瓜子四钱，生熟谷芽各四钱。

进三剂，脘痛即止，米粥渐进。照前方去黄连、吴萸，加麦冬三钱。连进六剂，能进干饭一盏，行动如常而愈。（《费绳甫医话医案》）

诸 气

林珮琴医案

○ 张氏，气攻胸脘胀痛，身热口干便秘，寸脉浮长，关小数，此肺脾郁久化热，致津液不行，故便燥而艰也。用苦降法。枇杷叶、郁金汁、枳壳、杏仁、百合、麦冬、蒌霜、郁李仁、生蜜冲入。数服而平。

○ 陈氏，气阻胸膈引背，食入胀痛，脐上瘕聚有形，脉来虚缓，胃逆不降少纳，五旬余得此，惧延中膈。宜缓攻，姑与辛通。制半夏、杏仁、陈皮、草蔻（煨研）、枳壳、砂仁壳、淡姜渣、元胡（酒炒），薤白捣汁冲，四服而病若失。

○ 龚氏，食入脘胀，微渴，便苦燥，腑气阻，津液不行。胃病治肝，误用牡蛎、赭石敛镇，兼乌药、香附辛温，痞聚更增，下壅益甚，脉沉而快。药忌温涩劫液阻隧，主辛滑通润，于腑病为宜。当归、杏仁、郁李仁、蒌仁（俱研）、橘白、苏梗、枳壳、淡苁蓉，薤白汁冲，数服愈。（《类证治裁》）

张子和医案

○ 一妇人，劳苦太过，大便结燥，咳逆上气，时喝喝然有音，唾呕鲜血，以苦剂解毒汤，加木香、汉防己煎服，时时啜之。复以木香槟榔丸，泄其逆气，一月而安。（今人见呕鲜血，以滋阴降火为主，称曰弱症。焉知为气病乎，故曰：风寒燥火六气，皆令人吐血。）

汪石山医案

○ 一妇，瘦弱，年四十余，患走气遍身疼痛，或背胀痛，或两胁插痛，或一月二三发，发则呕尽所食方快，饮食不进，久伏床枕。医作气治，用流气饮，或作痰治，用丁、藿、二陈，病甚。汪诊之，脉皆细微而数，右脉尤弱。曰：此恐孀居，忧思伤脾而气郁也，理以补脾散郁。（郁则致火，郁则痛，久则虚，谁曰：诸痛无补法哉。）以人参三钱，香附、黄连、甘草、砂仁各五分，黄芪二钱，归身钱半，川芎八分，干姜四分，煎服十余帖。脉之，数而弱者，稍缓而健，诸痛亦减，仍服前方。再用参、芪、川芎、香附、山栀、甘草，以神曲糊丸，服之病除。（烺按：《石山医案》黄连原作黄芩，未知孰是。）（《名医类案》）

罗谦甫医案

○ 赵运使夫人，年五十八岁，于至元甲戌三月中，病脐腹冷疼，相引胁下痛不可忍，反复闷乱，不得安卧。以当归四逆汤主之，灸中庭穴。

朱丹溪医案

○ 一妇，气自小腹丹田冲上，遂吐清水，火气上逆，由丹田虚寒故也。用白术二两、白豆蔻五钱，为末，早饭后以白汤送下。白术补脾，豆蔻温肺，此药服之，则金水相生，其病自愈。若在男子纯阴无阳，则为不治之症矣。（既是丹田虚寒，何以纯用脾药，所云金水相生之义，亦未的，二药不过补脾扶气而已。）（《续名医类案》）

眼、口、生殖器综合征

朱仁康医案

○ 王某，女，19岁，病历号771778。

初诊日期：1964年4月25日。

主诉：双下肢出现红色结节三周。

现病史：三周前在两小腿内侧出现结节，皮色发红，疼痛肿胀，渐见结节增多。伴有畏寒、发烧、髋关节、膝关节、踝关节疼痛，胃纳不馨，渴不思饮，在某医院诊断为结节性红斑，服药未效。

检查：两大腿下端及小腿内侧可摸到1～3厘米大小不等之结节十余个，略高于皮肤，呈紫红色，按之不退色，有压痛，足踝浮肿。

初诊时曾予清热、通络、活血之法。服药四剂。

二诊（4月29日）：追询病史，有口腔糜烂和阴部溃疡，反复发作已一年。

检查：咽不红，扁桃体不大，颈、下颌及腹股沟淋巴结不肿大，心肺无异常，肝脾未触及，上下齿龈黏膜潮红，可见点状和小片糜烂，间有浅在小溃疡，大阴唇可见四个黄豆及豌豆大小较深之溃疡，边缘不整齐，无明显红晕，表面可见坏死白膜覆盖，做涂片检查为革兰氏染色阳性球菌，未发现杆菌。

脉弦数，舌质红，苔黄腻。

中医诊断：狐惑病。

西医诊断：眼、口、生殖器综合征。

辨证：湿热化虫，上下相蚀，湿热阻络，气滞血瘀。

治法：苦辛通降，清化湿热。

方药：甘草泻心汤加减。

生甘草9克，川连4.5克，黄芩9克，干姜4.5克，大枣5个，制半夏6克。

三诊（5月5日）：服药五剂后，齿龈糜烂已轻，溃疡缩小，大阴唇部四个溃疡明显缩小，结节尚无改变，畏寒、发烧症状已祛，仍觉口干不思饮，大便不干，腕关节疼痛。嘱仍服前方六剂，口腔搽冰硼散（成药），

阴部撒冰蛤散（蛤粉18克、冰片3克研末）。

四诊（5月11日）：双小腿结节渐趋消退，尚有压痛，皮色黯褐，浮肿见消，口糜及阴部溃疡均已愈合，只左颊又出现一小脓疱。胃纳欠佳，二便正常。脉弦细，舌质正常。前方干姜改生姜6克，七剂水煎服。

五诊（5月22日）：称继服上方共九剂，两小腿结节大部消退，小腿屈侧尚各留一个1.5厘米大小结节，暗红色，稍有压痛，行走时有酸胀感。口腔、阴部均未发生溃疡，纳食尚佳，服药时略有恶心，苔脉如前，嘱仍服前方六剂，隔日一剂，以资巩固疗效。

六诊（6月6日）：复查时已基本治愈。隔四月后来内科门诊治胃脘痛，称前症未复发。（《朱仁康临床经验集》）

顾伯华医案

○ 患者袁某，女，32岁。保育员，住院号6764。

入院日期：1964年7月20日。

初诊：自诉10年前肘、膝、腕踝等关节处皮肤发出红斑，伴有关节酸痛，两周后自行消退，以后即经常发作，往往和口腔黏膜、生殖器溃疡一起发作。1个月前，怕冷发热（39℃左右），两下肢散在红斑，其中夹有黄白色脓疱，全身关节酸痛。曾注射青霉素、口服考的松和核黄素等无效。

检查：体温39.1℃，心率112次/分，血沉50毫米/小时，抗"O"833单位。口腔颊黏膜、齿龈、舌侧面有赤豆大小溃疡，上有白腐，而肘、膝、外踝有对称之红斑，3～5厘米左右，灼热压痛。四肢有结节性红斑。头面、躯干散在红色疖肿，顶有白色脓泡。两眼睑糜烂发红。苔薄腻、舌红尖有刺，脉滑数。肝胆湿热内蕴，风邪阻于经络。拟清热利湿，祛风通络。

龙胆草钱半，黑山栀三钱，川黄柏三钱，银花四钱，连翘六钱，小川连一钱，生米仁四钱，车前子四钱，左秦艽三钱，晚蚕沙四钱（包），生甘草三钱。

外用：青黛散（阴部），青吹口散（口腔）。

二诊：上药服3周多，溃疡全部愈合，结节性红斑无新发，但皮肤痒肿仍此愈彼起，多在臀部，关节酸痛仍有反复，血沉65毫米/小时。苔薄，脉濡数。拟养阴清解通络。

大生地四钱，黑玄参三钱，肥知母三钱，天门冬三钱，川黄柏三钱，蒲公英四钱，银花四钱，连翘八钱，左秦艽三钱，丝瓜络钱半，鸡苏散（包）三钱。

又3周多，诸症皆除。惟血沉仍40～50毫米/小时左右，抗"O"625单位，基本痊愈出院。（《外科经验选》）

夏少农医案

○魏某，女，37岁。

患白塞氏病3年，经中、西医治疗3个月来，病情未见控制，后入本院皮肤科病房。经服验方黄芪30克，党参、北沙参各15克，首乌10克，知母、玄参、黄柏、丹皮各9克，银花12克，土茯苓2～3克。治疗2个月后，小腿结节红斑消退，口腔黏膜疳疮收口痛除，入院时阴唇部黏膜溃腐范围较大，疼痛较剧，后也相继腐脱新生，疮口缩小，逐渐收敛，出院门诊随访。（《中医外科心得》）

陈树森医案

○边某，女，23岁，住院号：23494。

主诉：口腔、肛旁溃疡反复发作3年余。

病史：于1980年4月份下唇出现水疱，破溃后遗留一溃疡，间隔半个月后溃疡逐渐发展至右颊黏膜、舌背部，面积大。溃疡呈凹陷型，四周高起，表面有浅黄色假膜形成。继之出现会阴部溃疡，近年来疲乏无力，心悸多汗，低烧，食欲不振，先后多次住院，诊断为：白塞氏综合征。虽经抗感染、激素、多种维生素等长期治疗，仅能取得暂时效果，且有逐渐加重的趋势。1983年4月因症状加重而入院，入院后经中西医反复治疗2月余，病情不见减轻。于1983年6月2日中医会诊。证见患者口干唇燥，上唇、双颊及右侧腭后有巨大溃疡，大便秘结，舌红苔薄，脉弦数。

辨证：湿热蕴结，化毒伤阴，发为"狐惑病"。

治法：清热泄浊佐以养阴为主。

方药：

川连6克，山栀、生大黄各9克，黄柏、生甘草、知母各10克，黄芩、制半夏各15克，生地20克。

6剂。

1983年6月9日二诊：

上方服6剂，药后无不适，大便仍干，三天前发现肛旁有一溃疡，口腔溃疡同前。原方加量再进。

文正方：

原方内生大黄改12克（后下），生甘草改12克，生地改30克。8剂。同时用苦参30克，野菊花15克，煎汤洗下部。雄黄粉8克、艾卷8支，每天1支和入雄黄1克点燃熏局部。

1983年6月16日三诊：

下部溃疡经外洗、艾熏4次愈合，口咽部溃疡好转，大便仍干，余情同前。

处方：

原方加生石膏30克、天花粉15克、生甘草改15克。8剂。

1983年6月30日四诊：全部溃疡愈合，纳可，便畅，舌淡苔薄，脉细。

嘱：原方再服6剂后停药。（《陈树森医疗经验集粹》）

颜德馨医案

○吉某，女，34岁。

病史：六年前先有口腔溃疡，继则下阴溃疡，此起彼落，反复不已。经检查诊断为"白塞氏病"，虽经中药及激素治疗，病情仍有反复。

初诊：近劳累后，口腔及下阴溃疡加剧，心烦易怒，神萎乏力，胃纳不馨，月经延期，血块磊磊，舌红苔黄腻，脉小数。湿热毒邪浸淫营血，气血运行失常，致湿毒与瘀热互结，治当清热解毒、凉血化瘀。

方药：

黄连2.4克，徐长卿30克，七叶一枝花30克，黄芩9克，黄柏9克，熟军6克，桃仁9克，红花9克，赤芍9克，银花9克。

7帖。

二诊：投清热解毒、凉血化瘀之品，口腔、下阴溃疡渐见减轻，余症亦有好转。惟中脘痞胀。食入运迟，原方加味以鼓舞中州。

方药：

上方加苍术9克，14帖。（《中华名中医治疗囊秘·颜德馨卷》）

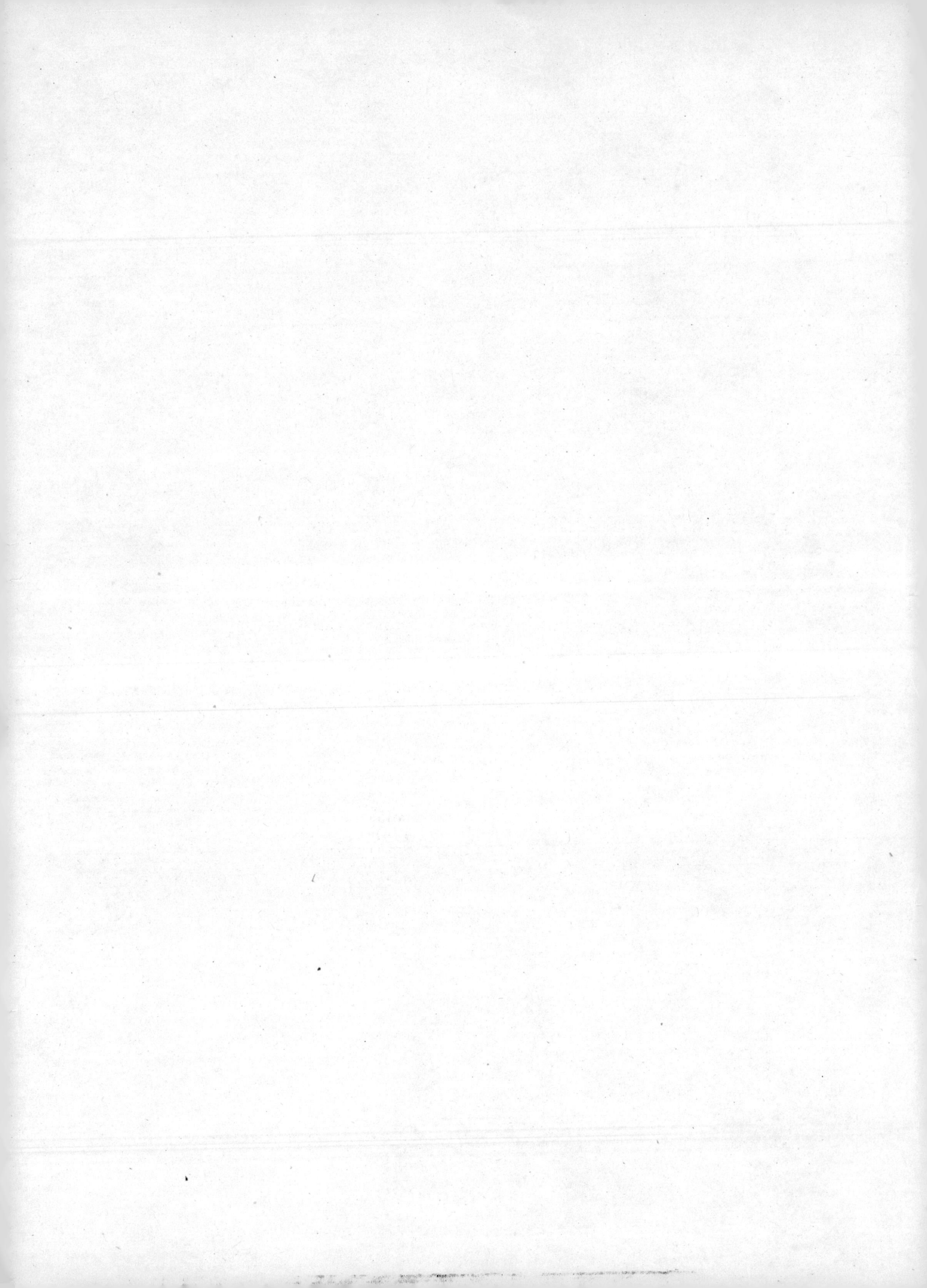